GROSSES HANDBUCH DER AKUPUNKTUR

Das Netzwerk der Leitbahnen und Akupunkturpunkte

Errata – Deadman, Al-Kafaji, Baker: Großes Handbuch der Akupunktur

S. 19 → *linke Spalte,* ***innen-außen-Beziehung der zwölf Hauptmeridiane****, muß es heißen:*

Dreifacher Erwärmer	Mittlerer Anteil der **Arm**außenseite
Herz	Hinterer Anteil der **Arm**innenseite

S. 30 → *Abbildung, ganz oben muß es heißen*
Verläuft zum Hals, um sich mit dem Konzeptionsgefäß bei KG 22 *Tiantu* und bei **KG 23 *Lianquan*** zu verbinden.

S. 142 → *linke Spalte,* ***Ma 6 JIACHE, Lokalisation****, muß es heißen:*
Ungefähr 1 Fingerbreite **oberhalb** und vor dem Kieferwinkel auf der Prominenz des Musculus masseter.

S. 234 → *linke Spalte, Abbildung oben rechts, muß es heißen*
Os pisiforme

S. 249 → *rechte Spalte, Abbildung, muß es heißen*
Dü 4 *Wangu*
Dü 5 *Yanggu*

S. 432 → *linke Spalte,* ***Anmerkung zur Lokalisation,*** *muß es heißen*
b) obwohl die meisten Quellen sowohl einen Abstand von 3 cun von **3E 14 *Jianliao*** als auch eine ...

S. 465 → *linke Spalte,* ***Anmerkung zur Lokalisation,*** *muß es heißen*
In der Mitte zwischen **LG 14 *Dazhui*** und der Spitze des Akromion, auf dem Scheitelpunkt des Musculus trapezius.

S. 604 → *linke Spalte,* **M-HN 18** ***JIACHENGJIANG, Lokalisation,*** *muß es heißen:*
1 cun lateral von **KG 24 *Chengjiang***, über dem Foramen mentale.

S. 326 → *rechte Spalte,* ***Abbildung zu Bl 46 GEGUAN****, muß sein*

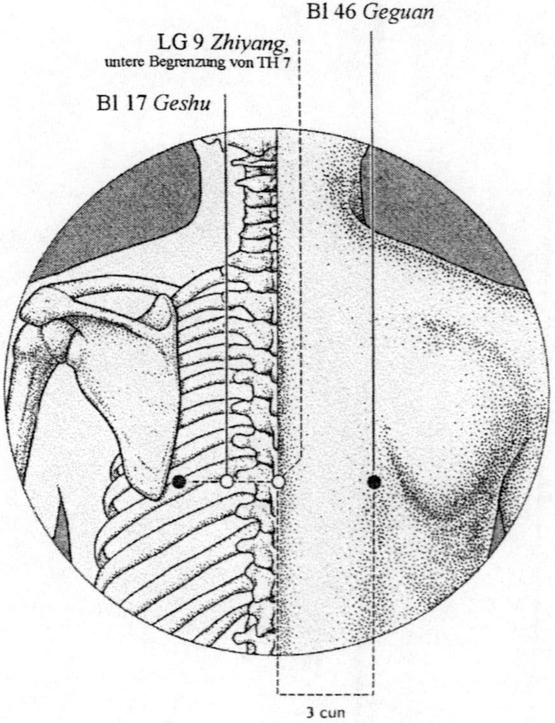

Großes Handbuch der

AKUPUNKTUR

Das Netzwerk der Leitbahnen und Akupunkturpunkte

Peter Deadman, Mazin Al-Khafaji
und Kevin Baker

Deutsche Übersetzung von Dr. Stefan Hager
und Dr. Ulrich Hager

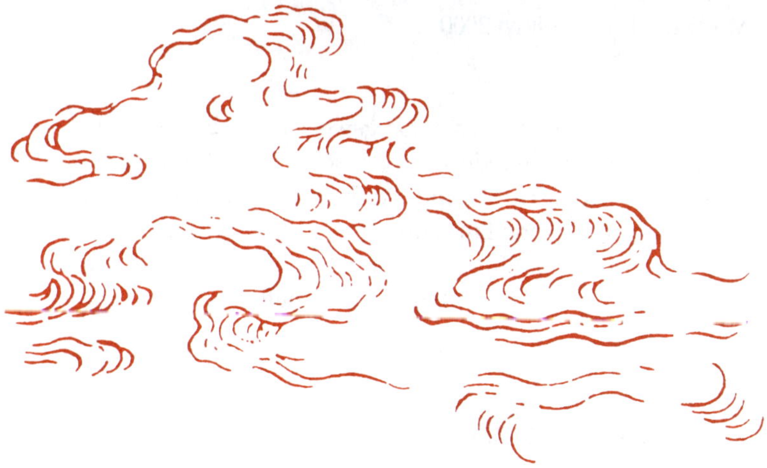

VERLAG FÜR GANZHEITLICHE MEDIZIN
DR. ERICH WÜHR GMBH

Die Deutsche Bibliothek – CIP-Einheitsaufnahme

Deadman, Peter:

Großes Handbuch der Akupunktur
Das Netzwerk der Leitbahnen und Akupunkturpunkte

Peter Deadman; Mazin Al-Khafaji; Kevin Baker.

Übers. von Stefan Hager; Ulrich Hager.

Kötzting/Bayer. Wald : Verl. für Ganzheitliche Medizin Wühr, 2000

Einheitssacht.: A Manual of Acupuncture <dt.>

ISBN 3-927344-42-7

Haftung: Sämtliche Angaben in diesem Buch sind nach bestem wissenschaftlichen Können des Autors gemacht. Eine Gewähr übernehmen der Verlag und der Autor nicht, insbesondere die Behandlung betreffend. Es bleibt in der alleinigen Verantwortung des Lesers, diese Angaben einer eigenen Prüfung zu unterziehen. Wenn er die Methoden, die in diesem Buch beschrieben sind, an Patienten anwenden will, so tut er dies auf eigene Verantwortung und Haftung.

ISBN 3-927344-42-7

Produktion: Satz & Grafik RITTER, Frühlingstraße 25, D-92711 Parkstein

Druck: Druckhaus Oberpfalz, Wernher-von-Braun-Straße 1, 92224 Amberg

INHALTSVERZEICHNIS

INHALTE DER KAPITEL

DANKBARE ANERKENNUNG

PETER DEADMEN

widmet dieses Buch seiner Familie, besonders Susie, Natasha, Noah und Jenny und seinem Großvater Professor Shmuel Eisenstadt, der starb, bevor er sein enzyklopädisches Wörterbuch des Hebräischen Gesetzes vollenden konnte.

MAZIN AL-KHAFAJI

widmet dieses Buch Pia Maria, Nadeem, Dina und Samir.

KEVIN BAKER

widmet dieses Buch seinen Eltern Mary und Tony.

Mit Dank an:

Tim Martin, der in der Frühphase dieses Buches wertvolle Unterstützung bot, Pia Maria Al-Khafaji, Fatima Bailey, Richard Blackwell, Shwu Ling Chern, Peter Eaton, Marian Fixler, Heiner Fruehauf, Oliver Hickey, Giovanni Maciocia, John O`Connor, Jacob Stevens, Rebecca Wilton, Allegra Wint.

EINFÜHRUNG

Dieses Buch ist tief in der klassischen Tradition der chinesischen Akupunktur verwurzelt. In den letzten drei oder vier Jahrzehnten hat die Anwendung der Akupunktur in der westlichen Welt in erstaunlicher Weise zugenommen. Während der frühen Phase dieser Ausbreitung war nur wenig Quellenmaterial verfügbar. China war dem Zugang von Studenten der chinesischen Medizin stark verschlossen. Übersetzt lagen nur wenige Textbücher vor, ebenso gab es wenige Übersetzer, die in der Lage waren, die schwierige Aufgabe zu bewältigen, die Terminologie der chinesischen Medizin in andere Sprachen zu übersetzen. Als Folge dieser Schwierigkeiten war es nicht leicht, ein Verständnis für die ursprünglichen und vielfältigen klassischen Akupunkturtraditionen zu gewinnen, und unvermeidbar kam es zu großen Missverständnissen und vielen notwendigen Erfindungen, um die Lücken zu füllen.

Zusätzlich zu diesen Faktoren ist die Akupunktur eine nachsichtige und extrem flexible Wissenschaft. Das Einstechen einer Nadel in den Körper, in der Absicht in Kontakt mit dem *Qi* zu kommen, wird üblicherweise einige Veränderungen hervorrufen, unabhängig davon, welche Punkte gewählt wurden. In der gegenwärtigen Anwendung in der Welt besteht eine enorme Variabilität der Punktauswahl-Strategien. Diese „Verschwommenheit" kann nicht der westlichen Welt zugeschrieben werden. In den modernen und klassischen chinesischen Traditionen bestehen ebenfalls sehr breite Variationsmöglichkeiten bezüglich des Verständnisses und der Voraussagbarkeit von Wirkungen durch Nadelung unterschiedlicher Punkte sowie eine große Vielzahl von Möglichkeiten der Behandlung unterschiedlicher Erkrankungen.

Diese Variationsbreite in der Anwendung stellt die Idee in Frage, dass es universell anerkannte Kriterien der Punktauswahl gibt. Dies ist ein beunruhigender Gedanke, besonders in einem Zeitalter und einer Kultur, die nach Sicherheit ruft, und er kann auf diesen Seiten nicht ausführlich betrachtet werden. Es ist jedoch unsere Überzeugung, dass die größte Annäherung an ein objektives Gebäude theoretischen und klinischen Wissens in der chinesischen klassischen Tradition zu finden ist. Dies liegt hauptsächlich darin begründet, dass diese Tradition durch die langsame Zunahme an Beobachtungen, Niederschriften und Versuchen über eine fast ununterbrochene Periode von zwanzig Jahrhunderten repräsentiert wird (sicherlich eine der bemerkenswertesten dokumentierten historischen Traditionen der Weltmedizin). Viele der verwendeten und zitierten Texte dieses Buches wie zum Beispiel das *Systematic Classic of Acupuncture and Moxibustion* und *Great Compendium of Acupuncture and Moxibustion* waren im wesentlichen Aufzeichnungen der klinischen Anwendung der jeweiligen Zeit. Jedes dieser großen enzyklopädischen Sammelwerke führte die Theorie und die Praxis vorangegangener Werke fort, aber ergänzte, modifizierte und verbesserte sie jedoch entsprechend der Praxis der Ärzte der jeweiligen Zeit. Dies zeigt sich sehr deutlich in den klassischen Punktbeschreibungen, von denen viele in diesem Buch niedergeschrieben wurden. Einige gingen zurück auf den inneren Klassiker des gelben Kaisers *Yellow Emperor's Inner Classic* und werden wiederholt in späteren Sammelwerken gefunden. Jedoch weisen sie häufig Modifikationen auf, zum Beispiel in der Hinzufügung und Herausnahme von Punkten und sogar bezüglich der Indikationen, für die diese Punktkombinationen verwendet wurden.

Es ist nicht unsere Absicht, diese traditionelle Anwendung als in Stein gehauen oder als heilige Schrift darzustellen. Die schnelle Entwicklung der Akupunktur, sowohl innerhalb wie außerhalb Chinas, in den letzten Jahrzehnten hat selbst zu einer großen Innovation in der Anwendung geführt. Dies war vor allem eine Folge der Diskussion über die Akupunkturpunkte. Darüber hinaus kann die forschende und herausfordernde Natur des modernen westlichen Denkens dazu dienen, einige starre Begrenzungen der Tradition abzulegen, nicht Hilfreiches beiseite zu lassen und neue Praktiken und Perspektiven einzuführen. Es bleibt jedoch eine Tatsache, dass die historische Tradition der chinesischen Akupunktur, diese einzigartige Aufzeichnung verschiedener Anwendungsformen über zwei Jahrtausende, als Grundlage dienen sollte, von der ausgehend wir arbeiten und weiterentwickeln.

Übersetzung

Wie jeder weiß, der aus klassischen (und damit oft archaischen) chinesischen Texten zu übersetzen versucht hat, ist diese Aufgabe voller Schwierigkeiten. Gegenwärtig gibt es viele Diskussionen darüber, wie die Bedeutungen vieler schwieriger Begriffe und Konzepte der Traditionellen Chinesischen Medizin vermittelt werden sollen. Wie jedermann haben wir mit diesen Problemen gekämpft und sind zu folgender Entscheidung gekommen:

a) Wir haben einige chinesische (*pinyin*) Begriffe, von denen wir ausgehen, dass sie allgemein bekannt sind belassen, wie zum Beispiel *Qi, Yin, Yang, jiao, sanjiao, taiyang, yangming, shaoyang, taiyin, shaoyin, jueyin.* Wir haben dieses Vorgehen sehr begrenzt, die Bedeutung dieser Begriffe werden in dem Glossar und innerhalb des Textes für den Fall erklärt, dass die Leser mit den Begriffen nicht vertraut sind. In einzelnen Fällen haben wir den chinesischen Begriff beibehalten, weil es keine entsprechende und leichte englische Übersetzung gibt. *shan*-Erkrankung wird zum Beispiel gelegentlich in englischen Texten als herniengleiche Erkrankung übersetzt. Der Begriff Hernie beschreibt jedoch nur einen von drei möglichen Bedeutungen dieses Begriffs (siehe Glossar).

b) Bei der Übersetzung der Mehrzahl der Begriffe haben wir sorgfältig eine Vielzahl vorangegangener englischer Übersetzungen berücksichtigt und die Übersetzungen ausgewählt, die am besten die Originalbedeutung vermittelten, jedoch relativ leicht in der täglichen Praxis zu verwenden sind.
Als Beispiele sind die Atrophieerkrankung (atrophy disorder) für „*wei zheng*" sowie das schmerzhafte Stauungssyndrom (painful obstruction) für „*bi zheng*" etc. zu nennen. Wir haben häufig sehr bekannte Terminologien beibehalten, um zu ermöglichen, dass der Text leichter zu lesen ist; zum Beispiel beziehen wir uns auf die „absenkende und verteilende" Funktion der Lunge anstatt auf neuerliche Alternativen wie „reinigend-absenkend".

c) In vielen Fällen scheint es keine Alternative zu geben als eine relativ neue und ungewöhnliche Terminologie anzuwenden. Dies ist in besonderer Weise für viele Punktindikationen der Fall.
Einige dieser Begriffe mögen für die meisten Leser ungewöhnlich sein, zum Beispiel plötzliche tumultartige Erkrankung, Husten durch Wind-Belastungssyndrom, Kälte-Inversion, Lungenatrophie etc. Obwohl wir erkennen, dass dies für einige Leser einen unnötigen Lernumstand darstellen mag, haben wir das Gefühl, dass es wichtig ist, diese Begriffe miteinzuschließen. Eine plötzliche tumultartige Erkrankung zum Beispiel könnte mit Cholera übersetzt werden, aber bezieht sich in Wirklichkeit auf eine größere Bandbreite klinischer Situationen, bei denen akutes Erbrechen und Diarrhö gemeinsam auftreten wie zum Beispiel bei Nahrungsmittelvergiftungen. Es ist eine einfache Tatsache, dass sich Krankheitsbeschreibungen in klassischen chinesischen Texten häufig von denen des modernen westlichen Modells unterscheiden und dennoch sehr genau die klinische Realität widerspiegeln. Mit anderen Worten kann man sagen, dass diese Begriffe nicht nur aus Gründen der historischen Exaktheit belassen wurden. Wir hoffen, dass durch anhaltende Verwendung dieses Textes und seines Glossars viele dieser Begriffe mit der Zeit vertraut werden.

d) Gelegentlich haben wir reine westliche medizinische Begriffe verwendet. Der Begriff Hypertonie zum Beispiel hat in der traditionellen chinesischen Medizin keine Äquivalente; dennoch haben verschiedene Akupunkturpunkte deutliche blutdrucksenkende Wirkung. Wir haben den Begriff Erysipel an der Stelle des in der chinesischen Literatur zu findenden Begriffs „Zinnober-Toxin" verwendet, da die Bedeutung dieser beiden Begriffe praktisch identisch sind.

e) Bezüglich längerer Übersetzungspassagen ist die Bedeutung verschiedener altertümlicher Texte, die in klassisch Chinesisch geschrieben sind, ausnahmslos für verschiedene Interpretationen offen. Wir haben alle verfügbaren Kommentare zu Rate gezogen und generell die am leichtesten zu lesende Übersetzung gewählt.

Wirkungen der Punkte

Im Allgemeinen kann gesagt werden, dass die Zuordnung von Wirkungen zu Akupunkturpunkten eine moderne (d. h. 20. Jahrhundert) Praxis ist und sich aus der Tradition der chinesischen Heilpflanzentherapie ableitet. Diese Aussage lässt sich in vielen Texten deutlich belegen. Zum Beispiel empfiehlt *Systematic Classic of Acupuncture and Moxibustion* den Punkt Ma 37 *Shangjuxu* für „Hitze in den Därmen", obwohl *Sagelike Prescriptions from the Taiping Era* denselben Punkt für „Schwäche des Dickdarm-*Qi*" empfiehlt. Laut *Essential Questions* kann Ma 39 *Xiajuxu* „Magen-Hitze klären", während *Great Compendium of Acupuncture and Moxibustion* Mi 6 *Sanyinjiao* für „Milz- und Magen-Schwäche" empfiehlt. Darüber hinaus ist es in den meisten Fällen einfach pragmatisch, Punkten Wirkungen zuzuschreiben. Zum Beispiel ist Mi 1 *Yinbai* klassischerweise bei Uterusblutungen, Menorrhagien, Blut im Urin, Blut im Stuhl, Bluterbrechen, Nasenbluten und fieberhaften Erkrankungen mit Nasenbluten indiziert, und damit ist es klar, dass er die Wirkung hat, Blutungen zu stillen. Sogar eine kursorische Untersuchung der klassischen Indikationen der meisten Punkte führt zu so klaren Disharmoniemustern, die in Punktwirkungen zusammengefasst werden können. Eine derartige Generalisierung und Information hilft das Durcheinander der Indikationen zu klären und die Lernpraxis zu vereinfachen. Es ist nicht beabsichtigt, dadurch ein vertieftes Studium der Indikationen und Einflüsse der Punkte zu ersetzen, sondern dieses zu unterstützen und zu ergänzen.

Die Punktindikationen

Die Mehrzahl der in diesem Buch wiedergegebenen Indikationen finden sich in den klassischen Quellen. Wenn auch nicht erschöpfend, so haben wir uns doch entschieden, die Indikationen in größerer Zahl als die meisten englischen Werke aufzuführen. Es ist unsere Beobachtung, dass es mit zunehmender Anzahl von geschriebenen Indikationen leichter wird, sich einen Eindruck von der Natur und Wirkkraft jedes Punktes zu machen. Ebenso ist es eindeutig, dass die aufgeschriebenen Indikationen der Akupunkturpunkte eine wichtige Aufzeichnung klinischer Beobachtung repräsentieren; diese ist wenigstens teilweise empirisch und weniger theoretisch. Damit die Indikationen leichter aufgenommen werden können, haben wir uns entschlossen, sie entsprechend ihrer Arten in Gruppen einzuteilen, und es ist zu betonen, dass diese Einteilung auf uns zurückgeht und in klassischen Texten nicht zu finden ist.

Die aufgeführten Indikationen sind nicht ausschließlich klassisch. Wir haben moderne Indikationen hinzugefügt, wenn diese klar gegenwärtige, klinische Anwendungen reflektieren. Im Beispiel wird Gb 41 *Zulinqi* von der gegenwärtigen Ärzteschaft häufig bei einseitigen Kopfschmerzen verwendet; dies im Speziellen in Kombination mit 3E 5 *Waiguan* und besonders für menstruationsabhängige Kopfschmerzen, obwohl es eine Tatsache ist, dass sich alle klassischen Hauptreferenzen auf Okzipitalschmerzen und Vertexschmerzen beziehen.

Schließlich möchten wir betonen, dass wir es generell vermieden haben, Indikationen für Punkte hinzuzufügen, wenn diese nicht in klassischen oder modernen chinesischen Texten aufgeführt sind. In der westlichen Akupunktur gab es eine große Anzahl freier Interpretationen, die häufig auf Annahmen anstatt auf historischer Herkunft oder vorsichtiger und langer klinischer Beobachtung basierten. Ein Beispiel für dieses Vorgehen kann im Zusammenhang mit einem Punkt wie He 8 *Shaofu* gesehen werden. Als Feuerpunkt der Herz-Leitbahn ist diesbezüglich natürlich anzunehmen, dass er Herz-Feuer klärt und somit für Erkrankungen wie Schlaflosigkeit, geistige Agitiertheit, Wunden im Mund etc. indiziert ist. Dies ist der Eindruck, der in einer Anzahl moderner westlicher Akupunkturbücher vermittelt wird. Tatsächlich finden sich diese Indikationen in den klassischen chinesischen Texten nicht und in modernen Texten sehr selten. Es ist der Punkt Pe 8 *Laogong*, der eher für diese Erkrankungen verwendet wurde. Damit soll nicht kategorisch behauptet werden, dass He 8 *Shaofu* nicht die Fähigkeit hat, diese Erkrankungen zu behandeln, sondern nur, dass er anscheinend für diesen Zweck nicht verwendet wurde. Unsere Priorität lag deshalb darauf, die historischen Niederschriften zu betonen, nicht um Innovationen und Entwicklungen zurückzuweisen; wir sind jedoch der Meinung, dass aufgrund einer Tradition von der Länge und Einzigartigkeit der chinesischen Medizin es primär wichtig ist, festzulegen, was die Tradition tatsächlich darstellt, und ausgehend davon mit Vorsicht und Respekt Innovationen einzuführen.

Die Kommentare

Die Wirkungen und Indikationen der Punkte können in vielen Akupunkturbüchern gefunden werden. Was jedoch bislang fehlte, war der systematische Versuch einer Verdeutlichung und Erklärung, wie der jeweilige Punkt im Verlauf der Zeit verwendet wurde und wie wir die Bandbreite seiner Wirkung und Indikationen besser verstehen können. In den Kommentaren zu den Hauptpunkten haben wir so eine große Anzahl von Informationen zusammengetragen und erläutert. Diese Informationen beinhalten die hauptsächlichen klassischen und modernen Indikationen, die klassischen Punktkombinationen, in denen der Punkt erscheint, die Kommentare über die Punkte aus einer Vielzahl von Texten, die Lokalisation des Punktes sowie seine Beziehungen zu den verschiedenen Leitbahnenverläufen, die Stellung des Punktes (zum Beispiel als *xi*-Grenzpunkt oder *jing*-Brunnenpunkt), die Wandlungsphase (entsprechend der Theorie der fünf Wandlungsphasen), die dem Punkt zugeschrieben wird etc. Unter Berücksichtigung all dieser Faktoren haben wir schließlich unsere eigene Interpretation und Erfahrung als langjährige Praktiker hinzugefügt. Eine Interpretation erfordert notwendigerweise Beurteilungen, und wir haben versucht, unsere eigenen Originalbeiträge mit Rücksicht auf die verfügbare Information ausgewogen zu halten.

Es gibt viele unterschiedliche traditionelle Theorien zur Auswahl von Punkten. Statistisch gesehen könnte es sein, dass es die häufigst praktizierte Methode in der Welt ist, Akupunkturpunkte zu nadeln, die berührungsempfindlich sind (d. h. *ahshi*-Punkte). Eine komplexere Ebene ist die Theorie der fünf Wandlungsphasen, die fünf *shu*-Punkt-Theorie, die Theorie der Rücken-*shu*- und der *mu*-Alarmpunkte, die Kombination von *luo*-Passage- und *yuan*-Quellpunkten usw. Zwischen den unterschiedlichen Theorien finden wir jedoch häufig größere Widersprüche. Welche dieser Theorien werden wir versuchen anzuwenden, und wie gehen wir mit den Widersprüchlichkeiten um? Einige Behandler, die eine spezielle Theorie favorisieren, sind glücklich darüber, diese in sehr absoluter Weise anzuwenden. Auf diese Art und Weise könnte ein ganz starker Anhänger der Theorie der fünf Wandlungsphasen in allen Fällen einen „Mutter"-Punkt zur Tonisierung einer speziellen Leitbahn und einen „Kind"-Punkt zur Sedierung der Leitbahn benutzen. Wie können wir uns festlegen, ob die abstrakte Anwendung einer derartig speziellen Theorie unterstützt werden kann, als ob sie immer geeignet wäre? Zum Beispiel ist Di 11 *Quchi* der Erdepunkt und damit der „Mutter"-Punkt der Dickdarm-Leitbahn und sollte damit eine tonisierende Wirkung haben. Wie gehen wir dann mit der Tatsache um, dass er, wenn auch tatsächlich ein wichtiger Punkt zur Tonisierung des *Qi* und des Blutes der oberen Extremität, andererseits allgemein zur Beseitigung von Fülle-Hitze, Feuer, Wind und Nässe aus dem Körper verwendet wird? Darüber hinaus muss zusätzlich erwähnt werden, dass seine aufgezeichneten Indikationen fast keine intestinalen Störungen beinhalten. In ähnlicher Weise, entsprechend der Theorie der fünf Wandlungsphasen, sollte Ma 41 *Jiexi* als Feuerpunkt der Erde-Magen-Leitbahn eine tonisierende Wirkung haben, wohin gegen ihn alle aufgezeichneten Indikationen zur Sedierung von Fülle-Hitze, sowohl in der Magen-Leitbahn wie im *fu* Magen, empfehlen.

Bezüglich der fünf *shu*-Punkte sagt *Classic of Difficulties* im 68th. Difficulty, dass *jing*-Flusspunkte bei Dyspnoe, Husten, Frösteln und Fieber genadelt werden sollten. Sollen wir davon ausgehen, dass dies die Bedeutung hat, dass alle *jing*-Flusspunkte diese Wirkung haben oder dass wir in diesen Situationen immer die *jing*-Flusspunkte nadeln? Wie lässt sich dies mit der Aussage in *Spiritual Pivot* vereinbaren, dass *jing*-Flusspunkte im Spätsommer oder bei Veränderung der Stimme des Patienten genadelt werden sollten? Oder wie haben wir die Klassifikation in *Spiritual Pivot* über den relativen Zustand von *Qi* und Blut in den sechs Schichten zu beurteilen? Die *yangming*-Schicht ist zum Beispiel reich an *Qi* und Blut, und diese Theorie wird häufig dafür herangezogen, die Anwendung der Dickdarm- und Magen-*yangming*-Leitbahnen zur Behandlung von Atrophieerkrankungen und schmerzhaften Stauungssyndromen zu erklären. *Spiritual Pivot* macht auch die Aussage, dass die *taiyang*- und *jueyin*-Schicht reich an Blut sind; dies hilft zu erklären, warum Punkte wie Bl 40 *Weizhong* und Pe 3 *Quze* blutig gestochen werden können, um Hitze aus dem Körper auszuleiten. Wie verhält es sich dann mit der widersprüchlichen Anwendung beim Bluten von Lu 11 *Shaoshang* in Fällen von wundem Rachen, wenn es in *Spiritual Pivot* heißt, dass die *taiyin*-Schicht reich an *Qi*, aber nicht an Blut ist?

Während der Geschichte der chinesischen Medizin wurden unterschiedliche Theorien entwickelt, getestet, gegengetestet, beibehalten, wenn sie nützlich waren, und leise fallen gelassen, wenn dies nicht der Fall war, und in Teilen beibehalten, wenn man davon ausging, dass sie klinisch oder theoretisch wertvoll wären. Es spielt keine Rolle, dass das theoretische Gebilde der Akupunktur widersprüchliche Theorien enthalten kann. In gewissen Situationen kann eine Theorie für anwendbar gehalten werden, in anderen wieder nicht. In unseren Kommentaren über die Punkte haben wir versucht, die verschiedenen Theorien zu prüfen und die wichtigsten herauszufinden, die verständlich machen und erklären, wie ein Punkt hauptsächlich verwendet und in der klinischen Praxis, die der endgültige Schiedsrichter solcher Diskussionen ist, getestet wurde.

Die Punktkombinationen

Die Mehrzahl der Punktkombinationen, die unter jedem Punkt in diesem Buch aufgeführt sind, stammen aus klassischen Quellen, und diese werden in Klammern angegeben. Wir haben uns die Freiheit genommen, die Reihenfolge der Punkte so zu verändern, dass dieselbe Kombination mehrmals in verschiedenen Texten unter verschiedenen Punkten in den Kombinationen aufgelistet ist. Ein kleiner Anteil der Punktkombinationen ist modernen Ursprungs, einige aus gegenwärtigen chinesischen Quellen und einige aus unserer eigenen klinischen Erfahrung. In diesen Fällen wurde keine Quelle angegeben.

Punktlokalisationen

Die Punktlokalisationen, die in diesem Buch aufgeführt werden, stammen aus einem umfassenden Überblick einer modernen chinesischen Übersetzung der traditionellen Quellen zusammengestellt aus der klinischen Erfahrung der Autoren. Wir haben uns sehr stark bemüht, so anatomisch exakt wie möglich zu sein und damit die Widersprüche, die gelegentlich in den existierenden Punktlokalisationsbeschreibungen erscheinen, zu lösen. In den Fällen, in denen tatsächlich zwei alternative Lokalisationen für einen Punkt vorliegen, wird dies deutlich im Text dargelegt. Die Genauigkeit der anatomischen Beschreibung entbindet jedoch den Behandler nicht von seiner Verantwortung, das zu nadelnde Areal vorsichtig zu untersuchen und zu palpieren, sodass wesentliche darunter liegende Strukturen wie Blutgefäße geschützt bleiben und die fundamentale Bedeutung der Palpation in der Punktlokalisation nicht vernachlässigt wird.

Anmerkungen zur Lokalisation

Diese Anmerkungen entspringen der klinischen Erfahrung der Autoren sowie den traditionellen Quellen. Sie sind einfach dargestellt, um dem Anwender die Punktlokalisation in der klinischen Praxis zu vereinfachen.

Nadelung

Der Anwender muss sich dessen bewusst sein, dass die Akupunktur ein invasives therapeutisches Vorgehen darstellt. Die Anweisungen zur Nadelung beabsichtigen ebenso sehr den Aspekt der Sicherheit wie auch den der therapeutischen Wirksamkeit zu beleuchten. Um dies zu erreichen, werden im gesamten Buch besondere Warnhinweise bezüglich potentiell schädlicher Akupunkturpunkte klar dargestellt.

Extrapunkte

Wir haben das Klassifizierungssystem aus *Acupuncture: A Comprehensive Text* [1] verwendet.

Fehler

Es wurde jeder Versuch unternommen, die Fehler in diesem Buch so gering wie möglich zu halten. Es entspricht jedoch der Natur der menschlichen Existenz, dass Fehler unvermeidbar sind. Im Interesse der Verbesserung zukünftiger Ausgaben wären die Autoren dafür dankbar, wenn sie auf etwaige Fehler aufmerksam gemacht würden.

Anmerkung

1 *Acupuncture A Comprehensive Text,* Shanghai College of Traditional Medicine, übersetzt und herausgegeben von John O'Connor und Dan Bensky, Eastland Press, 1981.

DIE LEITBAHNEN UND KOLLATERALEN

„Aufgrund der zwölf Leitbahnen existiert das menschliche Leben, entstehen Krankheiten, können Menschen behandelt und Krankheiten geheilt werden. Die zwölf Leitbahnen sind es, mit denen die Anfänger beginnen und die Meister enden. Für Anfänger scheint es einfach, der Meister weiß, wie schwer es ist."
Spiritual Pivot, Kapitel 17.

„Das *Qi* kann nicht ohne Weg reisen, ebenso wie das Wasser fließt und die Sonne und der Mond unaufhörlich kreisen. Ebenso nähren die *Yin*-Leitbahnen die *zang* und die *Yang*-Leitbahnen die *fu*."
Spiritual Pivot, Kapitel 17

EINFÜHRUNG

„Leitbahnen und Kollateralen" sind eine Übersetzung des chinesischen Begriffs *„jingluo"*. *„jing"* hat eine geographische Begleitbedeutung und bedeutet Leitbahn (d. h. ein Wasserkanal) oder geographische Länge. In diesem Buch wird der Begriff als „Leitbahn" übersetzt, in anderen als „Meridian". Unter Verwendung des Bildes eines Baumes sind die *„jing"* wie der Stamm und die Hauptäste des Leitbahnennetzwerkes. Sie ziehen prinzipiell in einer relativ tiefen Ebene longitudinal durch den Körper und verbinden sich mit den inneren *zangfu*. Spezifischerweise enthalten sie die zwölf Hauptleitbahnen, die acht außerordentlichen Gefäße und die zwölf Sonderleitbahnen. *„luo"* bedeutet „verknüpfen" oder „ein Netz" und bezieht sich auf die feineren Äste des Leitbahnennetzwerks, die oberflächlicher liegen, den Körper und die Hauptäste (*jing*) sowie Bindegewebe und die Hautregionen verbinden. In diesem Buch bezeichnen sie im Allgemeinen die Kollateralen oder spezifischer die Verbindungsleitbahnen. Es gibt fünfzehn Verbindungsleitbahnen, zwölf, die zu den zwölf Hauptleitbahnen gehören, die Verbindungsleitbahn des Konzeptions- und des Lenkergefäßes und die große Verbindungsleitbahn der Milz. Die allgemeine Kategorie der Kollateralen schließt ebenfalls die zahllosen „einzelnen" Kollateralen mit ein, die im ganzen Körper verteilt sind. Zusätzlich zu den *jing* und *luo* gibt es zwölf tendino-muskuläre Leitbahnen und zwölf Hautregionen.

Während die typischen Darstellungen der Akupunkturleitbahnen nur die oberflächlichen Verläufe der zwölf Hauptleitbahnen zeigen, sollten wir uns erinnern, dass das Leitbahnennetzwerk wesentlich komplexer ist und dass kein Teil des Körpers, kein Gewebe und keine Zelle bestehen, die nicht von den Leitbahnen versorgt werden. Wie bei einem Baum definieren der Stamm und die Hauptäste die Hauptstruktur, während immer feinere Äste, Zweige und Blätter sich in jeden Teil ausdehnen.

Das Studium der Leitbahnen in der Traditionellen Chinesischen Medizin kann als Äquivalent zum Studium der Anatomie in der westlichen Medizin angesehen werden. Die chinesische Medizin gab der physischen Struktur des Körperinneren nur wenig Beachtung, und die Bezüge auf Form und Lokalisation der inneren *zangfu* sind in den klassischen Texten sehr gering und sehr kurz. Darüber hinaus gab es kein Studium der Verteilung der Nerven oder des Ursprungs und der Insertionsstellen der Muskeln. Die Traditionelle Chinesische Medizin beschrieb jedoch sehr detailliert die Verläufe einer großen Anzahl von Leitbahnen, die der Zirkulation des *Qi* und des Blutes in jeden Körperteil dienen. Leitbahnen dringen in die *zangfu* und in die außerordentlichen *fu* in den tiefsten Ebenen des Körpers ein und verbinden sich mit Haut, Muskeln, Fleisch, Sehnen und Knochen, dem Kopf, dem Körper und den Extremitäten sowie den Sinnesorganen. Sie verbinden alle Gewebe und Strukturen des Körpers zu einer integrierten Ganzheit.

GESCHICHTE DER LEITBAHNENTHEORIE

Zur Erklärung der Entdeckung der Leitbahnen wurden unterschiedliche Theorien vorgebracht. Diese Theorien können zu zwei Hauptthesen zusammengefasst werden:
a) Punkt zuerst, Leitbahnen danach und
b) Leitbahnen zuerst, Punkte danach.

Nach der ersten Theorie führte die jahrhundertelange Beobachtung der Existenz von berührungsempfindlichen Körperpunkten während des Verlaufes einer Krankheit sowie die Verbesserung der Symptomatik, wenn diese durch Massage oder Hitze stimuliert wurden, zur langsamen Entdeckung der Akupunkturpunkte. Nachdem genügend Punkte bekannt waren, wurden sie in Gruppen mit gemeinsamen Eigenschaften und Wirkungen verknüpft; dies wurde darüber hinaus durch die Beobachtung, der bei der Stimulation der Punkte auftretenden, sich ausbreitenden Sensation unterstützt und dadurch kam es zu einem Verständnis für die Leitbahnenverläufe. Die zweite Theorie geht davon aus, dass die sich ausbreitende Empfindung während der Massagebehandlung oder noch spezieller die Erforschung der inneren Landkarte des Körpers durch Meditation und *Qigong* zur Entdeckung der Leitbahnenverläufe führte; das Wissen über die spezifischen Punkte sei erst später hinzugekommen. Diese zweite Theorie erhielt eine starke Bestätigung durch die bedeutende Entdeckung eines Seidenbuches, während der Freilegung des westlichen *Han* Grabes bei *Mawangdui*[1], das die Verläufe von elf Leitbahnen beschreibt, sich jedoch auf keine spezifischen Punkte bezieht.

DIE FUNKTIONEN DER LEITBAHNEN

1 Transport von *Qi* und Blut durch den Körper und Vermittlung einer integrierten Ganzheit des Körpers

Aufgrund des komplexen sich verwebenden Netzwerkes der Leitbahnen werden das *Qi* und das Blut in jeden Teil des Körpers transportiert. Alle Organe, Sinnesorgane und Gewebe werden durch das *Qi* und das Blut, das durch das Leitbahnennetz zirkuliert, genährt, mit Energie versorgt und gewärmt. Nimmt man eine Pflanze als Analogie, so können die *zangfu* als die Wurzeln der Leitbahnen betrachtet werden, die Leitbahnen selbst als Stämme und die unterschiedlichen Körpergewebe und besonders die Sinnesorgane als Blüten. So wird zum Beispiel gesagt, dass das Herz in der Zunge „blüht“. Die *zangfu*, die Leitbahnen, die durch die Extremitäten und den Körper verlaufen, die Gewebe und die Sinnesorgane, die durch die Leitbahnen genährt werden, stellen deshalb eine integrierte Ganzheit dar.

Gleichzeitig sind die *zangfu* selbst, aufgrund der Zwischenverbindungen der Leitbahnen, miteinander verbunden. Zum Beispiel entspringt die Hauptleitbahn der Lunge im Magen und verläuft durch den Dickdarm und das Zwerchfell, während die Herz-Hauptleitbahn sich mit dem Dünndarm und der Lunge verbindet.

Aufgrund ihres Ursprungs in den Tiefen des Körpers und ihrem Hervortreten an die Oberfläche verbinden die Leitbahnen ebenso das Innere mit dem Äußeren. Da sie beidseitig verlaufen oder im Fall des Gürtelgefäßes den Körper umlaufen, verbinden die Haupt-, Sonder-, Verbindungsleitbahnen und die tendino-muskulären Leitbahnen sowie sechs der außerordentlichen Leitbahnen die zwei Seiten des Körpers und da sie vertikal verlaufen, verbinden verschiedene Leitbahnen oben mit unten. Der Theorie der Leitbahnen unterliegt eine der bedeutendsten Entdeckungen der chinesischen Medizin; sie bilden die physiologischen Zwischenverbindungen, die den Körper anstatt zu einer Reihe von unabhängigen Einheiten zu einer integrierten Ganzheit machen.

2 Schutz des Körpers

„Wenn ein pathogener Faktor kommt, um als Gast zu bleiben, hält er sich zuerst in Haut und Körperhaaren auf. Wenn er bleibt und nicht wieder geht, wird er in die winzigen Verbindungsleitbahnen eindringen. Verbleibt er und geht nicht, wird er in die Verbindungsleitbahnen eindringen. Verbleibt er und geht nicht, wird er in die Leitbahnen eindringen, die fünf *zang* erreichen und sich in die Därme und den Magen ausbreiten.“ *Essential Questions*[2]

Die unterschiedlichen Leitbahnenarten verlaufen in unterschiedlicher Tiefe im Körper. Ebenso wie sie diese unterschiedlichen Schichten des Körpers nähren und mit Energie versorgen, dienen die Leitbahnen dazu, dem Eindringen von pathogenen Faktoren, die den Körper von außen angreifen, vorzubeugen.

Oberflächlichste Schicht

Hautregionen
Winzige Kollateralen
Tendino-muskuläre Leitbahnen
Verbindungsleitbahnen
Hauptleitbahnen
Sonderleitbahnen
Außerordentliche Leitbahnen
Tiefe Verläufe der Haupt- und Sonderleitbahnen

Tiefste Schicht

Entsprechend der chinesischen Medizin sind Wind, Kälte, Feuchtigkeit, Hitze, Feuer und Trockenheit wichtige Krankheitsursachen. Sind diese pathogenen Faktoren sehr stark oder die Körperabwehrkraft ist herabgesetzt, können sie den Körper angreifen und leicht in tiefere Schichten wie die *zangfu*, die Knochen und die Gelenke eindringen. Je tiefer das Eindringen bis zu den *zangfu* ist, desto ernster wird die Erkrankung. Ein Teil der Funktion des Leitbahnennetzes besteht darin, diese pathogenen Faktoren aufzunehmen, sie auszuscheiden und ein tieferes Eindringen zu verhindern. Zum Beispiel kann eine Person, die bei Zugluft schläft mit einem steifen und schmerzhaften Hals erwachen. Unter diesen Umständen werden der Wind und die Kälte üblicherweise nur die oberflächlichen Anteile des Leitbahnennetzes, d. h. die tendino-muskulären Leitbahnen verletzt und zu einer lokalen Stagnation von *Qi* und Blut geführt haben. Die Behandlung mit Akupunktur, Schröpfen und Massage wird den pathogenen Faktor leicht beseitigen. Ist eine Person jedoch häufig Wind, Kälte und Feuchtigkeit ausgesetzt, werden die pathogenen Faktoren im Laufe der Zeit nicht nur auf der Ebene der oberflächlichen Leitbahnen verbleiben, sondern können tiefer in den Körper eindringen und die Gelenke, die Sehnen und die Knochen schädigen. Liegt diese Belastung noch länger vor, können die pathogenen Faktoren die *zangfu* schädigen und schwächen; dies betrifft am häufigsten die Leber und die Nieren. In alternativer Weise kann ein akutes Eindringen von Wind und Kälte die typische Symptomatik mit Frösteln, leichtem Fieber, leichten Kopfschmerzen, Gliederschmerzen und laufender Nase etc. hervorrufen. In diesem Fall haben die pathogenen Faktoren in der relativ oberflächlichen Schicht des Körpers zu einer Schädigung und Stauung des Abwehr-*Qi* und des Nähr-*Qi* geführt. Das Therapieprinzip besteht in einer Befreiung der Oberfläche. Werden die pathogenen Faktoren jedoch nicht in der oberflächlichen Schicht gehalten, sondern treten tiefer, dann können sie die *zangfu* und damit am häufigsten die Lunge, den Magen, die Milz oder die Därme schädigen.

Zusammenfassend kann man sagen, dass das gesamte Leitbahnennetzwerk als ein Barrierensystem dient, dass einem tieferen Eindringen pathogener Faktoren von außen vorbeugen soll. Befinden diese sich in der Oberfläche, handelt es sich um eine weniger ernste und leichter zu beseitigende Erkrankung. Ist die Körperabwehrkraft geschwächt oder der pathogene Faktor außergewöhnlich stark oder langanhaltend und die Leitbahnen sind nicht in der Lage die pathogenen Faktoren in der Oberfläche zu halten, so ist die Erkrankung relativ ernster und auch schwerer zu behandeln.

3 Reaktion auf Störungen im Körper

Ist die Harmonie des Körpers durch irgendeine Krankheitsursache gestört, können die Leitbahnen auf unterschiedliche Art und Weise reagieren:

a) Erkrankungen der Leitbahnen selbst

Es können die Leitbahnen selbst erkranken; dies führt zu Symptomen wie lokaler Druckempfindlichkeit, Schmerzen, Schwäche, Spannungsgefühl, Taubheit, Kribbeln etc. Eine Erkrankung der Leitbahn bedeutet eine Beeinträchtigung des *Qi*- und Blut-Flusses, d. h. Stagnation oder ein *Qi*- und Blutmangel, der zu einer Mangelernährung führt. Als Beispiele:

- eine Verrenkung des Rückens durch eine traumatische Schädigung kann zu Schmerz, Wundheitsgefühl, Kribbeln etc. in den Leitbahnen der Lumbalregion und des Beines führen.
- das Eindringen von pathogenem Wind und Kälte in die Muskelschichten kann zu Steifheit, Wundheitsgefühl und Schmerzen mit Punkten lokalen Druckschmerzes entweder von Akpunkturpunkten oder *ahshi*[3]-Punkten führen.
- ein längerer Einfluss von Wind-Kälte-Feuchtigkeit kann zu chronischen Schmerzen und Schmerzen in den Extremitäten und Gelenken führen.
- eine vorangegangene Verletzung oder eine langanhaltende übermäßige Beanspruchung eines Teils des Körpers kann entweder zur Stagnation oder zu einem Leere-Syndrom in den Leitbahnen in einem lokalen Areal führen und sich in Wundheitsgefühl und Schmerzen äußern.

b) Eine Erkrankung der zangfu, die sich auf den Leitbahnen widerspiegelt

Bei einer inneren Disharmonie der *zangfu* können ihre entsprechenden Leitbahnen ebenso Zeichen von Störungen aufweisen, wie zum Beispiel:

- Eine Herz-Blutstase kann zu Schmerzen führen, die entlang der Herz-Leitbahn im Arm entlang abwärts ziehen oder entlang der Herz-Leitbahn zum Hals aufwärts strahlen.
- Eine Leber-*Qi*-Stagnation kann zu Spannungsgefühl und Schmerzen in jedem Anteil der Leber-Leitbahn führen oder in ihrer innen-außen-gekoppelten Gallenblasen-Leitbahn zu Symptomen der Genitalien, der lateralen Rippenregion, der Mammae, des Halses oder des Kopfes führen.
- Hitze im *fu* Magen kann zur Entwicklung von Symptomen wie übermäßigem Hunger und Erbrechen führen, sich aber ebenso über die Magen-Leitbahn in den Kopf übertragen und zu Zahnabszessen, Zahnfleischbluten, Zungenulzera etc. führen.
- Leber-Feuer kann sich über die Leber-Leitbahn auf die Augen übertragen und sich in Rötung, Wundheit und Schmerzen manifestieren.

c) Erkrankungsübertragung mittels der Leitbahnen

Eine Erkrankung kann von einem *zangfu* über die Leitbahnen in ein anderes *zangfu* oder von einer Leitbahn in die andere übertragen werden, wie zum Beispiel:

- Herz-Feuer kann sich von der Herz-Leitbahn in die innen-außen-gekoppelte Hand Dünndarm-Leitbahn, von der Hand-*taiyang*-Dünndarm-Leitbahn in die Fuß-*taiyang*-Blasen-Leitbahn und dann zum *fu* Blase übertragen.
- Ein schwerer Nieren-*Yang*-Mangel und eine beeinträchtigte Umwandlung der Körperflüssigkeiten kann dazu führen, dass übermäßiges Wasser zur Lunge und/oder zum Herz überfließt; beide Funktionskreise sind mit der Niere über den inneren Verlauf ihrer Hauptleitbahn verbunden.

d) Sichtbares Zeichen einer Erkrankung
In einzelnen Fällen kann der Verlauf einer erkrankten Leitbahn verfärbt und daher sichtbar werden; eine purpurne Farbe zeigt Blutstase an, eine Rötung weist auf Hitze hin und eine Blässe ist das Ergebnis eines *Qi*- und Blutmangels.

4 Die Leitbahnen dienen dazu, das Qi in die erkrankten Bereiche zu übertragen
Die Leitbahnen dienen dazu, den Akupunkturreiz von einem Akupunkturpunkt in das erkrankte Areal des Körpers zu übertragen, und machen dadurch die Akupunkturbehandlung wirksam. Durch Stimulation von Akupunkturpunkten mittels unterschiedlicher Methoden, Nadelung, Anwendung von Hitze, Druck, Massage oder Schröpfen können das *Qi* und das Blut des gesamten Verlaufes der Leitbahn reguliert werden.

DIE ZWÖLF HAUPTLEITBAHNEN

Allgemeine Beschreibung
Es gibt zwölf Hauptleitbahnen die vertikal, beidseitig und symmetrisch verlaufen. Jede Leitbahn korrespondiert und verbindet sich innerlich mit einem der zwölf *zangfu*. Die Leitbahnen, die zu einem *zang* gehören, sind *Yin* und die Leitbahnen, die zu einem *fu* gehören, sind *Yang*. Deshalb gibt es sechs *Yin*- und sechs *Yang*-Leitbahnen, drei *Yin*-Leitbahnen und drei *Yang*-Leitbahnen am Arm sowie drei *Yin*-Leitbahnen und drei *Yang*-Leitbahnen am Bein.

Um den Verlauf der Leitbahnen zu verstehen, ist es hilfreich, anstatt in einer üblichen anatomischen Position sich eine Person stehend mit den Armen am Körper und den Handflächen auf den Beinen vorzustellen. Die *Yang*-Leitbahnen durchlaufen die äußere Oberfläche des Armes oder des Beines, verlaufen zum Kopf und mit Ausnahme der Magen-Leitbahn zum Rücken. Die *Yin*-Leitbahnen verlaufen über die innere Oberfläche der Extremitäten sowie das Abdomen und die Brust. Genauer dargestellt:

- Die drei *Yin*-Leitbahnen der Hand (Lunge, Perikard und Herz) beginnen auf dem Thorax und verlaufen entlang der inneren Armoberfläche zur Hand.
- Die drei *Yang*-Leitbahnen der Hand (Dickdarm, Dreifacher Erwärmer und Dünndarm) beginnen an der Hand und verlaufen über die äußere Armoberfläche zum Kopf.
- Die drei *Yang*-Leitbahnen des Fußes (Magen, Gallenblase und Blase) beginnen am Gesicht in der Region des Auges und ziehen am Körper und entlang der äußeren Oberfläche des Beines zum Fuß.
- Die drei *Yin*-Leitbahnen des Fußes (Milz, Leber und Nieren) beginnen am Fuß und verlaufen an der inneren Beinoberfläche zur Brust oder zur Flanke.

Der Verlauf jeder der zwölf Leitbahnen beinhaltet einen inneren und äußeren Weg. Der äußere Verlauf entspricht dem üblicherweise auf Akupunkturtafeln dargestellten Weg und ist relativ oberflächlich. Alle Akupunkturpunkte der Leitbahnen liegen auf ihrem äußeren Verlauf. Der innere Verlauf entspricht dem tiefen Weg der Leitbahn, bei dem sie in die Körperhöhlen eindringt. Die oberflächlichen Verläufe der zwölf Leitbahnen beschreiben drei vollständige Kreisläufe im Körper.

	Thorax →	**Hand →**	**Gesicht →**	**Fuß →**	**Thorax**
Erster Umlauf	Lunge	Dickdarm	Magen	Milz	
Zweiter Umlauf	Herz	Dünndarm	Blase	Niere	
Dritter Umlauf	Perikard	Dreifacher Erwärmer	Gallenblase	Leber	

BENENNUNG DER ZWÖLF HAUPTLEITBAHNEN
Die Praxis unter den englisch sprechenden Akupunkteuren war es, den gleichen Namen für jedes *zangfu* und seine gekoppelte Leitbahn zu verwenden. So sprechen wir von dem Organ Lunge und der Lungen-Leitbahn. In der Praxis kann dies den bedeutenden Unterschied zwischen diesen beiden Einheiten verwischen und zu Verwirrung führen, wenn die unterschiedlichen klinischen Situationen einer alleinigen Leitbahnenerkrankung, einer alleinigen *zangfu*-Erkrankung oder einer Erkrankung sowohl des *zangfu* und der Leitbahn analysiert werden. Im chinesischen bestehen unterschiedliche Bezeichnungen. Das *zang* Lunge ist bekannt als *„fei"* (Lunge), während seine zugeordnete Leitbahn als *shou taiyin fei jing* (Hand-*taiyin*-Lungen-Leitbahn) bezeichnet wird. Die Benennung jeder Leitbahn besteht aus drei Teilen:

a) das *zang* oder *fu*, zu dem sie gehört.
b) die Extremität (obere oder untere), durch die sie verläuft.
c) seine Bezeichnung als *Yin* oder *Yang*.

Die zwölf Leitbahnen sind gegenseitig auf zwei wichtigen Wegen gepaart:

zangfu	**Extremität**	***Yin-Yang*-Bezeichnung**	***zangfu***	**Extremität**	***Yin-Yang*-Bezeichnung**
Lunge	Hand	*taiyin* (Großes *Yin*)	Dünndarm	Hand	*taiyang* (Großes *Yang*)
Milz	Fuß	*taiyin* (Großes *Yin*)	Blase	Fuß	*taiyang* (Großes *Yang*)
Dickdarm	Hand	*yangming* (Helles *Yang*)	Perikard	Hand	*jueyin* (Umkehr-*Yin*)
Magen	Fuß	*yangming* (Helles *Yang*)	Leber	Fuß	*jueyin* (Umkehr-*Yin*)
Herz	Hand	*shaoyin* (Kleines *Yin*)	Dreifacher Erwärmer	Hand	*shaoyang* (Kleines *Yang*)
Niere	Fuß	*shaoyin* (Kleines *Yin*)	Gallenblase	Fuß	*shaoyang* (Kleines *Yang*)

a) Es besteht eine „innen-außen"-Beziehung zwischen den *Yin*- und *Yang*-Leitbahnen des Armes und zwischen den *Yin*- und *Yang*-Leitbahnen des Beines, wobei jede *Yang*-Leitbahn des Armes mit einer *Yin*-Leitbahn des Armes gepaart und jede *Yang*-Leitbahn des Beines mit einer *Yin*-Leitbahn des Beines gepaart ist. Diese „innen-außen"-Beziehung drückt sowohl eine bedeutende physiologische Beziehung zwischen den gepaarten *zang* und *fu* als auch eine anatomische Beziehung zwischen den Leitbahnen aus.

Steht zum Beispiel eine Person wie oben beschrieben, nimmt die Magen-Leitbahn des Fuß-*yangming* den vorderen Anteil der äußeren Beinoberfläche ein. Sie ist mit der Milz-Leitbahn des Fuß-*Taiyin* innen-außen-gekoppelt, die den vorderen Anteil der inneren Beinoberfläche einnimmt. Gleichzeitig ist die Magenfunktion des Reifens und Fermentierens von Nahrung und Flüssigkeiten physiologisch eng mit der Milzfunktion des Transports und der Umwandlung der Bestandteile der Verdauung gekoppelt.

Die innen-außen-Beziehung der zwölf Hauptleitbahnen sind folgende:

Leitbahn	**Verlauf**	**Leitbahn**	**Verlauf**
Lunge	vorderer Anteil der Arminnenseite	Milz	vorderer Anteil der Beininnenseite
Dickdarm	vorderer Anteil der Armaußenseite	Magen	vorderer Anteil der Beinaußenseite
Perikard	Mittlerer Anteil der Arminnenseite	Leber	Mittlerer Anteil der Beininnenseite
Dreifacher Erwärmer	Mittlerer Anteil der Beinaußenseite	Gallenblase	Mittlerer Anteil der Beinaußenseite
Herz	Hinterer Anteil der Beininnenseite	Niere	Hinterer Anteil der Beininnenseite
Dünndarm	Hinterer Anteil der Armaußenseite	Blase	Hinterer Anteil der Beinaußenseite

b) Die zweite Kopplung der zwölf Hauptleitbahnen beruht eher aufgrund einer unterschiedlichen Perspektive ihrer anatomischen Beziehung als der physiologischen Funktion, der ihnen zugeordneten *zangfu*, obwohl diese Beziehung oft besteht. In dieser Kopplung ist eine *Yang*-Leitbahn mit einer anderen *Yang*-Leitbahn und eine *Yin*-Leitbahn mit einer anderen *Yin*-Leitbahn gekoppelt. Steht eine Person normal mit beiden Armen an den Körperseiten, ist die Leitbahn, die den anterioren Anteil des äußeren Aspekts des Arms einnimmt, die Dickdarm-Leitbahn des Hand-*yangming*. Diese ist mit der Leitbahn verknüpft, die den anatomisch vergleichbaren Teil am Bein einnimmt, d. h. mit der Magen-Leitbahn des Fuß-*yangming*. Die paarige Verbindung zwischen diesen beiden Leitbahnen spiegelt sich in der Tatsache, dass ein Teil ihres Namens (*yangming*) identisch ist. Diese Paarbildungen sind so wichtig, dass sie oft als die „Sechs Schichten" beschrieben werden; man bezieht sich auf jedes Paar als einzelne Schicht. Zum Beispiel beschreibt man die *yangming*-Schicht als Ganzes (sowohl die Dickdarm- wie die Magen-Leitbahnen bezeichnend) als „reich an *Qi* und Blut". In ähnlicher Weise besteht das Behandlungsprinzip für Patienten mit Schmerzen der lateralen Rippenregion oder ebenso mit temporalen Kopfschmerzen in einer „Harmonisierung der *shaoyang*-Schicht". Diese zwei alternativen Arten der Leitbahnenkopplung kommen mit den drei Hauptumläufen des *Qi*-Flusses durch die zwölf Hauptleitbahnen zusammen. Der *Qi*-Fluss in jedem Umlauf beginnt in der *Yin*-Leitbahn am Thorax und verläuft durch die innen-außen-gekoppelte *Yang*-Leitbahn an der Hand. Dann verläuft er entlang der *Yang*-Leitbahn aufwärts zum Gesicht, wo er in die mit der *Yang*-Leitbahn gepaarte *Yang*-Leitbahn (entsprechend der Sechs-Schichten-Theorie) übergeht, zum Fuß abwärts verläuft, wo er zur innen-außen-gekoppelten *Yin*-Leitbahn übertritt und dann wieder zum Thorax aufsteigt, bevor ein neuer Umlauf beginnt.

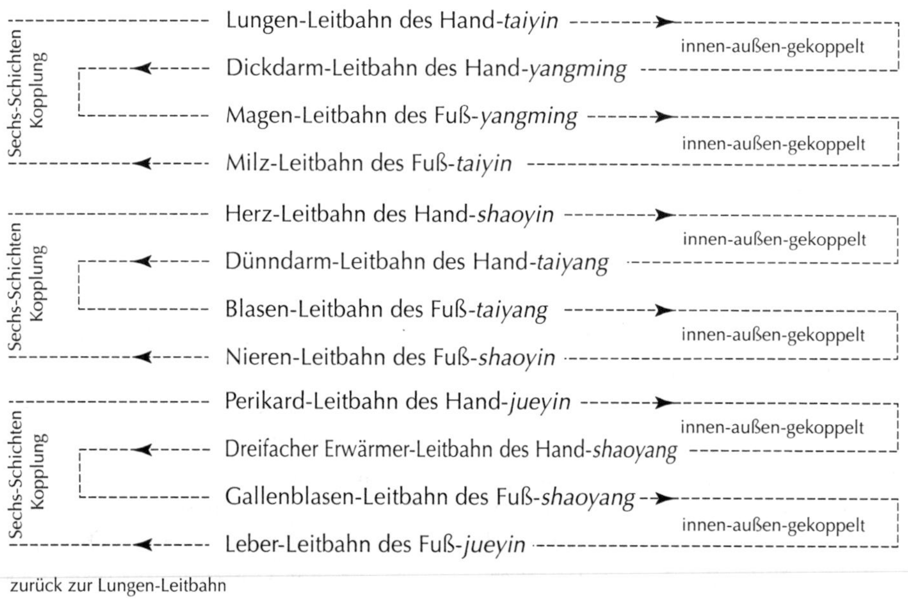

Die inneren Verläufe der Hauptleitbahnen

Es besteht beim Studium der Hauptleitbahnen eine Tendenz, sich auf deren oberflächlichen Verläufe zu konzentrieren, da auf ihnen die Akupunkturpunkte liegen. Um jedoch die Wirkungen und Indikationen der Punkte zu verstehen, ist es unbedingt notwendig, die tiefen Verläufe der Hauptleitbahnen zu kennen. Hierzu folgende Beispiele:

- Die Lungen-Leitbahn entspringt dem mittleren *jiao* in der Region des Magens, und die meisten Punkte der Lungen-Leitbahn sind in der Lage, Störungen wie Übelkeit und Erbrechen zu behandeln.
- Die Magen-Leitbahn verläuft nach oben, um sich mit dem Lenkergefäß bei den Punkten LG 24 *Shenting* und LG 26 *Renzhong* zu treffen. Da das Lenkergefäß in das Gehirn eindringt, hilft diese Verbindung, die bedeutende Wirkung der Magen-Leitbahn-Punkte auf Störungen des Geistes zu erklären.
- Die Eignung von Di 4 *Hegu* zur Behandlung von Stirnkopfschmerzen sowie seitlichen Kopfschmerzen bringt zum Ausdruck, dass sich der innere Verlauf der Dickdarm-Leitbahn mit der Gallenblasen-Leitbahn bei Gb 14 *Yangbai*, Gb 5 *Xuanlu* und Gb 6 *Xuanli* trifft.
- Der innere Verlauf der Perikard-Leitbahn verläuft abwärts durch den mittleren *jiao*; dies ermöglicht eine Behandlung von Übelkeit und Erbrechen durch Punkte wie Pe 6 *Neiguan*.

DIE ZWÖLF SONDERLEITBAHNEN

Die zwölf Sonderleitbahnen zweigen sich von den zwölf Hauptleitbahnen ab und haben keine eigenen spezifischen Punkte. Es ist jedoch wichtig, mit den prinzipiellen Eigenschaften der Sonderleitbahnen vertraut zu sein, da ihre Verläufe zu inneren Verbindungen führen, die die Hauptleitbahnen nicht aufweisen, und damit dazu dienen, Wirkungen und Indikationen von vielen Punkten zu erklären.

Die meisten Sonderleitbahnen, die zu den *Yang*-Hauptleitbahnen gehören,

- trennen sich von ihren *Yang*-Hauptleitbahnen an den Extremitäten, d. h. die Blasen-Leitbahn in der Kniekehle, die Magen- und Gallenblasen-Leitbahn im Oberschenkelbereich, die Dünndarm-Leitbahn an der Schulter, die Dickdarm-Leitbahn an der Hand.

- dringen in das mit ihnen verbundene *zang* oder *fu* ein, ebenso in das innen-außen-gekoppelte *zang* oder *fu*, zum Beispiel verläuft die Blasen-Sonderleitbahn zum *fu* Blase und dann zum *zang* Niere; die Magen-Sonderleitbahn verläuft zum *fu* Magen und dann zum *zang* Milz etc.
- kommen in der Supraklavikulargrube am Hals oder im Gesicht an die Oberfläche und verbinden sich wieder mit ihrer *Yang*-Hauptleitbahn.

Die *Yin*-Sonderleitbahnen, die zu den *Yin*-Hauptleitbahnen gehören,

- trennen sich von ihrer *Yin*-Hauptleitbahn an den Extremitäten.
- dringen manchmal in ihr zugehöriges *zang* (Niere, Herz, Lunge) ein.
- laufen mit ihrer innen-außen-gekoppelten Sonderleitbahn zusammen.
- verbinden sich dann mit der *Yang*-Hauptleitbahn selbst.

FUNKTIONEN UND KLINISCHE BEDEUTUNGEN DER SONDERLEITBAHNEN

1 Die Sonderleitbahnen stärken die Yin-Yang-Beziehung zwischen den innen-außen-gekoppelten Leitbahnen und zwischen den *zangfu*.

Die innen-außen-gekoppelten Leitbahnen und die *zangfu* sind bereits durch die Hauptleitbahnen und Verbindungsleitbahnen in folgender Weise verbunden:

- Jede Hauptleitbahn geht im *Qi*-Kreislauf ihrer gepaarten Leitbahn voraus oder folgt ihr; z. B: die Lungen-Leitbahn geht der Dickdarm-Leitbahn voraus, die Milz-Leitbahn folgt der Magen-Leitbahn.
- Jede Hauptleitbahn verbindet innerlich das mit ihr selbst in Verbindung stehende *zang* oder *fu* mit dem *zang* oder *fu* der entsprechenden gekoppelten Leitbahn. Zum Beispiel dringt die Lungen-Leitbahn in das *zang* Lunge und in das *fu* Dickdarm ein.
- Die Verbindungsleitbahnen verbinden die gekoppelten Leitbahnen.

Da die *Yang*-Sonderleitbahnen darüber hinaus die gepaarten *zangfu* verbinden und sich die *Yin*-Sonderleitbahnen zuerst mit den *Yang*-Sonderleitbahnen und dann mit den *Yang*-Hauptleitbahnen treffen, sagt man von den Sonderleitbahnen, dass sie die Verbindung der gepaarten *Yin*- und *Yang*-Hauptleitbahnen und der gepaarten *zangfu* selbst kräftigen.

2 Die Sonderleitbahnen verteilen das Qi und das Blut zum Kopf und zum Gesicht.

Die sechs *Yang*-Hauptleitbahnen verlaufen alle zum Kopf und Gesicht. Bei den *Yin*-Hauptleitbahnen ist dies nur bei der Herz- und Leber-Leitbahn der Fall. Durch ihre Verbindung mit der *Yang*-Sonderleitbahn und der Hauptleitbahn bilden die *Yin*-Sonderleitbahnen einen Weg für die *Yin*-Leitbahnen, um das *Qi* und das Blut zum Kopf und zum Gesicht zu zirkulieren. Zum Beispiel steigt die Lungen-Leitbahn nicht höher als bis zur Halsregion, doch kann das Lungen-*Qi* durch die Verbindung zwischen der Lungen-Sonderleitbahn und der Dickdarm-Hauptleitbahn bis zur Nase zirkulieren.

3 Die Sonderleitbahnen verbinden Körperareale, die nicht von den Hauptleitbahnen versorgt oder mit diesen verknüpft sind.

Hierfür als Beispiel:

- Es wird eine große Bedeutung auf die wichtige Beziehung zwischen Herz und Nieren (Feuer und Wasser) gelegt, obwohl sich nur die Nieren-Hauptleitbahn mit dem Herzen, die Herz-Hauptleitbahn sich aber nicht mit den Nieren verbindet. Die Sonderleitbahn der Blase (mit den Nieren innen-außen-gekoppelt) verläuft jedoch von den Nieren zum Herzen und stärkt diese Verbindung.
- Weder die Leber noch die Gallenblasen-Hauptleitbahn verlaufen direkt zum Herzen, jedoch der Verlauf der Gallenblasen-Sonderleitbahn zum Herz verstärkt die physiologische Beziehung zwischen Herz, Leber und Gallenblase.

4 Die Sonderleitbahnen helfen, die klinischen Wirkungen einiger häufig verwendeter Akupunkturpunkte zu erklären.

Hierfür als Beispiel:

- Die Blasen-Sonderleitbahn zirkuliert im Bereich des Rektums und erklärt die Wirkung von Punkten wie Bl 57 *Chengshan* und Bl 58 *Feiyang* bei der Behandlung rektaler Erkrankungen, besonders von Hämorrhoiden.
- Die Magen-Sonderleitbahn dringt in das Herz ein und hilft dadurch, die Anwendung von vielen Magen-Leitbahn-Punkten in der Behandlung von geistigen Störungen zu erklären.
- Die Blasen-Sonderleitbahn verbindet sich mit dem Herzen und erklärt dadurch die Wirkungen der Blasen-Leitbahn-Punkte in der Behandlung von Disharmonien des Herzens und des Geistes, zum Beispiel die Anwendung von Bl 62 *Shenmai* bei Epilepsie, Palpitationen, Schlaflosigkeit und Manie-Depression.

Die Verläufe der Sonderleitbahnen sind im Hauptteil des Textes dargestellt.

DIE ACHT AUSSERORDENTLICHEN GEFÄSSE

Die acht außerordentlichen Gefäße sind das Konzeptionsgefäß (*Ren*), das Lenkergefäß (*du*), das Durchdringungsgefäß (*Chong*), das Gürtelgefäß (*Dai*), das *Yin*-Fersengefäß (*Yin Qiao*), das *Yang*-Fersengefäß (*Yang Qiao*), das *Yin*-Verbindungsgefäß (*Yin Wei*) und das *Yang*-Verbindungsgefäß (*Yang Wei*). Von diesen acht Leitbahnen haben nur das Konzeptions- und Lenkergefäß eigene Punkte und werden deshalb gelegentlich gemeinsam mit den zwölf Hauptleitbahnen in dem Begriff „die vierzehn Leitbahnen" miteingeschlossen. Die verbleibenden sechs außerordentlichen Gefäße haben keine eigenen Punkte, aber teilen mit den vierzehn Leitbahnen Vereinigungspunkte. Die acht außerordentlichen Gefäße leiten sich von den Hauptleitbahnen ab und verbinden die Hauptleitbahnen miteinander. Die Verläufe des Konzeptionsgefäßes und des Lenkergefäßes werden im Haupttext des Buches detailliert diskutiert. Die Verläufe der verbleibenden sechs außerordentlichen Gefäße sind auf den folgenden Seiten dargestellt.

FUNKTIONEN DER AUSSERORDENTLICHEN GEFÄSSE

1 Die außerordentlichen Gefäße fungieren als Reservoirs.

Classic of Difficulties[4] vergleicht die außerordentlichen Gefäße mit Reservoirs, die in der Lage sind, übermäßiges *Qi* und Blut aus den Hauptleitbahnen herauszunehmen, in der gleichen Weise wie Reservoirs bei sehr starkem Regen übermäßiges Wasser aus den Kanälen aufnehmen.

2 Die außerordentlichen Gefäße verbinden die zwölf Hauptleitbahnen.

- Das Lenkergefäß verbindet alle *Yang*-Leitbahnen bei LG 14 *Dazhui* und ist als das „Meer der *Yang*-Leitbahnen" bekannt; es hilft das *Qi* aller *Yang*-Leitbahnen zu regulieren.
- Das Konzeptionsgefäß verbindet alle *Yin*-Leitbahnen und ist bekannt als das „Meer der *Yin*-Leitbahnen". Es hilft, das *Qi* aller *Yin*-Leitbahnen zu regulieren.
- Das Durchdringungsgefäß verbindet Magen- und Nieren-Leitbahnen und verstärkt ebenfalls die Verbindung zwischen dem Konzeptionsgefäß und dem Lenkergefäß (die beiden Gefäße entspringen in der Beckenhöhle und steigen sowohl an der Vorderseite des Körpers als auch in der Wirbelsäule auf). Es ist bekannt als das „Meer des Blutes" oder das „Meer der zwölf Hauptleitbahnen".
- Das Gürtelgefäß umläuft den Körper im Bereich der Hüfte, verschnürt die vertikalen Verläufe der zwölf Hauptleitbahnen allgemein und des Durchdringungsgefäßes, des Konzeptionsgefäßes und der Leitbahnen von Niere, Leber und Milz im Speziellen.
- Das *Yin*-Fersengefäß verbindet die Nieren- und Blasen-Leitbahnen, und man sagt, es kontrolliere die Ausgeglichenheit. Das *Yang*-Fersengefäß verbindet Blasen-, Gallenblasen-, Dünndarm-, Dickdarm- und Magen-Leitbahnen, und man sagt, es kontrolliere die Aktivität.
- Das *Yin*-Verbindungsgefäß verbindet die Nieren-, Milz- und Leber-Leitbahnen und das Konzeptionsgefäß, und man sagt, es dominiere das Innere des ganzen Körpers.
- Das *Yang*-Verbindungsgefäß verbindet die Blasen-, Gallenblasen-, Dreifacher Erwärmer-, Dünndarm- und Magen-Leitbahnen und das Lenkergefäß, und man sagt, es kontrolliere das Äußere des ganzen Körpers.

3 Die außerordentlichen Gefäße schützen den Körper.

Das Konzeptions-, Lenker- und das Durchdringungsgefäß zirkulieren das Abwehr-*Qi* durch Thorax, Abdomen und Rücken und helfen damit, den Körper vor äußeren pathogenen Faktoren zu schützen. Da diese drei Gefäße in der Beckenregion entspringen und direkt mit den Nieren, dem Speicher des Vor-Himmels-*Qi*, verbunden sind, zeigt diese Funktion die Beziehung zwischen der konstitutionellen Kraft und der Abwehrfähigkeit gegenüber Erkrankungen.

DIE AUSSERORDENTLICHEN GEFÄSSE HABEN IHRE EIGENEN PASSAGEPUNKTE.

Jedes der acht außerordentlichen Gefäße hat einen Öffnungspunkt an den Extremitäten, dem eine Wirkung auf sein außerordentliches Gefäß zugeschrieben wird. Diese Punkte werden unter dem Kapitel der Punktkategorien aufgeführt und diskutiert.

DIE VERLÄUFE DER ACHT AUSSERORDENTLICHEN GEFÄSSE

Die Darstellung der außerordentlichen Leitbahnen, die jetzt in der Folge diskutiert werden, siehe am Ende dieses Kapitels.

DAS DURCHDRINGUNGSGEFÄSS (*CHONGMAI*)

- entspringt im unteren Abdomen (bei Frauen im Uterus),
- kommt am Perineum an die Oberfläche (KG 1 *Huiyin*),

- ein Ast verläuft innerhalb der Wirbelsäule aufwärts,
- ein anderer Ast kommt bei Ma 30 *Qichong* an die Oberfläche, verbindet sich mit der Nieren-Leitbahn bei Ni 11 *Henggu*, verläuft durch die Nieren-Leitbahn nach oben zu Ni 21 *Youmen* und verteilt sich dann in den Thorax,
- dort steigt der dritte Ast entlang des Halses nach oben, verläuft um die Lippen und endet unter dem Auge,
- ein vierter Ast kommt bei Ma 30 *Qichong* an die Oberfläche, verläuft entlang des medialen Anteils der Beine abwärts zur Kniekehle, dann weiter abwärts auf der medialen Seite des Unterschenkels und verläuft nach posterior zum Malleolus medialis und endet auf der Fußsohle,
- ein fünfter Ast trennt sich von dem Ast des Beines an der Ferse, kreuzt den Fuß und endet an der Großzehe.

Vereinigungspunkte: KG 1 *Huiyin*, KG 7 *Yinjiao*, Ma 30 *Qichong*, Ni 11 *Henggu*, Ni 12 *Dahe*, Ni 13 *Qixue*, Ni 14 *Siman*, Ni 15 *Zhongzhu*, Ni 16 *Huangshu*, Ni 17 *Shangqu*, Ni 18 *Shiguan*, Ni 19 *Yindu*, Ni 20 *Futonggu* und Ni 21 *Youmen*.

Pathologische Symptome des Durchdringungsgefäßes:
Gegenläufiger *Qi*-Fluss, abdominelles Drängen, Dyspnoe, gynäkologische Erkrankungen, Atrophie-Erkrankungen des Beines.

DAS GÜRTELGEFÄSS *(DAIMAI)*

- entspringt im Bereich von Le 13 *Zhangmen*,
- verläuft direkt unterhalb des Hypochondriums um den Körper,
- verläuft schräg abwärts durch Gb 26 *Daimai*, Gb 27 *Wushu* und Gb 28 *Weidao* und umläuft die Hüfte wie ein Gürtel.

Vereinigungspunkte: Gb 26 *Daimai*, Gb 27 *Wushu* und Gb 28 *Weidao*.

Pathologische Symptome des Gürtelgefäßes:
Abdominelles Völlegefühl, ein Gefühl im Bereich der Taille, als ob man im Wasser sitzt, Schmerzen im Nabel, Abdomen, Taille und im Lumbalbereich, rote und weiße Leukorrhö, unregelmäßige Menstruation, Infertilität, Spermienmangel, *shan*-Erkrankung.

***Das Yang*-Fersengefäß (*Yangqiaomai*)**

- entspringt an der Außenseite der Ferse bei Bl 62 *Shenmai*,
- zieht entlang des Malleolus lateralis und der posterioren Begrenzung der Fibula nach oben,
- verläuft an der Lateralseite des Oberschenkels aufwärts zur Hüfte (Gb 29 *Juliao*) und weiter zur posterolateralen Rippenregion und zur posterioren Axillarfalte,
- verläuft dann zickzackförmig über das Schulterdach,
- zieht über den Hals aufwärts zum Mundwinkel,
- verläuft aufwärts zur Wange und entlang der Nase zum inneren Kanthus und verbindet sich mit dem *Yin*-Fersengefäß und der Blasen-Leitbahn bei Bl 1 *Jingming*,
- verläuft aufwärts zur Stirn, dann bogenförmig über den Parietalbereich und zieht dann nach unten um sich mit Gb 20 *Fengchi* zu treffen und dringt in das Gehirn ein „am Okziput zwischen den beiden Sehnen".

Vereinigungspunkte: Bl 62 *Shenmai*, Bl 61 *Pucan*, Bl 59 *Fuyang*, Gb 29 *Juliao*, Dü 10 *Naoshu*, Di 15 *Jianyu*, Di 16 *Jugu*, Ma 4 *Dicang*, Ma 3 *Juliao*, Ma 1 *Chengqi*, Bl 1 *Jingming*, Gb 20 *Fengchi*.

Pathologische Symptome des Yang-Fersengefäßes:
Tagesepilepsie, Augenerkrankung, Bewusstseinsverlust, Abneigung gegen Wind, Hemiplegie, chronisches schmerzhaftes Stauungssyndrom, Rigidität des Körpers, Lumbalschmerzen, kontrahierte Sehnen, Schlaffheit der medialen Beinmuskeln und Anspannung der lateralen Beinmuskulatur.

DAS DURCHDRINGUNGSGEFÄSS (*CHONGMAI*)

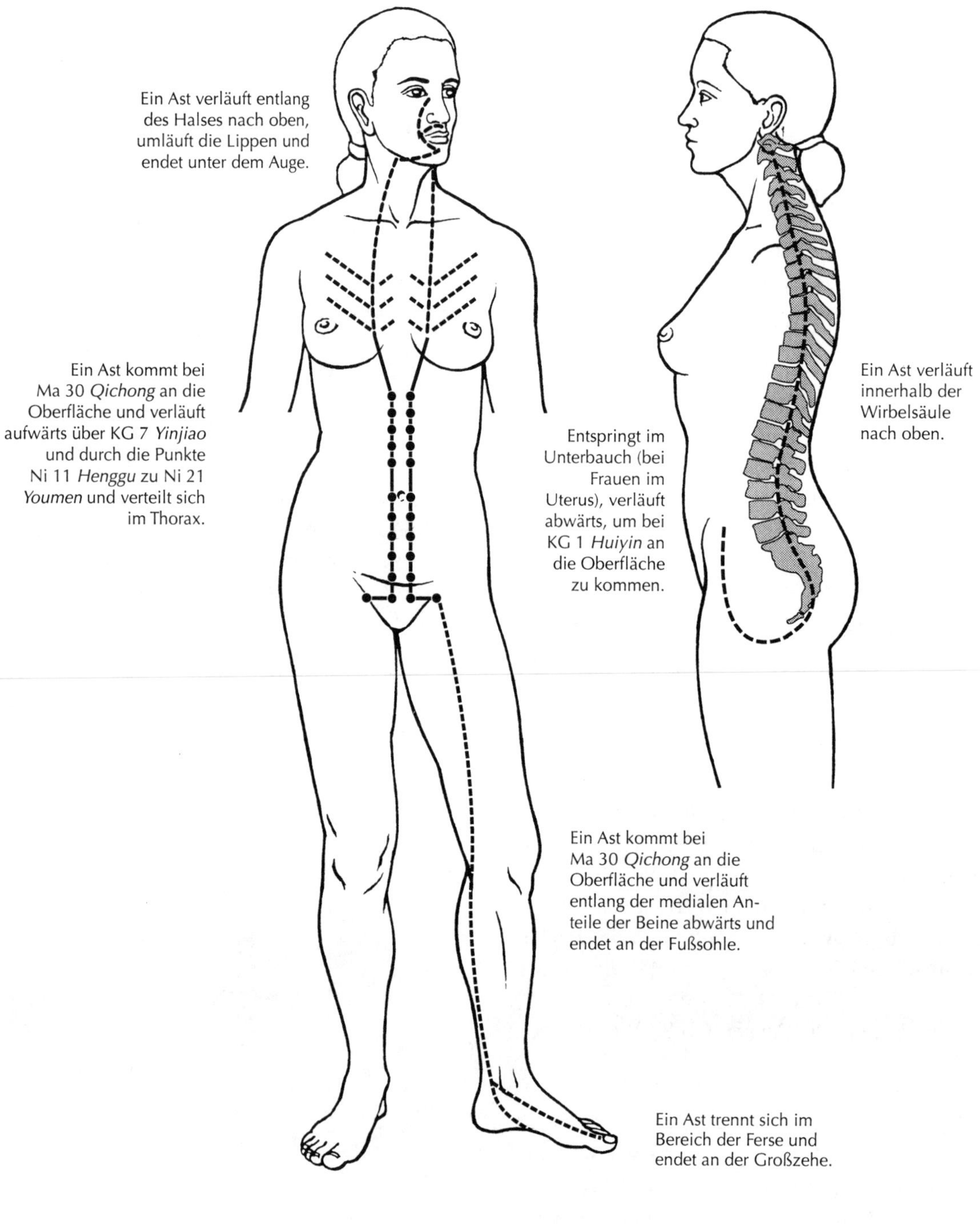

Vereinigungspunkte: KG 1 *Huiyin*, KG 7 *Yinjiao*, Ma 30 *Qichong*, Ni 11 *Henggu*, Ni 12 *Dahe*, Ni 13 *Qixue*, Ni 14 *Siman*, Ni 15 *Zhongzhu*, Ni 16 *Huangshu*, Ni 17 *Shangqu*, Ni 18 *Shiguan*, Ni 19 *Yindu*, Ni 20 *Futonggu*, Ni 21 *Youmen*.

Pathologische Symptome des Durchdringungsgefäßes: Entgegengesetzt fließendes *Qi*, abdominelles Drängen, Dyspnoe, gynäkologische Erkrankungen, Atrophie-Erkrankungen des Beines.

DAS GÜRTELGEFÄSS (*DAIMAI*)

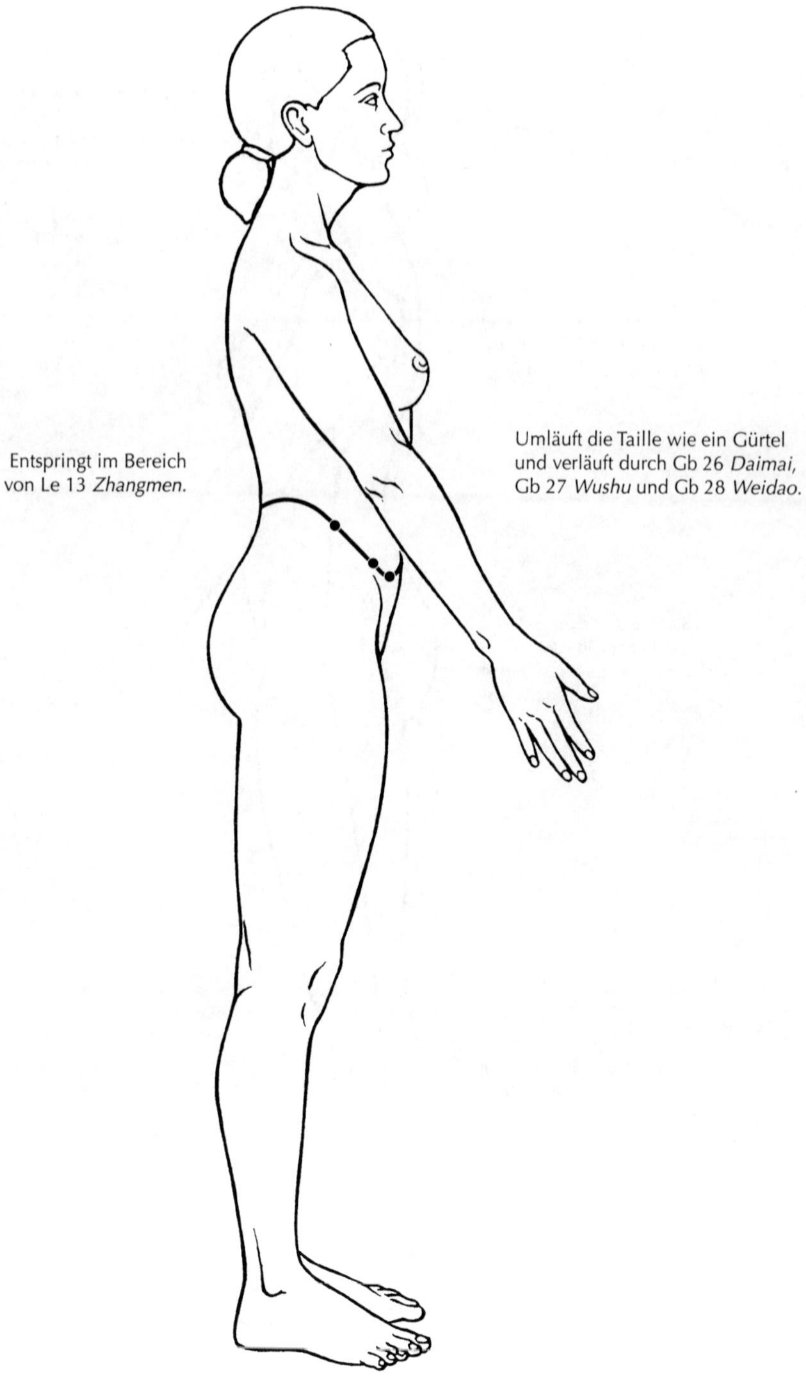

Vereinigungspunkte: Gb 26 *Daimai*, Gb 27 *Wushu* und Gb 28 *Weidao*.

Pathologische Symptome des Gürtelgefäßes:
Abdominelles Völlegefühl, Empfindung im Bereich der Taille, als ob man im Wasser sitzt, Schmerzen um den Nabel, des Abdomen, der Hüfte und im Lumbalbereich, rote und weiße Leukorrhö, unregelmäßige Menstruation, Infertilität, Spermienmangel, *shan*-Erkrankung.

DAS *YANG*-FERSENGEFÄSS (*YANGQIAOMAI*)

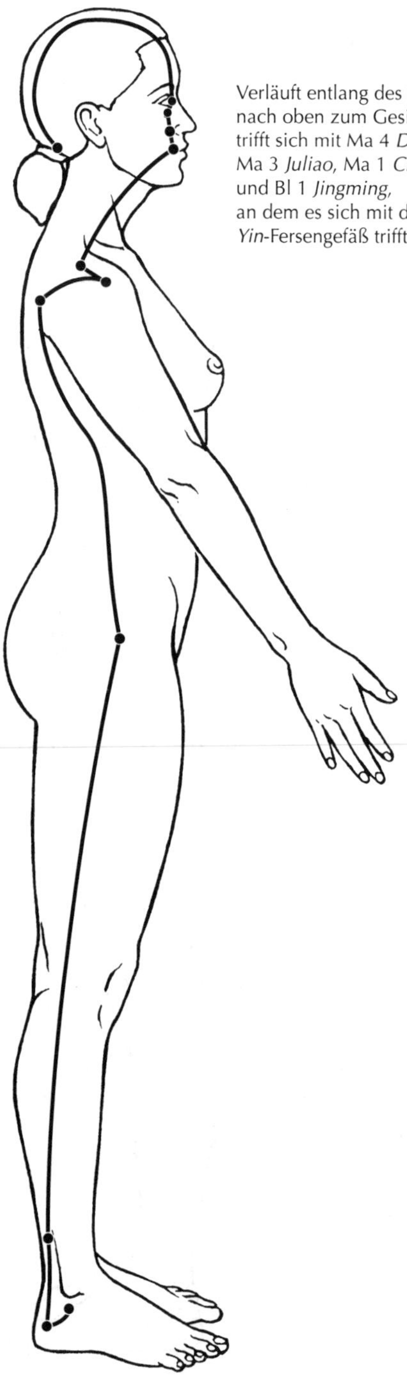

Vereinigungspunkte:
Bl 62 *Shenmai*, Bl 61 *Pucan*, Bl 59 *Fuyang*, Gb 29 *Juliao*, Dü 10 *Naoshu*, Di 15 *Jianyu*, Di 16 *Jugu*, Ma 4 *Dicang*, Ma 3 *Juliao*, Ma 1 *Chengqi*, Bl 1 *Jingming*, Gb 20 *Fengchi*.

Pathologische Symptome des Yang-Fersengefäßes:
Tagesepilepsie, Augenerkrankung, Bewusstseinsverlust, Abneigung gegen Wind, Hemiplegie, chronisches schmerzhaftes Stauungssyndrom, Rigidität des Körpers, Lumbalschmerzen, kontrahierte Sehnen, Schlaffheit der medialen Beinmuskulatur und Steifheit der lateralen Beinmuskulatur.

DAS YIN-FERSENGEFÄSS (*YINQIAOMAI*)

- entspringt unter dem Malleolus medialis bei Ni 6 *Zhaohai*, verläuft entlang des Malleolus medialis und der posteromedialen Oberfläche des Unterschenkels und des Oberschenkels zu den äußeren Genitalien nach oben, dann weiter zum Abdomen und zum Thorax bis zur Supraklavikulargrube,
- zieht durch den Hals aufwärts und kommt anterior von Ma 9 *Renying* an die Oberfläche,
- verläuft neben Mund und Nase nach oben zum inneren Kanthus, und trifft sich dort mit dem *Yang*-Fersengefäß und der Blasen-Leitbahn bei Bl 1 *Jingming*,
- zieht mit diesen aufwärts, um ins Gehirn einzudringen.

Vereinigungspunkte: Ni 6 *Zhaohai*, Ni 8 *Jiaoxin* und Bl 1 *Jingming*.

Pathologische Symptome des Yin-Fersengefäßes:
Nächtliche Epilepsie, Augenerkrankung, Frieren und Fieber, schmerzhaftes Stauungssyndrom der Haut durch feuchte Hitze, hypogastrischer Schmerz, inneres Drängen, Genitalschmerzen, kontrahierte Sehnen, *shan*-Erkrankung, Uterusblutungen, Leukorrhö, Schlaffheit der lateralen Beinmuskulatur und Anspannung der medialen Beinmuskulatur.

DAS *YANG*-VERBINDUNGSGEFÄSS (*YANGWEIMAI*)

- entspringt in der Nähe der Ferse bei Bl 63 *Jinmen* (am Kreuzungspunkt der Bein-*Yang*-Leitbahnen),
- zieht entlang des Malleolus lateralis und der Gallenblasen-Leitbahn des Beines nach oben, um durch die Hüftregion zu verlaufen,
- zieht entlang der posterolateralen Rippenregion (posterior vom *Yang*-Fersengefäß) zur hinteren Axillarfalte (Dü 10 *Naoshu*),
- kreuzt das Schulterdach (3E 15 *Tianliao* und Gb 21 *Jianjing*) und zieht entlang des Halses und des Kiefers nach oben und verläuft vor dem Ohr bis zum Vorderkopf (Gb 13 *Benshen*),
- kreuzt die Parietalregion durch die Punkte der Gallenblasen-Leitbahn bis zu Gb 20 *Fengchi* und verbindet sich dann mit dem Lenkergefäß bei LG 16 *Fengfu* und LG 15 *Yamen*.

Vereinigungspunkte: Bl 63 *Jinmen*, Gb 35 *Yangjiao*, Dü 10 *Naoshu*, 3E 15 *Tianliao*, Gb 21 *Jianjing*, Ma 8 *Touwei*, Gb 13 *Benshen*, Gb 14 *Yangbai*, Gb 15 *Toulinqi*, Gb 16 *Muchuang*, Gb 17 *Zhengying*, Gb 18 *Chengling*, Gb 19 *Naokong*, Gb 20 *Fengchi*, LG 16 *Fengfu* und LG 15 *Yamen*.

Pathologische Symptome des Yang-Verbindungsgefäßes:
Visuell bedingter Schwindel, Dyspnoe, akuter und plötzlicher Schmerz und Schwellung der Lumbalregion, Frösteln und Fieber, Dyspnoe mit angehobenen Schultern, Fieber und Frösteln.

DAS *YIN*-VERBINDUNGSGEFÄSS (*YINWEIMAI*)

- entspringt an der medialen Beinseite bei Ni 9 *Zhubin* (am Kreuzungspunkt der beiden *Yin*-Leitbahnen),
- verläuft entlang der medialen Beinanteile zum unteren Abdomen,
- verläuft zu den Rippen aufwärts zu Le 14 *Qimen*,
- steigt zum Hals auf, um sich mit dem Konzeptionsgefäß bei KG 22 *Tiantu* und KG 23 *Lianquan* zu treffen.

Vereinigungspunkte: Ni 9 *Zhubin*, Mi 12 *Chongmen*, Mi 13 *Fush*, Mi 15 *Daheng*, Mi 16 *Fuai*, Le 14 *Qimen*, KG 22 *Tiantu* und KG 23 *Lianquan*.

Pathologische Symptome des Yin-Verbindungsgefäßes:
Herzschmerzen, Thoraxschmerzen, Völlegefühl und Schmerzen der lateralen Rippenregion, Lumbalschmerzen.

DAS *YIN*-FERSENGEFÄSS (*YINQIAOMAI*)

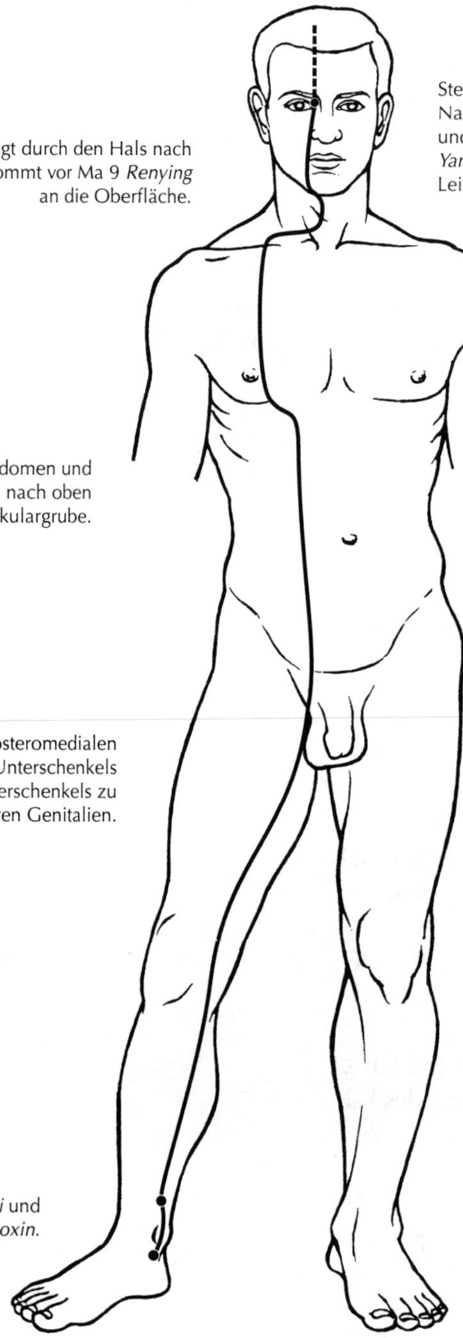

Vereinigungspunkte: Ni 6 *Zhaohai*, Ni 8 *Jiaoxin* und Bl 1 *Jingming*.

Pathologische Symptome des Yin-Fersengefäßes: Nächtliche Epilepsie, Augenerkrankung, Frieren und Fieber, schmerzhaftes Stauungssyndrom der Haut durch feuchte Hitze, hypogastrischer Schmerz, inneres Drängen, Genitalschmerzen, kontrahierte Sehnen, *shan*-Erkrankung, Uterusblutungen, Leukorrhö, Schlaffheit der lateralen Beinmuskulatur und Anspannung der medialen Beinmuskulatur.

DAS *YANG*-VERBINDUNGSGEFÄSS (*YANGWEIMAI*)

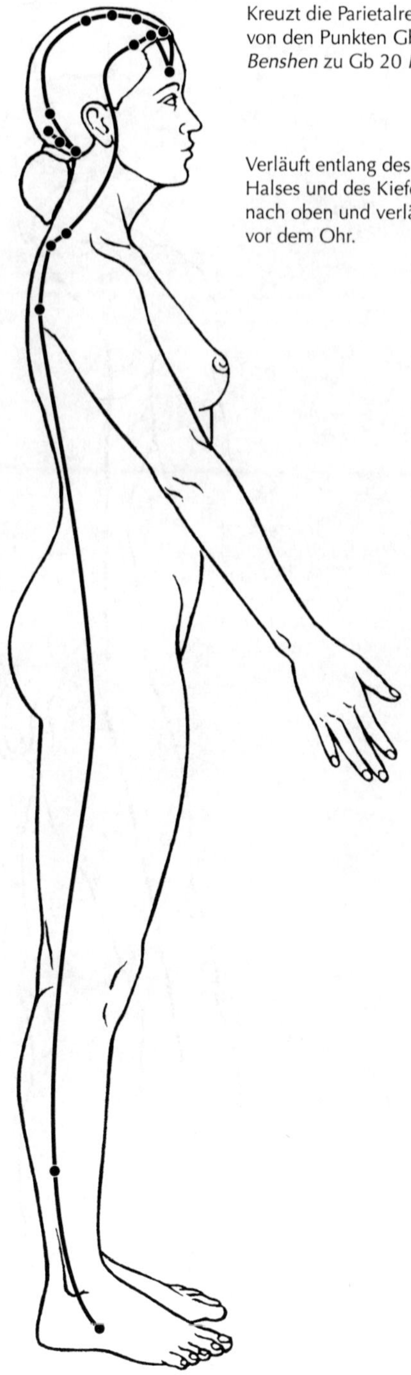

Vereinigungspunkte: Bl 63 *Jinmen*, Gb 35 *Yangjiao*, Dü 10 *Naoshu*, 3E 15 *Tianliao*, Gb 21 *Jianjing*, Ma 8 *Touwei*, Gb 13 *Benshen*, Gb 14 *Yangbai*, Gb 15 *Toulinqi*, Gb 16 *Muchuang*, Gb 17 *Zhengying*, Gb 18 *Chengling*, Gb 19 *Naokong*, Gb 20 *Fengchi*, LG 16 *Fengfu* und LG 15 *Yamen*.

Pathologische Symptome des Yang-Verbindungsgefäßes: Visuell bedingter Schwindel, Dyspnoe, akuter und plötzlicher Schmerz und Schwellung der Lumbalregion, Frösteln und Fieber, Dyspnoe mit angehobenen Schultern.

DAS *YIN*-VERBINDUNGSGEFÄSS (*YINWEIMAI*)

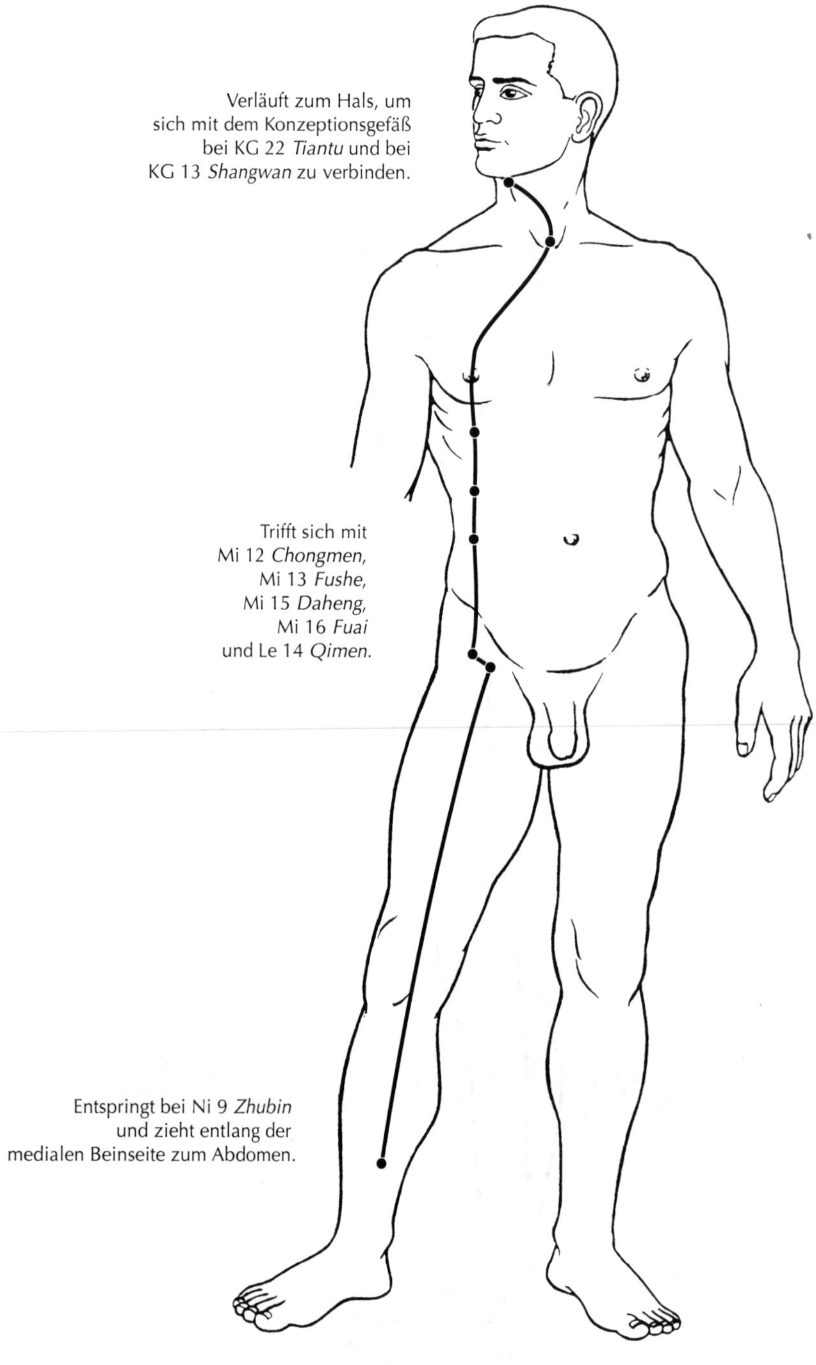

Vereinigungspunkte: Ni 9 *Zhubin*, Mi 12 *Chongmen*, Mi 13 *Fushe*, Mi 15 *Daheng*, Mi 16 *Fuai*, Le 14 *Qimen*, KG 22 *Tiantu* und KG 23 *Lianquan*.

Pathologische Symptome des Yin-Verbindungsgefäßes: Herzschmerzen, Thoraxschmerzen, Völlegefühl und Schmerzen der lateralen Rippenregion, Lumbalschmerzen.

DIE VERBINDUNGSLEITBAHNEN

Es gibt fünfzehn Hauptverbindungs-Leitbahnen, die von den Hauptleitbahnen und den außerordentlichen Gefäßen abzweigen und sich über die Körperoberfläche verteilen. Die fünfzehn Verbindungsleitbahnen gehören zu den zwölf Hauptleitbahnen, jeweils eines zum Konzeptionsgefäß und Lenkergefäß sowie die große Verbindungsleitbahn der Milz.

DIE VERLÄUFE DER VERBINDUNGSLEITBAHNEN

Die Verbindungsleitbahnen der zwölf Hauptleitbahnen entspringen aus dem *luo*-Passagepunkt ihrer eigenen Leitbahn, um sich mit ihrer innen-außen-gekoppelten Leitbahn zu verbinden. Nachdem sie sich mit der gepaarten Leitbahn verbunden haben, folgen sie in der Regel ihrem eigenen Verlauf.

- Lunge: von Lu 7 *Lieque* verläuft die Verbindungsleitbahn zur Handfläche und zum Thenar.
- Dickdarm: von Di 6 *Pianli* verläuft die Verbindungsleitbahn zum Kiefer, den Zähnen und zum Ohr.
- Magen: von Ma 40 *Fenglong* verläuft die Verbindungsleitbahn zum Nacken, Kopf und Hals.
- Milz: von Mi 4 *Gongsun* verläuft die Verbindungsleitbahn zum Abdomen, zum Magen und zu den Därmen.
- Herz: von He 5 *Tongli* verläuft die Verbindungsleitbahn entlang der Herz-Leitbahn zum Herzen, zum Zungengrund und zum Auge.
- Dünndarm: von Dü 7 *Zhizheng* verläuft die Verbindungsleitbahn zur Schulter.
- Blase: von Bl 58 *Feiyang* verläuft die Verbindungsleitbahn zur Nieren-Leitbahn.
- Niere: von Ni 4 *Dazhong* verläuft die Verbindungsleitbahn entlang der Nieren-Leitbahn zum Perineum und zu den Lumbalwirbeln.
- Perikard: von Pe 6 *Neiguan* verläuft die Verbindungsleitbahn zum Perikard und zum Herzen.
- Dreifacher Erwärmer: von 3E 5 *Waiguan* verläuft die Verbindungsleitbahn, um sich mit der Perikard-Leitbahn im Thorax zu treffen.
- Gallenblase: von Gb 37 *Guangming* verläuft die Verbindungsleitbahn zum Fußrücken.
- Leber: von Le 5 *Ligou* verläuft die Verbindungsleitbahn zu den Genitalien.

Die Verläufe der drei verbleibenden Verbindungsleitbahnen werden im Folgenden dargestellt:

- Konzeptionsgefäß: von KG 15 *Jiuwei* verteilt sich die Verbindungsleitbahn über das Abdomen.
- Lenkergefäß: von LG 1 *Changqiang* verläuft die Verbindungsleitbahn entlang der Seiten der Wirbelsäule zum Schädeldach; im Bereich der Schulterblätter vereint sie sich mit der Blasen-Leitbahn und durchdringt die Wirbelsäule.
- Die große Milz-Verbindungsleitbahn: von Mi 21 *Dabao* verläuft die Verbindungsleitbahn durch den Thorax und die laterale Rippenregion.
- *Essential Questions*[5] erwähnt eine sechzehnte Verbindungsleitbahn, bekannt als große Magen-Verbindungsleitbahn, die sich mit der Lunge verbindet und gefühlt wird und gelegentlich „unaufhörlich pochend" gesehen werden kann.

FUNKTIONEN DER VERBINDUNGSLEITBAHNEN

Die Verbindungsleitbahnen stärken die Verbindung zwischen den innen-außen-gepaarten Leitbahnen und den *zangfu*. Bezüglich einer ausführlichen Diskussion der Wirkungen der Verbindungsleitbahnen verweisen wir auf das Kapitel über die Punktkategorien.

Die Verläufe der Verbindungsleitbahnen sind im Haupttext illustriert.

DIE ZWÖLF TENDINO-MUSKULÄREN LEITBAHNEN

Die zwölf tendino-muskulären Leitbahnen:

- zirkulieren auf der Körperperipherie,
- dringen nicht in die *zangfu* ein,
- sind mit den Hauptleitbahnen verbunden und haben von ihnen ihren Namen,
- entspringen alle an den Extremitäten (nicht wie die Hauptleitbahnen),
- verlaufen nach oben zum Kopf und zum Rumpf,
- folgen in etwa dem Verlauf ihrer zugeordneten Hauptleitbahn, sind jedoch breiter,
- sind oberflächlich und folgen den Linien der Hauptmuskeln und Muskelgruppen, der Sehnen und der Ligamente etc.

KLINISCHE BEDEUTUNG DER TENDINO-MUSKULÄREN LEITBAHNEN

Die tendino-muskulären Leitbahnen zeigen entweder Störungen der Hauptleitbahnen an oder können auch selbst verletzt werden; dies geschieht hauptsächlich durch traumatische Schäden oder das Eindringen äußerer pathogener Faktoren. Es gibt keine spezifischen Punkte, die die tendino-muskulären Leitbahnen behandeln, aber man kann sie mit einer oberflächlichen Nadelung (besonders an *ahshi*-Punkten) beeinflussen und ebenso durch relativ oberflächliche Techniken wie Schröpfen, Massage, Pflaumenblüten-Nadelung, Hautnadeln und *Guasha* (Haut-Schabe-Technik) behandeln. Die Verläufe der tendino-muskulären Leitbahnen werden im Haupttext illustriert.

DIE WINZIGEN KOLLATERALEN

Über die winzigen Kollateralen wird in den klassischen Texten wenig ausgesagt, und es ist möglich, dass sie aufgrund der Beobachtung kleiner Blutgefäße an der Oberfläche des Körpers ihre Existenz ableiten.

Jedoch ist es eindeutig, dass zur Versorgung jeden Teiles des Körpers mit *Qi* und Blut sich die größeren Leitbahnen und Kollateralen in immer winzigere Leitbahnen aufteilen müssen; zu dieser Funktion dienen die winzigen Kollateralen.

DIE ZWÖLF HAUTREGIONEN

Die zwölf Hautregionen sind als solches keine Leitbahnen, sondern Hautregionen, die über dem breiten Netzwerk der oberflächlichen Leitbahnen liegen und mit ihnen verbunden sind. Die Hautregionen stellen die theoretische Grundlage der Idee des Eindringens äußerer pathogener Faktoren durch die Haut in tiefere Schichten des *jingluo*-Systems dar. Die Hautregionen zeigen außerdem Störungen der tieferliegenden Leitbahnen zum Beispiel durch pathologische Hautsensationen, Hautschäden oder Hautverfärbungen an:

- Eine blau-grüne (*qing*) Verfärbung weist auf Schmerz hin.
- Eine rote Farbe zeigt Hitze an.
- Eine weiße Farbe zeigt Leere und Kälte an.

Schließlich erklären die Hautregionen, wieso Behandlungen, die auf der Hautebene angewandt werden (zum Beispiel medizinische Öle, Massage, Schröpfen, Pflaumenblüten-Nadelung, Hautschaben und Hautnadelung), in der Lage sind, eine starke therapeutische Wirkung zu zeigen. Sehen sie auf der Folgeseite die Darstellung der Hautregionen.

ANMERKUNGEN

1 Seidenrollen, die die Verläufe von elf Leitbahnen beschreiben und aus dem 2. Jahrhundert v. Chr. stammen, wurden während der Ausgrabungen der Gräber bei *Mawangdui* in der Huanan Provinz entdeckt.

2 *Essential Questions*, Kapitel 63.

3 *Ahshi* Punkte sind druckempfindliche Punkte, die entweder Standard-Akupunkturpunkten auf den vierzehn Leitbahnen entsprechen oder davon unabhängig liegen.

4 *Classic of Difficulties* 27th Difficulty.

5 *Essential Questions* Kapitel 18.

DIE SUBKUTANEN REGIONEN

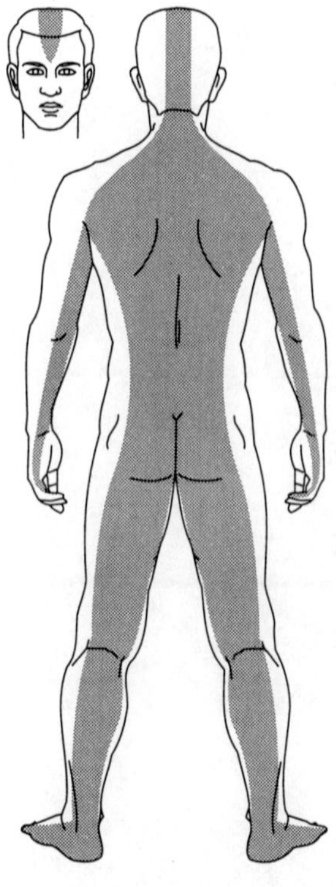

taiyang

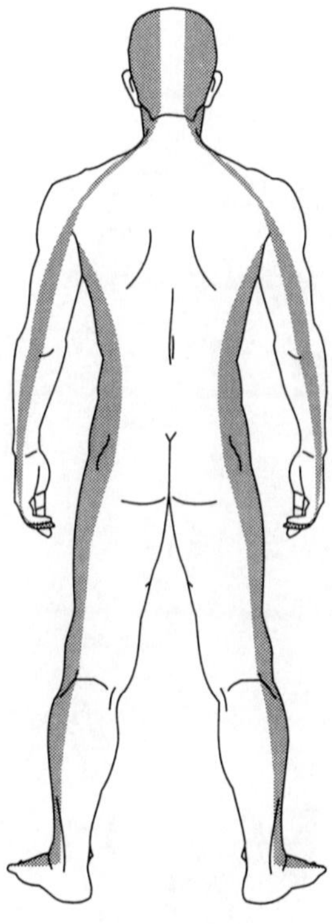

shaoyang

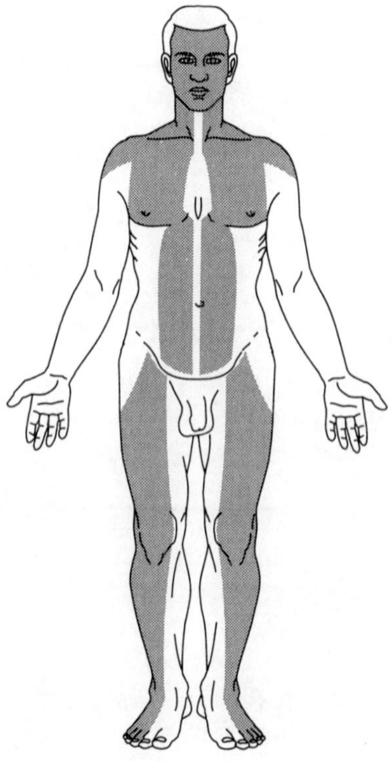

yangming

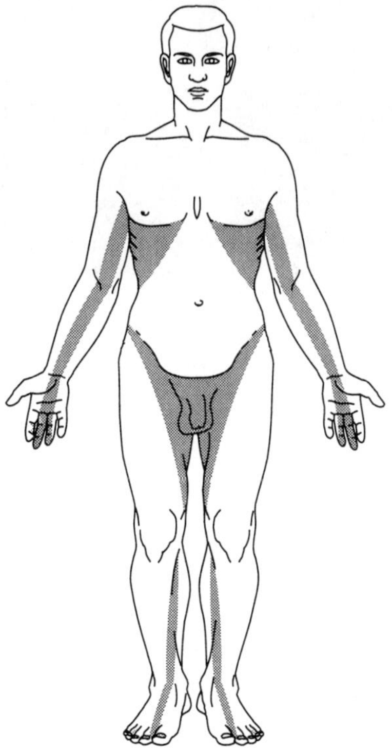

jueyin

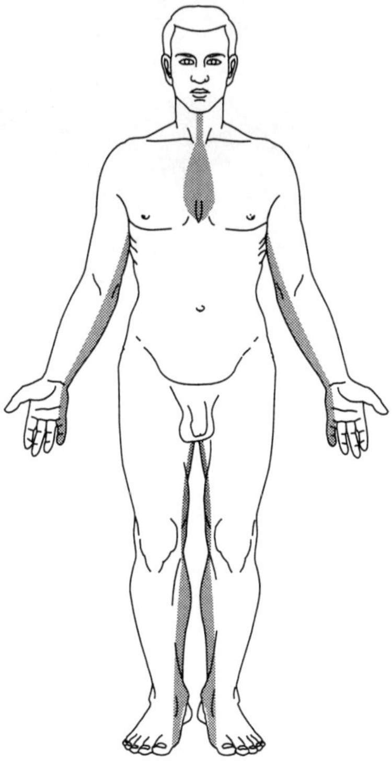

shaoyin

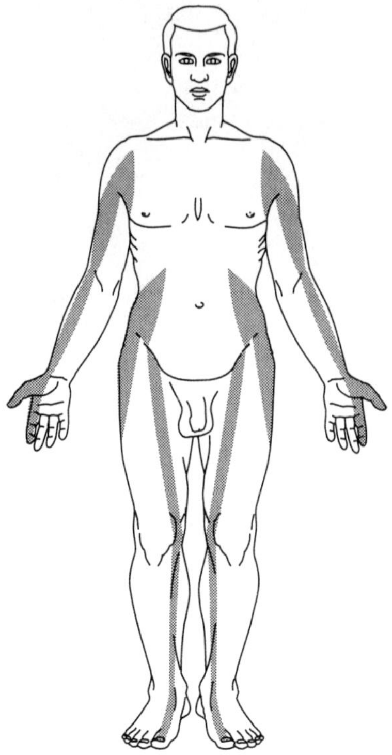

taiyin

PUNKTKATEGORIEN

DIE FÜNF SHU-PUNKTE (ANTIKE PUNKTE)

Die fünf *shu*-Punkte (Transportpunkte) sind die *jing*-Brunnen-, *ying*-Quellen-, *shu*-Bach-, *jing*-Fluss- und *he*-Meerpunkte der zwölf Hauptleitbahnen und gehören zu einer der wichtigsten Gruppen von Akupunkturpunkten. Sie sind alle an den Ellenbogen- oder Kniegelenken oder distal davon lokalisiert. Da in diesem Körperareal der *Qi*-Fluss qualitätsmäßig eine teilweise veränderte Dynamik erfährt, spielen die fünf *shu*-Punkte eine große Rolle bei der Bildung von vielen Akupunkturkombinationen. Historisch gesehen geht die Benennung dieser Namen auf *Spiritual Pivot*[1] zurück:

„Die fünf *zang* haben fünf *shu* [Punkte], sodass es insgesamt fünfundzwanzig *shu* gibt; die sechs *fu* haben sechs *shu* [Punkte], sodass es insgesamt sechsunddreißig *shu* gibt. Es gibt zwölf Hauptleitbahnen und fünfzehn Verbindungsleitbahnen – insgesamt siebenundzwanzig [Leitbahnen], in denen das *Qi* [im Körper] aufwärts und abwärts läuft. Punkte, an denen das *Qi* hervortritt, sind als *jing*-Brunnenpunkte bekannt. Die Punkte, an denen das *Qi* gleitet, sind als *ying*-Quellenpunkte bekannt. Die Punkte, an denen das *Qi* sich ergießt, sind als *shu*-Bachpunkte bekannt. Der Punkt, an dem das *Qi* fließt, ist als *jing*-Flusspunkt bekannt, und der Punkt, an dem das *Qi* in die Tiefe eindringt, ist als *he*-Meerpunkt bekannt. So erreicht der Fluss des *Qi* in den siebenundzwanzig Leitbahnen jeden der fünf *shu*-Punkte."

Es ist interessant anzumerken, dass zum Zeitpunkt, als diese Textpassage geschrieben wurde, das Herz und das Perikard noch nicht unterschieden wurden. Deshalb werden nur fünf *zang* erwähnt. Dies wird in *Spiritual Pivot*[2] erklärt, als der gelbe Kaiser seinen Berater *Qi Bo* fragt: „Warum hat nur die Hand-*shaoyin*-Leitbahn keine *shu*-Punkte?" *Qi Bo* antwortete:

„*Shaoyin* ist die Herz-Leitbahn. Das Herz ist der große Meister der fünf *zang* und sechs *fu* und das Haus von Essenz-Geist. Es speichert so stark, dass sich kein pathogener Faktor niederlassen kann. Tut er es doch, dann kommt es zu einer Schädigung des Herzens und der Geist wird es verlassen. Wenn der Geist es verlässt, kommt es zum Tod. Aus diesem Grund greifen Pathogene, die bestimmt sind, das Herz anzugreifen, das Perikard an. Das Perikard ist die Leitbahn, die vom Herzen beherrscht wird. Deshalb hat das Herz alleine keine *shu*-Punkte."

Die fünf *shu*-Punkte der *Yin*-Leitbahnen (und ihre korrespondierenden Wandlungsphasen)					
	***jing*-Brunnen (Holz)**	***Ying*-Quellen (Feuer)**	***Shu*-Bach (Erde)**	***jing*-Fluss (Metall)**	***He*-Meer (Wasser)**
Lunge	Lu 11 *Shaoshang*	Lu 10 *Yuji*	Lu 9 *Taiyuan*	Lu 8 *Jingqu*	Lu 5 *Chize*
Milz	Mi 1 *Yinbai*	Mi 2 *Dadu*	Mi 3 *Taibai*	Mi 5 *Shangqiu*	Mi 9 *Yinlingquan*
Herz	He 9 *Shaochong*	He 8 *Shaofu*	He 7 *Shenmen*	He 4 *Lingdao*	He 3 *Shaohai*
Niere	Ni 1 *Yongquan*	Ni 2 *Rangu*	Ni 3 *Taixi*	Ni 7 *Fuliu*	Ni 10 *Yingu*
Perikard	Pe 9 *Zhongchong*	Pe 8 *Laogong*	Pe 7 *Daling*	Pe 5 *Jianshi*	Pe 3 *Quze*
Leber	Le 1 *Dadun*	Le 2 *Xingjian*	Le 3 *Taichong*	Le 4 *Zhongfeng*	Le 8 *Ququan*

Die fünf *shu*-Punkte der *Yang*-Leitbahnen (und ihre korrespondierenden Wandlungsphasen)					
	***jing*-Brunnen (Metall)**	***Ying*-Quellen (Wasser)**	***Shu*-Bach (Holz)**	***jing*-Fluss (Feuer)**	***He*-Meer (Erde)**
Dickdarm	Di 1 *Shangyang*	Di 2 *Erjian*	Di 3 *Sanjian*	Di 5 *Yangxi*	Di 11 *Quchi*
Magen	Ma 45 *Lidui*	Ma 44 *Neiting*	Ma 43 *Xiangu*	Ma 41 *Jiexi*	Ma 36 *Zusanli*
Dünndarm	Dü 1 *Shaoze*	Dü 2 *Qiangu*	Dü 3 *Houxi*	Dü 5 *Yanggu*	Dü 8 *Xiaohai*
Blase	Bl 67 *Zhiyin*	Bl 66 *Zutonggu*	Bl 65 *Shugu*	Bl 60 *Kunlun*	Bl 40 *Weizhong*
Dreifacher Erwärmer	3E 1 *Guanchong*	3E 2 *Yemen*	3E 3 *Zhongzhu*	3E 6 *Zhigou*	3E 10 *Tianjing*
Gallenblase	Gb 44 *Zuqiaoyin*	Gb 43 *Xiaxi*	Gb 41 *Zulinqi*	Gb 38 *Yangfu*	Gb 34 *Yanglingquan*

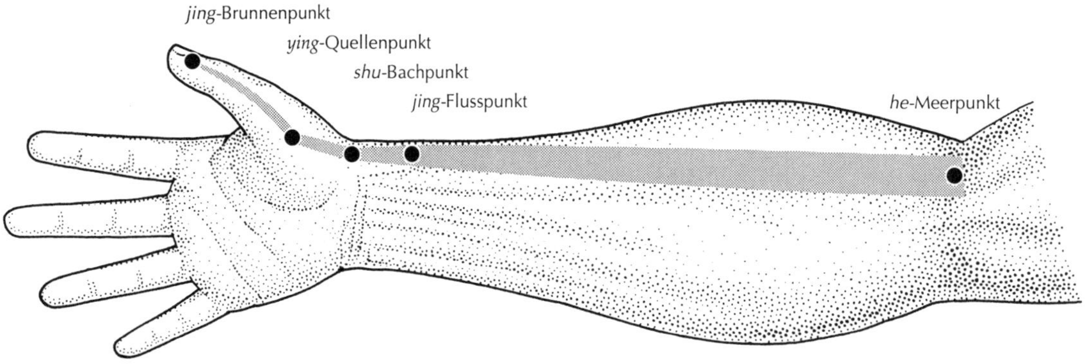

„Der Punkt, an dem das *Qi* hervortritt, ist als *jing*-Brunnenpunkt bekannt. Der Punkt, an dem das *Qi* gleitet, ist als *ying*-Quellenpunkt bekannt. Der Punkt, an dem das *Qi* sich ergießt, ist als *shu*-Bachpunkt bekannt. Der Punkt, an dem das *Qi* fließt, ist als *jing*-Flusspunkt bekannt. Der Punkt, an dem das *Qi* in die Tiefe dringt, ist als *he*-Meerpunkt bekannt (*Spiritual Pivot* Kapitel 71)."

Ebenso ist es klar, dass die *yuan*-Quellpunkte der *Yang*-Leitbahnen (zu den *fu* gehörend) zur damaligen Zeit als zu der *shu*-Punkt-Gruppe gehörend betrachtet wurden, somit ging man davon aus, dass die *Yang*-Leitbahnen jeweils sechs *shu*-Punkte haben können. Auf den *Yin*-Leitbahnen (zu den *zang* gehörend) ist der *yuan*-Quellpunkt der gleiche Punkt wie der *shu*-Bachpunkt, und somit hat jede der *Yin*-Leitbahnen nur fünf *shu*-Punkte.

Der erste Teil des oben angegebenen Zitates aus *Spiritual Pivot* betont zwei weitere wichtige Aspekte der Klassifikation der fünf *shu*-Punkte (antiken Punkte):

- Der Anteil jeder der zwölf Hauptleitbahnen, der von den Fingern oder Zehen zum Ellenbogengelenk bzw. zum Kniegelenk läuft, wird mit dem Verlauf eines Flusses verglichen, der wie eine Quelle am *jing*-Brunnenpunkt entspringt, langsam an Breite und Tiefe zunimmt, bis er den *he*-Meerpunkt am Ellenbogen oder Knie erreicht.
- Entsprechend der Theorie der fünf *shu*-Punkte verläuft der *Qi*-Fluss der Leitbahn immer von den Extremitäten nach proximal zum Ellenbogen oder Knie. Es kann aus den oben angegebenen Tabellen ersehen werden, dass die Zuordnung der fünf Wandlungsphasen zu den fünf *shu*-Punkten auch die Vorstellung bestätigt, dass der *Qi*-Fluss in allen zwölf Leitbahnen von distal nach proximal verläuft. Anders ausgedrückt korrespondiert das Fortschreiten durch die fünf *shu*-Punkte (immer von distal nach proximal) mit dem Hervorbringungszyklus der fünf Wandlungsphasen
  a) Holz, Feuer, Erde, Metall, Wasser;
  b) Metall, Wasser, Holz, Feuer, Erde, obwohl die *Yin*-Leitbahnen mit dem Holzpunkt und die *Yang*-Leitbahnen mit dem Metallpunkt beginnen.

Im Gegensatz dazu beschreibt die Theorie des Energieflusses der zwölf Leitbahnen (Lunge zu Dickdarm zu Magen zu Milz etc.) den Energiefluss der drei *Yin*-Leitbahnen des Armes von der Hand zur Brust und der drei *Yang*-Leitbahnen des Beines vom Fuß zum Kopf. Dieser Vorstellung des Leitbahnenenergieflusses wird in der westlichen Akupunkturtradition mehr Gewicht beigemessen, bedingt durch die Nummerierungsmethode der Akupunkturpunkte; in China sind die Punkte jedoch mit ihren Eigennamen bekannt.

Diese beiden Sichtweisen des Leitbahnen-Energieflusses weisen auf zwei unterschiedliche Arten des Verständnisses der *Qi*-Bewegung im Körper hin. In beiden Fällen ist es einfacher sich eine Person mit zum Himmel erhobenen Armen vorzustellen. In dem zentripedalen Fluss, der in der Theorie der fünf *shu*-Punkte beinhaltet ist, geht man davon aus, dass das makrokosmische *Qi* in den Körper über die Extremitäten wie ein Bach eindringt, sich zu einem Fluss erweitert und in ein breites und tiefes Meer an den Ellenbogen und Knien fließt, sich vereint und sich tief im Körper sammelt. In dem zweiten, historisch später angesiedelten Konzept der selbsterhaltenden Energiezirkulation[3] fließt das *Qi* in anhaltenden Kreisläufen um den Körper, von der Brust zur Hand, zum Kopf, zum Fuß und zur Brust. Diese zweite Sichtweise reflektiert die Entwicklung der chinesischen Zivilisation und des Ackerbaus und im Besonderen der Kontrolle und Bewahrung von Wasser durch Flüsse, Reservoirs, Drainagekanäle, Gräben etc. wider, auf der ein großer Teil der Akupunkturvorstellungen basiert. In dieser sich selbst erhaltenden Zirkulation, am deutlichsten in der Sechs-Schichten-Theorie zu betrachten, verlaufen die *Yang*-Leitbahnen von den Händen zu den Füßen in derselben Weise wie das *Yang*-Himmels-*Qi* von oben nach unten fließt; die *Yin*-Leitbahnen steigen von den Füßen zu den Händen, in derselben Weise wie das *Yin*-Erde-*Qi* durch die Füße aufwärts steigt, ebenso wie das Wasser durch die Wurzeln eines Baumes. Die *Yang*-Leitbahnen laufen zum und vom Gesicht, das kreisförmig ist wie das Symbol des Himmels (*Yang*), während die *Yin*-Leitbahn zum und vom Thorax laufen, der quadratisch ist (ein traditionelles Symbol für Erde).

Während diese zwei unterschiedlichen Wahrnehmungen des Leitbahnenflusses ein weiteres Beispiel für die Fähigkeit der chinesischen Medizin sind, widersprüchliche Therorien zu umfassen, können wir sagen, dass die Richtung des Flusses in der fünf *shu*-Punkt-Theorie nicht so wichtig ist, wie die Qualität der Energie, die jedem der Punkte zugeschrieben wird. Die *jing*-Brunnenpunkte zum Beispiel sind an den Spitzen der Finger und Zehen platziert (mit Ausnahme von Ni 1 *Yongquan*, der auf der Fußsohle liegt), wo sich wenig Fleisch befindet. Das *Qi* ist oberflächlich und gering, jedoch dynamisch. Die Unbeständigkeit des *Qi* an diesen Punkten wird durch die Tatsache betont, dass in der Theorie der Zirkulation der zwölf Leitbahnen die *Yin*- und *Yang*-Leitbahnen in den Extremitäten (*jing*-Brunnenpunkten) ineinander übergehen und sich dort die Richtung des *Qi*-Flusses verändert. Im Gegensatz dazu verläuft das *Qi* der *he*-Meerpunkte, die nahe an den großen Gelenken der Ellenbogen und Knie liegen, tief und breit wie eine Bucht, die in ein Meer mündet, sich für den Eintritt in die tiefen Schichten des Körpers vorbereitend.

DIE KLINISCHE ANWENDUNG DER FÜNF SHU-PUNKTE NACH DEN KLASSISCHEN THEORIEN

Während der langen Geschichte der chinesischen Medizin hat es verschiedene Versuche gegeben, die fünf *shu*-Punkte bezüglich ihrer Natur, ihrer Funktionen und ihrer Indikationen zu systematisieren:

Laut *Classic of Difficulties*[4] sind die fünf *shu*-Punkte bei folgenden Situationen indiziert:

- *jing*-Brunnenpunkte bei Völlegefühl unterhalb des Herzens.
- *ying*-Quellenpunkte bei Hitze im Körper.
- *shu*-Bachpunkte bei Schweregefühl des Körpers und Schmerzen der Gelenke.
- *jing*-Flusspunkte bei Husten und Dyspnoe, Frösteln und Fieber.
- *he*-Meerpunkte bei entgegengesetztem *Qi*-Fluss und Diarrhö.

In seinem Kommentar zur obigen Textstelle stellte *Liao Run-hong* aus der *Qing*-Dynastie in *Compilation of Acupuncture and Moxibustion* jede dieser Indikationen in Beziehung zu einem *zang* (entsprechend der fünf Wandlungsphasen-Beziehungen der *Yin*-Leitbahnen). Er schreibt:

„Die *jing*-Brunnenpunkte sind für Völlegefühl unterhalb des Herzens, Leber-Pathogen; die *ying*-Quellenpunkte sind für Hitze des Körpers, Herz-Pathogen; die *shu*-Bachpunkte sind für Schweregefühl des Körpers, Milz-Pathogen; die *jing*-Flusspunkte sind für Dyspnoe, Husten, Frösteln und Fieber, Lungen-Pathogen; die *he*-Meerpunkte sind für entgegengesetzten *Qi*-Fluss und Diarrhö, Nieren-Pathogen."

In *Spiritual Pivot*[5] werden für die fünf *shu*-Punkte zwei Indikationsgruppen angegeben:

1 *Entsprechend den Jahreszeiten*

- Die fünf *zang* entsprechen dem Winter, im Winter nadele die *jing*-Brunnenpunkte.[6]
- Die fünf Farben entsprechen dem Frühjahr, im Frühjahr nadele die *ying*-Quellpunkte.[7]
- Die Jahreszeiten entsprechen dem Sommer, im Sommer nadele die *shu*-Bachpunkte.[8]
- Die Musiktöne entsprechen dem Spätsommer, im Spätsommer nadele die *jing*-Flusspunkte.[9]
- Die Geschmäcker entsprechen dem Herbst, im Herbst nadele die *he*-Meerpunkte.[10]

2 *Entsprechend der Symptomatologie*

- Wenn die Erkrankung im *zang* liegt, nadele den *jing*-Brunnenpunkt.
- Manifestiert sie sich in einer Veränderung der Farbe [Gesichtsfarbe], nadele den *ying*-Quellpunkt.
- Tritt die Erkrankung rezidivierend auf, nadele die *shu*-Bachpunkte.
- Manifestiert sich die Erkrankung in Veränderung der Stimme des Patienten, nadele die *jing*-Flusspunkte.
- Liegt eine Magenerkrankung oder Störungen durch unregelmäßiges Essen und Trinken vor, nadele den *he*-Meerpunkt.

Spiritual Pivot[11] sagt:
„Die divergierenden Äste der *Yang*-Leitbahnen reichen in das Innere und verbinden sich mit den *fu* ... die *ying*-Quellen- und *shu*-Bachpunkte behandeln die Leitbahn, die *he*-Meerpunkte behandeln das *fu*."

Spiritual Pivot[12] unterscheidet darüber hinaus, wann spezielle *shu*-Punkte entsprechend ihrer Lokalisation und der Tiefe der Erkrankung genadelt werden sollen:

„Es gibt *Yin* im *Yin* und *Yang* im *Yang* ...im Inneren sind die fünf *zang Yin*, während die sechs *fu Yang* sind; im Äußeren sind die Sehnen und die Knochen *Yin*, während die Haut *Yang* ist. Damit wird gesagt:

- Ist die Erkrankung im Bereich des *Yin* im *Yin* (*zang*), nadele den *ying*-Quellen- und den *shu*-Bachpunkt der *Yin*-Leitbahn.

- Ist die Erkrankung im Bereich des *Yang* im *Yang* (Haut), nadele die *he*-Meerpunkte der *Yang*-Leitbahnen.
- Ist die Erkrankung im Bereich des *Yin* im *Yang* (Sehnen und Knochen), nadele die *jing*-Flusspunkte der *Yin*-Leitbahn.
- Ist die Erkrankung im Bereich des *Yang* im *Yin* (*fu*), nadele die *luo*-Passagepunkte."

KLINISCHE ANWENDUNG MIT BEZUG AUF KLASSISCHE INDIKATIONEN

Es ist allgemein bekannt, dass die chinesische Medizin Widersprüche wesentlich leichter erlaubt (und sogar mit einbezieht) als das westliche wissenschaftliche Denken. Dies ist vielleicht eine unvermeidbare Eigenschaft eines Systems, das sich über einen so langen Zeitraum entwickelt hat und in dem eine Theorie, wenn sie etwas an klinischem und philosophischen Nutzen bietet, nicht unbedingt im Lichte einer neuen und offensichtlich gegensätzlichen Theorie aufgegeben werden muss. Einige klassische Theorien für die Anwendung der fünf *shu*-Punkte sind widersprüchlich, einige sind eben gerade aus der klinischen Praxis, in einigen Fällen werden wichtige klinische Anwendungen dieser Punkte nicht in den klassischen Therorien widergespiegelt. In vielen Fällen wurden diese Theorien eindeutig in die traditionellen wie modernen Anwendungen aufgenommen.

JING-BRUNNENPUNKTE

„Der Punkt, an dem das *Qi* ausströmt, ist als der *jing*-Brunnenpunkt bekannt." Die *jing*-Brunnenpunkte („*jing*" bedeutet „Brunnen") sind die ersten und letzten Punkte ihrer entsprechenden Leitbahnen. Mit Ausnahme von Ni 1 *Yongquan* sind alle an den Finger- und Zehenspitzen lokalisiert. Entsprechend der oben diskutierten klassischen Quellen sind die *jing*-Brunnenpunkte geeignet für:

- Völlegefühl unter dem Herzen.
- Für Erkrankungen der *zang*.

Im Lichte der traditionellen sowie modernen klinischen Anwendung können folgende Beobachtungen gemacht werden:

Die jing-Brunnenpunkte werden benutzt, um Hitze zu klären, das Bewusstsein wiederherzustellen und Kollapszustände zu beheben.

Diese wichtige Anwendung ist in den oben angegebenen klassischen Theorien nicht dargestellt. Mit Ausnahme der Punkte Gb 44 *Zuqiaoyin*, Bl 67 *Zhiyin* und 3E 1 *Guanchong* sind alle *jing*-Brunnenpunkte klassischerweise bei Erkrankungen wie Koma, Ohnmacht und Kollaps indiziert; tatsächlich können alle zwölf *jing*-Brunnenpunkte bei Kollaps infolge von Wind-Apoplex oder hohem Fieber gestochen und geblutet werden. Diese Wirkungen spiegeln ihre spezielle dynamische Wirkung auf das *Qi* wider.

Die jing-Brunnenpunkte behandeln die höchstgelegensten Bereiche der Leitbahn.

Die *jing*-Brunnenpunkte, die am Ende der Leitbahn liegen, sind die wichtigsten Hauptpunkte, um Hitze und Fülle von dem höchstgelegensten Bereichen der ihnen zugeordneten Leitbahn zu klären, besonders bei akuten Erkrankungen. Zum Beispiel:

- Lu 11 *Shaoshang* bei akuten Halsschmerzen, schmerzhafter Halsobstruktion und Mumps.
- Di 1 *Shangyang* bei schmerzhaftem Stauungssyndrom, Taubheit, Tinnitus und Zahnschmerzen.
- Ma 45 *Lidui* bei Gesichtsschwellung, Zahnschmerzen, Kiefersperre, schmerzhafter Rachenobstruktion, Deviation des Mundes, Nasenbluten und gelbem Nasenausfluss.
- He 9 *Shaochong* bei Schmerzen der Zungenwurzel, geschwollener Zunge, schmerzhafter Halsobstruktion, Hitze im Mund, Schmerzen und Rötung der Augen.
- Dü 1 *Shaoze* bei Kopfschmerzen, Schwindel, geröteten Augen, Nasenbluten, Taubheit, Tinnitus, schmerzhafter Halsobstruktion, gerollter Zunge, steifer Zunge, Hitze im Mund, Munderosionen, Mundulzerationen und unwillkürlicher Speichelverlust.
- Bl 67 *Zhiyin* bei Vertexkopfschmerzen, Okzipitalkopfschmerzen, nasaler Kongestion, Nasenbluten, Augenschmerzen, Schmerzen des inneren Augenkanthus, Taubheit und Tinnitus.
- Ni 1 *Yongquan* für Schwindel, Vertexkopfschmerzen, schmerzhafte Halsobstruktion, Halsschmerzen mit Unfähigkeit zu schlucken, Stimmverlust, trockene Zunge und Nasenbluten.
- Pe 9 *Zhongchong* bei Schmerzen der Zungenwurzel, Steifheit der Zunge und Unfähigkeit zu sprechen.
- 3E 1 *Guanchong* bei Tinnitus, Taubheit, Ohrschmerzen, steifer Zunge, Schmerzen der Zungenwurzel, trockenem Mund, trockenen Lippen, bitterem Mundgeschmack, Kopfschmerz, Rötung der Augen, schmerzhafter Halsobstruktion und Schmerzen der Submandibularregion.
- Gb 44 *Zuqiaoyin* bei Kopfschmerzen, stechenden Schmerzen im Kopf, Schwindel, plötzlicher Taubheit, Tinnitus, Rötung, Schwellung und Schmerzen der Augen, schmerzhafter Halsobstruktion, Steifheit der Zunge mit Unfähigkeit zu sprechen und aufgerollter Zunge mit trockenem Mund.
- Le 1 *Dadun* bei bitterem Mundgeschmack und anhaltendem Nasenbluten.

Diese Indikationen demonstrieren sehr deutlich, dass die meisten distal gelegenen Punkte jeder Leitbahn die stärksten Punkte sind, um Fülle und Hitze aus den entgegengesetzten Enden der Leitbahnen zu klären. Dies soll betonen, dass die Behandlung der Leitbahn in dieser Art und Weise nicht bedeutet, dass es sich hierbei um wichtige Punkte für Steifheit, Schmerzen oder Missempfindung entlang des Verlaufes der Leitbahn als Ganzes handelt, und deshalb die *jing*-Brunnenpunkte nicht generell bei schmerzhaftem Stauungssyndrom, Atrophieerkrankung oder traumatischer Verletzung indiziert sind. Eine gewissenhafte Untersuchung der Indikationen der *jing*-Brunnenpunkte widerspricht jedoch eindeutig der Aussage in *Spiritual Pivot*, dass die *jing*-Brunnenpunkte Erkrankungen der *zang* behandeln.

Die jing-Brunnenpunkte behandeln Völlegefühl und Kälte unterhalb des Herzens

Der Begriff „unterhalb des Herzens" bezieht sich normalerweise auf die Spitze des Epigastriums. Die Untersuchung der Indikationen der *jing*-Brunnenpunkt zeigt jedoch, dass viele dieser Punkte spezifisch Stagnationen und Völlegefühl in der Thoraxregion behandeln. Diese Anwendung spiegelt *Liao Run-hong's* Bemerkung wider, dass sie Leber-Pathogen, mit anderen Worten Leber-*Qi*-Stagnation, behandeln, zum Beispiel:

- Lu 11 *Shaoshang* für Agitiertheit [des Herzens] mit Husten und Dyspnoe, Völlegefühl des Herzens mit Schwitzen und Völlegefühl unter dem Herzen.
- Di 1 *Shangyang* bei *Qi*-Fülle im Thorax, die in die laterale Rippenregion ausstrahlt, Dyspnoe und Husten.
- Ma 45 *Lidui* für Völlegefühl und Spannung in Thorax und Abdomen.
- Mi 1 *Yinbai* bei Hitze im Thorax, Völlegefühl im Thorax, Dyspnoe und Seufzen.
- He 9 *Shaochong* bei Herzschmerzen und Schmerzen im Thorax und der lateralen Rippenregion.
- Dü 1 *Shaoze* bei Kälteempfindung unter dem Herzen, Agitiertheit mit Herzschmerzen, Oppression und Schmerzen im Thorax und Schmerzen der lateralen Rippenregion.
- Bl 67 *Zhiyin* bei Schmerzen der lateralen Rippenregion und im Thorax sowie Agitiertheit des Herzens.
- Ni 1 *Yongquan* bei Herzschmerzen, Husten und Dyspnoe.
- Pe 9 *Zhongchong* bei Herzschmerzen, Agitiertheit des Herzens und Oppressionsgefühl des Herzens mit Schweißlosigkeit.
- 3E 1 *Guanchong* bei gestauter Hitze im oberen *jiao*, Oppressionsgefühl des Herzens mit Schweißlosigkeit und Herzschmerzen.
- Gb 44 *Zuqiaoyin* bei Schmerzen der lateralen Rippenregion (mit Husten und Unfähigkeit Atem zu holen).
- Le 1 *Dadun* bei plötzlichen Herzschmerzen.

Die jing-Brunnenpunkte behandeln Störungen des Geistes.

Die *jing*-Brunnenpunkte teilen hauptsächlich die gemeinsame Fähigkeit, Störungen des Geistes zu regulieren. Zum Beispiel sind Lu 11 *Shaoshang*, Ma 45 *Lidui*, Mi 1 *Yinbai*, He 9 *Shaochong*, Dü 1 *Shaoze*, Ni 1 *Yongquan* und Le 1 *Dadun* für alle verschiedenen Arten der Manie indiziert, und Ma 45 *Lidui*, Mi 1 *Yinbai*, Gb 44 *Zuqiaoyin* und Le 1 *Dadun* für verschiedene Schlafstörungen wie Schlaflosigkeit, Alpträume und Somnolenz.

DIE YING-QUELLPUNKTE

„Der Punkt, an dem das *Qi* gleitet, ist als *ying*-Quellpunkt bekannt." Die *ying*-Quellpunkte („*ying*" bedeutet „Quelle") sind alle an den Händen und Füßen lokalisiert und entweder die zweiten oder die vorletzten Punkte auf ihrer entsprechenden Leitbahn. Entsprechend der oben diskutierten klassischen Quellen sind die *ying*-Quellpunkte indiziert bei:

- Hitze im Körper.
- Veränderung der Farbe (Gesichtsfarbe).
- Erkrankungen der *Yang*-Leitbahnen.
- Erkrankungen der *zang* (mit den *shu*-Bachpunkten).

Im Lichte der traditionellen sowie modernen klinischen Anwendung können folgende Beobachtungen gemacht werden.

Die ying-Quellpunkte klären Hitze.

Die *ying*-Quellpunkte haben ohne Ausnahme eine wichtige Wirkung zur Klärung von Hitze aus ihren entsprechenden *zangfu* oder Leitbahnen, dies besonders, wie bei den *jing*-Brunnenpunkten, aus den höher gelegenen Leitbahnenbereichen. Unter den fünf *shu*-Punkten reflektieren sie die engste Verbindung zwischen der klassischen *shu*-Punkttheorie, der Theorie der fünf Wandlungsphasen und der klinischen Praxis. Die *ying*-Quellpunkte der *Yin*-Leitbahnen gehören zum Feuer und die der *Yang*-Leitbahnen zum Wasser, und beide Gruppen können sedierend behandelt werden, um Hitze und Feuer aus dem Körper zu klären. Unter die wichtigsten *ying*-Quellpunkte mit dieser Wirkung zählen:

- Lu 10 *Yuji* klärt Hitze aus dem Rachenraum (das obere Ende der Lungen-Leitbahn), in Fällen mit Husten (speziell wenn dieser mit einer Blutung verbunden ist) und Thoraxschmerzen trockene Hitze aus dem *zang* Lunge und Hitze, die von der Lunge auf den Magen im mittleren *jiao* und auf das Herz im oberen *jiao* übertragen wurde.

- Di 2 *Erjian* und Ma 44 *Neiting* behandelt Hitzestörungen, die den oberen Anteil der Leitbahn in Gesicht und Kopf betreffen, während Ma 44 *Neiting* auch Hitze und feuchte Hitze aus den Därmen klärt.
- Mi 2 *Dadu* klärt Hitze und feuchte Hitze aus Milz, Magen und den Därmen, die zu Diarrhö, Obstipation, Erbrechen und epigastrischen Schmerzen führen.
- He 8 *Shaofu* behandelt Herz-Feuer, das zuerst in den Dünndarm und dann in die Blase übertritt.
- Ni 2 *Rangu* ist der stärkste Punkt der Nieren-Leitbahn, um Leere-Hitze aus den Nieren zu klären, wenn diese zum oberen *jiao* aufsteigt und sich in folgender Weise manifestiert: schmerzhaftes Stauungssyndrom des Halses, Bluthusten und Erkrankung mit Auszehrung und übermäßigem Durst; oder wenn die Leere-Hitze sich mit folgenden Symptomen im unteren *jiao* zeigt: Juckreiz der Genitalien, Uterusprolaps, Unfruchtbarkeit, unregelmäßige Menstruation, erschwerte Miktion etc.
- Pe 8 *Laogong* ist ein starker Punkt, um Hitze aus der Nähr- und Blutschicht und aus dem Perikard während fieberhafter Erkrankungen zu klären, Herz-Feuer im oberen *jiao* zu kühlen (wofür er stärker indiziert ist als He 8 *Shaofu*) und Magen-Hitze auszuleiten.
- Gb 43 *Xiaxi* klärt Hitze und gestaute Hitze (zum Beispiel Hitze, die eine Folge einer *Qi*-Stagnation ist) aus dem Kopf, den Ohren, den Augen, dem Gesicht, den Mammae und der lateralen Rippenregion und damit eigentlich aus der gesamten Gallenblasen-Leitbahn.
- Le 2 *Xingjian* ist der Hauptakupunkturpunkt, um Leber-Feuer zu klären, das jeden Teil des Körpers betreffen kann, unabhängig davon, ob es zum Kopf und den Augen drängt, das Herz und den Geist stört, transversal in Lunge oder Magen eintritt, in das Blut eindringt und unkontrollierte Blutungen verursacht oder ob es den unteren *jiao* stört.

Die ying-Quellpunkte behandeln Veränderungen der Gesichtsfarbe

Veränderungen der Gesichtsfarbe betreffend, kann diese Theorie durch *Liao Run-hong's* Aussage „Die *ying*-Quellenpunkte sind für Hitze im Körper, Herz-Pathogen" erklärt werden, da sich das Herz in der Gesichtsfarbe manifestiert. Jedoch findet sich in der klinischen Praxis die Anwendung der *ying*-Quellpunkte in dieser Weise nur selten.

Die ying-Quellpunkte behandeln Erkrankungen der yang-Leitbahnen und Erkrankungen der zang (zusammen mit den shu-Bachpunkten).

Bezüglich der Wirkung auf die *Yang*-Leitbahnen haben die *ying*-Quellpunkte aller zwölf Leitbahnen (sowohl der *Yin*- und *Yang*-Leitbahnen) eine starke Wirkung zur Klärung von Fülle-pathogenen Faktoren, Stagnation und Hitze aus ihren entsprechenden Leitbahnen, in spezieller Weise, ebenso wie die *jing*-Brunnenpunkte, aus den höchstgelegenen Bereichen der Leitbahn. Im Vergleich zu den *jing*-Brunnenpunkten haben sie jedoch eine relativ größere Wirkung auf Störungen entlang des gesamten Verlaufes der Leitbahn (mehr als nur auf das entgegengesetzte Ende der Leitbahn). Zum Beispiel ist Le 2 *Xingjian* zusätzlich zu seiner Fähigkeit, Störungen in Kopf und im Gesicht zu behandeln, ebenso bei Schmerzen und Steifheit der Schulter und des Rückens, Kälte und Schmerzen in der Region des Punktes Di 15 *Jianyu* indiziert. In ähnlicher Weise behandelt Dü 2 *Qiangu* zusätzlich solche Störungen wie Mumps, Schwellung und Schmerzen des Nackens und der Wangen, schmerzhaftes Stauungssyndrom des Halses etc., ebenso Steifheit und Schmerzen des Halses und des Rückens, Schmerzen der Skapula, des Armes und des Handgelenks.

In Bezug auf die Kombination der *ying*-Quell- und *shu*-Bachpunkte, auf die oben Bezug genommen wurde, weisen die folgenden klassischen Punktkombinationen darauf hin, dass es sich hierbei um eine allgemein übliche Paarbildung handelt:

- Schmerzen der Lunge und des Herzens: Lu 9 *Taiyuan* und Lu 10 *Yuji* (*Systematic Classic*).
- Somnolenz: Di 2 *Erjian* und Di 3 *Sanjian* (*Supplementing Life*).
- Taubheit: Dü 2 *Qiangu*, Dü 3 *Houxi* und Di 6 *Pianli* (*Supplementing Life*).
- Schwellung im Halsinneren: Ni 2 *Rangu* und Ni 3 *Taixi* (*Supplementing Life*).
- Anhaltendes Gelächter: Pe 7 *Daling* und Pe 8 *Laogong* (*Supplementing Life*).
- Oppressionsgefühl des Herzens: Pe 7 *Daling* und Pe 8 *Laogong* (*Ode of the Jade Dragon*).
- Schmerzen der Leber und des Herzens: Le 2 *Xingjian* und Le 3 *Taichong* (*Thousand Ducat Formulas*).

SHU-BACHPUNKTE

„Der Punkt, an dem das *Qi* sich ergießt, ist als *shu*-Bach bekannt" („*shu*" bedeutet „transportieren"). Die *shu*-Bachpunkte der drei Arm-*Yin* sind alle auf der Beugeseite des Handgelenks lokalisiert. Die *shu*-Bachpunkte der anderen neun Leitbahnen sind proximal des Metakarpophalangeal- und Metatarsophalangealgelenks lokalisiert. Diesbezüglich macht Ni 3 *Taixi* eine Ausnahme, da er posterior des medialen Malleolus gelegen ist. Die *shu*-Bachpunkte der sechs *Yin*-Leitbahnen sind ebenfalls *yuan*-Quellpunkte der entsprechenden Leitbahn. Entsprechend der oben diskutierten klassischen Quellen sind die *shu*-Bachpunkte indiziert bei:

- Erkrankungen der *zang* (mit den *ying*-Quellpunkten).
- Erkrankungen der *Yang*-Leitbahnen (mit den *ying*-Quellpunkten).
- Schweregefühl des Körpers und Gelenkschmerzen.
- Erkrankungen, die intermittierend auftreten.

Im Licht der traditionellen sowie modernen klinischen Anwendung können folgende Beobachtungen gemacht werden:

Erkrankungen der zang
Die *shu*-Bachpunkte der *Yin*-Leitbahnen müssen getrennt von den *shu*-Bachpunkten der *Yang*-Leitbahnen gesehen werden, da ihre Wirkungsbereiche sehr unterschiedlich sind. Die *shu*-Bachpunkte der *Yin*-Leitbahnen sind Hauptpunkte zur Tonisierung und Harmonisierung ihres entsprechenden *zang* und können damit als wichtigste Hauptpunkte ihrer entsprechenden Leitbahnen betrachtet werden.

- Lu 9 *Taiyuan* ist der wichtigste Punkt zur Tonisierung des Lungen-*Qi* und Lungen-*Yin*.
- Mi 3 *Taibai* kräftigt stark das Milz-*Qi* und -*Yang*.
- He 7 *Shenmen* tonisiert und nährt das Herz bei allen Arten von Leere (bzw. Mangel) entweder von *Qi*, Blut, *Yin* oder *Yang*.
- Ni 3 *Taixi* nährt das Nieren-*Yin* und tonisiert das Nieren-*Qi* und -*Yang*.
- Pe 7 *Daling* beseitigt pathogene Faktoren während des Verlaufs von fieberhaften Erkrankungen aus dem Perikard und beruhigt den Geist sehr stark, wenn er durch Hitze gestört ist.
- Le 3 *Taichong* ist bei jedem Lebermuster indiziert, ob es sich um ein Fülle- oder Leeresyndrom handelt.

Dies stellt die klassische Sichtweise deutlich dar, dass die *shu*-Bachpunkte Störungen der *zang* behandeln, wird teilweise jedoch durch die Tatsache eingeschränkt, dass diese Punkte auf den *Yin*-Leitbahnen auch die *yuan*-Quellpunkte (an denen das Ursprungs-*Qi* in die Leitbahn hervortritt) sind und dementsprechend heißt es in *Spiritual Pivot*[13]: „Sind die fünf *zang*-Organe erkrankt, wählt man die *yuan*-Quellpunkte."
Die *shu*-Bachpunkte der *Yang*-Leitbahnen haben hierzu im Vergleich relativ geringe Wirkungen auf die *zangfu*-Erkrankungen. Jedoch ist Di 3 *Sanjian* für Borborygmus und Diarrhö durch Feuchtigkeit, und Ma 43 *Xiangu* für Störungen des Magens und der Därme indiziert.

Erkrankungen der Yang-Leitbahnen
Die *shu*-Bachpunkte der *Yin*-Leitbahnen haben wie alle Akupunkturpunkte eine gewisse Wirkung auf ihre Leitbahn, aber diese Wirkung ist durch ihre Hauptwirkung auf Störungen der *zang* überschattet. Im Gegensatz dazu haben die *shu*-Bachpunkte der *Yang*-Leitbahnen eine wichtige Wirkung auf ihre entsprechende Leitbahn. Di 3 *Sanjian* klärt Wind und Hitze aus Kopf, Hals, Zähnen, Augen und Mund; Dü 3 *Houxi* ist ein wichtiger Punkt zur Regulierung von Störungen der *taiyang*-Schicht und des Lenkergefäßes; 3E 3 *Zhongzhu* ist wichtig bei Erkrankungen der *shaoyang*-Schicht, besonders wenn sie die Ohren betreffen; Gb 41 *Zulinqi* hat eine spezielle starke Wirkung auf die Verteilung von Leber-*Qi*-Stagnationen im Bereich der gesamten *shaoyang*-Schicht.

Schweregefühl des Körpers und Schmerzen der Gelenke
In *Classic of Difficulties* heißt es, die *shu*-Bachpunkte seien für „Schweregefühl des Körpers und Gelenkschmerzen indiziert". Damit besteht ein klarer Bezug zu einem schmerzhaften Stauungssyndrom, speziell in Folge des Eindringens von Feuchtigkeit, und damit wird die Beobachtung von *Liao Run-hong* bekräftigt, dass die *shu*-Bachpunkte Milz-Pathogene behandeln. Theoretisch würde man diese Beobachtung primär den *Yin*-Leitbahnen zuschreiben, deren *shu*-Bachpunkte zur Erde gehören, da diese Wandlungsphase mit Feuchtigkeit assoziiert ist.

Mit Ausnahme von Mi 3 *Taibai* (Schmerzen der Knie- und der Oberschenkel, Gelenkschmerzen, Lumbalschmerzen, Atrophieerkrankung) ist diese Tatsache nicht den klassischen Indikationen für diese Punkte entsprungen. So weit die *Yang-shu*-Bachpunkte betroffen sind, besteht relativ mehr Eindeutigkeit für diese Wirkung. Di 3 *Sanjian* und Dü 3 *Houxi* sind wichtige Punkte für Erkrankungen der Fingergelenke. Di 3 *Sanjian* ist darüber hinaus für Schulter- und Rückenschmerzen bei einem chronischem Stauungssyndrom indiziert, das zu einer *Qi*- und Bluterschöpfung führt; Dü 3 *Houxi* ist ein wichtiger distaler Punkt bei allen Erkrankungen des Halses sowie Schulter-, Ellenbogen- und Armschmerzen sowie Schmerzen des unteren Rückens und der Knie. Ma 43 *Xiangu* wird in der laufenden Praxis häufig für Gliederschmerzen in Folge von Wind und bei schmerzhafter Obstruktion durch feuchte Hitze verwendet.

Erkrankungen, die periodisch auftreten
Dies ist sehr schwer durch Studium der traditionellen Indikationen zu erhellen. Die klassische, periodische Erkrankung ist jedoch die Malaria, und während dies eine häufig gefundene Indikation ist, behandeln nicht weniger als acht der *shu*-Bachpunkte diese Erkrankung (Di 3 *Sanjian*, Ma 43 *Xiangu*, He 7 *Shenmen*, Dü 3 *Houxi*, Bl 65 *Shugu*, Ni 3 *Taixi*, 3E 3 *Zhongzhu* und Gb 41 *Zulinqi*).

JING-FLUSSPUNKTE

„Der Punkt, an dem das *Qi* fließt ist als *jing*-Fluss bekannt." Die *jing*-Flusspunkte („jing" bedeutet „durchgehen") sind an den Handgelenken oder Knöcheln oder proximal davon lokalisiert. Entsprechend der oben diskutierten klassischen Quellen sind die *jing*-Flusspunkte indiziert bei:

- Husten und Dyspnoe, Frieren und Fieber.
- Erkrankungen, die sich in Veränderung der Stimme des Patienten manifestieren.
- Erkrankungen der Sehnen und Knochen (*jing*-Flusspunkte der *Yin*-Leitbahnen).

Im Lichte der traditionellen und modernen klinischen Anwendung können folgende Beobachtungen gemacht werden:

Husten und Dyspnoe, Frieren und Fieber

Der Vorschlag, dass die *jing*-Flusspunkte zur Behandlung von Husten und Dyspnoe wirksam sind, leitet sich von der Tatsache ab, dass die *jing*-Flusspunkte der *Yin*-Leitbahnen den Status von Metallpunkten haben (die Lungen gehören zum Metall) sowie von der Beobachtung von Liao Run-hong, dass sie Lungen-Pathogen behandeln. Es gibt jedoch etliche Hinweise darauf, dass die *jing*-Flusspunkte sowohl der *Yin*- als auch der *Yang*-Leitbahnen eine Wirkung auf Husten wie Dyspnoe und Frieren und Fieber haben.

- Lu 8 *Jingqu*: Husten, Asthma, Keuchen, Dyspnoe, fieberhafte Erkrankung ohne Schwitzen, fieberhafte Erkrankung mit Kurzatmigkeit.
- Di 5 *Yangxi*: Kältehusten, Fieber mit Schweißlosigkeit.
- Ma 41 *Jiexi*: Fieberhafte Erkrankung mit Schweißlosigkeit, Malariaerkrankungen.
- Mi 9 *Yinlingquan*: Frieren und Fieber mit Erbrechen, Husten und Diarrhö bei Kindern ohne Verlangen zu essen, Husten.
- Dü 5 *Yanggu*: Fieberhafte Erkrankung mit Schweißlosigkeit, Frösteln und Fieber.
- Bl 60 *Kunlun*: Dyspnoe, Husten, Malaria, Malaria mit übermäßigen Schwitzen.
- Ni 7 *Fuliu*: Fieber mit Schweißlosigkeit.
- Pc 5 *Jianshi*: Abneigung gegen Wind und Kälte, fieberhafte Erkrankung, Malaria, Obstruktion nach Wind-Apoplex, die zu einer Beeinträchtigung der Atmung führt.
- 3E 6 *Zhigou*: Husten, Husten mit Rötung und Hitze des Gesichts, fieberhafte Erkrankung mit Schweißlosigkeit.
- Gb 38 *Yangfu*: Frösteln und Fieber, Schwitzen mit Kältefrösteln, Malaria.

Erkrankungen, die sich an der Stimme des Patienten manifestieren

Diese Art der Indikation wird häufig für die *jing*-Flusspunkte gefunden:

- Di 5 *Yangxi*: Manischer Wahn, Neigung zu Lachen.
- Ma 41 *Jiexi*: Magen-Hitze mit Wahn.
- Pe 5 *Jianshi*: Stimmverlust, stotternde Sprache, manischer Wahn als ob der Patient Geister sähe.
- Mi 5 *Shangqiu*: Steifheit und Schmerzen der Zungenwurzel, beeinträchtigte Sprache, Neigung zu Lachen, kalter Körper mit viel Seufzen.
- He 4 *Lingdao*: Plötzlicher Stimmverlust.
- Ni 7 *Fuliu*: Aufgerollte Zunge mit Unfähigkeit zu sprechen, Neigung zu Wut mit anhaltendem Sprechen, Neigung zum Lachen.
- 3E 6 *Zhigou*: Plötzlicher Stimmverlust.
- Gb 38 *Yangfu*: Seufzen.
- Le 4 *Zhongfeng*: Seufzen.

Erkrankungen der Sehnen und Knochen

Verschiedene *jing*-Flusspunkte haben wichtige Wirkungen auf Sehnen und Knochen, und dies ist nicht auf die *Yin*-Leitbahnen begrenzt:

- Ma 41 *Jiexi*: Schmerzhaftes Sehnenstauungssyndrom, schmerzhaftes Stauungssyndrom durch Feuchtigkeit, Atrophieerkrankung des Beines.
- Mi 6 *Sanyinjiao*: Schmerzen und Kontraktion der Sehnen, Herzpochen, schmerzhaftes Stauungssyndrom, schwerer Körper mit schmerzhaften Gelenken.
- He 5 *Tongli*: Kalte Knochen und kaltes Mark, klonische Spasmen.
- Dü 5 *Yanggu*: Kiefersperre, steife Zunge bei Babys, die das Saugen verhindert, klonische Spasmen.
- Bl 60 *Kunlun*: Steifer Nacken, Kontraktion der Schulter und des Rückens, Lumbalschmerzen, Sakralschmerzen, Schmerzen des Kokzyx, Fersenschmerzen, Knöchelschmerzen, Kiefersperre.
- Ni 7 *Fuliu*: Kalte und heiße Knochen, Atrophieerkrankung des Beines.
- Gb 38 *Yangfu*: Schmerzhaftes Wind-Stauungssyndrom mit Taubheit, wandernde Schmerzen der Gelenke, Hemiplegie, kontrahierte Sehnen, Schmerzen der hundert Gelenke (zum Beispiel aller Gelenke), schmerzhaftes Stauungssyndrom der unteren Extremität, starke Lumbalschmerzen, Lumbalschmerzen wie ein kleiner Hammer in der Mitte des Rückens, Schmerzen des lateralen Malleolus.
- Le 4 *Zhongfeng*: Kontrahierte Sehnen, Schmerzen im Lumbalbereich.

HE-MEERPUNKTE

„Der Punkt, an dem das *Qi* nach innen eindringt ist als *he*-Meer bekannt." Die *he*-Meerpunkte („*he*" meint „vereinen") aller zwölf Leitbahnen sind nahe den

Ellenbogengelenken oder den Kniegelenken gelegen. Zusätzlich zu den zwölf *he*-Meerpunkten haben Dickdarm, Dünndarm und Dreifacher Erwärmer (die drei *fu* der Leitbahnenverläufe auf der oberen Extremität liegend) einen unteren *he*-Meerpunkt am Bein, namentlich Ma 37 *Shangjuxu*, Ma 39 *Xiajuxu* bzw. Bl 39 *Weiyang*. Entsprechend den oben diskutierten klassischen Quellen sind die *he*-Meerpunkte indiziert für:

- Entgegengesetzt fließendes *Qi* und Diarrhö.
- Erkrankungen des Magens und Störungen infolge unregelmäßigen Essens und Trinkens.
- Erkrankungen der *fu*.
- Erkrankungen der Haut (nur die *Yang-he*-Meerpunkte).

Im Lichte der traditionellen und modernen klinischen Anwendung können folgende Beobachtungen gemacht werden:

Entgegengesetzt fließendes Qi und Diarrhö und Erkrankungen des Magens und Störungen in Folge unregelmäßigen Essens und Trinkens

Die *he*-Meerpunkte der *Yin*- und *Yang*-Leitbahnen, ebenso wie die unteren *he*-Meerpunkte, gehören zu den wichtigsten Akupunkturpunkten zur Behandlung von Störungen des Magens und der Därme. Dies spiegelt folgendes Prinzip wider: Erreichen die Leitbahnen den Ellenbogen oder das Knie, haben ihre Punkte eine entsprechend größere Wirkung auf das Zentrum des Körpers und damit auf die *zangfu*:

- Lu 5 *Chize* ist bei Erbrechen, Diarrhö und abdomineller Blähung indiziert und spiegelt damit den Ursprung des Lungen-Meridians im mittleren *jiao* sowie seine Verbindung mit dem *fu* Dickdarm im unteren *jiao* wider.
- Di 11 *Quchi* ist indiziert für Spannung und Schmerzen des Abdomen, Erbrechen und Diarrhö und dysenterische Erkrankungen.
- Ma 36 *Zusanli* ist der wichtigste Punkt des Körpers zur Harmonisierung des Magens, und der Kräftigung der Milz und bei jeder Art von Magen- und Milzerkrankungen einschließlich Übelkeit, Erbrechen und Diarrhö indiziert.
- Mi 9 *Yinlingquan* ist ein wichtiger Punkt bei Appetitlosigkeit, Diarrhö, Dysenterie ähnlichen Störungen und plötzlicher tumultartiger Erkrankung infolge innerer oder äußerer pathogener Feuchtigkeit.
- He 3 *Shaohai* ist für Erbrechen schaumigen (wässrigen) Speichels indiziert.
- Bl 40 *Weizhong* ist bei plötzlicher tumultartiger Erkrankung mit abdominellen Schmerzen, Erbrechen und Diarrhö und dysenterischer Erkrankung angezeigt.
- Ni 10 *Yingu* ist bei Diarrhö, Spannung des Abdomen, abdominellen und periumbilikalen Schmerzen angezeigt.
- Pe 3 *Quze* ist bei Diarrhö, dysenterieähnlichen Erkrankungen und Erbrechen besonders in Folge von Sommerhitze indiziert.
- 3E 10 *Tianjing* ist bei Erbrechen von Eiter und Blut, bei Husten mit Völlegefühl im Abdomen und Abneigung zu essen und zu trinken sowie bei Blähungen und Schmerzen des unteren Abdomen indiziert.
- Gb 34 *Yanglingquan* ist speziell für Erbrechen bei *shaoyang*-Syndromen und Gelbsucht indiziert.
- Le 8 *Ququan* ist bei Diarrhö mit unverdauten Nahrungsbestandteilen und Diarrhö mit Blut und Eiter indiziert.
- Ma 37 *Shangjuxu* ist ein essentieller Punkt zur Regulierung der Därme und zur Klärung von feuchter Hitze und wird häufig für intestinale Erkrankungen verwendet, während Ma 39 *Xiajuxu*, auch wenn er weniger häufig verwendet wird, eine ähnliche Wirkungsbreite hat.
- Bl 39 *Weiyang* ist bei Aufblähung und Völlegefühl im unteren Abdomen und Obstipation indiziert.

Erkrankungen der fu

Wie wir oben gesehen haben, haben viele *he*-Meerpunkte eine starke Wirkung auf den Magen und die Därme. Bezüglich einer weitreichenderen Wirkung auf die *fu* trifft dies hauptsächlich für die *he*-Meerpunkte der unteren Extremitäten zu. Sogar die *Yang-he*-Meerpunkte des Dickdarms und des Dünndarms an der oberen Extremität haben eine relativ geringe Wirkung auf die *fu*. Dies spiegelt die allgemeine Beobachtung wider, dass die Punkte der drei Arm-*Yang*-Leitbahnen insgesamt eine geringfügige Wirkung auf ihr entsprechendes *fu* haben.

- An der unteren Extremität leiten alle *Yin-he*-Meerpunkte (Mi 9 *Yinlingquan*, Ni 10 *Yingu*, Le 8 *Ququan*) stark Feuchtigkeit und feuchte Hitze aus den *fu* oder dem außerordentlichen *fu* des unteren *jiao* aus, besonders der Blase, den Därmen und dem Uterus.
- Gb 34 *Yanglingquan* und Ma 36 *Zusanli* sind die wichtigsten Punkte ihrer jeweiligen Leitbahn zur Behandlung von Erkrankungen ihrer zugeordneten *fu* (Gallenblase und Magen). In der Bedeutung entspricht dies der Wirkung der *shu*-Bachpunkte der *Yin*-Leitbahn auf ihr zugeordnetes *zang*.
- Ma 37 *Shangjuxu* (unterer *he*-Meerpunkt des Dickdarms) ist einer der wichtigsten distalen Punkte zur Behandlung von Störungen der Därme.
- Bl 39 *Weiyang* (der untere *he*-Meerpunkt der Blase) beeinflusst die *Qi*-transformierende Wirkung der Blase und ist ein wichtiger Punkt zur Behandlung von Urinretention und erschwerter Miktion.

Hauterkrankungen

Bestimmte *he*-Meerpunkte sind für Hauterkrankungen indiziert, obwohl diese Wirkung nicht auf die *Yang-he*-Meerpunkte begrenzt ist. Jedoch sind Di 11 *Quchi* und Bl 40 *Weizhong* wahrscheinlich die zwei wichtigsten Akupunkturpunkte zur Behandlung von Hauterkrankungen:

- Di 11 *Quchi*: Erysipel, Urtikaria, Wind-Ausschlag, trockene Haut, schuppige Haut, Hautjuckreiz, Gürtelrose, Schmerzen und Juckreiz des ganzen Körpers, wie von Insekten gebissen, nelkenförmige eitrige Läsionen am Rücken.
- Bl 40 *Weizhong*: Nelkenförmige eitrige Läsionen, Erysipel (Zinnober-Toxin), Ekzeme, Urtikaria.
- Ni 10 *Yingu*: Juckreiz des Skrotums.
- Pe 3 *Quze*: Wind-Ausschlag.
- 3E 10 *Tianjing*: Urtikaria.
- Le 8 *Ququan*: Juckreiz der Genitalien.

Die Mutter-Kind Punkte der zwölf Leitbahnen

	Mutterpunkt	Kindpunkt
Lunge	Lu 9 *Taiyuan*	Lu 5 *Chize*
Dickdarm	Di 11 *Quchi*	Di 2 *Erjian*
Magen	Ma 41 *Jiexi*	Ma 45 *Lidui*
Milz	Mi 2 *Dadu*	Mi 5 *Shangqiu*
Herz	He 9 *Shaochong*	He 7 *Shenmen*
Dünndarm	Dü 3 *Houxi*	Dü 8 *Xiaohai*
Blase	Bl 67 *Zhiyin*	Bl 65 *Shugu*
Niere	Ni 7 *Fuliu*	Ni 1 *Yongquan*
Perikard	Pe 9 *Zhongchong*	Pe 7 *Daling*
Dreifacher Erwärmer	3E 3 *Zhongzhu*	3E 10 *Tianjing*
Gallenblase	Gb 43 *Xiaxi*	Gb 38 *Yangfu*
Leber	Le 8 *Ququan*	Le 2 *Xingjian*

DIE FÜNF-ELEMENTE-PUNKTE

Die Fünf-Elemente-Eigenschaften der fünf *shu*-Punkte wurden in *Classic of Difficulties* [14] erstellt. Auf den *Yin*-Leitbahnen werden die *jing*-Brunnenpunkte dem Holz, die *ying*-Quellpunkte dem Feuer usw. entsprechend dem Hervorbringungszyklus (Holz, Feuer, Erde, Metall und Wasser) bis zum *he*-Meerpunkt zugeordnet, der dem Wasser zugeschrieben wird. Auf den *Yang*-Leitbahnen werden der *jing*-Brunnenpunkt dem Metall, der *ying*-Quellpunkt dem Wasser usw. entsprechend dem Hervorbringungszyklus bis zum *he*-Meerpunkt, der der Erde zugeschrieben wird, zugeordnet. Jede Wandlungsphase ist das „Kind" der vorangehenden und die „Mutter" der folgenden Wandlungsphase. In *Classic of Difficulties* [15] heißt es: „In Fällen von Leere tonisiere die Mutter, in Fällen von Fülle sediere das Kind." Es wurde in der Weise verstanden, eine Punktauswahlmethode zu beschreiben, um die Leitbahnen oder die *zangfu* entsprechend dem Hervorbringungszyklus der fünf Wandlungsphasen zu tonisieren oder zu sedieren. Um zum Beispiel das Herz-Feuer zu tonisieren, wählt man den Herz-Leitbahnenpunkt, der zum Mutterelement (Holz) gehört, d. h. He 9 *Shaochong*. Um das Herz zu sedieren, wählt man den Herz-Leitbahnenpunkt, der zum Kindelement (Erde) gehört, d. h. He 7 *Shenmen*. Die vollständige Liste dieser Mutter- und Kindpunkte finden Sie in der Tabelle oben.

Wie man aufgrund einer so hochtheoretischen Perspektive erwarten könnte, zeigt sich bei einer Untersuchung dieser Mutter- und Kindpunkte im Licht ihrer traditionellen Anwendung, dass einige tatsächlich zum Tonisieren und Sedieren ihrer zugeordneten *zangfu* oder Leitbahnen verwendet wurden, während man in anderen Fällen keine Anwendung dieser Art zu erkennen scheint:

- Lu 9 *Taiyuan* (Mutter) ist der Tonisierungspunkt auf der Lungen-Leitbahn, um jede Art von Lungenschwäche zu tonisieren, während Lu 5 *Chize* (Kind) wichtig ist, um entweder eine Fülle-Hitze oder eine Leere-Hitze in der Lunge zu sedieren.
- Di 11 *Quchi* (Mutter) ist primär durch seine Fähigkeit charakterisiert, verschiedene Fülle-Pathogene (Hitze, Feuchtigkeit etc.) aus dem Körper zu klären und die einzige tonisierende Wirkung besteht auf den *Qi*- und Blutfluss in der oberen Extremität, wohingegen Di 2 *Erjian* (Kind) als ein distaler Punkt in der Lage ist, Wind auszuleiten, Hitze zu klären und Schwellungen in den oberen Anteilen der Leitbahn zu verringern.
- Ma 41 *Jiexi* (Mutter) wie auch Ma 45 *Lidui* (Kind) wirken hauptsächlich im Sinne einer Beseitigung von Fülle-Pathogenen aus der Magen-Leitbahn und dem *zang* Magen und die einzige tonisierende Wirkung von Ma 41 *Jiexi*, ähnlich wie von Di 11 *Quchi*, besteht in einer Förderung des *Qi*- und Blutflusses in der Extremität.
- Mi 2 *Dadu* (Mutter), wie die meisten *shu*-Punkte der Milz-Leitbahn, hat eine gewisse Wirkung zur Tonisierung der Milz. Jedoch andere Punkte wie Mi 3 *Taibai* und Mi 6 *Sanyinjiao* sind diesbezüglich überlegen. Mi 5 *Shangqiu* (Kind) ist ein wichtiger Punkt, der äußere und innere Feuchtigkeit, bedingt durch eine Milz-Schwäche, klären kann.
- He 9 *Shaochong* (Mutter) ist überraschenderweise hinsichtlich seines Status als *ying*-Quellenpunkt in verschiedenen klassischen Texten bei Herz-Schwäche indiziert. He 7 *Shenmen* (Kind) ist in der Lage alle Disharmoniemuster des *zang* Herz zu regulieren, aber er wird als *shu*-Bach- und *yuan*-Quellpunkt primär zur Tonisierung von Leere als zur Beseitigung von Fülle verwendet.

- Wie in diesem Text wiederholt betont, haben die drei *Yang*-Leitbahnen des Armes wenig Wirkung auf ihr korreliertes *fu*, und Dü 3 *Houxi* (Mutter) weist keine intestinalen Indikationen auf, während Dü 8 *Xiaohai* (Kind) nur zwei Indikationen aufweist. Es kann also bei diesen Punkten in keiner Weise gesagt werden, dass sie das *fu* Dünndarm tonisieren oder sedieren. Bezüglich der Dünndarm-Leitbahn haben beide Punkte eine starke Wirkung zur Reduzierung von Hitze, Stagnation und Schmerzen der Leitbahn, und man kann daher von keinerlei tonisierender Wirkung sprechen.
- Ni 7 *Fuliu* (Mutter) ist ein wichtiger Punkt, um die Nierenfunktion der Kontrolle der Körperflüssigkeiten und Regulierung des Wasserlassens zu kräftigen, während Ni 1 *Yongquan* helfen kann, pathologisch aufsteigendes Hitze-*Qi*-*Yang* und Wind abzusenken, besonders wenn dies die Folge eines Leerezustandes ist.
- Pe 9 *Zhongchong* (Mutter) hat keine wahrnehmbare Wirkung zur Tonisierung des Perikards, des *zang* Herz oder der Perikard-Leitbahn, während Pe 7 *Daling* (Kind) ein wichtiger Punkt zur Beseitigung von Hitze aus dem Herzen und dem Perikard sowie zur Beruhigung des Geistes ist.
- 3E 3 *Zhongzhu* (Mutter) hat keine merkbare Wirkung zur Tonisierung irgendeines Aspekts der Funktion des Dreifachen Erwärmers oder der Leitbahn, während 3E 10 *Tianjing* (Kind) eine starke Wirkung zur Schleimlösung, zur Absenkung von rebellierendem Lungen- und Magen-*Qi* sowie zur Beruhigung des Geistes hat.
- Gb 43 *Xiaxi* (Mutter) wie auch Gb 38 *Yangfu* (Kind), die Wasser- und Feuerpunkte der Gallenblasen-Leitbahn, sind wichtig, um Hitze und aufsteigendes *Yang* aus der Gallenblasen-Leitbahn zu klären, und keiner dieser Punkte weist einen merklichen tonisierenden Effekt auf.
- Le 8 *Ququan* (Mutter), obwohl von einigen Anwendern als Punkt zur Tonisierung des Leber-*Yin* und des Leber-Bluts hervorgehoben, wird hauptsächlich zur Klärung von feuchter Hitze aus dem unteren *jiao* und zur Auflösung von Blutstase im Uterus verwendet. Le 2 *Xingjian* (Kind) ist ein wichtiger Punkt, um Fülle in Form von Feuer, aufsteigendem *Yang* und *Qi*-Stagnation aus dem *zang* Leber und der Leber-Leitbahn zu verringern.

DIE XI-GRENZPUNKTE

Die *xi*-Grenzpunkte der zwölf Leitbahnen			
Lunge	Lu 6 *Kongzui*	**Blase**	Bl 63 *Jinmen*
Dickdarm	Di 7 *Wenliu*	**Niere**	Ni 5 *Shuiquan*
Magen	Ma 34 *Liangqiu*	**Perikard**	Pe 4 *Ximen*
Milz	Mi 8 *Diji*	**Dreifacher Erwärmer**	3E 7 *Huizong*
Herz	He 6 *Yinxi*	**Gallenblase**	Gb 36 *Waiqiu*
Dünndarm	Dü 6 *Yanglao*	**Leber**	Le 6 *Zhongdu*

Die *xi*-Grenzpunkte der außerordentlichen Leitbahnen			
***Yang*-Fersengefäß**	Bl 59 *Fuyang*	***Yang*-Verbindungsgefäß**	Gb 35 *Yangjiao*
***Yin*-Fersengefäß**	Ni 8 *Jiaoxin*	***Yin*-Verbindungsgefäß**	Ni 9 *Zhubin*

Die *xi*-Grenzpunkte wurden erstmalig in *Systematic Classic of Acupuncture and Moxibustion* diskutiert. Der Begriff „*xi*" bedeutet einen Spalt, Riss, Loch oder Öffnung. An den *xi*-Grenzpunkten sammelt sich das *Qi* und Blut, das entlang der Leitbahn von den *jing*-Brunnenpunkten aus relativ oberflächlich fließt und mehr in die Tiefe eindringt. Die *xi*-Grenzpunkte sind im Allgemeinen zur Behandlung von akuten Zuständen und Schmerzen geeignet, während die *xi*-Grenzpunkte der *Yin*-Leitbahnen eine zusätzliche Wirkung bei der Behandlung von Bluterkrankungen haben. Diese theoretischen Konzepte werden deutlich durch die klinische Anwendung dieser Punkte demonstriert:

- Lu 6 *Kongzui* ist ein wichtiger Punkt sowohl für akute Erkrankungen der Lunge als auch für Bluterkrankungen. Traditionellerweise war er bei Eindringen äußerer pathogener Wind-Hitze oder Wind-Trockenheit mit Entwicklung von Fieber, akutem Husten und Keuchen, Schwellung und Schmerzen des Halses und Stimmverlust mit Bluthusten jeglicher Ätiologie indiziert. In der modernen klinischen Praxis liegt die Hauptanwendung dieses Punktes in der Behandlung von akutem Husten, Keuchen oder jeder Art von Asthma.

- Di 7 *Wenliu* ist zur Behandlung von akuten Erkrankungen und Schmerzen, die die Dickdarm-Leitbahn betreffen, indiziert, klärt Hitze und beseitigt Toxine in Fällen von nelkenförmigen eitrigen Hautläsionen, Karbunkeln und Furunkeln, schmerzhaftem Stauungssyndrom des Halses sowie bei Hitze und Schwellung des Gesichts.

- Ma 34 *Liangqiu* ist unter den *xi*-Grenzpunkten der zwölf Leitbahnen eine Ausnahme, da er als Einziger proximal von Knie oder Ellenbogen lokalisiert ist. Die Magen-Leitbahn verläuft durch die Mamma und die Brustwarze, und Ma 34 *Liangqiu* ist traditionellerweise bei akuten Erkrankungen wie Schmerzen der Brüste und Mamma-Abszessen indiziert. In der modernen klinischen Praxis wird er ebenfalls für akuten epigastrischen Schmerz verwendet.
- Mi 8 *Diji* hat eine bedeutende Wirkung zur Beseitigung einer Blutstase im Uterus und im Unterbauch und ist in der Behandlung der Dysmenorrhö (speziell der akuten Form), bei unregelmäßiger Menstruation und abdominellen Massen bei Frauen aufgrund dieser Pathologie indiziert.
- He 6 *Yinxi* ist bei schweren unerträglichen Herzschmerzen durch Blutstase indiziert sowie bei Bluterkrankung durch übermäßige Hitze, die das Blut angreift. In der gegenwärtigen praktischen Anwendung wird bei akuten Herzschmerzen eher Pe 4 *Ximen* (der *xi*-Grenzpunkt der Perikard-Leitbahn) verwendet. Die Beziehung zwischen He 6 *Yinxi* und dem Blut wird ebenfalls aufgrund seiner Wirkung in der Behandlung von Erkrankungen mit Schwitzen ausgedrückt.
- Dü 6 *Yanglao* ist bei Schmerzen der Schulter, der Skapula und des Armes indiziert, die so schwer sind, als ob eine Fraktur oder einer Dislokation vorläge. Er wird ebenfalls als distaler Punkt (Fernpunkt) bei akuter Kontraktion und Verstauchung der Lumbalregion angewendet.
- Bl 63 *Jinmen* ist beim plötzlichen Beginn einer *shan*-Erkrankung, einer plötzlichen tumultartigen Erkrankung (akutes Erbrechen und Diarrhö) mit Krämpfen und Epilepsie sowie bei „Weißem Tiger"-Gelenkschmerz (intensive Schmerzen durch schmerzhaftes Stauungssyndrom) indiziert.
- Ni 9 *Zhubin* ist für eine Vielzahl von Menstruationsstörungen wie Amenorrhö, unregelmäßige Menstruation, Dysmenorrhö und verzögerter Menstruation, entweder durch Blutmangel oder Blutstase indiziert.
- Pe 4 *Ximen* ist der Hauptpunkt zur Behandlung akuter Blutstase im Thorax und Herzen, die zu Schmerzen führt. Er ist ebenfalls bei unkontrollierten heißen Blutungen im oberen *jiao* indiziert, die sich als Nasenbluten, Bluterbrechen und Bluthusten äußern.
- 3E 7 *Huizong* hat keine besonderen Indikationen und scheint in der klassischen Praxis wenig angewendet worden zu sein.
- Gb 36 *Waiqiu* ist bei schmerzhafter Haut kombiniert mit schmerzhaftem Stauungssyndrom und Atrophiestörung sowie bei Tollwut indiziert.
- Le 6 *Zhongdu* ist bei Blutstase im Uterus, *shan*-Erkrankung und Unterbauchschmerzen indiziert.
- Bl 59 *Fuyang* ist der *xi*-Grenzpunkt des *Yang*-Fersengefäßes, hat aber wenige relevante Indikationen.
- Ni 8 *Jiaoxin* ist der *xi*-Grenzpunkt des *Yin*-Fersengefäßes und ist bei unregelmäßigen Menstruationen, Dysmenorrhö, Amenorrhö und besonders bei Uterusblutungen indiziert;
- Gb 35 *Yangjiao* ist der *xi*-Grenzpunkt des *Yang*-Verbindungsgefäßes und hat wenig relevante Indikationen.
- Ni 9 *Zhubin* ist der *xi*-Grenzpunkt des *Yin*-Verbindungsgefäßes und traditionellerweise bei akuten und schweren geistigen Störungen wie Verrücktheit, Manie, manisch-depressiven Erkrankungen, Wahn, Wut und Fluchen, Erbrechen von schaumigem (wässrigen) Speichel und Zungenbewegung indiziert.

DIE YUAN-QUELLPUNKTE

Jede der zwölf Hauptleitbahnen hat *yuan*-Quellpunkte; d. h., dass an ihnen das Ursprungs-*Qi* an die Oberfläche kommt und dort verbleibt. *Classic of Difficulties*[16] sagt:

„Das dynamische *Qi* unter dem Nabel zwischen den Nieren [der Basis] des menschlichen Lebens und der Wurzel der zwölf Leitbahnen ist bekannt als Ursprung [*Qi*]. Der *sanjiao* ist der Abgesandte des Ursprungs-*Qi*. Er dominiert die Bewegung der drei *Qi*[17] und verläuft durch die fünf *zang* und die sechs *fu*. Der Begriff „Quelle" ist ein Ehrenname für den *Sanjiao*, deshalb sind die Orte, an denen er sich aufhält, als *yuan*-Quellen [Punkte] bekannt."

Die *yuan*-Quellpunkte der zwölf Leitbahnen

Lunge	Lu 9 *Taiyuan*	**Blase**	Bl 64 *Jinggu*
Dickdarm	Di 4 *Hegu*	**Niere**	Ni 3 *Taixi*
Magen	Ma 42 *Chongyang*	**Perikard**	Pe 7 *Daling*
Milz	Mi 3 *Taibai*	***sanjiao***	3E 4 *Yangchi*
Herz	He 7 *Shenmen*	**Gallenblase**	Gb 40 *Qiuxu*
Dünndarm	Dü 4 *Wangu*	**Leber**	Le 3 *Taichong*

Die *yuan*-Quellpunkte wurden erstmals in Kapitel 1 von *Spiritual Pivot* in folgender Weise aufgelistet: Lu 9 *Taiyuan* für Lunge, Pe 7 *Daling* für Herz, Mi 3 *Taibai* für Milz, Le 3 *Taichong* für Leber, Ni 3 *Taixi* für Niere, KG 15 *Jiuwei* für das „*gao*" (das Areal unterhalb des Herzens) und KG 6 *Qihai* für das „*huang*" (das Areal unterhalb des Diaphragmas). Es ist anzumerken, dass in dieser Passage Pe 7 *Daling* als *yuan*-Quellpunkt des Herzens angegeben wird. Es war nicht erst in *Systematic Classic of Acupuncture and Moxibustion*, dass die *shu*-Punkte (einschließlich des *yuan*-Quellpunkts) der Herz-Leitbahn erstmalig diskutiert wurden. Die *yuan*-Quellpunkte der sechs *fu* wurden in Kapitel 2 von *Spiritual Pivot* beschrieben.

Nur auf den *Yin*-Leitbahnen entsprechen die *yuan*-Quellpunkte den *shu*-Bachpunkten. In *Spiritual Pivot* Kapitel 1 heißt es: „Sind die fünf *zang* erkrankt, wähle die *yuan*-Quellpunkte." Und in Kapitel 6 werden die *shu*-Bachpunkte in der Behandlung von Erkrankungen der *zang* empfohlen. Es besteht deshalb eine beträchtliche Überschneidung dieser zwei Methoden der Punktklassifikation der *Yin*-Leitbahnen; wir haben in der Diskussion der *shu*-Bachpunkte weiter oben gesehen, dass sie von grundlegender Bedeutung zur Tonisierung und Regulierung ihres zugeordneten *zang* sind und in der Tat für diesen Zweck die Hauptpunkte der *Yin*-Leitbahnen darstellen.

Auf den *Yang*-Leitbahnen sind die *yuan*-Quellpunkte jedoch eigenständige Punkte und liegen zwischen den *shu*-Bach- und den *jing*-Flusspunkten. Sie sind üblicherweise der vierte Punkt ausgehend vom distalen Ende der Leitbahn. Im Falle der Gallenblasen-Leitbahn handelt es sich um den fünften Punkt. Bezüglich ihrer Bedeutung und ihrer Indikationen unterscheiden sie sich sehr von den *yuan*-Quellpunkten der *Yin*-Leitbahnen. Sie haben eine vernachlässigbare tonisierende Wirkung und tatsächlich nur wenig Fähigkeit, ihr zugeordnetes *fu* zu regulieren, obwohl es in *Classic of Difficulties*[18] heißt: „Wenn die ... sechs *fu* erkrankt sind, wähle die *yuan*-Quellpunkte." Ihre prinzipiellen Wirkungen bestehen in der Beseitigung verschiedener Arten von Fülle-Pathogenen und in der Behandlung von Erkrankungen im Verlauf ihrer zugeordneten Leitbahn. So beseitigt zum Beispiel Di 4 *Hegu* äußeren pathogenen Wind und reguliert den gesamten Verlauf der Dickdarm-Leitbahn, hat jedoch eine vernachlässigbare Wirkung auf den Dickdarm, während Dü 4 *Wangu* hauptsächlich Kontraktion, Steifheit und Schmerzen entlang des gesamten Verlaufes der Dünndarm-Leitbahn einschließlich Hand, Ellenbogen, Schulter, Nacken und Rücken behandelt.

Schließlich heißt es in *Spiritual Pivot*[19]: „Wenn die fünf *zang* erkrankt sind, treten pathologische Reaktionen an den zwölf *yuan*-Quellpunkten auf; kennt man die Beziehung der *yuan*-Quellpunkte zu den entsprechenden *zang*, kann diese Reaktion gesehen werden, und so kann man bestimmen, welches der fünf *zang* geschädigt ist."

DIE LUO-PASSAGEPUNKTE

Jede der zwölf Hauptleitbahnen hat eine Verbindungsleitbahn, die am *luo*-Passagepunkt der Hauptleitbahn abzweigt. Zusätzlich gibt es drei weitere *luo*-Passagepunkte: KG 15 *Jiuwei* (für das Konzeptionsgefäß), LG 1 *Changqiang* (für das Lenkergefäß) und Mi 21 *Dabao* (der große *luo*-Passagepunkt der Milz). Die Wirkungen der *luo*-Passagepunkte können in folgender Weise zusammengefasst werden:

a) Behandlung von Erkrankungen der innen-außen-gekoppelten Leitbahnen oder *zangfu*.
b) Behandlung von Erkrankungen in Körperarealen, die von den Verbindungsleitbahnen erreicht werden und
c) Behandlung von psychoemotionalen Erkrankungen.

Die *luo*-Passagepunkte der zwölf Leitbahnen			
Lunge	Lu 7 *Lieque*	**Blase**	Bl 58 *Feiyang*
Dickdarm	Di 6 *Pianli*	**Niere**	Ni 4 *Dazhong*
Magen	Ma 40 *Fenglong*	**Perikard**	Pe 6 *Neiguan*
Milz	Pe 4 *Ximen*	***sanjiao***	3E 5 *Waiguan*
Herz	He 5 *Tongli*	**Gallenblase**	Gb 37 *Guangming*
Dünndarm	Dü 7 *Zhizheng*	**Leber**	Le 5 *Ligou*

Behandlung der Erkrankung ihrer innen-außen-gekoppelten Leitbahn oder zangfu

In *Guide to the Classic of Acupuncture* heißt es: „Die *luo*-Passagepunkte sind zwischen zwei Leitbahnen lokalisiert... werden sie akupunktiert, können Symptome der innen-außen-gekoppelten Leitbahnen behandelt werden."[20] In der klinischen Praxis werden viele dieser Punkte verwendet, um sowohl Erkrankungen ihrer korrespondierenden *zangfu* oder Leitbahnen als auch ihrer innen-außen-gekoppelten *zangfu* oder Leitbahnen zu behandeln, wie zum Beispiel:

- Lu 7 *Lieque* ist ein wichtiger Punkt zur Behandlung von Kopfschmerz, Hals- und Nackenschmerzen, Winderkrankung, die den Kopf betreffen etc.; dies trotz der Tatsache, dass die Lungen-Leitbahn nicht höher als bis zum Hals aufsteigt. Diese Indikationen werden durch den Verlauf der innen-außen-gekoppelten Dickdarm-Leitbahn erklärt.
- Di 6 *Pianli* ist in der Behandlung von akuten Ödemen anwendbar, wenn diese durch äußeren Wind auftritt, der die Kontrolle der Wasserwege stört.

- Ma 40 *Fenglong* ist ein grundlegender Punkt, um die Umwandlung von Schleim zu unterstützen, der sich ansammelt, wenn die Transport- und Transformationsfunktionen der Milz geschädigt sind.
- Mi 4 *Gongsun* ist in der Lage, die Funktion des Magens und der Därme zu harmonisieren (die durch die Milz kontrolliert werden) und Schmerzen im Oberbauch (Magen) und im Unterbauch (Milz) zu behandeln.
- Dü 7 *Zhizheng* hat eine betonte Wirkung zur Regulierung und Beruhigung des Herz-Geistes und ist für eine breite Anzahl von psychoemotionalen Störungen indiziert.
- Bl 58 *Feiyang* ist in der Lage, Nierenschwäche und Kälte im unteren Teil des Körpers (Kältegefühl und Schwächegefühl in den Beinen, Lumbalschmerzen etc.) zu behandeln sowie das Aufwärtssteigen des *Yang* entlang der Blasen-Leitbahn zum Kopf (Kopfschmerzen, Schwindel, Hitze etc.)
- Pe 6 *Neiguan* ist allgemein bekannt für seine Fähigkeit, Übelkeit und Erbrechen zu behandeln. Sowohl die Perikard-Leitbahn als auch ihre innen-außen-gekoppelte Dreifacher-Erwärmer-Leitbahn laufen abwärts durch den oberen, mittleren und unteren *jiao* und bekräftigen die Fähigkeit von Pe 6 *Neiguan* zur Behandlung von Störungen des mittleren *jiao*.
- Gb 37 *Guangming* wird häufig zur Behandlung von Augenerkrankungen in Folge von Leber-Disharmoniemustern verwendet.

Behandlung von Erkrankungen in Körperbereichen, die von der Verbindungsleitbahn erreicht werden

- Lu 7 *Lieque*: die Lungen-Verbindungsleitbahn verteilt sich im Thenar, und Lu 7 *Lieque* ist ein wichtiger Punkt in der Behandlung von Daumenerkrankungen
- Di 6 *Pianli*: die Dickdarm-Verbindungsleitbahn verläuft aufwärts zu den Ohren, und Di 6 *Pianli* ist speziell zur Behandlung von Ohrerkrankungen wie Tinnitus und Taubheit anwendbar.
- Ma 40 *Fenglong*: die Magen-Verbindungsleitbahn endet im Hals, und Ma 40 *Fenglong* ist bei Schwellung und Schmerzen des Halses, schmerzhaftem Stauungssyndrom des Halses mit plötzlichem Stimmverlust und Pflaumenstein-Hals indiziert.
- Mi 4 *Gongsun*: die Milz-Verbindungsleitbahn tritt in das Abdomen ein und verbindet sich mit den Därmen und dem Magen und bestätigt somit die Fähigkeit von Mi 4 *Gongsun* in der Behandlung von Schmerzen und Disharmonien in diesen beiden Körperbereichen.
- He 5 *Tongli*: die Herz-Verbindungsleitbahn verläuft aufwärts zur Zungenwurzel, und He 5 *Tongli* wird klinisch häufig zur Behandlung von steifer Zunge, Sprachbeeinträchtigung, besonders als Folge von Wind-Apoplex, verwendet.
- Ni 4 *Dazhong*: die Nieren-Verbindungsleitbahn steigt zu dem Punkt unterhalb des Perikards auf, und Ni 4 *Dazhong* ist in der Behandlung von Palpitationen, Ruhelosigkeit und Agitiertheit des Herzens mit Völlegefühl und Erbrechen indiziert.
- Le 5 *Ligou*: die Leber-Verbindungsleitbahn steigt zu den Genitalien aufwärts, und Le 5 *Ligou* ist der Hauptpunkt der Leitbahn, um eine breite Anzahl von Erkrankungen zu behandeln, die den Genitalbereich betreffen.

Behandlung von psychoemotionalen Störungen

Während es wahr ist, dass klassische Texte für viele der Akupunkturpunkte eine Vielzahl psychoemotionaler Indikationen einschließen, sind verschiedene der *luo*-Passagepunkte in dieser Hinsicht besonders von Bedeutung, zum Beispiel:

- Lu 7 *Lieque*: schlechtes Gedächtnis, Neigung zu lachen.
- Ma 40 *Fenglong*: Manie-Depression, verrücktes Lachen, große Fröhlichkeit, Verlangen auf hohe Plätze zu steigen und zu singen, reißt sich die Kleider herunter und läuft herum, sieht Geister.
- Mi 4 *Gongsun:* manisch-depressive Erkrankungen, manischer Wahn, Schlaflosigkeit und Ruhelosigkeit, Gallenblasenschwäche, viel Seufzen.
- He 5 *Tongli*: häufiges Gähnen und Stöhnen mit Traurigkeit, Ärger und Wut, Traurigkeit und Furcht, häufige Agitiertheit mit Brennempfindung des Herzens, depressive Erkrankungen.
- Dü 7 *Zhizheng*: Manie-Depression, Furcht und Schrecken, Traurigkeit und Ängstlichkeit, ruhelose *zang*-Erkrankung.
- Ni 4 *Dazhong*: Palpitationen, Ruhelosigkeit, Demenz, geistige Retardierung, Somnolenz, Neigung zu Wut, Schrecken, Furcht und Unglücklichsein, Verlangen die Türe zu schließen und zu Hause zu bleiben.
- Pe 6 *Neiguan*: Schlaflosigkeit, die fünf Arten der Epilepsie, Manie, schlechtes Gedächtnis, Vorahnungen, Furcht, Schrecken, Traurigkeit, Gedächtnisverlust nach Wind-Apoplex.
- Le 5 *Ligou*: Pflaumenkerngefühl im Hals, Depression, Schreck-Palpitationen, Furcht und Schrecken, besorgte Beklemmung.

Zusätzlich zu den *luo*-Passagepunkten der zwölf Hauptleitbahnen gibt es drei weitere *luo*-Passagepunkte:

- KG 15 *Jiuwei* ist der *luo*-Passagepunkt des Konzeptionsgefäßes; von ihm verteilt sich das *Qi* und verläuft abwärts über das Abdomen.

- LG 1 *Changqiang* ist der *luo*-Passagepunkt des Lenkergefäßes; von dort steigt das *Qi* beidseits entlang der Wirbelsäulenseiten aufwärts zum Nacken und verteilt sich über dem Okziput; im Skapulabereich verbindet er sich mit der Blasen-Leitbahn und dringt durch die Wirbelsäule.
- Mi 21 *Dabao* ist der große *luo*-Passagepunkt der Milz, der 3 *cun* unterhalb der Axilla hervortritt und sich im Thorax und der seitlichen Rippenregion verteilt.

DIE METHODE DER KOMBINATION VON YUAN-QUELL- UND LUO-PASSAGEPUNKTEN

Die Kombination der *yuan*-Quell- und der *luo*-Passagepunkte ist in der klinischen Praxis als „die Gastgeber- und Gast-Kombination“[21] bekannt. Entsprechend dieser Theorie wird der *yuan*-Quellpunkt der ersten oder hauptsächlich betroffenen Leitbahn mit dem *luo*-Passagepunkt der innen-außen-gekoppelten Leitbahn kombiniert.

Die Untersuchung vieler klassischer Punktkombinationen zeigt, dass diese Methode über die Jahrhunderte wenig benutzt worden zu sein scheint (oder zumindest nicht aufgezeichnet ist). Die folgende Untersuchung zeigt jedoch einige interessante Punktkombinationen, von denen einige in der modernen klinischen Praxis häufig verwendet werden:

- Di 4 *Hegu* und Lu 7 *Lieque*: Diese Kombination wird häufig angewendet, wenn äußerer pathogener Wind in die Körperoberfläche eingedrungen ist. Di 4 *Hegu* ist in der Lage den pathogenen Faktor auszuleiten, während Lu 7 *Lieque* sowohl den pathogenen Faktor ausleitet als auch die absenkende und verteilende Funktion der Lunge wiederherstellt.
- Lu 9 *Taiyuan* und Di 6 *Pianli*: Di 6 *Pianli* ist ein wichtiger Punkt, um die Wasserwege zu öffnen und zu regulieren, und indiziert, wenn pathogener Wind die Lungenfunktion stört und zu akuten Ödemen führt; dies besonders dann, wenn die oberen Körperanteile betroffen sind und Schweißlosigkeit und erschwerte Miktion zu finden sind. Da die Wurzel dieses Musters eine Lungenschwäche ist, kann die Kombination mit Lu 7 *Lieque* sowohl die Wurzel als auch den Zweig dieser Erkrankung behandeln.
- Mi 3 *Taibai* und Ma 40 *Fenglong*: Milzschwäche ist die grundlegende Ursache der Bildung von übermäßigem Schleim. Mi 3 *Taibai* ist ein wichtiger Punkt, um die Milz zu tonisieren, während Ma 40 *Fenglong* der Hauptpunkt des Körpers ist, um Schleim aufzulösen.
- He 6 *Yinxi* und Dü 7 *Zhizheng*: He 6 *Yinxi* ist der Hauptpunkt auf der Herz-Leitbahn, um den Geist zu beruhigen und zu regulieren. Diese Wirkung wird durch den starken Einfluss von Dü 7 *Zhizheng* zur Behandlung von psychoemotionalen Störungen ergänzt.
- Ni 3 *Taixi* und Bl 58 *Feiyang*: Ni 3 *Taixi* ist der Hauptpunkt der Nieren-Leitbahn, um im unteren Bereich das Nieren-*Yin* zu unterstützen, während Bl 58 *Feiyang* (Hochfliegen) übermäßiges *Yang* senkt, das unverwurzelt und ungehalten durch einen *Yin*-Mangel zum Kopf aufwärts drängt.
- Le 3 *Taichong* und Gb 37 *Guangming*: Die Leber „öffnet sich in die Augen“ und Leber-Blutmangel oder Leber-*Yin*-Mangel oder aufwärts flammendes Leber-Feuer oder aufwärts steigendes Leber-*Yang* können alle zu Augenstörungen führen. Le 3 *Taichong* ist der Hauptpunkt auf der Leber-Leitbahn, um diese Disharmoniemuster des *zang* Leber zu regulieren, während Gb 37 *Guangming* (helles Licht) ein Hauptpunkt zur Unterstützung der Augen ist.

Einige moderne Texte empfehlen die kombinierte Anwendung des *yuan*-Quellpunktes und des *luo*-Passagepunktes der gleichen *Yin*-Leitbahn in Fällen von chronischen Erkrankungen, wie zum Beispiel Lu 9 *Taiyuan* und Lu 7 *Lieque* bei chronischem Husten. Diese Anwendung beruht auf den Sprichwörtern „Chronische Erkrankungen beinhalten häufig Leere“ und „der Beginn der Erkrankung ist in den Leitbahnen, später wird sie in den Verbindungsleitbahnen sein“. Zum Beispiel ist der *yuan*-Quellpunkt (Lu 9 *Taiyuan*) der Hauptpunkt auf der Lungen-Leitbahn, um ein Leeresyndrom der Lunge zu tonisieren, während Lu 7 *Lieque*, der *luo*-Passagepunkt die Erkrankung aus den Verbindungsleitbahnen beseitigen kann.

DIE RÜCKEN-SHU-PUNKTE

Die zwölf Rücken-*shu*-Punkte, die mit den zwölf *zangfu* korrespondieren, liegen auf dem Rücken im Verlauf der Blasen-Leitbahn, 1.5 *cun* lateral der Mittellinie. Der Begriff „*shu*“ bedeutet transportieren und der Name jedes Rücken-*shu*-Punktes besteht aus dem Namen seines korrespondierenden *zang* oder *fu*, gefolgt von „*shu*“. Zum Beispiel ist der Rücken-*shu*-Punkt des Herzens Bl 15 *Xinshu*. Das weist darauf hin, dass das *Qi* des Herzens zwischen dem *zang* und diesem Punkt transportiert wird.

Die Rücken-*shu*-Punkte liegen ungefähr auf der gleichen anatomischen Höhe wie ihr zugeordnetes *zang* oder *fu*; somit ist Bl 13 *Feishu*, der Rücken-*shu*-Punkt der Lunge, der höchstliegenste auf Höhe von

Die Rücken-*shu*-Punkte der zwölf *zangfu*			
Lunge	Bl 13 *Feishu*	**Blase**	Bl 28 *Pangguangshu*
Dickdarm	Bl 25 *Dachangshu*	**Niere**	Bl 23 *Shenshu*
Magen	Bl 21 *Weishu*	**Perikard**	Bl 14 *Jueyinshu*
Milz	Bl 20 *Pishu*	**sanjiao**	Bl 22 *Sanjiaoshu*
Herz	Bl 15 *Xinshu*	**Gallenblase**	Bl 19 *Danshu*
Dünndarm	Bl 27 *Xiaochangshu*	**Leber**	Bl 18 *Ganshu*

Th 3, dann das Perikard (Bl 14 *Jueyinshu* bei Th 4) und Herz (Bl 15 *Xinshu* bei Th 5) etc. Der Rücken-*shu*-Punkt des *sanjiao* (Bl 22 *Sanjiaoshu*) liegt zwischen Magen und Nieren, d. h. zwischen dem mittleren und unteren *jiao*. Die Rücken-*shu*-Punkte liegen ebenfalls mehr oder weniger gegenüber ihren entsprechenden *mu*-Alarmpunkten; somit liegt Bl 13 *Feishu*, der Rücken-*shu*-Punkt der Lunge, sowohl auf der Höhe der oberen Lungenanteile, wie auf der Höhe ihres *mu*-Alarmpunktes Lu 1 *Zhongfu*; Bl 23 *Shenshu*, der Rücken-*shu*-Punkt der Nieren, liegt auf derselben Höhe wie Gb 25 *Jingmen*, ihr *mu*-Alarmpunkt, sowie auf der Höhe der Nieren.

Zusätzlich gibt es eine Anzahl anderer Rücken-*shu*-Punkte unabhängig von den *zangfu*. Diese werden normalerweise nicht in den Auflistungen der Rücken-*shu*-Punkte geführt: Bl 16 *Dushu* (Lenker-*shu*), Bl 17 *Geshu* (Zwerchfell-*shu*). Bl 24 *Qihaishu* (Meer des *Qi-shu*), Bl 26 *Guanyuanshu* (Tor des Ursprünglichen-*shu*), Bl 29 *Zhonglushu* (Mittlere Rückenregion-*shu*), Bl 30 *Baihuanshu* (Weißer Ring-*shu*) und Bl 43 *Gaohuangshu* (Lebenszentren-*shu*).

Die Funktionen der Rücken-shu-Punkte

Erstmalig werden die Rücken-*shu*-Punkte in *Spiritual Pivot* [22] erwähnt:

„Der Rücken-*shu*-Punkt für das Zentrum des Thorax liegt unterhalb der Spitze des großen Wirbels (C 7), der Punkt für die Lungen unterhalb des dritten Wirbels, der für das Herz unterhalb des fünften Wirbelkörpers, der für das Zwerchfell unterhalb des siebten Wirbelkörpers, der für die Leber unterhalb des neunten Wirbelkörpers, der für die Milz unterhalb des elften Wirbelkörpers, der für die Nieren unterhalb des vierzehnten Wirbelkörpers; alle sind 3 *cun* von der Wirbelsäule entfernt gelegen. Um den Punkt genau zu lokalisieren, drückt man auf das Areal, wenn der [ursprüngliche] Schmerz gelindert wird, ist der Punkt korrekt lokalisiert."

Diese Textpassage geht mit der Aussage weiter, dass die Rücken-*shu*-Punkte für Nadelung kontraindiziert sind und nur mit Moxibustion behandelt werden sollten. Spätere Kommentatoren haben diese Textstelle jedoch eher im Sinne einer Warnung vor übermäßig tiefer Nadelung interpretiert.

In *Classic of Difficulties* [23] heißt es:

„Die *Yin*-Krankheiten verlaufen durch die *Yang*-Region und die *Yang*-Krankheiten laufen durch die *Yin*-Region. Die *mu*-Alarmpunkte sind in der *Yin*-Region gelegen; sie können verwendet werden, um die *Yang*-Erkrankungen zu behandeln; die *shu*-Punkte sind in der *Yang*-Region gelegen, sie können zur Behandlung von *Yin*-Erkrankungen verwendet werden."

Gemeinsam mit dem allgemeinen Konzept „bei Erkrankungen des *Yin*, behandle das *Yang*" [24], lassen diese Zitate vermuten, dass die Rücken-*shu*-Punkte primär in Fällen von Leere und Kälte (*Yin*) und eher für Erkrankungen der *zang* (*Yin*) als der *fu* gewählt werden sollten. Es ist sicherlich wahr, dass die klassischen Indikationen für diese Punkte viele Beispiele von Leere und Kälte einschließen:

- Bl 13 *Feishu*: Kalte Lunge, Lungenatrophie.
- Bl 15 *Xinshu*: Herz-*Qi*-Mangel bei Kindern, schreckhaft und ängstlich mit Herzschwäche.
- Bl 19 *Danshu*: Leere-Belastungs-Syndrom.
- Bl 20 *Pishu*: Milz-*Qi*-Kälte.
- Bl 21 *Weishu*: Magen kalt und schwach.
- Bl 23 *Shenshu*: Nierenschwäche, Taubheit, die fünf Belastungen und die sieben Schädigungen, Belastungssyndrome der fünf *zang*, chronische Kälte des Wasser-*zang* (Niere).

Jedoch ist es ebenfalls wahr, dass es zahlreiche klassische Indikationen von Fülleerkrankungen für die Rücken-*shu*-Punkte gibt, zum Beispiel:

- Lu 13 *Feishu*: Völle im Thorax, erschwerte Atmung beim Niederlegen.
- Bl 14 *Jueyinshu*: Oppressionsgefühl im Thorax, Schmerzen im Thorax und im Zwerchfellbereich durch *Qi*-Akkumulation.
- Bl 18 *Ganshu*: Schmerzen und Spannung der lateralen Rippenregion, hypogastrisches Völlegefühl und Schmerzen, Völle im Thorax, viel Wut, Manie, manisch-depressive Erkrankungen, Epilepsie.

In der laufenden klinischen Praxis und ebenso wenn wir lange in der historischen Tradition zurückblicken, wurden die Rücken-*shu*-Punkte in gleicher Weise für Muster ihrer entsprechenden *zangfu* gewählt, unabhängig davon ob eine Kälte oder Hitze, eine Fülle oder eine Leere vorlag. Sie wurden tatsächlich für diese Zwecke als indizierte Punkte betrachtet. Jedoch ist es wahrscheinlich war, dass die meisten Anwender die Rücken-*shu*-Punkte der *zang* häufiger als die Rücken-*shu*-Punkte der *fu* verwenden; darin spiegelt sich die Erfahrung wider, dass die Rücken-*shu*-Punkte der *zang* von fundamentaler klinischer Bedeutung sind und die *mu*-Alarmpunkte bei Erkrankungen der *fu* bevorzugt werden.

Schließlich behandeln die Rücken-*shu*-Punkte aufgrund ihrer Lokalisation auf der Blasen-Leitbahn die *zangfu*, jedoch eindeutig keine Leitbahnenerkrankungen (andere als die der Blasen-Leitbahn). Sie sind jedoch gelegentlich bei Erkrankungen der Sinnesorgane indiziert, die den *zangfu* zugeordnet sind. Deshalb wird Bl 18 *Ganshu* häufig bei Augenerkrankungen, Bl 23 *Shenshu* bei Ohrerkrankungen und Bl 15 *Xinshu* bei „mangelnder Kraft in der Zungenwurzel" verwendet.

DIE MU-ALARMPUNKTE

Es gibt zwölf *mu*-Alarmpunkte; sie sind auf dem Thorax oder Abdomen in direkter Nähe ihres entsprechenden *zang* oder *fu* gelegen. Alle liegen auf der Vorderseite des Körpers mit Ausnahme von Gb 25 *Jingmen*, der am freien Ende der zwölften Rippe liegt. Von den zwölf Punkten liegen nur drei auf der Leitbahn, die in Verbindung mit ihrem *zang* oder *fu* stehen (Lu 1 *Zhongfu* als *mu*-Alarmpunkt der Lunge, Le 14 *Qimen* als *mu*-Alarmpunkt der Leber und Gb 24 *Riyue* als *mu*-Alarmpunkt der Gallenblase). Von den verbleibenden neun *mu*-Alarmpunkten liegen sechs auf dem Konzeptionsgefäß.

Die *mu*-Alarmpunkte der zwölf *zangfu*			
Lunge	Lu 1 *Zhongfu*	**Blase**	KG 3 *Zhongji*
Dickdarm	Ma 25 *Tianshu*	**Niere**	Gb 25 *Jingmen*
Magen	KG 12 *Zhongwan*	**Perikard**	KG 17 *Shanzhong*
Milz	Le 13 *Zhangmen*	**Sanjiao**	KG 5 *Shimen*
Herz	KG 14 *Juque*	**Gallenblase**	Gb 24 *Riyue*
Dünndarm	KG 4 *Guanyuan*	**Leber**	Le 14 *Qimen*

Der Begriff „*mu*" bedeutet sammeln oder einsammeln, und an den *mu*-Alarmpunkten sammelt und konzentriert sich das *Qi* der *zangfu* auf der vorderen Körperoberfläche. Es gibt einige wenige frühe klassische Referenzen für diese Punkte.

In *Essential Questions* heißt es zum Beispiel:
„Ist eine Person häufig unentschlossen, ist die Gallenblase schwach. Das *Qi* fließt aufwärts und führt zu einem bitteren Mundgeschmack. Um dies zu behandeln, verwende man den *mu*-Alarmpunkt und den Rücken-*shu*-Punkt der Gallenblase."

Classic of Difficulties[25] sagt:
„Die *mu* der fünf *zang* sind im *Yin* [Anteil] gelegen, während die *shu*-Punkte im Yang [Bereich] liegen."

Classic of the Pulse war der erste Text, der die *mu*-Alarmpunkte als Gruppe auflistete und zehn Punkte diskutierte, und *Systematic Classic of Acupuncture and Moxibustion* fügte dann die *mu*-Alarmpunkte des *sanjiao* und des Perikards hinzu, wodurch diese Gruppe, so wie sie heute bekannt ist, vervollständigt wurde.

Classic of Difficulties[26] sagt:
„*Yin*-Erkrankungen verlaufen durch die *Yang*-Region und *Yang*-Erkrankungen verlaufen durch die *Yin*-Region. Die *mu*-Punkte sind in der *Yin*-Region lokalisiert, sie können zur Behandlung von *Yang*-Erkrankungen verwendet werden; die *shu*-Punkte sind in der *Yang*-Region gelegen, sie können zur Behandlung von *Yin*-Erkrankungen verwendet werden."

Wir haben gesehen, dass die Rücken-*shu*-Punkte eine breite Anwendung für Erkrankungen sowohl der *zang* als auch der *fu* finden, und dies trifft ebenso für die *mu*-Alarmpunkte zu. So ist zum Beispiel Le 14 *Qimen*, der *mu*-Alarmpunkt der Leber, wichtig für die Behandlung von Leber-Syndromen, KG 14 *Juque*, der *mu*-Alarmpunkt des Herzens, für Herz-Syndrome etc. Es scheint auch nicht korrekt zu sein, wenn man sagt, dass die *mu*-Alarmpunkte mehr für *Yang*-Erkrankungen mit akuten Fülle- oder Hitzesyndromen verwendet würden, da zum Beispiel Punkte wie Le 13 *Zhangmen* und KG 12 *Zhongwan* oder Ma 25 *Tianshu* sowohl bei Fülle oder Leere als auch akuten und chronischen Erkrankungen in gleicher Weise angewendet werden. Jedoch ist es wahr, dass die *mu*-Alarmpunkte der *fu* auf den weichen und ungeschützten Regionen des Abdomen lokalisiert sind, wo sie mit Nadelung tief erreichbar sind. Diese Punkte (besonders Ma 25 *Tianshu*, KG 3 *Zhongji*, KG 4 *Guanyuan* und KG 12 *Zhongwan*) sind von besonderer Bedeutung zur Behandlung von Erkrankungen der Därme, der Blase und des Magens.

Außer einer eindeutigen Tatsache können deshalb bezüglich der klinischen Anwendung dieser Punkte nur wenige Generalisierungen gemacht werden. Mit Ausnahme der drei oben erwähnten Punkte, die auf ihrer zugeordneten Leitbahn liegen (Lu 1 *Zhongfu*, Le 14 *Qimen* und Gb 24 *Riyue)* behandeln die *mu*-Alarmpunkte ihr entsprechendes *zangfu*, jedoch nicht ihre entsprechende Leitbahn. Mit anderen Worten behandelt KG 14 *Juque*, der *mu*-Alarmpunkt des Herzens, Störungen der Herz-*zang* jedoch nicht Störungen der Herz-Leitbahn.

Es gibt noch zwei andere Aspekte der Rücken-*shu*- und *mu*-Alarmpunkte, die erwähnenswert sind. Der Erste ist, dass diese Punkte in Antwort auf eine Disharmonie ihres entsprechenden *zang* und *fu* leicht druckschmerzhaft werden und damit zur Diagnosestellung geeignet sind. Der zweite Aspekt ist, dass sie in der Behandlung häufig kombiniert werden, zum Beispiel KG 14 *Juque* und Bl 15 *Xinshu* zur Behandlung von Herz-Syndromen und Bl 28 *Pangguangshu* und KG 3 *Zhongji* für die Blase.

DIE HUI-EINFLUSSREICHEN PUNKTE

Die *hui*-einflussreichen Punkte			
Zang	Le 13 *Zhangmen*	**Sehnen**	Gb 34 *Yanglingquan*
Fu	KG 12 *Zhongwan*	**Gefäße**	Lu 9 *Taiyuan*
Qi	KG 17 *Shanzhong*	**Knochen**	Bl 11 *Dazhu*
Blut	Bl 17 *Geshu*	**Mark**	Gb 39 *Xuanzhong*

Die acht *hui*-einflussreichen Punkte wurden erstmalig in *Classic of Difficulties*[24] aufgelistet.

- Le 13 *Zhangmen* ist sowohl der *hui*-einflussreiche Punkt des *zang* und der *mu*-Alarmpunkt der Milz. In *Standards of Patterns and Treatments* heißt es: „Die Essenz der fünf *zang* wird vollständig von der Milz transportiert." Le 13 *Zhangmen* ist deshalb ein wichtiger Punkt, um die Milz selbst zu tonisieren, ebenso wie alle *zang* und den Körper als Ganzes.
- KG 12 *Zhongwan* ist sowohl der *hui*-einflussreiche Punkt des *fu* als auch der *mu*-Alarmpunkt des Magens. Als Ursprung des postnatalen *Qi* wird dem Magen und der Milz eine zentrale Rolle unter den *zangfu* zugeordnet, da sie die Essenz der Nahrung und der Getränke umwandeln und im Körper verteilen. Aus diesem Grund sagt man vom Magen, dass er die *fu* beherrscht.
- KG 17 *Shanzhong* ist der *hui*-einflussreiche Punkt des *Qi* und auch bekannt als *Shangqihai* (Oberes Meer des *Qi*). Entsprechend *Spiritual Pivot*[28] ist KG 17 *Shanzhong* das „Meer des *Qi*"(verbindet sich mit LG 14 *Dazhui*, LG 15 *Yamen* und Ma 9 *Renying*).
- KG 17 *Shanzhong*, der im Zentrum der Brust lokalisiert ist, hat eine starke Wirkung auf das Sammel-*Qi* (*zong*) *Qi*, das die Lungenfunktionen der Kontrolle des *Qi* und der Atmung und der Sprache reguliert sowie auch die Herzfunktion der Kontrolle des Blutes und der Blutgefäße.
- Bl 17 *Geshu* ist der *hui*-einflussreiche Punkt des Blutes und der allerwichtigste Akupunkturpunkt zur Behandlung jeglicher Erkrankung in Folge von Bluthitze, Blutstase oder Blut-Mangel.
- Gb 34 *Yanglingquan* ist der *hui*-einflussreiche Punkt der Sehnen und wurde seit langem als der Hauptpunkt zur Beeinflussung der Sehnen des ganzen Körpers betrachtet, wie zum Beispiel für Erkrankungen mit Sehnenkontraktionen, Steifheit des Nackens und der Schultern, Steifheit der Muskeln und der Gelenke und besonders für Erkrankungen des Beines wie Knieschmerzen, Hemiplegie, Atrophieerkrankung und schmerzhaftes Stauungssyndrom.
- Lu 9 *Taiyuan* ist der *hui*-einflussreiche Punkt des Pulses und der Blutgefäße. In *Classic of Difficulties*[29] heißt es: „Die Gefäße sammeln sich bei Lu 9 *Taiyuan*." Lu 9 *Taiyuan* ist ein wichtiger Punkt, um die Beziehung zwischen dem Sammel-*Qi* (*zong*) und dem Blutfluss in den Gefäßen zu harmonisieren. Besteht ein Mangel des Sammel-*Qi*, und ist es dadurch nicht mehr in der Lage, das Blut zu zirkulieren, wird sich dieses sammeln, im Thorax und Herzen stagnieren und dadurch zu verschiedenen Manifestationen der Blutstase führen. Lu 9 *Taiyuan* ist darüber hinaus für verschiedene Erkrankungen der Blutgefäße im Allgemeinen, wie Erbrechen, Spucken oder Husten von Blut und Syndrom der Pulslosigkeit, indiziert.
- Bl 11 *Dazhu* ist der *hui*-einflussreiche Punkt der Knochen und ist bei verschiedenen Knochenerkrankungen und Steifheit und Schmerzen des Nackens, der Wirbelsäule und der Lumbalregion indiziert. In der modernen klinischen Praxis wird er verwendet, wenn eine schmerzhafte Stauung tief in die Knochen und die Gelenke eindringt und zu Deformitäten führt (bekannt als schmerzhaftes Stauungssyndrom der Knochen).
- Gb 39 *Xuanzhong* ist der *hui*-einflussreiche Punkt des Markes, dem Ursprung des Knochenmarks. Er unterstützt die Sehnen und die Knochen und ist für einen weiten Bereich von Erkrankungen indiziert, die durch Schwäche, Schlaffheit, Kontraktion und Schmerzen der Extremitäten charakterisiert ist.

DIE ÖFFNUNGSPUNKTE DER ACHT AUSSERORDENTLICHEN GEFÄSSE

Die Öffnungspunkte der außerordentlichen Gefäße			
Konzeptions-gefäß	Lu 7 *Lieque*	***Yin*-Fersengefäß**	Ni 6 *Zhaohai*
Lenker-gefäß	Dü 3 *Houxi*	***Yang*-Fersengefäß**	Bl 62 *Shenmai*
Durchdringungs-gefäß	Mi 4 *Gongsun*	***Yin*-Verbindungsgefäß**	Pe 6 *Neiguan*
Gürtel-gefäß	Gb 41 *Zulinqi*	***Yang*-Verbindungsgefäß**	3E 5 *Waiguan*

Es gibt zwei prinzipielle und in Beziehung stehende Arten der Verwendung dieser Punkte:

a) Um ihre entsprechende, außerordentliche Leitbahn zu aktivieren und
b) entsprechend *Ode of the Obstructed River*.

Zur Aktivierung ihrer entsprechenden außerordentlichen Leitbahn

Lu 7 Lieque (Konzeptionsgefäß)
Das Konzeptionsgefäß steigt entlang der vorderen Mittellinie des Körpers auf und steht in einer engen Beziehung zum Uterus und zu den Urogenitalorganen. Durch Öffnung und Regulierung des *Qi*-Flusses im Konzeptionsgefäß ist Lu 7 *Lieque* in der Lage, Symptome wie Lochienretention durch toten Fötus, Genitalschmerzen und Harnwegserkrankungen zu behandeln.

Ni 6 Zhaohai (Yin-Fersengefäß)
Die Körperbereiche, die vom *Yin*-Fersengefäß durchlaufen werden, beinhalten den medialen Anteil des Beins, den Rachenraum, das Gehirn und den inneren Kanthus. Ni 6 *Zhaohai* ist ein wichtiger Punkt für chronische Halserkrankungen und für eine Vielzahl von Augenerkrankungen, Epilepsie, Tagesepilepsie und Verkürzung und Kontraktion der inneren Anteile des Beines (eine traditionelle Indikation für eine Störung des *Yin*-Fersengefäßes) indiziert.

Pe 6 Neiguan (Yin-Verbindungsgefäß)
In *Classic of Difficulties* [30] heißt es: „Ist das *Yin*-Verbindungsgefäß erkrankt, führt dies zu Herzschmerzen." Andere traditionelle Indikationen für diese außerordentlichen Leitbahnen beinhalten Thoraxschmerzen, Völlegefühl und Schmerzen der lateralen Rippenregion. Pe 6 *Neiguan* ist der wichtigste Punkt zur Behandlung von Schmerzen des Herzens und des Thorax, ebenso wie für Schmerzen der lateralen Rippenregion unabhängig welchen Ursprungs.

Mi 4 Gongsun (Durchdringungsgefäß)
In *Classic of Difficulties* [31] heißt es: „Ist das Durchdringungsgefäß erkrankt, wird dies zu entgegengesetztem Fluss des *Qi* und abdominellem Drängen führen." Der Begriff abdominelles Drängen bezieht sich auf die Empfindung akuter krampfartiger, abdomineller Schmerzen, die üblicherweise bei dysenterischen Erkrankungen auftreten. Mi 4 *Gongsun* ist nicht nur ein wichtiger Punkt zur Behandlung dieser Art abdomineller Schmerzen, sondern auch für Spannungsgefühl und Schmerzen jeglicher Ätiologie im abdominellen Bereich. Bezüglich eines entgegengesetzt fließenden *Qi* ist Mi 4 *Gongsun* bei rebellierendem Magen-*Qi* indiziert, das sich in Erbrechen und einer plötzlichen tumultartigen Erkrankung manifestiert.

Das Durchdringungsgefäß steigt zum Gesicht auf und Mi 4 *Gongsun* ist für Ödeme, besonders für Gesichtsödeme indiziert (und dafür in verschiedenen klassischen Punktkombinationen aufgeführt).

Trotz der Tatsache, dass das Durchdringungsgefäß (See des Blutes) im Uterus der Frauen entspringt, ist anzumerken, dass für Mi 4 *Gongsun* wenig gynäkologische Indikationen sowohl in klassischen als auch modernen Texten aufgeführt werden.

Dü 3 Houxi (Lenkergefäß)
Das Lenkergefäß steigt entlang der Wirbelsäule vom Kokzyx bis zum Kopf auf, und Dü 3 *Houxi* ist ein wichtiger distaler Punkt zur Behandlung von okzipitalen Kopfschmerzen sowie Steifheit und Schmerzen des Halses, der Skapula, der Halswirbelsäule und Lendenwirbelsäule.

Das Lenkergefäß beherrscht alle *Yang*-Leitbahnen und damit die Körperoberfläche als Ganzes, und Dü 3 *Houxi* hat einen starken Einfluss auf die Beseitigung fieberhafter Erkrankung, besonders von Malaria und bei Eindringen äußeren pathogenen Windes oder Wind-Hitze, die zu Frieren und Fieber führen, begleitet von ausgeprägten Nackenschmerzen oder Wirbelsäulenschmerzen.

Das Lenkergefäß dringt in das Gehirn ein und Dü 3 *Houxi* ist ein wichtiger Punkt zur Behandlung der Epilepsie.

Bl 62 Shenmai (Yang-Fersengefäß)
Das *Yang*-Fersengefäß durchläuft die laterale Seite des Körpers und des Kopfes, verbindet sich mit der Gallenblasen-Leitbahn bei Gb 20 *Fengchi* und dringt bei LG 16 *Fengfu* in das Gehirn ein. Bl 62 *Shenmai* ist bei einem Angriff von äußerem Wind mit steifem Hals und Kopfschmerz indiziert, ebenso bei innerem Wind, der zu Kopf und Gehirn aufwärts drängt und zu Symptomen wie Kiefersperre, Opisthotonus, aufwärts starrenden Augen, Mund- und Augendevia-

tion, Wind-Apoplex, Hemiplegie und Epilepsie führt. Das *Yang*-Fersengefäß steigt zum inneren Kanthus auf und ist wie das *Yin*-Fersengefäß bei Schlaflosigkeit (übermäßige Öffnung der Augen) indiziert.

3E 5 Waiguan (Yang-Verbindungsgefäß)

Das *Yang*-Verbindungsgefäß verbindet alle *Yang*-Leitbahnen des Körpers einschließlich des Lenkergefäßes, und 3E 5 *Waiguan* ist ein wichtiger Punkt um pathogene Faktoren aus den äußeren (*Yang*) Körperanteilen zu beseitigen.

Die Stirn gehört zur *yangming*-Schicht, die Temporalregion zur *shaoyang*-Schicht und die Okzipitalregion zur *taiyang*-Schicht, während das Lenkergefäß zum Vertex aufwärts verläuft. Als Folge seines Einflusses auf alle diese *Yang*-Leitbahnen ist 3E 5 *Waiguan* bei Temporal-, Frontal-, Okzipital- und Vertexkopfschmerzen indiziert.

Gb 41 Zulinqi (Das Gürtelgefäß)

Das Gürtelgefäß umläuft die Hüfte und schnürt das Durchdringungs- und das Konzeptionsgefäß sowie die Nieren-, Leber- und Milz-Leitbahn ein, während verschiedene Verläufe der Gallenblasen-Leitbahn den Thorax und die Brüste versorgen. Gb 41 *Zulinqi* ist bei Spannungsgefühl und Schmerzen der Mammae, Mamma-Abszessen, Menstruationserkrankungen und unterdrückter Menstruation indiziert und wird speziell bei Situationen angewendet, in denen eine Leber-*Qi*-Stagnation den sanften Fluss und die Regelmäßigkeit des Menstrualzyklus beeinträchtigt.

Entsprechend Ode of the Obstructed River

In *Ode of the Obstructed River* diskutiert eine Textpassage über die „acht therapeutischen Methoden", die Anwendung der acht Öffnungspunkte der außerordentlichen Meridiane zur Beeinflussung spezifischer Symptome und Körperareale:

- Lu 7 *Lieque* für Störungen der Kopfregion, Rebellion und Blockierung von Schleim und trockenem Hals.
- Ni 6 *Zhaohai* bei Hals-Wind (Schwellung und Schmerzen mit erschwertem Schlucken).
- Pe 6 *Neiguan* bei Erkrankungen im Thorax.
- Mi 4 *Gongsun* bei abdominellen Schmerzen unterhalb des Nabels.
- Dü 3 *Houxi* bei Erkrankungen des Lenkergefäßes und für manisch-depressive Störungen.
- Bl 62 *Shenmai*, um Kälte und Hitze auszuleiten und einseitigen und generalisierten Kopf-Wind und Schrecken zu behandeln.
- 3E 5 *Waiguan* für Schädigung des Äußeren durch Kälte begleitet von Kopfschmerzen.
- Gb 41 *Zulinqi* für Erkrankungen der Augen.

DIE ZWÖLF HIMMEL-STERN-PUNKTE DES MA DAN-YANG

Ma Dan-yang, der große Arzt der *Yin*-Dynastie, war der Verfasser des *Song of the Eleven Heavenly Star Points*, eine Liste der seiner Meinung nach bedeutendsten Akupunkturpunkte des Körpers. Erstmalig erschien diese Auflistung schriftlich in *Classic of the Jade Dragon*. *Xu Feng*, der dieses Lied in sein Werk *Complete Collection of Acupuncture and Moxibustion* einschloss, fügte einen zwölften Punkt (Le 3 *Taichong*) hinzu. Diese Gruppe von zwölf Punkten ist heutzutage als die Gruppe der zwölf Himmel-Stern-Punkte von *Ma Dan-yang* bekannt.

Die Himmel-Stern-Punkte von *Ma Dan-yang*		
Lu 7 *Lieque*	Ma 44 *Neiting*	Bl 60 *Kunlun*
Di 4 *Hegu*	He 5 *Tongli*	Gb 30 *Huantiao*
Di 11 *Quchi*	Bl 40 *Weizhong*	Gb 34 *Yanglingquan*
Ma 36 *Zusanli*	Bl 57 *Chengshan*	Le 3 *Taichong*

Die Punkte mit *Ma Dan-yang*'s (im Fall von Le 3 *Taichong Xu Feng's*) Indikationen sind:

- Lu 7 *Lieque*: Einseitige Kopfschmerzen, schmerzhaftes Stauungssyndrom durch Wind und Taubheit des ganzen Körpers, Schleimobstruktion im Oberkörper und Kiefersperre.
- Di 4 *Hegu*: Kopfschmerzen, Gesichtsschwellung, Malaria mit Frieren und Fieber, Karies, Nasenbluten und Kiefersperre mit Unfähigkeit zu sprechen.
- Di 11 *Quchi*: Ellenbogenschmerzen, Hemiplegie mit Unfähigkeit die Hand zu schließen, Unfähigkeit einen Bogen zu spannen, Schlaffheit der Sehnen, sodass die Person ihr Haar nicht kämmen kann, schmerzhaftes Stauungssyndrom des Halses, als ob man sterben müsse, wiederkehrendes Fieber, Hauterkrankungen durch Wind.
- Ma 36 *Zusanli*: Kälte-Magen, Borborygmus und Diarrhö, Schwellung des Beins, Wundheit des Knies und der Hüfte, Schädigung durch Kälte, Schwächegefühl, Abmagerung, parasitäre Erkrankungen aller Arten.
- Ma 44 *Neiting*: Tödliches Frieren an Händen und Füßen, Abneigung gegen Stimmen, Hautausschläge, wunder Hals, anhaltendes Gähnen, Zahnschmerzen, Malaria, die Unfähigkeit zu essen.
- He 5 *Tongli*: Unfähigkeit zu sprechen, trotz des Verlangens dieses zu tun, Sorgen und Ärger, Herzpochen, bei Fülle findet sich ein Schweregefühl der vier Extremitäten, der Kopf, die Wangen, das Gesicht sind rot; bei einer Leere findet sich eine Unfähigkeit zu essen, plötzlicher Stimmverlust und ein ausdrucksloses Gesicht.

- Bl 40 *Weizhong*: Lumbalschmerzen mit Unfähigkeit sich aufzurichten, ausgeprägte lumbale Schmerzen, die den Rücken aufwärts ausstrahlen mit Schmerz und Steifheit der Sehnen und der Knochen, Wind-schmerzhaftes Stauungssyndrom, Wind, der häufig rezidiviert, erschwertes Strecken und Beugen der Knie.
- Bl 57 *Chengshan*: Lumbalschmerzen, Hämorrhoiden, erschwerte Defäkation, Bein-*Qi*, Schwellung der Knie, Krämpfe und Spasmen und Schmerzen mit Cholera, Tremor.
- Bl 60 *Kunlun*: Krämpfe der Lumbalregion und des Sakrum, plötzliche Dyspnoe, Völlegefühl des Herzens, Unfähigkeit zu gehen und selbst einen Schritt zu tun, Stöhnen bei Bewegung.
- Gb 30 *Huantiao*: Kälte-Wind und Nässe-schmerzhaftes Stauungssyndrom, Schmerzen, die von der Hüfte zum Oberschenkel ausstrahlen, Stöhnen vor Schmerzen, wenn man sich umdreht.
- Gb 34 *Yanglingquan*: Schwellungen und Taubheit der Knie, Kälte-schmerzhaftes Stauungssyndrom, Hemiplegie, Unfähigkeit das Bein zu heben.
- Le 3 *Taichong*: Schreck-Epilepsie-Wind, Spannungsgefühl des Halses und des Herzens, beide Beine unfähig zu gehen, sieben Arten der *shan*-Erkrankungen, einseitiges Herabsinken und Schwellung der Hoden, Nebelsehen, Lumbalschmerzen.

DIE VIER UND SECHS KOMMANDOPUNKTE

Diese Punktgruppe der Vor-*Ming*-Dynastie findet sich erstmals gedruckt in *Glorious Anthology of Acupuncture and Moxibustion* von dem Autor *Gao Wu* aus der *Ming*-Dynastie. Die vier Kommandopunkte, die eindeutig als die vier häufigst angewandten und wichtigsten aller Punkte betrachtet wurden, sind:

- Ma 36 *Zusanli* bei Erkrankungen des Abdomen.
- Bl 40 *Weizhong* bei Erkrankungen der Lumbalregion und des Rückens.
- Lu 7 *Lieque* bei Erkrankungen des Kopfes und des Nackens.
- Di 4 *Hegu* bei Erkrankungen des Gesichts und des Mundes.

Diese Punkte können zur Behandlung jeglicher Art von Erkrankungen der genannten Regionen verwendet werden, unabhängig davon ob eine Leere, eine Fülle, eine Hitze, eine Kälte, eine chronische oder akute Erkrankung vorliegt. Spätere Generationen fügten dieser Gruppe zwei weitere Punkte hinzu (somit bekannt als sechs Kommandopunkte):

- Pe 6 *Neiguan* für Erkrankungen des Thorax und der lateralen Rippenregion.
- LG 26 *Renzhong* zur Wiederbelebung.

DIE PUNKTE DER VIER MEERE

Spiritual Pivot[32] beschreibt vier „Meere" im menschlichen Körper. Sie sind bekannt als das Meer des *Qi*, das Meer des Blutes, das Meer des Wassers und des Getreides und das Meer des Marks. Diese klassische Einteilung gibt folgende Symptome bei Erkrankungen der vier Meere an:

Das Meer des Qi

Die Punkte, die mit dem Meer des *Qi* in Verbindung stehen sind Ma 9 *Renying*, KG 17 *Shanzhong*, LG 15 *Yamen* und LG 14 *Dazhui*. In *Spiritual Pivot* heißt es: „Ist das Meer des *Qi* in Fülle, kommt es zu Völlegefühl im Thorax, verschärfter Atmung und einer roten Gesichtsfarbe. Ist das Meer des *Qi* in einem Mangelzustand, gibt es sehr wenig Energie, die für das Sprechen ungenügend ist."

Das Meer des Blutes

Spiritual Pivot sagt: „Das Durchdringungsgefäß ist das Meer der zwölf Leitbahnen. Im oberen Bereich gehört es zu Bl 11 *Dazhu* und im unteren Bereich kommt es bei Ma 37 *Shangjuxu* und Ma 39 *Xiajuxu* an die Oberfläche ... wenn das Meer des Blutes in Fülle ist, kommt es zu einer Empfindung, als sei der Körper zu groß; man fühlt sich unruhig und weiß nicht, um welche Erkrankung es sich handelt; ist das Meer des Blutes in Leere, hat man das Gefühl als ob der Körper zu klein sei; man fühlt sich geschwächt, aber man weiß nicht, um welche Krankheit es sich handeln könnte." Trotz dieser Textpassage ist es wert anzumerken, dass diese Indikationen in den folgenden Diskussionen dieser drei Punkte nicht zu finden sind.

Das Meer des Wassers und des Getreides

Ma 30 *Qichong* wird als oberer Punkt des „Meeres des Wassers und des Getreides" angegeben und Ma 36 *Zusanli* als sein unterer Punkt. In *Spiritual Pivot* heißt es: „Wenn das Meer des Wassers und des Getreides in Fülle ist, kommt es zu abdominellem Völlegefühl und ist es in Leere, kommt es zu Hunger mit Unfähigkeit zu essen."

Das Meer des Marks

Spiritual Pivot sagt: „Sein oberer Punkt ist die Spitze des Kopfes; unterhalb ist es LG 16 *Fengfu*" und „Wenn das Meer des Markes in Fülle ist, gibt es eine Leichtigkeit des Körpers und viel Kraft, und das Selbst einer Person übersteigt den normalen Spiegel; ist das Meer des Markes in Leere, kommt es zu einem Wirbelgefühl im Gehirn, Schwindel, Tinnitus, Schmerzen der Unterschenkel, Beeinträchtigung der Sehfähigkeit, Indolenz und Verlangen zu schlafen." Die „Spitze des Kopfes" wird als der Akupunkturpunkt LG 20 *Baihui* angesehen.

DIE HIMMEL-FENSTER-PUNKTE

Hierbei handelt es sich um eine Gruppe von zehn Punkten, die in den westlichen Akupunkturkreisen als die „Fenster des Himmels"[33]-Punkte oder vielleicht besser als Punkte „des Fensters des Himmelreichs" bezeichnet werden. Sie erscheinen erstmalig in *Spiritual Pivot*[34], in dem es heißt:

„Bei Kopfschmerzen durch rebellierendes *Yang*, Völlegefühl in der Brust mit erschwerter Atmung wähle Ma 9 *Renying*. Bei plötzlichem Stimmverlust mit Fischgräten-*Qi* [d. h. Obstruktion] wähle man Di 18 *Futu* und blute die Zungenwurzel. Bei plötzlicher Taubheit mit Fülle-*Qi*, abgeschwächtem Sehen und Hören wähle 3E 16 *Tianyou*.

Bei plötzlichem Zucken, Epilepsie und Schwindel, mit Unfähigkeit der Beine, den Körper zu halten, wähle Bl 10 *Tianzhu*. Bei plötzlichem und ausgeprägtem Durst, innerer Rebellion, Leber und Lunge kämpfen gegeneinander, Blut fließt von Mund und Nase über, behandle mit Lu 3 *Tianfu*. Dies sind die fünf Bereiche des Himmel-Fensters."

In diesem Kapitel gibt es keine weitere Diskussion der Bedeutung dieser Punktegruppe, aber *Zhou Zhicong* sagt in seinem Kommentar über diese Textstelle[35]:

„Die Punkte und die Öffnungen des Kopfes und des Gesichtes sind wie die großen Fenster eines hohen Pavillions durch die Kraft, die das *Qi* bewegt. Ist ein Inversions-*Qi* [d. h. chaotisches und rebellierendes *Qi*] im unteren Bereich, ist keine Bewegung in den Leitbahnen der oberen Bereiche, und es kommt zu einem Mangel an Klarheit des Sehvermögens und des Hörvermögens, zu plötzlichem Sprachverlust, Krämpfen und Schwindel. Das *Qi* der Sprache der drei *Yang* entspringt im unteren Bereich und kommt im oberen Bereich an die Oberfläche. Deshalb wird zur Zusammenfassung gesagt, dies seien die fünf Bereiche des großen Fenster."

Inversions-*Qi* kann durch eine Disharmonie von *Yin* und *Yang* eine Störung des *Qi* und des Blutflusses, einer Obstruktion von trübem Schleim, einer Obstruktion und Stagnation von Nahrung etc. begleitet sein. Man sagt, dass es zum Zeitpunkt einer Veränderung und einer Umwandlung im Verlauf einer Krankheit auch plötzlich auftrete und zu verschiedenen Symptomen wie Störung der geistigen Fähigkeit wie auch plötzlichem Ohnmächtigwerden und Inversions-Kälte der vier Extremitäten führen könne.

Spiritual Pivot schließt die fünf Himmel-Fenster-Punkte in Kapitel 2 in einer Liste von zehn Punkten mit ein (ergänzt durch KG 22 *Tiantu*, Dü 16 *Yianchuang*, Dü 17 *Tianrong*, LG 16 *Fengfu* und Pe 1 *Tianchi*). Diese Textstelle diskutiert zuerst KG 22 *Tiantu* und dann die Punkte der sechs *Yang*-Leitbahnen als Folge von vertikalen Linien, die vom Konzeptionsgefäß ausgehen und mit LG 16 *Fengfu* auf dem Lenkergefäß enden mit den ergänzenden Punkten Lu 3 *Tianfu* und Pe 1 *Tianchi*.

Die Himmel-Fenster-Punkte	
Lu 3 *Tianfu*	KG 22 *Tiantu*
Ma 9 *Renying*	Dü 16 *Yianchuang*
Di 18 *Futu*	Dü 17 *Tianrong*
3E 16 *Tianyou*	LG 16 *Fengfu*
Bl 10 *Tianzhu*	Pe 1 *Tianchi*

Spätere Kommentatoren (in besonderer Weise *Ma Shi*, der große Arzt der *Ming*-Dynastie und Experte des *Yellow Emperor's Inner Classic*[36]) betonte, dass Dü 17 *Tianrong* in Wirklichkeit Gb 9 *Tianchong*[37] sein sollte. Dies deshalb, weil die Originalpassage vor Aufzählung von Dü 17 *Tianrong* sagt: „Die nächste Schicht ist *shaoyang*" und natürlich gehört Dü 17 *Tianrong* zur *taiyang*- und nicht zur *shaoyang*-Schicht. Dü 17 *Tianrong* durch Gb 9 *Tianchong* zu ersetzen wäre logischer, da damit jede der sechs *Yang*-Leitbahnen vertreten wäre.

Diese Textstelle aus Kapitel 2 von *Spiritual Pivot* bezieht sich nicht auf diese Gruppe als Himmel-Fenster-Punkte und bietet keine Erklärung oder klinische sowie diagnostische Anwendung. Die Evidenz der Klassifizierung all dieser Punkte als Himmel-Fenster-Punkte ist somit unklar, aber es gibt einige interessante Beobachtungen, die zu machen sind.

Als Erstes enthalten alle Punkte das Zeichen „*tian*" (Himmel) in ihrem Namen (allerdings ist zu betonen, dass auch andere Akupunkturpunkte ebenfalls dieses Zeichen beinhalten wie zum Beispiel Pe 2 *Tianquan*, Di 17 *Tianding*, Dü 11 *Tianzong*, die nicht in dieser Liste aufgeführt sind). Ebenso ist es interessant, dass Ma 9 *Renying* die alternative Benennung *Tianwuhui* (Fünf Kreuzungspunkte des Himmels) aufweist.

Als Zweites, bereits oben angedeutet, sind alle bis auf zwei der zehn Punkte um den Hals lokalisiert (die Verbindung zwischen Kopf und Körper); bezogen auf den menschlichen Körper liegt die himmlische Region im oberen Bereich oder Kopf.

Als Drittes gibt es einige Hinweise auf erkennbare Muster in ihren Indikationen. Folgende Indikationen erscheinen in gewisser Häufigkeit:

- Struma, Skrofula oder Halserkrankungen.
- Husten, Keuchen oder Thoraxoppression durch rebellierendes Lungen-*Qi*.

- Erbrechen durch rebellierendes Magen-*Qi*.
- Kopfschmerz und Schwindel.
- Hitze, Rötung und Schwellung des Gesichts oder der Augen.
- Plötzlicher Beginn von Erkrankungen.
- Erkrankungen der Sinnesorgane.
- In einigen Fällen geistige und emotionale Störungen.

Werden diese Beobachtungen zusammengefügt, können wir davon ausgehen, dass die Himmel-Fenster-Punkte in folgenden Situationen indiziert sind:

Disharmonie zwischen dem Qi des Körpers und des Kopfes mit aufwärts rebellierendem Qi oder Blut

Wenn rebellierendes *Qi* die Lunge angreift, führt dies zu Husten, Keuchen oder Beklemmungsgefühl im Thorax. Greift es den Magen an, kommt es zu Schluckauf, Übelkeit oder Erbrechen. Steigt es zum Kopf auf, kann es zu Kopfschmerzen, Schwindel, Hitze, Rötung oder Schwellung des Gesichts und Erkrankungen der Sinnesorgane, besonders der Ohren und Augen kommen.

Deshalb ist zum Beispiel Lu 3 *Tianfu* indiziert, wenn Leber-Feuer die Lungen angreift und zu einem Aufwärtsdrängen von unkontrollierter, heißer Blutung aus Mund und Nase führt sowie bei rebellierendem Lungen-*Qi* mit Keuchen und Asthma. Ma 9 *Renying* ist bei Keuchen, Husten, Erbrechen in Folge von rebellierendem Lungen- und Magen-*Qi* sowie bei rotem Gesicht, Schwindel und Kopfschmerzen indiziert. Bl 10 *Tianzhu* ist bei Schwindel, Kopfschmerzen, steifem Hals, Spasmen und Rötung der Augen im oberen Körperbereich und Leere im unteren Bereich, die sich in einer Unfähigkeit der Beine den Körper zu halten manifestiert, angezeigt. LG 16 *Fengfu* ist bei aufbrausendem inneren Wind indiziert, der zu Kopfschmerzen, Kopf-Wind, allen Wind-Erkrankungen, steifem Hals, Nasenbluten, Schwindel und „den einhundert Erkrankungen des Kopfes" führt.

Skrofula und Struma

Die Mehrzahl dieser Punkte sind bei Skrofula (Knoten, die meist an den Halsseiten zu finden sind) oder bei Struma sowie bei Schwellung, Schmerzen und Stauung in der Halsregion indiziert. Auch wenn dies selbstverständlich zu sein scheint, da die meisten dieser Punkte in der Halsregion lokalisiert sind, ist es wertvoll festzustellen, dass Lu 3 *Tianfu* und Pe 1 *Tianchi*, ebenso wie Gb 9 *Tianchong*, die am Arm, Thorax und Kopf lokalisiert sind, die gleichen Indikationen aufweisen. Da eine *Qi*-Stagnation im Halsbereich der Hauptbestandteil der Pathogenese von Skrofula und Struma ist, zeigt es sich wiederum, dass diese Punkte eine Fähigkeit zur Harmonisierung des *Qi*-Flusses an diesem Angelpunkt zwischen Kopf und Körper haben.

Himmel-Fenster-Punkte Wirkung auf Husten und Keuchen durch rebellierendes Lungen-*Qi* oder Erbrechen durch rebellierendes Magen-*Qi*	
Lu 3 *Tianfu*	Keuchen, Dyspnoe, Husten, Asthma, Bluthusten
Di 18 *Futu*	Husten, Keuchen, Asthma, Husten mit wenig Sputum
Ma 9 *Renying*	Völlegefühl in der Brust, Kurzatmigkeit, Asthma, plötzliche tumultartige Erkrankung, Erbrechen
Dü 17 *Tianrong*	Völlegefühl der Brust mit erschwerter Atmung, Keuchen, Husten, Brustschmerzen, Erbrechen von Schaum
Pe 1 *Tianchi*	Husten mit großen Mengen Schleim, Völlegefühl im Thorax, Kurzatmigkeit, aufsteigendes *Qi*
LG 16 *Fengfu*	Erschwerte Atmung, Hitze im Thorax, anhaltendes Erbrechen
KG 22 *Tiantu*	Stauung im Thorax, Völlegefühl im Thorax, rebellierendes *Qi* mit Husten, Asthma, plötzliche Dyspnoe, Unfähigkeit zu atmen, Lungenabszess mit eitrig-blutigem Husten, Erbrechen

Himmel-Fenster-Punkte Wirkungen auf Kopfschmerzen, Schwindel und Hitze, Rötung oder Schwellung des Gesichts oder der Augen	
Lu 3 *Tianfu*	Schwindel
Ma 9 *Renying*	Kopfschmerzen, Schwindel, rotes Gesicht
Dü 16 *Yianchuang*	Kopfschmerzen, Schwellung und Schmerzen der Wange, Hitzeempfindung der Gesichtshaut
Dü 17 *Tianrong*	Wangenschwellung
Bl 10 *Tianzhu*	Schwindel, Rötung der Augen
Pe 1 *Tianchi*	Kopfschmerz
3E 16 *Tianyou*	Schwindel, Kopfschmerz, Kopf-Wind, geschwollenes Gesicht
KG 22 *Tiantu*	Hitzeempfindung der Gesichtshaut, rotes Gesicht
LG 16 *Fengfu*	Kopfschmerz, Kopf-Wind, Schwindel, die hundert Erkrankungen des Kopfes

Himmel-Fenster-Punkte Wirkungen auf Struma, Skrofula und Halserkrankung	
Lu 3 *Tianfu*	Struma, Halsschwellung
Di 18 *Futu*	Struma, Skrofula, Schwellung und Schmerzen des Halses, Rasselgeräusche im Rachenraum, erschwertes Schlucken
Ma 9 *Renying*	Struma, Skrofula, Schwellung und Schmerzen des Halses, erschwertes Schlucken
Dü 16 *Yianchuang*	Struma, Halsschmerzen
Dü 17 *Tianrong*	Struma, Skrofula, schmerzhaftes Stauungssyndrom des Halses, Rachenobstruktion
Bl 10 *Tianzhu*	Halsschwellung
Pe 1 *Tianchi*	Skrofula am Hals
3E 16 *Tianyou*	Struma, schmerzhaftes Stauungssyndrom des Halses
KG 22 *Tiantu*	Struma, Halsulzerationen, die am Essen hindern, Halsschwellungen, Kälteempfindung im Hals, trockener Hals, schmerzhaftes Stauungssyndrom des Halses, Rasselgeräusche im Hals-Rachenraum, Schleimansammlung im Hals, Pflaumenstein-*Qi*
LG 16 *Fengfu*	Schwellung und Schmerzen des Halses

Plötzlicher Beginn

Die meisten dieser Punkte sind bei plötzlichem Beginn von Erkrankungen indiziert; dies spiegelt ihre Fähigkeit wider, plötzliches Chaos zu behandeln, das während Inversions-*Qi*-Erkrankungen auftritt.

Himmel-Fenster-Punkte Wirkungen auf plötzlich auftretende Erkrankungen	
Di 18 *Futu*	Plötzlicher Stimmverlust
Ma 9 *Renying*	Plötzliche tumultartige Erkrankung
Dü 16 *Yianchuang*	Plötzlicher Stimmverlust nach Wind-Apoplex, plötzlicher Stimmverlust
Bl 10 *Tianzhu*	Epilepsie, plötzliche Muskelkontraktionen
3E 16 *Tianyou*	Plötzliche Taubheit
KG 22 *Tiantu*	Plötzliche Atemnot
LG 16 *Fengfu*	Plötzliche Unfähigkeit zu sprechen, nach Wind-Apoplex

Psychoemotionale Erkrankungen

Es ist schwer, die Bedeutung der mentalen und emotionalen Störungen, die für einige dieser Punkte aufgeführt werden, festzulegen. Es besteht unter einigen Kommentatoren, und dies besonders im Westen, eine Tendenz, Punkten, die das Zeichen *tian* (Himmel) in ihrem Namen haben, wichtige psychoemotionale Wirkungen zuzuordnen. Jedoch haben viele der in dieser Weise benannten Punkte wenige oder keine psychoemotionale Indikationen, wohingegen die meisten sehr stark psychoemotional wirkenden Punkte in ihren Namen nicht das Zeichen *tian* aufweisen.

Himmel-Fenster-Punkte Wirkungen auf emotionale Störungen	
Lu 3 *Tianfu*	Somnolenz, Traurigkeit, Weinen, Desorientiertheit und Vergesslichkeit, Geistesabwesenheit, Schlaflosigkeit, Schwimmender-Leichnam-Geist-Reden, Traurigkeit, Weinen, Geist-Reden
Dü 16 *Yianchuang*	Manisches Geist-Reden, Manie-Depression
Bl 10 *Tianzhu*	Manie, unaufhörliches Reden, sieht Geister, Epilepsie, kindliche Epilepsie
3E 16 *Tianyou*	Konfuse Träume
LG 16 *Fengfu*	Manie, unaufhörliches Reden, verrücktes Gehen und Neigung zum Selbstmord, Traurigkeit und Furcht mit Schreck-Palpitationen

Erkrankungen der Sinnesorgane

Abschließend bedeutet die Fähigkeit dieser Punkte, den *Qi*- und Blutfluss zum Kopf zu regulieren, dass verschiedene von Ihnen für Erkrankungen der Sinnesorgane indiziert sind.

Himmel-Fenster-Punkte Wirkungen auf Erkrankungen der Sinnesorgane	
Lu 3 *Tianfu*	Nasenbluten, visuell bedingter Schwindel, Kurzsichtigkeit
Ma 9 *Renying*	Visuell bedingter Schwindel
Dü 16 *Yianchuang*	Taubheit, Tinnitus, Ohrschmerzen
Dü 17 *Tianrong*	Tinnitus und Taubheit
Bl 10 *Tianzhu*	Berstende Augenschmerzen, Augenrötung, verschwommenes Sehen, Tränenfluss, erschwertes Reden, Verlegung der Nase, Verlust des Geruchsvermögens
3E 16 *Tianyou*	Beeinträchtigte Hörfähigkeit, unklares Sehen, Augenschmerz mit Unfähigkeit zu Sehen, Unfähigkeit die Augen zu öffnen, Tränenfluss, Rhinitis mit Nasenbluten, Verlust des Geruchvermögens, verstopfte Nase
LG 16 *Fengfu*	Schlaffe Zunge mit Unfähigkeit zu Reden, visuell bedingter Schwindel, verschwommenes Sehen, Nasenbluten
KG 22 *Tiantu*	Unfähigkeit zu sprechen

DIE DREIZEHN GEISTERPUNKTE VON SUN SI-MIAO

Die dreizehn Geisterpunkte wurden in *Thousand Ducat Formulas* von dem großen Arzt des siebten Jahrhunderts *Sun Si-miao* zur Behandlung von manischen Erkrankungen und Epilepsie aufgeführt. Die dreizehn Geisterpunkte sind:

- *Guigong* (Geist-Palast), d. h. LG 26 *Renzhong*.
- *Guizhen* (Geist-Kissen), d. h. LG 16 *Fengfu*.
- *Guitang* (Geist-Halle), d. h. LG 23 *Shangxing*.
- *Guishi* (Geist-Markt), d. h. KG 24 *Chengjiang*.
- *Guixin* (Geist-Glauben), d. h. Lu 11 *Shaoshang*.
- *Guitui* (Geist-Bein), d. h. Di 11 *Quchi*.
- *Guichuang* (Bett des Geistes), d. h. Ma 6 *Jiache*.
- *Guilei* (Geist-Festung), d. h. Mi 1 *Yinbai*.
- *Guixin* (Geist-Herz), d. h. Pe 7 *Daling*.
- *Guicu* (Geist-Höhle), d. h. Pe 8 *Laogong*.
- *Guilu* (Geist-Weg), d. h. Bl 62 *Shenmai*.
- *Guifeng* (Geist-Siegel), d. h. *Haiquan* (Extrapunkt) unter der Zunge.
- *Guicang* (Geist-Laden), ebenso bekannt als *Yumentou* (Extrapunkt) bei Frauen und *Yinxiafeng* (Extrapunkt) bei Männern; diese beiden Punkte entsprechen mehr oder weniger KG 1 *Huiyin*.

Historisch gab es bezüglich dieser Punkte eine gewisse Vieldeutigkeit. Einige Autoritäten gingen davon aus, dass *Guixin* eher Lu 9 *Taiyuan* als Pe 7 *Daling* sei und *Guilu* eher Pe 5 *Jianshi* oder sogar Pe 8 *Laogong* anstatt Bl 62 *Shenmai*. *Gao Wu's* alternative Liste dieser Punkte in *Glorious Anthology of Acupuncture and Moxibustion* beinhaltete LG 24 *Shenting*, Ma 17 *Ruzhong*, Gb 34 *Yanglingquan* und Le 2 *Xingjian* und schloss Bl 62 *Shenmai*, LG 23 *Shangxing*, Di 11 *Quchi* und *Yumentou/Yinxiafeng* aus.

DIE NEUN NADELN ZUR WIEDERHERSTELLUNG DES YANG

Der *Song of the Nine Needles for Returning the Yang*, ein Kapitel aus *Glorious Anthology of Acupuncture and Moxibustion* führt neun Punkte zur Behandlung von *Yang*-Kollaps mit plötzlichem Bewusstseinsverlust, Abneigung gegen Kälte, entgegengesetztem Fluss durch Kälte in den Extremitäten, purpurfarbene Lippen etc. auf. Diese Punkte sind Di 4 *Hegu*, Ma 36 *Zusanli*, Mi 6 *Sanyinjiao*, Ni 1 *Yongquan*, Ni 3 *Taixi*, Pe 8 *Laogong*, Gb 30 *Huantiao*, LG 15 *Yamen* und KG 12 *Zhongwan*.

KREUZUNGSPUNKTE VON MEHR ALS EINER LEITBAHN

Im Verlauf des komplexen Netzwerkes der Leitbahnenverläufe kreuzen sich viele der Leitbahnen mit anderen Leitbahnen an spezifischen Punkten. Diese Punkte sind auf diese Weise in der Lage, mehr als eine Leitbahn zu beeinflussen und werden aufgrund dieser Tatsache in der klinischen Praxis häufig angewendet. Auf den folgenden Seiten können sie Tabellen der Kreuzungspunkte einsehen.

Fußnoten

1 *Spiritual Pivot* Kapitel 1.
2 *Spiritual Pivot* Kapitel 71.
3 Entsprechend *The Practical Application of Meridian Style Acupuncture*, von John E. Pirog, Pacific View Press.
4 *Classic of Difficulties* 68th Difficulty.
5 *Spiritual Pivot* Kapitel 44.
6 *Classic of Difficulties* (74th Difficulty) sagt, dass die *he*-Meerpunkte im Winter genadelt werden sollten.
7 *Classic of Difficulties* (74th Difficulty) sagt, dass im Frühjahr die *jing*-Brunnenpunkte genadelt werden sollten.
8 *Classic of Difficulties* (74th Difficulty) sagt, dass im Sommer die *ying*-Quellpunkte genadelt werden sollten.
9 *Classic of Difficulties* (74th Difficulty) sagt, dass im Spätsommer die *shu*-Bachpunkte genadelt werden sollten.
10 *Classic of Difficulties* (74th Difficulty) sagt, dass im Herbst die *jing*-Flusspunkte genadelt werden sollten.
11 *Spiritual Pivot* Kapitel 4.
12 *Spiritual Pivot* Kapitel 6.
13 *Spiritual Pivot* Kapitel 1.
14 *Classic of Difficulties* 64th Difficulty.
15 *Classic of Difficulties* 69th Difficulty.
16 *Classic of Difficulties* 66th Difficulty.
17 Die drei *Qi*, auf die sich in diesem Teil bezogen wird, werden von den meisten Autoritäten als das Nähr-*Qi*, das Abwehr-*Qi* und das Sammel-*Qi* angesehen.
18 *Classic of Difficulties* 66th Difficulty.
19 *Spiritual Pivot* Kapitel 1.
20 Zitiert in *Chinese Acupuncture and Moxibustion*, Foreign Languages Press, Beijing.
21 Dies scheint ein moderner Name zu sein, und es ist schwierig, für diese Methode der Punktkombination in älteren Quellen irgendeine Referenz zu finden.
22 *Spiritual Pivot* Kapitel 51.
23 *Classic of Difficulties* 67th Difficulty.
24 *Essential Questions* Kapitel 5.
25 *Classic of Difficulties* 67th Difficulty.
26 *Classic of Difficulties* 67th Difficulty.
27 *Classic of Difficulties* 45th Difficulty.
28 *Spiritual Pivot* Kapitel 33.
29 *Classic of Difficulties* 45th Difficulty.
30 *Classic of Difficulties* 29th Difficulty.
31 *Classic of Difficulties* 29th Difficulty.
32 *Spiritual Pivot* Kapitel 33.
33 Sie sind zum Beispiel in Felix Mann's *Treatment of Disease by Acupuncture* aufgeführt, allerdings werden keine weitergehenden Informationen gegeben.
34 *Spiritual Pivot* Kapitel 21.
35 *Yellow Emperor's Inner Classic*, *Tianjing* Scientific Publications, 1989, S. 195.
36 *Yellow Emperor's Inner Classic*, *Tianjing* Scientific Publications, 1989, S. 24
37 In *Spiritual Pivot* wurde *Tianrong* als ein Punkt der Gallenblasen-Leitbahn klassifiziert, während er in *Systematic Classic of Acupuncture and Moxibustion* der Dreifacher Erwärmer-Leitbahn zugeordnet wurde. Erst ab dem Klassiker des zehnten Jahrhunderts *Necessities of a Frontier Official* wurde *Tianrong* ausschließlich der Dünndarm-Leitbahn zugeordnet.

KREUZUNGSPUNKTE DER LEITBAHNEN

	Lunge	Dickdarm	Magen	Milz	Herz	Dünndarm	Blase	Niere	Perikard	Sanjiao	Gallenblase	Leber	Konzeptionsgefäß	Lenkergefäß	*Yang*-Verbindungsgefäß	*Yin*-Verbindungsgefäß	*Yang*-Fersengefäß	*Yin*-Fersengefäß	Durchdringungsgefäß	Gürtelgefäß
Lu 1	•			•																
Di 14		•				•	•								•					
Di 15		•															•			
Di 16		•															•			
Di 20		•	•																	
Ma 1			•										•				•			
Ma 3			•														•			
Ma 4		•	•										•				•			
Ma 7			•								•									
Ma 8			•								•				•					
Ma 9			•								•									
Ma 12		•	•			•				•	•									
Ma 30			•																•	
Mi 6				•				•				•						•		
Mi 12				•								•				•				
Mi 13				•								•				•				
Mi 15				•												•				
Mi 16				•												•				
Dü 10						•	•								•		•			
Dü 12		•				•				•	•									
Dü 18						•				•										
Dü 19						•				•	•									
Bl 1			•			•	•			•	•			•			•	•		
Bl 11						•	•			•	•			•						
Bl 12							•							•						
Bl 31							•				•									
Bl 32							•				•									
Bl 33							•				•									
Bl 34							•				•									
Bl 41						•	•													

	Lunge	Dickdarm	Magen	Milz	Herz	Dünndarm	Blase	Nieren	Perikard	Sanjiao	Gallenblase	Leber	Konzeptionsgefäß	Lenkergefäß	*Yang*-Verbindungsgefäß	*Yin*-Verbindungsgefäß	*Yang*-Fersengefäß	*Yin*-Fersengefäß	Durchdringungsgefäß	Gürtelgefäß
Bl 61							•										•			
Bl 63							•								•					
Ni 11								•											•	
Ni 12								•											•	
Ni 13								•											•	
Ni 14								•											•	
Ni 15								•											•	
Ni 16								•											•	
Ni 17								•											•	
Ni 18								•											•	
Ni 19								•											•	
Ni 20								•											•	
Ni 21								•											•	
Pe 1									•	•	•	•								
3E 13										•					•					
3E 15										•	•				•					
3E 17										•	•									
3E 20						•				•	•									
3E 22						•				•	•									
Gb 1						•				•	•									
Gb 3			•							•	•									
Gb 4			•							•	•									
Gb 5		•	•							•	•									
Gb 6		•	•							•	•									
Gb 7							•				•									
Gb 8							•				•									
Gb 9							•				•									
Gb 10							•				•									
Gb 11						•	•			•	•									
Gb 12							•				•									

	Lunge	Dickdarm	Magen	Milz	Herz	Dünndarm	Blase	Nieren	Perikard	Sanjiao	Gallenblase	Leber	Konzeptions-gefäß	Lenkergefäß	*Yang*-Verbin-dungsgefäß	*Yin*-Verbin-dungsgefäß	*Yang*-Fersengefäß	*Yin*-Fersengefäß	Durch-dringungsgefäß	Gürtelgefäß
Gb 13											•				•					
Gb 14		•	•							•	•				•					
Gb 15							•				•				•					
Gb 16											•				•					
Gb 17											•				•					
Gb 18											•				•					
Gb 19											•				•					
Gb 20										•	•				•		•			
Gb 21			•							•	•				•					
Gb 23							•				•									
Gb 24				•							•				•					
Gb 26											•									•
Gb 27											•									•
Gb 28											•									•
Gb 29											•						•			
Gb 30							•				•									
Le 13											•	•								
Le 14				•								•				•				
LG 1								•			•		•	•						
LG 13							•							•						
LG 14		•	•			•	•			•	•			•						
LG 15														•	•					
LG 16														•	•					
LG 17							•							•						
LG 20							•			•	•	•		•						
LG 24			•				•							•						
LG 26		•	•											•						
LG 28			•										•	•						
KG 1													•	•					•	
KG 2												•	•							

	Lunge	Dickdarm	Magen	Milz	Herz	Dünndarm	Blase	Nieren	Perikard	Sanjiao	Gallenblase	Leber	Konzeptionsgefäß	Lenkergefäß	*Yang*-Verbindungsgefäß	*Yin*-Verbindungsgefäß	*Yang*-Fersengefäß	*Yin*-Fersengefäß	Durchdringungsgefäß	Gürtelgefäß
KG 3				•				•				•	•							
KG 4				•				•				•	•							
KG 7								•					•						•	
KG 10				•									•							
KG 12			•			•				•			•							
KG 13			•			•							•							
KG 17				•		•		•		•			•							
KG 22													•			•				
KG 23													•			•				
KG 24		•	•										•	•						

METHODEN DER PUNKTAUSWAHL

AUSWAHL VON LOKALPUNKTEN

Lokalpunkte sind Punkte, die über, auf oder in direkter Nähe zu dem erkrankten Bereich liegen. Dies ist wahrscheinlich die nahe liegendste Punktauswahlmethode. Sie ist jedoch in der Akupunkturbehandlung von großer Bedeutung und sollte nicht, wie es gelegentlich geschieht, als einfach oder symptomatisch vernachlässigt werden. Die Untersuchung der klassischen Akupunkturpunkt-Kombinationen, die in diesem Buch zu finden sind, demonstrieren in der Tat, dass die Anwendung von Lokalpunkten immer ein fundamentales Prinzip der Akupunktur war.

Lokalpunkte werden vielfach zur Behandlung von Erkrankung der *zangfu*, der außerordentlichen *fu* und der Sinnesorgane verwendet. Folgende Beispiele:

- Ma 25 *Tianshu* oder KG 8 *Shenque* bei Diarrhö.
- KG 12 *Zhongwan* bei Übelkeit.
- KG 17 *Shanzhong* bei Beengung im Thorax.
- Ma 29 *Guilai* bei Erkrankungen des Uterus.
- Di 20 *Yingxiang* bei Erkrankungen der Nase.
- Bl 1 *Jingming* bei Erkrankungen der Augen.
- Dü 19 *Tinggong* bei Erkrankungen der Ohren.

Gleich häufig werden die Lokalpunkte – unabhängig davon ob es sich um Leitbahnenpunkte, außerordentliche Punkte oder *ahshi*[1]-Punkte handelt – in den meisten Fällen von Schmerzen genadelt; es sollte eine vorsichtige Palpation des betroffenen Areals und ebenso eine genaue Befragung erfolgen, um die betroffenen Leitbahnen oder Punkte zu bestimmen. Eine prinzipielle Ausnahme in der Anwendung von Lokalpunkten in Fällen von akuten Schmerzen oder Verrenkungen liegt dann vor, wenn der Behandler den Patienten auffordert, das betroffene Körperareal während der Nadelung zu bewegen; in diesem Fall ist eine lokale Nadelung offensichtlich nicht anwendbar, und es werden dann bevorzugt distale Punkte ausgewählt.

AUSWAHL VON BENACHBARTEN PUNKTEN

Nachbarpunkte sind Punkte, die in der Nähe des betroffenen Körperareals liegen.
Folgende Beispiele:

- Mi 10 *Xuehai*, Ma 34 *Liangqiu* und Mi 9 *Yinlingquan* bei Erkrankungen des Kniegelenks.
- Di 14 *Binao* bei Erkrankungen der Schulter.
- Gb 21 *Jianjing* oder Dü 11 *Tianzong* bei Erkrankungen der Mamma.
- Gb 14 *Yangbai* oder Gb 20 *Fengchi* bei Erkrankungen der Augen.
- 3E 5 *Waiguan* bei Erkrankungen des Handgelenks.

AUSWAHL VON DISTALEN PUNKTEN

Die Anwendung von distalen Punkten ist die am häufigsten angewendete Methode in der Akupunkturbehandlung. *Ode of Elucidate Mysteries* bezieht sich auf die „vier Ursprünge und drei Enden". Die vier Ursprünge sind die Hände und die Füße; die drei Enden sind Kopf, der Thorax und das Abdomen. Punkte auf den Extremitäten (die vier Ursprünge) besonders im Bereich zwischen den Ellenbogen und den Fingern sowie den Knien und den Zehen gehören deshalb zu den wichtigsten Punkten des Körpers und finden in der Behandlung des Kopfes, des Thorax, des Abdomen (der drei Enden) und zusätzlich des Rückens eine breite Anwendung. Tatsächlich gibt es keinen Punkt distal von Ellenbogen oder Knie, der keine Wirkung auf diese Bereiche hat. Die distal gelegenen Punkte sind von solcher Bedeutung, dass bezüglich der Theorie von Wurzel (*ben*) und Manifestation (*biao*) gesagt wird, dass die Wurzel das Untere und die Manifestation das Obere ist; d. h. bezüglich der Leitbahn sind die Hände und die Füße die Wurzel und der Kopf, die Schulter, der Rücken und der Thorax die Manifestation.

Das Hauptprinzip der Wahl von distalen Punkten besteht in der Wahl eines Punktes der betroffenen Leitbahn. Auf diese Weise werden zum Beispiel distale Punkte der *shaoyang*-Schicht (*sanjiao* und Gallenblase) bei temporalen Kopfschmerzen gewählt; distale Punkte der *yangming*-Schicht (Dickdarm und Magen) werden bei Gesichts- und Stirnschmerzen gewählt; distale Punkte der *taiyang*-Schicht (Blase und Dünndarm) werden bei okzipitalen Schmerzen und okzipitalen Kopfschmerzen gewählt, und Punkte der *jueyin*-Leber-Leitbahn werden bei Vertexkopfschmerzen gewählt. Die Auswahl der distalen Punkte erfordert gute Kenntnisse der Leitbahnen, nicht nur der Oberfläche und Tiefenverläufe der Hauptleitbahnen, sondern auch der Verläufe der Verbindungs- und Sonderleitbahnen sowie der tendinomuskulären Leitbahnen. Zum Beispiel wird Le 3 *Taichong* als distaler Punkt bei Vertexkopfschmerzen gewählt, da der innere Verlauf der Leber-Leitbahn zum Vertex aufsteigt, um sich mit LG 20 *Baihui* zu treffen. Verschiedene distale Punkte der Leber-Leitbahn, die um die Genitalien verläuft, können bei Genitalerkrankungen gewählt werden; es wird jedoch Le 5 *Ligou*, der *luo*-Passagepunkt, bevorzugt, da der Verlauf der Leber-Verbindungsleitbahn ebenso zu den Genitalien aufsteigt. Der Punkt Bl 57 *Chengshan* wird häufig bei Hämorrhoidenerkrankungen verwendet, da die Blasen-Sonderleitbahn zum Anus verläuft. Punkte der Magen-Leitbahn werden häufig zur Behandlung von Störungen des Geistes genommen, da die Magen-Sonderleitbahn sich mit dem Herzen verbindet und die Magen-Hauptleitbahn nach oben verläuft, um sich bei LG 24 *Shenting* und LG 26 *Renzhong* mit dem Lenkergefäß (*du Mai*) zu treffen, und deshalb das Gehirn beeinflusst.

In der Behandlung von Schmerzen und Erkrankungen sowohl der *zangfu* als auch der Leitbahnen ist es die allgemeine Praxis, die Anwendung von lokalen, benachbarten und distalen Punkten zu kombinieren. Folgende Beispiele:

- Gb 8 *Shuaigu*, Gb 20 *Fengchi* und Gb 43 *Xiaxi* bei temporalen Kopfschmerzen.
- Ma 18 *Rugen*, Le 14 *Qimen* und Gb 41 *Zulinqi* bei Erkrankungen der Brüste.
- KG 12 *Zhongwan*, KG 17 *Shanzhong* und Ma 26 *Wailing* bei Magenerkrankungen.
- Di 15 *Jianyu*, Di 14 *Binao* und Di 4 *Hegu* bei Erkrankungen der vorderen Schulteranteile.
- Dü 10 *Naoshu*, Dü 12 *Bingfeng* und Dü 3 *Houxi* bei Erkrankungen der hinteren Schulteranteile.

Es gibt zahlreiche Beispiele dieser Auswahlstrategie in den klassischen Kombinationen, die in diesem Buch angegeben werden.

AUSWAHL VON PROXIMALEN PUNKTEN

Bei Extremitätenerkrankungen gibt es definitionsgemäß keine distalen Punkte, in diesen Fällen können zum Beispiel manche proximalen Punkte gewählt werden:

- Lu 6 *Kongzui*, Dü 7 *Zhizheng*, Di 5 *Yangxi*, Di 15 *Jianyu* und 3E 5 *Waiguan* zur Behandlung von Erkrankungen der Finger und Hände.
- Bl 58 *Feiyang* behandelt Erkrankungen der Zehen.
- Ma 39 *Xiajuxu*, Bl 56 *Chengjin* und Bl 57 *Chengshan* behandeln Erkrankungen der Fersen, der Füße und der Fußsohlen.

AUSWAHL VON PUNKTEN IM UNTEREN KÖRPERBEREICH ZUR BEHANDLUNG DES OBEREN KÖRPERBEREICHS

Das Prinzip der Punktauswahl von Punkten des unteren Körperbereiches zur Behandlung von Erkrankungen des Oberkörperbereichs teilte einen üblichen Ansatz mit der Auswahlmethode der distalen Punkte und ist einer der Schlüsselaspekte der Punktauswahl. Die sechs *Yang*-Hauptleitbahnen beginnen oder enden jeweils im Gesicht, das *Qi* der sechs *Yin*-Hauptleitbahnen erreicht den Kopf über deren Sonderleitbahnen und die außerordentlichen Gefäße; mit Ausnahme des Gürtelgefäßes steigen alle zum Kopf auf.

Der menschliche Körper, der die Merkmale der Wärme, der Aktivität und der Umwandlung hat, ist von Natur aus *Yang* und leidet unter der Tendenz, dass sein *Qi* und *Yang* übermäßig aufsteigen. Das Prinzip des Absenkens von Fülle durch Auswahl von Punkten im unteren Körperbereich wird deshalb häufig angewendet. Dies spiegelt sich in folgender Aussage in *Yellow Emperor's Inner Classic*[2] wider: „Ist die Erkrankung oben, wähle [Punkte] von unten." Die Punkte der zwölf Hauptleitbahnen, die distal von Ellenbogen und Knien liegen, behandeln ausnahmslos Erkrankungen des Kopfes, des Thorax und des oberen Rückens, da der obere *jiao* „oben" liegt, während die distalen Punkte des Armes, der Arm- und Beinleitbahnen „unten" liegen. Einige distale Punkte der Armleitbahnen behandeln den mittleren *jiao* (zum Beispiel Pe 6 *Neiguan*). Dabei handelt es sich jedoch um Ausnahmen, und es werden im Allgemeinen eher Punkte gewählt, die distal dieser Regionen und distal des Knies liegen, um Erkrankungen des mittleren und unteren *jiao* zu behandeln (oberes und unteres Abdomen, Brustwirbel und Lendenwirbelsäule). Diese grundlegende Theorie hilft zur Erklärung einer der offensichtlichsten Widersprüche der Akupunkturpraxis; diese liegt darin, dass wenige Punkte der Dickdarm- und Dünndarm-Leitbahnen intestinale Erkrankungen behandeln. Da diese *fu* im unteren *jiao* liegen, liegen die wirksamsten Punkte zu ihrer Behandlung an den unteren Extremitäten, und dem Dickdarm und Dünndarm werden untere *he*-Meerpunkte zugeschrieben (Ma 37 *Shangjuxu* und Ma 39 *Xiajuxu*).

AUSWAHL VON PUNKTEN IM OBEREN KÖRPERBEREICH ZUR BEHANDLUNG DES UNTEREN KÖRPERBEREICHS

Das volle Zitat aus *Yellow Emperor's Inner Classic* von oben lautet weiter: „... ist die Erkrankung unten, wähle Punkte oben." Auch wenn es sich um ein wichtiges Prinzip der Punktauswahl handelt, so ist die Anwendung von Punkten im Oberkörperbereich zur Behandlung von Erkrankungen im unteren Bereich relativ seltener üblich als das Umgekehrte. Hierzu folgende Beispiele:

- Ma 4 *Dicang* bei Atrophieerkrankungen mit Unfähigkeit zu gehen und Beinschwellungen.
- Ma 9 *Renying* bei Erbrechen und Lumbalschmerzen.
- Gb 8 *Shuaigu* bei unaufhörlichem Erbrechen und Kälte im Magen.
- Gb 10 *Fubai* bei Schulter- und Armschmerzen, Unfähigkeit den Arm zu heben und Schlaffheit des Beines mit Unfähigkeit zu gehen.
- LG 16 *Fengfu* bei Taubheit der Beine.
- LG 20 *Baihui* bei Herzbeklemmung, Palpitationen, Rektumprolaps und Uterusprolaps.
- LG 26 *Renzhong* bei Steifheit, Verrenkung und Wirbelsäulenschmerzen.
- Gb 30 *Huantiao* oder Ma 31 *Biguan* bei Erkrankungen des gesamten Beines.

- Di 15 *Jianyu* bei Erkrankungen des gesamten Armes.

AUSWAHL VON PUNKTEN DER VORDERSEITE ZUR BEHANDLUNG DER KÖRPERRÜCKSEITE UND UMGEKEHRT

„*Yin*-Erkrankungen verlaufen durch die *Yang*-Region, und *Yang*-Erkrankungen verlaufen durch die *Yin*-Region. Die *mu*-Alarmpunkte sind in der *Yin*-Region gelegen, sie können zur Behandlung von *Yang*-Erkrankungen verwendet werden; die Rücken-*shu*-Punkte sind in der *Yang*-Region gelegen, sie können zur Behandlung von *Yin*-Erkrankungen verwendet werden." *Classic of Difficulties* [3]

„[Sammelt sich] das *Qi* im Thorax, [verwende Punkte auf beiden Seiten der] Mammae, um Erkrankungen vorzubeugen und den *shu*-Punkt auf dem Rücken [Bl 13 *Feishu*]; [sammelt sich] das *Qi* im Abdomen, [verwende] den *shu*-Punkt des Rückens um [Erkrankungen] vorzubeugen [Bl 20 *Pishu*]." *Spiritual Pivot* [4]

Zur Behandlung von Erkrankungen der Körpervorderseite werden häufig Punkte auf dem Rücken (vor allem Rücken-*shu*-Punkte) verwendet, zum Beispiel Bl 13 *Feishu*, Bl 14 *Jueyinshu*. Bl 15 *Xinshu* und Bl 17 *Geshu*, die Schmerzen und Oppressionsgefühl im Thorax behandeln; die Punkte Bl 18 *Ganshu*, Bl 19 *Danshu*, Bl 20 *Pishu* und Bl 21 *Weishu* behandeln abdominelle Erkrankungen etc.

In gleicher Weise können Punkte der Körpervorderseite zur Behandlung der Körperrückseite ausgewählt werden; hierfür folgende Beispiele:

- Lu 1 *Zhongfu*, Ma 13 *Qihu*, Ma 19 *Burong* und Ni 18 *Shiguan* behandeln Schmerzen der Brust- oder Halswirbelsäule.
- Ma 26 *Wailing*, Ma 30 *Qichong*, Ni 13 *Qixue*, Ni 14 *Siman*, Le 13 *Zhangmen*, KG 4 *Guanyuan*, KG 7 *Yinjiao* und KG 9 *Shuifen* behandeln Erkrankungen der Lendenwirbelsäule.

Aus diesem Grund betont eine Methode der Punktauswahl die Kombination der Punkte der Körpervorderseite und der Körperrückseite, oft der *mu*-Alarmpunkte und der Rücken-*shu*-Punkte, zum Beispiel KG 14 *Juque* und Bl 15 *Xinshu* bei Erkrankungen des Herzens, Ma 25 *Tianshu* und Bl 25 *Dachangshu* bei Erkrankungen des *fu* Dickdarms etc.

AUSWAHL VON PUNKTEN IM ZENTRUM ZUR BEHANDLUNG DER EXTREMITÄTEN

Die Auswahl von Punkten im Zentrum zur Behandlung der Extremitäten ist relativ unüblich im Vergleich zur umgekehrten Vorgehensweise. Jedoch können eine Zahl von Punkten in dieser Weise verwendet werden; hierfür Beispiele:

- Ma 18 *Rugen* bei Schwellung und Schmerzen des Armes.
- Ma 27 *Daju* bei Verlust des Gebrauchs der vier Extremitäten und Hemiplegie.
- Mi 15 *Daheng* bei Unfähigkeit, die vier Extremitäten zu heben und zu bewegen.
- Le 13 *Zhangmen* bei Unfähigkeit, den Arm zu heben.
- LG 3 *Yaoyangguan* bei Unfähigkeit, das Knie zu beugen und zu strecken, Schmerzen der äußeren Knieanteile und Unfähigkeit zu gehen.
- LG 4 *Mingmen* für schmerzhaftes Kälte-Stauungssyndrom der Hände und Füße.
- KG 3 *Zhongji* bei Erschöpfung der vier Extremitäten.
- KG 4 *Guanyuan* bei Tremor der Hände.

AUSWAHL VON PUNKTEN EINER LEITBAHN ZUR BEHANDLUNG DER MIT IHR INNEN-AUSSEN-GEKOPPELTEN LEITBAHN

Folgende Beispiele für diese Methode, die in Beziehung zu den *luo*-Passagepunkten beobachtet wird:

- Man wählt Di 4 *Hegu*, um die Lungenfunktion der Verteilung des Abwärts-*Qi* zu unterstützen.
- Man wählt Di 6 *Pianli*, um die Lungenfunktion der Regulierung der Flüssigkeitswege zu fördern, wenn diese durch äußeren Wind beeinträchtigt ist.
- Man wählt Ma 40 *Fenglong*, um Schleim in Folge einer Milz-Störung aufzulösen.
- Man wählt Dü 7 *Zhizheng*, um bei einer Herz-Disharmonie den Geist zu regulieren und zu dämpfen.

AUSWAHL VON PUNKTEN EINER LEITBAHN DER SECHS SCHICHTEN ZUR BEHANDLUNG DER GEKOPPELTEN LEITBAHN DER SCHICHT

Folgende Beispiele:

- Man wählt 3E 6 *Zhigou* auf der Hand-*shaoyang*-Dreifacher Erwärmer-Leitbahn, um Schmerzen des Hypochondriums in Folge einer Disharmonie der Fuß-*shaoyang* Gallenblasen-Leitbahn zu behandeln.
- Man wählt Pe 6 *Neiguan* auf der Hand-*jueyin*-Perikard-Leitbahn, um *Qi*-Stagnation in der Fuß-*jueyin*-Leber-Leitbahn im Thorax und Hypochondrium zu lösen.

AUSWAHL VON PUNKTEN ENTSPRECHEND DER LEITBAHNEN-VERBINDUNGEN

Hierfür folgende Beispiele:

- Man wählt Lu 1 *Zhongfu*, um die Magenfunktion zu regulieren und Übelkeit und Erbrechen zu behandeln, da die Lungen-Hauptleitbahn ihren Ursprung im mittleren *jiao* hat.
- Man wählt die Punkte der Magen- oder Blasenleitbahnen, um den Geist zu regulieren, da ihre beiden Sonderleitbahnen durch das Herz verlaufen.

- Man wählt Ma 8 *Touwei*, um Kopfschmerzen der Stirn, des Vertex oder des Okziputs zu behandeln, da er ein Kreuzungspunkt der Magen-Leitbahn mit der Gallenblasen-Leitbahn und dem *Yang*-Verbindungsgefäß ist (das selbst alle *Yang*-Leitbahnen des Körpers verbindet einschließlich des Lenkergefäßes und der Blasen-Leitbahn, die gemeinsam den Vertexbereich kontrollieren).
- Man wählt Mi 6 *Sanyinjiao*, die Kreuzung von Milz-, Leber-, Nieren-Leitbahnen, um die meisten Erkrankungen des unteren Abdomen zu behandeln, da alle diese Leitbahnen durch diesen Bereich verlaufen.
- Man wählt LG 14 *Dazhui*, den Kreuzungspunkt des Lenkergefäßes mit allen *Yang*-Hauptleitbahnen, um pathogene Faktoren aus der Oberfläche (*Yang*) zu beseitigen.

ÜBERKREUZNADELUNG

Allgemein gesagt werden Punkte unilateral von der betroffenen Körperseite gewählt oder ebenso bilateral genadelt. Da die Leitbahnen jedoch beidseitig verlaufen ist es nicht unüblich, Punkte einer Körperseite zur Behandlung von Erkrankungen der gegenüberliegenden Körperseite zu wählen.

Dieses Prinzip der kontralateralen Nadelung wird in *Spiritual Pivot* diskutiert, in dem es heißt: „Kontralaterales Stechen, das bedeutet, dass bei einer Erkrankung links die rechte Seite behandelt wird und bei einer Erkrankung rechts die linke Seite behandelt wird.“ [5] In *Treatise on Contralateral Insertion* in *Essential Questions* heißt es: „Dringen Übel in die Leitbahn ein, und die linke Seite ist in Fülle, tritt die Erkrankung auf der rechten Seite auf und umgekehrt ... bei diesen Zuständen sollte die kontralaterale Nadelung verwendet werden.“ [6]

Unter den klassischen Beispielen dieser Nadelmethode wird in *Great Compendium of Acupuncture and Moxibustion* die Nadelung von Ma 4 *Dicang* linksseitig bei Erkrankungen der rechten Gesichtsseite empfohlen und umgekehrt, ebenso wie die Nadelung von Le 1 *Dadun* links bei rechtsseitiger *shan*-Erkrankung und umgekehrt. *Methods of Acupuncture and Moxibustion from the Golden Mirror of Medicine* von *Wu Qian* verdeutlicht, dass man Moxa auf Bl 7 *Tongtian* rechtsseitig verwenden sollte, wenn Erkrankungen der Nasenhöhle vorliegen und ebenso umgekehrt.

In der modernen klinischen Praxis wird eine chronische Hemiplegie (von über drei bis sechs Monaten Dauer) oft durch anfängliche Sedierung von Punkten auf der gesunden Seite und dann Tonisierung von Punkten auf der betroffenen Seite behandelt. Die kontralaterale Nadelung wird üblicherweise auch dann verwendet, wenn entweder die betroffene Seite zu schmerzhaft für eine Behandlung ist oder wenn es beabsichtigt ist, nach der Nadelung den Patienten zu bitten, das schmerzhafte Körpergebiet zu bewegen.
Zum Beispiel bei Fällen von Tennisellenbogen könnte die gesunde Seite genadelt werden, während der Patient mit dem erkrankten Ellenbogen übt.

Eine andere Form der Überkreuznadelung, die vor allem bei akuten schmerzhaften Erkrankungen, besonders Verrenkungen, betont angewandt wird, wählt Punkte des Knöchels, um das entgegengesetzte Handgelenk (und umgekehrt) zu behandeln oder Punkte des Knies, um den entgegengesetzten Ellenbogen (und umgekehrt) zu behandeln und Punkte der Hüfte, um die entgegengesetzte Schulter zu behandeln (und umgekehrt). In diesem Fall bezieht man sich auf die sechs Beziehungen im Rahmen des sechs Schichten-Modells; zum Beispiel würde Gb 40 *Qiuxu* rechts, ein Punkt der Fuß-*shaoyang*-Leitbahn am Fußgelenk, gewählt werden, um Schmerzen oder eine Verstauchung des Handgelenks im Bereich von 3E 4 *Yangchi* links zu behandeln, der ein Punkt auf der Hand-*shaoyang*-Leitbahn ist. Unter den klassischen Anwendungen dieser Punktauswahlmethode wurde Lu 5 *Chize* am Ellenbogen traditioneller Weise bei Kranich's Knie-Wind (Schwellung und Schmerzen des Knies mit Atrophie oberhalb und unterhalb des Kniegelenks) angewandt.

Schließlich ist anzumerken, dass einige Leitbahnen den Körper kreuzen. Beispiele sind die Dickdarm-Hauptleitbahn, die bei LG 26 *Renzhong* auf die gegenüberliegende Gesichtsseite kreuzt, und die tendino-muskuläre Leitbahn des Dickdarms, die über die Kopfspitze kreuzt, um sich mit der Mandibula der gegenüberliegenden Seite zu verbinden. Aus diesem Grund bevorzugen einige Behandler Di 4 *Hegu* rechts für Erkrankungen der linken Gesichtsseite (und umgekehrt).

AUSWAHL VON EMPIRISCHEN PUNKTEN

Die klassische moderne Anwendung von Akupunkturpunkten kann häufig durch Bezugnahme auf die Leitbahnenverläufe und die Punktkategorie erklärt werden (zum Beispiel *jing*-Brunnenpunkt, *shu*-Bachpunkt, *xi*-Grenzpunkt, *hui*-Kreuzungspunkt etc.). Häufig ist jedoch die Auswahl von distalen Punkten durch ihre historisch etablierte empirische Wirkung bestimmt. Beispiele für empirische Anwendung von Akupunkturpunkten schließen ein:

- 3E 13 *Naohui*, Lu 3 *Tianfu* und Di 14 *Binao* werden alle in der Behandlung von Struma und Skrofula verwendet. Außer dass diese drei Leitbahnen zum Hals oder zur Hals-Rachenregion aufsteigen, gibt es keine einfache Erklärung, warum diese Punkte auf dem Oberarm eher als die weitaus kräftigeren und distalen *shu*-Punkte diese Wirkung haben sollten.

- Ma 38 *Tiaokou* ist ein wichtiger distaler Punkt zur Behandlung von Schulterschmerzen, obwohl die Magen-Leitbahn nicht durch die Schulterregion verläuft.
- LG 10 *Lingtai* ist ein empirischer Punkt zur Behandlung von Karbunkeln und Furunkeln und nelkenförmigen Hautläsionen, obwohl es keine offensichtliche theoretische Erklärung gibt, warum dies so sein sollte.
- Lu 7 *Lieque* wurde traditionellerweise zur Behandlung von Kopfschmerzen hervorgehoben, obwohl die Lungen-Leitbahn nicht höher als bis zum Hals aufsteigt.
- Dü 4 *Wangu* ist traditionellerweise bei Ikterus indiziert, obwohl es keine offensichtliche theoretische Erklärung dafür gibt, warum dies so sein sollte.
- Gb 36 *Waiqiu* wurde in *Illustrated Classic of Acupuncture Points on the Bronze Man* bei Tollwut empfohlen.

KETTEN- UND SCHLOSSPUNKT-ASSOZIATIONSMETHODE

Die Ketten- und Schlosspunkt-Assoziationsmethode bezieht sich auf die Auswahl von Punkten der Schulter, des Ellenbogens und der Hand oder des Handgelenks zur Behandlung von Erkrankungen der oberen Extremität sowie von Punkten der Hüfte, des Knies, des Knöchels zur Behandlung von Erkrankungen der unteren Extremität. Diese Methode wird häufig zur Behandlung von Atrophieerkrankungen und Hemiplegie verwendet, wenn hauptsächlich Punkte der *yangming*-Leitbahnen ausgewählt werden. Üblicherweise wird deshalb Di 15 *Jianyu*, Di 11 *Quchi* und Di 4 *Hegu* zur Behandlung der oberen Extremität kombiniert und Ma 31 *Biguan*, Ma 36 *Zusanli* und Ma 41 *Jiexi* zur Behandlung der unteren Extremität. Diese Methode ist jedoch nicht nur auf die *yangming*-Leitbahnen begrenzt, und ein ähnlicher Ansatz würde Dü 10 *Naoshu*, Dü 8 *Xiaohai* und Dü 3 *Houxi* bei Schmerzen in den hinteren Schulteranteilen oder Bl 36 *Chengfu*, Bl 40 *Weizhong* und Bl 60 *Kunlun* bei Schmerzen des Gesäßes und der hinteren Beinanteile kombinieren.

ALTERNIERENDE PUNKTE

Wenn sehr häufig akupunktiert wird, zum Beispiel in der Behandlung von Hemiplegie nach Wind-Apoplex oder für jede chronische und therapieresistente Erkrankung, so ist es übliche Praxis, alternierende Punkte oder Punktkombinationen zu verwenden, um eine Überstimulation oder Schädigung der Punkte zu vermeiden. So können Di 15 *Jianyu*, Di 11 *Quchi* und Di 4 *Hegu* durch 3E 14 *Jianliao*, Di 10 *Shousanli* und 3E 4 *Yangchi* bei der Behandlung der Atrophieerkrankung des Armes ersetzt; oder es können Ma 31 *Biguan*, Ma 36 *Zusanli* und Ma 41 *Jiexi* durch Gb 30 *Huantiao*, Gb 34 *Yanglingquan* und Gb 40 *Qiuxu* bei einer Atrophieerkrankung des Beines ersetzt werden. In gleicher Weise können geeignete Punkte in zwei alternierende Punktkombinationen, eine an der Körpervorderseite und eine an der Körperrückseite unterteilt werden; zum Beispiel können in Fällen mit epigastrischen Schmerzen durch Eindringen des Leber-*Qi* in den Magen KG 12 *Zhongwan*, Ma 36 *Zusanli* und Le 14 *Qimen* sowie Le 3 *Taichong* abwechselnd mit Bl 21 *Weishu*, Bl 18 *Ganshu*, Gb 34 *Yanglingquan* und Pe 6 *Neiguan* genadelt werden.

PUNKTKOMBINATIONEN

In diesem Buch wurde den Punktkombinationen aus klassischen Texten ein großer Raum gegeben. Einige dieser Kombinationen erscheinen relativ modern, dies bedeutet in anderen Worten, dass sie heutzutage in der klinischen Praxis häufig angewandt werden. Die Anwendung anderer Kombinationen mögen aus der gegenwärtigen Sicht obskur und ungewöhnlich erscheinen.

In der chinesischen Heilpflanzentherapie weiß man sicher, dass Heilpflanzen in Kombination synergistisch wirken; dies bedeutet mit anderen Worten, dass sich der Gesamteffekt ihrer Kombination von der Summe der Wirkungen und Indikationen der Einzelbestandteile erheblich unterscheidet. In der Geschichte der Akupunktur wird deutlich, dass diesbezüglich eine in gewisser Weise ähnliche Ansicht bestand. Die Mehrzahl der Akupunkturärzte, im Verlauf der Geschichte Chinas, waren umherreisende Rezepturärzte[7], die Akupunkturrezepturen verwendeten, die in der Familientradition weitergegeben wurden. Die Ärzte begannen dazu, sich auf die Behandlung spezifischer Beschwerden zu spezialisieren und die großen Akupunkturklassiker (zum Beispiel *Great Compendium of Acupuncture and Moxibustion*) waren teilweise eine Zusammenstellung dieser Akupunkturkombinationen, die in ganz China gesammelt wurden. Viele dieser Kombinationen erschienen in frühen klassischen Zusammenfassungen und werden in späteren klassischen Quellen wiederholt gefunden. Einige sind noch heute sehr berühmt, zum Beispiel „Wenig Schwitzen: tonisiere Di 4 *Hegu*, sediere Ni 7 *Fuliu*; viel Schwitzen: sediere zuerst Di 4 *Hegu*, dann tonisiere Ni 7 *Fuliu* ."[8] Viele andere sind vergessen worden. Einige klassische Punktkombinationen erscheinen sehr ausgewogen und mischen lokale und distale Punkte der oberen und unteren Körperanteile, zum Beispiel „Kopf-Wind und Schwindel: Ma 40 *Fenglong*, Di 4 *Hegu*, Ma 41 *Jiexi* und Gb 20 *Fengchi*."[9] Andere scheinen sehr unausgewogen, zum Beispiel „Erbrechen mit Völlegefühl in der Brust: Ni 25 *Shencang*, Ni 27 *Shufu*, Ni 24 *Lingxu* und KG 14 *Juque*"[10].

Immer wenn ein Behandler eine Anzahl von Punkten zur Behandlung eines Patienten verwendet, verwendet er natürlich per definitionem eine Akupunkturpunktrezeptur, unabhängig davon, ob es sich um eine klassische Rezeptur, eine moderne Rezeptur, wie sie in gegenwärtigen Akupunkturlehrbüchern für die Behandlung von Erkrankungen zu finden sind, oder eine Rezeptur seiner eigenen Wahl handelt. Viele Faktoren gehen in die Erstellung einer solchen Rezeptur ein. Einige Faktoren beinhalten:

- Kombination von Punkten der oberen und unteren Körperanteile.
- Kombination von Punkten der linken und rechten Körperseiten.
- Kombination von Punkten der Vorder- und Rückseite des Körpers.
- Kombination von Punkten zur Behandlung der Wurzel der Erkrankung und von Punkten zur Behandlung der Manifestation.
- Kombination von Punkten der *Yin*-Leitbahnen und Punkten der *Yang*-Leitbahnen.
- Kombination von Punkten der einen Leitbahn mit Punkten auf der mit ihr innen-außen-gekoppelten Leitbahn.
- Kombination von Punkten der einen Leitbahn mit Punkten der gekoppelten Leitbahn entsprechend des Sechs-Schichten-Modells.

In der klinischen Praxis, bei der Behandlung lange bestehender Erkrankungen, kann ein Patient berichten, dass eine Akupunkturpunktzusammenstellung, zum Beispiel mit bevorzugter Punktwahl im Bereich der Körpervorderseite, besser zu wirken scheint als die Punkte der Rückseite (oder umgekehrt). Manchmal kann eine leichte Veränderung der Punktzusammenstellung zu einer signifikanten Veränderung oder Verbesserung führen. Es bestehen keine festgelegten und fixierten Regeln für die Erstellung einer Akupunkturpunktrezeptur.

Es ist die Intention dieses Buches, den Behandler mit einer maximalen Menge an Information über diese Punkte zu versorgen; dies geschieht in der Absicht, die Auswahl der möglichst besten Akupunkturpunktrezeptur zu erreichen und um den klassischen Rezepturen Aufmerksamkeit und Respekt zu zollen, die über beträchtliche Zeiträume der Erprobung standhielten.

ANMERKUNGEN

1 *Ahshi*-Punkte: Punkte lokaler Empfindlichkeit, zu finden durch Palpation; es kann sich, muss sich aber nicht um reguläre Akupunkturpunkte handeln. Sie werden entsprechend dem Konzept genadelt, dass dort, wo Schmerz ist, Akupunkturpunkte sind.

2 *Spiritual Pivot* Kapitel 9 und *Essential Questions* Kapitel 70.

3 *Classic of Difficulties* 67th Difficulty.

4 *Spiritual Pivot* Kapitel 52.

5 *Spiritual Pivot* Kapitel 7.

6 *Essential Questions* Kapitel 63.

7 Entsprechend Bob Flaws in „Gedanken über Akupunktur, Innere Medizin und TCM im Westen", *The Journal of Chinese Medicine*, Nummer 38, Januar 1992.

8 *Great Compendium of Acupuncture and Moxibustion.*

9 *Great Compendium of Acupuncture and Moxibustion.*

10 *Thousand Ducat Formulas.*

PUNKTLOKALISATION UND NADELUNG

DIE CUN-MASSE

Der menschliche Körper wurde traditionellerweise mittels Verwendung von Proportionalmaßen, die man als *cun* bezeichnet, vermessen. Das *cun*-Messsystem ist zur genauen Lokalisation der Akupunkturpunkte unersetzlich. Da es sich um ein System proportionaler Maße handelt, ist es in gleicher Weise bei Erwachsenen, Kindern sowie dünnen und dicken Personen anwendbar.

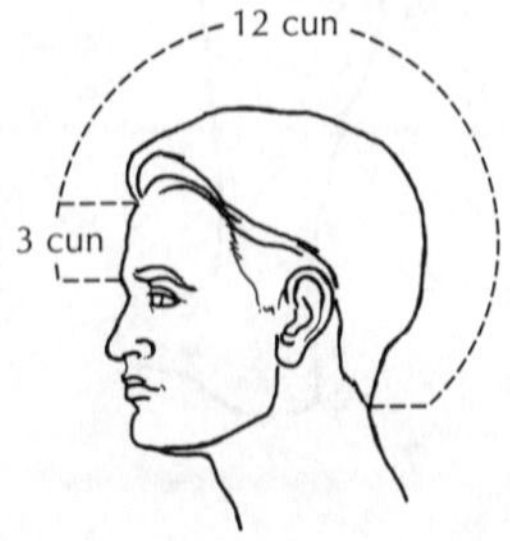

- Der Abstand zwischen der vorderen und hinteren Haarlinie ist 12 *cun*.
- Der Abstand zwischen Glabella und der vorderen Haarlinie beträgt 3 *cun*.

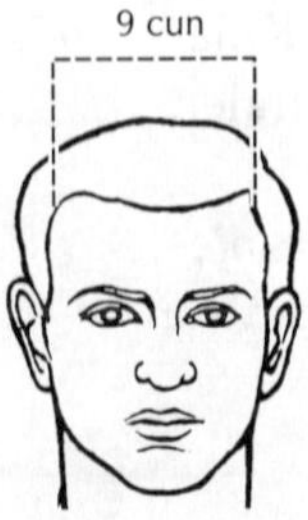

- Der Abstand zwischen beiden Haarwinkeln beträgt 9 *cun*.

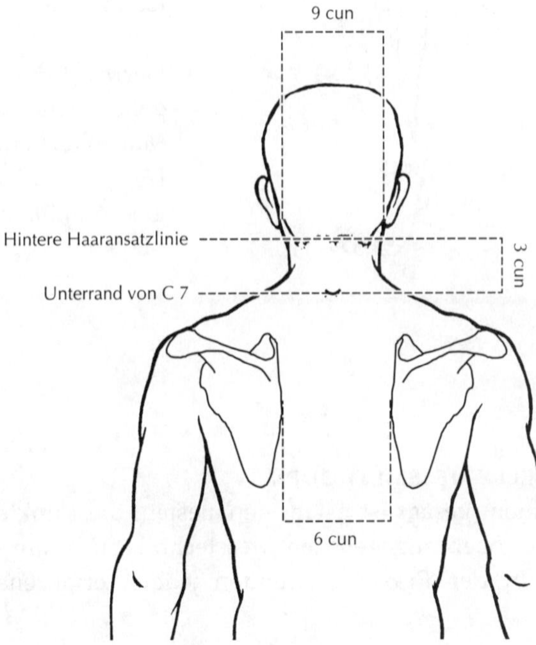

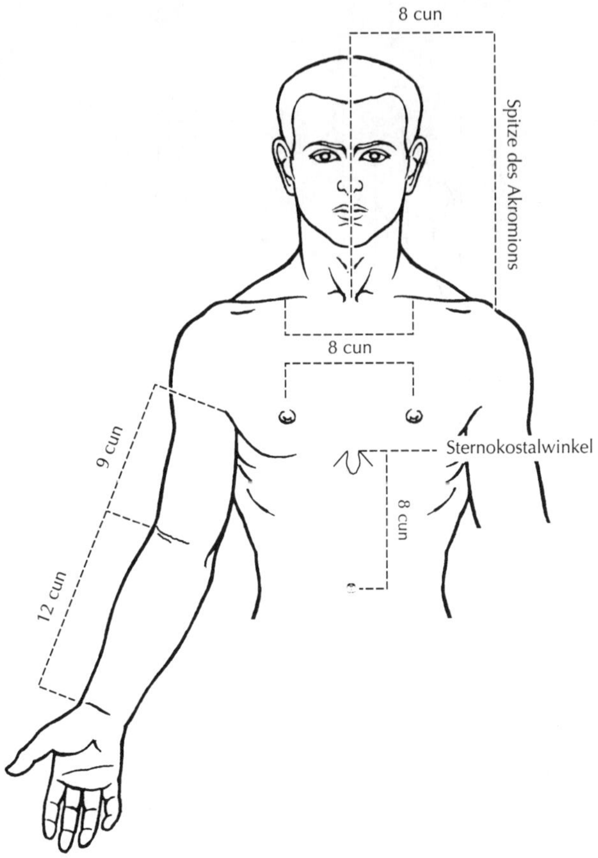

- Der Abstand zwischen den Processus mastoidei beträgt 9 *cun*.
- Der Abstand zwischen der hinteren Haaransatzlinie und dem Unterrand des Processus spinosus von C 7 beträgt 3 *cun*.
- Der Abstand zwischen der medialen Begrenzung der Schulterblätter beträgt 6 *cun*.

- Der Abstand zwischen den beiden Brustwarzen beträgt 8 *cun*.
- Der Abstand zwischen der Mitte der Klavikel beträgt 8 *cun*.
- Der Abstand zwischen der Akromionspitze und der Körpermittellinie beträgt 8 *cun*.
- Der Abstand zwischen vorderer Axillarfalte und Ellenbeugenfalte beträgt 9 *cun*.
- Der Abstand zwischen Ellenbogenfalte und Handgelenksfalte beträgt 12 *cun*.
- Der Abstand zwischen dem Sternokostalwinkel und dem Nabel beträgt 8 *cun*.

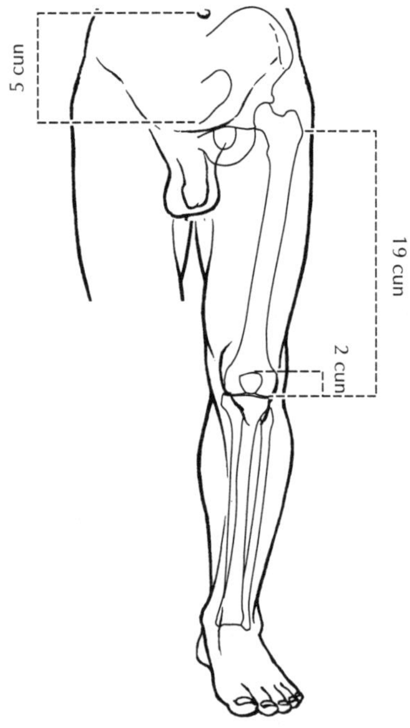

- Der Abstand zwischen Nabel und Symphyse beträgt 5 *cun*.
- Der Abstand zwischen der lateralen Erhebung des großen Trochanter (ungefähr auf Höhe der Untergrenze der Symphyse) und der Kniekehle beträgt 19 *cun*.
- Die Patellahöhe beträgt 2 *cun*.

- Der Abstand zwischen der Glutäalfalte und dem Knie beträgt 14 *cun*.
- Der Abstand zwischen der Kniegelenksfalte und dem lateralen Malleolus beträgt 16 *cun*.
- Der Abstand zwischen der Kniegelenksfalte und dem medialen Malleolus beträgt 15 *cun*.

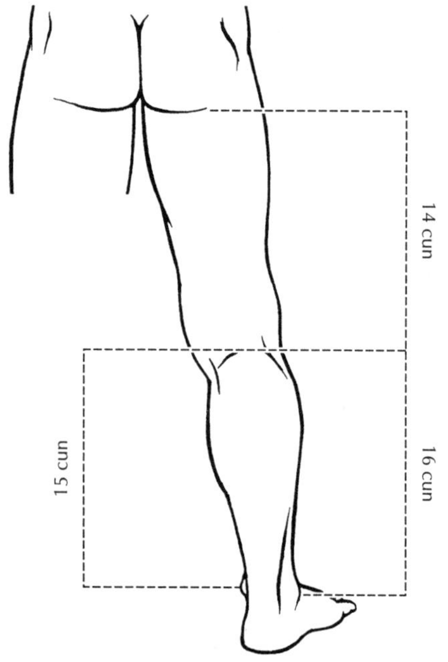

SCHNELLE MESSMETHODEN

Allgemein gesagt ist es am genauesten, die Punkte mit der oben angegebenen Messtechnik zu bestimmen. In der Praxis verwenden jedoch erfahrene Anwender oft die folgenden Handmaße. Es ist bedeutend, daran zu erinnern, dass die Größen der Hand des zu Behandelnden und nicht die des Behandlers verwendet werden sollten.

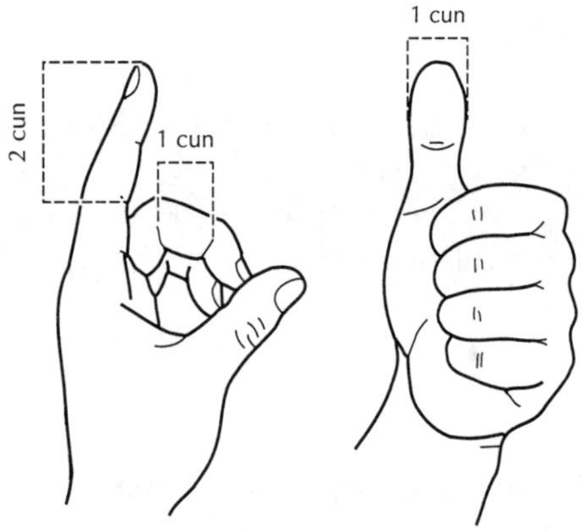

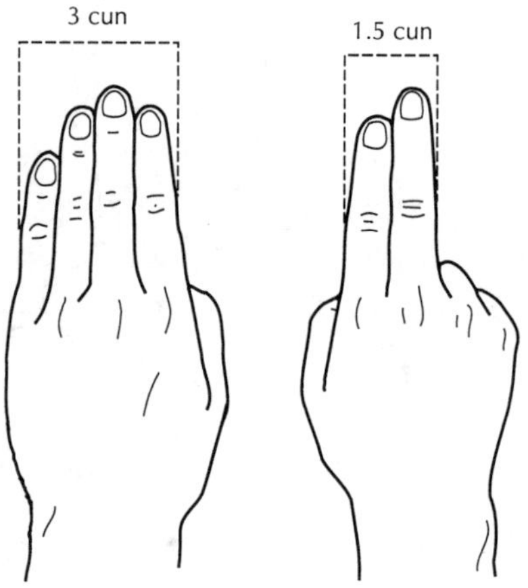

- Der Abstand zwischen den Enden der Falten der Interphalangealgelenke des Mittelfingers an ihrem weitesten Punkt beträgt 1 *cun*.
- Der Abstand zwischen den proximalen Interphalangealgelenken und der Spitze des Zeigefingers beträgt 2 *cun*.
- Die Breite des Interphalangealgelenks des Daumens beträgt 1 *cun*.
- Die Breite von vier zusammengehaltenen Fingern auf der Höhe der dorsalen Hautfalte des proximalen Interphalangealgelenks des Mittelfingers beträgt 3 *cun*.
- Die Breite der eng geschlossenen Zeige- und Mittelfinger auf der Höhe der dorsalen Hautfalte des proximalen Interphalangealgelenks des Mittelfingers beträgt 1. 5 *cun*.

NADELUNG

In diesem Buch werden folgende Nadelungsrichtungen verwendet:

- Senkrecht: beschreibt einen 90° Winkel zur Hautoberfläche.
- Schräg: beschreibt einen 45° Winkel zur Hautoberfläche.
- Senkrecht-schräg: beschreibt einen ungefähren Winkel von 70° zur Hautoberfläche.
- Transversal: dies beschreibt einen parallelen Einstich zur Hautoberfläche durch das subkutane Gewebe, nachdem die Hautschicht durchstochen wurde.
- Transversal-schräg: dies beschreibt einen ungefähren Winkel von 20° zur Hautoberfläche.

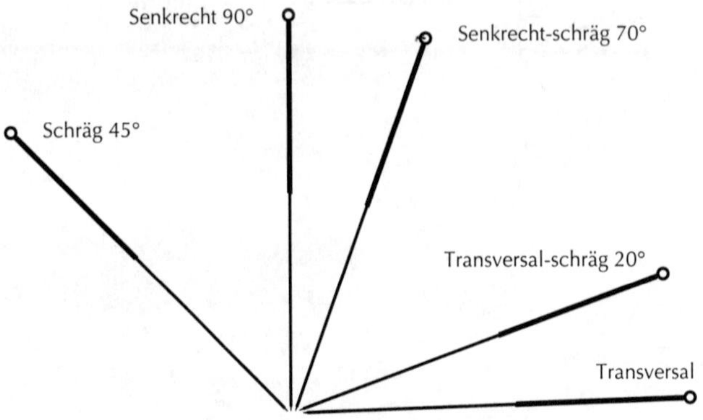

Es ist wichtig anzumerken, dass die Stichrichtungen immer relativ zur Hautoberfläche und nicht zur absoluten Horizontalen zu sehen sind. Wird zum Beispiel ein Punkt wie Gb 41 *Zulinqi* genadelt, wird die Nadel senkrecht zur Hautoberfläche eingestochen, während sie in einem 70° Winkel zur Fläche der Fußsohle steht.

TIEFE DER NADELUNG

Das Vermeiden von Schäden ist ein fundamentales Prinzip der Akupunktur in der Praxis. Eine übermäßig tiefe Nadelung oder eine Nadelung in Hauptgefäße oder innere Organe kann zur erheblichen Verletzung des Patienten führen. Es sollte jede mögliche Vorsichtsmaßnahme ergriffen werden, um solchen Vorkommnissen vorzubeugen. Es gibt während der Ausbildung zum Akupunkteur keinen Ersatz für die klinische Praxis unter Aufsicht eines Experten. Eine erhöhte Sicherheit und Vertrauen kommt mit kompetenter Ausbildung. Im Zweifel bleibe man immer auf der vorsichtigen Seite. In diesem Buch wurde möglichste Wachsamkeit darauf gelegt, die Tiefe der Nadelung und gefährliche Punkte zu erwähnen, um das Risiko zu minimieren. Gleichzeitig haben wir, ohne zu zögern, auch erwähnt, wenn eine tiefe Nadelung sicher ist, da sich diesbezüglich signifikante Unterschiede in den klinischen Ergebnissen zeigen.

Folgende wichtige Vorsichtsmaßnahmen sollten im Gedächtnis behalten werden:

Vermeidung eines Pneumothorax

Eine senkrechte oder tiefe schräge Nadelung sollte im Bereich über der Thoraxhöhle nicht verwendet werden, weder im Brustbereich und Rückenbereich noch in der Supraklavikularregion. Dies deshalb, um das Risiko eines Pneumothorax zu vermeiden. An die Möglichkeit eines Pneumothorax sollte man denken, wenn folgende Symptome auftreten: Thoraxschmerzen, thorakales Beengungsgefühl, Husten oder Kurzatmigkeit. Ein ausgeprägter Pneumothorax kann sich auch in Tachykardie, Blutdruckabfall, extremem Schwitzen oder beeinträchtigtem Bewusstsein äußern. Der Pneumothorax stellt einen medizinischen Notfall dar, und in jedem Fall, in dem ein Pneumothorax vermutet wird, sollten umgehend ärztliche Experten zur Unterstützung herangezogen werden. Es ist wichtig anzumerken, dass die klinische Symptomatik eines Pneumothorax verzögert auftreten kann, und es sollten die selben Maßnahmen ergriffen werden, falls ein Patient die oben angegebenen Symptome innerhalb von wenigen Stunden nach der Akupunktur entwickelt.

Nadelung des Abdomen

Auch wenn es in der chinesischen Praxis als unproblematisch betrachtet wird, in die Peritonealhöhle zu nadeln, so wird jedoch in diesem Buch der Ansatz verfolgt, eine Penetration der Peritonealhöhle zu vermeiden. Die Nadelungstiefe der Punkte im Bereich des Abdomen wurde entsprechend dieser Berücksichtigung empfohlen. Jedoch müssen die Behandler sorgsam vorgehen, wenn sie dünne oder abgemagerte Patienten oder Kinder nadeln.

Nadelung in der Nähe von Hauptorganen

Liegen Akupunkturpunkte über oder nahe bei Hauptorganen, so ist dies im Begleittext spezifiziert und bei der Nadelung solcher Punkte sollte größere Vorsicht angewandt werden. Die wichtigen Organe sind Pleura, Lungen, Herz, Leber, Milz, Nieren und Blase. Die folgenden Abbildungen zeigen die Lokalisation dieser Organe.

Die Pleura hat zwei Schichten:

a) Die Pleura parietalis bedeckt die Innenseite der Thoraxhöhle, einschließlich der kranialen Oberfläche des Zwerchfells und die lateralen Oberflächen des Mediastinum (das Herz und die großen Gefäße beinhaltet) und
b) die Pleura visceralis bedeckt jede Lunge gesondert.

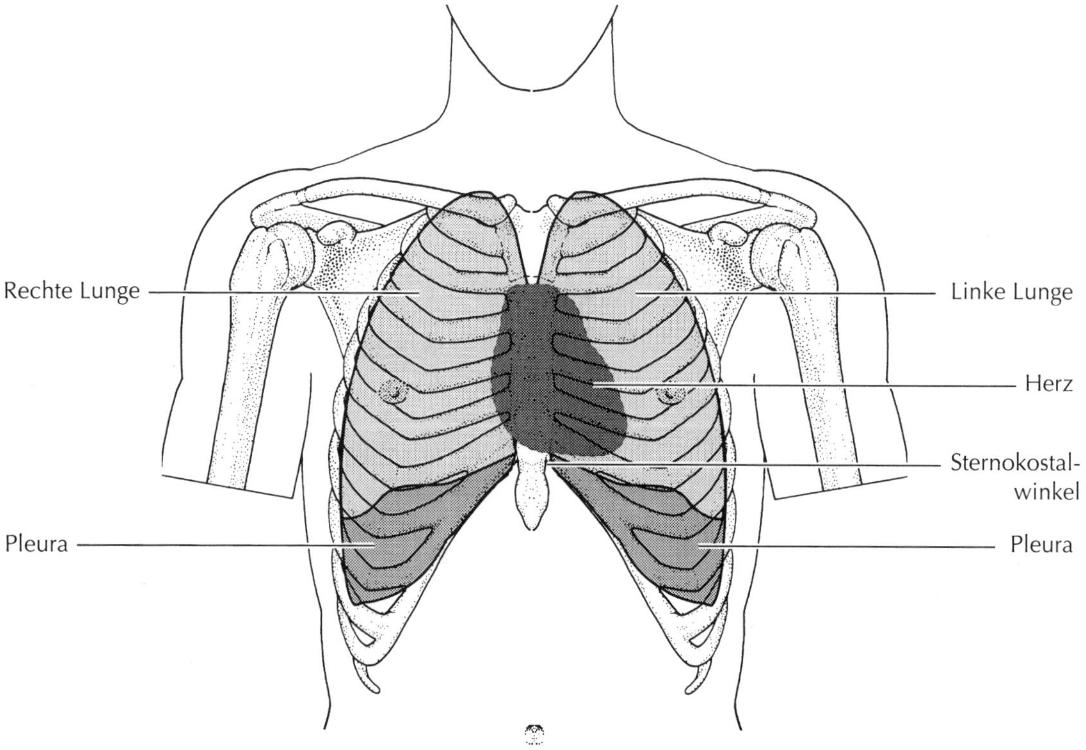
Rechte Lunge
Linke Lunge
Herz
Sternokostal-
winkel
Pleura
Pleura

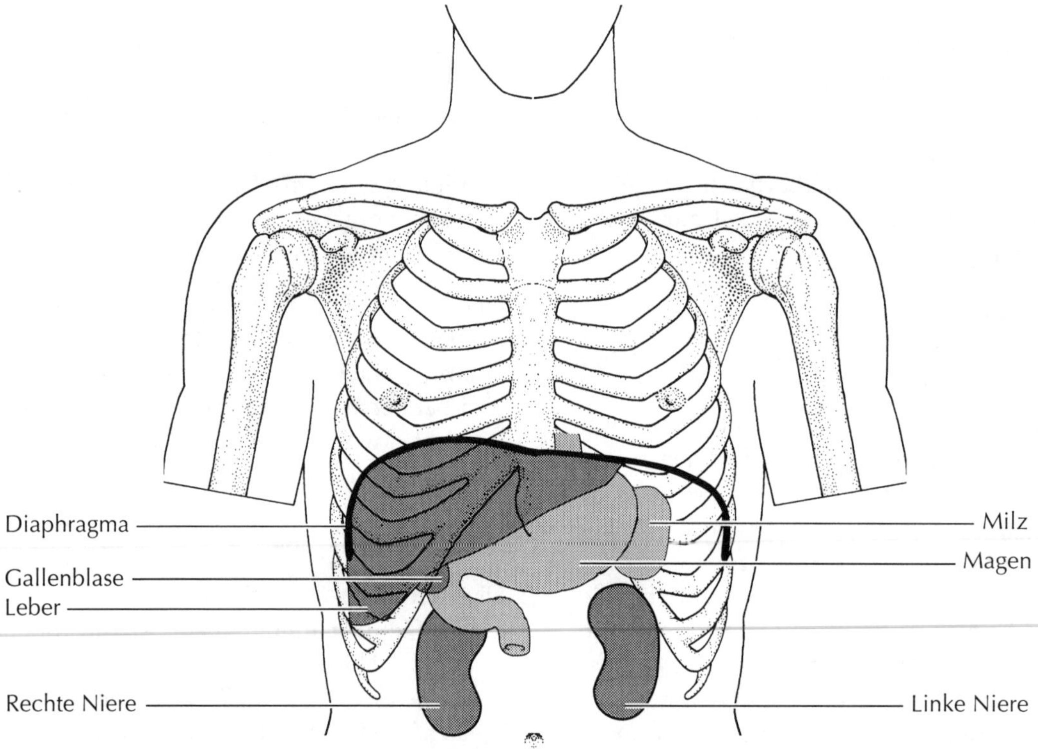
Diaphragma
Milz
Magen
Gallenblase
Leber
Rechte Niere
Linke Niere

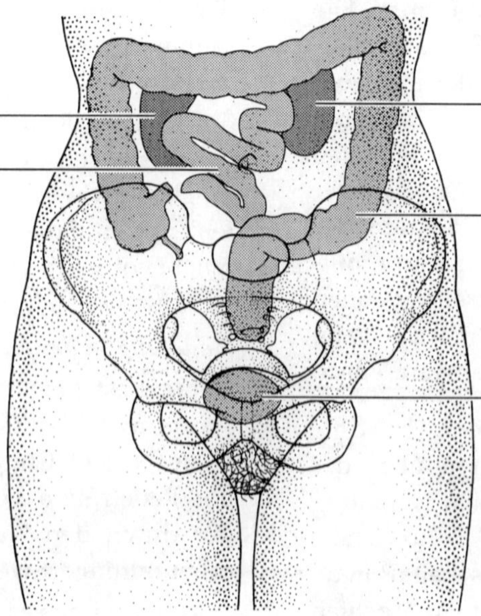
Rechte Niere
Dünndarm
Linke Niere
Dickdarm
Blase

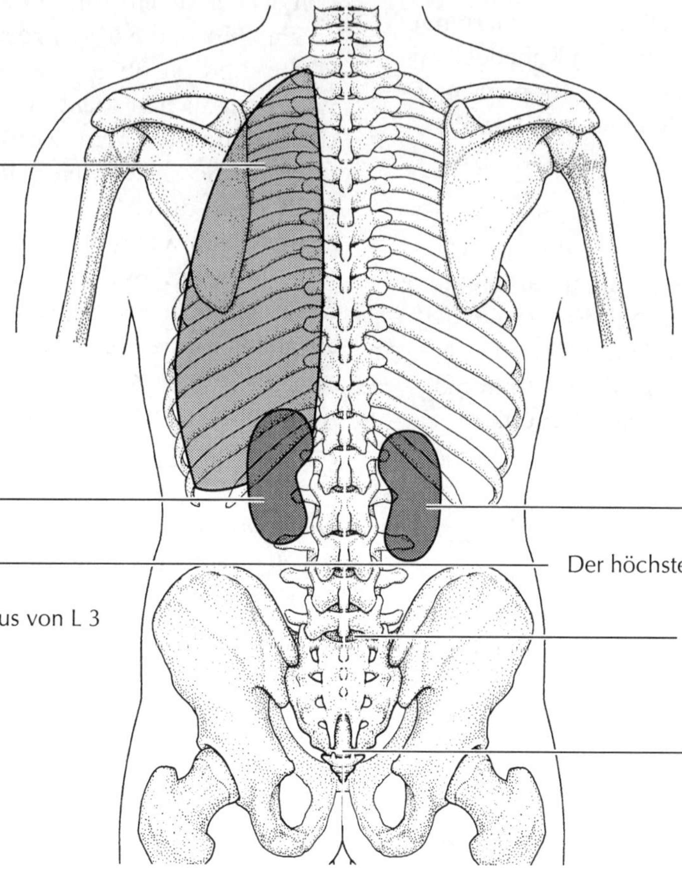
Linke Pleura
Linke Niere
Rechte Niere
Eine Ebene mit der
Unteren Begrenzung
des Processus spinosus von L 3
Der höchste Punkt der Beckenkämme
Lumbosakraler Übergang
Sakrokokzygealer Hiatus

Die Pleurahülle ist der potentielle Raum, der zwischen diesen beiden Schichten besteht. Eine Penetration dieses Raumes, unabhängig davon ob mit oder ohne Eindringen in das darunter liegende Lungengewebe, kann zu einem Pneumothorax führen. Die Pleurahülle dehnt sich von der oberen Supraklavikulargrube abwärts zur achten Rippe in der mittleren Klavikularlinie, zur zehnten Rippe in der mittleren Axillarlinie und zur zwölften Rippe an der lateralen Grenze der Musculi erectores spinae aus. Auf der Vorderseite dehnen sich die zwei Pleurablätter (rechts und links) mehr oder weniger zur Körpermittellinie hinter dem Sternum aus. Rückseitig dehnen sich die beiden Pleuraausziehungen vertikal entlang der Thoraxwirbelkörper von Th 1 abwärts nach Th 12 aus.

Prinzipiell besteht bei allen Punkten über der Thoraxhöhle im Falle einer unachtsamen Nadelung die Gefahr, einen Pneumothorax zu verursachen. Bezüglich Hinweisen, welche spezifischen Punkte einen Pneumothorax verursachen können, beachten Sie bitte die Warnungen, die in den Beschreibungen der Nadelung angegeben sind.

Das Lungenorgan dehnt sich von der Supraklavikulargrube zum Zwerchfell aus und füllt die beiden Pleurahöhlen. Die Lungenuntergrenze variiert mit dem Grad der Ein- und Ausatmung. In Ruheposition liegt die Lungenuntergrenze zwei Rippenräume oberhalb der vorderen, medialen und lateralen Pleuraumschlaggrenze.

Die Herzkontur dehnt sich vom zweiten bis zum sechsten Interkostalraum und vom rechten parasternalen Bereich bis fast zur linken Mamillarlinie aus. Die untere Herzoberfläche liegt auf dem Zwerchfell, besonders bei einer Herzvergrößerung ist es bei einer tiefen Nadelung von Punkten im Epigastrium möglich, den Herzmuskel durch die Akupunktur zu schädigen (zum Beispiel KG 14 *Juque*, KG 15 *Jiuwei*, Ni 21 *Youmen*, Ma 19 *Burong*).

Die Leber liegt unter dem Zwerchfell im rechten subkostalen Bereich und dehnt sich über die Mittellinie in den epigastrischen Bereich aus. Bei einer Vergrößerung dehnt sie sich unter dem Rippenbogen der rechten Seite aus und ebenso weiter in den epigastrischen Bereich hinein.

Die Milz liegt unter der neunten, zehnten und elften Rippe auf der linken Seite der Bauchhöhle, tief im postero-lateralen Anteil des Brustkorbes. Bei einer Milzvergrößerung dehnt sie sich nach vorne und unten aus und ihre Spitze tritt unter und vor dem linken Rippenbogen hervor; in extremen Fällen kann sie sich bis in den rechten Unterbauch ausdehnen.

Die Nieren liegen an der Hinterwand der Bauchhöhle, in der Tiefe an den paravertebralen Muskeln, zwischen dem zwölften Thorakal- und dem dritten Lumbalwirbel. Aus diesem Grund sollten die Punkte der Blasen-Leitbahn oberhalb von Bl 24 *Qihaishu* schräg zur Wirbelsäule hin anstatt senkrecht genadelt werden.

Die Blase liegt hinter der Symphyse; ist sie voll, dehnt sie sich in den hypogastrischen Bereich aus, möglicherweise bis KG 4 *Guanyuan*. Es ist zu empfehlen, den Patienten zu bitten, die Blase zu entleeren, bevor in diesem Areal genadelt wird.

Nadelung in der Nähe von Hauptblutgefäßen

Im Text ist genau beschrieben, an welchen Stellen Akupunkturpunkte über oder in der Nähe von Hauptblutgefäßen liegen. Allgemein kann das Risiko der Penetration von Blutgefäßen durch Beachtung der durch den Nadeleinstich ausgelösten Empfindung minimiert werden.

Während das erwünschte Gefühl des Ankommens des *Qi* (*deqi*) hauptsächlich durch ein Schweregefühl, Taubheit oder Schmerz charakterisiert ist, ist die Penetration von Blutgefäßen in der Regel mit scharfen und schmerzhaften Sensationen (stärker bei Arterien als bei Venen) verbunden. Geschieht dies, so ist zu empfehlen, die Nadel zurückzuziehen, die Punktlokalisation zu überprüfen und die Nadel in einer unterschiedlichen Richtung vorsichtig tiefer zu stechen. Kommt es beim Zurückziehen der Nadel zu einer deutlich sichtbaren Blutung entweder unter der Haut oder durch die Haut, dann sollte man mit einem Baumwolltupfer Druck ausüben. Im Falle einer venösen Blutung (generell langsamere und dunklere Hämorrhagie) sollte für eine Minute Druck ausgeübt werden. Im Falle einer arteriellen Blutung (allgemein eine schnellere und hellrote Hämorrhagie) sollte mindestens drei Minuten Druck ausgeübt werden.

Nadelung in der Nähe von Hauptnerven

An den Stellen, an denen Akupunkturpunkte über oder nahe von Hauptnerven liegen, wurde dies in diesem Buch spezifiziert, und bei einer Nadelung dieser Punkte sollte mit größerer Vorsicht vorgegangen werden. Das Risiko, Nerven zu verletzen, kann durch Beachtung der Empfindung, die durch die Nadelinsertion ausgelöst ist, minimiert werden. Während eine elektrisierende Empfindung als eine akzeptable Art des Ankommens des *Qi*-Gefühls (*deqi*) betrachtet wird, bedeutet dies doch eine direkte Stimulation des Nerves. Daher sollte eine weitere Nadelmanipulation vermieden werden. Es ist nicht generell notwendig die Nadel zurückzuziehen, wenn diese Sensation auftritt.

OBERFLÄCHENANATOMIE

Wie die Rippen lokalisiert und gezählt werden

- Die Rippen werden am besten abwärts von der zweiten Rippe gezählt; der Rippenknorpel dieser Rippe liegt auf einer Höhe mit dem palpablen Sternalwinkel.
- Zur Lokalisation des freien Endes der elften Rippe legt man die gesamte Hand auf den Oberbauch und palpiert mit leichten Fingerdruck abwärts entlang des Rippenbogens, bis das Ende der Rippe gerade oberhalb der Ebene des Nabels lokalisiert werden kann. Hält man den Kontakt mit der ganzen Hand, hilft dies, eine Überempfindlichkeit zu verringern. Um das freie Ende der zwölften Rippe zu lokalisieren, palpiert man entlang des unteren Randes des Rippenbogens weiter, bis das freie Ende in der lateralen Lumbalregion zu palpieren ist.

Wie lokalisiert man C 7

Man fährt mit den Fingern über die Mittellinie den Nacken abwärts. Der erste palpable Halswirbelsäulen-Dornfortsatz ist C 6; wenn die Person sich nach hinten beugt, kann dieser Dornfortsatz nicht mehr getastet werden. Der nächste darunter liegende Wirbel ist C 7, der leichter zu tasten ist und der bei Nackenextension palpabel bleibt.

Man fordert den Patienten auf, sich auf die Ellenbogen aufzustützen und den Hals nach links und rechts zu rotieren. Bei diesem Wirbelkörper kann eine leichte Rotation getastet werden. Th 1, der an der Basis des Halses am meisten hervorstehende Wirbelkörper, bewegt sich bei der Halsrotation nicht in diesem Maße. Wirbelkörper von Th 1 bis Th 9 werden von C 7 abwärts gezählt.

Wie lokalisiert man L 3 und L 5

Man legt die Hände auf die Seiten der Hüfte und tastet den höchsten Punkt der Beckenkämme; man belässt die Enden der Zeigefinger direkt oberhalb der höchsten Punkte der Beckenkämme und streckt die Daumen nach medial zur Mittellinie direkt auf einer Höhe und zwischen den Enden der Zeigefinger. Die Daumenspitzen treffen sich auf der Höhe des Zwischenraums zwischen den Enden der Dornfortsatzenden von LWK 3 und LWK 4. Zur Lokalisation des lumbosakralen Übergangs (unterhalb von L 5) zählt man zwei Intervertebralräume abwärts von der Untergrenze von L 3. Alternativ kann man mit dem Finger die Sakrumrückseite aufwärts fahren, bis man den ersten Intervertebralraum tastet. Der lumbosakrale Übergang wird immer als eine betonte Vertiefung getastet.

Wie lokalisiert man Punkte im Lumbosakralbereich

Um die Punktlokalisation im Lumbosakralbereich zu vereinfachen, ist es hilfreich, unter dem Unterbauch des Patienten ein Kissen zu platzieren. Dieses dient dazu, die Intervertebralräume zu öffnen, und ist auch für den Patienten angenehm.

Beachten Sie, dass bei einzelnen Patienten der erste Sakralwirbel „lumbalisiert", d. h. dass er vom Rest des Sakrum getrennt ist und deshalb als zusätzlicher Lumbalwirbel zu tasten ist. In anderen Fällen ist der fünfte Lumbalwirbel „sakralisiert", d. h. er ist mit dem Sakrum verschmolzen.

Die Wirbelkörper von L 4 – Th 10 werden im Allgemeinen aufwärts von L 5 gezählt.

Wie lokalisiert man die Foramina sacralia

Die Foramina sacralia sind nicht immer leicht zu lokalisieren. Es gibt jedoch einige hilfreiche Richtlinien. Zuerst lokalisiert man den lumbosakralen Übergang und den Hiatus sacro-coccygealis in der Mittellinie. Man teilt diese Linie in fünf gleiche Teile indem man vier Fingerspitzen einer Hand verwendet. Jede Fingerspitze sollte dann auf einem der vier Sakralfortsätze liegen, die manchmal tastbar sind. Die Foramina liegen lateral dieser Fortsätze auf gleicher Höhe und ungefähr auf der Hälfte der Entfernung (d. h. 0.75 *cun*) zwischen der Mittellinie und der Linie der Blasen-Rücken-*shu*-Punkte. Merken Sie sich, dass die Linie der Foramina sacralia absteigend leicht zur Mittellinie hin verläuft. Merken Sie sich außerdem, dass die Foramina bei manchen Patienten tastbar sind und bei Druck ein *deqi*-Gefühl induziert werden kann (leichtes Prickeln etc.). Das zweite Foramen sacrale liegt ungefähr auf dem Mittelpunkt der Linie zwischen Spina iliaca posterior superior und im Hiatus sacro-coccygialis.

Die innere Linie der Blasen-Rücken-shu-Punkte

Alle Rücken-*shu*-Punkte werden definitionsgemäß 1.5 *cun* lateral der Mittellinie lokalisiert. In der Praxis werden sie jedoch auf der Linie lokalisiert, auf der die höchsten Punkte auf der paraspinal Muskulatur liegen. Der jeweilige Abstand von der Wirbelsäule variiert deshalb leicht und ist kürzer im oberen Thorakal-, unterem Lumbal- und Sakralbereich und weiter im mittleren Thorakalbereich.

Wie lokalisiert man den sternokostalen Winkel

Viele Punkte des Oberbauches werden unter Verwendung des sternokostalen Winkels (Verbindung von Xiphoid-Sternum) als Referenzpunkt verwendet. Um den sternokostalen Winkel zu lokalisieren, fährt man mit dem Zeigefinger entlang des unteren Randes des Rippenbogens bis zu einer Vertiefung sofort unterhalb des soliden Anteils des Sternums. An dieser Stelle trifft sich der knorpelige Processus xiphoideus mit dem knöchernen Brustbein. Der Processus xiphoideus kann in der Größe erheblich variieren und kann entweder sichtbar und palpabel oder unsichtbar und nicht palpabel sein. Bei älteren Personen kann das Xiphoid verkalken. Deshalb ist es wichtig, nicht den Unterrand des Sternums mit dem Unterrand des Processus xiphoideus zu verwechseln.

Musculus palmaris longus
Bei ca. 20 % der Menschen ist die Sehne dieses Muskels an einem oder beiden Armen nicht angelegt. Bei einem Fehlen der Sehne des Musculus palmaris lokalisiert man die Punkte der Perikard-Leitbahn auf der ulnaren Seite der Sehne des Musculus flexor carpi radialis.

手太陰肺經

DIE LUNGEN-LEITBAHN DES HAND-*TAIYIN*

DIE LUNGEN-LEITBAHN DES HAND-*TAIYIN*

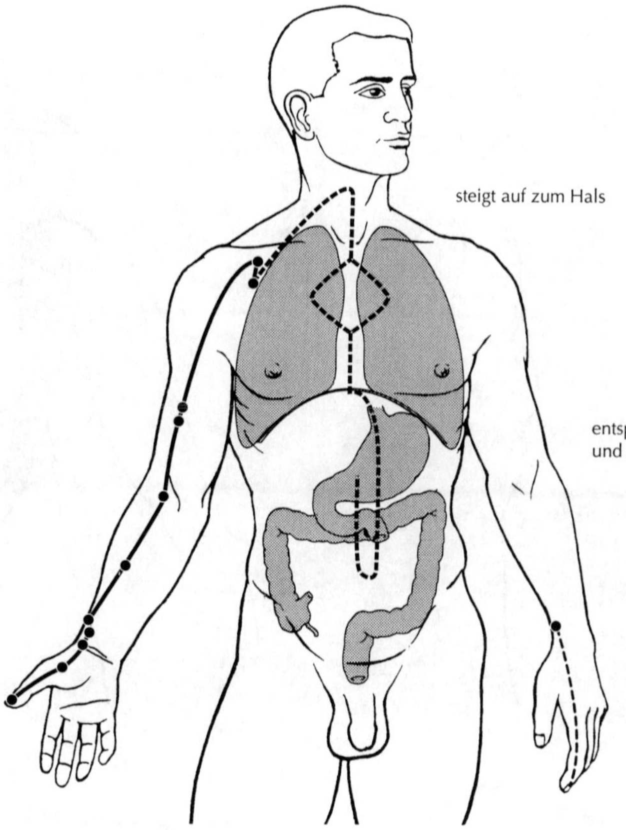

Die Lungen-Hauptleitbahn

DIE LUNGEN-HAUPTLEITBAHN

- entspringt im Mittleren Erwärmer, im Bereich des Magens,
- verläuft abwärts, um sich mit dem Dickdarm zu verbinden,
- verläuft dann wieder nach oben, passiert die Kardiaöffnung des Magens und zieht durch das Zwerchfell,
- dringt in die Lunge ein,
- steigt zur Halsregion auf,
- verläuft schräg abwärts zu Lu 1 *Zhongfu*, wo die Leitbahn an die Oberfläche kommt,
- steigt einen Zwischenrippenraum aufwärts zu Lu 2 *Yunmen*, im Zentrum der Vertiefung des deltoideo-pektoralen Dreiecks,
- steigt entlang des antero-lateralen Anteils des Oberarms abwärts, lateral der Leitbahnen des Herzens und des Perikards, zur Ellenbeugengrube bei Lu 5 *Chize*,
- verläuft entlang der antero-lateralen Anteile des Unterarms zum Processus styloideus des Radius,
- folgt der lateralen Begrenzung der Radialarterie zum Handgelenk bei Lu 9 *Taiyuan*,
- läuft über die Thenarerhebung, um an der Radialseite des Daumennagels bei Lu 11 *Shaoshang* zu enden.
- Ein Ast teilt sich von der Hauptleitbahn an Lu 7 *Lieque* am Processus styloideus und verläuft direkt zur radialen Seite der Zeigefingerspitze, wo er sich mit der Dickdarm-Leitbahn bei Di 1 *Shangyang* verbindet.

Die Lungen-Hauptleitbahn verbindet sich mit folgenden zangfu: Magen, Dickdarm, Lunge.

Die Lungen-Hauptleitbahn verbindet sich mit anderen Leitbahnen an folgenden Punkten: Keine.

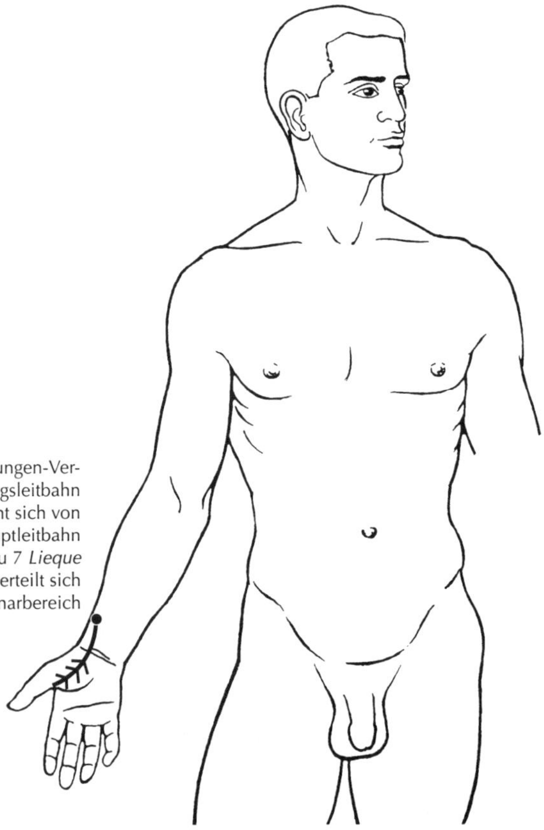

Die Lungen-Verbindungsleitbahn

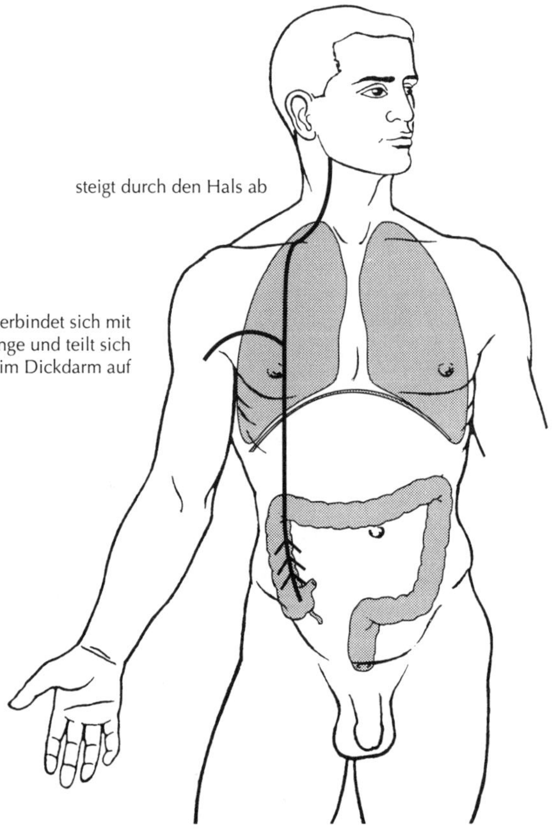

Die Lungen-Sonderleitbahn

DIE LUNGEN-VERBINDUNGSLEITBAHN

- trennt sich von der Lungen-Hauptleitbahn an Lu 7 *Lieque,*
- folgt der Leitbahn in die Handfläche und verteilt sich im Thenarbereich,
- verbindet sich mit der Dickdarm-Leitbahn, die mit der Lungen-Leitbahn innen-außen gekoppelt ist.

DIE LUNGEN-SONDERLEITBAHN

- trennt sich von der Lungen-Hauptleitbahn im Bereich der Axilla und verläuft nach vorne zur Herz-Leitbahn im Thorax,
- verbindet sich mit der Lunge und verteilt sich im Dickdarm,
- ein Ast steigt in der Lunge auf, kommt im Bereich der Fossa supraclavicularis an die Oberfläche, steigt durch den Hals nach oben und verbindet sich mit der Dickdarm-Leitbahn.

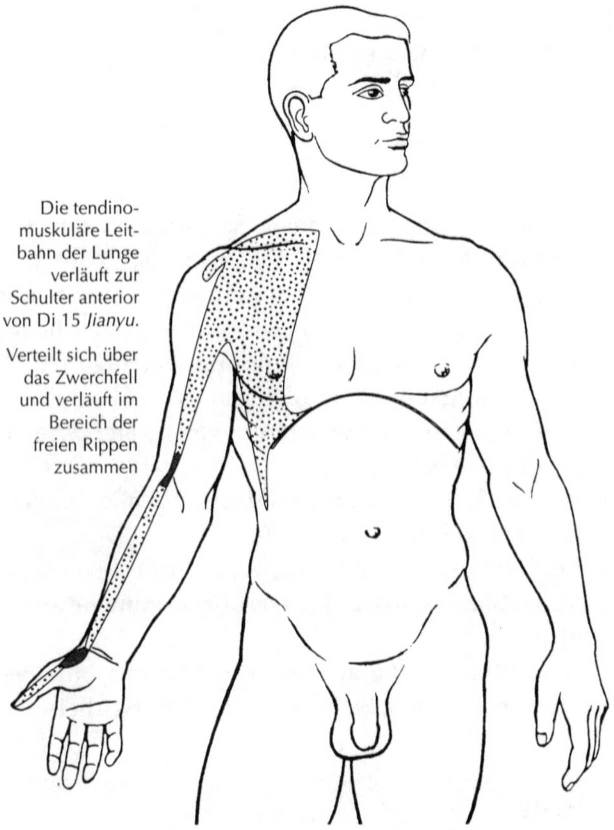

Die tendino-muskuläre Leitbahn der Lunge

DIE TENDINO-MUSKULÄRE LEITBAHN

- entspringt am Daumen bei Lu 11 *Shaoshang* und steigt aufwärts, um sich im Bereich der Thenarerhebung zu vernetzen,
- folgt dem Radialispuls und steigt entlang der Beugeseite des Unterarms aufwärts, um sich in der Mitte der Ellenbeuge zu vernetzen,
- verläuft entlang der antero-lateralen Anteile des Oberarms, um unterhalb der Axilla in den Thorax einzutreten,
- kommt in der Region von Ma 12 *Quepen* an die Oberfläche und verläuft lateral zur Schulter anterior von Di 15 *Jianyu*,
- verläuft wieder zurück zur Supraklavikularregion (Ma 12 *Quepen*) und zieht nach unten in den Thorax,
- verteilt sich über das Zwerchfell und läuft in der Region der freien Rippen zusammen.

Pathologische Symptome der tendino-muskulären Leitbahn der Lunge:
Krämpfe und Schmerzen entlang des Leitbahnenverlaufs. Bei starker Ausprägung kommt es zu einer Ansammlung von Knoten unter der rechten lateralen Rippenregion, zu Spannungsgefühl entlang der lateralen Rippenregion und zu Blutspucken.

DISKUSSION

Die Lungen-Leitbahn des Hand-*Taiyin* ist mit der Dickdarm-Leitbahn innen-außen-gekoppelt und entsprechend der Sechs-Schichten-Theorie mit der Milz-Leitbahn verbunden. Die Beziehung zwischen Lunge und Dickdarm ist weiterhin durch folgende Tatsachen verstärkt:

- Der innere Verlauf der Lungen-Hauptleitbahn steigt zum *fu* Dickdarm ab.
- Ein Ast der Lungen-Hauptleitbahn trennt sich von Lu 7 *Lieque*, um sich mit Di 1 *Shangyang* zu verbinden.
- Die Lungen-Verbindungsleitbahn verbindet sich mit der Dickdarm-Leitbahn.
- Die Lungen-Sonderleitbahn steigt zum *fu* Dickdarm ab und verbindet sich mit der Dickdarm-Leitbahn im Hals.

Zusätzlich ist es hilfreich auf Folgendes hinzuweisen:

- Die Lungen-Hauptleitbahn entspringt im Mittleren Erwärmer in der Region des Magens.
- Die Lungen-Haupt- und -Sonderleitbahnen steigen zum Hals auf.
- Die Lungen-Leitbahn verbindet sich nicht direkt mit der Nase, aber indirekt über die Dickdarm-Leitbahn.

Die Lunge hat fünf Hauptfunktionen:

- Beherrschen des *Qi* und Kontrolle der Atmung.
- Kontrolle des Verteilens und Absenkens.
- Regulierung der Flüssigkeitswege.
- Kontrolle der Haut und der Körperhaare.
- Öffnet sich in die Nase.

Aufgrund dieser Funktionen sowie der oben beschriebenen Leitbahnenverläufe können viele der Wirkungen und Indikationen der Punkte der Lungen-Leitbahn erklärt werden.

Diese können wie folgt zusammengefasst werden:

- Behandlung des rebellierenden Lungen-*Qi*, das sich in Symptomen des Respirationstrakts wie Husten, Dyspnoe, Keuchen, Asthma und Kurzatmigkeit äußert.
- Wiederherstellen der Verteilungsfunktion der Lunge, wenn diese durch äußere pathogene Faktoren, die sich in den oberflächlichen Anteilen des Körpers befinden, geschädigt ist.
- Behandlung von Nasenerkrankungen einschließlich Nasenbluten und nasaler Obstruktion.
- Behandlung von Halserkrankungen wie Trockenheit, Wundheit, Kongestion, Schwellung und Schmerz.
- Die Behandlung von Ödemen und Harnflussstörungen, wenn diese durch eine Schädigung der Funktionen der Lungen, die Flüssigkeitswege zu regulieren und die Verteilung und Absenkung zu kontrollieren, verursacht sind.
- Behandlung von Erbrechen durch rebellierendes Magen-*Qi*.

LU 1 ZHONGFU

中府

Zentrale Residenz

mu-Alarmpunkt der Lunge
Kreuzungspunkt der Lunge und der Milz-Leitbahn

LOKALISATION

Im lateralen Bereich der Brust, im ersten Interkostalraum, 6 *cun* lateral der Mittellinie, 1 *cun* unterhalb von Lu 2 *Yunmen*.

ANMERKUNG ZUR LOKALISATION

a) Man fordert den Patienten auf, seine Hand nach vorne auszustrecken, während man seiner Hand einen Widerstand leistet, um das deltoideo-pektorale Dreieck zu betonen. Zuerst lokalisiert man Lu 2 *Yunmen* im Zentrum dieses Dreiecks, dann lokalisiert man Lu 1 *Zhongfu* im Interkostalraum ungefähr ein *cun* unterhalb und leicht lateral zu ihm.

b) Um den ersten Interkostalraum zu lokalisieren, sucht man den Rippenknorpel der zweiten Rippe auf, der auf gleicher Höhe wie der Sternalwinkel liegt, dann lokalisiert man den ersten Interkostalraum oberhalb davon.

NADELUNG

Transversal-schräg 0.5 – 1 *cun* medial entlang des Interkostalraums.

CAVE: Tiefes senkrechtes oder schräges Einstechen beinhaltet das grundlegende Risiko, einen Pneumothorax zu verursachen.

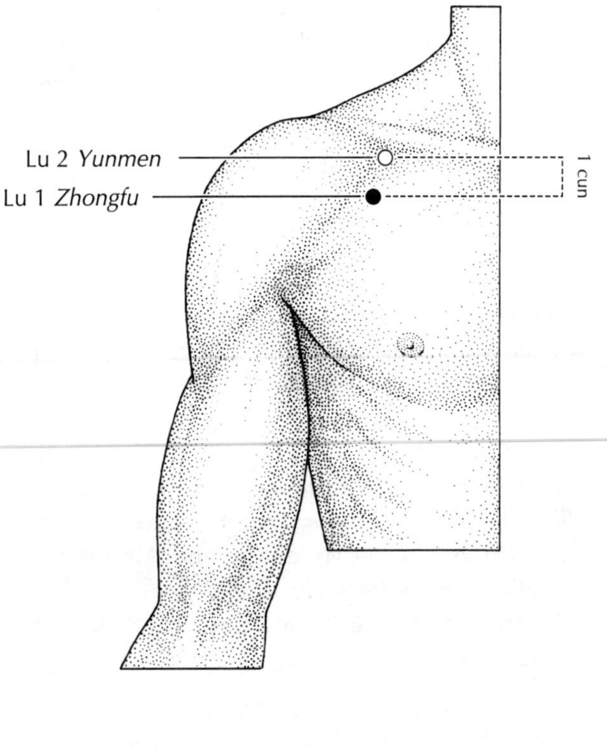

WIRKUNGEN

Verteilt und senkt das Lungen-*Qi* ab und lindert Husten und Keuchen
Wandelt Schleim um, klärt Hitze und reguliert die Wasserwege
Senkt Magen-*Qi* ab

INDIKATIONEN

- Husten, Husten mit zähem Schleim, Husten von Blut und Eiter, Dyspnoe, Keuchen, Asthma, Völlegefühl im Thorax, Thoraxschmerz, Atmen mit angehobenen Schultern, Beklemmungsgefühl im Thorax und erschwerte Atmung, verringertes *Qi* mit Unfähigkeit sich hinzulegen.
- Hitze im Thorax, Abneigung gegen Kälte, Frieren und Fieber, Schwitzen.
- Schmerzhafte Stauung im Hals, nasale Kongestion, Schwellung des Gesichts.
- Erschwerte Nahrungsaufnahme, Erbrechen durch Gallenblasen-Hitze, Würgen, abdominelle Aufblähung.
- Hautschmerz, Rennendes-Ferkel-*Qi* mit Lumbalschmerz, Struma, Schmerzen der Brustwirbelsäule und Schultern.

KOMMENTAR

Lu 1 *Zhongfu* ist der *mu*-Alarmpunkt der Lunge. Der Begriff „*mu*" bedeutet Sammeln und Zusammenbringen; die *mu*-Alarmpunkte liegen dort, wo das *Qi* der Organe *zangfu* sich sammelt und sich an der vorderen Oberfläche des Körpers konzentriert. Lu 1 *Zhongfu*, wie alle *mu*-Alarmpunkte, wirkt daher eher auf das *zang* Lunge als auf die Lungen-Leitbahn.

In *Spiritual Pivot*[1] steht: „Die Lunge ist der Baldachin der fünf *zang* und sechs *fu*."

Als höchstgelegenes *zang* erhält die Lunge über die Atmung das klare *Qi* des Himmels (*Qing Qi*) in der gleichen Weise wie das Dach eines Waldes das für das Leben notwendige Licht und die Luft erhält. Durch die Einatmung senkt die Lunge das *Qi* zu den Nieren und durch die Ausatmung verteilt die Lunge das *Qi* an die Oberfläche des Körpers und scheidet verbrauchtes *Qi* aus. Aus diesem Grund sagt man, dass sie über die Atmung herrscht und das *Qi* verteilt und absenkt.

Diese Funktionen können entweder beim Lungen-*Qi*-Mangel oder bei Blockierung der Lunge durch eine Fülle pathogener Faktoren (entweder innerlich oder äußerlich entstanden) beschädigt werden. Die Stärke von Lu 1 *Zhongfu* besteht darin, dass er alle Formen von Fülle aus der Lunge beseitigen kann, seien sie die Folge äußerer pathogener Faktoren (zum Beispiel von Wind-Kälte oder Wind-Hitze), die in das *zang* Lunge eingedrungen sind oder die Folge einer innerlich entstandenen Disharmonie (zum Beispiel trüber Schleim oder Schleim-Hitze, *Qi*-Stagnation etc.). In allen diesen Fällen kommt es zu Dyspnoe, Keuchen und beklemmendem Völlegefühl im Thorax, so sagt *Spiritual Pivot 2:* „Die Lunge speichert das *Qi*. Bei Fülle kommt es zu Dyspnoe und Völlegefühl im Thorax mit einem nach oben gerichteten Gesicht." Diese Symptome werden oft durch Niederlegen verschlimmert, das zu einer stärkeren Belastung der absenkenden Funktion der Lunge führt und ebenso zu einer verstärkten Schleimansammlung. So wird im *Essential Questions*[3] gesagt: „Die Lunge ist der Baldachin der *zang*. Ist das Lungen-*Qi* in Fülle, ist *mai* (Puls) groß. Wenn *mai* groß ist, ist er (der Patient) unfähig, flach zu liegen."

In *Spiritual Pivot*[4] heißt es: „Das Lungen-*Qi* öffnet sich in die Nase; ist die Lunge in Harmonie, wird die Nase das Duftende vom Faulen unterscheiden." Lu 1 *Zhongfu*, obwohl primär verwendet, um das *zang* Lunge zu regulieren, ist dann indiziert, wenn Lungen-Fülle-Muster von Lungen-Leitbahnstörungen begleitet sind, wie nasale Obstruktion und schmerzhafte Stauung im Hals.

Nach einem Sprichwort der chinesischen Medizin „ist die Lunge die obere Quelle des Wassers". Die Lunge wird mit einem Deckel verglichen, zum Beispiel mit dem Deckel eines Teekessels. Ist der Deckel zu dicht, kann der Tee nicht fließen und ist die Lunge im Oberkörper in Fülle, bleiben die Flüssigkeiten oben und können nicht ausgeschieden werden. Lu 1 *Zhongfu* ist für akute Schwellungen des Gesichts geeignet, wenn äußerer pathogener Wind die Funktion der Lunge blockiert, die Wasserwege zu regulieren und die Körpersäfte abzusenken.

Lunge und Magen beherrschen gemeinsam das Absenken, und eine Störung eines Organs kann das andere beeinträchtigen. Staut sich das Lungen-*Qi* oben, kann es die absenkende Funktion des Magen entgegengesetzt beeinflussen und dadurch zu erschwerter Verdauung, Erbrechen, Würgen und abdomineller Blähung führen. In umgekehrter Weise kann eine Stauung im Magen, die absenkende Funktion der Lunge schädigen und damit zu Husten, Dyspnoe und Keuchen führen. In *Essential Questions*[5] erklärt *Qi Bo*, der Minister des gelben Kaisers, dass Husten in jeden der *zangfu* seinen Ursprung haben könne, und sagt: „Wenn kalte Nahrung und Getränke in den Magen gelangen, kann es zu einem Aufsteigen über die Lungen-Leitbahn zur Lunge kommen und zu Kälte in der Lunge führen". Der Name dieses Punktes „Zentrale Residenz" bezieht sich auf den Ursprung der Lungen-Leitbahn, die im Mittleren Erwärmer (in der Region des Magens) entspringt und zum Dickdarm absteigt, bevor sie wiederaufsteigt und bei Lu 1 *Zhongfu* zur Oberfläche kommt. Lu 1 *Zhongfu* ist deshalb in besonderer Weise bei gegenseitiger Disharmonie von Lunge und Magen indiziert. Interessanterweise ist Lu 1 *Zhongfu* ebenso bei Erbrechen durch Gallenblasen-Hitze indiziert; vielleicht spiegelt sich darin die Fünf-Elemente-Theorie wider, in der das Metall (die Lunge) in der Lage ist, das Holz (Gallenblase) zu kontollieren.

Entsprechend *Essential Questions*[6] „beherrscht die Lunge die Haut ... des gesamten Körpers". *Spiritual Pivot*[7] sagt: „Befindet sich ein pathogener Faktor in der Lunge, kommt es zu schmerzhafter Haut, Frieren und Fieber, rebellierendem Qi, Dyspnoe und Schwitzen." Lu 1 *Zhongfu* ist einer der wenigen Punke, der bei schmerzhafter Haut, die üblicherweise äußere Erkrankungen begleiten, indiziert ist. Zuletzt schließt *Essential Questions*[8] Lu 1 *Zhongfu* in die acht Punkte zur Klärung der Hitze aus dem Thorax ein (beidseitig Ma 12 *Quepen*, Bl 11 *Dazhu*, Lu 1 *Zhongfu* und Bl 12 *Fengmen*).

PUNKTKOMBINATIONEN

- Völlegefühl im Thorax mit Ösophagus-Verkrampfung: Lu 1 *Zhongfu* und Bl 49 *Yishe (One Hundred Symptoms)*.
- Thoraxschmerz: Lu 1 *Zhongfu*, Lu 2 *Yunmen*, Bl 13 *Feishu*, Le 14 *Qimen*, Mi 1 *Yinbai*, Bl 47 *Hunmen* und Pe 7 *Daling (Thousand Ducat Formulas)*.
- Schwellung des Gesichts und des Abdomen: Lu 1 *Zhongfu*, Pe 5 *Jianshi*, Di 4 *Hegu (Thousand Ducat Formulas)*.
- Enuresis: Lu 1 *Zhongfu*, Ma 22 *Guanmen*, He 7 *Shenmen (Thousand Ducat Formulas)*.
- Abdominelle Völle, Kurzatmigkeit mit Rasselgeräuschen: Moxa Lu 1 *Zhongfu*, KG 17 *Shanzhong* und KG 8 *Shenque (Thousand Ducat Formulas)*.
- Erschwerte Nahrungsaufnahme: Lu 1 *Zhongfu*, Bl 60 *Kunlun*, Ma 20 *Chengman*, Lu 10 *Yuji* und Mi 20 *Zhourong (Supplementing Life)*.
- Ösophagus-Verkrampfung mit erschwerter Nahrungsaufnahme und Erbrechen: Lu 1 *Zhongfu* und KG 16 *Zhongting (Thousand Ducat Formulas)*.

LU 2 YUNMEN

雲門

Wolkentür

LOKALISATION

Im antero-lateralem Bereich des Thorax unter dem lateralen Anteil der Clavicula, 6 *cun* lateral der Mittellinie, im Zentrum der Vertiefung des deltoideopektoralen Dreiecks.

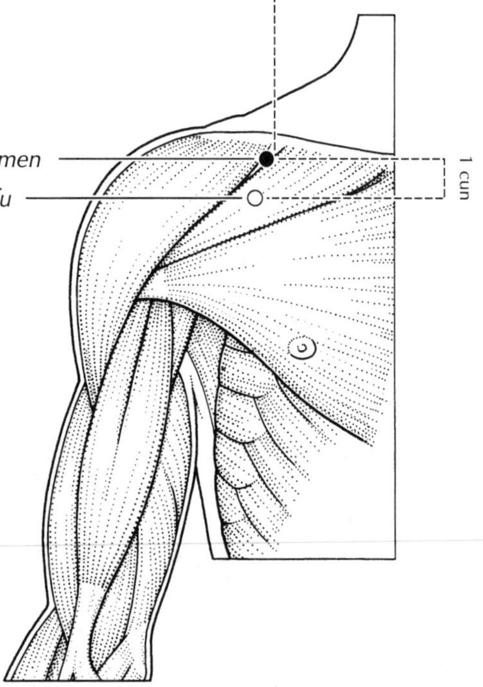

ANMERKUNG ZUR LOKALISATION

Man fordert den Patienten auf, seine Hand nach vorne anzuheben, während man in der Absicht, das deltoideo-pektorale Dreieck zu betonen, einen Widerstand entgegensetzt, und lokalisiert Lu 2 *Yunmen* in seinem Zentrum.

NADELUNG

Transversal-schräge Nadelung, 0.5 – 1 *cun*.

CAVE: Ein tiefes senkrechtes oder schräges Einstechen beinhaltet das grundlegende Risiko, einen Pneumothorax zu verursachen.

WIRKUNGEN

Klärt Lungen-Hitze und verteilt und senkt das Lungen-*Qi*.
Vertreibt Agitiertheit und Völlegefühl

INDIKATIONEN

- Husten, Keuchen, Asthma, Dyspnoe mit Unfähigkeit sich hinzulegen, Kurzatmigkeit, beklemmendes und agitiertes Gefühl im Thorax, Hitze im Thorax, Beklemmung und Schmerz im Thorax, aufwärts drängendes *Qi* zum Herzen, plötzlicher Herz- und Abdomenschmerz.
- Schmerz der lateralen Rippenregion und des Rückens, Schmerzen des Rückens und der Schulter, Schmerzen der Schulter mit Unfähigkeit den Arm zu heben, Schmerzen in der Fossa supraclavicularis.
- Unterbrochener Puls, der an der *cun*-Position nicht gefühlt werden kann, schmerzhafte Stauung im Hals, Struma, Schädigung durch Kälte, die zu anhaltender Hitze in den Extremitäten führt.

KOMMENTAR

Entsprechend *Essential Questions*[9] ist Lu 2 *Yunmen* einer der acht Punkte, um Hitze aus dem Extremitäten auszuleiten (obwohl in Wirklichkeit nur sieben Punkte aufgezählt sind, da LG 2 *Yaoshu* auf der Mittellinie liegt), namentlich Lu 2 *Yunmen*, Di 15 *Jianyu*, Bl 40 *Weizhong* und LG 2 *Yaoshu*. Dies zeigt sich in der Indikation für diesen Punkt, die sich im *Great Compendium of Acupuncture and Moxibustion* findet: „Schädigung durch Kälte, die zu persistierender Hitze in den Extremitäten führt."

PUNKTKOMBINATIONEN

- Thorax-Schmerz: Lu 2 *Yunmen*, Lu 1 *Zhongfu*, Mi 1 *Yinbai*, Le 14 *Qimen*, Bl 13 *Feishu*, Bl 47 *Hunmen* und Pe 7 *Daling (Thousand Ducat Formulas)*.
- Schulterschmerz mit Unfähigkeit den Arm zu heben: Lu 2 *Yunmen* und Dü 12 *Bingfeng (Supplementing Life)*.
- Dyspnoe mit rebellierendem *Qi*, Atmung mit angehobenen Schultern, Unfähigkeit Nahrung zu schmecken: Lu 2 *Yunmen*, Ma 13 *Qihu*, Lu 3 *Tianfu* und He 7 *Shenmen (Thousand Ducat Formulas)*.
- Schmerzhafte Stauung im Hals: Lu 2 *Yunmen*, Lu 1 *Zhongfu*, Di 15 *Jianyu*, Bl 40 *Weizhong*, Ni 7 *Fuliu* und Gb 10 *Fubai (Supplementing Life)*.

LU 3 TIANFU

天府

Himmlische Residenz

Himmel-Fenster-Punkt

LOKALISATION

Im antero-lateralen Bereich des Oberarms 3 *cun* unterhalb der Axillarfalte und 6 *cun* oberhalb von Lu 5 *Chize* in der Vertiefung zwischen der lateralen Grenze des Musculus biceps brachii und des Humerusschafts.

ANMERKUNG ZUR LOKALISATION

Man teilt die Strecke zwischen Axillarfalte und der Ellenbeugenfalte in drei gleiche Drittel. Lu 3 *Tianfu* liegt auf der Linie zwischen oberem und mittlerem Drittel.

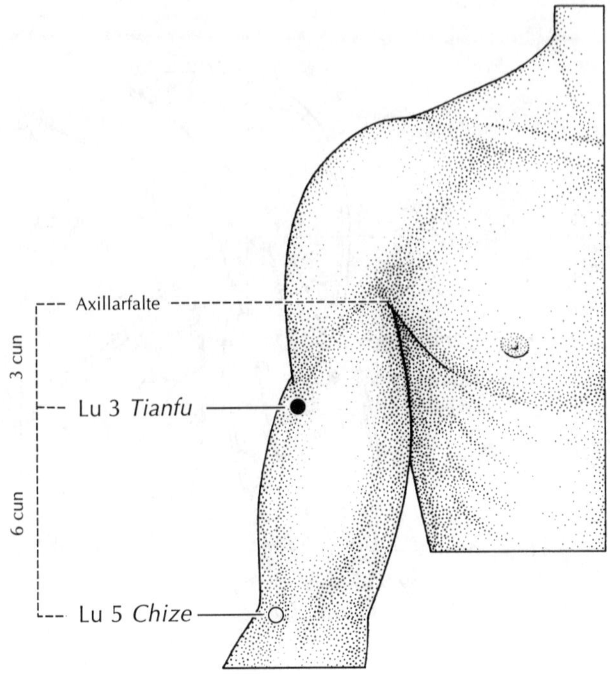

NADELUNG

Senkrechte Nadelung, 0.5 – 1 *cun*. Nach Aussagen verschiedener klassischer Texte ist dieser Punkt für Moxibustion kontraindiziert. In *Systematic Classic of Acupuncture and Moxibustion* wird gesagt, dass bei Anwendung von Moxa ein entgegengesetzter Fluss und ein gestörtes *Qi* verursacht werden.

WIRKUNGEN

Klärt Lungen-Hitze und senkt Lungen-*Qi*
Kühlt Blut und stoppt Blutungen
Beruhigt die körperliche Seele (*po*)

INDIKATIONEN

- Keuchen, Dyspnoe, Husten, Asthma, Nasenbluten, Blutspucken, Bluthusten, vermehrter Speichel.
- Somnolenz, Schlaflosigkeit, Traurigkeit, Weinen, Desorientiertheit und Vergesslichkeit, Treibender-Leichnam-Geist-Reden, Melancholie-Weinen-Geist-Reden.
- Schwellung des Halses, Schmerzen des inneren (antero-lateralen) Anteils des Oberarms, Schwindel, Schwellung und Spannungsgefühl des Körpers, Malaria, purpur-weiße Windflecken (Pityriasis versicolor), visuell bedingter Schwindel, Kurzsichtigkeit.

KOMMENTAR

In *Discourse Into the Origins and Development of Medicine* wird gesagt: „Die Lunge ist ein zartes *zang*, weder Hitze noch Kälte sind günstig … zu heiß und das Feuer wird das Metall schmelzen und das Blut wird in Wallung geraten." Schon zurzeit des *Spiritual Pivot* [10] war Lu 3 *Tianfu* für „plötzlichen und starken Durst, innere Rebellion, gegenseitigen Kampf von Leber und Lunge, überfließendes Blut in Mund und Nase" indiziert. Dieses Zitat zeigt einen deutlichen Bezug auf ein Muster, bei dem das Leber-Feuer die Lunge attackiert. Ein Ast der Leber-Leitbahn passiert das Zwerchfell und teilt sich in der Lunge auf. Wenn Leber-Feuer aufwärts dringt und die Lunge austrocknet, kann es sowohl die Blutgefäße (heftiges Austreten von Blut aus Mund und Nase) verursachen als auch die Flüssigkeiten (Durst verursachend) schädigen. Zur gleichen Zeit findet sich üblicherweise Husten, der bei diesem Muster durch Anfälle spastischen Hustens mit rotem Gesicht gekennzeichnet ist oder durch Dyspnoe und Asthma, das typischerweise durch Frustration oder Ärger ausgelöst bzw. verschlechtert wird.

Obige Passage in *Spiritual Pivot* führt Lu 3 *Tianfu* unter den fünf „Himmel-Fenster"-Punkten auf (ausführlichere Darstellung siehe Seite 56). Lu 3 *Tianfu* teilt mit diesen Punkten ihre allgemeinen Wirkungen:

a) Behandlung von Struma, die eine Folge von Stagnation von *Qi* und Schleim in der Halsregion ist,
b) Absenken des Lungen-*Qi* und
c) Fördern der Sinnesöffnungen (in diesem Fall der Augen, visuell bedingter Schwindel und Kurzsichtigkeit). Es ist interessant festzustellen, dass die Fähigkeit dieses Punktes, Strumen wie auch Augenerkrankungen zu behandeln, sich mit drei Punkten am Oberarm, Lu 3 *Tianfu*, Di 14 *Binao* und 3E 13 *Naohui* teilt. Es gibt keine offensichtliche Erklärung, warum diese Punkte anders als mehr distal gelegene Punkte eine derartige Wirkung haben sollten. Dies ist sicherlich eine Folge von empirischer Beobachtung.

Entsprechend der chinesischen Medizin speichert die Lunge die körperliche Seele (*po*), einen der fünf spirituellen Aspekte (wenn dieser Begriff in seinem weitesten Sinne angewendet wird). Lu 3 *Tianfu* „Himmlische Residenz" ist für eine Reihe von psychoemotionalen Störungen mit Traurigkeit, Weinen, Desorientiertheit, Vergesslichkeit sowie Somnolenz und Schlaflosigkeit indiziert.

Lu 3 *Tianfu* ist ebenfalls für „Treibender-Leichnam-Geist-Reden" indiziert. Dieser Begriff bezieht sich wahrscheinlich auf das delirante Reden, das im Endstadium der Lungentuberkulose zu beobachten ist. *Sun Si-miao* bezieht sich in seinem Werk *Thousand Ducat Formulas* spezifisch bei „Melancholie-Weinen-Geist-Reden" auf diesen Punkt. Es war dieser große Arzt selbst, der die Lungentuberkulose (die zur damaligen Zeit als *Feishi*-Fliegender-Leichnam bekannt war) als eine Erkrankung der Lunge, anstatt einer beteiligten dämonischen Besessenheit klassifizierte.

Eine alternative Erklärung ist, dass dieser Begriff sich tatsächlich auf Herumtoben oder unsinniges Reden im Zusammenhang mit „dämonischer Besessenheit" bezieht. Ein neuzeitiges Buch über chinesischen Volksglauben[11] erklärt: „In Fällen, in denen der Einfluss eines Geistes (zum Beispiel böser Geister) das Ergebnis eines langsamen Prozesses war, wird das Opfer anfänglich traurig, empfindsam und zurückgezogen sein. Sobald die Gewalt des Geistes über den Geist des Opfers stärker wird, wird es beginnen, sich wie im Traum zu verhalten, Geistergeschichten reden oder handeln, als ob es mit Geistern verkehren würde".

PUNKTKOMBINATIONEN

- Rebellierendes *Qi* mit Dyspnoe und Unfähigkeit Atem zu holen: Lu 3 *Tianfu*, Ni 27 *Shufu* und Ni 25 *Shencang (Supplementing Life).*
- Dyspnoe mit rebellierendem *Qi*, Atmen mit angehobenen Schultern, Unfähigkeit Nahrung zu schmecken: Lu 3 *Tianfu*, Ma 13 *Qihu*, Lu 2 *Yunmen* und He 7 *Shenmen (Thousand Ducat Formulas).*
- Nasenbluten: Lu 3 *Tianfu* und Di 4 *Hegu (One Hundred Symptoms).*
- Struma, Tumor des Halses und geschwollener Rachen: Lu 3 *Tianfu* und 3E 13 *Naohui (Thousand Ducat Formulas).*
- Struma, Tumor des Halses und geschwollener Rachen: Lu 3 *Tianfu*, Ma 11 *Qishe* und 3E 13 *Naohui (Supplementing Life).*
- Schmerzhafte Stauung mit erschwertem Strecken und Beugen des Ellenbogens, Schmerzen und Schwere des Arms mit akuten Schmerzen der Axilla: Lu 3 *Tianfu*, 3E 13 *Naohui*, Ma 11 *Qishe (Thousand Ducat Formulas).*
- Purpur-weiße Wind-Flecken (Pityriasis versicolor): Lu 3 *Tianfu* und Lu 4 *Xiabai (Investigations Into Points Along the Channels).*

LU 4 *XIABAI*

Einzwängen des Weißen

侠白

LOKALISATION

Im antero-lateralen Bereich des Oberarms, 4 *cun* unterhalb der Axillarfalte und 5 *cun* oberhalb von Lu 5 *Chize* in der Vertiefung zwischen dem lateralen Rand des Musculus biceps brachii und des Humerusschafts.

ANMERKUNG ZUR LOKALISATION

Man teilt die Strecke zwischen Axillarfalte und Ellenbeugenfalte in drei gleiche Teile und lokalisiert Lu 4 *Xiabai* 1 *cun* unterhalb der Linie die zwischen oberen und mittleren Drittel (Lu 3 *Tianfu*) liegt.

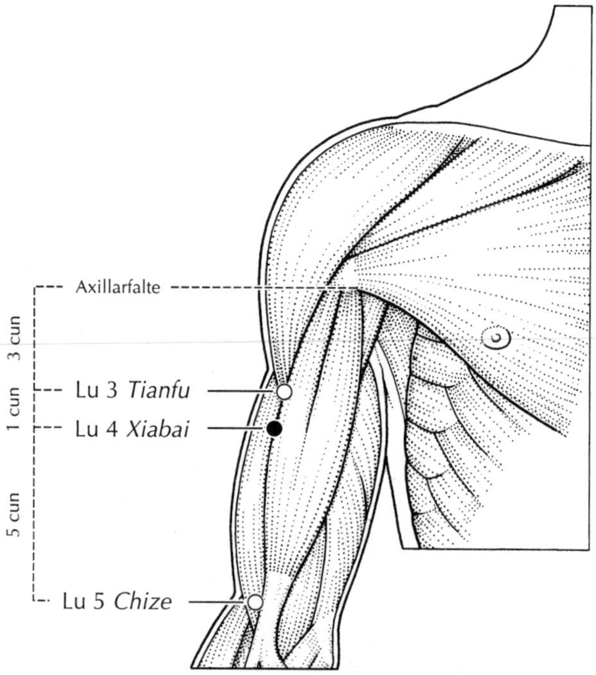

NADELUNG

Senkrechte Nadelung, 0.5 – 1 *cun*.

WIRKUNGEN

Senkt das Lungen-*Qi*
Reguliert das *Qi* und Blut im Thorax

INDIKATIONEN

- Husten, Dyspnoe, Asthma, Kurzatmigkeit.
- Herzschmerz, Palpitationen, Agitiertheit und Völlegefühl, Würgen.
- Schmerz im medialen Bereich des Armes, purpurweiße Wind-Flecken (Pityriasis versicolor)

PUNKTKOMBINATIONEN

- Schmerzen des Herzens mit Kurzatmigkeit: Lu 4 *Xiabai*, Le 14 *Qimen*, LG 1 *Changqiang*, KG 22 *Tiantu* und Pe 9 *Zhongchong (Thousand Ducat Formulas).*

- Purpur-weiße Wind-Flecken (Pityriasis versicolor): Lu 4 *Xiabai* und Lu 3 *Tianfu (Investigations Into Points Along the Channels).*

LU 5 *CHIZE*

尺澤

Ellenbeugen-Sumpf

he-Meerpunkt und Wasserpunkt der Lungen-Leitbahn

LOKALISATION

In der Ellenbeugenfalte in der Vertiefung radial der Sehne des Musculus biceps brachii.

ANMERKUNG ZUR LOKALISATION

a) Man lokalisiert den Punkt eher leicht lateral von der Sehne als direkt neben der Sehne.
b) Man lokalisiert und nadelt den Punkt bei leicht gebeugtem Arm und vermeidet die Kubitalvene.

NADELUNG

Senkrechte Nadelung, 0.5 – 1 *cun*.

WIRKUNGEN

Klärt Hitze aus der Lunge und senkt rebellierendes *Qi*
Reguliert die Wasserwege
Aktiviert die Leitbahn
Entspannt die Sehnen und lindert Schmerz

INDIKATIONEN

- Husten, Schleimhusten, Asthma, Keuchen, Dyspnoe, Kurzatmigkeit, Agitiertheit und Völlegefühl in der Brust.
- Undulierendes Fieber, Fieber durch Belastung, Frösteln, Malaria, trockener Mund und Zunge, schmerzhafte Stauung im Rachen, Neigung zu nießen.
- Blutspucken, Bluthusten, Nasenbluten, Bluterbrechen.
- Erbrechen, Diarrhö, abdominelle Blähung.
- Schwellung der vier Extremitäten, Enuresis, häufige Miktion.
- Schmerzen im Bereich der lateralen Rippenregion, Herzschmerzen, Agitiertheit des Herzens, Schluchzen mit Trauer, akuter und chronischer kindlicher Schreck-Wind, Epilepsie, klonischer Spasmus.
- Kälte der Schulter, Schmerzen im Oberarm und in der Schulter, Unfähigkeit den Arm zum Kopf zu heben, wandernde schmerzhafte Stauung des Ellenbogens und des Oberarms, beeinträchtigte Beweglichkeit des Ellenbogens, Ellenbogenschmerz, Probleme die Hand zu öffnen und zu strecken, die fünf Typen von Lumbalschmerzen, Kranich`s Knie mit Schwellung und Schmerz.

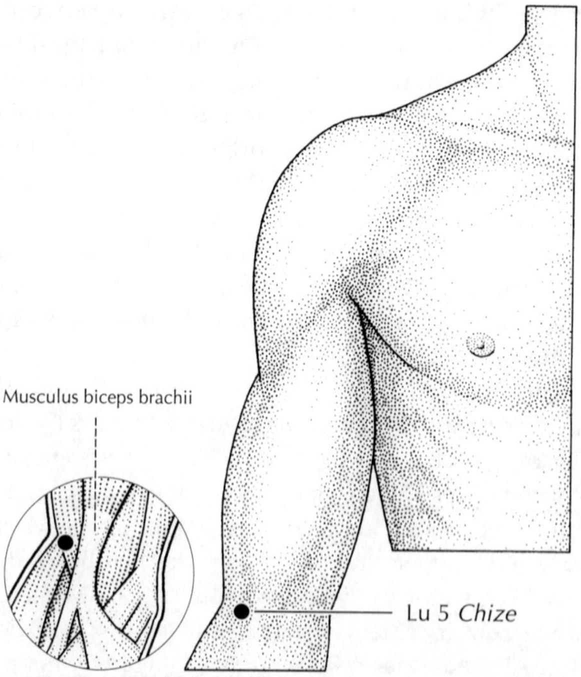

KOMMENTAR

Lu 5 *Chize* ist der Wasser- und *he*-Meerpunkt der Lungen-Leitbahn. Seine Hauptwirkung besteht darin, alle Formen von Hitze (sowohl bei Fülle oder Leere) aus der Lunge zu beseitigen und das Lungen-*Qi* abzusenken. Fülle-Hitze in der Lunge kann durch innere oder äußere Faktoren bedingt sein. Innere Faktoren beinhalten Rauchen, übermäßige Aufnahme von schweren, fetten, scharfen Speisen und Alkohol, Umwandlung langanhaltender Retention von Schleim-Feuchtigkeit, Schleim-Hitze und Eindringen von Leber-Feuer. Äußere Faktoren sind pathogene Wind-Kälte oder Wind-Hitze, die in das *zang* Lunge eindringen und sich in Hitze umwandeln. Leere-Hitze kann entweder die Folge einer Verringerung oder Erschöpfung des Lungen- und Nieren-*Yin* oder einer Schädigung des Lungen-*Yin* durch chronische oder wiederholte Angriffe von Fülle-Hitze sein. Das Bestehen jeder Art von Hitze in der Lunge wird deren Funktion, das Qi abzusenken, schädigen und zu den Symptomen des rebellierenden Lungen-*Qi* wie Husten, Kurzatmigkeit, Keuchen und Asthma führen. Im Fall von Fülle-Hitze kann es zu Heraufhusten von Schleim und Agitiertheit und Völlegefühl im Thorax kommen, während sich in Fällen von Leere-Hitze undulierendes Fieber oder Belastungs-Fieber und trockener Mund und Zunge finden können.

Da sowohl in Fällen von Fülle-Hitze als auch Leere-Hitze in gleicher Weise anwendbar, wird die passende Kombination von Lu 5 *Chize* mit anderen Punkten unterschiedliche erforderliche Zielrichtungen der Behandlung dieser beiden Zustände bestimmen. Im Fall von Fülle-Hitze, charakterisiert durch

Völlegefühl im Thorax und gelbem, grünen oder braunen Auswurf, kann dieser Punkt mit Punkten zur Umwandlung von Schleim und zur Klärung von Hitze wie Ma 40 *Fenglong* und Lu 1 *Zhongfu* kombiniert werden. Im Fall von vorliegender Leere-Hitze mit Symptomen eines trockenen Mundes, einer trockenen Zunge und undulierendem Fieber oder Belastungs-Fieber kann dieser Punkt mit Punkten zur Nährung des *Yin* und zur Befeuchtung der Lunge wie Lu 9 *Taiyuan*, Bl 43 *Gaohuangshu* und Ni 3 *Taixi* kombiniert werden.

Entsprechend dem *Classic of Difficulties*[12] sind die *he*-Meerpunkte für „entgegengesetzt fließendes *Qi* und Diarrhö" indiziert, während *Spiritual Pivot* sagt „bei Störungen des Magens und Erkrankungen durch unregelmäßiges Essen und Trinken, wähle die *he*-Meerpunkte"[13]. Lunge und Magen beherrschen beide das Absenken während die Lungen-Leitbahn im Mittleren Erwärmer, im Magenbereich, aufsteigt. Zusätzlich zum Absinken des rebellierenden Lungen-*Qi* behandelt Lu 5 *Chize* Erbrechen durch rebellierendes Magen-*Qi* sowie Diarrhö und abdominelle Aufblähung.

Discourse Into the Origins and Development of Medicine sagt: „Die Lunge ist ein zartes *zang*, weder Hitze noch Kälte sind geeignet ... zu heiß und das Feuer wird das Metall schmelzen und das Blut wird in Wallung geraten." Hitze in der Lunge, ob vom Leere- oder Fülletyp, kann die Blutgefäße schädigen und zu unkontrollierten Blutungen mit Husten oder Blutbrechen oder Nasenbluten führen. Ebenso wie dieser Punkt für Hitze-induzierte Blutungen aus der Lunge indiziert ist, kann er aufgrund seiner zweiten Wirkung auch das Magen-*Qi* abzusenken, bei Bluterbrechen verwendet werden. Der *Song of Points for Miscellaneous Diseases* sagt eindeutig „in Fällen mit Bluterbrechen ist die Wirkung von Lu 5 *Chize* unvergleichlich"[14].

Die enge Beziehung der Lunge zu den Körpersäften wird in zwei Sprüchen der chinesischen Medizin betont: „Die Lunge ist die obere Quelle des Wassers." und „Die Lunge kontrolliert die Bewegung des Wassers." Blockiert äußerer pathogener Wind die Lungenfunktionen, der Kontrolle der Wasserwege und der Absenkung der Körpersäfte, kann es zu Urinretention sowie zu Schwellungen der vier Extremitäten kommen. Ist die Lunge schwach, kann Enuresis oder häufige Miktion auftreten. Lu 5 *Chize* ist bei diesen beiden Mustern indiziert. Die Lunge und das Herz kontrollieren den oberen Erwärmer und stehen in enger Beziehung. In *Warp and Woof of Warm Febrile Disease* wird gesagt: „Die Lunge und das Herz sind gegenseitig verbunden; besteht Lungen-Hitze so dringt diese meist leicht in das Herz ein." Tritt die Lungenhitze in das Herz über, kommt es zu Agitiertheit und falls die Hitze das Blut schädigt und zu Blutstase führt, treten Herzschmerzen auf. In beiden Fällen ist Lu 5 *Chize* indiziert.

Aufgrund seiner zentralen Position auf der Lungen-Leitbahn, hat Lu 5 *Chize* eine wichtige Wirkung auf die gesamte obere Extremität und ist bei Leitbahnstörungen im Bereich der Schulter, des Oberarms, des Ellenbogens und der Hand mit Schmerzen und Bewegungseinschränkung angezeigt. Wandernder Schmerz durch das Eindringen pathogener Wind-Feuchtigkeit ist bekannt als wandernde schmerzhafte Stauung oder Wind-schmerzhafte Stauung. Ebenso wie Lu 5 *Chize* bei wandernder schmerzhafter Stauung des Oberarms und des Ellenbogens angezeigt ist, erscheint er in den klassischen Kombinationen zur Behandlung von Windschmerzhafter Stauung im ganzen Körper. Viele klassische Quellen erklären gesondert die Fähigkeit von Lu 7 *Lieque*, Sehnenkontraktionen zu entspannen; zum Beispiel sagt der *Song of Jade Dragon*: „Bei Sehnenkontraktion mit erschwerter Öffnung und Streckung der Hand sollte die Anwendung von Lu 5 *Chize* immer betont werden." Seine Anwendung zur Behandlung von Schmerzen und Kontraktion des Ellenbogens ist selbstsprechend. Er ist im Besonderen zur Behandlung des Tennisellenbogens in Bevorzugung zu Di 11 *Quchi* geeignet, da die an Lu 5 *Chize* eingestochene Nadel leichter in das Areal der akuten lokalisierten Berührungsempfindlichkeit gezielt werden kann. Lu 5 *Chize* ist ebenfalls bei Schwellungen und Schmerzen des Knie's (Kranich's Knie-Wind) geeignet. Dies zeigt die häufig angewendete „Kreuz-Verbindungs-Nadelmethode", wobei das entsprechende Gelenk der oberen Extremität zur Behandlung von Erkrankungen der unteren Extremität genadelt wird und umgekehrt (siehe Seite 90).

Interessanterweise behandelt Lu 5 *Chize* ebenso die „Fünf Typen von Lumbalschmerzen". In gewisser Weise kann dieser Punkt, lokalisiert in der Beuge des Ellenbogens, als Entsprechung zu dem Punkt Bl 40 *Weizhong* im Bereich der oberen Extremität gesehen werden, der in der Beuge des Kniegelenks lokalisiert ist und häufig bei Lumbalschmerzen angewendet wird.

PUNKTKOMBINATIONEN

- Kurzatmigkeit, Schmerzen in der lateralen Rippenregion und Agitiertheit des Herzens: Lu 5 *Chize* und Dü 1 *Shaoze (Thousand Ducat Formulas)*.
- Kurzatmigkeit: Lu 5 *Chize* und Pe 7 *Daling (Great Compendium)*.
- Jede Art von Blutspucken: man tonisiere Lu 5 *Chize* und sediere Lu 10 *Yuji (Systematic Classic)*.
- Schmerzhafte Stauung durch Wind: Lu 5 *Chize* und Gb 38 *Yangfu (Great Compendium)*.
- Schmerzhafte Stauung durch Wind: Lu 5 *Chize*, 3E 10 *Tianjing*, He 3 *Shaohai*, Bl 40 *Weizhong* und Gb 38 *Yangfu (Great Compendium)*.

- Kontraktion des Armes mit Verkürzung der Sehnen beider Hände mit Unfähigkeit die Hände zu öffnen: Lu 5 *Chize*, Di 11 *Quchi*, 3E 4 *Yangchi*, Di 4 *Hegu* und 3E 3 *Zhongzhu (Great Compendium)*.
- Kontraktion und Kälte der Schulter und des Rückens, mit Schmerzen im inneren Teil der Skapula: Lu 5 *Chize*, Bl 17 *Geshu*, Bl 45 *Yixi* und Bl 63 *Jinmen (Thousand Ducat Formulas)*.
- Ellenbogen-Kontraktion mit Schmerz: Lu 5 *Chize* durchgestochen zu Di 11 *Quchi* (*Ode of the Jade Dragon*).
- Lumbalschmerz und Schmerzen der lateralen Rippenregion durch Verrenkung: Lu 5 *Chize*, LG 26 *Renzhong* und Bl 40 *Weizhong*; danach nadele man Bl 60 *Kunlun*, Bl 65 *Shugu*, 3E 6 *Zhigou* und Gb 34 *Yanglingquan (Great Compendium)*.

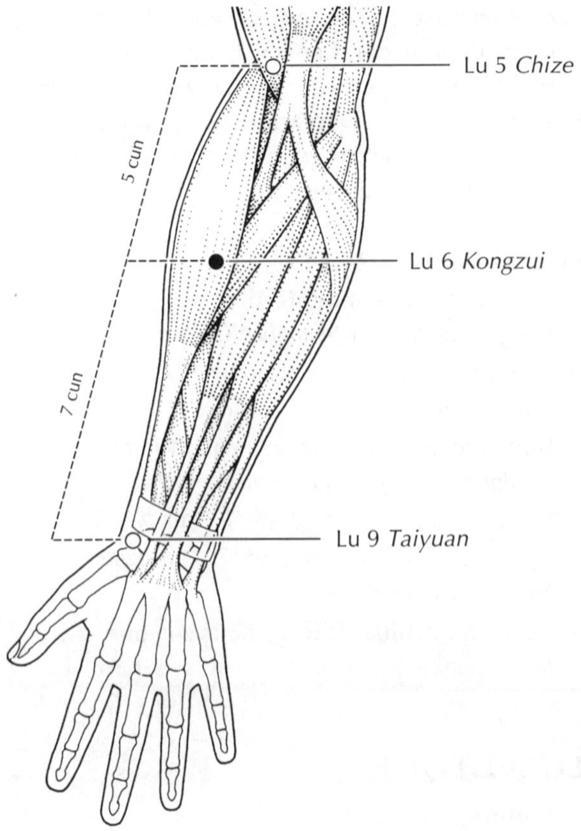

LU 6 *KONGZUI*

孔最

Größtes Loch

xi-Grenzpunkt der Lungen-Leitbahn

LOKALISATION

Auf der Unterarm-Innenseite, 7 *cun* proximal von Lu 9 *Taiyuan* auf der Verbindungslinie zwischen Lu 9 *Taiyuan* und Lu 5 *Chize*.

ANMERKUNG ZUR LOKALISATION

Man teilt die Verbindungsstrecke zwischen Lu 9 *Taiyuan* und Lu 5 *Chize* in zwei Hälften. Lu 6 *Kongzui* ist eine tastbare Vertiefung 1 *cun* proximal dieser geteilten Strecke.

NADELUNG

Senkrecht oder schräg, 0.5 – 1.5 *cun*.

WIRKUNGEN

Verteilt und senkt das Lungen-*Qi*
Klärt Hitze und befeuchtet die Lunge
Klärt Hitze und stoppt Blutungen
Lindert akute Zustände

INDIKATIONEN

- Husten, Keuchen, Asthma, Thoraxschmerz, Schwellung und Schmerzen des Halses, Stimmverlust, fieberhafte Erkrankung ohne Schwitzen.
- Bluthusten, Blutspucken, Bluterbrechen, Schluckauf.
- Schwere Schmerzen des Ellenbogens und des Oberarms, Unfähigkeit den Arm über den Kopf zu heben, erschwertes Beugen und Strecken der Finger, epigastrische Schmerzen, Hämorrhoiden, Kopfschmerz, klonische Spasmen.

KOMMENTAR

Lu 6 *Kongzui* ist der der *xi*-Grenzpunkt der Lungen-Leitbahn. Die *xi*-Grenzpunkte befinden sich dort, wo das *Qi* und das Blut, die relativ oberflächlich von den *jing*-Quellenpunkten entlang der Leitbahnen fließen, sich sammeln und tiefer sinken. Die *xi*-Grenzpunkte sind im Allgemeinen zur Behandlung akuter Zustände und Schmerzen geeignet, während die *xi*-Grenzpunkte der *Yin*-Leitbahnen eine zusätzliche Wirkung zur Behandlung von Blutstörungen haben. Lu 6 *Kongzui* ist ein wichtiger Punkt sowohl für akute Erkrankungen der Lunge als auch für Blutstörungen. Lu 6 *Kongzui* ist speziell bei Angriff äußerer pathogener Wind-Hitze oder Wind-Trockenheit indiziert, wenn diese

a) sich in der oberflächlichen Schicht befinden und die normale Funktion der Poren blockieren und dadurch zur Entwicklung einer fieberhaften Erkrankung ohne Schweißbildung führen, oder
b) wenn diese in das *zang* Lunge und die Lungen-Leitbahn eindringen, mit Entwicklung von akuten Husten und Keuchen, Schwellung und Schmerzen im Hals und Stimmverlust. In der modernen klinischen Praxis wird dieser Punkt hauptsächlich zur Behandlung von akutem Husten, Keuchen oder Asthma jeglicher Ätiologie verwendet.

Als *xi*-Grenzpunkt der Lungen-Leitbahn ist Lu 6 *Kongzui* speziell für alle Arten von Lungenblutungen, sei es durch Wind-Trockenheit, Wind-Hitze, Schleim-Hitze, Leber-Lungen-Disharmonie oder *Yin*-Mangel geeignet.

Schließlich ist Lu 6 *Kongzui* auch bei *Qi*-Stauungen im Verlauf der Lungen-Leitbahn indiziert, mit Symptomen wie schwere Schmerzen im Bereich des Ellenbogens und Oberarms, erschwerte Beugung und Streckung der Finger und Unfähigkeit, den Arm über den Kopf zu heben.

PUNKTKOMBINATIONEN

- Fieberhafte Erkrankungen ohne Schwitzen: Lu 6 *Kongzui* und Bl 31 *Shangliao* (*Systematic Classic*).
- Stimmverlust: Lu 6 *Kongzui* und LG 15 *Yamen* (*Supplementing Life*).
- Blutspucken: Lu 6 *Kongzui*, Pe 3 *Quze* und Bl 16 *Dushu* (*Classic of Supplementing Life*).
- Kopfschmerz: Lu 6 *Kongzui*, Dü 3 *Houxi*, Bl 10 *Tianzhu*, LG 13 *Taodao* und Bl 11 *Dazhu (Thousand Ducat Formulas)*.
- Akutes Asthma: Lu 6 *Kongzui* und M-BW 1 *Dingchuan*.

LU 7 *LIEQUE*

Unterbrochene Reihenfolge

列缺

luo-Passagepunkt der Lungen-Leitbahn
Öffnungspunkt des Konzeptionsgefäßes
Gao Wu Kommandopunkt
Ma Dan-yang Himmel-Stern-Punkt

LOKALISATION

Auf der Radialseite des Unterarms ca. 1.5 *cun* proximal von Di 5 *Yangxi*, in der Spalte zwischen den Sehnen des Musculus brachialis und des Musculus pollicis longus.

ANMERKUNG ZUR LOKALISATION

Wenn der Zeigefinger auf Di 5 *Yangxi* platziert wird, in der Tabatière, und man direkt nach proximal über den gesamten Processus styloideus radii fährt, fallen die Finger in eine Spalte zwischen zwei Sehnen.

NADELUNG

Man hebt mit dem Finger der einen Hand die Haut über dem Punkt an und nadelt mit der anderen Hand transversal in proximale oder distale Richtung, 0.5 – 1 *cun* tief, die Vena cephalica vermeidend.

WIRKUNGEN

Befreit die Oberfläche und beseitigt Wind
Fördert die absenkende Funktion der Lunge
Beruhigt Wind und Schleim
Unterstützt den Kopf und den Nacken
Öffnet und reguliert das Konzeptionsgefäß
Reguliert die Wasserwege
Aktiviert die Leitbahn und lindert Schmerz

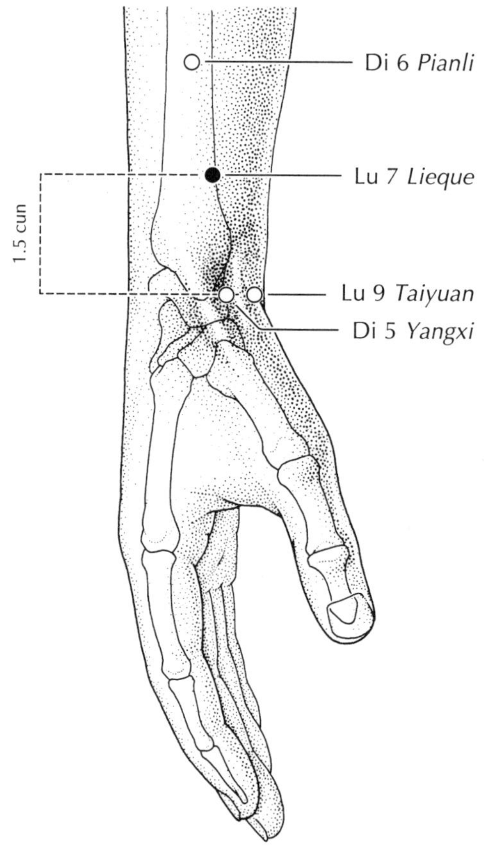

INDIKATIONEN

- Frieren und Fieber, nasale Kongestion und nasaler Ausfluss, Nasenpolypen, Nasenflügel, schmerzhafte Halsstauung, Husten, Husten mit Schleim, Keuchen, Dyspnoe, Asthma, verringertes *Qi* und Kurzatmigkeit, Hitze im Thorax und Rücken, Frösteln und Kälte im Bereich des Thorax und des Rückens, Schwitzen, plötzliche Schwellung der vier Extremitäten, Durst, Inversion durch entgegengesetzten Fluss in den vier Extremitäten.
- Kopfschmerz und Steifheit des Halses und des Nackens, einseitige Kopfschmerzen, Kiefersperre, Hemiplegie, Mund- und Augendeviation, Zahnschmerz, Epilepsie, kindliche Schreck-Epilepsie, akuter kindlicher Schreck-Wind-Bewusstseinsverlust, Erbrechen schaumigen (wässrigen) Speichels, schmerzhaftes Wind-Stauungssyndrom, Hypertonie.
- Lochien-Retention, Retention eines abgestorbenen Fötus, postpartale Unfähigkeit zu sprechen, Blut im Urin, heiße und schmerzhafte Miktion, erschwerte Miktion, Penisschmerz, Genitalschmerz, Samenverlust.
- Schlechtes Gedächtnis, Palpitationen, Neigung zu Lachen, häufiges Gähnen und Strecken, Spannungsgefühl im Thorax und Rücken, Völlegefühl der lateralen Rippenregion, Brust-Abszess.
- Schwäche oder Schmerz im Bereich des Handgelenks oder der Hand, Daumenschmerzen, Schulterschmerzen, Hitze in den Handflächen, Malaria.

KOMMENTAR

Der Name des Punktes „Unterbrochene Reihenfolge" ist ein altertümlicher Begriff für Blitz. Dieser Name kann auf drei Arten verstanden werden.

a) Die elektrisierende Empfindung, die bei Nadelung des Punktes ausgelöst werden kann,
b) die Fähigkeit von Lu 7 *Lieque*, Schwere und Beklemmungsgefühl im Thorax zu klären, in der Weise wie ein Unwetter mit Blitzen den Himmel klärt und
c) die plötzliche Gabelung der Lungen-Leitbahn an diesem Punkt.

Es ist anzumerken, dass verschiedene der *luo*-Passagepunkte (zum Beispiel Ma 40 *Fenglong*, Bl 58 *Feiyang*, Ni 4 *Dazhong*) an Stellen lokalisiert sind, an denen die Leitbahnen plötzlich ihre Richtungen ändern, und im Fall von Lu 7 *Lieque* verläuft diese Aufgabelung fast so weit wie der Verlauf der Dickdarm-Leitbahn und betont dadurch die nahe Beziehung dieses Punktes zu dieser mit der Lunge gepaarten *Yang*-Leitbahn.

Lu 7 *Lieque* wurde von *Ma Dan-yang*, dem großen Arzt der *Jin*-Dynastie, unter die „Elf Himmels-Stern-Punkte"[15] aufgenommen. Dies sei eine Gruppe von höchst wirksamen Akupunkturpunkten und wurde von ihm für einseitigen Kopfschmerz, schmerzhaftes Wind-Stauungssyndrom und Taubheit des ganzen Körpers, Schleimstau im oberen Körperbereich und Kiefersperre indiziert. *The Glorious Anthology of Acupuncture and Moxibustion* von *Gao Wu*, einem Autor der *Ming*-Dynastie, schließt Lu 7 *Lieque* unter die „Vier Kommandopunkte" (für Erkrankungen des Kopfes und des Nackens) ein. In *Ode Of The Obstructed River* wird die Anwendung von Lu 7 *Lieque* als eine „der acht therapeutischen Methoden" aufgeführt. In dieser Beschreibung der Anwendung der acht Öffnungspunkte der außerordentlichen Leitbahnen zur Behandlung spezifischer Symtome und Körperareale, ist Lu 7 *Lieque* für Erkrankungen der Kopfregion, rebellierenden und stauenden Schleim und trockenen Hals indiziert. Die deutliche Hervorhebung der Fähigkeit von Lu 7 *Lieque*, Kopf und Nackenregion in diesen Drei-Punkt-Kategorien zu behandeln, ist überraschend, da die Lungen-Leitbahn nicht höher als bis zum Hals aufsteigt. Die Wirkung von Lu 7 *Lieque* auf die Kopfregion als Ganzes kann jedoch durch folgende Fakten erklärt werden:

a) Die Wirkung von Lu 7 *Lieque* auf die Ausleitung und Beruhigung von Wind, der von Natur aus die oberen Körperteile angreift, und
b) die enge Verbindung zwischen Lu 7 *Lieque*, dem *luo*-Passagepunkt der Lungen-Leitbahn, und seiner innen-außen-gekoppelten Dickdarm-Leitbahn, die zum Kopf aufsteigt.

Lu 7 *Lieque* ist ein wichtiger Punkt zur Behandlung von Wind-Erkrankungen, die sowohl äußeren oder inneren Ursprungs sind. Sowohl in *Spiritual Pivot*[16] und *Essential Questions*[17] wird gesagt „*Taiyin* ist die Öffnung, *Jueyin* ist das Schließen und *Shaoyin* ist das Scharnier". Die Lunge (*Taiyin*), die direkt durch die Atmung mit Außen kommuniziert und indirekt durch ihre enge Verbindung mit der Haut des ganzen Körpers, ist das am meisten dem Angriff von äußeren Pathogenen geöffnete und verletzbare *zang*. Greift äußerer pathogener Wind in Kombination mit Hitze, Kälte oder Trockenheit den oberflächlichen Bereich des Körpers an, hat dies drei grundlegende Wirkungen:

a) Es kann das Abwehr-*Qi* blockieren, die verteilende Funktion der Lunge schädigen und dadurch die klassischen Symptome eines äußeren Musters mit Frieren und Fieber, Kopfschmerz, Gliederschmerzen, Nackenschmerzen, Schulter- und Rückenschmerzen etc. hervorrufen,
b) es kann zur Schädigung der absenkenden Funktion der Lunge mit Entwicklung von Husten, Keuchen und Asthma führen und
c) es kann die Funktion der Lunge, die Wasserwege zu regulieren und die Säfte zur Blase abzusenken, beeinträchtigen und dadurch zu akuten Extremitäten-Schwellungen führen.

Lu 7 *Lieque* ist nicht nur der *luo*-Passagepunkt der Lungen-Leitbahn mit der Dickdarm-*Yang*-Leitbahn, sondern auch ein Punkt, an dem sich ein Ast der Lungen-Hauptleitbahn aufzweigt und sich mit Di 1 *Shangyang* am Zeigefinger verbindet. Aufgrund seiner engen Beziehung zu der gekoppelten (äußeren) *Yang*-Leitbahn der Lungen-Leitbahn ist Lu 7 *Lieque* der am meisten äußerlich wirkende Punkt der Lungen-Leitbahn und ist der Hauptpunkt auf der Leitbahn, um die Oberfläche zu entlasten, die verteilende und absenkende Funktion der Lunge zu fördern und die Wasserwege zu regulieren.

„Wind ist durch Aufwärts- und Auswärtsverteilung charakterisiert". Dieses Sprichwort der chinesischen Medizin bedeutet, dass Wind in der Regel die oberen und äußeren Anteile des Körpers angreift. Ebenso wie er Wind aus der Oberfläche ausleiten kann, ist Lu 7 *Lieque* in der Lage, sowohl äußeren wie inneren Wind aus dem Kopf und dem Oberkörper zu beseitigen und damit die Behandlung von Erkrankungen wie Fazialisparese, Kiefersperre, Epilepsie, Zahnschmerz und Kopfschmerzen geeignet. Seine Fähigkeit, den Kopf zu behandeln und im Speziellen den *yangming*-Gesichtsbereich, reflektiert ebenfalls seine enge Verbindung mit der Dickdarm-Leitbahn, ein Konzept, das in *Guide to the Classic of Acupuncture* mit folgender Aussage betont wird: „Die *luo*-Passagepunkte liegen zwischen zwei Leitbahnen...; wenn sie akupunktiert werden, können Symptome der innen-außen-gekoppelten Leitbahnen behandelt werden."[18] Die Wind ausleitende Wirkung von Lu 7 *Lieque* zeigt sich in seiner klassischen Anwendung der Behandlung von schmerzhaftem Wind-Stauungssyndrom und Taubheit des ganzen Körpers.

Die Fähigkeit von Lu 7 *Lieque*, den inneren Wind zu beruhigen, wird durch seine Wirkung Schleim abzusenken, ergänzt. Wind-Schleim (eine Kombination von inneren Wind und Schleim) ist ein häufiges Muster, das Erkrankungen wie Epilepsie, Kiefersperre, Fazialisparese und Hemiplegie, für die dieser Punkt geeignet ist, unterliegend ist. Bei Lungenerkrankungen führt eine Schwäche der Lunge, die Körpersäfte zu verteilen und abzusenken, zur Ansammlung von Schleim im Brustraum, und Lu 7 *Lieque* ist ebenso bei Husten von Schleim und Erbrechen von schaumigen (wässrigem) Speichel indiziert.

Seit frühester Zeit war Lu 7 *Lieque* ein wichtiger Punkt zur Behandlung von Kopfschmerzen, zum Beispiel wird in *Ode of Spiritual Brightness* gesagt „zur Behandlung von Kopfschmerzen, ob einseitig oder nicht, sediere man Lu 7 *Lieque*". Auch wenn diese Wirkung teilweise durch die Fähigkeit von Lu 7 *Lieque*, Wind auszuleiten und zu beruhigen, erklärt werden kann und ebenso durch seine Verbindung mit der Dickdarm-Leitbahn, so ist sie vorwiegend jedoch ein Beispiel für die Ergebnisse langer empirischer Beobachtungen.

Lu 7 *Lieque* ist der Öffnungspunkt des Konzeptionsgefäßes, das entlang der vorderen Mittellinie des Körpers nach oben läuft und eng mit dem Uterus und den Urogenital-organen verbunden ist. Durch Öffnen und Regulierung des *Qi*-Flusses im Konzeptionsgefäß, ist Lu 7 *Lieque* in der Lage, Symptome wie Retention von Lochien und abgestorbenem Fötus, Genitalschmerzen und Harnwegserkrankungen zu behandeln. Seine Wirkung auf eine Vielzahl von Harnwegserkrankungen, wie Urin im Blut und heiße, schmerzhafte und erschwerte Miktion, spiegelt weiterhin die bedeutende Funktion der Lunge bezüglich der Regulierung der Wasserwege wider, im Speziellen das Absenken der Flüssigkeiten zur Blase. Lu 7 *Lieque* teilt mit den anderen *luo*-Passagepunkten der *Yin*-Leitbahnen (Mi 4 *Gongsun*, He 5 *Tongli*, Ni 4 *Dazhong*, Le 5 *Ligou* und Pe 6 *Neiguan*) die besondere Fähigkeit, emotionale Störungen zu behandeln und ist bei Neigung zu lachen, häufigem Gähnen und Strecken und speziell bei schlechtem Gedächtnis geeignet.

So weit Störungen der Lungen-Leitbahn vorliegen, behandelt Lu 7 *Lieque* Hitze in den Handflächen und Schulterschmerzen, aber ist speziell zur Behandlung von Schmerzen des Daumengelenks und des Zeigefingers von Bedeutung. Zu diesem Zweck wird er in Richtung Hand genadelt und entsprechend manipuliert, um eine Nadelsensation im erkrankten Areal hervorzurufen, während er bei allen anderen Fällen generell in Richtung zum Ellenbogen genadelt wird.

Schließlich gibt das *Great Compendium of Acupuncture and Moxibustion* spezifische Indiktionen für Fülle- und Leere-Syndrome der *luo*-Passagepunkte. Im Fall von Lu 7 *Lieque* sind dies Hitze im Bereich des Brustraums und Rückens, Schwitzen, plötzliche Schwellung der vier Extremitäten (Fülle), Frieren und Kälte im Brustraum und Rücken, verringertes *Qi* und Kurzatmigkeit (Leere).

PUNKTKOMBINATIONEN

- Akute Dyspnoe: Lu 7 *Lieque* und Ma 36 *Zusanli (Song of Points).*
- Ödeme: Lu 7 *Lieque*, Dü 5 *Yanggu*, Di 4 *Hegu*, Pe 5 *Jianshi*, Gb 34 *Yanglingquan*, Ni 10 *Yingu*, Ma 36 *Zusanli*, Le 8 *Ququan*, Ma 41 *Jiexi*, Ma 43 *Xiangu*, Ni 7 *Fuliu*, Mi 4 *Gongsun*, Ma 45 *Lidui*, Ma 42 *Chongyang*, Mi 9 *Yinlingquan*, Bl 21 *Weishu*, KG 9 *Yinlingquan* und KG 8 *Shenque (Great Compendium).*
- Einseitiger Wind (Hemiplegie): Lu 7 *Lieque* und Ma 42 *Chongyang (Great Compendium).*
- Einseitiger oder generalisierter Kopfschmerz: Lu 7 *Lieque* und Lu 9 *Taiyuan* (*Ode of Xi-hong*).
- Munddeviation: Lu 7 *Lieque* und Ma 4 *Dicang* (*Supplementing Life*).
- Mund- und Gesichtdeviation: Lu 7 *Lieque* und Gb 12 *Wangu* (*Supplementing Life*).
- Kindliche Schreck-Epilepsie: Lu 7 *Lieque* und Öffnungspunkt von *yangming* (*Systematic Classic*).
- Schmerzen der Genitalien: Lu 7 *Lieque*, Mi 9 *Yinlingquan* und He 8 *Shaofu* (*Formulas for the Living*).
- Hitze in den Handflächen: Lu 7 *Lieque*, Lu 8 *Jingqu* und Lu 9 *Taiyuan (Great Compendium).*
- Malaria mit Schüttelfrost und Fieber: Lu 7 *Lieque*, Dü 3 *Houxi*, Dü 2 *Qiangu* und Dü 1 *Shaoze (Thousand Ducat Formulas).*
- Gedächtnisschwäche: Lu 7 *Lieque*, Bl 43 *Gaohuangshu*, LG 11 *Shendao* und Ni 21 *Youmen* (*Supplementing Life*).
- Gedächtnisschwäche: Lu 7 *Lieque*, Bl 15 *Xinshu*, He 7 *Shenmen*, KG 12 *Zhongwan*, Ma 36 *Zusanli*, He 3 *Shaohai* und Moxa auf LG 20 *Baihui (Outline of Medicine).*
- Häufiges Gelächter: Lu 7 *Lieque*, Pe 7 *Daling*, LG 26 *Renzhong* und Di 5 *Yangxi (Great Compendium).*
- Stechender *Qi*-Schmerz der beiden Brüste: Lu 9 *Taiyuan* und Lu 7 *Lieque (Song of Points).*

LU 8 JINGQU

經渠

Kanalgraben

jing-Flusspunkt und Metallpunkt der Lungen-Leitbahn

LOKALISATION

Oberhalb des Handgelenks, 1 *cun* proximal von Lu 9 *Taiyuan*, auf der Verbindungslinie zwischen Lu 9 *Taiyuan* und Lu 6 *Kongzui* in der Vertiefung an der Basis des Processus styloideus radii und an der Radialseite der Arteria radialis.

ANMERKUNG ZUR LOKALISATION

Wird die Fingerspitze auf Lu 9 *Taiyuan* gelegt und Richtung proximal über den tastbaren Prozessus styloideus radii bewegt, wird sie ganz natürlich in eine Vertiefung, in der Lu 8 *Jingqu* lokalisiert ist, fallen.

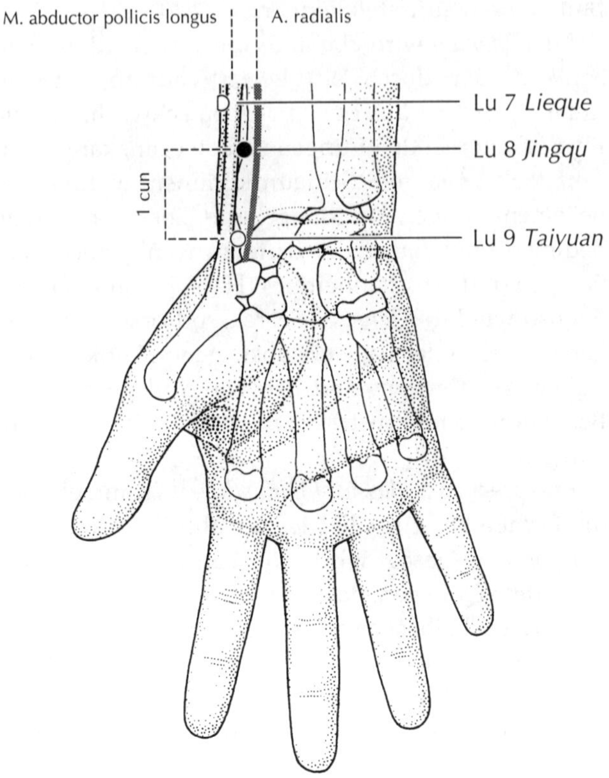

NADELUNG

Schräg proximal oder senkrecht, 0.3 – 0.5 *cun* tief, die A. radialis vermeidend.

WIRKUNGEN

Senkt das Lungen-*Qi* und lindert Husten und Keuchen

INDIKATIONEN

- Husten, Asthma, Keuchen, Dyspnoe, Spannungsgefühl und Schmerzen im Thoraxraum und im Bereich der Brustwirbelsäule, wunder Hals, schmerzhaftes Hals-Stauungssyndrom, fieberhafte Erkrankung mit fehlendem Schwitzen, fieberhafte Erkrankung mit Kurzatmigkeit, Hitze in den Handflächen.
- Herzschmerz mit Erbrechen, Handgelenksschmerz, Malaria, häufiges Gähnen, Schmerzen in den Fußsohlen.

KOMMENTAR

Entsprechend *Classic of Difficulties*[19] sind die *jing*-Flusspunkte für „Keuchen und Dyspnoe, Frieren und Fieber" indiziert. Lu 8 *Jingqu*, der *jing*-Flusspunkt der Lungen-Leitbahn ist primär für Husten vom Fülletyp, Dyspnoe und Keuchen mit Völlegefühl und Schmerzen im Brustraum und Brustwirbelsäulenbereich sowie für fieberhafte Erkrankungen mit fehlendem Schwitzen geeignet. Eine ungewöhnliche Indikation für Lu 8 *Jingqu* findet sich in *Classic of Supplementing Life with Acupuncture and Moxibustion* für Schmerzen in der Region von Ni 1 *Yongquan*. Schmerzen im Sohlenbereich sind üblicherweise die Folge einer Nieren-Schwäche oder von Schweiß und Feuchtigkeit, die nach unten sinken. Es sollte jedoch betont werden, dass in der modernen klinischen Anwendung Lu 8 *Jingqu* nicht häufig verwendet wird.

PUNKTKOMBINATIONEN

- Spannung im Brustraum und Rücken mit Schwellungsempfindung im Thorax: Lu 8 *Jingqu* und Gb 40 *Qiuxu (Thousand Ducat Formulas).*
- Fieberhafte Erkrankung ohne Schwitzen: Lu 8 *Jingqu* und Mi 2 *Dadu (One Hundred Symptoms)*

LU 9 *TAIYUAN*

太淵

Großer Abgrund

shu-Bachpunkt, yuan-Quellpunkt und Erdepunkt der Lungen-Leitbahn
hui-Einflussreicher Punkt der Gefäße

LOKALISATION

Am Handgelenk in einer Vertiefung zwischen Arteria radialis und der Sehne des Musculus abductor pollicis longus, auf der Höhe von He 7 *Shenmen* (proximaler Rand des Os pisiforme).

ANMERKUNG ZUR LOKALISATION

Die Lokalisation dieses Punktes wird in der Regel in Beziehung zur Handgelenksfalte angegeben. Da die Falten eine oberflächliche und variable anatomische Struktur sind, ist es besser, diesen Punkt anhand der nahe liegenden Os pisiforme zu lokalisieren: Zuerst lokalisiert man He 7 *Shenmen* an der unteren Grenze des Os pisiforme und dann findet man Lu 9 *Taiyuan* auf derselben Höhe.

NADELUNG

Senkrechte Stichrichtung, 0.3 – 0.5 *cun*, die Arteria radialis vermeidend.

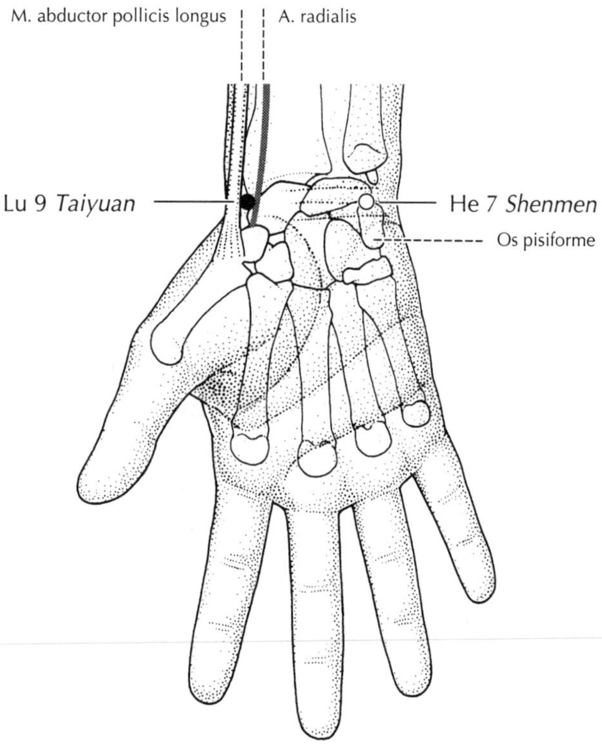

WIRKUNGEN

Tonisiert die Lunge und wandelt Schleim um
Fördert die absenkende Funktion der Lunge
Reguliert und harmonisiert die Hundert Gefäße
Aktiviert die Leitbahn und lindert Schmerzen

INDIKATIONEN

- Husten, Husten mit wässrigem Schleim, Asthma, Keuchen, Dyspnoe, Kurzatmigkeit, gehäuftes Gähnen, Hitze der Handflächen, trockener Hals, Beklemmung und Agitiertheit im Brustraum mit erschwerter Atmung und Unfähigkeit sich hinzulegen.
- Blutspucken, Bluthusten, Bluterbrechen, Agitiertheit mit Herzschmerz, begleitet von einem rauen Puls, manischer Wahn, Syndrom der Pulslosigkeit.
- Rebellierendes Magen-*Qi*, Aufstoßen, oberflächliche visuelle Stauung, Rötung und Schmerzen der Augen, kaltes Frösteln, Kälte-Inversion, Zahnschmerzen, Kopf-Wind, Gesichtsschwellung
- Schwäche oder Schmerzen des Handgelenks, Schulter- und Rückenschmerzen, Schmerzen im Bereich der Fossa supraclavicularis, Schmerzen der inneren Armanteile, Brustschmerzen.

KOMMENTAR

Lu 9 *Taiyuan* ist der *shu*-Bachpunkt, *yuan*-Quellpunkt und Erdepunkt der Lungenleitbahn. *Spiritual Pivot* erwähnt in Kapitel 6 die Anwendung der *shu*-Bachpunkte zur Behandlung der Erkrankungen der *zang* und ebenso ist im Kapitel 1 ausgesagt „Sind die fünf *zang* erkrankt, wähle die zwölf *yuan*-Flüsse (Punkte) aus". Darüber hinaus wird in *Classic of Difficulties*[20] ausgesagt „in Fällen einer Leere, kräftige die Mutter" (entsprechend der Theorie der fünf Wandlungsphasen ist Lu 9 *Taiyuan* der Erdepunkt und damit die Mutter des *zang* Metall. Deshalb ist Lu 9 *Taiyuan* ein sehr wichtiger Punkt auf der Lungen-Leitbahn zur Tonisierung des Lungen-*Qi* oder der zwei Hauptmuster einer Lungen-Schwäche. Lu 9 *Taiyuan* ist bei Lungen-Schwäche mit chronischem schwachen Husten oder Keuchen indiziert. Im Falle eines Lungen-*Qi*-Mangels kann es ebenfalls zu Kurzatmigkeit und häufigem Gähnen kommen, während im Fall eines Lungen-*Yin*-Mangels heiße Handflächen und Blutspucken auftreten können.

Lu 9 *Taiyuan* wird ebenfalls die Umwandlung von Schleim, der durch ein Leere-Syndrom entsteht, unterstützen; ist das Lungen-*Qi* zu schwach, um die Flüssigkeiten in den Lungen zu bewegen, kann es zu sehr viel wässrigem Schleim kommen, während es bei einem Lungen-*Yin*-Mangel und einer durch Hitze bedingte Eindickung der Säfte zu wenig trockenem Schleim mit Trockenheit im Hals kommen kann. Ebenso wie Lu 9 *Taiyuan* Leere-Syndrome tonisieren kann, ist er in der Lage die absteigende Funktion der Lunge zu fördern und ist bei Völlegefühl und Beklemmung im Brustraum mit Unfähigkeit sich hinzulegen indiziert.

Entsprechend *Classic of Difficulties*[21] „sammeln sich die Gefäße bei Lu 9 *Taiyuan*", während in *Classic of Categories* ausgesagt wird „Der Fluss der Leitbahnen muss dem *Qi* folgen, das *Qi* wird von der Lunge kontrolliert, deshalb ist er der Kreuzungspunkt der Hundert Gefäße". Diese Aussage bezieht sich auf die wichtige Beziehung zwischen *Qi* und Blut, die in dem Sprichwort „Das *Qi* ist der Herrscher des Blutes" ausgedrückt ist und ebenfalls durch die weitere Aussage in *Classic of Categories* gestützt wird, dass „die Gefäße die Wege des Blut-*Qi* sind und die Zirkulation in den Gefäßen vom *Qi* abhängt". Mit anderen Worten ausgedrückt, bewegt sich das Blut durch die Kraft der Bewegung des *Qi* durch die Blutgefäße, und in der Brust- und Herzregion hängt die Zirkulation des Blutes in besonderer Weise vom Sammel-*Qi* ab, gebildet aus einer Verbindung von durch die Lunge eingeatmeter Luft und dem Nahrungs-*Qi* aus Nahrung und aufgenommenen Flüssigkeiten.

Lu 9 *Taiyuan*, der *hui*-Einflussreiche Punkt der Gefäße ist deshalb ein wichtiger Punkt, um die Beziehung zwischen Sammel-*Qi* und dem Blut zu harmonisieren. Besteht ein Sammel-*Qi*-Mangel und das *Qi* ist nicht mehr in der Lage das Blut zu zirkulieren, wird dieses im Brustraum und Herzen zusammenfließen und stagnieren und zu Beklemmungsgefühl, Völle und Agitiertheit sowie Herzschmerzen mit rauem Puls und in schweren Fällen zu manischem Wahn führen.

Lu 9 *Taiyuan* ist weiterhin für Störungen der Blutgefäße im Allgemeinen wie Erbrechen, Spucken oder Husten von Blut sowie dem Syndrom der Pulslosigkeit indiziert. Die Lungen-Leitbahn hat ihren Ursprung im Mittleren Erwärmer und gemeinsam mit vielen Punkten der Leitbahn ist Lu 9 *Taiyuan* in der Lage, den Magen zu harmonisieren. Er ist damit bei rebellierendem Magen-*Qi* mit Aufstoßen ebenso wie für Hitze-Symptome der Magen-Leitbahn wie Zahnschmerzen, oberflächliches visuelles Stauungssyndrom, Rötung und Schmerzen der Augen und Brustschmerzen indiziert.

Letztendlich ist Lu 9 *Taiyuan* für Schmerzen, die unterschiedliche Anteile der Lungen-Leitbahn betreffen, einschließlich Fossa supraclavicularis, Schulter und Rücken, innere Anteile des Arms und das Handgelenk, geeignet. Es sollte betont werden, dass der chinesische Bezug zum „inneren" Bereich des Armes im Zusammenhang mit der Lungen-Leitbahn eine stehende Position mit hängenden Handflächen, die den Körperseiten gegenüber liegen voraussetzt. Bezogen auf die westliche anatomische Position, die durchgehend in diesem Buch verwendet wird, nimmt die Lungen-Leitbahn die antero-laterale Position am Arm ein.

PUNKTKOMBINATIONEN

- Lungenaufblähung: Lu 9 *Taiyuan* und Bl 13 *Feishu* (*Systematic Classic*).
- Lungen- und Herzschmerz: Lu 9 *Taiyuan* und Lu 10 *Yuji* (*Systematic Classic*).
- Trockener Hals: Lu 9 *Taiyuan* und Lu 10 *Yuji (Great Compendium)*.
- Manischer Wahn: Lu 9 *Taiyuan*, Di 5 *Yangxi*, Di 8 *Xialian* und Bl 60 *Kunlun (Great Compendium)*.
- Agitiertheit und Beklemmungsgefühl mit Unfähigkeit zu schlafen: Lu 9 *Taiyuan*, Mi 4 *Gongsun*, Mi 1 *Yinbai*, Bl 13 *Feishu*, Mi 9 *Yinlingquan*, Mi 6 *Sanyinjiao (Great Compendium)*.
- Aufstoßen: Lu 9 *Taiyuan* und He 7 *Shenmen (Great Compendium)*.
- Stechender *Qi*-Schmerz der beiden Brüste: Lu 9 *Taiyuan* und Lu 7 *Lieque (Song of Points)*.

LU 10 *YUJI*

魚際

Fischgrenze

ying-Quellpunkt und Feuerpunkt der Lungen-Leitbahn

LOKALISATION

Auf der Thenarerhebung der Hand in einer Vertiefung auf der Mitte der Grenze des Os metacarpale I und der Thenarmuskeln.

ANMERKUNG ZUR LOKALISATION

Man lokalisiert und nadelt diesen Punkt nahe am Rand des Os metacarpale.

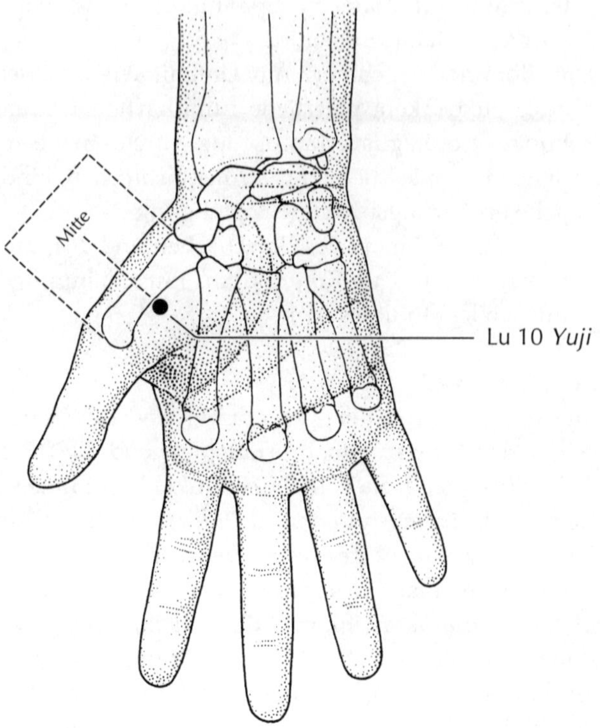

NADELUNG

Senkrecht, 0.5 – 1 *cun* tief.

WIRKUNGEN

Unterstützt den Hals
Klärt Lungen-Hitze
Senkt rebellierendes *Qi*
Harmonisiert Magen und Herz

INDIKATIONEN

- Schmerzhaftes Hals-Stauungssyndrom, wunder Hals, trockener Hals, Stimmverlust
- Husten ohne Schwitzen, Husten, der zu Hypogastriumsschmerzen oder Sakralschmerzen führt, Husten begleitet von Schluckauf, Kurzatmigkeit mit schmerzhaften Herzstauungssyndrom, verrin-

gertes *Qi* mit schmerzhaftem Herz-Stauungssyndrom, Herzstauungssyndrom mit Unfähigkeit einzuatmen.

- Leere-Hitze, Hitze im Körper, Abneigung gegen Kälte, Angriff von Wind und Kälte nach Trinken von Alkohol mit Entwicklung von Frieren und Fieber
- Bluthusten, Bluterbrechen, Blut im Urin.
- Agitiertheit des Herzens, Traurigkeit und Furcht und Ärger und Manie, Traurigkeit und Ärger mit entgegengesetzt fließendem *Qi*, schmerzhaftes Herz-Stauungssyndrom mit Furcht und Schrecken.
- Gelber Zungenbelag, Brust-Abszess, Zahnschmerz, Tränenfluss, visuell bedingter Schwindel, Feuchtigkeit-Juckreiz im Genitalbereich, Impotenz mit abdominellem Spannungsgefühl, Kopfschmerz, Malaria, Tetanie.
- Abdomineller Schmerz mit Unfähigkeit zu essen oder zu trinken, plötzliche tumultartige Erkrankung, Ösophagusverkrampfung durch ein Leere-Syndrom im Mittleren Erwärmer, Erbrechen, kindliche ernährungsbedingte Schädigung.
- Hitze und Schmerz der Handflächen und des Daumens, Ellenbogen-Kontraktion mit Spannungs- und Völlegefühl des Arms.

KOMMENTAR

Lu 10 *Yuji* ist der *ying*-Quellpunkt und der Feuerpunkt der Lungenleitbahn. Entsprechend *Classic of Difficulties*[22] sind die *ying*-Quellpunkte bei „Hitze im Körper" indiziert und Lu 10 *Yuji* ist wirksam zur Beseitigung von Hitze sowohl aus der Lungen-Leitbahn wie auch aus dem *zang* Lunge. Es ist ein allgemeines Charakteristikum der distal gelegenen Punkte der Leitbahnen, dass sie Störungen des oberen Endes der Leitbahnen behandeln. Der innere Verlauf der Lungen-Leitbahn steigt zum Rachen, und Lu 10 *Yuji* ist der Hauptpunkt für eine Vielzahl von Halserkrankungen, die durch Hitze und Trockenheit charakterisiert sind, unabhängig davon, ob es sich um Leere- oder Fülle-Syndrome handelt. Er eignet sich bei Schmerzen, Schwellungen, Kongestion und Trockenheit des Halses und Stimmverlust.

Fülle-Hitze im *zang* Lunge kann in ein Vorherrschen von Hitze und ein Vorherrschen von Schleim unterteilt werden. Lu 10 *Yuji* ist für ersteres Syndrom indiziert, während Punkte wie Lu 1 *Zhongfu* und Lu 5 *Chize* vorzugsweise bei Schleim-Syndromen angewandt werden. Befindet sich Hitze in den Lungen und blockiert das Absteigen des Lungen-*Qi*, wird dies zu Husten führen. Wenn die Flüssigkeit der Lunge durch Hitze verdampft werden, kommt es zu Schwitzen; wenn die Lungen-Hitze jedoch die Flüssigkeiten ausgetrocknet und verbraucht hat, findet man Husten ohne Schwitzen. Der Grad des Schwitzens kennzeichnet deshalb die Schwere der Hitze. Aufgrund seiner Wirkung Hitze zu klären, ist Lu 10 *Yuji* ebenso wirksam zur Klärung von Lungen-Hitze in Folge eines *Yin*-Mangels.

Lu 10 *Yuji* ist für Erkrankungen mit Blutungen aller drei *jiao* indiziert. Die Lungen-Hitze kann die Gefäße der Lunge verletzen und zu Bluthusten führen, zum Ursprung der Lungen-Leitbahn im Magen übertragen werden und damit Bluterbrechen hervorrufen oder in das Herz eindringen, damit auch in den Dünndarm und auf diese Weise Blut im Urin hervorrufen (evtl. begleitet von Feuchtigkeit-Juckreiz im Genitalbereich oder Impotenz).

Lu 10 *Yuji* ist in der Lage, die Beziehung zwischen Lunge und Herz auf der einen Seite und Lunge und Magen auf der anderen Seite zu harmonisieren. Entsprechend *Warp and Woof of Warm Febrile Disease* „sind Lunge und Herz gegenseitig verbunden, daher kommt es bei Lungen-Hitze leicht zu deren Eintreten ins Herz". Wenn Lungen-Hitze deshalb den oberen Erwärmer angreift, kann sie zum Herz übertragen werden und zu Agitiertheit und Geistesstörungen wie Wut und Manie führen. Entsprechend kommt es bei einem Sammel-*Qi*-Mangel zu einem *Qi*-Mangel von Lunge und Herz. Dadurch kann das Blut im Herzen nicht mehr richtig bewegt werden, und es kommt so zu einer Herz-Blutstase. Lu 10 *Yuji* ist bei verringertem *Qi*, Kurzatmigkeit und schmerzhaftem Herz-Stauungssyndrom indiziert.

Die Lungen-Leitbahn entspringt im Mittleren Erwärmer im Bereich des Magens. Lu 10 *Yuji* ist in der Lage:

a) Hitze, die in die Magen-Leitbahn übertragen wird mit Auftreten von Zahnschmerzen, Tränenfluss oder Brust-Abszess zu klären
b) einem gemeinsam rebellierendem Lungen-*Qi* und Magen-*Qi* mit Husten und Schluckauf entgegenzuwirken und
c) verschiedene Erkrankungen des *fu* Magen einschließlich abdomineller Schmerzen mit Unfähigkeit zu essen und zu trinken, Erbrechen, kindlicher ernährungsbedingter Schädigung und Ösophagusverkrampfung durch Leere-Syndrom im Mittleren Erwärmer zu behandeln.

Schlussendlich ist Lu 10 *Yuji* ein wichtiger Lokalpunkt zur Behandlung von Schmerzen und Hitze im Daumengelenk.

PUNKTKOMBINATIONEN

- Halsschmerzen: Lu 10 *Yuji* und 3E 2 *Yemen (One Hundred Symptoms).*
- Trockener Hals: Lu 10 *Yuji* und Lu 9 *Taiyuan (Great Compendium).*
- Steifheit der Zunge: Lu 10 *Yuji*, Lu 11 *Shaoshang*, LG 15 *Yamen*, Di 2 *Erjian*, Pe 9 *Zhongchong*, Ni 10 *Yingu* und Ni 2 *Rangu (Great Compendium).*

- Kopfschmerzen: Lu 10 *Yuji*, Di 4 *Hegu*, Pe 1 *Tianchi*, Gb 1 *Tongziliao*, Ma 2 *Sibai*, Gb 9 *Tianchong*, Bl 22 *Sanjiaoshu* und Gb 20 *Fengchi* (*Systematic Classic*).
- Jede Art von Blutspucken: Sediere Lu 10 *Yuji* und tonisiere Lu 5 *Chize* (*Systematic Classic*).
- Bluterbrechen: Lu 10 *Yuji*, Pe 3 *Quze* und He 7 *Shenmen (Great Compendium)*.
- Schmerzen der Lunge und des Herzens: Lu 10 *Yuji* und Lu 9 *Taiyuan* (*Systematic Classic*).
- Schmerzhaftes Stauungssyndrom des Herzens, Traurigkeit und Fieber: Lu 10 *Yuji*, He 7 *Shenmen* und Le 14 *Qimen (Great Compendium)*.
- Manischer Wahn, Furcht und Schrecken: Lu 10 *Yuji*, Dü 7 *Zhizheng*, Di 4 *Hegu*, He 3 *Shaohai*, Di 11 *Quchi* und Dü 4 *Wangu (Thousand Ducat Formulas)*.
- Penisschmerzen: Lu 10 *Yuji*, Ni 3 *Taixi*, KG 3 *Zhongji*, Mi 6 *Sanyinjiao (Great Compendium)*.
- Enuresis: Lu 10 *Yuji*, He 7 *Shenmen*, Le 3 *Taichong*, Le 14 *Qimen*, KG 4 *Guanyuan*, *(Great Compendium)*.
- Mamma-Abszess: Lu 10 *Yuji*, Ma 39 *Xiajuxu*, Ma 36 *Zusanli*, Gb 43 *Xiaxi*, Bl 40 *Weizhong*, Gb 41 *Zulinqi* und Dü 1 *Shaoze (Great Compendium)*.
- Erschwerte Nahrungsaufnahme: Lu 10 *Yuji*, Lu 1 *Zhongfu*, Bl 60 *Kunlun*, Ma 20 *Chengman*, Mi 20 *Zhourong* (*Supplementing Life*).
- Erschwerte Nahrungsaufnahme: Lu 10 *Yuji*, Pe 6 *Neiguan* und Ma 36 *Zusanli (Great Compendium)*.
- Ellenbogen-Kontraktion: Lu 10 *Yuji*, Lu 5 *Chize*, Di 15 *Jianyu*, Dü 8 *Xiaohai*, Pe 5 *Jianshi*, Pe 7 *Daling* und Dü 3 *Houxi (Great Compendium)*.

LU 11 *SHAOSHANG*

少商

Geringeres Metall

jing-Brunnenpunkt und Holzpunkt der Lungen-Leitbahn Sun Si-miao Geist-Punkt

LOKALISATION

Auf der Daumen-Streckseite am Kreuzungspunkt der Linien, die entlang des radialen Nagelfalzes und der Nagelbasis gezogen werden, ca. 0.1 *cun* von der Ecke des Nagels entfernt.

NADELUNG

Senkrecht oder schräge Stichrichtung nach proximal gerichtet, 0.1 – 0.2 *cun* tief oder bluten lassen.

WIRKUNGEN

Stellt das Bewusstsein wieder her
Klärt Hitze und unterstützt den Hals

INDIKATIONEN

- Bewusstseinsverlust durch Wind-Apoplex, Bewusstseinsverlust, Kälte-Inversion, Hitze-Inversion

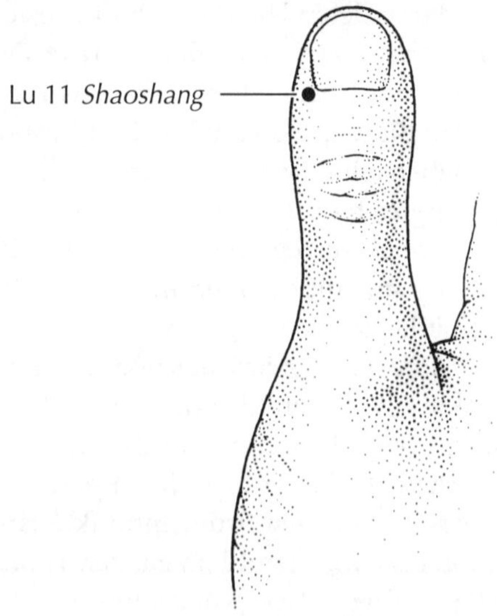

- Wunder Hals, schmerzhaftes Stauungssyndrom des Rachens, kindliche Halsmotte, Mumps, Lotusblumen-Zunge, Nasenbluten, trockene Lippen mit Verlangen zu trinken, fieberhafte Erkrankung mit Kälte-Schauern.
- Agitiertheit (des Herzens) mit Husten und Dyspnoe, Völlegefühl des Herzens mit Schwitzen, Völlegefühl unter dem Herzen, Manie, kindlicher Schreck-Wind, Malaria, Erbrechen.
- Schmerzen und Handgelenks-Kontraktion, Daumenschmerzen, Hitze der Handflächen, schmerzhafte Stauung im Oberarm, Schmerzen vor dem Ohr.

KOMMENTAR

Lu 11 *Shaoshan*[23] ist der *jing*-Brunnenpunkt der Lungen-Leitbahn und gemeinsam mit vielen der *jing*-Brunnenpunkte handelt es sich um einen wichtigen Punkt zur Wiederbelebung bei Kollapszuständen. Er ist damit bei Bewusstseinsverlust (durch Wind-Apoplex) und Kälte- oder Hitze-Inversion indiziert. Der innere Verlauf der Lungen-Leitbahn steigt zu seinem höchsten Punkt, zum Rachen auf. Als Endpunkt der Lungen-Leitbahn hat Lu 11 *Shaoshang* speziell eine starke Wirkung auf das entgegengesetzte Ende der Leitbahn und kann bei allen akuten Halserkrankungen genadelt oder zum Bluten gestochen werden, ebenso für die umliegenden Gewebe mit Fülle-Hitze und Feuer-Toxin. Sowohl bei einfachem wunden Rachen durch Angriff von äußerer Wind-Hitze, wie auch bei Mumps und „kindlicher Halsmotte", einer traditionellen Erkrankungskategorie, die mehr oder minder einer Tonsillitis entspricht, ist Lu 11 *Shaoshang* indiziert. Um leichter an Punkt Lu 11 *Shaoshang* eine Blutung auszulösen, werden der Daumen und der Zeigefinger der einen Hand verwendet, um den Daumen des Patienten zu pressen und zu drücken, während mit der anderen Hand der Punkt gestochen wird. Meister *Zhu Dan-xi*[24] aus der *Jin-Yuan* Dynastie sagt: „Die Wiederherstellung des Bewusstseins folgt sofort dem Bluten." Sowohl Lu 11 *Shaoshang* wie Lu 10 *Yuji* haben eine wichtige Wirkung auf den Rachen. Im Vergleich zu Lu 10 *Yuji*, der sowohl für Fülle-Hitze als auch für Leere-Hitze indiziert ist, ist Lu 11 *Shaoshang* im Allgemeinen mehr für schwere Zustände bei Fülle geeignet.

In *Classic of Difficulties*[25] wird ausgesagt, dass *jing*-Brunnenpunkte „Völlegefühl unter dem Herzen" behandeln. Der Bereich „unter dem Herzen" bezieht sich spezifisch auf die Spitze des Epigastriums, jedoch behandeln viele *jing*-Brunnenpunkte tatsächlich Stagnation und Völlegefühl im ganzen Thoraxbereich. Lu 11 *Shaoshang* ist bei Völlegefühl im Herzen und im Bereich unterhalb des Herzens begleitet von Schwitzen indiziert. Seine Fähigkeit, Stase und Hitze im Herzen zu behandeln, zeigt sich in seinen Indikationen Manie und Agitiertheit des Herzens. Aus diesem Grund wurde dieser Punkt unter seinem alternativen Namen *Gui-xin* (Geist-Glauben) unter *Sun Simiao's* „Dreizehn-Geist-Punkte" zur Behandlung von manischen Erkrankungen und Epilepsie aufgenommen.

KOMBINATIONEN

- Geschwollener, schmerzender Hals: Lu 11 *Shaoshang*, KG 22 *Tiantu* und Di 4 *Hegu (Great Compendium)*.
- Husten und Dyspnoe: Lu 11 *Shaoshang* und Pe 7 *Daling (Thousand Ducat Formulas)*.
- Steifheit der Zunge: Lu 11 *Shaoshang*, Lu 10 *Yuji*, LG 15 *Yamen*, Di 2 *Erjian*, Pe 9 *Zhongchong*, Ni 10 *Yingu* und Ni 2 *Rangu (Great Compendium)*.
- Rasselgeräusche im Hals: Lu 11 *Shaoshang*, Le 3 *Taichong* und Lu 8 *Jingqu (Thousand Ducat Formulas)*.
- Durst durch Blut-Mangel: Lu 11 *Shaoshang* und Pe 3 *Quze (One Hundred Symptoms)*
- Erbrechen: Lu 11 *Shaoshang* und Pe 8 *Laogong (Thousand Ducat Formulas)*.
- Demenz: Lu 11 *Shaoshang*, He 7 *Shenmen*, Ni 1 *Yongquan* und Bl 15 *Xinshu (Great Compendium)*.

Fußnoten

1 *Spiritual Pivot* Kapitel 1.

2 *Spiritual Pivot* Kapitel 8.

3 *Essential Questions* Kapitel 46.

4 *Spiritual Pivot* Kapitel 17.

5 *Essential Questions* Kapitel 38.

6 *Essential Questions* Kapitel 44.

7 *Spiritual Pivot* Kapitel 20.

8 *Essential Questions* Kapitel 61.

9 *Essential Questions* Kapitel 61.

10 *Spiritual Pivot* Kapitel 21.

11 *Nourishment of Life* Health in Chinese Society, Linda C. Koo, The Commercial Press, Hong Kong S. 123.

12 *Classic of Difficulties* 68th Difficulty.

13 *Spiritual Pivot* Kapitel 44.

14 Es sollte jedoch darauf hingewiesen werden, dass die Begriffe Bluthusten und Bluterbrechen in *Essentials from the Golden Cabinet* wechselweise verwendet wurden und auch spätere Schriftsteller haben ebenfalls nicht klar zwischen diesen beiden Begriffen unterschieden und somit den Ursprung der Blutung nicht genau bestimmt.

15 *Ma Dan-yang* war der Herausgeber von *Song of Eleven Heavenly Star Points*. Sie erschienen gedruckt erstmalig im 12. Jahrhundert n. Chr. *Classic of the Jade Dragon*. *Xu Feng* nahm diesen Text in sein Werk *Complete Collection of Acupuncture and Moxibustion* und fügte als zwölften Punkt Le 3 *Taichong* hinzu.

16 *Spiritual Pivot* Kapitel 5.

17 *Essential Questions* Kapitel 6.

18 Zitiert in *Chinese Acupuncture an Moxibustion*, Foreign Languages Press, Beijing.

19 *Classic of Difficulties* 68th Difficulty.

20 *Classic of Difficulties* 69th Difficulty.

21 *Classic of Difficulties* 45th Difficulty.

22 *Classic of Difficulties* 68th Difficulty.

23 „*Shang*" ist ein Ton, der sich in einem altertümlichen musikalischen Tonsystem auf die Wandlungsphase Metall bezieht.

24 *The Heart & Essence of Dan-xi's Methods of Treatment*. Eine Übersetzung von *Zhu Dan-xi's Dan Xi Zhi Fa Xin Yao*, Blue Poppy Press, S. 304.

25 *Classic of Difficulties* 68th Difficulty.

手陽明大腸經

DIE DICKDARM-LEITBAHN DES HAND-*YANGMING*

DIE DICKDARM-LEITBAHN DES HAND-*YANGMING*

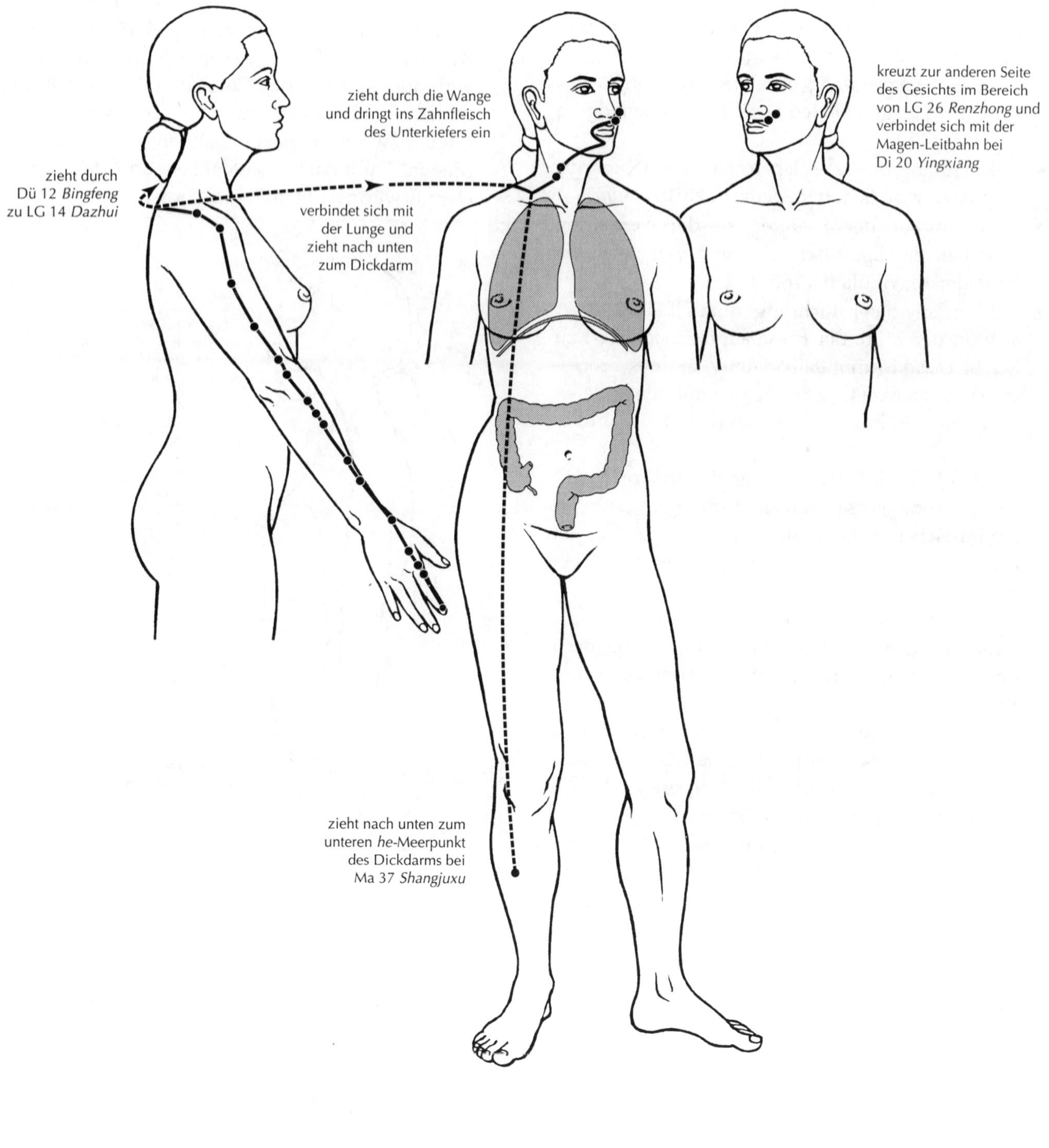

Die Dickdarm-Hauptleitbahn

DIE DICKDARM-HAUPTLEITBAHN

- beginnt an der radialen Seite der Fingerspitze des Zeigefingers, läuft nach proximal entlang der radialen Seite des Zeigefingers und zieht durch den Zwischenraum zwischen dem ersten und zweiten Metakarpalknochen bei Di 4 *Hegu*,
- erreicht eine Mulde zwischen den Sehnen des Extensor pollicis longus und brevis (anatomisch Tabatière), wo Di 5 *Yangxi* liegt,
- setzt sich fort entlang des lateralen Anteils des Unterarms zum lateralen Bereich des Ellenbogens bei Di 11 *Quchi*,
- zieht entlang des lateralen Anteils des Oberarms nach oben zum Schultergelenk zu Di 15 *Jianyu*,
- kreuzt hinter der Schulter zu der Vertiefung zwischen der Spina scapulae und dem lateralen Ende der Klavikula (Di 16 *Jugu*),
- zieht in medialer Richtung durch Dü 12 *Bing-feng* (in der Mitte der Fossa supraclavicularis) zu LG 14 *Dazhui* (unmittelbar unterhalb des Processus spinosus von C 7), wo er sich mit den anderen fünf *yang*-Leitbahnen der Hand und des Fußes trifft,
- von LG 14 *Dazhui* tritt er in den Bereich von Ma 12 *Quepen* in die Fossa supraclavicularis ein und verbindet sich mit der Lunge, bevor er nach unten durch das Zwerchfell zieht, um sich mit dem Dickdarm zu verbinden.
- Ein anderer Ast zieht von der Fossa supraclavicularis entlang des lateralen Anteils des Halses nach oben, und dringt durch die Wange direkt ins Zahnfleisch des Unterkiefers ein.
- Vom Zahnfleisch zieht die Leitbahn durch Ma 4 *Dicang* leicht bogenförmig um die Oberlippe und kreuzt zur anderen Seite des Körpers zu LG 26 *Renzhong*, im Bereich des Philtrum,
- von LG 26 *Renzhong* zieht die linke Leitbahn nach rechts und ihre rechte Leitbahn nach links, um auf beiden Seiten der Nase bei Di 20 *Yingxiang* zu enden,
- bei Di 20 *Yingxiang* verbindet sich die Dickdarm-Leitbahn mit der Magen-Leitbahn.
- Gemäß *Spiritual Pivot*[1] zieht ein Ast der Dickdarm-Leitbahn nach unten zu Ma 37 *Shangjuxu*.

Die Dickdarm-Hauptleitbahn verbindet sich mit folgenden zangfu: Dickdarm, Lunge.

Die Dickdarm-Hauptleitbahn trifft sich mit anderen Leitbahnen bei folgenden Punkten:
Ma 4 *Dicang*, Ma 12 *Quepen*, Di 12 *Bing-feng*, LG 14 *Dazhui*, LG 26 *Renzhong*, KG 24 *Chengjiang*. Zu beachten ist, dass obwohl Gb 5 *Xuanlu*, Gb 6 *Xuanli* und Gb 14 *Yangbai* klassischerweise als Kreuzungspunkte der Dickdarm-Leitbahn aufgelistet werden, zeigen Illustrationen der Leitbahn normalerweise diese Verbindungen nicht auf.

DIE DICKDARM-VERBINDUNGSLEITBAHN

- beginnt bei Di 6 *Pianli*,
- verbindet sich mit der innen-außen-gekoppelten Lungen-Leitbahn 3 *cun* oberhalb des Handgelenks,
- zieht entlang des Arms, durch Di 15 *Jianyu* zum Kiefer und zur Backe, wo er sich aufteilt. Ein Ast verbindet sich mit den Zähnen, der andere dringt in das Ohr ein um sich mit dem *„zong mai"* zu verbinden (wo sich die Leitbahnen von Dickdarm, Magen, Dünndarm, Gallenblase und des Dreifachen Erwärmers beim Ohr sammeln).

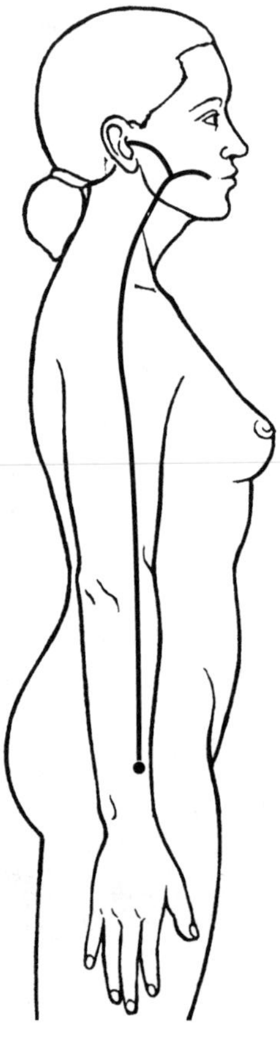

Die Dickdarm-Verbindungsleitbahn

ANMERKUNG:

a) Entsprechend der Beschreibungen des Verlaufs der Lungen-Hauptleitbahn verläuft ein Ast von Lu 7 *Lieque* zu Di 1 *Shangyang*. Letzterer Punkt ist jedoch nicht als Kreuzungspunkt der Dickdarm- und Lungen-Leitbahnen klassifiziert.

b) KG 24 *Chengjiang* ist als Kreuzungspunkt des Konzeptionsgefäßes mit der Dickdarm-Leitbahn klassifiziert. Diese Verbindung wird jedoch üblicherweise in den Beschreibungen des Verlaufs der Dickdarm-Hauptleitbahn nicht erwähnt.

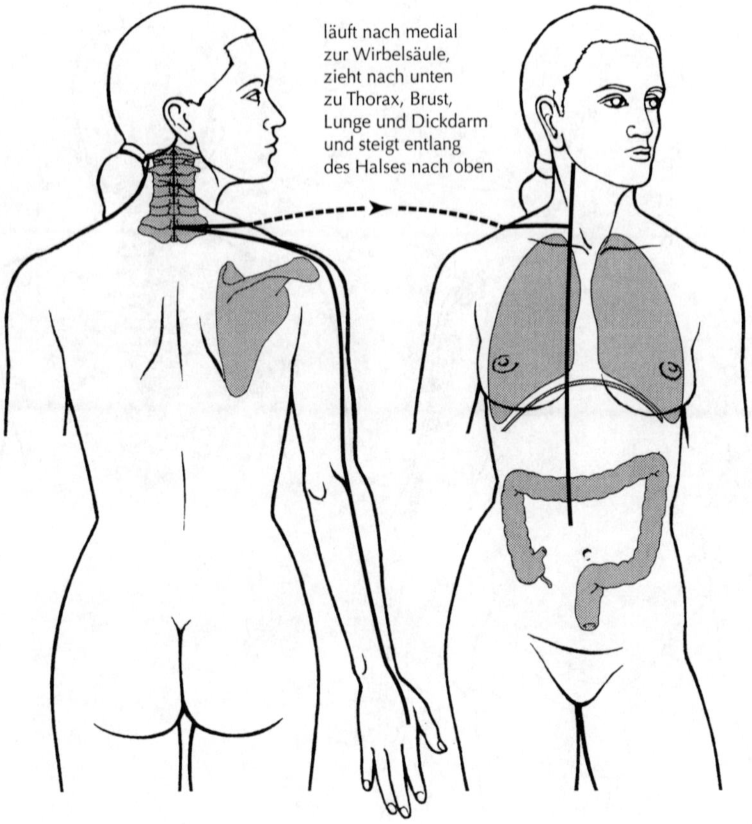

Die Dickdarm-Sonderleitbahn

DIE DICKDARM-SONDERLEITBAHN

- teilt sich von der Dickdarm-Hauptleitbahn im Bereich der Hand,
- zieht am Arm nach oben in Richtung Schulter zu Di 15 *Jianyu,*
- verläuft nach medial zur Wirbelsäule,
- kreuzt die Fossa supraclavicularis und zieht nach unten zu Thorax, Brust, Lunge und Dickdarm,
- ein Ast steigt von der Fossa supraclavicularis entlang des Halses nach oben und verbindet sich mit der Dickdarm-Hauptleitbahn.

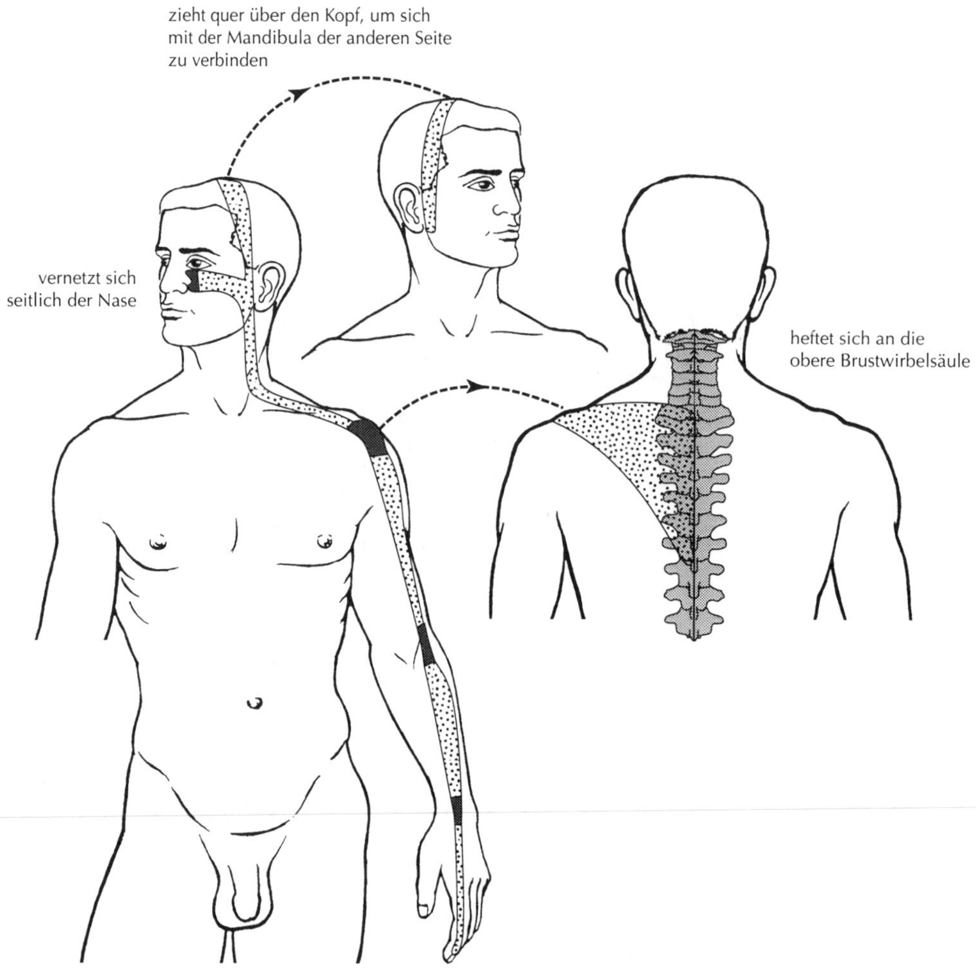

Die tendino-muskuläre Leitbahn des Dickdarms

DIE TENDINO-MUSKULÄRE LEITBAHN DES DICKDARMS

Die tendino-muskuläre Leitbahn des Dickdarms

- beginnt an der Fingerspitze des Zeigefingers bei Di 1 *Shangyang* und vernetzt sich am Handgelenk dorsalseits,
- zieht am Unterarm nach oben und vernetzt sich lateral im Bereich des Ellenbogens,
- zieht am Oberarm nach oben, um sich an der Schulter zu vernetzen,
- ein Ast dreht sich um die Skapula und heftet sich an die obere Brustwirbelsäule,
- von der Schulter zieht die Hauptleitbahn nach oben zum Hals, von wo ein Ast über die Wangen zieht und sich seitlich der Nase vernetzt, während
- die Hauptleitbahn anterior zur tendino-muskuläre Leitbahn des Dünndarms aufsteigt, über die Schläfen in Richtung Stirnecke kreuzt und quer über den Kopf zieht, um sich mit der Mandibula der anderen Seite zu verbinden.

Pathologische Symptome der tendino-muskulären Leitbahn des Dickdarms:
Krämpfe und Schmerzen entlang des Verlaufs der Leitbahn, Unfähigkeit die Schulter zu heben, Unfähigkeit den Hals nach links oder rechts zu drehen.

DISKUSSION

Die Dickdarm-Leitbahn des Hand-*yangming* ist mit der Lungen-Leitbahn des Hand-*taiyin* innen-außen-gekoppelt und bildet mit der Magen-Leitbahn des Fuß-*yangming*, entsprechend der Theorie der Sechs Schichten, ein Paar. Die Dickdarm-Lungen-Verbindung wird überdies durch die Tatsache gestärkt, dass:

- sowohl der innere Verlauf der Dickdarm-Leitbahn als auch die Dickdarm- Sonderleitbahn in das *zang* Lunge eindringen,
- sich die Dickdarm-Verbindungsleitbahn, ausgehend von Di 6 *Pianli*, mit der Lungen-Leitbahn verbindet.

Zusätzlich ist es von klinischer Wichtigkeit zu beachten, dass:

- die Dickdarm-Hauptleitbahn im Bereich der unteren Zähne in das Zahnfleisch eindringt,
- die Dickdarm-Hauptleitbahn zur kontralateralen Seite des Gesichts zu LG 26 *Renzhong* kreuzt,
- die tendino-muskuläre Leitbahn des Dickdarms zur Stirnecke nach oben zieht, quer über den Kopf verläuft, um sich mit Mandibula der anderen Seite zu verbinden,
- die Dickdarm-Verbindungsleitbahn sowohl in das Ohr als auch in die Zähne eindringt,
- die Dickdarm-Sonderleitbahn abwärts zur Brust zieht,
- die tendino-muskuläre Leitbahn des Dickdarms sich an die obere Brustwirbelsäule heftet und die Sonderleitbahn nach medial zur Wirbelsäule läuft.

Die Funktion des Dickdarm *fu* ist Abfallmaterial, das vom Dünndarm nach unten gebracht wird, aufzunehmen, dessen Flüssigkeitsgehalt zu resorbieren und den Rest in Faeces umzuwandeln, der ausgeschieden wird. Trotzdem und obwohl mehrere Punkte der Dickdarm-Leitbahn Wirkung auf die Därme und das untere Abdomen haben (besonders bei der Behandlung von Borborygmus und Diarrhö), werden sie in der klinischen Praxis erheblich seltener als Punkte der Milz- und Magen-Leitbahnen benützt. Ebenso gibt es keinen Punkt der Dickdarm-Leitbahn, der bei Defäkationsschwierigkeiten oder Obstipation indiziert ist. Die Knappheit der Dickdarm-Indikationen ist nicht überraschend angesichts der Tatsache, dass das *fu* im unteren Abdomen lokalisiert ist, während die Leitbahn den Oberkörper durchquert.

Gemäß *Spiritual Pivot*[2] „ist die *yangming*-Leitbahn reich an *Qi* und Blut". Punkte, sowohl der Arm- als auch Beinanteile der *yangming*-Leitbahn, werden deshalb klinisch oft genutzt, um *Qi* und Blut in den Extremitäten zu regulieren und Atrophieerkrankungen, schmerzhafte Stauungssyndrome, Hemiplegie und alle Arten von Schmerzen zu behandeln.

In der chinesischen Tradition „blickt der Weise nach Süden" und dadurch fallen Licht und Wärme der Sonne an die Vorderseite des Körpers. Die *yangming*-Leitbahnen, im anterioren Bereich der Extremitäten, empfangen die volle Intensität der Sonne, ebenso wie der abdominelle und der Brustanteil der Magen-Leitbahn des Fuß-*yangming*, die einzige *Yang*-Leitbahn, die entlang des anterioren Bereichs des Körpers verläuft. Deshalb ist man der Ansicht, dass *yangming* oder „Helles *Yang*" speziell mit *Yang Qi* gefüllt ist. Punkte der Dickdarm-Leitbahn sind deshalb unter den wichtigsten Punkten, die *Yang*-Fülle in Form von Hitze und Fieber beseitigen, besonders Di 4 *Hegu* und Di 11 *Quchi*.

Abgesehen von dem oben Genannten, können die primären Wirkungen und Indikationen der Punkte der Dickdarm-Leitbahn wie folgt zusammengefasst werden:

- Behandlung aller Erkrankungen der *yangming*-Leitbahn am Kopf; dieses Gebiet schließt das Gesicht und die Wangen, Stirn, Augen, Nase, Lippen, Zahnfleisch und Zähne ein.
- Behandlung von Erkrankungen des Ohres (Dickdarm-Verbindungsleitbahn).
- Vertreiben von Wind, Kälte und Hitze aus der Körperoberfläche.
- Beseitigen von Wind-Hitze, innerer Hitze und toxischer Hitze aus Bereichen, die von der Leitbahn durchquert werden, speziell am Kopf.
- Beseitigung von *yangming*-Feuer, das das Herz und den Geist stört.
- Unterstützung der Lunge, in ihrer Funktion die Poren zu öffnen.

DI 1 *SHANGYANG*

商陽

Metall-Yang

jing-Brunnenpunkt und Metallpunkt der Dickdarm-Leitbahn

LOKALISATION

Im dorsalen Bereich des Zeigefingers, an der Verbindungsstelle der Linien entlang der radialen Grenze des Nagels und der Nagelbasis, ungefähr 0.1 *cun* neben der Ecke des Nagels.

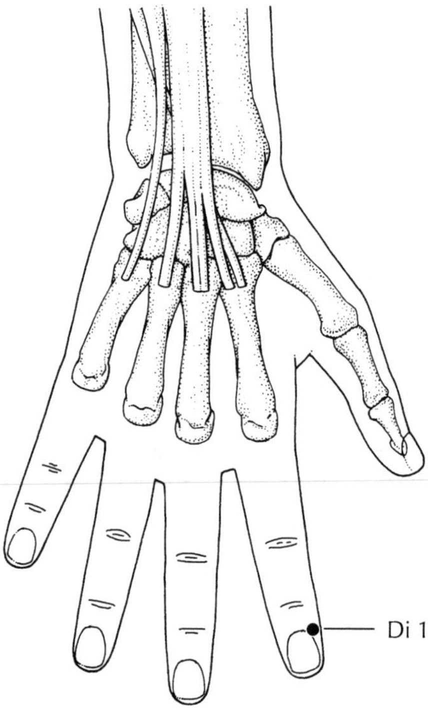

NADELUNG

Senkrecht oder schräg 0.1 – 0.2 *cun* in proximaler Richtung, oder stechen und bluten lassen.

WIRKUNGEN

Beseitigt Hitze, mindert Schwellung und lindert Schmerz

Stellt das Bewusstsein wieder her

INDIKATIONEN

- Schmerzhaftes Stauungssyndrom des Halses, Zahnschmerz im Bereich des Unterkiefers, Schmerz des unteren Wangenanteils, Schwellung der submandibulären Region, trockener Mund, Taubheit, Tinnitus.
- Bewusstseinsverlust durch einen Wind-Apoplex, Bewusstseinsverlust, *Qi*-Fülle der Brust mit Ausstrahlung in die laterale Rippenregion, Dyspnoe und Husten, fieberhafte Erkrankung ohne Schwitzen, heiße Malaria.
- Schmerz der Schulter und des Rückens, der Richtung Fossa supraclavicularis ausstrahlt, Taubheit und Hitze der Finger.

KOMMENTAR

Der Begriff „*shang*" im Namen des Punktes ist der Hinweis einer Verbindung mit der Verwandlungsphase Metall in einem altertümlichen musischen Notensystem, während „*Yang*" die *Yang*-Leitbahn bezeichnet und dazu dient, diesen Punkt von Lu 11 *Shaoshang* „Geringeres Metall" zu unterscheiden. Di 1 *Shangyang* ist der Metallpunkt der Dickdarm-Metall-Leitbahn.

Als distalster Punkt der Dickdarm-Leitbahn hat Di 1 *Shangyang* eine zwingende Wirkung Hitze, Schwellung und Schmerz am anderen Ende der Leitbahn zu beseitigen, die zumeist auf einen Angriff durch Wind-Hitze oder Ansammlung von toxischer Hitze zurückzuführen sind. Gemäß der *Ode to Elucidate Mysteries* „ist Di 1 *Shangyang* die Wurzel des Hand-*yangming* und verknüpft sich bei Di 18 *Futu* und Di 6 *Pianli*". Diese Aussage betont die spezielle Affinität dieses Punktes zum Ohr (das durch die Dickdarm-Verbindungsleitbahn, ausgehend von Di 6 *Pianli* erreicht wird), die sich in seinen Indikationen für Tinnitus und Taubheit widerspiegeln. Zusätzlich durchquert die Dickdarm-Hauptleitbahn den unteren Anteil der Wange und dringt in den Unterkiefer ein, während die Dickdarm-Sonderleitbahn entlang des Halses nach oben steigt. Di 1 *Shangyang* wird daher für Erkrankungen dieser Bereiche, charakterisiert durch starke und plötzliche Schwellung, Hitze und Schmerz, benützt, zum Beispiel Zahnschmerz im Unterkiefer, schmerzhaftes Stauungssyndrom des Halses, Schwellung der submandibulären Region. Die Fähigkeit von Di 1 *Shangyang* dynamisch Hitze zu beseitigen ergibt einen weitergefächerten Anwendungsbereich zur Behandlung von Fiebererkrankungen und speziell von Malaria.

In der Regel wird Di 1 *Shangyang* zusammen mit anderen *jing*-Brunnenpunkten benützt, um nach einem Kollaps das Bewusstsein wieder herzustellen, und ist bei Bewusstseinsverlust (durch Wind-Apoplex) indiziert.

Ein Ast der Lungen-Leitbahn endet bei Di 1 *Shangyang*, und er ist als Metallpunkt der *Yang*-Metall-Leitbahn bei Fülle und Kälte, charakterisiert durch *Qi*-Stagnation in der Lunge, indiziert, die möglicherweise

a) zur lateralen Rippenregion ausstrahlt und
b) zu Atemnot und Husten führt.

Bezüglich der Fähigkeit, Fülle im Brustbereich zu beseitigen, ist Di 1 *Shangyang* typisch für die *jing*-Brunnenpunkte.

Schließlich verbinden sich sowohl die tendinomuskuläre Leitbahn als auch die Sonderleitbahn des Dickdarms mit der Wirbelsäule, und Di 1 *Shangyang* ist bei Schulter- und Rückenschmerz, der in die Fossa supraclavicularis ausstrahlt, indiziert.

PUNKTKOMBINATIONEN

- Fieberhafte Erkrankung ohne Schwitzen: Di 1 *Shangyang*, Di 4 *Hegu*, Di 5 *Yangxi*, Gb 43 *Xiaxi*, Ma 45 *Lidui*, Pe 8 *Laogong* und Dü 4 *Wangu (Great Compendium)*.
- Kälte-Malaria: Di 1 *Shangyang* und Ni 3 *Taixi (One Hundred Symptoms)*.
- Malaria mit generalisiertem Fieber: Di 1 *Shangyang*, Di 3 *Sanjian*, 3E 3 *Zhongzhu*, Ni 19 *Yindu* und He 3 *Shaohai* (*Supplementing Life*).
- Chronische Malaria: Di 1 *Shangyang*, 3E 3 *Zhongzhu* und Gb 40 *Qiuxu (Great Compendium)*.
- Tinnitus: Di 1 *Shangyang*, Di 6 *Pianli*, Di 5 *Yangxi*, Bl 8 *Luoque*, Dü 4 *Wangu* und Dü 2 *Qiangu* (*Supplementing Life*).
- Taubheit: Di 1 *Shangyang*, 3E 3 *Zhongzhu*, 3E 5 *Waiguan*, 3E 22 *Erheliao*, Gb 2 *Tinghui*, Dü 19 *Tinggong*, Di 4 *Hegu* und Pe 9 *Zhongchong* (*Precious Mirror*).
- Trockener Mund und Zunge mit erschwerter Nahrungsaufnahme: Di 1 *Shangyang*, Bl 19 *Danshu* und Bl 27 *Xiaochangshu (Thousand Ducat Formulas)*.
- Schwellung der Fossa supraclavicularis: [Ma 12 *Quepen*]: Di 1 *Shangyang*, Ni 3 *Taixi*, Gb 41 *Zulinqi (Great Compendium)*.

DI 2 *ERJIAN*

二間

Zweites Intervall

ying-Quellpunkt und Wasserpunkt der Dickdarm-Leitbahn

LOKALISATION

Am radialen Rand des Zeigefingers, in einer Mulde etwas distal des Metakarpo-phalangealgelenks.

ANMERKUNG ZUR LOKALISATION

Dieser Punkt kann leichter gefunden werden, wenn sich der Zeigefinger in leicht gebeugter Stellung befindet.

NADELUNG

a) Schräg in proximale oder distale Richtung 0.2 – 0.3 *cun*;
b) Senkrecht-schräg in Richtung Handfläche 0.5 *cun*.

WIRKUNGEN

Vertreibt Wind, beseitigt Hitze und vermindert Schwellung
Lindert Schmerz

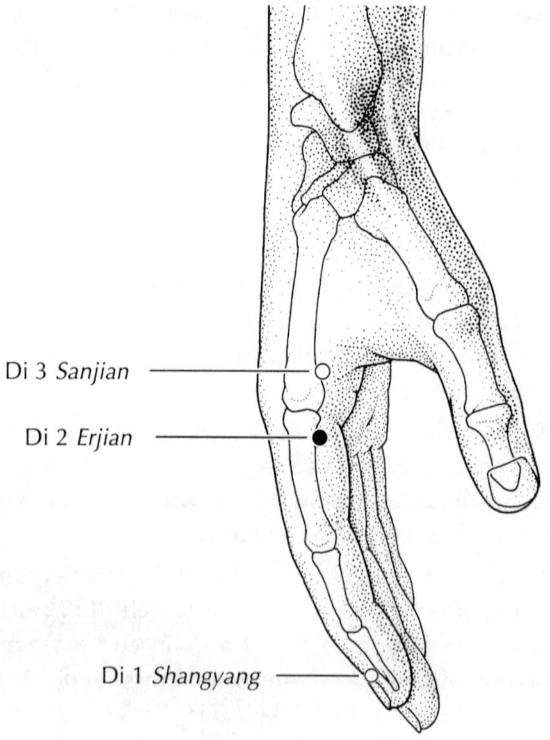

INDIKATIONEN

- Zahnschmerz, Schmerz und Schwellung des unteren Wangenbereichs, akutes, nässendes Ekzem des Gesichts, Deviation von Mund und Auge, Nasenbluten, Rhinitis, schmerzhaftes Stauungssyndrom des Halses, trockener Mund, verschwommenes Sehen, Augenerkrankungen, gelbe Augen.
- Fiebrige Erkrankung, Kältezittern, akute Nahrungsstagnation.
- Schädigung durch Kälte mit Wasser, das Brustkorb und laterale Rippenregion einschnürt, Neigung zu Schreckhaftigkeit, Schläfrigkeit.
- Schmerz und Steifheit der Schulter und des Rückens, Kälte und Schmerz am Punkt Di 15 *Jianyu*.

KOMMENTAR

Gemäß *Classic of Difficulties*[3] sind *ying*-Quellpunkte bei „Hitze im Körper" indiziert.

Di 2 *Erjian*, der *ying*-Quellpunkt der Dickdarm-Leitbahn, beseitigt Hitze und vertreibt Wind aus den oberen Anteilen der Leitbahn im Bereich der Zähne, Nase, Gesicht, Hals und Augen.

Es ist hilfreich, die Dickdarm-Leitbahn sowohl in Verbindung mit der Lungen-Leitbahn, mit der sie innen-außen-gekoppelt ist als auch in Verbindung mit der Magen-Leitbahn, mit der sie gemäß der Sechs-Schichten-Theorie (*yangming*) verbunden ist, zu betrachten. Die Dickdarm-Leitbahn kann als äußere Reflektion der Lunge angesehen werden, und ihre distalen Punkte wie Di 2 *Erjian* werden genutzt, um aus dem äußeren Bereich der Lunge Wind-Hitze zu vertreiben, speziell im Bereich des Halses und der Nase. Er ist damit für Halsweh, Rhinitis und Nasenbluten, verbunden mit Fieber und Zittern, indiziert. Bezüglich des Magens kann akkumulierte Hitze im Magen und Dickdarm entlang der Hand-*yangming*-Leitbahn weitergeleitet werden und zu Halsentzündung, trockenem Mund und Zahnschmerzen führen. Verschiedene klassische Quellen haben den Gebrauch von Di 2 *Erjian* für Zahnschmerzen betont, eher als den häufig benutzten Punkt Di 4 *Hegu*, was die dynamische und nachhaltige Qualität des distaleren Punktes widerspiegelt.

Obwohl die Dickdarm-Leitbahn nicht zum Auge reicht, entspringt seine gekoppelte *yangming*-Magen-Leitbahn dem Auge und erklärt die Fähigkeit von Di 2 *Erjian* Augenerkrankungen zu behandeln.

Die Indikationen für Di 2 *Erjian* enthalten Neigung zu Schreckhaftigkeit und Schläfrigkeit. Er taucht auch in Punktkombinationen für Zahnschmerzen mit Lumbalschmerz und mit mehreren Punkten der Nieren-Leitbahn für Schläfrigkeit auf. Diese Indikationen deuten eine Nieren-Disharmonie an, und es kann sein, dass Di 2 *Erjian*, als der Wasser-Punkt der Dickdarm-Metall-Leitbahn, als wirkungsvoll zur Behandlung von Mangel-Mustern der Nieren angesehen wurde.

Schließlich verbinden sich sowohl die tendinomuskuläre Leitbahn als auch die Sonderleitbahn des Dickdarms mit der Wirbelsäule, und Di 2 *Erjian* ist bei Schmerz und Steifheit der Schulter und des Rückens indiziert.

PUNKTKOMBINATIONEN

- Zahnschmerz und Lumbalschmerz verbunden mit schmerzhafter Halsstauung: Di 2 *Erjian* und Di 5 *Yangxi* (*Ode of Xi-hong*).
- Zahnschmerz im Unterkieferbereich: Di 2 *Erjian*, Di 1 *Shangyang*, Dü 5 *Yanggu*, 3E 2 *Yemen* und 3E 9 *Sidu (Thousand Ducat Formulas)*.
- Zahnschmerz: Di 2 *Erjian* und Dü 18 *Quanliao* (*Systematic Classic*).
- Rhinitis mit Nasenbluten: Di 2 *Erjian*, Di 20 *Yingxiang* und LG 16 *Fengfu (Great Compendium)*.
- Augenschmerz: Di 2 *Erjian*, Di 5 *Yangxi*, Pe 7 *Daling*, Di 3 *Sanjian*, Dü 2 *Qiangu* und LG 23 *Shangxing (Great Compendium)*.
- Somnolenz: Di 2 *Erjian*, Di 13 *Shouwuli*, Ni 3 *Taixi*, Ni 4 *Dazhong* und Ni 6 *Zhaohai* (*Supplementing Life*).
- Somnolenz: Di 2 *Erjian*, Di 3 *Sanjian*, Ni 3 *Taixi*, Ni 6 *Zhaohai*, LG 20 *Baihui*, 3E 10 *Tianjing*, Ma 45 *Lidui* und Bl 18 *Ganshu (Great Compendium)*.
- Extremer Schrecken: Di 2 *Erjian*, He 6 *Yinxi*, Pe 5 *Jianshi* und Ma 45 *Lidui* (*Supplementing Life*).

DI 3 *SANJIAN*

三間

Drittes Intervall

shu-Bachpunkt und Holzpunkt der Dickdarm-Leitbahn

LOKALISATION

Auf der radialen Seite des Zeigefingers, in der deutlichen Mulde proximal des zweiten Metakarpalköpfchens.

ANMERKUNG ZUR LOKALISATION

Dieser Punkt kann leichter lokalisiert werden, wenn eine lockere Faust gemacht wird.

NADELUNG

Senkrecht 0.5 – 2 *cun*, in Richtung auf Dü 3 *Houxi*.

Anmerkung: Nadeln Sie in einer locker geschlossenen Faustposition, sodass die Metakarpalknochen alle in derselben Ebene liegen. Dies ist besonders wichtig, wenn man tief in Richtung der anderen Seite der Hand nadelt.

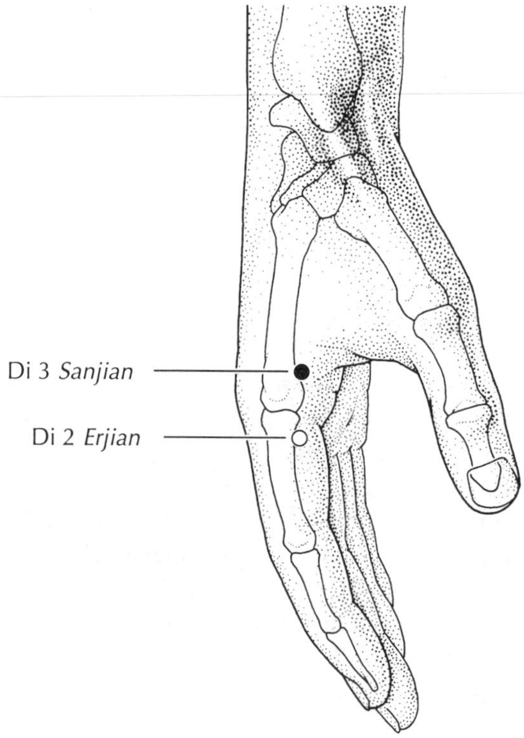

WIRKUNGEN

Vertreibt Wind und Hitze
Klärt Hitze und unterstützt Hals und Zähne
Beseitigt Fülle und behandelt Diarrhö

INDIKATIONEN

- Schmerzhaftes Stauungssyndrom des Halses, Stauungssyndrom des Halses, Zahnschmerz im Unterkieferbereich, Schmerz durch kariöse Zähne,

Herausstrecken der Zunge, akuter Augenschmerz, trockene Lippen und Mund, die sich wie versengt anfühlen, Nasenbluten, Rhinitis, Tinnitus, Frösteln und Fieber.

- Kälte- oder Feuchtigkeits-(*dong*) Diarrhö, Borborygmus, Somnolenz, Schädigung durch Kälte mit Wasser, das auf die Brust und laterale Rippenregion drückt, Schrecken, Völlegefühl im Brustkorb, Malaria.
- Akute Halssteifigkeit, Rötung und Schwellung im dorsalen Handbereich, Schwierigkeiten beim Beugen und Strecken der Finger.

KOMMENTAR

In der Regel vertreibt Di 3 *Sanjian*, wie viele der distalen Punkte der Dickdarm-Leitbahn, Wind-Hitze und Hitze der *yangming*-Leitbahn aus dem oberen Bereich der Leitbahn. Er ist indiziert bei Symptomen wie Schmerz und Schwellung des Halses, trockenen Lippen und Mund, die sich wie versengt anfühlen, Frösteln und Fieber und Nasenbluten. Bezüglich Zahnschmerzen und Schmerz durch Karies empfiehlt *Zhu Dan-xi* aus der *Jin-Yuan* Dynastie die Moxibustion auf Di 3 *Sanjian* für Zahnschmerz im Bereich des Unterkiefers anzuwenden (und auf Di 10 *Shousanli* für Zahnschmerz im Bereich des Oberkiefers), während in der modernen klinischen Praxis chinesische Therapeuten Di 3 *Sanjian* Di 4 *Hegu* in der Behandlung von schweren oder hartnäckigen Zahnschmerzen bevorzugen.

Es ist charakteristisch für die drei *Yang*-Leitbahnen der Hand (Dickdarm, Dünndarm und Dreifacher Erwärmer), dass relativ wenige ihrer Punkte bei Erkrankungen der korrespondierenden *fu* indiziert sind, zum Beispiel sind Punkte der Dünndarm-Leitbahn dafür bekannt, dass sie keine Indikationen für intestinale Erkrankungen besitzen. Im Gegensatz hierzu werden die unteren *he*-Meerpunkte, die diesen drei Leitbahnen im Bereich der unteren Extremität zugeschrieben werden (Ma 37 *Shangjuxu* für den Dickdarm, Ma 39 *Xiajuxu* für den Dünndarm und Bl 39 *Weiyang* für den Dreifachen Erwärmer) klinisch häufig für Erkrankungen der *fu* eingesetzt. Im Fall der Dickdarm-Leitbahn sind allerdings mehrere Punkte, einschließlich Di 3 *Sanjian*, klassischerweise bei Borborygmus und Diarrhö indiziert. Nichtsdestotrotz werden Punkte der Dickdarm-Leitbahn zu diesem Zwecke in der klinischen Praxis wenig benützt. Sie tauchen in relativ wenigen klassischen Kombinationen zu Behandlung von intestinalen Erkrankungen auf.

Gemäß *Classic of Difficulties*[5] sind die *shu*-Bachpunkte bei „Schwere des Körpers und Schmerz in den Gelenken" indiziert. Di 3 *Sanjian* ist ein wichtiger Lokalpunkt zur Behandlung von Erkrankungen der Finger (speziell von Zeige- und Mittelfinger) und des dorsalen Bereichs der Hand. Er wird oft mit Dü 3 *Houxi* bei der Behandlung von Steifheit, Schwellung und Schmerz der fünf Finger kombiniert und ist wie Dü 3 *Houxi*, dessen Lokalisation er spiegelt, auch bei akuter Steifheit des Halses indiziert (obwohl klinisch weniger benützt).

Schließlich ist Di 3 *Sanjian*, wie Di 2 *Erjian*, für Symptome wie Somnolenz und Furcht indiziert.

PUNKTKOMBINATIONEN

- Schmerz durch Karies: Di 3 *Sanjian*, Ma 5 *Daying* und Gb 17 *Zhengying (Preserving Life)*.
- Ulzerationen, Hitze und Trockenheit des Mundes: Di 3 *Sanjian*, Pe 8 *Laogong*, Dü 1 *Shaoze* und Le 3 *Taichong (Thousand Ducat Formulas)*.
- Stauungssyndrom des Halses: Di 3 *Sanjian* und Pe 5 *Jianshi (Great Compendium)*.
- Somnolenz: Di 3 *Sanjian* und Di 2 *Erjian (Supplementing Life)*.
- Somnolenz, ohne Bedürfnis die vier Extremitäten zu bewegen: Di 3 *Sanjian*, 3E 8 *Sanyangluo*, 3E 10 *Tianjing*, Le 10 *Zuwuli* und Ma 45 *Lidui (Thousand Ducat Formulas)*.
- Borborygmus und Diarrhö: Di 3 *Sanjian*, KG 8 *Shenque* und KG 9 *Shuifen (Great Compendium)*.
- Schulter- und Rückenschmerz, Wind-Belastung [chronische, schmerzhafte Stauung, die zur Erschöpfung von *Qi* und Blut führt]: Di 3 *Sanjian* und Bl 23 *Shenshu (Ode of Xi-hong)*.

DI 4 *HEGU*

合谷

Talverbindung

yuan-Quellpunkt der Dickdarm-Leitbahn
Gao Wu Kommando-Punkt
Ma Dan-yang Himmel-Stern-Punkt

LOKALISATION

Auf der dorsalen Seite der Hand, zwischen dem ersten und zweiten Metakarpalknochen, in der Mitte des zweiten Metakarpalknochens und nahe zu seiner radialen Begrenzung.

ANMERKUNG ZUR LOKALISATION

Bitten sie den Patienten den Daumen gegen die Basis des Zeigefingers zu drücken, lokalisieren sie Di 4 *Hegu* am höchsten Punkt der Muskelerhebung und richten ihn ungefähr nach dem Ende der entstehenden Falte aus.

NADELUNG

a) Senkrecht 0.5 – 1 cun;
b) Schräg nach proximal 1 – 1.5 cun.

CAVE: Kontraindiziert während der Schwangerschaft.

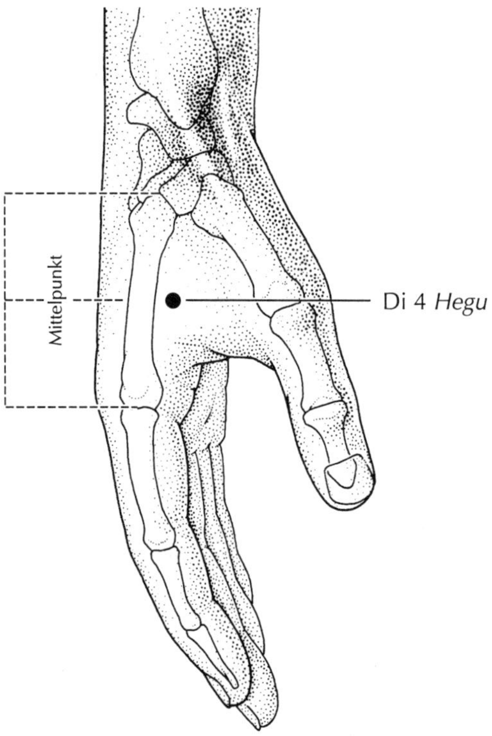

WIRKUNGEN

Reguliert das Abwehr-Qi und das Schwitzen
Vertreibt Wind und befreit die Oberfläche
Reguliert das Gesicht, Augen, Nase, Mund und Ohren
Aktiviert die Leitbahn und lindert Schmerz
Erzeugt Wehen
Regeneriert das *Yang*

INDIKATIONEN

- Äußere Wind-Kälte-Muster, Frösteln und Fieber, Schädigung durch Kälte mit großem Durst, reichliches Schwitzen, kein Schwitzen, fieberhafte Erkrankung ohne Schwitzen, oberflächlicher Puls.
- Kopfschmerz, einseitiger Kopfschmerz, Kopfschmerz im Bereich des gesamten Kopfes, Hypertonus.
- Rötung, Schwellung und Schmerz der Augen, verschwommenes Sehen, oberflächliches visuelles Stauungssyndrom.
- Nasenbluten, nasale Kongestion und Ausfluss, Rhinitis, Niesen.
- Zahnschmerz oder Schmerz bei Karies im Bereich des Unterkiefers, Mundgeschwüre, Lotusblumen-Zunge, rissige Zunge, steife Zunge, geöffneter Mund, gespannte Lippen.
- Schmerzhafte Halsstauung, kindliche Halsmotte, Mumps, Stimmverlust.
- Schwellung des Gesichts, Deviation von Gesicht und Mund, Kiefersperre, Taubheit, Tinnitus.
- Amenorrhö, langwierige Wehentätigkeit, verzögerte Wehen, Retention eines toten Fötus.
- Dysenterie, Fehlernährung, ernährungsbedingte Beeinträchtigung bei Kindern, Furcht-Wind bei Kindern, Wind-Ausschlag, Malaria, Manie.
- Schmerzhafte Obstruktion und Atrophieerkrankung der vier Extremitäten, Hemiplegie, Schmerz der Sehnen und Knochen, Schmerz des Armes, Kontraktion der Finger, Schmerz der Wirbelsäule.

KOMMENTAR

Di 4 *Hegu* wurde von *Ma Dan-yang*, dem großen Arzt der *Jin* Dynastie, unter die „Elf Himmel-Stern-Punkte“ [6] aufgenommen, seine Gruppe der wichtigsten Akupunkturpunkte, und wurde von ihm bei Kopfschmerz, Schwellung des Gesichtes, Malaria mit Frösteln und Fieber, Karies, Nasenbluten und Kiefersperre mit Unfähigkeit zu sprechen empfohlen. Der *Ming* Dynastie-Autor *Gao Wu* hatte in seiner Arbeit *Glorious Anthology of Acupuncture and Moxibustion* auf die große Wichtigkeit dieses Punktes hingewiesen und schloss ihn in seine „Vier Kommandopunkte“ ein (für das Gesicht und den Mund). Einige hundert Jahre später ist er wahrscheinlich immer noch der bekannteste und meistbenützte Akupunkturpunkt.
Di 4 *Hegu* ist ein Hauptpunkt um Wind-Kälte oder Wind-Hitze zu vertreiben und die Oberfläche zu befreien. Es kann in dieser Hinsicht hilfreich sein, die *Yang*-Dickdarm-Leitbahn als die äußere Reflektion der *Yin*-Lungen-Leitbahn anzusehen, mit der er gekoppelt ist. Die Lunge beherrscht die Oberfläche, aufgrund ihrer Funktion der Kontrolle der Haut und der Körperhaare und der Verteilung des Abwehr-*Qi*. Ein Angriff durch äußere pathogene Wind-Kälte oder Wind-Hitze, der den äußeren Anteil des Lungenfunktionskreises stört, kann daher über Punkte der Dickdarm-Leitbahn behandelt werden, vor allem durch Di 4 *Hegu*. Demzufolge empfiehlt das *Great Compendium of Acupuncture and Moxibustion* diesen Punkt bei „Schädigung durch Kälte, Kopfschmerz, steifer Wirbelsäule und fehlendem Schwitzen“. Das ist die klassische Symptomatik bei Wind-Kälte, die die Körperoberfläche zusammenzieht.

Das grundlegende Prinzip in der chinesischen Medizin zur Behandlung dieses Zustandes ist es, die Oberfläche zu befreien, indem man Schwitzen erzeugt, wodurch der pathogene Faktor mit dem Schweiß ausgeleitet und die Zirkulation des Abwehr-*Qi* erleichtert wird.

Tatsächlich kann Di 4 *Hegu* auch bei einer Schädigung durch jeglichen äußeren pathogenen Faktor, die mit Schwitzen verbunden ist, eingesetzt werden (in diesem Fall pathogenes Schwitzen, das nicht dazu beiträgt, den pathogenen Faktor zu beseitigen). Diese doppelte Wirkungsweise von Di 4 *Hegu*, Schwitzen sowohl zu erzeugen, als auch zu stoppen, wird widergespiegelt durch die Anweisung im *Great Compendium of Acupuncture and Moxibustion* Di 4 *Hegu* zu tonisieren und Ni 7 *Fuliu* zu sedieren, wenn kein Schwitzen vorhanden ist, und in Fällen mit reichlichem Schwitzen, Di 4 *Hegu* zu sedieren und Ni 7 *Fuliu* zu tonisieren.

Die Erklärung dieser offensichtlich gegensätzlichen Wirkung ist, dass Di 4 *Hegu* die Fähigkeit besitzt, das Abwehr-*Qi* und damit die Poren zu regulieren, ganz egal welches Muster vorliegt. Tatsächlich gehen einige Autoritäten so weit, Di 4 *Hegu* die Fähigkeit einer Tonisierung des Abwehr-*Qi* zuzuschreiben.

Die oben erwähnte Passage des *Great Compendium of Acupuncture and Moxibustion* enthält das Symptom des „großen Durstes", das eigentlich für ein äußeres Muster nicht typisch ist (bei dem Fieber und Durst noch relativ mild sind). Dies spiegelt allerdings den allgemeinen Gebrauch von Di 4 *Hegu*, speziell in Kombination mit Di 11 *Quchi*, zur Senkung von hohem Fieber jeglicher Ätiologie wider.

Di 4 *Hegu* ist der wichtigste Einzelpunkt zur Behandlung von Erkrankungen des Gesichts und der Sinnesorgane. Diese Tatsache wurde in vielen Klassikern betont, zum Beispiel wird im *Classic of the Jade Dragon* angegeben, dass „Di 4 *Hegu* alle Erkrankungen von Kopf, Gesicht, Ohren, Augen, Nase, Wangen, Mund und Zähnen behandelt". Dieser Punkt ist essentiell in der Behandlung jeglicher Erkrankung, die diese Regionen betreffen – ob akut oder chronisch, heiß oder kalt, Mangel oder Fülle – wird aber klinisch am wenigsten für Erkrankungen der Ohren benutzt. Bezüglich Kopfschmerztherapie wird Di 4 *Hegu* für Kopfschmerz jeglicher Lokalisation, infolge Eindringen äußerer pathogener Faktoren, als geeignet angesehen, speziell bei jeglicher Art von frontalem (*yangming*-Leitbahn) Kopfschmerz. In der klinischen Praxis wird er allerdings noch breiter angewandt, zum Beispiel wird Di 4 *Hegu* in *Classic of the Jade Dragon* für einseitigen oder generalisierten Kopfschmerz empfohlen, während *Ode of the Jade Dragon* Di 4 *Hegu* speziell für Kopf-Wind ohne Schleim, und Gb 20 *Fengchi* für Kopf-Wind mit Schleim empfiehlt. Die Affinität von Di 4 *Hegu*, sowohl für die Stirn als auch die seitlichen Partien des Kopfes spiegelt die Tatsache wider, dass sich der innere Verlauf der Dickdarm-Leitbahn mit der Gallenblasen-Leitbahn bei Gb 14 *Yangbai*, Gb 5 *Xuanlu* und Gb 6 *Xuanli* trifft.

Di 4 *Hegu* wird als Punkt betrachtet, der besondere schmerzlindernde Wirkungen hat, speziell in den oben genannten Arealen. Er ist ein allgemein gebräuchlicher Punkt in der Akupunktur-Analgesie. Gemäß der chinesischen Medizin entsteht Schmerz vom Fülle-Typ, wenn eine Beeinträchtigung der Zirkulation des *Qi* und Blut zu einer Stagnation führt. Dies wird in dem Sprichwort „ohne Bewegung liegt Schmerz vor, mit Bewegung liegt kein Schmerz vor" ausgedrückt. Die spezielle Fähigkeit von Di 4 *Hegu*, Schmerz zu behandeln, wird durch die Aussage in *Spiritual Pivot*[7] „Die *yangming*-Leitbahn ist reich an *Qi* und Blut" erklärt. Dies unterstreicht die besonderen Fähigkeiten der Punkte auf den Dickdarm- und Magen-(*yangming*) Leitbahnen, die Zirkulation des *Qi* und des Blutes zu fördern, dadurch Stauung aufzulösen und Schmerz zu beseitigen, zum Beispiel bei schmerzhaften Erkrankungen wie schmerzhaftem Stauungssyndrom. Jedoch bedeutet die Fülle von *Qi* und Blut in den Leitbahnen der Arm- und Fuß-*yangming*, dass deren Punkte nicht nur wichtig sind, um Stagnation aufzulösen, sondern auch, um *Qi* und Blut in den Leitbahnen zu tonisieren und dadurch die Extremitäten, im Falle einer Atrophieerkrankung oder Hemiplegie, zu nähren. In der Praxis wird Di 4 *Hegu* gewöhnlich mit Di 15 *Jianyu* und Di 11 *Quchi* in der „Ketten- und Schloss-Punktassoziations-Methode" für Schmerz, Lähmung oder Atrophie der oberen Extremitäten kombiniert.

Bilateral sind Di 4 *Hegu* und Le 3 *Taichong* als die *Vier Tore* bekannt. Diese Kombination taucht das erste Mal in der *Ode to Elucidate Mysteries* auf, die besagt „bei Kälte und Hitze mit schmerzhafter Stauung öffne die *Vier Tore*". Der Text fährt fort, indem er andeutet, dass die *yuan*-Quellpunkte der sechs *Yang*-Leitbahnen an den *Vier Toren* hervortreten. Da es ein grundlegendes Prinzip zur Behandlung von schmerzhaftem Stauungssyndrom ist, Punkte der *Yang*-Leitbahnen auszuwählen, dürfte dies erklären, warum diese zwei Punkte als so effektiv in der Behandlung einer schmerzhaften Stauung angesehen werden. Häufig wurde der Gebrauch der *Vier Tore* auch auf die Behandlung verschiedenster Erkrankungen, einschließlich Schmerz und Spasmen, ausgedehnt. Dies ist eine elegante Kombination. Da Di 4 *Hegu* an der oberen Extremität liegt, ist er in dem weiten Tal zwischen erstem und zweitem Metakarpalknochen lokalisiert, während Le 3 *Taichong* an der unteren Extremität, in dem weiten Tal zwischen erstem und zweitem Metatarsalknochen liegt. Di 4 *Hegu*, der *yuan*-Quellpunkt, gehört zu der *yangming*-Leitbahn, die „reich an *Qi* und Blut" ist, während Le 3 *Taichong*, der *shu*-Strom- und *yuan*-Quellpunkt der Leber-Leitbahn, die Funktion besitzt, das *Qi* zu verteilen. Zusammen sind sie in der Lage, *Qi* und Blut zu aktivieren und deren freien und ungehinderten Fluss durch den Körper zu sichern.

Di 4 *Hegu* hat eine starke Wirkung Wehen auszulösen. Die *Ode to Elucidate Mysteries* erzählt wie der Kronprinz der *Song* Dynastie während eines Disputs mit dem Doktor *Xu Wen-bai* zu der Frage, ob eine schwangere Frau ein Mädchen oder Zwillinge erwarte, befahl, deren Bauch aufzuschneiden, um die Frage zu klären. *Xu Wen-bai* bat ihn anstelle dessen seine Nadeln benützen zu dürfen, und durch Sedierung von Ma 36 *Zusanli* und Tonisierung von Di 4

Hegu wurden zwei Babys geboren. Aufgrund seiner starken wehenauslösenden Wirkung und sogar Förderung der Austreibung eines toten Fötus, ist Di 4 *Hegu* in der Schwangerschaft kontraindiziert.

Schließlich wird Di 4 *Hegu* im *Song of the Nine Needles for Returning the Yang*, zur Behandlung eines *Yang*-Kollaps, charakterisiert durch Bewusstseinsverlust, Abneigung gegen Kälte, Kälte mit entgegengesetztem Fluss in den Extremitäten, purpurne Lippen etc. aufgeführt.

PUNKTKOMBINATIONEN

- Wenig Schwitzen: Tonisierung von Di 4 *Hegu*, Sedierung von Ni 7 *Fuliu*. Reichliches Schwitzen: Zuerst Di 4 *Hegu* sedieren, dann Ni 7 *Fuliu* tonisieren *(Great Compendium)*.
- Schädigung durch Kälte ohne Schwitzen: Di 4 *Hegu* (tonisieren), Ma 44 *Neiting* (sedieren), Ni 7 *Fuliu* (sedieren) und M-HN 30 *Bailao (Great Compendium)*.
- Schädigung durch Kälte mit Schwitzen: Di 4 *Hegu* (sedieren), Ma 44 *Neiting* (sedieren), Ni 7 *Fuliu* (tonisieren) und M-HN 30 *Bailao (Great Compendium)*.
- Schädigung durch Kälte mit großer Hitze, die nicht zurückgeht: Sedierung von Di 4 *Hegu*, Di 11 *Quchi*, Gb 39 *Xuanzhong*, Ma 36 *Zusanli*, LG 14 *Dazhui* und Ni 1 *Yongquan (Great Compendium)*.
- Erkrankungen von Kopf, Gesicht, Ohren, Augen, Mund und Nase: Di 4 *Hegu* und Di 11 *Quchi (Miscellaneous Diseases)*.
- Kopfschmerz: Di 4 *Hegu*, Pe 1 *Tianchi*, Gb 1 *Tongziliao*, Lu 10 *Yuji*, Ma 2 *Sibai*, Gb 9 *Tianchong*, Bl 22 *Sanjiaoshu* und Gb 20 *Fengchi* (*Systematic Classic*).
- Einseitiger oder generalisierter Kopfschmerz: Di 4 *Hegu*, 3E 23 *Sizhukong* und Gb 20 *Fengchi (Great Compendium)*.
- Einseitiger oder generalisierter Kopf-Wind: Di 4 *Hegu*, LG 20 *Baihui*, LG 21 *Qianding*, LG 24 *Shenting*, LG 23 *Shangxing*, 3E 23 *Sizhukong*, Gb 20 *Fengchi*, Bl 2 *Zanzhu* und Ma 8 *Touwei (Great Compendium)*.
- Kopf-Wind und Schwindel: Di 4 *Hegu*, Ma 40 *Fenglong*, Ma 41 *Jiexi*, Gb 20 *Fengchi (Great Compendium)*.
- Kopf-Wind mit Spaltungsgefühl, Schmerz zwischen Augenbrauen und den Augen: Di 4 *Hegu*, Gb 14 *Yangbai* und Ma 41 *Jiexi* (*Classic of the Jade Dragon)*.
- Kopf- und Nackenschmerz: Di 4 *Hegu*, LG 19 *Houding* und LG 20 *Baihui (Great Compendium)*.
- Unscharfes Sehen: Di 4 *Hegu*, Dü 6 *Yanglao* und Bl 4 *Quchai* (*Supplementing Life*).
- Inneres Augen-Stauungssyndrom: Di 4 *Hegu*, Gb 1 *Tongziliao*, Gb 41 *Zulinqi* und Bl 1 *Jingming (Great Compendium)*.
- „Wenn Bl 1 *Jingming* sich als ineffektiv in der Behandlung von Augenerkrankungen erweist, kombiniere man ihn mit Di 4 *Hegu* und Gb 37 *Guangming*." (*Ode of Xi-hong)*.
- Oberflächliches visuelles Stauungssyndrom: Di 4 *Hegu*, Bl 1 *Jingming* und Ma 2 *Sibai (Great Compendium)*.
- Stimmverlust: Di 4 *Hegu*, Ni 1 *Yongquan* und Gb 35 *Yangjiao* (*Systematic Classic*).
- Geschwollener, schmerzhafter Hals: Di 4 *Hegu*, Lu 11 *Shaoshang* und KG 22 *Tiantu (Great Compendium)*.
- Nasenpolypen und nasale Kongestion und Ausfluss: Di 4 *Hegu* und Le 3 *Taichong*. (*Song of Points)*.
- Rote Augen und Nasenbluten: Di 4 *Hegu*, Gb 15 *Toulinqi* und Le 3 *Taichong* (*Song of Points)*.
- Blutung aus der Nase: Di 4 *Hegu* und Lu 3 *Tianfu (One Hundred Symptoms)*.
- Rhinitis mit klarem Ausfluss aus der Nase: Di 4 *Hegu*, Bl 12 *Fengmen*, LG 24 *Shenting*, Bl 2 *Zanzhu*, Di 20 *Yingxiang*, Bl 67 *Zhiyin* und Ni 20 *Futonggu (Thousand Ducat Formulas)*.
- Taubheit: Di 4 *Hegu*, Gb 41 *Zulinqi* und Bl 63 *Jinmen (Song of Points)*.
- Eitrige Ohrentzündung mit Ausfluss: Di 4 *Hegu*, 3E 17 *Yifeng* und 3E 21 *Ermen (Great Compendium)*.
- Schwellung, Schmerz und Rötung des Ohres: Di 4 *Hegu*, Gb 2 *Tinghui* und Ma 6 *Jiache (Great Compendium)*.
- Juckreiz und Schwellung des Gesichts: Di 4 *Hegu* und Di 20 *Yingxiang* (*Ode of Xi-hong)*.
- Schwellung von Gesicht und Abdomen: Di 4 *Hegu*, Lu 1 *Zhongfu* und Pe 5 *Jianshi (Thousand Ducat Formulas)*.
- Deviation von Mund und Auge: Di 4 *Hegu*, Ma 6 *Jiache*, Ma 4 *Dicang*, LG 26 *Renzhong*, KG 24 *Chengjiang* und Gb 2 *Tinghui* (*Illustrated Supplement)*.
- Plötzliche Manie: Di 4 *Hegu*, Pe 5 *Jianshi* und Dü 3 *Houxi (Great Compendium)*.
- Manisches Toben mit Angst und Schrecken: Di 4 *Hegu*, Lu 10 *Yuji*, Dü 7 *Zhizheng*, He 3 *Shaohai*, Di 11 *Quchi* und Dü 4 *Wangu (Thousand Ducat Formulas)*.
- Kiefersperre nach Wind-Schlaganfall: Sedierung von Di 4 *Hegu*, Ma 6 *Jiache*, LG 26 *Renzhong*, LG 20 *Baihui* und KG 24 *Chengjiang (Great Compendium)*.
- Bewusstseinsverlust durch Wind-Apoplex: Di 4 *Hegu*, LG 26 *Renzhong* und Pe 9 *Zhongchong*. Bei Ineffektivität nadelt man LG 15 *Yamen* und Le 1 *Dadun (Great Compendium)*.
- Schwierige Entbindung: Tonisierung von Di 4 *Hegu*, Sedierung von Mi 6 *Sanyinjiao* und Le 3 *Taichong (Great Compendium)*.
- Fehlende Laktation: Di 4 *Hegu*, Dü 1 *Shaoze* und KG 17 *Shanzhong (Great Compendium)*.

- Rektumsprolaps: Di 4 *Hegu*, Bl 25 *Dachangshu*, LG 20 *Baihui*, LG 1 *Changqiang*, Gb 21 *Jianjing* und Ma 30 *Qichong (Compilation)*.
- Dysenterie: Di 4 *Hegu* und Ma 36 *Zusanli*; in schweren Fällen zusätzlich Bl 29 *Zhonglushu (Song of Points)*.
- „Für Kälte und Hitze mit schmerzhaftem Stauungssyndrom, öffne die *Vier Pforten*" [Di 4 *Hegu* und Le 3 *Taichong*] (*Ode to Elucidate Mysteries*).
- Unerträglicher Schmerz des Armes, der in Schulter und Wirbelsäule ausstrahlt: Di 4 *Hegu* und Le 3 *Taichong* (*Ode of Xi-hong*).
- Akute Dysmenorrhö: Di 4 *Hegu* und Mi 8 *Diji*.

DI 5 *YANGXI*

陽溪

Yang-Schlucht

jing-Flusspunkt und Feuerpunkt der Dickdarm-Leitbahn

LOKALISATION

An der Radialseite des Handgelenks, im Zentrum der Mulde, die von den Sehnen des Musculus extensor pollicis longus und brevis gebildet wird (anatomisch Tabatière).

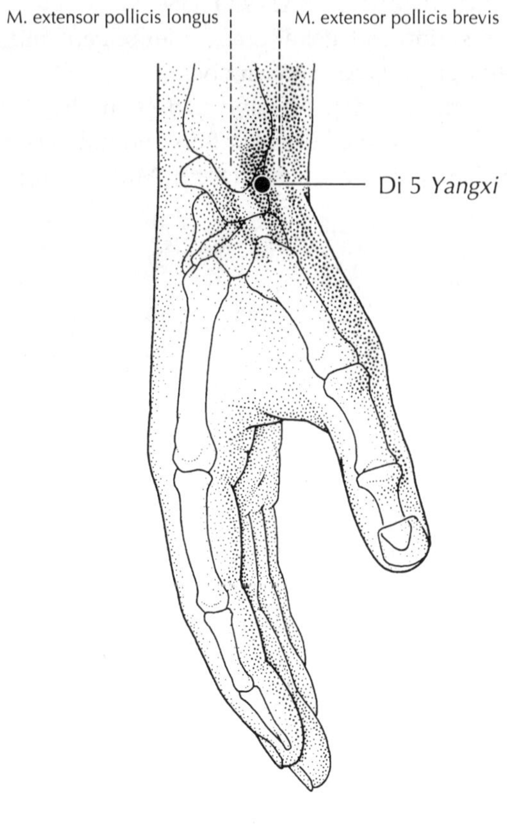

ANMERKUNG ZUR LOKALISATION

a) Man bittet den Patient den Daumen zu strecken, um die Mulde der Tabatière deutlicher darzustellen;

b) betrachten sie sorgfältig die Lokalisation der Vena cephalica, die durch die Tabatière läuft, um eine Nadelung durch die Vene zu vermeiden.

NADELUNG

Senkrecht 0.5 – 1 *cun*.

WIRKUNGEN

Klärt Hitze und lindert Schmerz
Beseitigt *yangming*-Feuer
Beruhigt den Geist
Unterstützt das Handgelenk

INDIKATIONEN

- Rhinitis, Nasenbluten, Tinnitus, Taubheit, Ohrschmerzen, Rötung, Schwellung und Schmerz der Augen, oberflächliches visuelles Stauungssyndrom, Tränen, Zahnschmerz, Schmerz durch Karies, Kopfschmerz, chronischer Kopfschmerz, frontaler Kopfschmerz, schmerzhaftes Stauungssyndrom des Halses, Schmerz im Bereich der Zungenwurzel.
- Manische Depression, fieberhafte Erkrankung mit Erregung des Herzens, manisches Toben, Neigung zu Lachen, Geister-Sehen, Schrecken.
- Kälte-Husten, Erbrechen von Schaum, Urticaria, Malaria, Fieber ohne Schwitzen.
- Schwäche und Schmerz des Handgelenks, Kontraktion der fünf Finger, Hitze der Handflächen, erschwertes Heben des Ellenbogens.

KOMMENTAR

Di 5 *Yangxi*, der *jing*-Flusspunkt und Feuerpunkt auf der Dickdarm-Leitbahn, hat, gemeinsam mit den Feuerpunkten aller zwölf Leitbahnen, eine starke Wirkung Hitze zu klären. Da sein Wirkungsbereich (Nase, Ohren, Augen, Zähne, Kopf und Hals etc.) dem von Di 4 *Hegu* ähnelt, besteht seine primäre Wirkung darin, Hitze und Feuer in diesen Bereichen zu beseitigen. Wenn Hitze die Nase blockiert, entsteht eine Blutung oder Rhinitis; wenn die Hitze zu den Ohren aufsteigt, kommt es zu Tinnitus, Taubheit und Schmerz; wenn Hitze die Augen trübt, hat dies Rötung, Schwellung und Schmerz der Augen, ein oberflächliches visuelles Stauungssyndrom und Tränen zur Folge; wenn Hitze der *yangming*-Leitbahn die Zähne und das Zahnfleisch entzündet, entsteht Zahnschmerz, und im Fall einer Hitzeansammlung im Hals kommt es zu Schwellung und Kongestion.

Dickdarm und Magen gehören zu *yangming*. Übermäßiges Feuer in *yangming* kann sich leicht auf das Herz übertragen und den Geist stören, entweder in Form von Reizbarkeit und Delirium, zu dem es im Verlauf eines Fiebers im *yangming*-Stadium kommen kann, oder in Form eines langanhaltenden Magen-Feuers oder Schleim-Feuers, wie man es bei vielen schweren emotionalen Erkrankungen sieht. Dieses wichtige Verhältnis wird durch die Tatsache erklärt, dass sich die Magen-Sonderleitbahn mit dem Herz verbindet, obwohl die primären Leitbahnen nicht verknüpft sind und sich die Magen-Hauptleitbahn mit dem Lenkergefäß (und somit mit dem Gehirn) bei LG 24 *Shenting* und LG 26 *Renzhong* trifft. Di 5 *Yangxi*, der Feuerpunkt der Hand-*yangming*-Leitbahn, ist daher bei fieberhaften Erkrankungen mit Unruhe des Herzens, manischer Depression, „Geister-Sehen", Schrecken, manischem Toben und Neigung zum Lachen indiziert. Die letzten zwei Indikationen spiegeln überdies seine Stellung als *jing*-Flusspunkt wieder, der gemäß *Spiritual Pivot*[8] bei „Krankheiten, die sich in der Stimme des Patienten manifestieren" genadelt werden sollte.

Schließlich stellt Di 5 *Yangxi* einen wichtigen Punkt in der Behandlung von Handgelenkserkrankungen dar und ist, wie Dü 4 *Wangu*, sein korrespondierender Punkt auf der Ulnarseite des Handgelenks, bei Kontraktion der fünf Finger indiziert. Beim Erlernen der Namen der Punkte der *yang*-Leitbahnen am Handgelenk ist es hilfreich, sich an die Ähnlichkeiten ihrer Namen zu erinnern: Di 5 *Yangxi* (*Yang*-Schlucht), Dü 5 *Yanggu* (*Yang*-Tal) und 3E 4 *Yangchi* (*Yang*-Teich).

PUNKTKOMBINATIONEN

- Augenschmerzen: Di 5 *Yangxi*, Di 2 *Erjian*, Pe 7 *Daling*, Di 3 *Sanjian*, Dü 2 *Qiangu* und LG 23 *Shangxing (Great Compendium)*.
- Tinnitus und Taubheit: Di 5 *Yangxi*, Ma 7 *Xiaguan*, 3E 1 *Guangchong*, 3E 2 *Yemen*, Dü 5 *Yanggu* (*Systematic Classic*).
- Tinnitus: Di 5 *Yangxi*, Di 1 *Shangyang*, Di 6 *Pianli*, Bl 8 *Luoque*, Dü 4 *Wangu* und Dü 2 *Qiangu* (*Supplementing Life*).
- Ohrschmerz, Taubheit und Tinnitus: Di 5 *Yangxi*, Dü 16 *Yianchuang*, 3E 1 *Guangchong*, 3E 2 *Yemen* und 3E 3 *Zhongzhu (Thousand Ducat Formulas)*.
- Urticaria durch extreme Hitze: Di 5 *Yangxi* und Di 15 *Jianyu (One Hundred Symptoms)*.
- Zahnschmerz und Lumbalschmerz verbunden mit schmerzhaftem Stauungssyndrom des Halses: Di 5 *Yangxi* und Di 2 *Erjian* (*Ode of Xi-hong*).
- Erbrechen von Schleim und wässrigem Speichel, Schwindel der nicht aufhört: Di 5 *Yangxi*, Mi 4 *Gongsun*, Ma 40 *Fenglong* und KG 17 *Shanzhong (Complete Collection)*.
- Häufiges Lachen: Di 5 *Yangxi*, Lu 7 *Lieque*, Pe 7 *Daling* und LG 26 *Renzhong (Great Compendium)*.
- Manischer Wahn, Geister-Sehen: Di 5 *Yangxi*, Bl 61 *Pucan* und Di 7 *Wenliu* (*Supplementing Life*).
- Manischer Wahn: Di 5 *Yangxi*, Lu 9 *Taiyuan*, Di 8 *Xialian* und Bl 60 *Kunlun (Great Compendium)*.
- Schreck-Palpitationen: Di 5 *Yangxi* und Bl 19 *Danshu* (*Divine Moxibustion*).

DI 6 *PIANLI*

偏歷

Schräge Verbindung

luo-Passagepunkt der Dickdarm-Leitbahn

LOKALISATION

3 *cun* proximal von Di 5 *Yangxi* auf der Verbindungslinie zwischen Di 5 *Yangxi* und Di 11 *Quchi*.

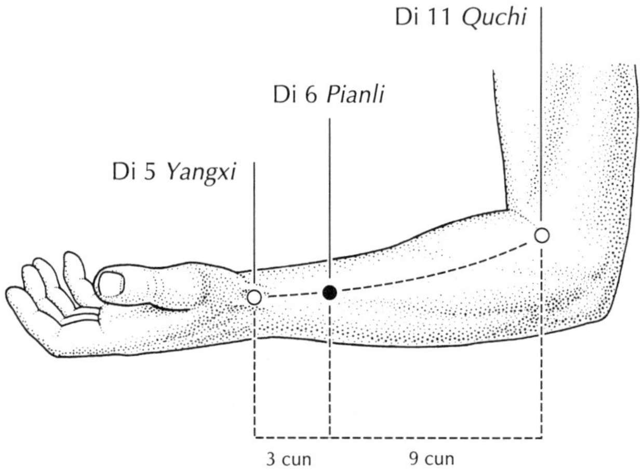

ANMERKUNG ZUR LOKALISATION

a) Lokalisation mit gebeugtem Ellenbogen und der Radialseite des Arms nach oben;
b) man unterteilt den Abstand zwischen Di 5 *Yangxi* und Di 11 *Quchi* in zwei Hälften und halbiert dann den Abstand zwischen diesem Mittelpunkt und Di 5 *Yangxi*.

NADELUNG

Transversal-schräg 0.5 – 1 *cun*.

WIRKUNGEN

Beseitigt Wind und klärt Hitze
Öffnet und reguliert die Wasserwege

INDIKATIONEN

- Tinnitus, Taubheit, Zahnschmerzen, Karies, kalte Zähne, Rötung und Schmerz der Augen, unscharfes Sehen, verschwommenes Sehen, Rhinitis, Nasenbluten, trockener Hals, schmerzhaftes Stauungssyndrom des Halses, Deviation des Mundes, Schwellung der Backe.
- Schwierigkeiten beim Wasserlassen, Ödeme, Aszites, Stauungssyndrom des Zwerchfells, Borborygmus mit Ödem, Angriff durch Wind ohne Schwitzen.
- Malaria, manisches Toben.
- Schmerzen von Handgelenk, Ellenbogen und Oberarm.

KOMMENTAR

Di 6 *Pianli* ist der *luo*-Passagepunkt der Dickdarm-Leitbahn, von dem sich die Verbindungsleitbahn abzweigt, daher der Name „Schräge Verbindung". Von diesem Punkt steigt die Verbindungsleitbahn nach oben zum Kiefer und den Ohren, während die Dickdarm-Hauptleitbahn zu Unterkiefer, Nase und Gesicht zieht, bevor sie sich der Magen-Leitbahn anschließt und sich mit dem Auge verbindet. Wie viele distale Punkte der Dickdarm-Leitbahn, ist auch Di 6 *Pianli* zur Beseitigung von Wind und Hitze aus den genannten Arealen wirksam (zum Beispiel Zahnschmerz, Rötung und Schmerz der Augen, Nasenbluten, Rhinitis etc.) und speziell für Ohrerkrankungen wie Tinnitus und Taubheit, durch Angriff von äußeren pathogenen Wind und Hitze, geeignet.

Die Verbindungs-Leitbahn von Di 6 *Pianli* verbindet sich mit seiner innen-außen-gekoppelten Lungen-Leitbahn. *Guide of Classic of Acupuncture* stellt fest, dass „die *luo*-Passagepunkte zwischen zwei Leitbahnen lokalisiert sind… wenn sie genadelt werden, können Symptome der innen-außen-gekoppelten Leitbahnen behandelt werden". Die *yang*-Dickdarm-Leitbahn kann als die äußere Reflektion ihrer gekoppelten *yin*-Lungen-Leitbahn angesehen werden, und ihre Punkte werden häufig benützt, um den äußeren Anteil des Lungenfunktionskreises zu befreien. Wenn äußerer Wind die Funktion der Lunge stört, die Wasserwege zu regulieren, kann es zu einem akuten Ödem speziell des oberen Körperanteils kommen; dabei fehlt Schweißbildung, und die Miktion ist erschwert. Di 6 *Pianli* ist der Hauptpunkt auf der Dickdarm-Leitbahn, um die Wasserwege zu öffnen und zu regulieren und dadurch Symptome wie erschwerte Miktion, Ödeme, Aszites und Borborygmus mit Ödem zu behandeln.

Schließlich gibt das *Great Compendium of Acupuncture and Moxibustion* spezifische Indikationen für die *luo*-Passagepunkte bei Fülle- und Leere-Zuständen. Im Falle von Di 6 *Pianli* handelt es sich um Karies und Taubheit (Fülle); kalte Zähne und Stauungssyndrom des Zwerchfells (Leere).

PUNKTKOMBINATIONEN

- Tinnitus: Di 6 *Pianli*, Di 5 *Yangxi*, Di 1 *Shangyang*, Bl 8 *Luoque*, Dü 4 *Wangu* und Dü 2 *Qiangu* (*Supplementing Life*).
- Taubheit: Di 6 *Pianli*, Dü 2 *Qiangu*, Dü 3 *Houxi* (*Supplementing Life*).
- Taubheit durch Nieren-Schwäche: Di 6 *Pianli*, Bl 23 *Shenshu* und Gb 2 *Tinghui* (*Illustrated Supplement*).
- Rhinitis mit Nasenbluten: Di 6 *Pianli*, Di 4 *Hegu*, Di 3 *Sanjian*, Bl 60 *Kunlun* und Bl 66 *Zutonggu* (*Supplementing Life*).
- Trockener Hals: Di 6 *Pianli*, He 1 *Jiquan*, Lu 9 *Taiyuan*, Le 3 *Taichong* und KG 22 *Tiantu* (*Supplementing Life*).
- Wundheit und Schmerzen des Ellenbogens und Unterarms mit Schwierigkeiten beim Strecken und Beugen: Di 6 *Pianli* und Di 10 *Shousanli* (*Supplementing Life*).

DI 7 *WENLIU*

温溜

Warmer Strom

xi-Grenzpunkt der Dickdarm-Leitbahn

LOKALISATION

5 *cun* proximal von Di 5 *Yangxi* auf der Verbindungslinie zwischen Di 5 *Yangxi* und Di 11 *Quchi.*

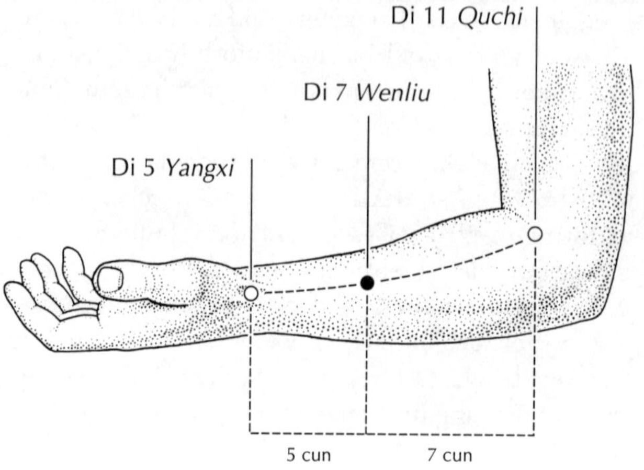

ANMERKUNG ZUR LOKALISATION

a) Man lokalisiert den Punkt mit gebeugtem Ellenbogen und der Radialseite des Arms nach oben;

b) man unterteilt den Abstand zwischen Di 5 *Yangxi* und Di 11 *Quchi* in zwei gleiche Teile und lokalisiert dann Di 7 *Wenliu* 1 *cun* distal des Mittelpunkts.

NADELUNG

Transversal-schräg 0,5 -1 *cun*.

WIRKUNGEN

Klärt Hitze und leitet Toxine aus
Mildert akute Zustände
Reguliert und harmonisiert Darm und Magen
Klärt *yangming*-Feuer und beruhigt den Geist

INDIKATIONEN

- Kopfschmerz, Deviation von Gesicht und Mund, Rötung, Schwellung und Schmerz des Gesichtes, nelkenförmige eitrige Läsion, Karbunkel und

Furunkel, Schmerzen von Zähnen und Mund, Zungenbewegung, schmerzhaftes Stauungssyndrom des Halses mit Stimmverlust.

- Borborygmus mit abdominellem Schmerz, abdominelle Blähung, Erbrechen von wässrigem Speichel und Schaum, Schwellung der vier Extremitäten.
- Häufiges Lachen, Toben, Geister-Sehen.
- Schmerzen und erschwertes Heben der Schulter und des Arms.

KOMMENTAR

Di 7 *Wenliu* ist der *xi*-Grenzpunkt der Dickdarm-Leitbahn. Die *xi*-Grenzpunkte sind die Punkte, an denen sich *Qi* und Blut, die ausgehend von den *jing*-Brunnenpunkten relativ oberflächlich entlang der Leitbahnen fließen, sammeln und tiefer eindringen. Die *xi*-Grenzpunkte sind im Allgemeinen bei der Behandlung von akuten Schmerzzuständen indiziert. Dies spiegelt sich in der Fähigkeit von Di 7 *Wenliu* wieder Hitze zu klären und bei nelkenförmigen Läsionen, Karbunkeln und Furunkeln, schmerzhaftem Stauungssyndrom des Halses, und Hitze und Schwellung des Gesichts Giftstoffe zu eliminieren. Nelkenförmige Läsionen sind kleine harte, tiefreichende nelkenförmige eitrige Geschwüre der Haut. Sie sind primär auf Diätfehler oder externen Wind und toxische Hitze, die in die Oberfläche des Körpers eindringen, zurückzuführen. Der Zustand entwickelt sich in der Regel sehr schnell mit starkem lokalisierten Schmerz, Rötung und Schwellung, oft verbunden mit Fieber.

Ein erwähnenswertes Merkmal der *yang*-Leitbahnen der Hand (Dickdarm, Dreifacher Erwärmer und Dünndarm) ist, dass relativ wenige ihrer Punkte Erkrankungen der zugeordneten *fu* behandeln. Was die Dickdarm-Leitbahn angeht, sind allerdings Di 7 *Wenliu* und seine anschließenden Punkte Di 8 *Xialian* und Di 9 *Shanglian* bei Erkrankungen des Darms und des Magens indiziert (im Fall von Di 7 *Wenliu* für Borborygmus verbunden mit abdominellem Schmerz, abdominelle Blähung, Erbrechen von Schaum und wässrigem Speichel).

Dies entspricht dem allgemeinen Prinzip der *yang*-Leitbahnen, wie es sich vor allem am *yang* des Beins darstellt, dass die Punkte mit zunehmender Nähe zu Ellenbogen und Knie eine größere Wirkung auf ihre korrespondierenden *fu* haben. Es sollte allerdings erwähnt werden, dass in der klinischen Praxis Punkte der Dickdarm-Leitbahn selten für Erkrankungen der Därme benützt werden. Dies ist darin begründet, dass Di 7 *Wenliu* in dieser Hinsicht in keiner Punktkombination der großen Klassiker auftaucht.

Die Wirkung von Di 7 *Wenliu* zur Klärung von *yangming*-Feuer und Beruhigung des Geistes, wodurch häufiges Lachen, Toben und Geister-Sehen behandelt wird, ist ähnlich der von Di 5 *Yangxi*.

PUNKTKOMBINATIONEN

- Schmerzhaftes Stauungssyndrom des Halses mit Stimmverlust: Di 7 *Wenliu* und Di 11 *Quchi* (*Systematic Classic*).
- Steife Zunge, Zungenbewegung: Di 7 *Wenliu*, Ma 24 *Huaroumen* und He 3 *Shaohai* (*Supplementing Life*).
- Manischer Wahn, Geister-Sehen: Di 7 *Wenliu*, Di 5 *Yangxi* und Bl 61 *Pucan* (*Supplementing Life*).
- Nackensteifheit durch Kälteschädigung: Di 7 *Wenliu* und Le 14 *Qimen* (*One Hundred Symptoms*).

DI 8 *XIALIAN*

Unterer Vorsprung

下廉

LOKALISATION

An der Radialseite des Unterarms, 4 *cun* distal von Di 11 *Quchi*, auf der Verbindungslinie zwischen Di 11 *Quchi* und Di 5 *Yangxi*.

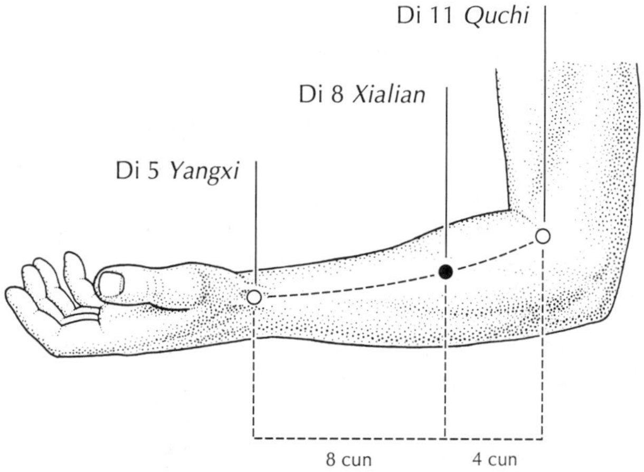

ANMERKUNG ZUR LOKALISATION

a) Man lokalisiert mit gebeugtem Ellenbogen und der radialen Seite des Arms nach oben;

b) man unterteilt den Zwischenraum zwischen Di 5 *Yangxi* und Di 11 *Quchi* in drei gleiche Teile. Di 8 *Xialian* liegt auf dem Passagepunkt zwischen proximalem und mittlerem Drittel.

NADELUNG

Senkrecht oder schräg, 0.5 – 1.5 *cun*.

WIRKUNGEN

Harmonisiert den Dünndarm
Vertreibt Wind und klärt Hitze
Beseitigt *yangming*-Feuer und beruhigt den Geist

INDIKATIONEN

- Abdomineller Schmerz, Blähungen im unteren Abdomen, Fülle und Schmerz des Abdomen und der lateralen Rippenregion, periumbilikaler Schmerz, Dünndarm-*Qi*-Mangel, Durchfall mit unverdauten Nahrungsbestandteilen, Blut im Stuhl, dunkler Urin.
- Kopfschmerz, Kopf-Wind, Schwindel, Augenschmerz, trockene Lippen mit unwillkürlichem Speichelverlust, Mamma-Abszess, Dyspnoe.
- Manischer Wahn, verrücktes Gehen.
- Hemiplegie, schmerzhaftes Stauungssyndrom bei Wind-Feuchtigkeit, schmerzhaftes Stauungssyndrom bei Kälte, Schmerzen von Ellenbogen und Arm.

KOMMENTAR

Di 8 *Xialian* (Unterer Vorsprung) und Di 9 *Shanglian* (Oberer Vorsprung) stellen an der oberen Extremität die Reflektion der Punkte Ma 39 *Xiajuxu* (Untere große Leere) und Ma 37 *Shangjuxu* (Obere große Leere) dar, die die *he*-Meerpunkte der Dünn- und Dickdarm-Leitbahn im Bereich der unteren Extremität sind. Di 8 *Xialian* ist daher bei Erkrankungen der Därme, besonders des Dünndarms indiziert, die sich als Fülle, Blähung und Schmerz des Abdomen, periumbilikaler Schmerz, Dünndarm-*Qi*-Mangel, Blut im Stuhl und Durchfall mit unverdauten Nahrungsbestandteilen manifestieren. In der klinischen Praxis werden jedoch häufiger Punkte an der unteren Extremität zur Behandlung von intestinalen Erkrankungen benutzt.

Die Dickdarm-Sonderleitbahn steigt nach oben zur Brust. Di 8 *Xialian* ist bei Brust-Abszessen als einziger Punkt auf der Dickdarm-Leitbahn indiziert.

Die Wirkung von Di 8 *Xialian* zur Klärung von *yangming*-Feuer und Beruhigung des Geistes, wodurch manisches Toben und verrücktes Gehen behandelt wird, gleicht der Wirkung von Di 5 *Yangxi*.

PUNKTKOMBINATIONEN

- Heißer Magen ohne Verlangen zu essen: Di 8 *Xialian* und Gb 39 *Xuanzhong* (*Supplementing Life*).
- Diarrhö aufgrund von Schädigung durch Nahrungsmittel: Di 8 *Xialian* und Di 9 *Shanglian (Great Compendium)*.
- Manischer Wahn: Di 8 *Xialian*, Lu 9 *Taiyuan*, Di 5 *Yangxi* und Bl 60 *Kunlun (Great Compendium)*.
- Schmerzhaftes Stauungssyndrom durch Wind-Feuchtigkeit: Di 8 *Xialian* und Bl 40 *Weizhong* (*Supplementing Life*).
- Schmerz und Kälte des Arms: Di 8 *Xialian*, Di 11 *Quchi* und Gb 21 *Jianjing (Great Compendium)*.
- Erschwertes Urinieren und dunkler Urin: Di 8 *Xialian* und Di 9 *Shanglian (Thousand Ducat Formulas)*.

DI 9 *SHANGLIAN*

上廉

Oberer Vorsprung

LOKALISATION

Auf der Radialseite des Unterarms 3 *cun* distal von Di 11 *Quchi*, auf der Verbindungslinie zwischen Di 11 *Quchi* und Di 5 *Yangxi*.

ANMERKUNG ZUR LOKALISATION

a) Man lokalisiert den Punkt mit gebeugtem Ellenbogen und der Radialseite des Arms nach oben;

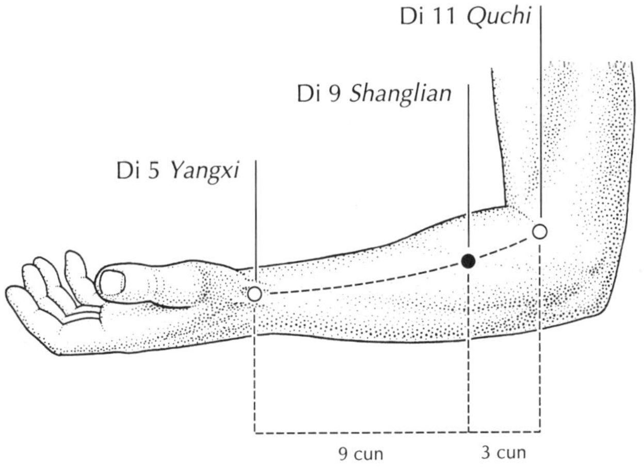

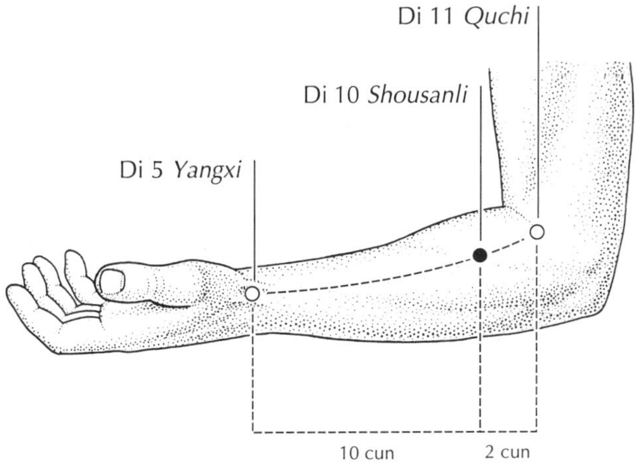

b) man unterteilt den Abstand zwischen Di 5 *Yangxi* und Di 11 *Quchi* in zwei Hälften und halbiert dann den Abstand zwischen diesen Mittelpunkt und Di 11 *Quchi*.

NADELUNG

Senkrecht oder schräg 0.5 – 1.5 *cun*.

WIRKUNGEN

Harmonisiert den Dickdarm
Aktiviert die Leitbahn und lindert Schmerz

INDIKATIONEN

- Borborygmus, Dickdarm-*Qi*-Stagnation, abdomineller Schmerz, erschwertes Wasserlassen und dunkler Urin.
- Thoraxschmerz, Dyspnoe, Gehirn-Wind, Kopfschmerz.
- Schmerz und Taubheit von Schulter, Ellenbogen und Arm, Taubheit der Extremitäten, Hemiplegie durch Wind-Apoplex, Kältegefühl des Knochenmarks.

KOMMENTAR

Siehe die vorausgegangene Erläuterung zu Di 8 *Xialian*

PUNKTKOMBINATIONEN

- Völlegefühl des Abdomen und der lateralen Rippenregion: Di 9 *Shanglian*, Gb 34 *Yanglingquan* und Gb 41 *Zulinqi (Great Compendium)*.
- Dyspnoe mit Unfähigkeit zu gehen: Di 9 *Shanglian*, Le 14 *Qimen* und KG 12 *Zhongwan (Great Compendium)*.

DI 10 *SHOUSANLI*

Drei Meilen des Arms

手三里

LOKALISATION

Auf der Radialseite des Unterarms, 2 *cun* distal von Di 11 *Quchi*, auf der Verbindungslinie zwischen Di 11 *Quchi* und Di 5 *Yangxi*.

ANMERKUNG ZUR LOKALISATION

a) Man lokalisiert bei gebeugtem Ellenbogen mit der Radialseite des Arms nach oben;
b) man lokalisiere zunächst Di 9 *Shanglian*, dann Di 10 *Shousanli* 1 *cun* proximal davon;
c) dieser Punkt ist in der Regel bei der Palpation sehr empfindlich.

NADELUNG

Senkrecht oder schräg 0.5 – 1.5 *cun*.

WIRKUNGEN

Reguliert *Qi* und Blut, aktiviert die Leitbahn und lindert Schmerz
Harmonisiert die Därme und den Magen

INDIKATIONEN

- Schmerz und Immobilität des Arms und der Schulter, Wind-Apoplex, Lähmung des Armes, Taubheit des Armes, Atrophieerkrankung, Hemiplegie, Kontraktion und Inflexibilität des Ellenbogens, Lumbalschmerz mit Unfähigkeit sich hinzulegen.
- Abdomineller Schmerz, Erbrechen und Durchfall, periodisches Kältegefühl in den Därmen, plötzliche tumultartige Erkrankung.
- Zahnschmerzen mit Schwellung der Wange, Deviation des Mundes, Verlust der Stimme, Skrofula.

KOMMENTAR

Di 10 *Shousanli* (Drei Meilen des Arms), etwas distal vom Ellenbogengelenk, spiegelt die Lokalisation von Ma 36 *Zusanli* (Drei Meilen des Beins) am Bein wider und teilt mit ihm den Namen. Obwohl beide Punkte die Wirkung besitzen, den Magen und die Därme zu harmonisieren, ist dies eine sekundäre und relativ unwichtige Wirkung von Di 10 *Shousanli*.

Yangming-Leitbahnen sind „reich an *Qi* und Blut"[10]. In derselben Weise wie Ma 36 *Zusanli*, der Hauptpunkt zur Behandlung von Erkrankungen der unteren Extremität, ist es die hauptsächliche klinische Anwendung von Di 10 *Shousanli*, die Zirkulation von *Qi* und Blut in der gesamten oberen Extremität zu stärken und zu regulieren. Er wird häufig zur Behandlung sowohl von Atrophieerkrankungen und schmerzhaften Stauungssyndromen als auch von Schmerzen, Immobilität und Taubheit des Arms verwendet. In diesen Fällen wird er häufig zusammen mit Punkten wie Di 15 *Jianyu* und Di 4 *Hegu* in der „Ketten- und Schloss" Punktkombinations-Methode angewandt.

Di 10 *Shousanli* wird bei der Behandlung von chronischen und langanhaltenden Erkrankungen der Leitbahnen, wie Hemiplegie und Atrophieerkrankungen, mit Di 11 *Quchi* abgewechselt, um eine Übernadelung derselben wenigen Punkte zu vermeiden. Di 10 *Shousanli* wird klinisch oft mit Di 11 *Quchi*, als einem benachbarten Punkt für Erkrankungen des Ellenbogens, speziell des Tennis-Ellenbogens, kombiniert.

Bezüglich der Behandlung von Zahnschmerzen empfiehlt *Zhu Dan-xi* aus der *Jin-Yuan* Dynastie, bei Zahnschmerz im Oberkieferbereich Moxibustion auf Di 10 *Shousanli* anzuwenden (und auf Di 3 *Sanjian* für Zahnschmerz im Unterkieferbereich)[11].

PUNKTKOMBINATIONEN

- Hartnäckige Taubheit beider Unterarme: Di 10 *Shousanli* und He 3 *Shaohai (One Hundred Symptoms).*
- Schmerzen des Unterarms: Di 10 *Shousanli,* Di 11 *Quchi* und Dü 3 *Houxi* (*Supplementing Life*).
- Wundheitsgefühl und Schmerzen des Ellenbogens und des Unterarms mit erschwertem Strecken und Beugen: Di 10 *Shousanli* und Di 6 *Pianli* (*Supplementing Life*).
- Kontraktion und Streckhemmung des Arms und Ellenbogens: Di 10 *Shousanli* und Gb 44 *Zuqiaoyin* (*Supplementing Life*).
- Kopf-Wind, visuelle bedingter Schwindel und Steifheit des Nackens: Di 10 *Shousanli,* Bl 62 *Shenmai* und Bl 63 *Jinmen (Miscellaneous Diseases).*
- Skrofula: Di 10 *Shousanli,* He 3 *Shaohai,* Pe 1 *Tianchi,* Le 13 *Zhangmen,* Gb 41 *Zulinqi,* 3E 6 *Zhigou,* Gb 38 *Yangfu* und Gb 21 *Jianjing (Great Compendium).*

DI 11 *QUCHI*

曲池

Gewundener Teich

he-Meerpunkt und Erdepunkt der Dickdarm-Leitbahn
Sun Si-miao Geist-Punkt
Ma Dan-yang Himmel-Stern-Punkt

LOKALISATION

Am Ellenbogen, in der Mitte zwischen Lu 5 *Chize* und dem lateralen Epicondylus des Humerus, am lateralen Ende der transversalen Kubitalfalte.

ANMERKUNG ZUR LOKALISATION

Dieser Punkt sollte mit gebeugtem Ellenbogen lokalisiert werden.

NADELUNG

Senkrecht 1 – 1.5 *cun,* oder verbunden mit „Durchnadelung" bis He 3 *Shaohai.*

WIRKUNGEN

Klärt Hitze
Kühlt das Blut, eliminiert Wind, leitet Nässe aus und verringert Juckreiz
Reguliert *Qi* und Blut
Aktiviert die Leitbahn und lindert Schmerzen

INDIKATIONEN

- Hohes Fieber, das nicht zurückgeht, Schädigung durch Kälte mit zurückbleibendem Fieber, das nicht zurückgeht, Durst mit Schwitzen nach dem Trinken und trockene, heiße Haut, wenn nicht getrunken wird, Malaria.

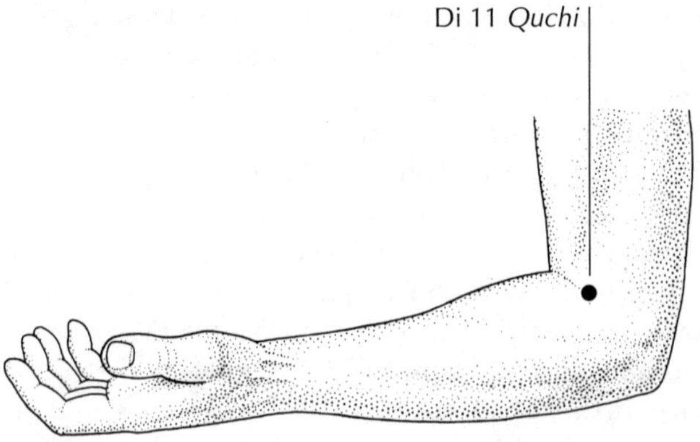

- Schmerzhaftes Stauungssyndrom des Halses, Stimmverlust, Zahnschmerz, Rötung und Schmerz der Augen, Tränenfluss, Schmerzen im vorderen Bereich des Ohrs.
- Unruhe und Druck auf der Brust, manische Erkrankung, schwaches Gedächtnis, Zungenbewegung, Schwindel, Hypertension, Struma, Skrofula.
- Erysipel (Zinnober-Toxin), Urtikaria, Wind-Ausschlag, trockene Haut, schuppige Haut, Jucken der Haut, Gürtelrose, Schmerz und Jucken des gesamten Körpers, wie nach Insektenstichen, nelkenförmige Hauteiterungen am Rücken.
- Blähungen und Schmerzen des Abdomen, Erbrechen und Diarrhö, Durchfallerkrankungen, Amenorrhö.
- Taubheit des Oberarms, schmerzhaftes Stauungssyndrom, schmerzhaftes Stauungssyndrom durch Wind, Hemiplegie, klonische Spasmen, Kontraktion, Immobilität und Schmerzen des Ellenbogens und der Schulter, Atrophie und Schwäche des Ellenbogens, Rötung und Schwellung des Arms, Atrophieerkrankung der unteren Extremitäten, Schmerzen und Schwellung des Sprunggelenks.

KOMMENTAR

Di 11 *Quchi* wurde von *Ma Dan-yang,* dem großen Arzt der *Jin*-Dynastie, in die „elf Himmel-Stern-Punkte"[6], seine Einteilung der wichtigsten Akupunkturpunkte, aufgenommen. Es ist ein wirkungsstarker und essentieller Punkt in der Behandlung von Fieberzuständen und Hitze im Körper, Hauterkrankungen, Hypertonus und Erkrankungen des Armes.

Die *yangming*-Schicht oder „Helles *Yang*" soll besonders mit *Yang-Qi* angefüllt sein und Punkte der Dickdarm-Leitbahn gehören zu den wichtigsten Punkten, um einen *Yang*-Überschuss in Form von Hitze zu beseitigen. Di 11 *Quchi* ist zwar der Tonisierungspunkt der Leitbahn, aber tatsächlich einer der besten Punkte des Körpers, um Hitze und Feuer zu beseitigen. Er wird in allen Fällen von Fieber durch

Fülle-Hitze benützt, wenn pathogene Faktoren in die *yangming*- oder *Qi*-Schicht eingedrungen sind und kein Frösteln mehr vorliegt. In dieser Hinsicht kann er mit Di 4 *Hegu* verglichen werden, der hauptsächlich benutzt wird, wenn sich pathogene Faktoren in Form von Wind-Kälte oder Wind-Hitze noch in der Oberfläche befinden, das Fieber noch gering ausgeprägt ist und weiterhin Frösteln vorliegt. In der klinischen Praxis werden die beiden Punkte in der Regel zusammen benützt, um viele verschiedene Arten von Fieber zu beseitigen. Wie Di 4 *Hegu* und andere Punkte der Dickdarm-Leitbahn, wird Di 11 *Quchi* auch verwendet, um Hitze aus der *yangming*-Leitbahn des Kopfes zu beseitigen, unabhängig davon ob diese Hals, Augen oder Zähne betrifft; daher ist er bei Schwellung und Schmerzen des Halses, Rötung und Schmerzen der Augen, Tränen und Zahnschmerzen indiziert. Wie Di 5 *Yangxi* ist er in der Lage, *yangming*-Feuer, das sich auf Herz und Geist auswirkt, zu beseitigen, und bei Agitiertheit und Beklemmungsgefühl in der Brust, Manie-Erkrankungen und Zungenbewegung indiziert. Aus diesem Grund wurde Di 11 *Quchi* unter seinem alternativen Namen *Guitui* (Geist-Bein) von *Sun Si-miao* unter die „dreizehn Geister-Punkte" zur Behandlung von Manie-Erkrankungen und Epilepsie eingeordnet.

Das *Spiritual Pivot*[12] sagt: „Wenn die Erkrankung im *Yang* des *Yang* [Haut] lokalisiert ist, nadele die *he*-Meerpunkte der *Yang*-Leitbahnen." Da dies nicht in allen Fällen anwendbar ist, ist es erwähnenswert, dass Di 11 *Quchi* und Bl 40 *Weizhong*, die *he*-Meerpunkte der Dickdarm- und Blasen-Leitbahn zwei der wichtigsten Punkte zur Behandlung von Hauterkrankungen darstellen. Di 11 *Quchi* ist klassischerweise für eine Vielzahl von Hauterkrankungen wie Erysipel (Zinnober-Toxin), Urtikaria, Wind-Hautausschlag, Herpes zoster, nelkenförmige Hauteiterungen und trockene, schuppende und juckende Haut indiziert. Dies spiegelt die Fähigkeit von Di 11 *Quchi* wider, Wind zu vertreiben, Feuchtigkeit zu beseitigen und Hitze, Feuer und toxische Hitze zu klären, die die Hauptkomponenten von Hauterkrankungen des Fülle-Typs sind. In der modernen klinischen Praxis wird Akupunktur allerdings bei dermatologischen Erkrankungen relativ selten als primäre Therapie eingesetzt (die erste Stelle nimmt die Kräutermedizin ein). Sie wird hauptsächlich in der Behandlung von Urtikaria, Herpes zoster und Hautjucken als wertvoll angesehen.

Entsprechend *Classic of Difficulties*[13] sind die *he*-Meerpunkte in der Behandlung von „entgegengesetzt fließendem *Qi* und Diarrhö" effektiv, während *Spiritual Pivot* besagt, dass „bei Erkrankungen des Magens und Erkrankungen, die ihre Ursache in unregelmäßigen Essen und Trinken haben, der *he*-Meerpunkt gewählt werden sollte"[14].

Obwohl er keine so breite Anwendung in der Behandlung dieser Erkrankungen besitzt wie zum Beispiel Ma 37 *Shangjuxu*, ist Di 11 *Quchi*, der untere *he*-Meerpunkt der Dickdarm-Leitbahn, bei Erbrechen und Diarrhö und auch bei abdominellen Schmerzen indiziert. Er ist ein essentieller Punkt in der Behandlung von Durchfallerkrankungen, speziell wenn diese mit Fieber verbunden sind. In der modernen klinischen Praxis wird er häufig bei bakteriellen Durchfallerkrankungen eingesetzt.

In letzter Zeit wurde Di 11 *Quchi* vermehrt zur Behandlung von hohem Blutdruck benützt, oft in Kombination mit Ma 36 *Zusanli*. Hypertonus existierte als Klassifizierung in der Traditionellen Medizin nicht; seine klinischen Manifestationen wurden in die Klassifikationen von Kopfschmerz, Schwindel etc. eingeordnet. Eine Sedierung dieser Punkte, um eine Erniedrigung der extrem erhöhten Blutdruckwerte zu erreichen, ist eine moderne Interpretation der Aussage in *Spiritual Pivot*[15], dass die „*yangming*-Leitbahnen reich an *Qi* und Blut sind". Di 11 *Quchi* ist ein Hauptpunkt zur Behandlung von Erkrankungen der gesamten oberen Extremität. Gemäß *Ma Danyang* „ist Di 11 *Quchi* exzellent zur Behandlung von Ellenbogenschmerzen, Hemiplegie mit Unfähigkeit die Hand zu schließen, Unfähigkeit einen Bogen zu spannen und Schlaffheit der Sehnen, sodass eine Person seine Haare nicht kämmen kann". Di 11 *Quchi* kann sowohl ein Stauungssyndrom in der Leitbahn beseitigen, das zu Schmerzen und schmerzhaftem Stauungssyndrom führt, als auch durch die Regulierung von *Qi* und Blut in allen Fällen von Schwachheit des Armes, (wie zum Beispiel Atrophieerkrankungen) stärken und nähren. Er ist ein wichtiger Punkt zur Behandlung von Hemiplegie nach Wind-Apoplex und für klonische Spasmen der oberen Extremität jeglicher Ätiologie. In dieser Absicht wird er

a) in der Regel mit Di 15 *Jianyu* und Di 4 *Hegu* in der „Ketten- und Schloss"-Punktkombinations-Methode kombiniert und
b) durch eine „Durchnadelung" mit He 3 *Shaohai* verbunden.

Diese letztere Technik spiegelt die Wichtigkeit von He 3 *Shaohai* als einem Punkt zur Behandlung von Erkrankungen des Arms wider. Dies geschieht ebenso durch die klinische Beobachtung, dass bei der Behandlung von Atrophieerkrankungen und Hemiplegie, in der die Betonung auf Punkte der *Yang*-Leitbahnen gelegt wird, bessere Ergebnisse dadurch erreicht werden können, dass einige Punkte auf den *Yin*-Leitbahnen auch in die Punktauswahl einbezogen werden.

Schließlich ist es wichtig zu erwähnen, dass Di 11 *Quchi* trotz seiner Stellung als „Mutter"-Punkt der Dickdarm-Leitbahn, nur eine tonisierende Anwendung, nämlich die Nährung der oberen Extremität in der genannten Weise besitzt. Alle anderen Wirkungen sind die Reduzierung pathogener Fülle-Faktoren verschiedenster Art.

PUNKTKOMBINATIONEN

- Fieber: Di 11 *Quchi* und He 9 *Shaochong (One Hundred Symptoms).*
- Schädigung durch Kälte mit großer Hitze, die nicht verschwindet: Sedierung von Di 11 *Quchi*, Gb 39 *Xuanzhong*, Ma 36 *Zusanli*, LG 14 *Dazhui*, Ni 1 *Yongquan* und Di 4 *Hegu (Great Compendium).*
- Malaria mit viel Hitze und wenig Kälte: Di 11 *Quchi*, LG 14 *Dazhui*, Dü 3 *Houxi*, Pe 5 *Jianshi (Great Compendium).*
- Malaria mit viel Kälte und wenig Hitze: Di 11 *Quchi*, LG 14 *Dazhui* und Dü 3 *Houxi (Great Compendium).*
- Erkrankung von Kopf, Gesicht, Ohren, Augen, Mund und Nase: Di 11 *Quchi* und Di 4 *Hegu (Miscellaneous Diseases).*
- Zahnschmerzen mit Abneigung gegen Kälte: Di 11 *Quchi*, Ma 5 *Daying*, Dü 18 *Quanliao*, Gb 2 *Tinghui (Thousand Ducat Formulas).*
- Manisches Toben, Furcht und Schrecken: Di 11 *Quchi*, Lu 10 *Yuji*, Dü 7 *Zhizheng*, Di 4 *Hegu*, He 3 *Shaohai* und Dü 4 *Wangu (Thousand Ducat Formulas).*
- Hemiplegie: Di 11 *Quchi* und Gb 34 *Yanglingquan (One Hundred Symptoms).*
- Einseitiger Wind (Hemiplegie): Di 11 *Quchi*, Gb 34 *Yanglingquan* und Gb 30 *Huantiao* (*Supplementing Life*).
- Wind-Apoplex mit einseitiger Atrophie und unaufhörlichen Schmerzen: Di 11 *Quchi*, Di 15 *Jianyu*, Gb 39 *Xuanzhong*, Ni 3 *Taixi*, Ma 36 *Zusanli* und Bl 60 *Kunlun (Great Compendium).*
- Atrophieerkrankung und Taubheit des Armes: Di 11 *Quchi*, 3E 5 *Waiguan* und 3E 10 *Jianjing (Thousand Ducat Formulas).*
- Schmerzen des Ellenbogens, zwischenzeitlich Kälte: Di 11 *Quchi*, 3E 1 *Guangchong*, Di 10 *Shousanli*, 3E 3 *Zhongzhu*, Dü 5 *Yanggu* und Lu 5 *Chize (Thousand Ducat Formulas).*
- Schmerzen und Kälte des Armes: Di 11 *Quchi*, Di 8 *Xiulian* und Gb 21 *Jianjing (Great Compendium).*
- Schmerzen und Schwere der Schulter mit Unfähigkeit den Arm zu heben: Di 11 *Quchi* und 3E 15 *Tianliao* (*Supplementing Life*).
- Unfähigkeit den Ellenbogen und die Finger zu beugen: Di 11 *Quchi*, Di 10 *Shousanli*, 3E 5 *Waiguan* und 3E 3 *Zhongzhu (Great Compendium).*
- Kontraktion des Armes mit Verhärtung der Sehnen beider Hände mit der Folge, dass die Hände nicht geöffnet werden können: Di 11 *Quchi*, Lu 5 *Chize*, 3E 4 *Yangchi*, Di 4 *Hegu* und 3E 3 *Zhongzhu (Great Compendium).*
- Kontraktion des Ellenbogens mit Schmerzen: Lu 5 *Chize* verbunden mit Di 11 *Quchi* (*Ode of the Jade Dragon*).
- Schmerzen des Unterarms: Di 11 *Quchi* und Gb 21 *Jianjing* (*Ode to the Elucidate Mysteries).*
- Schmerzen des Unterarms: Di 11 *Quchi*, Di 10 *Shousanli* und Dü 3 *Houxi* (*Supplementing Life*).
- Hypertonie: Di 11 *Quchi*, Ma 9 *Renying* und Ma 36 *Zusanli.*
- Hypertonie: Di 11 *Quchi*, Ma 9 *Renying*, LG 20 *Baihui* und Le 3 *Taichong.*
- Bakterielle Dysenterie: Di 11 *Quchi*, Ma 37 *Shangjuxu* und Ma 25 *Tianshu.*

DI 12 *ZHOULIAO*

Ellenbogengrube

肘髎

LOKALISATION

Bei gebeugtem Ellenbogen befindet sich der Punkt in der Mulde 1 *cun* proximal und 1 *cun* lateral von Di 11 *Quchi.*

ANMERKUNG ZUR LOKALISATION

Bei gebeugtem Ellenbogen kann der Punkt direkt über dem lateralen Epikondylus des Humerus, unmittelbar vor der lateralen suprakondylären Knochenkante gefunden werden.

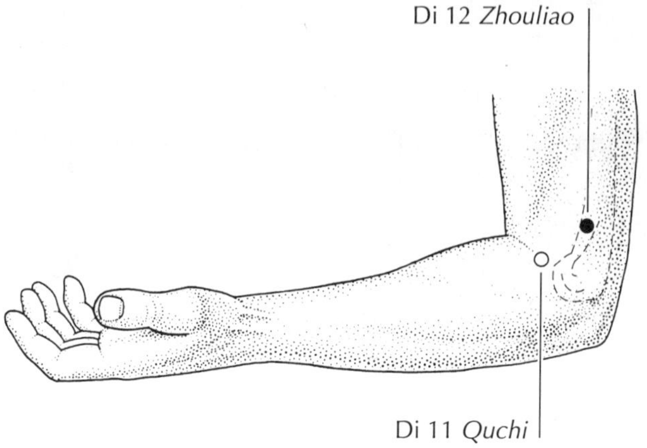

NADELUNG

Senkrecht 0.5 – 1 *cun.*

WIRKUNGEN

Aktiviert die Leitbahn und lindert Schmerz
Unterstützt das Ellenbogengelenk

INDIKATIONEN

- Wind-Belastung mit Somnolenz, Kontraktion, Taubheit und Immobilität des Oberarms, Schmerzen und Steifheit des Ellenbogens.

KOMMENTAR

Di 12 *Zhouliao* wird primär als Lokalpunkt für Erkrankungen des Ellenbogens benützt (zum Beispiel bei der Behandlung eines Tennis-Ellenbogens, wenn der Schmerz nach oben in Richtung Schulter ausstrahlt).

PUNKTKOMBINATIONEN

- Schwellung und Rötung des Armes mit Schmerzen des Ellenbogens: Di 12 *Zhouliao*, Di 15 *Jianyu* und Dü 4 *Wangu (Great Compendium)*.
- Schmerzen und Unfähigkeit den Arm zu heben: Di 12 *Zhouliao* und Di 14 *Binao (Preserving Life)*.

DI 13 *SHOUWULI*

手五里

Fünf Meilen des Arms

LOKALISATION

Auf der Lateralseite des Oberarms, 3 *cun* proximal von Di 11 *Quchi*, auf der Verbindungslinie zwischen Di 11 *Quchi* und Di 15 *Jianyu*.

ANMERKUNG ZUR LOKALISATION

a) Man lokalisiert den Punkt ungefähr eine Handbreite über Di 11 *Quchi*, in der Vertiefung zwischen der Lateralbegrenzung des Musculus biceps brachii und dem Humerus;
b) Man lokalisiert ihn nach einem Drittel der Entfernung zwischen Di 11 *Quchi* und der Axillarfalte.

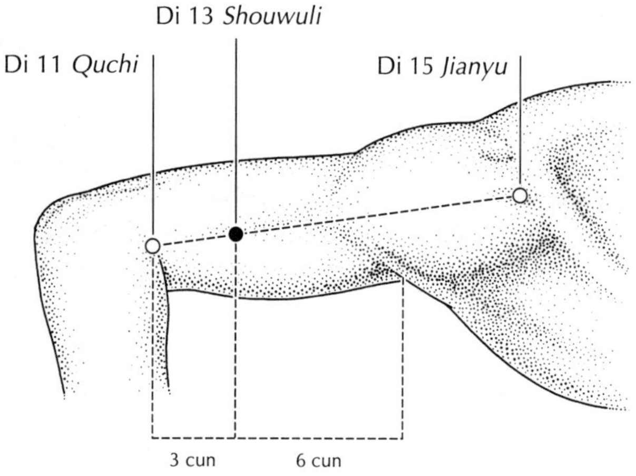

NADELUNG

Senkrecht 1 – 1.5 *cun*

WIRKUNGEN

Aktiviert die Leitbahn und lindert Schmerz
Lindert Husten
Reguliert *Qi*, leitet Nässe aus und transformiert Schleim

INDIKATIONEN

- Schmerzen, Taubheit oder Kontraktion des Ellenbogens und des Oberarms, Unfähigkeit den Arm zu heben, Schulterschmerzen, Wind-Belastung mit Furcht und Schrecken.
- Husten, erschwertes Atmen, Bluterbrechen.
- Skrofula, Verlangen zu schlafen, *Qi*-Mangel, Unfähigkeit die vier Extremitäten zu bewegen, gelber Körper mit intermittierendem Fieber, Malaria, verschwommenes Sehen, Völlegefühl und Beklemmung unterhalb des Herzens, Furcht und Schrecken.

PUNKTKOMBINATIONEN

- Skrofula: Di 13 *Shouwuli* und Di 14 *Binao (One Hundred Symptoms)*.
- Skrofula: Dreißig Mal Moxa auf Di 13 *Shouwuli* und Ma 9 *Renying (Thousand Ducat Formulas)*.

DI 14 *BINAO*

臂臑

Oberarm

Kreuzungspunkt der Dickdarm-Leitbahn mit den Dünndarm- und Blasen-Leitbahnen

LOKALISATION

An der lateralen Seite des Oberarms, in der sichtbaren und weichen Mulde zwischen den distalen Ansätzen des Musculus deltoideus und des Musculus brachialis, ungefähr drei Fünftel der Entfernung entlang der Verbindungslinie zwischen Di 11 *Quchi* und Di 15 *Jianyu*

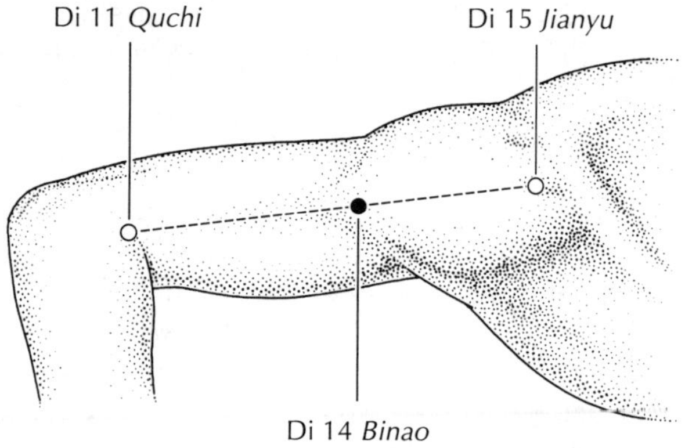

ANMERKUNG ZUR LOKALISATION

Dieser Punkt kann leichter lokalisiert werden, wenn die Muskeln des Oberarms angespannt sind.

NADELUNG

Schräg 1 – 1.5 *cun*.

WIRKUNGEN

Aktiviert die Leitbahn und lindert Schmerz
Reguliert *Qi* und löst Schleimknötchen auf
Unterstützt die Augen

INDIKATIONEN

- Schmerzen, Taubheit und schmerzhaftes Stauungssyndrom des Oberarms und der Schulter, Atrophie und Schwäche des Oberarms, Unfähigkeit den Arm zu heben, Kontraktion und Steifheit des Halses.
- Skrofula, Struma, Thoraxschmerzen.
- Rötung, Schwellung und Schmerzen der Augen.

KOMMENTAR

Obwohl es sich nicht um einen Hauptpunkt handelt, wird Di 14 *Binao* häufig für eine Leitbahnen-Erkrankung am Oberarm eingesetzt, speziell wenn Schmerzen von der Schulter zum Ellenbogen oder von Ellenbogen zur Schulter ausstrahlen.

Wie mehrere Punkte auf der Dickdarm- und Dreifach-Erwärmer-Leitbahn, die zwischen Ellenbogen und der Schulter lokalisiert sind, ist Di 14 *Binao* auch für Skrofula und Struma indiziert. Skrofula und Struma, obwohl unterschiedlich in der Ätiologie, enthalten immer Schleim, verbunden entweder mit *Qi*-Stagnation oder Hitze. Im Fall von Di 14 *Binao* leitet sich seine Fähigkeit, diese Erkrankungen zu behandeln, hauptsächlich vom Verlauf der Dickdarm-Leitbahn durch den lateralen Bereich des Halses ab; weniger bedeutend ist diesbezüglich seine besondere Fähigkeit, Schleim umzuwandeln. Die Wirkung „*Qi* zu regulieren und Schleim umzuwandeln" bezieht sich daher in diesem Zusammenhang nur auf Skrofula und Struma.

Die Erklärung, warum mehrere Punkte am Oberarm diese besondere Wirkung besitzen, während dies für die distaleren Punkte nicht zutrifft, ist unklar (siehe auch Lu 3 *Tianfu*, Di 15 *Jianyu*, Di 13 *Shouwuli*, 3E 10 *Jianjing* und 3E 13 *Naohui*).

Schließlich teilt Di 14 *Binao* die Fähigkeit, Augenerkrankungen zu behandeln, mit mehreren Punkten auf dem Oberarm (in diesem Fall Rötung, Schwellung und Hitze).

PUNKTKOMBINATIONEN

- Schmerzen und Unfähigkeit den Arm zu heben: Di 14 *Binao* und Di 12 *Zhouliao* (*Preserving Life).*
- Atrophie und Schwäche des Armes mit Unfähigkeit den Arm zum Kopf zu heben: Di 14 *Binao* und Di 15 *Jianyu* (*Preserving Life).*
- Skrofula: Di 14 *Binao* und Di 13 *Shouwuli (One Hundred Symptoms).*

DI 15 *JIANYU* 肩髃

Schulterknochen

Kreuzungspunkt der Dickdarm-Leitbahn mit dem Yang-Fersengefäß

LOKALISATION

In der Mulde, die anterior und inferior des Akromions liegt, am Ursprung des Deltamuskels. (**Beachte:** 3E 14 *Jianliao* liegt in der Mulde, die posterior und inferior des Akromions liegt).

ANMERKUNG ZUR LOKALISATION

Wenn der Arm abduziert ist, können die zwei Mulden leichter getastet werden und sind häufig sichtbar.

NADELUNG

a) Mit abduziertem Arm senkrecht in Richtung Zentrum der Axilla 1 – 1.5 *cun*;
b) Schräg-oberflächlich nach distal zum Ellenbogen 1.5 – 2 *cun*.

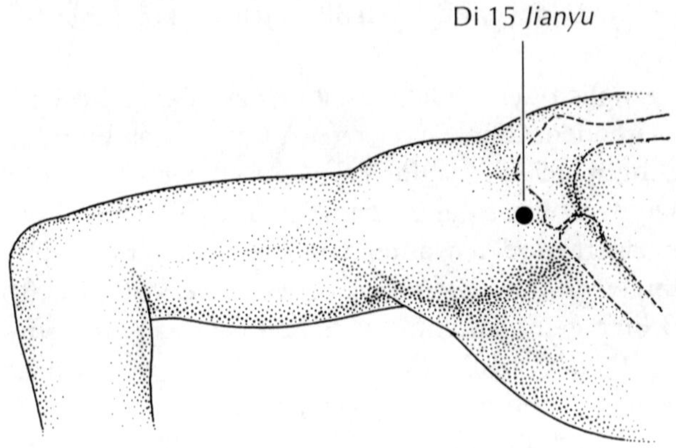

WIRKUNGEN

Vertreibt Wind-Feuchtigkeit, lindert Schmerzen und unterstützt das Schultergelenk
Beseitigt Wind und reguliert *Qi* und Blut
Reguliert *Qi* und löst Schleimknoten auf

INDIKATIONEN

- Schulterschmerzen, Schwäche der Schulter, Wind-Feuchtigkeit der Schulter, Hitzegefühl in der Schulter, Rötung und Schwellung in der Schulter, Unfähigkeit den Arm zum Kopf zu heben, Kontraktion und Taubheit des Arms, Hemiplegie, Wind-Lähmung, Wind-Apoplex, Wind-Atrophieerkrankung, Wind-Erkrankung, Hitze in den vier Extremitäten, Unfähigkeit den Kopf zu drehen, schmerzhaftes Stauungssyndrom der Finger.
- Wind-Hitze-Urtikaria, Schädigung durch Kälte mit Hitze, die nicht vergeht.
- Skrofula, Struma, Samenerguss durch Belastungssyndrom, Hypertonus.

KOMMENTAR

Di 15 *Jianyu,* der Kreuzungspunkt der Dickdarm-Leitbahn mit dem *Yang*-Fersengefäß, wird auch von den tendino-muskulären Leitbahnen der Lunge und der Blase, der Dickdarm-Sonderleitbahn und der Dünndarm-Verbindungsleitbahn erreicht. Di 15 *Jianyu* wird als der bedeutendste Punkt zur Behandlung der Schulter angesehen. Klinisch betreffen die meisten Schultererkrankungen diesen Bereich.

Steifheit, Schmerzen, Immobilität oder Schwäche der Schulter oder Frozen Shoulder können entstehen durch

a) Schädigung durch äußeren pathogenen Wind, Kälte, Feuchtigkeit oder Hitze zum Beispiel schmerzhaftes Stauungssyndrom
b) Stagnation von *Qi* und Blut durch traumatische Verletzungen, Falsch- oder Überbelastung oder
c) *Qi*- und Blutmangel durch Überbelastung, zunehmendes Alter oder lang bestehendes Stauungssyndrom der Leitbahn. In all diesen Fällen kann Di 15 *Jianyu* benützt werden und wird in der klinischen Praxis gewöhnlich mit 3E 14 *Jianliao* kombiniert.

Bezüglich der Nadelung gibt es zwei grundlegende Methoden. Für Schmerzen und Immobilität des Schultergelenks sollte der Arm so weit abduziert werden, wie es angenehm ist und auf einer Rolle gelagert werden, während die Nadel Richtung Schultergelenk bzw. Zentrum der Axilla gerichtet ist. Bei Schmerzen während der Extension des Arms wird Di 15 *Jianyu* allerdings in der Regel oberflächlich schräg, Richtung Ellenbogen genadelt.

Das Schultergelenk ist der Drehpunkt des Armes. Di 15 *Jianyu* stellt den wichtigsten Punkt für die Schulter dar. Er liegt auf der *yangming*-Leitbahn, die „reich an *Qi* und Blut" ist und ist ein Kreuzungspunkt mit der tendino-muskuläre Leitbahn der Lunge und der Verbindungsleitbahn des Dünndarms. In dieser Funktion ist er ein entscheidender Punkt, um den *Qi*- und Blutfluss in der gesamten oberen Extremität zu fördern und indiziert für alle Arten von Atrophieerkrankungen, schmerzhafte Stauungssyndrome und Hemiplegie. Zu diesem Zweck wird er in der Regel, gemäß der „Ketten- und Schloss"-Methode mit den Punkten Di 11 *Quchi* und Di 4 *Hegu* kombiniert.

Di 15 *Jianyu* ist auch in der Behandlung von Urtikaria durch Angriff von äußerer Wind-Hitze indiziert. Dies unterstreicht die Wirkung von Di 15 *Jianyu* Wind zu beseitigen, was in einer Reihe von klassischen Texten über Wind-Lähmung, Wind-Apoplex, Wind-Atrophieerkrankungen und etwas allgemeiner einfach „Wind-Erkrankung" betont wird. Di 15 *Jianyu* ist wie Di 14 *Binao,* auch bei Skrofula und Struma indiziert.

Schließlich ist Di 15 *Jianyu,* gemäß *Essential Questions*[16], einer der „acht Punkte zur Ausleitung von Hitze aus den Extremitäten" (obwohl in Wirklichkeit nur sieben aufgeführt werden), nämlich bilateral Lu 2 *Yunmen,* bilateral Di 15 *Jianyu,* bilateral Bl 40 *Weizhong* und LG 2 *Yaoshu.*

PUNKTKOMBINATIONEN

- Atrophie und Schwäche des Armes mit Unfähigkeit den Arm zum Kopf zu heben: Di 15 *Jianyu* und Di 14 *Binao (Preserving Life).*
- Rötung und Schwellung des Oberarms mit Schmerz des Gelenks: Di 15 *Jianyu,* Di 12 *Zhouliao* und Dü 4 *Wangu (Great Compendium).*
- Hitzegefühl der Schulter mit Unfähigkeit den Kopf zu drehen: Di 15 *Jianyu,* Dü 9 *Jianzhen* und 3E 1 *Guangchong (Thousand Ducat Formulas).*
- Kontraktion des Ellenbogens: Di 15 *Jianyu,* Lu 5 *Chize,* Dü 8 *Xiaohai,* Pe 5 *Jianshi,* Pe 7 *Daling,* Dü 3 *Houxi* und Lu 10 *Yuji (Great Compendium).*
- Wind-Apoplex mit einseitiger Atrophie und unaufhörlichen Schmerzen: Di 15 *Jianyu,* Gb 39 *Xuanzhong,* Ni 3 *Taixi,* Di 11 *Quchi,* Ma 36 *Zusanli* und Bl 60 *Kunlun (Great Compendium).*
- Urtikaria durch extreme Hitze: Di 15 *Jianyu* und Di 5 *Yangxi (One Hundred Symptoms).*

DI 16 *JUGU*

巨骨

Großer Knochen

Kreuzungspunkt der Dickdarm-Leitbahn mit dem Yang-Fersengefäß

LOKALISATION

Im oberen Schulterbereich, in der Mulde medial des Processus acromialis zwischen dem lateralen Ende der Klavikula und der Spina scapulae.

NADELUNG

Senkrecht oder schräg 0.5 – 1 *cun.*

CAVE: Tiefe, medial gerichtete Nadelung birgt die Gefahr eines Pneumothorax, speziell bei mageren Patienten.

WIRKUNGEN

Aktiviert die Leitbahn, lindert Schmerzen und unterstützt das Schultergelenk

Reguliert *Qi* und Blut und löst Schleimknoten auf

INDIKATIONEN

- Schmerzen der Schulter und des Rückens, Blutstase in der Schulter, Schwierigkeiten beim Bewegen oder Heben des Arms, Schmerzen des Oberarms.

- Epilepsie durch Schrecken, Erbrechen von großen Mengen Blut, Blutstase im Brustkorb, Skrofula, Struma.

KOMMENTAR

Di 16 *Jugu* wird häufig als Lokalpunkt zur Behandlung von Schultererkrankungen benützt und sollte in diesen Fällen immer bezüglich seiner Schmerzhaftigkeit palpiert werden. Der Gebrauch von Di 16 *Jugu* wird besonders dann empfohlen, wenn die Schultererkrankung chronisch und hartnäckig ist, was sich in der Indikation für Blutstase in der Schulter widerspiegelt. Diese Tatsache wird durch folgende Aussage erklärt: „Eine chronische Erkrankung wird häufig durch Stase verursacht." Seine Wirkung in der Behandlung von Bluterkrankungen erstreckt sich auch auf Blutstase im Brustkorb und Bluterbrechen. Wie Di 13 *Shouwuli*, Di 14 *Binao* und Di 15 *Jianyu*, ist auch Di 16 *Jugu* bei Skrofula indiziert.

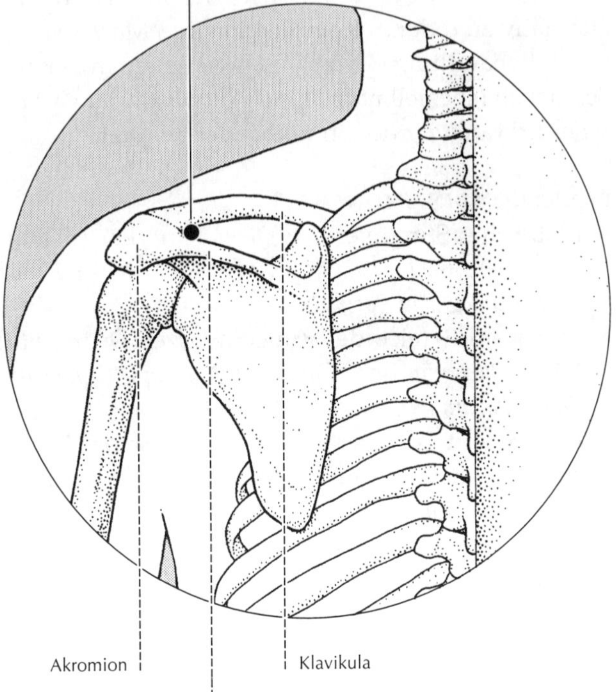

PUNKTKOMBINATIONEN

- Unfähigkeit den Arm zu heben: Di 16 *Jugu* und Dü 2 *Qiangu* (*Supplementing Life*).
- Schmerzen der Schulter und des Rückens: Di 16 *Jugu*, 3E 16 *Tianyou*, Ma 12 *Quepen*, LG 11 *Shendao*, Bl 11 *Dazhu*, KG 22 *Tiantu* und Ma 28 *Shuidao* *(Thousand Ducat Formulas)*.

DI 17 *TIANDING*

Himmelsdreifuß

天鼎

LOKALISATION

Auf der lateralen Seite des Halses, 1 *cun* inferior von Di 18 *Futu*, auf der posterioren Begrenzung des Musculus sternocleidomastoideus.

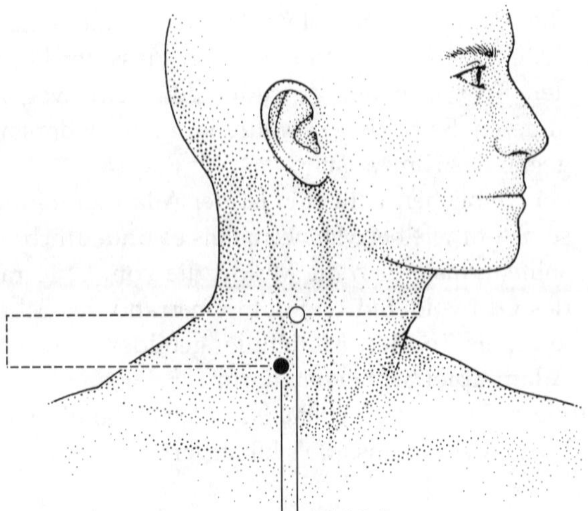

NADELUNG

a) Senkrecht 0.3 – 0.5 *cun*;
b) schräg 0.5 – 0.8 *cun*.

CAVE: Die Nadelung kann zur Punktion der Arteria carotis oder Vena jugularis führen.

WIRKUNGEN

Unterstützt den Hals und die Stimme

INDIKATIONEN

- Plötzlicher Stimmverlust, schmerzhaftes Stauungssyndrom des Halses, Rasselgeräusch im Hals, Struma, Skrofula, erschwertes Atmen, beeinträchtigte Nahrungsaufnahme.

PUNKTKOMBINATIONEN

- Stockende Sprache und Stimmverlust: Di 17 *Tianding* und Pe 5 *Jianshi (One Hundred Symptoms)*.

DI 18 *FUTU*

扶突

Unterstützer der Vorwölbung

Himmel-Fenster-Punkt

LOKALISATION

Auf der lateralen Seite des Halses, auf Höhe der Spitze des Schildknorpels, zwischen den sternalen und klavikulären Köpfen des Musculus sternocleicomastoideus.

ANMERKUNG ZUR LOKALISATION

a) Die Palpation der sternalen bzw. klavikulären Anteile wird dadurch erleichtert, dass der Patient den Kopf von der zu nadelnden Seite weg zur anderen Seite dreht, während man Widerstand gegen das Kinn ausübt;
b) bei weiblichen Patienten ist der Adamsapfel nicht so betont wie bei Männern; falls es undeutlich sein sollte, ertaste man die Mulde, die vom Unterrand des Os hyoideum und dem Oberrand des Schildknorpels in der Mittellinie gebildet wird; der Adamsapfel liegt genau darunter;
c) dieser Punkt wird genau 3 *cun* (eine Handbreite) lateral des Adamsapfels lokalisiert.

NADELUNG

a) Senkrecht 0.3 – 0.5 *cun;*
b) schräg 0.5 – 0.8 *cun.*

CAVE: Eine tiefe Nadelung kann die Punktion der Arteria carotis oder der Vena jugularis zur Folge haben.

WIRKUNGEN

Unterstützt den Hals und die Stimme
Lindert Husten und Keuchen

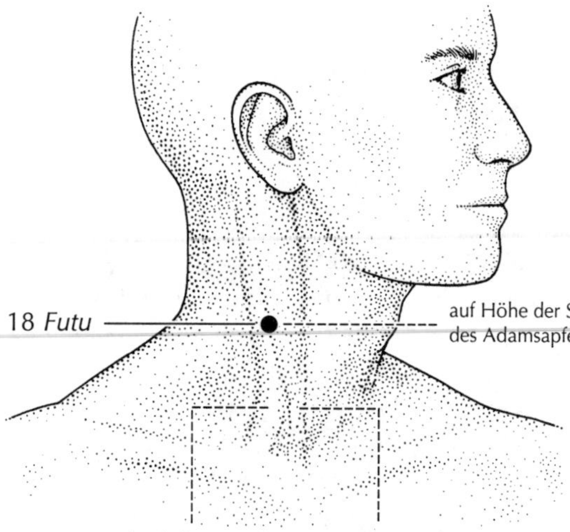

INDIKATIONEN

- Schwellung und Schmerzen des Halses, plötzlicher Stimmverlust, rasselndes Geräusch im Hals, Struma, Skrofula, Schwierigkeiten beim Schlucken.
- Husten, Husten mit viel Speichel, Keuchen, Asthma, Hypotonus.

KOMMENTAR

In Kapitel 21 des *Spiritual Pivot* wird Di 18 *Futu* in einer Liste der fünf Punkte, bekannt als „Fenster des Himmels" (wörtlich „fünf Gegenden des Himmel-Fensters") –Punkte, aufgenommen. Diese Passage stellt Folgendes fest: „Plötzlicher Stimmverlust mit gestautem *Qi* im Hals, wähle Di 18 *Futu* und lasse die Zungenwurzel bluten."

Di 18 *Futu* besitzt bestimmte wichtige Eigenschaften dieser Punktgruppe, die es ermöglichen Struma und Skrofula, durch Stagnation von *Qi* und Schleim im zentralen Bereich des Halses, und plötzlichen Stimmverlust, Husten und Keuchen durch Inversions-*Qi* zu behandeln. Bezüglich einer ausführlichen Beschreibung der Punkte des „Fenster des Himmels" siehe Seite 56.

In der klinischen Praxis wird Di 18 *Futu* häufig alternativ zu (oder in Kombination mit) Ma 9 *Renying* zur Behandlung von Schwierigkeiten beim Schlucken (speziell nach Wind-Apoplex) und chronischer Erkrankung der Stimmbänder benützt.

PUNKTKOMBINATIONEN

- Plötzlicher Stimmverlust: Di 18 *Futu*, Dü 16 *Tianchuang*, 3E 6 *Zhigou*, Gb 7 *Qubin* und He 4 *Lingdao (Thousand Ducat Formulas).*
- Bluten im Bereich der Zungenwurzel: Di 18 *Futu*, Ni 4 *Dazhong* und Gb 11 *Touqiaoyin (Thousand Ducat Formulas).*
- Husten mit rebellierendem *Qi*, Dyspnoe, Erbrechen von Schaum und zusammengebissene Zähnen: Di 18 *Futu*, Dü 17 *Tianrong*, KG 23 *Lianquan*, Bl 42 *Pohu*, Ma 11 *Qishe* und Bl 45 *Yixi (Thousand Ducat Formulas).*

DI 19 *KOUHELIAO*

禾髎

Mundkornspeicher

LOKALISATION

Unterhalb des lateralen Randes des Nasenlochs, 0.5 *cun* lateral von LG 26 *Renzhong*.

ANMERKUNG ZUR LOKALISATION

LG 26 *Renzhong* ist auf der Mittellinie oberhalb der Oberlippe, auf dem Übergang zwischen oberem Drittel und unteren zwei Dritteln des Philtrums lokalisiert.

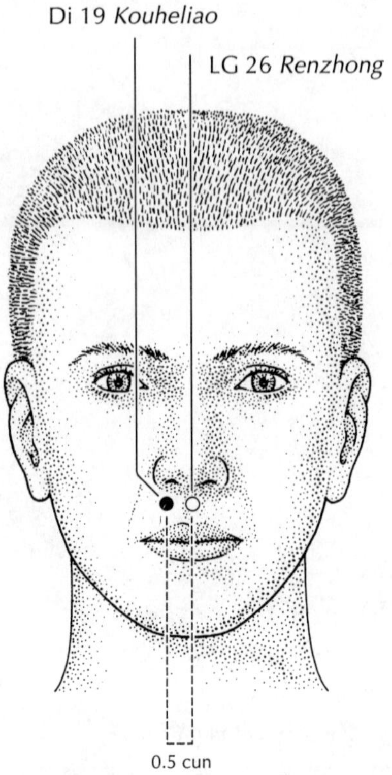

NADELUNG

Schräg 0.3 – 0.5 *cun*.

Bemerkung: Gemäß einigen klassischen und modernen Texten ist dieser Punkt für Moxibustion kontraindiziert.

WIRKUNGEN

Beseitigt Wind und macht die Nase durchgängig

INDIKATIONEN

- Kongestion und Ausfluss der Nase, Geruchsverlust, wunde Nase, Nasenpolypen, Rhinitis mit Nasenbluten.
- Kiefersperre, Deviation des Mundes, Bewusstseinsverlust.

PUNKTKOMBINATIONEN

- Nasenbluten: Di 19 *Kouheliao* und LG 23 *Shangxing* *(Miscellaneous Diseases).*
- Unaufhörliches Nasenbluten: Di 19 *Kouheliao*, LG 27 *Duiduan* und Pe 8 *Laogong* *(Supplementing Life).*
- Nasale Kongestion mit Unfähigkeit zwischen guten und schlechten Gerüchen zu differenzieren: Di 19 *Kouheliao*, Di 20 *Yingxiang*, LG 23 *Shangxing* und Bl 5 *Wuchu* *(Great Compendium).*

DI 20 *YINGXIANG*

迎香

Empfang des Duftes

Kreuzungspunkt der Dickdarm- und Magen-Leitbahnen

LOKALISATION

In der Nasolabialfalte, auf Höhe des Mittelpunkts der lateralen Begrenzung des Nasenflügels.

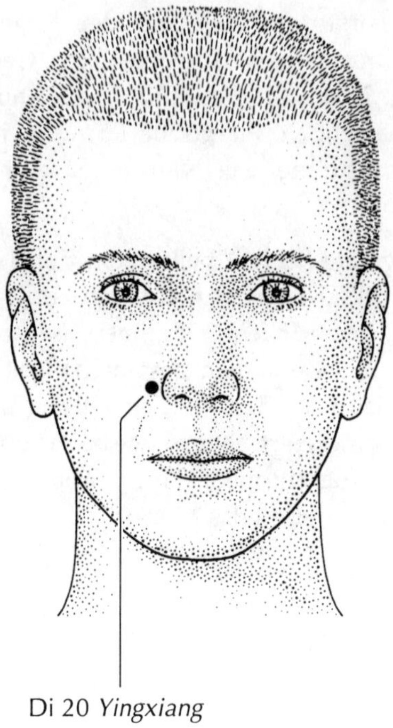

NADELUNG

Oberflächlich, medio-kranial gerichtet 0.3 – 0.5 *cun* oder bis M-HN 14 *Bitong*, dem höchsten Punkt der Nasolabialfalte.

Bemerkung: Gemäß einigen klassischen und modernen Texten ist dieser Punkt für Moxibustion kontraindiziert.

WIRKUNGEN

Macht die Nase durchgängig
Vertreibt Wind und klärt Hitze

INDIKATIONEN

- Nasale Kongestion, nasale Kongestion und Ausfluss, Rhinitis, reichlicher nasaler Ausfluss, Geruchsverlust, nasale Polypen, wunde Nase, Niesen, Nasenbluten.
- Deviation des Mundes, Schwellung und Jucken des Gesichts, Schmerz und Schwellung der Lippen, Hitze und Rötung der Augen, Dyspnoe, Spulwürmer im Gallengang.

KOMMENTAR

Wie schon sein Name „Empfang des Duftes" ausdrückt, ist Di 20 *Yingxiang* der wichtigste Lokalpunkt zur Behandlung von Erkrankungen der Nase. Als solcher ist er der primäre Lokalpunkt zur Behandlung der chinesischen Krankheitskategorien von „*bi yuan*", „*bi qiu*", nasaler Polypen und Wunden. *Bi yuan* (wörtlich „Nasenteich, aber in diesem Text als nasale Kongestion und Ausfluss übersetzt) entspricht mehr oder weniger einer Sinusitis und schließt Symptome wie dünnen oder dicken nasalen Ausfluss, verstopfte Nase, in der Regel verbunden mit Schmerzen und Geruchs- bzw. Geschmacksverlust ein. *Bi qiu* (in diesem Text als Rhinitis übersetzt) schließt auch allergische Rhinitis ein und beinhaltet Symptome wie Niesen, nasalen Ausfluss und Jucken.

Die *yangming*-Schicht beherrscht den Gesichtsbereich, und Di 20 *Yingxiang*, ein Kreuzungspunkt der Dickdarm- und Magen-Leitbahnen, ist in der Lage, Wind oder Hitze aus dem gesamten Gesicht zu vertreiben. Er ist besonders bei Schwellung und Jucken des Gesichts indiziert, ebenso wie bei Schmerzen und Schwellung der Lippen, Hitze und Rötung der Augen und Deviation des Mundes.

In letzter Zeit wurde dieser Punkt häufig benutzt, um die Schmerzen bei biliärer Askariasis zu kontrollieren, indem er bis Ma 2 *Sibai* gestochen wird. Diese Erkrankung, die endemisch in China auftritt, wird durch den Genuss von kontaminiertem rohen Gemüse übertragen, das oft mit menschlichem „Nachtdung" gedüngt wurde. Wenn die Würmer, die in der Gallenblase heranwachsen in den Gallengang eindringen, entstehen starke Schmerzen, die denen bei Cholelithiasis ähneln. Der erste Schritt in der Behandlung ist, Di 20 *Yingxiang* durchgehend bis Ma 2 *Sibai* mit starker Stimulation zu nadeln. Dies ist in der Regel eine wirksame Vorgehensweise, um die Schmerzen innerhalb von 1 – 2 Minuten unter Kontrolle zu bringen. Zusätzliche Punkte auf dem Körper werden benutzt, um den genannten Effekt zu stabilisieren. Darüberhinaus wird Kräutermedizin angewandt, um die Würmer zu beseitigen.

PUNKTKOMBINATIONEN

- Nasale Kongestion mit Unfähigkeit zwischen guten und schlechten Gerüchen zu differenzieren: Di 20 *Yingxiang*, LG 23 *Shangxing*, Bl 5 *Wuchu* und Di 19 *Kouheliao (Great Compendium)*.
- Rhinitis mit klarem, nasalen Ausfluss: Di 20 *Yingxiang*, Di 4 *Hegu*, Bl 12 *Fengmen*, LG 24 *Shenting*, Bl 2 *Zanzhu*, Bl 67 *Zhiyin* und Ni 20 *Futonggu (Thousand Ducat Formulas)*.
- Rhinitis mit Nasenbluten: Di 20 *Yingxiang*, Di 2 *Erjian* und LG 16 *Fengfu (Great Compendium)*.
- Jucken und Schwellung des Gesichts: Di 20 *Yingxiang* und Di 4 *Hegu* (*Ode of Xi-hong*).

Fußnoten

1 *Spiritual Pivot* Kapitel 4.
2 *Spiritual Pivot* Kapitel 9.
3 *Classic of Difficulties* 68th Difficulty.
4 *The Heart & Essence of Dan xi's Methods of Treatment*, eine Übersetzung von *Zhu Dan-xi's Dan Xi Zhi Fa Xin Yao*, Blue Poppy Press, S. 310.
5 *Classic of Difficulties* 68th Difficulty.
6 *Ma Dan-yang* war der Urheber des *Song of the Eleven Heavenly Star Points*. Dieses Werk erschien erstmals im 12. Jahrhundert n. Chr. in Druck als *Classic of the Jade Dragon*. *Xu Feng* nahm diesen Text in seine Arbeit *Complete Collection of Acupuncture and Moxibustion* auf und ergänzte als 12. Punkt Le 3 *Taichong*.
7 *Spiritual Pivot* Kapitel 9.
8 *Spiritual Pivot* Kapitel 44.
9 Zitiert in *Chinese Acupuncture and Moxibustion*, Foreign Languages Press, Beijing.
10 *Spiritual Pivot* Kapitel 9.
11 *The Heart & Essence of Dan xi's Methods of Treatment*, eine Übersetzung von *Zhu Dan-xi's Dan Xi Zhi Fa Xin Yao*, Blue Poppy Press, S. 310.
12 *Spiritual Pivot* Kapitel 6.
13 *Classic of Difficulties* 68th Difficulty.
14 *Spiritual Pivot* Kapitel 44.
15 *Spiritual Pivot* Kapitel 9.
16 *Essential Questions* Kapitel 61.

足陽明胃經

DIE MAGEN-LEITBAHN DES FUSS-*YANGMING*

DIE MAGEN-LEITBAHN DES FUSS-*YANGMING*

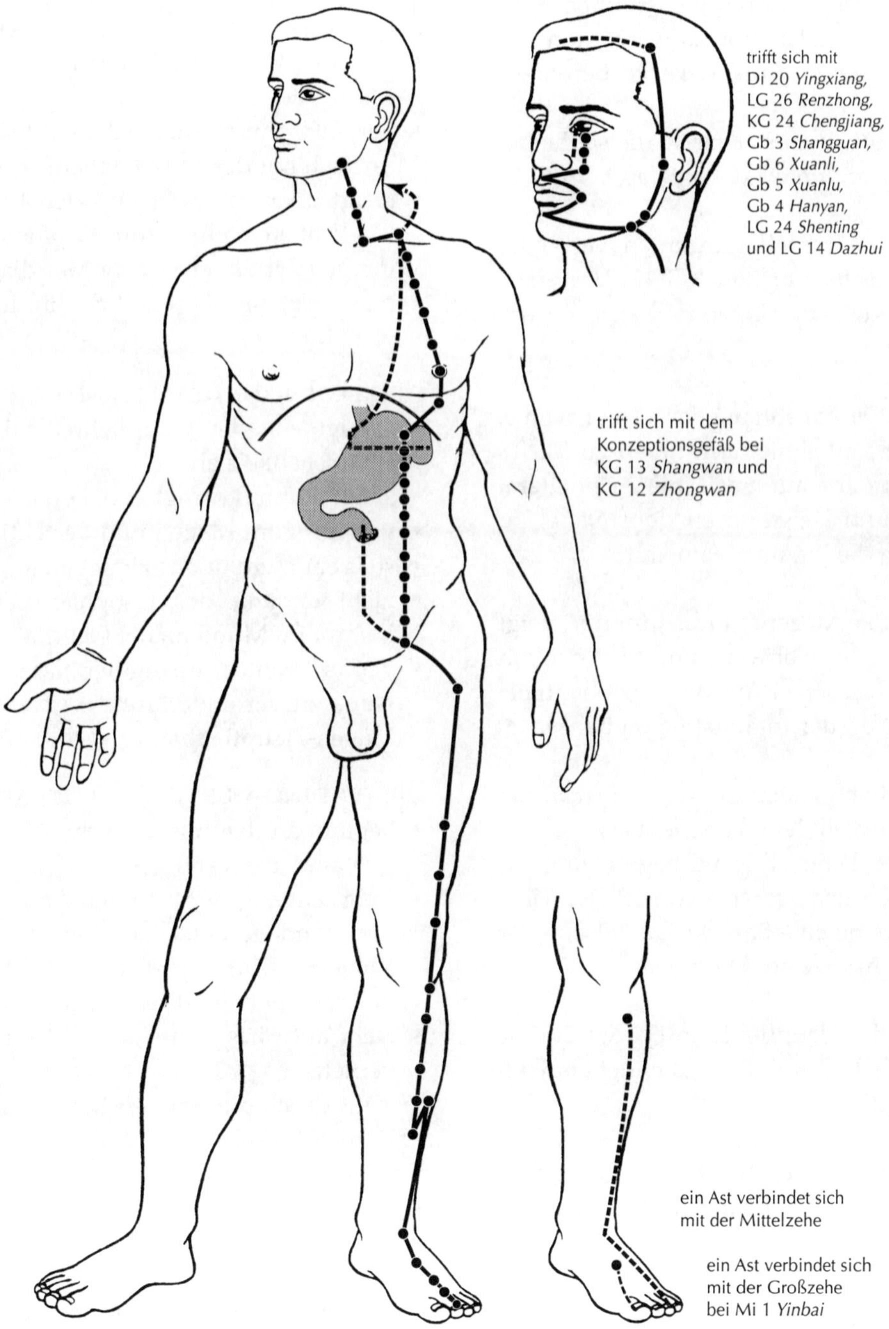

DIE MAGEN-HAUPTLEITBAHN

- beginnt an der Lateralseite der Nase bei Di 20 *Yingxiang*,
- steigt zum mittleren Kanthus auf, wo sie sich mit der Blasen-Leitbahn bei Bl 1 *Jingming* trifft,
- steigt lateral entlang des infraorbitalen Randes zu Ma 1 *Chengqi* ab,
- steigt ab, um sich mit LG 26 *Renzhong* zu treffen und bei LG 28 *Yinjiao* in die obere Mundschleimhaut einzudringen,
- verläuft um die Lippen und trifft sich bei KG 24 *Chengjiang* mit dem Konzeptionsgefäß in der mento-labialen Falte des Kinns,
- verläuft lateral über die Wangen zu Ma 5 *Daying* und zu Ma 6 *Jiache* am Kieferwinkel,
- steigt auf vor das Ohr und kreuzt über Ma 7 *Xiaguan* zu Gb 3 *Shangguan*,
- steigt innerhalb der Haarlinie der Temporalregion zu Ma 8 *Touwei* auf, verläuft über Gb 6 *Xuanli*, Gb 5 *Xuanlu* und Gb 4 *Hanyan*,

- folgt der Haarlinie, um sich bei LG 24 *Shenting* mit dem Lenkergefäß zu verbinden.

Ein Ast

- trennt sich bei Ma 5 *Daying* und verläuft entlang der vorderen Grenze des Musculus sternocleidomastoideus in der Halsregion abwärts, um bei Ma 12 *Quepen* in die Supraklavikargrube einzudringen,
- verläuft nach hinten zum Brustwirbelsäulenbereich, wo er sich mit dem Lenkergefäß bei LG 14 trifft,
- steigt durch das Zwerchfell nach unten, verbindet sich mit KG 13 *Shangwan* und KG 12 *Zhongwan,* um in den Magen einzudringen und sich mit der Milz zu verbinden.

Ein weiterer Ast

- zieht von Ma 12 *Quepen* entlang der Mamillarlinie, 4 *cun* lateral der Mittellinie nach unten zu Ma 18 *Rugen,* schwenkt dann auf eine Linie 2 *cun* lateral zur Mittellinie und steigt neben dem Nabel zu Ma 30 *Qichong* in die Inguinalregion ab.

Ein weiterer Ast

- entspringt aus der Magenpylorusöffnung, steigt innerhalb des Abdomen abwärts und trifft sich mit dem bereits beschriebenen Anteil der Leitbahn bei Ma 30 *Qichong*. Von der Inguinalregion bei Ma 30 *Qichong*
- verläuft die Leitbahn lateral zu Ma 31 *Biguan* am antero-lateralen Anteil des Oberschenkels,
- weiter entlang der lateralen Femurbegrenzung zur Patella und neben der lateralen Grenze der Tibia zum Fußrücken, und endet an der Lateralseite der zweiten Fußzehenspitze bei Ma 45 *Lidui.*

Ein weiterer Ast

- trennt sich von der Hauptleitbahn bei Ma 36 *Zusanli* 3 *cun* unterhalb des Knies und endet am lateralen Teil der mittleren Zehe.

Ein weiterer Ast

- trennt sich am Fußrücken bei Ma 42 *Chongyang* und endet an der Medialseite der Großzehenspitze bei Mi 1 *Yinbai,* wo er sich mit der Milz-Leitbahn verbindet.

Die Magen-Hauptleitbahn verbindet sich mit folgenden zangfu: Magen und Milz.

Die Magen-Hauptleitbahn trifft sich mit anderen Leitbahnen an folgenden Punkten:
Di 20 *Yingxiang*, Bl 1 *Jingming*, Gb 3 *Shangguan*, Gb 4 *Hanyan*, Gb 5 *Xuanlu*, Gb 6 *Xuanli*, LG 14 *Dazhui*, LG 24 *Shenting*, LG 26 *Renzhong*, LG 28 *Yinjiao*, KG 12 *Zhongwan*, KG 13 *Shangwan*, KG 24 *Chengjiang*.

Es ist anzumerken, dass Gb 14 *Yangbai* und Gb 21 *Jianjing* als Kreuzungspunkte der Gallenblasen- und Magen-Leitbahnen bekannt sind, aber die Beschreibungen der Magen-Leitbahn zeigen normalerweise diese Verbindungen nicht auf. Andererseits wird Mi 1 *Yinbai* nicht als Kreuzungspunkt von Milz- und Magen-Leitbahnen beschrieben, obwohl ein Ast der Magen-Leitbahn Ma 42 *Chongyang* mit Mi 1 *Yinbai* verbindet.

DIE MAGEN-VERBINDUNGSLEITBAHN

- entspringt der Lateralseite des Unterschenkels bei Ma 40 *Fenglong,*
- verläuft zum medialen Anteil des Unterschenkels, um sich mit der Milz-Leitbahn zu treffen,
- steigt über das Bein und den Rumpf zum Hals-Nackenbereich und zum Kopf auf, wo sie sich mit dem *Qi* der anderen *Yang*-Meridiane verbindet,
- dann verläuft sie innerlich, um im Rachenbereich zu enden.

DIE MAGEN-SONDERLEITBAHN

- zweigt von der Hauptleitbahn in der Mitte des Oberschenkels ab,
- steigt auf und dringt in das Abdomen ein,
- verläuft zum Magen und verteilt sich in der Milz,
- steigt auf, um in das Herz einzudringen,
- zieht entlang des Ösophagus nach oben und kommt im Mund an die Oberfläche,
- verläuft weiter entlang der Nase, um sich mit dem Auge zu verbinden, und trifft sich dann mit der Magen-Hauptleitbahn.

DIE TENDINO-MUSKULÄRE LEITBAHN DES MAGENS

- beginnt an den mittleren drei Zehen und vernetzt sich am Fußrücken,
- steigt entlang der lateralen Anteile der Tibia nach oben und vernetzt sich am lateralen Anteil des Knies und verbindet sich mit der tendino-muskulären Leitbahn der Gallenblase,
- zieht aufwärts, um sich im Bereich der Hüfte zu vernetzen,
- zieht durch die unteren Rippen und dringt in die Wirbelsäule ein.

Ein Ast

- verläuft entlang der Tibia und vernetzt sich am Knie,
- steigt dem Oberschenkel entlang auf und vernetzt sich in der Beckenregion oberhalb der Genitalien,
- steigt zum Abdomen und Thorax auf und vernetzt sich bei Ma 12 *Quepen,*
- steigt zum Hals, zum Kiefergelenk, zum Mund und zur Nasenseite aufwärts und vernetzt sich unterhalb der Nase,
- verbindet sich mit der tendino-muskuläre Leitbahn der Blase, um ein muskuläres Netz um das Auge zu bilden, bekannt als das „untere Netz" (die tendino-muskuläre Leitbahn der Blase bildet das „obere Netz").

Ein Nebenast

- trennt sich vom Kiefer und vernetzt sich vor dem Ohr.

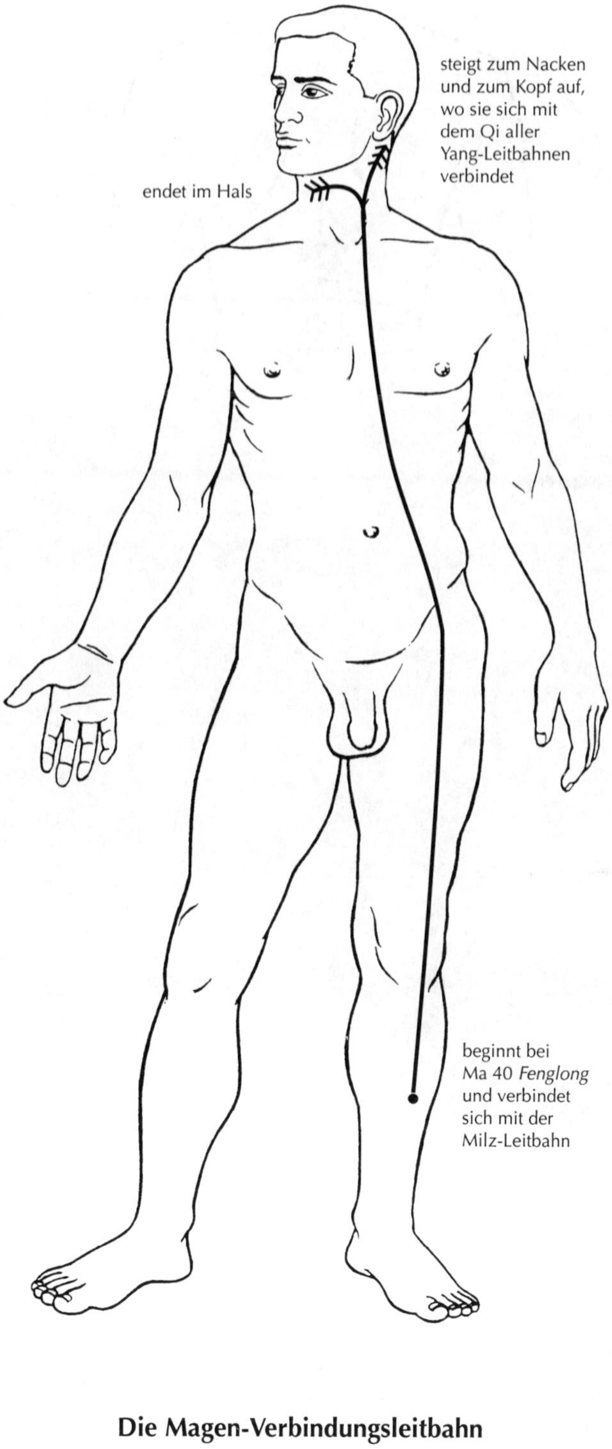

Die Magen-Verbindungsleitbahn

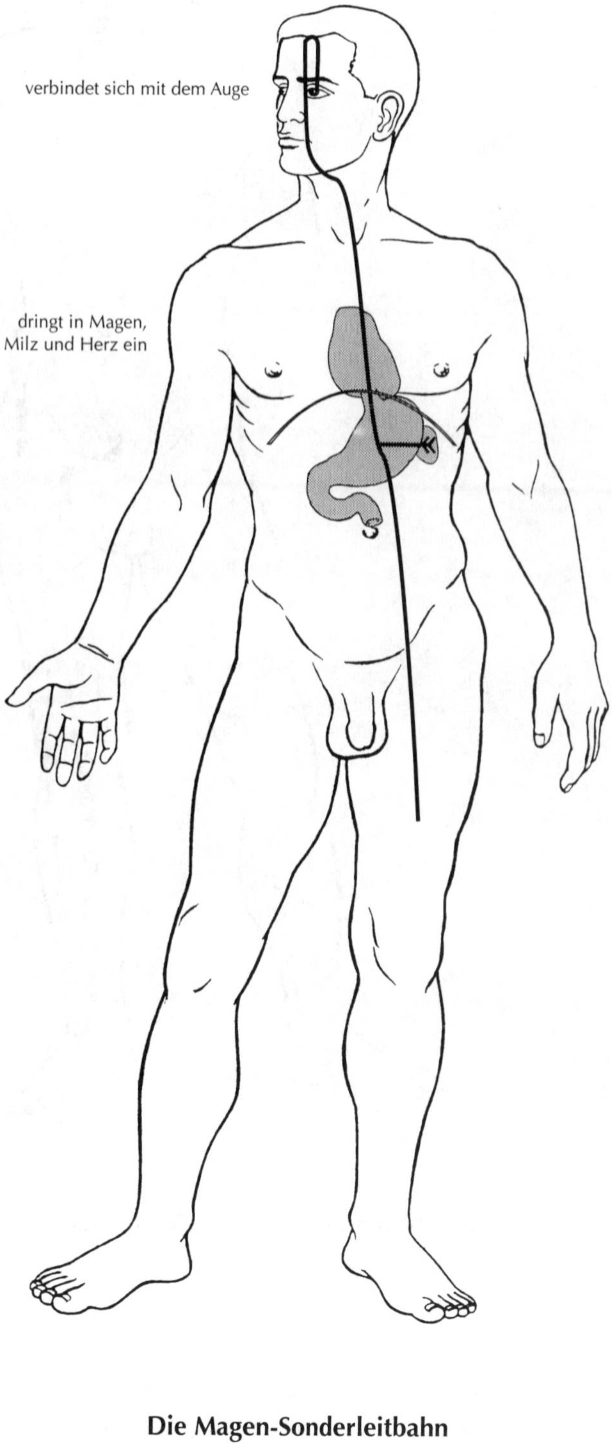

Die Magen-Sonderleitbahn

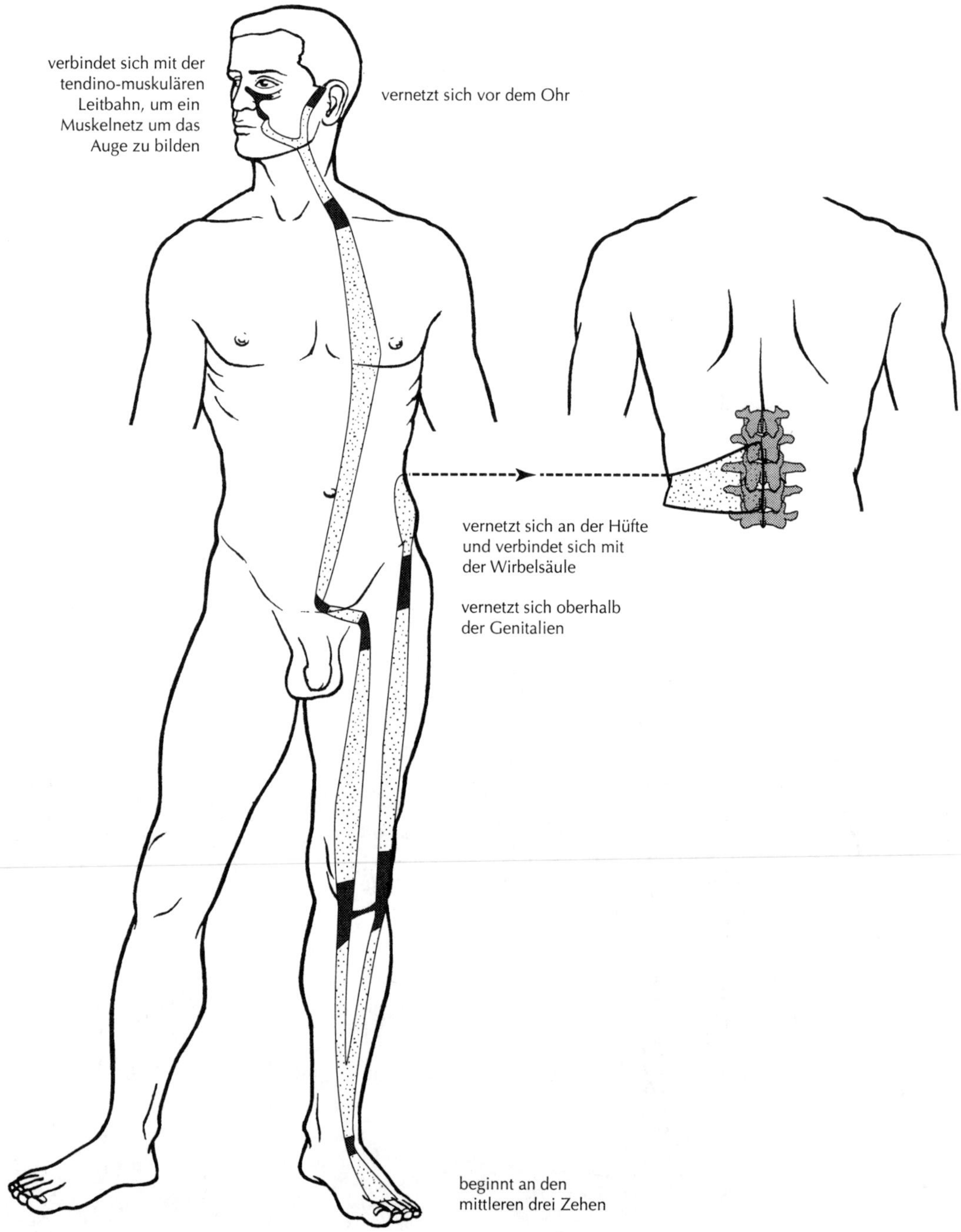

Die tendino-muskuläre Leitbahn des Magens

Pathologische Symptome der tendino-muskulären Leitbahn des Magens

Verstauchte mittlere Zehe, Unterschenkelkrämpfe, spastisches Zucken und Verhärtung der Fußmuskulatur, Oberschenkelkrämpfe, Schwellungen der vorderen Inguinalregion,

shan Erkrankung, abdominelle Sehnenspasmen, die sich zur *Quepen* [Fossa supraclavi-cularis]-Region und Wange ausdehnen, plötzliche Munddeviation, [bei Kälte], Unfähigkeit das Auge zu schließen, [bei Hitze] Schlaffheit der Sehnen und Unfähigkeit das Auge zu öffnen. Wenn die Wangenfaszie Kälte ausgesetzt ist, ist sie angespannt und spannt die Wange und der Mund wird nach oben gezogen; besteht Hitze, dann werden die Sehnen schlaff, dies führt zu einem Herabhängen des Mundwinkels.

DISKUSSION

Die Magen-Leitbahn des Fuß-*yangming* ist mit der Milz-Leitbahn des Fuß-*taiyin* innen-außen-gekoppelt und mit der Dickdarm-Leitbahn des Hand-*yangming* entsprechend der Sechs-Schichten-Theorie gepaart. Die Magen-Milz-Verbindung wird durch folgende Tatsachen weiter unterstrichen:

- Die Magen-Hauptleitbahn dringt in die Milz ein.
- Die Magen-Sonderleitbahn teilt sich in der Milz auf.
- Die Magen-Verbindungsleitbahn verbindet sich ausgehend von Ma 40 *Fenglong* mit der Milz-Leitbahn.

Zusätzlich ist es klinisch wertvoll anzumerken:
- Die Magen-Hauptleitbahn dringt in die obere Mundschleimhaut ein, dann verbindet sie sich mit dem Lenkergefäß bei LG 26, umläuft die Lippen, verbindet sich mit dem Konzeptionsgefäß bei KG 24 und hat damit eine Verbindung mit den oberen und unteren Zähnen.
- Die Magen-Leitbahn steigt vor dem Ohr auf und trifft sich mit der Gallenblasen-Leitbahn (die in das Ohr eindringt) bei Ma 7 *Xiaguan*.
- Die Magen-Verbindungsleitbahn endet im Hals, während die Magen-Hauptleitbahn durch die Halsregion absteigt.
- Die Magen-Sonderleitbahn dringt in das Herz ein, während die Magen-Hauptleitbahn aufsteigt, um sich mit dem Lenkergefäß bei LG 24 *Shenting* und LG 26 *Renzhong* zu treffen.
- Die Magen-Hauptleitbahn zieht durch die Mamma und die Brustwarze abwärts.
- Die Magen-Hauptleitbahn verläuft abwärts, um Brustraum, Epigastrium und oberes und unteres Abdomen zu durchlaufen.
- Ein Ast der Hauptleitbahn endet an der lateralen Seite der Mittelzehe, die einzige Leitbahn, die zu dieser Zehe verläuft.

Die Funktionen des *fu* Magen sind Nahrung „zu fermentieren und zu reifen", das Absteigen zu kontrollieren und als erste Stufe der Verdauung von Flüssigkeiten zu fungieren. Eine Magen-Disharmonie manifestiert sich deshalb als

a) Störungen des Appetits und der Verdauung,

b) Spannung und Schmerz im Epigastrium in Folge eines beeinträchtigten Absinkens des Magen-*Qi* oder

c) Aufstoßen, Übelkeit oder Erbrechen durch rebellierendes Aufsteigen des Magen-*Qi*. Viele Punkte der Magen-Leitbahn, sowohl lokale Abdominalpunkte als auch mehr distal gelegene Punkte, werden zur Behandlung solcher Störungen gewählt.

In *Spiritual Pivot*[1] heißt es: „Die *yangming*-Leitbahn ist reich an *Qi* und Blut." Punkte der Fuß-*yangming*-Leitbahn werden daher klinisch oft zur *Qi*- und Blutregulierung im Bereich der unteren Extremitäten und zur Behandlung von Atrophieerkrankungen, schmerzhaften Stauungssyndromen, Hemiplegie und Schmerzen aller Art verwendet.

In der chinesischen Tradition „richtet sich der Weise nach Süden" und so können das Licht und die Wärme auf die Vorderseite des Körpers fallen. *Yangming*-Leitbahnen auf der Vorderseite der Extremitäten erhalten die volle Intensität der Sonne ebenso wie der abdominelle und vordere Brustbereich der Fuß-*yangming*-Magen-Leitbahn, der einzigen *Yang*-Leitbahn, die an der Vorderseite des Körpers verläuft. Aus diesem Grund wird *yangming* oder „Helles *Yang*" als besonders mit *Yang* und *Qi* gefüllt angesehen. Die Punkte der Magen-Leitbahn sind daher die wichtigsten Punkte, um *Yang*-Fülle in Form von fieberhafter Hitze oder Hitze, die aufsteigt und das Herz und den Geist stärkt, zu klären.

Unabhängig von den eben angegebenen Fakten können die hauptsächlichen Wirkungen und Indikationen der Punkte der Magen-Leitbahn wie folgt zusammengefasst werden:
- Behandlung aller Störungen der *yangming*-Leitbahn im Kopf einschließlich Augen, Gesicht, Wange, Stirn, Nase, Lippen, Zahnfleisch und Zähne.
- Behandlung von Ohrerkrankungen.
- Behandlung von Hals-Rachenerkrankungen.
- Regulierung der Darmfunktionen.
- Behandlung und Störung im oberen, mittleren und unteren *jiao*, speziell von Lunge, Herz, Brust, Epigastrium, Magen, Milz, Uterus und Blase.
- Tonisierung von *Qi*, Blut, *Yin* und *Yang*.
- Behandlung von akuten und chronischen Mamma-Erkrankungen.
- Behandlung von Störungen des Geistes und speziell manischer Depression.

MA 1 *CHENGQI*

承泣

Tränenbehälter

Kreuzungspunkt der Magen-Leitbahn mit dem Yang-Fersengefäß und dem Konzeptionsgefäß

LOKALISATION

Wenn der Blick geradeaus nach vorne gerichtet ist, ist dieser Punkt direkt unter der Pupille zwischen Augapfel und Infraorbitalrand gelegen.

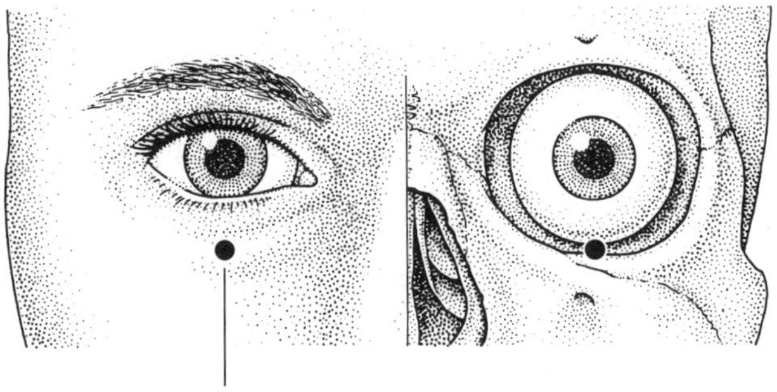

Ma 1 *Chengqi*

NADELUNG

Man bittet den Patienten die Augen zu schließen und nach vorne zu sehen. Man drückt den Augapfel mit dem Finger aufwärts und sticht die Nadel ein. Zuerst leicht abwärts, dann senkrecht zwischen Augapfel und Infraorbitalbegrenzung 0.5 – 1 *cun*.

Anmerkung: Entsprechend verschiedener klassischer Texte ist dieser Punkt für Moxibustion kontraindiziert.

CAVE:

a) die Nadel sollte langsam ohne Heben, Senken oder Rotieren eingestochen werden;
b) sofort nach Herausziehen der Nadel presst man mit einem Wattebausch über eine Minute, um eine Hämatombildung zu vermeiden;
c) diese Nadeltechnik sollte nicht von Therapeuten angewandt werden, die keine entsprechende klinische Supervision gehabt haben.

WIRKUNGEN

Unterstützt die Augen und stoppt Augentränen
Beseitigt Wind und klärt Hitze

INDIKATIONEN

- Rötung, Schwellung und Schmerzen der Augen, Tränenfluss nach Wind-Einfluss, Kälte-Tränenfluss, Hitze-Tränenfluss, oberflächliche visuelle Stauung, unscharfes Sehen, Kurzsichtigkeit, visuell bedingter Schwindel, Nachtblindheit, Augenjucken, Aufwärtsstarren der Augen, Zucken der Augenlider.
- Abweichung von Mund und Auge, Unfähigkeit zu sprechen, Taubheit und Tinnitus.

KOMMENTAR

Ma 1 *Chengqi* ist einer der zwei wichtigsten Lokalpunkte der Hauptleitbahnen zur Behandlung des Auges (der andere Akupunkturpunkt ist Bl 1 *Jingming*) und der Kreuzungspunkt eines Netzwerks der Leitbahnen. Die Magen-Hauptleitbahn trifft die Blasen-Leitbahn bei Bl 1 *Jingming* bevor sie entlang des Infraorbitalrandes zu Ma 1 *Chengqi* absteigt, die Magen-Sonderleitbahn verbindet sich mit dem Auge und die tendino-muskuläre Leitbahn des Magens verbindet sich mit der tendino-muskulären Leitbahn der Blase, um ein muskuläres Netz um das Auge zu bilden.

Die Ätiologie und Pathologie der Augenerkrankungen ist komplex und vielfältig, kann jedoch vereinfacht wie folgt eingeteilt werden:

a) Eindringen äußerer pathogener Wind-Hitze oder Wind-Kälte,
b) innere Disharmonie (hauptsächlich aufflammendes Leber-Feuer, aufsteigendes Leber-*Yang* oder Leber-*Yin*- und Leber-Blutmangel)
c) eine Kombination von innerer Disharmonie und äußeren pathogenen Faktoren.

Nicht nur Ma 1 *Chengqi* ist in der Lage, pathogene Faktoren wie Wind-Kälte und Hitze aus dem Auge auszuleiten, aber aufgrund der starken *Qi*- und blutkräftigenden und stimulierenden Wirkung im lokalen Bereich ist er in gleicher Weise für Erkrankungen durch jegliche Art von innerer Störung anwendbar und damit für die gesamten Bandbreite der Augenerkrankungen indiziert. Dies beinhaltet die traditionellen Kategorien wie Rötung, Schwellung und Schmerzen, Tränenfluss, oberflächliche visuelle Stauung, trübes Sehen, Kurzsichtigkeit, Nachtblindheit, Augenjucken, Aufwärtsstarren der Augen, visueller Schwindel und Zucken der Augenlider. Im Sinne der schulmedizinischen Kategorien ist Ma 1 *Chengqi* für akute und chronische Konjunktivitis, Myopie, Glaukom, Astigmatismus, Farbenblindheit, Neuritis nervi optici, Keratitis und Blepharospasmus geeignet. Wie der Name „Tränenbehälter" anzeigt, ist Ma 1 *Chengqi* besonders zur Behandlung übermäßigen Tränenflusses wichtig, der in klassischer Weise in Kälte- und Hitzetyp, jeweils verbunden mit äußerem Wind, eingeteilt wird. Der Kältetyp kann die Folge von Wind-Kälte der Leber-Leitbahn und Erschöpfung der Leber und Nieren sein, während der Hitzetyp durch Wind-Hitze in der Leber-Leitbahn oder Leber-*Yin*-Mangel mit Hitze verursacht sein kann.

PUNKTKOMBINATIONEN

- Abweichung des Mundes mit Unfähigkeit zu sprechen: Ma 1 *Chengqi*, Ma 2 *Sibai*, Ma 3 *Juliao*, Di 19 *Kouheliao*, Gb 3 *Shangguan*, Ma 5 *Daying*, Dü 18

Quanliao, LG 18 *Qiangjian*, Gb 20 *Fengchi*, Di 20 *Yingxiang* und LG 26 *Renzhong* (*Supplementing Life*).
- Kurzsichtigkeit: Ma 1 *Chengqi*, Bl 1 *Jingming*, Gb 20 *Fengchi*, Gb 37 *Guangming*, Le 3 *Taichong*, Di 4 *Hegu*.
- Rötung und Schwellung und Schmerzen der Augen: Ma 1 *Chengqi*, Gb 20 *Fengchi*, M-HN 9 *Taiyang*, Di 4 *Hegu* und Le 2 *Xingjian*.

MA 2 *SIBAI*

Die vier Weißen

四白

LOKALISATION

Bei gerade nach vorne blickenden Augen ist dieser Punkt direkt 1 *cun* unterhalb der Pupille in der Vertiefung des Foramen infraorbitale lokalisiert.

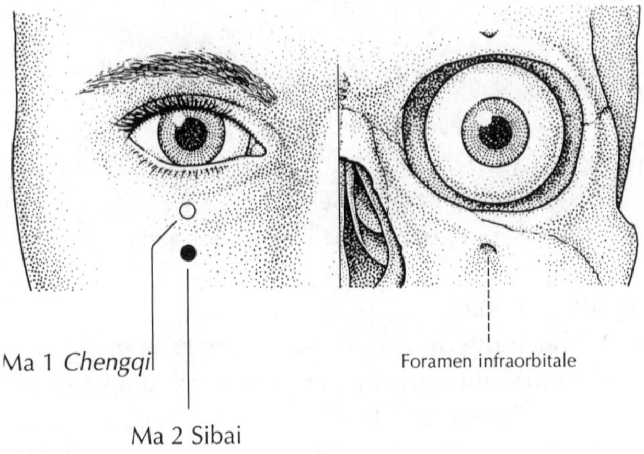

ANMERKUNG ZUR LOKALISATION

Das Foramen infraorbitale kann durch Palpation abwärts am Rand des Orbitalknochens, ca. 0.3 *cun* unterhalb des Randes getastet werden.

NADELUNG

a) Senkrecht 0.2 – 0.4 *cun*;
b) transversal, um eine Verbindung mit Punkten wie Dü 18 *Quanliao* und Di 20 *Yingxiang* etc. herbeizuführen;
c) schräg nach lateral oben entlang des Foramen infraorbitale 0.1 – 0.5 *cun*.

ANMERKUNG:

Entsprechend verschiedener klinischer Texte ist dieser Punkt für Moxibustion kontraindiziert.

CAVE:

a) tiefes Einstechen entlang des Foramens kann zu einer Verletzung des Augapfels führen;
b) Nadelung mit Manipulation durch Heben und Senken ist kontraindiziert, da das Risiko einer Schädigung des Nervus infraorbitalis, der aus dem Foramen austritt, besteht.

WIRKUNGEN

Beseitigt Wind, klärt Hitze und unterstützt die Augen

INDIKATIONEN

- Rötung und Schmerzen der Augen, oberflächliche Sehstauung, trübes Sehen, visuell bedingter Schwindel, Juckreiz, übermäßiger Tränenfluss, Abweichung von Mund und Auge, Zucken der Augenlider, Kopfschmerz.
- Spulwürmer im Gallengang.

KOMMENTAR

Obwohl es sich um keinen Hauptpunkt handelt, kann Ma 2 *Sibai* bei folgenden drei klinischen Situationen angewandt werden:
a) als Ersatzpunkt für Ma 1 *Chengqi* in der Behandlung von Augenerkrankungen für diejenigen Therapeuten, die die schwierigere Technik der Nadelung von Ma 1 *Chengqi* noch nicht beherrschen,
b) als Lokalpunkt – oft zu angrenzenden Punkten – bei Gesichtsschmerz und Gesichtslähmung und
c) zur Behandlung von Spulwürmern im Gallengang (siehe Di 20 *Yingxiang*).

PUNKTKOMBINATIONEN

- Oberflächliche Sehobstruktion: Ma 2 *Sibai*, Bl 1 *Jingming* und Di 4 *Hegu (Great Compendium)*.
- Kopfschmerz und visuell bedingter Schwindel: Ma 2 *Sibai*, Ni 1 *Yongquan* und Bl 11 *Dazhu (Supplementing Life)*.

MA 3 *JULIAO*

Großer Knochen

巨髎

Kreuzungspunkt der Magen-Leitbahn mit dem Yang-Fersengefäß

LOKALISATION

Bei geradem Blick nach vorne ist dieser Punkt direkt unterhalb der Pupille auf Höhe des unteren Randes der Nasenflügel, auf der Lateralseite der Nasolabialfalte gelegen.

NADELUNG

a) Senkrecht 0.3 – 0.4 *cun*;
b) transversal mit den Punkten Ma 4 *Dicang*, Dü 18 *Quanliao* etc. verbindend.

WIRKUNGEN

Eliminiert Wind, löst Schwellungen auf, lindert Schmerz.

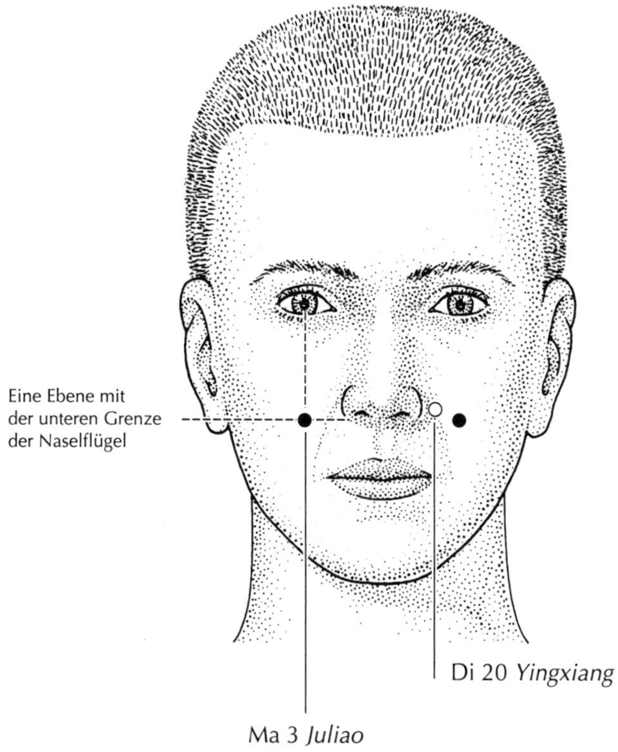

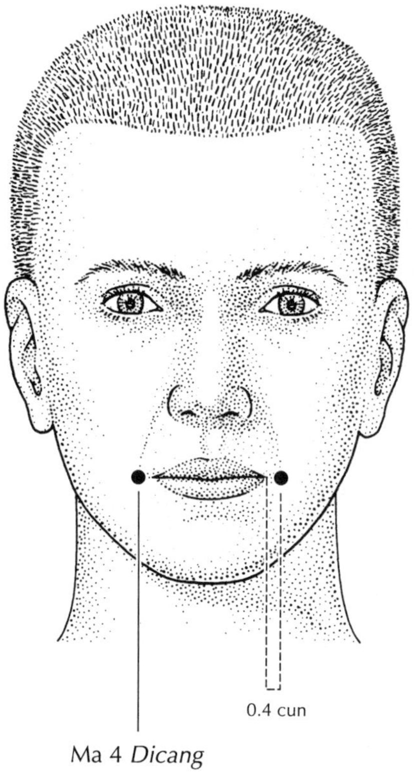

INDIKATIONEN

- Schmerz und Schwellung der äußeren Nase und der Wange, Nasenbluten, Zahnschmerz, Schwellungen und Schmerzen in der Lippe und der Wange, Abweichen des Mundes, Abneigung gegen Wind und Kälte im Gesicht und den Augen, oberflächliche Sehobstruktion, übermäßiger Tränenfluss, klonischer Spasmus.
- Bein-*Qi*, Knieschwellung.

PUNKTKOMBINATIONEN

- Schmerz und Schwellung der Wange: Ma 3 *Juliao* und Dü 16 *Yianchuang* (*Supplementing Life*).

MA 4 *DICANG*

地倉

Erde-Getreidespeicher

Kreuzungspunkt der Magen- und Dickdarm-Leitbahnen mit dem Yang-Fersengefäß und dem Konzeptionsgefäß

LOKALISATION

0.4 *cun* lateral des Mundwinkels.

ANMERKUNG ZUR LOKALISATION

Dieser Punkt liegt auf der Verlängerung der Nasolabialfalte; man fordert den Patienten auf zu lächeln, falls die Falte nicht sichtbar ist.

NADELUNG

Oberflächlich zur Verbindung mit Punkten wie Ma 6 *Jiache*, Di 20 *Yingxiang*, KG 24 *Chengjiang* etc.

WIRKUNGEN

Beseitigt Wind aus dem Gesicht
Aktiviert die Leitbahn und lindert Schmerz

INDIKATIONEN

- Abweichung des Mundes, Wangenschmerzen, Trigeminusneuralgie, Speichelfluss aus dem Mundwinkel, Essen und Trinken laufen aus dem Mund, Taubheitsgefühl der Lippen und des Gesichts, Zahnschmerz, Kontraktion der Gesichtsmuskulatur, Sprachverlust.
- Anhaltende Bewegung der Augäpfel, Unfähigkeit das Auge zu schließen, Zucken der Augenlider, Juckreiz der Augen, Verschwimmen von Gegenständen in den Ferne, Nachtblindheit.
- Atrophiestörung mit Unfähigkeit zu Gehen, Schwellung des Beines, Unfähigkeit zu essen.

KOMMENTAR

Der Klassiker *Secret Writings of Bian Que* aus dem 12. Jahrhundert sagt: „Verwende Ma 4 *Dicang* in allen Fällen, in denen tückischer Wind in das Ohr, den Mund und das Auge eindringt und zu einer Abweichung führt." Ma 4 *Dicang* ist ein wichtiger Lokalpunkt zur Beseitigung von Wind aus dem Gesicht und wird häufig zur Behandlung von Gesichtslähmungen verwendet. Dies ist unabhängig davon, ob es sich um die Folge äußeren pathogenen Windes oder die Folge eines Wind-Schlaganfalles handelt, insbesondere wenn der Mund Symptome wie Speichelfluss aus dem Mundwinkel und Abweichung zeigt.

Ma 4 *Dicang* ist ein wichtiger Punkt in der Behandlung von Gesichtsschmerzen wie Trigeminusneuralgien. Gesichtsschmerzen werden üblicherweise wie folgt differenziert:

a) Eindringen von Wind und Kälte in die Leitbahnen des Gesichts,
b) Aufflammen von Magen- und Leber-Feuer,
c) Hitze durch *Yin*-Mangel.

Aufgrund seiner Lokalisation kann Ma 4 *Dicang* bei allen diesen Mustern verwendet werden. Für zwei dieser Anwendungen wird Ma 4 *Dicang* üblicherweise mit den Punkten Ma 6 *Jiache*, Dü 18 *Quanliao* und Di 20 *Yingxiang* und KG 24 *Chengjiang* durch transversale Nadelung verbunden. *Great Compendium of Acupuncture and Moxibustion* empfiehlt Ma 4 *Dicang* bei Erkrankung der rechten Seite des Gesichtes linksseitig zu nadeln und umgekehrt. Dieses Prinzip der kontralateralen Nadelung wird in *Spiritual Pivot*[2] wie folgt diskutiert: „Kontralaterales Einstechen bedeutet bei betroffener linker Seite, man behandelt die rechte Seite, und bei betroffener rechter Seite behandelt man die linke Seite". In *Essential Questions*[3] wird gesagt: „Wenn die Übel in die Leitbahnen eindringen, und es kommt zu einer Fülle in der linken Seite, tritt die Erkrankung in der rechten Seite auf und umgekehrt... für diese Zustände sollte die kontralaterale Nadelung angewandt werden."

Obwohl in der momentanen Praxis die Nadelung der erkrankten Seite betont wird, unterstreichen diese Aussagen die Wichtigkeit des Prinzips der Behandlung der gesunden Seite, auf der das *Qi* in Fülle ist, und in chronischen Fällen sowie bei ausgeprägten Mangel-Syndromen (Leere).

Es ist interessant, die Verwendung von Ma 4 *Dicang* für Beinerkrankungen anzumerken, da dies das Prinzip widerspiegelt, das in *Yellow Emperor's Inner Classic*[4] erwähnt wird: „Ist die Erkrankung im unteren Bereich, wähle Punkte aus dem oberen Bereich." Während der Gebrauch von Punkten in den unteren Körperteilen zur Behandlung des Oberkörpers sehr geläufig ist, ist es im umgekehrten Fall relativ selten. Andere Punkte sind LG 20 *Baihui* bei Analerkrankungen, LG 26 *Renzhong* und Ma 9 *Renying* bei Lumbalschmerzen und Gb 8 *Shuaigu* bei Erbrechen.

PUNKTKOMBINATIONEN

- Abweichung des Mundes: Ma 4 *Dicang* und Ma 6 *Jiache (Ode of the Jade Dragon).*
- Abweichung des Mundes: Ma 4 *Dicang* und Lu 7 *Lieque* (*Supplementing Life*).
- Abweichung des Mundes und des Auges: Ma 4 *Dicang*, Ma 6 *Jiache*, LG 26 *Renzhong*, KG 24 *Chengjiang*, Gb 2 *Tinghui*, Di 4 *Hegu (Illustrated Supplement).*
- Beine atrophisch und lahm: Ma 4 *Dicang* und Lu 9 *Taiyuan (Thousand Ducat Formulas).*

MA 5 *DAYING*

Großer Empfang

大迎

LOKALISATION

Direkt vor dem Kieferwinkel in einer Vertiefung an der Vordergrenze des Musculus masseter.

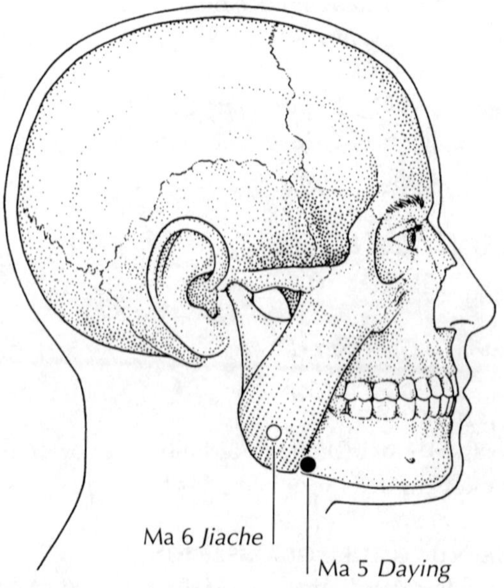

ANMERKUNG ZUR LOKALISATION

Man bittet den Patienten die Kiefer zusammenzubeißen, bevor man den Punkt lokalisiert.

NADELUNG

a) Schräg 0.3- 0.5 *cun* oder
b) transversal, um den Punkt mit Punkten wie Ma 4 *Dicang*, Ma 6 *Jiache* zu verbinden.

CAVE: Sehr kräftige Manipulation ist kontraindiziert, da sonst die Gefahr eine Schädigung der Arteria und Vena facialis besteht.

WIRKUNGEN

Beseitigt Wind und verringert Schwellung

INDIKATIONEN

- Wind-Tetanie mit Kiefersperre, Abweichung des Mundes, Lippenzucken, Zahnschmerzen im Bereich des Unterkiefers, häufiges Gähnen, Steifheit der Zunge mit Unfähigkeit zu sprechen, Unfähigkeit die Augen zu schließen begleitet von Augenschmerzen.
- Schwellung des Gesichts und der unteren Wangenpartien, Wind-Stauung mit Schwellung des Gesichts, Mumps, Skrofula, Halsschmerzen mit Frieren und Fieber, Abneigung gegen Kälte.

PUNKTKOMBINATIONEN

- Zahnschmerzen mit Abneigung gegen Kälte: Ma 5 *Daying*, Dü 18 *Quanliao*, Gb 2 *Tinghui* und Di 11 *Quchi (Thousand Ducat Formulas).*
- Schmerzen durch Karies: Ma 5 *Daying*, Di 3 *Sanjian* und Gb 17 *Zhengying (Supplementing Life).*
- Zahnschmerz und Karies: Ma 5 *Daying*, Ma 7 *Xiaguan*, 3E 17 *Yifeng* und Dü 4 *Wangu (Supplementing Life).*
- Abweichung des Mundes mit Unfähigkeit zu sprechen: Ma 5 *Daying*, Ma 1 *Chengqi*, Ma 2 *Sibai*, Ma 3 *Juliao*, Di 19 *Kouheliao*, Gb 3 *Shangguan*, Dü 18 *Quanliao*, LG 18 *Qiangjian*, Gb 20 *Fengchi*, Di 20 *Yingxiang* und LG 26 *Renzhong (Supplementing Life).*

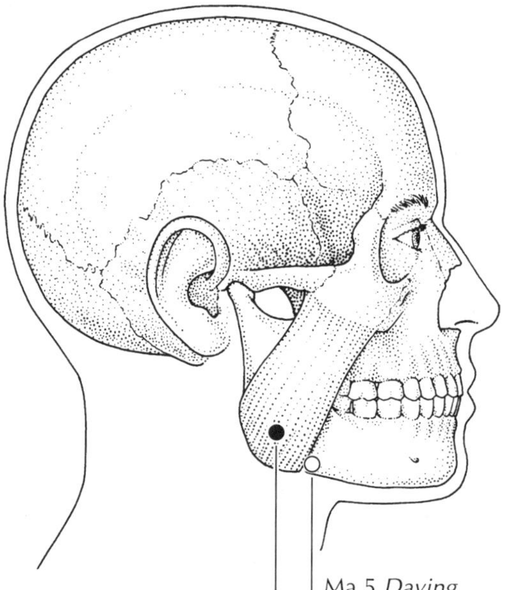

MA 6 *JIACHE*

頰車

Kieferkutsche

Sun Si-miao Geist-Punkt

LOKALISATION

Ungefähr 1 Fingerbreite unterhalb und vor dem Kieferwinkel auf der Prominenz des Musculus masseter.

ANMERKUNG ZUR LOKALISATION

Man fordert den Patienten auf die Kiefer zusammenzubeißen, bevor man den Punkt lokalisiert.

NADELUNG

a) Senkrecht 0.5 *cun*;
b) transversal, um eine Verbindung mit den Punkten Ma 4 *Dicang*, Ma 5 *Daying*, Ma 7 *Xiaguan* etc. herzustellen;
c) bei Vorliegen von Zahnschmerzen transversal in Richtung Ober- oder Unterkiefer.

WIRKUNGEN

Beseitigt Wind und unterstützt den Kiefer und die Zähne

Aktiviert die Leitbahn und lindert Schmerz

INDIKATIONEN

- Mund- und Augenabweichung, Wangenschwellung, Zahnschmerzen, Zahnfleischerkrankung, Kiefersperre, Spannungsgefühl und Schmerz im Bereich des Kiefers, Unfähigkeit zu kauen, Unfähigkeit nach einem Wind-Schlaganfall den Mund zu öffnen.
- Steifheit und Schmerzen des Halses, Mumps, Stimmverlust.

KOMMENTAR

Ma 6 *Jiache* (Kieferkutsche) ist ein wichtiger Punkt zur Behandlung einer Vielzahl lokaler Erkrankungen, die den Kiefer betreffen, mit Unfähigkeit zu kauen, Unfähigkeit den Mund nach einem Wind-Schlaganfall zu öffnen, Kiefersperre und Spannungsgefühl, Schmerz und Lähmung des Kiefers. Sein Wirkungsbereich erstreckt sich aufwärts entlang der Magen-Leitbahn im Bereich des Gesichtes bei Abweichung des Mundes und des Auges und Wangenschwellung und entlang der Leitbahn abwärts bei Mumps und bei Steifheit und Schmerzen im Bereich des Halses. Der vorherrschende pathogene Faktor bei all diesen unterschiedlichen Erkrankungen ist Wind, entweder äußeren oder inneren Ursprungs. Ma 6 *Jiache* ist ebenfalls ein Hauptpunkt zur Behandlung von Erkrankungen des Zahnfleisches sowie der Zähne des Unterkiefers.

Ma 6 *Jiache* ist einer der „Dreizehn-Geist-Punkte" und unter dem alternativen Namen *Guichuang* (Geister-Bett) in *Supplement to the Thousand Ducat Formulas* von *Sun Si-miao* aufgeführt. Diese Punktgruppe wurde zur Behandlung von Manie und Epilepsie verwendet. Es ist unklar, warum Ma 6 *Jiache* diese Wirkung zugeschrieben wird, speziell hinsichtlich der Tatsache, dass keine dieser Indikationen bei diesem Punkt aufgeführt wird. Eine mögliche Erklärung könnte die Sorge sein, dass Epileptiker während des Anfalls durch Zusammenbeißen der Zähne ihre Zunge abbeißen könnten. In diesem Fall wäre Ma 6 *Jiache* zur Lockerung der Kiefer in eine gute Punktkombination für Epilepsie miteingeschlossen.

PUNKTKOMBINATIONEN

- Schmerzen und Abweichung des Mundes, Abneigung gegen Wind und Kälte, Unfähigkeit zu kauen: Ma 6 *Jiache* und Dü 18 *Quanliao (Thousand Ducat Formulas).*

- Abweichung des Mundes und des Auges: Ma 6 *Jiache*, Ma 4 *Dicang*, LG 26 *Renzhong*, KG 24 *Chengjiang*, Gb 2 *Tinghui* und Di 4 *Hegu* (*Illustrated Supplement*).
- Kieferklemme nach Wind-Apoplex: Man sediert Ma 6 *Jiache*, LG 26 *Renzhong*, LG 20 *Baihui*, KG 24 *Chengjiang* und Di 4 *Hegu* (*Great Compendium*).
- Kieferklemme: Ma 6 *Jiache*, Gb 3 *Shangguan* und *Ahshi* Punkte (*Compilation*).
- Unfähigkeit zu kauen: Ma 6 *Jiache* und 3E 20 *Jiaosun* (*Thousand Ducat Formulas*).
- Schwellung, Schmerz und Rötung des Ohres: Ma 6 *Jiache*, Gb 2 *Tinghui* und Di 4 *Hegu* (*Great Compendium*).

MA 7 XIAGUAN

下關

Unteres Tor

Kreuzungspunkt von Magen- und Gallenblasen-Leitbahn

LOKALISATION

An der unteren Grenze des Arcus zygomaticus, in einer Vertiefung vor dem Processus condylaris der Mandibula.

ANMERKUNG ZUR LOKALISATION

Obwohl dieser Punkt bei geschlossenem Mund genadelt wird, ist es hilfreich, den Patienten zur besseren Lokalisation des Processus condylaris den Mund öffnen zu lassen. Wenn der Finger auf dem Processus condylaris liegt und der Mund geöffnet wird, fällt der Finger beim Schließen des Mundes in Ma 7 *Xiaguan*.

NADELUNG

a) Senkrecht, leicht abwärts 0.5 – 1 *cun*;
b) transversale Nadelung, um bei Erkrankungen des Ohres, der Zähne, des Gesichts und des Kiefers eine Verbindung zu Punkten wie Dü 19 *Tinggong*, Ma 6 *Jiache* und Dü 18 *Quanliao* etc. zu erreichen.

WIRKUNGEN

Unterstützt die Ohren, den Kiefer und die Zähne
Aktiviert die Leitbahn und lindert Schmerz

INDIKATIONEN

- Taubheit, Tinnitus, Ohrenschmerzen, Juckreiz und purulenter Ausfluss aus dem Ohr.
- Kiefersperre, Kieferdislokation.
- Zahnschmerz, Schmerzen der Unterkieferzähne, Schwellung und Schmerzen des Zahnfleisches (des Unterkiefers), Schmerzen der Wange und des Gesichts, Wangenschwellung, Gähnen, Abweichung des Mundes und der Augen, visuell bedingter Schwindel.

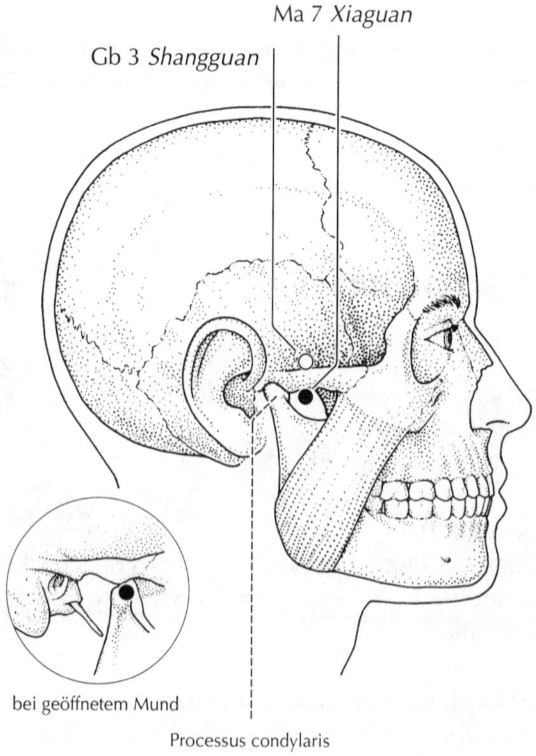

KOMMENTAR

Ma 7 *Xiaguan* ist ein wichtiger und häufig verwendeter Punkt für folgende lokale Erkrankungen: Affektionen des Ohres (Taubheit, Tinnitus, Schmerzen und Ausfluss), der Wange (Schmerzen und Schwellung), der Zähne (Zahnschmerzen, Schwellung und Zahnfleischschmerzen) und des Unterkiefers (Kiefersperre und Dislokation). Seine Fähigkeit Ohrenerkrankung zu behandeln, erklärt sich einerseits durch seine Lokalisation und andererseits dadurch, dass sich die Gallenblasen-Leitbahn, die in das Ohr eindringt, an diesem Punkt mit der Magen-Leitbahn verbindet.

In der Behandlung von Gesichtsschmerzen und Trigeminusneuralgie wird Ma 7 *Xiaguan* gelegentlich 0.5 *cun* vor seiner in den Büchern beschriebenen Lokalisation genadelt.

PUNKTKOMBINATIONEN

- Tinnitus und Taubheit: Ma 7 *Xiaguan*, Di 5 *Yangxi*, 3E 1 *Guangchong*, 3E 2 *Yemen* und Dü 5 *Yanggu* (*Systematic Classic*).
- Taubheit: Ma 7 *Xiaguan*, 3E 7 *Huizong* und 3E 17 *Yifeng* (*Systematic Classic*).
- Zahnschmerz und Zahnkaries: Ma 7 *Xiaguan*, Ma 5 *Daying*, 3E 17 *Yifeng* und Dü 4 *Wangu* (*Supplementing Life*).

- Hemiplegie mit Abweichen des Mundes und des Auges: Ma 7 *Xiaguan* und Gb 3 *Shangguan* (*Supplementing Life*).
- Gähnen und Schmerzen der Unterkieferzähne: Ma 7 *Xiaguan*, Ma 5 *Daying* und 3E 17 *Yifeng (Thousand Ducat Formulas).*
- Fazialisparese: Ma 7 *Xiaguan*, 3E 17 *Yifeng*, Ma 4 *Dicang*, Ma 6 *Jiache*, Ma 2 *Sibai*, Di 4 *Hegu*.

MA 8 *TOUWEI*

頭維

Kopf-Unterstützung

Kreuzungspunkt von Magen- und Gallenblasen-Leitbahn mit dem Yang-Verbindungsgefäß

LOKALISATION

Im Bereich der Stirnecke, 4.5 *cun* lateral von LG 24 *Shenting* und 0.5 *cun* innerhalb der vorderen Haaransatzlinie.

ANMERKUNG ZUR LOKALISATION

Es gibt drei Methoden diesen Punkt zu lokalisieren:

a) Man findet den Punkt auf einem Kreuzungspunkt einer Horizontallinie, die 0.5 *cun* innerhalb der anterioren Haaransatzlinie gezogen wird, mit einer Vertikallinie, die 0.5 *cun* hinter der Haaransatzlinie der Schläfe gezogen wird;

b) man lokalisiert Gb 15 *Toulinqi*, der direkt oberhalb der Pupille liegt, wenn der Patient geradeaus blickt; ebenso lokalisiert man LG 24 *Shenting*, der auf der Mittellinie liegt, 0.5 *cun* oberhalb der anterioren Haaransatzlinie. Ma 8 *Touwei* liegt auf der Fortsetzung der Linie, die zwischen diesen beiden Punkten gezogen wird und die doppelte Strecke lateral der Mittellinie;

c) 0.5 *cun* oberhalb der oberen Linie des Ursprungs des Musculus temporalis, 0.5 *cun* posterior zur Vertikallinie, die direkt oberhalb M-HN 9 *Taiyang* gezogen wird.

NADELUNG

Transversal 0.5 – 1 *cun*.

Anmerkung: Entsprechend verschiedener klassischer Texte ist dieser Punkt für die Anwendung von Moxibustion kontraindiziert.

WIRKUNGEN

Beseitigt Wind und lindert Schmerz

Unterstützt die Augen

INDIKATIONEN

- Kopfschmerz, rasender Kopfschmerz mit Frieren und Fieber, Schwindel, Erbrechen.
- Unscharfes Sehen, berstende Augenschmerzen, Tränenfluss bei Einfluss von Wind, Zucken der Augenlider.
- Dyspnoe mit Agitiertheit und Beklemmungsgefühl, Hemiplegie.

KOMMENTAR

Ma 8 *Touwei* ist ein wichtiger Punkt zur Behandlung von Kopfschmerzen: Im Bereich der Ecke der Stirn lokalisiert, handelt es sich um den Kreuzungspunkt der Magen- und Gallenblasen-Leitbahn und des *Yang*-Verbindungsgefäßes (*Yangweimai*). Die Kreuzung dieser drei Leitbahnen, die einen so großen

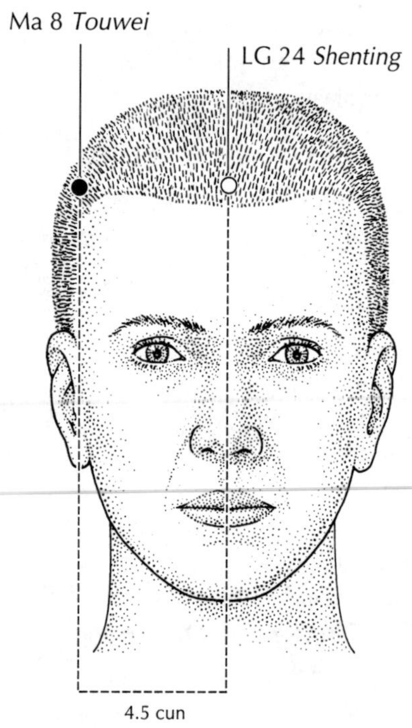

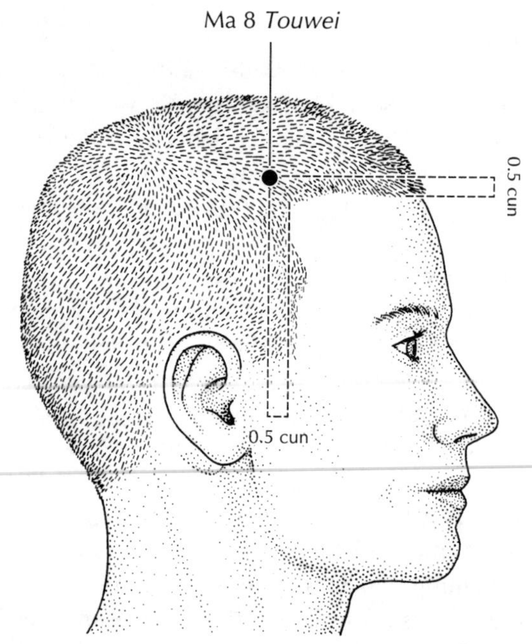

Einfluss auf den Kopfbereich haben, reflektiert sich in dem Namen des Punktes „Kopf-Unterstützung". Die Magen-Leitbahn gehört zu *yangming*, das die Stirn regiert, die Gallenblasen-Leitbahn gehört zu *shaoyang*, das die Temporalregion kontrolliert, während das *Yang*-Verbindungsgefäß alle *Yang*-Leitbahnen des Körpers, einschließlich des Lenkergefäßes und der Blasen-Leitbahn, die den Vertex kontrolliert, verbindet.

Obwohl die besondere Stärke von Ma 8 *Touwei* in der Behandlung frontaler Kopfschmerzen liegt, kann er bei unterschiedlicher Nadelausrichtung auch für temporale Kopfschmerzen und Schmerzen im Bereich des Vertex verwendet werden.

Ma 8 *Touwei* ist in spezieller Weise bei Kopfschmerzen und Augenerkrankungen durch Wind indiziert, unabhängig davon, ob es sich um äußeren pathogenen Wind handelt, der in die Leitbahnen des Kopfes eingedrungen ist, oder ob er im Inneren entstanden ist. Bezüglich der Behandlung von Kopfschmerzen äußerer Ursache, betonen viele Klassiker seine Anwendung in der Behandlung von rasenden Kopfschmerzen mit berstenden Augenschmerzen, also bei Symptomen die üblicherweise mit Wind-Hitze verbunden sind, obwohl dieser Punkt sowohl bei Wind-Kälte und Wind-Hitze geeignet ist.

Wind-Hitze ist ein *Yang*-pathogener Faktor. Von Natur aus flammt sie nach oben und dehnt sich aus, führt zu einer Stauung der Kollateralen und damit zu Spannungs- und Berstungsgefühlen des Kopfes. In der Behandlung von Kopfschmerzen, die von Schmerzen oder Zucken der Augen begleitet sind, wird Ma 8 *Touwei* häufig in klassischen Punktkombinationen mit Bl 2 *Zanzhu* kombiniert. Ma 8 *Touwei* ist ebenfalls bei schweren Kopfschmerzen angezeigt, die von Erbrechen begleitet sind und ist im Besonderen für Migräne-Kopfschmerzen mit Übelkeit oder Erbrechen und unscharfes Sehen oder berstende Augenschmerzen geeignet. Die Fähigkeit von Ma 8 *Touwei* innerlich entstandenen Wind aus dem Kopf zu klären, zeigt sich nicht nur in seiner Anwendung für diese Art von Kopfschmerzen, sondern auch in der Anwendung bei Schwindel und Hemiplegie.

PUNKTKOMBINATIONEN

- Kopfschmerz mit Augenschmerz: Ma 8 *Touwei* und Bl 2 *Zanzhu* (*Ode Of The Jade Dragon*).
- Kopf-Wind mit rasenden Schmerzen, berstenden Schmerzen der Augen und Augenbrennen: Ma 8 *Touwei* und Bl 2 *Zanzhu* (*Golden Mirror*).
- Schmerzen zwischen den Augenbrauen: Ma 8 *Touwei* und Bl 2 *Zanzhu* (*Song of the Jade Dragon*).
- Zucken der Augenlider: Ma 8 *Touwei* und Bl 2 *Zanzhu (Great Compendium)*.
- Rasende Kopfschmerzen mit berstendem Augenschmerz: Ma 8 *Touwei* und Pe 7 *Daling (Thousand Ducat Formulas)*.
- Einseitiger oder generalisierter Kopf-Wind: Ma 8 *Touwei*, LG 20 *Baihui*, LG 21 *Qianding*, LG 23 *Shangxing*, LG 24 *Shenting*, 3E 23 *Sizhukong*, Gb 20 *Fengchi*, Di 4 *Hegu* und Bl 2 *Zanzhu (Great Compendium)*.
- Tränenfluss nach Einfluss von Wind: Ma 8 *Touwei*, Bl 1 *Jingming*, Gb 20 *Fengchi* und Gb 15 *Toulinqi (Great Compendium)*.

MA 9 *RENYING*

人迎

Willkommenheißen des Menschen

Kreuzungspunkt von Magen- und Gallenblasen-Leitbahnen
Himmel-Fenster-Punkt
Punkt des Meeres des Qi

LOKALISATION

Auf der Höhe des Adamsapfels, 1.5 *cun* lateral, in der Vertiefung zwischen der vorderen Grenze des Musculus sternocleidomastoideus und der seitlichen Grenze des Thyreoidknorpels.

Anmerkung: Die Arteria carotis liegt gerade unter diesem Punkt und kann leicht an der vorderen Begrenzung des Musculus sternocleidomastoideus palpiert werden. Dieser Punkt liegt zwischen der Arteria carotis und der lateralen Begrenzung des Thyreoidknorpels.

ANMERKUNG ZUR LOKALISATION

a) Man bittet den Patienten sich flach hinzulegen und auch kein Kissen zu verwenden. Man palpiert die höchste Erhebung des Adamsapfels und dann lateralwärts die seitliche Begrenzung des Thyreoidknorpels. Noch etwas weiter lateral kann die Arteria carotis getastet werden. Man verwendet den Zeigefinger der einen Hand um dem Raum zwischen der lateralen Begrenzung des Thyreoidknorpels und der Arterie zu lokalisieren und zu erweitern und um in diesen Raum mit der anderen Hand zu nadeln.

b) Bei Frauen ist der Adamsapfel nicht so betont wie bei Männern. Ist er nicht deutlich zu sehen palpiert man die Vertiefung, die durch die untere Grenze des Os hyoideum und die Obergrenze des Thyreoidknorpels in der Mitte gebildet wird. Der Adamsapfel liegt direkt unterhalb davon.

NADELUNG

Senkrecht 0.5 – 1 *cun*.

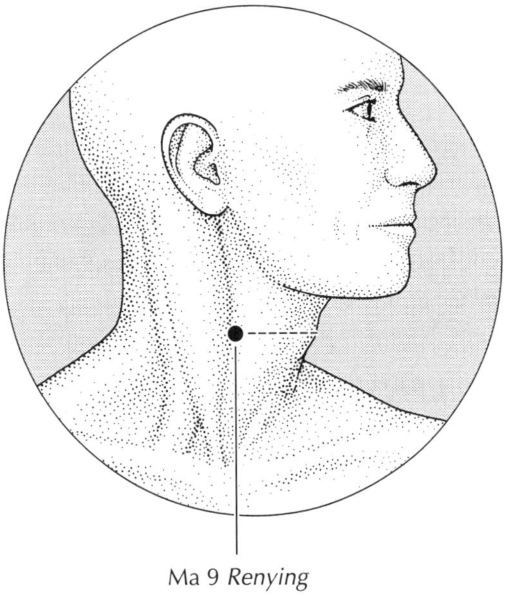

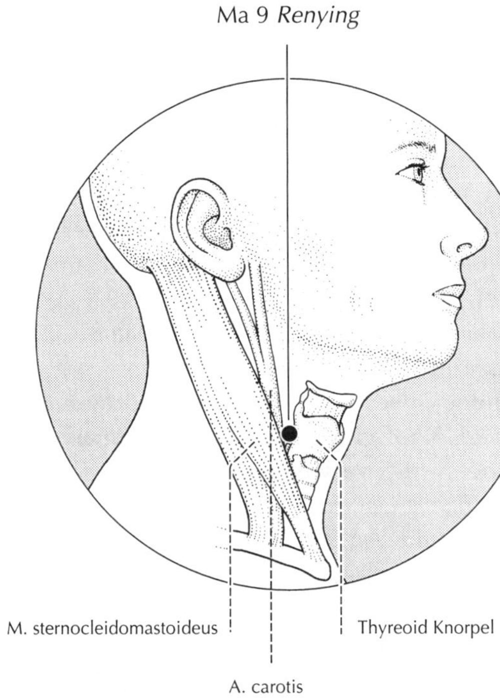

Anmerkung: Nach Angaben der meisten klassischen Texte ist dieser Punkt zur Moxibustion kontraindiziert.

CAVE: Man sollte vorsichtig sein und vermeiden, dass die Arteria carotis punktiert wird. Deshalb muss sie palpiert werden und während der Nadelung durch Zeigefinger und Daumen oberhalb und unterhalb des Punktes lateral abgedrängt werden. Diese Nadelmethode sollte nicht von Therapeuten angewendet werden, die keine adäquate klinische Supervision gehabt haben.

WIRKUNGEN

Reguliert das *Qi* und das Blut und senkt rebellierendes *Qi* ab
Unterstützt Rachen und Hals
Lindert Schmerz

INDIKATIONEN

- Kopfschmerz, Schwindel, visuell bedingter Schwindel, gerötetes Gesicht, Völlegefühl in der Brust, Kurzatmigkeit, Asthma, plötzliche tumultartige Erkrankung, Erbrechen, Pulslosigkeits-Syndrom, Hypertonie, Hypotonie.
- Schwellungen und Schmerzen des Rachens, Skrofula, Struma, Schluckbeschwerden.
- Lumbalschmerzen.

KOMMENTAR

Ma 9 *Renying* ist ebenso unter seinem anderen Namen *Tianwuhui* (Fünf Treffen des Himmels) bekannt. Es ist einer der Punkte, die als „Himmel-Fenster" (wörtlich übersetzt „Fünf Regionen des Fensters des Himmels") in *Spiritual Pivot*[5] beschrieben sind, in dem ausgesagt wird: „Bei Kopfschmerzen in Folge eines rebellierenden *Yang* ... ein Völlegefühl des Thorax mit erschwerter Atmung, wähle man Ma 9 *Renying*." In einem zentralen Bereich des Halses lokalisiert, zeigt Ma 9 *Renying* sehr eindrucksvoll die charakteristische Fähigkeit dieser Gruppe von Punkten, die Harmonie des *Qi*-Flusses zwischen Körper und Kopf wiederherzustellen. Rebellierendes *Qi*, das aufsteigt, wenn *Qi* in den unteren Regionen gestört oder chaotisch ist, kann sich auf verschiedene Arten manifestieren; im Kopfbereich führt es zu Kopfschmerzen, Schwindel und Rötung des Gesichts, in der Halsregion kommt es zu Stagnation mit Bildung von Skrofula und Struma; im mittleren und oberen Erwärmer schädigt es das normale Absteigen des Magen- und des Lungen-*Qi* und führt zur Entwicklung von Erbrechen, plötzlicher tumultartiger Erkrankung, Keuchen, Asthma und Völlegefühl der Brust.

Entsprechend *Zhou Zhi-cong's* Kommentar zu dem oben angegebenen Zitat aus *Spiritual Pivot* unterliegt der Zustand, der als *Qi*-Inversion (gestörtes, chaotisches und rebellierendes *Qi*) bekannt ist, den klinischen Manifestationen aller Himmel-Fenster-Punkte. Eine Manifestation einer *Qi*-Inversion ist plötzlicher akuter Schmerz und dies spiegelt die wichtige moderne Anwendung von Ma 9 *Renying* für akute Lumbalverrenkungen sowie Verrenkungen und schwere Schmerzen jeglicher Region des Körpers wider. Die Fähigkeit von Ma 9 *Renying* das Rebellieren und Aufwärtsdrängen des

Qi zu normalisieren, erklärt seine starke Wirkung zur Blutdrucksenkung.

Entsprechend dem Kapitel „Gespräch über die Meere" in *Spiritual Pivot*[6] ist Ma 9 *Renying* (gemeinsam mit KG 17 *Shanzhong*, LG 15 *Yamen* und LG 14 *Dazhui)* ein Punkt des „Meeres des *Qi*". Diese Passage gibt folgende Indikationen zu Leere und Fülle des Meeres des *Qi*: „Wenn das Meer des *Qi* in Fülle ist, kommt es zu Völlegefühl in der Brust, verschärfter Atmung und roter Gesichtsfarbe. Ist das Meer des *Qi* in Leere, mangelt es an Energie zum Sprechen." Die zweifachen und sich überschneidenden Fähigkeiten von Ma 9 *Renying* als Punkt des Meer des *Qi* und als Himmel-Fenster-Punkt, unterstreichen seine Bedeutung zur Harmonisierung und Wiederverteilung von gestörtem *Qi* im Körper.

Seit dem Klassiker *Yellow Emperor's Inner Classic* wurde die Beobachtung und die Palpation des Pulses an Ma 9 *Renying* als wichtige diagnostische Methode angesehen. *Essential Questions*[7] beschreibt im Zusammenhang einer Diskussion über eine beeinträchtigte Miktionsfähigkeit das Muster von „Hitze im Körper wie Holzkohle, Hals und Thorax sind blockiert, als ob sie getrennt wären, ein ruheloser und überfluteter Puls bei Ma 9 *Renying* und Dyspnoe mit entgegengesetztem *Qi*-Fluss". In einem Teil von *Essential Questions* wird der relativen Stärke der Pulse am Handgelenk und bei Ma 9 *Renying* eine große diagnostische Signifikanz zugeschrieben, während *Zhang Zhongjing* sich auf drei Methoden der Pulsdiagnose bezieht (Ma 9 *Renying* oben, Handgelenkpuls in der Mitte und Ma 42 *Chongyang* im unteren Bereich). Aufgrund der Komplikationsmöglichkeiten, die diese Methoden beinhalten, wurden sie in der frühen Geschichte der chinesischen Medizin relativ bald abgeschafft, und man konzentrierte sich auf den Handgelenkpuls.

PUNKTKOMBINATIONEN

- Plötzliche tumultartige Erkrankung, Kopfschmerz, Thoraxschmerz und dyspnoisches Rasseln: Ma 9 *Renying*, Pe 6 *Neiguan*, 3E 1 *Guanchong*, Mi 6 *Sanyinjiao* und Ma 36 *Zusanli* (*Compilation*).
- Skrofula: man moxibustiert Ma 9 *Renying* und Di 13 *Shouwuli* dreißig mal *(Thousand Ducat Formulas)*.
- Tinnitus mit Lumbalschmerz: man nadelt zuerst Ma 9 *Renying*, dann 3E 21 *Ermen* und Ma 36 *Zusanli* (*Secret of the Celestial Star)*.
- Hypertonie: Ma 9 *Renying*, Di 11 *Quchi* und Ma 36 *Zusanli*.
- Hypertonie: Ma 9 *Renying*, LG 20 *Baihui*, Di 11 *Quchi* und Le 3 *Taichong*.
- Akute Verstauchung des Lumbalbereichs oder jeglicher akuter Schmerzzustand: Ma 9 *Renying* beidseits oder auch auf der betroffenen Seite.

MA 10 *SHUITU*

水突

Hervorsprudelndes Wasser

LOKALISATION

Im Bereich des Halses, an der Vordergrenze des Musculus sternocleidomastoideus, in der Mitte zwischen Ma 9 *Renying* und Ma 11 *Qishe*.

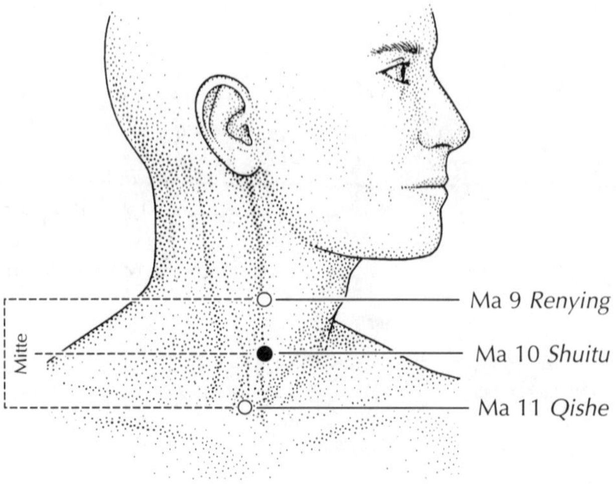

ANMERKUNG ZUR LOKALISATION

Um den Vorderrand des Muskels darzustellen, bittet man den Patienten den Kopf von der zu nadelnden Seite wegzudrehen und leistet etwas Widerstand gegen das Kinn.

NADELUNG

Senkrecht-schräg nach medial gerichtet, um die Arteria carotis zu vermeiden, 0.5 – 1 *cun*.

CAVE: siehe Ma 9 *Renying*

WIRKUNGEN

Unterstützt den Rachen und den Hals

Senkt Lungen-*Qi*

INDIKATIONEN

- Schwellung und Schmerz des Rachens, Struma, Skrofula.
- Husten, Keuchhusten, Kurzatmigkeit, Dyspnoe, Schwellung und Schmerz der Schulter.

PUNKTKOMBINATIONEN

- Rachenschwellung: Ma 10 *Shuitu* und Ma 11 *Qishe* (*Supplementing Life*).

MA 11 *QISHE*

Haus des *Qi*

氣舍

LOKALISATION

Am Halsansatz, oberhalb des medialen Endes der Klavikula, direkt unter Ma 9 *Renying* in einer Vertiefung zwischen dem sternalen und klavikulärem Ansatz des Musculus sternocleidomastoideus.

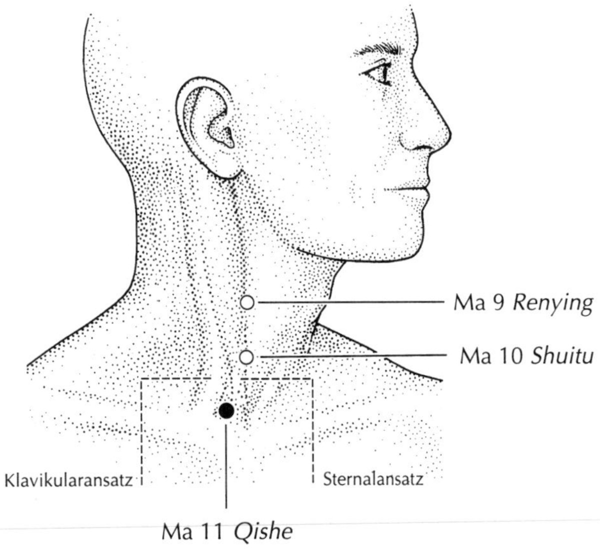

ANMERKUNG ZUR LOKALISATION

Die Palpitation der sternalen und klavikulären Ansätze wird erleichtert, wenn der Patient den Kopf von der zu nadelnden Seite abwendet und man Widerstand gegen das Kinn ausübt.

NADELUNG

Senkrecht 0.3 – 0.5 *cun*.

CAVE: Tiefes Einstechen kann zu einer Punktion der Lunge führen.

WIRKUNGEN

Unterstützt den Rachen und den Hals und senkt das *Qi* ab

INDIKATIONEN

- Schwellung und Schmerzen des Rachens, Skrofula, Struma, Steifheit des Halses mit Unfähigkeit den Kopf zu drehen.
- Dyspnoe, erschwerte Nahrungsaufnahme, Schluckauf.

PUNKTKOMBINATIONEN

- Struma, Tumore des Halses und geschwollener Rachen: Ma 11 *Qishe*, Lu 3 *Tianfu* und 3E 13 *Naohui* (*Supplementing Life*).
- Husten durch rebellierendes *Qi*: Ma 11 *Qishe* und Bl 42 *Pohu* (*Systematic Classic*).
- Husten mit rebellierendem *Qi*, Dyspnoe, Erbrechen von Schaum und zusammengebissenen Zähnen: Ma 11 *Qishe*, Bl 42 *Pohu*, Di 18 *Futu*, Dü 17 *Tianrong*, KG 23 *Lianquan* und Bl 45 *Yixi (Thousand Ducat Formulas)*.

MA 12 *QUEPEN*

Leeres Becken

缺盆

Kreuzungspunkt der Leitbahnen des Magens, des Dickdarms, des Dünndarms, des Dreifachen Erwärmers und der Gallenblase

LOKALISATION

Im supraklavikulären Bereich, hinter dem Oberrand der Klavikula und an deren Mitte, 4 *cun* lateral zur Mittellinie, auf der Mamillarlinie.

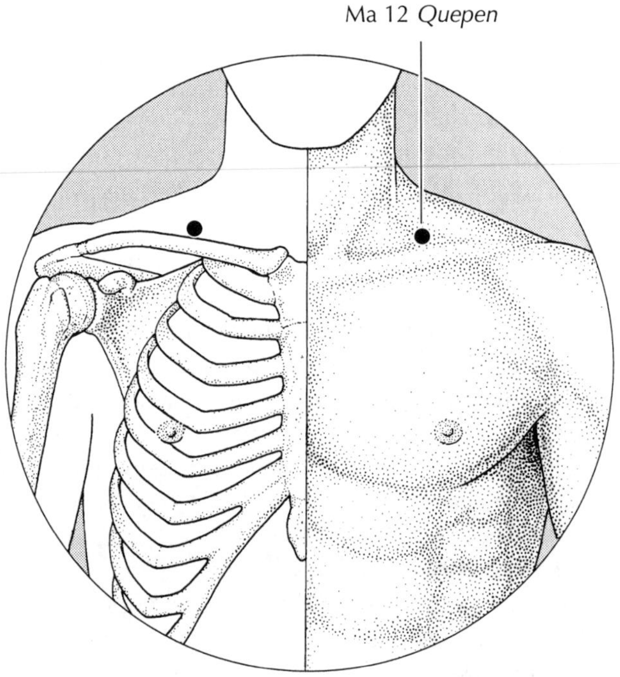

ANMERKUNG ZUR LOKALISATION

Dieser Punkt sollte hinter der Klavikula lokalisiert und genadelt werden, wobei streng die folgend angegebene Nadeltechnik zu beachten ist.

NADELUNG

Senkrecht 0.3 – 0.5 *cun* entlang der hinteren Grenze der Klavikula.

Anmerkung: Entsprechend *Systematic Classic of Acupuncture and Moxibustion* und *Illustrated Supplement to the Classic of Categories* ist dieser Punkt in der Schwangerschaft kontraindiziert.

CAVE: Tiefe oder zu weit hinten gelegene Nadelung kann zu einer Verletzung der subklavikulären Gefäße oder zu einer Punktion der Lunge führen.

WIRKUNGEN

Senkt das Lungen-*Qi* und klärt Hitze aus dem Thorax

Aktiviert die Leitbahn und lindert Schmerz

INDIKATIONEN

- Husten, Bluthusten, Dyspnoe, Völlegefühl im Thorax, Hitze und Völle im Thorax, Frieren und Fieber mit Schweiß, fehlendes Schwitzen, Ödeme, Skrofula, schmerzhafte Stauung im Hals.
- Schmerzen der Supraklavikulargrube, Schulterschmerzen, die in den Hals ausstrahlen, Taubheit und schmerzhafte Stauung der oberen Extremität, Unfähigkeit den Arm zu heben, Lumbalschmerz mit Unfähigkeit sich zu drehen.

KOMMENTAR

Ma 12 *Quepen*, der Kreuzungspunkt der Magen-Leitbahn mit allen *Yang*-Hauptleitbahnen, außer der Blasen-Leitbahn, hat die Hauptfunktion rebellierendes *Qi* abzusenken. Dies zeigt sich sowohl in seiner Fähigkeit rebellierendes *Qi* zu behandeln, das sich in Husten, Dyspnoe und Völlegefühl im Thorax äußert, als auch in der traditionellen Beobachtung, dass er in der Schwangerschaft kontraindiziert ist. In *Essential Questions* 8 zählt Ma 12 *Quepen* unter die acht Punkte (beidseits Ma 12 *Quepen*, Bl 11 *Dazhu*, Lu 1 *Zhongfu* und Bl 12 *Fengmen*), die Hitze aus dem Thorax klären.

Ma 12 *Quepen* ist ebenfalls bei Schmerzen der Supraklavikulargrube, bei Schulterschmerzen, die zum Hals ausstrahlen, sowie bei Taubheit und Schmerzen der oberen Extremität angezeigt.

PUNKTKOMBINATIONEN

- Husten: Ma 12 *Quepen*, KG 17 *Shanzhong* und KG 14 *Juque (Thousand Ducat Formulas).*
- Husten und Blutspucken: Ma 12 *Quepen*, Bl 15 *Xinshu*, Bl 18 *Ganshu*, KG 14 *Juque* und KG 15 *Jiuwei* (*Supplementing Life*).
- Hitze im Thorax: Ma 12 *Quepen* und Le 14 *Qimen (Thousand Ducat Formulas).*
- Schmerzen der Schulter und des Rückens: Ma 12 *Quepen*, 3E 16 *Tianyou*, LG 11 *Shendao*, Bl 11 *Dazhu*, KG 22 *Tiantu*, Ma 28 *Shuidao* und Di 16 *Jugu (Thousand Ducat Formulas).*

MA 13 *QIHU*

Tür des *Qi*

氣戶

LOKALISATION

Im oberen Bereich des Thorax, direkt unter Ma 12 *Quepen* an der Unterseite der Klavikula, 4 *cun* lateral der Mittellinie, auf der Mamillarlinie.

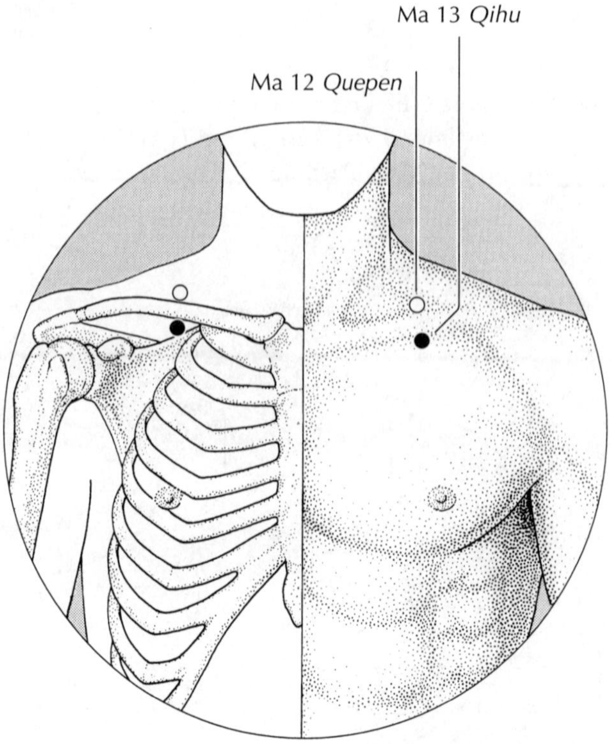

NADELUNG

Transversal-schräg nach lateral oder medial 0.5 – 0.8 *cun*, oder transversales Einstechen nach unten entlang der Leitbahn.

CAVE: Eine tiefe oder senkrechte Nadelung beinhaltet die grundlegende Gefahr, die Lunge zu punktieren oder die subklavikulären Gefäße zu verletzen.

WIRKUNGEN

Senkt rebellierendes *Qi* und öffnet den Thorax

INDIKATIONEN

- Völle- und Spannungsgefühl in der Brust und der lateralen Rippenregion, Thoraxschmerz und Schmerz im oberen Rückenbereich, Husten, Dyspnoe, Asthma, Keuchen, Bluterbrechen, Schluckauf, Unfähigkeit Nahrung zu schmecken, Steifheit des Halses, Unfähigkeit den Kopf zu drehen.

PUNKTKOMBINATIONEN

- Chronische Schmerzen der seitlichen Rippenregion: Ma 13 *Qihu* und KG 20 *Huagai (One Hundred Symptoms).*

- Dyspnoe mit rebellierendem *Qi*, Atmung mit angehobenen Schultern, Unfähigkeit Nahrung zu schmecken: Ma 13 *Qihu*, Lu 2 *Yunmen*, Lu 3 *Tianfu* und He 7 *Shenmen (Thousand Ducat Formulas)*.

MA 14 *KUFANG*

Schatzkammer

庫房

LOKALISATION

Auf dem Thorax, im ersten Zwischenrippenraum, 4 *cun* lateral der Mittellinie (KG 20 *Huagai*), auf der Mamillarlinie.

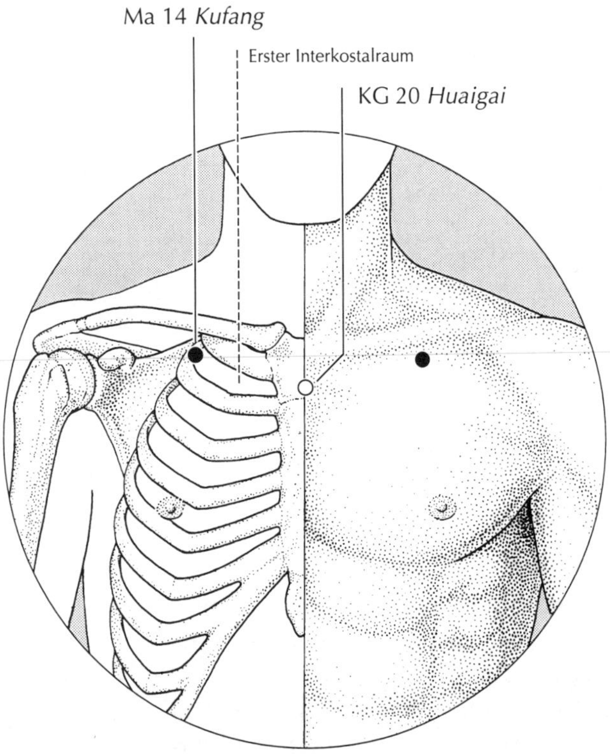

ANMERKUNG ZUR LOKALISATION

a) Man lokalisiert zuerst den Rippenknorpel der 2. Rippe, der auf gleicher Höhe mit dem Angulus sternalis liegt, dann lokalisiert man den 1. Zwischenrippenraum oberhalb davon;
b) beachten Sie, dass bei Männern die Brustwarzen im 4. Interkostalraum liegen;
c) es ist zu beachten, dass der Interkostalraum lateralwärts nach oben zieht, sodass Ma 14 *Kufang* höher als KG 20 *Huagai* liegt.

NADELUNG

Tranversal-schräg nach lateral oder medial entlang des Interkostalraums 0.5 – 0.8 *cun* oder transversal nach oben oder unten entlang der Leitbahn.

CAVE: Tiefes oder senkrechtes Einstechen birgt die grundsätzliche Gefahr, die Lunge zu punktieren.

WIRKUNGEN

Senkt rebellierendes *Qi* und öffnet den Thorax

INDIKATIONEN

- Spannung und Völle im Thorax sowie der lateralen Rippenregion, Husten, Husten von Eiter und Blut, Dyspnoe.

PUNKTKOMBINATIONEN

- Husten: Ma 14 *Kufang*, Ma 15 *Wuyi* und Bl 43 *Gaohuangshu* (*Supplementing Life*).

MA 15 *WUYI*

Schutzwand der Wohnung

屋翳

LOKALISATION

Auf dem Thorax, im zweiten Interkostalraum, 4 *cun* lateral der Mittellinie (KG 19 *Zigong*), auf der Mamillarlinie.

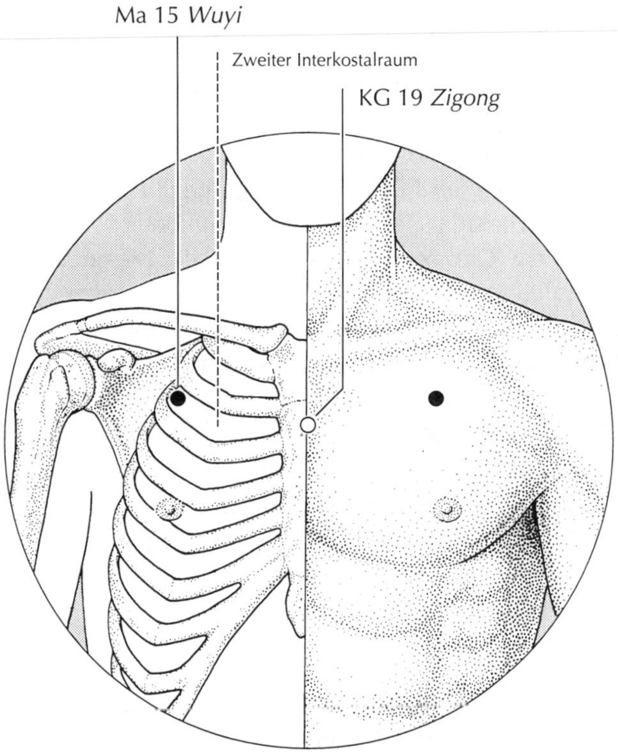

ANMERKUNG ZUR LOKALISATION

a) Man lokalisiert zuerst den Rippenknorpel der 2. Rippe, die auf der Höhe mit dem Angulus sternalis liegt, dann lokalisiert man den zweiten Interkostalraum direkt unterhalb;

b) es ist zu beachten, dass bei Männern die Brustwarze im vierten Interkostalraum liegt;

c) es ist zu beachten, dass der Interkostalraum lateralwärts nach oben verläuft, sodass Ma 15 *Wuyi* oberhalb der Höhe von KG 19 *Zigong* liegt.

NADELUNG

Transversal-schräg nach lateral oder medial entlang des Interkostalraums 0.5 – 0.8 *cun* oder transversales Stechen nach oben oder unten entlang der Leitbahn.

CAVE: Tiefe oder senkrechte Nadelung birgt die grundlegende Gefahr, die Lunge zu punktieren.

WIRKUNGEN

Senkt rebellierendes *Qi* und öffnet den Thorax
Unterstützt die Brüste
Lindert Schmerz und Hautjuckreiz

INDIKATIONEN

- Husten, Keuchen, Dyspnoe, Kurzatmigkeit, Husten von Eiter und Blut, Spannung und Schmerzen im Thorax und der lateralen Rippenregion.
- Schmerzen der Mammae, Mamma-Abszess.
- Hautschmerzen, die es unmöglich machen Kleider zu tragen, generalisierter Juckreiz, Schweregefühl des Körpers, geschwollener Körper, Schmerz und Schwäche der Extremitäten.

PUNKTKOMBINATIONEN

- Juckreiz mit starkem Schmerz: Ma 15 *Wuyi* und Bl 67 *Zhiyin (One Hundred Symptoms)*.

MA 16 YINGCHUANG

Brustfenster

膺窗

LOKALISATION

Auf dem Thorax, im dritten Interkostalraum, 4 *cun* lateral der Mittellinie (KG 18 *Yutang*), auf der Mamillarlinie.

ANMERKUNG ZUR LOKALISATION

a) Man lokalisiert zuerst den zweiten Interkostalraum (siehe bei Ma 15 *Wuyi*), dann findet sich darunter der dritte Interkostalraum;

b) es ist zu beachten, dass die Brustwarzen bei Männern im vierten Interkostalraum liegen.

NADELUNG

Transversal-schräg nach lateral oder medial, entlang des Interkostalraums 0.5 – 0.8 *cun*, oder transversal nach oben oder unten entlang der Leitbahn.

CAVE: Tiefe oder senkrechte Nadelung birgt die grundlegende Gefahr, die Lunge zu punktieren.

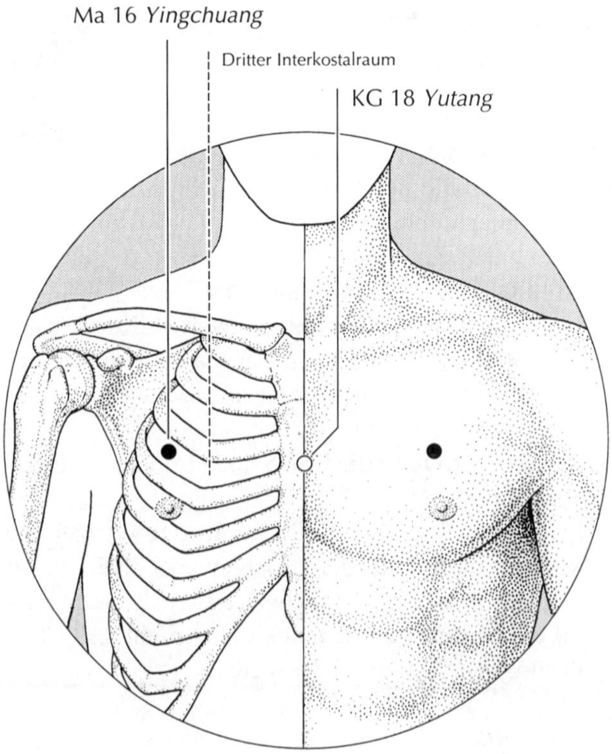

WIRKUNGEN

Lindert Husten und Keuchen
Unterstützt die Mammae

INDIKATIONEN

- Husten, Völlegefühl der Brust mit Kurzatmigkeit, ruheloser Schlaf, Fieber und Frieren, Schwellung der Lippen, Borborygmus und wässrige Diarrhö.
- Mamma-Abszess.

PUNKTKOMBINATIONEN

- Schwellung der Lippen: Ma 16 *Yingchuang* und Le 3 *Taichong* (*Supplementing Life*).
- Mamma-Abszess, Frieren und Fieber mit Kurzatmigkeit, ruheloser Schlaf: Ma 16 *Yingchuang* und Ni 23 *Shenfeng* (*Supplementing Life*).

MA 17 *RUZHONG*

Mitte der Brust

乳中

LOKALISATION

In der Mitte der Brustwarze, im vierten Interkostalraum, 4 *cun* lateral der Mittellinie.

NADELUNG

Dieser Punkt ist sowohl für die Nadelung als auch für die Moxibustion kontraindiziert und dient lediglich als Orientierung.

MA 18 *RUGEN*

Wurzel der Brust

乳根

LOKALISATION

Direkt unterhalb der Brustwarze im fünften Interkostalraum.

ANMERKUNG ZUR LOKALISATION

a) Man lokalisiert zuerst den zweiten Interkostalraum (siehe Beschreibung bei Ma 15 *Wuyi*), dann findet man den fünften Interkostalraum, drei Zwischenrippenräume tiefer;
b) bei Männern liegt die Brustwarze im vierten Interkostalraum;
c) bei Frauen liegt dieser Punkt an der Wurzel der Mamma unterhalb des Brustgewebes; bei Frauen liegt die Brustwarze üblicherweise nicht 4 *cun* lateral der Mittellinie und sollte daher nicht als Orientierungspunkt verwendet werden.

NADELUNG

Transversal-schräg nach lateral oder medial entlang des Interkostalraums 0.5 -1 *cun*, oder transversal aufwärts oder abwärts entlang der Leitbahn.

CAVE: Tiefe oder senkrechte Nadelung birgt die grundlegende Gefahr, die Lunge zu punktieren.

WIRKUNGEN

Unterstützt die Brüste und lindert Schwellung

Öffnet den Thorax und lindert Husten und Keuchen

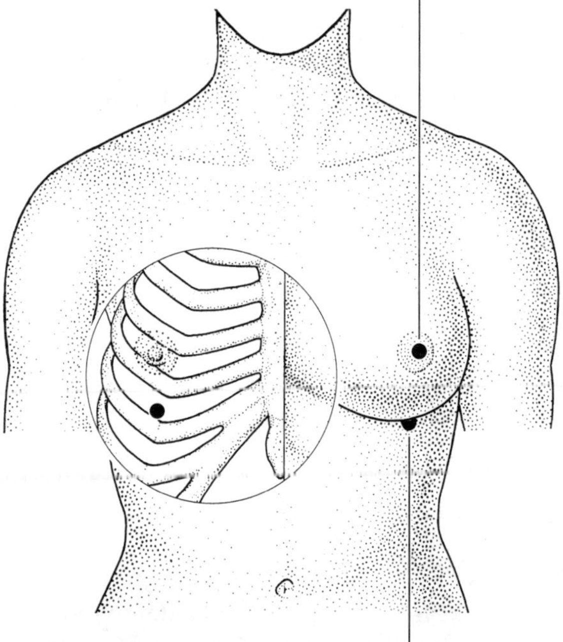

INDIKATIONEN

- Brust-Abszess, Brustschmerzen, geringer Milchfluss, schwere Geburt.
- Husten, Dyspnoe, Beklemmung und Schmerzen unter dem Thorax, Beklemmungsgefühl im Bereich des Zwerchfells, Ösophaguskonstriktion mit erschwerter Nahrungsaufnahme, plötzliche, tumultartige Erkrankung mit Krämpfen, Inversion mit entgegengesetztem Fluss der vier Extremitäten, Schwellungen und Schmerzen des Armes.

KOMMENTAR

Ma 18 *Rugen* ist der Hauptlokalpunkt zur Behandlung von Brusterkrankungen. Entsprechend *Zhu Dan-xi* aus der *Jin-Yuan* Dynastie heißt es: „Die Brüste sind dort wo das *yangming* verläuft und die Brustwarzen werden dem *jueyin* zugeordnet.“[9] Eine Disharmonie der Magen-*yangming*- und Leber-*jueyin*-Leitbahnen spielt bei allen Brusterkrankungen eine Rolle. Da Ma 18 *Rugen* das *Qi* und Blut des Brustbereiches als Ganzes reguliert, kann er für jegliche Art einer Brusterkrankung vom Fülle-Typ verwendet werden, die durch Schmerz, Spannungsgefühl, Schwellung oder Abszess charakterisiert sind, unabhängig davon, ob es sich um die Folge eines Magen-Feuers oder einer Spannung und Stagnation des Leber-*Qi* handelt (die beiden hauptsächlichen Füllezustände innerer pathologischer Faktoren bei Brusterkrankungen).

Stillende Mütter sind besonders anfällig für Brusterkrankungen. *Zhu Dan-xi* sagte: „Wenn eine stillende Mutter stark Gewürztes (Nahrung) zu sich nimmt oder Beleidigungen oder Leid erduldet, führt dies zu einer Blockierung der *Qi*-Zirkulation und die Öffnungen werden blockiert. (Auch weil) die Milch nicht weiter austreten kann, wird das Blut des *yangming* heiß und wandelt sich in Eiter.“[10] Ebenso wie für Brust-Abszesse durch diese inneren Faktoren ist Ma 18 *Rugen* bei Eindringen äußerer pathogener Faktoren in die Brust indiziert. Falsches Saugen oder (entsprechend *Zhu Dan-xi*) sogar der brennende, heiße Atem des neugeborenen Babys, der in die Brust geblasen wird, führt zu Hitze, Stagnation und Schwellung. Mangelnder Milchfluss ist eine sehr häufige Folge einer Leber-*Qi*-Stagnation mit behindertem freien Fluss oder die Folge eines *Qi*- und Blut-Mangels durch eine Magen- und Milzschwäche. Ma 18 *Rugen* ist bei jedem dieser Muster geeignet.

Entsprechend *Great Compendium of Acupuncture and Moxibustion* wird Ma 18 *Rugen* bei „Schmerzen des Thorax Zwerchfell-*Qi*“ empfohlen. Dies bezieht sich auf ein Beklemmungsgefühl im Thorax mit Kurzatmigkeit infolge einer Leber-*Qi*-Stagnation.

Ma 18 *Rugen* kann im weiteren Sinne bei Husten und Asthma verwendet werden.

Schließlich kann Ma 18 *Rugen* entsprechend *Ode of Xi-hong* die Wehentätigkeit fördern und beschleunigen, obwohl er traditionellerweise in der Schwangerschaft nicht kontraindiziert ist.

PUNKTKOMBINATIONEN

- Husten und Keuchen mit Schleim: Ma 18 *Rugen* und Ni 27 *Shufu* (*Ode Of The Jade Dragon*).
- Mamma-Abszess: Ma 18 *Rugen*, Ma 16 *Yingchuang*, Ma 39 *Xiajuxu*, Le 3 *Taichong* und Ni 7 *Fuliu* (*Compilation*).

MA 19 *BURONG*

Nicht geduldet

不容

LOKALISATION

Auf dem Abdomen, 2 *cun* lateral zur Mittellinie und 6 *cun* oberhalb des Bauchnabels, auf der Höhe von KG 14 *Juque*.

ANMERKUNG ZUR LOKALISATION

a) Die 2 *cun*-Linie ist in der Mitte zwischen der Mittellinie und der palpierbaren lateralen Grenze des Musculus rectus abdominis lokalisiert;

b) bei einigen Patienten mit einem engen Angulus subcostalis kann dieser Punkt auf den Rippenrand fallen; es bestehen dann folgende Wahlmöglichkeiten:

1. Man lokalisiert den Punkt mehr medial,
2. man nadelt ihn transversal auf dem Rippenrand und
3. man wählt einen anderen Punkt.

NADELUNG

Senkrecht 0.5 – 0.8 *cun*.

CAVE: Tiefes Einstechen kann auf der linken Seite zu einer Verletzung des Herzens oder auf der rechten Seite zu einer Verletzung der Leber führen, wenn diese Organe vergrößert sind.

WIRKUNGEN

Harmonisiert den mittleren *jiao* und senkt rebellierendes *Qi*.

Senkt *Qi* und lindert Husten und Keuchen.

INDIKATIONEN

- Abdominelle Aufblähung, epigastrischer Schmerz, Erbrechen, Bluterbrechen, Appetitlosigkeit, Borborygmus durch abdominelles Leere-Syndrom.
- Husten, Dyspnoe, erschwerte Atmung mit angehobenen Schultern, Schmerzen des Thorax, des Rückens, der Schultern und der Interkostalregion, Herzschmerzen, trockener Mund.

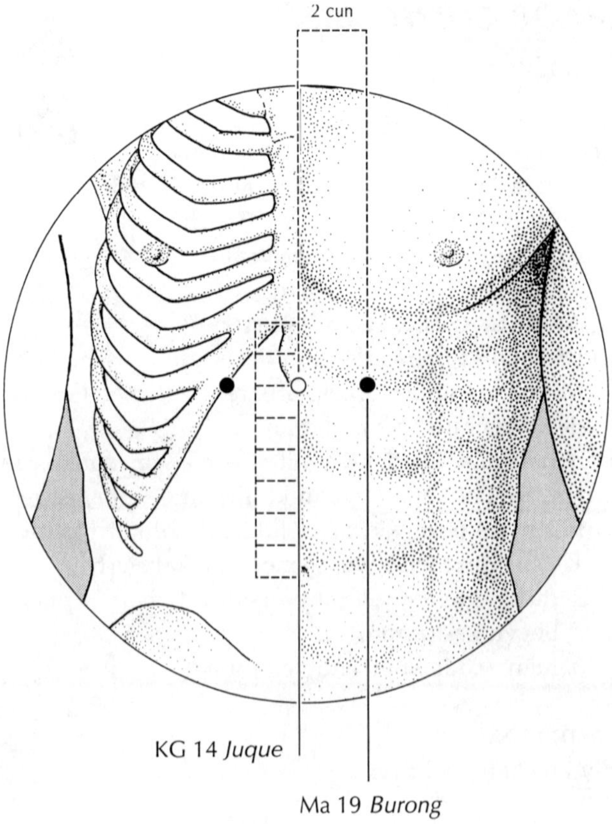

KOMMENTAR

Aufgrund seiner Lokalisation wird Ma 19 *Burong* gelegentlich zur Behandlung von Hypochondriumschmerzen, Übelkeit und Erbrechen bei Cholezystitis und Cholelithiasis gewählt. Sein Name „Nicht geduldet" oder „Unduldbar" bezieht sich auf die Unfähigkeit des Magens seinen Inhalt zurückzuhalten.

PUNKTKOMBINATIONEN

- Erbrechen: Ma 19 *Burong*, KG 13 *Shangwan* und Pe 7 *Daling* (*Supplementing Life*).
- Stechende Herzschmerzen: Ma 19 *Burong* und Le 14 *Qimen* (*Thousand Ducat Formulas*).
- Völlegefühl im Thorax und der lateralen Rippenregion: Ma 19 *Burong* und Le 13 *Zhangmen* (*One Hundred Symptoms*).
- Akuter Schmerz bei Cholelithiasis: Ma 19 *Burong* (rechts), M-LE 23 *Dannangxue*, Gb 34 *Yanglingquan* (links), Le 14 *Qimen* (rechts), KG 12 *Zhongwan*, Di 4 *Hegu* und Le 3 *Taichong*.

MA 20 *CHENGMAN*

承滿

Aufnahme der Fülle

LOKALISATION

Auf dem Abdomen, 2 *cun* lateral der Mittellinie und 5 *cun* oberhalb des Bauchnabels, auf einer Ebene mit KG 13 *Shangwan*.

ANMERKUNG ZUR LOKALISATION

a) Die 2 *cun*-Linie verläuft in der Mitte zwischen der Mittellinie und der palpierbaren seitlichen Grenze des Musculus rectus abdominis;

b) bei manchen Patienten mit einem engen subkostalen Winkel kann der Punkt auf den Rippenbogen fallen. Es bestehen dann folgende Möglichkeiten:
1. der Punkt wird weiter medial lokalisiert,
2. die Nadel wird transversal auf dem Rippenbogen gestochen,
3. man wählt einen anderen Punkt.

NADELUNG

Senkrecht 0.5 – 1 *cun*.

CAVE:

a) Bei mageren Patienten kann eine tiefe Nadelung zu einer Penetrierung der Peritonealhöhle führen;

b) tiefes Nadeln des rechten Ma 20 *Chengman* kann zu einer Verletzung einer vergrößerten Leber führen.

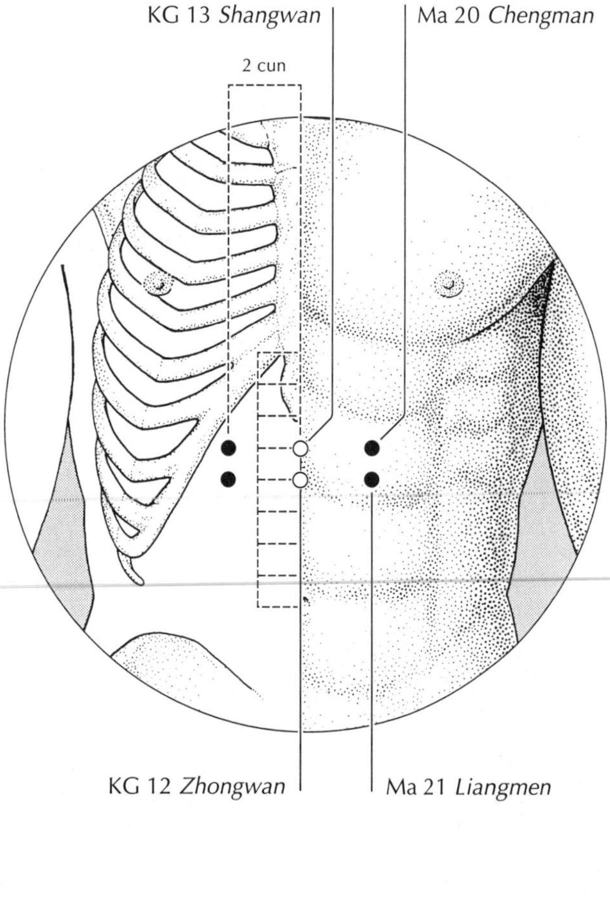

WIRKUNGEN

Harmonisiert den Mittleren Erwärmer

Senkt rebellierendes *Qi* von Lunge und Magen ab

INDIKATIONEN

- Epigastrischer Schmerz, Erbrechen, Bluterbrechen, Blutspucken, Schluckauf, erschwerte Nahrungsaufnahme, Appetitmangel, abdominelle Aufblähung, Borborygmus, Diarrhö, Verhärtung und Schmerzen der lateralen Rippenregion.
- Kurzatmigkeit, Keuchen, erschwerte Atmung mit angehobenen Schultern.

PUNKTKOMBINATIONEN

- Erschwerte Nahrungsaufnahme: Ma 20 *Chengman*, Lu 1 *Zhongfu*, Bl 60 *Kunlun*, Lu 10 *Yuji* und Mi 20 *Zhourong* (*Supplementing Life*).
- Verhärtung und Schmerz der lateralen Rippenregion: Ma 20 *Chengman* und KG 12 *Zhongwan (Thousand Ducat Formulas)*.

MA 21 *LIANGMEN*

梁门

Balkentor

LOKALISATION

Auf dem Abdomen, 2 *cun* lateral der Mittellinie und 4 *cun* oberhalb des Bauchnabels, auf einer Ebene mit KG 12.

ANMERKUNG ZUR LOKALISATION

a) Die 2 *cun*-Linie verläuft in der Mitte zwischen der Körpermittellinie und der palpablen lateralen Grenze des Musculus rectus abdominis,

b) bei manchen Patienten mit engem Subkostalwinkel kann dieser Punkt auf den Rippenbogen fallen. Es gibt dann folgende Möglichkeiten:
1. Man lokalisiert den Punkt etwas medial,
2. man nadelt ihn transversal auf dem Rippenbogen,
3. man wählt einen anderen Punkt.

NADELUNG

Senkrecht 1 – 1.5 *cun*.

CAVE:

a) Bei mageren Patienten kann es bei tiefer Nadelung zu einer Penetration der Peritonealhöhle kommen;

b) eine tiefe Nadelung von Ma 21 *Liangmen* rechtsseitig kann zu einem Anstechen einer vergrößerten Leber führen.

WIRKUNGEN

Reguliert *Qi* und lindert Schmerz

Harmonisiert den Mittleren Erwärmer und löst Stagnation auf

Hebt das *Qi* und stoppt Diarrhö

INDIKATIONEN

- Epigastrische Schmerzen, *Qi*-Stauung im Bereich der lateralen Rippenregion, *Qi*-Stauung unter dem Thorax, abdominelle Aufblähung.
- Erbrechen, Appetitlosigkeit, Borborygmus, schleimige Diarrhö, unverdaute Nahrung (im Stuhl).

KOMMENTAR

Ma 21 *Liangmen* ist ein wichtiger Punkt zur Behandlung von Blähungen und Schmerzen in Folge von *Qi*-Stagnation, speziell im Bereich des lateralen Abdomen und der lateralen Rippenregion. Dieser Punkt wird entweder bevorzugt oder in Kombination mit KG 12 *Zhongwan* verwendet, wenn sehr ausgeprägte epigastrische und abdominelle Schmerzen speziell in diesem lateralen Bereichen vorhanden sind.

Im weiteren Rahmen ist Ma 21 *Liangmen* in der Lage, Magen und Milz zu regulieren und Nahrungsstagnation aufzulösen und ist daher für Erbrechen, Appetitlosigkeit, Borborygmus, unverdaute Nahrung im Stuhl und Diarrhö, speziell schleimige Diarrhö, geeignet. Dieser Begriff bezieht sich auf eine Diarrhö, die aufgrund ihrer anhaltenden chronischen Natur zu einem abwärts sinkenden Kollaps des *Qi* führt. Der *Qi*-Kollaps wiederum führt zu einer Verschlechterung der Diarrhö, die dann anhaltend bei Tag und Nacht besteht und von Symptomen wie Kurzatmigkeit, Appetitlosigkeit und Abmagerung etc. begleitet ist.

Der Begriff „*liang*" im Namen von Ma 21 *Liangmen* bezieht sich auf die „Fünf Stauungen", die in *Classic of Difficulties* diskutiert werden. Diese Form der Stauung wird dem Herzen zugeordnet und ist durch eine palpable Masse im Bereich der Region unterhalb des Herzens (Epigastrium) charakterisiert und die Anwendung von Ma 21 *Liangmen* wird in verschiedenen Klassikern für epigastrische Schmerzen und *Qi*-Stauung unterhalb des Thorax und der lateralen Rippenregion betont.

MA 22 *GUANMEN*

Grenztor

關門

LOKALISATION

Auf dem Abdomen, 2 *cun* lateral der Mittellinie und 3 *cun* oberhalb des Bauchnabels auf Höhe von KG 11 *Jianli.*

ANMERKUNG ZUR LOKALISATION

Die 2 *cun*-Linie verläuft in der Mitte zwischen der vorderen Körpermittellinie und der palpierbaren lateralen Grenze des Musculus rectus abdominis.

NADELUNG

Senkrecht 1 – 1.5 *cun.*

CAVE: Bei mageren Patienten kann eine zu tiefe Nadelung zu einer Penetrierung der Peritonealhöhe führen.

WIRKUNGEN

Reguliert das *Qi* und lindert Schmerz

Reguliert die Därme und unterstützt die Miktion

INDIKATIONEN

- Abdominelle *Qi*-Stauung, Empfindung von *Qi*-Bewegung im Abdomen, abdominelle Schmerzen, abdominelle Blähung und Völle, akuter periumbilikaler Schmerz.
- Obstipation, Borborygmus, Diarrhö, Dysenterie-Erkrankung, Appetitlosigkeit, Ödem, Enuresis, Schleim-Malaria mit Kälte-Frösteln.

KOMMENTAR

Ma 22 *Guanmen* wird in zwei elegante Punktkombinationen zur Behandlung von Enuresis eingeschlossen: Beide Kombinationen beinhalten He 7 *Shenmen* ein und spiegeln das Prinzip wider, dass der unwillkürliche Urinverlust, besonders während des Schlafes, mindestens ebenso auf eine Erkrankung des Geistes wie auf eine Störung des Urogenitalsystems hinweist.

PUNKTKOMBINATIONEN

- Enuresis: Ma 22 *Guanmen*, He 7 *Shenmen* und Bl 40 *Weizhong* (*Systematic Classic*).
- Enuresis: Ma 22 *Guanmen*, Lu 1 *Zhongfu* und He 7 *Shenmen (Thousand Ducat Formulas).*

MA 23 *TAIYI*

Höchste Einheit

太乙

LOKALISATION

Auf dem Abdomen, 2 *cun* lateral der Körpermittellinie und 2 *cun* oberhalb des Bauchnabels, auf der Höhe von KG 10 *Xiawen.*

ANMERKUNG ZUR LOKALISATION

Die 2 *cun*-Linie verläuft in der Mitte zwischen der Mittellinie und der palpablen, lateralen Grenze des Musculus rectus abdominis.

NADELUNG

Senkrecht 1 – 1.5 *cun*

CAVE: Bei mageren Patienten kann eine zu tiefe Nadelung zu einer Penetration der Peritonealhöhle führen.

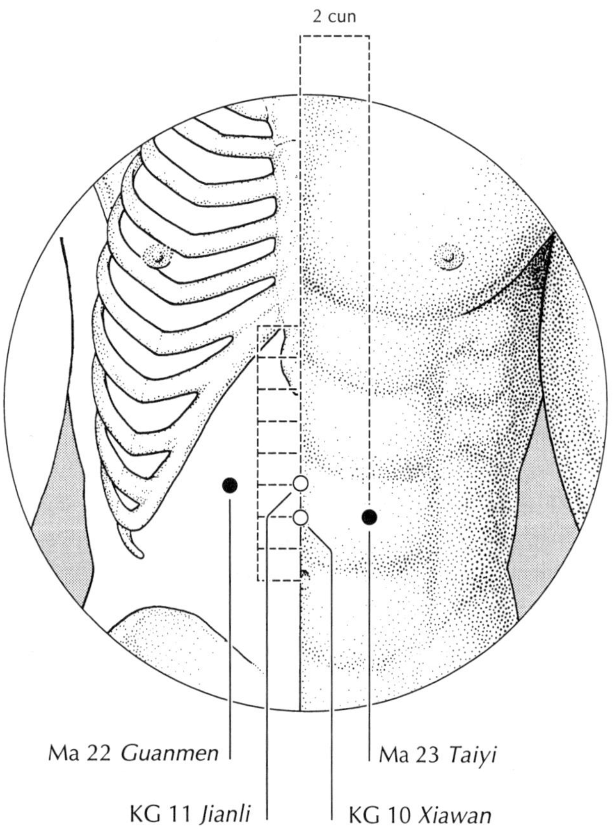

WIRKUNGEN

Wandelt Schleim um und beruhigt den Geist
Harmonisiert den mittleren *jiao*

INDIKATIONEN

- Manie-Depression, Agitiertheit, Zungenwerfen, verrücktes Gehen.
- Epigastrischer Schmerz, abdomineller Schmerz, Appetitlosigkeit, Diarrhö, *shan*-Erkrankung

KOMMENTAR

Die Wirkung dieses Punktes bezüglich einer Beruhigung des Geistes und der Behandlung psychoemotionaler Störungen (niedergeschrieben in verschiedenen Klassikern) wird drei Faktoren zugeschrieben:

a) seiner Fähigkeit, wie bei mehreren Punkten der Magen-Leitbahn (hervorzuheben vor allem Ma 40 *Fenglong*), die Milz in ihrer Umwandlung von Schleim zu unterstützen,
b) der inneren Verbindung zwischen Magen-Sonderleitbahn und dem *zang* Herz sowie
c) dem Zusammentreffen von Magen-Leitbahn mit dem Lenkergefäß (und damit dem Gehirn) an den Punkten LG 24 *Shenting* und LG 26 *Renzhong*, von denen beide einen starken Einfluss auf das Gehirn und den Geist haben.

Obwohl es viele Ursachen für die Bildung von Schleim gibt, ist ihre häufigste Ursache eine Disharmonie zwischen Magen und Milz. Nach seiner Entstehung kann Schleim oder Schleim-Hitze aufsteigen, die Poren des Herzens verschließen, den Geist stören und damit zu Symptomen wie Manie-Depression, Agitiertheit und verrücktem Gehen führen. Die Herz-Leitbahn steigt zur Zungenwurzel auf. Wenn Schleim das Herz blockiert, kann dies zu einem Zungenwerfen führen, bei dem die Zunge wiederholt wie die Zunge einer Schlange aus dem Mund hervorgestreckt wird. Dieses Symptom wird am häufigsten bei Syndromen von Schleim-Hitze, die in Milz und Herz gestaut sind, gesehen, obwohl ebenfalls in Milz- und Herz-Leere-Hitze differenziert wird und es auch bei Epilepsie gesehen werden kann. Es ist häufig von einer roten verlängerten Zunge, Zungenulzerationen und Durst und Verlangen nach kalten Flüssigkeiten begleitet.

Der Name „*Taiyi*" (Höchste Einheit) bezieht sich auf den Zustand undifferenzierter Einheit, der entsprechend der daoistischen Theorie vor dem Auftreten der Dualität von *Yin* und *Yang* und der Trennung von Erde und Himmel existierte. Eine Erklärung für den Namen dieses Punktes liegt darin, dass Ma 23 *Taiyi* nahe der Region des Abdomen liegt, die zu einer Trennung von reinen und unreinen Stoffen in der Verdauung führt, aber in der dieser Prozess nicht vollzogen ist.

Die zweifache Wirkung von Ma 23 *Taiyi* auf psychoemotionale und abdominelle Störungen (wie Schmerz und Diarrhö) empfiehlt ihn speziell für Zustände bei denen diese Störungen kombiniert auftreten. Diese Symptomenkombination wird häufig von Patienten berichtet, die mit Ängstlichkeit die Symptome auf den Thorax und im abdominellen Bereich fokussieren, begleitet von Palpitationen, thorakalem Engegefühl, abdominellen Schmerzen und Diarrhö.

PUNKTKOMBINATIONEN

- Manie-Depression mit Zungenwerfen: Ma 23 *Taiyi* und Ma 24 *Huaroumen* (*Systematic Classic*).
- Verrücktheit und manische Störung mit Zungenwerfen: Ma 23 *Taiyi*, Bl 58 *Feiyang* und Ma 24 *Huaroumen (Thousand Ducat Formulas)*.
- Zungenwerfen: Ma 23 *Taiyi* und Ni 9 *Zhubin* (*Supplementing Life*).

MA 24 *HUAROUMEN*

滑肉门

Pforte des glatten Fleisches

LOKALISATION

Auf dem Abdomen, 2 *cun* lateral der Mittellinie und 1 *cun* oberhalb des Nabels, auf der Höhe von KG 9 *Shuifen*.

ANMERKUNG ZUR LOKALISATION

Die 2 *cun*-Linie verläuft in der Mitte zwischen der vorderen Körpermittellinie und der palpierbaren, lateralen Grenze des Musculus rectus abdominis.

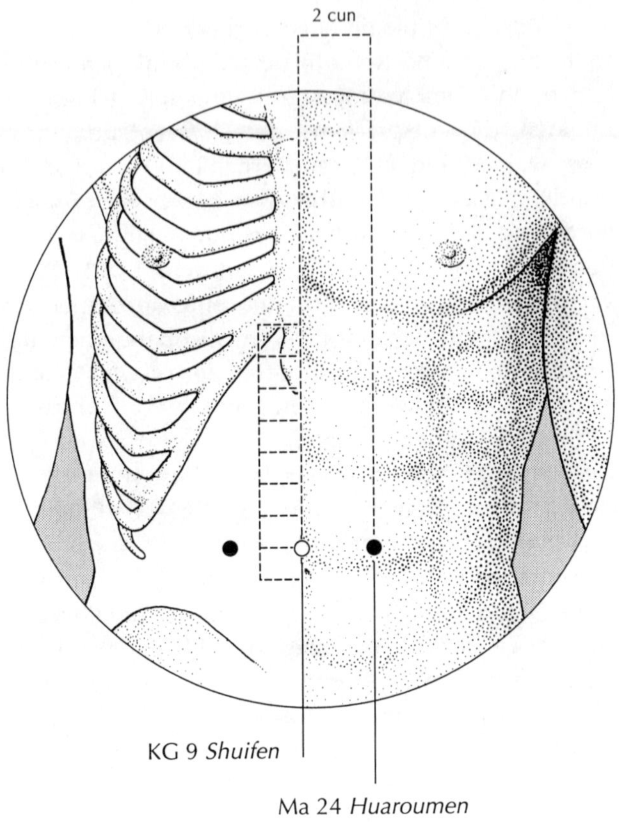

NADELUNG

Senkrecht 1 – 1.5 *cun*.

CAVE: Bei mageren Patienten kann eine tiefe Nadelung zu einer Penetration der Peritonealhöhle führen.

WIRKUNGEN

Wandelt Schleim um und beruhigt den Geist
Harmonisiert den Magen und lindert Erbrechen

INDIKATIONEN

- Manie-Depression, Zungenbewegung, steife Zunge, Lotusblumen-Zunge.
- Erbrechen, Bluterbrechen, epigastrische Schmerzen.

KOMMENTAR

Siehe Ma 23 *Taiyi* oben.

PUNKTKOMBINATIONEN

- Steife Zunge, Zungenbewegung: Ma 24 *Huaroumen*, He 3 *Shaohai* und Di 7 *Wenliu* (*Supplementing Life*).

MA 25 *TIANSHU*

天枢

Himmelssäule

mu-Alarmpunkt des Dickdarms

LOKALISATION

Auf dem Abdomen, 2 *cun* lateral des Bauchnabels.

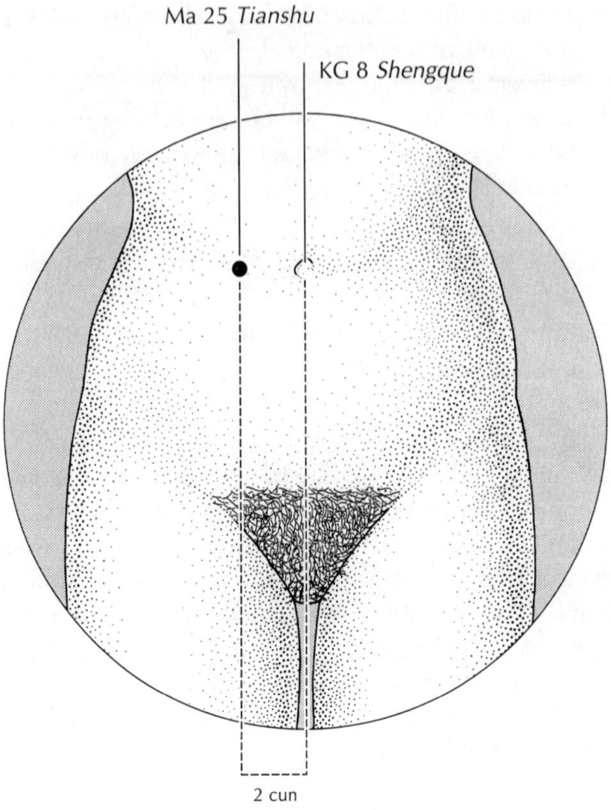

ANMERKUNG ZUR LOKALISATION

Die 2 *cun*-Linie auf dem Abdomen verläuft in der Mitte zwischen der Körpermittellinie und der palpierbaren, lateralen Begrenzung des Musculus rectus abdominis.

NADELUNG

a) Senkrecht 1 – 1.5 *cun*;
b) bei Uteruserkrankungen schräg nach unten in Richtung des Uterus.

CAVE: Bei mageren Patienten kann eine zu tiefe Nadelung zu einer Penetration der Peritonealhöhle führen.

WIRKUNGEN

Reguliert die Därme
Reguliert Milz und Magen
Beseitigt Feuchtigkeit und feuchte Hitze
Reguliert *Qi* und Blut und beseitigt Stagnation

INDIKATIONEN

- Diarrhö, Milz-Diarrhö, anhaltende Diarrhö mit unverdauten Nahrungsbestandteilen (im Stuhl), dysenterische Erkrankung, Borborygmus, Leere des unteren *yuan* (Ursprung) und Kälte, Obstipation.
- Ödeme, trommelartige Aufblähung, Schwellung des Gesichts, trübe schmerzhafte Miktionsstörung.
- Erbrechen, Würgen, erschwerte Nahrungsaufnahme, Appetitlosigkeit, plötzliche tumultartige Erkrankung.
- Abdominelle Schmerzen, abdominelle Blähung mit erschwerter Atmung, Intestinalabszess, generalisierte Schwellungen mit starken schneidenden Umbilikalschmerzen, Nabel-*shan*-Erkrankung mit lokalisiertem Schmerz, der periodisch das Herz bedrängt, *shan*-Störung, Rennendes-Ferkel-*Qi*.
- Abdominelle Massen (*zheng jia)* bei Frauen, Uterusschmerz, Dysmenorrhö, Menstruationsstörungen, Infertilität, rote und weiße Leukorrhö.
- Kälte-Frösteln durch Malaria, ausgeprägte Hitze mit manischem Wahn.

KOMMENTAR

Die enge Verbindung zwischen Magen und Därmen wird in *Spiritual Pivot* [11] wie folgt betont: „Dünndarm und Dickdarm gehören zum Magen." Darüberhinaus ist der Magen mit der Milz innen-außen-gekoppelt, die die Umwandlung und den Transport beherrscht und eine wichtige Rolle in der Regulierung der Därme spielt.

Ma 25 *Tianshu* ist der *mu*-Alarmpunkt des Dickdarms, auf der Magen-Leitbahn liegend, und damit der Punkt, an dem sich das *Qi* des Dickdarms sammelt und auf der Vorderseite des Körpers konzentriert.

Ma 25 *Tianshu*, beidseits neben dem Bauchnabel lokalisiert, beherrscht nach *Ode to Elucidate Mysteries* den Mittleren Bereich [12] und sein Name „Himmelssäule" oder „Himmlische Achse" bezieht sich auf seine zentrale Position zwischen dem oberen und unteren Abdomen, dem Magen und den Därmen. *Essential Questions* sagt: „(Der Bereich) oberhalb der Himmlischen Achse wird vom Himmlischen *Qi* beherrscht. (Der Bereich) unterhalb der Himmlischen Achse wird vom Erden-*Qi* regiert. Der Bereich, an dem sich diese beiden *Qi* überschneiden, ist der Ursprung des *Qi* des Menschen und der „Zehntausend Dinge." [13]

Die zwei Hauptwirkungen von Ma 25 *Tianshu* sind
a) Behandlung von Intestinalstörungen und
b) Regulierung des *Qi* und Beseitigen von Stase im Unterbauch.

Ma 25 *Tianshu* ist der bedeutendste Punkt zur Behandlung einer Vielzahl von Intestinalstörungen. In seiner Fähigkeit, die Milz zu regulieren und Feuchtigkeit umzuwandeln, liegt seine Kraft zur Behandlung der Diarrhö; tatsächlich wird in *Ode of the Jade Dragon* gesagt: „Ein Syndrom einer Milz-Diarrhö, schaue nicht weiter, nadele beidseits Ma 25 *Tianshu*." Diarrhö und dysenterische Erkrankungen können akut auftreten und die Folge einer Stauung von Kälte-Feuchtigkeit, feuchter Hitze oder toxischen Feuer sein. Oder sie sind chronisch und die Folge einer Milz- und Nierenschwäche oder einer Disharmonie zwischen Leber und Milz. Welche Ätiologie auch vorliegt, Ma 25 *Tianshu* sollte die zentrale Rolle in der Akupunkturrezeptur bilden, in Kombinationen mit anderen geeigneten Punkten, die entsprechend der Differentialdiagnose auszuwählen sind. In der modernen Praxis wird Ma 25 *Tianshu* meist zur Behandlung von bakteriellen Dysenterien und akuter einfacher Appendizitis in Kombination mit Punkten wie Ma 37 *Shangjuxu* und Di 11 *Quchi* verwendet. Obwohl es sich um einen bedeutenden Lokalpunkt zur Behandlung von Obstipation handelt, betrachten mehrere Autoritäten den weiter lateral gelegenen Punkt Mi 15 *Daheng* hierfür als effektiver.

Die feuchtigkeitsausleitende Wirkung von Ma 25 *Tianshu* zeigt sich in seiner Indikation für Ödeme, Gesichtsschwellungen, trommelartige Aufblähung und trübe, schmerzhafte Miktionsstörung.

Aufgrund seiner zentralen Position zwischen dem oberen und unteren Abdomen, dehnt sich die Wirkung von Ma 25 *Tianshu* nach oben zum Magen aus. Er ist für Erbrechen, Würgen und eine plötzliche tumultartige Erkrankung mit Erbrechen und begleitender Diarrhö indiziert. Verschiedene Klassiker betonen ebenfalls die Fähigkeit von Ma 25 *Tianshu* Leerezustände zu tonisieren. In *Investigation Into Points Along the Channels* wird er für „Unteres *yuan* (Ursprung) leer und kalt" und in *Ode to Elucidate Mysteries* für „Leere-Schädigung" empfohlen. Ma 25 *Tianshu* hat eine starke Wirkung zur Regulierung des *Qi* und zur Beseitigung von Stagnation im Unterbauch. Er ist für eine große Anzahl von Problemen einschließlich Blähungen und Schmerzen des Abdomen, Intestinalabszesse, *shan*-Erkrankung, starke stechende, periumbilikale Schmerzen etc. geeignet. Ebenso ist er zur Behandlung von Menstruationsstörungen und abdominellen oder uterinen Massen infolge von Stase von *Qi* oder Blut indiziert.

PUNKTKOMBINATIONEN

- Unaufhörliche Diarrhö: Ma 25 *Tianshu*, KG 12 *Zhongwan* und KG 3 *Zhongji (Great Compendium).*

- Unverdaute Nahrungsbestandteile (im Stuhl), kein Verlangen zu essen, periumbilikale Schmerzen: Ma 25 *Tianshu*, Ma 44 *Neiting* und Ma 45 *Lidui* (*Supplementing Life*).
- Rote (blutige) dysenterische Erkrankung: Ma 25 *Tianshu*, Ma 44 *Neiting*, Mi 1 *Yinbai*, KG 6 *Qihai*, Ni 6 *Zhaohai* und Pe 6 *Neiguan (Great Compendium)*.
- Erbrechen und plötzliche tumultartige Erkrankung: Ma 25 *Tianshu* und 3E 6 *Zhigou* (*Supplementing Life*).
- Menstruationsstörung: Ma 25 *Tianshu* und Ni 5 *Shuiquan (One Hundred Symptoms)*.
- Umbilikale *shan*-Erkrankung: Ma 25 *Tianshu*, KG 8 *Shenque* und KG 5 *Shimen* (*Supplementing Life*).
- Hypogastrische *shan*-Erkrankung: Ma 25 *Tianshu*, KG 5 *Shimen*, KG 6 *Qihai* und KG 8 *Shenque (Thousand Ducat Formulas)*.
- Gesichtsschwellung: Ma 25 *Tianshu*, Ma 40 *Fenglong*, Ma 42 *Chongyang*, Ma 43 *Xiangu* und Ma 45 *Lidui (Thousand Ducat Formulas)*.

MA 26 *WAILING*

外陵

Äußerer Hügel

LOKALISATION

Auf dem unteren Abdomen, 2 *cun* lateral der Körpermittellinie und 1 *cun* unterhalb des Bauchnabels, auf der Höhe von KG 7 *Yinjiao*.

ANMERKUNG ZUR LOKALISATION

Die 2 *cun*-Linie verläuft in der Mitte zwischen der Körpermittellinie und der palpierbaren lateralen Grenze des Musculus rectus abdominis.

NADELUNG

Senkrecht 1 – 1.5 *cun*.

CAVE: Bei mageren Patienten kann eine tiefe Nadelung zu einer Penetration der Peritonealhöhle führen.

WIRKUNGEN

Reguliert das *Qi* und lindert Schmerz

INDIKATIONEN

- Starke abdominelle Schmerzen, abdominelle Aufblähung, *shan*-Erkrankung.
- Dysmenorrhö, Amenorrhö.

PUNKTKOMBINATIONEN

- Massive abdominelle Schmerzen: Ma 26 *Wailing* und Ma 25 *Tianshu* (*Supplementing Life*).

MA 27 *DAJU*

大巨

Großes Ausladendes

LOKALISATION

Auf dem unteren Abdomen, 2 *cun* lateral der Körpermittellinie und 2 *cun* unterhalb des Nabels, auf der Höhe von KG 5 *Shimen*.

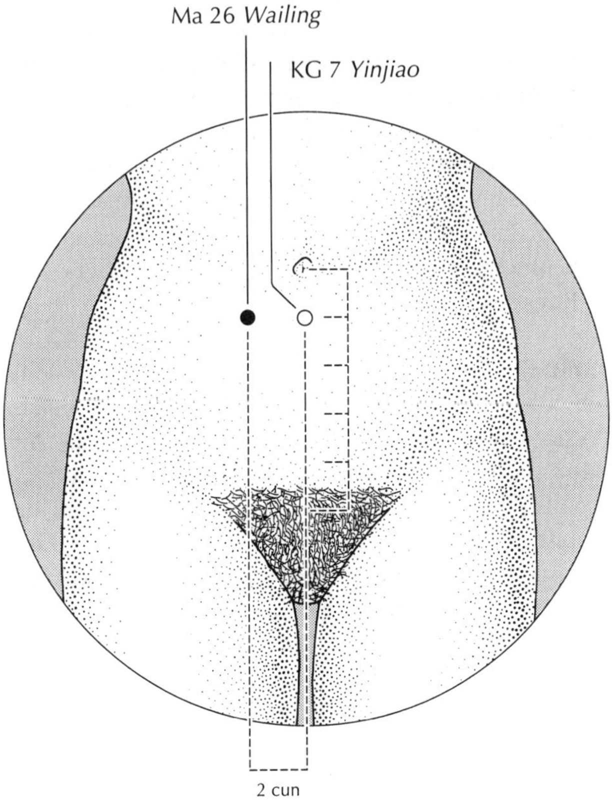

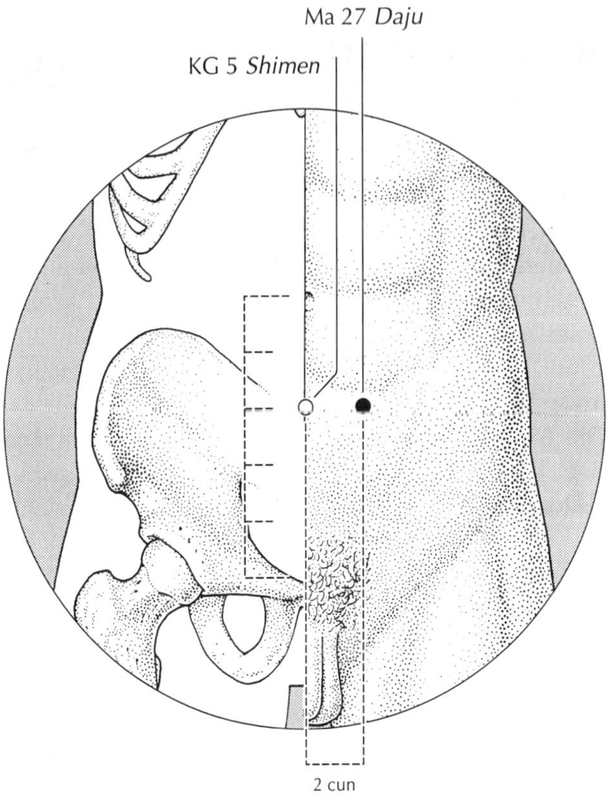

ANMERKUNG ZUR LOKALISATION
Die 2 *cun*-Linie ist zwischen der Körpermittellinie und der palpablen lateralen Grenze des Musculus rectus abdominis lokalisiert.

NADELUNG
Senkrecht 1 – 1.5 *cun*
CAVE: Bei mageren Patienten kann eine zu tiefe Nadelung zu einer Penetration der Peritonealhöhle führen.

WIRKUNGEN
Unterstützt die Nieren und stärkt die Essenz
Reguliert das *Qi* und fördert die Miktion

INDIKATIONEN
- Ejaculatio praecox, Samenverluste, Menstruationsstörungen, erschwerte Miktion, Urinretention.
- Palpitationen durch Schreck und Schlaflosigkeit, Schreckhaftigkeit, Agitiertheit mit Durst, Verlust des Gebrauchs der vier Extremitäten, Hemiplegie.
- Unterbauchaufblähung und Völlegefühl, *shan*-Erkrankung.

PUNKTKOMBINATIONEN
- Kälte-Feuchtigkeit, *shan*-Erkrankung: Ma 27 *Daju*, Mi 8 *Diji* und Le 6 *Zhongdu* (*Systematic Classic*).
- Palpitationen und Schlaflosigkeit: Ma 27 *Daju*, KG 6 *Qihai* und Mi 6 *Sanyinjiao* (*Supplementing Life*).

MA 28 *SHUIDAO*

Wasserweg

水道

LOKALISATION
Auf dem unteren Abdomen, 2 *cun* lateral der Körpermittellinie und 3 *cun* unterhalb des Bauchnabels, auf der Höhe von KG 4 *Guanyuan*.

ANMERKUNG ZUR LOKALISATION
Die 2 *cun*-Linie liegt zwischen der Mittellinie und dem palpablem lateralen Rand des Musculus rectus abdominis.

NADELUNG
Senkrecht 1 – 1.5 *cun*.
CAVE: Bei mageren Patienten kann eine tiefe Nadelung zu einer Penetration der Peritonealhöhle oder zu einer Penetration einer vollen Blase führen; der Patient sollte deshalb zuvor aufgefordert werden, seine Blase zu entleeren.

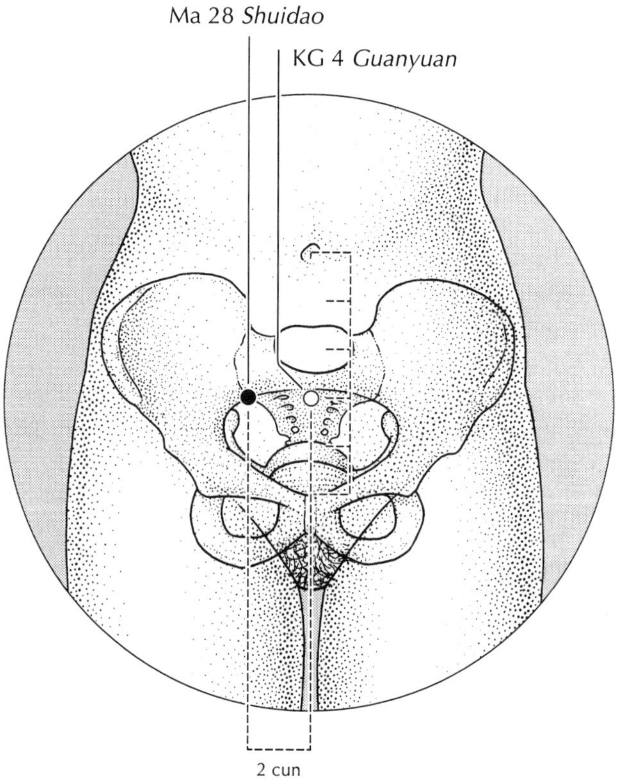

WIRKUNGEN
Reguliert den Unteren Erwärmer und beseitigt Stagnation
Unterstützt die Blase und den Uterus

INDIKATIONEN
- Urin- und Stuhlverhalt, Ödeme, Kälte in der Blase, Blähung und Völle im Unterbauch, *shan*-Erkrankung.
- Hypogastrische Schmerzen bei Frauen, die zu den Genitalien ausstrahlen, Dysmenorrhö, Infertilität, Kälte im Uterus, die entlang der Oberschenkel zum Knie ausstrahlt, Uterus (*jia*) Massen, Retention eines abgestorbenen Fötus, Plazentaretention, Lumbalschmerz bei Menstruation, Hitze, die die drei Erwärmer einschnürt.
- Schmerzen der Lumbalwirbel, Schulter- und Rückenschmerzen.

KOMMENTAR
Obwohl dieser Punkt am häufigsten als *Shuidao* (Wasserweg) bekannt ist, bezieht sich der große Arzt des 7. Jahrhunderts *Sun Si-miao* auf den linken *Shuidao* als *Baomen* (Tor des Uterus) und auf den rechten *Shuidao* als *Zihu* (Tor des Kindes)[14] und betont damit seine Wirkung auf gynäkologische Erkrankungen. Diese beiden Benennungen des Punktes spiegeln die zweifache Wirkung zur Beseitigung von Stase aus der Harnblase und zur Miktionsförderung auf der einen Seite und zur Behebung von *Qi*- und Blutstase aus dem Uterus auf der anderen Seite wider. Die erstgenannte Wirkung betreffend ist Ma 28 *Shuidao*

indiziert, wenn eine Fülle durch pathogene Faktoren die *Qi*-umwandelnde Funktion der Blase blockiert und damit zu einem Urinverhalt führt. Bezogen auf die zweitgenannte Wirkung ist Ma 28 *Shuidao* speziell bei Kälte indiziert, die den Uterus verknotet (siehe Ma 29 *Guilai* mit ausführlicherer Diskussion). Der dadurch entstehende Blutstau kann sich mit einer Vielzahl von Symptomen der Blutstauung äußern: Dysmenorrhö, Infertilität, Menstruationsschmerzen, die sich in die Lumbalregion und abwärts in beide Oberschenkel ausdehnen, und Plazentaretention eines abgestorbenen Fötus. Dieser Punkt ist ebenso spezifisch für uterine *(jia)* Massen, Massen undefinierter Form und wechselnder Lokalisation, die primär die Folge einer *Qi*-Stagnation sind.

Der vereinigende Faktor zwischen diesen beiden Wirkbereichen von Ma 28 *Shuidao* ist die Stauung und betont, dass dieser Punkt fast ausschließlich bei Fülle-Mustern verwendet wird.

Ma 28 *Shuidao* ist ebenfalls bei Schmerzen der Lumbalregion, Schulter- und Rückenschmerzen indiziert und erscheint für diese Anwendung in mindestens zwei klassischen Punktkombinationen. Dies ist ein Beispiel der Methode, Punkte auf der Vorderseite des Körpers zu verwenden, um die Körperrückseite zu behandeln, und zeigt sich in der Tatsache, dass die tendino-muskuläre Leitbahn des Magens unterhalb der unteren Rippen vorbeiläuft und sich mit dem Rückgrat verbindet.

PUNKTKOMBINATIONEN

- Steifigkeit des Rückgrates: Ma 28 *Shuidao* und LG 8 *Jinsuo (One Hundred Symptoms).*
- Schulter- und Rückenschmerzen: Ma 28 *Shuidao,* 3E 16 *Tianyou,* Ma 12 *Quepen,* LG 11 *Shendao,* Bl 11 *Dazhu,* KG 22 *Tiantu* und Di 16 *Jugu (Thousand Ducat Formulas).*

MA 29 *GUILAI*

Rückkehr

歸來

LOKALISATION

Auf dem unteren Abdomen, 2 *cun* lateral der Körpermittellinie und 4 *cun* unterhalb des Bauchnabels, auf der Höhe von KG 3 *Zhongji.*

ANMERKUNG ZUR LOKALISATION

Die 2 *cun*-Linie verläuft in der Mitte zwischen der Körpermittellinie und der palpierbaren lateralen Grenze des Musculus rectus abdominis.

NADELUNG

Senkrecht 1 – 1.5 *cun.*

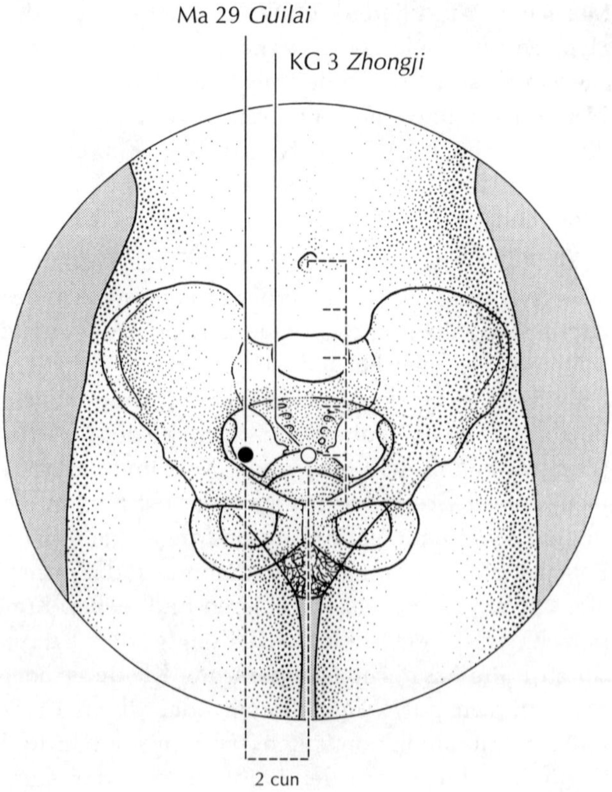

CAVE: Tiefe Nadelung kann bei mageren Patienten zu einer Penetration der Peritonealhöhle oder der gefüllten Harnblase führen; die Patienten sollten deshalb zuvor aufgefordert werden, die Harnblase zu entleeren.

WIRKUNGEN

Wärmt den Unteren Erwärmer
Reguliert Menstruation und unterstützt die Genitalregion

INDIKATIONEN

- Amenorrhö, Menstruationsstörungen, uterine *(jia)* Massen, Uterusprolaps, Schwellung, Schmerz und Kälte der Vagina, Infertilität, Leukorrhö.
- Hodenhochstand, Penisschmerzen, Impotenz, Samenverluste, nächtliche Miktion, die sieben Arten von *shan*-Erkrankungen, Rennendes-Ferkel-*Qi*, hypogastrische Schmerzen.

KOMMENTAR

Der Name dieses Punktes „*Guilai*" (Rückkehr) ist normalerweise in dem Sinne zu verstehen, dass er die Fähigkeit hat, den Zustand des Uterus und der Genitalien zu normalisieren.

In *Essential Questions*[15] heißt es: „*Qi* und Blut lieben Wärme und verabscheuen Kälte; bei (bestehender) Kälte koagulieren sie; bei (bestehender) Wärme verteilen sie sich und fließen." *Spiritual Pivot*[16] sagt: „Das Blut (Gefäße), das Nähr- und Abwehr (-*Qi*) des

Menschen zirkulieren, ohne zu stehen, in der gleichen Weise wie es die Sterne in den oberen Bereichen und die Flüsse in den niederen Bereichen tun. Wenn eine pathogene Kälte auftritt und als Gast in den Leitbahnen bleibt, wird das Blut koagulieren. Wenn das Blut koaguliert, bewegen sich die Leitbahnen nicht."

Die Gesamtwirkung von Ma 29 *Guilai* besteht in einer Wärmung des Unteren Erwärmers, speziell des Uterus bei Frauen und der Genitalregion sowohl bei Männern als auch bei Frauen. Die Kälte kann ihre Ursache in einem Fülle- oder Leere-Syndrom haben. Bezüglich einer Fülle-Kälte gehört der Uterus (gemeinsam mit dem Magen, der Milz und den Därmen) zu der Gruppe der *zangfu* oder extra *fu*, in die direkt äußere pathogene Kälte eindringen kann (zum Beispiel ohne anfängliche Symptome und Zeichen eines äußeren Musters wie Frieren und Fieber, Körperschmerzen etc.). Eine Schädigung des Uterus durch Kälte kann durch unpassende Kleidung oder durch Sitzen auf kaltem Boden oder durch übermäßige Aufnahme von kalten Nahrungsmitteln und Getränken, im Besonderen während der Menstruation oder nach Entbindung, auftreten. Pathogene Kälte verursacht *Qi*-Stagnation und Koagulation von Blut im Uterus und trennt die Verbindung zwischen Konzeptions- und Lenkergefäß und führt damit zu Erkrankungen wie Amenorrhö, Menstruationsstörungen, uterinen Massen etc. Ma 29 *Guilai* ist einer der Hauptpunkte, um den Uterus zu wärmen und pathogene Kälte auszuleiten.

Bezüglich eines Leere-Kälte-Syndroms ist Ma 29 *Guilai* ebenso ein wichtiger Punkt zur Behandlung von Erkrankungen durch Abnahme des Nieren-*Yang* mit entstehender Kälte, die zu Menstruationsstörungen, Amenorrhö, Infertilität etc. führt. Die Fähigkeit von Ma 29 *Guilai*, derartige Erkrankungen zu behandeln, beruht auf seiner Wirkung, den Uterus zu wärmen und zu unterstützen, und weniger darauf, das Nieren-*Yang* direkt zu tonisieren. Ma 29 *Guilai* ist ebenso für ein Rennendes-Ferkel-*Qi* indiziert, das auftreten kann, wenn ein Nieren-*Yang*-Mangel zu einer Ansammlung von Kälte im Unteren Erwärmer führt (siehe Ma 30 *Qichong*).

Eine Amenorrhö kann auch die Folge eines Fülle- oder Leere-Syndroms sein (*Qi*-Stagnation und Blutstase, pathogene Kälte, Schleim-Stagnation, Blutmangel oder pathogener Faktor Hitze, der das *Yin*-Blut verbraucht). Aufgrund seiner Wirkung, die Menstruation „rückkehren" zu lassen, wird Ma 29 *Guilai* üblicherweise zur Behandlung von Amenorrhö bei diesen Mustern verwendet.

Die Genitalregionen von Männern wie Frauen sind gegenüber dem Eindringen pathogener Kälte gleichermaßen empfindlich. Diese kann eine Vielzahl von Symtomen mit Schmerzen und Zusammenziehen der Hoden, des Penis oder der Vagina hervorrufen. Ebenso wie Ma 29 *Guilai* in der Lage ist, in dieser Region zu wärmen und Fülle-Kälte zu beheben, kann er den unteren Erwärmer kräftigen und wärmen und wird zur Behandlung von Erkrankungen wie Impotenz, Samenergüssen, Leukorrhö und nächtlichem Urinieren durch Abnahme des *ming meng*-Feuers angewandt.

Obwohl die klinische Symptomatik bei jeder dieser oben angegebenen Situationen etwas unterschiedlich sein wird, werden alle durch eine Abneigung gegen Kälte und eine Bevorzugung von Hitze charakterisiert sein. Da Ma 29 *Guilai* hauptsächlich für Kältemuster indiziert ist, eignet er sich in besonderer Weise für eine kombinierte Nadelung und Moxibustion.

PUNKTKOMBINATIONEN

- hängende und geschwollene Hoden ohne Schmerzen: Ma 29 *Guilai*, Le 1 *Dadun* und Mi 6 *Sanyinjiao* *(Great Compendium)*.
- Retrahierte Hoden: Ma 29 *Guilai* und Gb 27 *Wushu* (*Supplementing Life*).

MA 30 *QICHONG*

氣沖

Durchdringendes *Qi*

Kreuzungspunkt der Magen-Leitbahn mit dem Durchdringungsgefäß
Punkt des Meeres von Wasser und Getreide

LOKALISATION

Auf dem Unterbauch, 2 *cun* lateral von der Körpermittellinie, auf der Höhe des Oberrandes der Symphyse (KG 2 *Qugu*).

ANMERKUNG ZUR LOKALISATION

Die 2 *cun*-Linie wird in der Mitte zwischen der Körpermittellinie und dem palpablen lateralen Rand des Musculus rectus abdominis lokalisiert.

NADELUNG

Senkrecht 1 – 1.5 *cun*.

CAVE: Bei mageren Patienten,

a) kann eine tiefe kranial gerichtete Nadelung zu einer Penetration der Peritonealhöhle oder einer vollen Blase führen (der Patient sollte vor der Nadelung aufgefordert werden, die Blase zu entleeren);
b) eine tiefe abwärts gerichtete Nadelung kann bei Männern zu einem Anstechen des Samenkanals führen.

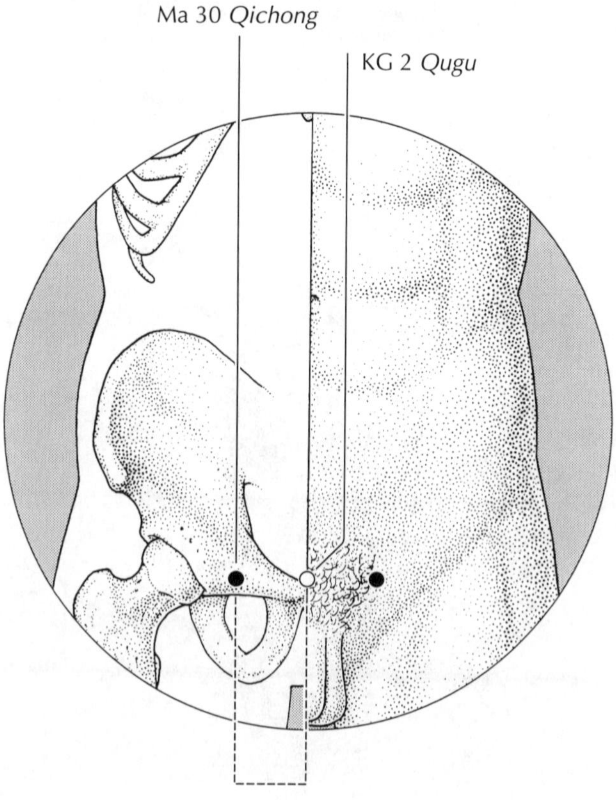

WIRKUNGEN

Reguliert das *Qi* im Unteren Erwärmer
Reguliert das Durchdringungsgefäß
Unterdrückt Rennendes-Ferkel-*Qi*

INDIKATIONEN

- Hypogastrische Schmerzen, plötzliche Völle und Blähung des Abdomen, Völlegefühl des Abdomen, Unfähigkeit sich hinzulegen, krampfender Schmerz des Abdomen, Hitze im Abdomen, Hitze im Körper mit abdominellen Schmerzen, Verhärtung unterhalb des Nabels, Urin- und Stuhlverhalt, Hitze im Dickdarm, Rektumsprolaps, Kälteschädigung, die zu einer Hitze im Magen führt, heiße schmerzhafte Miktionsstörung, Stein-Ödeme.
- Menstruationsstörungen, plötzliche Amenorrhö, pathologische Uterusblutungen, Infertilität, Störungen im Zusammenhang mit der Entbindung, Plazentaretention, erschwerter Milchfluss.
- Schwellung und Schmerzen der äußeren Vagina, Schwellung und Schmerzen des Penis, Hodenschmerzen, Zurückziehen und Schmerzen beider Hoden, *shan*-Erkrankung, Impotenz, Schmerzen der Lumbalregion mit eingeschränkter Drehfähigkeit, Völlegefühl im lateralen Rippenbereich.
- Rennendes-Ferkel-*Qi*, aufwärts steigendes *Qi*, das das Herz angreift, Fötus (fötales *Qi*) drängt aufwärts und greift das Herz an.

KOMMENTAR

Der Name dieses Punktes *Qichong* kann als „Drängendes *Qi*" oder „Strömendes *Qi*" übersetzt werden. Das Chinesische Zeichen *chong* ist das Gleiche wie in dem Begriff Durchdringungsgefäß (*chong mai*). Dieser Name spiegelt sowohl die Fähigkeit von Ma 30 *Qichong* wider, die *Qi*-Zirkulation im Unteren Erwärmer zu regulieren, als auch seine Bedeutung als Punkt, an dem das Durchdringungsgefäß an die Oberfläche tritt.

Ma 30 *Qichong* hat eine breite Wirkung zur Behandlung vieler Erkrankungen dieses Areals. Durch seine *Qi*-regulierende Wirkung kann Ma 30 *Qichong* verwendet werden, um Stagnation, Schmerzen, Kälte und Hitze in der Genitalregion, den Därmen, der Blase und dem Abdomen als Ganzes zu zerstreuen. Daher ist er für Störungen wie Schmerzen, Völlegefühl und Blähung des Unterbauchs, abdominelle Hitze, zusammenkrampfende Schmerzen des Abdomen, Hitze im Dickdarm, Urin- und Stuhlverhalt, heiße schmerzhafte Miktionsstörung und Stein-Ödeme etc. indiziert.

Das Durchdringungsgefäß kommt am Perineum an die Oberfläche und trifft die Magen-*yangming*-Leitbahn bei Ma 30 *Qichong*. Es beeinflusst das untere Abdomen als Ganzes, einschließlich der genitalen Organe und unterstützt in besonderer Weise die Regulierung der Funktionen des Uterus und der Menstruation.

Ma 30 *Qichong* ist deshalb bei Genitalerkrankungen wie Schwellung und Schmerzen des Penis und der Vagina, Schmerzen und Retraktion der Hoden, Impotenz etc. sowie gynäkologischen, geburtshilflichen Störungen wie Menstruationsstörungen, plötzlicher Amenorrhö, pathologischer Uterusblutung, Infertilität, Plazentaretention und erschwertem Milchfluss indiziert. Nach *Classic of Difficulties* kommt es bei einer Erkrankung des Durchdringungsgefäßes zum Aufwärtsdrängen des *Qi* mit akuten abdominellen Störungen. Ma 30 *Qichong*, der auf dem Unterbauch lokalisiert ist und an dem das Durchdringungsgefäß an die Oberfläche kommt, ist der alleinige Hauptpunkt zur Behandlung des Rennendes-Ferkel-*Qi*. In *Essential from the Golden Cabinet* heißt es „Eine Rennendes-Ferkel-*Qi*-Störung steigt vom Unterbauch auf; sie steigt mit einer solchen Heftigkeit zum Hals auf, dass der Patient das Gefühl hat, dem Tode nahe zu sein. Sie greift an und zieht sich dann zurück. Sie entsteht durch Furcht und Schrecken." Rennendes-Ferkel-*Qi* tritt hauptsächlich auf, wenn sich gestautes Leber-*Qi* in Hitze umwandelt oder wenn ein Nieren-*Yang*-Mangel zu einer Ansammlung von Kälte im unteren Erwärmer führt.

In beiden Fällen kommt es zu einer heftigen Freisetzung des *Qi*, das entlang des Durchdringungsgefäßes nach oben drängt und große Agitiertheit und

Ängste verursacht. Ma 30 *Qichong* ist ebenfalls für fötales *Qi*, das zum Herzen drängt, indiziert. Dieser Zustand, beschrieben von *Zhu Dan-xi*, manifestiert sich in einer Spannung und Völlegefühl und Schmerz des Abdomen und des Herzens bei schwangeren Frauen.

Im Kapitel „Abhandlung über die Meere" in *Spiritual Pivot*[17] wird Ma 30 *Qichong* als der obere Punkt des „Meeres von Wasser und Getreide" (Ma 36 *Zusanli* als unterer Punkt) bezeichnet. Nach dieser Textstelle kommt es bei einer Fülle des Meeres von Wasser und Getreide zu einem abdominellen Völlegefühl; liegt eine Leere vor, zeigt sich Hunger mit Unfähigkeit zu essen.

Schließlich schließt *Essential Questions*[18] Ma 30 *Qichong* unter die acht Punkte ein, die Hitze aus dem Magen klären (beidseits Ma 30 *Qichong*, Ma 36 *Zusanli*, Ma 37 *Shangjuxu* und Ma 39 *Xiajuxu*).

PUNKTKOMBINATIONEN

- Schlaflosigkeit: Ma 30 *Qichong* und Le 13 *Zhangmen* (*Supplementing Life*).
- Rektumprolaps: Ma 30 *Qichong*, Bl 25 *Dachangshu*, LG 20 *Baihui*, LG 1 *Changqiang*, Gb 21 *Jianjing* und Di 4 *Hegu* (*Compilation*).
- Stein-Ödeme des oberen Abdomen: man moxibustiere Ma 30 *Qichong*, Ni 2 *Rangu*, Ni 14 *Siman* und Le 13 *Zhangmen* (*Thousand Ducat Formulas*).

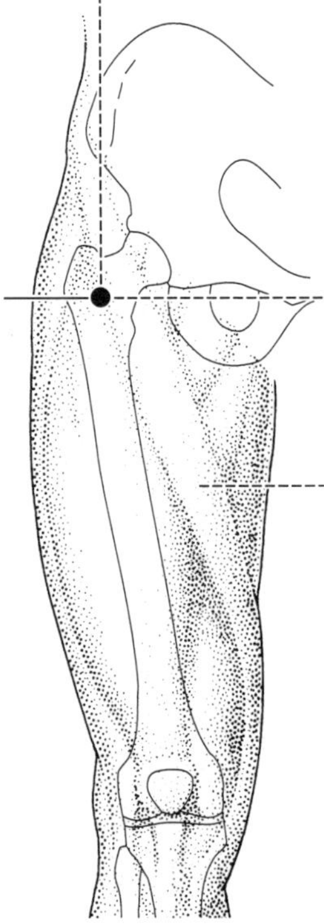

MA 31 *BIGUAN*

Oberschenkel-Tor

髀關

LOKALISATION

Auf dem Oberschenkel, in einer Vertiefung direkt lateral des Musculus sartorius, auf dem Kreuzungspunkt einer Vertikallinie, die von der Spina iliaca anterior superior abwärts gezogen wird, mit einer Horizontallinie, die von der Untergrenze der Symphyse gezogen wird.

ANMERKUNG ZUR LOKALISATION

Als horizontale Grenze kann ebenso die höchste Erhebung des Trochanter major genommen werden.

NADELUNG

Senkrecht oder schräg 1 – 2 *cun*.

WIRKUNGEN

Belebt die Leitbahn und lindert Schmerzen
Vertreibt Wind-Feuchtigkeit

INDIKATIONEN

- Atrophie-Erkrankung und schmerzhaftes Stauungssyndrom der unteren Extremität, Hemiplegie, Taubheit der Beine, Kälte-Feuchtigkeit-Bein-*Qi*, Schmerzen des Hüftgelenks, Oberschenkelschmerzen, Ischialgie, Kontraktion der Oberschenkelmuskeln, schmerzhaftes Kälte-Stauungssyndrom der Knie, Unfähigkeit die Knie zu strecken und zu beugen, Lumbalschmerzen, Gelbsucht.

KOMMENTAR

Ma 31 *Biguan* (Oberschenkel-Tor) ist nahe der Hüftgelenksregion, dem „Tor" der unteren Extremität, gelegen. In *Spiritual Pivot*[19] heißt es: „Die *yangming*-Leitbahn ist voller *Qi* und Blut", und die Punkte sowohl der *yangming*-Leitbahnen des Armes als auch des Fußes werden klinisch häufig zur Förderung der Zirkulation des *Qi* und des Blutes in die Extremitäten verwendet. Dies verweist auf ihre besondere Wirkung in der Behandlung von Taubheit, Lähmung, Steifheit und Schmerzen der vier Extremitäten.

Ma 31 *Biguan* ist ein wichtiger Punkt, um die *Qi*- und Blut-Zirkulation als Ganzes im Bein zu fördern und im Speziellen in der Magen-Leitbahn. Diesbezüglich kann er als ein entsprechender Punkt für die untere Extremität, wie Di 15 *Jianyu* für die obere Extremität, gesehen werden. Seine Hauptanwendung findet er in der Behandlung von Atrophieerkrankungen, Hemiplegie und schmerzhaften Stauungssyndromen des ganzen Beines oder zur Behandlung von Schmerzen der Hüfte, die entlang der Magen-Leitbahn nach unten ausstrahlen. In diesen Fällen wird er häufig nach der „Ketten-und-Schloss-"Methode mit

Ma 36 *Zusanli* und Ma 41 *Jiexi* kombiniert. In einer Anzahl von klassischen Texten wird Ma 31 *Biguan* spezifischerweise für eine schmerzhafte Kältestauung der Kniegelenke und für Lumbalschmerzen empfohlen.

PUNKTKOMBINATIONEN

- Taubheitsgefühl der Knie: Ma 31 *Biguan*, Ma 35 *Dubi*, Gb 34 *Yanglingquan* (*Supplementing Life*).
- Schwäche und Lähmung der Beine: Ma 31 *Biguan*, Ma 36 *Zusanli*, Gb 34 *Yanglingquan*, Gb 39 *Xuanzhong* und Ma 41 *Jiexi*.

MA 32 *FUTU*

伏兎

Versteckter Hase

LOKALISATION

Auf dem Oberschenkel, auf einer Linie zwischen dem lateralen Patellarand und der Spina iliaca anterior superior, in einer Vertiefung 6 *cun* proximal zum Patellaoberrand.

ANMERKUNG ZUR LOKALISATION

Man teilt den Abstand zwischen der Erhebung des Trochanter major und des Oberrandes der Patella in 3 Teile; dieser Punkt liegt gerade oberhalb der Linie zwischen dem unteren und mittleren Drittel.

NADELUNG

Senkrecht oder schräg 1 – 2 *cun*.

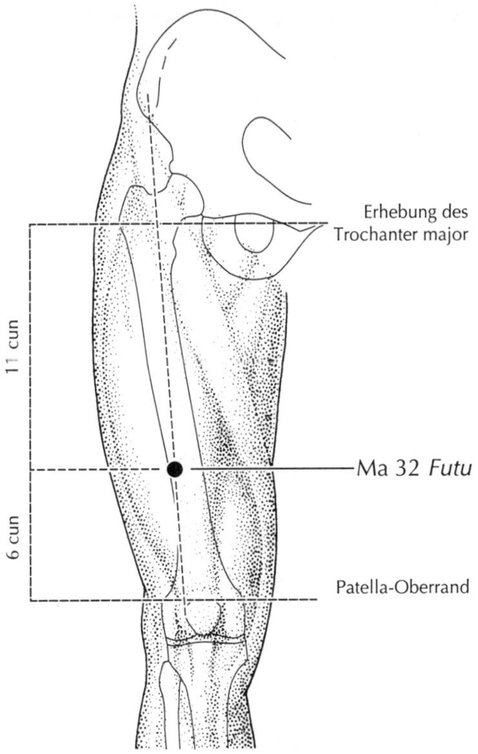

WIRKUNGEN

Belebt die Leitbahn und lindert Schmerzen
Zerstreut Wind-Feuchtigkeit

INDIKATIONEN

- Schmerzhafte Stauung und Atrophieerkrankung der unteren Extremität, Bein-*Qi*, Schmerz, Taubheit und Kontraktion der Oberschenkelmuskulatur, Kältegefühl und Schmerzen des Knies, Lumbalschmerzen, Armkontraktion.
- *shan*-Erkrankung, abdominelle Blähung mit vermindertem *Qi*, Erkrankungen der acht Regionen der Frauen, Manie, Geist-Reden, Urtikaria, schwerer Kopf.

KOMMENTAR

Obwohl Ma 32 *Futu* hauptsächlich bei Leitbahnen-Störungen der unteren Extremitäten verwendet wird, empfiehlt in *Sagelike Prescriptions from the Taiping Area* für Erkrankungen der acht Regionen der Frauen. Diese sind
a) die äußeren Genitalien,
b) die Brüste,
c) Erkrankungen während der Schwangerschaft,
d) postpartale Beschwerden,
e) Uterusblutungen,
f) Leukorrhö,
g) Menstruation und
h) abdominelle Massen.

PUNKTKOMBINATIONEN

- Wind-Bein-*Qi*: Zuerst moxibustiere man Gb 31 *Fengshi*, dann Ma 32 *Futu* (*Thousand Ducat Formulas*).

MA 33 *YINSHI*

陰市

Yin-Markt

LOKALISATION

Auf dem Oberschenkel, auf einer Verbindungslinie zwischen dem lateralen Patellarand und der Spina iliaca anterior superior, in einer Vertiefung 3 *cun* proximal des oberen Patellarandes.

ANMERKUNG ZUR LOKALISATION

a) Man lokalisiert Ma 33 *Yinshi* eine Handbreite oberhalb des oberen Patellarandes;
b) Ma 33 *Yinshi* wird in der Mitte zwischen Ma 32 *Futu* und dem Oberrand der Patella lokalisiert.

NADELUNG

Senkrecht oder schräg 1 – 1.5 *cun*.

WIRKUNGEN

Aktiviert die Leitbahn und lindert Schmerz
Leitet Wind-Feuchtigkeit aus

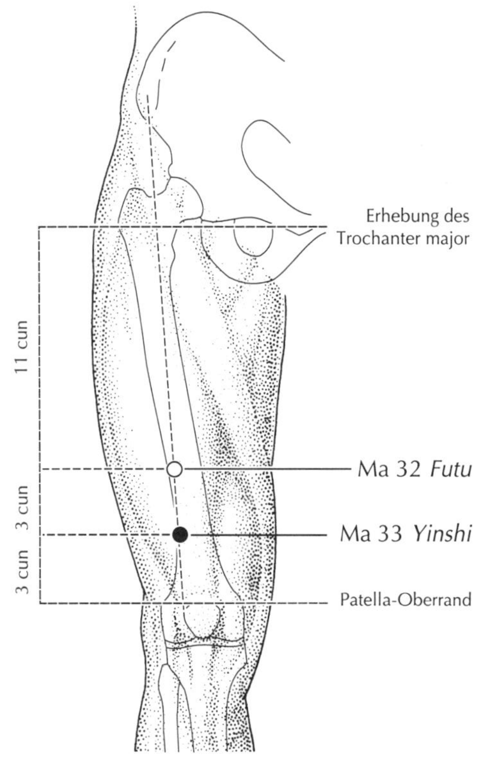

INDIKATIONEN

- Empfindung von kaltem Wasser im Bereich der Lendenwirbelsäule und der Beine, erschwertes Strecken und Beugen des Beines, Atrophieerkrankung und schmerzhaftes Stauungssyndrom des Beines, Bein-*Qi*, Schwäche des Beines und des Knies, Schmerzen des Oberschenkels und des Knies.
- Auszehrungserkrankung und Dursterkrankung, Kälte-*shan*-Erkrankung, Aufblähung und Schmerzen des Abdomen, Ödeme mit vergrößertem Abdomen.

PUNKTKOMBINATIONEN

- Mangelnde Kraft in den Beinen: Ma 33 *Yinshi* und Gb 31 *Fengshi (Ode of the Jade Dragon)*.
- Schmerzen der Beine und des Lumbalbereichs: Ma 33 *Yinshi*, Gb 30 *Huantiao*, Gb 31 *Fengshi*, Bl 40 *Weizhong*, Bl 60 *Kunlun*, Bl 57 *Chengshan* und Bl 62 *Shenmai (Great Compendium)*.
- Rötung, Schwellung und Schmerzen der Knie: Ma 33 *Yinshi*, Le 7 *Xiguan*, Bl 40 *Weizhong* und Ma 36 *Zusanli (Great Compendium)*.
- Erkrankung der Knie und der Region oberhalb des Knies: Moxa auf Ma 33 *Yinshi* und Gb 30 *Huantiao (Great Compendium)*.
- Abdominelle Kälte-*shan*-Erkrankung: Ma 33 *Yinshi*, Bl 18 *Ganshu* und Ni 3 *Taixi (Great Compendium)*.

MA 34 *LIANGQIU*

梁丘

Balken-Hügel

xi-Grenzpunkt der Magen-Leitbahn

LOKALISATION

Auf dem Oberschenkel, auf der Linie zwischen der lateralen Begrenzung der Patella und der Spina iliaca anterior superior, in einer Vertiefung 2 *cun* oberhalb der oberen Patellabegrenzung.

ANMERKUNG ZUR LOKALISATION

Da die Höhe der Patella mit 2 *cun* angegeben wird, kann der Punkt eine Patellahöhe oberhalb des Patellaoberrandes lokalisiert werden.

NADELUNG

Senkrecht oder schräg 1 – 1.5 *cun*.

WIRKUNGEN

Aktiviert die Leitbahn und lindert Schmerzen
Harmonisiert den Magen und lindert Schmerzen
Dämpft akute Zustände

INDIKATIONEN

- Schwellung und Schmerzen des Knies, erschwertes Beugen und Strecken des Knies, Schmerzen des Knies und des Beines, Kranich's Knie-Wind, erschwertes Gehen, schmerzhaftes Stauungssyndrom des Schienbeins, schmerzhafte Kälte-Stauung mit Taubheit, Kälte der Beine und Füße, Lumbalschmerzen.

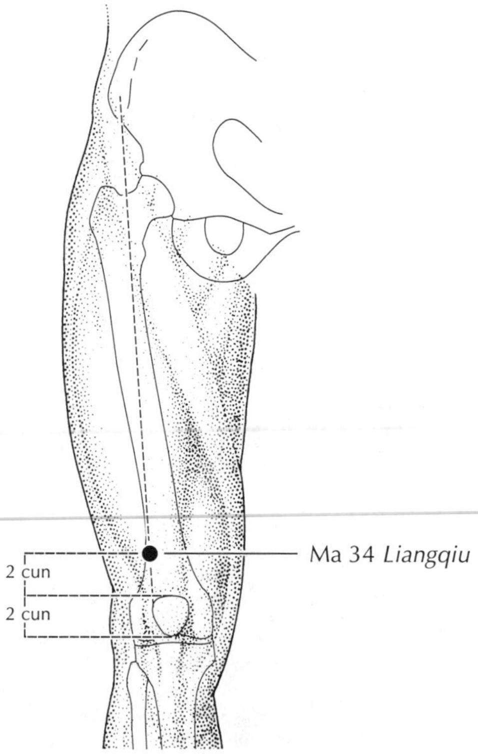

- Epigastrische Schmerzen, sauere Regurgitation, Mamma-Abszess, Schmerz und Schwellung der Brust, „Großer Schrecken".

KOMMENTAR

Ma 34 *Liangqiu* ist der *xi*-Grenzpunkt der Magen-Leitbahn und ist der einzige *xi*- Grenzpunkt auf den zwölf Hauptleitbahnen, der proximal des Knies oder des Ellenbogens lokalisiert ist. Er ist ein wichtiger Nahpunkt zur Behandlung von Knieerkrankungen (oft kombiniert mit Punkten wie MN-LE 16 *Xiyan*, Mi 10 *Xuehai*, Mi 9 *Yinlingquan* und Gb 34 *Yanglingquan*), für schmerzhaftes Stauungssyndrom und Kälte und Schmerzen des Beines.

Die *xi*-Grenzpunkte sind Stellen, an denen sich das *Qi* und das Blut, das von den *jing*-Brunnenpunkten aus relativ oberflächlich entlang der Leitbahnen fließt, sammelt und tiefer sinkt. Die *xi*-Grenzpunkte sind im Allgemeinen zur Behandlung von akuten Zuständen und Schmerzen indiziert. Die *yangming*-Magen-Leitbahn läuft über die Brust und durch die Brustwarze und so ist Ma 34 *Liangqiu* klassischerweise für akute Erkrankungen der Brüste mit Schwellung, Schmerz und Abszess geeignet. In der klinischen Praxis wird er ebenfalls für akute epigastrische Schmerzen verwendet, obwohl dies eher eine moderne als eine traditionelle Anwendungsform ist.

PUNKTKOMBINATIONEN

- Mamma-Abszess: Ma 34 *Liangqiu* und Gb 42 *Diwuhui* (*Supplementing Life*).
- Kontrahierte Sehnen mit erschwerter Beugung und Streckung des Knies und Unfähigkeit zu gehen: Ma 34 *Liangqiu*, Le 8 *Ququan* und Gb 33 *Xiyangguan (Thousand Ducat Formulas).*
- Akute epigastrische Schmerzen: Ma 34 *Liangqiu* und Ma 21 *Liangmen.*
- Steifheit, Wundheit und Schmerzen der Knie: Ma 34 *Liangqiu*, Mi 10 *Xuehai*, MN-LE 16 *Xiyan*, Gb 34 *Yanglingquan* und Mi 9 *Yinlingquan.*

MA 35 *DUBI*

犢鼻

Kalbsnase

LOKALISATION

Am Knie, in der Vertiefung, die sich bei der Beugung direkt unterhalb der Patella und lateral der Patellasehne bildet.

ANMERKUNG ZUR LOKALISATION

Dieser Punkt ist auch als lateraler *Xiyan* bekannt und bildet ein Paar mit den medialen (MN-LE 16) *Xiyan* (siehe Extrapunkte), der direkt unterhalb der Patella und medial der Patellasehne liegt.

NADELUNG

Bei gebeugtem Knie und unterstützt von einem zusammengerollten Kissen,

a) senkrechte Nadelung direkt auf Bl 40 *Weizhong* zu, 1 – 2 *cun;*
b) schräge Nadelung medialwärts oder aufwärts, hinter der Patella, 1 – 2 *cun;*
c) hinter der Patellasehne, um sich mit den medialen MN-LE 16 *Xiyan* zu verbinden.

WIRKUNGEN

Vertreibt Wind-Feuchtigkeit und verringert Schwellung

Aktiviert die Leitbahn und lindert Schmerz

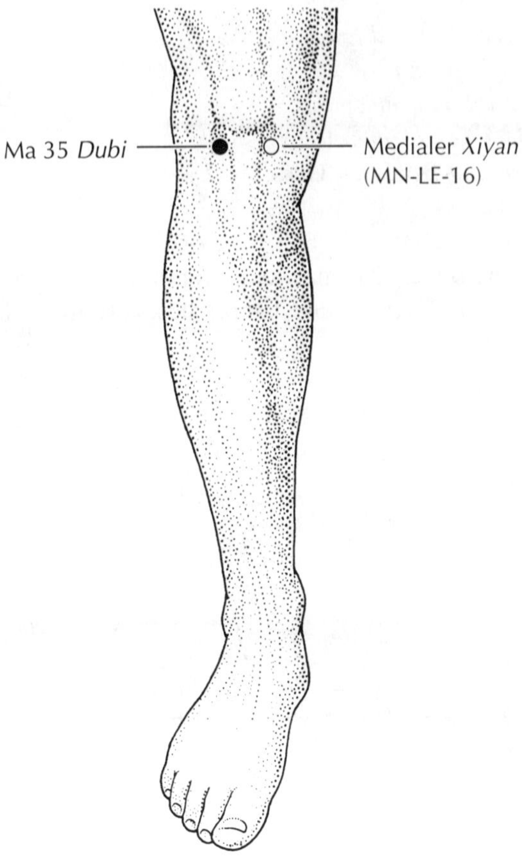

INDIKATIONEN

- Schwellung und Schmerzen des Kniegelenks, erschwerte Beugung und Streckung des Knies, Schwäche des Kniegelenks, Taubheit des Knies, Taubheit der unteren Extremität, Atrophiestörung der unteren Extremität, Bein-*Qi*.

KOMMENTAR

Ma 35 *Dubi*, auf der lateralen sichtbaren Vertiefung unterhalb der Patella lokalisiert ist ein essentieller Punkt zur Behandlung aller Knie-Erkrankungen, unabhängig davon ob es sich um Fülle oder Leere,

Hitze oder Kälte handelt. In der klinischen Praxis wird er häufig mit dem Extrapunkt medialer *Xiyan* kombiniert (auf der medialen sichtbaren Vertiefung unterhalb der Patella lokalisiert) und ist deshalb auch sehr bekannt als lateraler *Xiyan*.

PUNKTKOMBINATIONEN

- Erkrankungen des Knies und unterhalb des Knies: Moxa auf Ma 35 *Dubi*, Le 7 *Xiguan*, Ma 36 *Zusanli* und Gb 34 *Yanglingquan* (*Supplementing Life*).
- Taubheit des Knies: Ma 35 *Dubi*, Ma 31 *Biguan* und Gb 34 *Yanglingquan* (*Supplementing Life*).

MA 36 *ZUSANLI*

足三里

Drei Meilen des Fußes

he-Meerpunkt und Erdepunkt der Magen-Leitbahn
Gao Wu Kommandopunkt
Ma Dan-yang Himmel-Stern-Punkt
Punkt des Meeres von Wasser und Getreide

LOKALISATION

Unterhalb des Knies, 3 *cun* unterhalb von Ma 35 *Dubi*, eine Fingerbreite lateral des vorderen Tibiarandes.

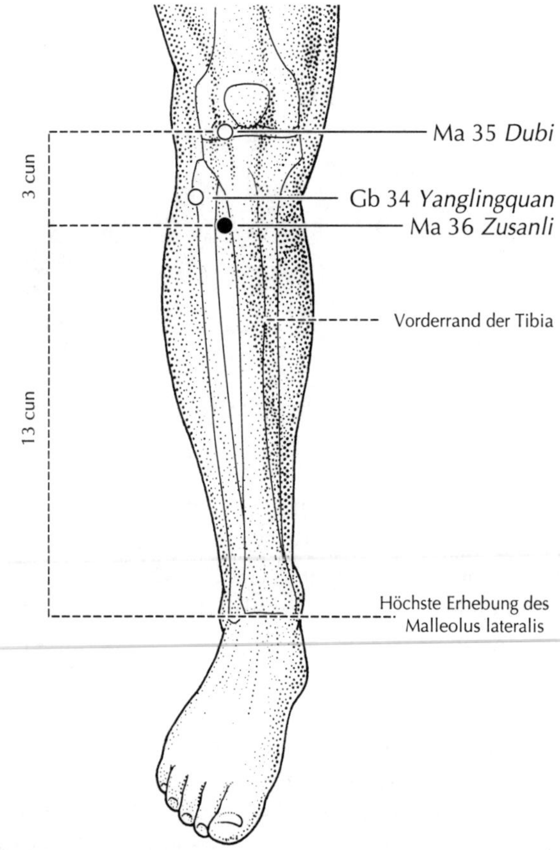

ANMERKUNG ZUR LOKALISATION

a) Man lokalisiert zuerst Gb 34 *Yanglingquan*. Ma 36 *Zusanli* liegt 1 *cun* unterhalb von Gb 34 und eine Fingerbreite lateral vom vorderen Tibiarand;
b) man lokalisiert ihn eine Handbreite unterhalb von Ma 35 *Dubi*.

NADELUNG

Senkrecht 1 – 1.5 *cun*.

WIRKUNGEN

Harmonisiert den Magen
Kräftigt Milz und löst Feuchtigkeit auf
Unterstützt das wahre *Qi* und nährt das Ursprungs-*Qi*
Tonisiert *Qi* und nährt Blut und *Yin*
Leert Feuer und beruhigt den Geist
Aktiviert die Leitbahn und lindert Schmerz
Belebt das *Yang* und stellt das Bewusstsein wieder her

INDIKATIONEN

- Epigastrische Schmerzen, Übelkeit, Erbrechen, bitteres Erbrechen, Erbrechen von Eiter und Blut, Schluckauf, Würgen, Aufblähung und Schmerz des Abdomen, Völlegefühl und Spannung des Herzens und des Abdomen, Hitze im mittleren *jiao* mit Neigung zu Hunger, Hunger ohne Verlangen zu essen, Appetitlosigkeit, erschwerte Nahrungsaufnahme.
- Borborygmus, Flatulenz, Diarrhö und dysenterische Erkrankungen, unverdaute Nahrungsbestandteile (im Stuhl), Kälte im mittleren *jiao* mit Borborygmus, Kälte in den Därmen, chronische Diarrhö, plötzliche tumultartige Erkrankung, Bein-*Qi*, Ödeme, Schweregefühl der vier Extremitäten, Unterbauchschmerzen und Schwellung mit Urinverhalt, Gelbsucht.
- Die fünf Belastungen und die sieben Schädigungen, Ursprungs-*Qi*-Mangel, *Yin-Qi*- Mangel, *zang-Qi*-Mangel, Magen-*Qi*-Mangel, Leere-Dyspnoe, Kurzatmigkeit und Husten, Dyspnoe mit Unfähigkeit länger zu stehen.
- Schwindel, postpartaler Blut-Schwindel, verschwommenes Sehen, Tinnitus, Palpitationen, Hypertonie.
- Manie-Depression, manisches Singen, Wahn, Schimpfreden, Angst und Furcht, Neigung zu Traurigkeit, ungezügeltes Gelächter, Agitiertheit mit Hitze im Körper.
- Schmerzhaftes Stauungssyndrom des Halses mit Unfähigkeit zu Sprechen, Frieren und Fieber, fieberhafte Erkrankung ohne Schwitzen, fieberhafte Erkrankung mit schweren Kopf- und Stirnschmerzen, Kopfschmerz, kalte Nase, Schmerzen im Gehirn, Schmerzen der lateralen Rippenregion,

Blutstase im Inneren, Blutstase in der Brust, plötzlicher Herzschmerz, Völlegefühl in der Brust und in der lateralen Rippenregion, zur Brust aufwärts drängendes *Qi*.

- Kiefersperre, chronische Spasmen, Bewusstseinsverlust.
- Mamma-Abszess, Schwellung der Brust, Schmerzen des Knies und des Schienbeins, Schmerzen der Hüfte und des Schienbeins, Wind-Apoplex, Hemiplegie, Muskelschmerzen, chronisches schmerzhaftes Stauungssyndrom, Lumbalschmerz mit Unfähigkeit sich zu drehen, *shan*-Erkrankung.

KOMMENTAR

Ma 36 *Zusanli* (Drei Meilen des Beines) ist der *he*-Meer- und der Erdepunkt der Magen-Erde-Leitbahn. Er wurde von *Ma Dan-yang*, dem großen Arzt der *Jin*-Dynastie, unter die „Elf Himmel-Stern-Punke"[20] aufgenommen, einer zusammengestellten Gruppe von höchst wirksamen Akupunkturpunkten. Dieser Punkt wurde von ihm für Kälte im Magen, Borborygmus und Diarrhö, Bein-Schwellung, Knieschmerzen, Abmagerung in Folge einer Kälte-Schädigung und für alle durch Parasiten verursachten Erkrankungen empfohlen. *Glorious Anthology of Acupuncture and Moxibustion* vom Autor *Gao Wu* aus der *Ming*-Dynastie schließt Ma 36 *Zusanli* unter die vier „Kommandopunkte" (für Erkrankungen des Abdomen) ein. *Yin Cheng-zu* aus der *Song*-Dynastie machte die Aussage, dass durch die Anwendung des Punktes Ma 36 *Zusanli* „alle Erkrankungen behandelt werden können". Der Terminus *li* im Namen *Zusanli* kann unterschiedlich interpretiert werden, entweder in seiner Bedeutung als Abstandsmaß (eine chinesische Meile) oder als Homonym für „Korrigieren". Die erste Auslegung spiegelt die Idee wider, dass durch die Stimulation von Ma 36 *Zusanli* eine Person in die Lage versetzt wird weitere 3 *li* zu gehen, sogar wenn er erschöpft ist, ebenso wie dieser Punkt 3 *cun* unterhalb des Knies lokalisiert ist. Die zweite Auslegung bringt das Konzept zum Ausdruck, dass Ma 36 *Zusanli* in der Lage ist, entweder die Funktionen der drei *zangfu* (Magen, Milz und Nieren) oder der drei *jiao* (oberer, mittlerer und unterer Erwärmer) zu korrigieren.

Classic of Difficulties[21] empfiehlt die Anwendung von *he*-Meerpunkten für „entgegengesetzt fließendes *Qi* und Diarrhö", wohingegen in *Spiritual Pivot*[22] ihre Anwendung nicht nur bei Erkrankungen der inneren *fu* empfohlen wird, sondern es heißt dort ebenso, „bei Erkrankungen des Magens und Störungen durch unregelmäßiges Essen und Trinken wähle man die *he*-Meerpunkte". Ma 36 *Zusanli* kann zu der Behandlung einer Störung des *fu* Magen angewendet werden, sei sie durch Kälte oder Hitze, Leere oder Fülle, Stagnation oder Retention von Nahrung, Flüssigkeiten oder Blut etc. verursacht. Unter normalen Umständen hat der Magen die Funktionen, die Nahrung und Getränke aufzunehmen, „sie zu fermentieren und zu reifen" und die Verdauungsprodukte abzusenken. Sind diese Funktionen geschädigt, was durch jede der oben angegebenen Erkrankungsmuster bedingt sein kann, können zwei Hauptdisharmoniemuster auftreten:

a) das Magen-*Qi* kann nicht mehr absteigen, dies führt zu einer Stagnation von *Qi* und Nahrung und zur Entwicklung von epigastrischem und abdominellem Völlegefühl, Blähungen und Schmerzen, Appetitlosigkeit etc. oder
b) das Magen-*Qi* rebelliert nach oben und führt zu Übelkeit, Erbrechen, Aufstoßen, Schluckauf und erschwerter Nahrungsaufnahme. Im Fall von Magen-Hitze kann ein extremes Hungergefühl auftreten, wohingegen im Fall eines Magen-*Yin*-Mangels ein Hungergefühl, ohne Verlangen zu essen, bestehen kann. Bei all diesen Erkrankungen des Magens ist Ma 36 *Zusanli* indiziert.

Ma 36 *Zusanli*, der Erde-Punkt der Magen-Leitbahn, hat eine tiefgreifende Wirkung bezüglich der Regulierung des gekoppelten Erde-*zang* Milz und ist in der Lage, die Milz-Funktionen der Transformation und des Transports von Nahrungsessenzen und Flüssigkeit zu stärken. Damit ist er ein wichtiger Punkt zur Behandlung von Diarrhö und dysenterischen Störungen, Borborygmus, Ödemen, Harnverhalt und Schweregefühl der Extremitäten. Seine wichtige Wirkung für alle Störungen der Därme, die von der Milz kontrolliert werden, spiegelt sich in *Spiritual Pivot*[23] wider; dort wird die Anwendung von Ma 36 *Zusanli* empfohlen „wenn die Därme nicht korrekt funktionieren; bei Fülle sediere man ihn, bei Leere tonisiere man ihn." Es ist zu betonen, dass die Fähigkeit von Ma 36 *Zusanli* Feuchtigkeit umzuwandeln, den Ursprung primär in der tonisierenden Wirkung auf die Milz hat. Dies unterscheidet Ma 36 *Zusanli* von einem Punkt wie Mi 9 *Yinlingquan*, bei dem die primäre Wirkung die Umwandlung von Feuchtigkeit ist. Magen und Milz im mittleren *jiao* sind die Wurzel des Nach-Himmels-*Qi* und die erste Quelle der Produktion von *Qi* und Blut und der kontinuierlichen Ergänzung der Vor-Himmels-Essenz. Diese lebenswichtige Rolle wird in zahllosen Aussagen in den alten Klassikern betont wie „der Magen ist die Wurzel der *zangfu*"[24], „die fünf *zang* und sechs *fu* erhalten ihr *Qi* vom Magen"[25], „der Magen ist das Meer des *Qi* und des Blutes"[26] und ebenso in dem traditionellem Sprichwort „das Magen-*Qi* ist die Wurzel des Menschen." Durch ein anderes Sprichwort „mit Magen-*Qi* gibt es Leben, ohne Magen-*Qi* gibt es Tod" wird die große Bedeutung der Beurteilung des Status des Magen-*Qi* bezüglich der Prognose betont (es manifestiert sich im Appetit und der Verdauung des Patienten). Es wird gesagt, dass sogar in schweren Erkrankungsfällen ein starkes Magen-*Qi* ein prognostisch günstiges Zeichen ist, wohingegen in weniger schweren Erkrankungsfällen eine Erschöpfung des Magen-*Qi* bezüglich der Prognose ungünstig einzuschätzen ist. Dieses Prinzip wird in *Essential Questions*[27] betont, in dem gesagt wird: „Wasser und Getreide sind die Wurzel des menschlichen Lebens; ohne Wasser und Getreide wird eine Person sterben ebenso wie man stirbt, wenn das Magen-*Qi* am Puls fehlt." Im Kapitel „Abhandlung über die Meere" in *Spiritual Pivot*[28] wird Ma 36 *Zusanli* als unterer Punkt des „Meeres des Wassers und des Getreides" beschrieben (Ma 30 *Qichong* als oberer Punkt). Entsprechend dieses Textes kommt es zu abdominellem Völlegefühl, wenn das Meer des Wasser und Getreides in Fülle ist, und zu Hunger mit Unfähigkeit zu essen, wenn ein Leere-Syndrom besteht.

Ma 36 *Zusanli* ist der bedeutendste Punkt des Körpers, um die Funktion von Magen und Milz, *Qi* und Blut zu erzeugen, zu stimulieren. Das Nach-Himmels-*Qi* hat seinen Ursprung in der Interaktion zwischen Nahrungs-*Qi* von Milz und Magen (aus Nahrung und Getränken extrahiert) und dem klaren *Qi* der Luft (durch die Lunge transformiert) mit der Unterstützung des Ursprungs-*Qi*. Ma 36 *Zusanli* ist ein wichtiger Punkt, um das *Qi* des ganzen Körpers zu tonisieren oder in Kombination mit Lu 9 *Taiyuan* (Erde-Punkt der Lunge-Metall-Leitbahn) das Lungen-*Qi* entsprechend des Prinzips „kultiviere die Erde, um das Metall hervorzubringen" zu tonisieren. Er ist bei Ursprungs-*Qi*-Mangel, Leere-Dyspnoe, Dyspnoe mit Unfähigkeit länger zu stehen, Husten und Kurzatmigkeit indiziert. Aufgrund seiner Fähigkeit, das *Qi* zu tonisieren, ist Ma 36 *Zusanli* ebenso in der Lage, das Blut zu vermehren, und damit bei Palpitationen, unscharfem Sehen, Schwindel und postpartalem Blut-Schwindel angezeigt.

Ma 36 *Zusanli* ist ebenso berühmt für seine Fähigkeit, das wahre *Qi* zu unterstützen.

Dies kommt in der Empfehlung von *Sun Si-miao* zum Ausdruck, regelmäßig an Ma 36 *Zusanli* Moxibustion durchzuführen, um die Gesundheit zu fördern und zu erhalten, und ebenfalls in dem altertümlichen Sprichwort (zum Beispiel von *Wang Zhi-zhong*, einem Arzt des 13. Jahrhunderts) „wenn du sicher sein willst erlaube niemals, dass *Sanli* (Ma 36) trocken wird". Dies bezieht sich auch auf die prophylaktische Anwendung der Moxibustion. Dieses Sprichwort will sagen, dass durch die wiederholte Anwendung von brennender Moxibustion auf der Haut bei Ma 36 *Zusanli*, eine anhaltende eitrige Wunde aufrecht erhalten werden soll. Ebenso betont *Great Compendium of Acupuncture and Moxibustion* den tief greifenden tonisierenden Effekt dieses Punktes in seiner Aussage „man behandle Ma 36 *Zusanli* und KG 6 *Qihai* wiederholt bei jungen Patienten, deren *Qi* schwach ist", während *Ma Dan-yang* die reguläre Nadelung und Moxibustion an *Zusanli* für Menschen, die das Alter von 30 überschritten haben, empfiehlt. Gelegentlich wird geraten, dass Ma 36 *Zusanli* im Falle eines Eindringens äußerer pathogener Faktoren nicht genadelt werden sollte, da seine Wirkung auf das wahre *Qi* auch den pathogenen Faktor stärken könnte. In dieser Hinsicht ist es jedoch interessant zu bemerken, dass Ma 36 *Zusanli* klassischerweise bei Frösteln und Fieber, fieberhafter Erkrankung ohne Schwitzen und fieberhaften Erkrankungen mit schweren Kopf- und Stirnschmerzen indiziert ist.

Der große Arzt *Hua Tuo* der *Han*-Dynastie soll die Anwendung von Ma 36 *Zusanli* zur Behandlung der fünf Belastungen und sieben Schädigungen empfohlen haben. Die fünf Belastungen, wie in *Spiritual Pivot*[29] diskutiert, sind:

a) übermäßiger Gebrauch der Augen, der das Blut schädigt,
b) übermäßiges Liegen, das das *Qi* schädigt,
c) übermäßiges Sitzen, das das Fleisch schädigt,
d) übermäßiges Stehen, das die Knochen schädigt und
e) übermäßiges Gehen, das die Sehnen schädigt.

In späteren Texten wurde das Konzept der fünf Belastungen ebenso verwendet, um sich auf eine Belastung jedes der fünf *zang*[30] zu beziehen. Obwohl sie sich auf ein breites Spektrum von Erkrankungen der männlichen Genitalien beziehen (siehe Glossar), handelt es sich bei den sieben Schädigungen in diesem Kontext um

a) übermäßiges Essen, das die Milz schädigt,
b) großen Ärger, der die Leber schädigt,
c) schweres Heben oder langanhaltendes Sitzen auf nassem Untergrund, das die Nieren schädigt,
d) pathogene Kälte, die die Lunge schädigt,
e) Sorge und Ängstlichkeit, die das Herz schädigen,
f) Wind, Regen, Kälte und Sommer-Hitze, die den Körper schädigen und
g) übermäßige Angst, die die Stimmung schädigt.

Ma 36 *Zusanli* ist klassischerweise sowohl bei einem Mangel des Ursprungs-*Qi* als auch des Ursprungs-*Yin* indiziert. Das Ursprungs-*Qi* hat seinen Ursprung in den Nieren, ist jedoch abhängig vom Nach-Himmels-*Qi* des Magens und der Milz. *Treatise on the Spleen and Stomach* von *Li Dong-yuan* sagt: „Die Fülle des Ursprungs-*Qi* ist abhängig davon, ob das *Qi* der Milz und des Magens frei von Schädigungen sind; nur dann kann das Ursprungs-Qi ergänzt und genährt werden." Bezüglich eines *Yin*-Mangels, findet sich in *Secrets of a Frontier Official* die Aussage:

„Wenn eine Person das Alter von 30 Jahren überschreitet und es wird an Ma 36 *Zusanli* kein Moxa durchgeführt, dann wird das *Qi* aufwärts steigen und zu den Augen drängen." Diese Aussage unterstreicht, dass Ma 36 *Zusanli* ebenso in der Lage ist, die unvermeidbare Abnahme des Nieren-*Yin*, die in voranschreitendem Alter auftritt, zu ergänzen und damit dem pathologischen Aufsteigen des *Yang* zu Kopf und Augen vorbeugt.

Die Magen-Sonderleitbahn verbindet sich mit dem Herzen, während die Magen-Hauptleitbahn sich mit dem Lenkergefäß (und damit mit dem Gehirn) bei LG 24 *Shenting* und LG 26 *Renzhong* verbindet. Wenn das *yangming*-Feuer außer Kontrolle gerät, kann es über diese Leitbahnen zum Herzen und zum Gehirn übertragen werden und den Geist agitieren. Ein Herz-Feuer kann durch Schleim kompliziert sein, der üblicherweise einer langanhaltenden Feuchtigkeit oder eine Kondensation der Körpersäfte durch das Feuer entspringt. Ma 36 *Zusanli* kann *yangming*-Feuer nähren und aufgrund seiner Wirkung auf die Milz Feuchtigkeit auflösen und Schleim umwandeln. Dies führt zu seiner Wirksamkeit in der Behandlung einer weiten Bandbreite von mentalen Störungen, speziell bei manischem Verhalten zum Beispiel manische Depression, manischem Singen, Wahn, beleidigendem Reden, Furcht und Schrecken und ungezügeltem Lachen. Ein weiterer Name für Ma 36 *Zusanli*, der in *Illustrated Supplement to the Classic of Categories* gegeben wird, ist *Guixie* (Geist-Übel); dies unterstreicht die Fähigkeit dieses Punktes zur Behandlung mentaler Störungen.

Da das Blut die materielle Basis für die Beherbergung des Geistes im Herzen ist, kann die blutkräftigende Fähigkeit von Ma 36 *Zusanli* seine Wirksamkeit zur Behandlung emotionaler Störungen, die durch einen Herz-Blutmangel verursacht sind, erklären. In einem weiteren Sinne, aufgrund des Verlaufs der Magen-Leitbahn im Oberkörper, ist Ma 36 *Zusanli* wie Ma 40 *Fenglong* bei Herz- und Thoraxschmerzen, speziell in Folge von Blutstase indiziert. Ma 36 *Zusanli* ist ein wichtiger Punkt zur Behandlung der Magen-Leitbahn, einschließlich Schwellungen, Schmerzen und Abzeßen der Brüste, ebenso wie von Schmerzen des Oberschenkels und des Schienbeins. Aufgrund der Tatsache, dass die *yangming*-Leitbahn eine Fülle an *Qi* und Blut hat, verbunden mit der in diesem Punkt liegenden nährenden Qualität, empfiehlt sich Ma 36 *Zusanli* als ein wirksamer Punkt in der Behandlung von Erkrankungen der unteren Extremität im Allgemeinen, speziell aber bei Atrophie-Erkrankungen wie Hemiplegie. Dies ist in *Essential Questions* in folgender Weise betont: „Besteht eine Erkrankung der Milz, ist diese nicht mehr in der Lage, Körperflüssigkeiten für den Magen zu transportieren. Die vier Extremitäten erhalten keine Nährung durch das Wasser und die Getreide und werden dadurch schwach. Besteht kein freier Fluss durch die Gefäßwege und ist kein *Qi* vorhanden, um die Sehnen, die Knochen und die Muskeln zu aktivieren, können sie ihre Funktion nicht erfüllen."[31] Ma 36 *Zusanli* ist bezüglich der Behandlung eines schmerzhaften Stauungssyndroms durch Kälte und Feuchtigkeit, vor allem wenn dieses chronischer Natur ist, nicht weniger wichtig. *Spiritual Pivot*[32] sagt: „Für ein schmerzhaftes Stauungssyndrom durch Feuchtigkeit, die nicht ausgeleitet ist, für chronische Kälte, die nicht abklingt, wähle Ma 36 *Zusanli*." In der Behandlung einer Atrophieerkrankung und eines schmerzhaften Stauungssyndroms wird Ma 36 *Zusanli* häufig nach der Ketten-Schloss-Methode mit anderen Punkten der Magen-*yangming*-Leitbahn wie Ma 31 *Biguan* und Ma 41 *Jiexi* verbunden.

Ma 36 *Zusanli* wird in *Song of the Nine Needles for Returning the Yang* zur Behandlung eines *Yang*-Kollaps mit Bewusstseinsverlust, Abneigung gegen Kälte, entgegengesetzten Fluss der Extremitäten durch Kälte, purpurfarbene Lippen etc. zitiert.

Essential Questions[33] schließen Ma 36 *Zusanli* unter die Acht Punkte zur Klärung von Hitze aus dem Magen ein (beidseits Ma 30 *Qichong*, Ma 36 *Zusanli*, Ma 37 *Shangjuxu* und Ma 39 *Xiajuxu*).

Zusammenfassend kann es aufgrund dieser Breite von Wirkungen und Indikationen dieses einzelnen Punktes kaum als Übertreibung gelten, wenn *Qin Cheng-zu* vor ca. 1000 Jahren ausdrückte, dass durch die Anwendung von Ma 36 *Zusanli* „alle Krankheiten behandelt werden können".

PUNKTKOMBINATIONEN

- Innere Schädigung durch Ansammlung von Nahrung im Magen: Ma 36 *Zusanli* und KG 21 *Xuangji* (*Miscellaneous Diseases*).
- Akkumulation im Magen: Ma 36 *Zusanli* und KG 21 *Xuangji* (*Ode of Xi-hong*).
- Nahrungsstagnation im Magen: Ma 36 *Zusanli* und KG 21 *Xuangji* (*Himmel-Stern-Punkte*).
- Nahrungsstagnation im mittleren Abdomen, stechende Schmerzen, die nicht abklingen: Ma 36 *Zusanli*, Mi 4 *Gongsun*, Ma 41 *Jiexi* und KG 12 *Zhongwan* (*Complete Collection*).
- Erschwerte Nahrungsaufnahme: Ma 36 *Zusanli*, Lu 10 *Yuji* und Pe 6 *Neiguan* (*Great Compendium*).
- Abdominelles Völlegefühl: Ma 36 *Zusanli* und Bl 45 *Yixi* (*Supplementing Life*).
- Abdominelle Schmerzen: Ma 36 *Zusanli*, Pe 6 *Neiguan* und KG 12 *Zhongwan* (*Great Compendium*).
- Plötzliche tumultartige Erkrankung: Ma 36 *Zusanli* und Ni 10 *Yingu* (*One Hundred Symptoms*).

- Plötzliche tumultartige Erkrankung, Kopfschmerz, Thoraxschmerz und dyspnoisches Rasseln: Ma 36 *Zusanli*, Ma 9 *Renying*, Pe 6 *Neiguan*, 3E 1 *Guangchong* und Mi 6 *Sanyinjiao* (*Compilation*).
- Unverdaute Nahrungsbestandteile (im Stuhl), Erbrechen direkt nach der Nahrungsaufnahme: Zuerst nadele man KG 10 *Xiawan*, dann sediere man Ma 36 *Zusanli* (*Thousand Ducat Formulas*).
- Unverdaute Nahrungsbestandteile (im Stuhl): Ma 36 *Zusanli*, Bl 25 *Dachangshu*, Mi 6 *Sanyinjiao*, KG 10 *Xiawan*, Bl 22 *Sanjiaoshu*, LG 5 *Xuanshu* und Ma 21 *Liangmen* (*Supplementing Life*).
- Alle Arten von Diarrhö und abdominellen Erkrankungen: Ma 36 *Zusanli* und Ma 44 *Neiting* (*Miscellaneous Diseases*).
- Dysenterische Erkrankungen: Ma 36 *Zusanli*, Di 4 *Hegu*; bei schweren Erkrankungsbilder fügt man Bl 29 *Zhonglushu* hinzu (*Song of Points*).
- Blut im Stuhl: Ma 36 *Zusanli*, KG 12 *Zhongwan* und KG 6 *Qihai* (*Glorious Anthology*).
- Leere-Obstipation: man sediert Ma 36 *Zusanli* und tonisiert 3E 6 *Zhigou* (*Song of Points*).
- Erschwerte Miktion oder Urinverhalt: Ma 36 *Zusanli* und He 8 *Shaofu* (*Thousand Ducat Formulas*).
- Gelbsucht mit Schwäche der vier Extremitäten: Ma 36 *Zusanli* und KG 12 *Zhongwan* (*Classic of the Jade Dragon*).
- Akute Dyspnoe: Ma 36 *Zusanli* und Lu 7 *Lieque* (*Song of Points*).
- Leber-Blut-Mangel mit unscharfem Sehen: man sediere Ma 36 *Zusanli* und tonisiere Bl 18 *Ganshu* (*Song of the Jade Dragon*).
- Postpartaler Schwindel: Ma 36 *Zusanli*, 3E 3 *Zhongzhu* und Mi 6 *Sanyinjiao* (*Great Compendium*).
- Die Entbindung beschleunigen: Ma 36 *Zusanli* und Bl 67 *Zhiyin* (*Miscellaneous Diseases*).
- Hämorrhagien: Moxa auf Ma 36 *Zusanli* und Nadelung von Mi 1 *Yinbai* (*Glorious Anthology*).
- Mamma-Abszess: Ma 36 *Zusanli*, Lu 10 *Yuji*, Ma 39 *Xiajuxu*, Gb 43 *Xiaxi*, Bl 40 *Weizhong*, Gb 41 *Zulinqi* und Dü 1 *Shaoze* (*Great Compendium*).
- Schwäche der Beine: Ma 36 *Zusanli*, Bl 40 *Weizhong* und Bl 57 *Chengshan* (*Great Compendium*).
- Atrophieerkrankung: Moxa auf Ma 36 *Zusanli* und Bl 13 *Feishu* und Nadelung von Gb 32 *Zhongdu* und Gb 30 *Huantiao* (*Glorious Anthology*).
- Kälte-Feuchtigkeit-Bein-*Qi*: Ma 36 *Zusanli* und Mi 6 *Sanyinjiao* (*Song of the Jade Dragon*).
- Bein-*Qi*: Ma 36 *Zusanli*, Gb 39 *Xuanzhong* und Mi 6 *Sanyinjiao* (*Ode of the Jade Dragon*).
- Schmerzen und Wundheit bei Bein-*Qi*: Zuerst Nadelung von Gb 21 *Jianjing*, dann von Ma 36 *Zusanli* und Gb 34 *Yanglingquan* (*Celestial Star*).
- Rötung, Schwellung und Schmerzen der Knie: Ma 36 *Zusanli*, Ma 33 *Yinshi*, Le 7 *Xiguan* und Bl 40 *Weizhong* (*Great Compendium*).
- Unfähigkeit zu gehen: Ma 36 *Zusanli*, Le 3 *Taichong* und Le 4 *Zhongfeng* (*Ode of the Jade Dragon*).
- Erkrankungen der Knie und unterhalb des Knies: Moxa auf Ma 36 *Zusanli*, Ma 35 *Dubi*, Le 7 *Xiguan* und Gb 34 *Yanglingquan* (*Supplementing Life*).
- Wind-Apoplex mit einseitiger Lähmung und unaufhörlichen Schmerzen: Ma 36 *Zusanli*, Di 15 *Jianyu*, Gb 39 *Xuanzhong*, Ni 3 *Taixi*, Di 11 *Quchi* und Bl 60 *Kunlun* (*Great Compendium*).
- Manie: Ma 36 *Zusanli*, Pe 5 *Jianshi*, LG 20 *Baihui*, Ni 7 *Fuliu* und Ni 10 *Yingu* (*Illustrated Supplement*).
- Schädigung durch Kälte mit großer Hitze, die nicht zurückgeht: man sediert Ma 36 *Zusanli*, Di 4 *Hegu*, Di 11 *Quchi*, Gb 39 *Xuanzhong*, LG 14 *Dazhui* und Ni 1 *Yongquan* (*Great Compendium*).

MA 37 *SHANGJUXU*

上巨虛

Obere große Leere

he-Unterer Meerpunkt der Dickdarm-Leitbahn
Punkt des Meeres des Blutes

LOKALISATION

Am Unterschenkel, 3 *cun* unterhalb von Ma 36 *Zusanli*, 1 Fingerbreite lateral der vorderen Tibiakante.

ANMERKUNG ZUR LOKALISATION

Man lokalisiert den Punkt eine Handbreite unterhalb Ma 36 *Zusanli*.

NADELUNG

Senkrecht oder schräg 1 – 1.5 *cun*.

WIRKUNGEN

Reguliert die Därme und behebt Stagnation
Klärt feuchte Hitze und lindert Diarrhöen und dysenterische Störungen
Reguliert Milz und Magen
Aktiviert die Leitbahn und lindert Schmerzen

INDIKATIONEN

- Borborygmus, Diarrhö, Diarrhö mit unverdauten Nahrungsbestandteilen, Diarrhö durch eindringende Kälte im Winter, dysenterische Erkrankungen, Hitze im Dickdarm, Kälte im Dickdarm, Dickdarm-*Qi*-Mangel, Intestinal-Abszess, schneidende Schmerzen in den Därmen, Obstipation, abdominelle Schmerzen, abdominelles Spannungsgefühl, periumbilikale Schmerzen mit Unfähigkeit länger zu stehen, dunkler Urin.
- Hitze im Magen, Leere und Schwäche von Milz und Magen, *zang-Qi*-Mangel, konsumierende Erkrankungen, Kurzatmigkeit, Dyspnoe mit erschwertem Gehen, *Qi*, das zur Brust drängt,

Völlegefühl im Thorax und der lateralen Rippenregion, Schwellung des Gesichts.
- Manie, Abneigung gegen das Geräusch von sprechenden Menschen.
- Hemiplegie, Bein-*Qi*, Taubheit und schmerzhaftes Stauungssyndrom der unteren Extremität, Kälte und Schmerzen des Knochenmarks, Schwäche des Beines, Kontraktion und Schmerzen im vorderen Schienbeinbereich, Knieschwellung.

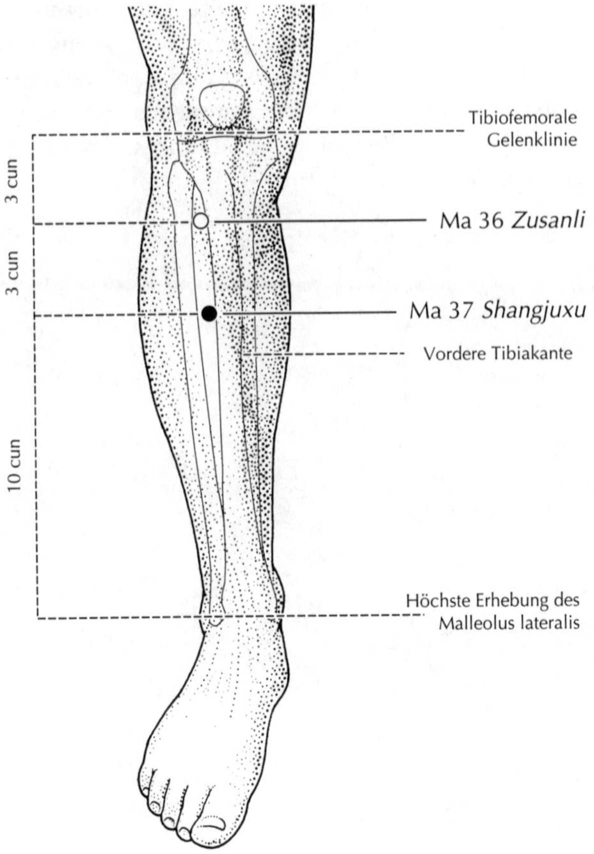

KOMMENTAR

Yellow Emperor's Inner Classic sagt: „Der Dickdarm und der Dünndarm fallen unter den Einfluss des Magens"[34] und klassifiziert Ma 37 *Shangjuxu* als *he*-Unteren Meerpunkt des Dickdarms. Die drei *Yang*-Leitbahnen des Armes (Dickdarm, Dünndarm und Dreifacher Erwärmer) sind einzigartig hinsichtlich der Tatsache, dass ihre Leitbahnen den Oberen Erwärmer durchlaufen, während ihr zugeordnetes *fu* im Unteren Erwärmer liegt.

Obwohl in *Spiritual Pivot* gesagt wird, dass „die *he*-Meerpunkte Erkrankungen der inneren *fu* behandeln, haben die *he*-Meerpunkte dieser drei Leitbahnen (Di 11 *Quchi*, Dü 8 *Xiaohai* und 3E 10 *Tianjing*) relativ geringe Wirkungen auf die mit ihnen verbundenen *fu*. Dickdarm, Dünndarm sowie Dreifacher Erwärmer haben jedoch jeweils einen *he*-Unteren Meerpunkt (Ma 37 *Shangjuxu*, Ma 39 *Xiajuxu* und Bl 39 *Weiyang*) die vorrangig Erkrankungen ihrer zugeordneten *fu* behandeln.

Ma 37 *Shangjuxu* ist ein wichtiger Punkt zur Behandlung einer breiten Anzahl von Darmerkrankungen. Er ist besonders wirksam zur Behandlung von Diarrhö und dysenterischen Erkrankungen; diese können sowohl die Folge einer Leere, einer Kälte, einer Feuchtigkeit oder einer feuchten Hitze sein. In letzter Zeit wurde dieser Punkt häufig zur Behandlung bakterieller Dysenterien verwendet. Ma 37 *Shangjuxu* wird ebenfalls zur Behandlung von Stagnation und Stauung in den Därmen verwendet, wenn diese zu Spannungsgefühl und abdominellen Schmerzen, Obstipation und Intestinal-Abszessen führen. Die umfassende Fähigkeit von Ma 37 *Shangjuxu*, die Darmfunktionen zu regulieren, wurde bereits in den frühesten Klassikern dargelegt. Zum Beispiel empfiehlt *Systematic Classic of Acupuncture and Moxibustion* Ma 37 *Shangjuxu* für „Hitze im Dickdarm, Diarrhö mit unverdauten Nahrungsbestandteilen und Borborygmus", der Klassiker *Sagelike Prescriptions from the Taiping Era* aus dem 10. Jahrhundert empfiehlt ihn für einen Dickdarm-*Qi*-Mangel.

Einige Klassiker schreiben diesem Punkt tonisierende Wirkungen zu, zum Beispiel „Leere und Schwäche von Milz und Magen, *zang-Qi*-Mangel und Kurzatmigkeit etc." Dies kann dadurch erklärt werden, dass sich seine positive Wirkung auf die Stärkung der Därme in Fällen von weichem Stuhl und Diarrhö auch auf die Transport- und Transformationsfunktionen der Milz auswirkt. Es muss ebenfalls angemerkt werden, dass Akupunkturpunkte, die direkt distal oder proximal von sehr starken Punkten liegen, häufig in gewissem Rahmen deren Funktionen und Indikationen teilen. Der Einfluss von Ma 36 *Zusanli* ist so groß, dass er sich auf die Wirkungen von Ma 37 *Shangjuxu* auswirkt.

Nach *Spiritual Pivot*[35] ist Ma 37 *Shangjuxu* ein Punkt des „Meeres des Blutes". Die diesbezügliche Textstelle sagt: „Das Penetrationsgefäß ist das Meer der zwölf Leitbahnen, zum Beispiel das ‚Meer des Blutes'. Im oberen Bereich verläuft es zu Bl 11 *Dazhu* und im unteren Bereich kommt es bei Ma 37 *Shangjuxu* und Ma 39 *Xiajuxu* an die Oberfläche… ist das Meer des Blutes in Fülle, gibt es eine Empfindung, als ob der Körper groß sei; man fühlt sich unruhig, weiß jedoch nicht, welche Erkrankung man hat; ist das Meer des Blutes in Leere, hat man das Gefühl der Körper sei klein; man fühlt sich geschwächt, weiß jedoch nicht, um welche Erkrankung es sich handeln könnte." Trotz dieser Textstelle ist darauf hinzuweisen, dass diese Indikationen in späteren Texten nicht mehr zu finden sind. Gemeinsam mit vielen anderen Punkten der Magen-Leitbahn ist Ma 37 *Shangjuxu* ganz allgemein in der Behandlung von Erkrankungen der unteren Extremität wirksam. Seine Wirkung wird durch folgendes Sprichwort erklärt: „Die *yangming*-Leitbahnen sind voll *Qi* und Blut." Die Fähigkeit von Ma 37 *Shangjuxu*, den sanften *Qi*- und Blutfluss in den Beinen zu fördern, macht ihn für die Behandlung von Hemiplegie, Bein-*Qi*, Schwäche des Beins, Knieschwellungen und alle Arten von Atrophie-Erkrankungen und schmerzhaften Stauungssyndromen sowohl bei Fülle- als auch bei Leere-Mustern geeignet.

Abschließend ist noch zu erwähnen, dass *Essential Questions*[36] Ma 37 *Shangjuxu* unter die Acht Punkte einschließt, die Hitze aus dem Magen klären können (beidseits Ma 30 *Qichong*, Ma 36 *Zusanli*, Ma 37 *Shangjuxu* und Ma 39 *Xiajuxu*).

PUNKTKOMBINATIONEN

- Gelbe und erschwerte Miktion: Ma 37 *Shangjuxu* und Ma 39 *Xiajuxu* (*Systematic Classic*).
- Bakterielle Dysenterie: Ma 37 *Shangjuxu*, Ma 25 *Tianshu* und Di 11 *Quchi*.

MA 38 *TIAOKOU*

Schmale Öffnung

條口

LOKALISATION

Auf dem Unterschenkel, in der Mitte zwischen der tibiofemoralen Gelenklinie (auf einer Höhe mit der Poplitealfalte) und der höchsten Erhebung des Malleolus lateralis, eine Fingerbreite lateral des Vorderrandes der Tibia.

NADELUNG

Senkrecht oder schräg 1 – 1.5 *cun*.

WIRKUNGEN

Leitet Wind-Feuchtigkeit aus und lindert Schmerzen
Unterstützt die Schulter

INDIKATIONEN

- Atrophie-Erkrankung und schmerzhaftes Stauungssyndrom der unteren Extremität, schmerzhafte Stauung durch Feuchtigkeit, Taubheit, Kältegefühl, Schwellung und Schmerzen im Schienbeinbereich, Unfähigkeit lange zu stehen, Schwellung des Oberschenkels und des Knies, Hitze der Fußsohlen.
- Schmerzen und Steifigkeit der Schulter, abdominelle Schmerzen.

KOMMENTAR

Ma 38 *Tiaokou* wird entweder als Lokalpunkt zur Behandlung verschiedenster Erkrankungen des Beines benützt oder noch häufiger als wichtiger empirischer Punkt zur Behandlung von Schultererkrankungen. Für letztere Anwendung wird Ma 38 *Tiaokou* bei sitzenden Patienten auf der betroffenen Seite genadelt. Wenn das *deqi*-Gefühl ausgelöst ist, fordert man den Patienten auf, die Schulter um die Schmerzzone herum zu bewegen und manipuliert gleichzeitig die Nadel an Ma 38 *Tiaokou*. In den meisten Fällen kommt es zu einer Schmerzlinderung und die Beweglichkeit wird sofort verbessert. Diese Anwendung wird normalerweise von der Nadelung geeigneter Lokal- und Fernpunkte gefolgt. Obwohl die Fähigkeit dieses Punktes, Schultererkrankungen sehr wirksam zu behandeln, teilweise durch die enge Verbindung zwischen den Magen- und den Dickdarm-Leitbahnen zu erklären ist, handelt es sich hier zu allererst um ein Beispiel einer empirischen Anwendung von Akupunkturpunkten.

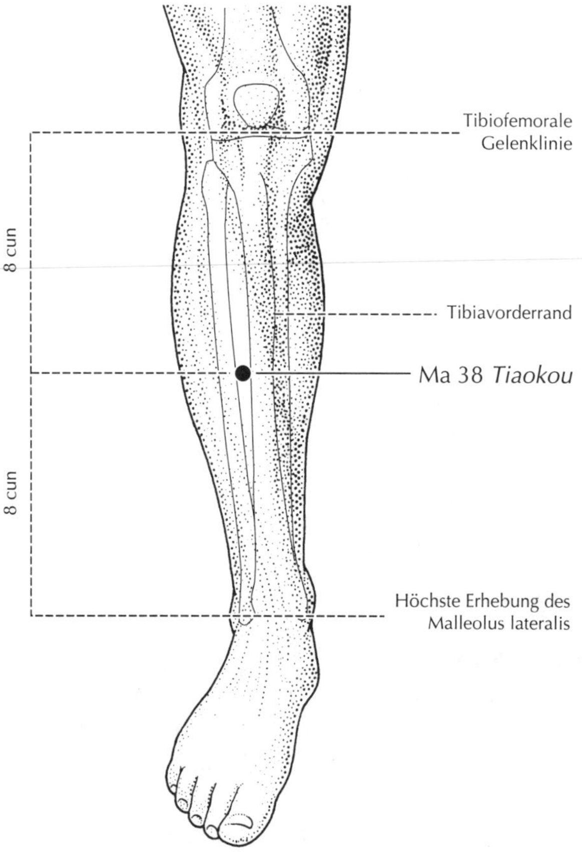

PUNKTKOMBINATIONEN

- Hitze in den Fußsohlen mit Unfähigkeit länger zu stehen: Ma 38 *Tiaokou*, Ma 36 *Zusanli*, Bl 57 *Chengshan* und Bl 56 *Chengjin* (*Thousand Ducat Formulas*).
- Schlaffheit der Beine mit erschwertem Gehen: zuerst nadele man Gb 39 *Xuanzhong*, dann Ma 38 *Tiaokou* und Ma 42 *Chongyang* (*Secrets of the Heavenly Star*).
- Schulterschmerz: Ma 38 *Tiaokou* und Lokalpunkte.

MA 39 *XIAJUXU*

下巨虛

Untere große Leere

he-Unterer Meerpunkt der Dünndarm-Leitbahn
Punkt des Meeres des Blutes

LOKALISATION

Am Unterschenkel 3 *cun* unterhalb von Ma 37 *Shangjuxu*, eine Fingerbreite lateral zum vorderen Tibiarand.

ANMERKUNG ZUR LOKALISATION

Man teilt die Strecke zwischen der tibiafemoralen Gelenklinie (auf Höhe der Poplitealfalte) und der höchsten Erhebung des Malleolus lateralis in zwei gleiche Teile. Der Mittelpunkt ist Ma 38 *Tiaokou;* Ma 39 *Xiajuxu* ist 1 *cun* unterhalb von Ma 38 *Tiaokou* gelegen.

NADELUNG

Senkrecht oder schräg 1 – 1.5 *cun.*

WIRKUNGEN

Bewegt das Dünndarm-*Qi* und wandelt Stagnation um
Reguliert und harmonisiert die Därme und klärt feuchte Hitze
Aktiviert die Leitbahn und lindert Schmerz

INDIKATIONEN

- Unterbauchschmerzen, Lumbalschmerzen, die in die Hoden ausstrahlen.
- Diarrhö, Diarrhö mit unverdauten Nahrungsbestandteilen, dysenterische Erkrankung, Eiter und Blut im Stuhl, Dünndarm-*Qi*-Mangel, dunkler Urin.
- Mamma-Abszess, manisches Toben, plötzlicher Schrecken, unsinniges Reden, trockene Lippen, schmerzhaftes Stauungssyndrom des Halses, Schweißlosigkeit, kein Verlangen zu essen, Blässe.
- Schmerzhaftes Stauungssyndrom und Atrophieerkrankung der unteren Extremität, Hemiplegie des Beines, Atrophieerkrankung des Fußes, Fersenschmerzen, ausgeprägte Kälte- oder Hitzeempfindung in der Schulter, Hitzeempfindung im Bereich zwischen Ringfingern und kleinen Fingern, Brennempfindung vor den Ohren.

KOMMENTAR

Yellow Emperor's Inner Classic stellt fest: „Der Dickdarm und der Dünndarm stehen unter dem Einfluss des Magens“[37] und klassifiziert Ma 39 *Xiajuxu* als den *he*-Unteren Meerpunkt des Dünndarms. Die drei *Yang*-Leitbahnen des Armes (Dickdarm, Dünndarm und Dreifacher Erwärmer) sind einzigartig bezüglich der Tatsache, dass die Leitbahnen den oberen Erwärmer durchlaufen, ihr entsprechendes *fu* jedoch zum unteren Erwärmer gehört.

Auch wenn in *Spiritual Pivot* ausgesagt wird, dass die „*he*-Meerpunkte Erkrankungen der inneren *fu* behandeln“, haben die *he*-Meerpunkte dieser drei Leitbahnen (Di 11 *Quchi*, Di 8 *Xialian* und 3E 10 *Tianjing*) relativ geringe Wirkung auf ihr korreliertes *fu*. Dickdarm, Dünndarm und der Dreifache Erwärmer haben jedoch jeweils einen unteren *he*-Meerpunkt (Ma 37 *Shangjuxu*, Ma 39 *Xiajuxu* und Bl 39 *Weiyang)* die vorrangig Erkrankungen ihrer zugeordneten *fu* behandeln.

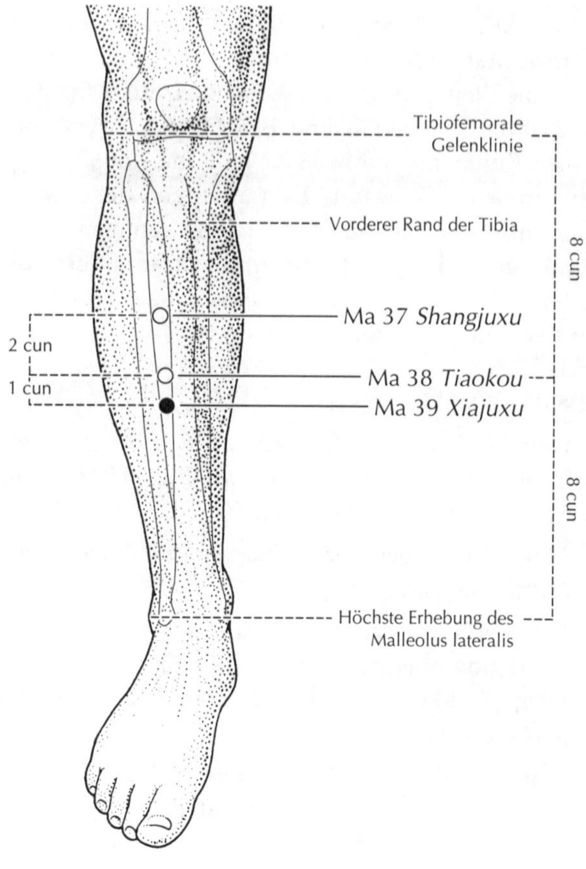

Ma 39 *Xiajuxu* kann bei den zwei Hauptmustern des Dünndarms mit Dünndarm-*Qi*-Schmerzen durch Leere oder Kälte des Dünndarms verwendet werden. Dünndarm-*Qi*-Schmerzen sind durch starke Schmerzen im Unterbauch charakterisiert, die zum Becken, zur Lumbalregion und abwärts zu den Hoden ausstrahlen. Leere-Kälte des Dünndarms ist durch einen (dumpfen) Unterbauchschmerz (der durch Wärme und Druck verbessert wird) und chronische Diarrhö oder dysenterische Erkrankungen charakterisiert. Ma 39 *Xiajuxu* ist darüber hinaus in der Lage, Diarrhö und dysenterische Erkrankungen durch feuchte Hitze mit Auftreten von Eiter und Blut im Stuhl zu behandeln.

Essential Questions[38] schließt Ma 39 *Xiajuxu* unter die acht Punkte zur Klärung der Hitze aus den Magen ein; dadurch wird betont, dass dieser Punkt, obwohl er der *he*-Meerpunkt des Dünndarms ist, auf der Magen-Leitbahn liegt und somit für Hitze in der Leitbahn mit Erkrankungen wie Mamma-Abszess, trockene Lippen und schmerzhaftes Stauungssyndrom des Halses indiziert ist. Ungewöhnlicherweise wird Ma 39 *Xiajuxu* eine gewisse Fähigkeit zugeschrieben, die Dünndarm-Leitbahn zu regulieren. Dies spiegelt sich in Indikationen wie ausgeprägtem Kälte- oder Hitzegefühl in der Schulter, Hitzeempfindung im Bereich zwischen Ringfinger und kleinem Finger und Brennempfindungen vor den Ohren wider. Bezüglich der Diskussion von Ma 39 *Xiajuxu* als Punkt „des Meeres des Blutes" beachte man den Kommentar zu Ma 37 *Shangjuxu*.

Schließlich gehört Ma 39 *Xiajuxu* zur *yangming*-Leitbahn, die eine *Qi*- und Blut-Fülle aufweist, und ähnelt Punkten wie Ma 36 *Zusanli* und Ma 37 *Shangjuxu* in seiner Wirkung, Erkrankungen der unteren Extremität zu behandeln. Er ist bei schmerzhaftem Stauungssyndrom und Atrophieerkrankungen der unteren Extremität und des Fußes, bei Hemiplegie und Fersenschmerzen indiziert.

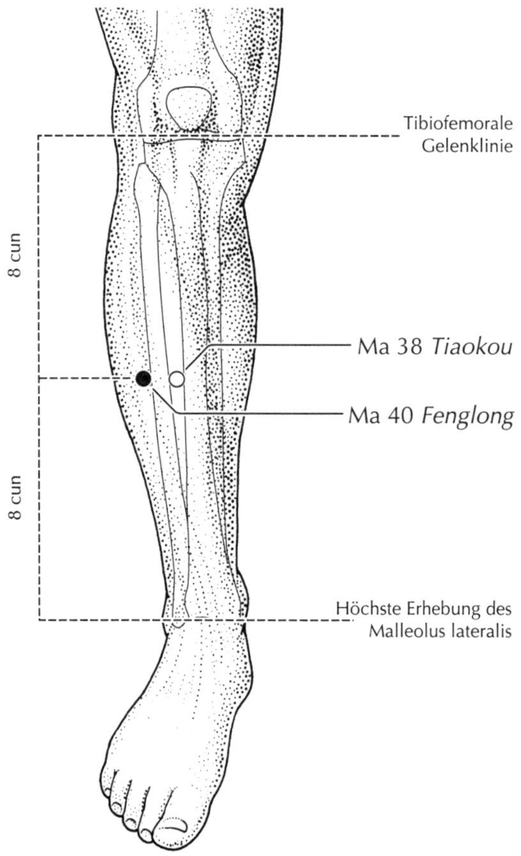

PUNKTKOMBINATIONEN

- Diarrhö und dysenterische Erkrankungen mit Eiter und Blut: Ma 39 *Xiajuxu*, Ni 21 *Youmen* und Mi 3 *Taibai* (*Supplementing Life*).
- Manisches Toben: Ma 39 *Xiajuxu* und Gb 40 *Qiuxu* (*Thousand Ducat Formulas*).
- Völlegefühl in der Brust und in der lateralen Rippenregion, das zum Bauch ausstrahlt: Ma 39 *Xiajuxu*, Gb 40 *Qiuxu*, Gb 43 *Xiaxi* und Bl 23 *Shenshu* (*Great Compendium*).
- Mamma-Abszess: Ma 39 *Xiajuxu*, Ma 36 *Zusanli*, Gb 43 *Xiaxi*, Lu 10 *Yuji*, Bl 40 *Weizhong*, Gb 41 *Zulinqi* und Dü 1 *Shaoze* (*Great Compendium*).

MA 40 *FENGLONG*

Reiche Wölbung

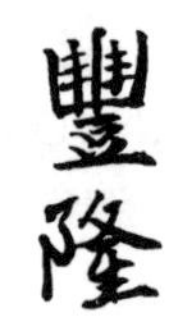

luo-Passagepunkt der Magen-Leitbahn

LOKALISATION

Auf dem Unterschenkel, in der Mitte zwischen der tibiofemoralen Gelenklinie (auf Höhe der Poplitealfalte) und dem Malleolus lateralis, zwei Fingerbreiten lateral vom Vorderrand der Tibia (eine Fingerbreite lateral von Ma 38 *Tiaokou*).

NADELUNG

Senkrecht oder schräg 1 – 1.5 *cun*.

WIRKUNGEN

Wandelt Schleim und Feuchtigkeit um
Unterstützt die Brust
Klärt Schleim aus den Lungen und lindert Husten und Keuchen
Klärt Schleim aus dem Herzen und beruhigt den Geist
Aktiviert die Leitbahn und lindert Schmerzen

INDIKATIONEN

- Große Mengen Schleim, Völlegefühl, Beklemmungsgefühl und Schmerzen in der Brust, stechende Brustschmerzen, schneidende Schmerzen des Abdomen, Gesichtsschwellung, Schwindel, Kopfschmerz, Kopfschmerzen durch Wind-Schleim, Pflaumenkern-*Qi* (Globus hystericus), Schwellung und Schmerzen des Halses, schmerzhaftes Stauungssyndrom des Halses mit Stimmverlust.
- Feuchter Körper, Schlaffheit und Schweregefühl des Körpers, Husten und Kurzatmigkeit, Husten mit großen Mengen Schleim, Keuchen, Dyspnoe, Asthma.
- Manie-Depression, verrücktes Lachen, großes Glücksgefühl, Verlangen auf hohe Orte zu steigen und zu singen, reißt sich die Kleider vom Leib und läuft herum, Ruhelosigkeit, sieht Geister, Indolenz, Epilepsie, Hypertonie.

- Obstipation, Schwierigkeit Urin und Stuhl abzusetzen, Atrophie-Erkrankung und schmerzhaftes Stauungssyndrom der unteren Extremität, Schmerzen des Knies, des Beines, erschwerte Beugung und Streckung des Knies, mangelnde Kontrolle über die Beine, Abmagerung der Unterschenkel.

KOMMENTAR

Ma 40 *Fenglong* ist der wichtigste Akupunkturpunkt des Körpers zur Umwandlung von Schleim jeglichen Ursprungs. Schleim bildet sich, wenn

a) eine Leber-*Qi*-Stagnation die Zirkulation der Flüssigkeiten schädigt, die sich dann zu Schleim verfestigen, wenn
b) Fülle- oder Leere-Hitze die Körperflüssigkeiten verdichtet (Schleim ist bekannt als „substantieller Bestandteil des Feuers" und Feuer als „nichtsubstantieller Teil des Schleims") oder wenn
c) ein oder alle drei *zang*, die für die Umwandlung und den Transport der Flüssigkeiten verantwortlich sind, geschwächt sind (die Lunge im oberen *jiao*, die Milz im mittleren *jiao* und die Nieren im unteren *jiao*). Von all diesen *zang* ist klinisch eine Störung der Transport- und Umwandlungsfunktion der Milz am bedeutendsten; hierzu wird in *Essential Questions*[39] gesagt: „Die Milz ist der Ursprung des Schleims" und „wenn Wasser, Getreide und Körperflüssigkeiten nicht fließen, werden sie sich ansammeln und Schleim-Flüssigkeiten (*tanyin*) bilden". Ist die Transport- und Umwandlungsfunktion der Milz geschädigt, sammeln sich die Körperflüssigkeiten und wandeln sich im Laufe der Zeit zu Schleim um, der dann auf andere *zangfu* und andere Körperregionen übertragen werden kann. Darüber hinaus ist es ein allgemeines Behandlungsprinzip, dass die Milz zur Behandlung von Schleim jeglichen Ursprungs reguliert werden sollte, um ihre Transformationsfunktion zu unterstützen.

Ma 40 *Fenglong* ist der Punkt, von dem aus sich die Magen-Verbindungsleitbahn mit der in Verbindung stehenden Milz-Leitbahn verbindet. In *Guide to the Classic of Acupuncture* wird gesagt: „Die *luo*-Passagepunkte sind zwischen zwei Leitbahnen lokalisiert ... werden sie akupunktiert können Symptome der innen-außen-gekoppelten Leitbahnen behandelt werden."[40] Traditionellerweise wurde Ma 40 *Fenglong* zur Behandlung von Schleimansammlung, die im besonderen Lunge, Herz, Hals und Kopf betrifft, verwendet.

Ein Sprichwort der Chinesischen Medizin sagt: „Die Milz ist der Ursprung des Schleims und die Lunge ist der Speicher des Schleims." Wenn Schleim das Absinken des Lungen-*Qi* blockiert oder wenn ein geschwächtes Lungen-*Qi* nicht mehr in der Lage ist, Körpersäfte abzusenken, kann es zu Husten, Keuchen und Asthma mit Auswurf großer Mengen von Sputum kommen. Ist die Kälte vorherrschend, wird der Schleim klar und weiß sein, herrscht Hitze vor, kommt es zu gelbem, grünem oder braunem Schleim. Unabhängig ob Kälte oder Hitze-Schleim, Ma 40 *Fenglong* ist der Hauptpunkt, um Schleim in der Lunge umzuwandeln. Sowohl die Hauptleitbahn des Magens als auch seine tendino-muskuläre Leitbahn verlaufen durch den Thorax, und Ma 40 *Fenglong* wurde seit langem als vorherrschender Punkt zur Behandlung von Thoraxschmerzen betrachtet. Wenn Schleim die freie Bewegung des *Qi* und des Blutes im Thorax blockiert, kommt es zu Völlegefühlen, Beklemmung und stechenden Schmerzen. Aufgrund seiner Wirkung auf den Thoraxraum wird Ma 40 *Fenglong* jedoch auch zur Behandlung jeglicher Art von Brustschmerzen einschließlich Verrenkungen und Verletzungen der Thoraxmuskulatur verwendet.

Das Krankheitssyndrom Schleim bzw. Schleim-Feuer stört das Herz (und den Geist) tritt vorzugsweise auf, wenn es bei schweren depressiven Zuständen zu einer *Qi*-Stagnation kommt. Das stagnierende *Qi* ist nicht in der Lage, die Körperflüssigkeiten zu verteilen, diese verkleben und bilden Schleim. Der Schleim blockiert die Herzöffnungen und stört den Geist. Ausgeprägte oder langanhaltende *Qi*-Stagnation und Schleim können sich in Feuer umwandeln, und es kommt zu Bildung von Schleim-Feuer. Dies kann durch übermäßige Aufnahme von fetter und scharfer Nahrung und Alkohol verschlimmert werden. Ist der Feueraspekt des Schleim-Feuers sehr ausgeprägt, leidet der Patient an *„kuang"* oder Manie mit Symptomen wie verrücktem Lachen und wildem und impulsivem Verhalten. Ist der Schleimaspekt vorherrschend, und es besteht relativ wenig Feuer, leidet der Patient unter *„dian"* mit den Symptomen mentaler Verwirrung, Lethargie und Stupor. Die Fähigkeit von Ma 40 *Fenglong* Schleim umzuwandeln, kombiniert mit der Tatsache, dass sich die Magen-Sonderleitbahn mit dem Herzen verbindet und die Magen-Hauptleitbahn sich mit dem Lenkergefäß (und damit mit dem Gehirn) bei LG 24 *Shenting* und LG 26 *Renzhong* verbinden, empfiehlt diesen Punkt speziell zur Behandlung genannter Erkrankungen.

Die Magen-Verbindungsleitbahn verbindet sich bei Ma 40 *Fenglong* mit allen *Yang*-Leitbahnen im Kopfbereich. Wenn Schleim-Feuchtigkeit den oberen *jiao* und den Kopf blockiert, kann sie das Aufsteigen des klaren *Yang* zum Kopf und zu den Sinnesöffnungen schädigen; dies kann zur Entwicklung von Schwindel und Kopfschmerzen mit einem schweren und benebeltem Gefühl führen. Steigt innerer Wind nach oben und trägt Schleim mit sich, ist dies als Wind-Schleim bekannt und kann zu Symptomen wie Epilepsie und schwerem Schwindel führen. Die Magen-Verbindungsleitbahn endet im Hals und bei einer Schädigung der Fähigkeit von Lunge und Magen die Flüssigkeiten abzusenken bedingt durch eine *Qi*-Stagnation, kann sich Schleim bilden und mit dieser *Qi*-Stagnation zu einer Stauung im Halsbereich führen.

Dies kann sich zu einem Pflaumenkern-*Qi* (Globus hystericus) entwickeln, einem Blockierungsgefühl im Hals, das sich mit Schwankungen im emotionalen Bereich verschlechtert oder verbessert und das normalerweise bei einer *Qi*-Stagnation und Schleim auftritt. Eine große Anzahl an Erkrankungen aller Körperteile kann durch Schleim verursacht werden.

Dies kommt in der chinesischen Medizin in folgenden Sprichwörtern zum Ausdruck: „Es gibt keinen Platz, den der Schleim nicht erreicht", „Die hundert Erkrankungen gehören alle zum Schleim", „Bei eigenartigen Erkrankungen liegt häufig Schleim vor", und „Chronische Erkrankungen weisen oft Schleim auf". Ma 40 *Fenglong* ist immer indiziert, wenn Schleim ein Bestandteil der Pathologie ist, unabhängig davon, welche Symptomatologie vorliegt.

Wie viele der Punkte der *fu-yangming*-Magen-Leitbahn, die eine *Qi*- und Blut-Fülle aufweist, ist Ma 40 *Fenglong* bei Leitbahnen-Erkrankungen wie Atrophieerkrankung und schmerzhaftem Stauungssyndrom des Unterschenkels indiziert. Aufgrund seiner Fähigkeit, Schleim umzuwandeln, wird Ma 40 *Fenglong* speziell in der Behandlung von Hemiplegie durch Wind-Schleim in den Leitbahnen verwendet. Schließlich gibt *Great Compendium of Acupuncture and Moxibustion* spezifische Indikationen für Fülle- und Leere-Syndrome der *luo*-Passagepunkte. Im Fall von Ma 40 *Fenglong* wird Manie-Depression (Fülle) angegeben sowie mangelnde Kontrolle über die Beine und Abmagerung der Unterschenkel (Leere).

PUNKTKOMBINATIONEN

- Alle Schleimerkrankungen, Kopf-Wind, Dyspnoe und Husten und alle Arten von Schleim-Flüssigkeit (*tanyin*): Ma 40 *Fenglong* und KG 12 *Zhongwan* (*Outline of Medicine*).
- Husten mit Schleim: Ma 40 *Fenglong* und Bl 13 *Feishu* (*Ode of the Jade Dragon*).
- Schleim-Erbrechen und wässriger Speichel, Schwindel, der nicht abklingt: Ma 40 *Fenglong*, Di 5 *Yangxi*, Mi 4 *Gongsun* und KG 17 *Shanzhong* (*Complete Collection*).
- Stechende Thoraxschmerzen: Ma 40 *Fenglong* und Gb 40 *Qiuxu* (*Thousand Ducat Formulas*).
- Kopfschmerzen, die kaum zu ertragen sind: Ma 40 *Fenglong* und LG 18 *Qiangjian* (*One Hundred Symptoms*).
- Kopf-Wind und Schwindel: Ma 40 *Fenglong*, Di 4 *Hegu*, Ma 41 *Jiexi* und Gb 20 *Fengchi* (*Great Compendium*).
- Gesichtsschwellung: Ma 40 *Fenglong*, Ma 25 *Tianshu*, Ma 45 *Lidui*, Ma 43 *Xiangu* und Ma 42 *Chongyang* (*Thousand Ducat Formulas*).
- Manische Störung mit Unbesonnenheit, Verlangen auf hohe Plätze zu steigen und zu singen, sich zu entkleiden und herumzulaufen: Ma 40 *Fenglong* und Ma 42 *Chongyang* (*Thousand Ducat Formulas*).
- Stimmverlust: Ma 40 *Fenglong*, KG 22 *Tiantu*, Ni 2 *Rangu*, Ni 10 *Yingu*, Ni 7 *Fuliu* und He 4 *Lingdao* (*Illustrated Supplement*).

MA 41 *JIEXI*

解溪

Teilender Strom

jing-Flusspunkt und Feuerpunkt der Magen-Leitbahn

LOKALISATION

Im Knöchelbereich, auf einer Höhe mit der höchsten Erhebung des Malleolus lateralis, in einer Vertiefung zwischen den Sehnen des Musculus extensor hallucis longus und des M. extensor digitorum longus.

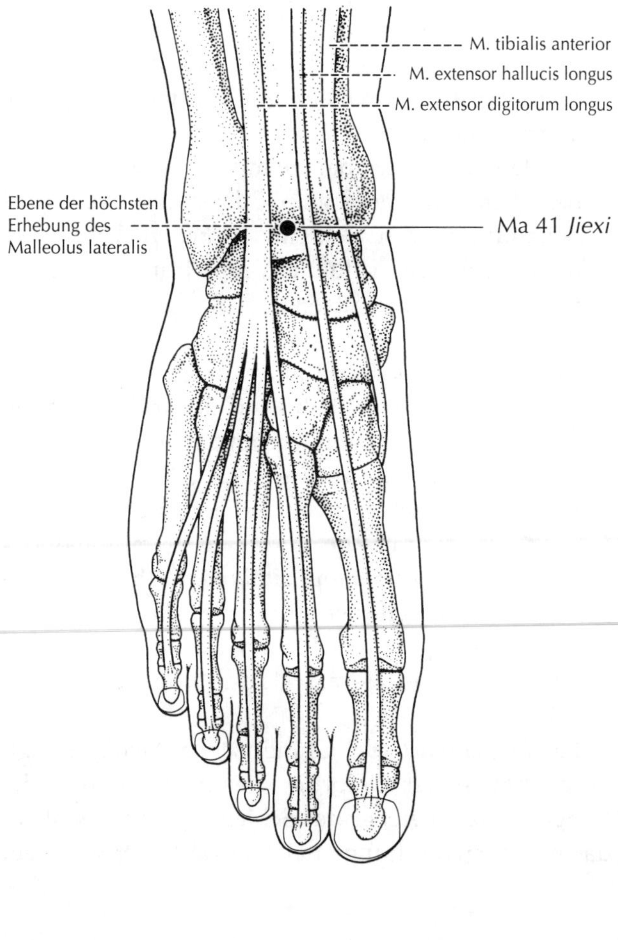

ANMERKUNG ZUR LOKALISATION

Man fordert den Patienten auf, die Großzehe gegen Widerstand zu strecken um die Sehne des M. extensor hallucis longus darzustellen. Man lokalisiert Ma 41 *Jiexi* lateral von dieser Sehne auf Höhe der höchsten Erhebung des Malleolus lateralis. Bei unsicherer Lokalisation fordert man den Patienten auf, mit den restlichen Zehen ebenfalls gegen Widerstand zu strecken, um die Sehne des M. extensor digitorum longus darzustellen; Ma 41 *Jiexi* liegt zwischen den beiden angegebenen Sehnen.

NADELUNG

a) Senkrecht 0.5 *cun*;
b) schräg unterhalb der Sehnen, um eine Verbindung medial zu Mi 5 *Shangqiu* und lateral zu Gb 40 *Qiuxu* herzustellen.

CAVE: Die vorderen Tibialisgefäße und der Nervus tibialis liegen in der Tiefe unter diesem Punkt.

WIRKUNGEN

Klärt Hitze aus der Magen-Leitbahn und dem *fu* Magen
Beruhigt den Geist
Aktiviert die Leitbahn und lindert Schmerzen

INDIKATIONEN

- Schwellungen des Gesichtes und des Kopfes, frontale Kopfschmerzen, Schmerzen der Augenbrauen, Kopf-Wind, Rötung des Gesichtes und der Augen, visuell bedingter Schwindel, Schwindel, Schmerzen im Mund, Auf-die-Zunge-beißen.
- Abdominelle Blähung, abdominelle Blähung nach dem Essen, Aufstoßen mit abdomineller Blähung und Völlegefühl, Hunger ohne Essen zu können, Obstipation.
- Fieberhafte Erkrankung mit Schweißlosigkeit, Malariaerkrankungen, plötzliche tumultartige Erkrankung mit Krämpfen.
- Epilepsie, klonische Spasmen, Manie, Agitiertheit, Traurigkeit und Weinen, Schreck-Palpitationen, Magen-Hitze mit Toben, sieht Geister, Hypertonie.
- Schwellung und Schmerzen des Fußgelenks, Fallfuß, Atrophieerkrankung des Beines, Schweregefühl des Knies und des Oberschenkels, Ischialgie, schmerzhaftes Sehnen- Stauungssyndrom, schmerzhaftes Feuchtigkeits-Stauungssyndrom, Verletzung zu der Großzehe.

KOMMENTAR

Es ist ein wichtiges Prinzip der fünf *shu*-Punkte, dass ihre Wirkung zur Behandlung ihrer korrespondierenden Leitbahnen insgesamt und des entgegengesetzten Endes der Leitbahn im Speziellen umso stärker ist, je distaler sie liegen (zum Beispiel in der Nähe der Finger oder Zehen); je proximaler sie liegen (in der Nähe des Knies und des Ellenbogens), desto betonter ist ihre Wirkung auf das innere *fu* und den Körper und die Körperregion der Leitbahn. Bezogen auf den Punkt der Magen-Leitbahn Ma 41 *Jiexi*, den *jing*-Flusspunkt und Feuerpunkt, der zwischen diesen beiden Extremen liegt, bedeutet dies, dass er sowohl eine wichtige Wirkung zur Klärung von Hitze aus der Leitbahn, als auch aus dem *fu* hat.

Die Wirkung von Ma 41 *Jiexi*, die Hitze aus der Magen-Leitbahn zu klären und dies speziell im oberen Anteil, zeigt sich in seiner Fähigkeit, Schmerzen, Schwellungen und Entzündungen der *yangming*-Anteile des Kopfes zu behandeln; diese können sich in frontalen Kopfschmerzen, Rötung des Gesichtes und der Augen sowie in Mundschmerzen etc. zeigen. Obwohl Gesichtsschwellungen üblicherweise entweder in einen Milz-*Yang*-Mangel oder einen Lungen-*Qi*-Mangel mit Eindringen äußeren Windes differenziert werden, ist Ma 41 *Jiexi* in diesem Fall aufgrund seiner Fähigkeit indiziert, Hitze aus der *yangming*-Leitbahn zu eliminieren, die das Gesicht kontrolliert.

Wenn Hitze im *fu* Magen akkumuliert, kann dies

a) die absenkende Funktion des Magens schädigen und zu abdomineller Blähung und Aufstoßen führen,
b) übermäßigen Hunger durch übermäßiges *Yang* verursachen oder
c) die Flüssigkeiten in Magen und Därmen austrocknen und dadurch Obstipation verursachen oder Hunger, ohne dass der Patient essen kann.

Ma 41 *Jiexi* ist bei all diesen drei Mustern angezeigt. Magen-Feuer kann entlang der Magen-Sonderleitbahn zum Herzen aufsteigen und ebenso entlang der Magen-Hauptleitbahn, die sich mit dem Lenkergefäß (und damit mit dem Hirn) bei LG 24 *Shenting* und LG 26 *Renzhong* verbindet. Die daraus resultierende Störung des Geistes und des Herzens kann zu unterschiedlichen emotionalen Störungen führen. Speziell kommt es zu manischen Störungen und Palpitationen, verbunden mit emotionalen Veränderungen wie Panik. Ma 41 *Jiexi* hat die kombinierte Fähigkeit, Hitze aus dem Magen zu beseitigen und gleichzeitig den Geist zu dämpfen und zu beruhigen.

Schließlich ist Ma 41 *Jiexi* ein wichtiger und häufig benutzter Punkt, um Erkrankungen der Unterschenkel zu behandeln. Er wird häufig mit Ma 31 *Biguan* und Ma 36 *Zusanli* im Sinne der „Ketten-und-Schloss-Methode" bei Atrophieerkrankungen wie Hemiplegie verwendet. Er kann ebenso als distaler Punkt bei Kniegelenkserkrankungen verwendet werden und ist auch wichtig zur Behandlung lokaler Erkrankungen des Fußes und des Knöchels. Zu diesem Zweck kann er lateralwärts in Richtung Gb 40 *Qiuxu* gestochen werden, wenn Erkrankungen der mittleren und lateralen Anteile des Knöchels vorliegen oder in Richtung Mi 5 *Shangqiu* bei Erkrankungen der mittleren und medialen Knöchelanteile. Eine Nadelung mit Verbindung zu Mi 5 *Shangqiu* ist ebenso bei einer kombinierten Störung von Magen und Milz möglich.

PUNKTKOMBINATIONEN

- Kopf-Wind mit Spaltungsgefühl, Schmerzen zwischen der Augenbraue und dem Auge: Ma 41 *Jiexi*, Di 4 *Hegu* und Gb 14 *Yangbai (Classic of the Jade Dragon)*.
- Kopf-Wind, Rötung des Gesichts und der Augen: Ma 41 *Jiexi* und He 5 *Tongli (Great Compendium)*.
- Kopf-Wind und Schwindel: Ma 41 *Jiexi*, Di 4 *Hegu*, Ma 40 *Fenglong* und Gb 20 *Fengchi (Great Compendium)*.
- Nahrungsstagnation in der Abdomenmitte, stechende Schmerzen, die nicht abklingen: Ma 41 *Jiexi*, Ma 36 *Zusanli*, Mi 4 *Gongsun* und KG 12 *Zhongwan (Complete Collection)*.
- Plötzliche tumultartige Erkrankung: Ma 41 *Jiexi*, KG 14 *Juque*, 3E 1 *Guangchong*, 3E 6 *Zhigou* und Mi 4 *Gongsun (Systematic Classic)*.
- Plötzliche tumultartige Erkrankung: Ma 41 *Jiexi*, Mi 9 *Yinlingquan*, Bl 57 *Chengshan* und Mi 3 *Taibai (Great Compendium)*.
- Schreck-Palpitationen und Herzpochen: Ma 41 *Jiexi* und Gb 35 *Yangjiao (One Hundred Symptoms)*.
- Verrücktheit: Ma 41 *Jiexi* und Bl 62 *Shenmai (Thousand Ducat Formulas)*.
- Weinen mit Kummer: Ma 41 *Jiexi*, Bl 15 *Xinshu*, He 7 *Shenmen* und Pe 7 *Daling (Supplementing Life)*.
- Husten durch rebellierendes *Qi*: Ma 41 *Jiexi*, Pe 1 *Tianchi*, KG 22 *Tiantu*, KG 17 *Shanzhong* und Dü 15 *Jianzhongshu (Supplementing Life)*.

MA 42 *CHONGYANG*

冲陽

Brandendes *Yang*

yuan-Quellpunkt der Magen-Leitbahn

LOKALISATION

Auf dem Fußrücken, in einer Vertiefung, die durch die Grenze des zweiten und dritten Metatarsalknochens mit den Ossa cuneiforme (zweiter und dritter) gebildet wird, 1.5 *cun* distal von Ma 41 *Jiexi*, auf einer Linie zwischen Ma 41 *Jiexi* und Ma 43 *Xiangu* an der Stelle, an der die Pulsation der Arteria dorsalis pedis palpiert werden kann.

ANMERKUNG ZUR LOKALISATION

a) Man fährt mit dem Finger von Ma 43 *Xiangu* proximalwärts zu Ma 41 *Jiexi*; der Punkt ist ungefähr auf der Hälfte zwischen diesen beiden Punkten in einer Vertiefung lokalisiert;

b) Dieser Punkt kann lateral des medialen Anteils der Sehne des Musculus extensor digitorum longus, der zur zweiten Zehe verläuft, liegen.

NADELUNG

Schräg oder senkrecht 0.3 – 0.5 *cun*.

CAVE: Man sollte darauf achten, dass die Arteria dorsalis pedis, die unterhalb dieses Punktes liegt, nicht punktiert wird.

WIRKUNGEN

Klärt Hitze aus der Magen-Leitbahn
Harmonisiert das *fu* Magen
Beruhigt den Geist
Aktiviert die Leitbahn und lindert Schmerzen

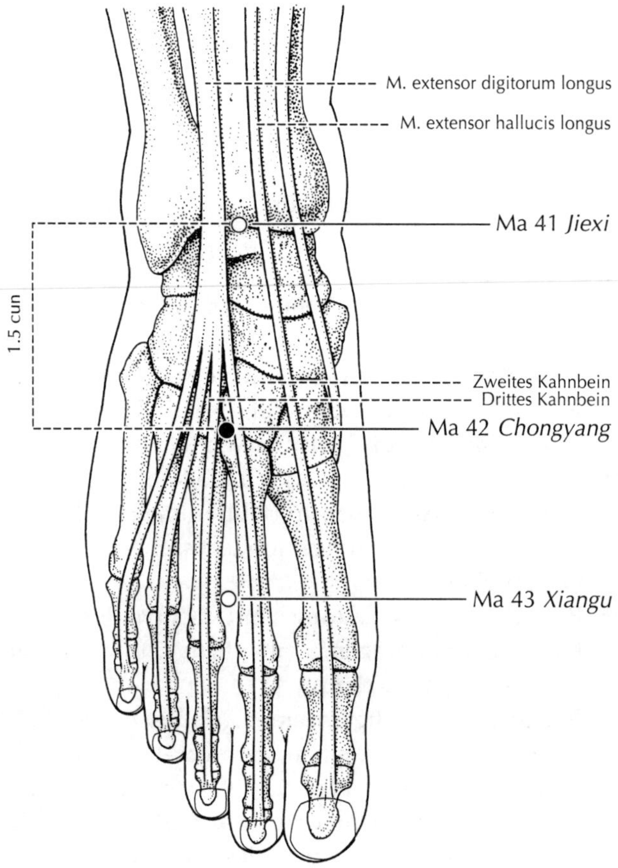

INDIKATIONEN

- Deviation von Mund und Augen, Schwellung und Schmerzen des Gesichts, Gesichtsschwellung, Zahnschmerzen, Karies, Hitze und Schmerzen im Inneren des Mundes.
- Abdominelle Blähung mit Appetitlosigkeit, epigastrische Schmerzen, Erbrechen.
- Fieber ohne Schweißbildung, Frost und Fieber bei Malaria-Erkrankungen.

- Manie-Depression, Verlangen auf hohe Plätze zu steigen und zu singen, sich zu entkleiden und herumzulaufen.
- Schwellung und Schmerzen des Fußrückens, Atrophieerkrankung des Fußes.

KOMMENTAR

Bezüglich seiner Wirkungen und Indikationen ähnelt Ma 42 *Chongyang*, der *yuan*-Quellpunkt der Magen-Leitbahn, dem Punkt Ma 41 *Jiexi*, obwohl er in der täglichen klinischen Praxis weniger häufig verwendet wird.

Ma 42 *Chongyang* ist über der Pulsation der Arteria dorsalis pedis gelegen und *Essential Questions* empfiehlt, dass der Patient das Knie anheben sollte, um die Pulsation der Arterie deutlich hervortreten zu lassen und damit die Lokalisation des Punktes zu erleichtern.

Diese Empfehlung spiegelt sich in der traditionellen Beobachtung wider, dass bei einer Blockierung des Punktes Ma 36 *Zusanli* die Arterienpulsation verringert ist; dies entspricht der Tatsache, dass bei einem starken Druck auf Ma 36 *Zusanli* die Pulsation vollständig verschwindet.

PUNKTKOMBINATIONEN

- Gesichtsschwellung: Ma 42 *Chongyang*, Ma 25 *Tianshu*, Ma 40 *Fenglong*, Ma 45 *Lidui* und Ma 43 *Xiangu (Thousand Ducat Formulas)*.
- Karies: Ma 42 *Chongyang* und Gb 7 *Qubin (Thousand Ducat Formulas)*.
- Manie, Verlangen auf hohe Plätze zu steigen und zu singen, sich zu entkleiden und herumzulaufen: Ma 42 *Chongyang*, He 7 *Shenmen* und Dü 3 *Houxi (Great Compendium)*.
- Manie-Erkrankung mit hastigem Verhalten, Verlangen auf hohe Plätze zu steigen und zu singen, sich zu entkleiden und herumzulaufen: Ma42 *Chongyang* und Ma 40 *Fenglong (Thousand Ducat Formulas)*.
- Schlaffheit der Beine: Ma 42 *Chongyang*, Gb 34 *Yanglingquan*, Le 3 *Taichong* und Gb 40 *Qiuxu (Great Compendium)*.
- Einseitiger Wind (Hemiplegie): Ma 42 *Chongyang* und Lu 7 *Lieque (Great Compendium)*.

MA 43 *XIANGU*

陷谷

Versunkenes Tal

shu-Bachpunkt und Holzpunkt der Magen-Leitbahn

LOKALISATION

Auf dem Fußrücken, zwischen dem zweiten und dritten Metatorsalknochen, in einer Vertiefung 1 *cun* proximal von Ma 44 *Neiting*.

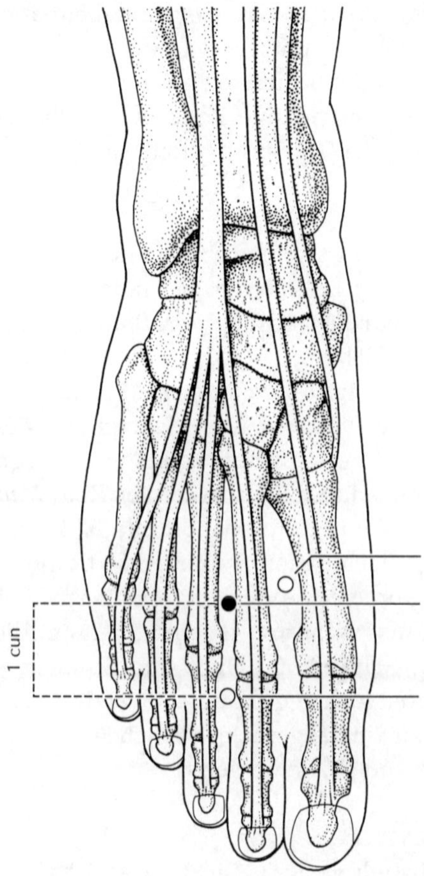

NADELUNG

Senkrecht oder schräg 0.5 – 1 *cun*.

WIRKUNGEN

Reguliert die Milz und beseitigt Ödeme
Reguliert und harmonisiert Magen und Därme

INDIKATIONEN

- Ödeme, Ödeme und Schwellung des Gesichts, Schmerzen und Schwellungen der Augen.
- Abdominelle Schmerzen, abdominelle Blähung und Völlegefühl, Borborygmus, Völlegefühl im Thorax und der lateralen Rippenregion, Aufstoßen.
- Fieber mit Schweißlosigkeit, Kälteschauer bei Malaria-Erkrankungen.
- Schwellung und Schmerzen des Fußrückens, erschwertes Beugen und Strecken der Zehen.

KOMMENTAR

Eine Anzahl von Klassikern zitiert Ma 43 *Xiangu* zur Behandlung von Ödemen, speziell wenn sie das Gesicht und die Augenregion betreffen. Der Name „Versunkenes Tal" ruft das Bild eines Ortes, an dem sich Wasser staut und sammelt, hervor und spiegelt die Anwendung dieses Punktes wider. Seine Anwendung bei Ödemen kann auf zweierlei Weise erklärt werden

a) aufgrund des Verlaufes der *yangming*-Leitbahn, die das Gesicht regiert und
b) aufgrund der engen Beziehung zwischen Magen und Milz, die eine wichtige Rolle bezüglich des Transports und der Transformation von Flüssigkeiten spielt.

Die Wirkung von Ma 43 *Xiangu* auf die Regulierung der Milzfunktionen zeigt sich darüber hinaus in seiner Anwendung zur Behandlung von Borborygmus und abdomineller Blähung.

Ma 43 *Xiangu* ist traditionellerweise bei Erkrankungen wie Schwellungen und Schmerzen des Fußrückens und erschwerter Beugung und Streckung der Zehen indiziert. In letzter Zeit wird Ma 43 *Xiangu* jedoch in Kombination mit Di 4 *Hegu* zur Behandlung fieberhafter Stauungssyndrome in jeder Körperregion verwendet. Ein schmerzhaftes fieberhaftes Stauungssyndrom ist eine Stauung, die sich mit Rötung, Schwellung, Hitze und Schmerzen der Gelenke, Abneigung gegen Hitzeanwendung des betroffenen Areals und allgemeinen Zeichen wie Fieber, Obstipation und Durst etc. zeigt.

PUNKTKOMBINATIONEN

- Plötzliche Schwellung des Gesichts: Ma 43 *Xiangu*, LG 23 *Shangxing*, LG 22 *Xinhui*, LG 21 *Qianding* und Mi 4 *Gongsun* (*Supplementing Life*).
- Gesichtsschwellung: Ma 43 *Xiangu*, Ma 25 *Tianshu*, Ma 40 *Fenglong*, Ma 45 *Lidui* und Ma 42 *Chongyang* (*Thousand Ducat Formulas*).
- Ödeme: Ma 43 *Xiangu*, Lu 7 *Lieque*, Dü 5 *Yanggu*, Di 4 *Hegu*, Pe 5 *Jianshi*, Gb 34 *Yanglingquan*, Ni 10 *Yingu*, Ma 36 *Zusanli*, Le 8 *Ququan*, Ma 41 *Jiexi*, Ni 7 *Fuliu*, Mi 4 *Gongsun*, Ma 45 *Lidui*, Ma 42 *Chongyang*, Mi 9 *Yinlingquan*, Bl 21 *Weishu*, KG 9 *Shuifen* und KG 8 *Shenque* (*Great Compendium*).
- Postpartales Aufstoßen: Ma 43 *Xiangu* und Le 14 *Qimen* (*Supplementing Life*).
- Borborygmus: Ma 43 *Xiangu* und KG 10 *Xiawan* (*One Hundred Symptoms*).
- Schmerzen durch einen Intestinalabszess: Ma 43 *Xiangu*, Mi 3 *Taibai* und Bl 25 *Dachangshu* (*Great Compendium*).

MA 44 *NEITING*

内庭

Innerer Hof

ying-Quellpunkt und Wasserpunkt der Magen-Leitbahn
Ma Dan-yang Himmel-Stern-Punkt

LOKALISATION

Auf dem Fußrücken, zwischen der zweiten und dritten Zehe, 0.5 *cun* proximal der Schwimmhaut.

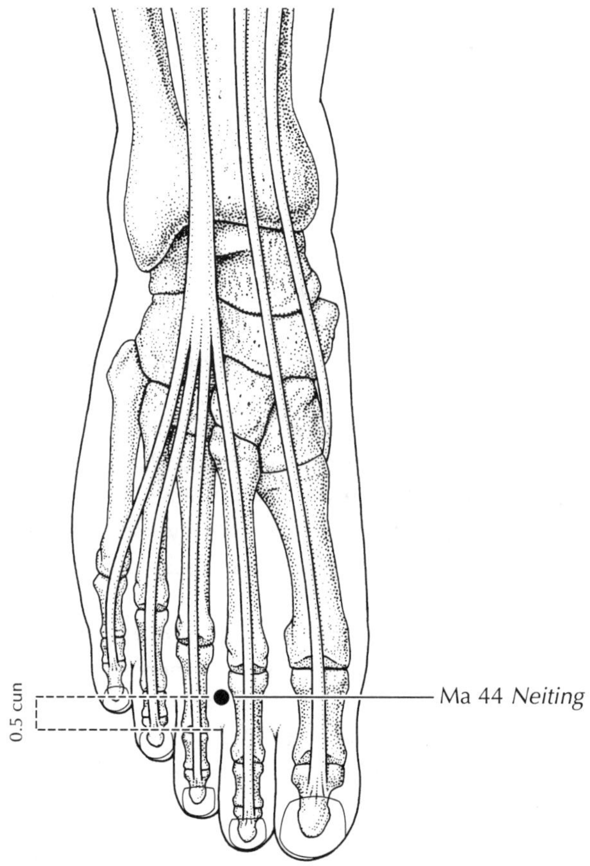

NADELUNG

a) Senkrecht 0.5 *cun*;
b) schräg nach proximal 0.5 – 1 *cun*.

WIRKUNGEN

Klärt Hitze aus der Magen-Leitbahn und lindert Schmerzen
Harmonisiert die Därme und klärt feuchte Hitze
Besänftigt den Geist

INDIKATIONEN

- Zahnschmerzen, Schmerzen der unteren Zähne, Schmerzen der oberen Zähne, Schmerzen des Auges, Schmerzen des Gesichts, Deviation des Mundes und des Auges, Nasenbluten, schmerzhaftes Stauungssyndrom des Halses, Tinnitus, Durst.
- Abdominelle Schmerzen, Blähungen des Unterbauches, Borborygmus, Diarrhö, dysenterische Erkrankungen, Blut im Stuhl, Obstipation.
- Fieberhafte Erkrankung ohne Schwitzen, Malaria-Erkrankungen mit Abneigung zu Essen, Kältefrösteln, Abneigung gegen Kälte, Kälte der Hände und Extremitäten durch entgegengesetzten Fluss, Hitze-Inversion, Urtikaria, Schmerzen der Thoraxhaut, Blut im Urin.
- Abneigung gegen das Geräusch von redenden Menschen, Verlangen nach Ruhe, häufiges Gähnen.
- Schmerz und Schwellung des Fußrückens.

KOMMENTAR

Ma 44 *Neiting*, der *ying*-Quellpunkt und Wasserpunkt der Magen-Leitbahn wurde von *Ma Dan-yang*, dem großen Arzt der *Jin*-Dynastie, unter die „Elf Himmel-Stern-Punkte" [20] eingereiht. Bei dieser Akupunkturpunktgruppe handelt es sich um die wirksamsten Akupunkturpunkte auf dem menschlichen Körper.

Entsprechend *Classic of Difficulties* [41] sind die *ying*-Quell-Punkte bei „Hitze im Körper" indiziert. Als distaler Punkt hat Ma 44 *Neiting* die Hauptwirkung, Hitze und Feuer aus der Magen-Leitbahn, speziell aus den oberen Anteilen, zu beseitigen. Es handelt sich um einen Hauptpunkt zur Behandlung vieler Hitzeerkrankungen des Kopfes und des Gesichtes mit Symptomen wie Zahnschmerzen, Schmerzen des Gesichts oder des Auges, Nasenbluten, schmerzhaften Stauungssyndrom des Halses etc. Er wird hierzu häufig mit Di 4 *Hegu* kombiniert. Zur Behandlung von Zahnschmerzen empfehlen verschiedene Quellen die Anwendung von Ma 44 *Neiting* für Schmerzen im Bereich des Unterkiefers und Di 4 *Hegu* für Schmerzen im Bereich des Oberkiefers, während andere Quellen Ma 44 *Neiting* zur Anwendung sowohl bei Schmerzen im Ober- als auch Unterkieferbereich empfehlen. Dies hat seinen Ursprung in dem Verlauf der Magen-Hauptleitbahn, die von der Augenregion nach unten verläuft, in das obere Zahnfleisch eindringt, sich mit dem Lenkergefäß bei LG 26 *Renzhong* verbindet, um die Lippen läuft und absteigt, um sich mit dem Konzeptionsgefäß bei KG 24 *Chengjiang* zu verbinden. Gesichtsschmerzen stehen fast immer im Zusammenhang mit einer Störung der Magen-Leitbahn.

Ma 44 *Neiting* ist ein Hauptpunkt zur Behandlung von Erkrankungen wie Trigeminusneuralgie und wird häufig in Kombination mit Lokalpunkten wie Ma 4 *Dicang*, Ma 6 *Jiache* und Ma 7 *Xiaguan* angewendet. Die Magen-Leitbahn hat auch verschiedene Verbindungen zum Hals und zur Nase. Die Hauptleitbahn verläuft entlang des Halses abwärts, die Verbindungsleitbahn endet am Hals, die Hauptleitbahn entspringt bei Di 20 *Yingxiang* und steigt zur Nasenwurzel auf. Die Sonderleitbahn verläuft entlang der Nase. Sowohl ein schmerzhaftes Stauungssyndrom des Halses wie auch Nasenbluten können die Folge gestauter Hitze in der *yangming*-Schicht sein. Diese Hitze führt im Fall von Nasenbluten zu unkontrollierter Bewegung des Blutes.

Die zweite Hauptwirkung von Ma 44 *Neiting* besteht in der Harmonisierung der Därme und der Klärung von Feuchtigkeit und Hitze. Dieser Punkt ist zur Behandlung von Diarrhö, dysenterischen Erkrankungen, Blut im Stuhl, Obstipation und abdominellen Schmerzen indiziert.

Ein besonderer Zustand, für den Ma 44 *Neiting* indiziert ist, ist die Symptomatik von kalten Händen und Füßen durch entgegengesetzten Fluss; hierbei sind nur Hände und Füße kalt und der Körper warm. Dieser Zustand kann bei einem Muster auftreten, das als „wahre Hitze, falsche Kälte" bekannt ist; hierbei hindert eine im inneren zusammengezogene Hitze das *Yang-Qi* an seiner freien Zirkulation in den Extremitäten. Trotz deutlicher Kältezeichen weisen die anderen Symtome ebenso wie Puls und Zunge auf eine Hitzeblockierung hin. Diese Symptomatologie muss vom „Kälte-Kollaps" (Kälte-Inversion) differenziert werden, bei dem entweder die Extremitäten oder die Bereiche unterhalb der Ellenbogen und Knie kalt sind.

Schließlich hat Ma 44 *Neiting* wie viele Punkte der Magen-Leitbahn eine den Geist beruhigende Wirkung. Er ist zur Behandlung depressiver Syndrome geeignet und wird bei Abneigung gegen das Geräusch redender Menschen oder Verlangen nach Ruhe angewendet.

PUNKTKOMBINATIONEN

- Schmerzen des Augapfels: Ma 44 *Neiting* und LG 23 *Shangxing (Great Compendium)*.
- Halsschmerzen: Ma 44 *Neiting*, 3E 3 *Zhongzhu* und 3E 6 *Zhigou (Thousand Ducat Formulas)*.
- Schädigung durch Kälte mit Schweißlosigkeit: Ma 44 *Neiting* (sedieren), Di 4 *Hegu* (tonisieren), Ni 7 *Fuliu* (sedieren) und M-HN 30 *Bailao (Great Compendium)*.
- Schädigung durch Kälte mit Schweißbildung: Ma 44 *Neiting* (sedieren), Di 4 *Hegu* (sedieren), Ni 7 *Fuliu* (tonisieren) und M-HN 30 *Bailao (Great Compendium)*.
- Bewusstseinsverlust durch Sommer-Hitzschlag: Ma 44 *Neiting*, LG 26 *Renzhong*, Di 4 *Hegu*, LG 20 *Baihui*, KG 3 *Zhongji* und KG 6 *Qihai (Great Compendium)*.
- Rote (blutige) dysenterische Erkrankung: Ma 44 *Neiting*, Ma 25 *Tianshu*, Mi 1 *Yinbai*, KG 6 *Qihai*, Ni 6 *Zhaohai* und Pe 6 *Neiguan (Great Compendium)*.
- Alle Arten von Diarrhö und abdominellen Erkrankungen: Ma 44 *Neiting* und Ma 36 *Zusanli ((Miscellaneous Diseases)*.
- Unverdaute Nahrungsbestandteile (im Stuhlgang), kein Verlangen zu essen, periumbilikale Schmerzen: Ma 44 *Neiting*, Ma 45 *Lidui* und Ma 25 *Tianshu (Supplementing Life)*.
- Chronische Malaria ohne Verlangen zu essen: Ma 44 *Neiting*, Mi 4 *Gongsun* und Ma 45 *Lidui (Great Compendium)*.
- Ödeme der vier Extremitäten: Ma 44 *Neiting*, Mi 6 *Sanyinjiao*, Le 6 *Zhongdu*, Di 4 *Hegu*, Di 11 *Quchi*, 3E 3 *Zhongzhu*, 3E 2 *Yemen*, Le 2 *Xingjian* und Mi 9 *Yinlingquan (Great Compendium)*.
- Völlegefühl und Spannung im Bereich des Herzens und des Abdomen: Ma 44 *Neiting* und Gb 39 *Xuanzhong (Great Compendium)*.

MA 45 *LIDUI*

厲兌

Grausame Bezahlung

jing-Brunnenpunkt und Metallpunkt der Magen-Leitbahn

LOKALISATION

Im Dorsalbereich der zweiten Zehe, auf dem Kreuzungspunkt der Linien, die an der Seite des Nagels und an der Nagelbasis gezogen werden, ca. 0.1 *cun* von der Nagelecke entfernt.

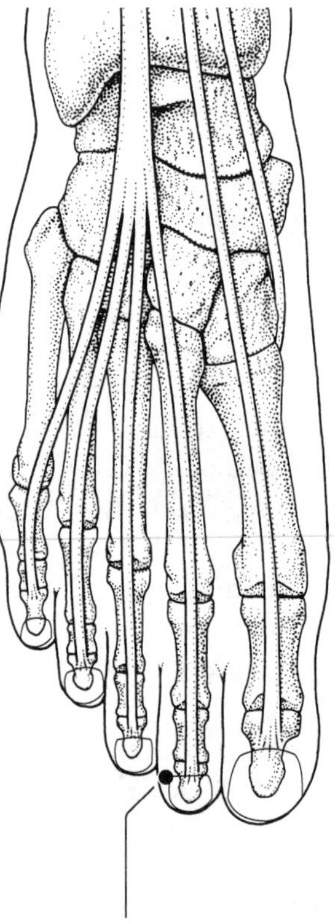

Ma 45 *Lidui*

NADELUNG

Senkrecht oder schräg nach proximal 0.1 - 0.2 *cun* oder bluten lassen.

WIRKUNGEN

Klärt Hitze aus der Magen-Leitbahn

Klärt Hitze, beruhigt den Geist und stellt das Bewusstsein wieder her

INDIKATIONEN

- Gesichtsschwellung, Hitze im Kopf, Nasenbluten, gelber Nasenausfluss, Rhinitis mit Nasenbluten, Zahnschmerzen, Kiefersperre, schmerzhaftes Stauungssyndrom des Halses, aufgerissene Lippen, Deviation des Mundes.
- Völlegefühl und Spannung im Thoraxbereich und Abdomen, übermäßiger Hunger, Appetitlosigkeit, Inversion durch entgegengesetzten Fluss, Malaria, fieberhafte Erkrankung, fieberhafte Erkrankung mit Schweißlosigkeit, gelber Urin, Gelbsucht.
- Bewusstseinsverlust.
- Übermäßiges Träumen, leicht erschreckbar mit Verlangen zu schlafen, Schlaflosigkeit, Schwindel, Manie, Depression, Verlangen auf hohe Plätze zu steigen und zu singen, zieht sich aus und läuft herum.
- Kälteempfindung am Schienbein, Kälte der unteren Extremität und der Füße, Schwellung und Schmerzen im Knie.

KOMMENTAR

Die zwei Hauptwirkungen von Ma 45 *Lidui* sind, die Hitze aus der Magen-Leitbahn (und zum Teil auch aus dem *fu* Magen) zu beseitigen sowie Hitze zu beseitigen und den Geist zu beruhigen. Zusätzlich kann Ma 45 *Lidui*, gemeinsam wie alle anderen *jing*-Brunnenpunkte, das Bewusstsein wiederherstellen. *Spiritual Pivot*[42] sagt: „ Ist die Erkrankung im oberen Bereich, wähle (Punkte) von unten." Diese Aussage betont die starke Wirkung, die die meisten distalen Leitbahnenpunkte zur Behandlung der Störungen am entgegengesetzten Ende der Leitbahn haben.

Ma 45 *Lidui* ist in besonderer Weise dann angezeigt, wenn Hitze der *yangming*-Schicht zu Gesicht, Nase, Zähnen und Lippen aufsteigt, und es zu Symptomen wie Gesichtsschwellung, Zahnschmerzen, aufgerissenen Lippen, Nasenbluten, gelbem nasalen Ausfluss etc. kommt. Dieser Punkt ist ebenfalls bei Hitze im *fu* Magen mit ausgeprägtem Hungergefühl angezeigt.

Die Wirkung von Ma 45 *Lidui*, Hitze zu klären und den Geist zu beruhigen, teilt er mit vielen Punkten der Magen-Leitbahn. Dies erklärt sich durch den Verlauf der Magen-Sonderleitbahn zum Herzen und der Hauptleitbahn, die sich mit dem Lenkergefäß bei LG 24 *Shenting* und bei LG 26 *Renzhong* trifft. Ma 45 *Lidui* teilt sich mit den *jing*-Brunnenpunkten insgesamt die besondere Fähigkeit, den Geist zu beruhigen, speziell in akuten Situationen. Er ist zur Behandlung von manischen Erkrankungen indiziert, die in den klassischen Texten durch folgende Aussage charakterisiert werden: „Wünscht auf hohe Plätze zu steigen und zu singen, entkleidet sich und läuft herum." Er wird speziell auch bei Schlaflosigkeit mit übermäßigen Träumen durch Feuer oder Schleim-Hitze angewandt. Seine Wirkung auf Schlaflosigkeit teilt er mit mehreren *jing*-Brunnenpunkten des Fußes (Mi 1 *Yinbai*, Ni 1 *Yongquan*, Gb 44 *Zuqiaoyin*). Darin spiegelt sich die Wahrnehmung, dass zur Induzierung von Schlaf pathologisch aufsteigendes *Qi*, *Yang* oder Feuer nach unten gezogen werden muss. In sehr schweren, therapieresistenten Fällen von Schlaflosigkeit kann an Ma 45 *Lidui* moxibustiert werden. Diese Technik des „Herabziehens des Feuers" beruht auf dem Prinzip „kleines Feuer zieht großes Feuer an". Gemeinsam mit vielen Akupunkturpunkten hat Ma 45 *Lidui* eine homöostatische Wirkung und kann ebenfalls für depressive Erkrankungen verwendet werden, bei Tendenz des Patienten sich zurückzuziehen oder bei extremem Schlafverlangen; hierdurch wird seine Fähigkeit betont, bei einer Vielzahl von Erkrankungen den Geist zu beruhigen und zu regulieren.

PUNKTKOMBINATIONEN

- Gesichtsschwellung: Ma 45 *Lidui*, Ma 42 *Chongyang*, Ma 40 *Fenglong*, Ma 25 *Tianshu* und Ma 43 *Xiangu (Thousand Ducat Formulas)*.
- Alpträume: Ma 45 *Lidui* und Mi 1 *Yinbai (One Hundred Symptoms)*.
- Somnolenz: Ma 45 *Lidui* und Le 1 *Dadun* (*Supplementing Life*).
- Somnolenz mit dem Verlangen die vier Extremitäten nicht zu bewegen: Ma 45 *Lidui*, Di 3 *Sanjian*, 3E 8 *Sanyangluo*, 3E 10 *Tianjing* und Le 10 *Zuwuli (Thousand Ducat Formulas)*.
- Somnolenz: Ma 45 *Lidui*, Ni 3 *Taixi*, Ni 6 *Zhaohai*, LG 20 *Baihui*, 3E 10 *Tianjing*, Di 2 *Erjian*, Di 3 *Sanjian* und Bl 18 *Ganshu (Great Compendium)*.
- Extremer Schrecken: Ma 45 *Lidui*, Di 2 *Erjian*, He 6 *Yinxi* und Pe 5 *Jianshi* (*Supplementing Life*).
- Schwäche der Beine: Moxa auf Ma 45 *Lidui*, Le 3 *Taichong* und Gb 31 *Fengshi (Outline of Medicine)*.

Anmerkungen

1 *Spiritual Pivot* Kapitel 9.

2 *Spiritual Pivot* Kapitel 7.

3 *Essential Questions* Kapitel 63.

4 *Spiritual Pivot* Kapitel 9 und *Essential Questions* Kapitel 70.

5 *Spiritual Pivot* Kapitel 21.

6 *Spiritual Pivot* Kapitel 33.

7 *Essential Questions* Kapitel 47.

8 *Essential Questions* Kapitel 61.

9 *The Heart & Essence of Dan-xi's Methods of Treatment*, Eine Übersetzung von *Zhu Dan-xi's Dan Xi Zhi Fa Xin Yao*, Blue Poppy Press, S. 315.

10 Ibid.

11 *Spiritual Pivot* Kapitel 2.

12 *Ode to Elucidate Mysteries* sagt, dass Mi 21 *Dabao* die obere Region kontrolliert, Ma 25 *Tianshu* die mittlere Region und Mi 8 *Diji* die untere Region.

13 Zitiert in *Grasping the Wind* von Andrew Ellis, Nigel Wiseman and Ken Boss, Paradigm Publications, 1989, S. 79.

14 Viele klassische Texte ordnen diese zwei Namen dem Punkt Ni 13 *Qixue* zu. In *Supplement to the Thousand Ducat Formulas* ist es jedoch ziemlich eindeutig, dass es sich um den Punkt Ma 28 *Shuidao* handelt und bezieht sich auf die Punkte, die 2 *cun* beidseits von KG 4 *Guanyuan* liegen.

15 *Essential Questions* Kapitel 62.

16 *Essential Questions* Kapitel 61.

17 *Spiritual Pivot* Kapitel 33.

18 *Essential Questions* Kapitel 61.

19 *Spiritual Pivot* Kapitel 78.

20 *Ma Dan-yang* war der Autor von *Song of the Eleven Heavenly Star Points*. Dieses Werk wurde erstmals im 12. Jahrhundert nach Chr. als *Classic of the Jade Dragon* gedruckt. *Xu Feng* schloss diesen Text in sein Werk *Complete Collection of Acupuncture and Moxibustion* ein und fügte als 12. Punkt Le 3 *Taichong* hinzu.

21 *Classic of Difficulties* 68th Difficulty.

22 *Spiritual Pivot* Kapitel 4 bzw. 44.

23 *Spiritual Pivot* Kapitel 19.

24 *Classic of Categories*.

25 *Spiritual Pivot* Kapitel 96.

26 *Spiritual Pivot* Kapitel 60.

27 *Essential Questions* Kapitel 18.

28 *Spiritual Pivot* Kapitel 33.

29 *Spiritual Pivot* Kapitel 78.

30 a) Herz-Belastungssyndrom: beinhaltet prinzipiell eine Schädigung des Herzblutes,

b) Milz-Belastungssyndrom: übermäßiges Essen oder ausgeprägte Sorgen und gedankliche Aktivität schädigen das Milz-*Qi*.

c) Lungen-Belastungssyndrom: Schwächung des Lungen-*Qi* oder Lungen-*Yin*,

d) Nieren-Belastungssyndrom: Schädigen des Nieren-*Qi* durch übermäßige sexuelle Aktivität,

e) Leber-Belastungssyndrom: Schädigung des Leber-*Qi* durch geistige Erregung mit Zeichen wie unklarem Sehen, Schmerzen der Brust und im Hypochondrium, schwache Muskeln und Sehnen und erschwerte Bewegung.

31 *Essential Questions* Kapitel 29.

32 *Spiritual Pivot* Kapitel 19.

33 *Essential Questions* Kapitel 61.

34 *Spiritual Pivot* Kapitel 2.

35 *Essential Questions* Kapitel 61.

36 *Essential Questions* Kapitel 61.

37 *Spiritual Pivot* Kapitel 2.

38 *Essential Questions* Kapitel 61.

39 *Essential Questions* Kapitel 74.

40 Zitiert in *Chinese Acupuncture and Moxibustion*, Foreign Languages Press, Beijing.

41 *Classic of Difficulties* 68th Difficulty.

42 *Spiritual Pivot* Kapitel 9.

足太陰脾經

DIE MILZ-LEITBAHN DES FUSS-*TAIYIN*

DIE MILZ-LEITBAHN DES FUSS-*TAIYIN*

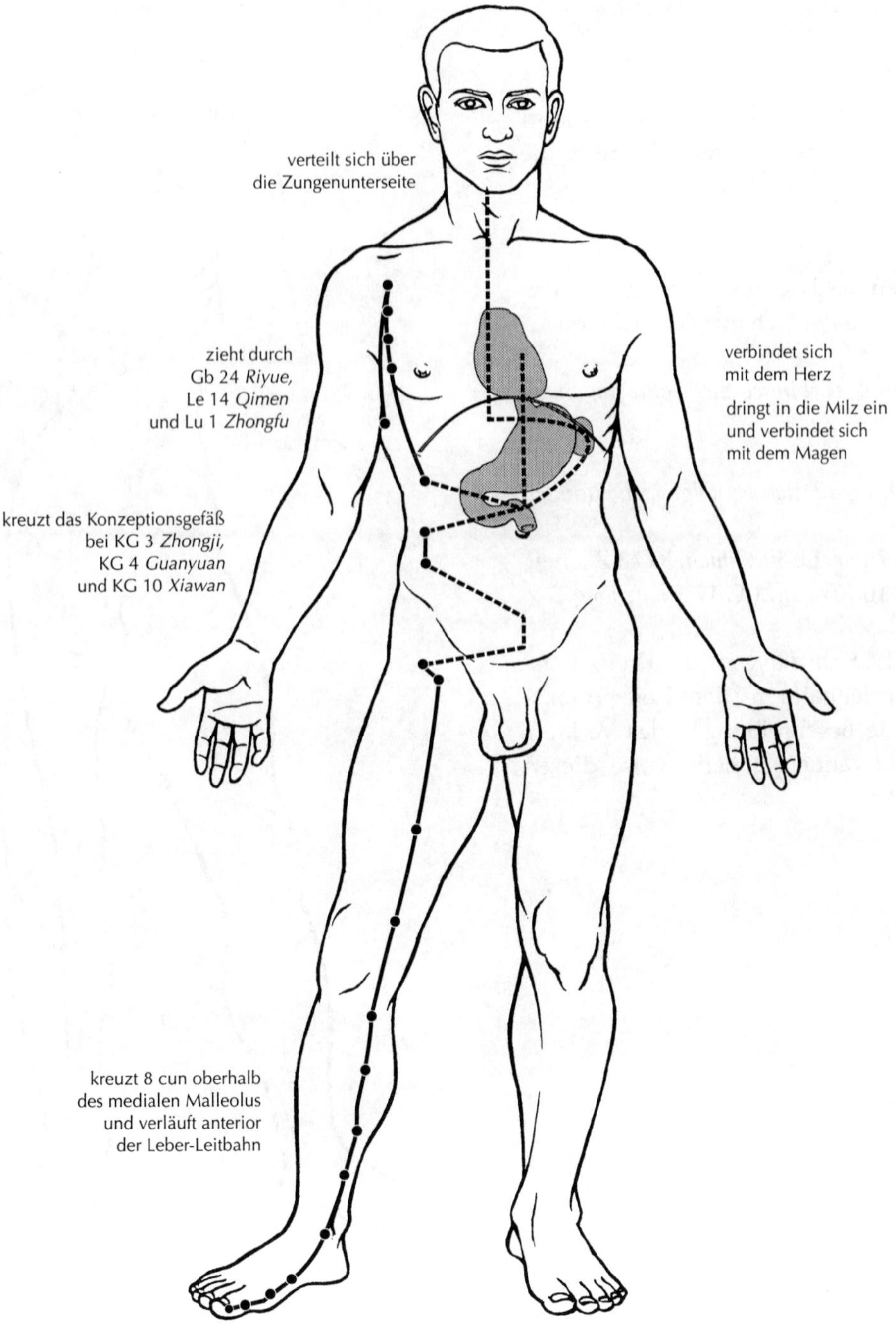

DIE MILZ-HAUPTLEITBAHN

- beginnt an der Medialseite der Großzehenspitze bei Mi 1 *Yinbai,*
- verläuft auf dem medialen Anteil des Fußes entlang der Farbgrenze der Haut,
- steigt bei Mi 5 *Shangqiu* vor dem medialen Malleolus nach oben,
- folgt der posterioren Begrenzung der Tibia entlang des medialen Anteils des Beines zu einem Punkt 8 *cun* oberhalb des medialen Malleolus, wo sie die Leber-Leitbahn kreuzt (und dann anterior derselben verläuft),
- steigt entlang der Medialseite des Knies und des anteromedialen Anteils des Oberschenkels nach oben zum unteren Abdomen, wo sie das Konzeptionsgefäß bei KG 3 *Zhongji,* KG 4 *Guanyuan* und KG 10 *Xiawan* kreuzt, bevor sie in die Milz eindringt und sich mit dem Magen verbindet,
- kommt in der Magenregion wieder an die Oberfläche und verläuft zunächst 4 *cun* lateral, dann

6 *cun* lateral der Mittellinie nach oben, wobei sie durch Gb 24 *Riyue*, Le 14 *Qimen* und Lu 1 *Zhongfu* verläuft, und zieht nach unten, um bei Mi 21 *Dabao* im siebten Interkostalraum in der mittleren Axillarlinie zu enden.

Ein Ast

- steigt nach oben durch das Zwerchfell, verläuft entlang des Ösophagus und verteilt sich über die Zungenunterseite

Ein anderer Ast

- steigt vom Magen nach oben, zieht durch das Zwerchfell und verbindet sich mit dem Herzen.

Die Milz-Hauptleitbahn verbindet sich mit folgenden zangfu: Milz, Magen, Herz.

Die Milz-Hauptleitbahn trifft sich bei folgenden Punkten mit anderen Leitbahnen:
Lu 1 *Zhongfu*, Gb 24 *Riyue*, Le 14 *Qimen*, KG 3 *Zhongji*, KG 4 *Guanyuan*, KG 10 *Xiawan*, KG 17 *Shanzhong*.

ANMERKUNG: KG 17 *Shanzhong* ist als Kreuzungspunkt der Milz-Hauptleitbahn mit dem Konzeptionsgefäß klassifiziert; die Beschreibungen des Verlaufs der Milz-Leitbahn erwähnen üblicherweise diesen Punkt nicht.

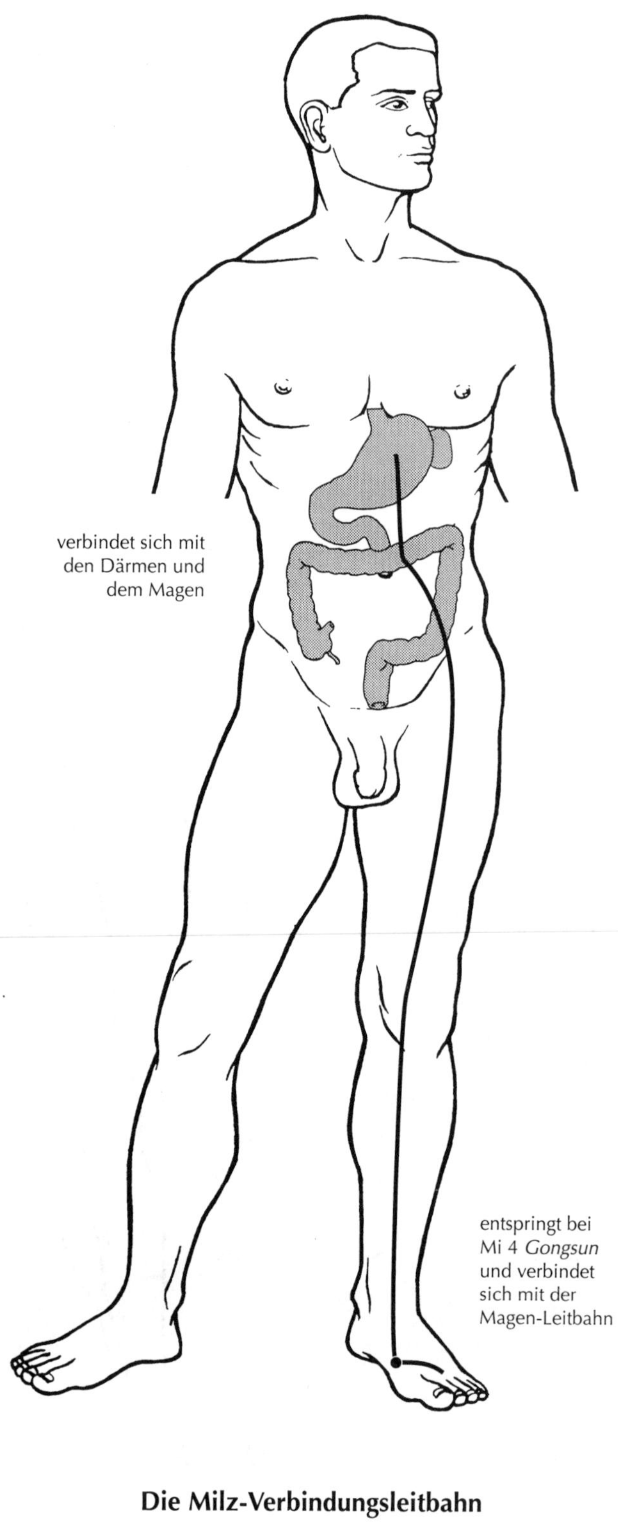

Die Milz-Verbindungsleitbahn

DIE MILZ-VERBINDUNGSLEITBAHN

- entspringt bei Mi 4 Gongsun,
- verbindet sich mit der Magen-Leitbahn,
- tritt in das Abdomen ein und verbindet sich mit den Därmen und dem Magen.

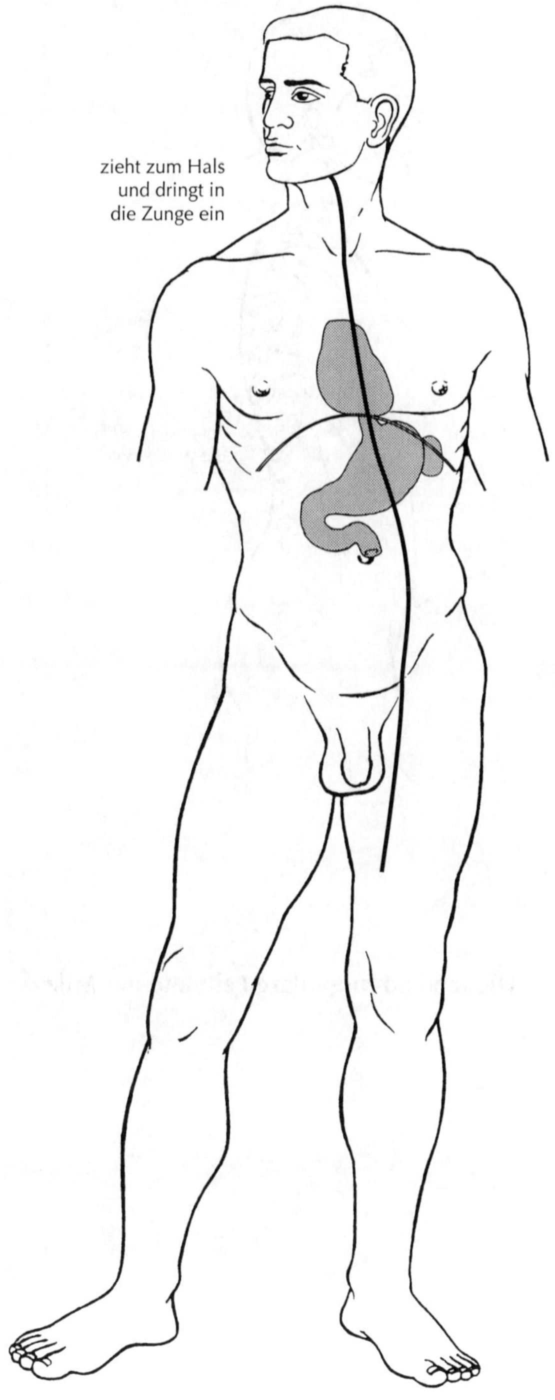

Die Milz-Sonderleitbahn

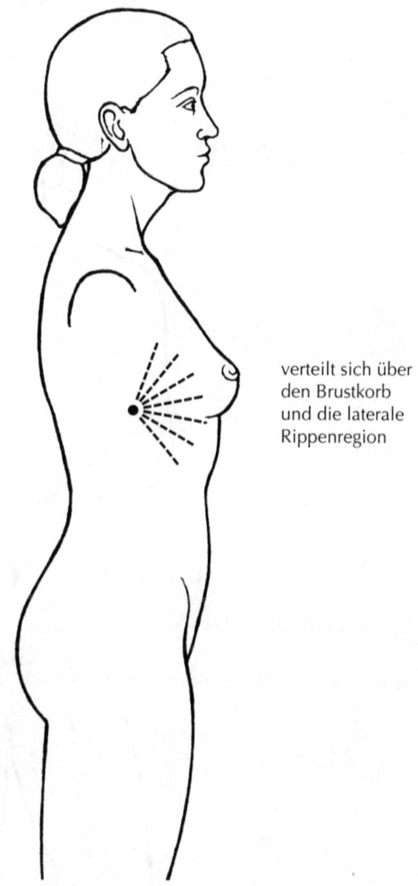

Die große Milz-Verbindungsleitbahn

DIE MILZ-SONDERLEITBAHN

- zweigt von der Hauptleitbahn in der Mitte des anterioren Oberschenkels ab,
- folgt der Magen-Sonderleitbahn zum Hals, wo sie in die Zunge eindringt.

DIE GROSSE MILZ-VERBINDUNGSLEITBAHN

- trennt sich bei Mi 21 *Dabao* auf dem lateralen Brustkorbbereich von der Hauptleitbahn
- verteilt sich über den Brustkorb und die laterale Rippenregion, wobei sie das Blut der Verbindungsleitbahnen und des gesamten Körpers sammelt.

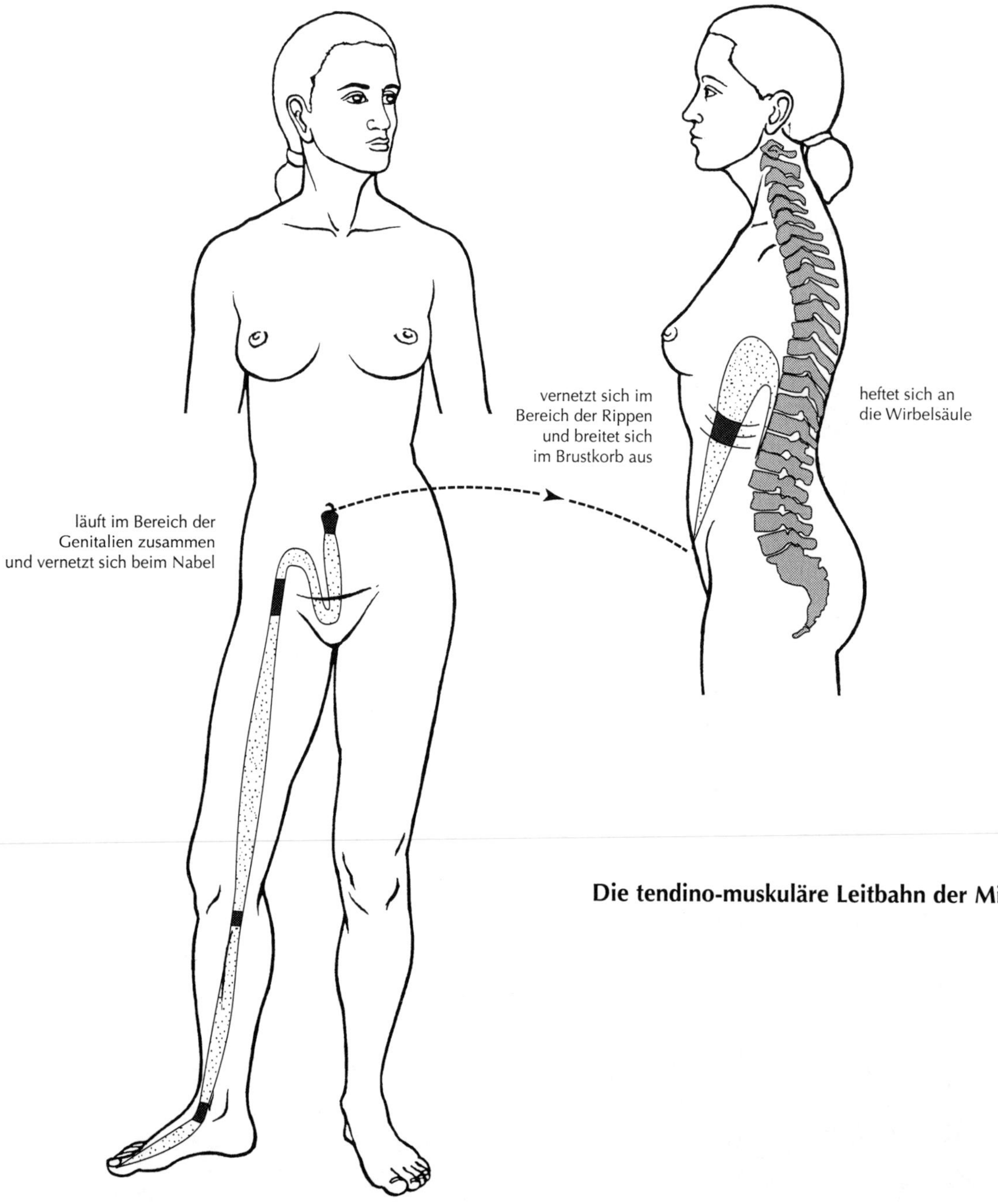

Die tendino-muskuläre Leitbahn der Milz

DIE TENDINO-MUSKULÄRE LEITBAHN DER MILZ

- beginnt an der Medialseite der Großzehe bei Mi 1 *Yinbai* und zieht entlang des Fußes nach oben, um sich am medialen Malleolus bei Mi 5 *Shangqiu* zu vernetzen,
- steigt entlang des medialen Anteils der Tibia nach oben, um sich am medialen Knie bei Mi 9 *Yinlingquan* zu vernetzen,
- folgt der Medialseite des Oberschenkels, um sich auf Höhe der Leiste zu vernetzen, bevor sie im Bereich der äußeren Genitale zusammenläuft,
- steigt auf dem Abdomen nach oben, um sich beim Nabel zu vernetzen,
- dringt ins Abdomen ein, vernetzt sich im Bereich der Rippen und breitet sich im Brustkorb aus,
- heftet sich von der Innenseite des Brustkorbs an die Wirbelsäule an.

Pathologische Symptome der tendino-muskulären Leitbahn der Milz:
Verstauchte Großzehe, Schmerzen des medialen Malleolus, Schmerzen und Krämpfe (entlang des Leitbahnenverlaufs), Schmerzen im Bereich des medialen Anteils des Knies, Schmerzen des medialen Oberschenkels, die bis zur Inguinalregion reichen, zusammenschnürender Schmerz, der zum Nabel und der lateralen Rippenregion reicht oder zu Schmerzen der Brust und der inneren Wirbelsäule führen kann.

DISKUSSION

Die Milz-Leitbahn des Fuß-*taiyin* ist mit der Magen-Leitbahn innen-außen-gekoppelt und bildet mit der Lungen-Leitbahn der Hand-*taiyin* entsprechend der Theorie der sechs Schichten ein Paar. Die Milz-Magenverbindung wird zudem durch folgende Tatsache untermauert:

- der innere Verlauf der Milz-Hauptleitbahn verbindet sich mit dem *fu* Magen.
- Die Milz-Verbindungsleitbahn verbindet sich sowohl mit der Magen-Leitbahn als auch mit dem *fu* Magen.
- Die Milz-Sonderleitbahn verbindet sich mit der Magen-Sonderleitbahn.

Zusätzlich ist es wichtig, Folgendes zu erwähnen:

- Die Milz-Hauptleitbahn verbindet sich unterhalb des Nabels bei KG 3 *Zhongji* und KG 4 *Guanyuan* und oberhalb des Magens bei KG 10 *Xiawan* mit dem Konzeptionsgefäß.
- Die Milz-Hauptleitbahn zieht durch das Hypochondrium (wobei sie sich mit der Gallenblasen- und Leber-Leitbahn bei Gb 24 *Riyue* und Le 14 *Qimen* trifft).
- Die Milz-Hauptleitbahn zieht entlang des Brustkorbs nach oben, um sich mit der Lungen-Leitbahn bei Lu 1 *Zhongfu* zu treffen, während sich die tendino-muskuläre Leitbahn im Brustkorb ausbreitet.
- Die Milz-Hauptleitbahn zieht bei den Punkten Mi 17 *Shidou*, Mi 18 *Tianxi*, Mi 19 *Xiongxiang*, Mi 20 *Zhourong* und Mi 21 *Dabao* durch die laterale Rippenregion.
- Sowohl die Milz-Hauptleitbahn als auch die Milz-Sonderleitbahn verbinden sich mit der Zunge.
- Die Milz-Hauptleitbahn verbindet sich mit dem *zang* Herz.
- Die Milz-Verbindungsleitbahn verbindet sich mit den Därmen.
- Die tendino-muskuläre Leitbahn der Milz läuft im Bereich der äußeren Genitalien zusammen.

Die Milz hat fünf Hauptfunktionen:

- Sie beherrscht den Transport und die Transformation von flüssigen und festen Bestandteilen der Nahrung, nachdem diese vom Magen „fermentiert und gereift" wurden. Sie spielt daher eine Hauptrolle im Verdauungsprozess, der Produktion von *Qi* und Blut, der Funktion der Därme und der ordnungsgemäßen Ausscheidung von Flüssigkeiten.
- Sie kontrolliert das Blut, beherrscht die erste Stufe seiner Bildung, hält es in den Blutgefäßen und verhindert Blutungen.
- Sie beherrscht die Muskeln und die vier Extremitäten, indem sie sie mit Energie und Substanz versorgt.
- Sie öffnet sich in den Mund und beherrscht den Geschmackssinn.
- Sie kontrolliert das Aufsteigen des *Qi*, um einem Absinken und einer Prolapsentstehung entgegenzuwirken.

Sowohl durch diese Funktionen als auch durch die vorher besprochenen Verläufe der Leitbahn, können viele der Wirkungen und Indikationen der Punkte der Milz-Leitbahn erklärt werden. Diese können wie folgt zusammengefasst werden:

- Behandlung von Störungen der Transport- und Transformationsfunktion, gefolgt von Borborygmus, breiigen Stühlen, unverdauten Nahrungsbestandteilen im Stuhl, Inappetenz etc.
- Behandlung von Erkrankungen der Därme, wie Dysenterieerkrankungen, Diarrhö und Obstipation.
- Behandlung von Feuchtigkeitsretention und dadurch bedingter *Qi*-Stagnation, gefolgt von Blähungen und Schmerzen des Abdomen, Ödeme, Schweregefühl des Körpers, Wundheitsgefühl der Muskeln und Gelenke, Schwellung der vier Extremitäten, erschwerte Miktion, Leukorrhö, Somnolenz, Lethargie etc.
- Tonisierung von *Qi* und Blut.
- Beseitigung von Blutstase, speziell im Uterus, und Kühlen des Blutes.
- Stärken der Milz-Funktion, das Blut in den Blutgefäßen zu halten.
- Anheben des *Qi* und Behandlung von Prolaps.
- Behandlung von Dyspnoe, Völle- und Spannungsgefühl des Brustkorbs und der lateralen Rippenregion, Seufzen.
- Beruhigung und Regulierung des Geistes.
- Behandlung von Erkrankungen der Genitalien.

MI 1 *YINBAI*

隱白

Verborgenes Weiß

jing-Brunnenpunkt und Holzpunkt der Milz-Leitbahn Sun Si-miao-Geistpunkt

LOKALISATION

Auf der dorsalen Seite der Großzehe, am Kreuzungspunkt der Linien entlang der medialen Begrenzung und der Basis des Nagels, ca. 0.1 *cun* von der Ecke des Nagels entfernt.

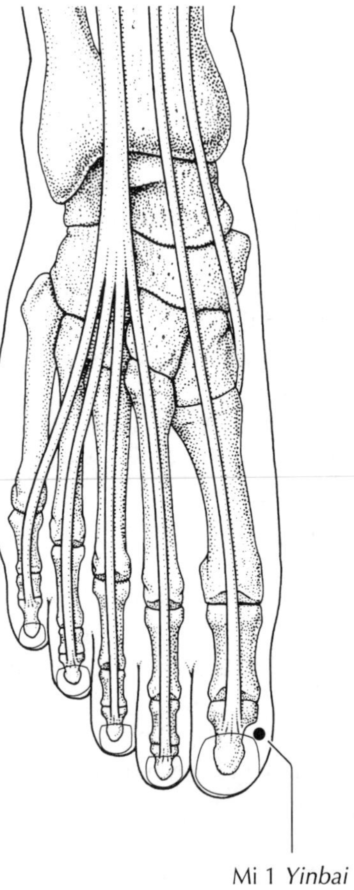

NADELUNG

Senkrecht oder schräg nach proximal gerichtet 0.1 – 0.2 *cun*, oder stechen, um ihn bluten zu lassen.

WIRKUNGEN

Stoppt Blutungen
Reguliert die Milz
Befreit den Thorax
Beruhigt das Herz und den Geist und stellt das Bewusstsein wieder her

INDIKATIONEN

- Uterusblutungen, Menorrhagie, Hämaturie, Blut im Stuhl, Bluterbrechen, Nasenbluten, fieberhafte Erkrankung mit Nasenbluten.
- Abdominelle Blähungen, plötzliche Schwellung der vier Extremitäten, plötzliche Diarrhö, Erbrechen, kein Verlangen zu essen oder zu trinken, erschwerte Nahrungsaufnahme.
- Agitiertheit, Hitze im Brustkorb, Völlegefühl im Thorax, Dyspnoe, Seufzen, Neigung zu Traurigkeit, manische Depression, häufiges Träumen, Schlaflosigkeit, chronischer Wind durch Schrecken bei Kindern, Bewusstseinsverlust.
- Fieber ohne Schwitzen, kalte Füße, Kälteempfindung im Unterschenkel.

KOMMENTAR

Im *Supplement to the Thousand Ducat Formulas* wird Folgendes geäußert: „Die Milz sammelt das Blut; wenn die Milz schwach ist, ist sie nicht in der Lage, das Blut zu sammeln", während *Treatise on Disorders of Blood* feststellt: „Wenn das *Yang* der Milz geschwächt ist, ist sie nicht in der Lage das Blut zu sammeln."

Mi 1 *Yinbai*, der *jing*-Brunnenpunkt der Milz-Leitbahn, ist einer der wichtigsten Akupunkturpunkte, um die Funktion der Milz, das Blut in den Blutgefäßen zu halten, zu stärken. Wenn diese Funktion geschwächt ist kommt es zu einer, üblicherweise chronischen, Hämorrhagie in irgendeinem Anteil des Körpers, aber meistens im Bereich des unteren *jiao*, entweder als uterine Blutung oder als Blutung im Urin oder Stuhl. In solchen Fällen wird häufig Moxibustion (entweder mit einer Moxa-Zigarre oder direkten Moxakegeln) auf Mi 1 *Yinbai* angewandt. Es ist besonders hilfreich, den Patienten in den täglichen Gebrauch der Moxibustion bei sich zu Hause einzuweisen. Die Wirkungsweise von Mi 1 *Yinbai* Blutungen zu stoppen beschränkt sich allerdings nicht nur auf Fälle einer Milzschwäche, sondern kann auch angewandt werden, wenn Hitze in die Blutschicht eindringt und heftige Blutungen verursacht. Dies kann sich sowohl im unteren, als auch im oberen Anteil des Körpers manifestieren (zum Beispiel Nasenbluten oder Bluterbrechen). In diesen Fällen nadelt man üblicherweise oder lässt den Punkt bluten, obwohl manche Ärzte es vorziehen, trotz des Vorliegens von Hitze, Moxibustion anzuwenden.

Essential Questions[1] stellt fest: „Feuchtigkeit, Schwellungen und Völlegefühl beziehen sich alle auf die Milz." Mi 1 *Yinbai* ist in der Lage in der Behandlung von Erkrankungen wie abdominellen Blähungen, Schwellungen der Extremitäten, Diarrhö etc. die Milz zu regulieren; er ist allerdings als *jing*-Brunnenpunkt und daher dynamischter Punkt der Milz-Leitbahn prinzipiell indiziert, wenn die genannten Erkrankungen akut sind oder plötzlich einsetzen.

Gemäß dem *Classic of Difficulties*[2] sind *jing*-Brunnenpunkte für „Völlegefühl unter dem Herzen" indiziert. Während der Bereich „unter dem Herzen" speziell dem oberen Epigastrium zugeordnet wird, behandelt Mi 1 *Yinbai*, wie viele der *jing*-Brunnenpunkte, Völlegefühl im Thoraxbereich als Ganzes. Die Milz-Hauptleitbahn steigt durch den Brustkorb und die laterale Rippenregion nach oben, verbindet sich mit den Punkten Gb 24 *Riyue*, Le 14 *Qimen* und Lu 1 *Zhongfu* und endet bei Mi 21 *Dabao*, von wo aus sich die große Milz-Verbindungsleitbahn ebenso wie die tendino-muskuläre Leitbahn der Milz im Brustkorb, den Rippen und der lateralen Rippenregion ausbreiten.

Als Anfangspunkt der Leitbahn ist Mi 1 *Yinbai* besonders effektiv in der Behandlung des anderen Endes der Leitbahn und ist für eine Vielzahl von Erkrankungen wie Hitze im Brustkorb, Völlegefühl des Brustkorbs, Atemnot und Seufzen indiziert.

Die Milz-Leitbahn verbindet sich mit dem Herzen, wodurch die nahe physiologische Verbindung zwischen den beiden *zang* verstärkt wird. Mi 1 *Yinbai* ist, wie viele der *jing*-Brunnenpunkte, bei Erkrankungen des Herzens und des Geistes indiziert, in diesem Fall Agitiertheit des Herzens, manische Depression und Neigung zu Traurigkeit. Wie Ma 45 *Lidui* wird er speziell für Schlaflosigkeit mit übermäßigen oder ruhelosen Träumen und Albträumen benützt. In der klinischen Praxis können diese zwei Punkte diesbezüglich kombiniert werden. Seine Wirkung auf den Geist ist so ausgeprägt, dass er von *Sun Si-miao* unter seinem alternativen Namen *Guilei* (Geist-Festung) unter die „dreizehn Geist-Punkte" zur Behandlung von manischer Depression und Epilepsie aufgenommen wurde.

Schließlich teilt Mi 1 *Yinbai* die Wirkung wieder zu beleben und die Sinne wiederherzustellen mit den meisten der anderen *jing*-Brunnenpunkte. So ist er bei Bewusstseinsverlust indiziert.

PUNKTKOMBINATIONEN

- Hämorrhagie: Nadelung von Mi 1 *Yinbai* und Moxibustion von Ma 36 *Zusanli (Glorious Anthology)*.
- Rote (blutige) Dysenterie-Erkrankung: Mi 1 *Yinbai*, Ma 25 *Tianshu*, Ma 44 *Neiting*, KG 6 *Qihai*, Ni 6 *Zhaohai* und Pe 6 *Neiguan (Great Compendium)*.
- Bluterbrechen und spontane äußere Blutung: Mi 1 *Yinbai*, Bl 20 *Pishu*, Bl 18 *Ganshu* und KG 13 *Shangwan (Great Compendium)*.
- Schweres und unaufhörliches Nasenbluten: Mi 1 *Yinbai* und Bl 40 *Weizhong* (*Supplementing Life*).
- Hitze im Kopf und Rhinitis mit Nasenbluten: Mi 1 *Yinbai*, Bl 57 *Chengshan*, Bl 58 *Feiyang*, Bl 60 *Kunlun* und Bl 64 *Jinggu (Thousand Ducat Formulas)*.
- Thoraxschmerz: Mi 1 *Yinbai*, Lu 1 *Zhongfu*, Lu 2 *Yunmen*, Le 14 *Qimen*, Bl 13 *Feishu*, Bl 47 *Hunmen* und Pe 7 *Daling* (*Supplementing Life*).
- Agitiertheit und Beklemmungsgefühl mit Unfähigkeit zu schlafen: Mi 1 *Yinbai*, Lu 9 *Taiyuan*, Mi 4 *Gongsun*, Bl 13 *Feishu*, Mi 9 *Yinlingquan* und Mi 6 *Sanyinjiao (Great Compendium)*.
- Epilepsie: Mi 1 *Yinbai*, He 7 *Shenmen*, Pe 6 *Neiguan*, Dü 3 *Houxi*, Bl 15 *Xinshu* (*Complete Collection)*.
- Albträume: Mi 1 *Yinbai*, Ma 45 *Lidui (One Hundred Symptoms)*.
- Bewusstseinsverlust: Mi 1 *Yinbai* und Le 1 *Dadun* (*Systematic Classic*).

MI 2 *DADU*

大都

Große Hauptstadt

ying-Quellenpunkt und Feuerpunkt der Milz-Leitbahn

LOKALISATION

Auf der Medialseite der Großzehe, in der Mulde distal und inferior des ersten Metatarso-phalangealgelenks.

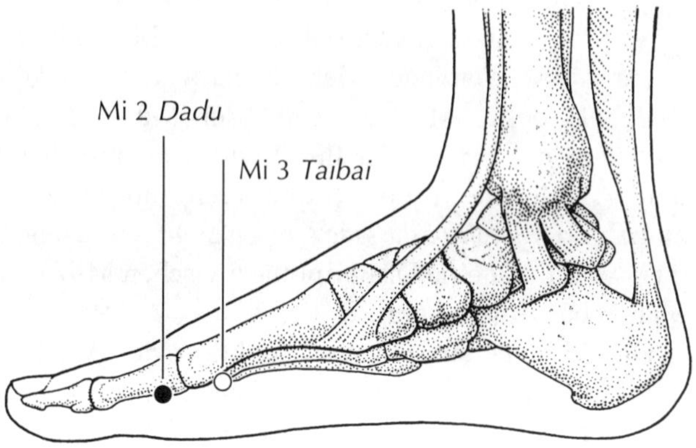

ANMERKUNG ZUR LOKALISATION

Die Mulde wird lokalisiert, indem man mit der Fingerspitze nach distal über die Seite des Fußballens fährt.

NADELUNG

Schräg-inferior 0.3 – 0.5 *cun*.

WIRKUNGEN

Reguliert die Milz
Beseitigt Feuchtigkeit und feuchte Hitze
Harmonisiert den Mittleren Erwärmer und klärt Hitze

INDIKATIONEN

- Plötzliche Schwellung der vier Extremitäten, Schweregefühl des Körpers mit Schmerzen der Knochen, Schwellung der Extremitäten, thorakales Beklemmungsgefühl
- Abdominelle Blähung, Schmerzen im Epigastrium, Erbrechen, Diarrhö, Obstipation, Agitiertheit bei Hunger und Schwindel nach dem Essen, plötzliche tumultartige Erkrankung.
- Agitiertheit, Insomnia, Herzschwäche, fieberhafte Erkrankung ohne Schwitzen, fieberhafte Erkrankung, die nicht endet. Schädigung durch Kälte, die zu gegenläufigem Fluss mit Kälte in Händen und Füßen führt, visueller Schwindel.
- Schmerzen in der Lumbalregion mit Unfähigkeit sich zu drehen, Erkrankungen der großen Zehe, Hitzegefühl in den Fußsohlen.

KOMMENTAR

Mi 2 *Dadu* ist der *ying*-Quellpunkt und Feuerpunkt der Milz-Leitbahn und in gewisser Weise der Gegenstand unterschiedlicher Aussagen in verschiedenen Klassikern. *Classic of Difficulties*[3] sagt, dass die *ying*-Quellpunkte bei „Hitze im Körper" indiziert sind; in der Tat stellen die *ying*-Quellpunkte der zwölf Leitbahnen in der Regel die Hauptpunkte zur Beseitigung von Fülle oder Leere-Hitze aus dem zugeordneten *zangfu* oder ihrer Leitbahn dar. *Illustrated Classic of Acupuncture Points on the Bronze Man* sagt: „Wenn die Milz schwach ist, tonisiere Mi 2 *Dadu*." Diese Aussage spiegelt den Stellenwert von Mi 2 *Dadu* als dem „Mutter"-Punkt der Milz-Leitbahn (Feuer ist die Mutter der Erde) wider, entsprechend dem Prinzip die Mutter zu tonisieren, um das Kind zu nähren. *Classic of the Jade Dragon* stellt einfach fest, dass Mi 2 *Dadu* eine Disharmonie zwischen Milz und Magen behandeln kann.

Die Milz beherrscht die Funktion des Verdauungssystems als Ganzes, einschließlich des Magens und der Därme. Ihre Transport- und Transformationsfunktion stellt große Ansprüche an das Milz-*Qi*, sodass bei einer Disharmonie die Milz zu einer Schwäche neigt, weshalb die meisten der Punkte auf der Milz-Leitbahn distal des Knies eine gewisse milztonisierende Wirkung besitzen. Dieser Schwäche können Muster einer Milz-Feuchtigkeit oder feuchten Hitze zugrunde liegen, entweder weil ein gestörter Transport und eine gestörte Transformation zur Ansammlung dieser pathogenen Faktoren im Körper führen, oder weil sich der Körper besonders anfällig gegenüber Feuchtigkeit oder feuchter Hitze zeigt, wenn die Milz schwach ist. Es ist dieses Bild der Milzschwäche, verbunden mit Feuchtigkeit oder feuchter Hitze, das es möglich macht, die unterschiedlichen Aussagen der Klassiker bezüglich Mi 2 *Dadu* in Einklang zu bringen. Es sollte dennoch betont werden, dass die milztonisierende Wirkung von Mi 2 *Dadu* unter den mehr distal gelegenen Punkten der Milz-Leitbahn eher gering ist und seine Hauptwirkung darin liegt, Füllemuster zu beseitigen.

Mi 2 *Dadu* ist bei übermäßiger Feuchtigkeit oder feuchter Hitze indiziert, die sich als plötzliche Schwellung der vier Extremitäten, Schwächegefühl des Körpers mit Schmerzen der Knochen, Schwellung der Extremitäten und Thoraxdruck manifestiert. Diese Indikationen spiegeln einen Angriff durch äußere Feuchtigkeit oder feuchte Hitze wider, oft als Folge einer darunter liegenden Milzschwäche. Mi 2 *Dadu* ist auch für Hitzemuster des Magens und der Därme, wie abdominelle Blähung, epigastrischer Schmerz, Erbrechen, Diarrhö und Obstipation und plötzliche tumultartige Erkrankung indiziert. Die Indikationen „Agitiertheit bei Hunger und Schwindel nach dem Essen" beschreiben ein Muster von Schleim-Hitze. Die hitzebeseitigende Wirkung von Mi 2 *Dadu* erweitert sich auf die Behandlung fieberhafter Erkrankungen. Er ist speziell bei Fieber ohne Schwitzen indiziert.

Schließlich kann Mi 2 *Dadu* als lokaler Punkt für Erkrankungen der großen Zehe in Kombination mit Punkten wie Mi 3 *Taibai* und Le 2 *Xingjian* benützt werden.

PUNKTKOMBINATIONEN

- Erbrechen: Mi 2 *Dadu* und Bl 6 *Chengguang* (*Supplementing Life*).
- Fieberhafte Erkrankung und Schwitzen: Mi 2 *Dadu* und Lu 8 *Jingqu* (*One Hundred Symptoms*).
- Schmerzen des Herzens und Epigastriums: Mi 2 *Dadu* und Mi 3 *Taibai* (*Spiritual Pivot*).
- *Qi*-Stagnation, Lumbalschmerzen mit Unfähigkeit zu stehen: Mi 2 *Dadu* und Ni 11 (*Ode of Xi-hong*).

MI 3 *TAIBAI*

太白

Höchstes Weiß

shu-Bachpunkt, yuan-Quellpunkt und Erdepunkt der Milz-Leitbahn

LOKALISATION

Auf der medialen Seite des Fußes in der Mulde proximal und inferior des ersten Metatarsalköpfchens.

ANMERKUNG ZUR LOKALISATION

Die Mulde wird lokalisiert, indem man mit der Fingerspitze nach proximal über die Seite des Fußballens fährt.

NADELUNG

Senkrecht 0.5 – 1 *cun*.

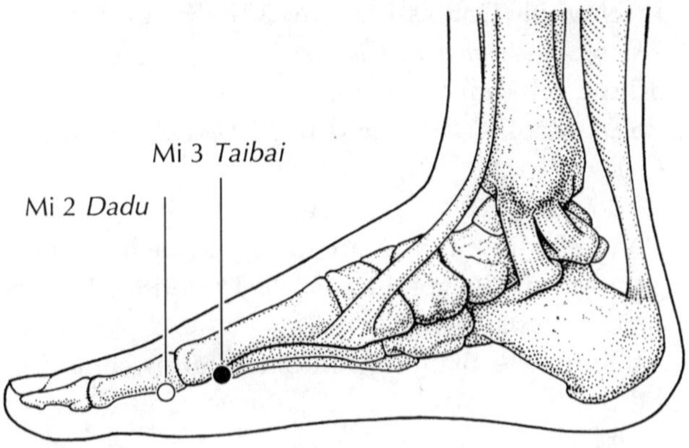

WIRKUNGEN

Tonisiert die Milz und beseitigt Feuchtigkeit und feuchte Hitze
Tonisiert die Milz und den Magen
Reguliert das *Qi*

INDIKATIONEN

- Schwäche von Milz und Magen, Schweregefühl des Körpers und Schmerzen der Knochen, Druckgefühl der vier Extremitäten, Bein-*Qi*, Borborygmus, Borborygmus mit stechenden Schmerzen, Diarrhö, unverdaute Nahrungsbestandteile (im Stuhl), Diarrhö mit Eiter und Blut, Dysenterieerkrankung, Obstipation, Hämorrhoiden.
- Schneidende Schmerzen des Abdomen, Schmerzen des Abdomen, Blähungen des Abdomen, Blähung im Epigastrium, Schmerzen im Epigastrium, Schmerzen im Epigastrium und Herzen, Spannungsgefühl im Thorax und der lateralen Rippenregion, Erbrechen, Hunger ohne Verlangen zu essen, plötzliche tumultartige Erkrankung mit gegenläufigen Fluss mit Kälte in Händen und Füßen.
- Fieberhafte Erkrankung mit Völlegefühl und Druck und Unfähigkeit sich hinzulegen, fieberhafte Erkrankung, die mit Schweregefühl des Kopfes beginnt, Schmerzen im Bereich der Stirn, Hitze im Körper mit Agitiertheit und Völlegefühl.
- Schmerzen von Knie und Oberschenkel, Gelenkschmerzen, Lumbalschmerzen, Atrophieerkrankung.

KOMMENTAR

Mi 3 *Taibai* ist der *shu*-Bachpunkt, *yuan*-Quellpunkt und Erdepunkt der Milz-Erde-Leitbahn und besitzt eine kraftvolle Wirkung hinsichtlich der Stärkung und Regulierung des Milz- und Magen-*Qi*. *Spiritual Pivot* empfiehlt in Kapitel 6 die *shu*-Bachpunkte zur Behandlung von Erkrankungen der *zang* zu benützen, während in Kapitel 1 Folgendes geäußert wird: „Wenn die fünf *zang* erkrankt sind, wähle aus den zwölf *yuan*-Quellpunkten." *Classic of the Jade Dragon* stellt klar fest, dass Mi 3 *Taibai* bei „Schwäche der Milz und des Magens" indiziert ist. Da eine Schwäche dieser *zangfu* leicht zu übermäßiger Feuchtigkeit und folglich zu einer *Qi*-Blockade führt, ist Mi 3 *Taibai* ein wichtiger Punkt, sowohl zur Behandlung einer primären Schwäche als auch der daraus folgenden Fülle, die sich oft bildet.

Essential Questions[4] stellt fest: „Feuchtigkeit, Schwellung und Völlegefühl beziehen sich auf die Milz" und „Wenn die Milz erkrankt ist, entsteht Feuchtigkeit." Magen und Milz beherrschen zusammen die Transformation sowohl der festen als auch flüssigen Bestandteile der Nahrung und der Getränke, ebenso wie den Transport des von ihnen transformierten Qi und der Körperflüssigkeiten durch den Körper. Bei Schwäche von Magen und Milz werden die genannten Transport- und Transformationsfunktionen beeinträchtigt. Dies führt zur Akkumulation von Feuchtigkeit. Mi 3 *Taibai* ist bei einer Reihe von Symptomen indiziert, die diese Kombination von Schwäche und Fülle, wie Borborygmus und Durchfall, unverdaute Nahrungsbestandteile im Stuhl, Schweregefühl des Körpers, Druckgefühl der vier Extremitäten, widerspiegeln. Obwohl eine Milzschwäche meistens zu Diarrhö und breiigen Stühlen führt, ist Mi 3 *Taibai* in mehreren klassischen Kombinationen für Obstipation und erschwerter Defäkation eingeschlossen. Diese Art von Obstipation kann entstehen, wenn ein *Qi*-Mangel sich auf die Bewegung und Aktivierung der Därme auswirkt.

Äußere Feuchtigkeit oder feuchte Hitze, die am leichtesten eindringen können, wenn eine darunter liegende Milzschwäche oder innere Feuchtigkeit vorliegen, können den Körper auf drei hauptsächliche Arten schädigen. In allen Fällen ist Mi 3 *Taibai* indiziert. Erstens können sie sich mit Wind-Kälte oder Wind-Hitze verbinden, was zu Symptomen wie fieberhafter Erkrankung mit Völle- und Druckgefühl und Unfähigkeit sich hinzulegen, und fieberhafter Erkrankung, die mit Schweregefühl des Kopfes beginnt, führt. Zweitens können sie direkt die Milz und den Magen angreifen, was Symptome wie Dysenterieerkrankung, Diarrhö mit Eiter und Blut, Erbrechen und Hitze im Körper mit Agitiertheit und Völlegefühl zur Folge hat. Drittens können sie in Form von Wind-Feuchtigkeit in die Leitbahnen eindringen und ein schmerzhaftes Stauungssyndrom erzeugen, das sich in Schweregefühl des Körpers mit Schmerzen der Knochen, Gelenkschmerzen, Knieschmerzen und Oberschenkel- oder Lumbalschmerzen manifestiert. Der Gebrauch von Mi 3 *Taibai* beim letztgenannten Muster spiegelt die Aussage in *Classic of Difficulties*[5] wider, dass *shu*-Bachpunkte bei „Schweregefühl des Körpers und Schmerzen der Gelenke" indiziert sind. Zusätzlich kann Mi 3 *Taibai* in der Behandlung der genannten äußeren Feuchtigkeitsmuster auch bei Bein-*Qi,* durch nach unten fließende feuchte Hitze und Atrophieerkrankungen, entweder durch Feuchtigkeit oder Milzschwäche, benützt werden. Dieses Muster wird in *Essential Questions* wie folgt diskutiert: „Exposition gegenüber Feuchtigkeit über einen längeren Zeitraum hat einen Befall von Muskeln und Fleisch zur Folge; dies führt zu Gefühllosigkeit und Muskelatrophie"[6] und „Wenn die Milz erkrankt ist, versagt sie beim Transport von Körperflüssigkeiten für den Magen. Die vier Extremitäten haben keine Ernährung durch Wasser und Getreide und werden dadurch schwach. Es existiert kein ungehinderter Fluss durch die Leitbahnen, und es ist kein *Qi* vorhanden, um die Sehnen, die Knochen und die Muskeln zu bilden, die daher nicht funktionieren können."[7]

Es sollte bemerkt werden, dass Mi 3 *Taibai* auch bei unterschiedlichen Symptomen charakterisiert durch Blähungen und Schmerzen von Abdomen, Epigastrium, Brustkorb, Herz und lateraler Rippenregion dringend indiziert ist. Diese Symptome sind Folge einer *Qi*-Stagnation, die entweder durch *Qi*-Mangel entstehen kann, in anderen Worten, wenn das *Qi* zu schwach ist eine gleichmäßige Zirkulation zu gewährleisten, oder bei Akkumulation von trüber Feuchtigkeit, die die ruhige *Qi*-Bewegung behindert. Im ersten Fall werden Puls und Zunge eine Leere widerspiegeln, und das Behandlungsprinzip liegt darin, Mi 3 *Taibai* zu tonisieren. Dies entspricht der Theorie der „Behandlung durch den Gegensatz", in diesem Fall „Leere durch Fülle zu behandeln". Im zweiten Fall zeigen Puls und Zunge Füllezeichen, und das Behandlungsprinzip ist es, Mi 3 *Taibai* zu sedieren.

Schließlich wird Mi 3 *Taibai* häufig für Gelenkerkrankungen der großen Zehe und des ersten Metatarsalköpfchens benützt.

PUNKTKOMBINATIONEN

- Unverdaute Nahrungsbestandteile (im Stuhl): Mi 3 *Taibai* und Mi 16 *Fuai* (*Supplementing Life*).
- Borborygmus: Mi 3 *Taibai,* Mi 4 *Gongsun,* Bl 25 *Dachangshu* und Bl 22 *Sanjiaoshu* (*Supplementing Life*).
- Plötzliche tumultartige Erkrankung: Mi 3 *Taibai,* Mi 9 *Yinlingquan,* Bl 57 *Chengshan* und Ma 41 *Jiexi (Great Compendium).*
- Diarrhö und Dysenterieerkrankung mit Eiter und Blut: Mi 3 *Taibai,* Ma 39 *Xiajuxu* und Ni 21 *Youmen* (*Supplementing Life*).
- Blut im Stuhl: Mi 3 *Taibai,* Bl 57 *Chengshan,* Ni 7 *Fuliu* und Le 3 *Taichong (Great Compendium).*
- Obstipation: Mi 3 *Taibai,* Ni 6 *Zhaohai* und Le 13 *Zhangmen (Great Compendium).*
- Obstipation: Mi 3 *Taibai,* Ni 6 *Zhaohai* und Le 13 *Zhangmen* und 3E 6 *Zhigou (Great Compendium).*
- Erschwerte Defäkation: Mi 3 *Taibai* und Ni 15 *Zhongzhu* (*Systematic Classic*).
- Schmerzen durch einen intestinalen Abszess: Mi 3 *Taibai,* Ma 43 *Xiangu* und Bl 25 *Dachangshu (Great Compendium).*
- Abdominelle Blähung, unverdaute Nahrungsbestandteile (im Stuhl) und Trommelbauch mit ausgeprägtem Völlegefühl: Mi 3 *Taibai* und Mi 4 *Gongsun (Thousand Ducat Formulas).*
- Abdominelle Blähung, die zu Rückenschmerzen führt: Mi 3 *Taibai* und Le 3 *Taichong (Great Compendium).*
- Trommelbauch: Mi 3 *Taibai,* Ni 7 *Fuliu,* Mi 4 *Gongsun,* Le 4 *Zhongfeng* und KG 9 *Shuifen* (*Bronze Man*).
- Lumbalschmerz mit Unfähigkeit sich zu drehen und zu strecken: Mi 3 *Taibai,* Bl 39 *Weiyang,* Bl 37 *Yinmen,* Mi 9 *Yinlingquan,* Le 2 *Xingjian (Thousand Ducat Formulas).*

MI 4 *GONGSUN*

Großvater-Enkelsohn

公孫

luo-Passagepunkt der Milz-Leitbahn
Öffnungspunkt des Durchdringungsgefäßes

LOKALISATION

Auf der medialen Seite des Fußes, in der Mulde distal und inferior der Basis des ersten Metatarsalknochens.

ANMERKUNG ZUR LOKALISATION

Man lokalisiert zunächst Mi 3 *Taibai,* fährt dann mit dem Finger nach proximal entlang des Schafts des ersten Metatarsalknochens, bis man die Mulde im Bereich der Basis des Knochens erreicht (ungefähr 1 *cun*).

NADELUNG

Senkrecht 0.5 – 1 *cun.*

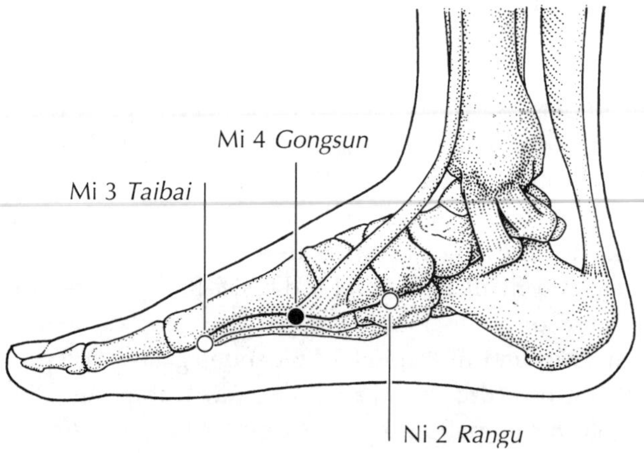

WIRKUNGEN

Stärkt die Milz und harmonisiert den Mittleren Erwärmer
Reguliert *Qi* und beseitigt Feuchtigkeit
Beruhigt den Geist
Beschützt das Herz und den Brustkorb
Reguliert das Durchdringungsgefäß

INDIKATIONEN

- Epigastrischer Schmerz, Erbrechen, Kälte im Magen, kein Verlangen zu essen, Konstriktion des Ösophagus, Blähungen und Schmerzen des Abdomen, Blähung und Schmerzen der Umbilikalregion, schneidender Schmerz der Därme, Trommelbauch, Borborygmus, Diarrhö, unverdaute Nahrungsbestandteile (im Stuhl), Dysenterieerkrankung, Blut im Stuhl, Tenesmus, plötzliche tumultartige Erkrankung.
- Manische Depression, manischer Wahn, Insomnie und Ruhelosigkeit, Epilepsie, Herzschmerzen, Gallenblasenschwäche, häufiges Seufzen.
- Unregelmäßige Menstruation, gynäkologische Erkrankungen, Retention der Plazenta und des Wochenflusses.
- Schwellung von Kopf und Gesicht, Ödem, Bein-*Qi*, Gelbsucht, Malaria, Kälte-Malaria.
- Fersenschmerzen, Hitze in den Fußsohlen.

KOMMENTAR

Mi 4 *Gongsun* ist der *luo*-Passagepunkt der Milz-Leitbahn und der Öffnungspunkt des Durchdringungsgefäßes *chong mai*. Seine Hauptwirkungen sind es, den mittleren *jiao* zu harmonisieren, die Milz zu stärken, stagnierendes *Qi* zu regulieren und Feuchtigkeit zu transformieren. Eine Erklärung des Namens „Großvater-Enkelsohn" bezieht sich auf seine Stellung als *luo*-Passagepunkt, wobei die Milz-Leitbahn den Großvater und die Magen-Leitbahn den Enkelsohn darstellt. Eine alternative Erklärung ist, dass es sich auf den gelben Kaiser bezieht, dessen Familienname *Gongsun* war, der während der Erde-Phase regierte, was die bedeutende Wirkung dieses Punktes sowohl auf Milz als auch auf den Magen unterstreicht.

Der Magen und die Milz (die zusammen den Mittleren Erwärmer ausmachen) sind eng miteinander verbunden und ihre Funktionen und ihr Charakter ergänzen sich. Das „Fermentieren und Reifen" der Nahrung und Getränke im Magen, die erste Stufe des Verdauungsprozesses, wird im Grunde von der Milz beherrscht. Die Milz führt nach oben, während der Magen nach unten absenkt; die Milz verabscheut Feuchtigkeit, während der Magen Trockenheit verabscheut. Mi 4 *Gongsun* verbindet sich mit der Magen-Leitbahn (via *luo*-Verbindungs-Leitbahn) und mit dem Magen und den Därmen (via Haupt- und *luo*-Verbindungs-Leitbahnen). Er eignet sich daher ideal, das Verhältnis zwischen diesen gepaarten *zang* und *fu* zu harmonisieren. Er ist einerseits bei Erbrechen, Kälte im Magen, kein Verlangen zu essen und Konstriktion des Ösophagus, andererseits bei Borborygmus, Diarrhö, Dysenterieerkrankung, Tenesmus etc. indiziert. Er ist auch bei einer plötzlichen tumultartigen Erkrankung – dem plötzlichen und akuten Beginn von gleichzeitiger Diarrhö, Erbrechen und abdominellen Unwohlsein oder Schmerzen angezeigt. Diese Erkrankung steht in Verbindung mit dem Essen von verschmutzten Nahrungsmitteln oder Angriff durch Kälte, Sommer-Hitze, Feuchtigkeit oder epidemischem *Qi*.

Die Milz-Leitbahn trifft sich auf dem Abdomen, sowohl unterhalb als auch oberhalb des Nabels, mit dem Konzeptionsgefäß (KG 3 *Zhongji*, KG 4 *Guanyuan* und KG 10 *Xiawan*), während das Durchdringungsgefäß durch alle Punkte der Nieren-Leitbahn auf dem unteren und oberen Abdomen zieht.

In der klinischen Praxis ist Mi 4 *Gongsun* ein wichtiger Punkt zur Behandlung von Blähungen im oberen und unteren Abdomen oder Schmerzen durch *Qi*-Stagnation, Blutstase oder Obstruktion durch Feuchtigkeit. Entsprechend der Diskussion der „acht therapeutischen Methoden" in *Ode of the Obstructed River* ist Mi 4 *Gongsun* speziell bei abdominellen Schmerzen unterhalb des Nabels indiziert. Andere Quellen betonen seine Effektivität sowohl für epigastrische als auch periumbilikale Schmerzen. Während alle Quellen bezüglich seiner Fähigkeit, abdominelle Schmerzen zu behandeln, übereinstimmen, spiegeln die unterschiedlichen Meinungen bezüglich seines genauen Wirkungsbereiches sowohl seinen Effekt auf den Magen im oberen Abdomen und die Därme (Diarrhö) im unteren Abdomen als auch dem Verlauf der Leitbahnen, die er beeinflusst, wider.

Gemeinsam mit anderen *luo*-Passagepunkten der *Yin*-Leitbahnen (Lu 7 *Lieque*, He 5 *Tongli*, Ni 4 *Dazhong*, Pe 6 *Neiguan* und Le 5 *Ligou*) besitzt Mi 4 *Gongsun* eine ausgeprägte Wirkung auf emotionale Erkrankungen. Die Milz-Leitbahn verbindet sich mit dem Herzen. Wenn Schleim und Feuchtigkeit akkumulieren und sich in Schleim-Hitze verwandeln, kann diese nach oben steigen, um das Herz zu blockieren und den Geist anzugreifen, was zu manischer Depression, manischem Wahn, Insomnie, Ruhelosigkeit und Epilepsie führt. Alternativ wird die Blutquelle schwach sein und das Herz bzw. der Geist mangelhaft ernährt werden, wenn die Milz schwach ist; dies hat Insomnie und Ruhelosigkeit zur Folge. Mi 4 *Gongsun* ist, unüblich für einen Punkt auf der Milz-Leitbahn, auch bei Gallenblasen-Schwäche und häufigem Seufzen indiziert. Hinsichtlich einer ausführlichen Diskussion dieses Themas siehe Bl 19 *Danshu*.

Das Durchdringungsgefäß verteilt sich im Brustkorb, während sich die Milz-Leitbahn mit dem Herz, dem Brustkorb und der lateralen Rippenregion verbindet. *Complete Collection of Acupuncture and Moxibustion* empfiehlt Mi 4 *Gongsun* für die „neun Arten des Herzschmerzes" ebenso wie für geringfügigen Thoraxschmerz. Pe 6 *Neiguan*, der Öffnungspunkt des *Yin*-Fersengefäßes, wird häufig mit Mi 4 *Gongsun*, dem Öffnungspunkt des Durchdringungsgefäßes kombiniert, sowohl um die zuletzt angesprochene Fähigkeit Herz- und Brustschmerzen zu behandeln zu verstärken, als auch um den Geist zu beruhigen und das *Qi* im mittleren *jiao* zu regulieren, und somit Schmerzen, Blähungen und Übelkeit zu behandeln.

Das Durchdringungsgefäß (bekannt als See des Blutes) entspringt im Bereich des unteren Abdomen und hat eine spezielle Wirkung auf den Uterus. *Classic of the Jade Dragon* stellt fest, dass Mi 4 *Gongsun* für „alle gynäkologischen Erkrankungen" angewandt werden kann. Trotz dieser Empfehlung ist es dennoch erwähnenswert, dass anderweitige gynäkologische Indikationen sowohl im klassischen als auch in modernen Texten relativ selten sind.

Ein Ast des Durchdringungsgefäßes steigt nach oben zum Gesicht, und Mi 4 *Gongsun* ist für Ödeme, speziell für Schwellung des Gesichtes indiziert (und Teil von mehreren klassischen Punktkombinationen).

Schließlich erwähnt *Great Compendium of Acupuncture and Moxibustion* spezielle Indikationen für Fülle- und Leere-Zustände der *luo*-Passagepunkte. Im Fall von Mi 4 *Gongsun* handelt es sich um schneidende Schmerzen der Därme (Fülle); Blähbauch (Leere).

PUNKTKOMBINATIONEN

- Abdominelle Schmerzen: Mi 4 *Gongsun* und Pe 6 *Neiguan* (*Ode of Xi-hong*).
- Nahrungsstagnation im mittleren Abdomen, stechende Schmerzen, die sistieren: Mi 4 *Gongsun*, Ma 41 *Jiexi*, KG 12 *Zhongwan* und Ma 36 *Zusanli* (*Complete Collection*).
- Borborygmus: Mi 4 *Gongsun*, Mi 3 *Taibai*, Bl 25 *Dachangshu*, Bl 22 *Sanjiaoshu* (*Supplementing Life*).
- Erbrechen von Schleim und wässrigem Speichel, Schwindel, der nicht sistiert: Mi 4 *Gongsun*, Ma 40 *Fenglong*, Di 5 *Yangxi* und KG 17 *Shanzhong* (*Complete Collection*).
- Plötzliche tumultartige Erkrankung: Ma 4 *Dicang*, KG 14 *Juque*, 3E 1 *Guangchong*, 3E 6 *Zhigou* und Ma 41 *Jiexi* (*Systematic Classic*).
- Chronische Malaria, ohne Verlangen zu essen: Mi 4 *Gongsun*, Ma 44 *Neiting* und Ma 45 *Lidui* (*Great Compendium*).
- Schmerzen der lateralen Rippenregion: Mi 4 *Gongsun*, 3E 6 *Zhigou*, Gb 34 *Yanglingquan* und Le 13 *Zhangmen* (*Complete Collection*).
- Schwellung von Gesicht und Kopf: Mi 4 *Gongsun* und Gb 34 *Yanglingquan* (*Supplementing Life*).

MI 5 *SHANGQIU*

商丘

Beratungshügel

jing-Flusspunkt und Metallpunkt der Milz-Leitbahn

LOKALISATION

Auf der Medialseite des Sprunggelenkes, in der Mulde des Schnittpunkts zwei gerader Linien entlang der anterioren und inferioren Begrenzung des medialen Malleolus.

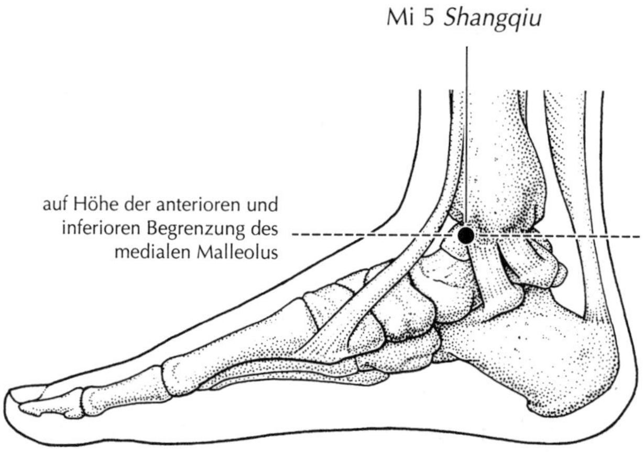

NADELUNG

a) Senkrecht 0.2 – 0.3 *cun;*
b) senkrecht unterhalb der Sehnen in Richtung oder bis zur Verbindung mit Ma 41 *Jiexi.*

WIRKUNGEN

Stärkt die Milz und beseitigt Feuchtigkeit
Unterstützt die Sehnen und die Knochen
Beruhigt den Geist

INDIKATIONEN

- Milzschwäche, Indolenz, Somnolenz, Lethargie mit Verlangen sich hinzulegen, abdominelle Blähung, Borborygmus, wässrige Diarrhö, unverdaute Nahrungsbestandteile (im Stuhl), Obstipation, Kälteschmerz im Epigastrium, übermäßiges Essen, Frösteln und Fieber mit Erbrechen, Husten und Diarrhö bei Kindern ohne Verlangen zu essen, Schwellung des Gesichts, Gelbsucht, gelbes Gesicht.
- Steifheit und Schmerzen der Zungenwurzel, beeinträchtigte Sprache, Husten, Unfruchtbarkeit, Hämorrhoiden, *shan*-Erkrankung.
- Manische Depression, Agitiertheit mit Durst, Grübeln, Neigung zum Lachen, Albträume, Melancholie-Herz, kalter Körper mit viel Seufzen, manischer Schrecken-Wind bei Kindern, Schreck-Epilepsie bei Kindern.

- Schmerzen und Kontraktion der Sehnen, Mundsperre, Sprunggelenksschmerzen, schmerzhafte Oberschenkelinnenseite, schmerzhaftes Knochen-Stauungssyndrom, Völlegefühl des Körpers mit schmerzhaften Gelenken, Hemiplegie.

KOMMENTAR

Der Begriff *„Shang"* im Namen dieses Punktes bezieht sich auf ein Merkmal, das mit Metall in der Theorie der fünf Wandlungsphasen verbunden ist. Mi 5 *Shangqiu* ist der Metall- und *jing*-Flusspunkt der Milz-Leitbahn. Gemäß der Theorie der fünf Wandlungsphasen ist er der Kindpunkt der Milz-Erde-Leitbahn und daher geeignet, um Füllezustände zu sedieren. Illustrated Classic of Acupuncture on the Bronze Man besagt: „Wenn sich die Milz in Fülle befindet, sediere Mi 5 *Shangqiu.*"

Die Milz, die die unaufhörlichen *Yang*-Funktionen des Transports und der Transformation beherrscht, neigt dazu, einen *Qi*- und *Yang*-Mangel zu entwickeln; daher beinhalten die meisten ihrer Disharmoniemuster einen Mangelzustand. Es gibt allerdings zwei Bedeutungen der Milz-Füllemuster im Verhältnis zu den Wirkungsweisen von Mi 5 *Shangqiu*.

Erstens kann die Funktion des Mittleren Erwärmers gestört werden, wenn äußere pathogene Feuchtigkeit oder feuchte Hitze den Körper angreift, und damit zu einem akuten Beginn von Symptomen wie Frösteln und Fieber mit Erbrechen, abdominellen Schmerzen, Diarrhö, Husten und Diarrhö bei Kindern mit Verlust des Appetits, Schweregefühl des Körpers und Lethargie führt. Zweitens kann ein Milz-*Qi* und *Yang*-Mangel zu einer *Yin*-Fülle in Form von Akkumulation innerer Feuchtigkeit führen, mit chronischer Lethargie, Indolenz, Somnolenz, Schwellung des Gesichts, Diarrhö und Verdauungsproblemen. In beiden Fällen liegt ein dicker klebriger Zungenbelag und ein schlüpfriger Puls als Hinweis auf einen Füllezustand vor. Wie viele Punkte der Milz-Leitbahn, zum Beispiel Mi 3 *Taibai*, ist Mi 5 *Shangqiu* in der Lage sowohl Leere- als auch Fülle-Aspekte der Milz-Disharmonie anzusprechen.

In *Spiritual Pivot*[8] wird Folgendes geäußert: „Wenn die Erkrankung im *Yin* innerhalb des *Yang* (Sehnen und Knochen) lokalisiert ist, nadele die *jing*-Flusspunkte der *Yin*-Leitbahnen." Mi 5 *Shangqiu*, der *jing*-Flusspunkt der Milz-Leitbahn, ist ein wichtiger Punkt zur Behandlung von Erkrankungen der Sehnen, Muskeln und Knochen, die durch Eindringen und Retention pathogener Feuchtigkeit ausgelöst werden. Ein schmerzhaftes Feuchtigkeits-Stauungssyndrom, auch bekannt als fixiertes schmerzhaftes Stauungssyndrom, ist durch Steifheit, Schwellung und Schweregefühl der Gelenke und der Tendenz zur Verschlechterung während schwülen Wetters gekennzeichnet. Da eine Milzschwäche die Prädisposition zu einem schmerzhaften Feuchtigkeits-Stauungssyndrom schaffen, bzw. daraus hervorgehen kann, werden Punkte auf der Milz-Leitbahn, wie Mi 5 *Shangqiu*, die sowohl die Milz tonisieren als auch Feuchtigkeit beseitigen, sehr häufig zur Behandlung eines schmerzhaften Feuchtigkeits-Stauungssyndrom, gleich welcher Lokalisation, in Kombination mit lokalen Punkten eingesetzt. Mi 5 *Shangqiu* wird auch in verschiedenen Klassikern zur Behandlung eines schmerzhaften Knochen-Stauungssyndroms erwähnt, einer Weiterentwicklung des schmerzhaften Stauungssyndroms bei dem Deformitäten der Gelenke auftreten.

Mi 5 *Shangqiu* ist bekanntlich speziell in der Behandlung von Erkrankungen des Sprunggelenks und des umgebenden Weichteilgewebes wirksam, sowohl bei einem schmerzhaften Stauungssyndrom als auch einer traumatischen Verletzung. Bei solchen Erkrankungen sollte bei der Nadelung eine Verbindung mit Ma 41 *Jiexi* im anterioren Bereich des Sprunggelenks hergestellt werden.

Spiritual Pivot[9] besagt Folgendes: „Wenn sich die Erkrankung in der Stimme manifestiert, sollten die *jing*-Flusspunkte gewählt werden." Sowohl die Milz-Hauptleitbahn als auch die Milz-Sonderleitbahn steigen zur Zunge auf und Mi 5 *Shangqiu* ist bei Steifheit und Schmerzen der Zungenwurzel sowie bei gestörter Sprache indiziert.

Die Milz-Leitbahn verbindet sich mit dem Herz. Wie viele andere Punkte der Leitbahn besitzt Mi 5 *Shangqiu* viele Indikationen bei Störungen des Geistes, zum Beispiel manische Depression, Agitiertheit, Melancholie, Neigung zu lachen, Albträumen etc. Dies kann dadurch erklärt werden, dass Mi 5 *Shangqiu* in der Lage ist, sowohl die Milz zu tonisieren, als auch Feuchtigkeit zu beseitigen. Besteht ein Milz-*Qi*-Mangel, ist die Blutquelle schwach und das Herz und der Geist werden nicht ausreichend genährt. Wenn auf der anderen Seite Feuchtigkeit akkumuliert und sich in Schleim umwandelt, kann dieser nach oben aufsteigen und das Herz blockieren bzw. den Geist vernebeln. Wenn sich der Schleim allerdings in Schleim-Hitze transformiert, besteht eine Agitiertheit des Geistes. *Spiritual Pivot*[10] besagt: „Die Milz speichert das Nahrungs-*Qi*; das Nahrungs-*Qi* beheimatet die Gedanken."

Während *Systematic Classic of Acupuncture and Moxibustion* feststellt: „Die Gedanken haben ihren Ursprung in der Milz, nehmen ihre Form aber im Herz an." Mi 5 *Shangqiu* ist einer der wenigen Punkte, der bei Grübeln indiziert ist, derjenigen geistigen Aktivität, die sowohl durch eine Milz-Disharmonie entstehen, als auch die Milz schädigen kann.

PUNKTKOMBINATIONEN

- Erbrechen: Mi 5 *Shangqiu*, Ni 21 *Youmen* und Bl 66 *Zutonggu (Thousand Ducat Formulas).*
- Obstipation bei Milz-Schwäche: Mi 5 *Shangqiu* und Mi 6 *Sanyinjiao (Great Compendium).*
- Infertilität: Mi 5 *Shangqiu* und KG 3 *Zhongji (Great Compendium).*
- Infertilität: Mi 5 *Shangqiu*, Bl 32 *Ciliao* und Ni 1 *Yongquan (Supplementing Life).*
- Hypogastrische Schmerzen, die in die Genitalien ausstrahlen: Mi 5 *Shangqiu* und KG 5 *Shimen (Thousand Ducat Formulas).*
- Kontraktion der Beine: Mi 5 *Shangqiu*, Bl 56 *Chengjin*, Bl 57 *Chengshan* und Bl 64 *Jinggu (Thousand Ducat Formulas).*
- Seufzen mit Neigung zu Traurigkeit: Mi 5 *Shangqiu* und Gb 24 *Riyue (Supplementing Life).*
- Erkrankung mit Auszehrung und übermäßigem Durst: Mi 5 *Shangqiu*, KG 24 *Chengjiang*, M-HN 20 *Jinjin*, M-HN 20 *Yuye*, LG 26 *Renzhong*, KG 23 *Lianquan*, Di 11 *Quchi*, Pe 8 *Laogong*, Le 3 *Taichong*, Le 2 *Xingjian*, Ni 2 *Rangu* und Mi 1 *Yinbai (Great Compendium).*

MI 6 *SANYINJIAO*

三陰交

Treffen der drei *Yin*

Kreuzungspunkt der Milz, Leber und Nieren-Leitbahnen

LOKALISATION

Auf der medialen Seite des Unterschenkels, 3 *cun* superior des höchsten Punktes des medialen Malleolus, in einer Mulde nahe der medialen Kante der Tibia.

ANMERKUNG ZUR LOKALISATION

Dieser Punkt kann am leichtesten eine Handbreit oberhalb des höchsten Punktes des medialen Malleolus lokalisiert werden.

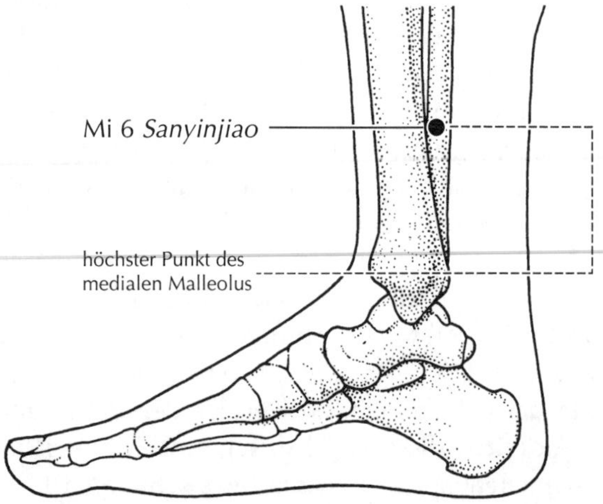

NADELUNG

Senkrecht oder schräg nach proximal 1 – 1.5 *cun*.

CAVE: Kontraindiziert während der Schwangerschaft.

WIRKUNGEN

Tonisiert die Milz und den Magen
Beseitigt Feuchtigkeit
Harmonisiert die Leber und tonisiert die Niere
Reguliert die Menstruation und löst Wehen aus
Harmonisiert den unteren *jiao*
Reguliert das Wasserlassen und unterstützt die Genitalien
Beruhigt den Geist
Stärkt das Blut
Aktiviert die Leitbahn und lindert Schmerzen

INDIKATIONEN

- Milz und Magen-Schwäche, Milz-Schwäche mit Schweregefühl des Körpers, Schweregefühl des Körpers mit Schwere der vier Extremitäten, Ödeme, Borborygmus, Diarrhö, unverdaute Nahrungsbestandteile (im Stuhl), abdominelle Blähung, kaltes Abdomen, unerträgliche Schmerzen unterhalb des Nabels, Milzschmerzen, Völlegefühl und Druck des Herzens und des Abdomen, kein Verlangen zu essen und zu trinken, Erbrechen von Flüssigkeiten nach dem Essen, plötzliche tumultartige Erkrankung.
- Unregelmäßige Menstruation, Uterusblutung, Uterusblutung mit Schwindel, Menorrhagie, Amenorrhö, Dysmenorrhö, abdominelle *(zheng jia)* Massen bei Frauen, Leukorrhö, Uterusprolaps.
- Infertilität, ruheloses Fötussyndrom, Querlage, verzögerte Wehen, langanhaltende oder erschwerte Wehen, Retention des Wochenflusses, Retention eines toten Fötus, postpartaler Schwindel.
- Samenerguss, Samenerguss mit Träumen, sexuelle Hyperaktivität bei Männern, Impotenz, Schmerzen der Genitalien, Schmerzen des Penis, Kontraktion der Hoden, *shan*-Erkrankung, Schmerzen durch *shan*-Erkrankung.
- Erschwertes Wasserlassen, Enuresis, die fünf Arten der schmerzhaften Miktionsdysfunktion, wolkiger Urin, weiße Trübheit.
- Palpitationen, Insomnie, Gallenblasenschwäche, plötzliche Schreck-Erkrankung bei Kindern.
- Schwindel, verschwommenes Sehen, Tinnitus, Gähnen, Hypertonus.
- Beinschmerzen, Kranich's Knie, schmerzhaftes Feuchtigkeits-Stauungssyndrom, Atrophieekrankung und schmerzhaftes Stauungssyndrom der unteren Extremitäten, Hitze in den Fußsohlen, Schienbeinschmerzen, Ekzem, Urtikaria, gegenläufiger Fluss mit Kälte in Fuß und Hand.

KOMMENTAR

Mi 6 *Sanyinjiao* (Treffen der drei *Yin*) ist der Kreuzungspunkt der drei *Yin*-Leitbahnen des Beines (Milz, Leber und Nieren) und einer der wichtigsten und meistbenützten Akupunkturpunkte. Seine Wirkungen und Indikationen sind außergewöhnlich breit gestreut. Er ist ein Hauptpunkt zur Behandlung vieler Verdauungsstörungen sowie gynäkologischer, sexueller, urologischer und emotionaler Erkrankungen.

Da er auf der Milz-Leitbahn lokalisiert ist, liegt seine stärkste Wirkung darin, alle Funktionen der Milz zu harmonisieren. Die Milz beherrscht den Transport und die Transformation und ist das Haupt-*zang*, das für die Bildung von *Qi* und Blut verantwortlich ist. Bei Milz-*Qi* oder *Yang*-Mangel kann Folgendes vorliegen:

a) Beeinträchtigung der Transport- und Transformationsfunktion (unverdaute Nahrungsbestandteile im Stuhl, Diarrhö, abdominelle Blähung und Völlegefühl, Borborygmus etc.);
b) ungenügende Blutbildung (Palpitationen, verschwommenes Sehen, Amenorrhö, postpartaler Schwindel, Schwindel verbunden mit Uterusblutung etc.),
c) Unfähigkeit der Milz das Blut zu halten (Uterusblutung, Menorrhagie), und
d) Absinken des *Qi* der Mitte (Uterusprolaps).

Desweiteren kann eine Milz-*Qi*-Schwäche und ein unvollständiger Transport bzw. Transformation zur Bildung von übermäßiger Feuchtigkeit führen. Gemäß *Essential Questions*[11] „leidet der untere Bereich als Erster unter der Feuchtigkeit". Feuchtigkeit, entweder feuchte Hitze oder kalte Feuchtigkeit, kann zu einem Schweregefühl des Körpers und der vier Extremitäten und Ödemen führen, oder nach unten zum unteren *jiao* fließen, und damit Symptome wie Diarrhö oder Leukorrhö zur Folge haben. Mi 6 *Sanyinjiao* ist in seiner außergewöhnlich ausgeglichenen Wirkungsweise bezüglich der Behandlung all dieser unterschiedlichen Manifestationen einer Milz-Disharmonie unter den Punkten auf der Milz-Leitbahn einzigartig.

Obwohl er seine Hauptwirkung auf die Milz ausübt, ist Mi 6 *Sanyinjiao* auch ein wichtiger Punkt zur Behandlung von Leber- und Nieren-Erkrankungen. Er ist in der Lage die Leber weich zu machen und zu harmonisieren, sowohl durch Verteilung des Leber-*Qi* und Nährung des Leber-Blutes als auch durch gleichzeitige Unterstützung des Nieren-*Qi*. Diese dreifache Wirkungsweise der Harmonisierung von Milz, Leber und Nieren findet seinen Ausdruck in der Stärke von Mi 6 *Sanyinjiao* zur Behandlung aller Erkrankungen des unteren *jiao*.

Die drei *Yin*-Leitbahnen am Bein beherrschen die Menstruation, Empfängnis, Schwangerschaft, Leukorrhö und die äußeren Genitalien. Mi 6 *Sanyinjiao* ist der mit Abstand wichtigste distale Punkt zur Behandlung jeglicher gynäkologischer, geburtshilflicher oder postpartaler Erkrankungen, sowohl charakterisiert durch Mangel an *Qi*, Blut, *Yin, Yang* oder Nieren-Essenz, Schwäche der Milz das Blut zu halten, als auch Stagnation von *Qi*, Blut, Feuchtigkeit, feuchter Hitze oder Schleim. Seine Wirkungsweise ist so breit und seine Indikationen so universal, dass Mi 6 *Sanyinjiao* in klassischen Punktkombinationen zur Behandlung praktisch aller Erkrankungen der Fortpflanzungsorgane auftaucht.

Mi 6 *Sanyinjiao* ist auch ein wichtiger Punkt, um Wehen auszulösen. Er unterstützt bei Querlage und lindert die Schmerzen während der Geburt. Trotz seiner Indikation bei einem ruhelosen Fötus-Syndrom stellt seine Fähigkeit, die Geburt eines lebenden oder toten Fötus und den Wochenfluss zu beschleunigen, eine generelle Kontraindikation während der Schwangerschaft dar.

Gemäß *Essential Questions*[12] „sind die Genitalien der Sammelplatz der Sehnen". Die tendino-muskuläre Leitbahn der Milz vernetzt sich im Bereich der Genitalien, und Mi 6 *Sanyinjiao* ist ein wichtiger Punkt in der Behandlung von sexuellen oder genitalen Erkrankungen, sowohl bei Männern als auch bei Frauen, einschließlich Schmerzen und Kontraktion, Samenerguss, Impotenz und übermäßiges sexuelles Verlangen von Männern. Obwohl Impotenz im Allgemeinen einem Mangel des Nieren-Feuers zugeschrieben wird, tragen zwei Klassiker dazu bei, den Zusammenhang mit der Milz zu erklären. *Complete Works of jing-yue* besagt: „*Ming men* [das in den Nieren gespeicherte Feuer der Lebenspforte] ist das Meer der Essenz und des Blutes, die Milz ist das Meer des Wassers und des Getreides; beide zusammen bilden die Grundlage der fünf *zang* und sechs *fu*." *Essential Questions*[13] erklärt hingegen:

„Die Nieren beherrschen das Wasser; sie erhalten ihre Essenz von den fünf *zang* und den sechs *fu* und speichern sie. Eine Ejakulation ist daher nur möglich, wenn die fünf *zang* gedeihen."

Eine Disharmonie der Leber, der Milz oder der Nieren ist für die Mehrzahl der urologischen Erkrankungen verantwortlich; die hauptsächlichen Muster sind Akkumulation von feuchter Hitze oder Kälte-Feuchtigkeit, Nieren-Schwäche, *Qi*-Mangel, Stagnation von Leber-*Qi* oder Leber-Feuer. Aufgrund seiner Fähigkeit, all diese Pathologien zu behandeln, ist Mi 6 *Sanyinjiao* ein wichtiger Punkt zur Behandlung von Miktionsstörungen, einschließlich erschwertem Wasserlassen, Harnverhalt, Enuresis, schmerzhafter Harnwegs-Dysfunktion und wolkigem Urin.

Die Wirkungen von Mi 6 *Sanyinjiao* beschränken sich allerdings auf den Mittleren und Unteren Erwärmer. Seine Verordnung zur Behandlung von jeder Art von Insomnie (üblicherweise in Kombination mit He 7 *Shenmen*) stellt sein breites Wirkungsspektrum eindrücklicherweise dar. Insomnie wird normalerweise in fünf verschiedene Arten unterteilt:

a) Herz- und Milz-Schwäche (*Qi*- und Blutmangel),
b) Disharmonie von Herz und Nieren (*Yin*-Mangel),
c) Disharmonie von Herz und Leber (Leber-Blut und *Yin*-Mangel oder Leber-Feuer),
d) Disharmonie von Herz und Magen (Akkumulation von Nahrung oder Retention von Schleim-Hitze). Da Mi 6 *Sanyinjiao* in der Lage ist, die Milz zu stärken, *Qi* und Blut zu tonisieren, Leber- und Nieren-*Yin* zu nähren, Leber-*Qi* zu verteilen und die Verdauung zu harmonisieren, kann er bei jeder Art dieser Erkrankungsmuster verwendet werden.

Die besondere Wichtigkeit, die Milz in Fällen von Disharmonie zwischen Herz und Nieren zu behandeln, wird in einer Reihe von Klassikern speziell betont. *Standards of Patterns and Treatment* stellt fest: „Um die Niere zu tonisieren, tonisiert man am besten die Milz; benütze die Milz, um die obere Verbindung mit dem Herzen und die untere Verbindung mit den Nieren herzustellen..." und „Die Essenz der fünf *zang* wird von der Milz transportiert; wenn die Milz gedeiht, steht sie mit Herz und Nieren in Verbindung." *Helpful Questions in Medical Cases* besagt: „Wenn du eine Verbindung zwischen Herz und Nieren herstellen willst, ist es notwendig, die Milz-Erde als einen Vermittler zu benützen."

Zusammen mit Bl 17 *Geshu*, Mi 10 *Xuehai* und Mi 8 *Diji* wird Mi 6 *Sanyinjiao* als einer der wichtigsten Akupunkturpunkte angesehen, um das Blut zu harmonisieren und zu kühlen sowie seine Zirkulation zu fördern bzw. zu stärken. Diese Wirkung findet in der Behandlung von gynäkologischen Erkrankungen seine wichtigste Anwendung, dehnt sich aber auch auf andere Erkrankungen aus, bei denen eine Blutdisharmonie eine wichtige Rolle spielt, zum Beispiel Hauterkrankungen wie Ekzeme und Urtikaria.

Schließlich wird Mi 6 *Sanyinjiao* in *Song of the Nine Needles for Returning the Yang* zur Behandlung eines *Yang*-Kollaps zitiert (Bewusstseinsverlust, Abneigung gegen Kälte, gegenläufiger Fluss mit Kälte der Extremitäten, purpur-rote Lippen etc.).

PUNKTKOMBINATIONEN

- Diarrhö mit unverdauten Nahrungsbestandteilen: Tonisierung von Mi 6 *Sanyinjiao* und Mi 9 *Yinlingquan* (*Spiritual Pivot*).
- Diarrhö mit dünnen Stühlen: Mi 6 *Sanyinjiao*, KG 8 *Shenque* und Le 3 *Taichong* (*Great Compendium*).
- Unverdaute Nahrungsbestandteile (im Stuhl): Mi 6 *Sanyinjiao* und KG 12 *Zhongwan* (*Supplementing Life*).
- Unverdaute Nahrungsbestandteile (im Stuhl): Mi 6 *Sanyinjiao*, Ma 21 *Liangmen*, Ma 36 *Zusanli*, Bl 25 *Dachangshu*, KG 10 *Xiawan*, Bl 22 *Sanjiaoshu* und LG 5 *Xuanshu* (*Supplementing Life*).
- Plötzliche tumultartige Erkrankung, Kopfschmerz, Thoraxschmerzen, dyspnoische Rasselgeräusche: Mi 6 *Sanyinjiao*, Ma 9 *Renying*, Pe 6 *Neiguan*, 3E 1 *Guangchong* und Ma 36 *Zusanli* (*Compilation*).
- Obstipation bei Milz-Schwäche: Mi 6 *Sanyinjiao* und Mi 5 *Shangqiu* (*Great Compendium*).
- Unregelmäßige Menstruation: Mi 6 *Sanyinjiao*, Gb 26 *Daimai*, KG 6 *Qihai*, KG 3 *Zhongji* und Bl 23 *Shenshu* (*Great Compendium*).
- Stockende Menstruation: Mi 6 *Sanyinjiao*, Gb 41 *Zulinqi* und KG 3 *Zhongji* (*Great Compendium*).
- Profuse und unaufhörliche Uterusblutung: Mi 6 *Sanyinjiao*, Ni 8 *Jiaoxin*, Ni 10 *Yingu* und Le 3 *Taichong* (*Supplementing Life*).
- Profuse und unaufhörliche Uterusblutung: Mi 6 *Sanyinjiao* und Le 3 *Taichong* (*Great Compendium*).
- Frauen, die zu viele Kinder geboren haben: Mi 6 *Sanyinjiao* und KG 5 *Shimen* (*Great Compendium*).
- Erschwerte Geburt: Sedierung von Mi 6 *Sanyinjiao* und Le 3 *Taichong*, Tonisierung von Le 4 *Zhongfeng* (*Great Compendium*).
- Retention der Plazenta: Sedierung von Mi 6 *Sanyinjiao* und KG 3 *Zhongji* (*Great Compendium*).
- Retention der Plazenta: Mi 6 *Sanyinjiao*, Gb 21 *Jianjing* und KG 3 *Zhongji* (*Meeting the Source*).
- Postpartaler Schwindel: Mi 6 *Sanyinjiao*, Ma 36 *Zusanli* und 3E 6 *Zhigou* (*Great Compendium*).
- Postpartaler Blutklumpenschmerz: Mi 6 *Sanyinjiao* und KG 6 *Qihai* (*Great Compendium*).
- Plötzliche Schwellung, Rötung und Schmerzen der Vagina: Mi 6 *Sanyinjiao*, KG 1 *Huiyin* und KG 3 *Zhongji* (*Great Compendium*).
- Rote und weiße Leukorrhö: Mi 6 *Sanyinjiao*, Bl 30 *Baihuanshu*, Gb 26 *Daimai*, KG 4 *Guanyuan*, KG 6 *Qihai* und Pe 5 *Jianshi* (*Great Compendium*).
- Penisschmerzen: Mi 6 *Sanyinjiao*, Lu 10 *Yuji*, Ni 3 *Taixi* und KG 3 *Zhongji* (*Great Compendium*).
- Tief hängender und geschwollener Hoden ohne Schmerzen: Mi 6 *Sanyinjiao*, Ma 29 *Guilai* und Le 1 *Dadun* (*Great Compendium*).
- Weiße Trübheit und chronischer Samenerguss: Mi 6 *Sanyinjiao* und KG 6 *Qihai* (*One Hundred Symptoms*).
- Schmerzen im unteren Abdomen durch die sieben Arten der *shan*-Erkrankung: Mi 6 *Sanyinjiao*, Ni 6 *Zhaohai* und Le 8 *Ququan* (*Ode of Xi-hong*).
- Erschwertes Wasserlassen: Mi 6 *Sanyinjiao*, Mi 9 *Yinlingquan* und KG 6 *Qihai*, gefolgt von Ni 10 *Yingu* und Pe 7 *Daling* (*Great Compendium*).
- Unfähigkeit Wasser zu lassen: Mi 6 *Sanyinjiao*, KG 5 *Shimen*, KG 4 *Guanyuan*, KG 3 *Zhongji*, KG 2 *Qugu* (*Supplementing Life*).

- Ödeme der vier Extremitäten: Mi 6 *Sanyinjiao*, Le 6 *Zhongdu*, Di 4 *Hegu*, Di 11 *Quchi*, 3E 3 *Zhongzhu*, 3E 2 *Yemen*, Le 2 *Xingjian*, Ma 44 *Neiting* und Mi 9 *Yinlingquan (Great Compendium)*.
- Rennendes-Ferkel-*Qi* bei Frauen: Mi 6 *Sanyinjiao*, Le 14 *Qimen*, KG 4 *Guanyuan*, KG 3 *Zhongji*, KG 5 *Shimen* und Mi 10 *Xuehai* (*Supplementing Life*).
- Rennendes-Ferkel-*Qi*: Mi 6 *Sanyinjiao*, Le 13 *Zhangmen* und KG 5 *Shimen* (*Thousand Ducat Formulas*).
- Palpitationen, Insomnie: Mi 6 *Sanyinjiao*, Ma 27 *Daju*, KG 6 *Qihai* (*Supplementing Life*).
- Insomnie: Mi 6 *Sanyinjiao*, Mi 9 *Yinlingquan*, Mi 1 *Yinbai*, Mi 4 *Gongsun*, Bl 13 *Feishu* und Lu 9 *Taiyuan* (*Great Compendium*).
- Kälte-Feuchtigkeit-Bein-*Qi*: Mi 6 *Sanyinjiao* und Ma 36 *Zusanli* (*Song of the Jade Dragon*).
- Hüftschmerzen: Mi 6 *Sanyinjiao*, Gb 30 *Huantiao*, Bl 65 *Shugu*, Ni 8 *Jiaoxin* und Ni 10 *Yingu* (*Thousand Ducat Formulas*).
- Hüftschmerzen mit Schwierigkeiten beim Gehen und Schmerzen der Haut im lateralen Bereich des Beines: Mi 6 *Sanyinjiao* und Gb 41 *Zulinqi* (*Thousand Ducat Formulas*).
- Bein-*Qi*: Mi 6 *Sanyinjiao*, Ma 36 *Zusanli* und Gb 39 *Xuanzhong* (*Ode of the Jade Dragon*).
- Insomnie durch Herz- und Milz-Schwäche: Mi 6 *Sanyinjiao*, He 7 *Shenmen*, Ma 36 *Zusanli* und M-HN 3 *Yintang*.
- Insomnie durch eine Disharmonie zwischen Herz und Nieren: Mi 6 *Sanyinjiao*, He 7 *Shenmen*, Ni 3 *Taixi* und Ni 6 *Zhaohai*.
- Insomnie durch Leber-Feuer: Mi 6 *Sanyinjiao*, He 7 *Shenmen*, M-HN 34 *Anmian*, Bl 18 *Ganshu* ud Bl 19 *Danshu*.

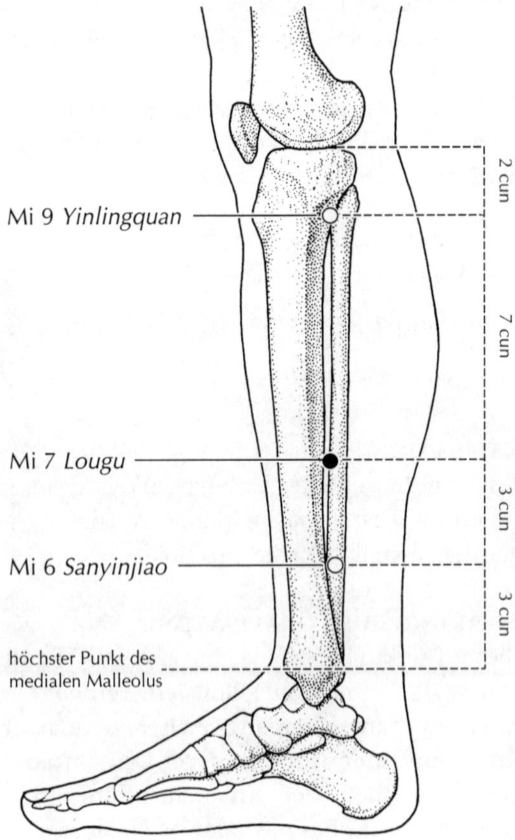

MI 7 *LOUGU*

Tropfendes Tal

漏谷

LOKALISATION

Auf der Medialseite des Unterschenkels, 3 *cun* oberhalb von Mi 6 *Sanyinjiao*, in einer Mulde genau hinter der medialen Kante der Tibia.

ANMERKUNG ZUR LOKALISATION

Dieser Punkt kann am leichtesten eine Handbreit oberhalb von Mi 6 *Sanyinjiao* lokalisiert werden.

NADELUNG

Senkrecht oder schräg 1 – 1.5 *cun*.

Anmerkung: Gemäß mehrerer klassischer Texte ist dieser Punkt für Moxibustion kontraindiziert.

WIRKUNGEN

Stärkt die Milz und beseitigt Feuchtigkeit
Fördert das Wasserlassen und hebt Schwellung auf

INDIKATIONEN

- Abdominelles Völlegefühl, Borborygmus, Diarrhö, schmerzhaftes Aufstoßen, Abbau von Muskeln und Gewebe trotz normaler Nahrungszufuhr und Trinken.
- Ödeme, erschwertes Wasserlassen, Schwellung der Sprunggelenke.
- Traurigkeit mit gegenläufigem *Qi*-Fluss, Samenerguss.
- Lähmung der Beine, Bein-*Qi*, Inversion mit gegenläufigem *Qi*-Fluss in Beinen und Knien, schmerzhaftes Stauungssyndrom der Knie.

KOMMENTAR

Obwohl es sich bei Mi 7 *Lougu* nicht um einen Punkt handelt, der im Allgemeinen klinisch benützt wird, ist er bei „Abbau der Muskeln und des Gewebes trotz normaler Nahrungszufuhr und Trinken" indiziert. Auf diesem Umstand wird von *Li Dongyuan* in *Treatise on the Spleen and Stomach* Bezug genommen, indem er sagt: „Es gibt auch Fälle von Magerheit trotz guter Nahrungszufuhr. Der Grund ist verstecktes Magen-Feuer im Bereich der *Qi*-Schicht, das eine gesteigerte Nahrungszufuhr zur Folge hat; Milz-Schwäche führt zu atrophiertem Fleisch."[14]

PUNKTKOMBINATIONEN
- Kaltes Abdomen: Mi 7 *Lougu* und Bl 35 *Huiyang* (*Supplementing Life*).
- Erschwertes Wasserlassen und Samenerguss: Mi 7 *Lougu*, KG 3 *Zhongji*, Le 5 *Ligou*, Bl 36 *Chengfu* und Bl 67 *Zhiyin* (*Supplementing Life*).

MI 8 *DIJI*

地機

Erd-Drehpunkt

xi-Grenzpunkt der Milz-Leitbahn

LOKALISATION

Auf der Medialseite des Unterschenkels, 3 *cun* unterhalb von Mi 9 *Yinlingquan*, in einer Vertiefung genau hinter der medialen Kante der Tibia.

ANMERKUNG ZUR LOKALISATION

a) Dieser Punkt kann am leichtesten eine Handbreite unter Mi 9 *Yinlingquan* lokalisiert werden;

b) Alternativ, am Übergang zwischen dem oberen Drittel und dem unteren zwei Dritteln auf einer Linie zwischen der Kniekehlenfalte und dem höchsten Punkt des medialen Malleolus.

NADELUNG

Senkrecht oder schräg 1 – 1.5 *cun*.

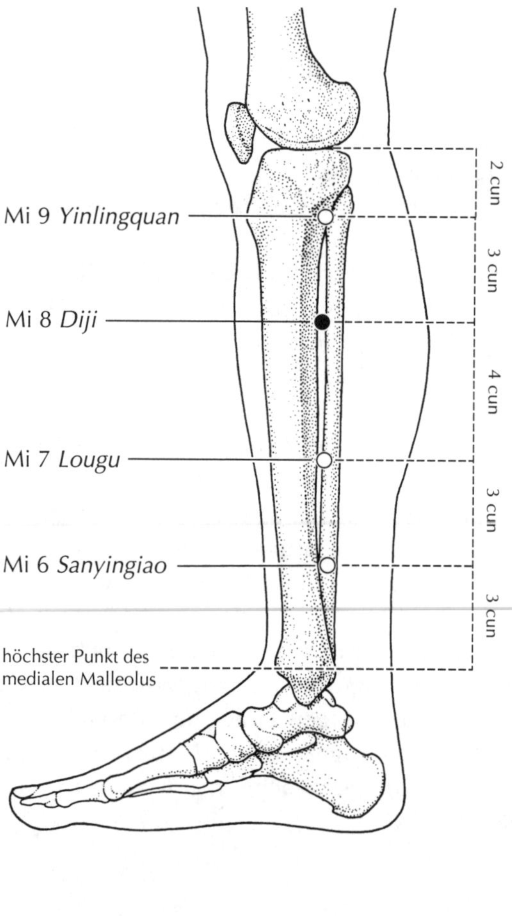

WIRKUNGEN

Reguliert die Menstruation und stärkt das Blut

Harmonisiert die Milz und beseitigt Feuchtigkeit

Mildert akute Zustände

INDIKATIONEN
- Unregelmäßige Menstruation, Dysmenorrhö, abdominelle (*zheng jia)* Massen bei Frauen.
- Spannungsgefühl des Abdomen und der lateralen Rippenregion, Schmerzen des Abdomen, geringer Appetit, Diarrhö mit dünnen Stühlen, Dysenterieerkrankung, erschwertes Wasserlassen, Ödem, Leukorrhö, Samenerguss, Lumbalschmerz, Essenzmangel.

KOMMENTAR

Mi 8 *Diji* ist der *xi*-Grenzpunkt der Milz-Leitbahn. Die *xi*-Grenzpunkte sind diejenigen, in denen das *Qi* und das Blut, entlang der Leitbahnen, ausgehend von den *jing*-Brunnenpunkten relativ oberflächlich fließend, sich sammeln und tiefer eindringen. Die *xi*-Grenzpunkte sind im Allgemeinen zur Behandlung akuter Zustände und Schmerzen indiziert, während die *xi*-Grenzpunkte der *Yin*-Leitbahnen eine zusätzliche Wirkung in der Behandlung von Bluterkrankungen besitzen.

Die Milz kontrolliert das Blut und seine Leitbahn, dringt in das untere Abdomen ein, wo sie sich bei KG 3 *Zhongji* und KG 4 *Guanyuan* mit dem Konzeptionsgefäß verbindet. Mi 8 *Diji* besitzt die spezielle wichtige Wirkung, eine Blutstase im Uterus und unterem Abdomen aufzulösen, was zu seiner Indikation zur Behandlung von Dysmenorrhö, unregelmäßiger Menstruation und abdominellen Massen bei Frauen durch Blutstase oder *Qi*-Stagnation führt. Eine spezielle Indikation, die bezüglich dieses Punktes in *Illustrated Classic of Acupuncture Points on the Bronze Man* erwähnt wird, ist ein heißes fließendes Gefühl, dass sich entlang der Innenseite der Oberschenkel zu den Knien ausbreitet, wenn Druck auf abdominelle Massen bei Frauen ausgeübt wird. Als *xi*-Grenzpunkt ist Mi 8 *Diji* besonders zur Behandlung akuter Zustände geeignet und wird häufig mit Di 4 *Hegu* zur Behandlung akuter Dysmenorrhö kombiniert, wobei beide Punkte stark sediert werden, häufig mit zusätzlicher Elektrostimulationsakupunktur.

Mi 8 *Diji* besitzt eine sekundäre Wirkung der Milz-Harmonisierung und Beseitigung von Feuchtigkeit, weshalb er bei der Behandlung von abdomineller Blähung, schwachem Appetit, erschwertem Wasserlassen, Ödemen und Leukorrhö indiziert ist, speziell wenn diese Symptome zusätzlich zu Menstruationserkrankungen auftreten.

Die Affinität von Mi 8 *Diji* hinsichtlich Erkrankungen des unteren Abdomen wird in verschiedenen

Klassikern betont. *Investigation into Points along the Channels* von *Yan Zhen-shi* der *Ming*-Dynastie geht so weit, dass der Autor sagt: „Es gibt keine Erkrankung des unteren Körperbereichs, die nicht mit Mi 8 *Diji* behandelt werden kann", während gemäß *Ode to Elucidate Mysteries* Mi 8 *Diji* den unteren Körperbereich beherrscht (Mi 21 *Dabao* beherrscht den oberen Körperbereich und Ma 25 *Tianshu* den mittleren). In dem korrespondierenden System der früheren chinesischen Denkweise repräsentiert die obere Region des Körpers den Himmel, die mittlere den Menschen und die untere die Erde. Deshalb ist der Name dieses Punktes „Erd-Drehpunkt".

PUNKTKOMBINATIONEN

- Unregelmäßige Menstruation: Mi 8 *Diji* und Mi 10 *Xuehai (One Hundred Symptoms).*
- Kälte-Feuchtigkeit *shan*-Erkrankung: Mi 8 *Diji*, Ma 27 *Daju* und Le 6 *Zhongdu* (*Systematic Classic*).
- Kein Verlangen zu essen: Mi 8 *Diji*, Mi 9 *Yinlingquan*, KG 9 *Shuifen*, Ni 21 *Youmen* und Bl 27 *Xiaochangshu* (*Supplementing Life*).
- Akute Dysmenorrhö: Mi 8 *Diji* und Di 4 *Hegu*.

MI 9 *YINLINGQUAN*

陰陵泉

Yin-Hügel-Quelle

he-Meerpunkt und Wasserpunkt der Milz-Leitbahn

LOKALISATION

Auf der Medialseite des Unterschenkels, in einer Mulde im Winkel, der von der medialen Tibiakondyle und der posterioren Begrenzung der Tibia gebildet wird.

ANMERKUNG ZUR LOKALISATION

a) Man führt den Finger posterior entlang der medialen Begrenzung der Tibia, bis man die Vertiefung unterhalb der Tibiakondyle erreicht;
b) dieser Punkt liegt auf derselben Höhe wie Gb 34 *Yanglingquan*.

NADELUNG

Senkrecht 1 – 1.5 *cun*.

WIRKUNGEN

Reguliert die Milz und beseitigt Feuchtigkeit
Öffnet und belebt die Wasserwege
Unterstützt den Unteren Erwärmer

INDIKATIONEN

- Abdominelle Blähung, Kälte und Schmerzen des Abdomen, Schmerzen im unteren Abdomen, schneidender Schmerz in der Mitte der Därme, kein Verlangen zu essen, Gelbsucht, plötzliche tumultartige Erkrankung, Diarrhö, plötzliche Diarrhö mit unverdauten Nahrungsbestandteilen in den Stühlen, Dysenterieerkrankung.
- Ödeme, Schwellung der unteren Extremitäten, Urinretention, erschwertes Wasserlassen, Enuresis, *Qi*-schmerzhafte Miktionsdysfunktion.
- Samenerguss, Leukorrhö, Schmerzen der Genitalien, *shan*-Erkrankung.
- Völlegefühl unter dem Herzen, Völlegefühl der lateralen Rippenregion, Dyspnoe mit Unfähigkeit sich hinzulegen, Hitze im Brustkorb, anhaltendes Frösteln und Fieber.
- Lumbalschmerzen, Schmerzen und Schwellungen des Knies, schmerzhaftes Stauungssyndrom des Beins.

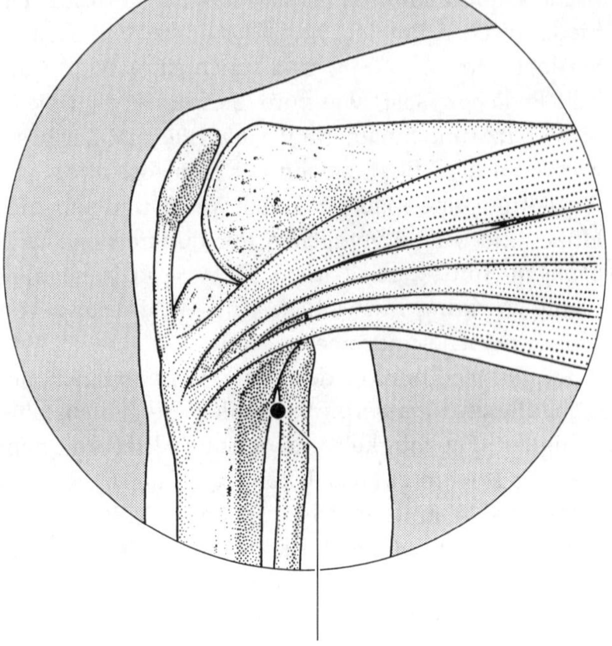

KOMMENTAR

Essential Questions stellt fest: „Wenn die Milz erkrankt ist, wird Feuchtigkeit gebildet" [15], „Feuchtigkeit, Schwellung und Völlegefühl beziehen sich alle auf die Milz" [16] und „Der untere Bereich ist der Erste, der unter Feuchtigkeit leidet." [17] Mi 9 *Yinlingquan*, der *he*-Meer- und Wasserpunkt der Milz-Leitbahn, stellt einen wesentlichen Punkt in der Behandlung von Erkrankungen dar, die auf Feuchtigkeit und Retention von Flüssigkeit, speziell im Unteren Erwärmer, zurückzuführen sind.

Ode of the Essentials of Understanding stellt fest: „Mi 9 *Yinlingquan* öffnet und bewegt die Wasserwege." Die Milz beherrscht den Transport und die Transformation der Nahrung und Getränke und ist zusammen mit der Lunge und den Nieren eines der drei *zang*, das für die ordnungsgemäße Verteilung der Körperflüssigkeiten verantwortlich ist. Wenn die Funktion der Milz gestört ist (entweder durch *Qi*- oder *Yang*-Mangel, ein Stauungssyndrom durch äußere Feuchtigkeit oder feuchte Hitze, oder einen transversalen Angriff durch das Leber-*Qi*), führt seine Unfähigkeit Flüssigkeiten zu transformieren zur Akkumulation von Feuchtigkeit, die ein großes Spektrum von Symptomen im ganzen Körper zur Folge hat. Feuchtigkeit kann sich mit bereits vorher bestehender pathogener Hitze verbinden, oder sich einfach im Laufe der Zeit, entsprechend dem Gesetz der „ähnlichen Transformation" (erklärt von *Liu Wan-su*), in Hitze umwandeln. Dieses „Gesetz" beschreibt, wie ein Gast dazu neigt, entsprechend der Eigenschaft seines Gastgebers sein Verhalten zu ändern, und überträgt dies in gleicher Weise auf politische Diplomatie, militärische Invasionen und den medizinischen Bereich. Da der menschliche Gastgeber lebt und daher *Yang* und warm ist, wird mit der Zeit jeglicher Gast, wie zum Beispiel Feuchtigkeit, diese Hitze annehmen. Mi 9 *Yinlingquan* ist der beste Punkt auf der Milz-Leitbahn zur Transformation und Ausleitung übermäßiger Feuchtigkeit und feuchter Hitze, und besitzt verglichen mit Punkten wie Mi 5 *Shangqiu* und speziell Mi 3 *Taibai* verhältnismäßig wenig Wirkung hinsichtlich einer Tonisierung von Milz-Schwächesyndromen.

Die *he*-Meerpunkte der drei *Yin*-Leitbahnen am Bein, allesamt Wasserpunkte, teilen die gemeinsame Fähigkeit, Feuchtigkeit und feuchte Hitze aus dem Unteren Erwärmer auszuleiten. Le 8 *Ququan* konzentriert sich hauptsächlich auf den Genitalbereich (durch die Leber-Leitbahn kontrolliert), Ni 10 *Yingu* auf das Urogenitalsystem (durch die Nieren-Leitbahn kontrolliert). Aufgrund der engen Verbindung zwischen Feuchtigkeit und der Milz ist Mi 9 *Yinlingquan* allerdings in der Lage, alle Erkrankungen des unteren *jiao* zu behandeln, die auf Akkumulation von Feuchtigkeit und feuchter Hitze zurückzuführen sind. Er ist dann indiziert, wenn diese pathogenen Faktoren die Därme (Diarrhö und Dysenterieerkrankung), das Urogenitalsystem (erschwertes Wasserlassen, Retention von Urin, schmerzhafte Miktionsdysfunktion) und die Genitalien (Leukorrhö und Schmerzen der Genitalien) betreffen, sowohl bei akuten Zuständen durch äußere pathogene Faktoren als auch bei chronischen Zuständen, die sich im Körperinneren entwickelt haben.

Trotz der Neigung von Feuchtigkeit, nach unten in den Unteren Erwärmer abzusinken, kann sie auch andere Bereiche des Körpers in Mitleidenschaft ziehen. Mi 9 *Yinlingquan* ist im Bereich des mittleren *jiao* in der Lage Feuchtigkeit zu behandeln, die einen freien Fluss von Gallenflüssigkeit oder *Qi* blockiert und dadurch Gelbsucht, abdominelle Blähung, Völlegefühl unter dem Herzen (d. h. im Epigastrium) und schwachen Appetit zur Folge hat. *Investigation into Points along the Channels* besagt: „Es gibt keinen Schmerzzustand im mittleren und unteren Bereich, der nicht mit Mi 9 *Yinlingquan* behandelt werden kann."

Die Milz-Leitbahn, die tendino-muskuläre Leitbahn der Milz und die große *luo*-Verbindungsleitbahn, ausgehend von Mi 21 *Dabao*, durchziehen alle den Brustkorb und die laterale Rippenregion. Obwohl die Wirkung von Mi 9 *Yinlingquan* auf den oberen Erwärmer klinisch eine geringe Rolle spielt, beinhaltet sie die Behandlung von Hitze im Brustkorb, Druckgefühl der lateralen Rippenregion und Dyspnoe mit Unfähigkeit sich hinzulegen, aufgrund von Flüssigkeiten, die in die Lunge überfließen. Mi 9 *Yinlingquan* ist in der Lage, im gesamten Körper Ödeme zu behandeln und stellt diesbezüglich einen häufig benützten und wichtigen Punkt dar.

Schließlich ist Mi 9 *Yinlingquan* ein wichtiger Punkt zur Behandlung von Knieerkrankungen, besonders jener, die mit einem Schwellungszustand einhergehen. Aufgrund seiner weitreichenden Fähigkeit, Feuchtigkeit zu beseitigen, wurde er von einigen Therapeuten in der Tat dazu genutzt, schmerzhafte Feuchtigkeits-Stauungssyndrome jeglicher Lokalisation im Körper zu behandeln.

PUNKTKOMBINATIONEN

- Ödeme im Umbilikalbereich: Mi 9 *Yinlingquan* und KG 9 *Shuifen (One Hundred Symptoms)*.
- Ödeme der vier Extremitäten: Mi 9 *Yinlingquan*, Mi 6 *Sanyinjiao*, Le 6 *Zhongdu*, Di 4 *Hegu*, Di 11 *Quchi*, 3E 3 *Zhongzhu*, 3E 2 *Yemen*, Le 2 *Xingjian* und Ma 44 *Neiting (Great Compendium)*.
- Enuresis: Mi 9 *Yinlingquan* und Gb 34 *Yanglingquan (Thousand Ducat Formulas)*.
- Erschwertes Wasserlassen: Mi 9 *Yinlingquan*, KG 6 *Qihai* und Mi 6 *Sanyinjiao*, gefolgt von Ni 10 *Yingu* und Pe 7 *Daling (Great Compendium)*.
- Diarrhö mit unverdauten Nahrungsbestandteilen: Tonisierung von Mi 9 *Yinlingquan* und Mi 6 *Sanyinjiao (Spiritual Pivot)*.
- Kälte und Feuchtigkeit (*dong*) Diarrhö mit unverdauten Nahrungsbestandteilen: Mi 9 *Yinlingquan*, Ni 2 *Rangu* und Gb 25 *Jingmen (Thousand Ducat Formulas)*.
- Hitze im Brustkorb und plötzliche Diarrhö: Mi 9 *Yinlingquan* und Mi 1 *Yinbai (Thousand Ducat Formulas)*.

- Plötzliche tumultartige Erkrankung: Mi 9 *Yinlingquan*, Bl 57 *Chengshan*, Ma 41 *Jiexi* und Mi 3 *Taibai* (*Great Compendium*).
- Kein Verlangen zu essen: Mi 9 *Yinlingquan*, Mi 8 *Diji*, KG 9 *Shuifen*, Ni 21 *Youmen* und Bl 27 *Xiaochangshu* (*Supplementing Life*).
- Schmerzen des Dünndarms, die in den Nabel ausstrahlen: Mi 9 *Yinlingquan*, Ni 1 *Yongquan* (*Heavenly Star Points*).
- Schwellung des Knies, die schwer zu ertragen ist: Mi 9 *Yinlingquan* und Gb 34 *Yanglingquan* (*Ode of the Jade Dragon*).
- Lähmung der unteren Extremität: Mi 9 *Yinlingquan*, Gb 30 *Huantiao*, Gb 38 *Yangfu*, Ni 3 *Taixi* und Bl 67 *Zhiyin* (*Great Compendium*).

MI 10 *XUEHAI*

Meer des Blutes

血海

LOKALISATION

2 *cun* proximal des Oberrands der Patella, in einer weichen Vertiefung auf dem Muskelbauch des Musculus vastus medialis, direkt proximal von Mi 9 *Yinlingquan*.

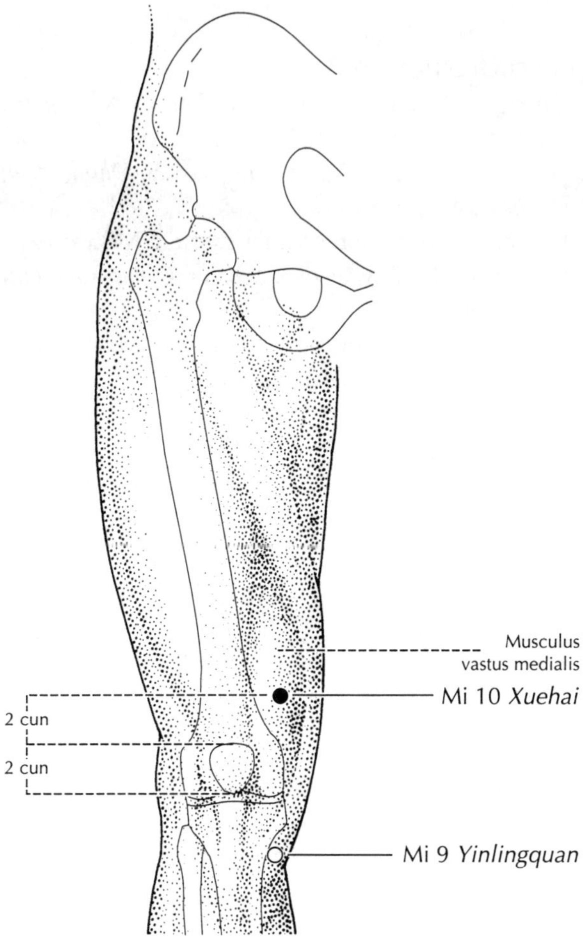

ANMERKUNG ZUR LOKALISATION

a) Man platziert den Handballen der rechten Handfläche auf der unteren Begrenzung der linken Patella des Patienten, mit voll ausgestreckten Fingern und Daumen und dem Daumen in einem Winkel von 45° zum Zeigefinger. Der linksseitige Punkt befindet sich unterhalb der Daumenspitze, direkt über Mi 9 *Yinlingquan*;

b) man lokalisiert ihn eine Patellahöhe (2 *cun*) oberhalb der Oberkante der Patella, in einer weichen Mulde direkt über Mi 9 *Yinlingquan*.

NADELUNG

Senkrecht oder schräg 1 – 1.5 *cun*.

WIRKUNGEN

Stärkt das Blut und beseitigt Stase
Kühlt das Blut
Harmonisiert die Menstruation
Unterstützt die Haut

INDIKATIONEN

- Unregelmäßige Menstruation, Dysmenorrhö, Amenorrhö, Uterusblutung, Uterusblutung mit Klumpen, plötzliche Uterusblutung, postpartaler *Qi*- und Blutmangel.
- Urtikaria, Ekzem, Erysipele (Zinnobertoxin), Herpes zoster, schmerzhafte, heiße Wunde, Ulzerationen und Jucken des Skrotums, Schmerzen und Jucken der Genitalien.
- Leukorrhö, fünf Arten der schmerzhaften Miktions-Dysfunktion, *Qi*-schmerzhafte Miktionsdysfunktion, Blut-schmerzhafte Miktionsdysfunktion, Schmerzen im Bereich des medialen Oberschenkels.

KOMMENTAR

Der Name von Mi 10 *Xuehai* (Meer des Blutes) spiegelt seine außergewöhnliche Rolle in der Behandlung unterschiedlichster Erkrankungen auf der Blutebene wider. Diesem Punkt werden in der Regel zwei Hauptwirkungsweisen zugeordnet:

a) Stärkung des Blutes und Beseitigung von Stase, und

b) Kühlen des Blutes. Diese zwei Wirkungsweisen finden ihren Ausdruck in seiner Fähigkeit, ein breites Spektrum gynäkologischer und dermatologischer Erkrankungen, durch entweder Blutstase oder Hitze im Blut, zu behandeln. Hinsichtlich der Gynäkologie hängt eine normale Menstruation von einer Anzahl von Faktoren einschließlich der ungehinderten Blutzirkulation ab. Eine Beeinträchtigung der Blutzirkulation und die daraus entstehende Blutstase kann verschiedenste Ursachen haben. Sie schließt Hämorrhagie, Eindringen von Kälte oder Hitze, chronische Erkrankungen oder emotionale Faktoren ein und kann zu vielen unterschiedlichen Arten von Menstruationsstörungen führen. Diese beinhalten Dysmenorrhö und Uterusblutung, charakterisiert durch starke fixierte Schmerzen und Ausfluss von dunklem oder klumpigen Blut, desweiteren Amenorrhö mit Blähung und Schmerzen, eine purpurfarbene Zunge und einen schlüpfrigen Puls. Im Gegensatz hierzu können zwei Hauptzustände entstehen, falls Hitze in die Blutschicht eindringt, meistens aufgrund der Bildung von innerer Hitze durch Leber bzw. Herz oder übermäßigem Konsum von sehr heißen Nahrungsmitteln.

c) Die Bewegung des Blutes kann ungezügelt werden und seine Grenzen durchbrechen, was zu profusen Uterusblutungen führt, oder in selteneren Fällen kann die Hitze das Blut austrocknen und eine Amenorrhö zur Folge haben. In beiden Fällen liegen Hitzezeichen wie eine rote trockene Zunge und ein schneller Puls vor. Tatsächlich trägt sowohl die blutkühlende als auch blutstärkende Eigenschaft von Mi 10 *Xuehai* zur Fähigkeit bei, Uterusblutungen zu behandeln. Bluthitze ist das häufigste Muster einer Uterusblutung, aber ebenso wie die Kühlung des Blutes muss die Behandlung besonders auf die Beseitigung einer Stase abgezielt sein, da jegliche Art von pathologischer Blutung zur Ansammlung und Stagnation von extravasalem Blut führen kann. Dies wird in dem chinesischen Medizinsprichwort ausgedrückt: „Wo es eine Hämorrhagie gibt, gibt es eine Stase." Die enge Beziehung zwischen Bluthitze und Blutstase wird dadurch veranschaulicht, dass Bluthitze zur Kondensation und Austrocknung des Blutes führen kann; dies hat eine Stase zur Folge, wie es in *Treatise on Epidemic Warm Febrile Disease*[18] dargestellt wird: „Da ein latentes stagnierendes Feuer die Blutflüssigkeit verdampfen lässt, kocht das Blut und bildet eine Stase."

Einige Autoritäten schreiben Mi 10 *Xuehai* überdies blutmehrende Eigenschaften zu und beziehen ihn in Punktkombinationen zur Behandlung von Blutmangelzuständen ein. Die außergewöhnliche Stellung von Mi 10 *Xuehai* hinsichtlich der Blutstärkung wird durch folgendes chinesisches Medizinsprichwort widergespiegelt: „Wenn Blutstase nicht umgewandelt wird, kann kein neues Blut gebildet werden." Diese Aussage bezieht sich auf die Situationen, in denen sich eine Blutstase außerhalb der Leitbahnen angesammelt hat, und dadurch direkt zu Blutmangel führt, sodass keine ausreichende Menge von Blut zur Verfügung steht, um den Körper zu nähren. Dieses komplexe Muster der Hämorrhagie, das sowohl Blutstase als auch Blutmangel zur Folge hat, wird häufig nach einer Geburt und profusen Uterusblutungen beobachtet.

Hinsichtlich der Dermatologie spielt eine Blutdisharmonie oft eine zentrale Rolle. Die wichtigsten dermatologischen Muster, die mit Mi 10 *Xuehai* behandelt werden, sind Hitze in der Blutschicht (charakterisiert durch rote Läsionen) sowie Blutstase (charakterisiert durch purpurfarbene Läsionen). Mi 10 *Xuehai* kann auch bei begleitendem Blutmangel und Stase, wie sie zum Beispiel bei Ekzemen mit Verdickung der Haut (Lichenifikation) oder einer Postzosterneuralgie auftritt, benützt werden. Mi 10 *Xuehai* kann auch zur Behandlung von Windmanifestationen bei Hauterkrankungen angewandt werden; die wichtigste Form ist ein unerträgliches Jucken. Dies erklärt das chinesische Medizinsprichwort: „Um Wind zu behandeln, behandle zunächst das Blut; sobald sich das Blut bewegt, wird Wind beseitigt." Obwohl sich die Wirkung von Mi 10 *Xuehai*, das Blut zu stärken und zu kühlen, klassischerweise auf die zwei Hauptgebiete Gynäkologie und Dermatologie beschränkt, gibt es in Wirklichkeit sehr wenige Akupunkturpunkte, die in der Lage sind, das Blut direkt zu behandeln. Aus diesem Grund kann seine Anwendung auf jegliche Erkrankungen im Körper ausgedehnt werden, die mit diesen Pathologien verbunden sind. Dementsprechend sagt *Song of the Primary Points of the Fourteen Channels*: „Mi 10 *Xuehai* kann alle Bluterkrankungen behandeln."

PUNKTKOMBINATIONEN

- Unregelmäßige Menstruation: Mi 10 *Xuehai* und Mi 8 *Diji (One Hundred Symptoms).*
- Amenorrhö: Mi 10 *Xuehai* und Gb 26 *Daimai (Supplementing Life).*
- Die fünf Arten der schmerzhaften Miktionsdysfunktion: Mi 10 *Xuehai* und KG 6 *Qihai (One Hundred Symptoms).*
- Die fünf Arten der schmerzhaften Miktionsdysfunktion: Mi 10 *Xuehai* und Le 1 *Dadun (Song of Points).*
- Rennendes-Ferkel-*Qi* bei Frauen: Mi 10 *Xuehai*, Mi 6 *Sanyinjiao*, Le 14 *Qimen*, KG 4 *Guanyuan*, KG 3 *Zhongji* und KG 5 *Shimen* (*Supplementing Life*).
- Urtikaria: Mi 10 *Xuehai*, Bl 12 *Fengmen*, Di 11 *Quchi* und Bl 40 *Weizhong*.

MI 11 *JIMEN*

箕门

Siebtor

LOKALISATION

Im Bereich der Medialseite des Oberschenkels, 6 *cun* proximal von Mi 10 *Xuehai*, auf der Verbindungslinie zwischen Mi 10 *Xuehai* und Mi 12 *Chongmen*.

ANMERKUNG ZUR LOKALISATION

a) Man lokalisiert zwei Handbreit oberhalb von Mi 10 *Xuehai*;

b) man lokalisiert in der Mitte zwischen dem Kniegelenksspalt und Mi 12 *Chongmen*.

NADELUNG

Senkrecht oder schräg 0.5 – 1 *cun*.

CAVE: Tiefe Nadelung kann zur Punktion der Arteria femoralis führen.

WIRKUNGEN

Reguliert das Wasserlassen

Leitet Feuchtigkeit aus und klärt Hitze

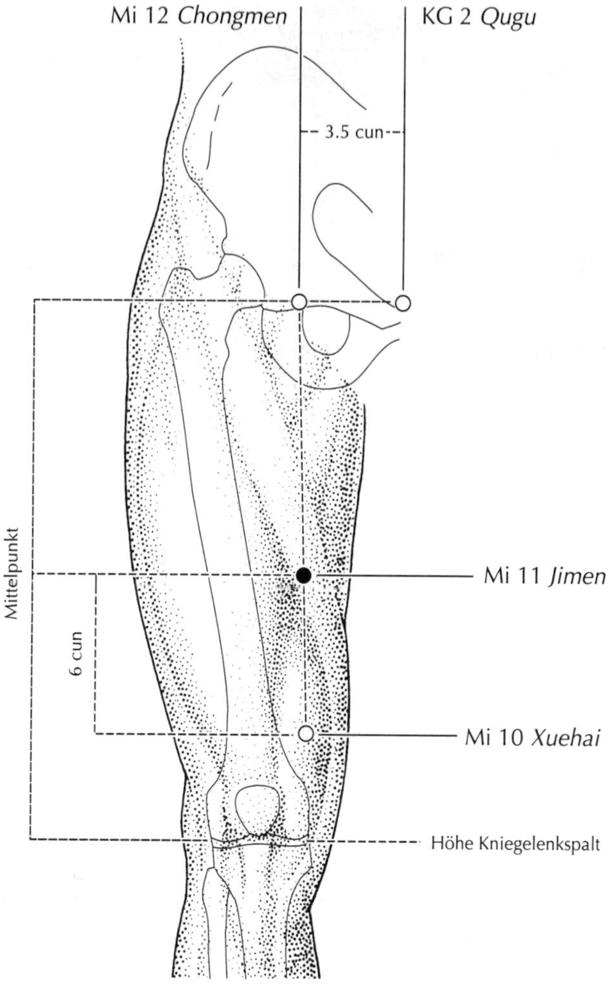

INDIKATIONEN

- Schmerzhafte Miktionsdysfunktion, Urinretention, Harnverhalt, Enuresis.
- Ekzem des Skrotums, feuchtes Jucken der äußeren Genitale, Schmerzen und Schwellung der Inguinalregion, Schmerzen des unteren Abdomen.

PUNKTKOMBINATIONEN

- Enuresis: Mi 11 *Jimen*, He 5 *Tongli*, Le 1 *Dadun*, Bl 28 *Pangguangshu*, Le 3 *Taichong*, Bl 40 *Weizhong* und He 7 *Shenmen* (*Supplementing Life*).

MI 12 *CHONGMEN*

冲门

Brandendes Tor

Kreuzungspunkt der Milz- und Leber-Leitbahnen mit dem Yin-Verbindungsgefäß

LOKALISATION

3.5 *cun* lateral von KG 2 *Qugu*, lateral der Arteria femoralis.

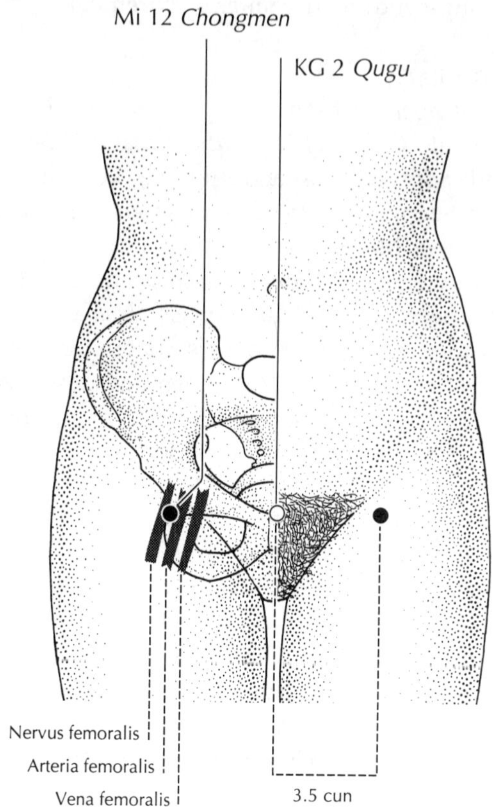

ANMERKUNG ZUR LOKALISATION

Man palpiert die Pulsation der Arteria femoralis, gerade etwas mehr als eine Handbreit lateral der Mittellinie, auf der Höhe der oberen Begrenzung der

Symphyse. Man lokalisiert Mi 2 *Dadu* in der Vertiefung genau lateral dieser Pulsation.

NADELUNG
Senkrecht 0.5 – 1 *cun*.
CAVE: Tiefe Nadelung in mediale Richtung kann zu einer Punktion der Arteria femoralis und in lateraler Richtung zu einer Punktion des Nervus femoralis führen.

WIRKUNGEN
Stärkt das Blut, reguliert *Qi* und erleichtert Schmerzen
Leitet Feuchtigkeit aus, klärt Hitze und reguliert das Wasserlassen

INDIKATIONEN
- Abdominelle Schmerzen, Kälte im Abdomen mit Völlegefühl, abdominelle (*ji ju*) Massen, *shan*-Erkrankung, schmerzhafte Hämorrhoiden, fötales *Qi* drängt nach oben zum Herzen und verursacht eine erschwerte Atmung, erschwerte Laktation.
- Erschwertes Wasserlassen, Urinretention, schmerzhafte Miktionsdysfunktion, Urinretention, Leukorrhö, plötzliche tumultartige Erkrankung, Hitze im Körper, Atrophieerkrankung und schmerzhaftes Stauungssyndrom der unteren Extremität.

KOMMENTAR
Mi 12 *Chongmen* ist ein Passagepunkt mit dem *Yin*-Fersengefäß. *Classic of Difficulties* besagt: „Wenn das *Yin*-Verbindungsgefäß erkrankt ist, kommt es zu Herzschmerzen."[19] Mi 12 *Chongmen* (Brandendes Tor) ist, wie Ma 30 *Qichong* (Durchdringendes *Qi*) indiziert, wenn das Fötus-*Qi* nach oben zum Herzen drängt. Dieser Zustand, der von *Zhu Dan-xi* beschrieben wurde, manifestiert sich als Spannung, Völlegefühl und Schmerzen des Abdomen und des Herzens bei schwangeren Frauen und kommt häufig in den späteren Phasen der Schwangerschaft vor.

PUNKTKOMBINATIONEN
- Abdominelles Völlegefühl und abdominelle (*ji ju*) Massen: Mi 12 *Chongmen* und Mi 13 *Fushe* (*Supplementing Life*).
- Die fünf Arten der schmerzhaften Miktionsdysfunktion mit Unfähigkeit Wasser zu lassen: Mi 12 *Chongmen* und Le 1 *Dadun* (*Supplementing Life*).
- Postpartale Leukorrhö und Uterusblutung: Mi 12 *Chongmen* und Ma 30 *Qichong* (*One Hundred Symptoms*).

MI 13 FUSHE

府舍

Bezirkshaus

Kreuzungspunkt der Milz- und Leber-Leitbahnen mit dem Yin-Verbindungsgefäß

LOKALISATION
Im Bereich des unteren Abdomen 0.7 *cun* oberhalb und 0.5 *cun* lateral von Mi 12 *Chongmen*, 4 *cun* lateral der Mittellinie.
Dieser Punkt wird auch 4.3 *cun* unterhalb von Mi 15 *Daheng* definiert.

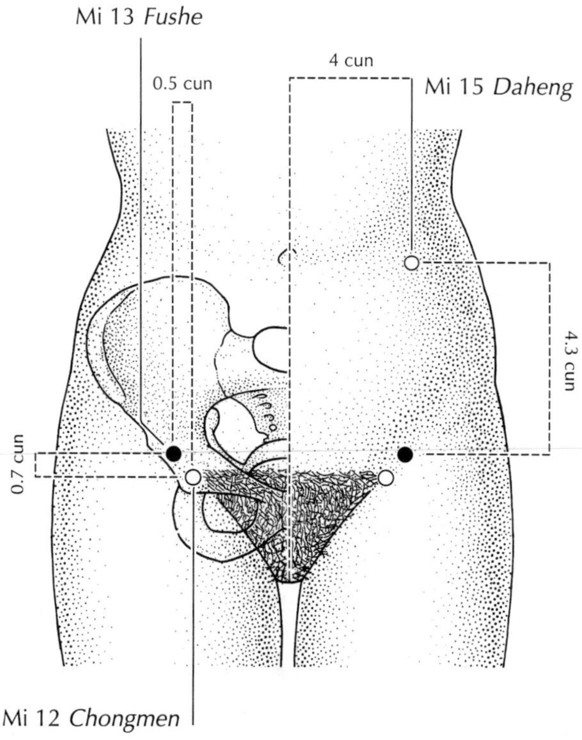

ANMERKUNG ZUR LOKALISATION
Die vier *cun*-Linie ist im Bereich der tastbaren lateralen Begrenzung des Musculus rectus abdominis lokalisiert.

NADELUNG
Senkrecht 1 – 1.5 *cun*.
CAVE: Bei mageren Patienten kann bei tiefer Nadelung das Peritoneum durchstochen werden.

WIRKUNGEN
Reguliert *Qi* und erleichtert Schmerzen

INDIKATIONEN
- Abdominelles Völlegefühl und Schmerzen, schmerzhafte abdominelle (*ji ju*) Massen, *shan*-Erkrankung, Obstipation, Schmerzen der lateralen Rippenregion, plötzliche tumultartige Erkrankung, Schmerzen des Oberschenkels.

PUNKTKOMBINATIONEN

- Abdominelles Völlegefühl und abdominelle (*ji ju*) Massen: Mi 13 *Fushe* und Mi 12 *Chongmen* (*Supplementing Life*).

MI 14 *FUJIE*

Knoten im Abdomen

腹結

LOKALISATION

Auf dem unteren Abdomen, 1.3 *cun* unterhalb von Mi 15 *Daheng*, 4 *cun* lateral der Mittellinie.

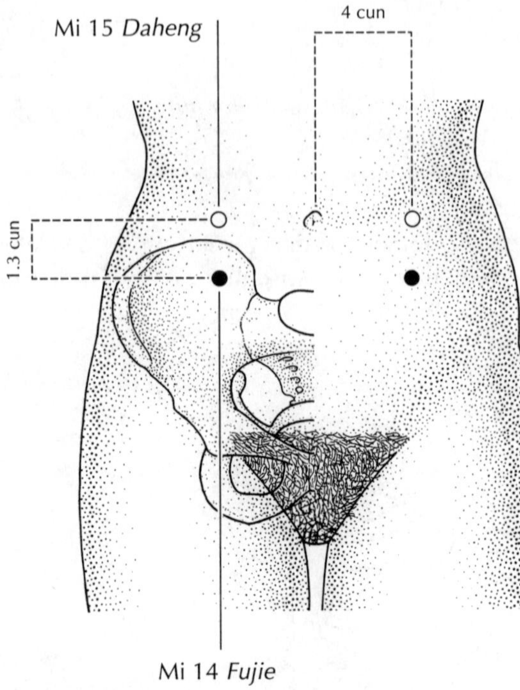

ANMERKUNG ZUR LOKALISATION

Die vier *cun*-Linie befindet sich im Bereich der tastbaren lateralen Begrenzung des Musculus rectus abdominis.

NADELUNG

Senkrecht 1 – 1.5 *cun*.

CAVE: Bei mageren Patienten kann eine tiefe Nadelung zum Eindringen der Nadel in die Bauchhöhle führen.

WIRKUNGEN

Wärmt und unterstützt den Unteren Erwärmer
Reguliert *Qi* und senkt rebellierendes *Qi* ab

INDIKATIONEN

- Periumbilikale Schmerzen, Diarrhö und Dysenterieerkrankung, Diarrhö durch Kälte im Abdomen, abdominelle Blähung und Obstipation, schmerzhafte *shan*-Erkrankung.
- *Qi* drängt nach oben zum Herzen, Herzschmerzen, Husten.

KOMMENTAR

Der Name von Mi 14 *Fujie* (Knoten im Abdomen) bezieht sich auf seine Fähigkeit, eine *Qi*-Stagnation im abdominellen Bereich aufzulösen, speziell im Bereich des Nabels. Er ist auch in der Lage, rebellierendes *Qi* zu regulieren, das entweder nach oben steigt, um das Herz anzugreifen, oder die absenkende Funktion die Lunge behindert und dadurch zu Husten führt. Interessanterweise stellen Herzschmerzen eine Indikation bei Erkrankungen des *Yin*-Verbindungsgefäßes dar. Während Mi 12 *Chongmen*, Mi 13 *Fushe*, Mi 15 *Daheng* und Mi 16 *Fuai* Vereinigungspunkte dieses außerordentlichen Gefäßes sind, trifft dies für Mi 14 *Fujie* nicht zu.

Mi 14 *Fujie* besitzt auch die Funktion den unteren *jiao* zu erwärmen und Kälte aufzulösen, speziell in der Intestinalregion, und ist bei Kälte-Diarrhö und Dysenterieerkrankungen indiziert.

PUNKTKOMBINATIONEN

- Herzrasen: Mi 14 *Fujie* und Le 2 *Xingjian* (*Supplementing Life*).

MI 15 DAHENG

Großer horizontaler Pinselstrich

大横

Kreuzungspunkt der Milz-Leitbahn mit dem Yin-Verbindungsgefäß

LOKALISATION

Auf dem Abdomen, in der Mulde im Bereich der lateralen Begrenzung des Musculus rectus abdominis auf Höhe des Nabels.

ANMERKUNG ZUR LOKALISATION

Dieser Punkt wird normalerweise 4 *cun* lateral der Mittellinie definiert. Auf dem Abdomen befindet sich die vier *cun*-Linie im Bereich der lateralen Begrenzung des Musculus rectus abdominis.

NADELUNG

Senkrecht 0.5 – 1 *cun*.

CAVE:

a) Bei mageren Patienten kann eine tiefe Nadelung dazu führen, dass die Nadel in die Bauchhöhle eindringt;
b) eine tiefe Nadelung im Bereich diesen Punktes kann zur Punktion einer beträchtlich vergrößerten Milz oder Leber führen.

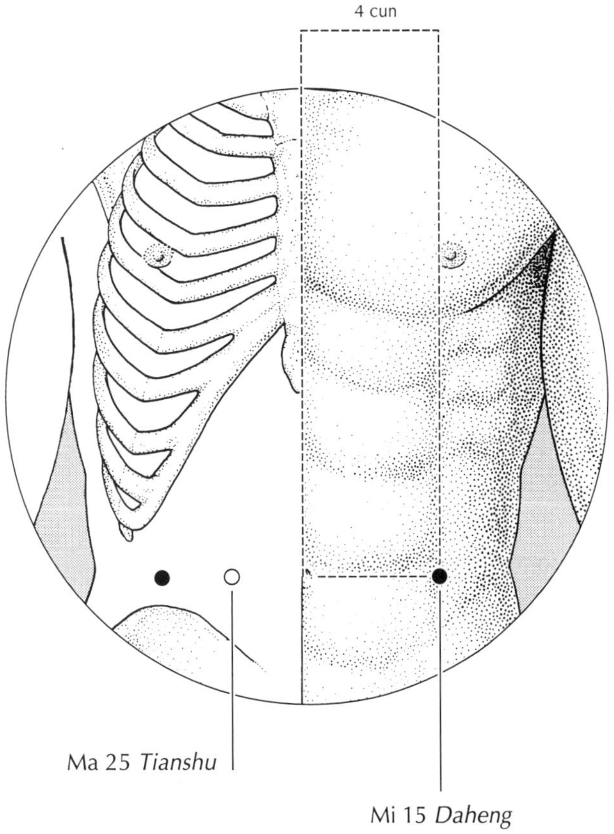

WIRKUNGEN

Bewegt *Qi* und reguliert die Därme

INDIKATIONEN

- Schmerzen des unteren Abdomen, Kälte und Schmerzen des unteren Abdomen, Kälte und Feuchtigkeit (*dong*) Diarrhö, Dysenterieerkrankung, Obstipation, Hitzegefühl im Epigastrium mit Seufzen.
- Neigung zu Traurigkeit, Seufzen, Unfähigkeit die vier Extremitäten anzuheben und zu bewegen, übermäßiges Schwitzen.

KOMMENTAR

Mi 15 *Daheng* ist ein wichtiger Punkt zur Regulierung des Dickdarm-*Qi*. Er ist zur Behandlung von Diarrhö, speziell des Kälte- und Feuchtigkeittypes, indiziert und wird aufgrund seiner Fähigkeit das *Qi* des Dickdarms zu bewegen, auch zur Behandlung von Obstipation in Folge unterschiedlicher Ätiologien eingesetzt. Mi 15 *Daheng* und sein Nachbarpunkt Ma 25 *Tianshu* sind in der Behandlung einer Reihe von Darmerkrankungen wirksam. Klinisch wird Ma 25 *Tianshu* allerdings hauptsächlich für dünne Stühle, Diarrhö und Dysenterieerkrankungen angewandt, während Mi 15 *Daheng* bei Obstipation bevorzugt wird.

Mi 15 *Daheng* ist auch bei Traurigkeit, Weinen und Seufzen indiziert und in entsprechenden klassischen Kombinationen aufgenommen. Während es keinen speziellen theoretischen Grund dafür gibt, warum Mi 15 *Daheng* diese Wirkung besitzen sollte, ist es interessant, ihn mit seinen Nachbarpunkten Ma 23 *Taiyi* und Ma 24 *Huaroumen* zu vergleichen, die auch einige psychoemotionale Indikationen haben.

PUNKTKOMBINATIONEN

- Gekrümmter Rücken mit sorgenvollem Weinen: Mi 15 *Daheng* und Gb 9 *Tianchong* (*One Hundred Symptoms*).
- Obstipation: Mi 15 *Daheng*, Bl 25 *Dachangshu* und 3E 6 *Zhigou*.

MI 16 *FUAI*

Bauchleid

腹哀

Kreuzungspunkt der Milz-Leitbahn mit dem Yin-Verbindungsgefäß

LOKALISATION

Auf dem Abdomen, in der Vertiefung an der lateralen Begrenzung des Musculus rectus abdominis, 3 *cun* oberhalb von Mi 15 *Daheng*.

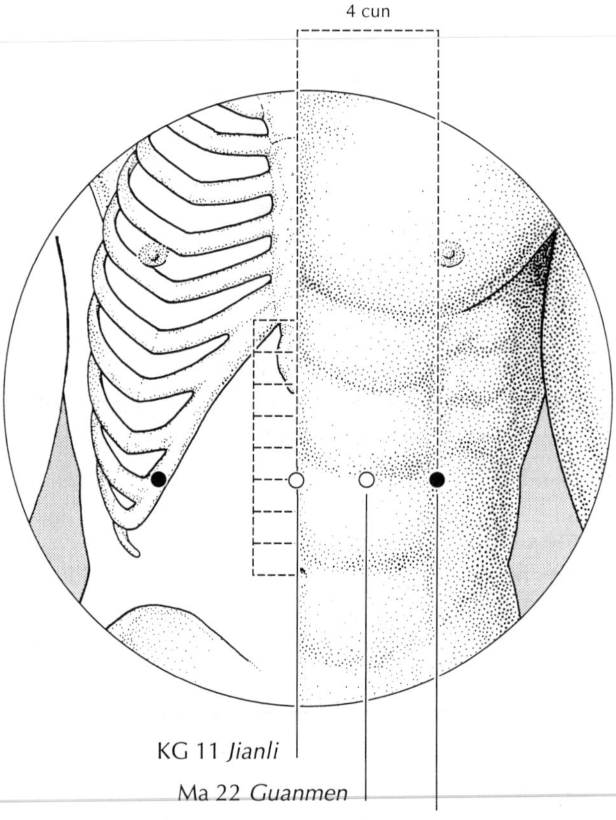

BEMERKUNG: Bei Patienten mit engem subkostalen Winkel, kann dieser Punkt auf dem Rippenbogen liegen; die Möglichkeiten sind dann folgende:

a) Man lokalisiert mehr medial,

b) man nadelt transversal auf den Rippenbogen,
c) man wählt einen anderen Punkt.

ANMERKUNG ZUR LOKALISATION

Dieser Punkt ist normalerweise 4 *cun* lateral der Mittellinie definiert; auf dem Abdomen ist die 4 *cun*-Linie im Bereich der lateralen Begrenzung des Musculus rectus abdominis.

NADELUNG

Senkrecht 0.5 – 1 *cun*.

CAVE:

a) Bei mageren Patienten kann eine tiefe Nadelung dazu führen, dass die Nadel in die Bauchhöhle eindringt;
b) eine tiefe Nadelung an diesem Punkt kann zur Punktion einer vergrößerten Milz führen.

WIRKUNGEN

Reguliert die Därme

INDIKATIONEN

- Periumbilikale Schmerzen, Kälte des Abdomen, unverdaute Nahrungsbestandteile (im Stuhl), Dysenterieerkrankung, Eiter und Blut im Stuhl, Obstipation.

PUNKTKOMBINATIONEN

- Unverdaute Nahrungsbestandteile (im Stuhl): Mi 16 *Fuai* und Mi 3 *Taibai* (*Supplementing Life*).

MI 17 SHIDOU

Nahrungshohlraum

食竇

LOKALISATION

Auf der lateralen Seite des Brustkorbs, im fünften Interkostalraum, 6 *cun* lateral der Mittellinie.

ANMERKUNG ZUR LOKALISATION

a) Die Interkostalräume können am zuverlässigsten abwärts ausgehend vom zweiten Interkostalraum, der unmittelbar unter dem sternalen Winkel liegt, lokalisiert werden. Bei Männern liegt die Brustwarze fast immer im vierten Interkostalraum;
b) die sechs *cun*-Linie liegt 2 *cun* lateral der Mamillarlinie.

NADELUNG

Transversal-schräg entlang des Interkostalraums 0.5 bis 1 *cun*.

CAVE: Speziell bei mageren Patienten beinhaltet die senkrechte Stichrichtung das beträchtliche Risiko, einen Pneumothorax zu verursachen.

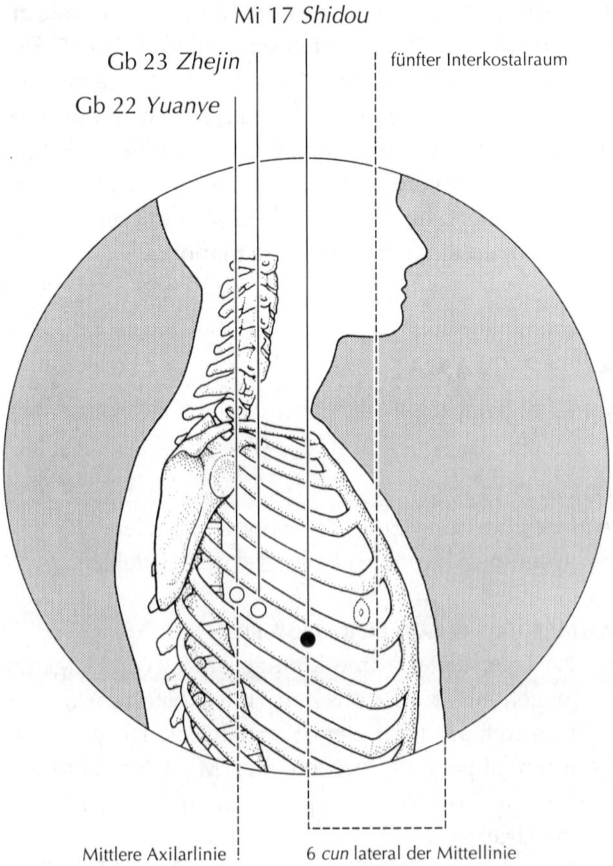

WIRKUNGEN

Beseitigt eine Akkumulation von Nahrung und Flüssigkeit und fördert die Verdauung

INDIKATIONEN

- Völlegefühl der Brust und der lateralen Rippenregion, unaufhörliche Schmerzen der lateralen Rippenregion, abdominelle Blähung, Schwellung mit Wassereinlagerung im Bereich des Abdomen, Schmerzen des Ösophagus, Schmerzen des Zwerchfells, Aufstoßen, Erbrechen unmittelbar nach dem Essen, unverdaute Nahrungsbestandteile (im Stuhl), Borborygmus.
- Husten, Schwellungen der Brüste, chronische Milz-Malaria, Gelbsucht.

KOMMENTAR

Mi 17 *Shidou* ist unter dem alternativen Namen *Mingguan* (Tor des Lebens) bekannt. Gemäß dem *Book of Bian Que's Secrets* „verbindet Mi 17 *Shidou* das wahre Milz-*Qi* und heilt 36 Arten von Milzerkrankungen. Im Fall einer schweren Erkrankung, bei dem das Leben an einem seidenen Faden hängt, kann die Moxibustion auf diesen Punkt mit 200 – 300 Moxakegeln das Überleben des Patienten sicherstellen. Benutze diesen Punkt bei jeglicher Art von schwerer Milzerkrankung."[20] Trotz dieses begeisternden Zitats gibt es in anderen klassischen Texten nur wenige Hinweise hinsichtlich dieser Art von Anwendung oder Punktkombinationen, die diesen Punkt einschließen. Mi 17 *Shidou* ist hauptsächlich bei Schmerzen der lateralen Rippenregion, Blähung und Schmerzen des Abdomen und Zwerchfells mit Aufstoßen, desweiteren Erbrechen und unverdauten Nahrungsbestandteile im Stuhl indiziert; hierbei handelt es sich um eindeutige Indikationen einer Nahrungsstagnation.

MI 18 *TIANXI*

Himmlischer Bach

天溪

LOKALISATION

Auf der lateralen Seite des Thorax, im vierten Interkostalraum, 6 *cun* lateral der Mittellinie.

ANMERKUNG ZUR LOKALISATION

a) Die Interkostalräume können am zuverlässigsten ausgehend vom zweiten Interkostalraum, der unmittelbar unter dem Sternalwinkel liegt, nach unten abgezählt werden; bei Männern befindet sich die Brustwarze fast immer im vierten Interkostalraum;
b) die sechs *cun*-Linie liegt 2 *cun* lateral der Mamillarlinie.

NADELUNG

Transversal-schräg entlang des Interkostalraums 0.5 – 1 *cun*.

CAVE: Speziell bei mageren Patienten beinhaltet eine senkrechte Nadelung ein erhebliches Risiko, einen Pneumothorax zu verursachen.

WIRKUNGEN

Reguliert und senkt das *Qi* ab
Unterstützt die Brüste und fördert die Laktation

INDIKATIONEN

- Völlegefühl und Schmerzen des Thorax und der lateralen Rippenregion, Kurzatmigkeit, Husten, Rasseln oder Schleim im Hals, Rennendes-Ferkel-*Qi*, Schluckauf.
- Mamma-Abszess, Ausbleiben der Laktation, unzureichende Laktation.

PUNKTKOMBINATIONEN

- Abszess, Ulzeration und Schwellung der Mamma: Mi 18 *Tianxi* und Gb 43 *Xiaxi (Thousand Ducat Formulas).*

MI 19 *XIONGXIANG*

Brustbezirk

胸鄉

LOKALISATION

Auf der Lateralseite des Thorax, im dritten Interkostalraum, 6 *cun* lateral der Mittellinie.

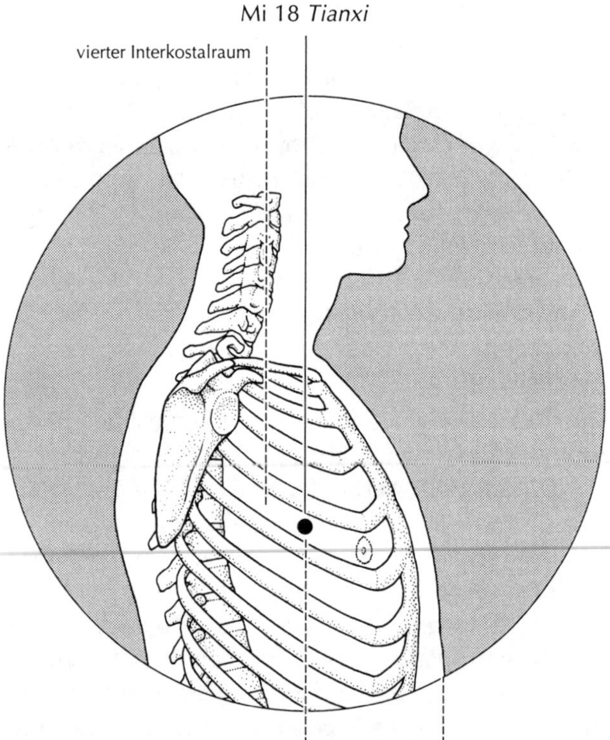

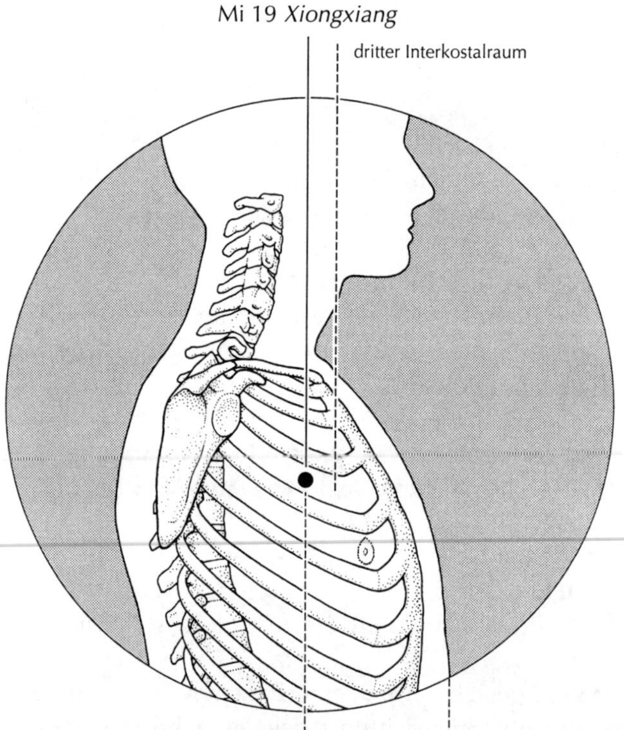

ANMERKUNG ZUR LOKALISATION

a) Die Interkostalräume können am zuverlässigsten ausgehend vom zweiten Interkostalraum, der unmittelbar unter dem Sternalwinkel liegt, nach unten abgezählt werden; bei Männern befindet sich die Brustwarze fast immer im vierten Interkostalraum;

b) die 6 *cun*-Linie liegt 2 *cun* lateral der Mamillarlinie.

NADELUNG

Transversal-schräg entlang des Interkostalraums 0.5 – 1 *cun*.

WIRKUNGEN

Reguliert und senkt das *Qi* ab und befreit den Thorax

INDIKATIONEN

- Völlegefühl des Thorax und der lateralen Rippenregion mit Ausdehnung auf den Rücken, Unfähigkeit sich im Liegen umzudrehen, Husten, Kurzatmigkeit.

PUNKTKOMBINATIONEN

- Thoraxschmerzen, die in den Rücken ausstrahlen: Mi 19 *Xiongxiang*, Pe 6 *Neiguan* und Bl 15 *Xinshu*.

MI 20 *ZHOURONG*

周榮

Überall Glanz

LOKALISATION

Auf der lateralen Seite des Brustkorbs, im zweiten Interkostalraum, 6 *cun* lateral der Mittellinie.

ANMERKUNG ZUR LOKALISATION

a) Man lokalisiert zunächst den Rippenknorpel der zweiten Rippe auf Höhe des Sternumwinkels, dann lokalisiert man den zweiten Interkostalraum darunter;

b) die 6 *cun*-Linie liegt 2 *cun* lateral der Mamillarlinie;

c) dieser Punkt liegt einen Interkostalraum direkt unter Lu 1 *Zhongfu*.

NADELUNG

Transversal-schräg entlang des Interkostalraums 0.5 – 1 *cun*.

CAVE: Speziell bei mageren Patienten beinhaltet eine senkrechte Nadelung ein erhebliches Risiko, einen Pneumothorax zu verursachen.

WIRKUNGEN

Reguliert und senkt das *Qi* ab und befreit den Brustkorb

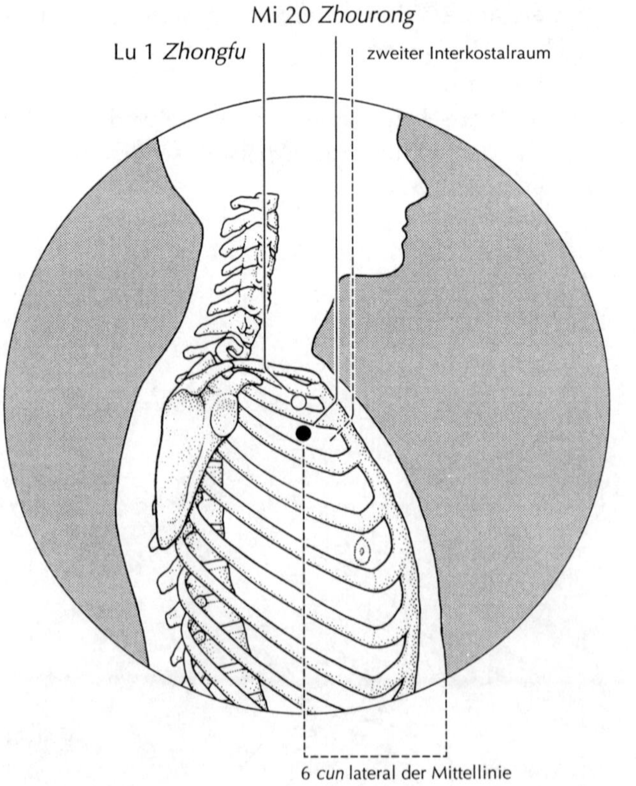

INDIKATIONEN

- Druckgefühl und Völlegefühl des Brustkorbs und der lateralen Rippenregion, Husten, Husten mit reichlich Schleim und Eiter, Kurzatmigkeit, erschwerte Nahrungsaufnahme, Verlangen Flüssigkeit zu trinken.

PUNKTKOMBINATIONEN

- Erschwerte Nahrungsaufnahme mit Verlangen Flüssigkeit zu trinken: Mi 20 *Zhourong* und Bl 25 *Dachangshu (Thousand Ducat Formulas)*.
- Erschwerte Nahrungsaufnahme: Mi 20 *Zhourong*, Lu 1 *Zhongfu*, Bl 60 *Kunlun*, Ma 20 *Chengman* und Lu 10 *Yuji* (*Supplementing Life*).

MI 21 *DABAO*

大包

Allgemeine Kontrolle

Großer luo-Passagepunkt der Milz

LOKALISATION

Auf der mittleren Axillarlinie im siebten Interkostalraum.

BEMERKUNG: Einige Quellen lokalisieren diesen Punkt im sechsten Interkostalraum.

ANMERKUNG ZUR LOKALISATION

a) Die Interkostalräume können am zuverlässigsten ausgehend vom zweiten Interkostalraum, der unmittelbar unter dem Sternalwinkel liegt, nach unten abgezählt werden; bei Männern befindet sich die Brustwarze fast immer im vierten Interkostalraum;

b) die mittlere Axillarlinie wird ausgehend von der Spitze der Axilla (He 1 *Jiquan*) senkrecht nach unten gezogen.

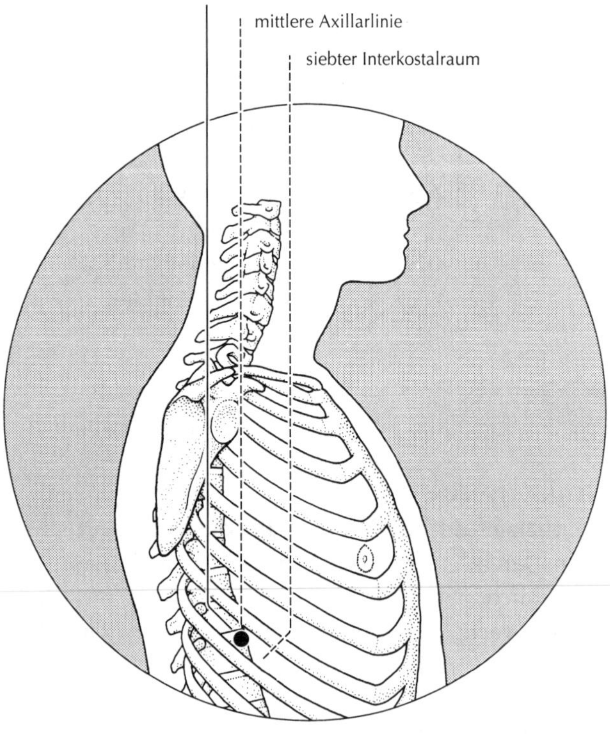

NADELUNG

Transversal-schräg entlang des Interkostalraums 0.5 -1 *cun*.

CAVE: Speziell bei mageren Patienten beinhaltet eine senkrechte Nadelung ein erhebliches Risiko, einen Pneumothorax zu verursachen.

WIRKUNGEN

Reguliert *Qi* und Blut und stärkt die Sehnen und Gelenke

Befreit den Brustkorb und unterstützt die laterale Rippenregion

INDIKATIONEN

- Schmerzen des ganzen Körpers, Müdigkeit der vier Extremitäten, Schlaffheit der vier Extremitäten, Schlaffheit der hundert Gelenke.
- Husten, Dyspnoe, Thoraxschmerzen, Schmerzen im Thorax und der lateralen Rippenregion bei der Atmung, Druckgefühl und Völlegefühl der lateralen Rippenregion.

KOMMENTAR

Der Name des Punktes Mi 21 *Dabao* wurde aus zwei Eigenschaften gebildet, nämlich „*Da*", was groß und „*Bao*" was „einwickeln" oder „einhüllen" bedeutet. Gemäß *Spiritual Pivot*[21] „ist der große *luo*-Passagepunkt der Milz als *Da Bao* bekannt. Er tritt 3 *cun* unterhalb der Axilla hervor und breitet sich im Brustkorb bzw. der lateralen Rippenregion aus. Wenn er sich im Füllezustand befindet, liegen Schmerzen des gesamten Körpers vor. Wenn er sich im Mangelzustand befindet, sind die hundert Gelenke schlaff. Diese Leitbahn schließt das Blut aller *luo* [Verbindungsleitbahnen] ein."

Eine mögliche Erklärung dieser Passage im *Spiritual Pivot* ist, dass eine der Funktionen der *luo*-Verbindungsleitbahnen im Allgemeinen darin liegt, die Verteilung des *Qi* und noch mehr des Blutes in alle Gewebe des Körpers via dem Netzwerk der kleinen *luo*-Verbindungsleitbahnen zu unterstützen. Da die Milz das Blut kontrolliert, beherrscht ihre große *luo*-Verbindungsleitbahn diese Funktion der Blutverteilung im ganzen Körper. Wenn das Blut stagniert, „liegen Schmerzen des ganzen Körpers vor"; wenn das Blut schwach und unfähig ist die Gewebe zu ernähren, „sind die hundert Gelenke schlaff".

Mi 21 *Dabao* wird auch im *Ode to the Elucidate Mysteries* erwähnt; dort wird gesagt, dass er die obere Region beherrscht (Ma 25 *Tianshu* beherrscht die mittlere Region und Mi 8 *Diji* die untere Region). Trotz dieser zwei klassischen Hinweise taucht Mi 21 *Dabao* in keinem der wichtigen klassischen Texte in einer traditionellen Punktkombination auf.

PUNKTKOMBINATIONEN

- Schmerzen des ganzen Körpers mit Schwäche der vier Extremitäten: Mi 21 *Dabao*, Gb 34 *Yanglingquan*, Di 11 *Quchi* und Bl 10 *Tianzhu*.
- Schmerzen der Brust und der lateralen Rippenregion: Mi 21 *Dabao*, 3E 8 *Sanyangluo*, Pe 4 *Ximen*, Gb 38 *Yangfu* und Gb 41 *Zulinqi*.

Fußnoten

1 *Essential Questions* Kapitel 74.
2 *Classic of Difficulties* 68th Difficulty.
3 *Classic of Difficulties* 68th Difficulty.
4 *Essential Questions* Kapitel 74.
5 *Classic of Difficulties* 68th Difficulty.
6 *Essential Questions* Kapitel 44.
7 *Essential Questions* Kapitel 29.
8 *Spiritual Pivot* Kapitel 6.
9 *Spiritual Pivot* Kapitel 44.
10 *Spiritual Pivot* Kapitel 8.
11 *Essential Questions* Kapitel 29.
12 *Essential Questions* Kapitel 45.
13 *Essential Questions* Kapitel 1.
14 *Treatise on the Spleen and Stomach (Pi Wei Lun)* übersetzt von *Yang Shou-zong* und *Li Jian-yong*, Blue Poppy Press, 1993.
15 *Essential Questions* Kapitel 74.
16 *Essential Questions* Kapitel 23.
17 *Essential Questions* Kapitel 29.
18 *Treatise on Epidemic Warm Febrile Disease* von *Wu You-ke* (1642).
19 *Classic of Difficulties* 29th Difficulty.
20 Zitiert in *Acupuncture Cases from China, A Digest of Difficult and Complicated Case Historys* von *Zhang Deng-bu*, Churchtill Livingstone, 1994, Seite 48.
21 *Spiritual Pivot* Kapitel 10.

手少陰心經

DIE HERZ-LEITBAHN DES HAND-*SHAOYIN*

DIE HERZ-LEITBAHN DES HAND-*SHAOYIN*

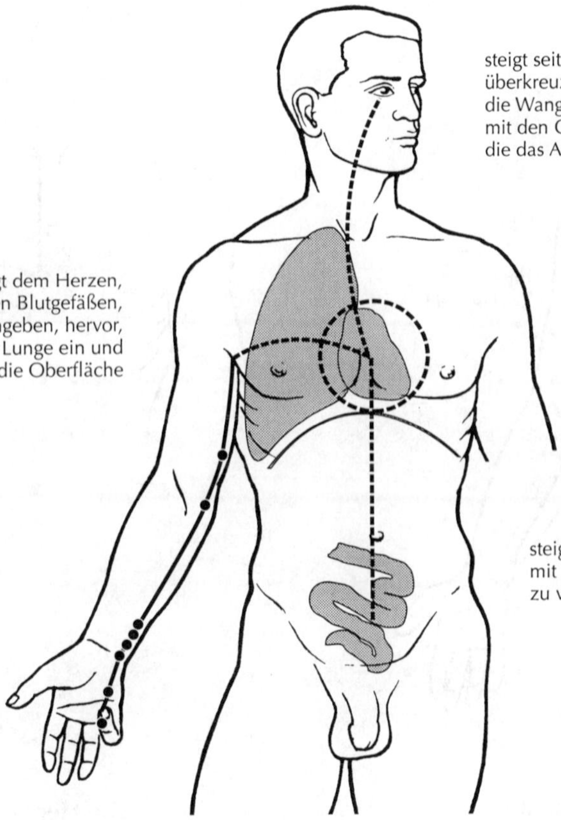

Die Herz-Hauptleitbahn

DIE HERZ-HAUPTLEITBAHN

- entspringt dem Herzen,
- entspringt aus dem Blutgefäßsystem, das das Herz umgibt und steigt durch das Zwerchfell abwärts, um sich mit dem Dünndarm zu verbinden,
- ein Ast trennt sich vom Herzen, steigt seitlich des Ösophagus auf und kreuzt dann Gesicht und Wange, um sich mit den Geweben, die das Auge umgeben, zu verbinden,
- ein anderer Ast verläuft direkt vom Herzen zur Lunge und steigt abwärts, um in der Axilla am Punkt He 1 *Jiquan* an die Oberfläche zu kommen, dann
- verläuft er entlang der medialen Anteile des Oberarms (medial zu den Leitbahnen der Lungen und des Perikards) zum Ellenbogen zu He 3 *Shaohai*,
- zieht entlang der antero-medialen Anteile des Unterarms zum Os pisiforme des Handgelenkes bei He 7 *Shenmen* abwärts,
- verläuft durch die Handfläche und entlang der Radialseite des kleinen Fingers, um bei He 9 *Shaochong* an der radialen Ecke des Fingernagels des kleinen Fingers zu enden.

Die Herz-Hauptleitbahn verbindet sich mit folgenden zangfu: Herz, Lunge und Dünndarm.

Die Herz-Hauptleitbahn trifft sich mit anderen Leitbahnen an folgenden Punkten: Keine.

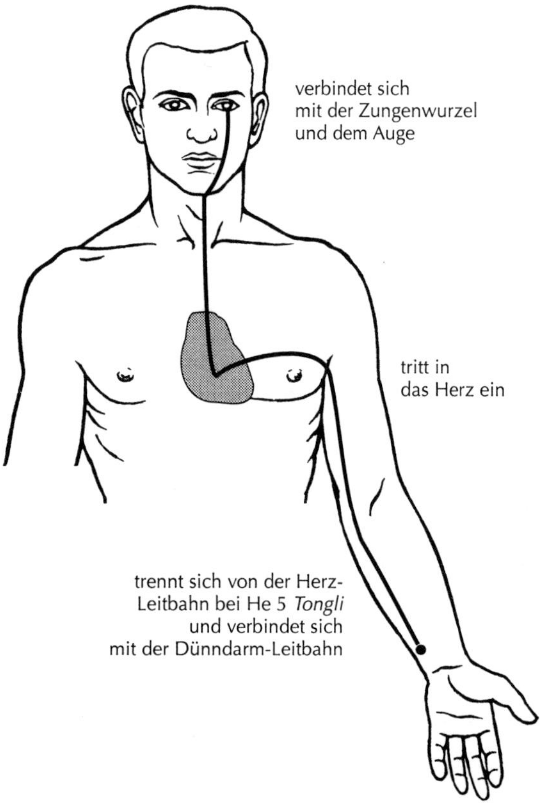

Die Herz-Verbindungsleitbahn

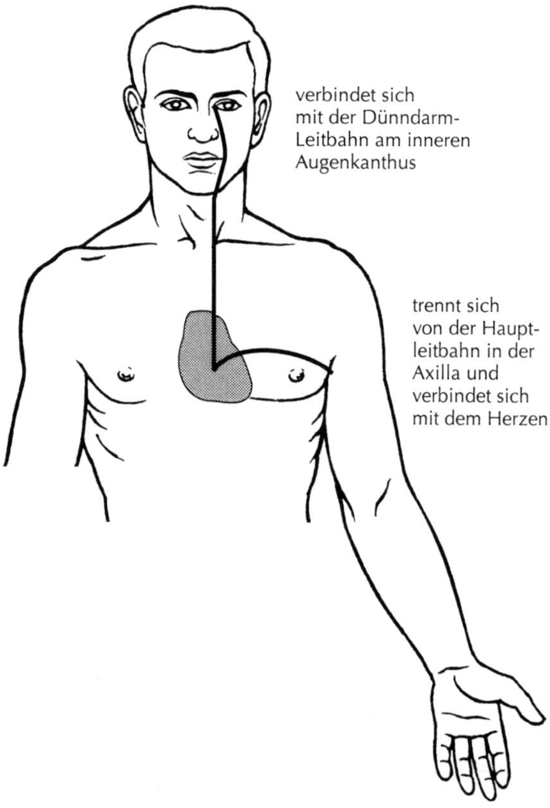

Die Herz-Sonderleitbahn

DIE HERZ-VERBINDUNGSLEITBAHN

- trennt sich von der Herz-Leitbahn bei He 5 *Tongli* und verbindet sich mit der Dünndarm-Leitbahn,
- folgt der Herz-Leitbahn zum *zang* Herz, verläuft dann weiter zur Zungenwurzel und zum Auge.

DIE HERZ-SONDERLEITBAHN

- trennt sich von der Hauptleitbahn in der Axillargrube,
- dringt in den Thorax ein und verbindet sich mit dem Herzen,
- steigt im Hals auf und tritt im Gesicht an die Oberfläche, verbindet sich mit der Dünndarm-Leitbahn am inneren Augenkanthus.

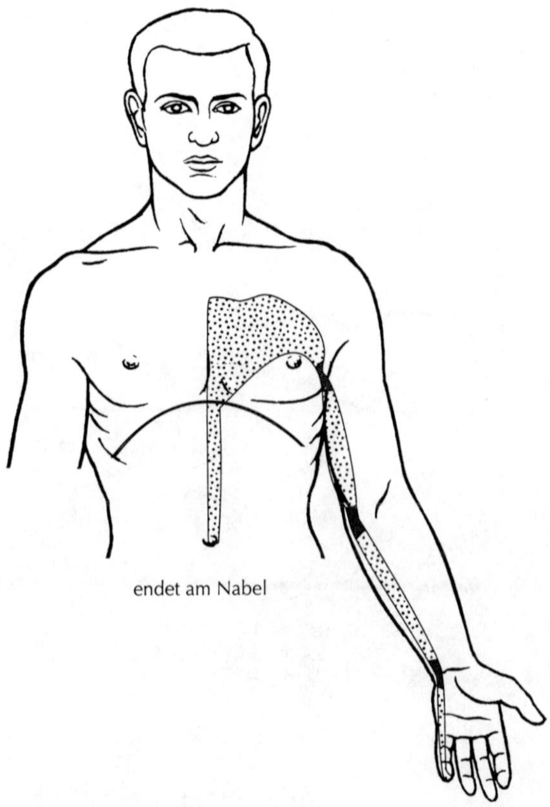

Die tendino-muskuläre Leitbahn des Herzens

DIE TENDINO-MUSKULÄRE LEITBAHN DES HERZENS

- entspringt am radialen Anteil des kleinen Fingers und vernetzt sich am Os pisiforme des Handgelenks,
- steigt auf und vernetzt sich zuerst am medialen Aspekt des Ellenbogens und dann in der Axilla,
- dringt in die Axilla ein, kreuzt die tendino-muskuläre Leitbahn der Lunge und verläuft medial über die Brustregion zum Zentrum der Brust,
- verläuft durch das Zwerchfell abwärts, um am Nabel zu enden.

Pathologische Symptome der tendino-muskulären Leitbahn des Herzens

Innere Spannung, Stauung unterhalb des Herzens, Schmerz, Krämpfe und Verstauchungen entlang des Verlaufs der Leitbahn.

DISKUSSION

Die Herz-Leitbahn des Hand-*shaoyin* ist mit der Dünndarm-Leitbahn innen-außen-gekoppelt und bildet mit der Nieren-Leitbahn des Fuß-*shaoyin,* entsprechend des Sechs-Schichtenmodells, ein Paar. Die Herz-Dünndarm-Verbindung wird von folgenden Tatsachen unterstrichen:

- Die Herz-Hauptleitbahn verbindet sich mit dem Dünndarm *fu*.
- Die Herz-Sonderleitbahn verbindet sich mit der Dünndarm-Leitbahn am inneren Augenkanthus.
- Die Herz-Verbindungsleitbahn trifft sich mit der Dünndarm-Hauptleitbahn.

Zusätzlich ist es wichtig zu betonen:

- Ein Ast der Herz-Hauptleitbahn steigt entlang des Ösophagus auf.
- Ein Ast der Herz-Hauptleitbahn verbindet sich mit den Geweben, die das Auge umgeben, die Herz-Sonderleitbahn steigt zum inneren Augenkanthus auf und die Herz-Verbindungsleitbahn steigt ebenfalls zum Auge auf.
- Die Herz-Sonderleitbahn tritt im Gesicht an die Oberfläche.
- Die Herz-Verbindungsleitbahn steigt zur Zungenwurzel auf.

Das Herz hat fünf Hauptfunktionen:

- Es regiert das Blut und die Blutgefäße.
- Es beherbergt den Geist.
- Es öffnet sich in die Zunge.
- Es kontrolliert das Schwitzen.
- Es manifestiert sich im Gesicht.

Aufgrund dieser Funktionen sowie der zuvor angeführten Leitbahnenverläufe können viele Wirkungen und Indikationen der Punkte auf der Herz-Leitbahn erklärt werden. Sie können wie folgt zusammengefasst werden:

- Behandlung von Brust und Herzschmerzen sowie Herzrhythmusstörungen. In *Essential Questions* heißt es: „Alles Blut gehört zum Herzen“ [1] und „das Herz regiert die Blutgefäße des Körpers“ [2]. Das *Qi* des Herzens und der Lunge (mit der sich die Herz-Leitbahn verbindet) beherrschen das Sammel-*Qi* und damit die Blutzirkulation im Brustraum sowie den rhythmischen Herzschlag. Alle Punkte der Herz-Leitbahn (mit Ausnahme von He 2 *Qingling*) behandeln daher entweder Herz- und Brustschmerzen oder Palpitationen oder andere Herzrhythmusstörungen. Akute Herz- und Brustschmerzen können entlang der Herz-Leitbahn im linken Arm abwärts zum Abdomen (Herz-Hauptleitbahn und tendino-muskuläre Leitbahn des Herzens) oder aufwärts zum Herzen (Herz-Hauptleitbahn und -Sonderleitbahn) ausstrahlen. In der momentanen klinischen Praxis werden zur Behandlung von Brust- und Herzschmerzen vor allem Punkte der Perikard-Leitbahn bevorzugt, während für Herzrhythmusstörungen Punkte auf beiden Leitbahnen gewählt werden.

- Harmonisieren und Beruhigen des Geistes. In *Spiritual Pivot*[3] wird gesagt: „Das Herz kontrolliert die Blutgefäße; die Gefäße sind die Residenz des Geistes", während in *Essential Questions*[4] steht: „Das Herz beherbergt den Geist." Die Punkte der Herz-Leitbahn, besonders He 5 *Tongli* und He 7 *Shenmen*, sind die wichtigsten Akupunkturpunkte zur Harmonisierung und Beruhigung des Geistes, entweder weil die Harmonie durch einen Mangel (Leere) oder eine durch kontinuierlich mangelnden Nährung verliert oder durch Agitiertheit bei Hitze und Feuer oder durch Verlegung durch Schleim.
- Behandlung von Störungen der Zunge und der Sprache, einschließlich Sprachverlust, Zungensteifheit und schmerzvoller, angeschwollener Zunge.
- Behandlung von Halserkrankungen, wie Schmerzen, Schwellungen und Kongestion.
- Behandlung von Augenerkrankungen. Zusätzlich zu den Verbindungen der Herz-Leitbahn zu den Augen kann das durch die Tatsache erklärt werden, dass das Herz zum Herrscher-Feuer gehört und die Punkte der Herz-Leitbahn zur Klärung von Hitze aus allen Körperteilen verwendet werden können; im Falle, dass die Augen betroffen sind, manifestiert sich dies durch Rötung, Schwellung und Schmerzen.
- Behandlung verschiedener Erkrankungen des Gesichts und der Gesichtsfarbe. Als Beispiel dafür sagt *Ma Dan-yang* über He 7 *Shenmen*: „Bei Fülle ... sind Kopf, Wangen und Gesicht rot, bei Leere sieht man ein ... ausdrucksloses Gesicht."

HE 1 *JIQUAN*

極泉

Höchste Quelle

LOKALISATION

In der Vertiefung im Zentrum der Axilla

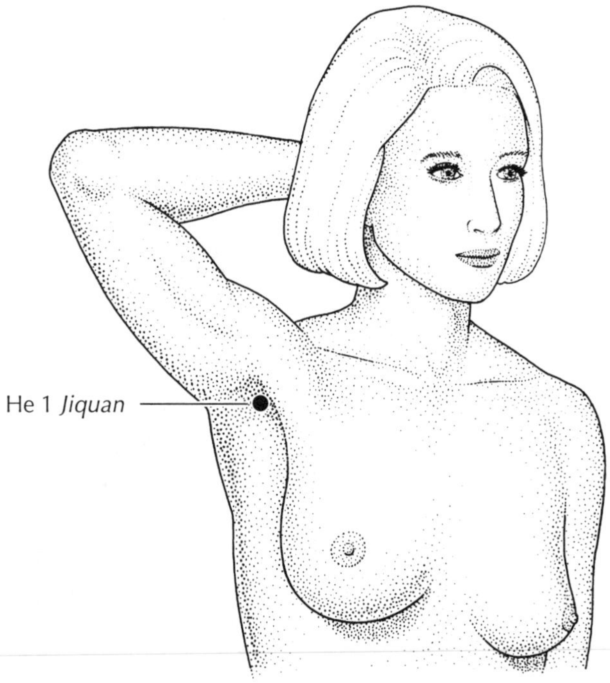

ANMERKUNG ZUR LOKALISATION

Dieser Punkt wird am abduzierten Arm lokalisiert. Fahren Sie mit Ihrem Finger an der lateralen Thoraxwand zwischen den beiden Muskelgruppen (Musculus latissimus dorsi posterior und Musculus pectoralis major anterior) nach oben in die Vertiefung am höchsten Punkt der Axillarhöhe.

NADELUNG

Senkrechte Stichrichtung (in Richtung auf Gb 21 *Jianjing*) 0.5 – 1 *cun*, die Axillararterie vermeidend.
CAVE: Ein mediales Einstechen in Richtung Thorax kann zu einer Verletzung der Lunge führen.

WIRKUNGEN

Öffnet den Thorax
Aktiviert die Leitbahn und fördert den Arm

INDIKATIONEN

- Schmerzhaftes Stauungssyndrom des Herzens, Herzschmerzen mit Brechreiz, Thoraxschmerz, Kurzatmigkeit, Spannung und Völlegefühl im Bereich der lateralen Rippenregion, Traurigkeit und Ängstlichkeit, Palpitationen, Agitiertheit mit Durst und trockenem Hals.

- Unfähigkeit die Schulter zu heben, Schmerzen in der Axilla, Skrofula, Taubheit und schmerzhaftes Stauungssyndrom des Oberarms, Inversion – entgegengesetzter Fluss des Ellenbogens und des Armes, Kälte und Schmerz des Ellenbogens und Armes, Verlust des Gebrauchs der vier Extremitäten, gelbe Augen.

KOMMENTAR

He 1 *Jiquan* ist der erste Punkt der Herz-Leitbahn, an dem das *Qi* aus dem Herzen und den sie umgebenden Blutgefäßen an die Oberfläche tritt. Im Zentrum der Axilla lokalisiert ist dieser Punkt auf der einen Seite ein Kommunikationspunkt zwischen Herz und Brust und auf der anderen Seite zwischen Herz und Arm und hat Wirkung in diesen beiden Regionen.

Im Thorax und der lateralen Rippenregion fördert er die Bewegung des *Qi* und lindert Schmerzen und ist bei Spannung und Völle im Bereich der lateralen Rippenregion, bei Brustschmerzen und Kurzatmigkeit indiziert. Im Herzen selbst behandelt er Schmerzen bei einem schmerzhaften Stauungssyndrom des Herzens sowie bei Herzschmerzen mit Brechreiz.

Wenn das Herz-*Yang* abnimmt mit begleitender Blutstase sind das *Qi* und das Blut nie in der Lage, ihre Zirkulation in den Leitbahnen und Gefäßen des Armes aufrecht zu erhalten. Dies führt zu Taubheit sowie zu Kälte und Schmerzen, da die wärmende Funktion des *Yang* geschwächt ist. Durch Förderung der Zirkulation des *Qi* und Blutes im Arm ist He 1 *Jiquan* in der Lage, diese Störungen zu behandeln.

Die Axillaregion kann als ein Tor für die *Qi*- und Blutzirkulation des Armes betrachtet werden; dies ist in dem Namen „Höchste Quelle" zum Ausdruck gebracht. In der Praxis des *Qigong* und der Meditation ist das leichte Offenhalten der Achselregion zur Aufrechterhaltung des freien Flusses von *Qi* und Blut in der oberen Extremität sehr wichtig. Aus diesem Grund wird gesagt, dass man mit genug Raum in der Achselhöhle „als ob man ein Ei hält" stehen oder sitzen solle. Dann werden sogar bei Phasen langer Ruhe Arme und Hände warm bleiben.

PUNKTKOMBINATIONEN

- Herzschmerz mit Brechreiz, Agitiertheit und Völlegefühl: He 1 *Jiquan* und Pe 4 *Ximen* (*Supplementing Life*).
- Trockener Hals: He 1 *Jiquan*, Lu 9 *Taiyuan*, Di 6 *Pianli*, Le 3 *Taichong*, KG 22 *Tiantu* (*Supplementing Life*).
- Verlust des Gebrauchs der vier Extremitäten: He 1 *Jiquan*, Gb 24 *Riyue* und Bl 20 *Pishu* (*Supplementing Life*).

HE 2 *QINGLING*

Grüner Geist

青靈

LOKALISATION

3 *cun* proximal des medialen Endes der transversalen Ellenbogenfalte, auf der Linie, die He 1 *Jiquan* und He 3 *Shaohai* verbindet.

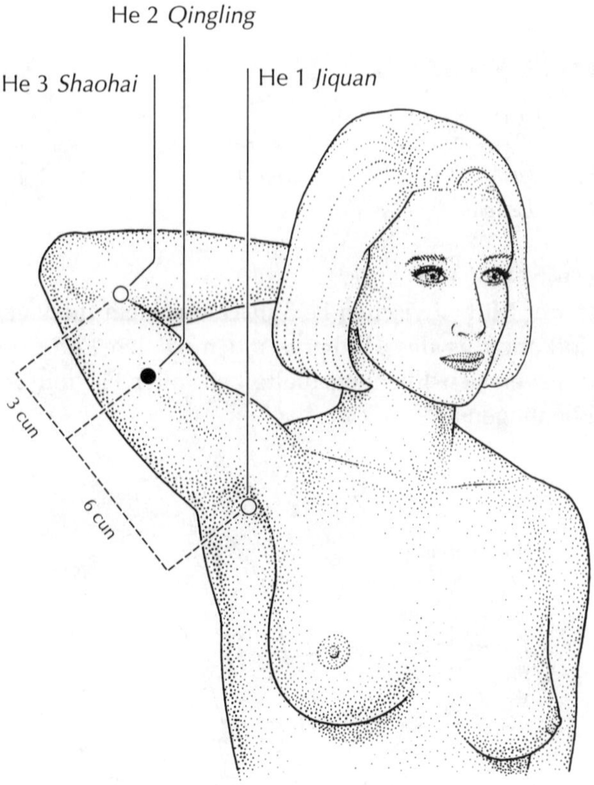

ANMERKUNG ZUR LOKALISATION

a) Der Punkt wird bei gebeugtem Ellenbogen lokalisiert,

b) dieser Punkt ist in der Vertiefung medial des Musculus bizeps brachii, eine Handbreit proximal von He 3 *Shaohai*, lokalisiert.

NADELUNG

Distal oder proximal schräg stechen 0.5 – 1 *cun*, die Arteria brachialis vermeidend.

Merke: Viele frühe Klassiker sprechen bezüglich dieses Punktes nur von Moxibustion. Dadurch wird die Nadelung indirekt als kontraindiziert angesehen, vielleicht da die Gefahr einer Schädigung der Arteria brachialis besteht, während in *Introduction to Medicine* eine Nadelung an diesem Punkt ausdrücklich als kontraindiziert angesehen wird.

WIRKUNGEN

Aktiviert die Leitbahn und lindert Schmerzen

INDIKATIONEN
- Unfähigkeit Schulter und Arm zu heben, Schwellung, Schmerz und Rötung der Schulter, Axillarschmerzen, Kopfschmerz mit Kälte, Frösteln, gelbe Augen, Schmerzen der seitlichen Rippenregion, Skrofula.

PUNKTKOMBINATIONEN
- Schmerzen der Schulter und des Oberarms: He 2 *Qingling*, Di 15 *Jianyu* und Di 11 *Quchi*.

HE 3 *SHAOHAI*

少海

Meer des kleinen *Yin*

he-Meerpunkt und Wasserpunkt der Herz-Leitbahn

LOKALISATION
In der Mitte zwischen Pe 3 *Quze* und dem medialen Epikondylus des Humerus am medialen Ende der transversalen Ellenbogenfalte bei voller Flexion des Ellenbogens.

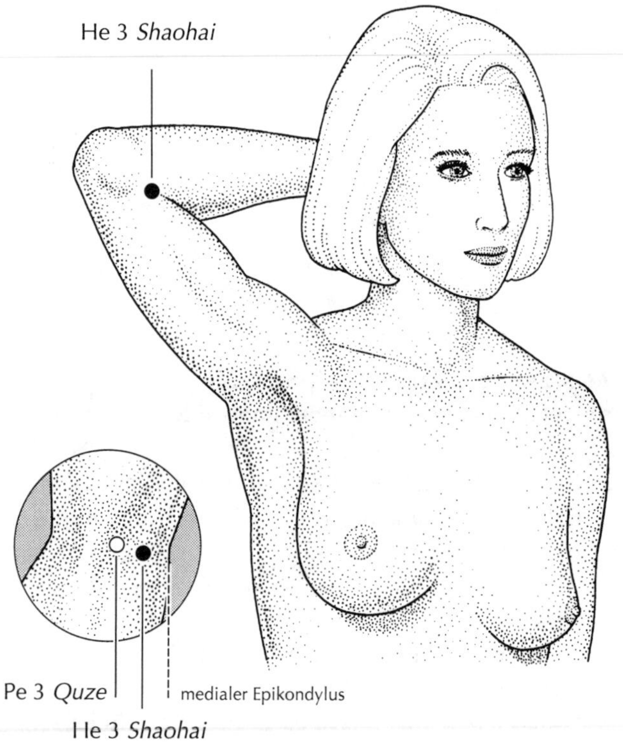

NADELUNG
Schräg distal oder proximal oder direkt in Richtung Di 11 *Quchi* 0.5 – 1.5 *cun*.
Merke: Entsprechend verschiedener klassischer Quellen ist dieser Punkt für Moxibustion kontraindiziert.

WIRKUNGEN
Beruhigt den Geist, wandelt Schleim um und beseitigt Hitze, aktiviert die Leitbahn und unterstützt den Arm.

INDIKATIONEN
- Herzschmerz, Völlegefühl im Thorax, Axillarschmerz und Schmerzen der lateralen Rippenregion, Manie und Gelächter, Epilepsie, Zungenwerfen, schlechtes Gedächtnis, Erbrechen von schaumigem (flüssigem) Speichel, Skrofula.
- Rote Augen, Kopfschmerz und Wind-Schwindel, visueller Schwindel, Zahnschmerz begleitet von Frösteln und Fieber, Geschwüre und Schwellung des Zahnfleisches.
- Zittern der Hand und des Armes, Taubheit der oberen Extremität, Unfähigkeit die vier Extremitäten zu heben, Schwellung und Schmerz im Ellenbogengelenk, Schlaffheit des Ellenbogens, Unfähigkeit den Hals zu drehen, schmerzhafte Wind-Obstruktion.

KOMMENTAR
He 3 *Shaohai* ist der *he*-Meerpunkt und der Wasserpunkt der Herz-*shaoyin* (kleines *Yin*)-Leitbahn, daher der Name *Shaohai* (Meer des kleinen *Yin*). Er hat drei Hauptwirkungsbereiche. Primär ist er in der Lage, den Geist zu beruhigen, Schleim umzuwandeln und Hitze zu beseitigen. Er ist bei Störungen wie Manie und Gelächter, Epilepsie und Zungenwerfen (wobei die Zunge wiederholt aus dem Mund gestreckt wird, wie die Zunge einer Schlange) und schlechtem Gedächtnis, aber auch bei anderen Manifestationen von Schleim wie Erbrechen, schaumigem Speichel und Skrofula indiziert. Klinisch wird er jedoch für diesen Zweck weniger als die folgenden Punkte verwendet: Pe 5 *Jianshi*, Ma 40 *Fenglong* und Dü 10 *Tianjing*.

In zweiter Linie kann He 3 *Shaohai* als Wasser-Punkt der Herz-Feuer-Leitbahn eine Hitze beheben, die sich im Kopf durch Rötung der Augen, Geschwüre und Schwellung der Schleimhäute und Zahnschmerzen mit Frösteln und Fieber manifestiert.

Die dritte und wichtigste klinische Anwendung von He 3 *Shaohai* liegt in der Behandlung verschiedener Störungen der Herz-Leitbahn im Oberarm. Er ist ein wichtiger Punkt bei Taubheit und Zittern des Armes und der Hand sowie bei Erkrankungen des Ellenbogens. Entsprechend *Classic of the Jade Dragon* ist er bei „Völlegefühl in der Brust mit Agitiertheit des Herzens begleitet von Taubheit und erschwerter Abduktion von Schulter und Arm" indiziert. In der Behandlung der Atrophieerkrankung und Hemiplegie als Folge eines Wind-Apoplexes wurden die Punkte der *yangming*-Leitbahn, die „überfließend an *Qi* und Blut" ist, betont. Die klinische Praxis hat jedoch gezeigt, dass bessere Ergebnisse erzielt werden können, wenn ebenfalls einzelne Punkte auf den *yin*-Leitbahnen gewählt werden. Aufgrund der wichtigen Wirkung von He 3 *Shaohai* auf Störungen des ganzen Armes wird er oft bei einer durchgehenden Nadelung von Di 11 *Quchi* zur Behandlung dieser Störungen stimuliert.

PUNKTKOMBINATIONEN

- Erbrechen von Schaum: He 3 *Shaohai*, LG 27 *Duiduan* und Gb 13 *Benshen* (*Supplementing Life*).
- Erbrechen von schaumigem (wässrigem) Speichel: He 3 *Shaohai* und Ni 9 *Zhubin* (*Supplementing Life*).
- Skrofula: He 3 *Shaohai*, Pe 1 *Tianchi*, Le 13 *Zhangmen*, Gb 41 *Zulinqi*, 3E 6 *Zhigou*, Gb 38 *Yangfu*, Gb 21 *Jianjing* und Di 10 *Shousanli (Great Compendium)*.
- Skrofula: He 3 *Shaohai* und 3E 10 *Tianjing (Song More Precious Than Jade)*.
- Manische-delirante Angst und Schrecken: He 3 *Shaohai*, Dü 7 *Zhizheng*, Lu 10 *Yuji*, Di 4 *Hegu*, Di 11 *Quchi* und Dü 4 *Wangu (Thousand Ducat Formulas)*.
- Steife Zunge, Zungenbewegung: He 3 *Shaohai*, Ma 24 *Huaroumen* und Di 7 *Wenliu* (*Supplementing Life*).
- Therapieresistente Taubheit beider Unterarme: He 3 *Shaohai* und Di 10 *Shousanli (One Hundred Symptoms)*.

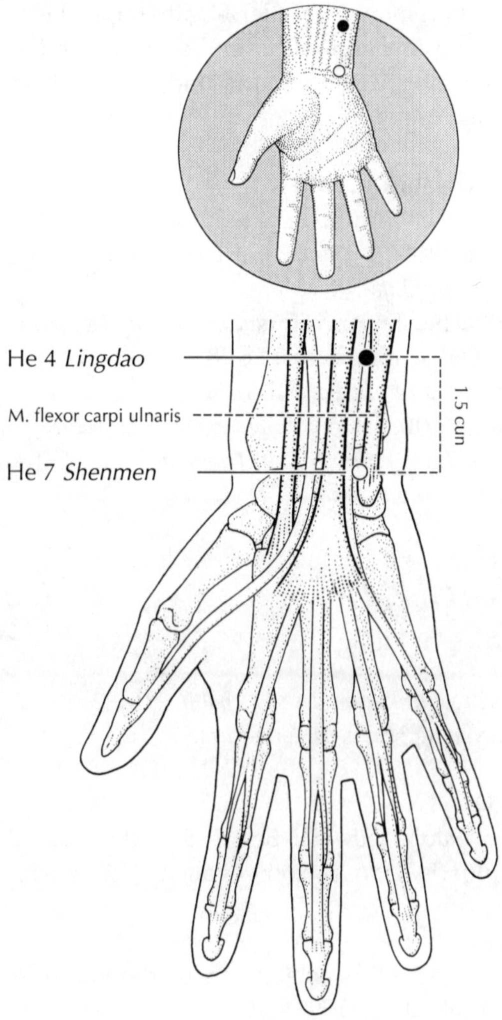

HE 4 *LINGDAO*

靈道

Pfad des Geistes

jing-Flusspunkt und Metallpunkt der Herz-Leitbahn

LOKALISATION

An der Radialseite der Sehne des Musculus flexor carpi ulnaris, 1.5 *cun* proximal von He 7 *Shenmen.*

NADELUNG

Senkrecht 0.3 – 0.5 *cun* oder schräg von proximal oder distal 0.5 – 1 *cun* tief einstechen.

WIRKUNGEN

Beruhigt den Geist und stärkt die Stimme
Entspannt Muskeln und Sehnen

INDIKATIONEN

- Herzschmerz, Traurigkeit und Furcht, ruhelose *zang*-Erkrankungen, plötzlicher Stimmverlust.
- Würgen, Halsabszess, Rötung und Schwellung der Augen,
- kalte Knochen und kaltes Mark, klonische Spasmen, Arm- und Ellenbogenkontraktur, Juckreiz der Hand, Schwellung und Schmerz der Finger.

KOMMENTAR

He 4 *Lingdao* hat, wie sein Name „Pfad des Geistes" beinhaltet, die Fähigkeit, den Geist zu beruhigen, und ist daher für eine ruhelose *zang*-Erkrankung, Traurigkeit und Furcht geeignet. Es wird gesagt, dass eine ruhelose *zang*-Erkrankung durch übermäßiges Denken, übermäßige Sorgen und Angst verursacht wird, die das Herz, die Milz und die Leber schädigen. Die Störung ist durch eine Vielzahl von Symptomen einschließlich unvorhersehbare emotionale Reaktionen, Melancholie, gestörtes Verhalten, Ruhelosigkeit, Schlaflosigkeit, Stimmverlust und sogar Manie gekennzeichnet. Aus Sicht der modernen Medizin entspricht diese Störung einer hysterischen Neurose. Die Fähigkeit von He 4 *Lingdao*, einen plötzlichen Stimmverlust (s. Punktkombinationen unten) zu behandeln, spiegelt seine Bedeutung als *jing*-Punkt wider, da in *Spiritual Pivot*[5] nahe gelegt wird, dass die *jing*-Flusspunkte bei Auftreten von Veränderungen der Sprache des Patienten genadelt werden sollen.

In *Spiritual Pivot*[6] steht: „Befindet sich die Erkrankung im *Yin* des *Yang* (Sehnen und Knochen), dann nadele die *jing*-Flusspunkte des *Yin*." He 4 *Lingdao*, der *jing*-Flusspunkt der Herz-Leitbahn, ist bei Ellenbogen- und Armkontraktur und einer frierenden Kälteempfindung tief im Mark und in den Knochen angezeigt.

PUNKTKOMBINATIONEN

- Plötzlicher Stimmverlust mit Kiefersperre: He 4 *Lingdao,* KG 22 *Tiantu* und Dü 16 *Yianchuang* (*Supplementing Life*).
- Plötzlicher Stimmverlust: He 4 *Lingdao,* 3E 6 *Zhigou,* Dü 16 *Yianchuang,* Di 18 *Futu* und Gb 7 *Qubin* (*Thousand Ducat Formulas*).
- Stimmverlust: He 4 *Lingdao,* KG 22 *Tiantu,* Ni 10 *Yingu,* Ni 7 *Fuliu,* Ma 40 *Fenglong* und Ni 2 *Rangu* (*Illustrated Supplement*).

HE 5 *TONGLI*

通里

Innere Verbindung

luo-Passagepunkt der Herz-Leitbahn
Ma Dan-yang Himmel-Stern-Punkt

LOKALISATION

An der Radialseite der Sehne des Musculus flexor carpi ulnaris, 1 *cun* proximal von He 7 *Shenmen.*

NADELUNG

Senkrecht 0.3 – 0.5 *cun* einstechen oder von proximal oder distal schräg 0.5 – 1 *cun.*

WIRKUNGEN

Beruhigt den Geist
Reguliert den Herzrhythmus
Stärkt die Zunge
Aktiviert die Leitbahn und lindert Schmerz

INDIKATIONEN

- Häufiges Gähnen und Stöhnen mit Traurigkeit, ruhelose *zang*-Störung, Beunruhigung und Ärger, Traurigkeit und Furcht, depressives Syndrom, Schmerz und Agitiertheit des Herzens, häufiger Ärger mit Brennempfindung des Herzens, Völlegefühl und Spannung in der Brust und im Zwerchfell, zur seitlichen Rippenregion ausstrahlend.
- Palpitationen, Palpitationen durch Schreck, intensives Schlagen des Herzens, Herzrhythmusstörungen, *Qi*-Mangel.
- Plötzlicher Stimmverlust, Unfähigkeit zu Sprechen, Stottern, steife Zunge, Augenschmerzen, schmerzhaftes Stauungssyndrom des Halses und des Gesichts ohne Schwitzen, Kopf-Wind, Kopfschmerz und Schwindel, visuell ausgelöster Schwindel, bitteres Erbrechen.
- Menorrhagie, profuse Uterusblutung, Enuresis.

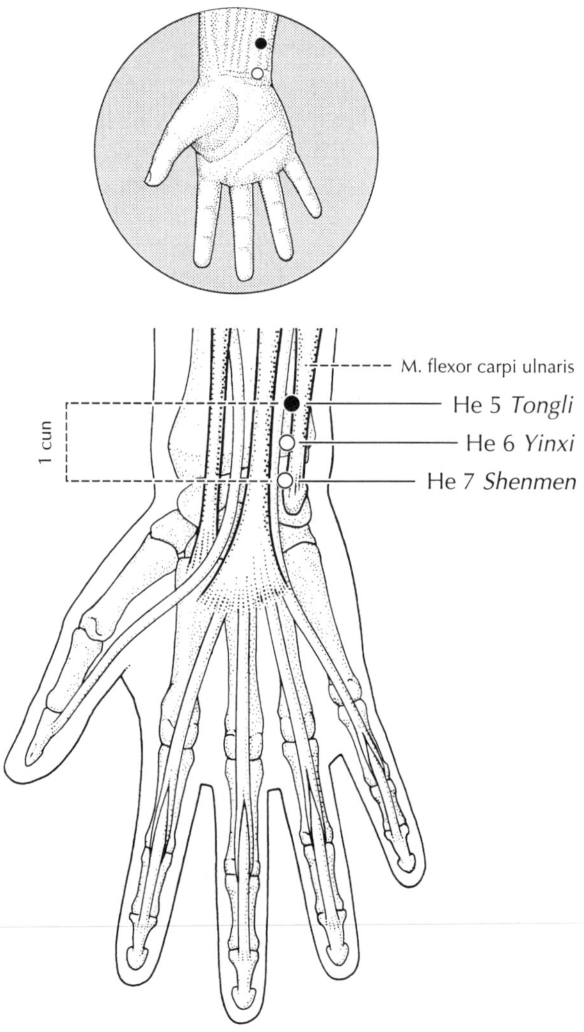

- Schmerz und Schwere des Handgelenks, des Ellenbogens, Fingerkontraktur, Schmerzen des Ellenbogens und Oberarms, Lähmung der vier Extremitäten.

KOMMENTAR

He 5 *Tongli* wurde von *Ma Dan-yang,* dem großen Arzt der *Jin*-Dynastie, unter die „Elf Himmel-Stern-Punkte“[7] aufgenommen; nach seiner Meinung handelt es sich um die am stärksten wirkenden Akupunkturpunkte und der Punkt He 5 *Tongli* war nach seinen Aussagen indiziert für „Unfähigkeit zu Sprechen, obwohl ein Verlangen danach besteht, Ärger und Wut, Pochen des Herzens; besteht eine Fülle, findet sich Schwere der vier Extremitäten und der Kopf und die Wangen des Gesichts sind gerötet; bei einem Leere-Syndrom besteht eine Unfähigkeit zu essen, ein plötzlicher Stimmverlust und ein ausdrucksloses Gesicht“.

He 5 *Tongli* ist der *luo*-Passagepunkt der Herz-Leitbahn, von dem aus die Verbindungsleitbahn tief in das *zang* Herz eindringt, die *zang*-Leitbahnen-Verbindung verstärkend; dies kommt in seinem Namen

„Innere Verbindung" zum Ausdruck. Dieser Punkt hat zwei prinzipielle Wirkungen auf das Herz:
a) beruhigt den Geist und
b) reguliert das Herz-*Qi*.

Spiritual Pivot[8] ist der früheste Text, der das grundlegende Prinzip darlegt, dass „das Herz den Geist beherbergt". Die Funktion der Beherbergung des Geistes umfasst in der chinesischen Medizin geistige Aktivitität, Bewusstsein, Gedächtnis, Denken und Schlaf. Gleichzeitig bezieht sich dieser Begriff auf die Gesamtheit des emotionalen und spirituellen Erlebens einer Person. Entsprechend der *Ode Of The Jade Dragon* behandelt He 5 *Tongli* „ein schreckhaftes Herz". He 5 *Tongli* teilt mit den meisten der anderen *luo*-Passagepunkten der *Yin*-Leitbahnen (Lu 7 *Lieque*; Mi 4 *Gongsun*, Ni 4 *Dazhong*, Le 5 *Ligou* und Pe 6 *Neiguan*) die spezielle Fähigkeit, psychische und emotionale Störungen zu behandeln, jedoch als *luo*-Passagepunkte des *zang* Herz ist er für diesen Zweck besonders geeignet und hat diesbezüglich weitreichende Wirkungen. Seine Wirkung auf die Beruhigung des Geistes zielt jedoch eher auf emotionale Störungen als auf Störungen des Schlafes oder Gedächtnisses, wofür der Punkt He 7 *Shenmen* effektiver ist.

Fei Bo-xiong[9] sagt: „Die sieben Emotionen verletzen die *Yin*-Organe unterschiedlich, aber alle beeinträchtigen das Herz." He 5 *Tongli* ist klassischerweise für viele unterschiedliche emotionale Störungen indiziert, nicht nur bei Schreck und Agitiertheit, die traditionell in Verbindung mit einer Störung des Herzens gesehen werden, sondern auch für Furcht, Ärger, Wut, Traurigkeit und Depression, die üblicherweise andere *zangfu* verletzen oder die Folge einer Schädigung dieser sind.

Der große Arzt *Hua Tuo* sagt über die Beziehung zwischen Herz und Furcht: „Übermäßiges Denken führt zur Entwicklung von Befürchtungen und Befürchtungen schädigen das Herz; ein geschädigtes Herz fördert den Verlust des Geistes und der Verlust des Geistes führt zu einer Entwicklung von Schrecken und Furcht."[10]

Da er das Herz-*Qi* reguliert, spielt He 5 *Tongli* eine wichtige Rolle in der Behandlung von Palpitationen, Palpitationen durch Schrecken, Herzpochen und Herzrhythmusstörungen. In der chinesischen Medizin werden Palpitationen unterteilt in

a) einfache Palpitationen als allgemeinen Terminus,
b) Palpitationen durch Schrecken, was bedeutet, dass die Palpitationen entweder durch Schrecken ausgelöst oder von Gefühlen des Schreckens begleitet sind und
c) Herzpochen (die schwerste Form), womit Palpitationen gemeint sind, die so hoch wie das Herz selbst oder bis hinab zum Nabel (Endpunkt der tendino-muskuläre Leitbahn des Herzens) empfunden werden.

Palpitationen können jedes Syndrom des *zang* Herz begleiten, aber als eine Störung des Herzrhythmus beinhalten sie immer eine Störung des Herz-*Qi*.

Die Verläufe der Herz-Hauptleitbahn sowie der sekundären Leitbahnen verdeutlichen die unterschiedlichen anderen klassischen Indikationen dieses Punktes. Entsprechend einem chinesischen Sprichwort „ist die Zunge der Spross des Herzens" und die Herz-Verbindungsleitbahn steigt nach ihrem Eindringen in das *zang* Herz zur Zungenwurzel auf. He 5 *Tongli* ist der Hauptpunkt zur Behandlung bei Stimmverlust und Steifheit der Zunge, die das Sprachvermögen beeinträchtigt, die üblicherweise die Folge von geistigen Störungen oder die Nachwirkungen eines Wind-Apoplex sind. Er ist ebenfalls zur Behandlung des Stotterns indiziert. Die Herz-Leitbahn verbindet sich mit dem Gewebe, das das Auge umgibt, während die Verbindungsleitbahn von He 5 *Tongli* sowohl zu der mit dem Herzen innen-außengekoppelten Dünndarm-Leitbahn sowie zum Auge aufsteigend verläuft.

He 5 *Tongli* ist bei (und eingeschlossen in eine Anzahl von klassischen Punktkombinationen für) Kopf-Wind, Kopfschmerz und Schwindel indiziert, die alle von Rötung und Schmerz der Augen begleitet sein können. Diese Symptomatologie spiegelt eine Disharmonie der beiden gekoppelten Leitbahnen wider.

Die Dünndarm-Leitbahn bildet mit der Blasen-Leitbahn (*taiyang*) entsprechend des sechs Schichtenmodells ein Paar. Diese Herz-Dünndarm-Blase-Verbindung wird traditionell dazu benutzt, um die Beziehung zwischen Herzstörungen und Miktionsstörungen zu erklären, da Hitze vom Herzen auf den Dünndarm und dadurch zur Blase übertragen werden kann und im Falle des Punktes He 5 *Tongli* erklärt sich seine Fähigkeit, Enuresis als Folge einer Hitze-Ansammlung in der Blase zu behandeln.

Das Herz regiert das Blut, entsprechend auch der Aussage in *Essential Questions*[11]: „Der *bao mai* (Uterus-Leitbahn) gehört zum Herzen und ist mit dem Uterus verbunden." Wenn sich durch emotionale Faktoren Hitze im Herz ansammelt und ins Blut eindringt, kann es zu Uterusblutungen oder Menorrhagien durch ungezügelte Bewegung des Blutes kommen. He 5 *Tongli* ist der einzige Punkt auf der Herz-Leitbahn mit diesen gynäkologischen Indikationen.

Schließlich gibt das *Great Compendium of Acupuncture and Moxibustion* spezifische Indikationen für Fülle und Leere der *luo*-Passagepunkte. Im Fall von He 5 *Tongli* werden aufgeführt: Fülle und Spannung in der Brust und im Zwerchfell ausstrahlend in die seitliche Rippenregion (Fülle) und Unfähigkeit zu sprechen (Leere).

PUNKTKOMBINATIONEN

- Beschwerliches Reden und Somnolenz: He 5 *Tongli* und Ni 4 *Dazhong (One Hundred Symptoms).*
- Plötzlicher Stimmverlust: He 5 *Tongli* und 3E 17 *Yifeng* (*Supplementing Life*).
- Kopf-Wind, Rötung des Gesichts und der Augen: He 5 *Tongli* und Ma 41 *Jiexi (Great Compendium).*
- Kopf- und Augenschmerzen: He 5 *Tongli*, LG 20 *Baihui* und LG 19 *Houding* (*Supplementing Life*).
- Kopfschmerz und Schwindel: He 5 *Tongli*, Bl 58 *Feiyang*, Bl 60 *Kunlun*, Le 8 *Ququan*, Dü 2 *Qiangu* und Dü 1 *Shaoze (Thousand Ducat Formulas).*
- Enuresis: He 5 *Tongli*, Mi 11 *Jimen*, Le 1 *Dadun*, Bl 28 *Pangguangshu*, Le 3 *Taichong*, Bl 40 *Weizhong* und He 7 *Shenmen* (*Supplementing Life*).
- Herzrhythmusstörungen: He 5 *Tongli*, Pe 6 *Neiguan*, Bl 14 *Jueyinshu* und Bl 15 *Xinshu*.

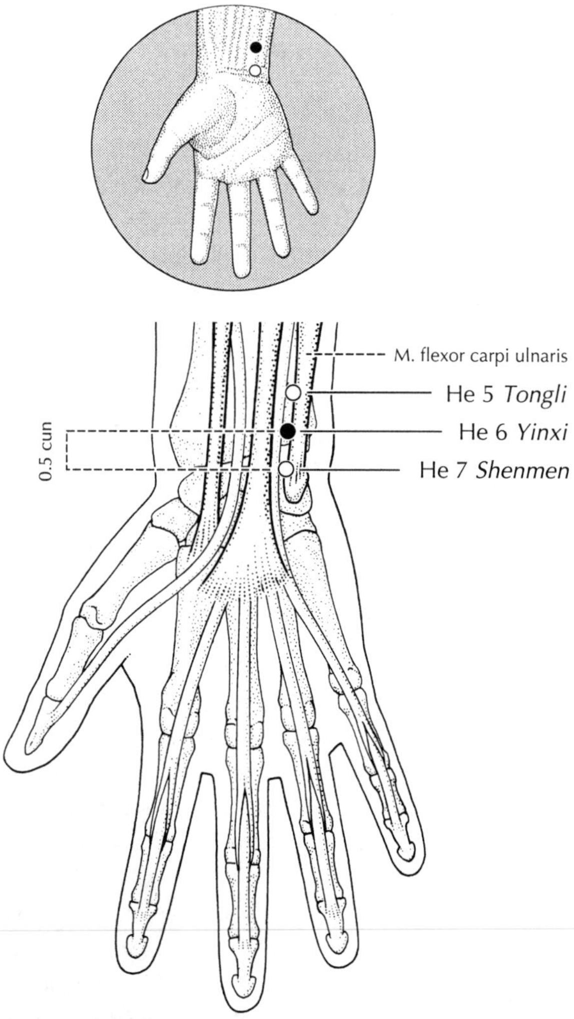

HE 6 *YINXI*

陰郄

Yin-Ansammlung

xi-Grenzpunkt der Herz-Leitbahn

LOKALISATION

An der Radialseite der Sehne des Musculus flexor carpi ulnaris, 0.5 *cun* proximal von He 7 *Shenmen.*

NADELUNG

Senkrecht 0.3 – 0.5 *cun*, oder von proximal oder distal schräg 0.5 – 1 *cun.*

WIRKUNGEN

Reguliert das Herz-Blut
Beruhigt den Geist
Dämpft akute Zustände
Behebt Leere-Feuer und lindert Nachtschweiße.

INDIKATIONEN

- Herzschmerz, unerträgliche, stechende Herzschmerzen, Völlegefühl in der Brust, Palpitationen, Palpitationen durch Schrecken, Schrecken, Inversion-entgegengesetzt fließendes *Qi* durch Schrecken, Epilepsie, Stimmverlust, plötzliche, tumultartige Störung mit Herzschmerzen.
- Nasenbluten, Bluterbrechen, entgegengesetzt fließendes *Qi*.
- Nachtschweiß, Knochendampfen.

KOMMENTAR

He 6 *Yinxi* ist der *xi*-Grenzpunkt der Herz-Leitbahn. Die *xi*-Grenzpunkte sind die Stellen, an denen das *Qi* entlang der Leitbahnen von den *jing*-Brunnenpunkten relativ oberflächlich fließt, sich sammelt und mehr in die Tiefe geht. Die *xi*-Grenzpunkte sind im Allgemeinen zur Behandlung akuter Zustände und Schmerzen indiziert, wobei die *xi*-Grenzpunkte der *Yin*-Leitbahnen eine zusätzliche Wirkung in der Behandlung von Störungen des Blutes haben. He 6 *Yinxi* ist bei Herzschmerzen durch Blutstase indiziert sowie bei Blutungen durch übermäßige Hitze, die das Blut bewegt. Jedoch ist bezogen auf diese Wirkungen der Punkt Pe 4 *Ximen* als *xi*-Grenzpunkt der Perikard-Leitbahn klinisch wesentlich wichtiger. Akute, starke Schmerzen durch Blutstase, die das Überleben des *zang* Herz bedrohen, werden hauptsächlich durch die Anwendung von Punkten der Perikard-Leitbahn des „Schützers" des Herzens, behandelt. Dies zeigt sich in einer Aussage in *Spiritual Pivot*[12] „das Herz ist der große Meister der fünf *zang* und sechs *fu* und die Residenz der Essenz des Geistes ... ist das Herz geschädigt, wird der Geist weggehen; geht der Geist, stirbt die Person ... deshalb wird das pathogene *Qi*, das das Herz angreift umgelenkt, um im Perikard zu verbleiben".

Die Stärke von He 6 *Yinxi* liegt in seiner Fähigkeit, die *Yin*-Flüssigkeiten des Herzens zu behandeln. In der *Ode to Elucidate Mysteries* steht „sedierende Nadelung von He 6 *Yinxi* wird zu einem Sistieren von Nachtschweißen führen und kann Knochendampfen-Erkrankungen bei Kindern behandeln". Dies unterstreicht die Hauptanwendung von He 6 *Yinxi* in der klinischen Praxis. In *Essential Readings from the Medical Tradition* steht „im Inneren des Herzens ist das Blut gespeichert, äußerlich wird es als Schweiß ausgeschieden; Schweiß ist die Flüssigkeit des Herzens". Aufgrund dieser engen Beziehung zwischen dem Herz-Blut und dem Schweiß sowie der Fähigkeit der *xi*-Grenzpunkte, das Blut zu harmonisieren, ist He 6 *Yinxi* ein wichtiger Punkt zur Behandlung von Nachtschweißen in Folge eines *Yin*-Mangels oder Herz-Blut-Mangels.

Die Nacht ist die Zeit der *Yin*-Fülle und während des Schlafes (wenn der Körper bedeckt ist und das Abwehr-*Qi* mehr *Yang* ist und nicht mehr länger benötigt wird, um die Oberfläche zu schützen) sinkt das Abwehr-*Qi* tief in das *Yin*, um genährt zu werden. Besteht ein *Yin*-Mangel, kann das *Yin* das Abwehr-*Qi* nicht nach innen ziehen und halten, und die Leere-Hitze fließt an die Oberfläche und treibt die Flüssigkeiten als Schweiß nach außen. Entsprechend kommt es bei einem Herz-Blut-Mangel zu einer Störung der Balance zwischen *Qi* und Blut, und das *Qi* fließt zur Oberfläche und verursacht Nachtschweiße, als jedoch von weniger intensiven Hitzeempfindungen die bei den *Yin*-Mangel-Mustern begleitet sind. Die Behebung der Nachtschweiße hat immer eine Priorität in der Behandlung, da die Schweiße, die bei dieser Störung entstehen (im Chinesischen als „räuberisches Schwitzen" bekannt) *Yin*-Nährstoffe enthalten und ihr Verlust den Mangel (Leere)-Zustand verschlimmern. Es ist zu betonen, dass Nachtschweiße, obwohl meistens eine Folge der beiden oben beschriebenen Syndrome, ebenso die Folge anderer Disharmoniemuster sein können, wie im Besonderen feuchte Hitze, Milz-Schwäche mit Feuchtigkeitsretention, pathogene Faktoren halb-innen/halb-außen und Disharmonie zwischen Nähr-*Qi* und Abwehr-*Qi*. Aufgrund seiner wichtigen Wirkung zur Behebung von Nachtschweißen kann He 6 *Yinxi* bei jedem dieser Syndrome kombiniert mit geeigneten Punkten angewendet werden.

Knochendampfen-Erkrankungen sind eine Form von Fieber in Folge von *Yin*-Mangel. Sie sind charakterisiert durch eine Hitzeempfindung tief in den Knochen, die zur Haut ausstrahlt, und werden von nachmittäglichen Fieber, ruhelosen Schlaf und Nachtschweißen begleitet. Es handelt sich um eine ausgeprägte Form des *Yin*-Mangels mit tobender Hitze und wird üblicherweise bei schweren Erkrankungen beobachtet. He 6 *Yinxi* ist einer der Hauptpunkte zur Behandlung dieser Syndrome.

Schließlich ist He 6 *Yinxi*, als *xi*-Grenzpunkt der Herz-Leitbahn, in der Lage, das Herz in akuten Situationen zu dämpfen und beruhigen. Er ist bei akuten Schrecken mit oder ohne Palpitationen indiziert. Er ist ebenfalls bei „entgegengesetzter Fluss-Inversion Schreck-*Qi*" angezeigt. Dies bezeichnet einen Bewusstseinsverlust (Inversionsmuster), wenn eine ausgeprägte Wut das *Qi* unterdrückt oder Schrecken und Angst schnell und schädigend das *Qi* absenken.

PUNKTKOMBINATIONEN

- Profuse Nachtschweiße: He 6 *Yinxi* und Dü 3 *Houxi (One Hundred Symptoms)*.
- Extremer Schrecken: He 6 *Yinxi*, Pe 5 *Jianshi*, Di 2 *Erjian* und Ma 45 *Lidui* (*Supplementing Life*).
- Herzschmerz mit Völlegefühl und Agitiertheit und steifer Zunge: He 6 *Yinxi* und Pe 9 *Zhongchong* (*Supplementing Life*).
- Herzschmerz: He 6 *Yinxi* und Le 2 *Xingjian* (*Supplementing Life*).

HE 7 *SHENMEN*

神門

Tor des Geistes

shu-Bachpunkt, yuan-Quellpunkt und Erdepunkt der Herz-Leitbahn

LOKALISATION

Am Handgelenk, an der radialen Seite des Musculus flexor carpi ulnaris, in der Vertiefung am proximalen Rand des Os pisiforme.

ANMERKUNG ZUR LOKALISATION

a) Die Lokalisation des Punktes wird normalerweise in Bezug auf die Handgelenksfalte angegeben. Da die Handgelenksfalten oberflächlich sind und mit den anatomischen Gegebenheiten variieren, ist es besser, diesen Punkt anhand des darunter liegenden Os pisiforme zu lokalisieren.

b) Wenn es erforderlich ist, den Patienten in Bauchlage mit den Armen zum Kopf zu nadeln, kann dieser Punkt auch an der Ulnarseite des Musculus flexor carpi ulnaris lokalisiert und genadelt werden; dies geschieht nahe an der Sehnenansatzstelle. Die Nadel wird dann unterhalb der Sehne zu ihrer radialen Seite gestochen.

NADELUNG

Senkrecht 0.3 – 0.5 *cun* oder von proximal, medial oder distal schräg 0.5 – 0.8 *cun*.

CAVE: Die A. ulnaris und der N. ulnaris verlaufen in der Nähe dieses Punktes.

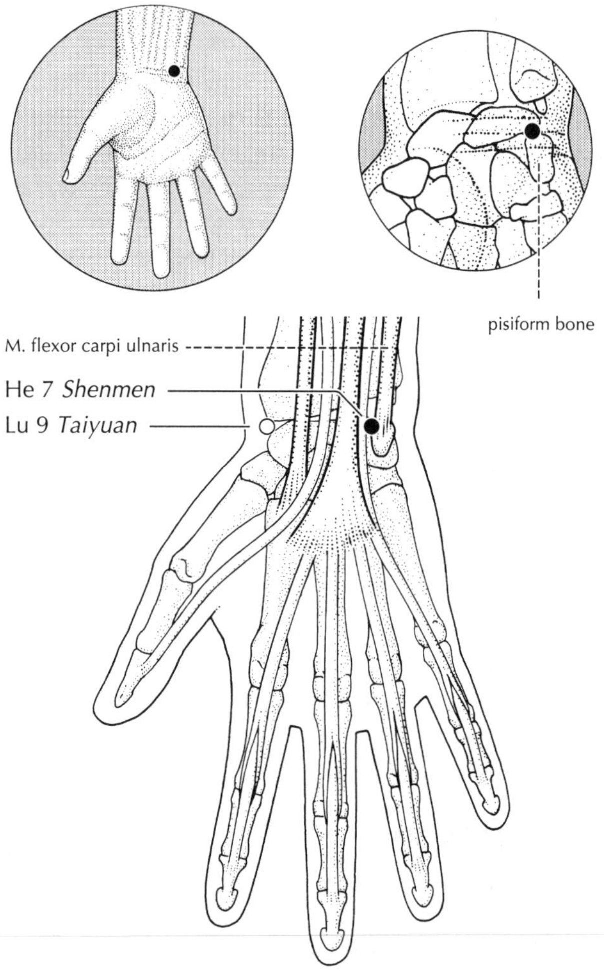

WIRKUNGEN

Beruhigt den Geist
Reguliert und tonisiert das Herz

INDIKATIONEN

- Schlaflosigkeit, häufiges Sprechen während des Schlafes, schlechtes Gedächtnis, Manie-Depression, Epilepsie, Demenz, Verlangen zu Lachen, verrücktes Lachen, beleidigt Menschen, Traurigkeit, Furcht und Schrecken, Desorientiertheit, ruhelose *zang*-Störung, Agitiertheit des Herzens, Malaria begleitet von Agitiertheit des Herzens, Stimmverlust.
- Herzschmerz, Palpitationen, Palpitationen mit Schrecken, Herzpochen.
- Schmerzhaftes Stauungssyndrom des Halses, trockener Hals ohne Verlangen zu trinken, Bluterbrechen, Blutspucken, gelbe Augen, Schmerzen der seitlichen Rippenregion, rotes Gesicht, Hitze der Handflächen, Dyspnoe, Hitze im ganzen Körper, Kurzatmigkeit, Kältefrösteln, Enuresis.

KOMMENTAR

He 7 *Shenmen* ist der *shu*-Bachpunkt und *yuan*-Quellpunkt der Herz-Leitbahn. In *Spiritual Pivot* wird in Kapitel 6 die Anwendung der *shu*-Bachpunkte zur Behandlung von Störungen der *zang* empfohlen, während in Kapitel 1 steht: „Sind die fünf *zang* erkrankt, wähle (aus den) zwölf *yuan*-Quellpunkten." He 7 *Shenmen* ist ein grundlegender Punkt zur Behandlung von

a) Störungen des Geistes und
b) allen Mangel-(Leere)-Symptomen des *zang* Herz.

He 7 *Shenmen* (Tor des Geistes) ist der beste Akupunkturpunkt zur Beruhigung und Harmonisierung des Geistes. In *Spiritual Pivot*[13] steht: „Das Herz ist die Residenz des Geistes." Störungen des Geistes können grob in zwei Hauptkategorien eingeteilt werden: Leere-Muster (hauptsächlich das Herz-Blut oder -*Yin* betreffend) und Füllemuster (Herz-Feuer, Schleim oder Schleim-Feuer). Besteht ein Herz-Blut- oder Herz-*Yin*-Mangel, sind diese nicht mehr länger in der Lage, das Herz zu nähren und die materielle Basis für das Herz zur Speicherung und Verankerung des Geistes zu liefern. Als Auswirkung verliert der Geist seine Harmonie, wird ruhelos und unruhig, und es entwickeln sich Symptome wie Ängstlichkeit, Besorgtheit, schlechtes Gedächtnis, ruhelose *zang*-Störung, Schlaflosigkeit und gestörter Schlaf. Bei einem Herz-*Qi*-Mangel (speziell wenn von einem Gallenblasen-*Qi*-Mangel begleitet) ist die betroffene Person leicht erschreckt und besorgt. In *Spiritual Pivot*[14] steht: „Bei einem Herz-*Qi*-Mangel besteht Traurigkeit; bei Fülle kommt es zu unaufhörlichem Lachen." Verliert das Herz die Beziehung zu seiner ihm zugeordneten Emotion Freude, neigt die Person zu unaufhörlichem Lachen. Wenn Herz-Feuer außer Kontrolle gerät, greift es den Geist an und erregt ihn und führt zu Symptomen wie schwerer Schlaflosigkeit und geistiger Hyperaktivitität.

Blockieren Schleim oder Schleim-Feuer die Poren des Herzens, kommt es zu einer Störung des Geistes unterschiedlichen Ausmaßes von leichteren Symptomen wie Schlaflosigkeit, Sprechen während des Schlafes, Desorientiertheit, Agitiertheit und Ruhelosigkeit bis zu schwereren Symptomen wie Demenz, Manie, verrücktem Lachen, beleidigendem Verhalten und Epilepsie reichend. Welches Muster auch besteht, He 7 *Shenmen* kann dazu verwendet werden, um zu helfen, den Geist zu befrieden und zu harmonisieren.

Das Herz ist in einzigartiger Weise anfällig für die vier grundlegenden Formen von Mangel (*Qi*, Blut, *Yin* und *Yang*). He 7 *Shenmen*, der *shu*-Bachpunkt und der *yuan*-Quellpunkt der Herz-Leitbahn, kann bei jedem dieser Syndrome, besonders in Fällen von Herz-Blut und *Yin*-Mangel verwendet werden. In der Praxis wird die tonisierende Wirkung von He 7 *Shenmen* durch die Kombination mit anderen geeigneten Punkten verstärkt und fokussiert.

Palpitationen sind ein häufiges Symptom bei Herzstörungen. Obwohl Palpitationen grundlegend eine Störung des Herz-*Qi* (aktiver bewegender Aspekt des *zang* Herz) sind, können sie im Grunde genommen jedes Herzsyndrom, ob mit Leere oder Fülle, begleiten. Aufgrund seiner Wirkung, das *Qi* des Herzens zu regulieren und zu tonisieren, ist He 7 *Shenmen* bei allen Arten von Palpitationen einschließlich der Palpitationen mit Schrecken und bei Herzpochen (s. He 5 *Tongli*) geeignet.

Die Herz-Leitbahn steigt zum Hals auf, und He 7 *Shenmen* ist in der Lage, Hitze aus der Leitbahn zu beseitigen, die zu Schwellung, Kongestion, Trockenheit und Schmerzen im Hals führt.

Schließlich ist die Herz-Leitbahn mit der Dünndarm-Leitbahn innen-außen-gekoppelt, und die Dünndarm-Leitbahn ist mit der Blasen-Leitbahn (*taiyang*) entsprechend dem Sechs Schichten-Modell verbunden. Diese Verbindung wurde traditionell dazu genutzt, die Beziehung zwischen Herzstörungen und Blasenstörungen zu erklären, und in diesem Fall die Fähigkeit von He 7 *Shenmen* (betont durch seinen Einschluss in viele klassische Punktkombinationen), Enuresis durch Hitze-Ansammlung in der Blase zu behandeln.

PUNKTKOMBINATIONEN

- Furcht und Schrecken mit Herzschmerz: He 7 *Shenmen*, He 9 *Shaochong*, Gb 34 *Yanglingquan* und Pe 6 *Neiguan* (*Compilation*).
- Palpitationen mit Schrecken mit verringertem *Qi*: He 7 *Shenmen*, Le 5 *Ligou* und KG 14 *Juque* (*Supplementing Life*).
- Schmerzhaftes Stauungssyndrom des Herzens, Traurigkeit und Furcht: He 7 *Shenmen*, Le 1 *Dadun* und Lu 10 *Yuji* (*Great Compendium*).
- Weinen mit Kummer: He 7 *Shenmen*, Bl 15 *Xinshu*, Ma 41 *Jiexi* und Pe 7 *Daling* (*Supplementing Life*).
- Demenz: He 7 *Shenmen*, Lu 11 *Shaoshang*, Ni 1 *Yongquan* und Bl 15 *Xinshu* (*Great Compendium*).
- Manisches Lachen: He 7 *Shenmen* und Dü 5 *Yanggu* (*Thousand Ducat Formulas*).
- Manie, Verlangen auf hohe Plätze zu steigen und zu singen, sich zu entkleiden und herumzulaufen: He 7 *Shenmen*, Ma 42 *Chongyang* und Dü 3 *Houxi* (*Great Compendium*).
- Manisches Herumstürmen: He 7 *Shenmen* und KG 13 *Shangwan* (*One Hundred Symptoms*).
- Epilepsie: He 7 *Shenmen*, Pe 6 *Neiguan*, Dü 3 *Houxi*, Bl 15 *Xinshu* und Mi 1 *Yinbai* (*Complete Collection*).
- Die fünf Epilepsieformen: He 7 *Shenmen*, KG 15 *Jiuwei* und Dü 3 *Houxi* (*Song More Precious Than Jade*).
- Herzschmerz: He 7 *Shenmen*, Bl 14 *Jueyinshu* und Gb 41 *Zulinqi* (*Supplementing Life*).
- Bluterbrechen: He 7 *Shenmen*, Pe 3 *Quze* und Lu 10 *Yuji* (*Great Compendium*).
- Enuresis: He 7 *Shenmen*, Ma 22 *Guanmen* und Lu 1 *Zhongfu* (*Thousand Ducat Formulas*).
- Enuresis: He 7 *Shenmen*, Lu 10 *Yuji*, Le 3 *Taichong*, Le 1 *Dadun* und KG 4 *Guanyuan* (*Great Compendium*).
- Enuresis: He 7 *Shenmen*, Ma 22 *Guanmen* und Bl 40 *Weizhong* (*Systematic Classic*).
- Enuresis: He 7 *Shenmen*, Bl 28 *Pangguangshu*, He 5 *Tongli*, Le 1 *Dadun*, Mi 11 *Jimen*, Le 3 *Taichong* und Bl 40 *Weizhong* (*Supplementing Life*).

HE 8 *SHAOFU*

少府

Residenz des kleinen *Yin*

ying-Quellpunkt und Feuerpunkt der Herz-Leitbahn

LOKALISATION

Auf der Handinnenfläche, in der Vertiefung zwischen dem 4. und 5. Os metacarpale, an der Stelle, an der die Spitze des kleinen Fingers zu liegen kommt, wenn man eine Faust macht.

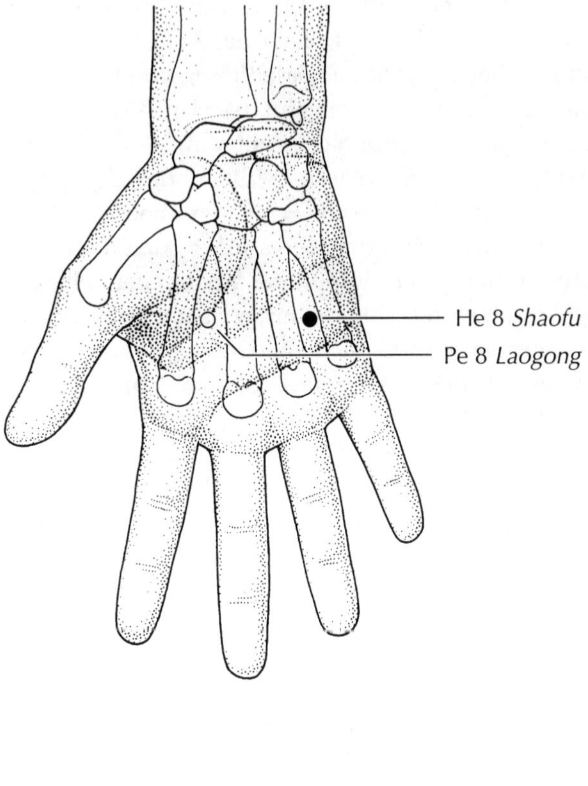

ANMERKUNG ZUR LOKALISATION

Dieser Punkt liegt immer zwischen den beiden transversalen Palmarfalten.

NADELUNG

Senkrecht 0.5 *cun*.

WIRKUNGEN

Beseitigt Hitze aus dem Herzen und dem Dünndarm
Beruhigt den Geist
Reguliert das Herz-*Qi*
Aktiviert die Leitbahn und lindert Schmerzen

INDIKATIONEN

- Palpitationen, Palpitationen mit Schrecken, Traurigkeit und Kummer mit verringertem *Qi*, Furcht, Furcht vor Menschen, übermäßiges Seufzen, Pflaumenkern-*Qi* (Globus hystericus), Brustschmerz, Agitiertheit und Völlegefühl, Epilepsie.
- Juckreiz der Genitale, Genitalschmerz, erschwerte Miktion, Enuresis, Uterusprolaps.
- Chronische Malaria, Kältefrösteln, Halsschmerzen, Steifheit der Zunge.
- Kontraktion des kleinen Fingers oder der Hand, Hitze der Handflächen, Armschmerz, Kontraktur des Ellenbogens und der Achsel.

KOMMENTAR

He 8 *Shaofu* ist der *ying*-Quellenpunkt und Feuerpunkt der Herz-*shaoyin* (Kleines *Yin)* Leitbahn, daher der Name „Residenz des kleinen *Yin*". Entsprechend *Classic of Difficulties* [15] sind *ying*-Quellenpunkte bei „Hitze im Körper" indiziert, während ein Sprichwort der chinesischen Medizin sagt: „Wenn das Herz (von Hitze) geklärt ist, fließt der Urin." He 8 *Shaofu* ist der Hauptpunkt zur Beseitigung von Herz-Feuer, das zur Dünndarm-Leitbahn des Hand-*taiyang* (seine innen-außen-gekoppelte Leitbahn) übertritt und dann weiter zur Blasen-Leitbahn des Fuß-*taiyang* (entsprechend der Sechs Schichten-Theorie mit dem Dünndarm verbunden); dies führt zur Entwicklung unterschiedlicher Symptome im Urogenitalbereich wie erschwerter Miktion, Enuresis und Juckreiz oder Schmerzen der Genitalien. Die typischen Begleitsymtome dieser Art von Urogenitalstörungen sind Schlaflosigkeit, emotionale Störungen, Durst und Geschwüre im Mund und an der Zunge. Obwohl He 8 *Shaofu* etwas Wirkung auf die Beseitigung von Hitze-Feuer hat, die in dieser Weise den Oberen Erwärmer beeinträchtigt, ist er traditionell gesehen für dieses Syndrom weniger indiziert als die Punkte Pe 7 *Daling* und Pe 8 *Laogong*, und seine primäre Anwendung dient zur Beseitigung von Hitze aus dem Unteren Erwärmer.

Die zweite Hauptwirkung von He 8 *Shaofu* liegt in der Regulierung des Herz-*Qi*, sowohl bei Fällen von Stagnation als auch Mangelsyndromen. Stagnation von *Qi* im Herzen und im Brustraum, hauptsächlich von der Leber und doch emotionale Faktoren vermittelt, kann sich als Schmerz und Beklemmungsgefühl im Thorax bemerkbar machen, begleitet von übermäßigem Seufzen, Ängstlichkeit oder sogar einem Pflaumenkern-*Qi* (Globus hystericus), also alles Indikationen, die klassischerweise für diesen Punkt aufgezeichnet sind.

Ebenfalls ist He 8 *Shaofu* bei emotionalen Störungen durch Herz-*Qi*-Mangel indiziert. Diese Art eines Leere-Syndroms, das häufig schweren emotionalen Schocks oder Schrecken folgt, kann zu Palpitationen, Traurigkeit und Sorgen (Herz- und Lungen-*Qi*-Mangel) oder übermäßige Ängstlichkeit (Herz- und Gallenblasen-*Qi*-Mangel) führen oder auch zu übermäßigem Seufzen, das üblicherweise eher eine Folge einer *Qi*-Stagnation ist, jedoch auch aus einem *Qi*-Mangel entstehen kann.

He 8 *Shaofu* ist für eine Vielzahl von Störungen der Herz-Leitbahn einschließlich Halsschmerzen, steifer Zunge, Kontraktur des Ellenbogens und der Axilla sowie speziell Hitze in den Handflächen und Kontraktur und Schmerzen des kleinen Fingers geeignet.

Schließlich steht in *Essential Questions* [11]: „Der *bao mai* (Uterus-Leitbahn) gehört zum Herzen und verbindet sich mit dem Uterus." He 8 *Shaofu* ist für Uterusprolaps indiziert (und erscheint in klassischen Kombinationen für Uterusprolaps).

PUNKTKOMBINATIONEN

- Erschwerte Miktion oder Urinretention: He 8 *Shaofu* und Ma 36 *Zusanli (Thousand Ducat Formulas).*
- Uterusprolaps: He 8 *Shaofu*, Le 3 *Taichong*, Ni 6 *Zhaohai* und Le 8 *Ququan (Great Compendium).*
- *Qi* (Stagnation) im Hals, als ob ein Polyp zu einer Obstruktion führt: He 8 *Shaofu* und Le 5 *Ligou (Thousand Ducat Formulas).*
- Verringertes *Qi*: He 8 *Shaofu*, Bl 28 *Pangguangshu*, He 9 *Shaochong*, Ni 22 *Bulang*, Le 2 *Xingjian* und Ni 5 *Shuiquan* (*Supplementing Life*).

HE 9 *SHAOCHONG*

少冲

Brandendes, kleines *Yin*

jing-Brunnenpunkt und Holzpunkt der Herz-Leitbahn

LOKALISATION

Dorsal am kleinen Finger, am Kreuzungspunkt der Linien, die an der radialen Grenze des Nagels und an der Nagelbasis gezogen werden, ca. 0.1 *cun* von der Ecke des Nagels.

NADELUNG

Senkrecht oder schräg nach proximal 0.1 – 0.2 *cun* oder bluten lassen.

WIRKUNGEN

Stellt das Bewusstsein wieder her
Beseitigt Hitze und kräftigt Zunge, Augen und Hals
Reguliert das Herz-*Qi* und beruhigt den Geist

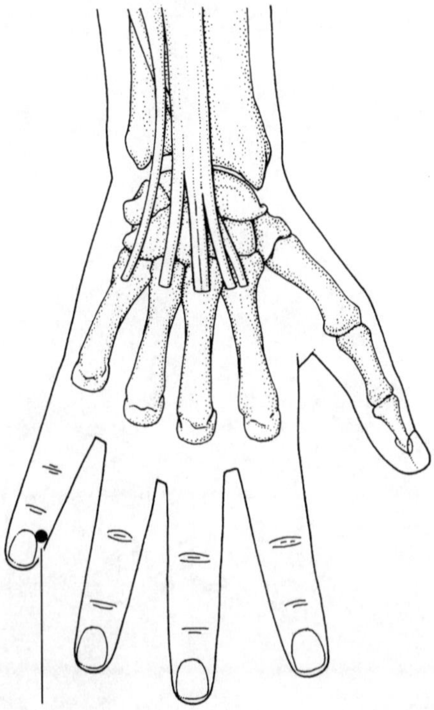

He 9 *Shaochong*

INDIKATIONEN

- Herzschmerz, Schmerzen in der Brust und der seitlichen Rippenregion, Palpitationen, Herzpochen, Bewusstseinsverlust bei Wind-Apoplex, Bewusstseinsverlust, Manie-Depression, Epilepsie, Epilepsie durch Schrecken, übermäßiges Seufzen, Schrecken und Traurigkeit mit verringertem *Qi*, fieberhafte Erkrankung mit Agitiertheit und Ruhelosigkeit.
- Schmerzen an der Zungenwurzel, geschwollene Zunge, Zungenbewegung, schmerzhaftes Stauungssyndrom des Halses, trockener Hals, Hitze im Mund, Schmerzen der Augen, rote Augen, gelbe Augen, Gelbsucht, Malaria, Hitze im Körper wie Feuer.
- Handkontraktur, Schmerzen des Armes, Unfähigkeit den Ellenbogen zu strecken, Schmerzen der Handfläche, die zum Ellenbogen, zur Axilla und Brust ausstrahlen.

KOMMENTAR

He 9 *Shaochong* ist der *jing*-Brunnenpunkt, damit der Endpunkt und dynamischste Punkt der Herz-*shaoyin* (Kleines *Yin*)-Leitbahn. Daher sein Name „Brandendes kleines *Yin*". Er teilt mit den *jing*-Brunnenpunkten der zwölf Leitbahnen drei Hauptcharakteristika. Erstens ist er in der Lage, in Fällen von Kollaps wie zum Beispiel bei Wind-Apoplex das Bewusstsein wiederherzustellen. Zweitens hat er eine starke Wirkung zur Beseitigung von Hitze aus dem entgegengesetzten Ende der Leitbahn. Die Herz-Hauptleitbahn steigt entlang des Ösophagus auf und verbindet sich mit den das Auge umgebenden Geweben, die Herz-Sonderleitbahn steigt entlang des Halses auf und die Herz-Verbindungsleitbahn steigt zur Zungenwurzel und zum Auge auf. He 9 *Shaochong* ist wirksam zur Beseitigung von Hitze aus den oberen Bereichen all dieser Äste der Herz-Leitbahn in die Zunge (Schwellung und Schmerz), in Hals (schmerzhafte Stauung und Trockenheit), in Mund (Hitze) und Augen (Rötung und Schmerz) und ebenso ist er fähig, fieberhafte Hitze zu beeinflussen, die den Geist stört und zur Entwicklung von Agitiertheit und Ruhelosigkeit führt. Drittens steht in *Classic of Difficulties*, dass die *jing*-Brunnenpunkte „Völle unter dem Herzen"[16] behandeln. Die Region „unter dem Herzen" bezieht sich auf den oberen Teil des Epigastriums, aber viele *jing*-Brunnenpunkte behandeln tatsächlich Stagnation und Völle der ganzen Brustregion, und He 7 *Shenmen* ist bei Herz- und Brustschmerzen und Schmerzen der lateralen Rippenregion indiziert.

Während seine moderne klinische Anwendung die Behandlung dieser Fülle-Syndrome betont, legen die klassischen Texte gleiches Gewicht auf seine Fähigkeit, einen Herz-*Qi*-Mangel zu behandeln. So stellt *Song of the Jade Dragon* fest: „Was macht man bei Erkrankungen mit Kälte in der Gallenblase und Herz-Schwäche? Am wirkungsvollsten ist beidseits He 9 *Shaochong*", und in *Song of the Primary Points of the Fourteen Channels* wird dies in ähnlicher Weise für Herz- und Gallenblasen-*Qi*-Mangel geschrieben.

Da He 9 *Shaochong* der Holzpunkt der Herz-Feuer-Leitbahn ist, reflektiert dies das Prinzip der Behandlung der Mutter, um das Kind zu nähren.

PUNKTKOMBINATIONEN

- Hitze im Mund: He 9 *Shaochong* und Ni 4 *Dazhong* (*Supplementing Life*).
- Fieber: He 9 *Shaochong* und Di 11 *Quchi* (*One Hundred Symptoms*).
- Furcht und Schrecken mit Herzschmerz: He 9 *Shaochong*, He 7 *Shenmen*, Gb 34 *Yanglingquan* und Pe 6 *Neiguan* (*Compilation*).

Anmerkungen

1 *Essential Questions* Kapitel 10.
2 *Essential Questions* Kapitel 44.
3 *Spiritual Pivot* Kapitel 8.
4 *Essential Questions* Kapitel 62.
5 *Spiritual Pivot* Kapitel 44.
6 *Spiritual Pivot* Kapitel 6.
7 *Ma Dan-yang* der Schöpfer des *Song of the Eleven Heavenly Star Points.* Schriftlich erschienen sie erstmals im 12. Jahrhundert n. Chr. in *Classic of the Jade Dragon. Xu Feng* fügte diesen Text in sein Werk *Complete Collection of Acupuncture and Moxibustion* ein und fügte einen zwölften Punkt, Le 3 *Taichong* hinzu.
8 *Spiritual Pivot* Kapitel 71.
9 *Fei Bo Xiong* (1800-1879) in *Fei Bo Xiong* et. al. 1985 *Medical Collection From Four Families from Meng He (Meng He Si Jia Yi Ji), Jiangsu* Science Publishing House, S. 40. Zitiert in *Maciocia, G. Die Praxis der chinesischen Medizin.* Verlag für Ganzheitliche Medizin Dr. Erich Wühr GmbH, S. 205.
10 *Master Hua`s Classic of the Central Viscera* wird *Hua Tuo* zugeordnet, eine Übersetzung des *Zong Zang jing* durch *Yang Shouzhong*, Blue Poppy Press, 1993.
11 *Essential Questions* Kapitel 33.
12 *Spiritual Pivot* Kapitel 71.
13 *Spiritual Pivot* Kapitel 71.
14 *Spiritual Pivot* Kapitel 8.
15 *Classic of Difficulties* 68th Difficulty.
16 *Classic of Difficulties* 68th Difficulty.

手太陽小腸經

DIE DÜNNDARM-LEITBAHN DES HAND-*TAIYANG*

DIE DÜNNDARM-LEITBAHN DES HAND-*TAIYANG*

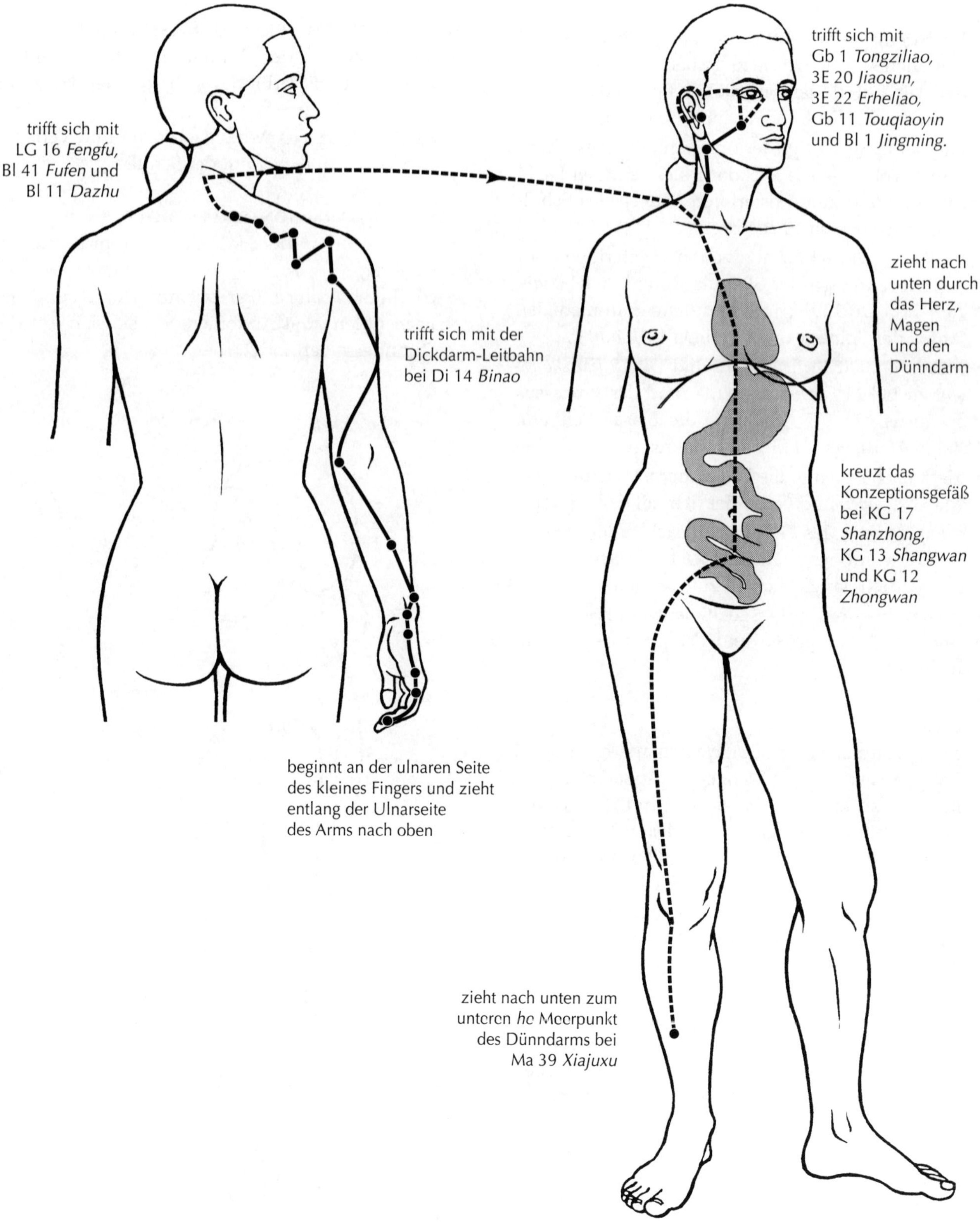

Die Dünndarm-Hauptleitbahn

DIE DÜNNDARM-HAUPTLEITBAHN

- entspringt im Bereich der Ulnarseite der Spitze des kleinen Fingers bei Dü 1 *Shaoze*,
- zieht entlang des ulnaren Anteils der Hand bis sie das Handgelenk erreicht, wo sie im Bereich des Processus styloideus der Ulna bei Mi 6 *Sanyinjiao* an die Oberfläche kommt,
- folgt dem Verlauf der Ulna zum medialen Anteil des Ellenbogens, wo sie zwischen dem Olekranon der Ulna und dem medialen Epikondylus des Humerus bei Dü 8 *Xiaohai* hindurchzieht,
- läuft entlang des posterioren Anteiles des Oberarms (wobei sie die Dickdarm-Leitbahn bei Di 14 *Binao* kreuzt) zum posterioren Bereich des Schultergelenks bei Dü 10 *Tianjing*,
- verläuft zickzackförmig von der inferioren zur superioren Fossa der Skapula durch Dü 11 *Tianzong* und Dü 12 *Bingfeng* und dann zum medialen Anteil der Spina scapulae bei Dü 13 *Tianjing*,
- kreuzt via Dü 14 *Jianwaishu* und Dü 15 *Jianzhongshu* zu LG 14 *Dazhui* am Unterrand des Processus spinosus von C 7, wobei sie die Blasen-Leitbahn bei Bl 41 *Fufen* und Bl 11 *Dazhu* kreuzt,
- zieht nach unten in die Fossa supraclavicularis bei Ma 12 *Quepen* und verbindet sich mit dem Herzen,
- zieht entlang des Ösophagus nach unten, kreuzt das Konzeptionsgefäß bei KG 17 *Shanzhong* und zieht durch das Zwerchfell zum Magen,
- kreuzt das Konzeptionsgefäß bei KG 13 *Shangwan* und KG 12 *Zhongwan* und dringt in den Dünndarm ein.

Ein Ast

- steigt von der Fossa supraclavicularis nach oben, um den Hals und die Wange zum äußeren Augenkanthus zu kreuzen, wo sie sich mit der Gallenblasen-Leitbahn bei Gb 1 *Tongziliao* trifft, verläuft dann nach posterior in Richtung Ohr. Dort kreuzt sie die Gallenblasen-Leitbahn bei Gb 11 *Touqiaoyin* und die Dreifacher Erwärmer-Leitbahn bei 3E 20 *Jiaosun* und 3E 22 *Erheliao* und dringt bei Dü 19 *Tinggong* in das Ohr ein.

Ein anderer Ast

- trennt sich auf der Wange vom vorhergehenden Ast und steigt zur Infraorbitalregion nach oben (Dü 18 *Quanliao*), dann entlang des lateralen Anteils der Nase zum inneren Kanthus, wo sie sich mit der Blasen-Leitbahn bei Bl 1 *Jingming* trifft.
- Gemäß *Spiritual Pivot*[1] zieht ein weiterer Ast nach unten zu Ma 39 *Xiajuxu*, dem unteren *he*-Meerpunkt des Dünndarms.

Die Dünndarm-Hauptleitbahn verbindet sich mit folgenden zangfu: Herz, Magen und Dünndarm.

Die Dünndarm-Hauptleitbahn trifft sich mit anderen Leitbahnen bei folgenden Punkten: Di 14 *Binao*, LG 14 *Dazhui*, Bl 41 *Fufen*, Bl 11 *Dazhu*, Ma 12 *Quepen*, KG 17 *Shanzhong*, KG 13 *Shangwan*, KG 12 *Zhongwan*, Gb 1 *Tongziliao*, Gb 11 *Touqiaoyin*, 3E 20 *Jiaosun*, 3E 22 *Erheliao*, Bl 1 *Jingming*.

DIE DÜNNDARM-VERBINDUNGSLEITBAHN

- trennt sich von der Dünndarm-Leitbahn bei Dü 7 *Zhizheng* und verbindet sich mit der Herz-Leitbahn,
- zieht entlang des Arms nach oben und verbindet sich bei Di 15 *Jianyu* mit der Schulter.

DIE DÜNNDARM-SONDERLEITBAHN

- trennt sich von der Hauptleitbahn im Bereich der Schulter,
- tritt in die Axilla ein, kreuzt zum Herzen und zieht nach unten zum Abdomen, wo sie sich mit dem Dünndarm verbindet.

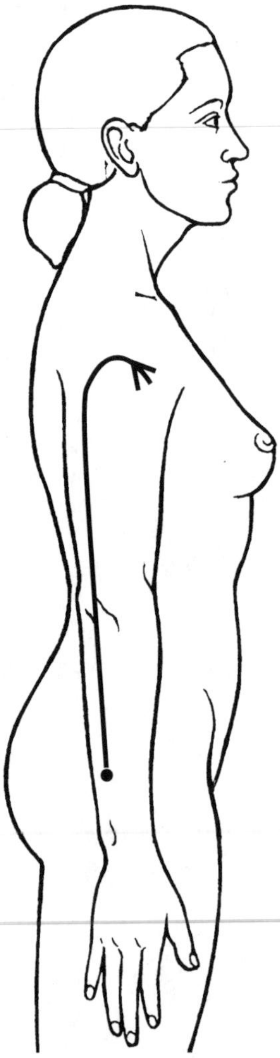

Die Dünndarm-Verbindungsleitbahn

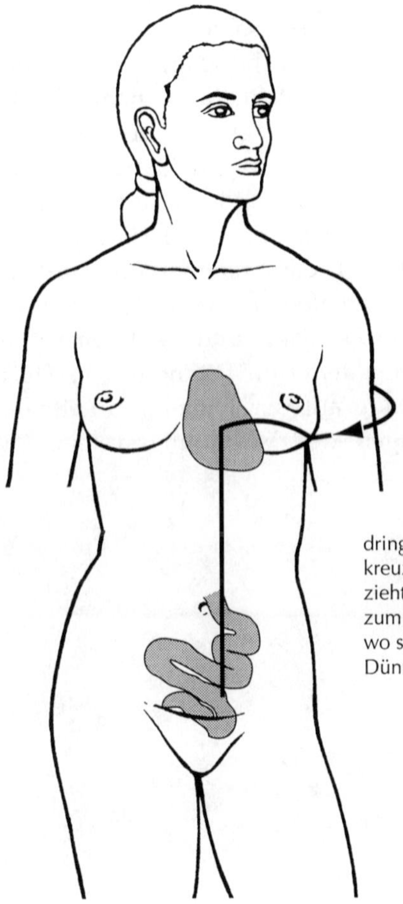

Die Dünndarm-Sonderleitbahn

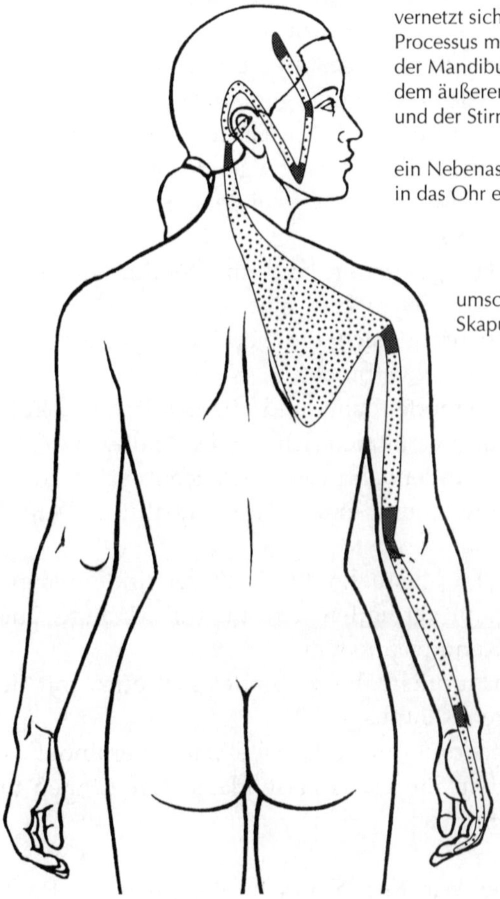

Die tendino-muskuläre Leitbahn des Dünndarms

DIE TENDINO-MUSKULÄRE LEITBAHN DES DÜNNDARMS

- entspringt an der dorsalen Seite des kleinen Fingers,
- vernetzt sich auf Höhe des Handgelenks,
- zieht entlang der Ulnarseite des Unterarms nach oben zum Ellenbogen, wo sie sich im Bereich des medialen Kondylus des Humerus vernetzt,
- steigt entlang des Arms nach oben, um sich auf Höhe der Axilla zu vernetzen,
- verläuft hinter der Axilla und umschließt die Skapula,
- zieht entlang des Halses, anterior der tendino-muskulären Leitbahn der Blase nach oben, um sich auf Höhe des Processus mastoideus zu vernetzen,
- zieht nach oben zur hinteren Fläche des Ohrs, wo ein Unterast ins Ohr eindringt,
- zieht weiter hinter dem Ohr nach oben, zu einem Bereich oberhalb des Ohres, wo sie dann nach unten verläuft, um sich im Bereich der Mandibula zu vernetzen,
- zieht entlang der Zähne nach oben, um sich auf Höhe des äußeren Kanthus zu vernetzen,
- zieht nach oben, um sich im Bereich der Ecke des Kopfes neben Ma 8 *Touwei* zu vernetzen.

Pathologische Symptome der tendino-muskulären Leitbahn des Dünndarms:

Verstauchter kleiner Finger, Schmerzen im Bereich des medialen Anteils des Ellenbogens und Oberarms, Schmerzen unterhalb der Axilla und im posterioren Anteil der Axilla, Schmerzen der Skapula, die in den Hals ausstrahlen, Tinnitus, Ohrenschmerzen, die bis zum submandibulären Bereich reichen, muss die Augen über längere Zeit schließen, bis er klar sehen kann, Spannung der Halssehnen, die zu Sehnenatrophie und Schwellung des Halses führt.

DISKUSSION

Die Dünndarm-Leitbahn des Hand-*taiyang* wird dem Element Feuer zugeschrieben, ist mit der Herz-Leitbahn innen-außen-gekoppelt und mit der Blasen-Leitbahn des Fuß-*taiyang* gemäß der Sechs-Schichten-Theorie verbunden. Hinsichtlich des Verlaufs der Dünndarm-Leitbahn, ist Folgendes erwähnenswert:

- die Haupt- und Sonderleitbahnen verbinden sich mit dem Herz.
- Die Hauptleitbahn und die tendino-muskuläre Leitbahn ziehen zum hinteren Bereich der Schulter, während sich die Verbindungsleitbahn mit Di 15 *Jianyu* verbindet.
- Die Sonderleitbahn und die tendino-muskuläre Leitbahn verbinden sich mit der Axilla.
- Die Hauptleitbahn verbindet sich mit der Skapula und die tendino-muskuläre Leitbahn umläuft die Skapula.
- Die Hauptleitbahn und die tendino-muskuläre Leitbahn verbinden sich mit Hals, Wange, äußerem Kanthus und Ohr.
- Die Hauptleitbahn verbindet sich auch mit dem inneren Kanthus.
- Die tendino-muskuläre Leitbahn verbindet sich mit dem Processus mastoideus, den Zähnen und dem Stirneck.

Viele der Wirkungen und Indikationen der Punkte auf der Dünndarm-Leitbahn können aufgrund ihres Status als Feuer-Leitbahn, ihrer Verbindung mit der Herz- und Blasen-Leitbahn und des Verlaufs ihrer Haupt- und Nebenleitbahnen erklärt werden. Dies kann wie folgt zusammengefasst werden:

- Beseitigung von Hitze aus den Leitbahnenverläufen und Senkung von Fieber, speziell von Malariafieber (Punkte Dü 1 *Shaoze* bis Dü 4 *Wangu*).
- Unterstützung hinsichtlich der Transformation von Schleim und der Ausleitung von Hitze aus dem *zang* Herz, speziell bei der Behandlung von manischen Erkrankungen (Dü 3 *Houxi*, Dü 5 *Yanggu*, Dü 7 *Zhizheng*, Dü 8 *Xiaohai*).
- Kühlung von Hitze und Feuer und Schmerzlinderung entlang des Leitbahnenverlaufs an Arm, Axilla, Schulter, Skapula, Hals (einschließlich Mumps), Halsrachenraum, Kiefer, Mund, Zähne, Zunge, Nase, Wange, Augen und Ohren. Punkte auf der Dünndarm-Leitbahn sind speziell bei Schwellungen indiziert (hauptsächlich von Hals, Halsrachenraum und Wange).
- Behandlung von Brusterkrankungen (Dü 1 *Shaoze*, Dü 2 *Qiangu* und Dü 11 *Tianzong*) und der lateralen Rippenregion (Dü 1 *Shaoze*, Dü 4 *Wangu*, Dü 5 *Yanggu* und Dü 11 *Tianzong*). Das Zusammentreffen der Dünndarm-Hauptleitbahn mit dem Zentrum des Brustkorbs bei KG 17 *Shanzhong* kann diese Wirkungen auf die Brust z. T. erklären, aber es gibt keinen offensichtlichen Grund, warum Punkte auf der Dünndarm-Leitbahn die laterale Rippenregion beeinflussen sollten.
- Bemerkenswert ist, dass die Hauptfunktion des Dünndarms darin besteht, aufzunehmen, zu transformieren und Flüssigkeiten abzusondern. Dunkles und stockendes Wasserlassen sind die einzigen Indikationen, die sich auf diese Funktion beziehen (Dü 2 *Qiangu* und Dü 3 *Houxi*). Noch bemerkenswerter ist, dass, obwohl sich die Leitbahn mit dem Zwerchfell und dem Magen verbindet, durch KG 12 *Zhongwan* und KG 13 *Shangwan* zieht und nach unten zum Dünndarm verläuft, keiner der Punkte auf der Dünndarm-Leitbahn bei Erkrankungen des Verdauungssystems indiziert ist.

DÜ 1 *SHAOZE* 少澤

Kleiner Sumpf

jing-Brunnenpunkt und Metallpunkt der Dünndarm-Leitbahn

LOKALISATION

Auf dem dorsalen Anteil des kleinen Fingers, auf dem Kreuzungspunkt der Linien entlang der ulnaren Grenze und der Basis des Nagels, ca. 0.1 *cun* von der Nagelecke entfernt.

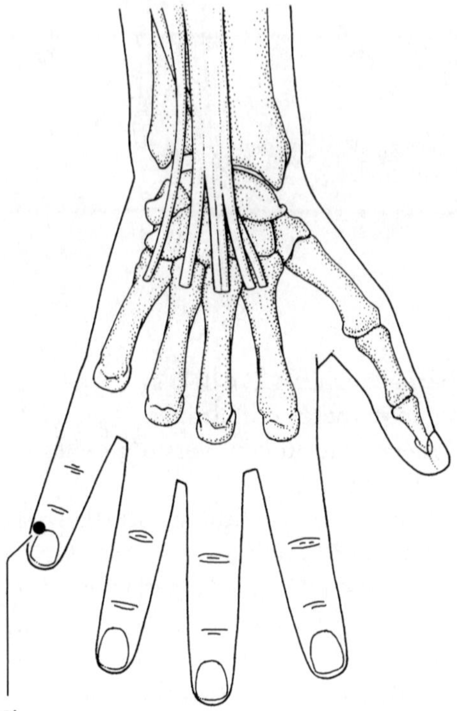

Dü 1 *Shaoze*

NADELUNG

Senkrecht oder schräg Richtung proximal 0.1 – 0.2 *cun* oder bluten lassen.

WIRKUNGEN

Beseitigt Hitze und unterstützt die Sinnesöffnungen
Stellt das Bewusstsein wieder her
Fördert die Laktation und unterstützt die Brüste

INDIKATIONEN

- Bewusstseinsverlust durch Wind-Apoplex, Kältegefühl unter dem Herzen, Agitiertheit mit Herzschmerzen, Druckgefühl und Schmerzen im Brustkorb, Schmerzen der lateralen Rippenregion, Manieerkrankung, klonische Spasmen.
- Kältezittern, Frösteln und Fieber ohne Schwitzen, fiebrige Erkrankung, Malaria, Husten.
- Kopfschmerz, Schwindel, oberflächliches visuelles Stauungssyndrom, rote Augen, Nasenbluten, Taubheit, Tinnitus, schmerzhaftes Stauungssyndrom des Halses, gerollte Zunge, steife Zunge, Hitze im Mund, Erosionen im Mund, Geschwüre im Mund, unwillkürlicher Speichelverlust
- Brustschwellung, Mamma-Abszess, fehlende Laktation.
- Steifer Hals, Schmerzen im posterolateralen Schulter- und Oberarmbereich, Ellenbogenschmerzen, Zittern und Taubheit des Arms, Erkrankung des kleinen Fingers.

KOMMENTAR

Dü 1 *Shaoze* ist der *jing*-Brunnenpunkt der Dünndarm-Leitbahn. Zusammen mit allen *jing*-Brunnenpunkten der *Yang*-Leitbahnen besitzt er eine starke Wirkung hinsichtlich der Beseitigung von Hitze aus dem anderen Ende der Leitbahn im Bereich des Kopfes. Äste der Dünndarm-Leitbahn ziehen nach oben zum Ohr, zum inneren und äußeren Kanthus und entlang der Nase, während ihre gekoppelte Herz-Leitbahn sich in die Zunge öffnet. Dü 1 *Shaoze* besitzt daher eine starke Wirkung zur Beseitigung von Hitze oder pathologisch aufsteigendem *Yang* aus den Augen, Ohren, Nase und Zunge, ebenso wie aus Mund und Hals und ist bei Fülleerkrankungen wie roten Augen, Tinnitus und Taubheit, Erosionen und Geschwürbildungen der Zunge, schmerzhaftem Stauungssyndrom des Halses, Mundgeschwüren, unwillkürlicher Speichelverlust und Nasenbluten indiziert. Gemäß *Classic of Difficulties*[2] sind die *jing*-Brunnenpunkte bei Völlegefühl unter dem Herzen indiziert. Während die Region „unter dem Herzen" einen speziellen Bezug zum oberen Epigastrium besitzt, behandelt Dü 1 *Shaoze,* wie viele der *jing*-Brunnenpunkte, Völlegefühl in der gesamten Brustkorbregion und ist bei Druckgefühl und Schmerzen im Brustkorb und Herzen, Kältegefühl unter dem Herzen und Schmerzen der lateralen Rippenregion indiziert.

In der klinischen Praxis wird Dü 1 *Shaoze* hauptsächlich bei Schwellung und Abszessen der Brüste und Störung der Laktation eingesetzt. Fehlende Laktation wird hauptsächlich in zwei Typen differenziert, nämlich *Qi* und Blutmangel mit ungenügender Milchproduktion oder Leber-*Qi*-Stagnation, die zu Stauung und Koagulation der Milch in den Brüsten führt. Die Dünndarm-Hauptleitbahn zieht nach unten zum Zentrum des Brustkorbes bei KG 17 *Shanzhong,* und diese zwei Punkte werden häufig bei ungenügender oder fehlender Laktation kombiniert. Ein Mamma-Abszess kann möglicherweise auf ein Leber- oder Magen-Feuer oder die Transformation äußerer Pathogene zu Hitze zurückgeführt werden. In Kombination mit passenden Punkten kann man Dü 1 *Shaoze* bei beiden Mustern anwenden.

Schließlich wird Dü 1 *Shaoze* zusammen mit den anderen *jing*-Brunnenpunkten dazu benützt, das Bewusstsein wiederherzustellen und ist daher bei einem Bewusstseinsverlust durch Wind-Apoplex indiziert.

PUNKTKOMBINATIONEN

- Fehlende Laktation: Dü 1 *Shaoze*, KG 17 *Shanzhong* und Di 4 *Hegu (Great Compendium)*.
- Fehlende Laktation: Tonisierung von Dü 1 *Shaoze* und Moxibustion auf KG 17 *Shanzhong (Great Compendium)*.
- Schwellung der Brüste: Dü 1 *Shaoze* und M-HN 9 *Taiyang* (*Ode of the Jade Dragon*).
- Schwellung der Brüste bei Frauen: Dü 1 *Shaoze* und Gb 41 *Zulinqi* (*Divine Moxibustion*)
- Schwellung der Brüste bei Frauen: Dü 1 *Shaoze* und Gb 1 *Tongziliao (Illustrated Supplement)*.
- Mamma-Abszess: Dü 1 *Shaoze*, Ma 39 *Xiajuxu*, Ma 36 *Zusanli*, Gb 43 *Xiaxi*, Lu 10 *Yuji*, Bl 40 *Weizhong* und Gb 41 *Zulinqi (Great Compendium)*.
- Erosion, Hitze und Trockenheit des Mundes: Dü 1 *Shaoze*, Pe 8 *Laogong*, Di 3 *Sanjian* und Le 3 *Taichong (Thousand Ducat Formulas)*.
- Schmerzhaftes Stauungssyndrom des Halses, gerollte Zunge und trockener Mund: Dü 1 *Shaoze*, 3E 1 *Guanchong* und Gb 44 *Zuqiaoyin (Thousand Ducat Formulas)*.

DÜ 2 *QIANGU*

前谷

Vorderes Tal

Ying-Quellpunkt und Wasserpunkt der Dünndarm-Leitbahn

LOKALISATION

Auf der Ulnarseite des kleinen Fingers, in einer Mulde genau distal des Metakarpophalangealgelenks.

NADELUNG

a) Schräg nach distal 0.2 – 0.3 *cun*;
b) Senkrecht-schräg Richtung Handfläche 0.5 *cun*.

WIRKUNGEN

Klärt Wind-Hitze und verringert Schwellung
Unterstützt die Augen, Ohren und den Hals
Aktiviert die Leitbahn und lindert Schmerz

INDIKATIONEN

- Mumps, Schwellung und Schmerzen des Halses, Schwellung der Wange mit Ausstrahlung zum Ohr, schmerzhaftes Stauungssyndrom des Halses, Halsschmerzen, die das Schlucken verhindern.

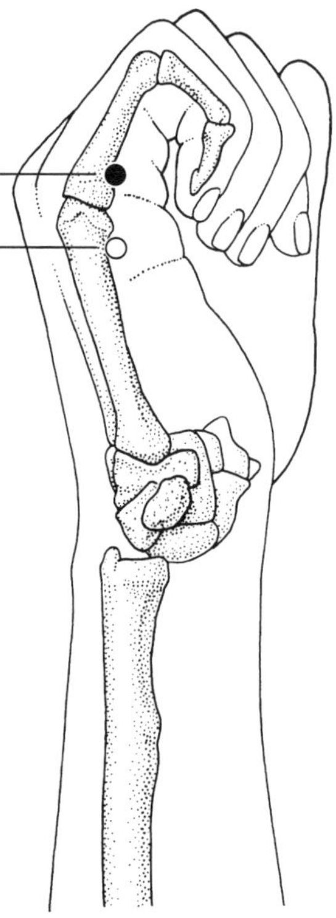

- Oberflächliches visuelles Stauungssyndrom, Augenschmerz mit Tränen, berstender Augenschmerz, rote Augen, verstopfte Nase, Nasenbluten, Tinnitus.
- Husten mit Völlegefühl im Brustkorb, Bluthusten, fieberhafte Erkrankung ohne Schwitzen, Malaria, Durst, erschwertes Wasserlassen mit dunklem Urin, Epilepsie, fehlende Laktation postpartal.
- Steifheit und Schmerzen des Halses und des Rückens, Schmerzen der Skapula, Schmerzen mit Unfähigkeit den Arm zu heben, Handgelenksschmerzen, Hitze der Handflächen, Hitze und Schmerzen des kleinen Fingers, Jucken und Taubheit der Finger.

KOMMENTAR

Gemäß *Classic of Difficulties*[2] sind die *ying*-Brunnenpunkte bei „Hitze im Körper" indiziert. Als *ying*-Brunnenpunkt und Wasserpunkt der Dünndarm-Leitbahn besitzt Dü 2 *Qiangu* eine besonders starke Wirkung Feuer zu bändigen.

Dü 2 *Qiangu* gehört zur *taiyang*-Leitbahn, die äußerste der Sechs Schichten, und ist in der Lage, Hitze (speziell äußere Wind-Hitze) aus den oberflächlichen Anteilen des Körpers, speziell im Bereich der Augen, der Nase und der Ohren beseitigen. Er ist bei berstenden Augenschmerzen, Rötung der Augen, verstopfter Nase, Nasenbluten und Tinnitus indiziert. Er ist auch in der Lage, äußere Hitze aus Lunge und Hals auszuleiten (Husten, schmerzhaftes Stauungssyndrom des Halses, Fieber und Durst) und Malaria zu behandeln.

Wenn pathogene Hitze virulent ist, kann sie toxische Hitze, charakterisiert durch Entzündung, Schmerzen und Schwellung, zur Folge haben. Dü 2 *Qiangu* ist bei Mumps, Schwellung der Wange, die bis zum Ohr reicht und Schwellung und Schmerzen des Halses und des Halsrachenraumes indiziert.

Schließlich ist Dü 2 *Qiangu* bei Steifheit und Schmerzen entlang der Dünndarm-Leitbahn von der Hand bis zum Hals, ebenso wie bei Taubheit und Hitze der Finger und der Handflächen indiziert.

PUNKTKOMBINATIONEN

- Schwellung des Halses mit Unfähigkeit zu schlucken: Dü 2 *Qiangu*, Ni 6 *Zhaohai* und Le 4 *Zhongfeng (Thousand Ducat Formulas)*.
- Geschwächter Halsrachenraum, Schwellung des Halses mit Unfähigkeit den Kopf zu drehen, Schwellung der Wange, die bis zum Ohr reicht: Dü 2 *Qiangu*, Gb 12 *Wangu* und 3E 16 *Tianyou (Thousand Ducat Formulas)*.
- Taubheit: Dü 2 *Qiangu*, Dü 3 *Houxi* und Di 6 *Pianli (Supplementing Life)*.
- Tinnitus: Dü 2 *Qiangu*, Di 6 *Pianli*, Di 5 *Yangxi*, Di 1 *Shangyang*, Bl 8 *Luoque* und Dü 4 *Wangu (Supplementing Life)*.
- Augenschmerzen: Dü 2 *Qiangu*, Di 5 *Yangxi*, Di 2 *Erjian*, Pe 7 *Daling*, Di 3 *Sanjian* und LG 23 *Shangxing (Great Compendium)*.
- Oberflächliches visuelles Stauungssyndrom: Dü 2 *Qiangu* und Bl 64 *Jinggu (Thousand Ducat Formulas)*.
- Malaria mit Frieren und Fieber: Dü 2 *Qiangu*, Lu 7 *Lieque*, Dü 3 *Houxi* und Dü 1 *Shaoze (Thousand Ducat Formulas)*.

DÜ 3 *HOUXI*

後溪

Hinterer Fluss

shu-Bachpunkt und Holzpunkt der Dünndarm-Leitbahn
Öffnungspunkt des Lenkergefäßes

LOKALISATION

Im Bereich der ulnaren Handkante, in einer deutlichen Mulde proximal des fünften Metakarpalköpfchens.

ANMERKUNG ZUR LOKALISATION

Dieser Punkt kann leichter lokalisiert werden, wenn sich die Hand in lockerer Fauststellung befindet.

NADELUNG

Senkrecht 0.5 bis 2 *cun* Richtung Di 3 *Sanjian*.
Anmerkung: Man nadelt mit der Hand in einer lockeren Fauststellung, d. h. so, dass die Metakarpalknochen alle in derselben Ebene liegen. Das ist besonders wichtig, wenn tief in Richtung der anderen Seite der Hand genadelt wird.

WIRKUNGEN

Unterstützt den Hinterkopf, Nacken und Rücken
Aktiviert die Leitbahn und erleichtert Schmerzen
Beseitigt Wind und Hitze und behandelt Malaria
Beruhigt den Geist und behandelt Epilepsie
Beseitigt Hitze und unterstützt die Sinnesöffnungen
Reguliert das Lenkergefäß

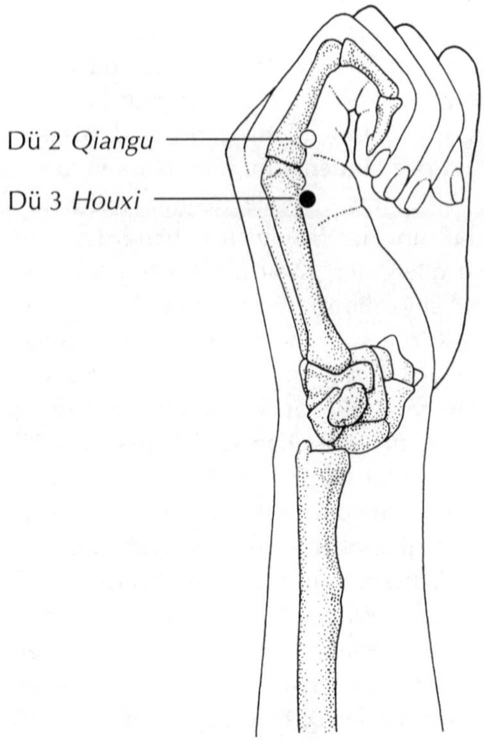

INDIKATIONEN

- Steifheit und Schmerzen des Halses, Schwierigkeiten beim Drehen des Halses, einseitiger Kopfschmerz, beidseitiger Kopfschmerz, Schmerzen von Rücken und Schulter, Schmerzen von Schulter, Ellenbogen und Arm, Kontraktion des Ellenbogens, Kontraktion und Schmerzen der Finger, Schmerzen der lumbalen Region, der Knie, Hemiplegie.
- Malaria, nächtliches Schwitzen, Kälte-Zittern, Frösteln und Fieber, fieberhafte Erkrankung ohne Schwitzen, Völlegefühl im Brustkorb, Gelbsucht, dunkles, zögerliches Wasserlassen.
- Epilepsie, Manie-Depression, Erkrankungen des Lenkergefäßes.
- Taubheit, Tinnitus, oberflächliches visuelles Stauungssyndrom, Rötung und Schmerzen der Augen, Schwellung der Augen mit Tränen, Nasenbluten,

Zahnschmerzen, Schwellung von Hals und Wange, Rötung, Schwellungen und Schmerzen beider Wangen, Stimmverlust nach Wind-Apoplex.

KOMMENTAR

Dü 3 *Houxi* ist sowohl der *shu*-Bachpunkt der Dünndarm-Leitbahn, die mit der Herz-Leitbahn innen-außen-gekoppelt ist, als auch der Öffnungspunkt des Lenkergefäßes. Die meisten seiner Wirkungen und Indikationen können durch seine Verbindungen zu diesen drei Leitbahnen erklärt werden. In der klinischen Praxis kann man vier Hauptwirkungsbereiche von Dü 3 *Houxi* sehen.

Erstens stellt er einen wichtigen Punkt zur Behandlung von Schmerzen, Steifheit und Kontraktion entlang des Verlaufs seiner zugeordneten Leitbahn dar. Die *taiyang*-(Dünndarm und Blase)Leitbahn kreuzt das Hinterhaupt, den Nacken, die Skapula und die paravertebrale Region, während das Lenkergefäß um das Steißbein entlang der Wirbelsäule nach oben zum Kopf zieht. Gemäß *Classic of Difficulties*[3] sind die *shu*-Bachpunkte bei „Schweregefühl des Körpers … und Schmerzen der Gelenke" indiziert. Dü 3 *Houxi* ist ein wichtiger Punkt zur Behandlung von okzipitalen Kopfschmerzen (obwohl er auch für einseitige und beidseitige Kopfschmerzen benützt wird) und Steifheit und Schmerzen des Halses, sowohl akut oder chronisch als auch durch äußere pathogene Faktoren oder innere Disharmonie. Er besitzt einen entscheidenden Einfluss auf die gesamte Wirbelsäule und ist ein wichtiger und häufig gebrauchter distaler Punkt bei Schmerzen im Bereich der oberen Wirbelsäule und der Schulterblätter, ebenso in der Behandlung einer akuten Verstauchung im medialen oder lateralen Lumbalbereich.

Dü 3 *Houxi* ist auch wichtig für Erkrankungen der Fingergelenke, speziell des kleinen und des Ringfingers, und kann tief Richtung Di 3 *Sanjian* genadelt werden, wenn alle vier Finger betroffen sind. Dü 3 *Houxi* ist ebenso wichtig für die Behandlung von Schmerzen und Kontraktion des Arms, des Ellenbogens und der Schulter.

Die zweite Hauptwirkung von Dü 3 *Houxi* besteht darin, fieberhafte Erkrankungen zu beseitigen. Es kann durch die Tatsache erklärt werden, dass die *taiyang*-Dünndarm-Leitbahn zum Element Feuer gehört, *taiyang* die äußerste der Sechs Schichten darstellt und das Lenkergefäß alle *Yang*-Leitbahnen und damit die Oberfläche des gesamten Körpers beherrscht. Dü 3 *Houxi* ist besonders bei der Behandlung von Malaria indiziert, im Falle, dass ein Angriff von äußerer pathogener Wind-Kälte oder Wind-Hitze zu Frösteln und Fieber verbunden mit starken Halsschmerzen oder schmerzender Wirbelsäule führt. Einen weiteren Einfluss seiner Hitzebeseitigenden Wirkung stellt die Behandlung von nächtlichem Schwitzen, speziell in Kombination mit He 6 *Yinxi* dar.

In *Ode of the Obstructed River* wird der Gebrauch von Dü 3 *Houxi* als eine „der acht therapeutischen Methoden" dargestellt. In dieser Anwendungsbeschreibung der acht Öffnungspunkte der außerordentlichen Gefäße, hinsichtlich der Beeinflussung spezieller Symptome und Bereiche im Körper, wird Dü 3 *Houxi* bei Erkrankungen des Lenkergefäßes und für Manie-Depression empfohlen.

Die dritte Wirkung von Dü 3 *Houxi* liegt daher in der Beruhigung des Geistes und in der Behandlung von sowohl manisch-depressiven Erkrankungen als auch Epilepsien. Erstere sind auf Schleim und Schleim-Hitze zurückzuführen, die den Geist stören und beunruhigen, Letztere auf die Störung des Geistes und des Gehirns durch pathogenen Wind und Schleim. Gemäß *Sun Si-miao*, dem bekannten Arzt des siebten Jahrhunderts „ist der Kopf der oberste Führer, der Ort an dem sich der Geist des Mannes konzentriert"[4], während im sechzehnten Jahrhundert *Li Shi-zhen* feststellt: „Das Gehirn ist die Heimat des ursprünglichen Geistes."

Da die Dünndarm-Leitbahn mit dem Herzen, das den Geist beheimatet, innen-außen-gekoppelt ist und Dü 3 *Houxi* den Öffnungspunkt des Lenkergefäßes darstellt, der ins Gehirn eindringt, wurde dieser Punkt lange in der Behandlung von Epilepsie für bedeutend angesehen. *Song More Precious Than Jade* empfiehlt ihn zum Beispiel für die fünf Arten von Epilepsie.

Viertens ist Dü 3 *Houxi*, zusammen mit den Punkten Dü 1 *Shaoze* und Dü 2 *Qiangu*, in der Lage, sowohl äußere als auch innere Hitze aus der Dünndarm-Leitbahn im Kopf (speziell Ohren und Augen) zu beseitigen und die Sinnesöffnungen zu unterstützen. Er ist daher bei Erkrankungen wie Tinnitus und Taubheit, oberflächlichem visuellem Stauungssyndrom, Rötung, Schmerzen und Schwellung der Augen mit Tränen, Nasenbluten und Schmerzen und Schwellung der Wangen indiziert.

PUNKTKOMBINATIONEN

- Steifheit des Halses mit Unfähigkeit den Kopf zu drehen: Dü 3 *Houxi* und 3E 16 *Tianyou* (*Supplementing Life*).
- Kopfschmerzen: Dü 3 *Houxi*, Bl 10 *Tianzhu*, LG 13 *Taodao*, Bl 11 *Dazhu* und Lu 6 *Kongzui* (*Thousand Ducat Formulas*).
- Schmerzen des Kopfes und der Augen: Dü 3 *Houxi* und 3E 5 *Waiguan* (*Divine Moxibustion*).
- Schmerzen des Unterarms: Dü 3 *Houxi*, Di 10 *Shousanli* und Di 11 *Quchi* (*Supplementing Life*).

- Kontraktion des Ellenbogens: Dü 3 *Houxi*, Lu 5 *Chize*, Di 15 *Jianyu*, Dü 8 *Xiaohai*, Pe 5 *Jianshi*, Pe 7 *Daling* und Lu 10 *Yuji* (*Great Compendium*).
- Schmerzen der Schulter und des Rückens: Dü 3 *Houxi*, Dü 4 *Wangu*, Bl 12 *Fengmen*, Gb 21 *Jianjing*, 3E 3 *Zhongzhu*, 3E 6 *Zhigou* und Bl 40 *Weizhong* (*Great Compendium*).
- Malaria mit viel Hitze und wenig Kälte: Dü 3 *Houxi*, LG 14 *Dazhui*, Pe 5 *Jianshi* und Di 11 *Quchi* (*Great Compendium*).
- Malaria mit viel Kälte und wenig Hitze: Dü 3 *Houxi*, LG 14 *Dazhui* und Di 11 *Quchi* (*Great Compendium*).
- Profuse Nachtschweiße: Dü 3 *Houxi* und He 6 *Yinxi* (*One Hundred Symptoms*).
- Die fünf Arten der Epilepsie: Dü 3 *Houxi*, KG 15 *Jiuwei* und He 7 *Shenmen* (*Song More Precious Than Jade*).
- Epilepsie: Dü 3 *Houxi*, Pe 6 *Neiguan*, He 7 *Shenmen*, Bl 15 *Xinshu* und Mi 1 *Yinbai* (*Complete Collection*).
- Epileptische Konvulsionen, verrücktes Gehen, Unfähigkeit zu schlafen, Agitiertheit des Herzens: Dü 3 *Houxi*, Bl 2 *Zanzhu*, Dü 8 *Xiaohai* und LG 18 *Qiangjian* (*Thousand Ducat Formulas*).
- Manie, Verlangen auf hohe Plätze zu steigen und zu singen, sich zu entkleiden und herumzulaufen: Dü 3 *Houxi*, He 7 *Shenmen* und Ma 42 *Chongyang* (*Great Compendium*).
- Plötzliche Manie: Dü 3 *Houxi*, Pe 5 *Jianshi* und Di 4 *Hegu* (*Great Compendium*).
- Taubheit: Dü 3 *Houxi*, Dü 2 *Qiangu* und Di 6 *Pianli* (*Supplementing Life*).
- Nasenbluten mit erstickender Atmung: Dü 3 *Houxi*, Gb 18 *Chengling*, Gb 20 *Fengchi*, Bl 12 *Fengmen* und Bl 45 *Yixi* (*Thousand Ducat Formulas*).
- Gelbsucht: Dü 3 *Houxi* und Pe 8 *Laogong* (*One Hundred Symptoms*).

DÜ 4 *WANGU* 腕骨

Handgelenksknochen

Yuan-Quellpunkt der Dünndarm-Leitbahn

LOKALISATION

Im Bereich der ulnaren Handkante, in einer Mulde zwischen der Basis des fünften Metakarpalknochens und dem Os triquetrum.

NADELUNG

Senkrecht 0.3 – 0.5 *cun*.

WIRKUNGEN

Aktiviert die Leitbahn und erleichtert Schmerzen
Beseitigt Hitze und reduziert Schwellung
Klärt feuchte Hitze und behandelt Gelbsucht

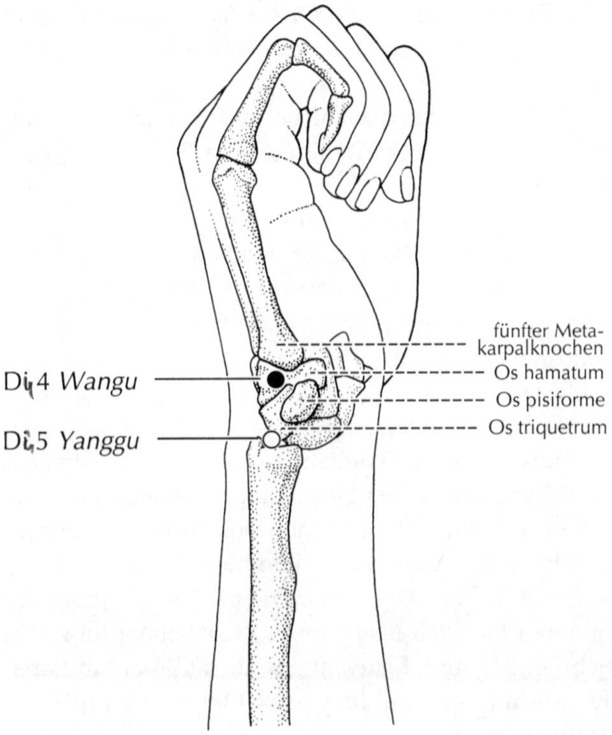

INDIKATIONEN

- Kontraktion der fünf Finger mit erschwerter Flexion und Extension, Schwäche und Schmerzen des Handgelenks, Kontraktion des Arms und des Ellenbogens mit erschwerter Flexion und Extension, Steifheit und Schwellung des Halses, Kopfschmerzen, Schmerzen der Schulter, Kälte und Schmerzen der Schulter und des Rückens, Schmerzen der lateralen Rippenregion mit Unfähigkeit Atem zu holen, Lumbalschmerzen mit Ausstrahlung in die Beine, Hemiplegie, klonische Spasmen.
- Schmerzen und Schwellung der Wange mit Ausstrahlung ins Ohr, Schwellung des Halses, der submandibulären Region und des Kiefers, schmerzhaftes Stauungssyndrom des Halses, Tinnitus, oberflächliche visuelle Obstruktion, Tränen, Geschmacksverlust.
- Gelbsucht, Milzschwäche, Gelbsucht, fieberhafte Erkrankung ohne Schwitzen, Frösteln und Fieber, Malaria, Erkrankung mit Auszehrung, übermäßigem Durst, Agitiertheit und Völlegefühl.

KOMMENTAR

Dü 4 *Wangu* ist der *yuan*-Quellpunkt der Dünndarm-Leitbahn. Seine wichtigste klinische Anwendung liegt in der Behandlung von Kontraktion, Steifheit und Schmerzen entlang der gesamten Leitbahn, einschließlich der Hand, des Ellenbogens, des Arms, der Schulter, des Halses und des Rückens. Er ist einer der wichtigsten Punkte (zusammen mit Di 5 *Yangxi*, 3E 3 *Zhongzhu* und Dü 7 *Zhizheng*) zur Behandlung von Erkrankungen der fünf Finger, speziell wenn diese durch Kontraktion und Schmerzen charakterisiert sind.

Dü 4 *Wangu* besitzt eine besondere Wirkung in der Behandlung von Schwellungen im Bereich des oberen Anteils der Leitbahn, speziell des Halses, der Wange und der submandibulären Region. Wie alle vorhergehenden Punkte der Leitbahn ist er auch bei der Behandlung von Tinnitus indiziert, wodurch der Verlauf der Dünndarm-Hauptleitbahn und der tendino-muskulären Leitbahn, die ins Ohr eindringen, widergespiegelt wird. Dies ist ein Beispiel für Akupunkturpunkte, die eher zur Behandlung von Erkrankungen der Leitbahn als der darunter liegenden Disharmonie der *zangfu* eingesetzt werden.

Dü 4 *Wangu* kann daher bei Tinnitus jeglicher Ätiologie zur Anwendung kommen.

Dü 4 *Wangu* ist besonders in Kombination mit anderen Punkten (siehe unten) zur Behandlung von Schmerzen und Schwellung der submandibulären Region mit Ausstrahlung zum Ohr und deutlichem Tinnitus indiziert.

Schließlich hat sich empirisch herausgestellt, dass Dü 4 *Wangu* in der Behandlung unterschiedlichster Arten von Gelbsucht, sowohl durch feuchte Hitze als auch durch Kälte, aber auch bei Schmerzen der lateralen Rippenregion mit Unfähigkeit Luft zu holen, wirksam ist. Diese Wirkungsweise kann weder durch einen Bezug zum Leitbahnenverlauf noch durch die Funktionen des Dünndarms einfach erklärt werden.

PUNKTKOMBINATIONEN

- Kontraktion der fünf Finger mit Unfähigkeit zu beugen und zu strecken: Dü 4 *Wangu* und 3E 3 *Zhongzhu* (*Thousand Ducat Formulas*).
- Schmerzen der Schulter und des Arms: Dü 4 *Wangu* und Dü 11 *Tianzong* (*Supplementing Life*)
- Schmerzen der submandibulären Region, die einen Tinnitus und eingeschränktes Hören zur Folge haben: Dü 4 *Wangu*, Dü 5 *Yanggu*, Dü 9 *Jianzhen*, Gb 43 *Xiaxi* und Gb 44 *Zuqiaoyin* (*Thousand Ducat Formulas*).
- Zahnschmerzen und Karies: Dü 4 *Wangu*, Ma 7 *Xiaguan*, Ma 5 *Daying* und 3E 17 *Yifeng* (*Supplementing Life*).
- Schmerzen der lateralen Rippenregion mit Unfähigkeit Luft zu holen: Dü 4 *Wangu* und Dü 5 *Yanggu* (*Thousand Ducat Formulas*).
- Gelbsucht bei Milzschwäche: Dü 4 *Wangu* und KG 12 *Zhongwan* (*Ode of the Jade Dragon*).

DÜ 5 *YANGGU*

陽谷

Yang-Tal

jing-Flußpunkt und Feuerpunkt der Dünndarm-Leitbahn

LOKALISATION

Auf der Ulnarseite des Handgelenks, in der Mulde zwischen dem Kopf der Ulna und dem Os triquetrum.

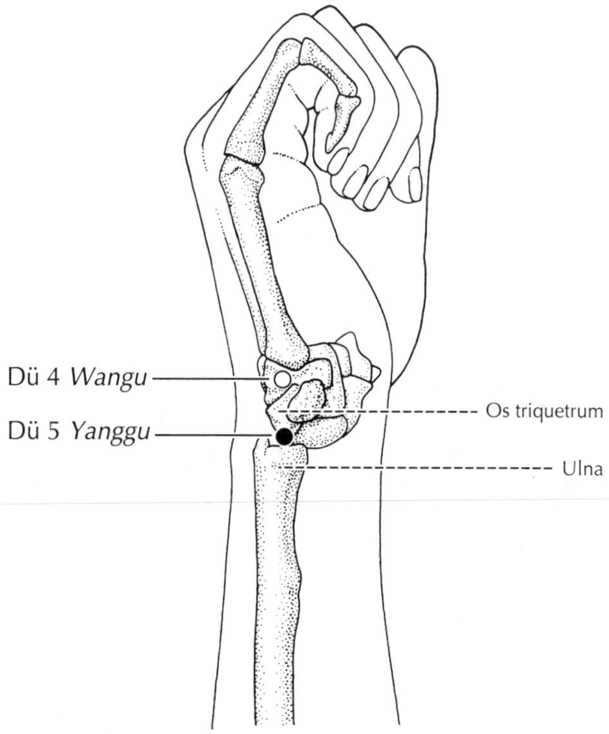

ANMERKUNG ZUR LOKALISATION

Die meisten Quellen lokalisieren diesen Punkt zwischen dem Processus styloideus der Ulna und dem Os triquetrum. In der Praxis kann es sein, dass der Processus styloideus der Ulna allerdings nicht tastbar ist. Wenn er tastbar ist, liegt er oft etwas posterior von Dü 5 *Yanggu*.

NADELUNG

Senkrecht 0.3 bis 0.5 *cun*.

WIRKUNGEN

Klärt Hitze und vermindert Schwellung
Beruhigt den Geist

INDIKATIONEN

- Schwellung des Halses und der submandibulären Region, Kiefersperre, Steifheit der Zunge bei Babys, die sie vom Nuckeln abhält, Zungenbewe-

gung, Zahnschmerzen, sowohl im Ober- als auch Unterkiefer, Tinnitus und Taubheit, visueller Schwindel, Rötung, Schwellung und Schmerzen der Augen.
- Manie, verrücktes Gehen, klonische Spasmen, Schmerzen des Brustkorbs und der lateralen Rippenregion mit erschwerter Atmung, fieberhafte Erkrankung ohne Schwitzen; Frösteln und Fieber.
- Schmerzen des Handgelenks und der Hand, Schmerzen des Arms, Schulterschmerz mit Unfähigkeit sich selbst anzuziehen, schmerzhafte Hämorrhoiden.

KOMMENTAR

Dü 5 *Yanggu* ist der Feuerpunkt und *jing*-Flusspunkt der Dünndarm-Leitbahn. Im Gegensatz zu den meisten distalen Punkten der Leitbahn besitzt er relativ wenig Wirkung auf die Leitbahn als Ganzes. Mit anderen Worten ist er zur Behandlung von Erkrankungen der Hand, des Arms oder der Schulter weniger nützlich, konzentriert sich aber mehr auf die Augen, Ohren und den Kiefer. Als Feuerpunkt ist er in der Lage Hitze und Schwellung zu beseitigen und Kontraktionen in diesen Bereichen zu lindern. Er ist besonders bei Schwellungen des Halses und der submandibulären Region, Kiefersperre, Kontraktion der Zunge bei Babys, Zungenbewegung (wenn die Zunge wiederholt wie von einer Schlange aus dem Mund gestreckt wird) und Armschmerzen, indiziert. Während die meisten klassischen Quellen diesen Punkt für Zahnschmerzen des Oberkiefers empfehlen, schloss ihn *Sun Si-miao*, der berühmte Arzt des siebten Jahrhunderts, in seine Beschreibung für Zahnschmerzen, sowohl im Ober- als auch im Unterkieferbereich ein.

Als Feuerpunkt der Dünndarm-Leitbahn (innen-außen-gekoppelt mit der Herz-Leitbahn) ist Dü 5 *Yanggu* in der Lage, Hitze aus dem Herzen auszuleiten und den Geist zu beruhigen. Außerdem ist er für Manie und „verrücktes Gehen" indiziert.

Dü 5 *Yanggu* ist bei Hämorrhoiden angezeigt (und taucht in Kombination mit distalen Punkten der Blasen-Leitbahn auf). Während man die Namen der Punkte der *Yang*-Leitbahnen im Bereich des Handgelenks lernt, ist es hilfreich, sich an die Ähnlichkeiten ihrer Namen zu erinnern: Di 5 *Yangxi* (*Yang*-Schlucht), Dü 5 *Yanggu* (*Yang*-Tal) und 3E 4 *Yangchi* (*Yang*-Teich).

PUNKTKOMBINATIONEN

- Zahnschmerzen im Oberkieferbereich: Dü 5 *Yanggu* und Gb 17 *Zhengying* (*Thousand Ducat Formulas*).
- Zahnschmerzen im Unterkieferbereich: Dü 5 *Yanggu*, 3E 2 *Yemen*, Di 1 *Shangyang*, Di 2 *Erjian* und 3E 9 *Sidu* (*Thousand Ducat Formulas*).
- Schwellung der submandibulären Region mit Kiefersperre: Di 5 *Yangxi* und Gb 43 *Xiaxi* (*One Hundred Symptoms*).
- Tinnitus und Taubheit: Dü 5 *Yanggu*, Ma 7 *Xiaguan*, 3E 1 *Guanchong*, 3E 2 *Yemen* und Di 5 *Yangxi* (*Systematic Classic*).
- Schwindel und Augenschmerzen: Dü 5 *Yanggu* und Bl 58 *Feiyang* (*Supplementing Life*).
- Manisches Lachen: Dü 5 *Yanggu* und He 7 *Shenmen* (*Thousand Ducat Formulas*).
- Verrücktheit mit Erbrechen: Dü 5 *Yanggu*, Ni 9 *Zhubin*, LG 19 *Houding*, LG 18 *Qiangjian*, LG 17 *Naohu*, Bl 8 *Luoque* und Bl 9 *Yuzhen* (*Thousand Ducat Formulas*).
- Verrücktes Gehen: Dü 5 *Yanggu* und LG 16 *Fengfu* (*Great Compendium*).
- Schmerzen des Ellenbogens, zeitweise mit Kälte verbunden: Dü 5 *Yanggu*, Di 11 *Quchi*, 3E 1 *Guanchong*, Di 10 *Shousanli*, 3E 3 *Zhongzhu*, Lu 5 *Chize* (*Thousand Ducat Formulas*).
- Unfähigkeit, die Schulter zu heben und sich anzukleiden: Dü 5 *Yanggu* und 3E 11 *Qinglengyuan* (*Thousand Ducat Formulas*).
- Hämorrhoiden, Schwellung der Axilla: Dü 5 *Yanggu*, Bl 56 *Chengjin*, Bl 36 *Chengfu*, Bl 40 *Weizhong* (*Thousand Ducat Formulas*).

DÜ 6 *YANGLAO*

養老

Nährung des Alters

xi-Grenzpunkt der Dünndarm-Leitbahn

LOKALISATION

Wenn die Hand mit der Handfläche auf dem Brustkorb gelegt wird, ist dieser Punkt dorsal des Köpfchens der Ulna, in einer Spalte auf Höhe und radial des höchsten Punktes des Processus styloideus ulnae, lokalisiert.

ANMERKUNG ZUR LOKALISATION

Diesen Punkt kann man in folgender Weise lokalisieren. Bitten Sie den Patienten, sich mit dem Arm neben dem Körper und der Hand in Pronationsstellung (Handfläche auf der Unterlage) hinzulegen. Wenn der Behandler seinen Finger auf den höchsten Punkt des Processus styloideus legt und den Patienten bittet, seine Handfläche auf den Brustkorb zu legen, kann der Punkt in der Spalte gefunden werden, auf der der Finger des Therapeuten liegt.

NADELUNG

Schräg oder transversal-schräg, distal oder proximal gerichtet 0.5 – 1 *cun*.

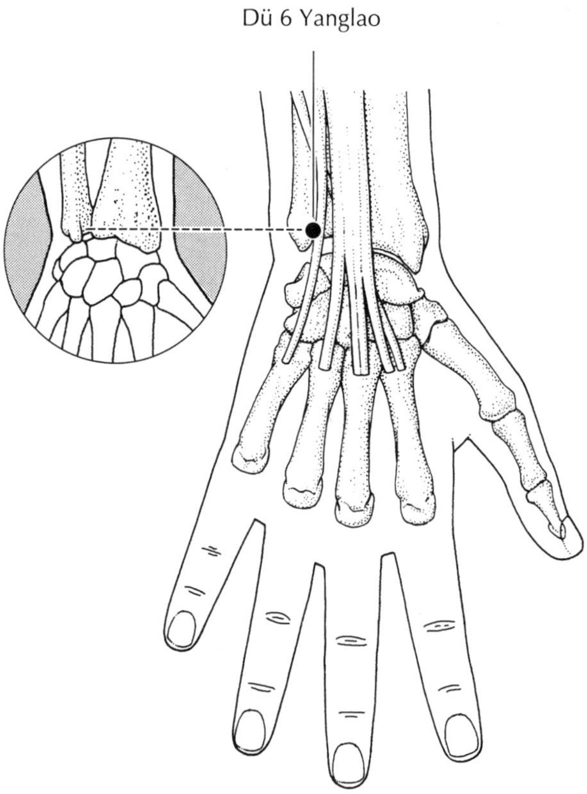

WIRKUNGEN

Aktiviert die Leitbahn und erleichtert Schmerzen
Unterstützt die Schulter und den Arm
Beruhigt akute Zustände
Unterstützt die Augen

INDIKATIONEN

- Schulterschmerzen, Schmerzen der Schulter, als wäre sie gebrochen, Schmerzen des Oberarms, als ob er disloziert wäre, Steifheit und Schmerzen der Schulter und des Rückens, Taubheit der Schulter und des Arms, Rötung und Schwellung des äußeren Anteils des Ellenbogens, Schweregefühl und Schmerz der Lumbalregion, erschwertes Sitzen und Aufstehen, Kontraktion der Sehnen und schmerzhaftes Stauungssyndrom des Fußes mit Unfähigkeit zu strecken und zu beugen.
- Schwache Sehkraft, verschwommenes Sehen, Augenschmerz.

KOMMENTAR

Dü 6 *Yanglao* ist der *xi*-Grenzpunkt der Dünndarm-Leitbahn. Die *xi*-Grenzpunkte sind die Punkte, an denen sich *Qi* und Blut, die relativ oberflächlich entlang der Leitbahnen von den *jing*-Brunnenpunkten ausgehend fließen, sammeln und mehr in die Tiefe eindringen. Die *xi*-Grenzpunkte sind allgemein in der Behandlung von akuten Zuständen und Schmerzen indiziert. Dü 6 *Yanglao* wird besonders für Schmerzen der Schulter, der Skapula und des Arms eingesetzt, die so stark sind, dass es sich anfühlt, als ob die Schulter gebrochen oder disloziert sei. Diese Wirkungsweise dehnt sich auf die gepaarte *taiyang*-Fuß-(Blase)Leitbahn aus, und Dü 6 *Yanglao* wird daher auch als distaler Punkt für akute Verstauchung der Lumbalregion und für Kontraktion der Sehnen sowie ein schmerzhaftes Stauungssyndrom des Fußes eingesetzt.

Die Dünndarm-Hauptleitbahn und die tendinomuskuläre Leitbahn verbinden sich mit dem äußeren Kanthus. Nur die Hauptleitbahn verbindet sich mit dem inneren Kanthus.

Dü 6 *Yanglao* ist durch seinen Gebrauch bei Augenerkrankungen vom Leeretyp, charakterisiert durch verschwommenes, eingeschränktes Sehen, bekannt. Die meisten Autoritäten erklären den Namen dieses Punktes „Nährung des Alters" aufgrund dieser Wirkung.

PUNKTKOMBINATIONEN

- Schmerzen der Schulter, als ob sie gebrochen sei: Dü 6 *Yanglao* und Bl 10 *Tianzhu (Thousand Ducat Formulas).*
- Schmerzen der Lumbalregion und des Knies: Dü 6 *Yanglao,* Gb 30 *Huantiao,* Gb 34 *Yanglingquan,* Bl 60 *Kunlun* und Bl 62 *Shenmai (Illustrated Supplement).*
- Verschwommenes Sehen: Dü 6 *Yanglao* und Bl 10 *Tianzhu (One Hundred Symptoms).*
- Geschwächte Sehkraft: Dü 6 *Yanglao,* Di 4 *Hegu* und Bl 4 *Quchai (Supplementing Life).*

DÜ 7 *ZHIZHENG*

支正

Ast zur Herz-Leitbahn

luo-Passagepunkt der Dünndarm-Leitbahn

LOKALISATION

Auf der Verbindungslinie zwischen Dü 5 *Yanggu* und Dü 8 *Xiaohai,* 5 *cun* proximal von Dü 5 *Yanggu,* in der Furche zwischen der anterioren Ulnarbegrenzung und dem Muskelbauch des Musculus flexor carpi ulnaris.

ANMERKUNG ZUR LOKALISATION

Dieser Punkt sollte bei auf dem Rücken liegenden Patienten, entweder mit dem Arm in Supinationsstellung oder auf dem Brustkorb liegend, lokalisiert und genadelt werden.

NADELUNG

Senkrecht 0.5 – 1 *cun.*

WIRKUNGEN

Klärt Hitze und befreit die Oberfläche
Beruhigt den Geist
Aktiviert die Leitbahn und lindert Schmerzen
Unterstützt die Fingergelenke

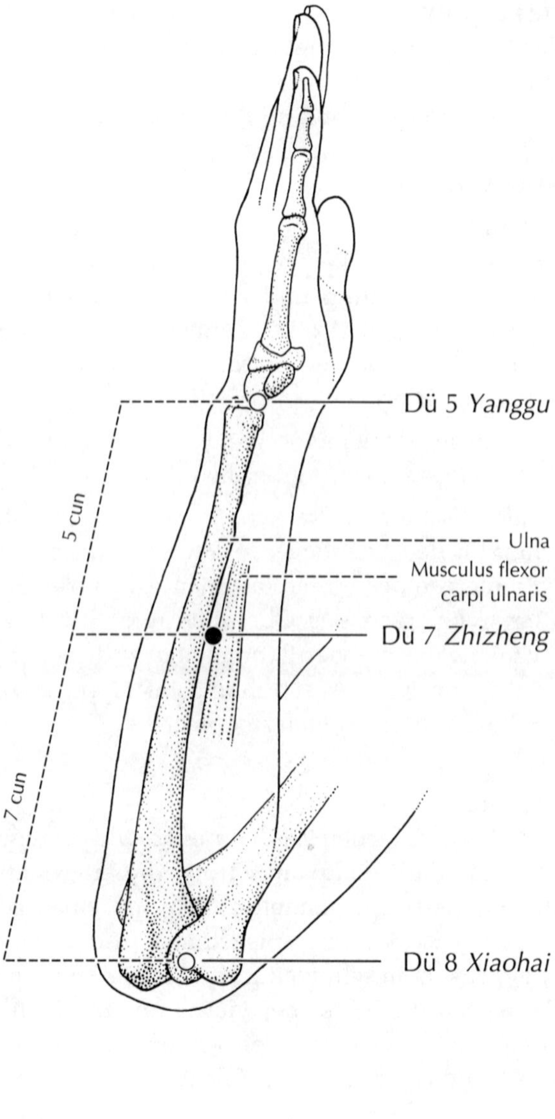

INDIKATIONEN

- Fieberhafte Erkrankung, Kältezittern und Fieber, Fieber mit Hals- und Lumbalschmerzen und Verlangen zu trinken.
- Manische Depression, Furcht und Schrecken, Traurigkeit und Ängstlichkeit, ruhelose *zang*-Erkrankung.
- Kopfschmerz, Schwindel, visueller Schwindel, verschwommenes Sehen, oberflächliche visuelle Obstruktion, Schwäche der vier Extremitäten, die fünf Belastungssyndrome, Steifheit des Halses, Kontraktion des Ellenbogens, Schlaffheit der Gelenke und Unfähigkeit den Ellenbogen zu bewegen, starke Schmerzen aller Finger, Unfähigkeit kräftig zu greifen, Unfähigkeit eine Faust zu machen, Warzen.

KOMMENTAR

Dü 7 *Zhizheng* besitzt drei Hauptwirkungen. Erstens ist Dü 7 *Zhizheng*, wie viele andere Punkte der Dünndarm-Leitbahn, in der Lage, die Oberfläche zu befreien, da der Dünndarm zur *taiyang*-Schicht gehört (die äußerste der sechs Schichten und daher die erste Schicht, die durch äußere pathogene Faktoren angegriffen wird). Er wird hauptsächlich in Fällen von äußerer pathogener Hitze, die zu fieberhaften Erkrankungen führt, angewandt und ist besonders dann indiziert, wenn der Beginn der Erkrankung durch Hals- und Lumbalschmerzen charakterisiert ist.

Zum Zweiten stellt Dü 7 *Zhizheng* den *luo*-Passagepunkt der Dünndarm-Leitbahn dar, von dem aus sich die Dünndarm-Verbindungsleitbahn ausbreitet, um sich mit der Herz-Leitbahn zu verbinden. Dies spiegelt sich in dem Namen des Punktes, nämlich „Ast zur Herz-Leitbahn", wider. *Guide to the Classic of Acupuncture* stellt fest: „Die *luo*-Passagepunkte sind zwischen zwei Leitbahnen lokalisiert ... wenn sie genadelt werden, können Symptome der innen-außengekoppelten Leitbahnen behandelt werden." [5]

Dü 7 *Zhizheng* besitzt eine deutliche Wirkung hinsichtlich der Regulation und Beruhigung des Geistes und ist bei manisch-depressiven Syndromen, Furcht und Schrecken und Traurigkeit bzw. Ängstlichkeit indiziert. *Methods of Acupuncture and Moxibustion from the Golden Mirror of Medicine* empfehlen Dü 7 *Zhizheng* noch spezieller für Depression und „Verknotung" der sieben Emotionen.

Drittens ist Dü 7 *Zhizheng* in der Lage, die Dünndarm-Leitbahn im Bereich des Kopfes (Kopfschmerzen und Schwindel), der Augen (verschwommenes Sehen, oberflächliche visuelle Obstruktion, visueller Schwindel), des Ellenbogens (Kontraktion des Ellenbogens) und speziell der Finger (starke Schmerzen aller Finger, Unfähigkeit kräftig zu greifen, Unfähigkeit eine Faust zu machen) zu regulieren. Distale Punkte auszuwählen, um Erkrankungen der Extremitäten, des Rumpfes und des Kopfes zu behandeln, stellt ein fundamentales Prinzip der Akupunkturpraxis dar. Da die zwölf Hauptleitbahnen alle zu oder von den Händen und Füßen verlaufen, gibt es eine Fülle von distalen Punkten, die man wählen kann. In der Behandlung von Erkrankungen der Hände und Füße selbst gibt es definitionsgemäß keine distalen und relativ wenig proximale Punkte, die diese Bereiche beeinflussen. Dü 7 *Zhizheng* ist daher hinsichtlich seiner Wirkung auf Finger und Hände erwähnenswert.

Schließlich gibt *Great Compendium of Acupuncture and Moxibustion* spezielle Indikationen der *luo*-Passagepunkte für Fülle- und Leere-Zustände. Bezugnehmend auf Dü 7 *Zhizheng* handelt es sich um Schlaffheit der Gelenke, Unfähigkeit den Ellenbogen zu bewegen (Fülle); Warzen (Leere).

PUNKTKOMBINATIONEN

- Manie, Furcht und Schrecken: Dü 7 *Zhizheng*, Lu 10 *Yuji*, Di 4 *Hegu*, He 3 *Shaohai*, Di 11 *Quchi* und Dü 4 *Wangu* (*Thousand Ducat Formulas*).

- Visueller Schwindel und Kopfschmerz: Dü 7 *Zhizheng* und Bl 22 *Sanjiaoshu (Supplementing Life).*
- Visueller Schwindel: Dü 7 *Zhizheng* und Bl 58 *Feiyang (One Hundred Symptoms).*

DÜ 8 *XIAOHAI*

小海

Kleines Meer

he-Meerpunkt und Erdepunkt der Dünndarm-Leitbahn

LOKALISATION

In einer Mulde zwischen der Spitze des Olekranon und der Spitze des Epicondylus medialis humeri.

NADELUNG

a) Schräg nach distal oder proximal 0.5 – 1 *cun;*
b) Senkrecht 0.3 – 0.5 *cun.*

CAVE: Der Nervus ulnaris liegt unterhalb dieses Punktes.

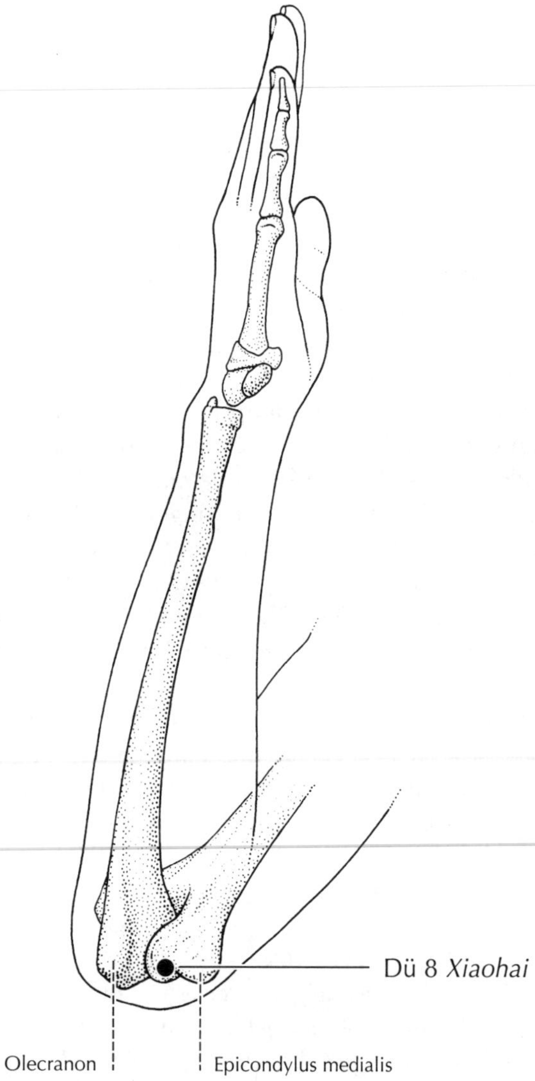

WIRKUNGEN

Klärt Hitze und beseitigt Schwellung
Beruhigt den Geist
Aktiviert die Leitbahn und lindert Schmerzen

INDIKATIONEN

- Skrofula, Schwellung und Schmerzen des Halses, Schwellung der Wange, Schwellung des Zahnfleisches, Schwellung und Schmerzen des Ellenbogens und der Axilla, Zahnschmerzen, Karies, Wind-Schwindel, Kopfschmerz, Taubheit, gelbe Augen, Malaria.
- Epilepsie, Zungenbewegung, klonische Spasmen, verrücktes Gehen, Agitiertheit des Herzens.
- Nackenschmerz, Nackenschmerz mit Ausstrahlung in den Ellenbogen, Schmerzen der Skapula, Schmerzen des posterolateralen Anteils der Schulter, Schmerzen des Oberarms und Ellenbogens, Unfähigkeit die vier Extremitäten zu heben, Lumbalschmerz mit Ausstrahlung ins Hypogastrium, Schmerzen im unteren Abdomen.

KOMMENTAR

Dü 8 *Xiaohai* ist der *he*-Meerpunkt und Erdepunkt der Dünndarm-Leitbahn. Trotz dieser wichtigen Charakterisierung handelt es sich um einen selten benutzten Punkt. Dies spiegelt sich in der Tatsache wider, dass er in sehr wenig klassischen Kombinationen auftaucht. Er ist bei vielen unterschiedlichen Arten von Schwellungen, einschließlich Zahnfleisch, Hals- und Rachenraum, Ellenbogen und Axilla, ebenso wie bei Skrofula des Halses und der Axilla indiziert. Klinisch wird er allerdings hauptsächlich für Schmerzen der Skapula und des posterolateralen Anteils der Schulter, des Arms und des Ellenbogens eingesetzt.

Wie Dü 7 *Zhizheng*, ist Dü 8 *Xiaohai* auch in der Lage, sein gekoppeltes *zang* Herz zu regulieren und für Erkrankungen wie Epilepsie, Zungenbewegung (wenn die Zunge wiederholt schnell aus dem Mund herausgestreckt wird, wie bei einer Schlange), verrücktes Gehen und Agitation des Herzens indiziert. Es ist wichtig anzumerken, dass Dü 8 *Xiaohai,* obwohl es sich bei ihm um einen *he*-Meerpunkt des Dünndarms handelt, eine besondere Wirkung auf sein zugeordnetes *fu* besitzt. Dies spiegelt den grundlegenden Widerspruch wider, dass *fu* Dünndarm und Dickdarm im unteren *jiao* lokalisiert sind, während die Leitbahnen entlang der oberen Extremität verlaufen. Als Folge davon besitzen Punkte dieser Leitbahn relativ wenig Wirkungen auf ihre *fu.* Erkrankungen des Dünndarms werden besser mit Punkten wie Ma 39 *Xiajuxu* oder Bl 27 *Xiaochangshu*, den unteren *he*-Meerpunkten und Rücken-*shu*-Punkten des Dünndarms, behandelt.

PUNKTKOMBINATIONEN

- Kontraktion des Ellenbogens: Dü 8 *Xiaohai*, Lu 5 *Chize*, Di 15 *Jianyu*, Pe 5 *Jianshi*, Pe 7 *Daling*, Dü 3 *Houxi* und Lu 10 *Yuji (Great Compendium)*.
- Zahnfleischschmerzen: Dü 8 *Xiaohai* und 3E 20 *Jiaosun (Great Compendium)*.
- Epileptische Krämpfe, verrücktes Gehen, Unfähigkeit zu schlafen, Agitiertheit des Herzens: Dü 8 *Xiaohai*, Dü 3 *Houxi*, Bl 2 *Zanzhu* und LG 18 *Qiangjian* (*Thousand Ducat Formulas*).

DÜ 9 *JIANZHEN*

肩貞

Aufrechte Schulter

LOKALISATION

Auf dem posterioren Anteil der Schulter, 1 *cun* superior der posterioren Axillarfalte bei aduziert hängendem Arm.

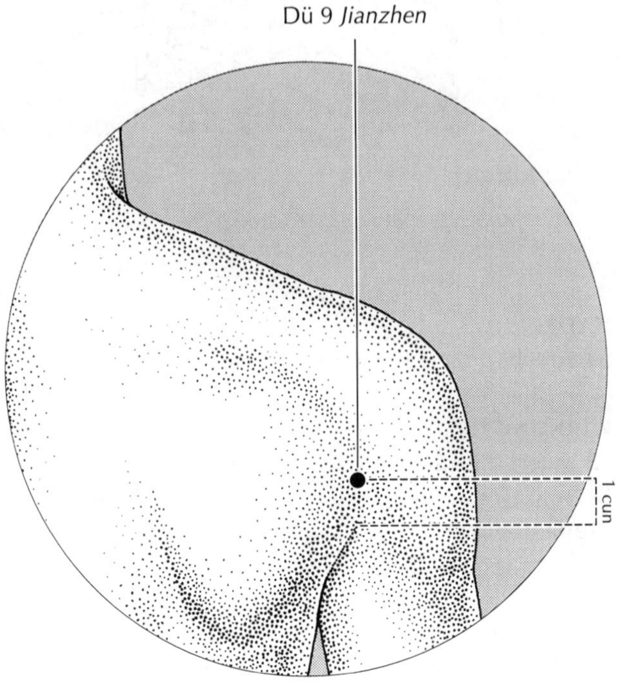

ANMERKUNG ZUR LOKALISATION

Dieser Punkt liegt in einer Mulde genau unterhalb der Grenze des Musculus deltoideus.

NADELUNG

Senkrecht 1 – 1.5 *cun*.

WIRKUNGEN

Beseitigt Wind und unterstützt die Schulter
Aktiviert die Leitbahn und erleichtert Schmerzen

INDIKATIONEN

- Schmerzen der Schulter und des Oberarms, Unfähigkeit den Arm zu heben, Schmerzen der Skapula, Hitzegefühl und Schmerzen der Fossa supraclavicularis, schmerzhaftes Wind-Stauungssyndrom, Taubheit mit Unfähigkeit Hand und Fuß zu heben.
- Frösteln und Fieber durch Kälteangriff, Tinnitus und Taubheit.

PUNKTKOMBINATIONEN

- Hitzegefühl der Schulter und Unfähigkeit den Kopf zu drehen: Dü 9 *Jianzhen*, 3E 1 *Guanchong* und Di 15 *Jianyu* (*Thousand Ducat Formulas*).
- Tinnitus und Taubheit: Dü 9 *Jianzhen* und Dü 4 *Wangu* (*Systematic Classic*).

DÜ 10 *NAOSHU*

臑俞

Humerus-Zustimmungspunkt

Kreuzungspunkt der Dünndarm- und Blasen-Leitbahn mit den Yang-Verbindungsgefäßen und Yang-Fersengefäßen

LOKALISATION

Auf dem posterioren Anteil der Schulter, in einer Mulde inferior der Spina scapulae, direkt oberhalb der posterioren Axillarfalte bei adduziert hängendem Arm.

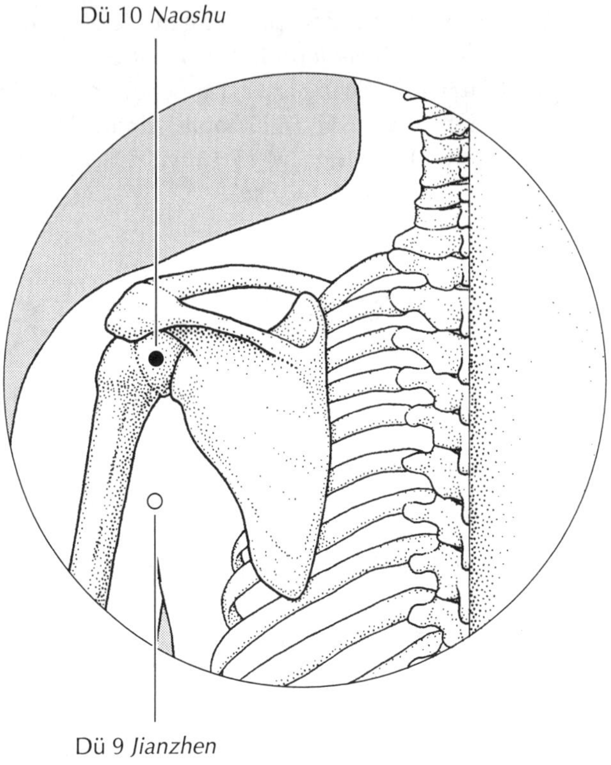

ANMERKUNG ZUR LOKALISATION
Man führt den Finger ausgehend von Dü 9 *Jianzhen* direkt nach oben bis man eine Mulde genau unterhalb der Spina scapulae erreicht.

NADELUNG
Senkrecht 1 – 1.5 *cun.*

WIRKUNGEN
Unterstützt die Schulter
Aktiviert die Leitbahn und lindert Schmerzen

INDIKATIONEN
- Schmerzen und Schwellung der Schulter mit Ausstrahlung in die Skapula, Schwäche und Schmerzen des Arms und der Schulter, Unfähigkeit die Schulter zu heben.
- Frösteln und Fieber, Skrofula.

KOMMENTAR
Dü 10 *Naoshu* ist ein allgemein gebräuchlicher Punkt für Schmerzen und Steifheit der Schulter, speziell des posterioren Anteils und ermöglicht eine tiefe Penetration in das Gelenk. Seine Wirkung auf die Schulter wird durch die Tatsache verstärkt, dass Dü 10 *Naoshu* auch der Kreuzungspunkt des *Yang*-Fersengefäßes und des *Yang*-Verbindungsgefäßes ist; diese kreuzen den posterioren (Verbindungsgefäß) und den superioren und anterioren (*Yang*-Fersengefäß) Anteil der Schulter. In der klinischen Praxis wird Dü 10 *Naoshu* häufig in Kombination mit Punkten wie Di 15 *Jianyu* und 3E 14 *Jianliao* angewandt.

PUNKTKOMBINATIONEN
- Akute Schmerzen des posterioren Anteils der Schulter: Dü 10 *Naoshu* und Dü 6 *Yanglao.*
- Immobilität und Schmerzen des Schultergelenks: Erst nadelt man Ma 38 *Tiaokou,* dann Dü 10 *Naoshu,* 3E 14 *Jianliao,* Di 15 *Jianyu,* Di 16 *Jugu,* Di 11 *Quchi* und Dü 6 *Yanglao.*

DÜ 11 *TIANZONG*

天宗

Himmlische Zuordnung

LOKALISATION
Auf der Skapula, in einer weichen Mulde, ein Drittel der Entfernung zwischen dem Mittelpunkt der unteren Begrenzung der Spina scapulae und dem Angulus inferior scapulae.

ANMERKUNG ZUR LOKALISATION
In der Praxis kann es schwierig sein, den inferioren Winkel der Skapula zu tasten. Die alternative Lokalisationsmethode liegt darin, ein gleichseitiges Dreieck mit Dü 9 *Jianzhen* und Dü 10 *Naoshu* zu zeichnen, nachdem man sich versichert hat, dass die Schulter des Patienten entspannt ist.

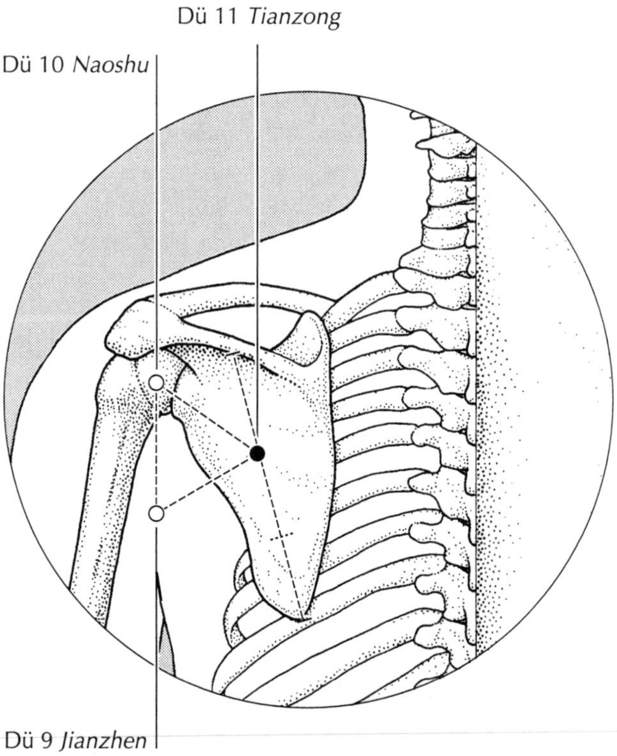

NADELUNG
Senkrecht oder schräg 0.5 – 1.5 *cun.*

WIRKUNGEN
Aktiviert die Leitbahn und lindert Schmerzen
Bewegt *Qi* und befreit den Brustkorb und die laterale Rippenregion
Unterstützt die Brüste

INDIKATIONEN
- Schweregefühl und Schmerzen der Schulter, Schmerzen der Skapula, Schmerzen und Unfähigkeit den Ellenbogen und den Arm zu heben, Schmerzen des Ellenbogens, Schwellung der Wange und der Submandibularregion.
- Völlegefühl des Brustkorbs und der lateralen Rippenregion, Husten, Schmerzen und Schwellung der Mamma, Mamma-Abszess, ungenügende Laktation.

KOMMENTAR
Die Indikationen von Dü 11 *Tianzong* spiegeln sowohl seine Lokalisation als auch seine Fähigkeit, *Qi* zu bewegen und den Thorax zu befreien, wider. Es handelt sich um einen wichtigen Punkt für Schmerzen

des Skapulabereiches, sowohl für Schmerzen durch Verstauchung, schmerzhaftes Stauungssyndrom, Überbeanspruchung, falsche Körperhaltung, Leber-*Qi*-Stagnation als auch für Schmerzen, die auf eine Gallenblasen-Erkrankung zurückzuführen sind. In den zuletzt genannten Fällen ist der Punkt bei Palpitation in der Regel akut schmerzhaft. Da er hinter der Brust liegt, wird er auch in Kombination mit Punkten wie Dü 1 *Shaoze* und KG 17 *Shanzhong* für eine große Anzahl von Erkrankungen der Mammae, einschließlich Schmerzen, Knoten und unzureichender Laktation eingesetzt.

PUNKTKOMBINATIONEN

- Schmerzen der Schulter und des Arms: Dü 11 *Tianzong* und Dü 4 *Wangu* (*Supplementing Life*).
- Schmerzen des Arms: Dü 11 *Tianzong*, 3E 14 *Jianliao* und Dü 5 *Yanggu* (*Supplementing Life*).

DÜ 12 *BINGFENG*

秉風

Windfang

Kreuzungspunkt der Dünndarm-, Dickdarm-, Dreifacher Erwärmer- und Gallenblasen-Leitbahn

LOKALISATION

Im Zentrum der Fossa suprascapularis, direkt oberhalb von Dü 11 *Tianzong*, in einer Mulde die sich bildet, wenn man den Arm hebt.

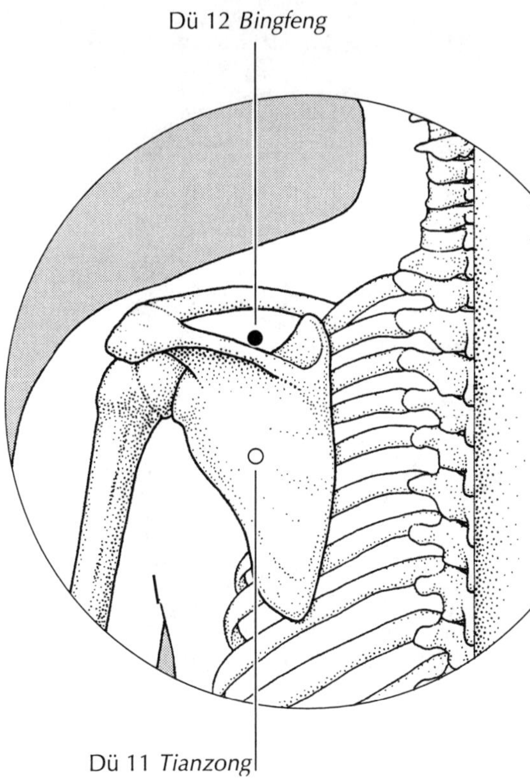

NADELUNG

Schräg nach medial in Richtung Wirbelsäule 0.5 – 1 *cun*.

CAVE: Speziell bei mageren Patienten beinhaltet eine tiefe senkrechte Nadelung das beträchtliche Risiko, einen Pneumothorax zu verursachen.

WIRKUNGEN

Beseitigt Wind und unterstützt Schulter und Skapula

INDIKATIONEN

- Schmerzen der Schulter und der Skapula mit Unfähigkeit den Arm zu heben, steifer Hals mit Unfähigkeit den Kopf zu drehen, Schmerzen und Taubheit des Oberarms, Husten mit zähem Schleim.

KOMMENTAR

Dü 12 *Bingfeng* ist ein Kreuzungspunkt der Dünndarm-Leitbahn mit der Dickdarm-, Dreifacher Erwärmer- und Gallenblasen-Leitbahn, die alle durch die Skapula- und Schulterregion und den Nacken ziehen. Wie sein Name „Windfang" (und als Folge Kontrolle des Windes) besagt, stellt Dü 12 *Bingfeng* einen hilfreichen Punkt zur Stärkung dieser Leitbahnen und Beseitigung von pathogenem Wind dar, der sich in der Muskulatur der Schulter und der Skapula festgesetzt hat. Obwohl die meisten klassischen und gegenwärtigen Quellen diesen Punkt nur für lokale Erkrankungen empfehlen, schlägt der Ming-Dynastie Klassiker *Investigation into Points along the Channels* eine weitere Wirkungsweise bezüglich der Beseitigung von Wind vor. Er empfiehlt den Gebrauch von Dü 12 *Bingfeng*: „Wenn die Zwischenräume und Poren nicht richtig schließen, dringt leicht pathogener Wind ein [und verursacht] Husten mit zähem Schleim."

PUNKTKOMBINATIONEN

- Schmerzen der Schulter mit Unfähigkeit den Arm zu heben: Dü 12 *Bingfeng* und Lu 2 *Yunmen* (*Supplementing Life*).
- Schmerzen der Schultern mit Unfähigkeit den Arm zu heben: Dü 12 *Bingfeng* und Dü 17 *Tianrong* (*Systematic Classic*).

DÜ 13 *QUYUAN*

曲垣

Gebogene Mauer

LOKALISATION

In einer weichen Mulde oberhalb des medialen Endes der Spina scapulae, in der Mitte zwischen Dü 10 *Naoshu* und dem Processus spinosus von Th 2.

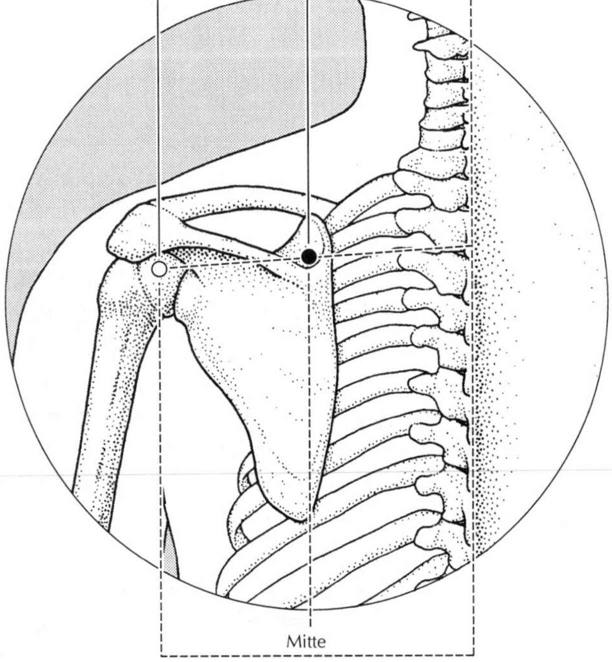

ANMERKUNG ZUR LOKALISATION

Man fährt mit der Fingerspitze nach medial entlang der oberen Begrenzung der Spina scapulae bis man eine weiche Vertiefung genau lateral der medialen Begrenzung der Skapula erreicht.

NADELUNG

a) Senkrecht 0.3 bis 0.5 *cun*;
b) Schräg nach lateral 0.5 – 1 *cun*.
CAVE: Dieser Punkt wird bei der medialen Grenze der Skapula lokalisiert. Eine zu mediale oder tiefe medial-schräg gerichtete Nadelung kann zu einer Punktion der Lungen führen.

WIRKUNGEN

Unterstützt die Schulter und die Skapula

INDIKATIONEN

- Generalisiertes schmerzhaftes Stauungssyndrom, schmerzhaftes Stauungssyndrom der Schulter und der Skapula, schmerzhaftes Hitze-Stauungssyndrom der Schulter mit Kontraktion, Schmerzen und Druckgefühl der Schulter.

KOMMENTAR

Great Compendium of Acupuncture and Moxibustion betont den Gebrauch von Dü 13 *Quyuan* in der Behandlung eines schmerzhaften Stauungssyndroms der Schulter, das sistiert und sich in Hitze mit Kontraktion, Schmerzen und Druckgefühl umwandelt. Diese Transformation von Wind, Feuchtigkeit oder Kälte in Hitze ist eine Manifestation des von *Liu Wansu* (siehe Mi 9 *Yinlingquan*) erläuterten Gesetzes der „ähnlichen Transformation".

PUNKTKOMBINATIONEN

- Schmerzen der Schulter und der Skapula: Dü 13 *Quyuan*, Dü 11 *Tianzong* und Dü 9 *Jianzhen*.

DÜ 14 JIANWAISHU

肩外俞

Zustimmungspunkt der Schulteraußenseite

LOKALISATION

3 *cun* lateral der unteren Begrenzung des Processus spinosus von Th 1 (LG 13 *Taodao*).

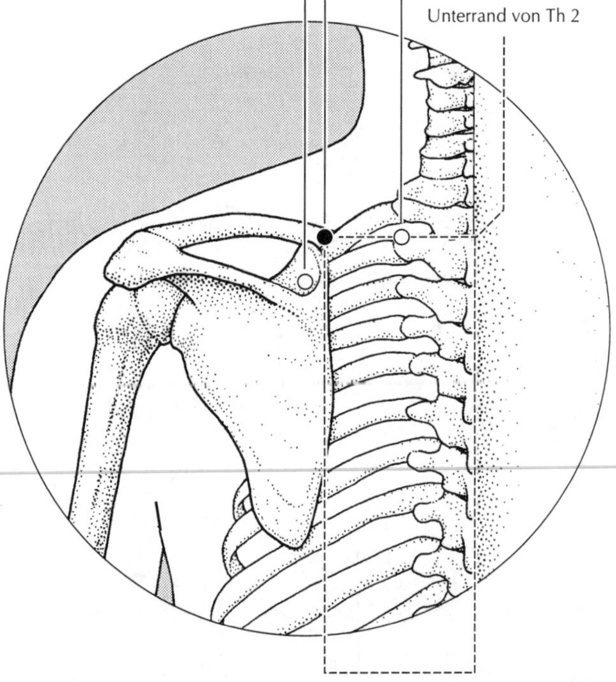

ANMERKUNG ZUR LOKALISATION
Wenn die Schulter entspannt ist, entspricht die 3-*cun*-Linie der medialen Begrenzung der Skapula.

NADELUNG
Schräg nach medial 0.5 – 1 *cun*.
CAVE: Bei mageren Patienten beinhaltet eine tiefe senkrechte Nadelung das beträchtliche Risiko, einen Pneumothorax zu verursachen.

WIRKUNGEN
Aktiviert die Leitbahn und lindert Schmerzen
Beseitigt Wind und Kälte und unterstützt die Schulter und Skapula

INDIKATIONEN
- Schmerzen der Schulter und Skapula mit Kältegefühl bis zum Ellenbogen, Frösteln und Fieber verbunden mit Nackensteifheit und Unfähigkeit den Kopf zu drehen, generalisiertes schmerzhaftes Stauungssyndrom.

PUNKTKOMBINATIONEN
- Schmerzen der Schulter und des Rückens: Dü 14 *Jianwaishu*, Bl 60 *Kunlun* und LG 14 *Dazhui*.

DÜ 15 *JIANZHONGSHU*
Zustimmungspunkt der Schultermitte

肩中俞

LOKALISATION
2 *cun* lateral der unteren Begrenzung des Processus spinosus von C 7 (LG 14 *Dazhui*).

ANMERKUNG ZUR LOKALISATION
Dieser Punkt liegt zwei Drittel der Entfernung von der Mittellinie in Richtung mediale Begrenzung der Skapula entfernt, wenn sich die Schulter in entspannter Position befindet;
b) zur Lokalisation von C 7 siehe Seite 77.

NADELUNG
Schräg nach medial Richtung Wirbelsäule 0.5 – 1 *cun*.
CAVE: Bei mageren Patienten beinhaltet eine tiefe senkrechte Nadelung das beträchtliche Risiko, einen Pneumothorax zu verursachen.

WIRKUNGEN
Senkt das Lungen-*Qi* ab
Aktiviert die Leitbahn und lindert Schmerzen

INDIKATIONEN
- Husten, Blutspucken, Frösteln und Fieber, eingeschränkte Sehfähigkeit, Schmerzen der Schulter und Skapula.

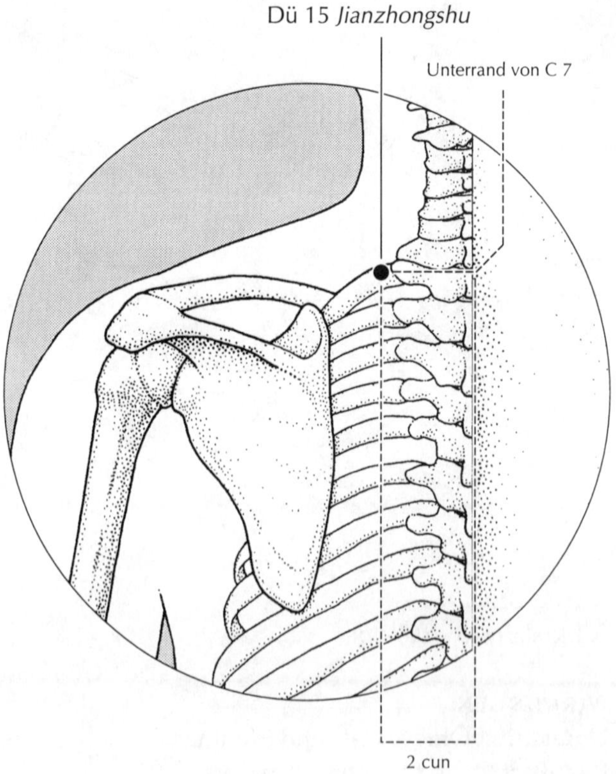

PUNKTKOMBINATIONEN
- Husten durch rebellierendes *Qi*: Dü 15 *Jianzhongshu*, Pe 1 *Tianchi*, KG 22 *Tiantu*, KG 17 *Shanzhong* und Ma 41 *Jiexi* (*Supplementing Life*).

DÜ 16 *YIANCHUANG*
Himmel-Fenster

天窗

Punkt des Himmel-Fensters

LOKALISATION
Im Bereich der posterioren Begrenzung des Musculus sternocleidomastoideus, auf Höhe des Adamsapfels.

ANMERKUNG ZUR LOKALISATION
a) Die Palpation der hinteren Begrenzung des Musculus sternocleidomastoideus kann erleichtert werden, wenn der Patient den Kopf von der zu nadelnden Seite wegdreht, während man Widerstand gegen das Kinn ausübt;
b) Bei Frauen ist der Adamsapfel nicht so ausgeprägt wie bei Männern. Falls die Situation unsicher sein sollte, palpiert man die Mulde, die von der unteren Begrenzung des Os hyoideum und der Obergrenze des Schildknorpels in der Mittellinie gebildet wird. Der Adamsapfel liegt genau darunter.

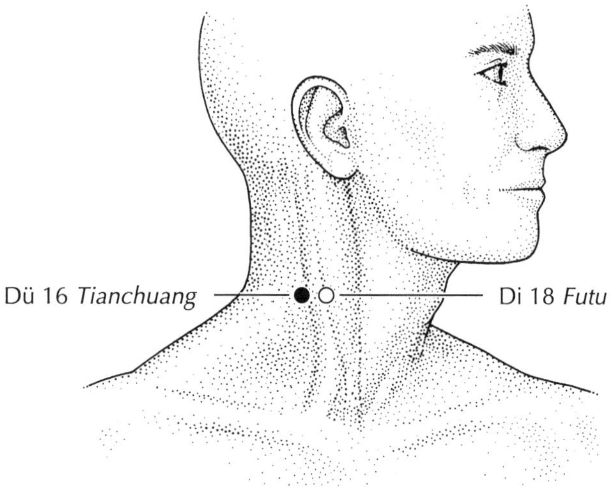

NADELUNG

Senkrecht 0.5 – 0.8 *cun*.

WIRKUNGEN

Unterstützt Ohren, Hals und Stimme
Reguliert *Qi* und beruhigt den Geist
Aktiviert die Leitbahn, lindert Schmerzen und klärt Hitze

INDIKATIONEN

- Taubheit, Tinnitus, Ohrschmerzen.
- Plötzlicher Stimmverlust, plötzlicher Stimmverlust nach Wind-Apoplex, Heiserkeit durch Kälte im Hals-Rachenraum, Kiefersperre, Zusammenbeißen der Zähne bei Wind-Apoplex, Kopfschmerz.
- Halsschmerzen, Struma, Schwellung und Schmerzen der Wange, Hitzegefühl der Haut im Gesicht, Urtikaria.
- Manisches Geister-Reden, manisch-depressives Syndrom.
- Schulterschmerzen, die in den Hals ausstrahlen, Schulterschmerzen, die zu Steifheit des Halses führen mit Unfähigkeit den Kopf zu drehen, Nackenschmerzen.

KOMMENTAR

Dü 16 *Yianchuang* ist einer der zehn Punkte, die im Kapitel 2 von *Spiritual Pivot* aufgelistet sind und als Himmel-Fenster-Punkte bekannt wurden. Als Gruppe besitzen diese zehn Punkte die Wirkung, rebellierendes und chaotisches (Inversions-)*Qi* zu regulieren. Di 16 *Jugu* veranschaulicht viele der charakteristischen Wirkungen dieser Punkte durch seine folgenden Fähigkeiten:

a) Behandlung von Struma und Erkrankungen des Hals-Rachenraumes,
b) Behandlung von Kopfschmerzen, Hitze und Schwellung des Gesichts und der Wangen,
c) Behandlung von Erkrankungen der Sinnesorgane – in diesem Fall der Ohren,
d) Behandlung von plötzlich auftretenden Erkrankungen, in diesem Fall Stimmverlust.

Wie zwei andere Punkte dieser Gruppe (Bl 10 *Tianzhu* und Lu 3 *Tianfu*) behandelt Dü 16 *Yianchuang* zusätzlich Erkrankungen, die in klassischen Texten als Sehen oder Kommunizieren mit Geistern charakterisiert, und daher einer Art dämonischer Besessenheit zugeordnet werden. Im Sinne der modernen Medizin beziehen sich diese Indikationen auf eine Vielfalt schwerer mentaler Erkrankungen, einschließlich Schizophrenie. Bezüglich einer weitergehenden Erläuterung der Himmel-Fenster-Punkte siehe Seite 56.

Sun Si-miao, der berühmte Arzt des siebten Jahrhunderts, betonte speziell den Gebrauch von Moxibustion (fünfzig Kegel) auf diesen Punkten bei Sprachverlust und Hemiplegie.

PUNKTKOMBINATIONEN

- Ohrschmerzen, Taubheit und Tinnitus: Dü 16 *Yianchuang*, Di 5 *Yangxi*, 3E 1 *Guanchong*, 3E 2 *Yemen* und 3E 3 *Zhongzhu* (*Thousand Ducat Formulas*).
- Taubheit und Tinnitus: Dü 16 *Yianchuang* und 3E 5 *Waiguan* (*Supplementing Life*).
- Halsschmerzen: Dü 16 *Yianchuang*, LG 16 *Fengfu* und Pe 8 *Laogong* (*Thousand Ducat Formulas*).
- Struma: Dü 16 *Yianchuang* und 3E 13 *Naohui* (*Systematic Classic*).
- Plötzlicher Stimmverlust: Dü 16 *Yianchuang*, 3E 6 *Zhigou*, Di 18 *Futu*, Gb 7 *Qubin* und He 4 *Lingdao* (*Thousand Ducat Formulas*).
- Plötzlicher Stimmverlust mit Kiefersperre: Dü 16 *Yianchuang*, He 4 *Lingdao* und KG 22 *Tiantu* (*Supplementing Life*).
- Kiefersperre: Dü 16 *Yianchuang* und 3E 17 *Yifeng* (*Supplementing Life*).
- Hitzegefühl der Haut im Gesicht: Dü 16 *Yianchuang* und KG 22 *Tiantu* (*Supplementing Life*).

DÜ 17 *TIANRONG*

天容

Erscheinen des Himmels

Punkt des Himmel-Fensters

LOKALISATION

In einer Mulde zwischen dem Winkel der Mandibula und der anterioren Begrenzung des Musculus sternocleidomastoideus.

ANMERKUNG ZUR LOKALISATION

a) Die Palpation der anterioren Begrenzung des Musculus sternocleidomastoideus fällt leichter, wenn der Patient den Kopf von der zu nadelnden Seite wegdreht, während man einen Widerstand gegen das Kinn ausübt;

b) Falls der Processus transversus von C 2 palpabel ist, lokalisiert man ihn und nadelt den Punkt davor.

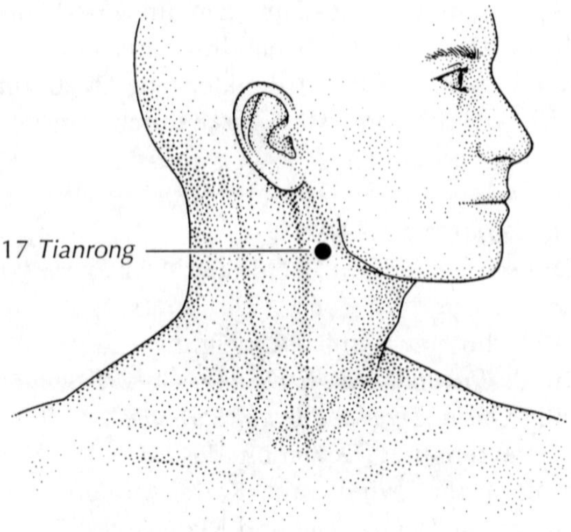

NADELUNG

Richtung Zungenwurzel, anterior der Arteria carotis, 0.5 – 1 *cun*.

WIRKUNGEN

Unterstützt Nacken und Hals und beseitigt Schwellung
Senkt rebellierendes *Qi* ab
Unterstützt die Ohren

INDIKATIONEN

- Schmerzhaftes Stauungssyndrom des Halses, Obstruktion des Halses, Struma, Skrofula des Halses, Schwellung und Schmerzen des Halses mit Unfähigkeit zu sprechen, zusammengebissene Zähne, Schwellung der Wange, Frösteln und Fieber.
- Völlegefühl im Brustkorb mit erschwerter Atmung, Keuchen, Asthma, Husten, Thorax schmerzen, Erbrechen von Schaum.
- Tinnitus und Taubheit.
- Schulterschmerzen mit Unfähigkeit den Arm zu heben.

KOMMENTAR

In *Spiritual Pivot* wurde *Tianrong* als ein Punkt der Gallenblasen-Leitbahn klassifiziert, während er in *Systematic Classic of Acupuncture and Moxibustion* der Dreifacher Erwärmer-Leitbahn zugeordnet wurde.

Erst ab dem Klassiker des 10. Jahrhunderts *Secrets of a Frontier Official* wurde *Tianrong* schließlich der Dünndarm-Leitbahn zugeschrieben.

Der Punkt Dü 17 *Tianrong* wird in Kapitel „Nadelungsmethoden und aufrechtes und pathogenes *Qi*" in *Spiritual Pivot*[6] beschrieben. Gemäß *Qi Bo*, dem Berater des gelben Kaisers, sollte dieser Punkt bei „großer Rebellion des *Yang-Qi* genadelt werden, das aufsteigt, um den Brustkorb zu füllen und dadurch Stauung im Brustkorb, Agitation und Heben der Schultern ... Atemnot und Keuchen, Unfähigkeit sich hinzusetzen oder hinzulegen, zur Folge hat. Bei einer solchen Erkrankung besteht eine Abneigung gegen Staub und Rauch, da sie eine erschwerte Atmung bewirken, als ob der Rachenraum blockiert wäre", eine klare Bezugnahme auf einen akuten Asthmaanfall. Er vergleicht die Geschwindigkeit mit der die Nadelung dieses Punktes Wirkung zeigt mit „Staub wegwischen".

Dü 17 *Tianrong* ist einer der zehn Punkte die im zweiten Kapitel von *Spiritual Pivot* aufgelistet sind und als Himmel-Fenster-Punkte bekannt wurden. Bezüglich seiner Fähigkeit, rebellierendes und chaotisches (Inversions) *Qi* zu regulieren, ist er sehr beispielhaft für den Charakter und die Wirkung dieser Punkte. Dü 17 *Tianrong* teilt mit diesen Punkten folgende Möglichkeiten:

a) Behandlung von Skrofula und Struma durch *Qi*-Stagnation und Schleim in der zentralen Halsregion, ebenso wie Halserkrankungen,

b) Absenken von rebellierendem *Qi* im Fall von Lunge und Magen als Völlegefühl im Brustkorb mit erschwerter Atmung, Husten, Asthma, Keuchen und Erbrechen manifestiert und

c) Behandlung von Erkrankungen der Sinnesorgane, in diesem Fall der Ohren (Tinnitus und Taubheit). Für eine ausführliche Beschreibung der Himmel-Fenster-Punkte siehe Seite 56.

PUNKTKOMBINATIONEN

- Husten mit rebellierendem *Qi*, Dyspnoe, Erbrechen von Schaum und zusammengebissene Zähne: Dü 17 *Tianrong*, Di 18 *Futu*, KG 23 *Lianquan*, Bl 42 *Pohu*, Ma 11 *Qishe* und Bl 45 *Yixi* (*Thousand Ducat Formulas*).
- Druckgefühl im Brustkorb mit Unfähigkeit Luft zu holen: Dü 17 *Tianrong* und Di 5 *Yangxi* (*Supplementing Life*).
- Taubheit und Tinnitus: Dü 17 *Tianrong*, Dü 19 *Tinggong*, Gb 2 *Tinghui* und 3E 3 *Zhongzhu* (*Thousand Ducat Formulas*).
- Schmerzen der Schulter mit Unfähigkeit den Arm zu heben: Dü 17 *Tianrong* und Dü 12 *Bingfeng* (*Systematic Classic*).

DÜ 18 *QUANLIAO*

顴髎

Zygomatikum-Spalte

Kreuzungspunkt von Dünndarm- und Dreifacher Erwärmer-Leitbahn

LOKALISATION

Direkt unterhalb des äußeren Kanthus, in einer Mulde der unteren Begrenzung des Os zygomaticum.

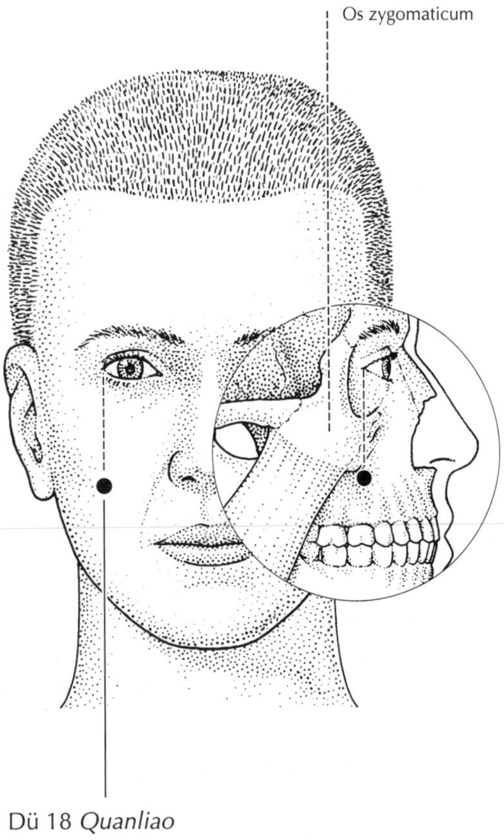

NADELUNG

a) Transversal, um eine Verbindung mit Punkten wie Ma 4 *Dicang*, Ma 7 *Xiaguan*, Di 20 *Yingxiang*, Ma 6 *Jiache* etc. herzustellen;

b) senkrecht 0.5 – 0.7 *cun*.

Anmerkung: Gemäß *Illustrated Supplement to the Classic of Categories* und einer Zahl von modernen Texten ist dieser Punkt für Moxibustion kontraindiziert.

WIRKUNGEN

Eliminiert Wind und erleichtert Schmerzen
Klärt Hitze und reduziert Schwellung

INDIKATIONEN

- Deviation von Mund und Auge, unaufhörliches Zucken der Augenlider, Gesichtsschmerzen, Schwellung der Wange mit Zahnschmerzen, Unfähigkeit zu Kauen, Abszess der Lippe, rotes Gesicht, gelbe Augen.

KOMMENTAR

Die Lokalisation von Dü 18 *Quanliao* macht ihn zu einem wichtigen und allgemein gebräuchlichen Punkt in der Behandlung von Gesichtserkrankungen entweder durch inneren oder äußeren Wind. Er ist bei Fazialisparese, Trigeminusneuralgie, Zucken der Augenlider und Zahnschmerzen im Oberkieferbereich indiziert. Bei der Behandlung der ersten zwei Zustände wird er oft mit Punkten wie Di 20 *Yingxiang*, Ma 4 *Dicang* und Ma 6 *Jiache* durch transversale Nadelung verbunden.

PUNKTKOMBINATIONEN

- Zahnschmerzen: Dü 18 *Quanliao*, Di 2 *Erjian* (*Systematic Classic*).
- Zahnschmerzen mit Abneigung gegen Kälte: Dü 18 *Quanliao*, Ma 5 *Daying*, Gb 2 *Tinghui* und Di 11 *Quchi* (*Thousand Ducat Formulas*).
- Schmerzen und Deviation des Mundes, Abneigung gegen Wind und Kälte, Unfähigkeit zu kauen: Dü 18 *Quanliao* und Ma 6 *Jiache* (*Thousand Ducat Formulas*).
- Rote und gelbe Augen: Dü 18 *Quanliao* und Pe 6 *Neiguan* (*Thousand Ducat Formulas*).

DÜ 19 *TINGGONG*

聽宮

Palast des Hörens

Kreuzungspunkt von Dünndarm-, Dreifacher Erwärmer- und Gallenblasen-Leitbahn

LOKALISATION

Mit geöffnetem Mund wird dieser Punkt in der Mulde zwischen der Mitte des Tragus und dem Processus condylaris der Mandibula lokalisiert.

ANMERKUNG ZUR LOKALISATION

Um diesen Punkt zu lokalisieren, bittet man den Patienten den Mund zu öffnen, sodass der Processus condylaris der Mandibula nach vorne rutscht und dadurch die Vertiefung erkennen lässt.

NADELUNG

a) Senkrecht 0.5 – 1 *cun*;

b) man nadelt mit offenem Mund; im Anschluss an die Nadelung kann der Patient den Mund schließen.

WIRKUNGEN

Unterstützt die Ohren
Beruhigt den Geist

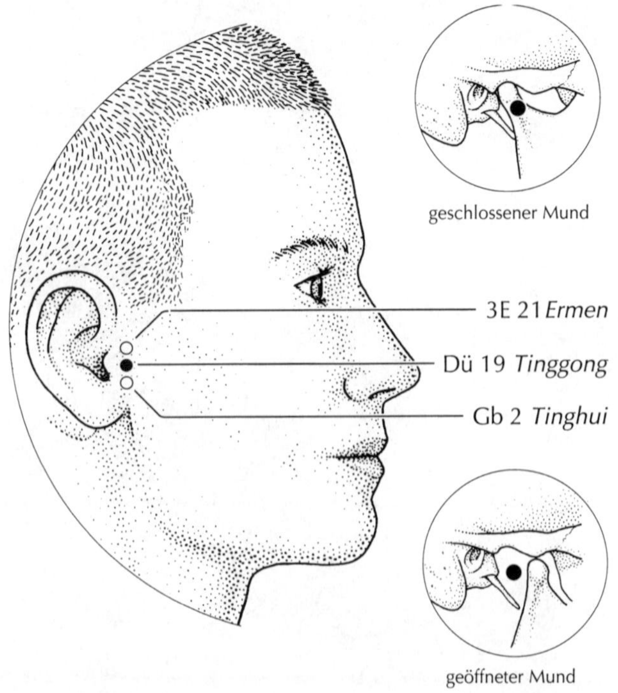

INDIKATIONEN

- Taubheit, Tinnitus, eitriger Ausfluss aus dem Ohr.
- Manie, Epilepsie, Stimmverlust, Völlegefühl des Herzens und des Abdomen, Zahnschmerzen.

KOMMENTAR

Auf Höhe des Tragus des Ohres existieren folgende drei Punkte: 3E 21 *Ermen* superior, Dü 19 *Tinggong* in der Mitte und Gb 2 *Tinghui* inferior. Alle drei werden häufig in der Behandlung einer großen Vielfalt von Erkrankungen, einschließlich Tinnitus, Taubheit, Schmerzen, Jucken und Ausfluss eingesetzt. Aufgrund der örtlichen Nähe der Punkte und der ähnlichen Indikationen für jeden einzelnen Punkt ist es schwer, klinisch zwischen ihnen zu unterscheiden. Es ist allerdings wichtig, zu erwähnen, dass Dü 19 *Tinggong* eine sekundäre Wirkung besitzt, den Geist zu beruhigen, während Gb 2 *Tinghui* sich am wirksamsten zur Behandlung schmerzhafter Erkrankungen der umgebenden Bereiche einschließlich Kiefer und Zähne zeigt. Falls es notwendig sein sollte, regelmäßig Punkte um das Ohr zu stechen, sollten diese drei Punke abgewechselt werden.

In der gegenwärtigen Praxis, in der die Punkte nummeriert werden, ist es leicht, die relativen Lokalisationen von 3E 21 *Ermen* (Tor des Ohres), Dü 19 *Tinggong* (Palast des Hörens) und Gb 2 *Tinghui* (Kreuzungspunkt des Hörens) in Erinnerung zu behalten, da die höchste Punktnummer dem höchsten Punkt entspricht. In China besteht keine Tradition der Punktnummerierung. Folgendes Bild wäre ein Weg, um sich an die Reihenfolge ihrer Lokalisation zu erinnern: Man tritt durch das „Tor" des „Palastes" ein, um zu einem „Treffen" zusammenzukommen.

PUNKTKOMBINATIONEN

- Taubheit durch *Qi*-Obstruktion: Dü 19 *Tinggong*, Gb 2 *Tinghui* und 3E 17 *Yifeng*; man nadelt dann Ma 36 *Zusanli* und Di 4 *Hegu (Great Compendium)*.
- Taubheit und Tinnitus: Dü 19 *Tinggong*, Dü 17 *Tianrong*, Gb 2 *Tinghui* und 3E 3 *Zhongzhu (Thousand Ducat Formulas)*.
- Taubheit: Dü 19 *Tinggong*, 3E 3 *Zhongzhu*, 3E 5 *Waiguan*, 3E 22 *Erheliao*, Di 1 *Shangyang*, Gb 2 *Tinghui*, Di 4 *Hegu* und Pe 9 *Zhongchong (Precious Mirror)*.
- Eingeschränktes Hörvermögen und Taubheit: Dü 19 *Tinggong*, 3E 21 *Ermen*, Gb 20 *Fengchi*, Gb 43 *Xiaxi* und Gb 2 *Tinghui (Great Compendium)*.
- Traurigkeit unter dem Herzen: Dü 19 *Tinggong* und Bl 20 *Pishu (One Hundred Symptoms)*.

Fußnoten

1 *Spiritual Pivot* Kapitel 4.
2 *Classic of Difficulties* 68th Difficulty.
3 *Classic of Difficulties* 68th Difficulty.
4 *Thousand Ducat Formulas*
5 Zitiert in *Chinese Acupuncture and Moxibustion*, Foreigns Languages Press, Beijing.
6 *Spiritual Pivot* Kapitel 75.

足太陽膀胱經

DIE BLASEN-LEITBAHN DES FUSS-*TAIYANG*

DIE BLASEN-LEITBAHN DES FUSS-*TAIYANG*

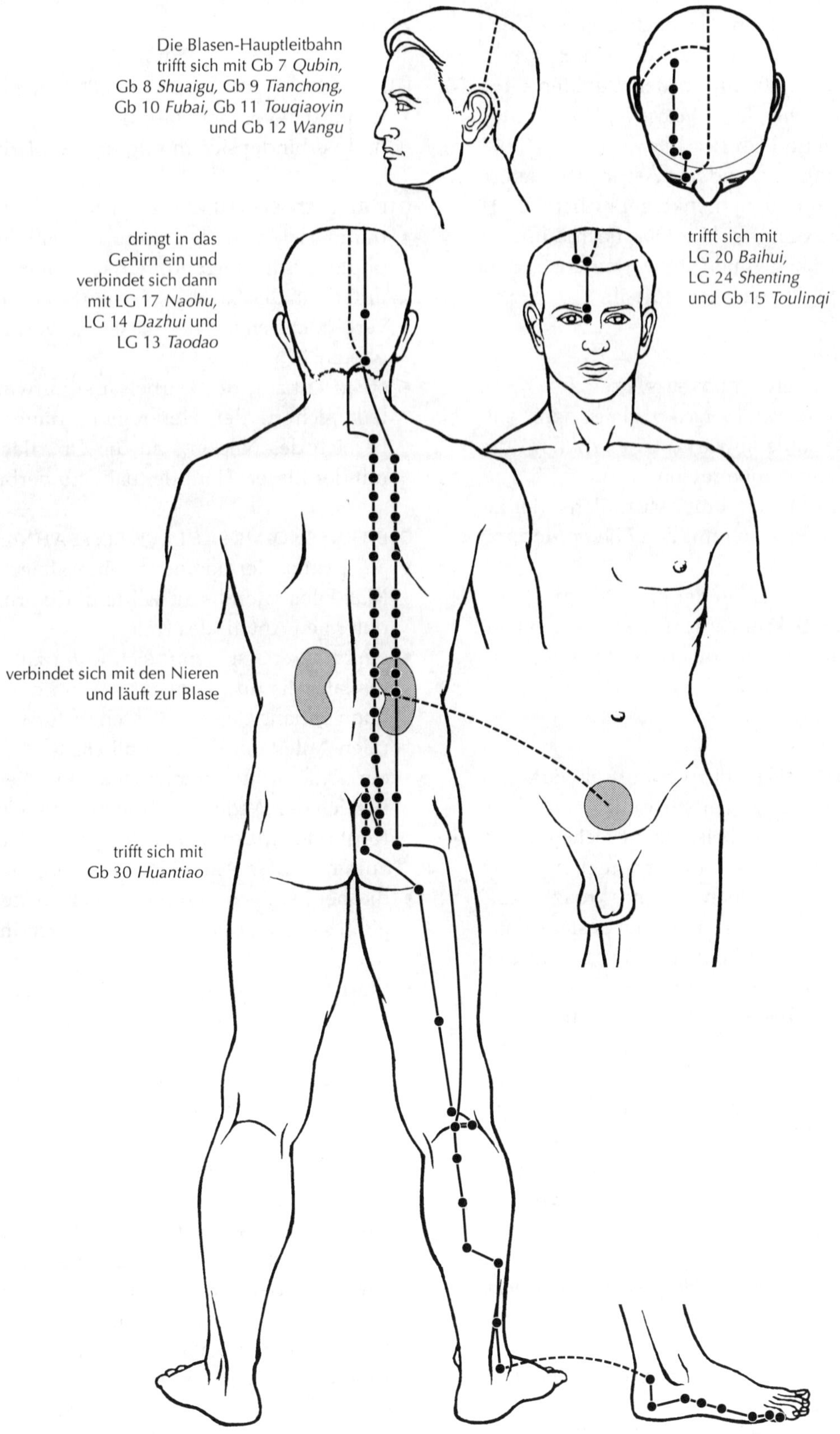

Die Blasen-Hauptleitbahn

Die Blasen-Hauptleitbahn

- beginnt am inneren Kanthus des Auges bei Bl 1 *Jingming*, steigt über die Stirn aufwärts zum Vertex und kreuzt sich mit Gb 15 *Toulinqi*, LG 24 *Shenting* und LG 20 *Baihui*,
- vom Vertex verläuft ein Ast nach unten zu den Schläfen in die Region oberhalb des Ohres, kreuzt die Gallenblasen-Leitbahn an den Punkten Gb 7 *Qubin*, Gb 8 *Shuaigu*, Gb 9 *Tianchong*, Gb 10 *Fubai*, Gb 11 *Touqiaoyin* und Gb 12 *Wangu*,
- vom Vertex dringt ein anderer Ast in das Gehirn ein, trifft sich mit dem Lenkergefäß bei LG 17 *Naohu* und tritt dann an die Oberfläche, um im Nackenbereich nach unten zu verlaufen, indem sich die Leitbahn in zwei Äste aufteilt.

Der erste (mediale) Ast

- steigt im Nackenbereich abwärts, kreuzt sich mit LG 14 *Dazhui* und LG 13 *Taodao*, steigt dann entlang der Wirbelsäule abwärts, 1.5 *cun* lateral der Mittellinie bis zur Lumbalregion,
- dringt über die paravertebrale Muskulatur tief ins Innere ein, verbindet sich mit den Nieren und mit der Blase,
- ein Nebenast trennt sich in der Lumbalregion, verläuft entlang des Sakrum abwärts, kreuzt den Glutealbereich und verläuft abwärts zur Fossa poplitea des Knies zu Bl 40 *Weizhong*.

Der zweite (laterale) Ast

- trennt sich im Nacken und verläuft abwärts zur medialen Begrenzung der Skapula, um dann parallel entlang der Wirbelsäule zu ziehen, 3 *cun* lateral zur Mittellinie bis zur Glutealregion
- überkreuzt den Glutealbereich und kreuzt dabei auch Gb 30 *Huantiao*, steigt dann den posteriorlateralen Anteil des Oberschenkels abwärts, um sich mit dem vorher beschriebenem Ast der Leitbahn in der Fossa poplitea bei Bl 40 *Weizhong* zu treffen,
- verläuft abwärts durch den Musculus gastrocnemius, kommt posterior des Malleolus lateralis bei Bl 60 *Kunlun* an die Oberfläche, verläuft dann entlang des fünften Metatarsalknochens, um bei Bl 67 *Zhiyin* an der Lateralseite der Spitze der kleinen Zehe zu enden, an der er sich mit der Nieren-Leitbahn verbindet.

Die Blasen-Hauptleitbahn verbindet sich mit folgenden zangfu: Nieren, Blase.

Die Blasen-Hauptleitbahn trifft sich an folgenden Punkten mit anderen Leitbahnen:
LG 20 *Baihui*, LG 24 *Shenting*, Gb 15 *Toulinqi*, Gb 7 *Qubin*, Gb 8 *Shuaigu*, Gb 9 *Tianchong*, Gb 10 *Fubai*, Gb 11 *Touqiaoyin*, Gb 12 *Wangu*, LG 17 *Naohu*, LG 14 *Dazhui*, LG 13 *Taodao* und Gb 30 *Huantiao*.

Anmerkung: Obwohl in der klassischen Leitbahnenbeschreibung (siehe obige Beschreibung) nicht erwähnt, werden folgende Punkte traditionellerweise als Kreuzungspunkte der Blasen-Leitbahn beschrieben: Di 14 *Binao*, Dü 10 *Naoshu* und Gb 23 *Zhejin*.

DIE BLASEN-VERBINDUNGSLEITBAHN

- trennt sich von der Hauptleitbahn bei Bl 58 *Feiyang* und verbindet sich mit der Nieren-Leitbahn.

DIE BLASEN-SONDERLEITBAHN

- trennt sich von der Hauptleitbahn in der Fossa poplitea und steigt aufwärts zu einem Punkt 5 *cun* unterhalb des Sakrum, verläuft dann in den Anus, verbindet sich mit der Blase und verteilt sich in die Nieren,
- steigt entlang der Wirbelsäule aufwärts und verteilt sich in der Herzregion; dann tritt sie im Bereich des Nackens an die Oberfläche, um sich mit der Blasen-Hauptleitbahn zu verbinden.

DIE TENDINO-MUSKULÄRE LEITBAHN DER BLASE

- entspringt der kleinen Zehe, steigt hinter dem Malleolus lateralis aufwärts und vernetzt sich am (lateralen Anteil) des Knies,
- ein anderer Ast trennt sich unterhalb des Malleolus lateralis und vernetzt sich an der Ferse, steigt dann entlang der Achillessehne aufwärts zum lateralen Anteil der Fossa poplitea,
- ein anderer Ast trennt sich von diesem Ast im Bereich der Wade (am Kreuzungspunkt der beiden Köpfe des Musculus gastrocnemius) und verläuft zum medialen Anteil der Fossa poplitea,
- die beiden Äste verbinden sich in der Glutealregion, steigen auf und vernetzen sich im Glutealbereich,
- die Leitbahn steigt dann lateral der Wirbelsäule zum Nacken auf, von dort dringt ein Ast in die Tiefe um sich an der Zungenwurzel zu vernetzen,
- der aufsteigende Hauptast verläuft weiter aufwärts, um sich im Bereich des Os occipitale zu vernetzen, verläuft über den Schädel, um sich im Bereich des Nasenrückens zu vernetzen, umläuft dann das Auge und vernetzen sich am Jochbein,
- ein anderer Ast trennt sich auf dem Rücken und steigt zur medialen Seite der hinteren Axillarfalte auf, verbindet sich dann mit Di 15 *Jianyu*,
- ein anderer Ast kreuzt unterhalb der Axilla, steigt durch den Thorax nach oben und tritt in der Fossa supraclavicularis an die Oberfläche, steigt dann weiter auf, um sich bei Gb 12 *Wangu* hinter dem Ohr zu vernetzen; schließlich steigt ein anderer Ast, nachdem er aus der Fossa supraclavicularis an die Oberfläche gekommen ist, zum Wangenbein neben der Nase auf.

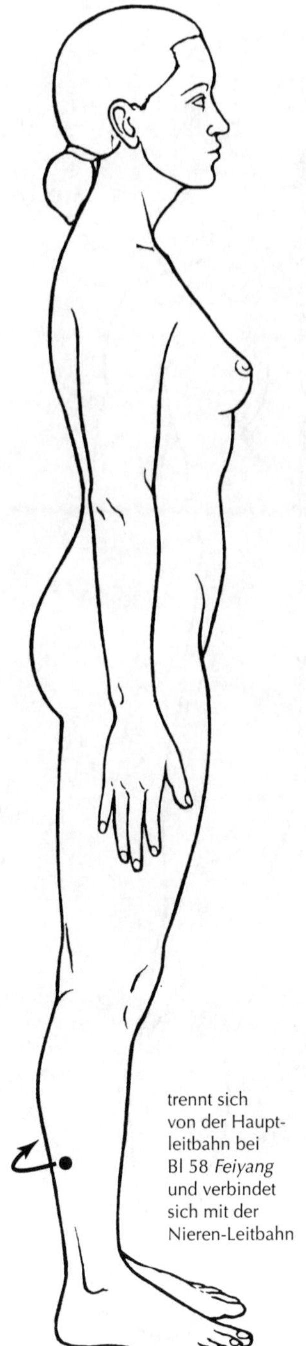

Die Blasen-Verbindungsleitbahn

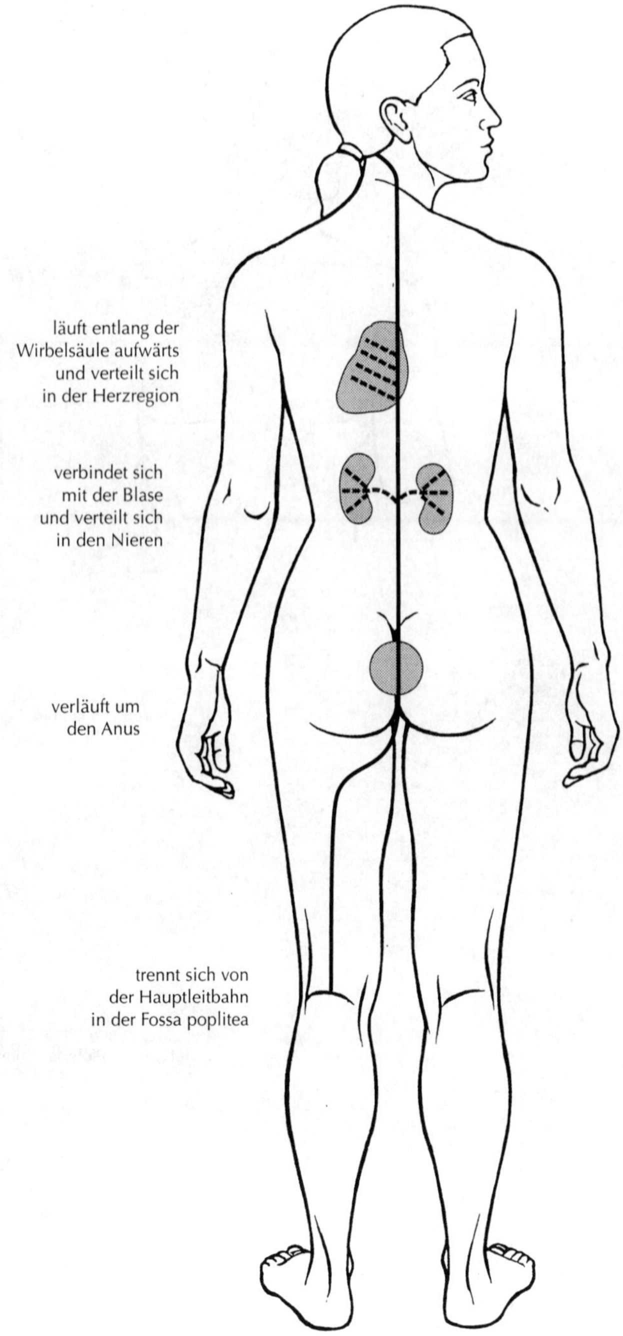

Die Blasen-Sonderleitbahn

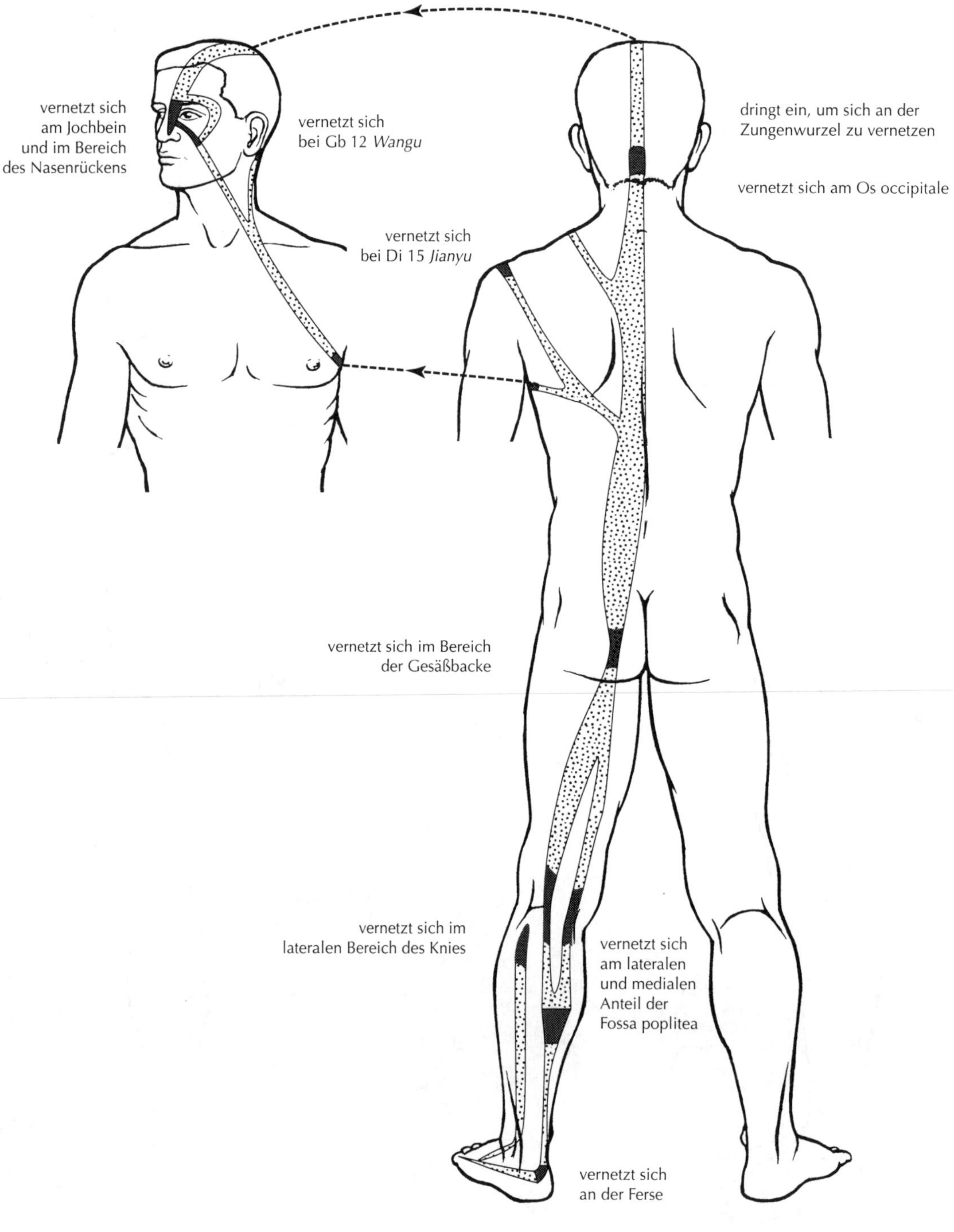

Die tendino-muskuläre Leitbahn der Blase

Pathologische Symptome der tendino-muskulären Leitbahn der Blase:
Verstauchung der kleinen Zehe, Schmerzen und Schwellung der Ferse, Spasmen der Poplitealregion, Opisthotonus, Spasmen und Spannung im Bereich des Nackens, Unfähigkeit die Schulter zu heben, Axillarverstauchung, Schmerz und Verstauchung der Fossa supraclavicularis.

DISKUSSION
Die Blasen-Leitbahn der Fuß-*taiyang*-Leitbahn ist mit der Nieren-Leitbahn innen-außen-gekoppelt und bildet entsprechend dem Sechs-Schichten-Modell mit der Dünndarm-Leitbahn des Hand-*taiyang* ein Paar.

Die Verbindung zwischen Blase und Niere wird durch folgende Tatsachen bestärkt:
- Die Blasen-Hauptleitbahn dringt in das *zang* Niere ein.
- Die Blasen-Hauptleitbahn trifft bei Bl 67 *Zhiyin* auf die Nieren-Leitbahn.
- Die Blasen-Sonderleitbahn teilt sich in den Nieren auf.
- Die Blasen-Verbindungsleitbahn verbindet sich mit der Nieren-Leitbahn.

Es ist ebenfalls wichtig, hervorzuheben:
- Die Blasen-Hauptleitbahn beginnt am inneren Augenkanthus.
- Die Blasen-Hauptleitbahn kreuzt das Lenkergefäß an den Punkten LG 13 *Taodao*, LG 14 *Dazhui*, LG 17 *Naohu* und LG 20 *Baihui*, indem sie in das Gehirn eindringt.
- Die Blasen-Hauptleitbahn steigt in zwei Linien paravertebral abwärts; eine Linie liegt 1.5 *cun* lateral der Rücken-Mittellinie, die andere 3.5 *cun* lateral der mittleren Rückenlinie; die innere Linie schließt die Rücken-*shu* Punkte der zwölf *zangfu* ein, ebenso wie die *hui*-Einflussreichen Punkte des Blutes und der Knochen.
- Die Blasen-Sonderleitbahn verläuft um den Anus.
- Die Blasen-Sonderleitbahn dringt in das Herz ein.
- Die tendino-muskuläre Leitbahn der Blase kreuzt unterhalb der Axilla.

Die Funktion der Blase besteht in einer Speicherung von Flüssigkeit und mittels ihrer *Qi*-Transformationswirkung wandelt sie die Abfallstoffe in Urin zur Ausscheidung um. Ebenso wie bei den Leitbahnen von Dünndarm, Dickdarm und Dreifachen Erwärmer besteht jedoch nur ein schwacher, direkter klinischer Zusammenhang zwischen der Blasen-Leitbahn und der Funktion des *fu* Blase. Es stimmt, dass verschiedene Punkte der Blasen-Leitbahn in der Behandlung von Harnwegserkrankungen von Bedeutung sind; dieses jedoch ist eine Folge der Tatsache, dass sie

a) Rücken-*shu*-Punkte des Dreifachen Erwärmers, der Nieren oder Blase (Bl 22 *Sanjiaoshu*, Bl 23 *Shenshu* und Bl 28 *Pangguangshu*) sind,
b) Lokalpunkte sind, die über der Region der Blase liegen (zum Beispiel Bl 32 *Ciliao*) oder
c) distale Punkte mit einer speziellen Beziehung zur Flüssigkeitstransformation sind (zum Beispiel Bl 39 *Weiyang*, unterer *he*-Meerpunkt der Dreifachen Erwärmers).

Aufgrund seiner Länge und der unterschiedlichen Körperregionen, die sie passiert, haben die Punkte der Blasen-Leitbahn eine breite Wirkung und viele Indikationen:
- Die *taiyang*-Blasen-Leitbahn ist mit 67 Punkten die längste Leitbahn des Körpers. Sie steigt über den Kopf auf (*Yang*) verläuft über die gesamte Rückseite entlang und damit auf dem Körperanteil, der am meisten *Yang* ist. Die *taiyang*-Schicht ist die oberflächlichste der sechs Schichten und daher die erste Schicht, die von äußerem Wind angegriffen wird. Wind ist ein *Yang*-pathogener Faktor. Sowohl innerer als auch äußerer Wind haben eine Tendenz zum Kopf und zum Hirn aufzusteigen. Viele Punkte der Blasen-Leitbahn sind deshalb in der klinischen Praxis von Bedeutung, um sowohl äußeren als auch inneren Wind aus dem Körper auszuleiten.
- Die Blasen-Leitbahn dringt in das Gehirn ein, während die Blasen-Sonderleitbahn sich mit dem Herzen verbindet. Bereits seit der Zeit von *Essential Questions* hat die Chinesische Medizin erkannt, dass eine Disharmonie des Gehirns oder des Herzens, sowohl allein oder kombiniert, zur Entwicklung emotionaler Erkrankungen führen kann (eine genauere Beschreibung finden Sie in der einführenden Diskussion zum Lenkergefäß). Die Punkte der Blasen-Leitbahn am Kopf von Bl 2 *Zanzhu* bis Bl 10 *Tianzhu*, und am Fuß von Bl 60 *Kunlun* bis Bl 66 *Zutonggu*, sind alle in der Lage, Erkrankungen wie Manie und Epilepsie zu behandeln. Zusätzlich behandeln gewisse Rücken-*shu*-Punkte wie Bl 13 *Feishu*, Bl 15 *Xinshu* und Bl 18 *Ganshu* verschiedene Geisteserkrankungen; in diesem Fall liegt ihre Wirkung in ihrer Beeinflussung der *zang* Lunge, Herz und Leber und weniger in ihrer Wirkung auf die Blasen-Leitbahn selbst.
- Die Punkte Bl 1 *Jingming* (innerer Augenkanthus) bis Bl 10 *Tianzhu* (im Bereich des Nackens) leiten äußeren Wind aus dem Lokalbereich aus, beruhigen inneren Wind und behandeln Erkrankungen der Augen, der Nase, des Kopfes und des Gesichtes.
- Die Punkte des inneren medialen Anteils der Blasen-Leitbahn am Rücken haben eine sehr breite Anzahl von Wirkungen und sind für verschieden-

ste Indikationen geeignet. Beginnend von Bl 11 *Dazhu*, dem *hui*-Einflussreichen Punkt der Knochen bis Bl 28 *Pangguangshu*, dem Rücken-*shu*-Punkt der Blase, haben diese Punkte eine tief greifende Wirkung auf die *zangfu* und die verschiedenen Gewebe, Körpersubstanzen und Sinnesorgane des Körpers. Trotz ihrer konkreten Wirkung auf die speziellen *zangfu* können jedoch einige Verallgemeinerungen vorgenommen werden. Die Punkte Bl 11 *Dazhu* und Bl 13 *Feishu* sind in der Lage, äußere pathogene Faktoren auszuleiten und die Lunge zu regulieren. Die Punkte Bl 14 *Jueyinshu* und Bl 15 *Xinshu* behandeln das Herz und den Geist. Die Punkte Bl 17 *Geshu* bis Bl 22 *Sanjiaoshu* behandeln Störungen des mittleren *jiao* (Magen, Milz, Leber und Gallenblase). Die Punkte Bl 23 *Shenshu* bis Bl 35 *Huiyang* und Bl 53 *Baohuang* bis Bl 55 *Heyang* behandeln Erkrankungen der Nieren, der Lumbalregion und des unteren *jiao* (Därme, Blase, Uterus, Genitalien, Anus).

- Die Punkte des äußeren, lateralen Verlaufes der Blasen-Leitbahn am Rücken von Bl 41 *Fufen* (Höhe von Bl 12 *Fengmen*) bis Bl 52 *Zhishi* (Höhe von Bl 23 *Shenshu*) ähneln in ihren Indikationen den korrespondierenden Punkten des inneren Blasen-Leitbahnenverlaufes. Sie sind allerdings im Allgemeinen bezüglich ihrer Wirkungen und Indikationen weniger weitreichend. Ausnahmen sind Bl 42 *Pohu* und Bl 43 *Gaohuangshu*, die eine tief greifende Wirkung zur Tonisierung bei Leere-Syndromen haben. Es ist bekannt, dass fünf dieser Punkte (Bl 42 *Pohu*, Bl 44 *Shentang*, Bl 47 *Hunmen*, Bl 49 *Yishe* und Bl 52 *Zhishi*) nach den fünf spirituellen Aspekten benannt sind. Trotz des starken Hinweises, dass diese Punkte zur Behandlung von Erkrankungen der fünf spirituellen Aspekte und damit des psycho- emotionalen Zustandes des Patienten geeignet sind, gibt es jedoch nur sehr spärliche Grundlagen in klassischen Texten, dass sie auch für diesen Zweck verwendet worden sind.
- Die Punkte auf den hinteren Anteilen des Beines von Bl 36 *Chengfu* bis Bl 60 *Kunlun* dienen zur Behandlung von Erkrankungen der Lumbalregion, des Anus und des Beines.
- Bl 58 *Feiyang*, der auf dem Unterschenkel lokalisiert ist, ist der erste distale Punkt der Blasen-Leitbahn, der eine Wirkung auf Erkrankungen des Kopfes hat. Diese Wirkung wird umso ausgeprägter, je distaler die Punkte auf der Leitbahn bis zu Bl 67 *Zhiyin*, dem Endpunkt der Leitbahn, liegen. Die ausgeprägte *Yang*-Natur der *taiyang*-(großes *Yang*) Blasen-Leitbahn, kombiniert mit ihrem Eindringen in Kopf und Gehirn, empfiehlt diese Punkte als besonders wirksam zur Behandlung aggressiver pathogener *Yang*-Faktoren; dies gilt sowohl in Form von äußerem Wind oder Hitze, die die oberen Körperpartien verletzen als auch in Form von innerem Wind, innerem Feuer und aufsteigendem *Yang*, die den Kopf und das Hirn schädigen. Diese Punkte sind deshalb bei verschiedenen Fülle-Zuständen angezeigt, die den Kopf, das Hirn und die Sinnesorgane betreffen.
- In Übereinstimmung mit den allgemeinen Charakteristika der Leitbahnen und im Speziellen der *Yang*-Leitbahnen, haben die distaler gelegenen Punkte eine stärkere Wirkung auf die gesamte Leitbahn als allein in ihrem Lokalbereich. Dies ist anhand der Indikationen für die Punkte von Bl 60 *Kunlun* bis Bl 64 *Jinggu* zu beobachten, die Erkrankungen der Blasen-Leitbahn im Kopf, Brust und Lendenwirbelsäulenbereich, im Bereich des Ober- und Unterschenkels und des Fußes behandeln.

BL 1 *JINGMING*

睛明

Augenglanz

Kreuzungspunkt von Blasen-, Dünndarm-, Magen-, Gallenblasen- und der Dreifacher Erwärmer-Leitbahnen mit dem Lenkergefäß, dem Yin-Fersengefäß und dem Yang-Fersengefäß

LOKALISATION

0.1 *cun* medial und oberhalb des inneren Augenkanthus nahe der medialen Orbitalbegrenzung.

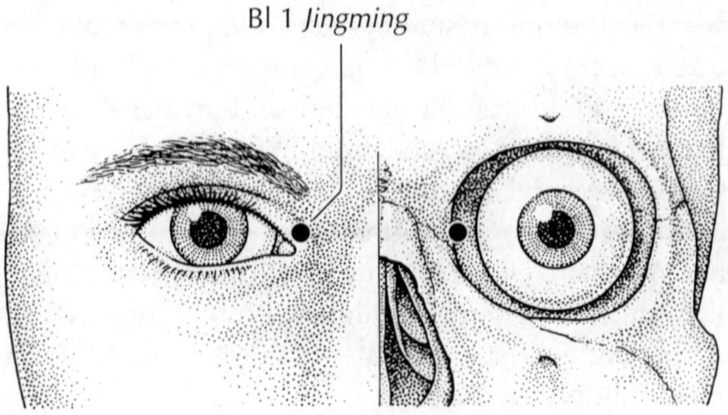

NADELUNG

a) Senkrecht 0.2 *cun* – 0.3 *cun*;

b) **CAVE**: Die im Folgenden beschriebene Nadeltechnik sollte nicht von Therapeuten angewandt werden, die keine geeignete klinische Supervision gehabt haben: Man bittet den Patienten die Augen zu schließen und mit den Augen möglichst weit in die Richtung der zu nadelnden Seite zu blicken. Wird zum Beispiel Bl 1 *Jingming* links genadelt, sollte der Patient nach links schauen und umgekehrt. Mit dem Zeigefinger einer Hand drückt der Behandler den Augapfel vorsichtig nach lateral und hält ihn fixiert. Mit der anderen Hand sticht er die Nadel langsam senkrecht ohne Heben, Senken oder Rotieren bis zu einer Tiefe von 0.5 *cun*–1 *cun* ein. Sofort nach dem Herausziehen der Nadel übt man mit einem Wattebausch über eine Minute stärkeren Druck aus, um eine Hämatombildung zu vermeiden.

Anmerkung: Entsprechend verschiedener klassischer und moderner Texte ist eine Moxibustion an diesem Punkt kontraindiziert.

WIRKUNGEN

Unterstützt die Augen

Leitet Wind aus und klärt Hitze

INDIKATIONEN

- Rötung, Schwellung und Schmerzen der Augen, Augentränen nach Wind-Einfluss, Rötung und Juckreiz des inneren Kanthus, verschwommenes Sehen, unscharfes Sehen, Nachtblindheit, Photophobie, Farbenblindheit, visuell bedingter Schwindel, Kurzsichtigkeit, oberflächliches visuelles Stauungssyndrom, Abneigung gegen Kälte mit Kopfschmerz.

KOMMENTAR

Bl 1 *Jingming* (Augenglanz) ist der Kreuzungspunkt aller *Yang*-Leitbahnen (außer der Dickdarm-Leitbahn) und des Lenkergefäßes, des *Yang*-Fersengefäßes und des *Yin*-Fersengefäßes. Die Pathologie der Augenkrankheiten, obwohl sehr komplex und differenziert, kann wie folgt zusammengefasst werden:

a) äußere pathogene Faktoren (meistens Wind und Hitze),

b) Leere- oder Füllemuster bei innerer Disharmonie.

Das *Yang* kontrolliert das Äußere. Aufgrund seiner Lokalisation sowie der Tatsache, dass sich die meisten *Yang*-Leitbahnen an diesem Punkt treffen, ist Bl 1 *Jingming* der Hauptlokalpunkt zur Behandlung jeder Augenerkrankung äußeren Ursprungs. Traditionellerweise wurde er bei Rötung, Schwellung, Schmerzen, Tränen, Juckreiz und verschwommenem Sehen genadelt. Ebenso ist Bl 1 *Jingming* ein wesentlicher Lokalpunkt zur Behandlung von Augenerkrankungen bei inneren Störungen, unabhängig davon, welche Pathologie dieser zugrunde liegt. Er wurde traditionellerweise bei Nachtblindheit, Photophobie, verschwommenem Sehen, visuell bedingtem Schwindel etc. verwendet. In der jüngeren Zeit wird er bei den Diagnosen Glaukom, Atrophie des Nervus opticus, Pterygium, Astigmatismus, Optikusneuritis, retinale Blutungen und beginnender Katarrhakt verwendet.

PUNKTKOMBINATIONEN

- Leber-*Qi*-Nachtblindheit: Bl 1 *Jingming* und Le 2 *Xingjian (One Hundred Symptoms)*.
- Rötung, Schwellung und unerträgliche Schmerzen beider Augen mit Photophobie: man nadelt Bl 1 *Jingming* und M-HN 7 *Yuwei* und lässt M-HN 9 *Taiyang* bluten *(Song of the Jade Dragon)*.
- Ist Bl 1 *Jingming* in der Behandlung von Augenerkrankungen nicht wirkungsvoll, kombiniert man ihn mit Di 4 *Hegu* und Gb 37 *Guangming* (*Ode of the Xi-hong)*.
- Augentränen bei Windeinfluss: Bl 1 *Jingming*, Ma 8 *Touwei*, Gb 20 *Fengchi* und Gb 15 *Toulinqi (Great Compendium)*.
- Oberflächliche Sehobstruktion: Bl 1 *Jingming*, Di 4 *Hegu* und Ma 2 *Sibai (Great Compendium)*.
- Inneres Stauungssyndrom des Auges: Bl 1 *Jingming*, Gb 1 *Tongziliao*, Di 4 *Hegu* und Gb 41 *Zulinqi (Great Compendium)*.

BL 2 *ZANZHU*

攢竹

Sammeln von Bambus

LOKALISATION

Oberhalb des inneren Kanthus in einer Vertiefung auf der Augenbraue, nahe dem medialen Ende.

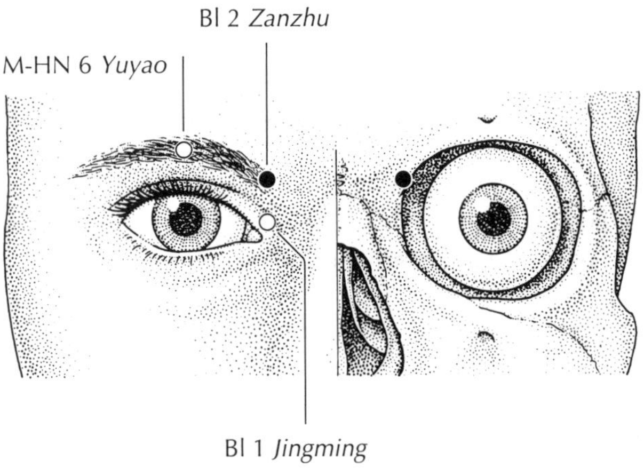

ANMERKUNG ZUR LOKALISATION

Man palpiert vom medialen Ende der Augenbraue nach lateral und versucht direkt oberhalb von Bl 1 *Jingming* eine Vertiefung zu tasten. Dieser Punkt ist bei der Palpation häufig empfindlich.

NADELUNG

a) Transversal-schräg nach unten in Richtung Bl 1 *Jingming* bei Augenerkrankungen;
b) transversal nach lateral, um eine Verbindung mit M-HN 6 *Yuyao* herzustellen, bei supraorbitalen Schmerzen;
c) bei Hitzeerkrankungen anstechen und bluten lassen.

Anmerkung: Entsprechend der Aussage verschiedener klassischer Texte ist dieser Punkt für Moxibustion kontraindiziert.

WIRKUNGEN

Eliminiert Wind und klärt Hitze
Unterstützt die Augen
Macht den Kopf frei und lindert Schmerzen

INDIKATIONEN

- Schmerzen der Augenbrauenregion, Stirnschmerzen, Kopf-Wind, Wind-Schwindel, Nasenbluten, Rhinitis, Niesen, Gesichtsschmerzen, rotes Gesicht mit Wangenschmerzen.
- Verschwommenes Sehen, unscharfes Sehen, visuell bedingter Schwindel, Augentränen bei Windeinfluss, Nachtblindheit, Rötung, Schwellung und Schmerzen der Augen, Juckreiz der Augen, kindliche Epilepsie mit Aufwärtsstarren der Augen, Zucken der Augenlider, berstendes Gefühl des Auges.
- Hämorrhoidenschmerzen, manisches Verhalten, Bewusstseinsverlust, Schmerzen und Steifheit des Nackens.

KOMMENTAR

Bl 2 *Zanzhu* ist ein wichtiger und häufig verwendeter Lokalpunkt zur Behandlung von Augenerkrankungen und der die Augen umgebenden Region. Er kann für eine Vielzahl von Augenerkrankungen (hauptsächlich durch äußere pathogene Faktoren verursacht) als Ersatz für Bl 1 *Jingming* verwendet werden; dies gilt besonders für Therapeuten, die eine ungenügende klinische Erfahrung mit der Nadelung in der Nähe des Augapfels haben. Für diese Zwecke kann er genadelt werden, um ihn mit Bl 1 *Jingming* zu verbinden, oder man sticht ihn in Fällen von Hitze-Syndromen, um ihn bluten zu lassen. Aufgrund seiner Wirksamkeit bei Rötung und Juckreiz der Augen, kombiniert mit seiner Fähigkeit Rhinitis und Niesen zu behandeln, ist er besonders zur Behandlung von Heuschnupfen geeignet.

Der Wirkungsbereich von Bl 2 *Zanzhu* ist jedoch nicht nur auf die Behandlung von Augenerkrankungen beschränkt, sondern er wird auch häufig als Lokalpunkt bei Stirnkopfschmerzen, Schmerzen der Augenbrauenregion, Nasennebenhöhlenschmerzen und Fazialisparese verwendet. In einem weiteren Sinne (siehe die Punktkombinationen unterhalb) findet er auch Anwendung bei einseitigem oder generalisiertem Kopf-Wind und Kopfschmerzen als Folge von Alkoholintoxikation. Die Blasen-Sonderleitbahn verläuft um den Anus und daher ist Bl 2 *Zanzhu* bei Hämorrhoidenschmerzen indiziert. Diese Tatsache illustriert das Prinzip der Anwendung von Punkten am oberen Körperbereich zur Behandlung von Störungen im unteren Körperbereich.

PUNKTKOMBINATIONEN

- Wind-Kopfschmerz: Bl 2 *Zanzhu*, Bl 6 *Chengguang*, Bl 23 *Shenshu*, 3E 18 *Qimai*, 3E 23 *Sizhukong* und 3E 22 *Erheliao (Thousand Ducat Formulas)*.
- Kopfschmerz mit Augenschmerz: Bl 2 *Zanzhu* und Ma 8 *Touwei* (*Ode of the Jade Dragon*).
- Einseitiger oder generalisierter Kopf-Wind: Bl 2 *Zanzhu*, LG 20 *Baihui*, LG 21 *Qianding*, LG 24 *Shenting*, LG 23 *Shangxing*, 3E 23 *Sizhukong*, Gb 20 *Fengchi*, Di 4 *Hegu* und Ma 8 *Touwei (Great Compendium)*.
- Kopf-Wind als Folge einer Intoxikation: Bl 2 *Zanzhu*, M-HN 3 *Yintang* und Ma 36 *Zusanli (Great Compendium)*.
- Schmerzen zwischen den Augenbrauen: Bl 2 *Zanzhu* und Ma 8 *Touwei (Song of the Jade Dragon)*.

- Zucken der Augenlider: Bl 2 *Zanzhu* und Ma 8 *Touwei (Great Compendium).*
- Rhinitis mit klarem Nasenausfluss: Bl 2 *Zanzhu*, Bl 12 *Fengmen*, LG 24 *Shenting*, Di 4 *Hegu*, Di 20 *Yingxiang*, Bl 67 *Zhiyin* und Ni 20 *Futonggu (Thousand Ducat Formulas).*

BL 3 *MEICHONG*

Augenbrauen-Durchgang

眉冲

LOKALISATION

Direkt oberhalb von Bl 2 *Zanzhu*, 0.5 *cun* oberhalb der vorderen Haaransatzlinie, auf der Höhe von LG 24 *Shenting*.

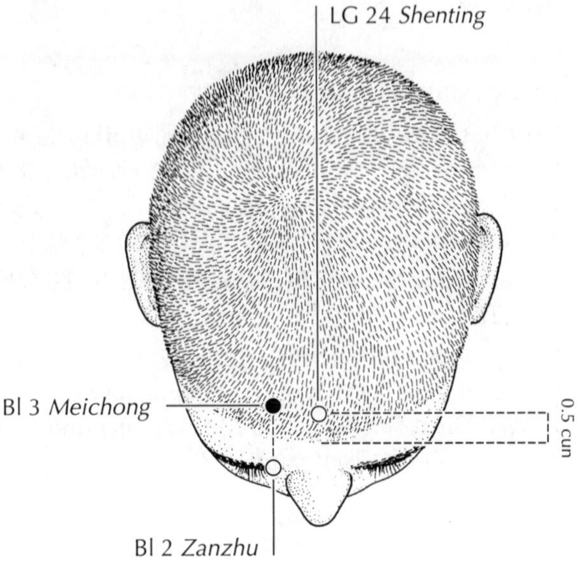

ANMERKUNG ZUR LOKALISATION

Der Abstand zwischen den vorderen und den hinteren Haaransatzlinien wird mit 12 *cun* bemessen. Ist die vordere Haaransatzlinie nicht klar festzulegen, wird die Strecke zwischen Glabella (Punkt M-HN 3 *Yintang*) und hinterer Haaransatzlinie mit 15 *cun* bemessen; die Lokalisation der vorderen Haaransatzlinie würde damit mit einem Fünftel dieser Strecke definiert. Ist die hintere Haaransatzlinie nicht eindeutig festzulegen, kann sie 1 *cun* unterhalb von LG 16 *Fengfu* bestimmt werden, dieser Punkt liegt direkt unterhalb der äußeren Protuberantia occipitalis.

NADELUNG

Transversal 0.5 – 1 *cun*.

Anmerkung: Entsprechend *Great Compendium of Acupuncture and Moxibustion* ist dieser Punkt für Moxibustion kontraindiziert.

WIRKUNGEN

Leitet Wind aus, klärt den Kopf und lindert Schmerzen

Unterstützt die Augen und die Nase

INDIKATIONEN

- Kopfschmerzen, Vertexschmerzen, Schwindel, unscharfes Sehen, verstopfte Nase, Nasenwunden, Dyspnoe, Epilepsie, Agitiertheit und Völlegefühl des Herzens.

PUNKTKOMBINATIONEN

- Kopfschmerzen mit verstopfter Nase: Bl 3 *Meichong*, LG 23 *Shangxing*, Di 20 *Yingxiang* und Di 4 *Hegu*.

BL 4 *QUCHAI*

Gebogene Abweichung

曲差

LOKALISATION

0.5 *cun* innerhalb der vorderen Haaransatzlinie, 1.5 *cun* lateral von LG 24 *Shenting* und 1/3 des Abstandes zwischen LG 24 *Shenting* und Ma 8 *Touwei*.

ANMERKUNG ZUR LOKALISATION

Wie die vordere Haaransatzlinie, wenn nicht sichtbar, bestimmt werden kann, wurde in der Anmerkung zu Bl 3 *Meichong* beschrieben.

NADELUNG

Transversal 0.5 – 1 *cun*.

WIRKUNGEN

Leitet Wind aus, klärt den Kopf und lindert Schmerzen

Unterstützt die Augen und die Nase

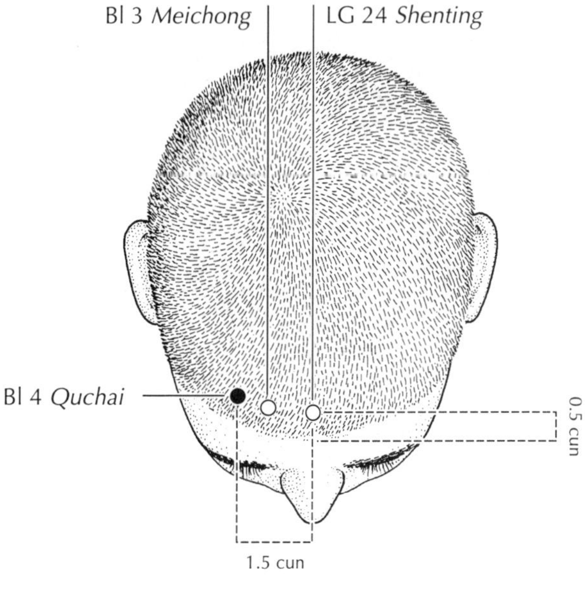

INDIKATIONEN

- Kopfschmerzen, Vertexschmerzen, Schwellungen des Vertex, verschwommenes Sehen, Augenschmerzen, unscharfes Sehen, verstopfte Nase, Nasenwunden, Nasenbluten, Rhinitis.
- Agitiertheit und Völlegefühl des Herzens, Dyspnoe, Schweißlosigkeit, Agitiertheit, Hitze im Körper.

PUNKTKOMBINATIONEN

- Unscharfes Sehen: Bl 4 *Quchai*, Dü 6 *Yanglao* und Di 4 *Hegu* (*Supplementing Life*).
- Agitiertheit und Völlegefühl des Herzens mit Schweißlosigkeit: Bl 4 *Quchai* und Bl 15 *Xinshu* (*Supplementing Life*).
- Faulig riechender nasaler Ausfluss: Bl 4 *Quchai* und LG 23 *Shangxing (Great Compendium).*

BL 5 *WUCHU*

Fünf Orte

五處

LOKALISATION

0.5 *cun* posterior von Bl 4 *Quchai*, 1 *cun* innerhalb der vorderen Haaransatzlinie und 1.5 *cun* lateral von LG 23 *Shangxing*.

ANMERKUNG ZUR LOKALISATION

a) Zur Lokalisation einer nicht eindeutigen vorderen Haaransatzlinie siehe Beschreibung unter Anmerkung zu Bl 3 *Meichong*;

b) man merke sich, dass der Abstand von der vorderen Haaransatzlinie auf der Mittellinie bis zu LG 20 *Baihui* 5 *cun* beträgt.

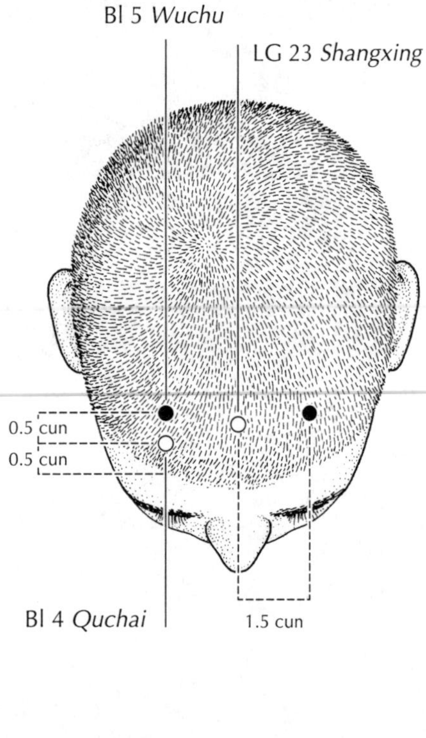

NADELUNG

Transversal 0.5 – 1 *cun*.

Anmerkung: Entsprechend verschiedener klassischer und moderner Texte ist dieser Punkt für Moxibustion kontraindiziert.

WIRKUNGEN

Eliminiert Wind, senkt das *Yang* und klärt Hitze
Klärt den Kopf und die Nase

INDIKATIONEN

- Steifheit der Wirbelsäule, Opisthotonus, Aufwärtsstarren der Augen, Epilepsie, Verrücktheit, Tetanie, klonische Spasmen, Schwindel, visuell bedingter Schwindel, unscharfes Sehen.
- Kopfschmerzen, Schmerzen des Kopfes und der Augen, Schweregefühl des Kopfes, nasale Obstruktion.

PUNKTKOMBINATIONEN

- Opisthotonus, klonische Spasmen, Epilepsie und Kopfschmerzen: Bl 5 *Wuchu*, LG 12 *Shenzhu*, Bl 40 *Weizhong*, Bl 39 *Weiyang* und Bl 60 *Kunlun (Thousand Ducat Formulas).*
- Anhaltendes Niesen: Bl 5 *Wuchu* und Bl 12 *Fengmen (Thousand Ducat Formulas).*
- Nasale Obstruktion mit Unfähigkeit angenehme von fauligen Gerüchen zu unterscheiden: Bl 5 *Wuchu*, Di 20 *Yingxiang*, LG 23 *Shangxing* und Di 19 *Kouheliao (Great Compendium).*

BL 6 *CHENGGUANG*

Empfang des Lichts

承光

LOKALISATION

1.5 *cun* posterior von Bl 5 *Wuchu*, 2.5 *cun* posterior der vorderen Haaransatzlinie und 1.5 *cun* lateral der Kopfmittellinie.

ANMERKUNG ZUR LOKALISATION

a) Zur Lokalisation einer undeutlichen vorderen Haaransatzlinie siehe Lokalisationsbeschreibung unter Bl 3 *Meichong;*

b) man merke sich, dass der Abstand der vorderen Haaransatzlinie auf der Mittellinie bis zu LG 20 *Baihui* 5 *cun* beträgt.

NADELUNG

Transversal 0.5 – 1 *cun*.

Anmerkung: Entsprechend verschiedener klassischer und moderner Texte ist dieser Punkt für Moxibustion kontraindiziert.

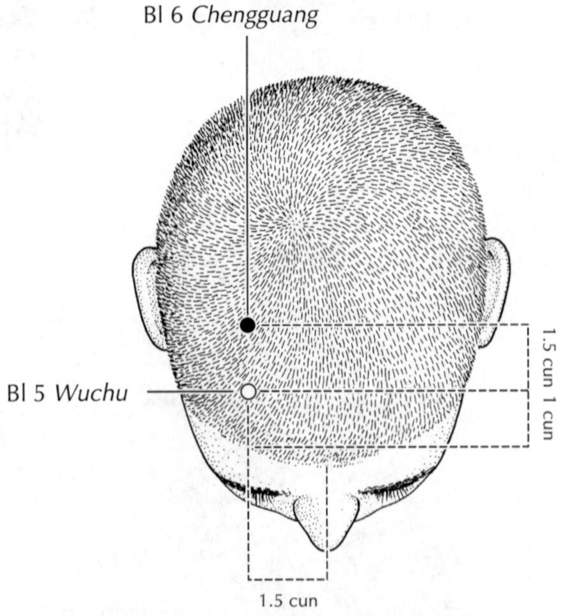

WIRKUNGEN
Eliminiert Wind und klärt Hitze
Klärt den Kopf und unterstützt Augen und Nase

INDIKATIONEN
- Vertexschmerzen, Wind-Schwindel, oberflächliche visuelle Obstruktion, verschwommenes Sehen, Kurzsichtigkeit, große Mengen klaren nasalen Ausflusses, Nasenobstruktion, Unfähigkeit angenehme und schlechte Gerüche zu unterscheiden, Munddeviation.
- Erbrechen, Agitiertheit des Herzens mit Erbrechen, fieberhafte Erkrankung mit Schweißlosigkeit.

PUNKTKOMBINATIONEN
- Wind-Kopfschmerz: Bl 6 *Chengguang*, Bl 2 *Zanzhu*, Bl 23 *Shenshu*, 3E 18 *Qimai*, 3E 23 *Sizhukong* und 3E 22 *Erheliao (Thousand Ducat Formulas)*.
- Verstopfung der Nase mit Unfähigkeit wohlriechende und schlechte Gerüche zu unterscheiden: Bl 6 *Chengguang*, LG 23 *Shangxing*, LG 20 *Baihui* und LG 22 *Xinhui* (*Supplementing Life*).
- Erbrechen: Bl 6 *Chengguang* und Mi 2 *Dadu* (*Supplementing Life*).
- Agitiertheit des Herzens: Bl 6 *Chengguang*, LG 20 *Baihui* und LG 18 *Qiangjian* (*Supplementing Life*).

BL 7 *TONGTIAN*
Erreichen des Himmels

通天

LOKALISATION
1.5 *cun* posterior von Bl 6 *Chengguang* und 4 *cun* posterior der vorderen Haaransatzlinie, 1.5 *cun* lateral zur Kopfmittellinie.

ANMERKUNG ZUR LOKALISATION
a) Der Abstand zwischen der Glabella (M-HN 3 *Yintang*) und der unteren Begrenzung der Protuberantia occipitalis (LG 16 *Fengfu*) wird mit 14 *cun* bemessen. Bl 7 *Tongtian* ist 1.5 *cun* lateral des Mittelpunkts dieser Linie gelegen.
b) Bl 7 *Tongtian* kann ebenfalls 1 *cun* anterior und 1 *cun* lateral von LG 20 *Baihui* lokalisiert werden.

NADELUNG
Transversal 0.5 – 1 *cun*.
Anmerkung: Entsprechend verschiedener moderner Texte ist dieser Punkt für Moxibustion kontraindiziert.

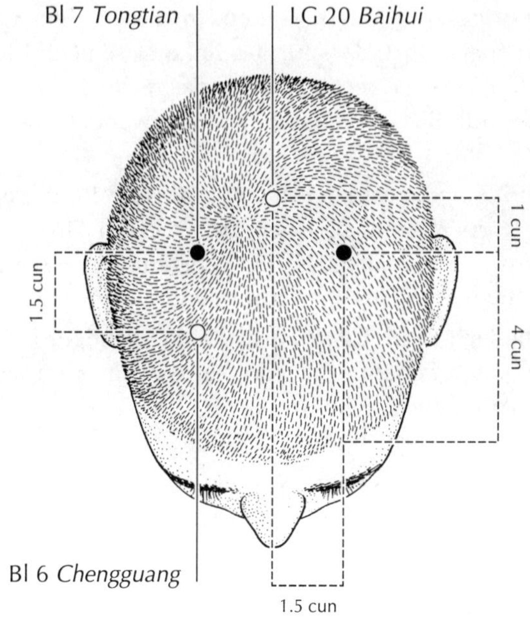

WIRKUNGEN
Unterstützt und reguliert die Nase
Klärt den Kopf

INDIKATIONEN
- Nasale Obstruktion und Nasenausfluss, profuser Nasenausfluss, Rhinitis, Verlust des Geruchsvermögens, Nasenbluten, Nasenwunden.
- Vertexschmerzen, Schweregefühl des Kopfes, Deviation des Mundes, geschwollenes Gesicht, Struma, steifer Nacken, Dyspnoe, Kollaps bei plötzlichem Aufstehen, Bewusstseinsverlust.

KOMMENTAR

Essential Questions[1] sagt: „Das himmlische *Qi* verbindet sich mit der Lunge" und *Spiritual Pivot*[2] sagt: „Das Lungen-*Qi* verbindet sich mit der Nase." Mit anderen Worten gesagt dringt das himmlische *Qi* der Luft über die Nase als Tor in die Lunge ein; die Nase spielt also eine Rolle in der *Qi*-Aufnahme. Aus diesem Grund wird in der Atemtechnik des *Qigong* die Einatmung durch die Nase immer betont, während die Ausatmung sowohl über Nase und Mund erfolgen kann. Der Name *Tongtian* (Erreichen des Himmels) bezieht sich auf die Fähigkeit des Punktes, die Nase frei und unverlegt zu bewahren und damit die Zirkulation des himmlischen *Qi* durch Nase und Lunge zu unterstützen.

Bl 7 *Tongtian* ist einer der bedeutendsten Punkte am Kopf zur Behandlung von Nasenerkrankungen (einschließlich Rhinitis, Verlust des Geruchsvermögens, Nasenbluten und Nasenwunden) und in solchen Fällen ist er häufig bei der Palpation berührungsempfindlich. Entsprechend *Methods of Acupuncture and Moxibustion from the Golden Mirror of Medicine* von *Qu Qian* sollte dieser Punkt bei nasaler Obstruktion, Ausfluss und Nasenpolypen mit LG 23 *Shangxing* kombiniert werden. In diesem Text wird auch ausgeführt, dass für das linke Nasenloch Moxa auf Bl 7 *Tongtian* rechts und für das rechte Nasenloch Moxa auf Bl 7 *Tongtian* links angewendet werden sollte.

Bl 7 *Tongtian* ist bei Schleim indiziert, der die oberen Körperanteile blockiert und sich in Form von profusen Nasenausfluss, Schweregefühl des Kopfes, geschwollenes Gesicht, Struma und Dyspnoe äußert. Schließlich ist Bl 7 *Tongtian* auch ein wichtiger Lokalpunkt zur Behandlung von Vertexschmerzen jeglicher Ätiologie.

PUNKTKOMBINATIONEN

- Verstopfte Nase: Bl 7 *Tongtian* und Gb 15 *Toulinqi* (*Supplementing Life*).
- Nasenobstruktion und Ausfluss: Bl 7 *Tongtian* und LG 23 *Shangxing* (*Primary Points of the Fourteen Channels*).
- Deviation des Mundes mit profusem Nasenausfluss: Bl 7 *Tongtian* und Bl 6 *Chengguang* (*Supplementing Life*).
- Schweregefühl des Kopfes: Bl 7 *Tongtian*, LG 15 *Yamen* und Bl 59 *Fuyang* (*Supplementing Life*).
- Schmerzen und Schweregefühl des Kopfes: Bl 7 *Tongtian*, Gb 19 *Naokong* und LG 17 *Naohu* (*Thousand Ducat Formulas*).
- Kollaps bei plötzlichen Aufstehen: Bl 7 *Tongtian* und Bl 8 *Luoque* (*Thousand Ducat Formulas*).

BL 8 *LUOQUE*

Zurückweichende Verbindung

絡却

LOKALISATION

1.5 *cun* posterior von Bl 7 *Tongtian* und 5.5 *cun* posterior zur vorderen Haaransatzlinie, 1.5 *cun* lateral zur Kopfmittellinie.

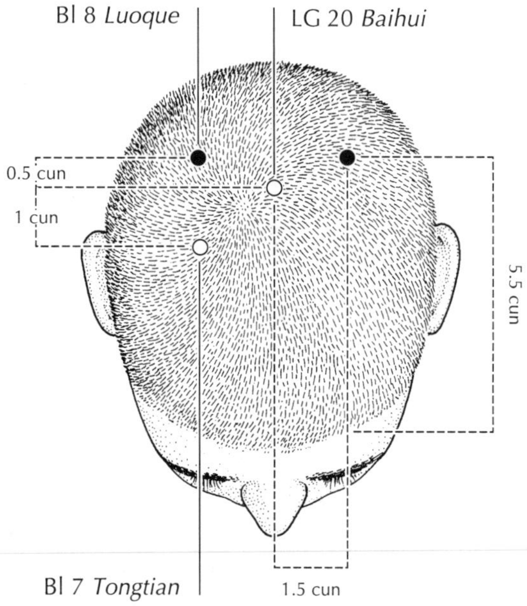

ANMERKUNG ZUR LOKALISATION

a) Bl 8 *Luoque* ist am einfachsten 1.5 *cun* lateral und 0.5 *cun* posterior von LG 20 *Baihui* zu lokalisieren;
b) zur Lokalisation einer nicht eindeutigen vorderen Haaransatzlinie siehe Lokalisationsbeschreibung zu Bl 3 *Meichong*;
c) man merke sich, dass der Abstand zwischen der vorderen Haaransatzlinie auf der Kopfmittellinie bis zu LG 20 *Baihui* 5 *cun* beträgt.

NADELUNG

Transversal 0.5 – 1 *cun*

WIRKUNGEN

Unterstützt die Sinnesorgane
Beruhigt den Wind, wandelt Schleim um und besänftigt den Geist

INDIKATIONEN

- Schwindel, Tinnitus, Verlegung der Nase, Deviation des Mundes, verschwommenes Sehen.
- Manie-Depression, verrücktes Gehen, Epilepsie, Desorientiertheit, Struma, Erbrechen, abdominelle Aufblähung, Kollaps.

PUNKTKOMBINATIONEN

- Verrücktheit mit Erbrechen: Bl 8 *Luoque*, Ni 9 *Zhubin*, Dü 5 *Yanggu*, LG 19 *Houding*, LG 18 *Qiangjian*, LG 17 *Naohu* und Bl 9 *Yuzhen (Thousand Ducat Formulas)*.
- Kollaps bei plötzlichem Aufstehen: Bl 8 *Luoque* und Bl 7 *Tongtian (Thousand Ducat Formulas)*.
- Tinnitus: Bl 8 *Luoque*, Dü 19 *Tinggong*, Gb 2 *Tinghui*, 3E 21 *Ermen*, LG 20 *Baihui*, Di 5 *Yangxi*, Dü 2 *Qiangu*, Dü 3 *Houxi*, Dü 4 *Wangu*, 3E 3 *Zhongzhu*, 3E 2 *Yemen*, Di 1 *Shangyang* und Bl 23 *Shenshu (Great Compendium)*.

BL 9 *YUZHEN*

Jadekissen

玉枕

LOKALISATION

1.3 *cun* lateral von LG 17 *Naohu* (der in einer Vertiefung oberhalb der äußeren Protuberantia occipitalis, 1.5 *cun* oberhalb von LG 16 *Fengfu* lokalisiert ist).

NADELUNG

Transversal 0.5 – 1 *cun*.

WIRKUNGEN

Vertreibt Wind und Kälte und lindert Schmerzen
Unterstützt die Nase und die Augen

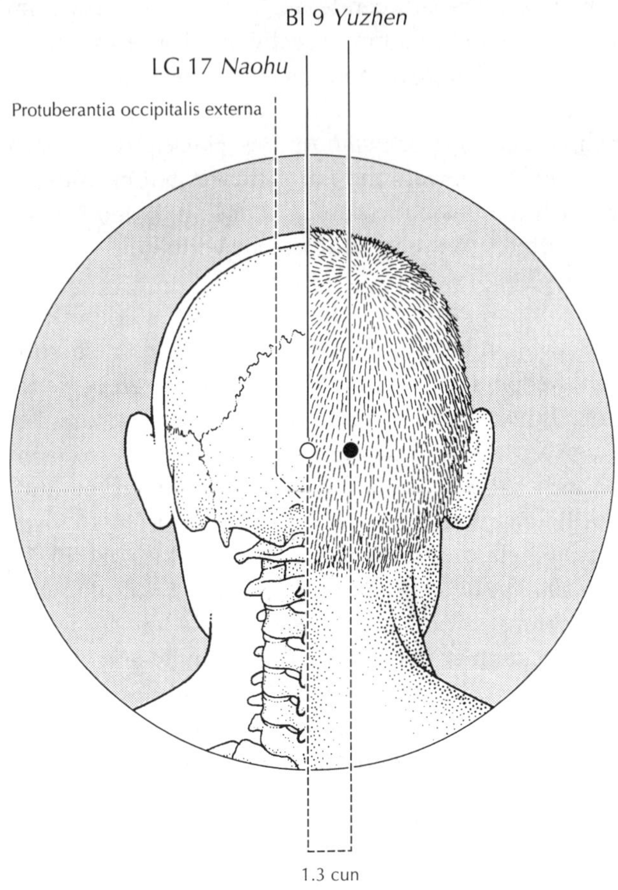

INDIKATIONEN

- Okzipitale Kopfschmerzen, Schmerzen durch Kopf-Wind, die schwer zu ertragen sind, Schwindel, Nackenschmerzen, Unfähigkeit den Kopf zu drehen, Kopf- und Nackenschmerzen mit Abneigung gegen Wind und Schweißlosigkeit, Schweregefühl des Kopfes und des Nackens, Kälteempfindung in einer Kopfhälfte, kalter Kopf mit starken Schweißen, rotes Gesicht, Wangenschmerzen.
- Augenschmerzen, berstende Augenschmerzen, Kurzsichtigkeit, verlegte Nase, Verlust des Geruchssinnes.
- Frösteln und Fieber, Knochenschmerzen mit Frösteln und Fieber, Erbrechen, Verrücktheit, verrücktes Gehen, Epilepsie, Kollaps bei plötzlichem Aufstehen.

KOMMENTAR

Der Name *Yuzhen* (Jadekissen) bezieht sich einerseits auf den Punkt Bl 9 *Yuzhen* und andererseits auf die Region um die Protuberantia occipitalis. Im letzteren Zusammenhang ist *Yuzhen* eines der so genannten drei Tore (*sanguan*). Durch diese Tore kann es in der *Qigong* Praxis des „kleinen himmlischen Kreislaufes" schwer sein, das *Qi* zu zirkulieren; dabei handelt es sich um die Technik des Zirkulierens des *Qi* durch das Lenkergefäß und das Konzeptionsgefäß in einem anhaltenden Kreislauf durch Kontrolle des Geistes und der Atmung. Die drei Tore sind *Yuzhenguan*, *Jiajiguan* (im Bereich von LG 4 *Mingmen*) und *Weiluguan* (im Bereich von LG 1 *Changqiang*).

Bl 9 *Yuzhen* selbst ist zur Behandlung folgender Erkrankungen geeignet:

a) okzipitale Kopfschmerzen und starker Kopf-Wind, Steifheit und Schmerzen des Nackens und Kälte, sowie Windempfindlichkeit in Kopf- und Nackenregion,
b) Erkrankungen der Nase und der Augen (Augenschmerzen, Kurzsichtigkeit, Verlegung der Nase und Verlust des Geruchssinnes) und
c) Verrücktheit, verrücktes Gehen, Epilepsie, plötzlicher Kreislaufkollaps bei Aufstehen.

PUNKTKOMBINATIONEN

- Nackenschmerzen: Bl 9 *Yuzhen* und Gb 12 *Wangu* (*Supplementing Life*).
- Wind-Schwindel: Bl 9 *Yuzhen*, LG 19 *Houding* und Gb 4 *Hanyan* (*Supplementing Life*).
- Kopf-Wind: Bl 9 *Yuzhen* und LG 22 *Xinhui (One Hundred Symptoms)*.
- Verlegung der Nase: Bl 9 *Yuzhen*, LG 20 *Baihui*, Gb 15 *Toulinqi*, LG 23 *Shangxing* und *Danyang* (Extra)[3] (*Supplementing Life*).

BL 10 *TIANZHU*

天柱

Himmelspfeiler

Himmel-Fenster-Punkt

LOKALISATION

Am lateralen Anteil des Musculus trapezius, 1.3 *cun* lateral von LG 15 *Yamen*.

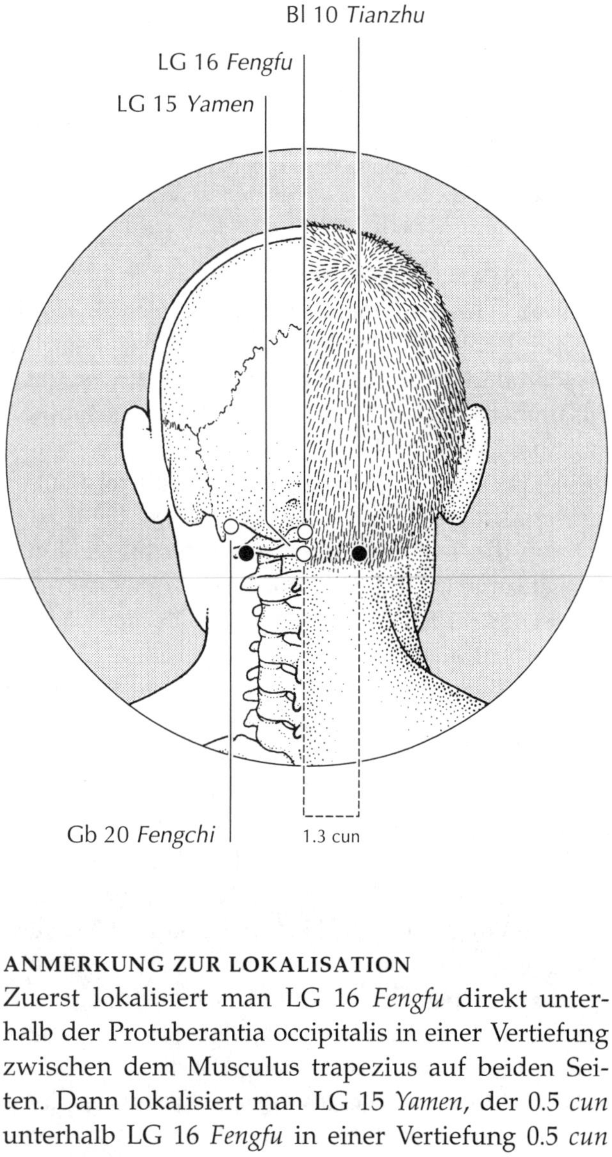

ANMERKUNG ZUR LOKALISATION

Zuerst lokalisiert man LG 16 *Fengfu* direkt unterhalb der Protuberantia occipitalis in einer Vertiefung zwischen dem Musculus trapezius auf beiden Seiten. Dann lokalisiert man LG 15 *Yamen*, der 0.5 *cun* unterhalb LG 16 *Fengfu* in einer Vertiefung 0.5 *cun* oberhalb der Haaransatzlinie liegt. Dann bestimmt man Bl 10 *Tianzhu* 1.3 *cun* lateral von LG 15 *Yamen*.

NADELUNG

Schräg 0.5 – 0.8 *cun*.

WIRKUNGEN

Reguliert das *Qi* und beruhigt Wind
Unterstützt den Kopf und die Sinnesöffnungen
Beruhigt den Geist
Aktiviert die Leitbahn und lindert Schmerzen

INDIKATIONEN

- Schwindel, Unfähigkeit der Beine den Körper zu stützen, plötzliche Muskelkontraktionen, Körperschmerzen.
- Schmerzen und Schweregefühl des Kopfes, Kopfschmerzen, Kopf-Wind, Steifheit des Nackens mit Unfähigkeit den Kopf zu wenden, Schulter- und Rückenschmerzen, berstende Augenschmerzen, Rötung der Augen, verschwommenes Sehen, Tränenfluss, Schwellung des Halses mit erschwertem Sprechen, Verlegung der Nase, Verlust des Geruchssinnes, fieberhafte Erkrankung mit Schweißlosigkeit.
- Manie, unaufhörliches Reden, sieht Geister, Epilepsie, kindliche Epilepsie, aufwärts starrende Augen.

KOMMENTAR

Bl 10 *Tianzhu* ist einer der fünf Punkte, auf die sich das Kapitel 21 in *Spiritual Pivot* als „Himmel-Fenster-Punkte" bezieht (ausführlichere Beschreibung hierzu siehe Seite 56; in der dortigen Passage wird gesagt: „Plötzliche Kontraktion, Epilepsie und Schwindel, mit Unfähigkeit der Beine den Körper zu stützen, dann wähle man Bl 10 *Tianzhu*." Im Kapitel 24 von *Spiritual Pivot* wird gesagt: „Bei Inversionskopfschmerzen mit Nackenschmerzen, gefolgt von Lumbalschmerzen wähle man Bl 10 *Tianzhu*."

Gemeinsam mit den anderen Himmel-Fenster-Punkten ist Bl 10 *Tianzhu* bei Inversions-*Qi* (chaotischem und rebellierendem *Qi*) indiziert, das zum Kopf steigt. Dies kann zu Schwindel, Kopfschmerz, Schweregefühl des Kopfes, steifem Nacken und Epilepsie führen; im weiteren auch zu Kongestion, Schmerzen und Schwellung des Halses, der Augen und der Nase, während zur gleichen Zeit im unteren Bereich die Beine nicht in der Lage sind, den Körper zu stützen, da eine ungleiche Verteilung des *Qi* vorliegt.

Die Anwendung von Bl 10 *Tianzhu* für Erkrankungen wie Unfähigkeit der Beine den Körper zu stützen, Körperschmerzen und Kopfschmerzen begleitet von Lumbalschmerzen, spiegelt das Prinzip der Auswahl von Akupunkturpunkten im oberen Bereich zur Behandlung von Erkrankungen im unteren Bereich wider. Wie Lu 3 *Tianfu* und Dü 16 *Yianchuang* (ebenso Himmel-Fenster-Punkte) ist Bl 10 *Tianzhu* darüber hinaus für geistige Erkrankungen wie Manie und unaufhörliches Reden indiziert. Ebenso kann er bei Erkrankungen angewendet werden, die in den klassischen Texten als Sehen oder „Sprechen mit Geistern" beschrieben werden und damit einer gewissen Form von dämonischer Besessenheit zugeordnet wurden. In der Begrifflichkeit der modernen Medizin stellen diese Indikationen verschiedene Formen schwerer geistiger Störungen einschließlich Schizophrenie dar. Schließlich besteht eine gewisse Ähnlichkeit zwischen den Indikationen von Bl 10 *Tianzhu* und Gb 20 *Fengchi;* diese beiden Punkte liegen nahe beieinander.

Gb 20 *Fengchi* wird jedoch klinisch sehr häufig verwendet, um äußeren pathogenen Wind auszuleiten und inneren Wind zu beruhigen, während die klinische Anwendung von Bl 10 *Tianzhu* sich hauptsächlich auf die Beruhigung inneren Windes beschränkt.

PUNKTKOMBINATIONEN

- Kopfschmerzen: Bl 10 *Tianzhu*, LG 13 *Taodao*, Bl 11 *Dazhu*, Lu 6 *Kongzui* und Dü 3 *Houxi (Thousand Ducat Formulas).*
- Kopf-Wind: Bl 10 *Tianzhu*, Gb 19 *Naokong* und LG 20 *Baihui (Supplementing Life).*
- Schwindel: Bl 10 *Tianzhu*, LG 23 *Shangxing* und Gb 20 *Fengchi (Glorious Anthology).*
- Visuell bedingter Schwindel, unscharfes Sehen mit berstenden Augenschmerzen: Bl 10 *Tianzhu*, LG 13 *Taodao* und Bl 60 *Kunlun (Supplementing Life).*
- Verschwommenes Sehen: Bl 10 *Tianzhu* und Dü 6 *Yanglao (One Hundred Symptoms).*
- Steifer Nacken mit großer Windempfindlichkeit: Bl 10 *Tianzhu* und Bl 65 *Shugu (One Hundred Symptoms).*
- Unfähigkeit der Beine den Körper zu halten: Bl 10 *Tianzhu* und Le 2 *Xingjian (Thousand Ducat Formulas).*
- Kindliche Schreck-Epilepsie: Bl 10 *Tianzhu*, Gb 13 *Benshen*, LG 21 *Qianding* und LG 22 *Xinhui (Thousand Ducat Formulas).*
- Schulterschmerzen, als ob die Schulter gebrochen wäre: Bl 10 *Tianzhu* und Dü 6 *Yanglao (Thousand Ducat Formulas).*

BL 11 *DAZHU* 大杼

Großes Weberschiffchen

Kreuzungspunkt der Leitbahnen von Blase, Dünndarm, Dreifachem Erwärmer und Gallenblase und Lenkergefäß
hui-Einflussreicher Punkt der Knochen
Punkt des Meeres des Blutes

LOKALISATION

1.5 *cun* lateral der unteren Grenze des Processus spinosus des ersten Thorakalwirbels (Th 1).

ANMERKUNG ZUR LOKALISATION

Man lokalisiert den Punkt an der höchsten sichtbaren Erhebung der paraspinalen Muskulatur.

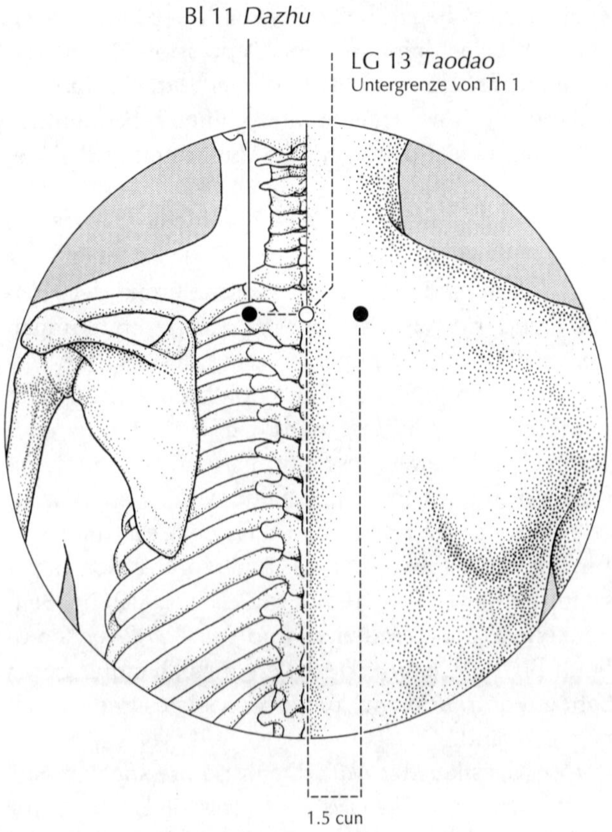

NADELUNG

Schräg auf die Wirbelsäule zu 0.5 – 1 *cun*, oder transversal-schräg 1 – 1.5 *cun*.

CAVE: Eine senkrechte Nadelung beinhaltet das grundlegende Risiko einen Pneumothorax zu verursachen.

WIRKUNGEN

Unterstützt die Knochen und die Gelenke
Leitet pathogene Faktoren aus und kräftigt die Oberfläche
Reguliert das Lungen-*Qi* und lindert Husten

INDIKATIONEN

- Knochenerkrankungen, Steifheit des Nackens, Steifheit der Wirbelsäule, Wundheitsgefühl und Schmerzen des Rückens und der Skapula, Lumbalschmerzen, Tetanie, klonische Spasmen, Kontraktion der Sehnen verknüpft mit Verrücktheit, Steifheit und Schmerzen des Knies.
- Fieber, Kälteschauer, Schädigung durch Kälte mit Schweißlosigkeit, Schädigung durch Wind der den Körper nicht verlässt, Schwäche der Zwischenräume (Poren) sich zu schließen, Neigung zu Wind-Kälte-Erkrankungen, Malaria, Kopfschmerzen, Kopf-Wind, berstende Kopfschmerzen, Inversions-*Qi* mit schwerem Kopf, Schwindel, verschwommenes Sehen, Kollaps, Unfähigkeit länger zu stehen.

- Husten, Völlegefühl im Thorax, Dyspnoe, Husten durch Belastungssyndrom, Depression im Thoraxbereich, Hitze im Thorax, schmerzhaftes Stauungssyndrom des Halses, abdominelle Schmerzen, abdominelles Drängen mit Agitiertheit und Völlegefühl.

KOMMENTAR

Bl 11 *Dazhu* ist der *hui*-Einflussreiche Punkt der Knochen und für verschiedene Knochenerkrankungen und Steifheit und Schmerzen des Nackens, der Wirbelsäule und der Lumbalregion indiziert. In der modernen Anwendung wird dieser Punkt benützt, wenn ein schmerzhaftes Stauungssyndrom durch tiefes Eindringen von pathogenem Wind, Kälte, Nässe oder Hitze in die Knochen und Gelenke zu Deformierungen führt (bekannt als schmerzhaftes Stauungssyndrom der Knochen). Bl 11 *Dazhu* ist auch bei Sehnenkontraktionen indiziert, und *Spiritual Pivot*[4] empfiehlt Bl 11 *Dazhu* im Speziellen zur Behandlung von Sehnenkontraktionen, die von Geisteskrankheiten begleitet sind.

Der Klassiker der *Ming*-Dynastie *Investigation into Points Along the Channels* sagt, dass Bl 11 *Dazhu* für „Schädigung durch Wind, der sich nicht aufteilt, mit berstenden Kopfschmerzen, Wundheit und Schmerzen des Rückens und der Skapula, für Zwischenräume (Poren), die nicht geschlossen sind, und Anfälligkeit für Wind-Kälte Erkrankungen" geeignet ist.

Die *taiyang*-Schicht ist die äußerste der sechs Schichten und wird deswegen am häufigsten zuerst durch äußere pathogene Wind-Kälte geschädigt. Darin liegt der Grund, dass äußere Wind-Kälte-Muster häufig zu Kopfschmerzen und Nackenschmerzen führen, die sich nach unten in den BWS-Bereich (*taiyang*-Schicht) ausdehnen. Gleichzeitig dringt äußerer pathogener Wind, der zuerst die Körperoberfläche angreift, leicht in die Lungen ein, da die Lunge Haut und Körperhaare kontrolliert. Bl 11 *Dazhu* ist ein Punkt der *taiyang*-Schicht und ein Kreuzungspunkt der *taiyang*-Blasen-Leitbahn mit der *taiyang*-Dünndarm-Leitbahn. Darüber hinaus ist er im oberen Rückenbereich lokalisiert und damit in der Nähe von Nacken und Lunge. Deshalb hat er eine starke Wirkung sowohl auf die Oberfläche des Körpers (demonstriert durch seine Fähigkeit, Wind-Kälte auszuleiten, die sich als Steifheit und Schmerzen des Nackens und der Skapula, Fieber, Kältefrösteln und Schweißlosigkeit manifestiert) ebenso wie auf die Lunge (angezeigt durch seine Fähigkeit Husten, Dyspnoe und Völlegefühl in der Brust zu lindern). In dieser Hinsicht ähnelt er sehr stark Bl 12 *Fengmen*, besonders bezüglich seiner Fähigkeit, sowohl äußere pathogene Wind-Kälte auszuleiten als auch die Oberfläche bei Leere-Syndromen zu kräftigen (Zwischenräume und Poren, die sich nicht schließen, Anfälligkeit gegenüber Wind-Kälte-Erkrankungen). Entsprechend *Spiritual Pivot*[5] ist Bl 11 *Dazhu* ein Punkt des „Meeres des Blutes". Die Passage sagt: „Das Durchdringungsgefäß ist das Meer der zwölf Leitbahnen (zum Beispiel das Meer des Blutes). Im oberen Bereich gehört es zu Bl 11 *Dazhu* und im unteren kommt es bei Ma 37 *Shangjuxu* und Ma 39 *Xiajuxu* an die Oberfläche ... wenn das Meer des Blutes in Fülle ist, kommt es zu einer Empfindung, als sei der Körper zu groß; man fühlt sich unruhig, weiß jedoch nicht, welche Erkrankung vorliegt; ist das Meer des Blutes in Leere, hat man die Empfindung, der eigene Körper sei zu klein; man fühlt sich verringert, weiß jedoch nicht, um welche Krankheit es sich handeln könnte." Trotz diesen Textes ist darauf hinzuweisen, dass diese Indikationen in späteren Texten nicht gefunden werden. Einige Kommentatoren interpretieren jedoch verschiedene Indikationen für Bl 11 *Dazhu* im Bezug zu Störungen der Durchdringungsgefäße, besonders Zeichen von rebellierenden *Qi* im Thorax (Husten, Völlegefühl der Brust, Dyspnoe) und im Kopf (Schwindel). Schließlich schließt *Essential Questions*[6] Bl 11 *Dazhu* in die Gruppe der acht Punkte ein, die Hitze aus dem Thorax klären (beidseits Ma 12 *Quepen*, Bl 11 *Dazhu*, Lu 1 *Zhongfu* und Bl 12 *Fengmen*).

PUNKTKOMBINATIONEN

- Kältegefühl und Schmerzen des Knochenmarks: Bl 11 *Dazhu*, Gb 39 *Xuanzhong*, Ni 7 *Fuliu*, Bl 62 *Shenmai*, Ma 45 *Lidui* und Bl 23 *Shenshu* (*Compilation*).
- Alle Wind-Erkrankungen, schmerzhafte Stauungssyndrome, Atrophieerkrankungen und Inversions-Syndrome: Bl 11 *Dazhu* und Le 8 *Ququan* (*Song to Keep Up Your Sleeve*).
- Kopfschmerz und visuell bedingter Schwindel: Bl 11 *Dazhu*, Ma 2 *Sibai* und Ni 1 *Yongquan* (*Supplementing Life*).
- Depression im Thoraxbereich: Bl 11 *Dazhu* und Bl 15 *Xinshu* (*Thousand Ducat Formulas*).

BL 12 *FENGMEN*

風门

Windtor

Kreuzungspunkt der Blasen-Leitbahn mit dem Lenkergefäß

LOKALISATION

1.5 *cun* lateral der unteren Begrenzung des Processus spinosus des zweiten Thorakalwirbels (Th 2).

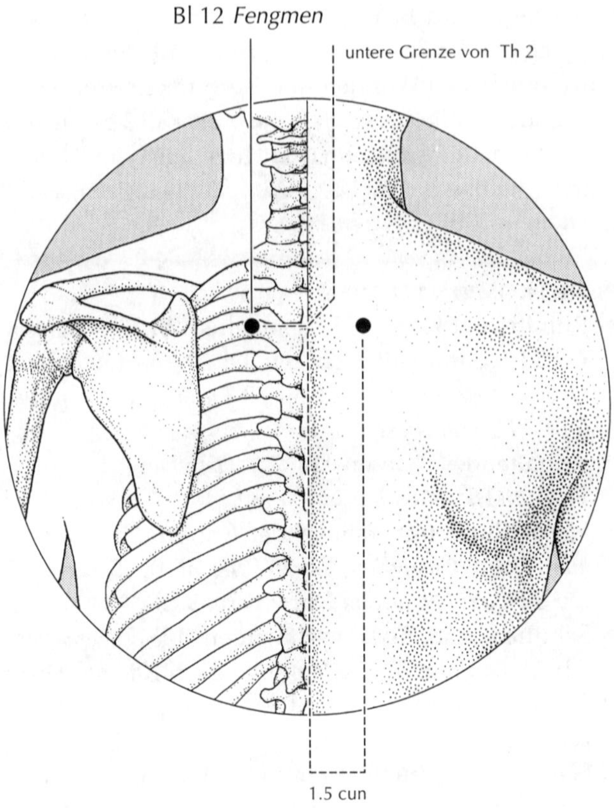

ANMERKUNG ZUR LOKALISATION

Man lokalisiert den Punkt auf der höchsten Erhebung der paraspinalen Muskulatur.

NADELUNG

Schräg in Richtung Wirbelsäule 0.5 – 1 *cun* oder transversal-schräg 1 – 1.5 *cun*.

CAVE: Eine senkrechte Nadelung oder eine schräge Nadelung von der Wirbelsäule nach lateral beinhaltet das grundlegende Risiko einen Pneumothorax zu verursachen.

WIRKUNGEN

Leitet Wind aus und befreit die Oberfläche
Kräftigt das Abwehr-*Qi* und kräftigt die Oberfläche
Verteilt und senkt das Lungen-*Qi*
Unterstützt die Nase

INDIKATIONEN

- Eindringen von Wind mit Fieber, Kältefrösteln, Empfindlichkeit gegen Wind und Kälte, Kopfschmerz, Eindringen von Kälte mit Steifheit des Kopfes und des Halses, Schlaffheit der Zwischenräume mit anhaltendem Husten und klarem wässrigen Nasenausfluss, Schlaffheit der Zwischenräume „Poren" mit Anfälligkeit gegenüber Wind-Kälte-Erkrankungen, Verlangen die Augen geschlossen zu halten, Wind-Schwindel, visuell bedingter Schwindel.
- Husten, Husten mit Thorax- und Rückenschmerzen, Bluthusten, Dyspnoe, Hitze im Brustbereich, Husten durch Wind-Belastungssyndrom, Erbrechen durch Wind-Erschöpfung, Erbrechen.
- Große Mengen Nasenausflusses, Verlegung der Nase, Rhinitis, Niesen, Nasenbluten.
- Lumbalschmerzen, steifer Nacken, Urtikaria, Karbunkel des Rückens, Schulterschmerzen, ruheloser Schlaf.

KOMMENTAR

Wie sein Name „Windtor" andeutet, handelt es sich bei Bl 12 *Fengmen* um einen wichtigen Punkt, um Wind auszuleiten und pathogene Faktoren aus der Oberfläche des Körpers zu entfernen. Diese Wirkung kann durch drei Hauptfaktoren erklärt werden:

a) Bl 12 *Fengmen* gehört zu der *taiyang*-Schicht, der äußersten der sechs Schichten, die am häufigsten zuerst von äußeren pathogenen Faktoren angegriffen wird;
b) Bl 12 *Fengmen* ist im Bereich des oberen Rückens lokalisiert, über dem oberen Anteil der Lunge, die als „empfindliches *zang*" bekannt ist, da sie leicht durch äußere pathogene Faktoren geschädigt werden kann;
c) Bl 12 *Fengmen* ist der Kreuzungspunkt der Blasen-Leitbahn mit dem Lenkergefäß, das alle *Yang*-Leitbahnen des Körpers kontrolliert und damit eine enge Beziehung zu dem äußeren (*Yang*) Bereich des Körpers hat.

Kommt es zu einem Eindringen äußeren pathogenen Windes über Haut, Nase oder Mund, kann dies folgende Wirkungen haben:

a) das Abwehr-*Qi* kann blockiert und seine wärmende Funktion geschädigt werden; dies führt zu Frösteln, Abneigung gegen Wind und Kälte und Kopfschmerzen, während Fieber mit begleitendem Frösteln ein Zeichen einer Auseinandersetzung des Abwehr-*Qi* mit den pathogenen Faktoren ist;
b) die verteilende und absenkende Funktion der Lunge kann geschädigt werden und damit zu großen Mengen Nasenausfluss und Husten führen;

c) die *taiyang*-Schicht kann blockiert werden, und dies kann zu Steifheit und Schmerzen des Kopfes und des Nackens führen.

Bl 12 *Fengmen* kann mit Nadeln oder Schröpfungen zur Befreiung der Oberfläche bei allen Fällen von Eindringen von Wind-Kälte, Wind-Hitze oder Wind-Trockenheit behandelt werden, die zu einer Einschnürung der Körperoberfläche führen und zu entsprechenden äußeren Fülle-Pathologien. Im Fall von Wind-Kälte kann man Moxibustion anwenden.

Bl 12 *Fengmen* ist ebenfalls bei Syndromen äußerer Leere indiziert, bei denen das Eindringen von Wind zu einer Disharmonie zwischen Nähr-*Qi* und Abwehr-*Qi* führt; diese Syndrome zeichnen sich durch Fieber und Frösteln ohne Besserung durch Schwitzen, Abneigung gegen Wind sowie einen schwachen oberflächlichen Puls aus.

Die Fähigkeit von Bl 12 *Fengmen*, die Oberfläche zu kräftigen, das Abwehr-*Qi* zu stärken und damit dem Körper zu helfen, den äußeren pathogenen Faktoren zu widerstehen, wird in verschiedenen Klassikern diskutiert. *Song of the Jade Dragon* empfiehlt ihn bei „Schlaffheit der Zwischenräume mit häufigem Husten und klarem, wässrigem Nasenausfluss"; während *Methods of Acupuncture and Moxibustion from the Golden Mirror of Medicine* ihn bei „Schlaffheit der Zwischenräume mit Anfälligkeit gegenüber Wind-Kälte-Erkrankungen" empfiehlt. Anders ausgedrückt kann Bl 12 *Fengmen*, ebenso wie zur Befreiung der Oberfläche und zur Ausleitung von Wind, auch durch Nadelung oder Moxibustion zur Tonisierung des Abwehr-*Qi* von Patienten mit Anfälligkeit gegenüber häufigen Erkältungen verwendet werden.

Die Nase ist das Tor der Lunge. *Spiritual Pivot*[7] sagt: „Das *Qi* der Lunge öffnet sich in die Nase; ist die Lunge in Harmonie, so ist die Nase in der Lage, wohltuende Gerüche von übelriechenden Gerüchen zu unterscheiden." *Methods of Acupuncture and Moxibustion from the Golden Mirror of Medicine* empfiehlt Bl 12 *Fengmen* für „Nasenbluten und alle Arten von Nasenerkrankungen". Verlegen der Nase und Ausfluss sind häufig eine Folge eines Lungen- und Abwehr-*Qi*-Mangels mit begleitender Ansammlung pathogener Faktoren in Nase und Lunge; dies führt dazu, dass die betroffene Person zu wiederholten Verlegungen der Nase und Nasenausfluss neigt, empfindlich gegenüber Staub und Pollen reagiert und häufig niest etc. Die Fähigkeit von Bl 12 *Fengmen* liegt darin, das Abwehr-*Qi* zu stärken, äußere pathogene Faktoren auszuleiten und die Nase zu unterstützen; dies macht ihn besonders zur Behandlung von Fällen mit ganzjähriger oder saisonaler allergischer Rhinitis geeignet. Es ist sinnvoll die Punkte Bl 12 *Fengmen* und Bl 13 *Feishu* zu vergleichen, da sie unterschiedliche Aspekte der Lungenfunktion widerspiegeln. Obwohl Bl 12 *Fengmen* für schmerzhaften Husten und Husten mit Blut indiziert ist, ist dies hauptsächlich im Zusammenhang mit äußeren Erkrankungen zu sehen. Seine Wirkung auf die Befreiung des Äußeren und die Kräftigung des Abwehr-*Qi* unterstreicht seine enge Beziehung zu dem mehr oberflächlichen Aspekt (*Yang*) der Lunge. Trotz seiner Fähigkeit, das Abwehr-*Qi* zu kräftigen, das von der Lunge verteilt wird, ist es eindeutig, dass er nicht zur Tonisierung anderer Aspekte von Lungen-Schwäche verwendet wird, für die die tiefere (*Yin*) Wirkung von Bl 13 *Feishu* bevorzugt wird.

Illustrated Classic of Acupuncture Points on the Bronze Man sagt: „Wird Bl 12 *Fengmen* wiederholt genadelt, wird er das heiße *Yang-Qi* klären, und der Rücken wird immer von Wunden und Karbunkeln frei sein." Schließlich schließt *Essential Questions*[8] Bl 12 *Fengmen* unter die acht Punkte ein, die Hitze aus dem Thorax klären (beidseits Ma 12 *Quepen*, Bl 11 *Dazhu*, Lu 1 *Zhongfu* und Bl 12 *Fengmen*).

PUNKTKOMBINATIONEN

- Rhinitis mit klarem Nasenausfluss: Bl 12 *Fengmen*, LG 24 *Shenting*, Bl 2 *Zanzhu*, Di 20 *Yingxiang*, Di 4 *Hegu*, Bl 67 *Zhiyin* und Ni 20 *Futonggu (Thousand Ducat Formulas)*.
- Anhaltendes Niesen: Bl 12 *Fengmen* und Bl 5 *Wuchu (Thousand Ducat Formulas)*.
- Nasenbluten mit erstickender Atmung: Bl 12 *Fengmen*, Gb 18 *Chengling*, Gb 20 *Fengchi*, Bl 45 *Yixi* und Dü 3 *Houxi (Thousand Ducat Formulas)*.
- Schulter- und Rückenschmerzen: Bl 12 *Fengmen*, Gb 21 *Jianjing*, 3E 3 *Zhongzhu*, 3E 6 *Zhigou*, Dü 3 *Houxi*, Dü 4 *Wangu* und Bl 40 *Weizhong (Great Compendium)*.
- Schädigung durch Kälte mit Fieber, das verschwindet und dann erneut auftritt: Bl 12 *Fengmen*, Di 4 *Hegu*, Le 2 *Xingjian* und Gb 39 *Xuanzhong (Outline of Medicine)*.

BL 13 *FEISHU*

肺俞

Zustimmungspunkt der Lunge

Rücken-shu-Punkt der Lunge

LOKALISATION

1.5 *cun* lateral der unteren Begrenzung des Processus spinosus des dritten Thorakalwirbels (Th 3).

ANMERKUNG ZUR LOKALISATION

Man lokalisiert am sichtbar höchsten Punkt der paraspinalen Muskulatur.

NADELUNG

Schräg in Richtung Wirbelsäule 0.5 – 1 *cun* oder transversal-schräg 1 – 1.5 *cun*.

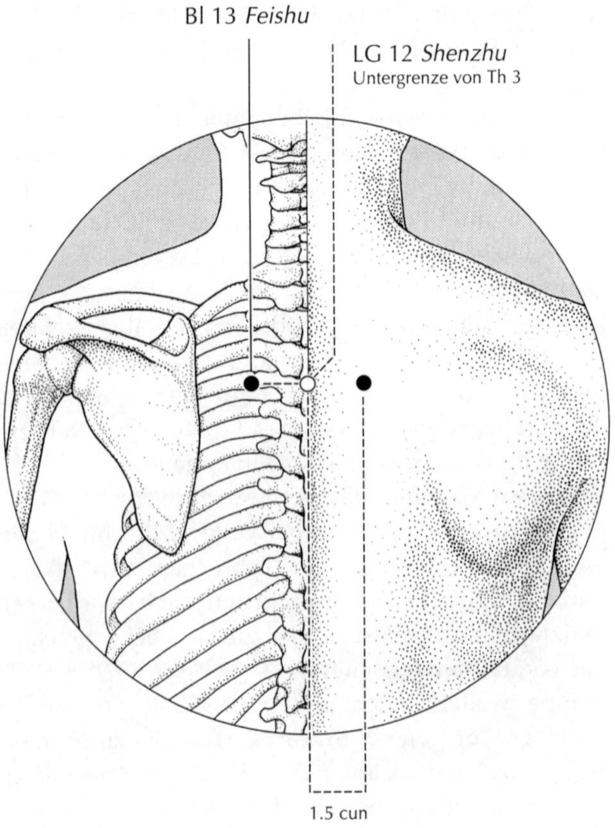

CAVE: Eine senkrechte Nadelung oder eine schräge Nadelung von der Wirbelsäule nach lateral beinhaltet das grundlegende Risiko, einen Pneumothorax zu verursachen.

WIRKUNGEN

Tonisiert das Lungen-*Qi* und nährt das Lungen-*Yin*
Senkt und verteilt das Lungen-*Qi*
Klärt Hitze aus der Lunge
Befreit die Oberfläche

INDIKATIONEN

- Husten, Dyspnoe, Asthma, Völlegefühl im Thorax, Kurzatmigkeit ohne Verlangen zu sprechen, anhaltender Husten bei Kindern, Kälte-Lunge, Hitzeempfindung im Thorax, Thoraxschmerzen, erschwerte Atmung beim Hinlegen, Abhusten von Schleim, Lungenabszess, Eindringen von Wind in die Lunge, beschleunigter Puls, Fieber, Nachtschweiße mit Frösteln und Fieber und Abneigung gegen Kälte, Kältefrösteln, Schweißlosigkeit, schmerzhaftes Stauungssyndrom des Rachens.
- Lungenatrophie, konsumierende Erkrankung, konsumierende Erkrankung mit Knochendampfen, Fieber bei Leere-Belastungssyndrom, undulierendes Fieber, Nachtschweiße, Erkrankung mit Auszehrung und Durst, Trockenheit des Mundes und der Zunge, Leere-Agitiertheit.
- Manie, Hitze im Körper, verrücktes Gehen mit Suizidalität, Epilepsie.
- Völlegefühl mit Abneigung zu essen, Erbrechen, Flüssigkeitserbrechen nach dem Essen, Erbrechen von Schaum, Struma, Gelbsucht, Schmerzen des Fleisches und Juckreiz der Haut, Urtikaria.
- Schmerzen der Brustwirbelsäule und der Schulter, Wirbelsäulenverkrümmung, Schildkrötenrücken bei Kindern, Schmerzen und Steifheit im Lumbalbereich.

KOMMENTAR

Bl 13 *Feishu* ist der Rücken-*shu*-Punkt der Lunge, an dem das Lungen-*Qi* vom Körperinneren an die Körperoberfläche hervortritt. Er hat mit allen Rücken-*shu*-Punkten, besonders denen der *Yin*-Organe, eine starke regulierende und tonisierende Wirkung auf sein korrespondierendes *zangfu* gemeinsam, und dies auf der tiefsten Ebene. Bl 13 *Feishu* ist der hervorragende Akupunkturpunkt zur Behandlung aller Erkrankungen des *zang* Lunge.

Bl 13 *Feishu* ist der Hauptpunkt zur Tonisierung des Lungen-*Qi* und zur Nährung des Lungen-*Yin*. Ein Lungen-*Qi*-Mangel kann die Folge einer konstitutionellen Schwäche, einer vorangegangenen Lungenerkrankung, einer chronischen Erkrankung, einer extremen Traurigkeit und Kummer, übermäßiger Schreibtischarbeit (speziell mit gebeugtem Rücken), übermäßiger körperlicher Arbeit oder mangelnder Übung sein. Sie zeigt sich in Symptomen wie schwachem Husten, Dyspnoe und Asthma, die bei Anstrengung verstärkt sind sowie in Kurzatmigkeit ohne Verlangen zu sprechen. Entsprechend einem Sprichwort der chinesischen Medizin „ist die Lunge das Tor der Stimme". Besteht ein Lungen-*Qi*-Mangel, fehlt der Stimme die Kraft und die betroffene Person ermüdet leicht durch Sprechen und hat deshalb eine Abneigung zu sprechen. In *Essential Questions*[9] steht: „Alles *Qi* ist der Lunge unterstellt." Da die Lunge das *Qi* des ganzen Körpers kontrolliert, können ebenso Zeichen eines allgemeinen *Qi*-Mangels wie Schwäche, Gesichtsblässe und schwacher Puls auftreten. In solchen Fällen wird Bl 13 *Feishu* häufig mit Punkten wie Lu 9 *Taiyuan*, KG 17 *Shanzhong*, Ma 36 *Zusanli* und Bl 20 *Pishu* kombiniert. In Fällen von chronischen Lungen-*Qi*-Mangel, der zu Asthma und Husten mit Verschlimmerung im Winter führt, wird häufig in den Sommermonaten intensiv an Bl 13 *Feishu* moxibustiert.

Ein Lungen-*Yin*-Mangel kann folgenden Ursprung haben: Langanhaltender Lungen-*Qi*-Mangel, Überarbeitung, fieberhafte Erkrankung, die das *Yin* verbraucht und Nieren-*Yin*-Mangel mit fehlender Nährung und Unterstützung des Lungen-*Yin*. Er zeigt sich in Husten oder Asthma, trockenem, klebrigem oder blutig durchsetztem Sputum, Nachtschweißen und Trockenheit des Mundes, des Halses und der Zunge. In schwereren Fällen findet man undulierendes Fieber, Knochendampfenerkrankung, eine Leere-Agitiertheit und Blutspucken. In diesen Fällen wird Bl 13 *Feishu* häufig mit Punkten wie Bl 43 *Gaohuangshu*, Lu 9 *Taiyuan*, KG 4 *Guanyuan* und Bl 23 *Shenshu* kombiniert.

Bl 13 *Feishu* ist klassischerweise für Lungenatrophie und konsumierende Lungenerkrankungen indiziert; diese Begriffe beschreiben Zustände schwerer Erschöpfung und Schwäche. Im Falle einer Lungenatrophie spricht man davon, dass die Lungen schrumpfen in der gleichen Weise wie bei Atrophieerkrankungen, die Extremitäten sichtbar schwinden und schrumpfen, wohingegen der Begriff Konsumierende Erkrankung im breitesten Sinne eine Lungentuberkulose beschreibt.

Die Wirkung von Bl 13 *Feishu* ist nicht nur auf die Tonisierung und Nährung der Lunge beschränkt, sondern ebenso wichtig in der Behandlung von Lungen-Fülle-Muster. Durch seine Wirkungen, das Lungen-*Qi* zu regulieren und Hitze zu klären, kann er bei folgenden Mustern verwendet werden:

a) Fülle-Hitze, die die Lunge beeinträchtigt;
b) Retention von Schleim-Feuchtigkeit oder Schleim-Hitze;
c) toxische Hitze blockiert die Lunge.

Folglicherweise ist dieser Punkt für Völlegefühl in der Brust, im Thorax, Thoraxschmerzen, Lungenabszesse, Abhusten von Schleim und erschwerter Atmung beim Hinlegen geeignet. In diesen Fällen wird Bl 13 *Feishu* unter Hinzunahme anderer geeigneter Punkte häufig mit Lu 1 *Zhongfu* kombiniert; hierbei handelt es sich um ein Beispiel des Prinzips der Kombination von Rücken-*shu*- und *mu*-Alarmpunkten.

Bl 13 *Feishu* ist ebenfalls ein wichtiger Punkt zur Behandlung pathogener Faktoren, die in der Abwehr-Schicht (oder im *taiyang*) verblieben sind. Kombiniert mit Punkten wie Bl 12 *Fengmen*, Lu 7 *Lieque* und Di 4 *Hegu* kann er verwendet werden, um die Oberfläche zu befreien und schädigende pathogene Faktoren auszuleiten, die zu Frösteln und Fieber mit Husten führen; ebenso harmonisiert er das Nähr-*Qi* und das Abwehr-*Qi* in Fällen mit Nachtschweißen bei Frösteln und Fieber sowie Abneigung gegen Kälte.

Warp and Woof of Warm Febrile Disease schreibt: „Lunge und Herz stehen miteinander in Verbindung; wenn daher in der Lunge Hitze vorliegt, dringt diese meistens in das Herz ein." Aufgrund seiner Fähigkeit, sowohl bei Fülle-Hitze oder Leere-Hitze in der Lunge die Hitze zu klären, als auch seiner tief greifenden Wirkung auf das Sammel-*Qi* und dem oberen *jiao* im Allgemeinen, dehnt sich die Wirkung von Bl 13 *Feishu* auf das Herz aus, und verschiedene klassische Texte erwähnen seine Anwendung für Geisteserkrankungen wie Manie, verrücktes Gehen und Suizidalität.

Lunge und Magen haben eine besonders enge Beziehung. Beide haben eine stark absenkende Wirkung, und die Lungen-Leitbahn entspringt im mittleren *jiao* in der Region des Magens. Eine Schwäche der absenkenden Funktion des Magen-*Qi* aufgrund eines Leere-Syndroms oder durch Nahrungsstagnation kann deshalb zu einer Schädigung der absenkenden Funktion der Lungen führen; dies bedingt Husten und Dyspnoe; andererseits kann eine Schwächung der absenkenden Funktion des Lungen-*Qi* die absenkende Funktion des Magens schädigen und zu rebellierendem Magen-*Qi* führen.

Bl 13 *Feishu* ist deshalb bei Völlegefühl mit Abneigung zu essen, Erbrechen, Erbrechen mit Schaum und Erbrechen von Flüssigkeiten nach dem Essen indiziert. In besonderer Weise gilt dies bei Erbrechen, das von Husten begleitet ist.

Eine weitere wichtige Anwendung von Bl 13 *Feishu* gilt für Lungen-Erkrankungen, die zu Schmerzen im Brustwirbelsäulenbereich führen. Bei Kindern mit einem schweren Lungen-*Qi*-Mangel kann es sogar zu einer Verkrümmung und Deformität des Rückens kommen (Schildkrötenrücken). Dieser Zustand wird in *Essential Questions*[10] wie folgt beschrieben: „Der Rücken ist das Haus des Thorax, und wenn der Rücken verkrümmt und die Schulter hochgezogen ist, wird das Haus verfallen."

Schließlich ist Bl 13 *Feishu* nach *Illustrated Appendices to the Classic of Categories* einer der fünf Punkte (Bl 13 *Feishu*, Bl 15 *Xinshu*, Bl 18 *Ganshu*, Bl 20 *Pishu* und Bl 23 *Shenshu*) die „Hitze aus den fünf Zang ausleiten".

PUNKTKOMBINATIONEN

- Husten mit Schleim: Bl 13 *Feishu* und Ma 40 *Fenglong* (*Ode of the Jade Dragon*).
- Husten, der die Stimme erreicht (heisere Stimme): Bl 13 *Feishu* und KG 22 *Tiantu* (*One Hundred Symptoms*).
- Lungen-Blähung: Bl 13 *Feishu* und Lu 9 *Taiyuan* (*Systematic Classic*).
- Thoraxschmerzen: Bl 13 *Feishu*, Lu 2 *Yunmen*, Lu 1 *Zhongfu*, Mi 1 *Yinbai*, Le 14 *Qimen*, Bl 47 *Hunmen* und Pc 7 *Daling* (*Thousand Ducat Formulas*).
- Blutspucken: Bl 13 *Feishu*, Lu 6 *Kongzui* und Pe 3 *Quze* (*Supplementing Life*).
- Saisonales Fieber: Bl 13 *Feishu* und LG 13 *Taodao* (*Glorious Anthology*).
- Verrücktes Gehen mit Suizidalität: Bl 13 *Feishu* und LG 16 *Fengfu* (*Thousand Ducat Formulas*).
- Steifheit der Lumbalregion und des Rückens mit Unfähigkeit sich zur Seite zu drehen: Bl 13 *Feishu* und LG 2 *Yaoshu* (*Great Compendium*).

BL 14 *JUEYINSHU* 厥陰俞

Zustimmungspunkt der *jueyin*-Schicht

Rücken-shu-Punkt des Perikards

LOKALISATION

1.5 *cun* lateral der unteren Begrenzung des Processus spinosus des vierten Thorakalwirbels (Th 4).

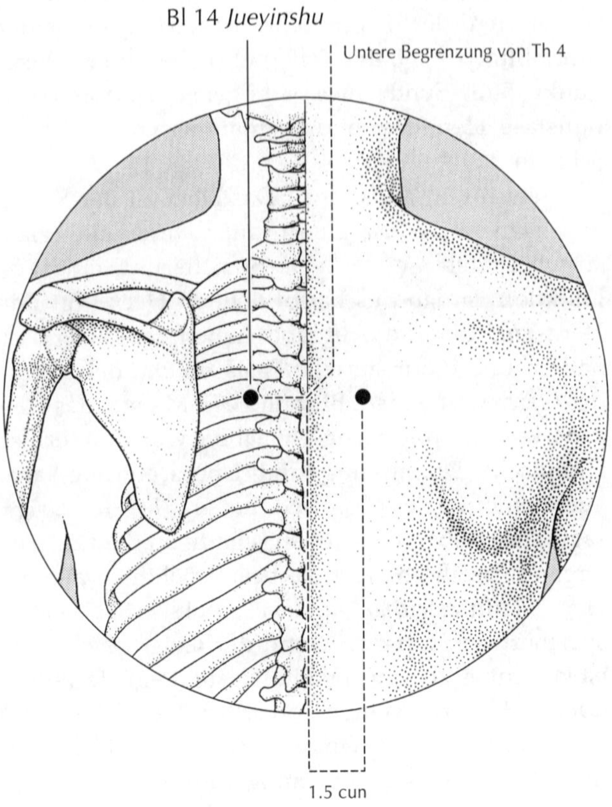

ANMERKUNG ZUR LOKALISATION

Man lokalisiert den höchsten sichtbaren Punkt der paraspinalen Muskulatur.

NADELUNG

Schräg in Richtung Wirbelsäule 0.5 – 1 *cun* oder transversal-schräg 1 – 1.5 *cun*.

CAVE: Eine senkrechte Nadelung oder eine schräge Nadelung von der Wirbelsäule nach lateral beinhaltet das grundlegende Risiko, einen Pneumothorax zu verursachen.

WIRKUNGEN

Verteilt das Leber-*Qi* und befreit den Thorax
Reguliert das Herz
Reguliert und senkt das *Qi*

INDIKATIONEN

- Herzschmerzen, Beklemmungsgefühl im Thorax, Schmerzen im Thorax und im Zwerchfell durch *Qi*-Ansammlung, Palpitationen, Agitiertheit und Ruhelosigkeit, Agitiertheit und Beklemmung, ruhelose *zang*-Erkrankung.
- Husten, Kurzatmigkeit, Erbrechen durch rebellierendes *Qi*, Zahnschmerzen.

KOMMENTAR

Bl 14 *Jueyinshu* ist eine Ausnahme unter den Rücken-*shu*-Punkten, die alle nach ihren entsprechenden *zang* oder *fu* benannt sind. Die Tatsache, dass Bl 14 *Jueyinshu* nach der *jueyin*-Schicht (Perikard und Leber) benannt ist, betont seine Fähigkeit, den Thorax durch Förderung der *Qi*-Zirkulation zu befreien. Eine Leber-*Qi*-Stagnation, die üblicherweise eine Folge emotionaler Faktoren ist, verknotet häufig das *Qi* im oberen *jiao* und führt zu Symptomen wie Schmerzen und Beklemmung des Herzens, des Thorax, des Diaphragmas, Ruhelosigkeit, Agitiertheit und Beklemmungsgefühl.

Als Rücken-*shu*-Punkt des Perikards ist Bl 14 *Jueyinshu* nicht ausschließlich für Thorax- und Herzerkrankungen in Folge von *Qi*-Stagnation geeignet, sondern wird effektiv in Kombination mit Bl 15 *Xinshu* zur Regulierung von vielen Arten von Herzdysfunktionen verwendet. Die absenkende Funktion von Magen und Lunge wird von einem sanften und reibungslosen Fluss des Leber-*Qi* unterstützt. Schädigt stagniertes Leber-*Qi* diese absenkenden Funktionen, kommt es zu Husten bzw. Erbrechen.

PUNKTKOMBINATIONEN

- Herzschmerzen: Bl 14 *Jueyinshu*, He 7 *Shenmen* und Gb 41 *Zulinqi* (*Supplementing Life*).

BL 15 *XINSHU* 心俞

Zustimmungspunkt des Herzens

Rücken-shu-Punkt des Herzens

LOKALISATION

1.5 *cun* lateral der unteren Begrenzung des Processus spinosus des fünften Thorakalwirbels (Th 5).

ANMERKUNG ZUR LOKALISATION

Man lokalisiert den höchsten sichtbaren Punkt der paraspinalen Muskulatur.

NADELUNG

Schräg, auf die Wirbelsäule zu, 0.5 – 1 *cun* oder transversal-schräg 1 – 1.5 *cun*.

CAVE: Eine senkrechte Nadelung oder eine schräge Nadelung von der Wirbelsäule nach lateral beinhaltet das grundlegende Risiko, einen Pneumothorax zu verursachen.

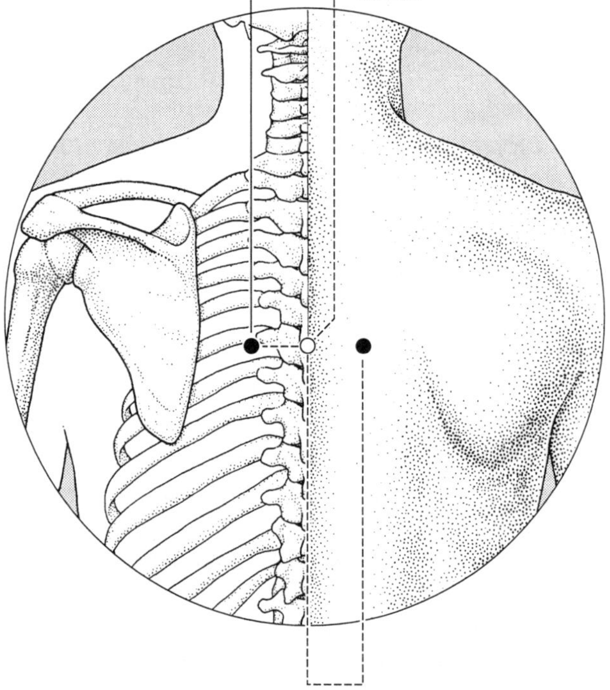

WIRKUNGEN

Tonisiert und nährt das Herz
Reguliert das Herz-*Qi*
Beruhigt den Geist
Befreit den Thorax und beseitigt Blutstase
Klärt Hitze-Feuer

INDIKATIONEN

- Herzschmerzen, Beklemmungsgefühl im Thorax mit Ruhelosigkeit, Thoraxschmerzen, die in den Rücken ausstrahlen, besorgtes und beklemmtes Gefühl im Thorax mit Unfähigkeit einzuatmen, Palpitationen, Schreck-Palpitationen, Rhythmusstörungen, Herz-*Qi*-Mangel bei Kindern.
- Schwaches Gedächtnis, Ängstlichkeit, Weinen durch Kummer, schreckhaft und vorsichtig bei Herzschwäche, Schlaflosigkeit, übermäßiges Träumen, Desorientiertheit, verzögerte Sprachentwicklung, Manie-Depression, Epilepsie, Demenz, verrücktes Gehen, Samenverluste.
- Husten, Bluthusten, Erbrechen, Bluterbrechen, abdominelle Blähung, erschwerte Verdauung, Nachtschweiße, Rötung der Lippen begleitet von Schwitzen.
- Schwäche in der Zungenwurzel, Tränenfluss, Augenschmerzen, Wind-Apoplex, Hemiplegie, Gelbsucht, Nasenbluten, weiße Trübheit.

KOMMENTAR

Bl 15 *Xinshu* ist der Rücken-*shu*-Punkt des Herzens, an dem das *Qi* des Herzens vom Inneren des Körpers an die Oberfläche drängt. Gemeinsam mit allen Rücken-*shu*-Punkten (besonders der Rücken-*shu*-Punkte der *Yin*-Organe) hat Bl 15 *Xinshu* eine starke regulierende und tonisierende Wirkung auf seine entsprechenden *zangfu* und dies auf einer sehr tiefen Ebene. Er wird sowohl zur Tonisierung von Leere-Syndromen verwendet (das Herz ist unter den *zangfu* einzigartig, da es allgemein unter allen vier Hauptarten der Leere bzw. des Mangels leiden kann: Blut, *Yin*, *Qi* und *Yang*) und ebenso löst dieser Punkt Fülle-Syndrome pathogener Faktoren wie Blutstase, Herzfeuer und Stagnationssyndrom durch Schleim.

Essential Questions sagt: „Das Herz ist der Kaiser, von dem der Geist ausströmt“ [11] und „das Herz speichert den Geist“ [12]. Da Speicherung eine *Yin*-Funktion ist, sind es hauptsächlich Herz-Blut und Herz-*Yin*, die die Aufgabe haben, das Herz zu nähren und die materielle Basis für die Behausung des Geistes zu bilden. Blut und *Yin*-Mangel des Herzens können physische Ursachen wie Blutverlust, chronische Erkrankung und Überarbeitung, aber auch emotionale Ursachen haben. *Fei Bo-xiong* [13] sagt: „Die sieben Emotionen schädigen die fünf *Yin*-Organe spezifisch, aber sie beeinträchtigen alle das Herz.“ Laut *Essential Questions* [14] heißt es: „Das Herz speichert den Geist ... wenn der Geist geschwächt ist kommt es zu Traurigkeit.“ Besteht ein Herz-Blut- oder Herz-*Yin*-Mangel, verliert der schlecht genährte und unverwurzelte Geist seine Harmonie und wird ruhelos und unruhig; dies führt zu Symptomen wie Ängstlichkeit, schlechtem Gedächtnis, Furchtsamkeit, Schlaflosigkeit, übermäßigen Träumen und Weinen mit Kummer. In *Essential Readings from the Medical Tradition* heißt es: „Innerlich wird das Blut im Herzen gespeichert, äußerlich wird es als Schweiß ausgeschieden. Schweiß ist die Flüssigkeit des Herzens.“ Bl 15 *Xinshu* ist sowohl für Nachtschweiße bei Herz-Blut-Mangel oder Herz-*Yin*-Mangel geeignet und daher ideal, um die häufig kombinierten Muster von übermäßigen Träumen mit Schweißen oder Erwachen mit Angst und Schweiß zu behandeln.

Das Herz kontrolliert den Puls. Besteht ein Herz-*Qi*-Mangel, und das Herz ist nicht in der Lage, das Blut zu regulieren, kommt es zu Palpitationen oder zu Pulsunregelmäßigkeiten; dies tritt besonders bei Herz-Blut-Mangel auf. In diesem Fall sind die Palpitationen eher von Ängstlichkeit begleitet, im Gegensatz zu den Palpitationen, die ausschließlich durch einen *Qi*-Mangel verursacht sind und die üblicherweise nicht im Zusammenhang mit emotionalen Veränderungen stehen. Palpitationen können jedes

Muster einer Herzdisharmonie begleiten, unabhängig davon ob es sich um einen Fülle- oder Leere-Typ handelt. In all diesen Fällen kann Bl 15 *Xinshu* gewählt werden. Im Folgenden werden verschiedenste Verweise in klassischen Texten auf die Beziehung zwischen Herz, Blut und Gefäßen dargestellt. *Essential Questions* sagt: „Alles Blut gehört zum Herzen"[15], „das Herz kontrolliert die Blutgefäße des ganzen Körpers"[16] und „das Herz speichert das *Qi* der Blutgefäße"[17].

Classic of Categories konstatiert: „Die Gefäße sind die Wege des Blut-*Qi*, die Bewegung in den Leitbahnen hängt vom *Qi* ab." In *Spiritual Pivot*[18] heißt es: „Ist das *Qi* der Hand-*shaoyin*-Leitbahn erschöpft, sind die Gefäße nicht offen und das Blut wird nicht fließen; wenn das Blut nicht fließt, wird die Zirkulation evtl. zum Stehen kommen, und das Blut wird sterben." Die obigen Aussagen betonen alle die enge Beziehung zwischen der Blutzirkulation und dem *Qi* und *Yang* des Herzens. Klinisch kommt die Beziehung am deutlichsten im Thoraxbereich zum Ausdruck. Bei einem Herz-*Yang*-Mangel und Unfähigkeit des Herz-*yang*, das Blut im Thorax und Herzen zu zirkulieren, kommt es in der Folge zu Herz-Blutstase mit Schmerzen und Beklemmung.

In der klinischen Praxis ist dieses Muster häufig mit einem *Qi*-, Blut- oder *Yin*-Mangel, oder einer *Qi*-Stagnation oder Schleim kombiniert. Unabhängig von dem vorliegenden Muster ist Bl 15 *Xinshu* hierfür ein Hauptpunkt. Die Wirkung von Bl 15 *Xinshu* zur Behandlung von Blutstase spiegelt seine Fähigkeit wider, sowohl gleichermaßen Leere- wie Fülle-Syndrome des Herzens zu behandeln. Nach den Aussagen einer Anzahl von klassischen Texten handelt es sich um einen wichtigen Punkt, um Hitze vom Fülle- oder Leere-Typ des Herzens zu klären. Die hitzeklärende Wirkung von Bl 15 *Xinshu* dehnt sich auch auf die Behandlung von Blutungen aus und bei einer Schädigung der Blutgefäße von Lunge oder Magen durch Herz-Feuer kann es zu Bluthusten oder zu Bluterbrechen kommen. Eine andere Erklärung dieser Symptome wird in *Investigations into Points along the Channels* dargestellt; es heißt dort, dass Bl 15 *Xinshu* indiziert ist, wenn „das Herz-Blut nicht mehr in der Lage ist, in die Leber einzudringen; im oberen Bereich findet sich wilde Bewegung, im unteren Bereich kommt es zu Blut in den Stuhlgängen". Die hitzeklärende Wirkung von Bl 15 *Xinshu* findet seinen wichtigsten Ausdruck in der Behandlung von psychoemotionalen Erkrankungen vom Fülle-Typ. Gerät das Herz-Feuer außer Kontrolle, agitiert und erregt es den Geist und führt zu Symptomen wie schwerer Schlaflosigkeit und übermäßigen Träumen.

Verbindet sich Herz-Feuer mit Schleim und blockiert die Öffnungen des Herzens, kommt es zu schweren Erkrankungen des Geistes wie Epilepsie, Demenz, verrücktem Gehen und Manie-Depression. Die hitzeklärende Wirkung von Bl 15 *Xinshu* dehnt sich über die alleinige Wirkung auf das Herz aus und in *Illustrated Supplement to the Classic of Categories* wird gesagt, dass Bl 15 *Xinshu* einer der fünf Punkte (Bl 13 *Feishu*, Bl 15 *Xinshu*, Bl 18 *Ganshu*, Bl 20 *Pishu* und Bl 23 *Shenshu*) ist, der „Hitze aus den fünf *zang* ausleitet".

Samenergüße können bei einer Anzahl unterschiedlicher Muster auftreten. Sie werden grob in Samenergüße mit Träumen und Samenergüße ohne Träume differenziert. Samenergüße ohne Träume können bei Herz-Feuer, Herz- und Milzschwäche, Herz- und Nierenschwäche, Minister-Feuer oder feuchter Hitze auftreten. Sogar in Fällen, in denen das Herz nicht direkt beeinträchtigt ist, es jedoch zu Samenverlusten begleitet von erotischen Träumen kommt, ist Bl 15 *Xinshu* indiziert.

Schließlich ist Bl 15 *Xinshu* gemeinsam mit den meisten *Yin*-Rücken-*shu*-Punkten in der Lage, Gewebe und Sinnesorgane der korrespondierenden *zang* zu behandeln. Die Zunge ist der „zum Vorschein kommende Spross" des Herzens, und Bl 15 *Xinshu* ist bei verlangsamter Sprachentwicklung von Kindern und mangelnder Stärke der Zungenwurzel indiziert.

Bl 15 *Xinshu* ist ebenso bei Tränenfluss und Augenschmerzen anwendbar. Diese Indikationen sind jedoch eher ein Ausdruck einer Störung der Herz-Leitbahn als des *zang* Herz.

PUNKTKOMBINATIONEN

- Weinen mit Kummer: Bl 15 *Xinshu*, He 7 *Shenmen*, Ma 41 *Jiexi* und Pe 7 *Daling* (*Supplementing Life*).
- Traurigkeit, Ängstlichkeit und Desorientiertheit: Bl 15 *Xinshu*, 3E 10 *Tianjing* und LG 11 *Shendao* (*Supplementing Life*).
- Herz-Desorientiertheit: Bl 15 *Xinshu*, 3E 10 *Tianjing* und LG 14 *Dazhui (Great Compendium)*.
- Demenz: Bl 15 *Xinshu*, He 7 *Shenmen*, Lu 11 *Shaoshang* und Ni 1 *Yongquan (Great Compendium)*.
- Epilepsie. Bl 15 *Xinshu*, Pe 6 *Neiguan*, Dü 3 *Houxi*, He 7 *Shenmen* und Mi 1 *Yinbai* (*Complete Collection)*.
- Agitiertheit des Herzens: Bl 15 *Xinshu* und KG 14 *Juque* (*Supplementing Life*).
- Husten und Blutspucken: Bl 15 *Xinshu*, Bl 18 *Ganshu*, Ma 12 *Quepen*, KG 14 *Juque* und KG 15 *Jiuwei* (*Supplementing Life*).
- Schwäche der Nieren und der Lumbalregion begleitet von Samenergüßen: Bl 15 *Xinshu* und Bl 13 *Feishu* (*Ode of the Jade Dragon*).
- Depression im Thorax: Bl 15 *Xinshu* und Bl 11 *Dazhu (Thousand Ducat Formulas)*.

BL 16 *DUSHU*

督俞

Zustimmungspunkt des Lenkergefäßes

LOKALISATION

1.5 *cun* lateral der Untergrenze des Processus spinosus des sechsten Thorakalwirbels (Th 6).

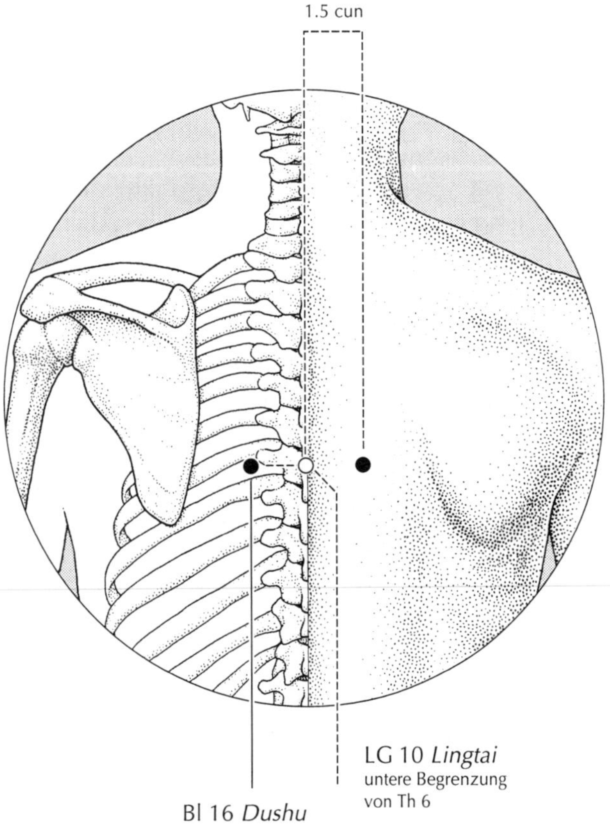

ANMERKUNG ZUR LOKALISATION

Man lokalisiert den Punkt an der höchsten Stelle der paraspinalen Muskulatur.

NADELUNG

Schräg in Richtung Wirbelsäule 0.5 – 1 *cun* oder transversal-schräg 1 – 1.5 *cun*.

CAVE: Eine senkrechte oder schräge Nadelung von der Wirbelsäule nach lateral beinhaltet das grundlegende Risiko, einen Pneumothorax zu verursachen.

WIRKUNGEN

Reguliert das *Qi* im Thorax und Abdomen

INDIKATIONEN

- Herzschmerzen, epigastrische Schmerzen, abdominelle Blähung, Borborygmus, Frösteln und Fieber, Mamma-Abszess, Juckreiz, Psoriasis, Alopezie.

KOMMENTAR

Obwohl Bl 16 *Dushu* üblicherweise als Rücken-*shu*-Punkt des Lenkergefäßes kategorisiert wird, ist es interessant zu bemerken, dass er in solchen Texten wie *Systematic Classic of Acupuncture and Moxibustion*, *Illustrated Classic of Acupuncture Points on the Bronze Man* oder *Elucidation of the Fourteen Channels* überhaupt nicht diskutiert wurde. Diese seltene Darstellung von Bl 16 *Dushu* spiegelt sich auch in anderen Klassikern aufgrund des Fehlens von klaren Indikationen von Erkrankungen des Lenkergefäßes wider und der geringen Menge von Indikationen sowie klassischen Punktkombinationen für diesen Punkt im Allgemeinen. Seine moderne Anwendung liegt in der Behandlung von unterschiedlichen Hauterkrankungen einschließlich Psoriasis, Alopezie und generalisiertem Pruritus.

PUNKTKOMBINATIONEN

- Psoriasis: Bl 16 *Dushu*, Bl 17 *Geshu*, Di 11 *Quchi* und Mi 10 *Xuehai*.

BL 17 *GESHU*

膈俞

Zustimmungspunkt des Zwerchfells

hui-Einflussreicher Punkt des Blutes

LOKALISATION

1.5 *cun* lateral des unteren Randes des Processus spinosus des siebten Thorakalwirbels (Th 7).

ANMERKUNG ZUR LOKALISATION

Man lokalisiert den Punkt auf der höchsten Erhebung der paraspinalen Muskulatur.

NADELUNG

Schräg in Richtung Wirbelsäule 0.5 – 1 *cun*, oder transversal-schräg 1 – 1.5 *cun*.

CAVE: Eine senkrechte Nadelung oder eine schräge Nadelung von der Wirbelsäule nach lateral beinhaltet das grundlegende Risiko, einen Pneumothorax zu verursachen.

WIRKUNGEN

Kräftigt das Blut, beseitigt Stase
Kühlt Bluthitze und stoppt Blutungen
Nährt und harmonisiert das Blut
Harmonisiert das Zwerchfell und senkt rebellierendes *Qi* ab

INDIKATIONEN

- Oppressionsgefühl im Thorax, Herzschmerzen, stechende Schmerzen des Herzens, Manie-Depression, Husten und Dyspnoe, schmerzhaftes Staungssyndrom des Rachens.

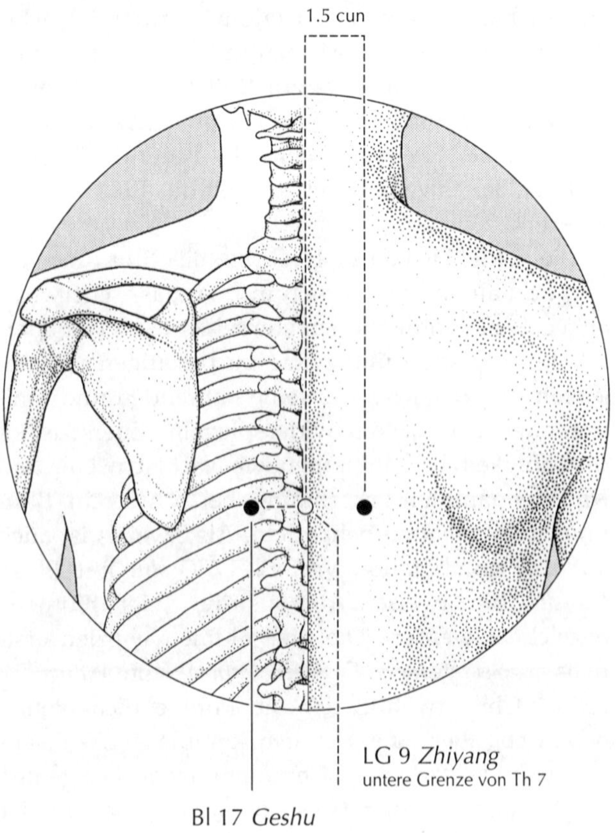

- Epigastrische Schmerzen, Völlegefühl des Abdomen und der lateralen Rippenregion, Erbrechen, Erbrechen von Nahrung, die am Vortag gegessen wurde, Schluckauf, Ösophaguskonstriktion, erschwerte Verdauung, Magenreflux, Unfähigkeit zu essen, Herzschmerzen nach dem Essen, Gelbsucht.
- Bluthusten, Bluterbrechen, Blutspucken, Nasenbluten, Blut im Stuhl und alle Bluterkrankungen, Urtikaria.
- Schwindel, undulierendes Fieber, Nachtschweiße, Knochendampfen-Erkrankung, Spontanschweiße, Fieber mit Schweißlosigkeit, Abneigung gegen Kälte.
- Schmerzhafte Obstruktion, schmerzhaftes Stauungssyndrom des ganzen Körpers, Schmerzen des ganzen Körpers, Schmerzen der Haut, des Fleisches und der Knochen, häufiges Strecken und Gähnen, Schweregefühl des Körpers, Schwellung, Spannungsgefühl und Schmerzen des Körpers, Schmerzhaftigkeit der vier Extremitäten, Lethargie mit Abneigung sich zu bewegen, Somnolenz, Rückenschmerzen, Steifheit der Wirbelsäule.

KOMMENTAR

Bl 17 *Geshu* ist der *hui*-Einflussreiche Punkt des Blutes und sein Name „Zwerchfell-*shu*" ist eine Art „Ehren"-Rücken-*shu*-Punkt des Zwerchfells, obwohl er nicht generell als solcher aufgeführt ist. Diese beiden Eigenschaften weisen auf seine prinzipiellen Wirkungen hin.

Bl 17 *Geshu* wurde lange als bedeutendster Punkt zur Behandlung einer großen Anzahl von Bluterkrankungen betrachtet; viele Klassiker weisen tatsächlich einfach darauf hin, dass dieser Punkt für „alle Bluterkrankungen" verwendet werden kann. Bluterkrankungen können trotz ihrer unterschiedlichen und sehr komplizierten Bilder in drei Haupttypen aufgeteilt werden: Blutstase, Bluthitze und Blutleere.

Eine Beeinträchtigung der Blutzirkulation und eine in Folge auftretende Blutstase kann ihre Ursache in einer *Qi*-Stagnation oder in einen *Qi*-Mangel, in traumatische Schädigung, Hämorrhagien, Eindringen von Kälte, Blutleere, Hitze, chronischen Erkrankungen oder emotionale Faktoren haben. Die Verschiedenartigkeit der Symptome, die durch Blutstase entstehen können, ist sehr ausgeprägt, jedoch ist das Hauptsymptom das Auftreten von Schmerz. Schmerzen vom Fülle-Typ können die Folge von *Qi*-Stagnation oder Blutstase sein; dies spiegelt sich in der berühmten Aussage „bei fehlender Bewegung gibt es Schmerz, bei Bewegung gibt es keinen Schmerz" wider. Ein Schmerz durch eine *Qi*-Stagnation zeichnet sich dadurch aus, dass er sich tendentiell bewegt und fluktuierend auftritt; ein Schmerz durch Blutstase ist fixiert und stechend. *Wang Qing-ren*, ein Autor der *Qing*-Dynastie sagt in *Correcting Errors in Medicine*: „Immer wenn abdominelle Schmerzen vorliegen, die sich nicht bewegen, handelt es sich um Blutstase." *Tang Rong-chuan* sagte in *Treatise of Disorders of Blood*: „Liegt eine Blutstase zwischen den *jingluo* und den *zangfu* vor, treten Schmerzen am ganzen Körper auf ... ist dies im oberen *jiao* der Fall ... finden sich stechende, anhaltende Schmerzen im Arm, Thorax und Zwerchfell ... sind sie im mittleren *jiao*, finden sich abdominelle Schmerzen und Schmerzen der lateralen Rippenregion." Entsprechend seiner Indikationen ist Bl 17 *Geshu* für alle diese Fälle anwendbar. Es ist jedoch zu betonen, dass dieser Punkt aufgrund seiner Lokalisation und seiner speziellen Wirkung auf das Zwerchfell, das den oberen und mittleren Erwärmer abgrenzt, seinen Hauptwirkungsbereich in diesen beiden Zonen hat und er weniger für Blutstasesyndrome im Unterbauch verwendet wird.

Bl 17 *Geshu* ist ein Hauptpunkt zur Behandlung verschiedener Arten von Fieber durch Blutstase. In *Treatise of Disorders of Blood* wird gesagt: „Liegt eine Blutstase im Bereich der Poren vor, sind Nähr-*Qi* und Abwehr-*Qi* nicht harmonisiert, dann kommt es zu Fieber, begleitet mit Frieren; ist sie halb innen/halb außen ... findet sich alternierendes Frieren und Fieber...; ist sie im Bereich der Muskulatur und des

Fleisches, kommt es zu brennendem Fieber ...; ist sie in den *jingluo* und *zangfu*, liegt immer ein Knochendampfen-konsumierendes-Fieber vor."

Schließlich schreibt *Wang Qing-ren* in *Correcting Errors in Medicine:* „Bei dem Syndrom Manie-Depression mit anhaltendem Weinen und Lachen, Fluchen und Singen ... dann verklumpen sich *Qi* und Blut im Gehirn, das *Qi* der *zangfu* ist unkontrolliert, [der Patient] befindet sich wie in einem Traum." Dieses Zitat betont die Beziehung der Blutstase zu schweren psycho-emotionalen Erkrankungen.

Obwohl *Wang Qing-ren* die Lokalisation der Erkrankung dem Hirn zuschreibt, besteht wie an anderer Stelle diskutiert (siehe die einführende Diskussion, die den Lenkergefäßpunkten vorangeht) in den verschiedenen Traditionen der chinesischen Medizin eine Überschneidung zwischen Herz und Gehirn. Unabhängig davon welche Lokalisation die Erkrankung hat, die Pathologie ist jedenfalls ähnlich. Blutstase kann direkt den Geist stören oder alternativ kann die Blutstase sowohl die Blutgefäße blockieren als auch sich in Hitze umwandeln. Die Hitze agitiert den Geist und die Blutstase hindert eine Nährung des Herzens und des Gehirns mit frischem Blut. Eine Kombination von Hitze und Herz-Blut-Mangel führt zu einem schlecht genährten und ruhelosen Geist.

Bl 17 *Geshu* ist ein wichtiger Punkt für viele Arten von Blutungen, hauptsächlich verursacht durch Bluthitze oder Blutstase, und schließt Bluthusten, Bluterbrechen, Blutspucken, Nasenbluten und Blut im Stuhlgang ein. Hitze, die in die Blutschicht eindringt, kann verschiedene Ursachen haben: konstitutionelle Hitze, äußere pathogene Hitze, übermäßige Aufnahme von stark erwärmender Nahrung oder Getränken und Hitze vom Fülle- oder Leere-Typ durch eine Disharmonie der *zangfu*. Wenn Hitze das Blut angreift, kommt es in eine unkontrollierte Bewegung, wird aus den Gefäßen getrieben und bewirkt dadurch Hämorrhagien, die gewöhnlicherweise akut und profus sind. Bl 17 *Geshu* ist in der Lage, das Blut zu kühlen und die Blutungen zu stillen, vor allem im Bereich des oberen und mittleren *jiao* (Lunge und Magen). Eine wichtige Ursache von Hämorrhagien ist die Blutstase. Stagniert das Blut und bewegt sich nicht, sammelt es sich an und muss dadurch aus den Gefäßen austreten. Dies führt zu den hierfür typischen Hämorrhagien von intermittierender Natur, die purpurfarben sind und Klumpen aufweisen. Gleichzeitig ist die Hämorrhagie selbst, unabhängig von ihrer Ätiologie, eine Hauptursache für Blutstase, da sich das Blut, das aus den Blutgefäßen getrieben ist, leicht sammelt und stagniert. Dies spiegelt sich in dem Spruch wider: „Wo eine Hämorrhagie vorliegt, dort ist Stase." Die enge Beziehung zwischen Bluthitze, Blutstase und Hämorrhagien zeigt sich weiterhin in der Tatsache, dass Bluthitze kondensiert und das Blut trocknen kann; dadurch kommt es zur Blutstase, wie es auch in *Treatise on Epidemic Warm Febrile Disease*[19] ausgesagt ist: „Weil latent stagnierendes Feuer die Flüssigkeit des Blutes verdunstet, köchelt das Blut und stagniert."

Die Fähigkeit von Bl 17 *Geshu*, das Blut (und das *Yin*) zu nähren, ist deutlich in den klassischerweise angegebenen Indikationen von seiner Fähigkeit überschattet Blutstase und Hitze zu beseitigen. Es gibt jedoch drei Bereiche, die seine nährenden und tonisierenden Fähigkeiten widerspiegeln. Zuerst ist es die Fähigkeit, Erkrankungen wie Nachtschweiße und Knochendampfen-Erkrankung bei schwerem Blut- und *Yin*-Mangel zu behandeln. Als Zweites ist auch auf die Kombination von Bl 17 *Geshu* mit Bl 19 *Danshu* hinzuweisen, die als die „vier Blumen" bezeichnet werden. Die vier Blumen wurden erstmals in *Secrets of a Frontier Official* von *Wang Tao* 752 n. Chr. erwähnt, der die Punkte nicht genau beschrieb, aber eine ziemlich komplexe Lokalisationsmethode darlegte. Er empfahl, einen geeigenten Gegenstand um den Hals zu binden und auf der Höhe von KG 15 *Jiuwei* einen Knoten zu machen. Lässt man die Schnur dann den Rücken hinunterfallen, kommt der Knoten auf der Wirbelsäule an einen Kreuzungspunkt von zwei diagonalen Linien zum liegen, deren Ende jeweils zu einem der vier Punkte führt.

In *Classic of Supplementing Life with Acupucture and Moxibustion* wurden im 13. Jahrhundert erstmalig die vier Blumen mit den Namen Bl 17 *Geshu* und Bl 19 *Danshu* festgelegt, und es wurde gesagt, dass sie das Blut kontrollieren und (zur Behandlung mit Moxibustion) bei Belastung-Schwindsucht-Erkrankung geeignet sind. Die dritte Anwendungsmöglichkeit zur Nährung des Blutes liegt in der speziellen Fähigkeit von Bl 17 *Geshu* Blut-Mangel mit Blutstase zu behandeln. Man ging seit langem davon aus, dass die einer Hämorrhagie folgende Blutstase die Bildung neuen Blutes behindert. Dies zeigt sich in dem Sprichwort: „Wird Blutstase nicht umgewandelt, kann kein neues Blut gebildet werden", sowie in der Aussage von *Tang Rong-chuan* in *Treatise on Disorders of Blood* „bei Bluterbrechen, Nasenbluten und Blut im Stuhl verlässt das Blut die Leitbahnen; alles Blut das die Leitbahnen verlassen hat, ist getrennt und nicht länger mit dem Blut, das den ganzen Körper nährt, verbunden ... dieses Blut ist unfähig mit gutem Blut genährt zu werden, somit ist die Transformation neuen Blutes behindert". Auf diese Weise kann Blutstase, durch Ansammlung außerhalb der Leitbahn direkt zu einem Blutmangel führen, da nicht länger genügend Blut zur Nährung des Körpers zur Verfügung steht.

Die Wirkung von Bl 17 *Geshu* auf ein schmerzhaftes Stauungssyndrom (in der chinesischen Medizin meist bezogen auf Wind-Feuchtigkeit), das den ganzen Körper betrifft, zeigt sich bei Regulierung des Blutes. Ein anhaltendes, schmerzhaftes Stauungssyndrom kann entweder zu Blutstase oder Blut-Mangel führen, während Blut-Mangel eine Person für das Eindringen von Wind-Feuchtigkeit empfindlich machen kann. Die Bedeutung der Behandlung des Blutes, in diesen Fällen, zeigt sich in folgendem Sprichwort: „Um Wind zu behandeln, behandle man zuerst das Blut; sobald sich das Blut bewegt, wird der Wind ausgeleitet." Wie sein Name „Zwerchfell-*shu*" zeigt, hat Bl 17 *Geshu* eine wichtige Wirkung auf das Zwerchfell, das zwischen dem Oberen und Mittleren Erwärmer liegt. Durch Harmonisierung des Zwerchfells ist Bl 17 *Geshu* in der Lage, rebellierendes *Qi* sowohl der Lunge im oberen *jiao* (Husten und Dyspnoe) als auch des Magens im mittleren *jiao* (Erbrechen, Magenreflux, Schluckauf und erschwerte Verdauung) abzusenken. Bl 17 *Geshu* ist spezifisch für Ösophaguskonstriktion indiziert, die sich in erschwertem Schlucken und in späteren Stadien durch abendliches Erbrechen von morgens aufgenommener Nahrung und morgendlichem Erbrechen von abends zuvor Gegessenem zeigt.

Schließlich ist Bl 17 *Geshu* durch seine Wirkung auf das Zwerchfell und den Magen und darüber hinaus auch auf die Milz für verschiedene Arten retinierter Flüssigkeit indiziert; dies zeigt sich in Symptomen wie Schweregefühl, Schwellung, Spannungsgefühl und Schmerzen des Körpers, Müdigkeit der vier Extremitäten, Somnolenz und Kälte-Schleim des Zwerchfells und des Magens.

PUNKTKOMBINATIONEN

- Die hundert Syndrome der Leere durch Belastung: man moxibustiert die vier Blumen (Bl 17 *Geshu* und Bl 19 *Danshu*), Bl 43 *Gaohuangshu* und M-BW 6 *Huanmen (Compilation)*.
- Erbrechen: Bl 17 *Geshu* mit Moxibustion auf Le 13 *Zhangmen* und KG 12 *Zhongwan (Thousand Ducat Formulas)*.
- Kälte-Schleim in Zwerchfell und Magen: Bl 17 *Geshu* und Gb 8 *Shuaigu* (*Supplementing Life*).
- Kontraktion und Kälte der Schulter und des Rückens mit Schmerzen des inneren Anteils der Skapula: Bl 17 *Geshu*, Bl 45 *Yixi*, Bl 63 *Jinmen* und Lu 5 *Chize (Thousand Ducat Formulas)*.
- Schmerzhaftes Stauungssyndrom des Rachens: Bl 17 *Geshu* und Lu 8 *Jingqu* (*Supplementing Life*).
- Knochenschmerzen: Bl 17 *Geshu*, KG 19 *Zigong* und KG 18 *Yutang* (*Supplementing Life*).

BL 18 *GANSHU* 肝俞

Zustimmungspunkt der Leber

Rücken-shu-Punkt der Leber

LOKALISATION

1.5 *cun* lateral der unteren Begrenzung des Processus spinosus des neunten Thorakalwirbels (Th 9).

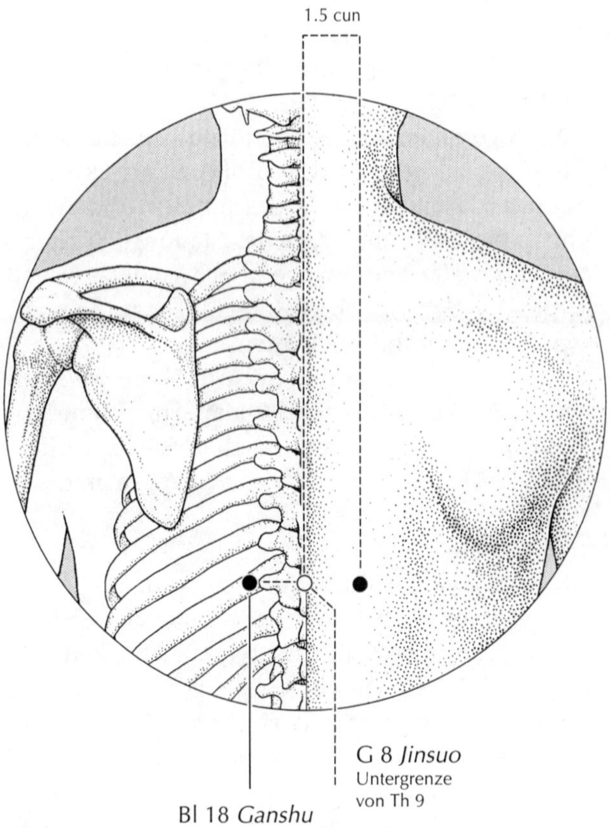

ANMERKUNG ZUR LOKALISATION

Man lokalisiert den Punkt an der höchsten sichtbaren Stelle der paraspinalen Muskulatur.

NADELUNG

Schräg in Richtung Wirbelsäule 0.5 – 1 *cun* oder transversal-schräg 1 – 1.5 *cun*.

CAVE: Eine senkrechte Nadelung oder eine schräge Nadelung von der Wirbelsäule lateralwärts beinhaltet das grundlegende Risiko, einen Pneumothorax zu verursachen.

WIRKUNGEN

Verteilt das Leber-*Qi*
Reguliert und nährt das Leber-Blut
Beruhigt Wind
Kühlt Feuer und klärt feuchte Hitze
Unterstützt die Augen und die Sehnen

INDIKATIONEN

- Spannungsgefühl und Schmerzen der lateralen Rippenregion, epigastrische Schmerzen, abdominelle Massen (*ji ju*), fokussiertes Spannungsgefühl, hypogastrisches Völlegefühl und Schmerzen, Unterbauchschmerzen, abdominelle Krämpfe, *shan*-Erkrankung.
- Völlegefühl des Thorax, Husten mit Brustschmerzen, Husten mit Völlegefühl der lateralen Rippenregion und Unfähigkeit einzuatmen, Kurzatmigkeit, Gelbsucht, trockener Mund.
- Viel Zorn, Manie-Depression, Epilepsie.
- Bluthusten, Blutspucken, Bluterbrechen, Nasenbluten.
- Verschwommenes Sehen, gerötete Augen, Nachtblindheit, übermäßiger Tränenfluss, Rötung, Schmerzen und Juckreiz des inneren Augenkanthus, oberflächliches visuelles Stauungssyndrom, aufwärts starrende Augen, Schwindel, visuell bedingter Schwindel, Nasenschmerzen, Schmerzen der supraorbitalen Region.
- Steifheit des Nackens und der Wirbelsäule, Wirbelsäulenschmerzen, Lumbalschmerzen, Schmerzen des Halses und der Schultern, Kieferklemme, Opisthotonus, Krämpfe, Sehnenschmerzen, Tetanie.

KOMMENTAR

Bl 18 *Ganshu* ist der Rücken-*shu*-Punkt der Leber, an dem das *Qi* der Leber vom Körperinneren zur Körperoberfläche ausstrahlt und wie alle Rücken-*shu*-Punkte (besonders diejenigen der *Yin*-Organe) hat Bl 18 *Ganshu* eine starke Wirkung zur Regulierung und Tonisierung seiner korrespondierenden *zangfu* und dies auf einer tiefen Ebene. Die grundlegenden Funktionen der Leber sind die Aufrechterhaltung des freien Flusses des *Qi*, die Speicherung des Blutes, die Kontrolle der Sehnen und die Öffnung in die Augen. Durch Verteilung des Leber-*Qi*, Nährung und Kühlen des Leber-Blutes, Beseitigung von feuchter Hitze und Beruhigung von Wind ist Bl 18 *Ganshu* in der Lage, alle diese Aspekte der Leberfunktion zu regulieren.

Meister *Dan-xi* aus der *Jin-Yuan* Dynastie schreibt: „Die Leber regiert das Verteilen." Diese Aussage bezieht sich auf die Funktion der Leber, den freien und sanften Fluss des *Qi* durch den Körper sicherzustellen und die normale *Qi*-Bewegung in allen *zangfu* zu unterstützen, wie zum Beispiel das Absenken des Lungen- und Magen-*Qi* und das Heben des Milz-*Qi*. Die Leber-*Qi*-Stagnation wird als das herausragende pathologische Syndrom der Leber betrachtet, da es häufig den Beginn anderer Leber-Muster darstellt (zum Beispiel die Transformation von Leber-*Qi* in Hitze) und üblicherweise von anderen Leber-Disharmoniemustern begleitet wird.

Die Fähigkeit von Bl 18 *Ganshu*, den freien Leber-*Qi*-Fluss zu fördern, zeigt sich auf verschiedene Art und Weise. *Qi*-Stagnation im oberen, mittleren und unteren *jiao* kann zu Spannungsgefühlen und Schmerzen im Thorax, in der Rippenregion, im Epigastrium und ebenso zu einer *shan*-Erkrankung führen. In *Spiritual Pivot*[20] heißt es: „Bei Wut rebelliert das *Qi* nach oben und staut sich im Brustraum." Dringen Leber-*Qi* oder Leber-Feuer in die Lunge ein, kommt es zu Husten mit Thoraxschmerzen, Bluthusten, Husten mit Völlegefühl in der lateralen Rippenregion und Unfähigkeit Atem zu holen oder Kurzatmigkeit. *Wang Qing-ren* aus der *Qing*-Dynastie schreibt im *Correcting Errors in Medicine*: „*Qi* hat keine Form und ist daher nicht in der Lage, sich zu Massen zu verdichten; die Entwicklung von Massen erfordert eine Form in Gestalt von Blut." Führt eine *Qi*-Stagnation zu Blutstase, wird dies zu abdominellen Massen führen. Wenn eine Leber-*Qi*-Stagnation die Funktion der Gallenblase behindert, die Galle zu sezernieren, führt dies zu feuchter Hitze in Leber und Gallenblase und zu Gelbsucht. In *Spiritual Pivot*[21] heißt es: „Die Leber speichert das Blut, das Blut ist die Residenz der ätherischen Seele (*hun*); ist das Leber-*Qi* geschwächt, kommt es zu Furcht, ist es in Fülle, kommt es zur Wut." Ist die *Qi*-Stagnation betont, besonders wenn sie sich in Feuer umwandelt, zeigen sich emotionale Symptome wie Ärger, Manie-Depression und sogar Epilepsie.

Der zunehmende Druck einer langanhaltenden *Qi*-Stagnation kann sich leicht in Feuer umwandeln. *Essential Questions*[22] sagt: „Wut verursacht ein Aufwärtsdrängen des *Qi*; ist dies extrem, dann kommt es zu Bluterbrechen." Da die Leber das Blut speichert, kann die Hitze des Leber-Feuers oder des Leber-*Yang* leicht in das Blut eindringen und bei bestehender Tendenz des Leber-*Qi* extrem aufzusteigen, eine unkontrollierte Aufwärtsbewegung des Blutes verursachen; dadurch kommt es zu Symptomen wie Bluterbrechen, Nasenbluten, Blutspucken und Bluthusten. Liegt ein Leber-Blut- oder Leber-*Yin*-Mangel vor, können die Körperregionen, die von der Leber kontrolliert werden, nicht mehr genährt und befeuchtet werden; dies gilt hauptsächlich für die Augen und die Sehnen. Es ist eine besondere Fähigkeit der Rücken-*shu*-Punkte und *zang*, dass sie ihr korrespondierendes Sinnesorgan nähren und regulieren. *Spiritual Pivot*[23] sagt: „Das Leber-*Qi* öffnet sich in die Augen; ist die Leber in Harmonie, können die Augen die fünf Farben unterscheiden." In *Essential Questions*[24] steht: „Die Leber erhält Blut, dadurch gibt es Sehvermögen." Ein Leber-Blut- oder Leber-*Yin*-Mangel können zu Störungen wie verschwommenem Sehen, Nachtblindheit, Tränenfluss und Schwindel führen. Steigt Hitze durch Leber-Feuer oder Leber-*Yang* zu den Augen auf und beeinträchtigt diese, findet man Symptome wie Rötung, Juckreiz und Schmerzen. Führt Leber-Feuer zu einer Winddynamik, kommt es zum Aufwärtsstarren der Augen. In *Investigation into Points along the Channels* wird konstatiert, dass Bl 18 *Ganshu* für „alle Erkrankungen der Augen, die der Leber zuzuordnen sind" geeignet ist. In *Essential Questions* heißt es: „Die Leber kontrolliert die Sehnen des ganzen Körpers"[25] und „schläft eine Person, kehrt das Blut in die Leber zurück"[26]. Sind Leber-Blut oder Leber-*Yin* nicht in der Lage, die Sehnen zu nähren und damit deren Weichheit und Flexibilität aufrechtzuhalten, kann es zu chronischer Steifheit und Kontraktionen, Krämpfen oder Sehnenschmerzen kommen. Diese Symptome können besonders betont sein, wenn der Körper erschöpft ist und das Blut nur schlecht in der Lage ist zu nähren oder während bzw. nach dem Schlaf oder nach Inaktivität, wenn das Blut in die Leber zurückkehrt und weniger in der Lage ist, durch den Körper zu zirkulieren. Diese Art der Steifheit, Kontraktion, der Krämpfe oder Schmerzen wird ausgeprägter sein, wenn gleichzeitig eine Leber-*Qi*-Stagnation vorliegt oder wenn ein *Yin*- oder Blutmangel zu einem Aufwärtsdrängen von Leber-Wind führt. Sprichwörter der chinesischen Medizin sagen: „Die Leber kontrolliert das Aufwärtssteigen" und „Ärger lässt das Leber-*Qi* zu Hals und Schulter aufsteigen". Eine Leber-*Qi*-Stagnation oder ein aufsteigendes Leber-*Yang* führen deshalb leicht zu einer Steifheit und Schmerzen in Nacken und Schultern. Verbrauchen das Leber-Feuer oder hohes Fieber das Leber-*Yin* und erzeugen Wind, können akute spastische Symptome wie Opisthotonus, Kiefersperre, Steifigkeit des Nackens und der Wirbelsäule und Tetanie auftreten. Bl 18 *Ganshu* ist bei all diesen Symptomen indiziert.

Schließlich sagt *Illustrated Supplement to the Classic of Categories*, dass Bl 18 *Ganshu* einer der fünf Punkte (Bl 13 *Feishu*, Bl 15 *Xinshu*, Bl 18 *Ganshu*, Bl 20 *Pishu* und Bl 23 *Shenshu*) sei, der „Hitze aus den fünf *zang* ausleitet".

PUNKTKOMBINATIONEN

- Völlegefühl des Hypogastriums: Bl 18 *Ganshu* und Bl 53 *Baohuang (Thousand Ducat Formulas).*
- Akute Schmerzen beider lateralen Rippenregionen: Bl 18 *Ganshu*, Bl 20 *Pishu* und Bl 52 *Zhishi (Thousand Ducat Formulas).*
- Bluthusten und Blutspucken: Bl 18 *Ganshu*, Ma 12 *Quepen*, Bl 15 *Xinshu*, KG 14 *Juque* und KG 15 *Jiuwei* (*Supplementing Life*).
- Bluterbrechen und spontane äußere Blutung: Bl 18 *Ganshu*, Mi 1 *Yinbai*, Bl 20 *Pishu* und KG 13 *Shangwan (Great Compendium).*
- Leber-Blut-Mangel mit unscharfem Sehen: Man tonisiert Bl 18 *Ganshu* und sediert Ma 36 *Zusanli (Song of the Jade Dragon).*
- Oberflächliches visuelles Stauungssyndrom: Bl 18 *Ganshu* und Gb 15 *Toulinqi (Great Compendium).*
- Somnolenz: Bl 18 *Ganshu*, Ni 3 *Taixi*, Ni 6 *Zhaohai*, LG 20 *Baihui*, 3E 10 *Tianjing*, Di 2 *Erjian*, Di 3 *Sanjian* und Ma 45 *Lidui (Great Compendium).*
- *shan*-Erkrankung – abdominelle Kälte: Bl 18 *Ganshu*, Ma 33 *Yinshi* und Ni 3 *Taixi (Great Compendium).*

BL 19 *DANSHU* 膽俞

Zustimmungspunkt der Gallenblase

Rücken-shu-Punkt der Gallenblase

LOKALISATION

1.5 *cun* lateral der unteren Begrenzung des Processus spinosus des zehnten Thorakalwirbels (Th 10).

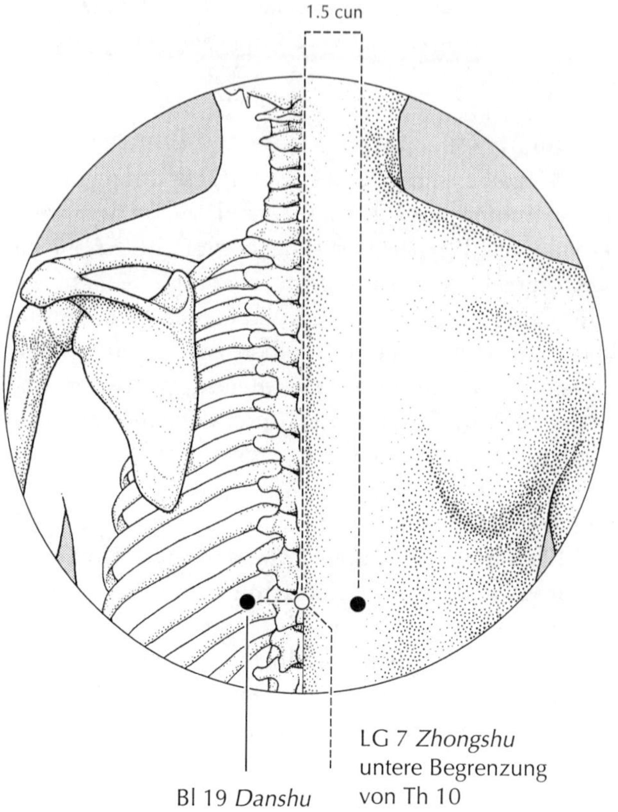

ANMERKUNG ZUR LOKALISATION

Man lokalisiert den Punkt auf der höchsten Erhebung der paraspinalen Muskulatur.

NADELUNG

Schräg medialwärts zur Wirbelsäule 0.5 – 1 *cun* oder transversal-schräg 1 – 1.5 *cun*.

CAVE: Eine senkrechte Nadelung oder eine schräge Nadelung lateralwärts von der Wirbelsäule weg beinhaltet das grundlegende Risiko, einen Pneumothorax zu verursachen.

WIRKUNGEN

Klärt feuchte Hitze aus Leber und Gallenblase
Beseitigt pathogene Faktoren aus der *shaoyang*-Schicht
Tonisiert und reguliert das Gallenblasen-*Qi*
Tonisiert Leere-Syndrome

INDIKATIONEN

- Gelbsucht, gelbe Augen, bitterer Mundgeschmack mit trockener Zunge, Spannungsgefühl und Schmerzen im Thorax und im Bereich der lateralen Rippenregion mit Unfähigkeit sich zu drehen, Erbrechen, erschwerte Verdauung, trockenes Würgen.
- Schreck-Palpitationen mit ruhelosem Schlaf, Schlaflosigkeit.
- Knochendampfen-Belastung-Fieber, Leere-Belastungssyndrom, undulierendes Fieber, Trockenheit und Schmerzen des Rachens, Kälteschauer mit Schweißlosigkeit, Schwellung der Axilla, Kopfschmerz.

KOMMENTAR

Bl 19 *Danshu* ist der Rücken-*shu*-Punkt des *fu* Gallenblase, an dem das *Qi* der Gallenblase aus dem Inneren an die Körperoberfläche hervortritt. Er ist ein wichtiger Punkt, um feuchte Hitze aus Gallenblase und Leber zu klären, die zu den klassischen Symptomen wie Gelbsucht mit gelben Augen, Erbrechen, Spannungsgefühl in der lateralen Rippenregion und bitterem Mundgeschmack führen. Feuchte Hitze in Gallenblase oder der Leber können auf folgende Art und Weise entstehen:

a) Leber-*Qi*-Stagnation, die Hitze erzeugt und in die Milz eindringt, deren Transport und Umwandlungsfunktionen beeinträchtigt und zur Bildung von Feuchtigkeit führt;
b) eine Milz-*Qi*-Schwäche führt zu einer Beeinträchtigung der Transport- und Umwandlungsfunktion und in Folge zu einer Bildung von Feuchtigkeit, die entweder stagniert, im Laufe der Zeit eindickt und sich in feuchte Hitze umwandelt, oder sich mit bereits stagnierter Leber-Hitze verbindet,
c) Eindringen von äußerer feuchter Hitze,
d) Aufnahme vergifteter Nahrung und übermäßiger Konsum fetter, reichhalter oder scharfer Speisen und Alkohol.

In allen Fällen schädigt die feuchte Hitze die Funktion der Gallenblase, die Gallenflüssigkeiten zu sezernieren, und unabhängig von der Ätiologie ist der Punkt Bl 19 *Danshu* indiziert.

Sowohl in *Spiritual Pivot*[27] und in *Essential Questions*[28] heißt es: „*Taiyang* ist die Öffnung, *yangming* ist das Schließen und *shaoyang* ist der Drehpunkt." In *Treatise on Injury by Cold* von *Zhang Zhong-jing* beschreiben die *shaoyang*-Muster einen Erkrankungszustand, bei dem sich der pathogene Faktor „halb-außen, halb-innen" befindet. Anders ausgedrückt befindet sich der pathogene Faktor zwischen der *taiyang*-Schicht (außen) und der *yangming*-Schicht (innen), und in diesem Sinne ist *shaoyang* der Drehpunkt oder das Scharnier zwischen außen und innen. Stört der pathogene Faktor die Gallenblasenfunktion, führt dies zu einer *Qi*-Stagnation, einer Schädigung der absenkenden Funktion des Magens und zu einem Aufsteigen von Gallenblasen-Hitze. Die klinische Symptomatik von *shaoyang*-Mustern beinhaltet alternierendes Fieber und Frösteln, trockenen Rachen, verschwommenes Sehen, bitteren Mundgeschmack, Völlegefühl und Spannung im Thoraxraum und der lateralen Rippenregion sowie Erbrechen und Übelkeit. Fast alle der zuerstgenannten Symptome sind klassische Indikationen für Bl 19 *Danshu*.

Entsprechend der Theorie der fünf Wandlungsphasen ist das Holz die Mutter des Feuers, und Erkrankungen entweder von Leber-Holz oder Gallenblasen-Holz können gleichzeitig mit Herzerkrankungen bestehen oder auf das Herz übertragen werden, das dem Feuer zugeordnet wird.

Im Falle der Gallenblase gibt es zwei Hauptdisharmoniemuster, die zu einer Störung des Herzens und des Geistes führen können:

a) Gallenblase-*Qi*-Mangel und
b) feuchte Hitze in der Gallenblase kombiniert mit Schleim-Hitze des Magens.

In *Essential Questions*[29] heißt es: „Die Gallenblase ist der aufrechte Beamte, von dem das Urteil ausgeht." Bei plötzlichem Schrecken, ungewöhnlichem oder plötzlichem Lärm, Schock oder anhaltender Furcht und Schrecken, sowohl in den Jahren des Heranwachsens in der Kindheit als auch im Erwachsenenalter, wird das Gallenblasen-*Qi* geschädigt und dies führt zu Palpitationen, Ruhelosigkeit und Schlaflosigkeit, Unfähigkeit allein zu schlafen, geistiger Ruhelosigkeit, Neigung zu Ängstlichkeit und Furcht und Unentschlossenheit. Das Gallenblasen-*Qi* kann nur geschädigt werden, wenn das Herz-*Qi* ebenso schwach ist. Dies wurde sowohl in *Achieving Longevity by Guarding the Source* betont, einem Klassiker des 17. Jahrhunderts von *Gong Ting-xin*, in dem ausgesagt ist: „Neigung zu Schrecken … Ängstlichkeit, bei der der Patient fürchtet, festgenommen zu werden, sind Folge eines Herz- und Gallenblasen-*Qi*-Mangels" als auch in *Essential Readings from the Medical Tradition*, das aussagt: „Wenn das *Qi* des Herzens und der Gallenblase stark ist, werden Schrecken und Gefahr keine Erkrankung verursachen. Besteht jedoch ein *Qi*-Mangel, wird diese schädigend sein".

Im Falle von feuchter Hitze in der Gallenblase kombiniert mit Schleim-Hitze im Magen können Schlaflosigkeit, Palpitationen und Angst begleitet von bitteren Mundgeschmack, Erbrechen und Spannungsgefühl im Thorax und in der lateralen Rippenregion auftreten. Zur Behandlung dieser beiden Muster ist Bl 19 *Danshu* ein Hauptpunkt der Punktkombination.

Schließlich sind Bl 17 *Geshu* und Bl 19 *Danshu* beidseits als die „vier Blüten" bekannt; sie sind in dieser Kombination für Knochendampfen-Belastungssyndrom-Fieber, Leere-Belastungssyndrom, undulierendes Fieber etc. indiziert. Zur Diskussion der Geschichte und der Anwendung dieser Punkte siehe unter Bl 17 *Geshu*.

PUNKTKOMBINATIONEN

- Gelbe Augen: Bl 19 *Danshu* und Bl 48 *Yanggang (One Hundred Symptoms)*.
- Gelbe Augen: Bl 19 *Danshu*, LG 17 *Naohu*, Bl 49 *Yishe* und Bl 48 *Yanggang* (*Supplementing Life*).
- Schmerzen der lateralen Rippenregion: Bl 19 *Danshu* und Le 13 *Zhangmen (Thousand Ducat Formulas)*.
- Erschwerte Verdauung: Bl 19 *Danshu*, KG 19 *Zigong* und KG 16 *Zhongting (Thousand Ducat Formulas)*.
- Trockener Mund und Zunge mit erschwerter Verdauung: Bl 19 *Danshu*, Di 1 *Shangyang* und Bl 27 *Xiaochangshu (Thousand Ducat Formulas)*.
- Die hundert Syndrome der Leere durch Belastung: Moxa auf die vier Blumen (Bl 17 *Geshu* und Bl 19 *Danshu*), Bl 43 *Gaohuangshu* und M-BW 6 *Huanmen (Compilation)*.
- Schreck-Palpitationen: Bl 19 *Danshu* und Di 5 *Yangxi (Divine Moxibustion)*.
- „Ist eine Person wiederholt unentschlossen, besteht eine Gallenblasenschwäche". Das *Qi* fließt nach oben und führt zu einem bitteren Mundgeschmack. Um dies zu behandeln, verwendet man den *mu*-Alarmpunkt und den Rücken-*shu*-Punkt der Gallenblase" [Gb 24 *Riyue* und Gb 19 *Naokong*] *(Essential Questions)*.

BL 20 *PISHU*

脾俞

Zustimmungspunkt der Milz

Rücken-shu-Punkt der Milz

LOKALISATION

1.5 *cun* lateral der unteren Begrenzung des Processus spinosus des elften Thorakalwirbels (Th 11).

ANMERKUNG ZUR LOKALISATION

Man lokalisiert den Punkt auf der höchsten sichtbaren Erhebung der paraspinalen Muskulatur.

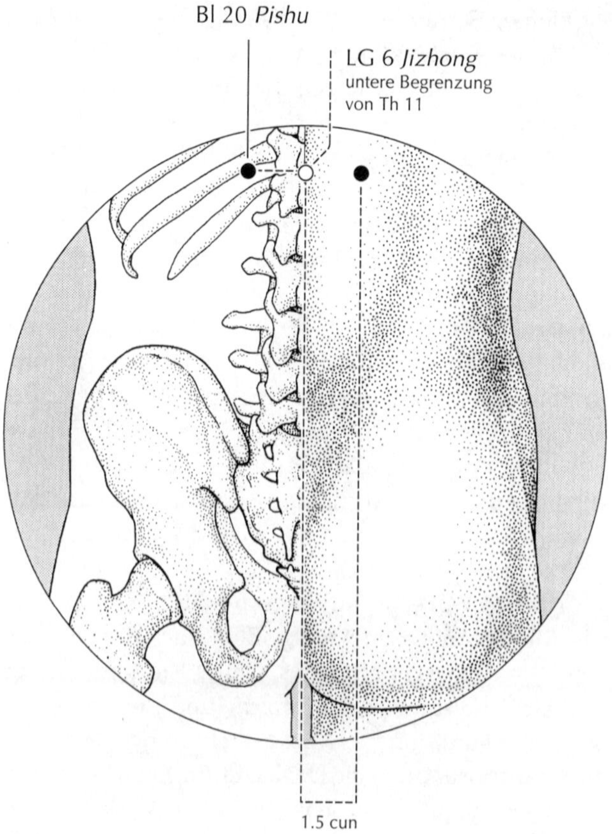

NADELUNG

Schräg medialwärts zur Wirbelsäule hin 0.5 – 1 *cun* oder transversal-schräg 1 – 1.5 *cun*.

CAVE: Eine senkrechte Nadelung oder eine schräge Nadelung von der Wirbelsäule nach lateral beinhaltet das grundlegende Risiko, einen Pneumothorax zu verursachen.

WIRKUNGEN

Tonisiert das Milz-*Qi* und -*Yang*
Löst Feuchtigkeit auf
Kräftigt das Milz-*Qi* und hält das Blut
Reguliert und harmonisiert das *Qi* des mittleren *jiao*

INDIKATIONEN

- Spannungsgefühl und Schmerzen des Abdomen, fokales Spannungsgefühl, abdominelle Massen (*ji ju*), Appetitlosigkeit, bleibt dünn trotz viel Nahrungsaufnahme, Milz-*Qi*-Kälte, unverdaute Nahrungsbestandteile (in den Stühlen), Diarrhö, dysenterische Störungen, kindlicher chronischer Schreck-Wind, kindliche ernährungsbedingte Schädigung, trommelartige Aufblähung, Leere-Belastungssyndrom, Gelbsucht, gelber Körper mit abdomineller Fülle und Erbrechen, Schmerzen der lateralen Rippenregion.
- Blut in den Stuhlgängen, Blut im Urin, Bluterbrechen, Menorrhagie, chronische Hämorrhagie, Uterusprolaps.

- Ödeme, Somnolenz, Müdigkeit und Schweregefühl des Körpers mit dem Verlangen sich nicht zu bewegen, kein Verlangen die vier Extremitäten zu bewegen.
- Malariaerkrankungen mit Frieren und Fieber, Lumbalschmerzen, Schmerzen der Schultern und des Rückens, Gähnen, Husten, Hautschmerzen, trüber weißer Urin, klonische Spasmen.

KOMMENTAR

Bl 20 *Pishu* ist der Rücken-*shu*-Punkt des *zang* Milz, an dem das Milz-*Qi* von innen an die Körperoberfläche hervorquillt. Wie alle Rücken-*shu*-Punkte (besonders der *zang*-Organe) hat er eine starke Wirkung auf die Regulierung und Tonisierung der korrespondierenden *zangfu* und dies auf der tiefsten Ebene.

Complete Works of Jing-yue schreibt: „*Ming men* ist das Meer von Essenz [und] Blut, die Milz ist das Meer des Wassers und des Getreides, gemeinsam sind sie die Wurzel der fünf *zang* und der sechs *fu*." Die Hauptfunktion der Milz besteht in der Kontrolle des Transports und der Umwandlung von Nahrung und Getränken. Diese lebenswichtige Wirkung, die Basis des nachgeburtlichen *Qi* des Körpers, erfordert eine anhaltende *Yang*-Aktivität und Hitze. Bezogen auf die auftretenden Pathologien ist die Milz hauptsächlich von einem *Qi*- und *Yang*-Mangel betroffen. Diese Tendenz unterliegt allen Disharmoniemustern des *zang* Milz.

Ein Milz-*Qi*-Mangel wird durch eine konstitutionelle Schwäche, unregelmäßige Ernährung, übermäßiges Denken und übermäßige Arbeit, ungenügende oder übermäßige Anstrengungen oder eine langanhaltende Erkrankung verursacht. Ein Milz-*Qi*-Mangel und eine Schädigung der Transport- und Umwandlungsfunktion werden zu Symptomen wie Abgeschlagenheit, Appetitlosigkeit, Diarrhö mit unverdauten Nahrungsbestandteilen in den Stühlen und ernährungsbedingter Schädigung bei Kindern führen. Für die Behandlung all dieser Störungen ist Bl 20 *Pishu* der Hauptpunkt.

Bl 20 *Pishu* ist spezifisch geeignet für Patienten, die mager bleiben, obwohl sie viel essen. *Treatise on the Spleen and Stomach* von *Li Dong-yuan* [30] bietet eine interessante Diskussion über die verschiedenen Beziehungen zwischen Appetit und Fettsucht oder Schlankheit; man findet folgende Aussagen:

a) „Sind Milz und Magen in Fülle, ist die Nahrungsaufnahme groß und die Person wird leicht fett;
b) sind Milz und Magen schwach, besteht entweder eine Unfähigkeit zu essen und die Person ist dünn oder die Person wird leicht fett (jedoch schwach) trotz geringer Nahrungsaufnahme; der letzte Zustand ist die Folge einer Ansammlung von Schleim-Feuchtigkeit;
c) „es gibt auch Fälle von Magerkeit trotz großer Nahrungsaufnahme."

In diesem Fall führt Feuer, das in der *Qi*-Schicht im Magen verborgen ist, zu großer Nahrungsaufnahme, während die Milz-Schwäche zum Schwinden des Fleisches führt. Dies ist bekannt als Nahrungs-Schlaffheit. *Shu-he* sagte, dass eine vermehrte Nahrungsaufnahme nicht mit schwachen Muskeln unvereinbar sei. Die offensichtliche widersprüchliche Situation bei Milzschwäche mit großen Appetit tritt häufig in der Praxis auf und *Li Dong-yuan*'s Erklärung des versteckten Magenfeuers mit Milz-*Qi*-Mangel erklärt dies gut.

Die bedeutende Rolle von Feuchtigkeit in der Milz-Pathologie wurde in vielen Klassikern diskutiert. In *Essential Questions* heißt es: „Die Milz hat eine Abneigung gegen Feuchtigkeit" [31], „Feuchtigkeit, Schwellung und Völlegefühl gehören zur Milz" [32] und „ist die Milz erkrankt, entsteht Feuchtigkeit" [33]. *Case Historys from the Guide to Clinical Patterns* von *Ye Tian-shi* aus der *Qing*-Dynastie sagt: „Die Milz liebt Trockenheit, während der Magen Feuchtigkeit mag." Der Ursprung der Feuchtigkeit kann innen oder außen liegen. Ein innerer Milz-*Qi*-Mangel und eine Schädigung der Transport- und Umwandlungsfunktion können zu einer unvollständigen Trennung von Klarem und Trübem führen und damit zur Bildung einer inneren Feuchtigkeit. Diese Feuchtigkeit kann durch die Kraft der *Qi*-verteilenden Funktion der Milz in alle Körperteile gelangen, aber besonders in die unteren Körperteile, da „die Natur der Feuchtigkeit schwer und trübe ist". Andererseits kann durch Eindringen von äußerer Feuchtigkeit oder von feuchter Hitze in den Körper, vor allem in Fällen mit einer unterliegenden Milzschwäche, die Funktion der Milz rasch geschädigt werden. Die Feuchtigkeit führt zu Symptomen wie Schweregefühl des Körpers, Mattigkeit, Somnolenz, Diarrhö, dysenterischen Erkrankungen, *Yin*-Gelbsucht und Ödemen. Bl 20 *Pishu* ist ein Hauptpunkt, der das Milz-*Qi* tonisiert und Feuchtigkeit auflöst, unabhängig davon, ob sie inneren oder äußeren Ursprung ist.

Es gibt noch folgende zwei Muster, die sich durch einen Milz-*Qi*-Mangel entwickeln können:

a) Schwäche der Milz, das Blut zu halten, und
b) sinkendes Milz-*Qi*.

In *Treatise on Disorders of Blood* heißt es: „Ist das Milz-*Yang* schwach, ist es unfähig das Blut zu sammeln." In *Supplement to the Thousand Ducat Formulas* heißt es: „Die Milz sammelt das Blut, wenn eine Milzschwäche besteht, ist sie nicht in der Lage, das Blut zu vereinen." Ein Teil der Milzfunktion der Kontrolle des Blutes besteht darin, das Blut in den Gefäßen zu halten.

Eine Schwäche dieser Funktion kann zu Hämorrhagien in allen Körperteilen führen, dies führt zu Symptomen wie Blut im Urin und Stuhl, Menorrhagie, Bluterbrechen und tatsächlich jeder Form von Hämorrhagie. Ist die Milzfunktion, das *Qi* zu heben, geschädigt, kann es zu einer Uterussenkung oder einem Uterusprolaps kommen.

Bl 20 *Pishu* ist aufgrund seiner tonisierenden und das Milz-*Qi* hebenden Wirkung in der Lage, diese beiden Zustände zu behandeln. Ein weiteres wichtiges Symptom einer Milz-Disharmonie ist die Stagnation im mittleren *jiao*, die sich in abdominellen Völlegefühlen, Spannung und Schmerzen oder Schmerzen der lateralen Rippenregion zeigt. Es gibt drei Hauptursachen dieses Disharmoniemusters:

a) Milz-*Qi*-Mangel führt zu einer Schädigung der *Qi*-Zirkulation; das Therapieprinzip hierfür besteht in einer Tonisierung und einer Bewegung des *Qi*,

b) die Bildung und Retention von Feuchtigkeit im mittleren *jiao* kann die *Qi*-Zirkulation blockieren; das Therapieprinzip in diesem Fall besteht in einer Auflösung der Feuchtigkeit und einer Regulierung des *Qi*,

c) Leber-Milz-Disharmonie, entweder als Folge einer Leber-Fülle die die Milz angreift, oder einer Milzschwäche, die dadurch nicht in der Lage ist, dem normal angreifendem *Qi* der Leber zu widerstehen. Das angreifende Leber-*Qi* schädigt die Transport- und Umwandlungsfunktion der Milz und führt zu Stagnation; das Therapieprinzip in diesem Fall besteht in einer Harmonisierung von Leber und Milz.

Für alle diese Muster ist Bl 20 *Pishu* ein Hauptpunkt.

Eine besondere Form der abdominellen Stagnation, für die Bl 20 *Pishu* indiziert ist, ist bekannt als fokales Spannungsgefühl. Dieses Syndrom ist hauptsächlich durch eine Empfindung einer schweren Blockade und Spannung oder durch das Auftreten einer Schwellung, wie von einer umgedrehten Schüssel, gekennzeichnet. Dieses Symptom fällt unter die bekannten „fünf Stauungssyndrome" und gehört zur Milz.

Da Bl 20 *Pishu* die Milz tonisiert und den mittleren Erwärmer reguliert, kann er ebenfalls zur Behandlung der gewöhnlich verknüpften beidseitigen Disharmonie von Magen und Milz mit Aufblähung des Epigastriums und Abdomen, Übelkeit und Erbrechen und Diarrhö verwendet werden.

Schließlich schreibt *Illustrated Supplement to the Classic of Categories*, dass Bl 20 *Pishu* einer der fünf Punkte (Bl 13 *Feishu*, Bl 15 *Xinshu*, Bl 18 *Ganshu*, Bl 20 *Pishu* und Bl 23 *Shenshu*) ist, der „Hitze aus den fünf *zang* ausleitet".

PUNKTKOMBINATIONEN

- Milzschwäche mit unverdauten Nahrungsbestandteilen (im Stuhl): Bl 20 *Pishu* und Bl 28 *Pangguangshu (One Hundred Symptoms)*.
- Isst viel, bleibt jedoch dünn: Bl 20 *Pishu* und Bl 21 *Weishu (Great Compendium)*.
- Abdominelle Schmerzen mit Abneigung zu essen: Bl 20 *Pishu* und Bl 21 *Weishu* (*Supplementing Life*).
- Traurigkeit unter dem Herzen: Bl 20 *Pishu* und Dü 19 *Tinggong (One Hundred Symptoms)*.
- Erbrechen und spontane äußere Blutungen: Bl 20 *Pishu*, Mi 1 *Yinbai*, Bl 18 *Ganshu* und KG 13 *Shangwan (Great Compendium)*.
- Verlust des Gebrauchs der vier Extremitäten: Bl 20 *Pishu*, He 1 *Jiquan* und Gb 24 *Riyue* (*Supplementing Life*).
- Akute Schmerzen beider lateralen Rippenregionen: Bl 20 *Pishu*, Bl 18 *Ganshu* und Bl 52 *Zhishi (Thousand Ducat Formulas)*.

BL 21 *WEISHU* 胃俞

Zustimmungspunkt des Magens

Rücken-shu-Punkt des Magens

LOKALISATION

1.5 *cun* lateral der unteren Begrenzung des Processus spinosus des zwölften Thorakalwirbels (Th 12).

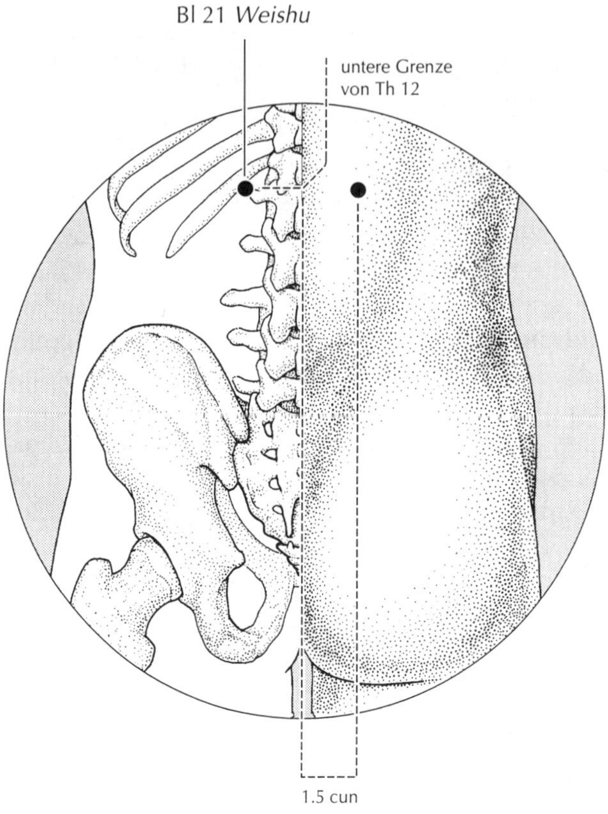

ANMERKUNG ZUR LOKALISATION

Man lokalisiert den Punkt auf der höchsten Erhebung der paraspinalen Muskulatur.

NADELUNG

Schräg medialwärts zur Wirbelsäule 0.5 – 1 *cun* oder transversal-schräg 1 – 1.5 *cun*.

CAVE: Eine senkrechte Nadelung oder eine schräge Nadelung von der Wirbelsäule nach lateral beinhaltet das grundlegende Risiko, einen Pneumothorax zu verursachen.

WIRKUNGEN

Reguliert den Magen und senkt rebellierendes Qi
Harmonisiert den Mittleren Erwärmer

INDIKATIONEN

- Epigastrische Schmerzen, kalter und schwacher Magen, Blähung und Kälte des Magens, Aufblähung und Völlegefühl des Abdomen und des Epigastriums, Völlegefühl der lateralen Rippenregion, Ödeme und trommelartige Aufblähung.
- Dünner Körper trotz viel Nahrungsaufnahme, hungrig, jedoch unfähig zu essen, Appetitlosigkeit, erschwerte Nahrungsaufnahme, Erbrechen, Erbrechen klarer Flüssigkeiten am Morgen, Erbrechen der am Vortag aufgenommenen Nahrung, Magenreflux, plötzliche tumultartige Erkrankung, kontrahierte Sehnen, ernährungsbedingte Schäden bei Kindern, Regurgitation der Milch bei Kindern.
- Borborygmus, Diarrhö, unverdaute Nahrung (im Stuhlgang).
- Thoraxschmerzen, Kontraktion und Schmerzen des Rückens, Ikterus, Malaria, langanhaltende abdominelle (*ji*) Massen, unscharfes Sehen, Rektumprolaps.

KOMMENTAR

Bl 21 *Weishu* ist der Rücken-*shu*-Punkt des *fu* Magen, an dem das *Qi* des Magens von innen an die Körperoberfläche hervortritt. Er ist ein sehr starker Punkt, um alle Erkrankungen des Magens zu behandeln und ebenso den mittleren *jiao* als Ganzes zu regulieren. In *Spiritual Pivot*[34] heißt es: „Der Magen ist das Meer des Wassers und des Getreides." Seine Aufgabe ist es, die Nahrung und die Getränke aufzunehmen, sie „zu fermentieren und zu reifen" und sie in den Dünndarm abzusenken. Die meisten Pathologien des Magens beinhalten deshalb eine Schädigung seiner absenkenden Funktion. Dies kann die Auswirkung folgender Syndrome sein: Magen-*Qi*-Mangel oder Magen-*Yin*-Mangel, Fülle-Kälte, Hitze oder Feuchtigkeit inneren wie äußeren Ursprungs, Blutstase im Magen, Nahrungsstagnation oder Schädigung des Magens durch Leber- oder Gallenblasen-*Qi*.

Eine Schädigung der absenkenden Funktion des Magens führt zu einer *Qi*-Stagnation und damit zu Aufblähung, Völlegefühl und Schmerzen des Epigastrium und Abdomen, während ein aufwärts rebellierendes Magen-*Qi* zu Magenreflux, Übelkeit und Erbrechen führt. Unabhängig davon, ob eine Leere, eine Fülle, eine Hitze oder Kälte vorliegt, ist Bl 21 *Weishu* der Hauptpunkt, um die Harmonie des Magens wiederherzustellen.

Es ist interessant, die Wirkungen und Indikationen von Bl 21 *Weishu*, dem Rücken-*shu*-Punkt des Magens mit denen des Punktes Ma 36 *Zusanli*, des *he*-Meerpunktes der Magen-Leitbahn, zu vergleichen. Beide haben eine gleichstarke Wirkung Störungen des *fu* Magen zu regulieren, aber Bl 21 *Weishu* teilt keine der Eigenschaften von Ma 36 *Zusanli*, das *Qi* und das Blut des gesamten Körpers zu tonisieren und zu nähren.

Milz und Magen sind innen-außen-gekoppelt und das Absenken des Magen-*Qi* und das Aufsteigen des Milz-*Qi* kontrollieren gemeinsam den gesamten Verdauungsprozess. Aufgrund dieser engen Verbindung ist Bl 21 *Weishu* in der Lage, sowohl Magen- als auch Milz-Disharmonien zu regulieren, die zu pathologischem Aufsteigen von Magen-*Qi* (Erbrechen) oder zu pathologischem Absinken von Milz-*Qi* (Diarrhö) und einer Schwäche der Transport- und Umwandlungsfunktionen der Milz (Borborygmus und Ödeme) führen. Ein guter Appetit ist das Zeichen einer harmonischen Funktion zwischen Milz und Magen, und Bl 21 *Weishu* ist bei verschiedenen Störungen des Appetites indiziert. Ein schlechter Appetit kann entweder die Folge einer Schwäche von Milz und Magen sein, mit schwacher Fähigkeit zu „fermentieren und reifen" und die aufgenommene Nahrung zu transportieren und umzuwandeln, oder die Folge verschiedener Fülle-Syndrome, die zu einer Nahrungsstagnation des Magens führen und damit zu verringertem Verlangen oder Unfähigkeit mehr Nahrung aufzunehmen.

Hunger mit Unfähigkeit zu essen ist die Folge eines Magen-*Yin*-Mangels mit sich bildender Leere-Hitze; die Hitze führt zu einer Stimulation des Appetits; der *Yin*-Mangel und die entstehende Trockenheit verursachen eine Unfähigkeit, das Gegessene zu verdauen. Übermäßiges Essen ohne Gewichtszunahme ist ein Zeichen einer Magen-Hitze mit oder ohne Milzschwäche (siehe auch Kommentar zu Bl 20 *Pishu*). Bl 21 *Weishu* ist bei all diesen Störungen indiziert.

PUNKTKOMBINATIONEN

- Abdominelle Schmerzen ohne Verlangen zu essen: Bl 21 *Weishu* und Bl 20 *Pishu* (*Formulas for the Living*).

- Isst viel, nimmt jedoch nicht zu: Bl 21 *Weishu* und Bl 20 *Pishu (Great Compendium).*
- Erbrechen oder Kälte im Magen mit Aufblähung, isst viel ohne zuzunehmen: Bl 21 *Weishu* und Bl 23 *Shenshu (Thousand Ducat Formulas).*
- Kälte im Magen mit erschwerter Verdauung der Nahrung: Bl 21 *Weishu* und Bl 47 *Hunmen (One Hundred Symptoms).*

BL 22 *SANJIAOSHU*

三焦俞

Zustimmungspunkt des Dreifachen Erwärmers

Rücken-shu-Punkt des sanjiao

LOKALISATION

1.5 *cun* lateral der Untergrenze des Processus spinosus des ersten Lendenwirbels (L 1).

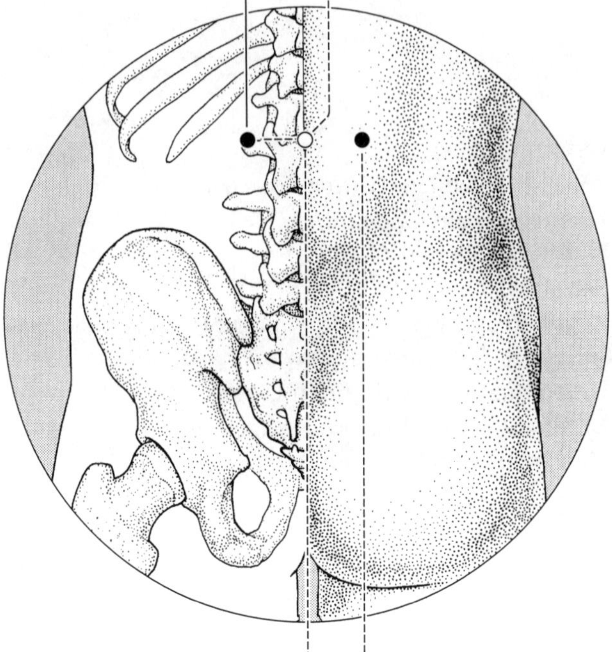

ANMERKUNG ZUR LOKALISATION

Man lokalisiert den Punkt an der höchsten sichtbaren Stelle der paraspinalen Muskulatur.

NADELUNG

Schräg oder senkrecht-schräg medialwärts zur Wirbelsäule 1 – 1.5 *cun*.

CAVE: Eine tiefe senkrechte Nadelung birgt die Gefahr einer Verletzung der Niere.

WIRKUNGEN

Bewegt und reguliert den *sanjiao* (Dreifachen Erwärmer)

Reguliert Milz und Magen und beseitigt Feuchtigkeit

Reguliert die Wasserwege und fördert die Miktion

Löst Massen auf

INDIKATIONEN

- Borborygmus, Diarrhö, unverdaute Nahrung (im Stuhl), dysenterische Erkrankungen, Ösophaguskonstriktion, Erbrechen, erschwerte Nahrungsaufnahme.
- Abdominelle Aufblähung mit Abmagerung, abdominelle (*zheng ju*) Massen und Abmagerung bei Frauen, *zangfu* (*ji ju*) Massen, ausgedehnte und harte hypogastrische (*ji ju*) Massen.
- Ödeme, erschwerte Miktion, weiße Trübheit, Blut im Urin, Leere-Belastungssyndrom.
- Kopfschmerz, visuell bedingter Schwindel, abwechselndes Frieren und Fieber, Hitze im Körper, bitterer Mundgeschmack und aufgerissene Lippen, Gelbsucht.
- Steifheit und Schmerzen im Lumbalbereich, Bewegungseinschränkung und Steifheit von Schulter und Rücken.

KOMMENTAR

Bl 22 *Sanjiaoshu* ist der Rücken-*shu*-Punkt des Dreifachen Erwärmers (*Sanjiao*), an dem das *Qi* des *sanjiao* von innen an die Körperoberfläche hervorfließt. Der *sanjiao* verbindet und harmonisiert den oberen, mittleren und unteren *jiao* und kontrolliert den freien Fluss des *Qi* und der Flüssigkeit durch diese drei Bereiche. Da Bl 22 *Sanjiaoshu* unterhalb von Bl 21 *Weishu* und oberhalb von Bl 23 *Shenshu* liegt, beschränkt sich seine Wirkung auf die Regulierung des *Qi* des Mittleren und Unteren Erwärmers. Er verknüpft die Wirkungen von Magen und Milz im mittleren *jiao* und von Nieren, Blase und Därmen im unteren *jiao* und damit die Umwandlung, den Transport und die Ausscheidung von Nahrung und Flüssigkeiten.

In *Classic of Difficulties*[35] heißt es: „Der *sanjiao* ist der Weg von Wasser und Getreide", in *Essential Questions*[36] steht: „Der *sanjiao* ist der Beamte, der für die Entwässerung zuständig ist, und die Wasserwege kontrolliert" und in *Introduction to Medicine* heißt es „Der mittlere *jiao* dominiert die Umwandlung der Geschmäcker des Wassers und Getreides … deshalb heißt es, der mittlere *jiao* ist wie Schaum. Der untere *jiao* kontrolliert die Bewegung und die Ableitung von Urin und Faeces und die rechtzeitige Ausscheidung … deshalb heißt es, der untere *jiao* ist wie ein Abfluss."

In Fällen eines Verlustes der Harmonie zwischen Magen und Milz im mittleren *jiao* und der Därme im unteren *jiao* kommt es zu Symptomen wie abdomineller Blähung, Borborygmus, Diarrhö oder dysenterischen Erkrankungen, unverdauter Nahrung (in den Stühlen), erschwerter Nahrungsaufnahme, Ösophaguskonstriktion und Erbrechen. In schweren Fällen mit Stauungssyndrom und Akkumulation finden sich abdominelle Massen oder hypogastrische Knoten. Bl 22 *Sanjiaoshu* wirkt in besonderer Weise zur Aktivierung und Harmonisierung des *Qi* des mittleren und unteren *jiao*. Er löst Feuchtigkeit und beseitigt Stase und ist einer der bedeutendsten in den Klassikern beschriebenen Punkte, die für abdominelle Massen indiziert sind.

In Fällen des Verlustes der Harmonie zwischen Milz im mittleren *jiao* und Nieren und Blasen im unteren *jiao* kann es zu Ödemen mit erschwerter Miktion, blutigem Urin und weißer Trübheit durch ein Leere-Syndrom und Erschöpfung kommen.

Bl 22 *Sanjiaoshu* ist durch seine Fähigkeit, die Flüssigkeiten zu bewegen und die *Qi*-Umwandlungsfunktion der Blase zu aktivieren, zur Behandlung dieser Syndrome geeignet.

Schließlich gehört die Dreifacher Erwärmer-Leitbahn zur *shaoyang*-Schicht, und obwohl Bl 22 *Sanjiaoshu* kein Punkt auf der Dreifach Erwärmer-Leitbahn ist, ist er zur Behandlung aller Symptome von *shaoyang*-Mustern geeignet (abwechselndes Frieren und Fieber, Hitze im Körper, bitterer Mundgeschmack, Kopfschmerz und visuell bedingter Schwindel).

PUNKTKOMBINATIONEN

- Borborygmus, abdominelle Blähung und wässrige Diarrhö: Bl 22 *Sanjiaoshu*, Bl 27 *Xiaochangshu*, Bl 34 *Xiaoliao*, Bl 49 *Yishe* und Le 13 *Zhangmen (Thousand Ducat Formulas)*.
- Borborygmus: Bl 22 *Sanjiaoshu*, Bl 25 *Dachangshu*, Mi 3 *Taibai* und Mi 4 *Gongsun* (*Supplementing Life*).

BL 23 *SHENSHU* 腎俞

Zustimmungspunkt der Niere

Rücken-shu-Punkt der Nieren

LOKALISATION

1.5 *cun* lateral der unteren Begrenzung des Processus spinosus des zweiten Lendenwirbels (L 2).

ANMERKUNG ZUR LOKALISATION

Man lokalisiert am höchsten sichtbaren Punkt der paraspinalen Muskulatur.

NADELUNG

Schräg oder senkrecht-schräg in Richtung Wirbelsäule 1.5 *cun*.

CAVE: Eine tiefe senkrechte Nadelung beinhaltet das Risiko, die Niere zu verletzen.

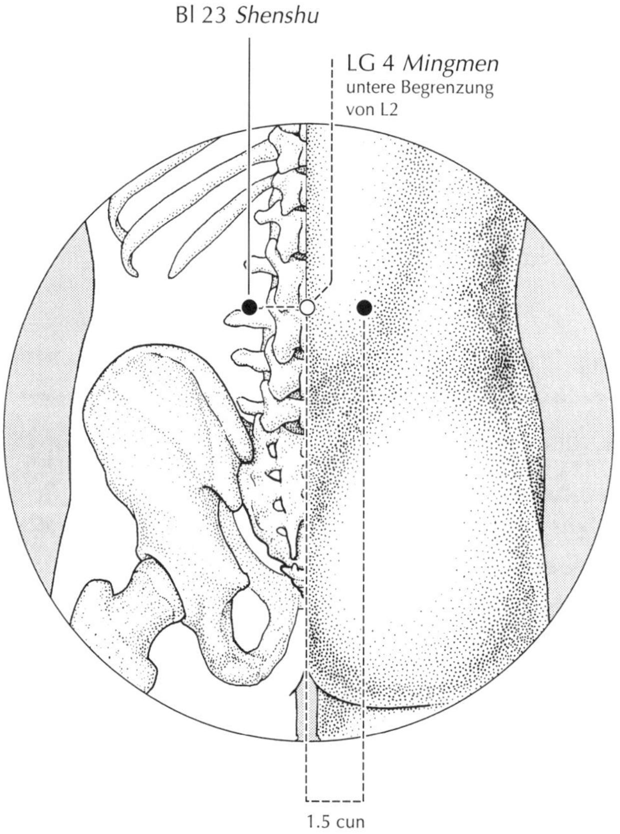

WIRKUNGEN

Tonisiert die Nieren und stärkt das *Yang*
Unterstützt die Essenz
Nährt das Nieren-*Yin*
Stärkt das Nieren-*Qi*
Reguliert die Wasserwege und unterstützt das Wasserlassen
Unterstützt und wärmt den Uterus
Unterstützt die Ohren und Augen
Stärkt die Lumbalregion

INDIKATIONEN

- Ödeme, Ödeme durch Leere-Belastungssyndrome, erschwertes Wasserlassen, trüber Urin, Mangelerschöpfung, weiße Trübheit, Enuresis, häufiges Wasserlassen, tröpfelndes Wasserlassen, Erkrankung mit Auszehrung und übermäßigem Durst und mit häufigem Wasserlassen, Blut im Urin.
- Samenerguss, Samenerguss mit Träumen, Urin beinhaltet Samen, Impotenz, vorzeitige Ejakulation, Schmerzen der Genitalien, akute hypogastrische Schmerzen.
- Unregelmäßige Menstruation, Ansammlung von Kälte bei Frauen, die zu einem Belastungssyndrom führt, chronische Kälte des Uterus, Auszehrung bei Frauen durch Sexualverkehr während der Menstruation, Leukorrhö, rote und weiße Leukorrhö.

- Kälte- und Feuchtigkeits-(*dong*) Diarrhö, Borborygmus, unverdaute Nahrung im Stuhl, isst viel, bleibt aber dünn, Schmerzen der lateralen Rippenregion, Kälte und Aufblähung des Magens, Kälteerbrechen, chronische Dyspnoe und Husten, Asthma, *Qi*-Mangel.
- Taubheit bei Nierenschwäche, Tinnitus, visueller Schwindel, Nachtblindheit, verschwommenes Sehen.
- Die fünf Belastungen, die sieben Schädigungen, Belastung der fünf *zang*, chronische Kälte des Wasser (Niere) *zang*, Auszehrung bei Mangel-Schädigung.
- Schwerer Kopf mit Hitze im Körper, Rötung und Hitze des Gesichts, Rötung des Kopfes und des Körpers, gelb-schwarze Gesichtsfarbe, Wind-Kopfschmerz, Wechsel zwischen Frösteln und Fieber, Herzschmerzen bei rebellierendem *Qi*.
- Schmerzen und Wundheit der Lumbalregion der Knie, eiskaltes Gefühl im Bereich der Lumbalregion, kalte Beine, Hitze und Kältegefühl der Knochen, Wind-Apoplex, Hemiplegie.

KOMMENTAR

Bl 23 ist der Rücken-*shu*-Punkt des *zang* Niere, von wo aus das *Qi* der Nieren von innen an die Körperoberfläche strömt. Wie alle Rücken-*shu*-Punkte (speziell die der *zang*) besitzt er eine starke Wirkung bezüglich der Regulierung und Tonisierung seines korrespondierenden *zangfu* auf der tiefsten Ebene. Bl 23 *Shenshu* ist einer der Hauptakupunkturpunkte, um die Nieren zu stärken, das *Yang* zu kräftigen, das *Yin* zu nähren und die Essenz zu unterstützen.

In *Spiritual Pivot*[37] heißt es: „Die Nieren speichern die Essenz" und „Die Essenz ist die Quelle des Lebens". *Essential Questions*[38] stellt fest: „Die Essenz ist die Wurzel des menschlichen Körpers", während ein Sprichwort der chinesischen Medizin betont: „Die Niere ist die Wurzel des Vor-Himmels." Da weder die Essenz noch das Vor-Himmels-*Qi* jemals ein Fülle-Muster besitzen können, können die Nieren lediglich an einem Mangel-Muster leiden. Eine Nierenschwäche kann in ihrem Ursprung angeboren sein oder sich während des Lebensverlaufs einer Person als das Ergebnis einer chronischen Krankheit, eines zügellosen Lebens, exzessiver sexueller Aktivität, Überarbeitung, Alter, lang andauernder Furcht oder einer lang bestehenden Disharmonie anderer *zangfu* entstehen, die schließlich auf die Nieren übergehen.

Die Nierenschwäche wird in folgende Muster unterteilt:
a) Schwäche des Nieren-*Qi*,
b) Unfähigkeit der Nieren das *Qi* zu halten,
c) Nieren-Essenz-Mangel,
d) Nieren-*Yang*-Mangel,
e) Nieren-*Yin*-Mangel.
Bl 23 *Shenshu* ist ein wichtiger Punkt zur Behandlung all dieser Muster.

Die Nieren beherrschen die zwei unteren *Yin* (Urethra und Anus) und kontrollieren das Öffnen und Schließen der Blase und deren *Qi*-transformierende Funktion. Eine Schwäche des Nieren-*Qi* (Nieren-*Qi* nicht stark) kann daher die Fähigkeit der Niere beeinträchtigen, den Urin festzuhalten und zu adstringieren; dies hat Symptome wie häufiges Wasserlassen, tröpfelndes Wasserlassen, Enuresis, weiße Trübheit durch Mangel und Erschöpfung etc. zur Folge. Gemäß *Master Hua's Classic of the Central Viscera* des großen Arztes der *Han*-Dynastie *Hua Tuo* „besitzen die Nieren den Zweck, die Essenz bei Männern einzuschließen".[39] Ein Nieren-*Qi*-Mangel kann daher zu einem Auslaufen der Essenz führen, das sich als Samenerguss, Samenerguss mit Träumen, Samen im Urin und vorzeitiger Ejakulation manifestiert. Diese Art des Auslaufens kann im Zusammenhang mit einem alleinigen *Qi*-Mangel auftreten (in anderen Worten ohne begleitende Kälte- oder Hitzesymptome) oder als Teil eines entweder Nieren-*Yang*- oder Nieren-*Yin*-Mangels; häufiger liegt das erstgenannte vor, da das *Qi* zur weiteren Kategorie des *Yang* gehört. Unabhängig vom Muster stellt Bl 23 *Shenshu* einen wichtigen Punkt dar, um die haltende und adstringierende Wirkung der Nieren zu stärken.

Die Nieren kontrollieren die Bewegung des Wassers im Körper, und obwohl die Milz und die Lunge auch eine wichtige Rolle in der Zirkulation der Flüssigkeiten spielen, ist deren *Yang-Qi* letzten Endes von dem der Nieren abhängig. Dies wird in der Aussage widergespiegelt, dass „die Nieren das *Yang* des ganzen Körpers beherrschen und das Wasser regieren". Wenn das Nieren-*Yang* nicht in der Lage ist, die Körperflüssigkeiten zu bewegen kann es zu Ödemen mit erschwertem Wasserlassen kommen. *Supplement to the Thousand Ducat Formulas* besagt: „Bl 23 *Shenshu* behandelt die hundert ödematösen Erkrankungen" (d. h. jegliche Art von Ödemen).

Der Uterus hängt bezüglich seines Wachstums, seiner Reifung und Ernährung von der Nieren-Essenz ab; das Durchdringungsgefäß und das Konzeptionsgefäß werden beide von den Nieren ernährt und haben ihre Wurzeln in denselben. *Essential Questions* sagt: „Das Gefäß des Uterus verbindet sich mit den Nieren."[40] Bl 23 *Shenshu* ist bei einer Vielzahl von Erkrankungen des Uterus einschließlich unregelmäßiger Menstruation durch Nieren-Schwäche, chronischer Kälte des Uterus, die zu einem Belastungssyndrom führt, „Auszehrung von Frauen durch Sexualverkehr während der Menstruation" und Leukorrhö indiziert.

Die enge Verbindung zwischen dem Nieren-*Yang* und *ming men* (Tor des Lebens) wurde in einer Vielzahl von Klassikern betont. Gemäß *Classic of Difficulties*[41] „ist die Niere auf der linken und *ming men* auf der rechten", während *Li Dong-yuan* schreibt: „Das dynamische *Qi*, das sich zwischen den Nieren bewegt, ist *ming men*." *Zhang jing-yue* aus der Ming-Dynastie stellt fest: „*Ming men* liegt zwischen den Nieren" und „*Ming men* ist die Wurzel des Ursprungs-*Qi* und die Wohnung des Wassers und des Feuers; ohne es ist das *Yin-Qi* der fünf *zang* nicht in der Lage zu wachsen, das *Yang-Qi* der fünf *zang* ist nicht in der Lage sich zu entwickeln". Das Nieren-*Yang* entspricht daher dem *ming men*-Feuer und ist die Quelle des Feuers im gesamten Körper. Ist das Nieren-*Yang* nicht in der Lage den Körper zu wärmen, wird dies zu Symptomen wie chronischer Kälte des Uterus, der Lumbalregion, der Beine und der Knochen führen. Eine Abnahme des Nieren-*Yang* und ein Nachlassen des *ming men*-Feuers kann zu einer Schwäche der Sexualfunktion und damit zu Impotenz führen. Das Nieren-*Yang* ist auch die Quelle des Milz-*Yang*. Wenn das Nieren-*Yang* nicht in der Lage ist, die Milz und den Magen (Erde) zu wärmen, kann es zu chronischer Diarrhö durch Kälte oder Feuchtigkeit, Diarrhö mit unverdauten Nahrungsbestandteilen, Kälte und Blähung des Magens und kaltem Erbrechen kommen. Die Diarrhö, die mit diesen Mustern verbunden ist, tritt charakteristischerweise in den frühen Morgenstunden auf und ist bekannt als Fünf-Uhr-(Hahnenschrei)Diarrhö. *Complete Works of Jing-yue* stellt fest: „Das Öffnen und Schließen der zwei Ausscheidungswege wird von den Nieren beherrscht. Wenn das *Yang-Qi* der Nieren geschwächt ist, ist *ming men* in Folge verringert und *Yin*-Kälte im Überfluss; um fünf Uhr, wenn sich das *Yang-Qi* der Nieren im Mangelzustand befindet und das *Yin-Qi* seinen Zenit erreicht, kommt es daher zu unaufhörlicher Diarrhö."

Gemäß *Complete Works of Jing-yue* „ist die Lunge der Herr des *Qi*, die Nieren sind die Wurzel des *Qi*. Die Lunge beherrscht die Ausatmung des *Qi*, während die Nieren die Annahme des *Qi* kontrollieren. Nur wenn *Yin* und *Yang* wechselseitig kommunizieren, ist die Atmung harmonisch." Dieses Zitat betont die wichtige Rolle der Nieren in der normalen Atmung. Die Lunge ist das höchstgelegene *zang* mit der Funktion, das *Qi* abzusenken und die Ausatmung zu kontrollieren, während die Nieren das tiefstgelegene *zang* sind mit der Funktion, das *Qi* zu ergreifen und die Einatmung zu kontrollieren. Wenn sich das Nieren-*Qi* in einem Mangelzustand befindet, ist es nicht in der Lage, das Lungen-*Qi* zu ergreifen und zu halten, und es kann zu Dyspnoe, Asthma oder Husten kommen. Dieses Muster ist durch seine Chronizität charakterisiert und wird üblicherweise zusammen mit anderen begleitenden Zeichen einer Nierenschwäche beobachtet.

Im Falle des Musters, „Das Nieren-*Qi* ist nicht stark" kann dieses entweder ohne Symptome von Kälte und Hitze oder im Zusammenhang mit einem Mangel an entweder Nieren-*Yang* oder Nieren-*Yin* gesehen werden.

Gemäß *Essential Readings from the Medical Tradition* „ist Feuer und Wasser des menschlichen Körpers *Yin* und *Yang* ... ohne *Yang* kann *Yin* nicht entstehen; ohne *Yin* kann sich *Yang* nicht transformieren". In *Complete Works of Jing-yue* wird ausgesagt: „*Yin* und *Yang* haben den selben Ursprung ... Feuer ist der Beherrscher des Wassers, Wasser ist die Quelle des Feuers ...". Diese Zitate unterstreichen die untrennbare Verbindung von *Yin* und *Yang* der Nieren und ermöglichen die Erklärung warum alle Akupunkturpunkte, die die Niere behandeln, ausnahmslos sowohl das Nieren-*Yin* als auch als Nieren-*Yang* unterstützen. Obwohl die Indikationen von Bl 23 *Shenshu* einen Nieren-*Qi*- und Nieren-*Yang*-Mangel betonen, besitzt er daher auch eine Wirkung bezüglich der Nährung des Nieren-*Yin*. Wie das Nieren-*Yang* ist das Nieren-*Yin* die Wurzel des *Yin* im ganzen Körper. Ein Nieren-*Yin*-Mangel kann zu einer beeinträchtigten Nährung des Körpers und zum Aufflammen eines Leere-Feuers führen; es hat Symptome wie Auszehrung, Erkrankung mit Auszehrung und übermäßigem Durst und Rötung und Hitze des Gesichts und des Körpers zur Folge.

Es ist ein Charakteristikum der *Yin*-Rücken-*shu*-Punkte, dass sie ihre korrespondierenden Sinnesorgane nähren und regulieren. Gemäß *Spiritual Pivot*[42] „öffnen sich die Nieren in die Ohren; wenn sich die Nieren in Harmonie befinden, können die Ohren die vier Töne hören". Da die Nieren die Essenz speichern, das Mark produzieren, das das Gehirn auffüllt, und das *Yin* dominieren, ist Bl 23 *Shenshu* nicht nur für Ohrerkrankungen wie Tinnitus und Taubheit indiziert, sondern auch bei verschwommenem Sehen, Nachtblindheit und visuellem Schwindel, jeweils Folge eines Mark-Essenz- oder *Yin*-Mangels. Da das Nieren-*Yin* und -*Yang* die Wurzel der *Yin*-Flüssigkeiten und des *Yang-Qi* des Körpers darstellen, erklärt sich die Wirkung von Bl 23 *Shenshu* bezüglich der Erkrankungen mit chronischem Mangel-Zuständen. Er ist bei den fünf Belastungen und den sieben Verletzungen, den Belastungssyndromen der fünf *zang* und langanhaltender Ansammlung von Kälte, die zu einem Belastungssyndrom führt, indiziert. Die fünf Belastungen, wie sie in *Spiritual Pivot* diskutiert werden, sind:

a) übermäßiger Gebrauch der Augen, der das Blut schädigt,
b) übermäßiges Liegen, das das *Qi* schädigt,
c) übermäßiges Sitzen, das das Fleisch schädigt,

d) übermäßiges Stehen, das die Knochen schädigt und
e) übermäßiges Gehen, das die Sehnen schädigt.

In späteren Texten wurde das Konzept der fünf Belastungen auch genutzt, um sich auf eine Schädigung jedes der fünf *zang* zu beziehen. Obwohl sie sich auch auf eine Spannbreite von Genitalerkrankungen bei Männern beziehen (siehe Glossar) bedeuten die sieben Verletzungen in diesem Kontext Folgendes:
a) übermäßiges Essen, das die Milz schädigt,
b) großer Ärger, der die Leber schädigt,
c) schweres Heben oder langes Sitzen auf feuchtem Untergrund, das die Nieren schädigt,
d) pathogene Kälte, die die Lungen schädigt,
e) Sorge und Ängstlichkeit, die das Herz schädigen,
f) Wind, Regen, Kälte und Sommerhitze, die den Körper schädigen und
g) übermäßige Angst, die die Emotionen schädigt.

Gemäß *Essential Questions* heißt es: „Die Nieren speichern das *Qi* des Knochenmarks"[43], „die Nieren sind in der Lumbalregion lokalisiert"[44], „die Nieren bilden das Knochenmark"[45] und „... wenn es zu einem inneren Angriff kommt und Hitze im Bereich der Nieren vorliegt, trocknen die Knochen aus, und es kommt zu einer Schwäche des Markes. Die Beine sind daher nicht in der Lage, den Körper zu stützen, und es wird sich eine Knochenatrophieerkrankung entwickeln"[46]. Jegliche Art von Nierenschwäche kann zu chronischen Lumbalschmerzen und Schwäche oder Wundheit der Knie führen, während in Fällen eines Nieren-*Yin*-Mangels Hitzegefühle in den Knochen und im Falle eines Nieren-*Yang*-Mangels Kältegefühle der Knochen vorliegen können. Da Bl 23 *Shenshu* in der Lumbalregion lokalisiert ist und eine direkte Wirkung auf das *zang* Niere besitzt, ist er ein wichtiger Punkt zur Behandlung jeglicher Art von Lumbalschmerzen, deren Wurzel eine Nierenschwäche ist, ebenso wie Atrophieerkrankungen und Hemiplegie bei Nierenschwäche.

Schließlich stellt *Illustrated Supplement to the Classic of Categories* fest, dass Bl 23 *Shenshu* einer der fünf Punkte (Bl 13 *Feishu*, Bl 15 *Xinshu*, Bl 18 *Ganshu*, Bl 20 *Pishu* und Bl 23 *Shenshu*) ist, der „Hitze aus den fünf *zang* ausleitet".

PUNKTKOMBINATIONEN

- Kälte der unteren Extremität: Bl 23 *Shenshu*, Bl 64 *Jinggu* und Ni 2 *Rangu* (*Supplementing Life*).
- Kälte und Schmerzen des Knochenmarks: Bl 23 *Shenshu*, Bl 11 *Dazhu*, Gb 39 *Xuanzhong*, Ni 7 *Fuliu*, Ma 45 *Lidui* und Bl 62 *Shenmai (Compilation)*.
- Schwäche der Nieren und der Lumbalregion verbunden mit Samenergüßen: Bl 23 *Shenshu*, Bl 15 *Xinshu* (*Ode of the Jade Dragon*).
- Lumbalschmerzen: Bl 23 *Shenshu*, Bl 24 *Qihaishu*, Bl 29 *Zhonglushu* (*Supplementing Life*).
- Lumbalschmerzen durch Nierenschwäche: Bl 23 *Shenshu*, Bl 40 *Weizhong*, Ni 3 *Taixi* und Bl 30 *Baihuanshu (Great Compendium)*.
- Lumbalschmerzen bei älteren Menschen: Bl 23 *Shenshu* und LG 4 *Mingmen (Compilation)*.
- Urin- und Stuhlinkontinenz bei älteren Menschen: Moxa auf Bl 23 *Shenshu* und LG 4 *Mingmen* (*Ode of the Jade Dragon*).
- Eindringen von Kälte- oder Feuchtigkeits-(*dong*) Diarrhö mit unverdauten Nahrungsbestandteilen: Bl 23 *Shenshu* und Le 13 *Zhangmen* (*Thousand Ducat Formulas)*.
- Kälte- und Feuchtigkeits-(*dong*) Diarrhö mit unverdauten Nahrungsbestandteilen: Bl 23 *Shenshu* und Bl 25 *Dachangshu* (*Supplementing Life*).
- Erbrechen oder Kälte im Magen mit Blähung, isst viel, bleibt aber dünn: Bl 23 *Shenshu* und Bl 21 *Weishu* (*Thousand Ducat Formulas)*.
- Ödeme durch ein Leere-Belastungs-Syndrom: Moxa auf Le 3 *Taichong* hundert mal, auch Moxa auf Bl 23 *Shenshu* (*Thousand Ducat Formulas)*.
- Samenerguss, weiße Trübheit: Bl 23 *Shenshu*, KG 4 *Guanyuan* und Mi 6 *Sanyinjiao (Great Compendium)*.
- Impotenz: Bl 23 *Shenshu*, Ni 2 *Rangu*, LG 4 *Mingmen* und KG 6 *Qihai* (*Illustrated Supplement)*.
- Schmerzen der Genitalien: Bl 23 *Shenshu*, Bl 52 *Zhishi*, Bl 64 *Jinggu* und Le 3 *Taichong* (*Supplementing Life*).
- Unregelmäßige Menstruation: Bl 23 *Shenshu*, Gb 26 *Daimai*, KG 6 *Qihai*, KG 3 *Zhongji* und Mi 6 *Sanyinjiao (Great Compendium)*.
- Anhaltende uterine Blutung: Bl 23 *Shenshu*, M-CA 18 *Zigong*, KG 3 *Zhongji* und KG 5 *Shimen (Great Compendium)*.
- Taubheit durch Nierenschwäche: Bl 23 *Shenshu*, Gb 2 *Tinghui (Song of the Jade Dragon)*.
- Taubheit durch Nierenschwäche: Bl 23 *Shenshu*, Di 6 *Pianli* und Gb 2 *Tinghui* (*Illustrated Supplement)*.
- Leere-Tinnitus: Bl 23 *Shenshu*, Ma 36 *Zusanli* und Di 4 *Hegu (Great Compendium)*.
- Tinnitus: Bl 23 *Shenshu*, Dü 19 *Tinggong*, Gb 2 *Tinghui*, 3E 21 *Ermen*, LG 20 *Baihui*, Bl 8 *Luoque*, Di 5 *Yangxi*, Dü 2 *Qiangu*, Dü 3 *Houxi*, Dü 4 *Wangu*, 3E 3 *Zhongzhu*, 3E 2 *Yemen* und Di 1 *Shangyang (Great Compendium)*.
- Druckgefühl im Brustkorb und der lateralen Rippenregion mit Ausstrahlung in das Abdomen: Bl 23 *Shenshu*, Ma 39 *Xiajuxu*, Gb 40 *Qiuxu*, Gb 43 *Xiaxi (Great Compendium)*.
- Blockierung von Brustkorb und Zwerchfell durch Blutstase: Bl 23 *Shenshu* und Ma 3 *Juliao (One Hundred Symptoms)*.

BL 24 *QIHAISHU*

氣海俞

Zustimmungspunkt des Meeres des *Qi*

LOKALISATION

1.5 *cun* lateral der unteren Begrenzung des Processus spinosus des dritten Lendenwirbels (L 3).

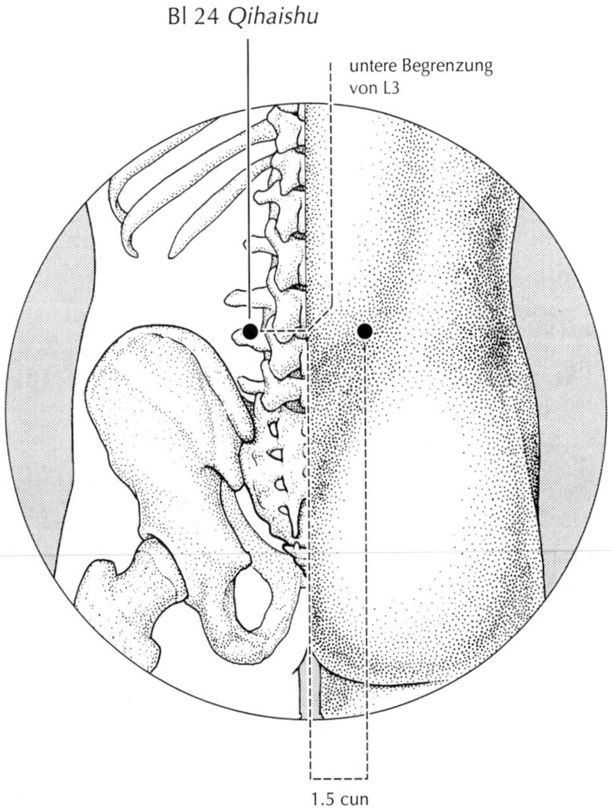

ANMERKUNG ZUR LOKALISATION

Man lokalisiert am höchsten sichtbaren Punkt der paraspinalen Muskulatur.

NADELUNG

Senkrecht 1 – 1.5 *cun*.

WIRKUNGEN

Stärkt die Lumbalregion und die Beine
Reguliert den unteren jiao

INDIKATIONEN

- Schmerzen und Steifheit der Lumbalregion, schmerzhaftes Stauungssyndrom und Schmerzen der unteren Extremität, Atrophieerkrankung.
- Dysmenorrhö, unregelmäßige Menstruation, Leukorrhö.
- Hämorrhoiden, blutende Hämorrhoiden, Diarrhö, Diarrhö mit Blut, abdominelle Schmerzen.

KOMMENTAR

Trotz seines sinnträchtigen Namens „Zustimmungspunkt des Meeres des *Qi*" werden Bl 24 *Qihaishu* keine tonisierenden oder *Qi*-regulierenden Eigenschaften zugeschrieben. In der klinischen Praxis wird er meistens (speziell wenn der Punkt druckschmerzhaft ist) zur Behandlung von Lumbalschmerzen angewandt.

PUNKTKOMBINATIONEN

- Lumbalschmerzen: Bl 24 *Qihaishu*, Bl 23 *Shenshu* und Bl 29 *Zhonglushu* (*Supplementing Life*).

BL 25 *DACHANGSHU*

大腸俞

Zustimmungspunkt des Dickdarms

Rücken-shu-Punkt des Dickdarms

LOKALISATION

1.5 *cun* lateral der unteren Begrenzung des Processus spinosus des vierten Lendenwirbels (L 4).

ANMERKUNG ZUR LOKALISATION

Man lokalisiert am höchsten sichtbaren Punkt der paraspinalen Muskulatur.

NADELUNG

Senkrecht, 1 – 1.5 *cun*.

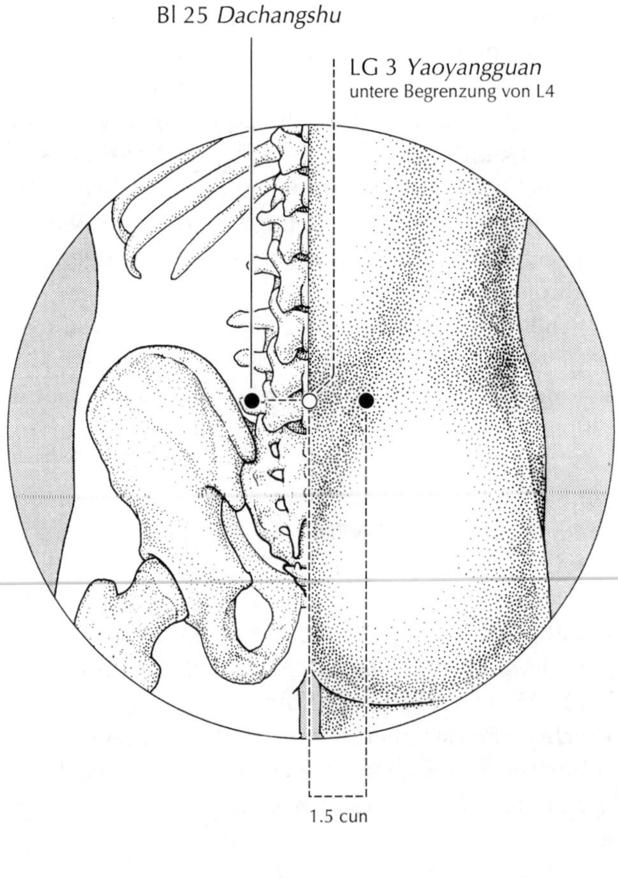

WIRKUNGEN

Reguliert die Eingeweide
Beseitigt Stagnation und erleichtert Schmerzen
Stärkt die Lumbalregion und die Beine

INDIKATIONEN

- Borborygmus, Kälte- oder Feuchtigkeits-(*dong*) Diarrhö, unverdaute Nahrungsbestandteile (im Stuhl), Dysenterieerkrankung, Blut im Stuhl, intestinaler Abszess, erschwerte Miktion und Defäkation, Obstipation, Rektumprolaps.
- Blähung und Schmerzen des Abdomen, hypogastrische Schmerzen, Blähung und Völlegefühl des Hypogastriums, bohrender Schmerz im unteren Abdomen, schneidender Schmerz in der Umbilikalregion, Unfähigkeit zu essen und zu trinken, bleibt trotz reichlichem Essen dünn.
- Lumbalschmerzen, Steifheit und Unbeweglichkeit der Lendenwirbelsäule, Schmerzen und schmerzhaftes Stauungssyndrom der unteren Extremitäten, Atrophieerkrankung, Dysmenorrhö.

KOMMENTAR

Bl 25 *Dachangshu* ist der Rücken-*shu*-Punkt des Dickdarms, an dem das *Qi* des Dickdarms von innen an die Körperoberfläche strömt. Er ist ein wichtiger Punkt zur Regulierung der Funktion des *fu* Dickdarm, und seine Anwendung ist weit verbreitet. Wenn die Milz schwach ist oder an Feuchtigkeit leidet, kann es zu weichen Stühlen, Durchfall, unverdauten Nahrungsbestandteilen im Stuhl, Blut im Stuhl, Borborygmus und Unfähigkeit Gewicht trotz reichlicher Nahrungszufuhr zuzunehmen, kommen. In Kombination mit Punkten, die Milz und Magen tonisieren, ist Bl 25 *Dachangshu* ein wichtiger Punkt, um die Eingeweide zu stärken und zu tonisieren. Bei Stagnation (von *Qi*, Blut, feuchter Hitze, toxischer Hitze etc.) im Intestinalbereich kommt es zu Blähung, Schmerzen, schneidenden Schmerzen, Völlegefühl, Obstipation, Intestinalabszessen etc. In Kombination mit anderen geeigneten Punkten ist Bl 25 *Dachangshu* in der Lage, das *Qi* zu regulieren und Stagnationen aufzulösen. Wenn sich das zentrale *Qi* in einem Mangelzustand befindet oder feuchte Hitze nach unten sinkt, kann ein Rektumprolaps entstehen. Bl 25 *Dachangshu* ist ein wertvoller benachbarter Punkt, der in der Behandlung dieser Erkrankung angewandt wird, in Kombination mit Punkten wie LG 20 *Baihui* und LG 1 *Changqiang*, ebenso wie Punkte, die das zugrunde liegende Disharmoniemuster behandeln. Schließlich stellt Bl 25 *Dachangshu* einen wichtigen Lokalpunkt zur Behandlung von Lumbalschmerzen dar und ist wie viele Punkte der unteren Lumbalregion auch für ein schmerzhaftes Stauungssyndrom und Atrophieerkrankung der unteren Extremitäten indiziert.

PUNKTKOMBINATIONEN

- Kälte- oder Feuchtigkeits-(*dong*) Diarrhö mit unverdauten Nahrungsbestandteilen: Bl 25 *Dachangshu* und Bl 23 *Shenshu* (*Supplementing Life*).
- Unverdaute Nahrungsbestandteile (im Stuhl): Bl 25 *Dachangshu*, Ma 21 *Liangmen*, Ma 36 *Zusanli*, Mi 6 *Sanyinjiao*, KG 10 *Xiawan*, Bl 22 *Sanjiaoshu* und LG 5 *Xuanshu* (*Supplementing Life*).
- Stuhlinkontinenz: Bl 25 *Dachangshu* und KG 4 *Guanyuan (Great Compendium)*.
- Borborygmus: Bl 25 *Dachangshu*, Mi 3 *Taibai*, Mi 4 *Gongsun* und Bl 22 *Sanjiaoshu* (*Supplementing Life*).
- Rektumsprolaps: Bl 25 *Dachangshu*, LG 20 *Baihui*, LG 1 *Changqiang*, Gb 21 *Jianjing*, Di 4 *Hegu* und Ma 30 *Qichong* (*Compilation*).
- Rektumsprolaps bei Kindern: Bl 25 *Dachangshu*, LG 20 *Baihui* und LG 1 *Changqiang (Great Compendium)*.
- Schmerzen bei intestinalem Abszess: Bl 25 *Dachangshu*, Ma 43 *Xiangu* und Mi 3 *Taibai (Great Compendium)*.
- Erschwerte Nahrungsaufnahme mit Verlangen Flüssigkeit zu trinken: Bl 25 *Dachangshu* und Mi 20 *Zhourong* (*Thousand Ducat Formulas*).

BL 26 *GUANYUANSHU*

關元俞

Zustimmungspunkt des Tors des Ursprünglichen

LOKALISATION

1.5 *cun* lateral der unteren Begrenzung des Processus spinosus des fünften Lendenwirbels (L 5).

ANMERKUNG ZUR LOKALISATION

Man lokalisiert auf dem höchsten sichtbaren Punkt der paraspinalen Muskulatur.

NADELUNG

Senkrecht 1 – 1.5 *cun*.

WIRKUNGEN

Stärkt die Lumbalregion
Reguliert den unteren *jiao*

INDIKATIONEN

- Lumbalschmerzen, Lumbalschmerzen durch Windbelastung.
- Abdominelle Blähung, Leere-Blähung, abdominelle (*jia ju*) Massen bei Frauen, Diarrhö, Obstipation.
- Enuresis, häufiges Wasserlassen, erschwertes Wasserlassen, Erkrankungen mit Auszehrung und Durst.

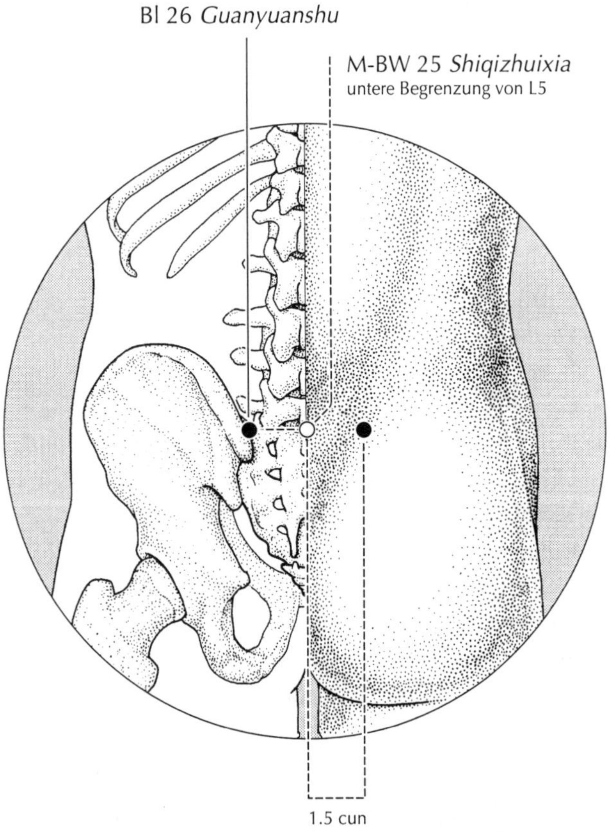

KOMMENTAR

Bl 26 *Guanyuanshu* wird aufgrund seiner Nähe zum fünften Lendenwirbel häufig in der Behandlung von Lumbalschmerzen eingesetzt. Verschiedene Klassiker der chinesischen Medizin haben den Gebrauch dieses Punktes zur Behandlung von Lumbalschmerzen durch „Wind-Schädigung" angegeben, d. h. Lumbalschmerzen bei Angriff und Schädigung durch äußere pathogene Faktoren, die sich im Rücken festsetzen und über längere Zeit zu einem Leere-Syndrom führen. Dies stellt eine häufige Entwicklung von Rückenschmerzen durch ein schmerzhaftes Stauungssyndrom dar und spiegelt die Tatsache wider, dass nicht nur eine Nierenschwäche zu einer Rückenschwäche, und dadurch zum Eindringen von äußeren pathogenen Faktoren führen kann, sondern dass auch eine langanhaltende Retention von pathogenen Faktoren die Nieren schwächen kann, speziell wenn die Knochen geschädigt sind. Deshalb sagt *Standards of Pattern and Treatment*[47]: „Bei Rückenschmerzen stellen Wind, Feuchtigkeit, Kälte, Hitze, Verstauchung, Blutstase, *Qi*-Stagnation und Akkumulationen jeweils Manifestationen dar; die Wurzel ist immer eine Nierenschwäche." *Essential Questions*[48] stellt fest: „Bei einem schmerzhaften Stauungssyndrom des Knochens, wenn der pathogene Faktor wiederholt angreift, wird er die Nieren erreichen und in ihnen verweilen." Die Wirkung von Bl 26 *Guanyuanshu* hinsichtlich Lumbalschmerzen ist allerdings so wertvoll, dass er in der klinischen Praxis nicht allein für Leere-Muster, sondern für jegliches Muster angewandt werden kann. Er ist einer der Punkte, die palpiert und bei Schmerzhaftigkeit in allen Fällen von Rückenschmerzen genadelt werden sollten.

Die tonisierende Wirkung von Bl 26 *Guanyuanshu* kommt durch seinen Namen „Zustimmungspunkt des Tors des Ursprungs" zum Ausdruck. Er ist desweiteren für Leere-Erkrankungen wie Erkrankungen mit Auszehrung und übermäßigen Durst, Leere-Blähung, Diarrhö und eine Vielzahl von urologischen Erkrankungen indiziert, wobei alle durch eine Nierenschwäche charakterisiert sind.

PUNKTKOMBINATIONEN

- Lumbalschmerzen bei Wind-Belastung: Bl 26 *Guanyuanshu* und Bl 28 *Pangguangshu* (*Supplementing Life*).

BL 27 *XIAOCHANGSHU*

小腸俞

Zustimmungspunkt des Dünndarms

Rücken-shu-Punkt des Dünndarms

LOKALISATION

1.5 *cun* lateral der Mittellinie, auf Höhe des ersten Foramen sacrale posterior.

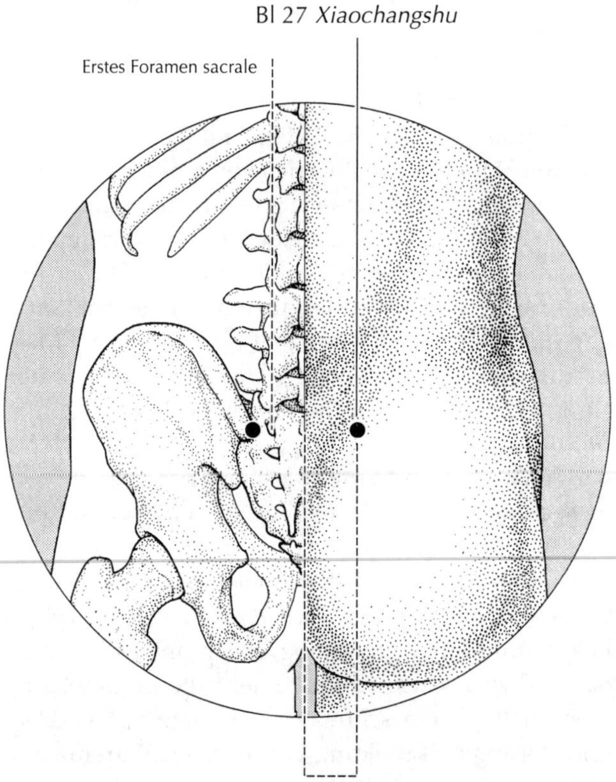

ANMERKUNG ZUR LOKALISATION

a) Im Verlauf der inneren Linie nähert sich die Blasen-Leitbahn auf dem Rücken nach unten zum Sakrum der Mittellinie etwas an; die 1.5 *cun* Messung in diesem Bereich wird daher in Relation kürzer sein;

b) bezüglich einer Hilfestellung zur Lokalisierung der Foramina sacralia siehe Seite 77.

NADELUNG

Senkrecht 0.5 – 1 *cun*.

WIRKUNGEN

Trennt das Klare vom Trüben
Reguliert die Eingeweide und die Blase
Leitet trübe Feuchtigkeit aus und klärt feuchte Hitze
Reguliert das Dünndarm-*Qi*

INDIKATIONEN

- Diarrhö, Dysenterieerkrankung, Blut und Schleim im Stuhl, Hämorrhoiden, schmerzhafte Hämorrhoiden, Obstipation.
- Dunkler, gelber Urin, Enuresis, Harnverhalt, erschwerte Miktion und Defäkation, Blut im Urin, Leukorrhö, Samenerguss.
- Schmerzen des unteren Abdomen, schmerzhafte *shan*-Erkrankung, Hodenschmerzen, die in die Lumbalregion ausstrahlen.
- Erkrankung mit Auszehrung und übermäßigem Durst, trockener Mund, der schwer zu ertragen ist, Agitiertheit des Herzens mit Kurzatmigkeit, geschwollene Füße.

KOMMENTAR

Bl 27 *Xiaochangshu* ist der Rücken-*shu*-Punkt des *fu* Dünndarm, an dem das *Qi* des Dünndarms von innen an die Körperoberfläche strömt. Gemäß *Introduction to Medicine* von *Li Ting* aus der *Ming*-Dynastie „trennt der Dünndarm das Klare vom Trüben; das Wasser dringt in die obere Öffnung der Blase und der Bodensatz in die obere Öffnung des Dickdarms ein". Dieses Zitat betont die Rolle des Dünndarms als eine Zwischenstufe zwischen dem Magen, der feste und flüssige Nahrung „fermentiert und reift", und dem Dickdarm und der Blase, die entweder festen oder flüssigen Abfall beseitigen. Es ist der Dünndarm, der den Prozess der Trennung des Reinen vom Trüben kontrolliert. Obwohl Bl 27 *Xiaochangshu* den Rücken-*shu*-Punkt des *fu* Dünndarm darstellt, erstreckt sich seine klinische Wirkung sowohl auf den Dickdarm als auch auf die Blase.

Bei intestinalen Erkrankungen leitet er hauptsächlich trübe Feuchtigkeit aus und klärt feuchte Hitze. Er kann zur Behandlung von Diarrhö, Dysenterieerkrankungen und bei Blut und Schleim im Stuhl jeglicher Ursache angewandt werden. Bl 27 *Xiaochangshu* kann auch für Obstipation und Hämorrhoiden mit Schmerzen benutzt werden.

Bei Blasenerkrankungen leitet er auch Feuchtigkeit und feuchte Hitze aus und klärt Hitze, die vom Herz (innen-außen-gekoppelt mit dem Dünndarm) übertragen wurde. Er ist indiziert bei der Behandlung von dunklem gelben Urin, Enuresis, Harnverhalt, Blut im Urin und Agitiertheit des Herzens. Gemäß dem Prinzip, dass Feuchtigkeit und feuchte Hitze über den Urin aus dem Körper ausgeleitet werden sollen, ist Bl 27 *Xiaochangshu* auch bei feuchter Hitze indiziert, die andere Bereiche des unteren *jiao*, mit Symptomen wie Leukorrhö und Samenerguss, betreffen. Wenn feuchte Hitze in die unteren Extremitäten absinkt, kann dies zu Schwellungen der Füße führen.

Schließlich kann Bl 27 *Xiaochangshu* bei Mustern eines Dünndarm-*Qi*-Schmerzes benützt werden. Die Form einer schmerzhaften *shan*-Erkrankung, die durch unpassende Ernährung, *Qi*-Stagnation oder Exposition gegenüber Kälte entstehen kann, führt zur Obstruktion der *Qi*-Zirkulation im Dünndarm. Seine charakteristischen Symptome sind Schmerzen im unteren Abdomen oder Hodenschmerzen, die in die Lumbalregion ausstrahlen können.

PUNKTKOMBINATIONEN

- Erschwerte Miktion und Defäkation, tröpfelndes Wasserlassen und Harnverhalt: Bl 27 *Xiaochangshu* und LG 1 *Changqiang* (*Thousand Ducat Formulas*).
- Dunkler Urin: Bl 27 *Xiaochangshu*, Bl 28 *Pangguangshu*, Dü 4 *Wangu*, Bl 30 *Baihuanshu* und Bl 48 *Yanggang* (*Supplementing Life*).
- Dunkler Urin: Bl 27 *Xiaochangshu*, Bl 48 *Yanggang*, Gb 12 *Wangu* und Bl 30 *Baihuanshu* (*Thousand Ducat Formulas*).
- Borborygmus, abdominelle Blähung und wässrige Diarrhö: Bl 27 *Xiaochangshu*, Bl 22 *Sanjiaoshu*, Bl 34 *Xiaoliao*, Bl 49 *Yishe* und Le 13 *Zhangmen* (*Thousand Ducat Formulas*).
- *shan*-Erkrankung mit Lumbalschmerzen: Bl 27 *Xiaochangshu*, Bl 29 *Zhonglushu* und Bl 30 *Baihuanshu* (*Thousand Ducat Formulas*).

BL 28 *PANGGUANGSHU*

膀胱俞

Zustimmungspunkt der Blase

Rücken-shu-Punkt der Blase

LOKALISATION

1.5 *cun* lateral der Mittellinie, auf Höhe des zweiten Foramen sacrale posterior

ANMERKUNG ZUR LOKALISATION

a) Im Verlauf der inneren Linie nähert sich die Blasen-Leitbahn auf dem Rücken nach unten zum

Sakrum der Mittellinie etwas an; die 1.5 *cun* Messung in diesem Bereich wird daher in Relation kürzer sein;

b) bezüglich einer Hilfestellung zur Lokalisierung der Foramina sacralia siehe Seite 77.

NADELUNG

Senkrecht 0.5 – 1 *cun*.

WIRKUNGEN

Reguliert die Blase
Klärt feuchte Hitze aus dem unteren *jiao*
Beseitigt Stagnation und löst Massen auf
Unterstützt die Lumbalregion und die Beine

INDIKATIONEN

- Erschwertes Wasserlassen, dunkler Urin mit ungleichmäßigem Fluss, Harnverhalt, Enuresis, trübe schmerzhafte Miktionsdysfunktion.
- Samenerguss, Schwellung und Schmerzen der äußeren Genitale, Genitalulzera, Feuchtigkeit-Juckreiz, Schwellung und Schmerzen der Vagina, Leere-Schwellung des Penis.
- Diarrhö, Diarrhö mit abdominellen Schmerzen, erschwerte Defäkation, Obstipation, abdominelles Völlegefühl, abdominelle (*jia ju*) Massen bei Frauen, harte abdominelle (*ji ju*) Massen, Erkrankung mit Auszehrung und übermäßigem Durst, *Qi*-Mangel.
- Steifheit und Schmerzen des Sakrum und des Steißbeins, Steifheit und Schmerzen der Lendenwirbelsäule, die ins Hypogastrium ausstrahlen, erschwertes Beugen, Steifheit und Schmerzen im Lumbalbereich bei Wind-Belastung, Steifheit und Schmerzen der unteren Wirbelsäule und des Gesäßes, Unfähigkeit lang zu sitzen, Schwäche des Beins und des Knies, Kälte und Krämpfe des Unterschenkels, Taubheit des Beins, Atrophieerkrankung und Schweregefühl des Beins sowie Ischialgie.

KOMMENTAR

Bl 28 *Pangguangshu* ist der Rücken-*shu*-Punkt des *fu* Blase, an dem das *Qi* der Blase von innen an die Körperoberfläche strömt. Seine Hauptwirkung besteht darin, ein Übermaß an feuchter Hitze aus der Blase und dem Genitalsystem auszuleiten. Feuchte Hitze in der Blase kann zurückgeführt werden auf:

a) Eindringen von äußeren pathogenen Faktoren (feuchte Hitze oder feuchte Kälte, die sich in Hitze umwandelt), besonders als Ursache einer ungenügenden Bekleidung oder durch Sitzen auf feuchtem Untergrund;
b) Übermäßiger Konsum von Lebensmitteln, die feuchte Hitze erzeugen (würzig, fettig, süß, Alkohol etc.);
c) Herz-Feuer, das sich nach unten via Dünndarm zur Blase überträgt;
d) Feuchte Hitze in der Leber, die nach unten zur Blase strömt oder
e) übermäßige sexuelle Aktivität oder ungenügende Hygiene.

Feuchte Hitze in der Blase manifestiert sich typischerweise als schmerzhaftes, erschwertes, zögerliches und häufiges Wasserlassen mit unzureichendem dunklem Fluss.

Als Rücken-*shu*-Punkt der Blase besitzt Bl 28 *Pangguangshu* eine direkte Wirkung auf das *fu* Blase und ist nicht nur ein wichtiger Punkt, um feuchte Hitze aus der Blase auszuleiten, sondern wird für jegliche Art von urologischer Erkrankung angewandt.

Der Gebrauch von Bl 28 *Pangguangshu* beschränkt sich allerdings nicht auf die Blase. Es stellt ein wichtiges Therapieprinzip der chinesischen Medizin dar, dass feuchte Hitze, jeglicher Lokalisation im Körper und speziell im unteren *jiao* am besten durch Ausleitung über das Wasserlassen beseitigt wird. Bl 28 *Pangguangshu* ist daher aufgrund seiner Wirkung hinsichtlich der Förderung des Wasserlassens bei feuchter Hitze in folgenden Organsystemen indiziert:

a) die Intestinalregion mit Durchfall und
b) die Genitalregion mit Symptomen wie Schwellung und Schmerzen der äußeren Genitale, Genitalulzera und feuchtes Jucken, Schwellung und Schmerzen der Vagina.

Eine zweite wichtige Wirkung von Bl 28 *Pangguangshu* liegt in der Behandlung einer Vielzahl von Erkrankungen der Lumbalregion, des Sakrum, der Gesäßregion und des Os coccygis, ebenso wie der unteren Extremitäten; er kann ebenso für Fülle- als auch Leere-Erkrankungen in diesem Bereichen angewandt werden. Er ist klassischerweise zur Behandlung von Lumbalschmerzen bei einer „Windbelastung" indiziert (bezüglich einer ausführlichen Diskussion siehe Bl 26 *Guanyuanshu*) ebenso wie bei Schwäche des Beines und des Knies, Samenerguss und *Qi*-Mangel. Diese Indikationen spiegeln die Tatsache wider, dass Bl 28 *Pangguangshu* als Rücken-*shu*-Punkt der Blase eine gewisse Wirkung zur Stärkung der Nieren besitzt. Bezüglich Erkrankungen der Lumbalregion und der Beine ist er speziell bei Rückenschmerzen, Atrophierkrankungen und Schweregefühl der Beine durch feuchte Hitze indiziert.

Schließlich ist Bl 28 *Pangguangshu* in der Lage, Stagnationen im unteren Abdomen aufzulösen (abdominelle Schmerzen, erschwerte Defäkation, Obstipation, abdominelles Völlegefühl) und abdominelle (*jia ju*) Massen bei Frauen ebenso wie harte, abdominelle (*ji ju*) Massen zu beseitigen.

PUNKTKOMBINATIONEN
- Enuresis: Bl 28 *Pangguangshu*, He 5 *Tongli*, Le 1 *Dadun*, Mi 11 *Jimen*, Le 3 *Taichong*, Bl 40 *Weizhong* und He 7 *Shenmen* (*Supplementing Life*).
- Dunkler Urin: Bl 28 *Pangguangshu*, Gb 12 *Wangu*, Bl 27 *Xiaochangshu* und Bl 30 *Baihuanshu* (*Thousand Ducat Formulas*).
- Dunkler Urin: Bl 28 *Pangguangshu*, Ni 3 *Taixi*, Ni 10 *Yingu*, Bl 23 *Shenshu*, KG 6 *Qihai* und KG 4 *Guanyuan* (*Great Compendium*).
- Milzschwäche mit unverdauten Nahrungsbestandteilen (im Stuhl): Bl 28 *Pangguangshu* und Bl 20 *Pishu* (*One Hundred Symptoms*).
- Erschwerte Defäkation mit abdominellen Schmerzen: Bl 28 *Pangguangshu* und Ni 18 *Shiguan* (*Supplementing Life*).
- Rektumprolaps: Bl 28 *Pangguangshu*, KG 8 *Shenque* und LG 20 *Baihui* (*Compilation*).
- Lumbalschmerz bei Wind-Belastungssyndrom: Bl 28 *Pangguangshu* und Bl 26 *Guanyuanshu* (*Supplementing Life*).
- Steifheit und Schmerzen der Lumbalregion: Bl 28 *Pangguangshu*, Bl 27 *Xiaochangshu*, Bl 40 *Weizhong*, LG 2 *Yaoshu* und Ni 1 *Yongquan* (*Great Compendium*).

BL 29 *ZHONGLUSHU*

中膂俞

Zustimmungspunkt der mittleren Rückenregion

LOKALISATION
1.5 *cun* lateral der Mittellinie, auf Höhe des dritten Foramen sacrale posterior.

ANMERKUNG ZUR LOKALISATION
a) Im Verlauf der inneren Linie nähert sich die Blasen-Leitbahn auf dem Rücken nach unten zum Sakrum der Mittellinie etwas an; die 1.5 *cun* Messung in diesem Bereich wird daher in Relation kürzer sein;
b) bezüglich einer Hilfestellung zur Lokalisierung der Foramina sacralia siehe Seite 77.

NADELUNG
Senkrecht 0.5 – 1 *cun*.

WIRKUNGEN
Unterstützt die Lumbalregion
Vertreibt Kälte und stoppt Diarrhö

INDIKATIONEN
- Dysenterieerkrankung, Kälte in den Eingeweiden, *shan*-Erkrankung, abdominelle Blähung, Schmerzen der lateralen Rippenregion, Erkrankung mit

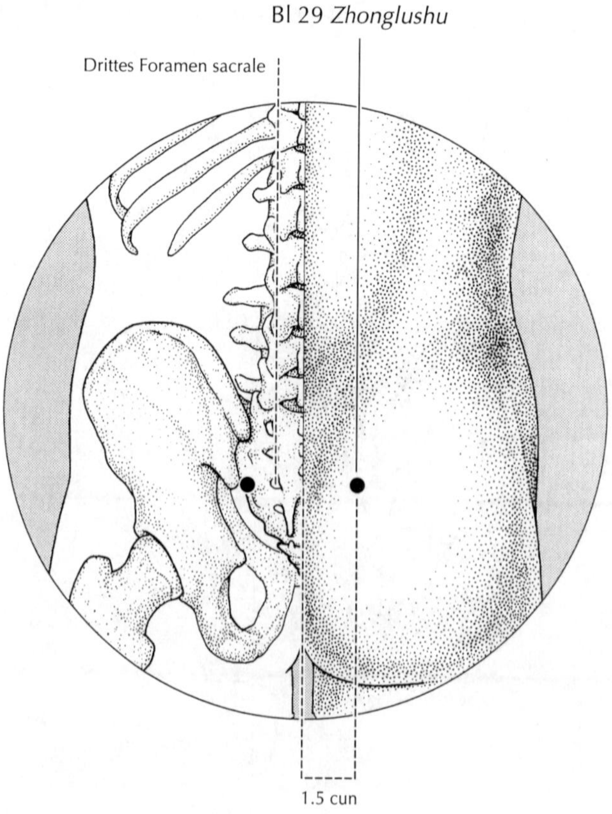

Auszehrung und übermäßigem Durst bei Nierenschwäche, fehlendes Schwitzen.
- Steifheit und Schmerzen der Lendenwirbelsäule, Unfähigkeit die Wirbelsäule zu drehen.

PUNKTKOMBINATIONEN
- Dysenterieerkrankung: Di 4 *Hegu* und Ma 36 *Zusanli*, bei starker Ausprägung zusätzlich Bl 29 *Zhonglushu* (*Song of Points*).
- Lumbalschmerzen: Bl 29 *Zhonglushu*, Bl 23 *Shenshu* und Bl 24 *Qihaishu* (*Supplementing Life*).

BL 30 *BAIHUANSHU*

白環俞

Zustimmungspunkt des Weißen Ringes

LOKALISATION
1.5 *cun* lateral der Mittellinie auf Höhe des fünften Foramen sacrale posterior.

ANMERKUNG ZUR LOKALISATION
a) Im Verlauf der inneren Linie nähert sich die Blasen-Leitbahn auf dem Rücken nach unten zum Sakrum der Mittellinie etwas an; die 1.5 *cun* Messung in diesem Bereich wird daher in Relation kürzer sein;
b) bezüglich einer Hilfestellung zur Lokalisierung der Foramina sacralia siehe Seite 77.

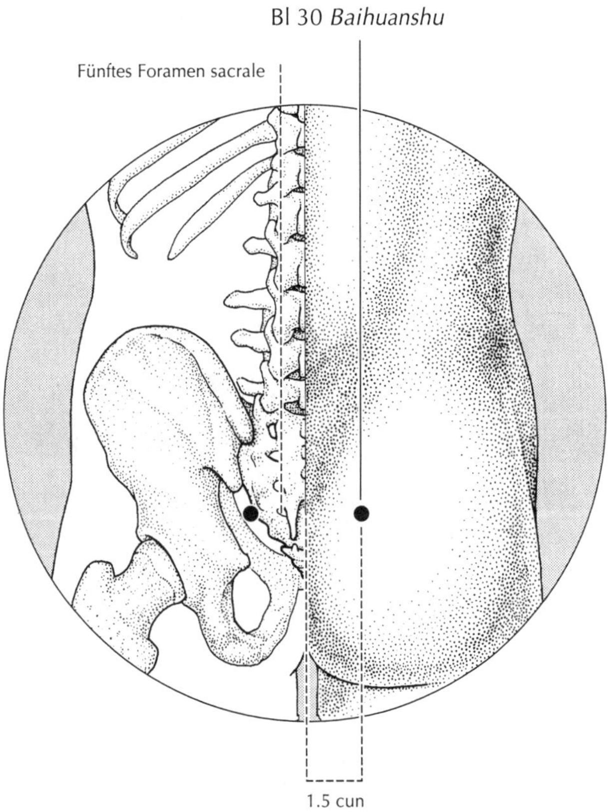

NADELUNG

Senkrecht 0.5 – 1 *cun*.

Anmerkung: Einige klassische Quellen verbieten die Moxibustion auf diesem Punkt.

WIRKUNGEN

Unterstützt die Lumbalregion und die Beine
Reguliert die Menstruation
Stoppt Leukorrhö und Samenerguss

INDIKATIONEN

- Schmerzen der Lendenwirbelsäule und des Sakrum, Lumbalschmerzen durch Kälte, Schmerzen der Lumbalregion und der Hüfte, Schmerzen des Steißbeins, erschwertes Sitzen und Stehen, Schwäche der Beine und Knie, Kontraktion der Sehnen verbunden mit einem schmerzhaften Stauungssyndrom.
- Unregelmäßige Menstruation, Dysmenorrhö, uterine Blutung, Unfruchtbarkeit.
- Samenerguss, Samenerguss mit Träumen, rote und weiße Leukorrhö, erschwerte Defäkation und Wasserlassen, Rektumprolaps, dunkler Urin, weiße Trübheit, *shan*-Erkrankung, warme Malaria.

KOMMENTAR

Bl 30 *Baihuanshu* wird hauptsächlich als Lokalpunkt zur Aktivierung der *Qi*-Zirkulation und Behandlung von Schmerzen in der Lumbalregion und des Sakrum, Schmerzen der Lumbalregion und der Hüfte und speziell Schmerzen des Steißbeins eingesetzt.

Zusammen mit vielen Punkten, die auf dem Sakrum lokalisiert sind (siehe Bl 32 *Ciliao*), ist Bl 30 *Baihuanshu* auch in der Lage, die Funktion des Uterus und des Urogenitalsystems zu regulieren. Er ist besonders dafür indiziert „Undichtigkeit" in Form von Samenerguss und nächtlichem Samenerguss, Leukorrhö und weißem, trüben Urin zu stoppen.

PUNKTKOMBINATIONEN

- Rückenschmerzen, die in die Lumbalregion ausstrahlen: Bl 30 *Baihuanshu*, Bl 40 *Weizhong (One Hundred Symptoms)*.
- Lumbalschmerzen bei Nierenschwäche: Bl 30 *Baihuanshu*, Bl 23 *Shenshu*, Bl 40 *Weizhong* und Ni 3 *Taixi (Great Compendium)*.
- Rote und weiße Leukorrhö: Bl 30 *Baihuanshu*, Gb 26 *Daimai*, KG 4 *Guanyuan*, KG 6 *Qihai*, Mi 6 *Sanyinjiao* und Pe 5 *Jianshi (Great Compendium)*.

BL 31 *SHANGLIAO* 上髎

Obere Spalte

Kreuzungspunkt der Blasen- und Gallenblasen-Leitbahn

LOKALISATION

Über dem ersten Foramen sacrale posterior.

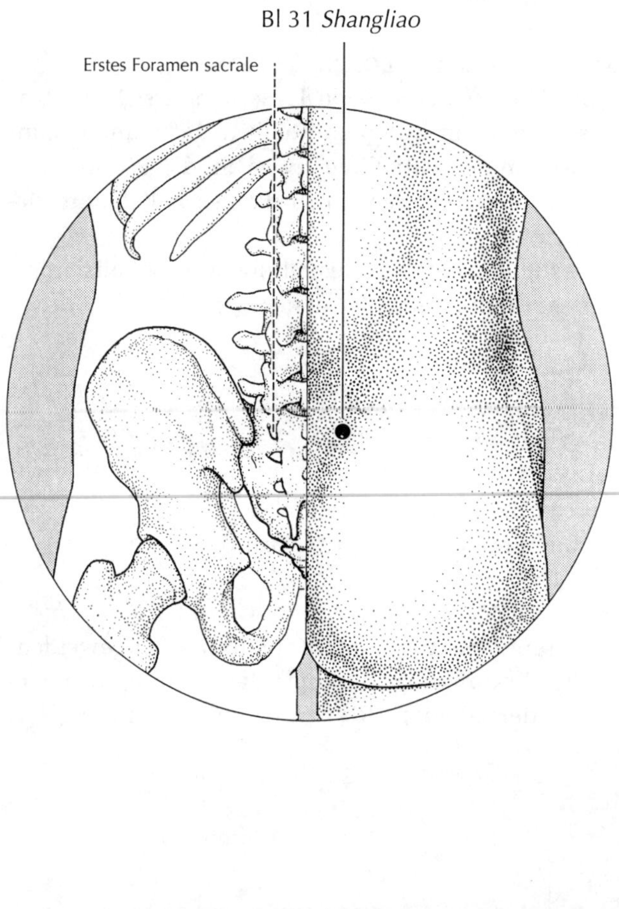

ANMERKUNG ZUR LOKALISATION

Bezüglich einer Hilfestellung zur Lokalisation der Foramina sacralia siehe Seite 77.

NADELUNG

Senkrecht 0.5 – 1 *cun* oder 1.5 – 2 *cun* durch das Foramen.

Die Nadelung durch das Foramen wird durch eine leicht schräg mediale und inferior gerichtete Stichrichtung erleichtert.

Anmerkung: Einige klassische Quellen verbieten die Moxibustion auf diesem Punkt.

INDIKATIONEN

- Erschwerte Miktion und Defäkation.
- Unregelmäßige Menstruation, Dysmenorrhö, Unfruchtbarkeit, Leukorrhö, persistierende weiße Leukorrhö, rote und weiße Leukorrhö, Samenerguss, Impotenz, Jucken und Schmerzen der Genitalien, Uterusprolaps.
- Erbrechen, Nasenbluten, Frösteln und Fieber bei Malaria.
- Lumbalschmerzen, Kälte und Schmerzen des Rückens und der Knie.

KOMMENTAR

Siehe Bl 32 *Ciliao*

PUNKTKOMBINATIONEN

- Erschwerte Miktion und Defäkation: Man moxt die acht *liao* (Bl 31 *Shangliao*, Bl 32 *Ciliao*, Bl 33 *Zhongliao*, Bl 34 *Xiaoliao* beidseitig) mit einhundert Moxakegeln (*Thousand Ducat Formulas*).
- Fieberhafte Erkrankung ohne Schwitzen: Bl 31 *Shangliao* und Lu 6 *Kongzui* (*Systematic Classic*).

BL 32 *CILIAO*

次髎

Zweite Spalte

Kreuzungspunkt der Blasen- und Gallenblasen-Leitbahn

LOKALISATION

Über dem zweiten Foramen sacrale posterior.

ANMERKUNG ZUR LOKALISATION

Hinsichtlich einer Hilfestellung zur Lokalisation der Foramina sacralia siehe Seite 77.

NADELUNG

Senkrecht 0.5 – 1 *cun* oder 1.5 – 2 *cun* durch das Foramen. Die Nadelung durch das Foramen wird durch eine leicht schräg medial-inferiore Stichrichtung erleichtert.

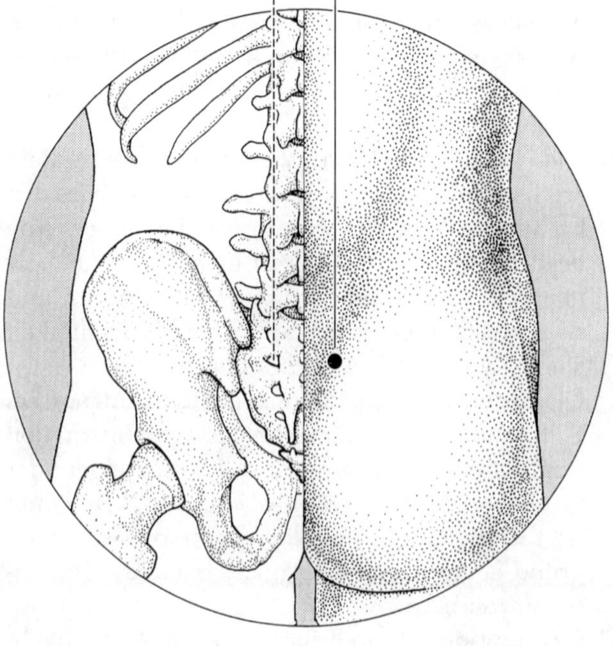

WIRKUNGEN

Reguliert den unteren *jiao* und erleichtert die Miktion und Defäkation

Reguliert die Menstruation und stoppt Leukorrhö

Unterstützt die Lumbalregion und die Beine

INDIKATIONEN

- Schmerzhafte Dysfunktion des Wasserlassens, dunkler Urin, Harnverhalt, Enuresis, erschwerte Miktion und Defäkation, Obstipation, Borborygmus, wässrige Diarrhö, *shan*-Erkrankung, Verhärtung und Druckgefühl unter dem Herzen.
- Rote und weiße Leukorrhö, Dysmenorrhö, unregelmäßige Menstruation, Unfruchtbarkeit, Schmerzen während der Geburt.
- Lumbalschmerz, Schmerzen im Bereich des Os sacrum, Taubheit der Lumbalregion, die sich bis zu den Beinen erstreckt, Kältegefühl der Lumbalregion, Lumbalschmerzen mit Ausstrahlung in die Genitalien, Ischialgie, Schmerzen und schmerzhaftes Stauungssyndrom der unteren Extremität, Hemiplegie.

KOMMENTAR

Die Punkte Bl 31 *Shangliao*, Bl 32 *Ciliao*, Bl 33 *Zhongliao* und Bl 34 *Xiaoliao* werden oft als eine Gruppe betrachtet und sind unter dem Namen *Baliao* (Acht Spalten) bekannt. Hinsichtlich ihrer Wirkungen und Indikationen sind sie sich sehr ähnlich und teilen gemeinsame Charakteristiken bezüglich der Regulierung unterschiedlichster Erkrankungen des unteren *jiao*; im Speziellen:

a) Das Urogenitalsystem. Bl 32 *Ciliao* und in geringem Ausmaß Bl 33 *Zhongliao* sind die stärksten Punkte hinsichtlich ihrer Wirkung auf das Urogenitalsystem; sie sind indiziert bei Erkrankungen wie schmerzhafter Dysfunktion des Wasserlassens, Harnverhalt, erschwerte Miktion, Enuresis etc.
b) Die Eingeweide. Alle vier Punkte behandeln erschwerte Defäkation, während Bl 34 *Xiaoliao* den breitesten Wirkungsbereich auf die Eingeweide besitzt, weshalb er im *Great Compendium of Acupuncture and Moxibustion* bei Borborygmus und Diarrhö, innerer Schädigung durch Feuchtigkeit sowie Kälte und Blut im Stuhl indiziert ist.
c) Gynäkologische Erkrankungen wie Dysmenorrhö, Unfruchtbarkeit, unregelmäßige Menstruation und Leukorrhö ebenso wie Erkrankungen der Genitalien, für die Bl 34 *Xiaoliao* der stärkste Punkt ist (Schwellung und Schmerzen, persistierende grüne Leukorrhö mit Vaginalschmerzen, Hodenschmerzen);
d) Stärkung des *Qi*- und Blutflusses in den Leitbahnen und Kollateralen im lokalen Bereich und im Bereich der unteren Extremitäten, wobei bei Bl 32 *Ciliao* und Bl 33 *Zhongliao* die stärkste Wirkung in ihrer Fähigkeit liegt, Krankheiten wie Lumbalschmerzen, Kreuzbeinschmerzen, Atrophieerkrankung und schmerzhaftes Stauungssyndrom der unteren Extremitäten etc. zu behandeln.

Bl 33 *Zhongliao* ist bei „den fünf Belastungen, den sieben Verletzungen und den sechs Extremen" indiziert, alles Formen einer extremen Erschöpfung. Dies unterstreicht einen weiteren Aspekt der Wirkung der acht *liao* als Ganze, der darin liegt zu unterstützen, zu wärmen, zu stärken und die Nieren zu ergänzen. Unter den Indikationen befinden sich Impotenz, Unfruchtbarkeit, Samenerguss und persistierende weiße Leukorrhö. Alle acht *liao* sind speziell bei erschwerter Miktion und Defäkation indiziert. Eine Nierenschwäche ist bei dieser Erkrankung ein wichtiges zugrunde liegendes Muster, und man sieht sie häufig bei älteren und schwachen Patienten. *Sun Simiao* beschrieb zum Beispiel die Moxibustion in *Thousand Ducat Formulas* im Bereich aller acht *liao* für erschwerte Miktion und Defäkation.

In der klinischen Praxis ist Bl 32 *Ciliao* unter den genannten vier Punkten der am häufigsten benützte Punkt und hat das breiteste Indikationsspektrum. Er wird häufig zur Behandlung von Dysmenorrhö benutzt, die in den Sakralbereich ausstrahlt, ebenso wie für Rückenschmerzen während der Geburt. Um Geburtsschmerzen zu lindern, wird die Nadelung von Bl 32 *Ciliao* häufig mit Elektroakupunktur kombiniert. Zu diesem Zweck kann der Griff der Nadel in einem Winkel von 90 ° nach oben und auf die Haut geklebt werden, dies ermöglicht der Frau, sich auf den Rücken zu legen.

PUNKTKOMBINATIONEN

- Erschwerte Miktion und Defäkation: Moxa auf die acht *liao* (Bl 31 *Shangliao*, Bl 32 *Ciliao*, Bl 33 *Zhongliao* und Bl 34 *Xiaoliao* bilateral) mit einhundert Kegeln (*Thousand Ducat Formulas*).
- Unfruchtbarkeit: Bl 32 *Ciliao*, Ni 1 *Yongquan* und Mi 5 *Shangqiu* (*Supplementing Life*).
- Schmerzen der Lumbalregion und Abneigung gegen Kälte: Bl 32 *Ciliao*, Bl 53 *Baohuang* und Bl 56 *Chengjin* (*Supplementing Life*).
- Steifheit der Lendenwirbelsäule mit Unfähigkeit sich zu drehen: Bl 32 *Ciliao* und Le 13 *Zhangmen* (*Supplementing Life*).
- Ischialgie: Bl 32 *Ciliao*, Bl 36 *Chengfu*, Bl 54 *Zhibian*, Bl 40 *Weizhong* und Bl 60 *Kunlun*.

BL 33 *ZHONGLIAO*

中髎

Zentrale Spalte

Kreuzungspunkt der Blasen- und Gallenblasen-Leitbahn

LOKALISATION

Über dem dritten Foramen sacrale posterior.

ANMERKUNG ZUR LOKALISATION

Bezüglich einer Hilfestellung zur Lokalisierung der Foramina sacralia siehe Seite 77.

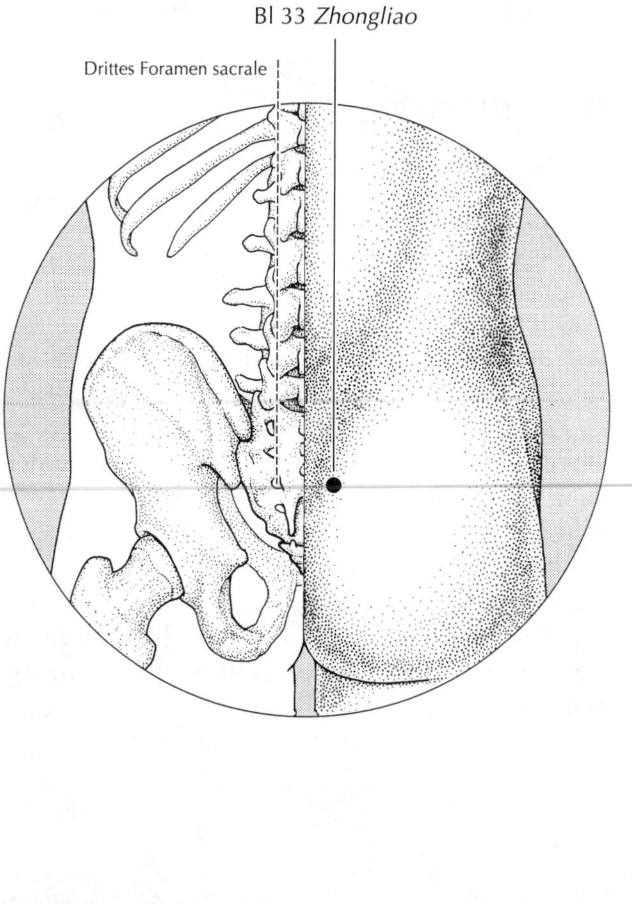

NADELUNG

Senkrecht 0.5 – 1 *cun* oder 1.5 - 2 *cun* durch das Foramen.

WIRKUNGEN

Reguliert den unteren *jiao* und erleichtert die Miktion und Defäkation
Reguliert die Menstruation und stoppt Leukorrhö
Unterstützt die Lumbalregion und die Beine

INDIKATIONEN

- Erschwerte Miktion und Defäkation, Obstipation, Diarrhö mit unverdauten Nahrungsbestandteilen, Harnverhalt, schmerzhafte Dysfunktion des Wasserlassens, abdominelle Blähung.
- Leukorrhö, unregelmäßige Menstruation, unzureichende Menstruation, Unfruchtbarkeit.
- Lumbalschmerzen, Schmerzen und Kälte des Sakrum und des Steißbeins, Kältegefühl im Glutealbereich, Atrophieerkrankung und schmerzhaftes Stauungssyndrom der unteren Extremität.
- Die fünf Belastungen, die sieben Verletzungen und die sechs Extreme.

KOMMENTAR

Siehe Bl 32 *Ciliao*.

PUNKTKOMBINATIONEN

- Erschwerter Stuhlgang: Bl 33 *Zhongliao*, KG 5 *Shimen*, Bl 57 *Chengshan*, Le 3 *Taichong*, KG 12 *Zhongwan*, Ni 3 *Taixi*, Ni 4 *Dazhong*, Bl 56 *Chengjin* (*Thousand Ducat Formulas*).
- Tröpfelndes Wasserlassen: Bl 33 *Zhongliao*, Bl 39 *Weiyang* und Bl 52 *Zhishi* (*Supplementing Life*).

BL 34 *XIAOLIAO* 下髎

Untere Spalte

Kreuzungspunkt der Blasen- und Gallenblasen-Leitbahn

LOKALISATION

Über dem vierten Foramen sacrale.

ANMERKUNG ZUR LOKALISATION

Bezüglich einer Hilfestellung zur Lokalisation der Foramina sacralia siehe Seite 77.

NADELUNG

Senkrecht 0.5 – 1 *cun*, oder 1.5 – 2 *cun* durch das Foramen.

WIRKUNGEN

Reguliert den unteren *jiao* und erleichtert das Wasserlassen und den Stuhlgang

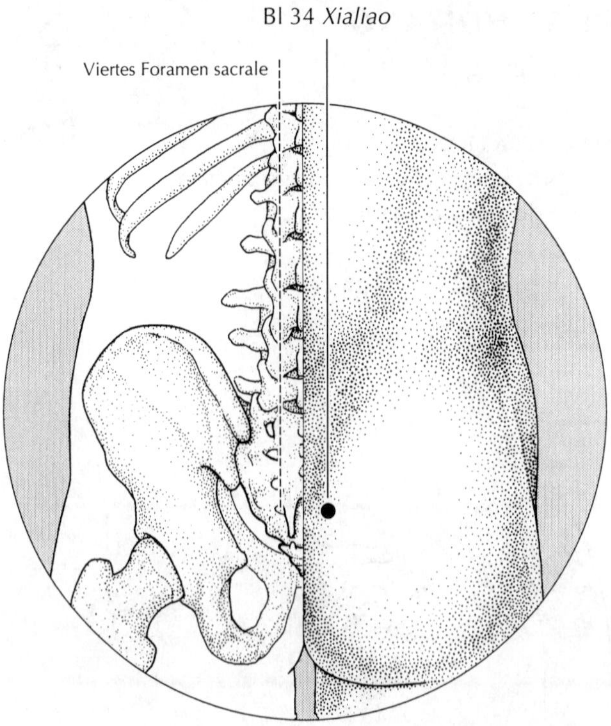

Reguliert die Menstruation und stoppt Leukorrhö
Unterstützt die Lumbalregion und die Beine

INDIKATIONEN

- Schmerz im unteren Abdomen, Borborygmus, Diarrhö, erschwerte Defäkation, Obstipation, Blut im Stuhl, erschwertes Wasserlassen, schmerzhafte Miktionsdysfunktion, *shan*-Erkrankung.
- Dysmenorrhö, Juckreiz, Schwellung und Schmerzen der Genitalien, persistierende grüne Leukorrhö, die zu Vaginalschmerzen und Schmerzen mit Ausstrahlung ins untere Abdomen führt.
- Schmerzen des Sakrum und des Steißbeins, Lumbalschmerzen, Lumbalschmerzen mit Ausstrahlung in die Hoden.

KOMMENTAR

Siehe Bl 32 *Ciliao*.

PUNKTKOMBINATIONEN

- Borborygmus, abdominelle Blähung und wässrige Diarrhö: Bl 34 *Xiaoliao*, Bl 22 *Sanjiaoshu*, Bl 27 *Xiaochangshu*, Bl 49 *Yishe* und Le 13 *Zhangmen* (*Thousand Ducat Formulas*).

BL 35 *HUIYANG*

Vereinigung des *Yang*

會陽

LOKALISATION

0.5 *cun* lateral des Lenkergefäßes auf Höhe der Steißbeinspitze.

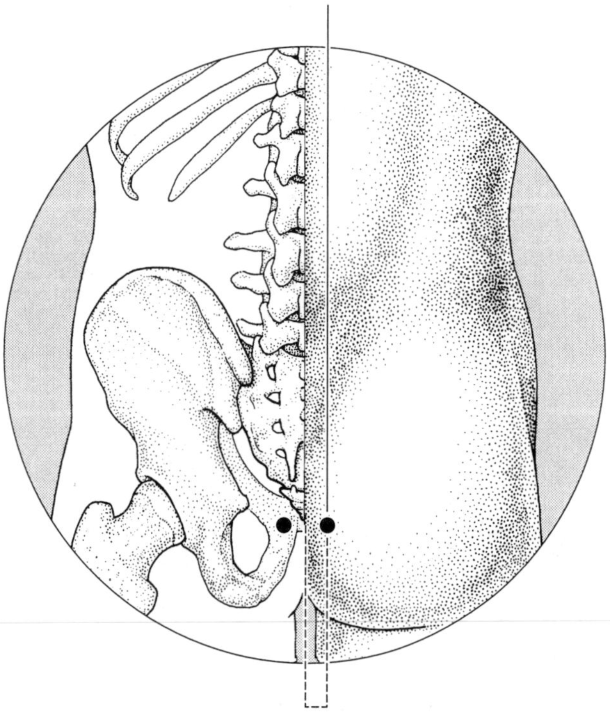

NADELUNG

Senkrecht 1 – 1.5 *cun*.

WIRKUNGEN

Klärt feuchte Hitze und reguliert den unteren *jiao*
Unterstützt das Steißbein und behandelt Hämorrhoiden

INDIKATIONEN

- Diarrhö, Dysenterieerkrankung, Blut im Stuhl, chronische Hämorrhoiden, Rektumprolaps, Juckreiz der Genitalien, Schwitzen im Bereich der Genitalien, Leukorrhö.
- Steißbeinschmerzen, Schmerzen im Bereich der Lumbalregion und des Beins.
- *Yang-Qi*-Mangel, Impotenz, kaltes Abdomen.

PUNKTKOMBINATIONEN

- Kaltes Abdomen: Bl 35 *Huiyang* und Mi 7 *Lougu* (*Supplementing Life*).

BL 36 *CHENGFU*

Empfangen von Unterstützung

承扶

LOKALISATION

Genau unter dem Gesäß auf einer Linie direkt oberhalb von Bl 40 *Weizhong* in der Mitte der transversalen, glutealen Falte in einer Mulde zwischen der dorsalen Oberschenkelmuskulatur.

NADELUNG

Senkrecht 1 - 2 *cun*.

WIRKUNGEN

Aktiviert die Leitbahn, entspannt die Sehnen und erleichtert Schmerzen
Reguliert den unteren *jiao* und erleichtert Schmerzen
Behandelt Hämorrhoiden

INDIKATIONEN

- Lumbalschmerzen, Schmerzen des Sakrum und des Steißbeins, Schmerzen des Gesäßes, Ischialgie, schmerzhaftes Stauungssyndrom und Atrophieerkrankung der unteren Extremität.
- Erschwerter Stuhlgang, erschwertes Wasserlassen, Schmerzen der Genitalien, Samenerguss, Kälte im Uterus, Schwellung der Axilla.
- Chronische Hämorrhoiden, blutende Hämorrhoiden.

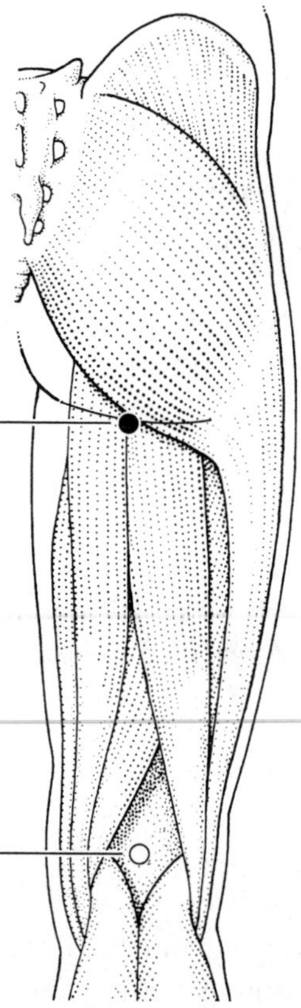

KOMMENTAR

Bl 36 *Chengfu* ist ein häufig gebrauchter Punkt für Schmerzen, die ausgehend von der Lumbalregion und dem Gesäß entlang der Blasen-Leitbahn nach unten ausstrahlen. Er ist besonders bei Schmerzen des Gesäßes und ischialgieformen Schmerzen, die durch Sitzen verschlimmert werden, indiziert. Seine sekundäre Anwendung ist die eines Nachbarpunktes in der Behandlung von Hämorrhoiden.

PUNKTKOMBINATIONEN

- Erschwertes Wasserlassen und Samenerguss: Bl 36 *Chengfu*, Mi 7 *Lougu*, KG 3 *Zhongji*, Le 5 *Ligou* und Bl 67 *Zhiyin* (*Supplementing Life*).
- Hämorrhoiden, Schwellung der Axilla: Bl 36 *Chengfu*, Bl 56 *Chengjin*, Bl 40 *Weizhong* und Dü 5 *Yanggu* (*Thousand Ducat Formulas*).
- Ischialgie: Bl 36 *Chengfu*, Bl 32 *Ciliao*, Bl 54 *Zhibian*, Bl 40 *Weizhong* und Bl 60 *Kunlun*.

BL 37 *YINMEN*

Tor des Reichtums

殷门

LOKALISATION

Auf der Rückseite des Oberschenkels, in einer Lücke zwischen der Muskulatur 6 *cun* distal von Bl 36 *Chengfu* und 8 *cun* proximal von Bl 40 *Weizhong*, auf einer Verbindungslinie zwischen Bl 36 *Chengfu* und Bl 40 *Weizhong*.

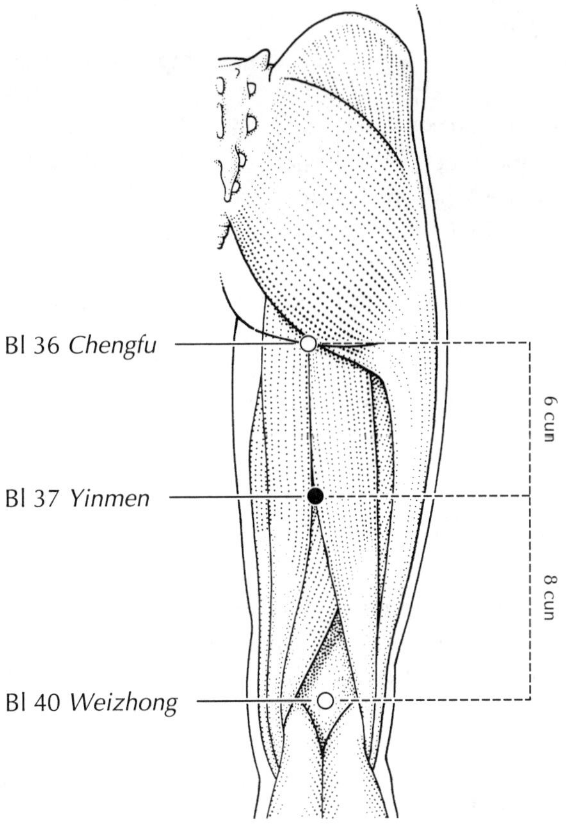

ANMERKUNG ZUR LOKALISATION:

a) Man lokalisiert zwei Handbreit distal von Bl 36 *Chengfu*;

b) man sucht den Mittelpunkt zwischen Bl 36 *Chengfu* und Bl 40 *Weizhong* und lokalisiert Bl 37 *Yinmen* in der Mulde 1 *cun* proximal davon.

NADELUNG

Senkrecht 1 – 2 *cun*.

WIRKUNGEN

Aktiviert die Leitbahn und erleichtert Schmerzen
Unterstützt die Lendenwirbelsäule

INDIKATIONEN

- Schmerzen und Steifheit der Lendenwirbelsäule, Ischialgie, schmerzhaftes Stauungssyndrom und Atrophieerkrankung der unteren Extremität, Schmerzen des Oberschenkels, Schwellung des lateralen Oberschenkels.
- Wässrige Diarrhö.

KOMMENTAR

Der Punkt Bl 37 *Yinmen* ist häufig bei der Palpation bei Patienten mit Ischialgie schmerzhaft und wird daher im Allgemeinen zur Behandlung dieses Zustandes genadelt.

Er wird besonders dann angewandt, wenn die proximaleren Punkte wie Gb 30 *Huantiao* oder Bl 54 *Zhibian* es nicht schaffen, ein nach unten ausstrahlendes Gefühl zu erzeugen.

PUNKTKOMBINATIONEN

- Lumbalschmerz mit Unfähigkeit sich zu beugen und zu strecken: Bl 37 *Yinmen*, Bl 39 *Weiyang*, Mi 3 *Taibai*, Mi 9 *Yinlingquan* und Le 2 *Xingjian* (*Thousand Ducat Formulas*).
- Ischialgie: Bl 37 *Yinmen* , Bl 25 *Dachangshu*, Gb 30 *Huantiao*, Bl 57 *Chengshan*, Bl 58 *Feiyang*, Mi 6 *Sanyinjiao*.

BL 38 *FUXI*

Oberflächlicher Spalt

浮郄

LOKALISATION

Auf der Rückseite des Knies, 1 *cun* oberhalb von Bl 39 *Weiyang*, medial der Sehne des Musculus biceps femoris.

ANMERKUNG ZUR LOKALISATION

Man lokalisiert bei leicht gebeugtem Knie.

NADELUNG

Senkrecht 1 – 1.5 *cun*.

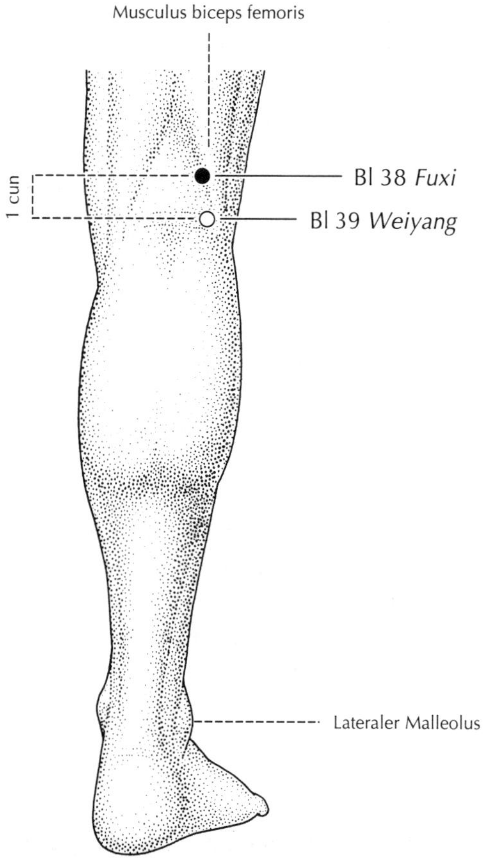

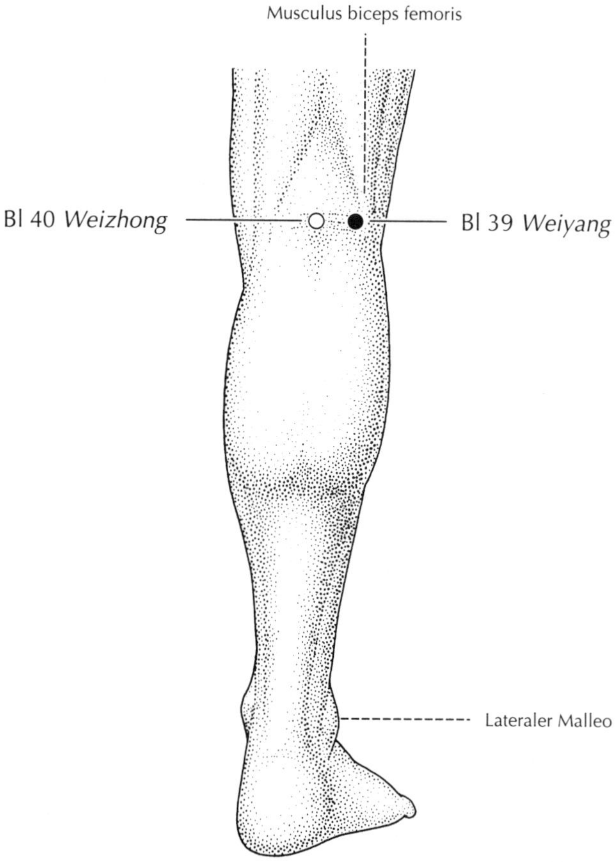

WIRKUNGEN

Entspannt die Sehnen und erleichtert Schmerzen
Klärt Hitze und verhindert Kontraktionen

INDIKATIONEN

- Taubheit des Gesäßes, Kontraktion der Sehnen in der Kniekehle, Kontraktion und Schmerzen des äußeren Oberschenkels, plötzliche tumultartige Erkrankung mit Krämpfen.
- Dünndarm-Hitze, Verknotung des Dickdarms, heißes Wasserlassen.

PUNKTKOMBINATIONEN

- Hitze im unteren Abdomen und harte Stühle: Bl 38 *Fuxi* und Ni 15 *Zhongzhu (Great Compendium).*

BL 39 *WEIYANG*

委陽

Unterstützung des Yang

Unterer he-Meerpunkt des unteren Erwärmers

LOKALISATION

Auf der Rückseite des Knies, am lateralen Ende der Kniekehle, in einer Mulde medial der Sehne des Musculus biceps femoris.

ANMERKUNG ZUR LOKALISATION

Man lokalisiert mit leicht gebeugtem Knie.

NADELUNG

Senkrecht 1 – 1.5 *cun.*

WIRKUNGEN

Harmonisiert den *sanjiao* und reguliert das Wasserlassen
Aktiviert die Leitbahn und erleichtert Schmerzen

INDIKATIONEN

- Erschwertes Wasserlassen, Harnverhalt, schmerzhafte Miktionsdysfunktion, Enuresis.
- Steifheit und Schmerzen der Lendenwirbelsäule, Lumbalschmerz, der ins Abdomen ausstrahlt, Kontraktion und Schmerzen des Beines und Fußes.
- Druckgefühl im Brustkorb, Schmerzen und Schwellung der Axilla, Blähung und Völlegefühl im unteren Abdomen, Hämorrhoiden, Obstipation.

KOMMENTAR

Spiritual Pivot[49] stellt fest: „Die *he*-Meerpunkte behandeln die inneren *fu.*" Die drei *Yang*-Leitbahnen der oberen Extremität (*Sanjiao*, Dickdarm und Dünndarm) besitzen jeweils einen *he*-Meerpunkt auf ihrer entsprechenden Leitbahn (3E 10 *Tianjing*, Di 11 *Quchi* und Dü 8 *Xiaohai*). Es ist allerdings offensichtlich, wenn man die Indikationen jedes dieser Punkte untersucht, dass sie relativ geringe Wirkung auf ihre zugeordnete *fu* besitzen. Dies stellte eine nicht unerwartete Betrachtungsweise der Tatsache dar, dass während die Leitbahnen auf der oberen Extremität lokalisiert sind, ihre zugeordneten *fu* sich im Fall der Eingeweide im unteren *jiao* befinden. Dasselbe Kapitel in *Spiritual Pivot* fährt dann damit fort, diesen Widerspruch dadurch zu berichtigen, dass sie einen *he*-Meerpunkt auf der unteren Extremität einem der *Yang*-Leitbahnen des Arms zuordnen. (Bl 39 *Weiyang*, Bl 37 *Yinmen* und Ma 39 *Xiajuxu* in dieser Reihenfolge).

Bl 39 *Weiyang*, als unterer *he*-Meerpunkt des *Sanjiao*, besitzt eine spezielle Wirkung zur Behandlung von Urogenitalerkrankungen. *Spiritual Pivot*[50] betont die enge Verbindung zwischen dem Dreifachen Erwärmer, den Nieren und der Blase und stellt fest, dass eine direkte Verbindung zwischen Bl 39 *Weiyang* und dem *fu* Blase besteht. Gemäß *Essential Questions* „ist der *sanjiao* verantwortlich für Ausleitung und Kontrolle der Wasserwege"[51]. Während der *Ming*-Dynastie-Klassiker *Introduction to Medicine* folgendes darlegt: „Der untere *jiao* beherrscht die Bewegung und Ausleitung des Urins und des Stuhlganges und deren rechtzeitige Ausscheidung... daher wird gesagt, dass der untere *jiao* mit einem Abfluss vergleichbar ist." *Spiritual Pivot* sagt über Bl 39 *Weiyang*: „Im Falle einer Fülle kommt es zur Retention von Urin; bei einer Leere besteht eine Enuresis; [im Falle einer] Enuresis tonisiert man, [im Falle einer] Retention sediert man"[52], und „bei Erkrankungen des Dreifachen Erwärmers [entstehen] Völlegefühl des Abdomen, Härte des unteren Abdomen mit Unfähigkeit Wasser zu lassen verbunden mit extremen Schmerzen; das Wasser fließt über und führt zu Ödemen und abdomineller Blähung ... wähle Bl 39 *Weiyang*"[53]. Als unterer *he*-Meerpunkt des *sanjiao* auf der Blasen-Leitbahn wirkt Bl 39 *Weiyang* besonders hinsichtlich der *Qi*-transformierenden Wirkung der Blase (letzten Endes kontrolliert durch die Nieren) und ist daher ein wichtiger Punkt zur Behandlung von Urinretention oder erschwertem Wasserlassens ebenso wie Enuresis.

Eine interessante klassische Indikation für diesen Punkt sind Schmerzen und Schwellung im Bereich der Axilla. Dies kann entweder durch den Verlauf der tendino-muskulären Leitbahn der Blase oder passender als ein Symptom der Dreifacher Erwärmer-Leitbahn erklärt werden.

PUNKTKOMBINATIONEN

- Härte und Schmerzen im unteren Abdomen, die in die Genitalien ausstrahlen mit Unfähigkeit Wasser zu lassen: Bl 39 *Weiyang*, KG 5 *Shimen* und KG 7 *Yinjiao* (*Supplementing Life*).
- Tröpfelndes Wasserlassen: Bl 39 *Weiyang*, Bl 52 *Zhishi* und Bl 33 *Zhongliao* (*Supplementing Life*).
- Unwillkürliche Erektion mit erschwertem Wasserlassen: Bl 39 *Weiyang*, Ni 10 *Yingu*, Le 1 *Dadun*, Le 14 *Qimen* und Bl 40 *Weizhong* (*Supplementing Life*).
- Schwellung der Axilla: Bl 39 *Weiyang* und Pe 1 *Tianchi* (*One Hundred Symptoms*).
- Schwellung der Axilla: Bl 39 *Weiyang*, Pe 1 *Tianchi*, Bl 62 *Shenmai*, Gb 42 *Diwuhui*, Gb 38 *Yangfu* und Gb 41 *Zulinqi* (*Thousand Ducat Formulas*).
- Lumbalschmerz mit Unfähigkeit sich zu beugen und zu strecken: Bl 39 *Weiyang*, Bl 37 *Yinmen*, Mi 3 *Taibai*, Mi 9 *Yinlingquan* und Le 2 *Xingjian* (*Thousand Ducat Formulas*).

BL 40 *WEIZHONG*

委中

Unterstützende Mitte

he-Meerpunkt und Erdepunkt der Blasen-Leitbahn
Gao Wu Kommandopunkt
Ma Dan-yang Himmel-Stern-Punkt

LOKALISATION

Auf der Rückseite des Knies, in der Kniekehle, in einer Mulde zwischen den Sehnen des Musculus biceps femoralis und des Musculus semitendinosus.

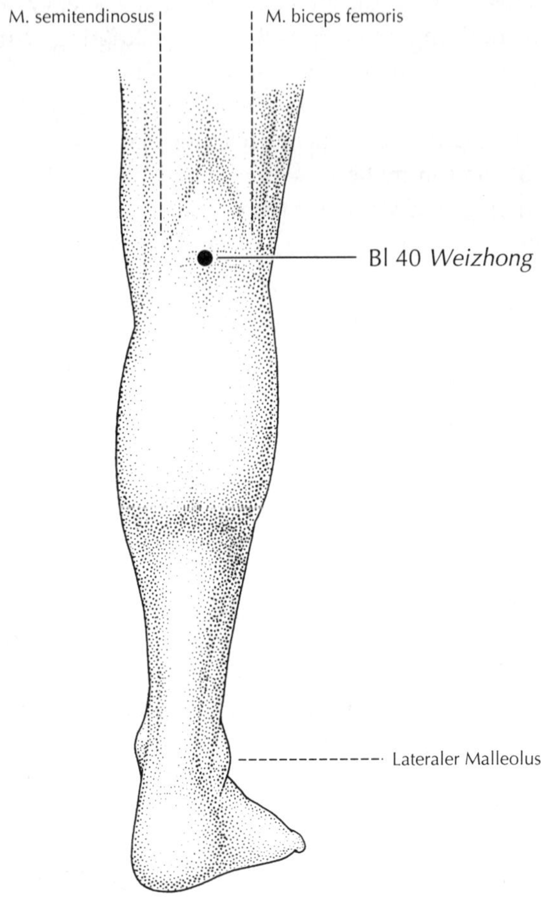

ANMERKUNG ZUR LOKALISATION
Man lokalisiert bei leicht gebeugtem Knie.

NADELUNG
Senkrecht 1 - 1.5 *cun* oder die oberflächlichen Venen bluten lassen.
CAVE: Der Nervus tibialis sowie die Arteria und Vena poplitea liegen in der Tiefe unter diesem Punkt.

WIRKUNGEN
Unterstützt die Lumbalregion und die Knie
Aktiviert die Leitbahn und erleichtert Schmerzen
Kühlt das Blut
Klärt Sommerhitze und stoppt Erbrechen und Diarrhö
Unterstützt die Blase

INDIKATIONEN
- Schmerzen und Steifheit der Lendenwirbelsäule, Schweregefühl der Lumbalregion und des Gesäßes, Kältegefühl des Sakrum, Os coccygis und Oberschenkels, Knieschmerzen, die zum großen Zeh ausstrahlen, Schwierigkeiten beim Beugen und Strecken der Hüfte und der Kniegelenke, Kontraktion der Sehnen um die Kniekehle, Schwäche der Beine, Atrophieerkrankung und schmerzhaftes Stauungssyndrom der unteren Extremität, schmerzhaftes Wind-Stauungssyndrom, Wind-Apoplex, Hemiplegie.
- Schädigung durch Sommerhitze, fieberhafte Erkrankung ohne Schwitzen, Schädigung durch Kälte mit Hitze der vier Extremitäten, Wechsel zwischen Frösteln und Fieber, Malaria, unaufhörlicher Durst, plötzliche tumultartige Erkrankung mit abdominellen Schmerzen, Völlegefühl des unteren Abdomen, Erbrechen und Diarrhö, Dysenterieerkrankung.
- Enuresis, erschwertes Wasserlassen, dunkler Urin, Blähung und Schmerz des Hypogastriums.
- Nasenbluten, Schmerzen der Zähne im Unterkiefer, Kopfschmerzen, schmerzhaftes Stauungssyndrom des Halses, Epilepsie, Hämorrhoidalschmerzen.
- Nelkenförmige Hautläsionen, Erysipel (Zinnober-Toxin), Ekzeme, Urtikaria.

KOMMENTAR
Bl 40 *Weizhong* ist der untere *he*-Meerpunkt der Blasen-Leitbahn und wird seit langem als einer der wichtigsten Akupunkturpunkte angesehen. Gemäß *Ma Dan-yang*, dem großen Arzt der *Jin*-Dynastie, ist Bl 40 *Weizhong* einer der „Elf Himmel-Stern-Punkte“[54]; er ist indiziert bei „Lumbalschmerzen mit Unfähigkeit sich zu strecken, starken Lumbalschmerzen, die in den Rücken ausstrahlen mit schmerzhafter Steifheit der Sehnen und der Knochen, schmerzhaftem Wind-Stauungssyndrom, das immer wieder kommt und Schwierigkeiten beim Strecken und Beugen des Knies“. Der Autor der *Ming*-Dynastie *Gao Wu* nahm den Punkt in *Glorious Anthology of Acupuncture and Moxibustion* unter seine „vier Kommandopunkte“ auf, mit einer besonderen Wirkung zur Behandlung von Lumbalschmerzen. *Sun Si-miao* sagt über Bl 40 *Weizhong* in *Thousand Ducat Formulas:* „Bei Schmerzen der Lumbalregion und der Wirbelsäule, die fast den Kopf erreichen; in jedem Fall von Schweregefühl und Schmerzen der Lumbalregion und des Beines lässt man diesen Punkt bluten.“

Bl 40 *Weizhong* ist gleichermaßen für akute oder chronische Lumbalschmerzen jeglicher Ätiologie und für Ischialgieschmerzen, die entlang der Blasen-Leitbahn ausstrahlen, wirksam; er ist ein wichtiger Punkt für Atrophieerkrankung und schmerzhaftes Stauungssyndrom der unteren Extremität. Im Fall einer akuten Verstauchung der Lumbalregion kann Bl 40 *Weizhong* entweder genadelt werden oder man lässt ihn gemäß folgender Methode bluten.

Die Region von Bl 40 *Weizhong* wird untersucht (auf der betroffenen Seite, wenn die Verstauchung einseitig ist, auf beiden Seiten, wenn sie beidseitig vorliegt). Wenn dunkle und gestaute Blutgefäße im oder um den Punkt zu sehen sind, wird der Patient gebeten aufzustehen (mit den Händen weiterhin auf der Liege); die Blutgefäße werden dann leicht geklopft, um eine vermehrte Füllung zu erreichen und den Blutfluss zu fördern, dann werden sie desinfiziert und schnell angestochen, um eine Blutung zu verursachen.

Bl 40 *Weizhong* ist auch ein wichtiger lokaler Punkt zur Behandlung von Knieerkrankungen, egal ob die Missempfindung auf der Hinter- oder Vorderseite des Knies lokalisiert ist. Eine Nadelung im Bereich diesen Punktes erlaubt ein tiefes Eindringen in das Gelenk.

Ein alternativer Name für Bl 40 *Weizhong*, der in einer Reihe von Klassikern genutzt wird, ist *Xue Xi* (Blut-Grenzpunkt). In *Spiritual Pivot*[55] heißt es: „Die *taiyang*-Leitbahn ist übervoll an Blut und begrenzt an *Qi*; ... [es ist daher nützlich] *taiyang* bluten zu lassen und Blut auszuleiten...“ Dies erklärt nicht nur die starke Wirkung des Blutenlassens von Bl 40 *Weizhong* zur Auflösung einer Blutstase bei Lumbago, sondern auch seine Fähigkeit, das Blut in Fällen von Nasenbluten und einer Reihe von Bluterkrankungen zu kühlen, bei denen man den Punkt auch bluten lassen kann.

Interessanterweise ist die *jueyin*-Leitbahn gemäß *Spiritual Pivot*[56] eine der anderen zwei Leitbahnen, die übervoll an Blut und begrenzt an *Qi* sind. Dies kann hilfreich sein gewisse Ähnlichkeiten zwischen

Bl 40 *Weizhong* und Pe 3 *Quze*, dem *he*-Meerpunkt der Perikard-*jueyin*-Leitbahn zu erklären. Beide Punkte (lokalisiert im Beugebereich der unteren bzw. oberen Extremität) lässt man bluten, um Hitze aus der Blutebene zu beseitigen. Sie werden zur Behandlung von Sommer-Hitzeschlägen, plötzlicher tumultartiger Erkrankung mit Hitze der vier Extremitäten, unaufhörlichem Durst, Erbrechen und Diarrhö eingesetzt. Bl 40 *Weizhong* ist nicht nur bei Fieber durch Sommerhitze, sondern auch bei fieberhaften Erkrankungen ohne Schwitzen, Schädigung durch Kälte mit Hitze der vier Extremitäten, Wechsel zwischen Frösteln und Fieber sowie Malaria indiziert.

Spiritual Pivot[57] stellt fest: „Wenn sich die Krankheit im Bereich des *Yang*, im *Yang* befindet (Haut), nadele die *he*-Meerpunkte der *Yang*-Leitbahnen." Während dies ein nicht universell anwendbares Prinzip darstellt, sind es Di 11 *Quchi* und Bl 40 *Weizhong*, die *he*-Meerpunkte der Dickdarm- und Blasen-Leitbahn, die die wichtigsten Punkte zur Behandlung von Hauterkrankungen sind. Bl 40 *Weizhong* ist bei Erysipelen (Zinnober-Toxin), Ekzemen und Urtikaria indiziert.

Relativ wenige Punkte auf der Blasen-Leitbahn behandeln ihr zugeordnetes *fu* Blase: Wichtig sind Bl 28 *Pangguangshu* (der Rücken-*shu*-Punkt der Blase), Bl 23 *Shenshu* (der Rücken-*shu*-Punkt der Nieren), Bl 39 *Weiyang* (der untere *he*-Meerpunkt des *Sanjiao*) und Punkte in der Nähe der Blase im unteren Rückenbereich. Bl 40 *Weizhong* selbst ist für eine Vielzahl von Urogenitalerkrankungen indiziert, charakterisiert durch Enuresis, erschwertes Wasserlassen, dunklen Urin und Blähung und Schmerz im Hypogastrium; dies kann zum Teil durch seine Nähe zu Bl 39 *Weiyang* erklärt werden.

Die Blasen-Sonderleitbahn teilt sich im Bereich der Kniekehle von der Hauptleitbahn und steigt nach oben, um um den Anus herum zu ziehen. Bl 40 *Weizhong* ist indiziert und eingeschlossen in klassische Kombinationen zur Behandlung von Hämorrhoiden, häufig in Kombination mit Bl 57 *Chengshan*, der als distaler Hauptpunkt zu diesem Zweck angesehen wird.

Schließlich ist Bl 40 *Weizhong*, gemäß *Essential Questions*[58], einer der „acht Punkte zur Ausleitung von Hitze aus den Extremitäten" (obwohl tatsächlich nur sieben aufgelistet sind) nämlich Lu 2 *Yunmen*, Di 15 *Jianyu*, Bl 40 *Weizhong* und LG 2 *Yaoshu*.

PUNKTKOMBINATIONEN

- Schmerzen der Lumbalregion und des Beins: Bl 40 *Weizhong* und LG 26 *Renzhong (Great Compendium)*.
- Schmerzen der Lendenwirbelsäule: Bl 40 *Weizhong* und Ni 7 *Fuliu (Great Compendium)*.
- Lumbalschmerzen durch eine Nierenschwäche: Bl 40 *Weizhong*, Bl 23 *Shenshu*, Ni 3 *Taixi* und Bl 30 *Baihuanshu (Great Compendium)*.
- Lumbalschmerzen: Bl 40 *Weizhong*, Gb 30 *Huantiao*; wenn die Schmerzen nach oben zum Rücken ausstrahlen, ergänze Bl 60 *Kunlun (Song of Points)*.
- Schmerzen der Beine und der Lumbalregion: Bl 40 *Weizhong*, Ma 33 *Yinshi*, Gb 30 *Huantiao*, Gb 31 *Fengshi*, Bl 60 *Kunlun*, Bl 57 *Chengshan* und Bl 62 *Shenmai (Great Compendium)*.
- Lumbalschmerzen mit erschwerter Bewegung: Bl 40 *Weizhong*, Gb 31 *Fengshi* und Le 2 *Xingjian* (*Glorious Anthology*).
- Steifheit und Schmerzen der Lumbalregion: Bl 40 *Weizhong*, LG 2 *Yaoshu*, Ni 1 *Yongquan*, Bl 27 *Xiaochangshu* und Bl 28 *Pangguangshu (Great Compendium)*.
- Rückenschmerzen mit Ausstrahlung in die Lumbalregion: Bl 40 *Weizhong* und Bl 30 *Baihuanshu (One Hundred Symptoms)*.
- Schmerzen der Lumbalregion und der lateralen Rippenregion durch Verstauchung: Bl 40 *Weizhong*, LG 26 *Renzhong* und Lu 5 *Chize* ... anschließend nadelt man Bl 60 *Kunlun*, Bl 65 *Shugu*, 3E 6 *Zhigou* und Gb 34 *Yanglingquan (Great Compendium)*.
- Schmerzen der Schulter und des Rückens: Bl 40 *Weizhong*, Bl 12 *Fengmen*, Gb 21 *Jianjing*, 3E 3 *Zhongzhu*, 3E 6 *Zhigou*, Dü 3 *Houxi* und Dü 4 *Wangu* (*Great Compendium*).
- Schmerzen der Brust und der lateralen Rippenregion: Bl 40 *Weizhong* [bluten lassen] und 3E 6 *Zhigou* [man sediert 3E 6 *Zhigou* links für rechtsseitigen Schmerz und umgekehrt] (*Classic of the Jade Dragon*).
- Schmerzhaftes Stauungssyndrom bei Wind-Feuchtigkeit: Bl 40 *Weizhong* und Di 8 *Xialian* (*Supplementing Life*).
- Schwäche der Beine: Bl 40 *Weizhong*, Ma 36 *Zusanli* und Bl 57 *Chengshan (Great Compendium)*.
- Rötung, Schwellung und Schmerzen der Knie: Bl 40 *Weizhong*, Le 7 *Xiguan*, Ma 33 *Yinshi* und Ma 36 *Zusanli (Great Compendium)*.
- Die fünf Arten der Hämorrhoiden: Bl 40 *Weizhong*, Bl 57 *Chengshan*, Bl 58 *Feiyang*, Gb 38 *Yangfu*, Ni 7 *Fuliu*, Le 3 *Taichong*, Gb 43 *Xiaxi*, KG 6 *Qihai*, KG 1 *Huiyin* und LG 1 *Changqiang (Great Compendium)*.
- Hämorrhoiden, Schwellung der Axilla: Bl 40 *Weizhong*, Bl 56 *Chengjin*, Bl 36 *Chengfu* und Dü 5 *Yanggu (Thousand Ducat Formulas)*.
- Enuresis: Bl 40 *Weizhong*, Ma 22 *Guanmen* und He 7 *Shenmen* (*Systematic Classic*).
- Unaufhörliches Nasenbluten: Bl 40 *Weizhong* und KG 24 *Chengjiang* (*Systematic Classic*).
- Schweres und ständiges Nasenbluten: Bl 40 *Weizhong* und Mi 1 *Yinbai* (*Supplementing Life*).

BL 41 *FUFEN*

附分

Angefügtes Teil

Kreuzungspunkt der Blasen- und Dünndarm-Leitbahn

LOKALISATION

3 *cun* lateral der Mittellinie, auf Höhe des Unterrands des Processus spinosus des zweiten Brustwirbelkörpers (Th 2) auf Höhe von Bl 12 *Fengmen*.

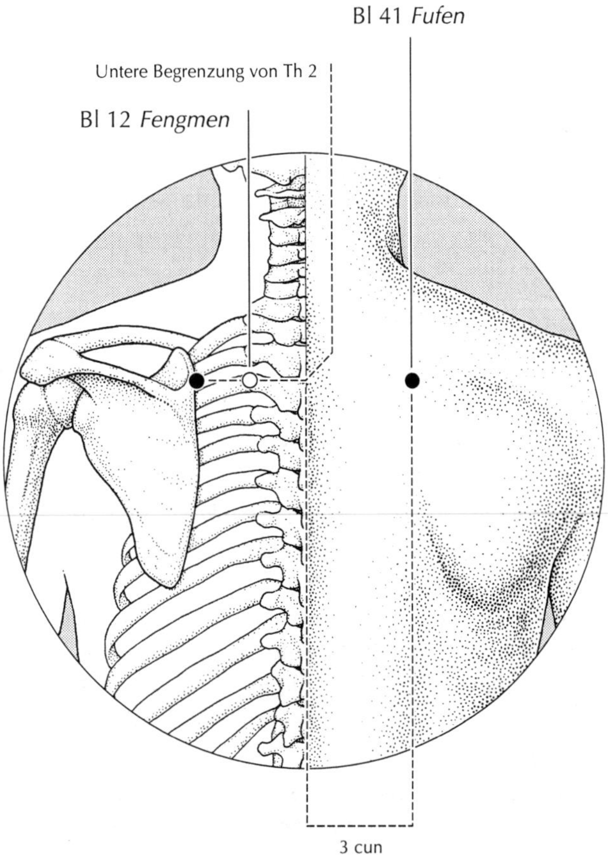

ANMERKUNG ZUR LOKALISATION

Wenn die Schulter entspannt ist, entspricht die 3 *cun*-Linie der medialen Begrenzung der Skapula.

NADELUNG

Schräg 0.3 – 0.5 *cun*.

CAVE: Eine tiefe senkrechte oder tiefe schräge Nadelung in medialer Richtung beinhaltet das beträchtliche Risiko, einen Pneumothorax zu verursachen.

WIRKUNGEN

Aktiviert die Leitbahn und erleichtert Schmerzen
Beseitigt Wind und Kälte

INDIKATIONEN

- Kontraktion der Schulter, Skapula und Rücken, Schmerz und Steifheit des Halses, Rückenschmerzen mit Ausstrahlung in den Kopf, Taubheitsgefühl im Bereich des Ellenbogens und Oberarms.
- Wind-Kälte, die in den Zwischenräumen sitzt, Wind-Belastung.

BL 42 *POHU*

魄户

Tor der Körperseele

LOKALISATION

3 *cun* lateral der Mittellinie, auf Höhe der unteren Begrenzung des Processus spinosus des dritten Brustwirbelkörpers (Th 3) und auf Höhe von Bl 13 *Feishu*.

ANMERKUNG ZUR LOKALISATION

Wenn die Schulter entspannt ist, entspricht die 3 *cun*-Linie der medialen Begrenzung der Skapula.

NADELUNG

Schräg 0.3 – 0.5 *cun*.

CAVE: Eine tiefe senkrechte oder tiefe schräge Nadelung in medialer Richtung beinhaltet das beträchtliche Risiko, einen Pneumothorax zu verursachen.

WIRKUNGEN

Tonisiert und nährt die Lunge
Verringert Dyspnoe und erleichtert Husten
Aktiviert die Leitbahn und erleichtert Schmerzen

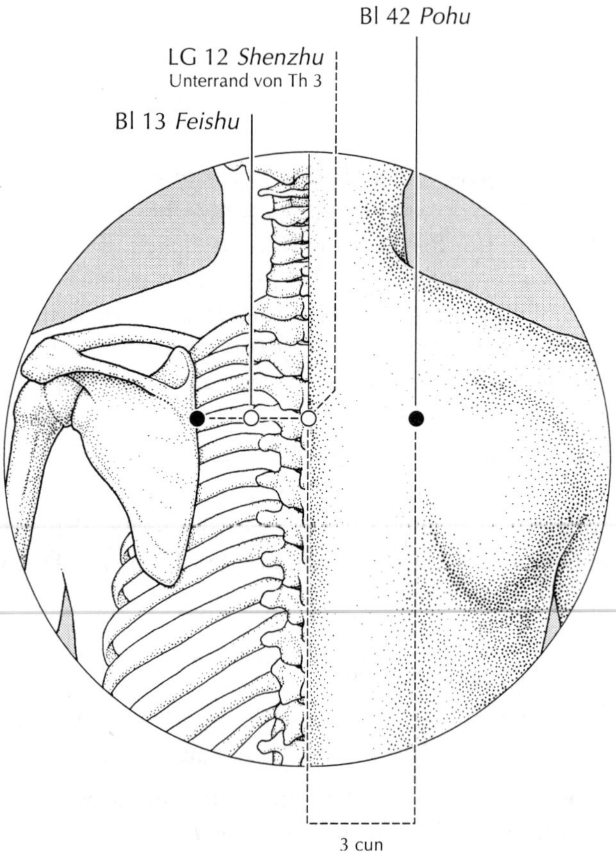

INDIKATIONEN

- Lungenatrophie, Lungentuberkulose, Leere-Belastungssyndrom, Belastungs-Husten mit Hitze im Körper, Husten, Asthma, Dyspnoe, Abneigung gegen Kälte.
- Schmerzen der Schulter, Skapula und Rücken, Schmerzen des Brustkorbs und des Rückens, steifer Hals.
- Erbrechen mit Agitiertheit und Völlegefühl, Drei-Leichen-Besitz-Erkrankung, Bewusstseinsverlust.

KOMMENTAR

Bl 42 *Pohu* ist auf dem äußeren Anteil der Blasen-Leitbahn des Rückens auf Höhe von Bl 13 *Feishu*, dem Rücken-*shu*-Punkt der Lunge lokalisiert. Der Name dieses Punktes (Tor der Körperseele) legt nahe, dass es sich um einen wirksamen Punkt zur Behandlung der Körperseele (*po*) und emotioneller Erkrankungen verbunden mit einer Lungendisharmonie handelt. Tatsächlich spiegeln die klassischen Indikationen dieses Punktes, mit Ausnahme der „Drei-Leichen-Besitz-Erkrankung", hauptsächlich seinen Gebrauch zur Nährung und Tonisierung der Lunge wider. „Drei-Leichen-Besitz-Erkrankung" ist ein daoistisches Konzept, das sich auf eine Art von „Besessenheit" bezieht und wird in „oberen Leichnam", der die Augen angreift, „mittleren Leichnam", der die fünf *zang* angreift, und „unteren Leichnam", der das menschliche Leben selbst angreift, unterteilt.

Das vorherrschende klinische Erscheinungsbild, das durch die klassischen Indikationen für diesen Punkt ausgedrückt wird, stellt eine schwere Erschöpfung der Lunge dar. Der Punkt ist indiziert bei Lungenatrophie, Lungentuberkulose, Leere-Belastungssyndrom, Belastungs-Husten mit Hitze im Körper etc. Bezüglich seiner Fähigkeit, die Lunge auf der tiefsten Ebene zu stärken, ähnelt er dem Punkt Bl 43 *Gaohuangshu*, obwohl er nicht so bekannt ist.

Gemäß *Essential Questions* [60] leiten die fünf äußeren Blasenpunkte, die sich auf Höhe der fünf *zang* Rücken-*shu*-Punkte befinden (d. h. Bl 42 *Pohu*, Bl 44 *Shentang*, Bl 47 *Hunmen*, Bl 49 *Yishe* und Bl 52 *Zhishi*) Hitze aus den fünf *zang* aus, eine Wirkungsweise, die sie sich mit den Rücken-*shu*-Punkten der fünf *zang* teilen.

PUNKTKOMBINATIONEN

- Schwindsucht: Bl 42 *Pohu* und Bl 43 *Gaohuangshu* *(One Hundred Symptoms)*.
- Husten mit rebellierendem *Qi*, Dyspnoe, Erbrechen von Schaum und zusammengebissenen Zähnen: Bl 42 *Pohu*, Di 18 *Futu*, Dü 17 *Tianrong*, KG 23 *Lianquan* und Ma 11 *Qishe*, Bl 45 *Yixi* *(Thousand Ducat Formulas)*.
- Unfähigkeit den Hals zu drehen: Bl 42 *Pohu* und Gb 21 *Jianjing* *(Supplementing Life)*.

BL 43 *GAOHUANGSHU*

膏肓俞

Zustimmungspunkt der Lebenszentren

LOKALISATION

3 *cun* lateral der Mittellinie auf Höhe der unteren Begrenzung des Processus spinosus des vierten Brustwirbelkörpers (Th 4) und auf Höhe von Bl 14 *Jueyinshu*.

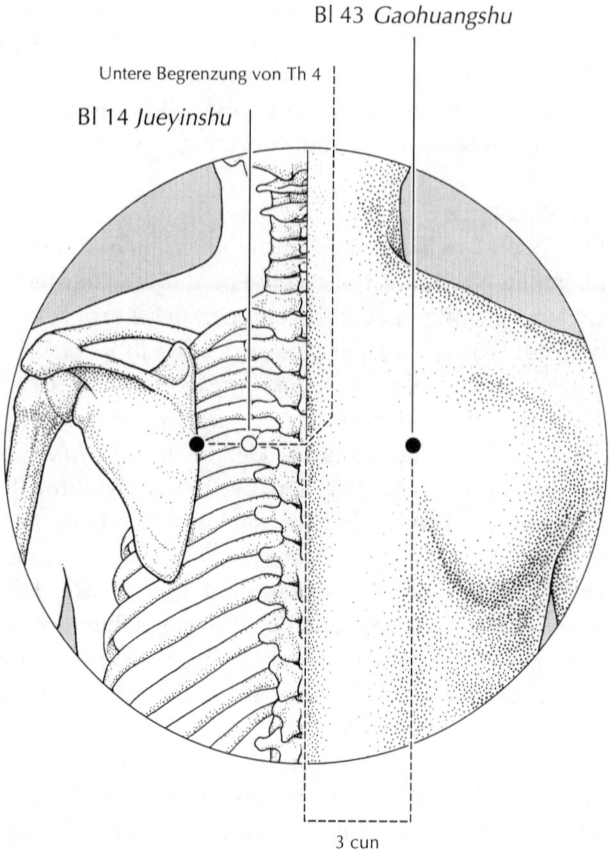

ANMERKUNG ZUR LOKALISATION

Wenn die Schulter entspannt ist, entspricht die drei *cun*-Linie der medialen Begrenzung der Skapula.

NADELUNG

Schräg 0.3 – 0.5 *cun*.

CAVE: Eine tiefe senkrechte oder tiefe schräge Nadelung in medialer Richtung beinhaltet das beträchtliche Risiko, einen Pneumothorax zu verursachen.

WIRKUNGEN

Tonisiert und nährt die Lunge, Herz, Nieren, Milz und Magen
Nährt das *Yin* und klärt Hitze
Beruhigt den Geist
Nährt das Ursprungs-*Qi*
Beseitigt Schleim

INDIKATIONEN

- Alle Arten von Mangelzuständen, Lungen-Leere-Belastung, Leere-Belastungssyndrom, die fünf Belastungen und die sieben Verletzungen, Husten, Asthma, Bluthusten, nächtliches Schwitzen, spontanes Schwitzen, Knochendampfen-Erkrankung, Tuberkulose, Auszehrung.
- Schwaches Gedächtnis, Herzklopfen, Insomnie, Schleim-Feuer-Manie, Samenerguss, Samenerguss mit Träumen, Impotenz.
- Schwäche und Mangelzustand von Milz und Magen, unverdaute Nahrungsbestandteile (im Stuhl), Konstriktion des Ösophagus, Müdigkeit der vier Extremitäten, Bluterbrechen.
- Visueller Schwindel, Schwindel, Schleimerkrankungen, Schmerzen von Rücken und Schulter.

KOMMENTAR

Der Name „*Gaohuang*" kann als „vitale Region" übersetzt werden. Dieses Konzept, das eine der tiefsten und grundlegendsten Regionen des Körpers einbezieht, wurde erstmalig in *Master Zuo-jiu's Tradition of the Spring and Autumn Annals* (580 v. Chr.) erwähnt, einer der frühesten geschriebenen Hinweise auf die Akupunktur. Der Prinz von *Jin*, der schwer krank war, lies den berühmten Doktor *Yi Huan* holen. Nach der Untersuchung des Patienten erklärte Dr. *Huan*, dass sich die Erkrankung in der *gaohuang* Region (zwischen dem Herz und dem Zwerchfell) festgesetzt habe und sie daher „nicht ausgeleitet werden kann, sie nicht erreicht werden kann [mit Nadeln], Kräuter sie nicht erreichen, es kann nichts getan werden"[61].

Bl 43 *Gaohuangshu* wurde in einer verständlichen Art und Weise in einem Text mit dem Namen *Methods of Moxibustion at Gaohuangshu* von *Zhuang Zhuo* im Jahre 1128 diskutiert. *Zhuang* wurde zur Verfassung des Buches inspiriert, nachdem er von einer Reihe von Erkrankungen, einschließlich Malaria und Beri-Beri, durch das Abbrennen von dreihundert Moxakegeln auf Bl 43 *Gaohuangshu* geheilt wurde. Er vermaß die Lokalisation von Bl 43 *Gaohuangshu* an Menschen unterschiedlicher Statur und verfasste Diagramme und spezifische Anweisungen zur Lokalisation des Punktes.

In der Erörterung dieses Punktes stellt *Sun Si-miao* in *Thousand Ducat Formulas* schlichtweg fest: „Es gibt keine Erkrankung, die Bl 43 *Gaohuangshu* nicht behandeln kann" und „sobald die Moxibustion beendet ist, führt es dazu, dass das *Yang-Qi* einer Person gesund und voll ist". Viele klassische Texte besagen, dass eine Kontraindikation für Nadelung auf Bl 43 *Gaohuangshu* besteht und betonen die Behandlung mit Moxibustion; *Illustrated Classic of Acupuncture Points on the Bronze Man* empfiehlt zum Beispiel die Anwendung von hundert oder sogar dreihundert Moxakegeln auf Bl 43 *Gaohuangshu*. Frühe Texte betonen allerdings, dass im Anschluss an eine Moxibustion auf Bl 43 *Gaohuangshu* auch Punkte unterhalb des Nabels moxibustiert werden sollten, zum Beispiel KG 6 *Qihai* und KG 4 *Guanyuan*, um die so entstandene Hitze nach unten zu leiten.

Eine sorgfältige Untersuchung der klassischen Indikation dieses Punktes demonstriert seine Wirkungen auf die Lunge, das Herz, die Nieren, die Milz und den Magen. Wie Bl 13 *Feishu* und Bl 42 *Pohu* ist er in der Lage, schwere Leere-Syndrome (speziell des *Yin*) der Lunge zu behandeln, und ist bei Lungentuberkulose, Husten, Bluthusten, Knochendampfen-Erkrankung, nächtlichem Schwitzen und Auszehrung indiziert. Sowohl durch Nährung als auch Beruhigung des Herzens ist er zur Behandlung von schwachem Gedächtnis, Herzklopfen, Insomnie und Schleim-Hitze-Manie anwendbar. Da er auf die Nieren wirkt, ist er in der Lage, Samenerguss mit oder ohne Träume und Impotenz zu behandeln. Durch die Stärkung des mittleren *jiao* ist er in der Lage, Schwäche und Mangelzustände von Milz und Magen, unverdaute Nahrungsbestandteile im Stuhl und Schwäche der vier Extremitäten zu behandeln. Die tonisierende Wirkung von Bl 43 *Gaohuangshu* wurde als so ausgeprägt angesehen, dass ihm nachgesagt wurde, das Ursprungs-*Qi* und jegliche Art von Schwäche, die fünf Arten der Belastung und die sieben Verletzungen zu stärken.

Schließlich ist es interessant zu bemerken, dass Bl 43 *Gaohuangshu* auch für „Schleimerkrankungen" indiziert wurde und *Sun Si-miao* in seinem *Supplement to the Thousand Ducat Formulas* sagt: „Er stoppt Schleim bei einer chronischen Erkrankung." Die Wichtigkeit von Schleim als pathologischem Faktor bei schweren und chronischen Erkrankungen ist seit langem dokumentiert und spiegelt sich wider in Sprichwörtern wie „Die hundert Erkrankungen beziehen sich alle auf Schleim", „Seltsame Erkrankungen beinhalten oft Schleim" und „es gibt keinen Bereich, den der Schleim nicht erreichen kann".

PUNKTKOMBINATIONEN

- Die hundert Syndrome der Leere-Belastung: Moxa auf Bl 43 *Gaohuangshu*, M-BW 6 *Huanmen* und die vier Blumen [Bl 17 *Geshu* und Bl 19 *Danshu*] (*Compilation*).
- Schwindsucht: Bl 43 *Gaohuangshu* und Bl 42 *Pohu* (*One Hundred Symptoms*).
- Spontanes Schwitzen: Moxa auf Bl 43 *Gaohuangshu*, LG 14 *Dazhui* und Ni 7 *Fuliu* (*Divine Moxibustion*).
- Schwaches Gedächtnis: Bl 43 *Gaohuangshu*, LG 11 *Shendao*, Ni 21 *Youmen* und Lu 7 *Lieque* (*Supplementing Life*).

BL 44 *SHENTANG*

神堂

Halle des Geistes

LOKALISATION

3 *cun* lateral der Mittellinie, auf Höhe der unteren Begrenzung des Processus spinosus des fünften Brustwirbels (Th 5) und auf Höhe von Bl 15 *Xinshu*.

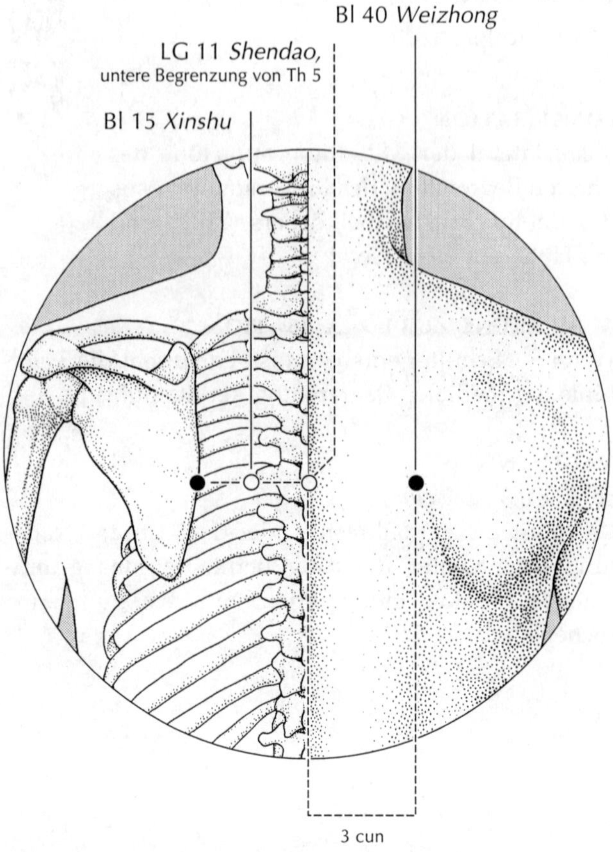

ANMERKUNG ZUR LOKALISATION

Wenn die Schulter entspannt ist, entspricht die 3 *cun*-Linie der medialen Begrenzung der Skapula.

NADELUNG

Schräg 0.3 – 0.5 *cun*.

CAVE: Eine tiefe senkrechte oder tiefe schräge Nadelung in medialer Richtung beinhaltet das grundlegende Risiko, einen Pneumothorax zu verursachen.

WIRKUNGEN

Befreit den Thorax und reguliert das *Qi*
Aktiviert die Leitbahn und erleichtert Schmerzen

INDIKATIONEN

- Husten, Asthma, Dyspnoe, Druckgefühl im Brustkorb mit rebellierendem *Qi*.
- Steifheit und Schmerzen des Halses, Schmerzen der Schulter und des Rückens, die in den Brustkorb ausstrahlen, Konstriktion des Ösophagus.

KOMMENTAR

Trotz des eindeutigen Namens dieses Punktes (Halle des Geistes) und der Tatsache, dass Bl 44 *Shentang* auf der äußeren Blasen-Leitbahn auf Höhe Bl 15 *Xinshu*, dem Rücken-*shu*-Punkt des Herzens, lokalisiert ist, existieren in keinem der wichtigen Klassiker der Akupunktur irgendwelche offensichtlichen Hinweise bezüglich der Anwendung dieses Punktes in der Behandlung von emotionalen oder psychologischen Störungen.

Gemäß *Essential Questions*[62] leiten die fünf äußeren Blasen-Punkte auf Höhe der fünf *zang*-Rücken-*shu*-Punkte (d. h. Bl 42 *Pohu*, Bl 44 *Shentang*, Bl 47 *Hunmen*, Bl 49 *Yishe* und Bl 52 *Zhishi*) Hitze aus den fünf *zang* aus, eine Wirkungsweise, die sie mit den Rücken-*shu*-Punkten der fünf *zang* teilen.

PUNKTKOMBINATIONEN

- Konstriktion des Ösophagus: Bl 44 *Shentang* und Le 4 *Zhongfeng* (*Supplementing Life*).

BL 45 *YIXI*

譩譆

Schmerzensschrei

LOKALISATION

3 *cun* lateral der Mittellinie auf Höhe der unteren Begrenzung des Processus spinosus des sechsten Brustwirbelkörpers (Th 6) und auf Höhe von Bl 16 *Dushu*.

ANMERKUNG ZUR LOKALISATION

Wenn die Schulter entspannt ist, entspricht die 3 *cun*-Linie der medialen Begrenzung der Skapula.

NADELUNG

Schräg 0.3 – 0.5 *cun*.

CAVE: Eine tiefe senkrechte oder tiefe schräge Nadelung in medialer Richtung beinhaltet das grundlegende Risiko, einen Pneumothorax zu verursachen.

WIRKUNGEN

Beseitigt Wind, klärt Hitze und senkt das Lungen-*Qi* ab
Stärkt das *Qi* und Blut und erleichtert Schmerzen

INDIKATIONEN

- Husten, Dyspnoe, fieberhafte Erkrankung ohne Schmerzen, Angriff durch Wind ohne Schwitzen, visueller Schwindel, Augenschmerzen, Nasenbluten, Malaria, Kopfschmerzen bei Kindern während des Essens, Agitiertheit und Hitze der fünf Flächen.
- Schmerzen der Schulter, Skapula und des Rückens, Brustschmerzen, die in die Lumbalre-

gion ausstrahlen, Schmerzen der lateralen Rippenregion, verbunden mit Blähungen und Schmerzen im Hypogastrium, Schmerzen der lateralen Rippenregion mit Ausstrahlung in Herz und Lunge, abdominelle Blähung, Kontraktion der Axilla.

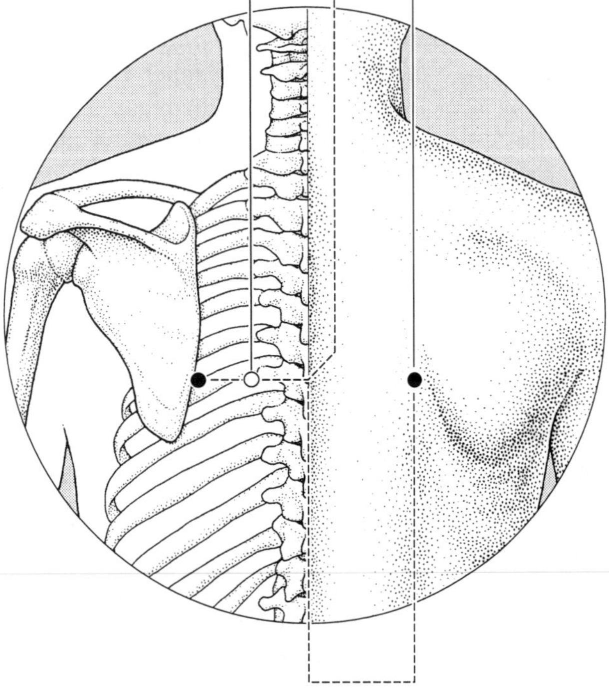

KOMMENTAR

Bl 45 *Yixi* befindet sich auf Höhe von Bl 16 *Dushu*, der in einigen klassischen Texten als der Rücken-*shu*-Punkt des Lenkergefäßes aufgeführt ist. Während Bl 16 *Dushu* wenige Indikationen besitzt, die eine Erkrankung des Lenkergefäßes widerspiegeln, können einige der Indikationen von Bl 45 *Yixi*, zum Beispiel visueller Schwindel, Augenschmerzen, Nasenbluten, Malaria, Kopfschmerzen und Rückenschmerzen mit Ausstrahlung in die Lumbalregion auf diese Weise verstanden werden.

PUNKTKOMBINATIONEN

- Abdominelles Völlegefühl: Bl 45 *Yixi* und Ma 36 *Zusanli* (*Supplementing Life*).
- Husten mit rebellierendem *Qi*, Dyspnoe, Erbrechen von Schaum und zusammengebissenen Zähnen: Bl 45 *Yixi*, Di 18 *Futu*, Dü 17 *Tianrong*, KG 23 *Lianquan*, Bl 42 *Pohu* und Ma 11 *Qishe* (*Thousand Ducat Formulas*).
- Schwellung des Gesichts: Zunächst nadelt man Bl 45 *Yixi*, dann 3E 16 *Tianyou* und Gb 20 *Fengchi* (*Systematic Classic*).
- Visueller Schwindel: Bl 45 *Yixi*, LG 24 *Shenting*, LG 23 *Shangxing*, Ni 1 *Yongquan*, Lu 10 *Yuji* und Mi 2 *Dadu* (*Supplementing Life*).
- Kontraktion und Kälte der Schulter und des Rückens mit Schmerzen des inneren Anteils der Skapula: Bl 45 *Yixi*, Lu 5 *Chize*, Bl 17 *Geshu*, Bl 63 *Jinmen* (*Thousand Ducat Formulas*).

BL 46 *GEGUAN*

Zwerchfellgrenze

膈關

LOKALISATION

3 *cun* lateral der Mittellinie auf Höhe der unteren Begrenzung des Processus spinosus des siebten Brustwirbelkörpers (Th 7) und auf Höhe von Bl 17 *Geshu*.

ANMERKUNG ZUR LOKALISATION

Wenn die Schulter entspannt ist, entspricht die 3 *cun*-Linie der medialen Begrenzung der Skapula.

NADELUNG

Schräg 0.3 – 0.5 *cun*.

CAVE: Eine tiefe senkrechte oder tiefe schräge Nadelung in medialer Richtung beinhaltet das grundlegende Risiko, einen Pneumothorax zu verursachen.

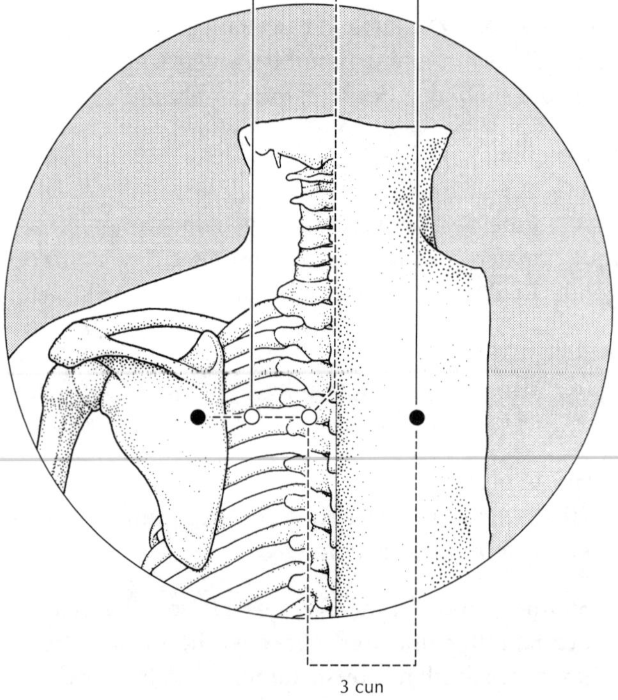

WIRKUNGEN

Reguliert das Zwerchfell, unterstützt den mittleren *jiao* und senkt rebellierendes *Qi* ab
Aktiviert die Leitbahn und erleichtert Schmerzen

INDIKATIONEN

- Aufstoßen, Seufzen, Völlegefühl und Druckgefühl im Brustkorb und Zwerchfellbereich, erschwerte Nahrungsaufnahme, Erbrechen, Bluterbrechen, unwillkürlicher Speichelfluss, unregelmäßiger Stuhlgang, dunkler Urin.
- Steifheit und Schmerzen der Wirbelsäule, erschwertes Beugen und Strecken der Wirbelsäule, Rückenschmerzen mit Abneigung gegen Kälte, Körperschmerzen, Steifheit der Gelenke.

KOMMENTAR

Bl 46 *Geguan* (Zwerchfellgrenze) befindet sich auf Höhe von Bl 17 *Geshu* (Zustimmungspunkt des Zwerchfells), dem *hui*-Einflussreichen Punkt des Blutes. Wie Bl 17 *Geshu* besitzt Bl 46 *Geguan* eine wichtige Wirkung hinsichtlich der Harmonisierung des Zwerchfells, das zwischen dem oberen und mittleren *jiao* lokalisiert ist, und ist in der Lage, eine *Qi*-Stagnation im oberen *jiao* aufzulösen (Völlegefühl und Druckgefühl im Brustkorb und Zwerchfellbereich, Seufzen) und Magen-*Qi* im mittleren *jiao* abzusenken (Erbrechen, erschwerte Nahrungsaufnahme, Aufstoßen).

PUNKTKOMBINATIONEN

- Abneigung gegen Kälte im Rücken und Steifheit der Wirbelsäule mit erschwertem Beugen: Bl 46 *Geguan*, Bl 54 *Zhibian* und Bl 64 *Jinggu* (*Thousand Ducat Formulas*).

BL 47 *HUNMEN*

Tor der Wanderseele

魂門

LOKALISATION

3 *cun* lateral der Mittellinie auf Höhe der unteren Begrenzung des Processus spinosus des neunten Brustwirbelkörpers (Th 9) und auf Höhe von Bl 18 *Ganshu*.

ANMERKUNG ZUR LOKALISATION

Wenn die Schulter entspannt ist, entspricht die 3 *cun*-Linie der medialen Begrenzung der Skapula.

NADELUNG

Schräg 0.3 – 0.5 *cun*.

CAVE: Eine tiefe senkrechte oder tiefe schräge Nadelung in medialer Richtung beinhaltet das grundlegende Risiko, einen Pneumothorax zu verursachen.

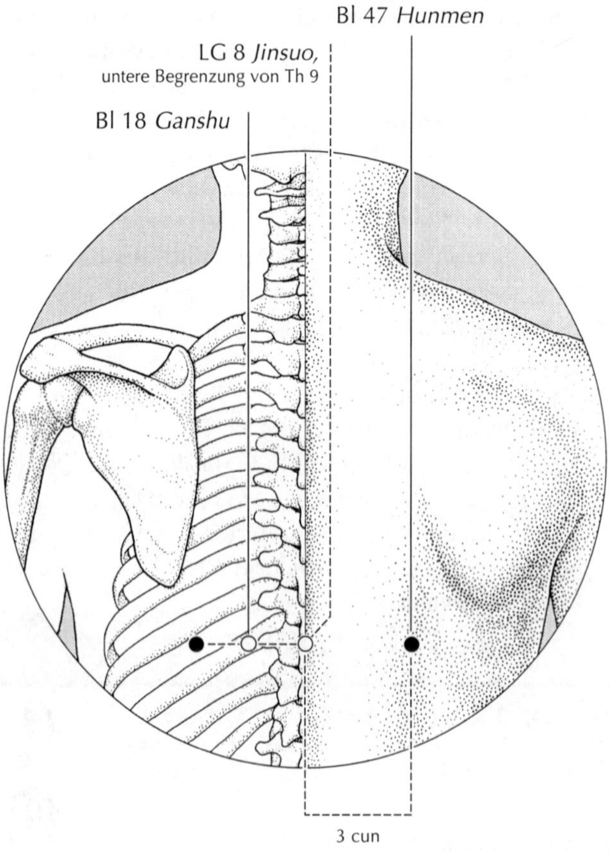

WIRKUNGEN

Verteilt das Leber-*Qi* und entspannt die Sehnen
Harmonisiert den mittleren *jiao*

INDIKATIONEN

- Völlegefühl und Spannung im Brustkorb und lateralem Rippenbereich, Rückenschmerzen, Kontraktion der Sehnen, Knochen- und Gelenkschmerzen des gesamten Körpers, Leichen-Kollaps-Gehen-Erkrankung, Abneigung gegen Wind und Kälte.
- Erschwerte Nahrungsaufnahme, Erbrechen, Diarrhö, Borborygmus, unregelmäßiger Stuhlgang, dunkler Urin.

KOMMENTAR

Bl 47 *Hunmen* befindet sich auf Höhe von Bl 18 *Ganshu*, dem Rücken-*shu*-Punkt der Leber. Die Leber beherbergt die Wanderseele (*hun*), aber trotz dieses auffälligen Namens (Tor der Wanderseele) tauchen keine Hinweise für psychologische und emotionale Indikationen dieses Punktes in den wichtigen klassischen Texten auf[63]. Bl 47 *Hunmen* besitzt allerdings eine gewisse Wirkung zur Regulierung des Leber-*Qi* und zur Beruhigung der Sehnen und ist bei Völlegefühl und Spannung im Brustkorb und im lateralen Rippenbereich, Kontraktion der Sehnen und Knochen bzw. Gelenkschmerzen des gesamten Körpers indiziert. Er ist in der Lage, den mittleren *jiao* zu regulieren, in dem er eine Disharmonie von Milz (Diarrhö, Borborygmus) als auch Magen (erschwerte Nahrungsaufnahme, Erbrechen) behandelt.

Gemäß *Essential Questions*[64] leiten die fünf äußeren Blasenpunkte auf Höhe der fünf *zang* Rücken-*shu*-Punkte (d. h. Bl 42 *Pohu*, Bl 44 *Shentang*, Bl 47 *Hunmen*, Bl 49 *Yishe* und Bl 52 *Zhishi*) Hitze aus den fünf *zang* aus, eine Wirkung die sie mit den Rücken-*shu*-Punkten der fünf *zang* teilen.

PUNKTKOMBINATIONEN

- Thoraxschmerz: Bl 47 *Hunmen*, Bl 13 *Feishu*, Lu 2 *Yunmen*, Lu 1 *Zhongfu*, Mi 1 *Yinbai*, Le 14 *Qimen* und Pe 7 *Daling* (*Thousand Ducat Formulas*).
- Kalter Magen mit erschwerter Verdauung der Nahrung: Bl 47 *Hunmen* und Bl 21 *Weishu* (*One Hundred Symptoms*).

BL 48 *YANGGANG*

Yang-Bindung

陽綱

LOKALISATION

3 *cun* lateral der Mittellinie auf Höhe der unteren Begrenzung des Processus spinosus des zehnten Brustwirbelkörpers (Th 10) und auf Höhe von Bl 19 *Danshu*.

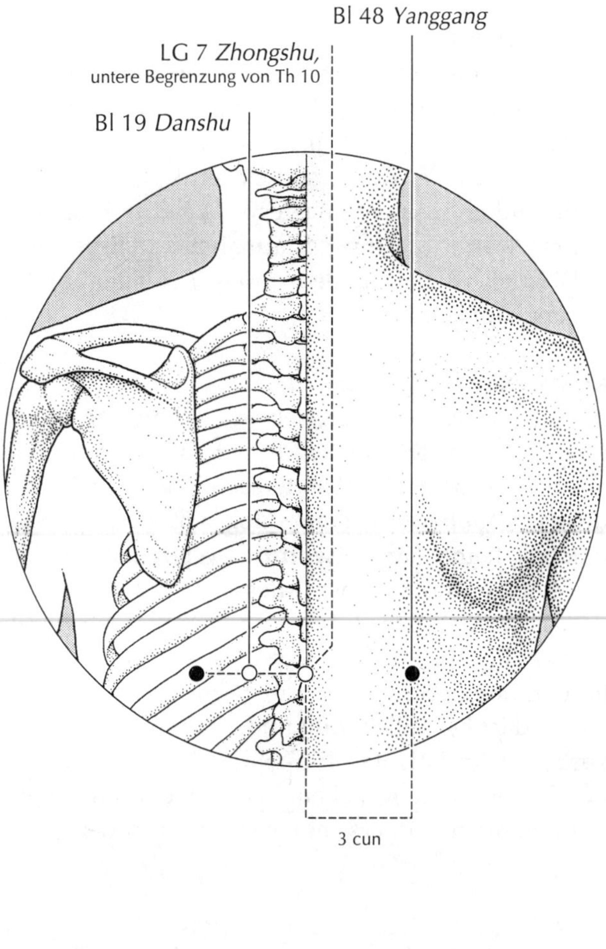

ANMERKUNG ZUR LOKALISATION

Wenn die Schulter entspannt ist, entspricht die 3 *cun*-Linie der medialen Begrenzung der Skapula.

NADELUNG

Schräg 0.3 – 0.5 *cun*.

CAVE: Eine tiefe senkrechte oder tiefe schräge Nadelung in medialer Richtung beinhaltet das grundlegende Risiko, einen Pneumothorax zu verursachen.

WIRKUNGEN

Reguliert die Gallenblase und klärt feuchte Hitze
Harmonisiert den mittleren *jiao*

INDIKATIONEN

- Hitze im Körper, gelbe Augen und Gesicht, Schmerzen der lateralen Rippenregion, dunkler Urin und zögerliches Wasserlassen, Indolenz.
- Abdominelle Schmerzen, abdominelle Blähung, Borborygmus, Diarrhö, Dysenterieerkrankung mit Blut, unregelmäßiger Stuhlgang, erschwerte Nahrungsaufnahme, kein Verlangen zu essen.

KOMMENTAR

Bl 48 *Yanggang* befindet sich auf Höhe von Bl 19 *Danshu*, dem Rücken-*shu*-Punkt der Gallenblase. Wie Bl 19 *Danshu* ist er bei feuchter Hitze, die die Gallenblase blockiert und Fieber erzeugt, bei Gelbsucht, Schmerzen der lateralen Rippenregion und dunklem Urin bzw. zögerlichem Wasserlassen indiziert. Gleichzeitig ist er in der Lage, den mittleren *jiao* zu regulieren und Feuchtigkeit und Hitze zu klären, weshalb er bei Blähung und Schmerzen des Abdomen, Diarrhö, Dysenterieerkrankung, unregelmäßigem Stuhlgang und Verdauungserkrankungen indiziert ist.

PUNKTKOMBINATIONEN

- Gelbe Augen: Bl 48 *Yanggang* und Bl 19 *Danshu* (*One Hundred Symptoms*).
- Gelbe Augen: Bl 48 *Yanggang*, Bl 49 *Yishe*, LG 17 *Naohu*, Bl 19 *Danshu* (*Supplementing Life*).
- Erschwerte Nahrungsaufnahme: Bl 48 *Yanggang*, Le 14 *Qimen*, Lu 11 *Shaoshang* und Pe 8 *Laogong* (*Thousand Ducat Formulas*).
- Roter und zögerlicher Urinfluss: Bl 48 *Yanggang*, KG 4 *Guanyuan*, Bl 54 *Zhibian* und KG 6 *Qihai* (*Supplementing Life*).

BL 49 *YISHE*

意舍

Zuflucht der Gedanken

LOKALISATION

3 *cun* lateral der Mittellinie, auf Höhe der unteren Begrenzung des Processus spinosus des elften Brustwirbelkörpers (Th 11) und auf Höhe von Bl 20 *Pishu*.

ANMERKUNG ZUR LOKALISATION

Wenn die Schulter entspannt ist, entspricht die 3 *cun*-Linie der medialen Begrenzung der Skapula.

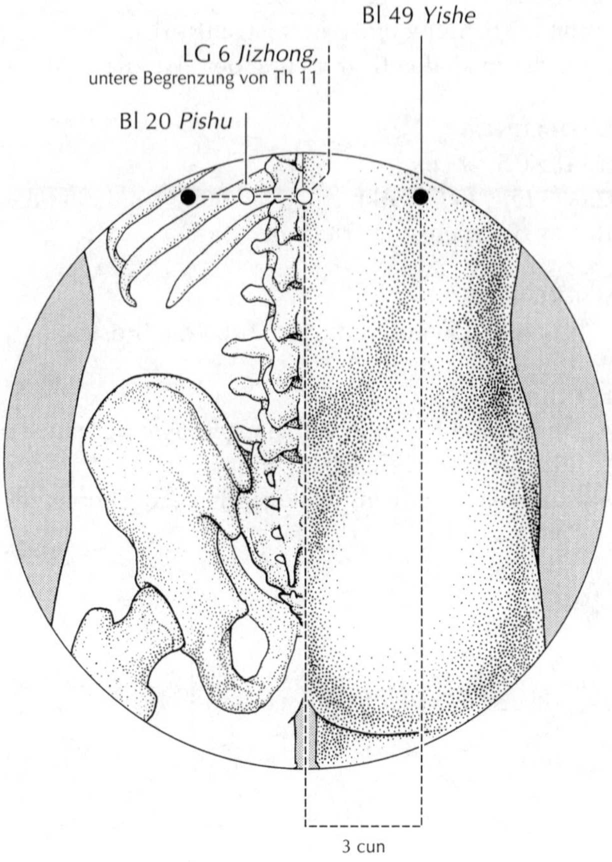

NADELUNG

Schräg 0.3 – 0.5 *cun*.

CAVE: Eine tiefe senkrechte oder tiefe schräge Nadelung in medialer Richtung beinhaltet das grundlegende Risiko, einen Pneumothorax zu verursachen.

WIRKUNGEN

Klärt feuchte Hitze

Reguliert die Milz und den Magen

INDIKATIONEN

- Blähung und Völlegefühl im Abdomen, Druckgefühl und Schmerzen im Brustkorb und der lateralen Rippenregion, schmieriger Durchfall, erschwerte Nahrungsaufnahme, Erbrechen, rötlich-gelber Urin, Hitze im Körper mit gelbem Gesicht und gelben Augen.
- Rückenschmerzen, Erkrankung mit Auszehrung und übermäßigem Durst, Abneigung gegen Wind und Kälte.

KOMMENTAR

Bl 49 *Yishe* befindet sich auf Höhe von Bl 20 *Pishu*, dem Rücken-*shu*-Punkt der Milz. Trotz seines Namens (Zuflucht der Gedanken) tauchen in keinem der wichtigen klassischen Texte psychologische oder emotionale Indikationen auf.

Bl 49 *Yishe* ist in der Lage, feuchte Hitze auszuleiten (rötlich-gelber Urin, Hitze im Körper mit gelbem Gesicht und Augen) und eine Disharmonie des Magens (Erbrechen, erschwerte Nahrungsaufnahme) und der Milz (abdominelle Blähung und Völlegefühl, schmieriger Diarrhö) zu regulieren.

Bezugnehmend auf seine Nähe zur Bauchspeicheldrüse ist es interessant zu erwähnen, dass dieser Punkt in eine Reihe von klassischen Kombinationen für eine Erkrankung mit Auszehrung und übermäßigem Durst aufgenommen wurde.

Gemäß *Essential Questions*[65] leiten die fünf äußeren Blasenpunkte auf Höhe der fünf *zang*-Rücken-*shu*-Punkte (d. h. Bl 42 *Pohu*, Bl 44 *Shentang*, Bl 47 *Hunmen*, Bl 49 *Yishe* und Bl 52 *Zhishi*) Hitze aus den fünf *zang* aus, eine Wirkung, die sie mit den Rücken-*shu*-Punkten der fünf *zang* teilen.

PUNKTKOMBINATIONEN

- Erkrankung mit Auszehrung und Durst mit großem Verlangen zu trinken: Bl 49 *Yishe*, 3E 1 *Guanchong* und Ni 2 *Rangu* (*Supplementing Life*).
- Erkrankung mit Auszehrung und Durst mit großem Verlangen zu trinken: Bl 49 *Yishe*, KG 24 *Chengjiang*, Ni 2 *Rangu* und 3E 1 *Guanchong* (*Thousand Ducat Formulas*).
- Nierenschwäche bei einer Erkrankung mit Auszehrung und übermäßigem Durst, fehlendes Schwitzen, erschwerte Bewegung der Lendenwirbelsäule, Blähung des Abdomen und Schmerzen der lateralen Rippenregion, Bl 49 *Yishe* und Bl 29 *Zhonglushu* (*Classic of Supplementing Life*).
- Erbrechen: Bl 49 *Yishe*, KG 16 *Zhongting* und Ni 27 *Shufu* (*Supplementing Life*).
- Gelbe Augen: Bl 49 *Yishe*, Bl 48 *Yanggang*, LG 17 *Naohu* und Bl 19 *Danshu* (*Supplementing Life*).

BL 50 *WEICANG*

Magen-Kornspeicher

胃倉

LOKALISATION

3 *cun* lateral der Mittellinie, auf Höhe der unteren Begrenzung des Processus spinosus des zwölften Brustwirbelkörpers (Th 12) und auf Höhe von Bl 21 *Weishu*.

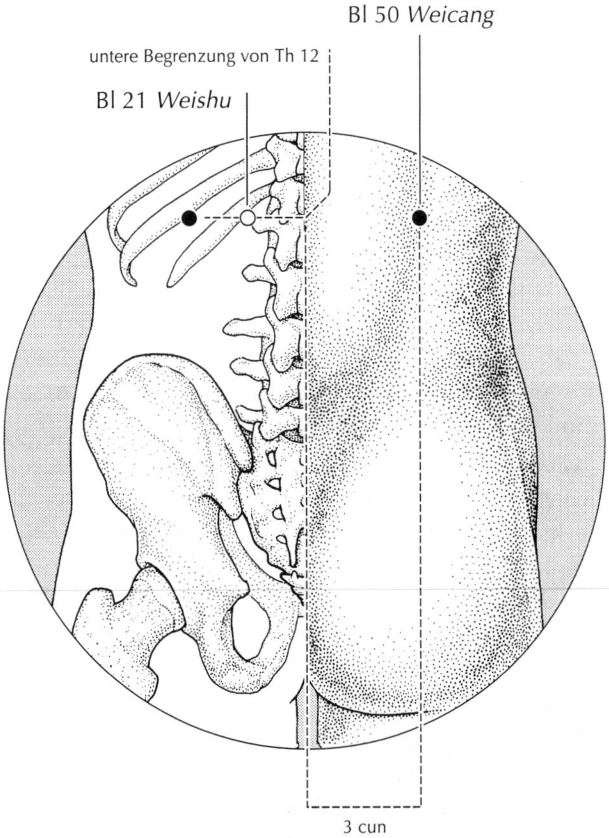

ANMERKUNG ZUR LOKALISATION

Wenn die Schulter entspannt ist, entspricht die 3 *cun*-Linie der medialen Begrenzung der Skapula.

NADELUNG

Schräg 0.3 – 0.5 *cun*.

CAVE: Eine tiefe senkrechte oder tiefe schräge Nadelung in medialer Richtung beinhaltet das grundlegende Risiko, einen Pneumothorax zu verursachen.

WIRKUNGEN

Harmonisiert den mittleren *jiao*

INDIKATIONEN

- Abdominelles Völlegefühl, Leere-Blähung, erschwerte Nahrungsaufnahme, ernährungsbedingte Schädigung bei Kindern, plötzliche tumultartige Erkrankung, Ödeme.
- Abneigung gegen Kälte, viel Kälte, Rückenschmerzen.

PUNKTKOMBINATIONEN

- Erschwerte Nahrungsaufnahme: Bl 50 *Weicang*, Bl 49 *Yishe* und Bl 46 *Geguan* (*Supplementing Life*).

BL 51 HUANGMEN

Tor der Lebenszentren

肓門

LOKALISATION

3 *cun* lateral der Mittellinie auf Höhe der unteren Begrenzung des Processus spinosus des ersten Lendenwirbels und auf Höhe von Bl 22 *Sanjiaoshu*.

ANMERKUNG ZUR LOKALISATION

Wenn die Schulter entspannt ist, entspricht die 3 *cun*-Linie der medialen Begrenzung der Skapula.

NADELUNG

Schräg 0.5 – 1 *cun*.

CAVE: Eine tiefe senkrechte Nadelung beinhaltet das Risiko, die Niere zu verletzen.

WIRKUNGEN

Löst Stagnation auf und unterstützt die Brüste

INDIKATIONEN

- Epigastrische Schmerzen, ausgeprägte Verhärtung unter dem Herzen, Obstipation.
- Brusterkrankungen, Völlegefühl und Schmerzen der Brust.

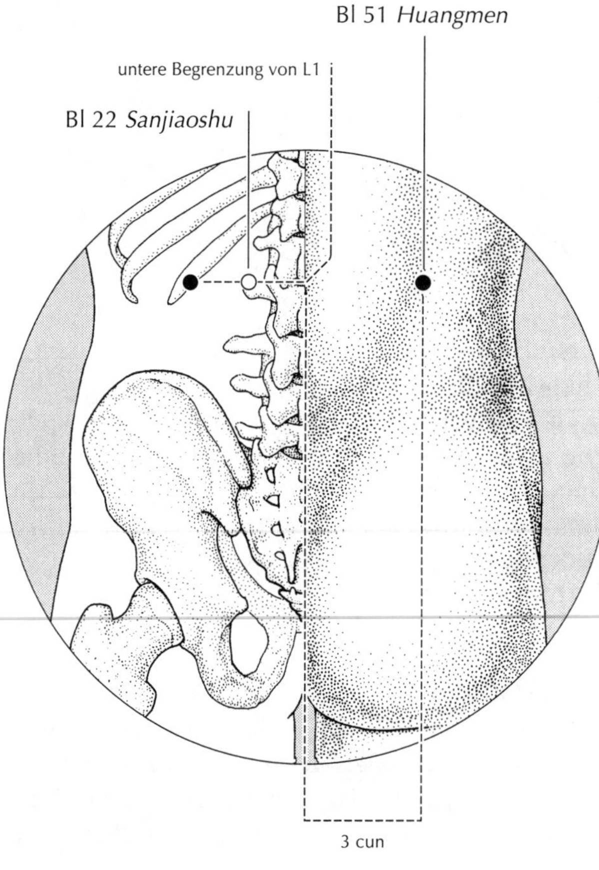

BL 52 *ZHISHI*

Raum der Willenskraft

志室

LOKALISATION

3 *cun* lateral der Mittellinie auf Höhe der unteren Begrenzung des Processus spinosus des zweiten Lendenwirbelkörpers (L 2) und auf Höhe von Bl 23 *Shenshu.*

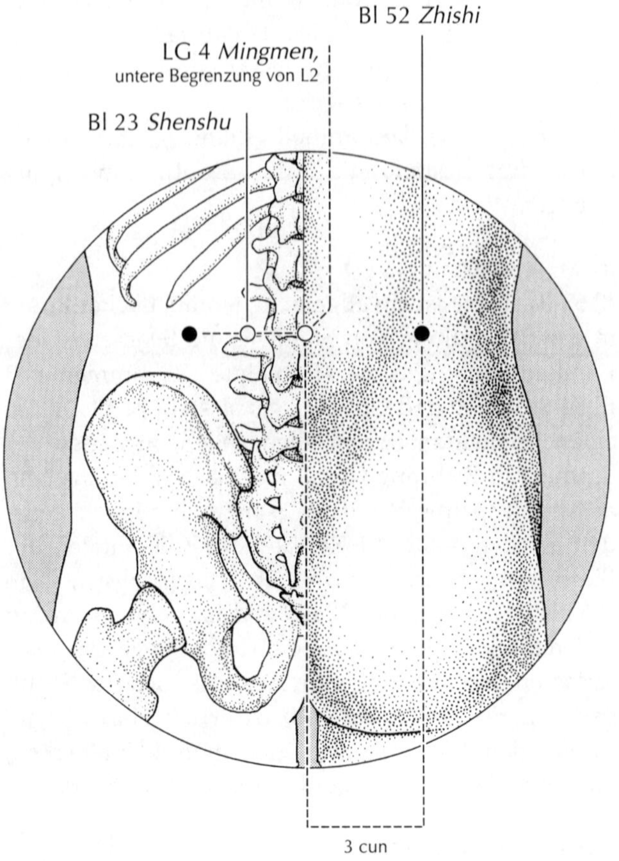

ANMERKUNG ZUR LOKALISATION

Wenn die Schulter entspannt ist, entspricht die 3 *cun*-Linie der medialen Begrenzung der Skapula.

NADELUNG

Schräg 0.5– 1 *cun.*

CAVE: Eine tiefe senkrechte Nadelung beinhaltet das Risiko, die Niere zu verletzen.

WIRKUNGEN

Tonisiert die Nieren und unterstützt die Essenz
Reguliert das Wasserlassen
Stärkt die Lumbalregion

INDIKATIONEN

- Lumbalschmerzen und Steifheit, Rückenschmerzen, tröpfelndes Wasserlassen, erschwertes Wasserlassen, Ödeme, Impotenz, frühzeitiger Samenerguss, Samenerguss mit Träumen, Schwellung und Schmerzen der Genitalien.
- Völlegefühl und Schmerzen der lateralen Rippenregion, plötzliche tumultartige Erkrankung, Erbrechen, erschwerter Stuhlgang, Verhärtung des Abdomen und des Hypogastriums.

KOMMENTAR

Bl 52 *Zhishi* befindet sich auf Höhe von Bl 23 *Shenshu*, dem Rücken-*shu*-Punkt der Nieren. Trotz seines andeutenden Namens „Raum der Willenskraft" existieren keine offensichtlichen Hinweise in irgendeinem der wichtigen Klassiker der Akupunktur bezüglich des Gebrauchs diesen Punktes zur Behandlung von emotionalen oder psychologischen Störungen. Bl 52 *Zhishi* war auch als *Jinggong* (Palast der Essenz) bekannt, wodurch seine Fähigkeit, das Nieren-*Qi* und -*Yang* zu stärken, die Sexualfunktion zu kräftigen und Samenausfluss zu kontrollieren widergespiegelt wird, wie es auch durch seine Indikationen Impotenz, vorzeitige Ejakulation und Samenerguss zum Ausdruck kommt.

In ähnlicher Weise ist er in der Lage, das Nieren-*Qi* zu stärken und das Wasserlassen zu regulieren, und ist daher bei erschwertem und tröpfelndem Wasserlassen und Ödemen indiziert. Bl 52 *Zhishi* wird auch klinisch zur Behandlung von Schmerzen eingesetzt, die sich großflächig über die Muskulatur der Lumbalregion ausbreiten, entweder durch Verstauchung, ein schmerzhaftes Stauungssyndrom oder ein Leere-Syndrom und eine Erkrankung der Nieren, zum Beispiel Nierenkoliken. Im Gegensatz zu Bl 23 *Shenshu* beschränkt sich die Anwendung von Bl 52 *Zhishi* auf die genannten Muster der Nierenschwäche und besitzt nicht die umfassendere Fähigkeit von Bl 23 *Shenshu* bezüglich einer tief greifenden Nährung und Tonisierung der Nieren.

Gemäß *Essential Questions*[66] leiten die fünf äußeren Blasenpunkte auf Höhe der fünf *zang*-Rücken-*shu*-Punkte (d. h. Bl 42 *Pohu*, Bl 44 *Shentang*, Bl 47 *Hunmen*, Bl 49 *Yishe* und Bl 52 *Zhishi*) Hitze aus den fünf *zang* aus, eine Wirkung die sie mit den Rücken-*shu*-Punkten der fünf *zang* teilen.

PUNKTKOMBINATIONEN

- Lumbalschmerzen mit Spannung im Bereich der Wirbelsäule: Bl 52 *Zhishi*, Gb 25 *Jingmen* (*Thousand Ducat Formulas*).
- Akute Schmerzen beider lateraler Rippenregionen: Bl 52 *Zhishi*, Bl 18 *Ganshu*, Bl 20 *Pishu* (*Thousand Ducat Formulas*).
- Schmerzen und Schwellung der Genitalien: Bl 52 *Zhishi*, Bl 53 *Baohuang* (*Supplementing Life*).
- Schmerzen der Genitalien: Bl 52 *Zhishi*, Bl 23 *Shenshu*, Bl 64 *Jinggu* und Le 3 *Taichong* (*Supplementing Life*).
- Tröpfelndes Wasserlassen: Bl 52 *Zhishi*, Bl 39 *Weiyang* und Bl 33 *Zhongliao* (*Supplementing Life*).

- Nierenkolik, Blut und Stein-schmerzhafte Miktionsdysfunktion mit Erbrechen: Bl 52 *Zhishi*, Bl 53 *Baohuang*, Bl 25 *Dachangshu*, Gb 25 *Jingmen*, Ma 25 *Tianshu*, Mi 15 *Daheng*, Mi 6 *Sanyinjiao* und Pe 6 *Neiguan*.

BL 53 *BAOHUANG*

Die Vitalen der Blase

胞肓

LOKALISATION

3 *cun* lateral der Mittellinie auf Höhe des Processus spinosus des zweiten Sakralwirbels.

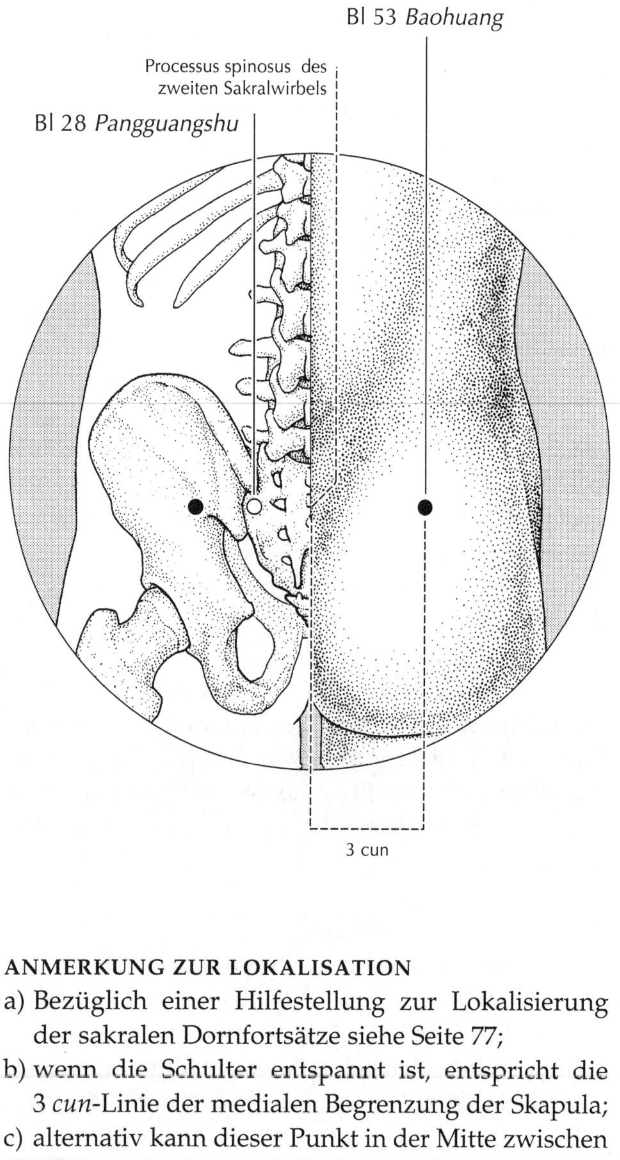

ANMERKUNG ZUR LOKALISATION

a) Bezüglich einer Hilfestellung zur Lokalisierung der sakralen Dornfortsätze siehe Seite 77;
b) wenn die Schulter entspannt ist, entspricht die 3 *cun*-Linie der medialen Begrenzung der Skapula;
c) alternativ kann dieser Punkt in der Mitte zwischen der Mittellinie und der lateralen Begrenzung des Gesäßes lokalisiert werden, wenn die laterale Begrenzung kräftig mit der Handfläche eingedrückt wird.

NADELUNG

Senkrecht 1- 1.5 *cun*.

WIRKUNGEN

Unterstützt die Lumbalregion, aktiviert die Leitbahn und erleichtert Schmerzen

Reguliert den unteren *jiao* und unterstützt das Wasserlassen

INDIKATIONEN

- Schmerzen und Steifheit der Lumbalregion, Ischialgie.
- Verhärtung und Völlegefühl im Hypogastrium, Harnverhalt, tröpfelndes Wasserlassen, Ödeme, Unfähigkeit Wasser zu lassen und Stuhl abzusetzen.
- Borborygmus, abdominelle Blähung, unverdaute Nahrungsbestandteile (im Stuhl), Abneigung gegen Wind.

KOMMENTAR

Bl 53 *Baohuang* ist ein allgemein gebräuchlicher Punkt in der Behandlung von Steifheit und Schmerzen der Lumbalregion und bei Ischialgie. Zusammen mit Bl 54 *Baohuang* und Gb 30 *Huantiao* stellt Bl 53 *Zhibian* einen Punkt dar, der in allen Fällen, in denen der Schmerz in Richtung Gesäß und nach unten ins Bein ausstrahlt, palpiert und bei Schmerzhaftigkeit genadelt werden sollte. Bl 53 *Baohuang* (die Vitalen der Blase) liegt lateral von Bl 28 *Pangguangshu*, dem Rücken-*shu*-Punkt der Blase und ist gemeinsam mit vielen Punkten der Sakralregion in der Lage, das Wasserlassen und in geringerem Ausmaß auch den Stuhlgang zu regulieren, deshalb ist er bei Harnverhalt, tröpfelndem Wasserlassen, Ödemen und Unfähigkeit, Wasser zu lassen oder Stuhl abzusetzen indiziert.

PUNKTKOMBINATIONEN

- Schmerzen der Lumbalregion und Abneigung gegen Kälte: Bl 53 *Baohuang*, Bl 32 *Ciliao* und Bl 56 *Chengjin* (*Supplementing Life*).
- Harnverhalt: Bl 53 *Baohuang* und Bl 54 *Zhibian* (*Supplementing Life*).
- Völlegefühl im Hypogastrium: Bl 53 *Baohuang* und Bl 18 *Ganshu* (*Thousand Ducat Formulas*).

BL 54 *ZHIBIAN*

Unterste Kante

秩邊

LOKALISATION

Auf dem Gesäß, in einer Mulde 3 *cun* lateral des Hiatus sacralis.

ANMERKUNG ZUR LOKALISATION

a) Der Hiatus sacralis ist die Mulde zwischen der knöchernen Erhebung der Cornua sacralia bzw. coccygea (genau unter dem Processus spinosus des fünften Sacralwirbels, wenn dieser tastbar ist);

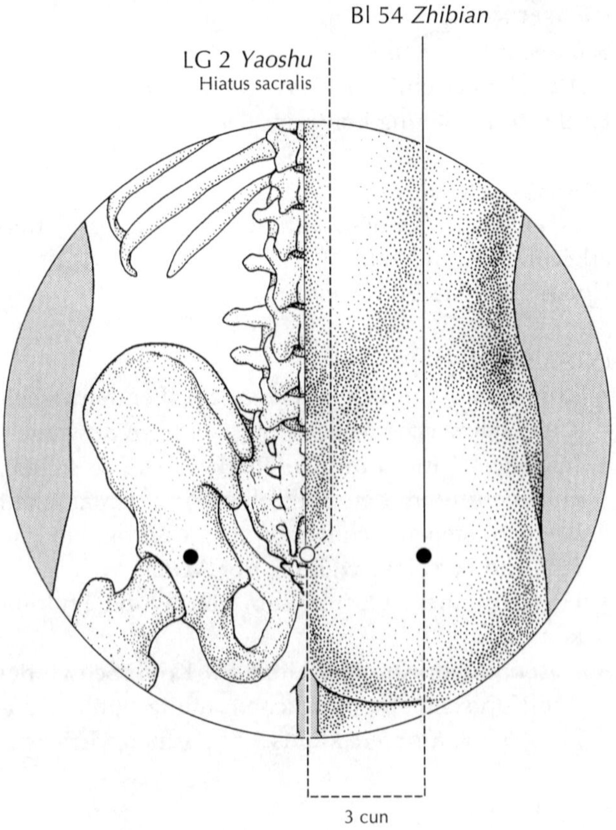

b) wenn die Schulter entspannt ist, entspricht die 3 *cun*-Linie der medialen Begrenzung des Skapula;

c) alternativ kann dieser Punkt in der Mitte zwischen der Mittellinie und der lateralen Begrenzung des Gesäßes lokalisiert werden, wenn die laterale Begrenzung kräftig mit der Handfläche eingedrückt wird.

NADELUNG

a) Senkrecht 1.5 – 2.5 *cun;*

b) 2 – 3 *cun* schräg Richtung Anus oder Genitalien

WIRKUNGEN

Unterstützt die Lumbalregion

Aktiviert die Leitbahn und erleichtert Schmerzen

Reguliert das Wasserlassen und behandelt Hämorrhoiden

INDIKATIONEN

- Schmerzen und Kälte der Lumbalregion und des Sakrum, Lumbalschmerzen bei Nierenschwäche, Schmerzen des Gesäßes, Ischialgie, schmerzhaftes Stauungssyndrom und Atrophieerkrankung der unteren Extremität.
- Erschwertes Wasserlassen, Harnverhalt, dunkler Urin, erschwerte Defäkation, Samenerguss, Hämorrhoiden, trübe Leukorrhö, Schmerzen der Genitalien.

KOMMENTAR

Bl 54 *Zhibian* ist ein unverzichtbarer Punkt in der Behandlung von Schmerzen der Lumbalregion, des Sakrum, der Gesäßbacken und bei Ischialgie. Zusammen mit Bl 53 *Baohuang* und Gb 30 *Huantiao* stellt Bl 54 *Zhibian* einen Punkt dar, der in allen Fällen, in denen der Schmerz in Richtung Gesäß und nach unten ins Bein ausstrahlt, palpiert und bei Schmerzhaftigkeit genadelt werden sollte.

Gemäß *Investigation into Points along the Channels* von *Yan Zhen-shi* der *Ming*-Dynastie ist Bl 54 *Zhibian* bei „Lumbalschmerzen bei Nierenschwäche, Samenerguss und trüber Leukorrhö" indiziert. Dieses Zitat unterstreicht die Tatsache, dass sich der Gebrauch von Bl 54 *Zhibian* in der Behandlung von Lumbalschmerzen nicht auf Fälle von Stagnation (wie ein schmerzhaftes Stauungssyndrom) beschränkt, sondern sich auch auf Schmerzen der Lumbalregion bei einer Nierenschwäche erstreckt.

Zusammen mit vielen Punkten der Sakralregion, die über der Blase und den Eingeweiden liegen, ist Bl 54 *Zhibian* in der Lage, blockierte und erschwerte Miktion und Defäkation zu regulieren. Bl 54 *Zhibian* wird auch in einer Reihe von Klassikern zur Behandlung der „fünf Arten von Hämorrhoiden mit Schwellung" erwähnt.

PUNKTKOMBINATIONEN

- Abneigung gegen Kälte im Rücken und Steifheit der Wirbelsäule mit erschwertem Beugen: Bl 54 *Zhibian*, Bl 46 *Geguan*, Bl 4 *Quchai* (*Thousand Ducat Formulas*).
- Roter und zögerlicher Urinfluss: Bl 54 *Zhibian*, KG 4 *Guanyuan*, KG 6 *Qihai* und Bl 48 *Yanggang* (*Supplementing Life*).
- Harnverhalt: Bl 54 *Zhibian* und Bl 53 *Baohuang* (*Supplementing Life*).

BL 55 *HEYANG*

合陽

Kreuzungspunkt des *Yang*

LOKALISATION

Im Bereich des Unterschenkels, zwei *cun* unterhalb von Bl 40 *Weizhong* auf einer Verbindungslinie zwischen Bl 40 *Weizhong* und Bl 57 *Chengshan*, in einer Mulde zwischen den zwei Köpfen des M. gastrocnemius.

ANMERKUNG ZUR LOKALISATION

Man lokalisiert zunächst Bl 57 *Chengshan*. Dann findet man Bl 55 *Heyang* nach einem Viertel der Strecke zwischen Bl 40 *Weizhong* und Bl 57 *Chengshan*.

NADELUNG

Senkrecht 1 – 1.5 *cun*.

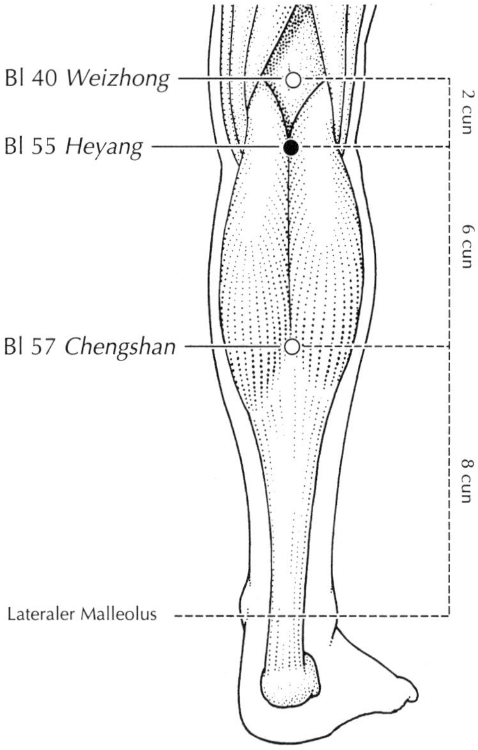

WIRKUNGEN

Aktiviert die Leitbahn und erleichtert Schmerzen
Stoppt Uterusblutungen und behandelt Schmerzen der Genitalien

INDIKATIONEN

- Lumbalschmerzen mit Ausstrahlung ins Abdomen, Hitzegefühl im Bereich des inneren Oberschenkels, Schmerzen, Hitze und Schweregefühl der Knie, erschwertes Gehen.
- Uterusblutung, Leukorrhö, Schmerzen der Genitalien, plötzlicher heftiger Schmerz der Genitalien, Kälte-*shan*-Erkrankung.

PUNKTKOMBINATIONEN

- Uterusblutung bei *Qi*-Mangel: Bl 55 *Heyang* und Ni 8 *Jiaoxin (One Hundred Symptoms)*

BL 56 *CHENGJIN*

承筋

Muskelstütze

LOKALISATION

Im Bereich des Unterschenkels, 5 *cun* unterhalb von Bl 40 *Weizhong*, in der Mitte zwischen Bl 55 *Heyang* und Bl 57 *Chengshan* im Zentrum des Muskelbauchs des Musculus gastrocnemius.

ANMERKUNG ZUR LOKALISATION

Zunächst lokalisiert man Bl 57 *Chengshan*, dann Bl 55 *Heyang*. Bl 56 *Chengjin* ist in der Mitte zwischen diesen zwei Punkten lokalisiert.

NADELUNG

Senkrecht 1 – 1.5 *cun*.
CAVE: Gemäß einigen klassischen Texten ist dieser Punkt für Nadelung kontraindiziert.

WIRKUNGEN

Entspannt die Sehnen, aktiviert die Leitbahn und erleichtert Schmerzen
Unterstützt Fuß und Ferse

INDIKATIONEN

- Kontraktion und Schmerzen der Lendenwirbelsäule, schmerzhaftes Stauungssyndrom des Unterschenkels, Zittern mit Unfähigkeit lang zu stehen, Hitzegefühl in den Fußsohlen mit Unfähigkeit lange zu stehen, Schmerzen und Kontraktion von Fuß-und Ferse, Schwellung der Axilla.
- Hämorrhoiden, Obstipation, Harn- und Stuhlinkontinenz.
- Nasenbluten, Rhinitis, Hitze im Kopf, Schwindel und Kopfschmerz, plötzliche tumultartige Erkrankung mit Krämpfen, klonische Spasmen, Urtikaria.

KOMMENTAR

Wie es der Name „Muskelstütze" beinhaltet, ist Bl 56 *Chengjin* für Schmerzen und Kontraktion der Muskeln und Sehnen speziell im Lumbalbereich und im Bereich der Wade indiziert. Eine der Eigenschaften der Leitbahnen liegt darin, dass ihre Punkte eine zunehmend ausgeprägte Wirkung auf die gesamte Länge der Leitbahn besitzen, je weiter sie nach distal

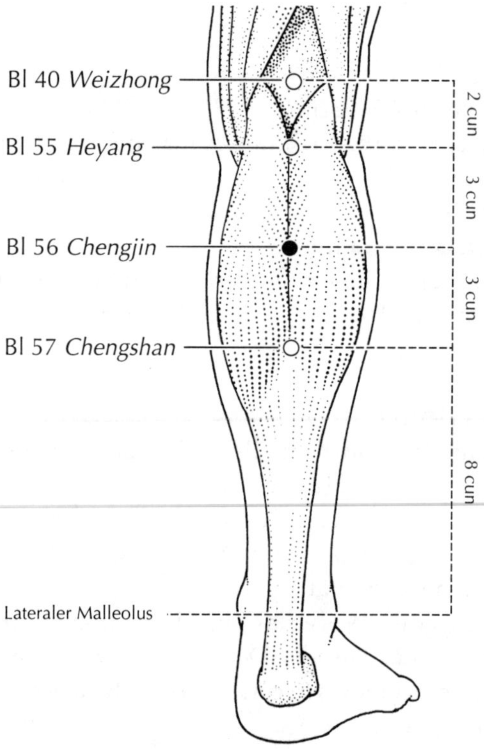

Richtung Hand oder Fuß verlaufen. Obwohl es sich nicht um einen Hauptpunkt handelt, wird Bl 56 *Chengjin* durch seine Fähigkeit charakterisiert, Erkrankungen der gesamten Blasen-Leitbahn am Kopf (Schwindel, Kopfschmerzen, Hitze im Kopf, Nasenbluten, Rhinitis), der Lumbalregion, des Unterschenkels und der Wade und des Fußes bzw. der Ferse zu behandeln.

Fersenschmerzen sind häufig eine schwer zu behandelnde Erkrankung und erfordern nicht nur lokale Punkte an der Ferse selbst, sondern auch proximale Punkte. Bl 56 *Chengjin* und Bl 57 *Chengshan* sind die zwei proximalen Hauptpunkte, die diesen Bereich des Fußes ansprechen. Schließlich behandelt Bl 56 *Chengjin*, wie mehrere distale Punkte auf der Blasen-Leitbahn, sowohl Schwellungen der Axilla als auch Hämorrhoiden. Dies kann durch den Verlauf der tendino-muskulären Leitbahn der Blase zur Axilla und der Blasen-Sonderleitbahn, die um den Anus herum verläuft, erklärt werden.

PUNKTKOMBINATIONEN

- Hämorrhoiden, Schwellung der Axilla: Bl 56 *Chengjin*, Bl 36 *Chengfu*, Bl 40 *Weizhong* und Dü 5 *Yanggu* (*Thousand Ducat Formulas*).
- Erschwerter Stuhlgang: Bl 5 *Wuchu*, Bl 57 *Chengshan*, Ni 4 *Dazhong*, Bl 33 *Zhongliao*, KG 4 *Guanyuan*, Le 3 *Taichong*, Ni 3 *Taixi* und KG 12 *Zhongwan* (*Supplementing Life*).
- Schmerzen der Lumbalregion und Abneigung gegen Kälte: Bl 56 *Chengjin*, Bl 32 *Ciliao* und Bl 53 *Baohuang* (*Supplementing Life*).
- Schmerzen im Lumbalbereich, als ob dieser gebrochen sei: Bl 56 *Chengjin*, Bl 65 *Shugu* und Bl 58 *Feiyang* (*Thousand Ducat Formulas*).
- Kontraktion der Beine: Bl 56 *Chengjin*, Bl 57 *Chengshan*, Bl 64 *Jinggu* und Mi 5 *Shangqiu* (*Thousand Ducat Formulas*).
- Taubheit des Unterschenkels: Bl 56 *Chengjin*, Gb 33 *Xiyangguan* und Gb 30 *Huantiao* (*Thousand Ducat Formulas*).
- Fersenschmerzen: Bl 56 *Chengjin*, Bl 57 *Chengshan* und *Ahshi*-Punkte.

BL 57 *CHENGSHAN*

承山

Bergstütze

Ma Dan-yang Himmel-Stern-Punkt

LOKALISATION

Im Bereich des Unterschenkels, in einer Mulde, die sich unterhalb der Muskelbäuche des Musculus gastrocnemius ausbildet, wenn der Muskel verkürzt wird, ca. 8 *cun* distal von Bl 40 *Weizhong*, d. h. in der Mitte zwischen Bl 40 *Weizhong* und Bl 60 *Kunlun*.

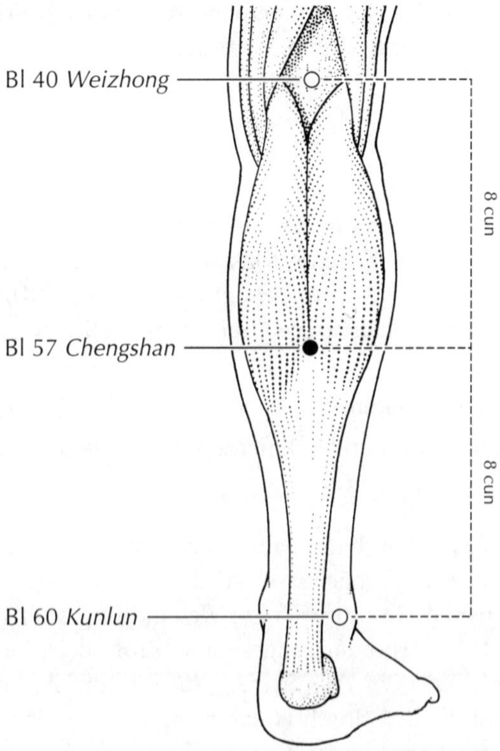

ANMERKUNG ZUR LOKALISATION

Man fährt mit dem Finger entlang der Achillessehne auf der Mittellinie nach oben, bis man an eine Mulde gelangt, die von den zwei Ansätzen der Muskelbäuche des M. gastrocnemius geformt wird; diese Vertiefung kann einfacher palpiert werden, wenn man den Patienten auffordert mit dem Fußballen gegen den Widerstand der Hand zu drücken.

NADELUNG

Senkrecht oder schräg, Richtung proximal oder distal, 1 – 1.5 *cun*.

WIRKUNGEN

Entspannt die Sehnen, aktiviert die Leitbahn und erleichtert Schmerzen
Unterstützt die Wade und die Ferse
Behandelt Hämorrhoiden

INDIKATIONEN

- Hämorrhoiden, blutende Hämorrhoiden, geschwollene und schmerzhafte Hämorrhoiden, Obstipation, Rektumprolaps.
- Schmerzen und Steifheit der Lumbalregion, Ischialgie, erschwertes Sitzen und Stehen, Unfähigkeit lang zu stehen, Krämpfe, Schmerzen und Kontraktion der Sehnen, Bein-*Qi* mit geschwollenem Knie, schwere Beine, Schlaffheit und Schwäche des Beins, Fersenschmerzen, Hitzegefühl in den Fußsohlen mit Unfähigkeit lang zu stehen.

- Frösteln, Malaria, plötzliche tumultartige Erkrankung, Nasenbluten, Halsschmerzen, Hitze im Kopf.

KOMMENTAR

Bl 57 *Chengshan* wurde von *Ma Dan-yang*, dem großen Arzt der *Jin*-Dynastie, in die „Elf Himmel-Stern-Punkte"[67], seine Klassifizierung der wichtigsten Akupunkturpunkte, aufgenommen. Klinisch wird Bl 57 *Chengshan* bei drei Hauptsituationen angewandt:

a) Hämorrhoiden,

b) Kontraktion und Schmerzen der Wade und

c) Fersenschmerzen.

Die Blasen-Sonderleitbahn zieht um die Analregion herum. Klassischerweise wurde Bl 57 *Chengshan* als der distale Hauptpunkt zur Behandlung aller Arten von Hämorrhoiden angesehen. Zum Beispiel sagt *Song to Keep Up Your Sleeve*: „Für die fünf Arten von Hämorrhoiden durch Hitze im Blut wählt man Bl 57 *Chengshan* und erwartet ein vollständiges Verschwinden der Erkrankung", während *Ma Dan-yang* den Punkt für „... Hämorrhoiden und erschwerte Defäkation ..." empfiehlt.

Schmerzen und Kontraktionen der Wade können als Folge einer traumatischen Verletzung, eines schmerzhaften Stauungssyndroms oder einer plötzlichen tumultartigen Erkrankung entstehen, werden allerdings meistens in Zusammenhang mit einem Leber-Blut-Mangel aufgeführt. *Essential Questions*[68] besagt: „Wenn eine Person schläft, kehrt das Blut in die Leber zurück." Schmerzen und Kontraktion der Wade neigen daher dazu, nachts aufzutreten, wenn sich der Körper in Ruhe befindet, das Blut in die Leber zurückkehrt und der relative Mangel an zirkulierendem Blut die Nährung und das Weichmachen der Sehnen und der Muskulatur der Extremitäten unmöglich macht. Diese Symptome werden häufiger bei Personen angetroffen, die zu einem Blutmangel neigen, besonders bei Frauen aufgrund des Blutverlustes im Rahmen der Menstruation und bei älteren Menschen aufgrund der unvermeidbaren Abnahme von Essenz und Blut während des Alterungsprozesses. Obwohl Bl 57 *Chengshan* keine Wirkung auf das Leber-Blut selbst besitzt, stellt er einen wichtigen Lokalpunkt in der Behandlung dieser Erkrankung dar. Fersenschmerzen können auf eine traumatische Verletzung, ein schmerzhaftes Stauungssyndrom oder eine Nierenschwäche zurückgeführt werden.

Bl 57 *Chengshan* ist ein wichtiger proximaler Punkt für diese Erkrankung und kann mit anderen geeigneten Punkten zur Behandlung von Fersenschmerzen jeglicher Ätiologie kombiniert werden.

Schließlich wird der Gebrauch von Bl 57 *Chengshan* zur Behandlung von Lumbalschmerzen von *Ma Danyang* und anderen klassischen Quellen betont. Klinisch wird er jetzt häufiger für ischialgieforme Schmerzen mit Ausstrahlung in den Wadenbereich genützt.

PUNKTKOMBINATIONEN

- Die neun Arten von Hämorrhoiden (mit Blutung)[59]: Bl 57 *Chengshan* und LG 1 *Changqiang (Song of the Jade Dragon)*.
- Die fünf Arten von Hämorrhoiden: Bl 57 *Chengshan*, Bl 40 *Weizhong*, Bl 58 *Feiyang*, Gb 38 *Yangfu*, Ni 7 *Fuliu*, Le 3 *Taichong*, Gb 43 *Xiaxi*, KG 6 *Qihai*, KG 1 *Huiyin* und LG 1 *Changqiang (Great Compendium)*.
- Chronische Hämorrhoiden: Bl57 *Chengshan*, M-UE 29 *Erbai*, LG 1 *Changqiang (Great Compendium)*.
- Blut im Stuhl: Bl 57 *Chengshan*, Ni 7 *Fuliu*, Le 3 *Taichong* und Mi 3 *Taibai (Great Compendium)*.
- Intestinaler Wind (Blut im Stuhl): Bl 57 *Chengshan*, LG 1 *Changqiang (One Hundred Symptoms)*
- Erschwerte Defäkation: Bl 57 *Chengshan* und Ni 3 *Taixi* (*Supplementing Life*).
- Erschwerte Defäkation: Bl 57 *Chengshan*, Ni 4 *Dazhong*, Bl 33 *Zhongliao*, KG 4 *Guanyuan*, Bl 56 *Chengjin*, Le 3 *Taichong*, Ni 3 *Taixi* und KG 12 *Zhongwan* (*Supplementing Life*).
- Schwäche der Beine: Bl 57 *Chengshan*, Bl 40 *Weizhong*, Ma 36 *Zusanli (Great Compendium)*.
- Schmerzen der Beine und der Lumbalregion: Bl 57 *Chengshan*, Ma 33 *Yinshi*, Gb 30 *Huantiao*, Gb 31 *Fengshi*, Bl 40 *Weizhong*, Bl 60 *Kunlun* und Bl 62 *Shenmai (Great Compendium)*.
- Kontraktion der Beine: Bl 57 *Chengshan*, Mi 5 *Shangqiu*, Bl 56 *Chengjin* und Bl 64 *Jinggu* (*Thousand Ducat Formulas*).
- Hitze in der Fußsohle mit Unfähigkeit lang zu stehen: Bl 57 *Chengshan*, Bl 56 *Chengjin*, Ma 38 *Tiaokou* und Ma 36 *Zusanli* (*Thousand Ducat Formulas*).

BL 58 *FEIYANG*

飛揚

Hochfliegen

luo-Passagepunkt der Blasen-Leitbahn

LOKALISATION

Im Bereich des Unterschenkels, 7 *cun* direkt oberhalb von Bl 60 *Kunlun*, lateral und ca. 1 *cun* inferior von Bl 57 *Chengshan*.

NADELUNG

Senkrecht oder schräg Richtung proximal oder distal 1 – 1.5 *cun*.

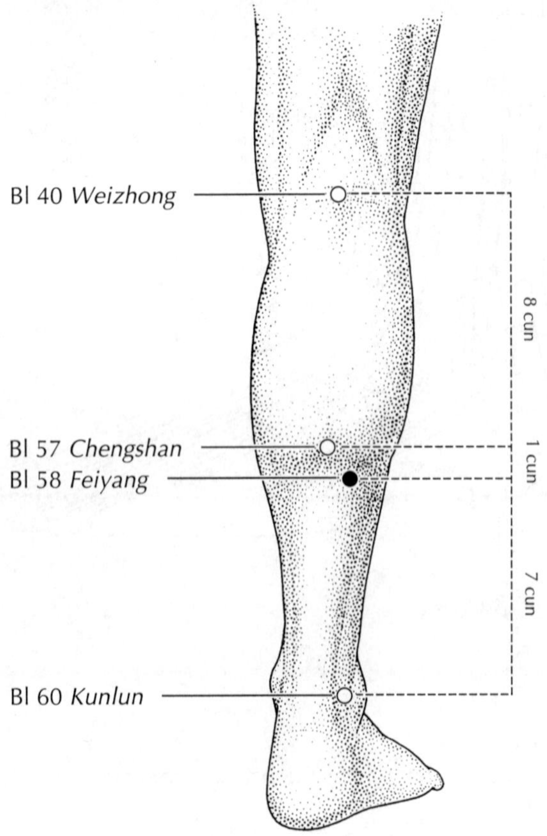

WIRKUNGEN

Harmonisiert den oberen und unteren Bereich
Vertreibt Wind aus der *taiyang*-Leitbahn
Behandelt Hämorrhoiden
Aktiviert die Leitbahn und erleichtert Schmerzen

INDIKATIONEN

- Hitze im Kopf, Schwindel, visueller Schwindel, Kopfschmerz und Schwindel, Schmerzen von Hals und Okziput, Schmerzen des Kopfes und des Rückens, Rhinitis, Rhinitis mit Obstruktion und Schmerzen von Kopf und Rücken, Nasenbluten, verstopfte Nase, Manie, Epilepsie.
- Frösteln und Fieber, Fieber ohne Schwitzen, Malaria, Malaria ohne Durst.
- Lumbalschmerzen, Schweregefühl des Körpers mit Unfähigkeit zu sitzen oder zu stehen, Frösteln mit Unfähigkeit lange zu sitzen oder zu stehen, Atrophieerkrankung der unteren Extremität, Kälte des unteren Körperanteils, Schwäche der Beine, erschwertes Gehen, Schwellung und Schmerzen der unteren Extremität, Ischialgie, Wind-schmerzhaftes Stauungssyndrom der Gelenke, Unfähigkeit die Zehen zu beugen und zu strecken.
- Hämorrhoiden, geschwollene und schmerzhafte Hämorrhoiden, blutenden Hämorrhoiden.

KOMMENTAR

Bl 58 *Feiyang* ist der *luo*-Passagepunkt der Blasen-Leitbahn. Eine Überprüfung seiner modernen Anwendung im Vergleich mit seinen traditionellen Indikationen offenbart einen grundlegenden Unterschied. Heutzutage wird er klinisch meistens für Erkrankungen der unteren Extremität und der Lumbalregion angewandt, besonders bei ischialgieformen Schmerzen, die entweder entlang des Verlaufs der Blasen- und Gallenblasen-Leitbahn oder zwischen diesen zwei Leitbahnen lokalisiert sind. Dies spiegelt die Lokalisation von Bl 58 *Feiyang* in einem Bereich wider, in dem die Blasen-Leitbahn, die entlang der Hinterseite des Beins ausgehend von Bl 26 *Guanyuanshu* nach unten zieht, im Bereich des Unterschenkels nach lateral Richtung Gallenblasen-Leitbahn verläuft.

Seine traditionellen Indikationen zeigen allerdings eine breiter gefächerte Anwendung, charakterisiert durch einen Füllezustand im oberen Bereich, der manchmal mit einem Leerezustand im unteren Bereich verbunden ist (ein Muster, das den Namen dieses Punktes „Hochfliegen" ebenso wie seinen alternativen Namen „Das fliegende *Yang*" erklären könnte).

Ausgehend von Bl 58 *Feiyang* trifft sich die *luo*-Verbindungsleitbahn mit der Nieren-Leitbahn, wodurch die Verbindung zwischen diesen gekoppelten Leitbahnen gestärkt wird. Gemäß *Guide to the Classic of Acupuncture* „sind die *luo*-Passagepunkte zwischen zwei Leitbahnen lokalisiert... wenn sie genadelt werden, können Symptome der innen-außen-gekoppelten Leitbahnen behandelt werden"[69]. Wenn die Nieren erschöpft sind, kann eine darunter liegende Leere vorliegen, die sich als Lumbalschmerzen, Kälte im unteren Bereich des Körpers, Unfähigkeit lang zu stehen und Schwäche der Beine manifestieren. Zur selben Zeit kann es zum Aufsteigen von exzessiven *Yang* entlang der gekoppelten Blasen-Leitbahn zum Kopf kommen und sich als Schwindel, Kopfschmerzen, Schmerzen des Halses und des Okziput, Hitze im Kopf und Nasenbluten manifestieren.

Je weiter die Blasen-Leitbahn nach unten zum Fuß verläuft, umso mehr sind ihre Punkte für Geisteserkrankungen wie Manie indiziert. Hierunter steht Bl 58 *Feiyang* an erster Stelle. Die Blasen-Hauptleitbahn verbindet sich bei den Punkten LG 13 *Taodao*, LG 14 *Dazhui*, LG 17 *Naohu* und LG 20 *Baihui* mit dem Lenkergefäß; dort tritt sie in das Gehirn ein, während die Blasen-Sonderleitbahn ins Herz eindringt. Da sowohl das Gehirn als auch das Herz in verschiedenen Traditionen der chinesischen Medizin als Herberge des Geistes angeführt wurden, ermöglichen es die Verläufe der zwei Leitbahnen, die Fähigkeit der Punkte wie Bl 58 *Feiyang* zu erklären den Geist zu beruhigen und Erkrankungen des Gehirns, wie Manie und Epilepsie zu behandeln.

Wenn pathogene Faktoren, hauptsächlich äußerer Wind, die *taiyang*-Leitbahn angreift, kann es zu Frösteln und Fieber oder Fieber ohne Schwitzen, ebenso wie zu unterschiedlichen Symptomen, die den Kopf betreffen, wie Schmerzen im Hals und Okziputbereich, Hitze im Kopf, verstopfte Nase und Rhinitis, Nasenbluten und Schwindel kommen. Bl 58 *Feiyang*, ein distaler Punkt der Fuß-*taiyang*-Leitbahn, ist in der Lage, pathogene Faktoren aus der Leitbahn zu vertreiben, die Oberfläche zu befreien und den oberen Anteil der Leitbahn zu klären.

Die Blasen-Sonderleitbahn umläuft die Analregion und Bl 58 *Feiyang* ist, ebenso wie Bl 56 *Chengjin* und Bl 57 *Chengshan*, klassischerweise zur Behandlung von Hämorrhoiden, geschwollenen und schmerzhaften Hämorrhoiden sowie blutenden Hämorrhoiden indiziert.

Schließlich gibt *Great Compendium of Acupuncture and Moxibustion* spezielle Indikationen für Fülle und Leere der *luo*-Passagepunkte. Im Fall von Bl 58 *Feiyang* handelt es sich um Rhinitis mit Obstruktion und Schmerzen des Kopfes und des Rückens (Fülle) und um Rhinitis mit Nasenbluten (Leere).

PUNKTKOMBINATIONEN

- Schwindel und Augenschmerzen: Bl 58 *Feiyang* und Dü 5 *Yanggu* (*Supplementing Life*).
- Kopfschmerzen und Schwindel: Bl 58 *Feiyang*, Bl 60 *Kunlun*, Le 8 *Ququan*, Dü 2 *Qiangu*, Dü 1 *Shaoze* und He 5 *Tongli* (*Thousand Ducat Formulas*).
- Hitze im Kopf und Rhinitis mit Nasenbluten: Bl 58 *Feiyang*, Bl 57 *Chengshan*, Bl 60 *Kunlun*, Bl 64 *Jinggu* und Mi 1 *Yinbai* (*Thousand Ducat Formulas*).
- Halsschmerzen, Gelenkschmerzen und Schwitzen: Bl 58 *Feiyang*, Ni 1 *Yongquan* und Gb 4 *Hanyan* (*Thousand Ducat Formulas*).
- Verrücktheit und Manieerkrankung mit Zungenbewegung: Bl 58 *Feiyang*, Ma 23 *Taiyi*, Ma 24 *Huaroumen* (*Thousand Ducat Formulas*).

BL 59 *FUYANG* 跗陽

Yang des Fußrückens

xi-Grenzpunkt des *Yang*-Fersengefäßes

LOKALISATION

Im Bereich des Unterschenkels, 3 *cun* direkt oberhalb von Bl 60 *Kunlun*.

ANMERKUNG ZUR LOKALISATION

a) Man lokalisiert eine Handbreit proximal von Bl 60 *Kunlun*;
b) dieser Punkt wird in der Mulde zwischen der Achillessehne und den Peronäussehnen lokalisiert.

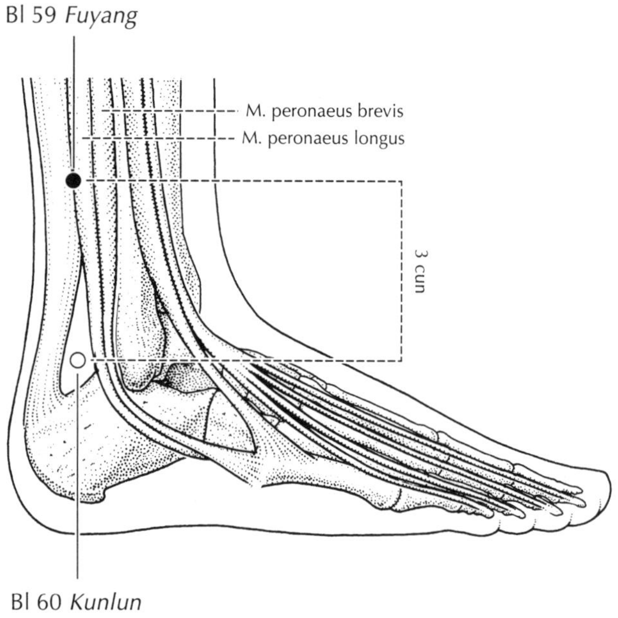

NADELUNG

Senkrecht oder schräg Richtung proximal oder distal 1 – 1.5 *cun*.

WIRKUNGEN

Unterstützt die Lumbalregion und die Beine
Aktiviert die Leitbahn und erleichtert Schmerzen

INDIKATIONEN

- Lumbalschmerz mit Unfähigkeit lang zu stehen, Unfähigkeit nach dem Sitzen zu stehen, Oberschenkelschmerzen, schmerzhaftes Wind-Stauungssyndrom mit Taubheit, Atrophieerkrankung der unteren Extremität, Unfähigkeit die vier Extremitäten zu heben, Schweregefühl und Wundheitsgefühl des Beins und des Knies, Ischialgie, Kälte-Feuchtigkeit, Bein-*Qi*, Ulzeration im Bereich des Beins, Rötung und Schwellung des lateralen Malleolus.
- Schwerer Kopf, Frösteln und Fieber, Schmerzen der Augenbraue, plötzliche tumultartige Erkrankung mit Krämpfen, klonische Spasmen.

PUNKTKOMBINATIONEN

- Klonische Spasmen: Bl 59 *Fuyang* und 3E 10 *Tianjing* (*Supplementing Life*).
- Schweregefühl des Kopfes: Bl 59 *Fuyang*, Bl 7 *Tongtian* und LG 15 *Yamen* (*Supplementing Life*).

BL 60 *KUNLUN*

昆侖

Kunlun-Berge

jing-Flusspunkt und Feuerpunkt der Blasen-Leitbahn
Ma Dan-yang Himmel-Stern-Punkt

LOKALISATION

Hinter dem Sprunggelenk, in einer Mulde zwischen der höchsten Erhebung des lateralen Malleolus und der Achillessehne.

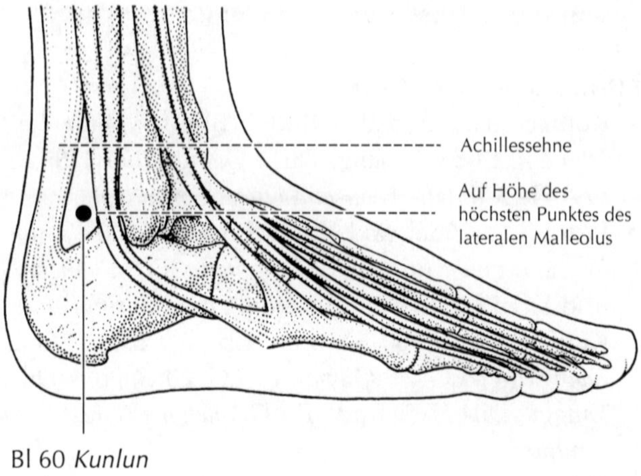

ANMERKUNG ZUR LOKALISATION

Man lokalisiert im Zentrum der Mulde in der Mitte zwischen der höchsten Erhebung des lateralen Malleolus und der posterioren Begrenzung der Achillessehne.

NADELUNG

Senkrecht 0.5 – 1 *cun* oder nach oben gerichtet, um eine Verbindung mit Ni 3 *Taixi* herzustellen 1.5 – 2 *cun*.

CAVE: Kontraindiziert in der Schwangerschaft.

WIRKUNGEN

Klärt Hitze und reduziert *Yang*
Beruhigt Wind und verringert einen Füllezustand
Aktiviert die ganze Blasen-Leitbahn und erleichtert Schmerzen
Entspannt die Sehnen und stärkt die Lendenwirbelsäule
Fördert Wehen

INDIKATIONEN

- Epilepsie bei Kindern, Epilepsie, Verrücktheit, Kiefersperre, Kopfschmerz, Hitze im Kopf, visueller Schwindel, Rötung, Schmerzen und Schwellung der Augen, berstende Augenschmerzen, Zahnschmerz im Oberkieferbereich, Rhinitis mit Nasenbluten.
- Steifer Hals, Kontraktion der Schulter und des Rückens, Herzschmerzen, die in den Rücken ausstrahlen, Lumbalschmerzen, Sakralschmerzen, Steißbeinschmerzen, Ischialgie, Schmerzen hinter dem Knie, Sprunggelenksschmerzen, Fersenschmerzen, Hemiplegie.
- Völlegefühl im Brustkorb, Dyspnoe, Husten, Malaria, Malaria mit starkem Schwitzen.
- Erschwerte Wehen, Retention der Plazenta, verminderte Empfängnisfähigkeit, Schwellung der Genitalien, abdominelle Schmerzen, erschwerte Defäkation.

KOMMENTAR

Bl 60 *Kunlun* ist der Feuerpunkt der *taiyang*-Blasen-Leitbahn und ein wichtiger Punkt, um eine Fülle von Wind-Feuer und *Yang* aus dem oberen Anteil des Körpers zu beseitigen bzw. abzusenken. Um die Wirkung dieses Punktes am besten zu verstehen, sollte man drei Faktoren berücksichtigen:

a) Als Feuerpunkt ist Bl 60 *Kunlun* in der Lage, Hitze-Feuer und *Yang*-Überschuss zu klären;
b) die *taiyang* (Großes *Yang*) Leitbahn ist unter den sechs Leitbahnen die stärkste *Yang*-Leitbahn;
c) Bl 60 *Kunlun* ist im Bereich des Fußes lokalisiert, am unteren Ende der Blasen-Leitbahn, die den vollständigen posterioren (*Yang*) Anteil des Körpers kreuzt.

Das Prinzip „für Erkrankungen des Kopfes wähle (Punkte) an den Füßen" trifft gut für diesen Punkt zu. Bl 60 *Kunlun* ist in der Lage, Hitze zu klären und übermäßiges *Yang* in Fällen von Kopfschmerzen, Hitze im Kopf, Rötung, Schmerzen und Schwellung der Augen, berstenden Augenschmerzen, Nasenbluten und Zahnschmerzen vom Kopf nach unten zu leiten und in Fällen von Epilepsie und Kiefersperre Wind zu beseitigen. Tatsächlich stellte *Systematic Classic of Acupuncture and Moxibustion* bereits im dritten Jahrhundert n. Chr. fest, dass Bl 60 *Kunlun* „Wind aus dem Kopf zu den Füßen leitet". Obwohl Bl 60 *Kunlun* klinisch hauptsächlich zur Behandlung von okzipitalen Kopfschmerzen benützt wird, ist es wertvoll anzumerken, dass sich die Blasen-Hauptleitbahn mit dem Lenkergefäß und der Gallenblasen-Leitbahn bei LG 20 *Baihui* am Vertex, mit LG 24 *Shenting* und Gb 15 *Toulinqi* Richtung frontalem Bereich des Kopfes und mit den Punkten Gb 7 *Qubin* durchgehend Gb 12 *Wangu* im seitlichen Bereich des Kopfes trifft. Aus diesem Grunde kann man an Bl 60 *Kunlun* bei jeglicher Art von Kopfschmerz denken.

Es ist interessant, dass viele der Indikationen dieses Punktes, die durch aufsteigendes *Yang*, aufloderndes Feuer und Entfachen von Wind charakterisiert sind, das klinische Bild einer Leber-Disharmonie nahe legen. Während Bl 60 *Kunlun* keine direkte Wirkung auf die Leber besitzt und daher nicht in der Lage ist, die Wurzel solcher Erkrankungen zu behandeln, besitzt er eine grundlegende Wirkung hinsichtlich der Beseitigung der Manifestationen. Zur selben Zeit besteht eine Parallele zwischen Bl 60 *Kunlun*, dem Feuerpunkt der „Großen *Yang*-" Leitbahn und der heftigen, unbeugsamen und starken Qualität des Leber-*Yang*.

Die Fähigkeit von Bl 60 *Kunlun*, die gesamte Länge der Blasen-Leitbahn zu aktivieren, ebenso wie die Sehnen zu entspannen und die Lendenwirbelsäule zu stärken, macht ihn zu einem wichtigen Punkt zur Behandlung von Schmerzen und Kontraktionen jeglicher Lokalisation entlang der Leitbahn.

Er ist der beste distale Punkt zur Behandlung von okzipitalen Kopfschmerzen und wird zu diesem Zwecke häufig mit Dü 3 *Houxi* kombiniert. Er ist ebenso wichtig zur Behandlung von Erkrankungen des Rückens und der Wirbelsäule, ausgehend vom Hals bis hinunter zum Steißbein. Bl 60 *Kunlun* ist einer der wenigen distalen Punkte, die in der Lage sind, Erkrankungen des mittleren und oberen Rückens zu behandeln, wiederum häufig kombiniert mit Dü 3 *Houxi*. Er ist besonders bei Herzschmerzen, die vom Brustkorb durch den oberen Rücken ausstrahlen, indiziert, was den Verlauf der Blasen-Sonderleitbahn zum Herz widerspiegelt.

Bei Erkrankungen der Lumbalregion, deren Wurzel häufig eine Nierenschwäche ist, kann Bl 60 *Kunlun* durch eine durchgehende Nadelung mit Ni 3 *Taixi* kombiniert werden. *Ma Dan-yang*, der große Arzt der *Jin*-Dynastie, führte Bl 60 *Kunlun* als einen der „Elf Himmel-Stern-Punkte"[70] auf: „Für Krämpfe der Lumbalregion und des Sakrum ... Unfähigkeit zu Gehen oder sogar einen Schritt zu machen, sobald er sich bewegt stöhnt er." Bl 60 *Kunlun* ist ebenso wertvoll bei der Behandlung einer Obstruktion der Blasen-Leitbahn im Bereich der unteren Extremitäten, speziell in Fällen ischialgieformer Schmerzen mit Ausstrahlung entlang der Dorsalseite des Beines. Er wird oft mit Punkten wie Bl 36 *Chengfu* und Bl 40 *Weizhong* gemäß der „Ketten- und Schloss"-Punktassoziationsmethode kombiniert. Im Bereich des Sprunggelenks stellt Bl 60 *Kunlun* einen wichtigen Punkt für Schmerzen und Steifheit dar und ist wie mehrere distale Punkte der Blasen-Leitbahn in der Lage, Fersenschmerzen zu behandeln.

Die Fähigkeit von Bl 60 *Kunlun*, Wehen zu fördern, spiegelt wiederum sowohl die stark absenkende Wirkung dieses Punktes als auch die gepaarte Verbindung der Blase und der Nieren, die den Uterus beherrschen, wider. Er kann in Kombination mit Punkten wie Di 4 *Hegu*, Bl 67 *Zhiyin* und Mi 6 *Sanyinjiao* eingesetzt werden, um Wehen einzuleiten, lang bestehende Wehen zu beschleunigen, Schmerzen zu kontrollieren und die Nachgeburt zu fördern. Aus diesem Grund ist Bl 60 *Kunlun* in der Schwangerschaft kontraindiziert. *Great Compendium of Acupuncture and Moxibustion* empfiehlt diesen Punkt ein wenig überraschend bei erschwerter Empfängnis.

Schließlich ist es interessant anzumerken, dass Bl 60 *Kunlun* bei Druckgefühl im Brustkorb, Dyspnoe und Husten indiziert ist. Während diese Indikationen keine offensichtliche Verbindung zur Blasen-Leitbahn besitzen, spiegeln sie die Fähigkeit der *jing*-Flusspunkte wider, gemäß *Classic of Difficulties*[71] Dyspnoe und Husten zu behandeln.

PUNKTKOMBINATIONEN

- Kopfschmerz und Schwindel: Bl 60 *Kunlun*, Le 8 *Ququan*, Bl 58 *Feiyang*, Dü 2 *Qiangu*, Dü 1 *Shaoze* und He 5 *Tongli* (*Thousand Ducat Formulas*).
- Wind-Schwindel und Kopfschmerz: Bl 60 *Kunlun*, 3E 16 *Tianyou* und Bl 12 *Fengmen*, 3E 1 *Guanchong* und KG 4 *Guanyuan* (*Thousand Ducat Formulas*).
- Kopf-Wind: Bl 60 *Kunlun*, Gb 43 *Xiaxi*, LG 23 *Shangxing*, LG 21 *Qianding*, LG 20 *Baihui*, Dü 5 *Yanggu*, Di 4 *Hegu* und 3E 1 *Guanchong* (*Great Compendium*).
- Hitze im Kopf und Rhinitis mit Nasenbluten: Bl 60 *Kunlun*, Bl 57 *Chengshan*, Bl 58 *Feiyang*, Bl 64 *Jinggu* und Mi 1 *Yinbai* (*Thousand Ducat Formulas*).
- Visueller Schwindel, unscharfes Sehen mit berstenden Augenschmerzen: Bl 60 *Kunlun*, Bl 10 *Tianzhu* und LG 13 *Taodao* (*Supplementing Life*).
- Opisthotonus, klonische Spasmen, Epilepsie und Kopfschmerzen: Bl 60 *Kunlun*, Bl 5 *Wuchu*, LG 12 *Shenzhu*, Bl 40 *Weizhong* und Bl 39 *Weiyang* (*Thousand Ducat Formulas*).
- Manischer Wahn: Bl 60 *Kunlun*, Di 5 *Yangxi*, Di 8 *Xialian* und Lu 9 *Taiyuan* (*Great Compendium*).
- Manie, unaufhörliches Reden ohne Unterbrechung: Bl 60 *Kunlun*, Bl 65 *Shugu* und LG 16 *Fengfu* (*Thousand Ducat Formulas*).
- Wind-Epilepsie mit nach oben starrenden Augen: Bl 60 *Kunlun*, LG 20 *Baihui* und 3E 23 *Sizhukong* (*Great Compendium*).
- Lumbalschmerzen: Gb 30 *Huantiao* und Bl 40 *Weizhong*; wenn der Schmerz entlang dem Rücken nach oben ausstrahlt, ergänzt man Bl 60 *Kunlun* (*Song of Points*).
- Schmerzen der Beine und der Lumbalregion: Bl 60 *Kunlun*, Ma 33 *Yinshi*, Gb 30 *Huantiao*, Gb 31 *Fengshi*, Bl 40 *Weizhong*, Bl 57 *Chengshan* und Bl 62 *Shenmai* (*Great Compendium*).
- Schmerz der Lumbalregion und des Knies: Bl 60 *Kunlun*, Bl 62 *Shenmai*, Dü 6 *Yanglao*, Gb 30 *Huantiao* und Gb 34 *Yanglingquan* (*Illustrated Supplement*).

- Strohschuh-Wind (Rötung, Schwellung und Schmerzen des Beines und des Fußes): Bl 60 *Kunlun*, Bl 62 *Shenmai* und Ni 3 *Taixi (Song of the Jade Dragon)*.
- Schmerzen des Sprunggelenks und der Ferse: Bl 60 *Kunlun*, Gb 39 *Xuanzhong* und Gb 40 *Qiuxu* (*Song More Precious Than Jade*).
- Schmerzhaftes Stauungssyndrom der Wade: Bl 60 *Kunlun* und Gb 31 *Fengshi (Compilation)*.
- Wind-Apoplex mit einseitiger Schwäche und unaufhörlichen Schmerzen: Bl 60 *Kunlun*, Di 15 *Jianyu*, Gb 39 *Xuanzhong*, Ni 3 *Taixi*, Ma 36 *Zusanli* und Di 11 *Quchi (Great Compendium)*.

BL 61 *PUCAN*

僕參

Knieende Verbeugung

Kreuzungspunkt der Blasen-Leitbahn mit dem Yang-Fersengefäß

LOKALISATION

Auf der Lateralseite des Fußes, 1.5 *cun* unterhalb von Bl 60 *Kunlun*, in einer weichen Mulde über dem Kalkaneus.

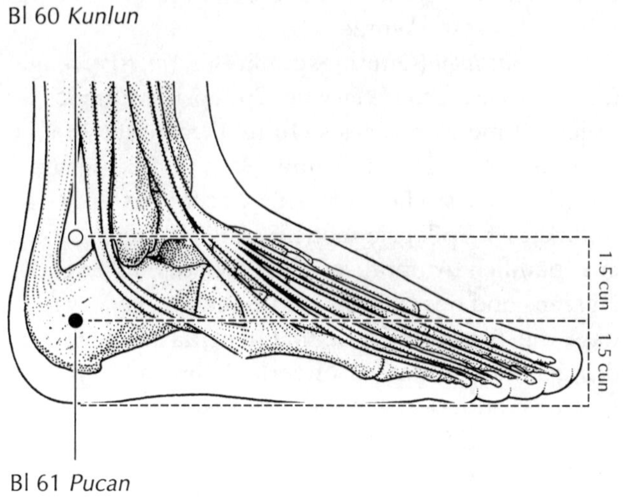

ANMERKUNG ZUR LOKALISATION

Der Abstand zwischen der höchsten Erhebung des lateralen Malleolus und der Fußsohle beträgt 3 *cun*; man lokalisiert Bl 61 *Pucan* direkt unterhalb von Bl 60 *Kunlun*, in der Mitte zwischen diesem Punkt und der Fußsohle.

NADELUNG

Transversal 0.3 – 0.5 *cun*.

WIRKUNGEN

Entspannt die Sehnen
Aktiviert die Leitbahn und erleichtert Schmerzen

INDIKATIONEN

- Kopfschmerz, schwerer Kopf, Schweregefühl des Kopfes wie ein Stein, Manie, manischer Wahn, Geistersehen, Bewusstseinsverlust, Epilepsie bei Kindern, Erbrechen, trübe schmerzhafte Miktionsdysfunktion, Lumbalschmerzen, Atrophieerkrankung des Beins, Bein-*Qi*, plötzliche tumultartige Erkrankung mit Krämpfen, Schwellung des Knies, Fersenschmerzen.

PUNKTKOMBINATIONEN

- Krämpfe: Bl 61 *Pucan*, Bl 67 *Zhiyin*, Ma 41 *Jiexi*, Gb 40 *Qiuxu* und Gb 44 *Zuqiaoyin* (*Supplementing Life*).

BL 62 *SHENMAI*

申脈

Neunte Leitbahn

Passagepunkt des Yang-Fersengefäßes
Sun Si-miao Geistpunkt

LOKALISATION

Auf der Lateralseite des Fußes, ca. 0.5 *cun* unterhalb der inferioren Begrenzung des lateralen Malleolus, in einer Vertiefung posterior der Peritonealsehnen.

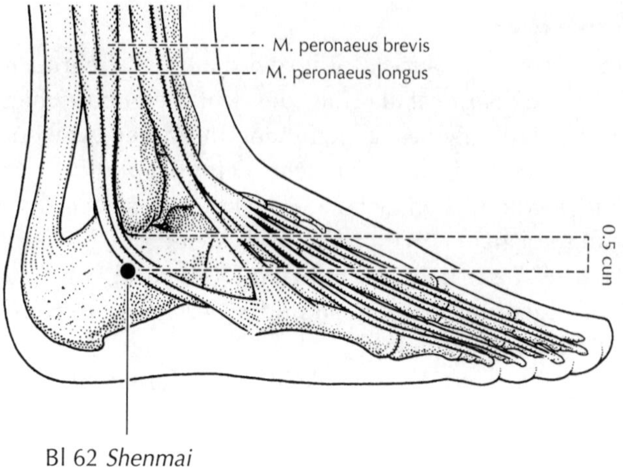

ANMERKUNG ZUR LOKALISATION

Man lokalisiert diesen Punkt direkt unterhalb der höchsten Erhebung des lateralen Malleolus.

NADELUNG

Schräg, Richtung inferior 0.3 –0.5 *cun*.

WIRKUNGEN

Beruhigt inneren Wind und beseitigt äußeren Wind
Beruhigt den Geist und behandelt Epilepsie
Unterstützt den Kopf und die Augen
Öffnet und reguliert das *Yang*-Fersengefäß
Aktiviert die Leitbahn und erleichtert Schmerzen

INDIKATIONEN

- Frösteln und Fieber, Abneigung gegen Wind mit spontanem Schwitzen und Kopfschmerzen.
- Wind-Schwindel, Kopf-Wind, Kopfschmerz, lateral und im Bereich der Mittellinie lokalisierter Kopfschmerz, Donner-Kopf-Wind, Opisthotonus, nach oben starrende Augen, Kiefersperre, Epilepsie, Epilepsie während des Tages, Wind-Apoplex mit Unfähigkeit zu Sprechen und Hemiplegie, Deviation von Mund, Augen und Gesicht, gegenläufiges *Qi*.
- Rote Augen, Augenschmerzen, die vom inneren Kanthus ausgehen, Nasenbluten, Taubheit, Tinnitus.
- Manie-Depression, Palpitationen, Herzschrecken, Insomnie.
- Steifheit des Nackens, Steifheit und Schwierigkeiten beim Strecken des Rückens, Kälteschmerzhaftes Stauungssyndrom der Lumbalregion und der Hüfte, Schmerzen der Lumbalregion und des Beines, Schwierigkeiten beim Strecken und Beugen des Knies, Rötung und Schwellung des lateralen Malleolus, Strohschuh-Wind (Rötung, Schwellung und Schmerzen des Beines und Fußes).
- Blut- und *Qi*-Schmerzen bei Frauen, Druckgefühl im Brustkorb, Schwellung des Halses und der Axilla.

KOMMENTAR

In *Ode of the Obstructed River* wird auf den Gebrauch von Bl 62 *Shenmai* als eine „der acht therapeutischen Methoden" Bezug genommen. In dieser Anwendungsbeschreibung der acht Öffnungspunkte der außerordentlichen Gefäße hinsichtlich der Beeinflussung spezieller Symptome und Areale des Körpers ist Bl 62 *Shenmai* dafür indiziert „Kälte und Hitze zu beseitigen und einseitigen und generalisierten Kopf-Wind [zu behandeln] ...".

Bl 62 *Shenmai* ist sowohl ein Punkt der *taiyang*-Blasen-Leitbahn als auch der Öffnungspunkt des *Yang*-Fersengefäßes; dies spiegelt sich in seinem alternativen Namen *„Yang Qiao"* (*Yang*-Ferse) wider. Die *taiyang* (Großes *Yang*) Blasen-Leitbahn überquert den Kopf und die gesamte Länge des Rückens und betrifft somit die stärksten *Yang*-Areale des Körpers. Sie verbindet sich mit dem Lenkergefäß bei den Punkten LG 13 *Taodao*, LG 14 *Dazhui*, LG 17 *Naohu* und LG 20 *Baihui*, wo sie in das Gehirn eindringt. Das *Yang*-Fersengefäß überquert die laterale Seite des Körpers und des Kopfes, verbindet sich mit der Gallenblasen-Leitbahn bei Gb 20 *Fengchi* und dringt bei LG 16 *Fengfu* in das Gehirn ein.

Desweiteren dringt die Blasen-Sonderleitbahn ins Herz ein. Dieses Netzwerk von Leitbahnenverläufen ermöglicht es, die Hauptwirkungen und Indikationen dieses Punktes zu erklären.

Wind ist ein *Yang*-pathogener Faktor, der durch plötzlichen Beginn, schnellen Wechsel, andauernde oder anormale Bewegung und die Tendenz, den Kopf und die oberen bzw. äußeren Anteile des Körpers anzugreifen, charakterisiert ist. Wind kann eines äußeren oder inneren Ursprungs sein. Die *taiyang*-Schicht ist die äußerste der sechs Schichten und im Allgemeinen die erste Schicht, die durch äußeren pathogenen Wind angegriffen wird.

Bl 62 *Shenmai* ist besonders für das häufig vorkommende Muster eines Angriffs durch äußeren Wind (in der Regel in Kombination mit entweder Hitze oder Kälte) mit Frösteln und Fieber, Abneigung gegen Wind, steifem Hals und Kopfschmerzen indiziert. Im Gegensatz hierzu entsteht innerer Wind durch eine innere Disharmonie, in der Regel von der Leber ausgehend. Er braust nach oben, stört dabei das Gehirn und führt zu Symptomen wie Kiefersperre, Opisthotonus, nach oben starrenden Augen, Deviation des Mundes und der Augen, Wind-Apoplex und Hemiplegie. Die Fähigkeit von Bl 62 *Shenmai*, inneren Wind zu beruhigen und solche Manifestationen zu behandeln, spiegelt mehr die extreme *Yang*-Natur dieses Punktes und seine Leitbahnverbindungen in Kopf und Gehirn wider als irgendeine Wirkung auf das *zang* Leber. In anderen Worten behandelt Bl 62 *Shenmai* eher die Manifestationen des Winds als dessen Wurzel.

Bl 62 *Shenmai* (Öffnungspunkt des *Yang*-Fersengefäßes) ist klassischerweise bei Epilepsie während der Tageszeit indiziert. Dies steht im Gegensatz zu Ni 6 *Zhaohai* (dem Öffnungspunkt des *Yin*-Fersengefäßes), der klassischerweise für nächtliche Epilepsie indiziert ist. Epilepsie schließt generell drei Faktoren ein, nämlich Aufbrausen von Wind, Störung des Herzens und des Gehirns und Schleim. Die Tatsache, dass die Blasen-Hauptleitbahn in das Gehirn eindringt und die Blasen-Sonderleitbahn sich mit dem Herzen verbindet, kombiniert zusammen mit der Fähigkeit von Bl 62 *Shenmai* den Wind zu beruhigen, erklärt seine spezielle Wirkung auf die Epilepsie. Unter seinem alternativen Namen *„Guilu"* (Geistpfad) wurde Bl 62 *Shenmai* in eine Gruppe aufgenommen, die als die „dreizehn Geister-Punkte" bekannt sind und von *Sun Si-miao* zur Behandlung von Epilepsie und Manie aufgelistet wurden. Bl 62 *Shenmai* ist überdies für Erkrankungen des Herzens und des Geistes wie Palpitationen, Insomnie und Manie-Depression indiziert.

Spiritual Pivot stellt fest: „Wenn die *taiyang* [Blasen] Leitbahn in das Gehirn eindringt, teilt sie sich in die *Yin*-Fersen- und *Yang*-Fersen-Leitbahn; dort ist es, wo sich *Yin* und *Yang* treffen; *Yang* tritt in das *Yin* ein, und das *Yin* bewegt sich nach außen zum *Yang*, wobei sie sich im Bereich der inneren Augenspalte treffen. Wenn sich das *Yang* in Fülle befindet, liegen starrende Augen vor; wenn sich das *Yin* in Fülle befindet, sind die Augen geschlossen"[72] und „[wenn] das Abwehr-*Qi* nicht in das *Yin* eindringt, verbleibt es häufig beim *Yang*, [wenn] es beim *Yang* verbleibt, dann ist das *Yang-Qi* in Fülle, [wenn] das *Yang-Qi* sich in Fülle befindet, wird das *Yang*-Fersengefäß übervoll sein, [wenn] es nicht in das *Yin* eindringt, dann wird sich ein *Yin-Qi*-Mangel entwickeln und sich die Augen daher nicht schließen"[73].

Diese zwei Zitate waren traditionellerweise gebräuchlich, um die Fähigkeit von Bl 62 *Shenmai*, Insomnie zu behandeln, weitergehend zu erklären.

Bl 62 *Shenmai* teilt die Fähigkeit, Hitze und Fülle aus dem Kopf zu beseitigen, mit anderen distalen Punkten der Blasen-Leitbahn, ganz gleich ob durch äußere pathogene Faktoren, Fülle-Feuer, aufsteigendes *Yang* oder aufbrausender Wind ausgelöst. Er ist bei Kopf-Wind und Kopfschmerz, der sowohl die Mittellinie (Blasen-Leitbahn) als auch den lateralen (*Yang*-Fersengefäß) Bereich des Kopfes betrifft, für Schwindel, Nasenbluten, Taubheit und Tinnitus und speziell für Augenerkrankungen indiziert, da sich sowohl die Blasen-Leitbahn als auch das *Yang*-Fersengefäß mit dem inneren Kanthus verbinden. Bl 62 *Shenmai* kann bei verschiedenartigen anderen Erkrankungen genadelt werden, die sowohl die Blasen-Leitbahn als auch das *Yang*-Fersengefäß betreffen, zum Beispiel Schmerzen der Lumbalregion (Blasen-Leitbahn) und der Hüfte (*Yang*-Fersengefäß).

Schließlich ist Bl 62 *Shenmai* bei Schwellung der Axilla und des Halses indiziert. Diese Indikationen können durch den Verlauf der tendino-muskulären Leitbahn der Blase erklärt werden, der zur Axilla aufsteigt und dann im Bereich der Fossa supraclavicularis an die Oberfläche kommt und den Hals kreuzt.

PUNKTKOMBINATIONEN

- Kopf-Wind und Kopfschmerzen: Bl 62 *Shenmai* und Bl 63 *Jinmen* (*Ode to Elucidate Mysteries*).
- Kopf-Wind, visueller Schwindel und Steifheit des Nackens: Bl 62 *Shenmai*, Di 10 *Shousanli* und Bl 63 *Jinmen* (*Miscellaneous Diseases*).
- Verrücktheit: Bl 62 *Shenmai* und Ma 41 *Jiexi* (*Thousand Ducat Formulas*).
- Epilepsie während der Nacht: Moxa auf Bl 62 *Shenmai* und Ni 6 *Zhaohai* (*Glorious Anthology*).
- Kälte und Schmerzen des Knochenmarks: Bl 62 *Shenmai*, Bl 11 *Dazhu*, Gb 39 *Xuanzhong*, Ni 7 *Fuliu*, Ma 45 *Lidui* und Bl 23 *Shenshu* (*Compilation*).
- Schmerzen der Beine und der Lumbalregion: Bl 62 *Shenmai*, Gb 31 *Fengshi*, Gb 30 *Huantiao*, Bl 40 *Weizhong*, Bl 60 *Kunlun*, Ma 33 *Yinshi* und Bl 57 *Chengshan* (*Great Compendium*).
- Erkrankungen unterhalb des Sprunggelenks: Bl 62 *Shenmai* und Ni 6 *Zhaohai* (*Great Compendium*).
- Schwellung der Axilla: Bl 62 *Shenmai*, Gb 42 *Diwuhui*, Gb 38 *Yangfu*, Bl 39 *Weiyang*, Pe 1 *Tianchi* und Gb 41 *Zulinqi* (*Thousand Ducat Formulas*).

BL 63 *JINMEN*

金門

Goldenes Tor

xi-Grenzpunkt der Blasen-Leitbahn
Kreuzungspunkt der Blasen-Leitbahn und dem Yang-Verbindungsgefäß

LOKALISATION

Auf der Lateralseite des Fußes, in einer Mulde posterior der Tuberositas des fünften Os metatarsale.

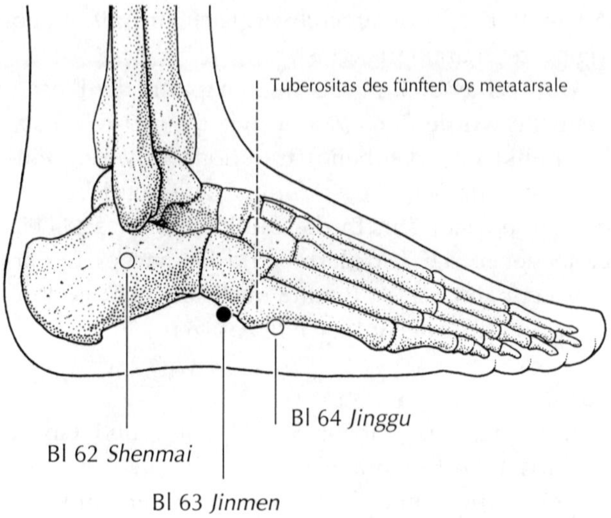

ANMERKUNG ZUR LOKALISATION

Die Tuberositas des fünften Os metatarsalis ist der am besten tastbare Orientierungspunkt der lateralen Seite des Fußes.

NADELUNG

Senkrecht 0.3 – 0.5 *cun*.

WIRKUNGEN

Beruhigt Wind
Beruhigt akute Zustände
Entspannt die Sehnen, aktiviert die Leitbahn und erleichtert Schmerzen

INDIKATIONEN

- Epilepsie, Schreck-Wind bei Kindern, Zahnschmerzen, Bewusstseinsverlust.
- Plötzliche und heftige *shan*-Erkrankung, plötzliche tumultartige Erkrankung mit Krämpfen, Malaria, Frösteln mit Unfähigkeit lange zu stehen.

- Lumbalschmerzen, Knieschmerzen, schmerzhaftes Stauungssyndrom der unteren Extremität, weißer Tiger-Gelenkwind, Schmerzen des äußeren Malleolus.

KOMMENTAR

Bl 63 *Jinmen* ist der *xi*-Grenzpunkt der Blasen-Leitbahn. Die *xi*-Grenzpunkte, an denen *Qi* und Blut, das relativ oberflächlich entlang der Leitbahnen fließt, sich ausgehend von den *jing*-Brunnenpunkten sammelt und mehr in die Tiefe eindringt, können in der Behandlung von akuten Zuständen und Schmerzen angewandt werden. Bl 63 *Jinmen* ist bei einem plötzlichen Beginn einer schweren *shan*-Erkrankung, plötzlicher tumultartiger Erkrankung mit Krämpfen, Epilepsie und weißer Tiger-Gelenkschmerzen indiziert. Letzteres stellt eine Manifestation eines schmerzhaften Stauungssyndroms dar, das durch das starke Ausmaß der Schmerzen, vergleichbar mit einem Tigerbiss, charakterisiert ist.

Trotz seiner Stellung als *xi*-Grenzpunkt der Blasen-Leitbahn wurde Bl 63 *Jinmen* (wie die meisten distalen Punkte der Leitbahn) traditionellerweise keine Wirkung für Miktionsstörungen zugeschrieben. In dieser Hinsicht ähneln die Punkte der Blasen-Leitbahn denen der Dickdarm- und Dreifacher Erwärmer-Leitbahn, deren Punkte auch nur geringe Wirkung auf ihre zugeordneten *fu* besitzen.

PUNKTKOMBINATIONEN

- Krämpfe der Sehnen: Bl 63 *Jinmen* und Gb 40 *Qiuxu (One Hundred Symptoms).*
- Kontraktion und Kälte der Schulter und des Rückens mit Schmerzen im Bereich des inneren Anteils der Skapula: Bl 63 *Jinmen*, Bl 17 *Geshu*, Bl 45 *Yixi* und Lu 5 *Chize* (*Thousand Ducat Formulas).*
- Beidseitige Taubheit durch Kälteschädigung: Bl 63 *Jinmen* und Gb 2 *Tinghui (Ode of Xi-hong).*
- Taubheit: Bl 63 *Jinmen*, Gb 41 *Zulinqi* und Di 4 *Hegu (Song of Points).*

BL 64 *JINGGU*

京骨

Hauptknochen

yuan-Quellpunkt der Blasen-Leitbahn

LOKALISATION

Auf der Lateralseite des Fußes in einer Mulde anterior und inferior der Tuberositas des fünften Metatarsalknochens.

ANMERKUNG ZUR LOKALISATION

Die Tuberositas des fünften Metatarsalknochens ist der am besten tastbare Orientierungspunkt im Bereich der Lateralseite des Fußes.

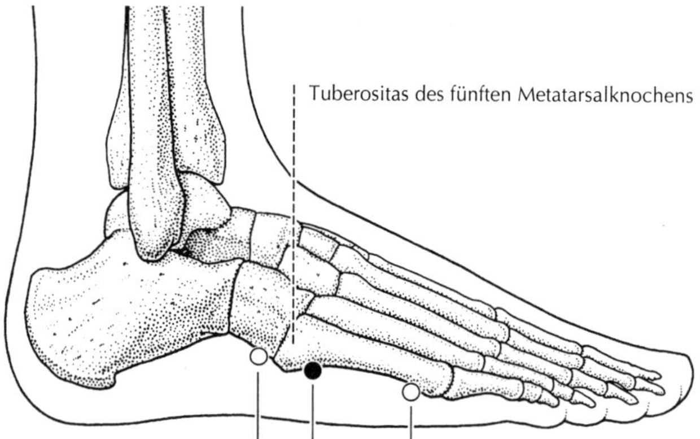

NADELUNG

Senkrecht 0.3 – 0.5 *cun.*

WIRKUNGEN

Klärt Kopf und Augen und beseitigt Wind
Beruhigt den Geist
Entspannt die Sehnen
Aktiviert die Leitbahn und erleichtert Schmerzen

INDIKATIONEN

- Schmerzhafter und schwerer Kopf mit kalten Füßen, spaltender Kopfschmerz, Hitze im Kopf, Schütteln des Kopfes, Rötung des inneren Kanthus, oberflächliche visuelle Obstruktion, visueller Schwindel, Rhinitis mit unaufhörlichem Nasenbluten, Frösteln und Fieber, Malaria, keine Freude am Essen.
- Palpitationen, Herzschmerzen, manische Depression, Neigung zu erschrecken, Epilepsie.
- Steifer Hals, Schmerzen des Rückens und der seitlichen Körperpartien, Lumbalschmerzen, Abneigung gegen Kälte und Schmerzen des Rückens, rissige und trockene Füße, Kälte-Feuchtigkeit, Bein-*Qi.*

KOMMENTAR

Bl 64 *Jinggu* ist der *yuan*-Quellpunkt der Blasen-Leitbahn und behandelt, wie die meisten der distalen Blasenpunkte, Füllezustände. Diese Fülle kann durch Angriff von äußerem pathogenen Wind oder Wind-Hitze, durch Aufbrausen von innerem Wind, durch aufsteigendes *Yang* bei Nierenschwäche oder einfach durch eine Disharmonie zwischen oberen und unteren Anteilen des Körpers verursacht werden. Fülle im oberen Körperbereich manifestiert sich als Hitze, Schmerz und Schweregefühl des Kopfes, spaltenden Kopfschmerz, Schütteln des Kopfes, Rhinitis mit anhaltendem Nasenbluten etc., während ein Mangelzustand im unteren Körperbereich zu kalten Füßen führt.

Die Blasen-Leitbahn steigt nach oben zum inneren Kanthus auf, und Bl 64 *Jinggu* ist bei verschiedensten Augenerkrankungen wie visuellem Schwindel, Rötung des inneren Kanthus und oberflächlicher visueller Obstruktion indiziert.

Die Blasen-Hauptleitbahn tritt in das Gehirn ein, während die Blasen-Sonderleitbahn ins Herz eindringt; wie viele distale Punkte der Blasen-Leitbahn ist Bl 64 *Jinggu* bei Erkrankungen wie Palpitationen, Herzschmerzen, Epilepsie und manisch-depressiven Syndromen indiziert.

Schließlich ist Bl 64 *Jinggu* bei Steifheit, Schmerzen und Kontraktion entlang des Verlaufs der Blasen-Leitbahn vom Hals zu den Füßen indiziert.

PUNKTKOMBINATIONEN

- Hitze im Kopf und Rhinitis mit Nasenbluten: Bl 64 *Jinggu*, Bl 60 *Kunlun*, Bl 58 *Feiyang*, Bl 57 *Chengshan* und Mi 1 *Yinbai* (*Thousand Ducat Formulas*).
- Rötung und Erosion im Bereich des inneren Kanthus: Bl 64 *Jinggu* und Bl 65 *Shugu* (*Supplementing Life*).
- Oberflächliche visuelle Obstruktion: Bl 64 *Jinggu* und Dü 2 *Qiangu* (*Thousand Ducat Formulas*).
- Kälte der unteren Extremitäten: Bl 64 *Jinggu*, Ni 2 *Rangu*, Bl 23 *Shenshu* (*Thousand Ducat Formulas*).
- Kontraktion der Beine: Bl 64 *Jinggu*, Bl 56 *Chengjin*, Bl 57 *Chengshan* und Mi 5 *Shangqiu* (*Thousand Ducat Formulas*).
- Schmerzen der Genitalien: Bl 64 *Jinggu*, Bl 23 *Shenshu*, Bl 52 *Zhishi* und Le 3 *Taichong* (*Supplementing Life*).

BL 65 *SHUGU*

束骨

Gebundener Knochen

shu-Bachpunkt und Holzpunkt der Blasen-Leitbahn

LOKALISATION

Auf der Lateralseite des Fußes, in einer Mulde posterior und inferior des Köpfchens des fünften Metatarsalknochens.

ANMERKUNG ZUR LOKALISATION

Man fährt mit dem Finger entlang der lateralen Seite des Fußes, ausgehend von Bl 64 *Jinggu* nach distal bis man eine Mulde erreicht.

NADELUNG

Senkrecht 0.3 – 0.5 *cun*.

WIRKUNGEN

Klärt den Kopf und die Augen
Klärt Hitze und verringert Schwellung
Aktiviert die Leitbahn und erleichtert Schmerzen

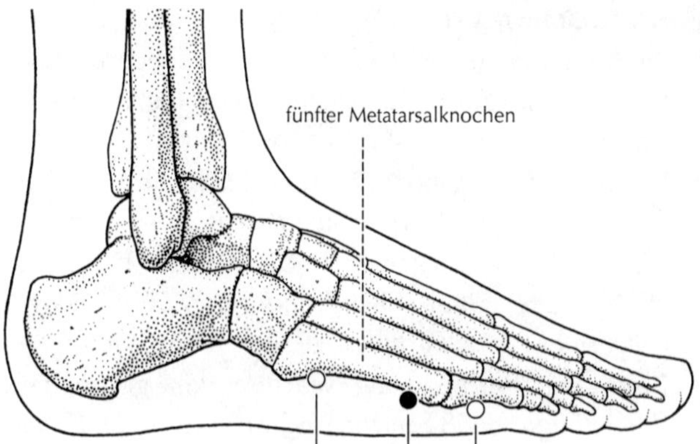

INDIKATIONEN

- Kopfschmerzen, okzipitale Kopfschmerzen, steifer Hals, Taubheit, visueller Schwindel, Rötung und Schmerzen der Augen, Rötung und Erosion des inneren Kanthus, gelbe Augen.
- Frösteln und Fieber, Abneigung gegen Wind und Kälte, Hitze im Körper, Malaria, Manie-Depression, Karbunkel am Rücken, nelkenförmige Hautläsionen am Rücken, Hämorrhoiden, Diarrhö.
- Schmerzen der Lumbalregion und des Rückens, Oberschenkelschmerzen.

KOMMENTAR

Classic of Difficulties[74] stellt fest: „Im Falle eines Mangelzustandes tonisiere die Mutter, im Falle eines Füllezustandes sediere das Kind". Bl 65 *Shugu* ist der Holzpunkt der Blasen-Leitbahn und ist gemäß der „Mutter-Kind"-Theorie in der Lage, einen Füllezustand in der Blasen-Leitbahn zu sedieren (Holz ist das „Kind" der Blase/Wasser), speziell bei Fülle und Hitze im Kopfbereich. Die Blasen-Leitbahn steigt vom inneren Kanthus zum Vertex auf, verbindet sich mit Punkten des Lenkergefäßes und der Gallenblasen-Leitbahn am Kopf und zieht entlang der Okzipitalregion und dem Hals nach unten. Bl 65 *Shugu* ist demzufolge bei Rötung und Schmerzen der Augen und des inneren Kanthus, Kopfschmerzen (speziell in der Okzipitalregion) und bei steifem Hals indiziert.

Die hitzebeseitigende Wirkung von Bl 65 *Shugu* erstreckt sich auf die Beseitigung von Fieber, speziell bei Schädigung durch Wind und auf Ausleitung von Hitze aus der Analregion bei der Behandlung von Hämorrhoiden. Wie Bl 40 *Weizhong* ist Bl 65 *Shugu* auch bei Karbunkeln am Rücken und bei Nelkengeschwüren (kleine, harte, nelkenförmige eitrige Läsionen) indiziert.

PUNKTKOMBINATIONEN

- Steifer Hals mit großer Abneigung gegen Wind: Bl 65 *Shugu* und Bl 10 *Tianzhu (One Hundred Symptoms).*
- Rötung und Erosion des inneren Kanthus: Bl 65 *Shugu* und Bl 64 *Jinggu (Supplementing Life).*
- Manie, unaufhörliches Reden ohne Unterbrechung: Bl 65 *Shugu*, Bl 60 *Kunlun* und LG 16 *Fengfu (Thousand Ducat Formulas).*
- Lumbalschmerzen, als wäre etwas gebrochen: Bl 65 *Shugu*, Bl 58 *Feiyang* und Bl 56 *Chengjin (Thousand Ducat Formulas).*
- Hüftschmerzen: Bl 65 *Shugu*, Gb 30 *Huantiao*, Ni 8 *Jiaoxin*, Mi 6 *Sanyinjiao* und Ni 10 *Yingu (Thousand Ducat Formulas).*

BL 66 *ZUTONGGU*

足通谷

Taldurchgang

Ying-Quellpunkt und Wasserpunkt der Blasen-Leitbahn

LOKALISATION

Auf der Lateralseite des Fußes, in einer Mulde anterior und inferior des fünften Metatarsophalangealgelenks.

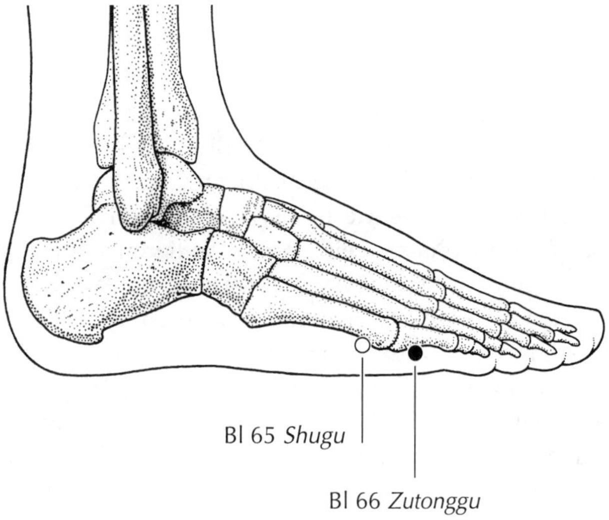

ANMERKUNG ZUR LOKALISATION

Zunächst lokalisiert man Bl 65 *Shugu*, dann fährt man mit dem Finger über die Erhebung des Metatarsophalangealgelenks, bis man eine Mulde im Bereich der Basis des kleinen Zehs erreicht.

NADELUNG

Senkrecht-schräg Richtung Fußsohle 0.2 – 0.3 *cun*.

WIRKUNGEN

Klärt den Kopf
Senkt Lungen- und Magen-*Qi* ab

INDIKATIONEN

- Schweregefühl des Kopfes, Halsschmerzen, visueller Schwindel, Rötung der Augen, Nasenbluten, Schwitzen ohne Abneigung gegen Kälte, Malaria.
- Erbrechen, unverdaute Nahrungsbestandteile (im Stuhl), Husten und Dyspnoe, Völlegefühl im Brustkorb mit Ansammlung von Flüssigkeiten.
- Manie, Neigung zu Schrecken.

KOMMENTAR

Bl 66 *Zutonggu* ist der Wasserpunkt der Blasen-Leitbahn. Wie viele der distalen Punkte der Blasen-Leitbahn liegt seine Hauptwirkung darin, pathologisch aufsteigendes *Qi* und *Yang* aus dem Kopf zu beseitigen. Dies wurde im *Spiritual Pivot*[75] wie folgt betont: „Wenn sich [chaotisches] *Qi* im Kopf befindet, wähle Bl 10 *Tianzhu* und Bl 11 *Dazhu*. Wenn die Nadelung dieser Punkte keine Wirkung zeigt, wähle die Quell- und Bachpunkte des Fuß-*taiyang*" (d. h. Bl 65 *Shugu* und Bl 66 *Zutonggu*). Wenn chaotisches *Qi* nicht nur den Kopf betrifft, sondern auch die absenkende Funktion der Lunge und des Magens beeinträchtigt, führt das daraus entstehende rebellierende *Qi* zu Husten, Dyspnoe, Völlegefühl im Brustkorb und Erbrechen.

PUNKTKOMBINATIONEN

- Rhinitis mit Nasenbluten: Bl 66 *Zutonggu*, Di 6 *Pianli*, Di 4 *Hegu*, Di 3 *Sanjian* und Bl 60 *Kunlun (Supplementing Life).*
- Plötzlicher Stimmverlust: Bl 66 *Zutonggu*, 3E 6 *Zhigou* und 3E 8 *Sanyangluo (Supplementing Life).*
- Erbrechen: Bl 66 *Zutonggu*, Mi 5 *Shangqiu* und Ni 21 *Youmen (Thousand Ducat Formulas).*

BL 67 *ZHIYIN*

至陰

Erreichen des *Yin*

jing-Brunnenpunkt und Metallpunkt der Blasen-Leitbahn

LOKALISATION

Im Bereich der Dorsalseite der Kleinzehe, auf der Verbindungslinie entlang der lateralen Begrenzung des Nagels und der Nagelbasis, ca. 0.1 *cun* vom Nageleck entfernt.

NADELUNG

Senkrecht oder schräg Richtung proximal 0.1 – 0.2 *cun* oder bluten lassen.

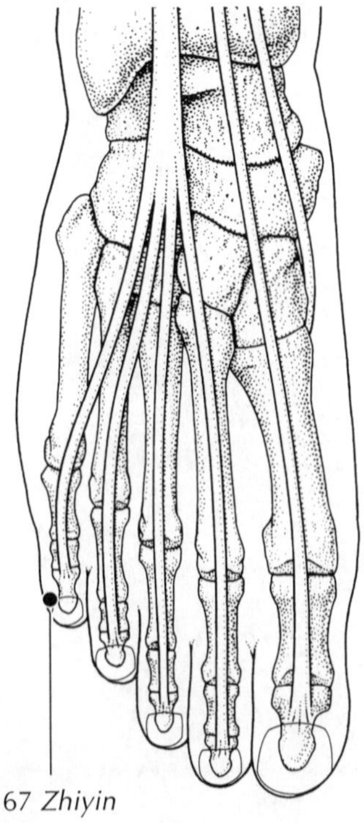

WIRKUNGEN

Vertreibt Wind und klärt Kopf und Augen

Dreht den Fötus und erleichtert Wehen

INDIKATIONEN

- Vertexkopfschmerz, okzipitaler Kopfschmerz, Schweregefühl im Kopf, Halsschmerzen, verstopfte Nase, Nasenbluten, Augenschmerzen, Schmerzen im Bereich des inneren Kanthus, oberflächliche visuelle Obstruktion, Taubheit und Tinnitus, Schmerzen der lateralen Rippenregion und des Brustkorbs, Agitation des Herzens.
- Retention der Plazenta, Fehlstellung des Fötus, verzögerte Wehen, lang anhaltende oder erschwerte Wehen.
- Erschwertes Wasserlassen, schmerzhafte Miktionsdysfunktion, Samenerguss, Kälte-Malaria, Wind-Kälte ausgehend vom kleinen Zeh, fehlendes Schwitzen, Hitze in den Fußsohlen, Krämpfe, klonische Spasmen, Schwellung der Knie.

KOMMENTAR

Bl 67 *Zhiyin* ist der *jing*-Brunnenpunkt und Metallpunkt der Blasen-Leitbahn. Im Gegensatz zu den meisten anderen elf *jing*-Brunnenpunkten besitzt er allerdings keine offensichtliche, klassisch beschriebene Wirkung zur Wiederherstellung des Bewusstseins bei Fällen von Koma oder Kollaps und seine Ähnlichkeit mit den anderen *jing*-Brunnenpunkten beschränkt sich auf seine Fähigkeit, Fülle und Hitze aus dem anderen Ende der Leitbahn im Kopf zu beseitigen.

Spiritual Pivot[76] stellt fest: „Für Erkrankungen des Kopfes wähle Punkte an den Füßen", während *Song to Keep Up Your Sleeve* besagt, dass Bl 67 *Zhiyin* bei „Erkrankungen des Gesichts und des Kopfes" indiziert sei. Bl 67 *Zhiyin* ist besonders bei Vertex- und okzipitalen Kopfschmerzen anwendbar, sowohl durch äußeren pathogenen Wind oder bei innerer Disharmonie als auch bei Erkrankungen des Halses, der Augen, der Nase und der Ohren. Als terminaler Punkt der Blasen-Leitbahn besitzt Bl 67 *Zhiyin* eine besondere Dynamik in seiner Wirkung; in der klinischen Praxis würde man ihn in Erwägung ziehen, wenn es sich bei den oben genannten Erkrankungen eher um akute als um chronische Situationen handelt.

Die hauptsächliche Anwendung von Bl 67 *Zhiyin* liegt allerdings in der Behandlung einer Fehlstellung des Fötus, für die er bekannt ist. Zu diesem Zwecke wird er mit einer Moxazigarre über 15 – 20 Minuten beidseits oder mit Moxakegeln (5 – 10 Kegeln auf jedem Punkt) einmal oder zweimal am Tag behandelt. Die Frau sollte ihre Kleidung lockern und in der bequemen, halbzurückgelehnten Position sitzen. In China ist es eine allgemein gebräuchliche Vorgehensweise, diese Methode den schwangeren Frauen zu demonstrieren, um sie dann mit Moxazigarren für die Selbstbehandlung zu Hause zu versorgen. Die besten Ergebnisse werden erreicht, wenn mit dieser Behandlung in der 34. Schwangerschaftswoche begonnen wird. Es ist wichtig anzumerken, dass die Moxibustion beendet werden sollte, sobald sich der Fötus gedreht hat, da im anderen Falle eine erneute Fehlstellung erzeugt werden kann. Die Wirkung von Bl 67 *Zhiyin* auf den Uterus erstreckt sich überdies auf das Verstärken verzögerter Wehen, die Beschleunigung der Geburt, sobald die Wehen begonnen haben, und die Förderung der Nachgeburt.

Es ist interessant anzumerken, dass trotz der engen Beziehung zwischen Nieren und Uterus eher Punkte auf seiner gekoppelten Blasen-Leitbahn eine Wirkung hinsichtlich der Förderung von Wehen besitzen als Punkte auf der Nieren-Leitbahn; im Speziellen handelt es sich um Bl 67 *Zhiyin* und Bl 60 *Kunlun*. Die *Yin-Yang* Theorie besagt: „*Yang* ist Aktivität, *Yin* ist Ruhe; *Yang* bringt hervor und *Yin* entwickelt" und „wenn das *Yin* sein Maximum erreicht, wird es sich zwangsläufig in *Yang* verwandeln". Das *Yin* der Niere nährt und kontrolliert während der langen Monate der Schwangerschaft die Entwicklung und das Wachstum des Fötus. Während das Geburtsdatum näher kommt und das *Yin* seinen Zenit erreicht, muss das *Yang* anfangen zu wachsen, um den Fötus zu drehen und für die intensive Aktivität der Geburt vorzubereiten. Wenn zum Zeitpunkt der Geburt eine ungenügende *Yang*-Aktivität des Uterus entweder durch einen Mangelzustand oder eine Stagnation besteht, dann muss das *Yang* stimuliert werden. Bl 67 *Zhiyin* ist der terminale Punkt der *Yang*-Blasen-Leitbahn, an dem das *Qi* seine Polarität wechselt und in seine gekoppelte *Yin*-Nieren-Leitbahn eintritt, widergespiegelt in seinem Namen „Erreichen des *Yin*". Er ist der dynamischste Punkt zur Aktivierung des Uterus, dreht daher den Fötus und fördert die Wehen, besonders wenn er durch die *Yang*-Hitze der Moxibustion stimuliert wird.

Schließlich ist Bl 67 *Zhiyin* einer der wenigen distalen Punkte auf der Blasen-Leitbahn, der für Miktionsstörungen, in diesem Fall für schmerzhafte Miktionsdysfunktion und erschwertes Wasserlassen indiziert ist. Klinisch werden die distalen Punkte der Blasen-Leitbahn allerdings selten zu diesem Zwecke eingesetzt.

PUNKTKOMBINATIONEN

- Zur Beschleunigung der Geburt: Bl 67 *Zhiyin* und Ma 36 *Zusanli* (*Song of Points*).
- Samenerguss: Bl 67 *Zhiyin*, Le 8 *Ququan* und KG 3 *Zhongji* (*Supplementing Life*).
- Erschwertes Wasserlassen und Samenerguss: Bl 67 *Zhiyin*, KG 3 *Zhongji*, Le 5 *Ligou*, Bl 36 *Chengfu* und Mi 7 *Lougu* (*Supplementing Life*).
- Jucken verbunden mit viel Schmerzen: Bl 67 *Zhiyin* und Ma 15 *Wuyi* (*One Hundred Symptoms*).
- Lähmung der unteren Extremität: Bl 67 *Zhiyin*, Mi 9 *Yinlingquan*, Gb 30 *Huantiao*, Gb 38 *Yangfu* und Ni 3 *Taixi* (*Great Compendium*).
- Schmerzen des Brustkorbs und der lateralen Rippenregion, die die Lokalisation wechseln: Bl 67 *Zhiyin* und Gb 30 *Huantiao* (*Thousand Ducat Formulas*).
- Vertexkopfschmerz: Bl 67 *Zhiyin*, LG 20 *Baihui* und Dü 3 *Houxi*.

Fußnoten

1 *Essential Questions* Kapitel 5.

2 *Spiritual Pivot* Kapitel 17.

3 *Danyang* (Extra), 0.5 *cun* hinter Gb 15 *Toulingqi*

4 *Spiritual Pivot* Kapitel 22.

5 *Spiritual Pivot* Kapitel 33.

6 *Essential Questions* Kapitel 61.

7 *Spiritual Pivot* Kapitel 17.

8 *Essential Questions* Kapitel 61.

9 *Essential Questions* Kapitel 10.

10 *Essential Questions* Kapitel 17.

11 *Essential Questions* Kapitel 8.

12 *Essential Questions* Kapitel 62.

13 *Fei Bo Xiong* (1800-1879) in *Fei Bo Xiong* et. al. 1985 *Medical Collection From Four Families from Meng He (Meng He Si Jia Yi Ji), Jiangsu* Science Publishing House, S. 40., zitiert in Maciocia, G. *The Practise of Chinese Medicine,* Churchill Livingstone, S. 211.

14 *Essential Questions* Kapitel 62.

15 *Essential Questions* Kapitel 10.

16 *Essential Questions* Kapitel 44.

17 *Essential Questions* Kapitel 18.

18 *Spiritual Pivot* Kapitel 10.

19 *Treatise on Epidemic Warm Febrile Disease* von *Wu You Ke* (1642).

20 *Spiritual Pivot* Kapitel 6.

21 *Spiritual Pivot* Kapitel 8.

22 *Essential Questions* Kapitel 39.

23 *Spiritual Pivot* Kapitel 17.

24 *Essential Questions* Kapitel 10.

25 *Essential Questions* Kapitel 44.

26 *Essential Questions* Kapitel 10.

27 *Spiritual Pivot* Kapitel 5.

28 *Essential Questions* Kapitel 6.

29 *Essential Questions* Kapitel 8.

30 *Treatise on the Spleen & Stomach* von *Li Dongyuan,* eine Übersetzung von *Pi Wei Lun, Yang Shou-zhong* und *Li Jian-yong,* Blue Poppy Press, 1993, S. 19.

31 *Essential Questions* Kapitel 23.

32 *Essential Questions* Kapitel 23.

33 *Essential Questions* Kapitel 74.

34 *Spiritual Pivot* Kapitel 33.

35 *Classic of Difficulties* 31th Difficulty.

36 *Essential Questions* Kapitel 8.

37 *Spiritual Pivot* Kapitel 8.

38 *Essential Questions* Kapitel 4.

39 *Master Hua's Classic of the Central Viscera (Zhong Zang Jing),* wurde *Hua Tuo* zugeschrieben, übersetzt von *Yang Shou-zhong,* Blue Poppy Press 1993.

40 *Essential Questions* Kapitel 47.

41 *Classic of Difficulties* 36th Difficulty.

42 *Spiritual Pivot* Kapitel 17.

43 *Essential Questions* Kapitel 18.

44 *Essential Questions* Kapitel 5.

45 *Essential Questions* Kapitel 5.

46 *Essential Questions* Kapitel 44.

47 *Standards of Patterns and Treatment* von *Wang Ken-tang,* 1602, zitiert von Maciocia, M., *The Practice of Chinese Medicine,* Churchill Livingstone, S. 609.

48 *Essential Questions* Kapitel 43.

49 *Spiritual Pivot* Kapitel 4.

50 *Spiritual Pivot* Kapitel 2.

51 *Essential Questions* Kapitel 8.

52 *Spiritual Pivot* Kapitel 2.

53 *Spiritual Pivot* Kapitel 4.

54 *Ma Dan-yang* war der Urheber des *Song of the Eleven Heavenly Star Points.* Dieser Text erschien zum ersten Mal in Druck in *Classic of the Jade Dragon* im 12. Jahrhundert n. Chr. *Xu Feng* nahm ihn in seine Arbeit *Complete Collection of Acupuncture and Moxibustion* auf und ergänzte als zwölften Punkt Le 3 *Taichong.*

55 *Spiritual Pivot* Kapitel 78.

56 *Spiritual Pivot* Kapitel 9.

57 *Spiritual Pivot* Kapitel 6.

58 *Essential Questions* Kapitel 61.

59 Die neun Arten der Hämorrhoiden beziehen sich auf fleischige Wucherungen, die in jeder der neun Öffnungen auftreten (Augen, Nasenlöcher, Ohren, Mund, Anus und Urethra).

60 *Essential Questions* Kapitel 61.

61 Zitiert in *Celestial Lancets* von *Lu Gwei-Djen* & Joseph Needham, S. 78, Cambridge University Press.

62 *Essential Questions* Kapitel 61.

63 Bl 47 *Hunmen,* ist allerdings bei „Leichnam-Kollaps-Erkrankung des Gehens" indiziert, obwohl es unklar ist, was dieser Begriff bedeutet und ob er sich auf eine psychoemotionale oder körperliche Erkrankung bezieht oder nicht.

64 *Essential Questions* Kapitel 61.

65 *Essential Questions* Kapitel 61.

66 *Essential Questions* Kapitel 61.

67 *Ma Dan-yang* war der Urheber des *Song of the Eleven Heavenly Star Points.* Dieser Text erschien zum ersten Mal im Druck in *Classic of the Jade Dragon* im 12. Jahrhundert n. Chr. *Xu Feng* nahm ihn in seine Arbeit *Complete Collection of Acupuncture and Moxibustion* auf und ergänzte als zwölften Punkt Le 3 *Taichong.*

68 *Essential Questions* Kapitel 10.

69 Zitiert in *Chinese Acupuncture and Moxibustion,* Foreign Languages Press, Beijing.

70 *Ma Dan-yang* war der Urheber des *Song of the Eleven Heavenly Star Points.* Dieser Text erschien zum ersten Mal im Druck in *Classic of the Jade Dragon* im 12. Jahrhundert n. Chr. *Xu Feng* nahm ihn in seine Arbeit *Complete Collection of Acupuncture and Moxibustion* auf und ergänzte als zwölften Punkt Le 3 *Taichong.*

71 *Classic of Difficulties* 68th Difficulty.

72 *Spiritual Pivot* Kapitel 21.

73 *Spiritual Pivot* Kapitel 80.

74 *Classic of Difficulties* 69th Difficulty.

75 Zitiert in *Treatise on the Spleen & Stomach by Li Dongyuan,* übersetzt von *Yang Shou-zhong* & – *Li Jian-yong,* Blue Poppy Press, S. 140.

76 *Spiritual Pivot* Kapitel 9.

足少陰腎經

DIE NIEREN-LEITBAHN DES FUSS-*SHAOYIN*

DIE NIEREN-LEITBAHN DES FUSS-*SHAOYIN*

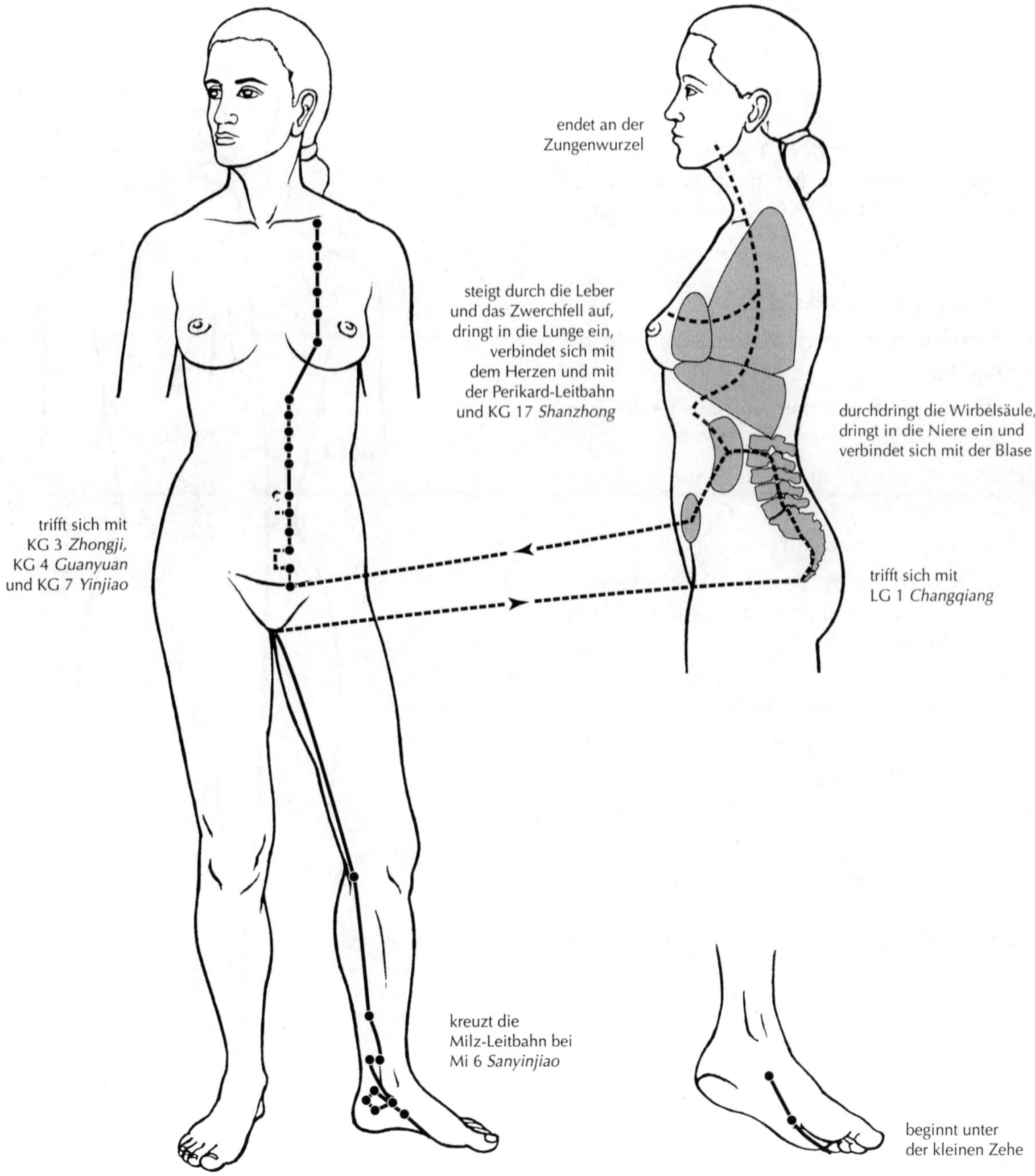

DIE NIEREN-HAUPTLEITBAHN

- beginnt unter der Kleinzehe,
- kreuzt die Fußsohle zu Ni 1 *Yongquan*,
- kommt bei Ni 2 *Rangu* vor und unterhalb der Tuberositas navicularis an die Oberfläche,
- verläuft posterior des Malleolus medialis zu Ni 3 *Taixi*, wo sie zur Ferse absteigt, und steigt dann wieder auf zu Ni 6 *Zhaohai* unterhalb des Malleolus medialis,
- verläuft entlang des medialen Anteiles des Beines nach oben, kreuzt die Milz-Leitbahn bei Mi 6 *Sanyinjiao*,
- verläuft weiter entlang der Medialseite des Beines zur Fossa poplitea und zu Ni 10 *Yingu* aufwärts und entlang des posteriomedialen Anteils des Oberschenkels zur Mitte des Steißbeins, wo sie sich dem Lenkergefäß bei LG 1 kreuzt,
- durchdringt die Wirbelsäule, dringt in die Niere ein und verbindet sich mit der Blase,
- kreuzt das Konzeptionsgefäß bei KG 3 *Zhongji*, KG 4 *Guanyuan* und KG 7 *Yinjiao*,
- ein Ast steigt von der Niere auf, durchdringt Leber und Zwerchfell, dringt in die Lunge ein und verläuft zum Rachen, wo er an der Zungenwurzel endet,

- ein anderer Ast zweigt in der Lunge ab, verbindet sich mit dem Herzen und verteilt sich in der Brust, um sich mit der Perikard-Leitbahn und KG 17 *Shanzhong* zu verbinden.

Die Nieren-Hauptleitbahn verbindet sich mit folgenden zangfu: Niere, Blase, Leber, Lunge, Herz.

Die Nieren-Hauptleitbahn trifft sich mit anderen Leitbahnen an folgenden Punkten: Mi 6 *Sanyinjiao*, LG 1 *Changqiang*, KG 3 *Zhongji*, KG 4 *Guanyuan*, KG 7 *Yinjiao*, KG 17 *Shanzhong*.

DIE NIEREN-SONDERLEITBAHN

- trennt sich von der Nieren-Hauptleitbahn in der Fossa poplitea,
- kreuzt die Blasen-Sonderleitbahn am Oberschenkel,
- kreuzt das Gürtelgefäß in der Region des zweiten Lumbalwirbels,
- steigt zur Zungenwurzel auf,
- verläuft abwärts, um im Bereich des Nackens an die Oberfläche zu kommen und sich mit der Blasen-Hauptleitbahn zu verbinden.

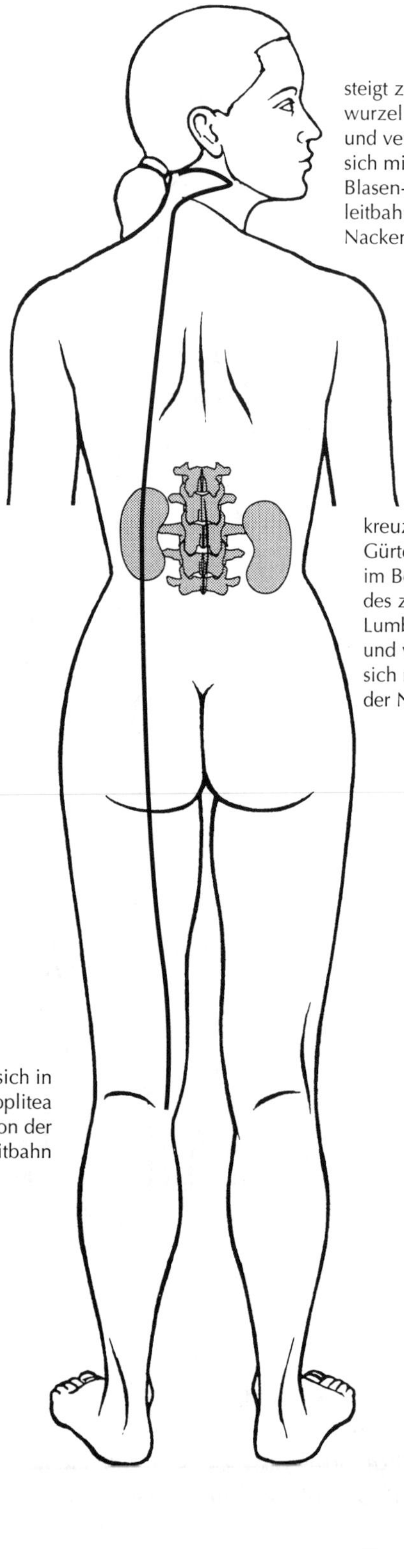

Die Nieren-Sonderleitbahn

DIE NIEREN-VERBINDUNGSLEITBAHN

- beginnt bei Ni 4 *Dazhong* am posterioren Anteil des Malleolus medialis,
- umläuft die Ferse und dringt nach innen, um sich mit der Blasen-Leitbahn zu verbinden,
- verläuft gemeinsam mit der Nieren-Hauptleitbahn von Ni 4 *Dazhong* aufwärts zu einem Punkt unterhalb des Perikards; von dort verläuft sie nach posterior und verteilt sich in die Lumbalwirbel.

DIE TENDINO-MUSKULÄRE LEITBAHN DER NIERE

- beginnt unter der Kleinzehe und verbindet sich mit der tendino-muskulären Leitbahn der Milz am unteren Bereich des Malleolus medialis,
- verengt sich im Fersenbereich, läuft dann mit der tendino-muskulären Leitbahn der Blase zusammen, verläuft dann am Bein aufwärts und verengt sich am medialen Tibiakondylus,
- verbindet sich mit der tendino-muskulären Leitbahn der Milz und folgt der medialen Oberfläche des Oberschenkels, um sich im Genitalbereich zu vernetzen.

Ein Ast

- verläuft zu den Wirbelkörpern, steigt im inneren Anteil der Wirbelsäule zum Nacken auf, wo er sich mit dem Os occipitale verbindet und mit der tendino-muskulären Leitbahn der Blase zusammenläuft.

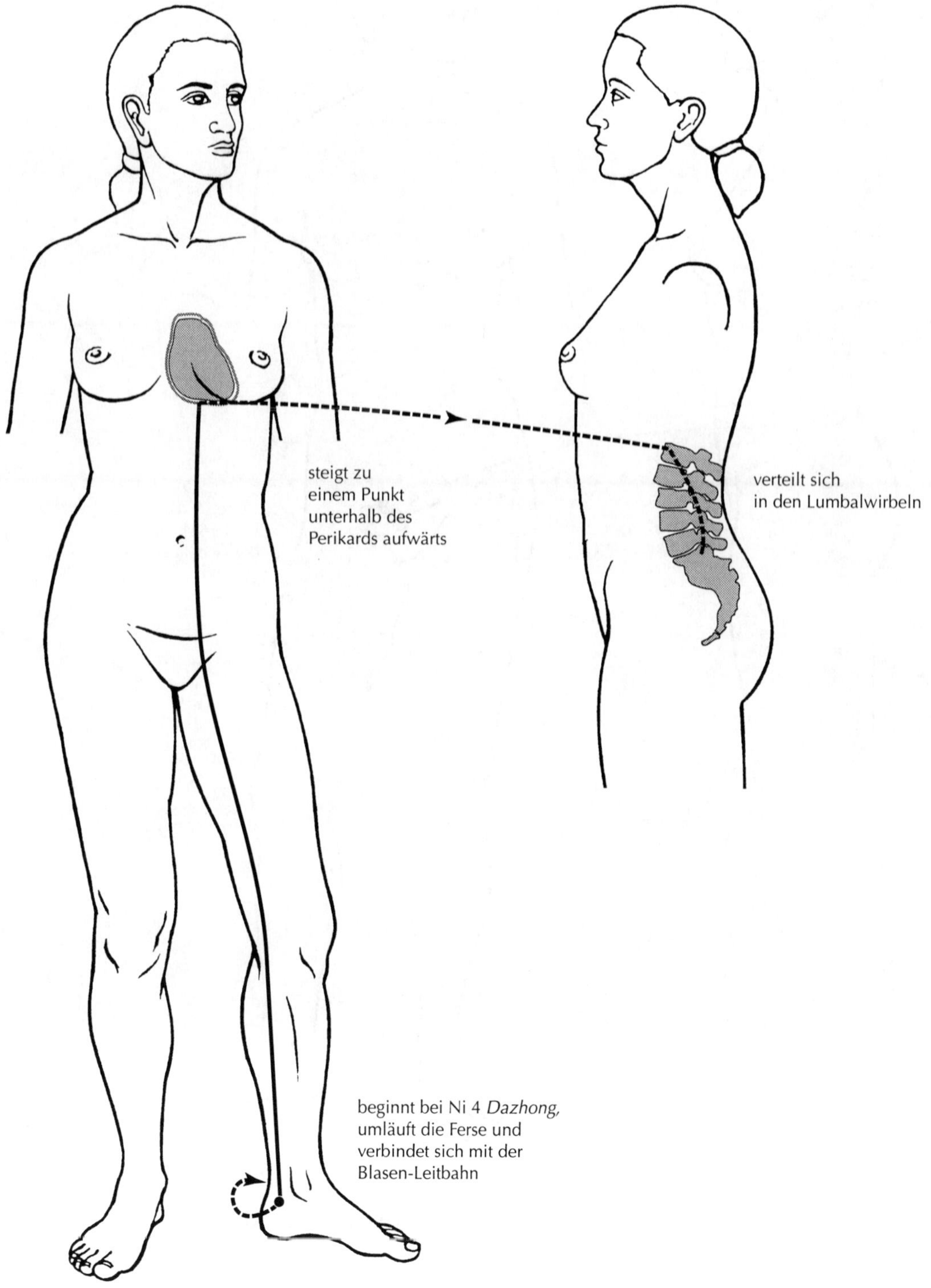

Die Nieren-Verbindungsleitbahn

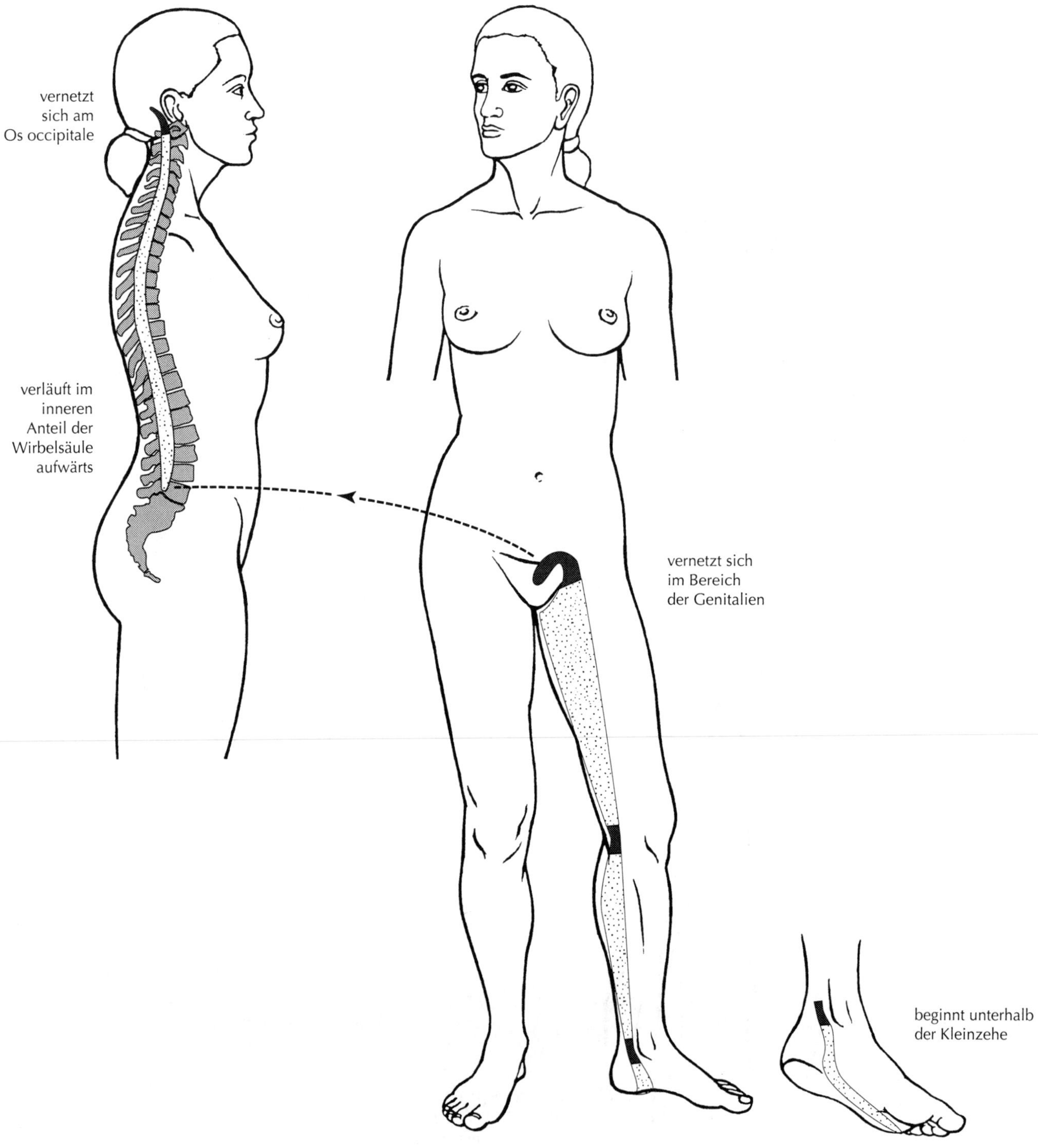

Die tendino-muskuläre Leitbahn der Niere

Die pathologischen Symptome der tendino-muskulären Leitbahn

Krämpfe der Fußsohle, Krämpfe und Schmerzen entlang des Leitbahnenverlaufes, Konvulsionen und Krämpfe bei Epilepsie, ist die Erkrankung in der Oberfläche, kann sich der Patient nicht nach vorne beugen, ist die Erkrankung im Inneren, kann sich der Patient nicht rückwärts beugen. Dies bedeutet, dass bei einer *Yang*-Störung eine Unfähigkeit besteht, sich im Lumbalbereich vorwärts zu beugen, während bei einer *Yin*-Störung eine Rückwärtsbeugung im Lumbalbereich nicht möglich ist.

DISKUSSION

Die Nieren-Leitbahn des Fuß-*shaoyin* ist mit der Blasen-Leitbahn innen-außen-gekoppelt und bildet mit der Herz-Leitbahn des Hand-*shaoyin* entsprechend der Sechs Schichten-Theorie ein Paar. Die Beziehung zwischen Nieren und Blase wird durch folgende Tatsachen unterstrichen:

- Der innere Verlauf der Nieren-Hauptleitbahn verbindet sich dem *fu* Blase.
- Die Nieren-Verbindungsleitbahn verbindet sich mit der Blasen-Leitbahn.
- Die Nieren-Sonderleitbahn kreuzt die Blasen-Leitbahn am Oberschenkel.

Ergänzend ist es wichtig zu bemerken:

- Die Nieren-Hauptleitbahn kreuzt das Konzeptionsgefäß bei KG 3 *Zhongji* und KG 4 *Guanyuan*.
- Die Nieren-Hauptleitbahn verläuft durch Leber, Zwerchfell, Lunge und Herz nach oben.
- Die Nieren-Hauptleitbahn steigt durch den Rachen aufwärts.
- Die Nieren-Hauptleitbahn und die Nieren-Sonderleitbahn laufen nach oben zur Zungenwurzel.
- Die Nieren-Hauptleitbahn, die Nieren-Verbindungsleitbahn und die tendino-muskuläre Leitbahn verteilen sich in die Wirbelsäule.
- Die tendino-muskuläre Leitbahn, jedoch nicht die Nieren-Hauptleitbahn, steigt zu den Genitalien aufwärts.

Die Nieren haben fünf Hauptfunktionen:

- Sie speichern Essenz und kontrollieren die Fortpflanzung, das Wachstum und die Entwicklung.
- Sie bilden das Mark, füllen das Gehirn, kontrollieren die Knochen und unterstützen die Produktion des Blutes.
- Sie kontrollieren das Wasser.
- Sie kontrollieren die Aufnahme des *Qi*.
- Sie öffnen sich in die Ohren und kontrollieren die zwei unteren *Yin* (Anus und Urethra).

Zusätzlich gilt für die Nieren:

- Sie sind die am tiefsten gelegenen *zang*.
- Sie sind die Wurzel des Ursprungs-*Yin* und -*Yang* des Körpers.
- Sie bewahren und kontrollieren das *ming men*-Feuer.
- Sie beherbergen den Willen.
- Sie sind die Grundlage des Konzeptionsgefäßes und des Durchdringungsgefäßes, die dem Unterus entspringen und entsprechend *Essential Questions*[1] heißt es: „Das Gefäß des Uterus verbindet sich in den Nieren."

Aufgrund dieser Funktionen und Beziehungen sowie der oben dargestellten Leitbahnenverläufe können viele der Wirkungen und Indikationen der Punkte der Nieren-Leitbahn erklärt werden. Dies kann in folgender Weise zusammengefasst werden:

- Verwurzelung von pathologisch aufsteigender Hitze, *Qi*, *Yang* und Wind. Die Nieren sind das am tiefsten gelegene *zang* und die Wurzel des *Yin* des Körpers. Bei *Yin*-Mangel kann Leere-Hitze oder aufsteigendes *Yang* oder innerer Wind zu Hals, Ohren, Augen und Kopf aufsteigen. Punkte der Nieren-Leitbahn werden häufig klinisch sowohl zur Nährung des *Yin* (zum Beispiel Ni 3 *Taixi*) als auch zu starkem Absenken pathogener Energie vom Kopf (zum Beispiel Ni 1 *Yongquan*) verwendet.
- Die Nährung des *Yin* und Klärung von Leere-Hitze in der Behandlung von Nachtschweißen und bei Erkrankungen mit Auszehrung und starkem Durst etc.
- Nährung des Leber-*Yin*, um einem Aufsteigen des Leber-*Yang* entgegenzuwirken, bei der Behandlung von Kopfschmerzen, Schwindel etc.
- Nährung des Nieren-Wassers, um übermäßiges Herz-Feuer auszugleichen und den Willen und den Geist bei der Behandlung von Ruhelosigkeit, Schlaflosigkeit, Gedächtnisschwäche, Palpitationen, Epilepsie, Manie, Schreckhaftigkeit etc. zu harmonisieren.
- Verwurzelung des *Qi* und Harmonisierung der Beziehung zwischen Nieren und Lungen bei der Behandlung von Husten, Bluthusten, Dyspnoe, Asthma, Keuchen etc.
- Tonisierung des Nieren-*Yang* durch Stärkung der Nierenfunktion des Kontrollierens des Wassers, bei der Behandlung von Ödemen und von Harnwegsstörungen vom Leere-Typ.
- Tonisierung des Nieren-*Yang* zur Stärkung der Libido bei der Behandlung von Impotenz, Samenergüßen etc.
- Tonisierung des Nieren-*Yang*, um den Unterkörper, die Beine und die Füße zu wärmen.
- Unterstützung des Rachens, speziell bei der Behandlung eines wunden und trockenen Rachens oder bei Stimmverlust in Folge eines *Yin*-Mangels.
- Kräftigung der Lendenwirbelsäule und Unterstützung der Zähne.
- Unterstützung der Ohren bei der Behandlung von Tinnitus und Taubheit.
- Regulierung des Konzeptionsgefäßes und des Durchdringungsgefäßes und Behandlung von Erkrankungen des Uterus wie Infertilität, Menstruationsstörungen, Uterusprolaps, postpartale Erkrankungen etc.
- Ausleiten von feuchter Hitze aus dem unteren *jiao* und Regulierung der Blasenfunktion und der Därme bei der Behandlung von erschwerter Miktion, Urinretention, schmerzhafter Miktionsstörung, dunklem Urin, Diarrhö, dysenterischen Erkrankungen, Schwellungen, Juckreiz und Schmerzen der Genitalien, *shan*-Erkrankungen, hypogastrischen Schmerzen etc.
- Nährung des Nieren-*Yin* bei der Behandlung von Verstopfung durch Trockenheit.

NI 1 *YONGQUAN* 湧泉

Sprudelnde Quelle

jing-Brunnen- und Holzpunkt der Nieren-Leitbahn

LOKALISATION

Auf der Sohle des Fußes, zwischen dem zweiten und dritten Metatarsalknochen, ca. ein Drittel des Abstandes der Basis der zweiten Zehe zur Ferse, in einer Vertiefung, die sich bei Plantarflexion des Fußes bildet.

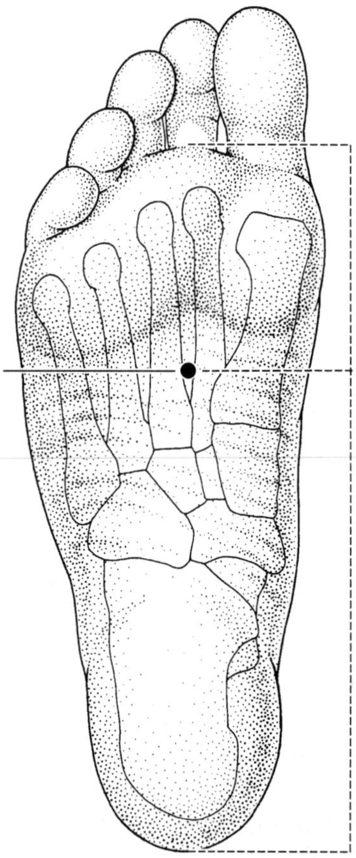

NADELUNG

Senkrecht 0.5 - 1 *cun*.

WIRKUNGEN

Senkt Fülle vom Kopf
Beruhigt den Geist
Stellt das Bewusstsein wieder her und rettet das *Yang*.

INDIKATIONEN

- Bewusstseinsverlust bei Wind-Apoplex, Bewusstlosigkeit.
- Epilepsie, kindlicher Schreck-Schwindel, visuell bedingter Schwindel, unscharfes Sehen, Vertexkopfschmerzen, Hypertonie, schmerzhaftes Stauungssyndrom des Halses, Rachenschmerz mit Unfähigkeit zu Schlucken, Stimmverlust, trockene Zunge, Nasenbluten, dunkle Gesichtsfarbe, Rennendes-Ferkel-*Qi*.
- Agitiertheit, Schlaflosigkeit, schlechtes Gedächtnis, Ängstlichkeit, Wut mit Verlangen Menschen zu töten, Verrücktheit, Herzschmerzen.
- Husten, Dyspnoe, Erbrechen und Bluthusten.
- Wind-Ausschlag, plötzliche tumultartige Erkrankung mit Krämpfen, Sehnenkontraktionen.
- Obstipation, Lumbalschmerzen mit erschwerter Defäkation, erschwerte Miktion, Schmerzen im Unterbauch bei schwangeren Frauen mit Unfähigkeit zu urinieren, Völlegefühl im Unterbauch, periumbilikaler Schmerz, *shan*-Erkrankung, Infertilität, Impotenz, Erkrankungen als Folge übermäßiger sexueller Aktivität, Völlegefühl im lateralen Rippenbereich, Gelbsucht, verringertes *Qi*.
- Lähmung der unteren Extremität, chronisches Bein-*Qi*, Schmerz und Schwellung des Beines, Kälteempfindung der Füße und der Schienbeine, Hitze der Fußsohlen, chronische Schmerzen und Taubheit des Fußes, Schmerzen der fünf Zehen mit Unfähigkeit zu stehen.

KOMMENTAR

Ni 1 *Yongquan*, der einzige Leitbahnenpunkt auf der Fußsohle und damit der am tiefsten gelegene Punkt des Körpers, ist der Holzpunkt der Nieren-Wasser-Leitbahn. In *Classic of Difficulties* [2] heißt es: „In Fällen von Leere tonisiere die Mutter, in Fällen von Fülle sediere das Kind." Als „Kind"-Punkt der Nieren-Leitbahn hat Ni 1 *Yongquan* eine starke Wirkung zur Sedierung von Fülle im oberen Bereich durch „Rückführung des Unverwurzelten zu seiner Quelle"; dies kommt zum Ausdruck in der Aussage in *Ode of the Elucidate Mysteries* „Ni 1 *Yongquan* ahmt die Erde nach" [3] sowie in den alternativen Namen dieses Punktes die „Erd-Welle" (*Dichong*) und „Erd-Durchgangsstraße" (*Dichong*).

Besteht eine Schwäche der Nieren im unteren Bereich, kann es zu pathologischem Aufsteigen von *Qi*, *Yang*, Leere-Hitze oder Wind mit Beeinträchtigung des Kopfes kommen. Die starke absenkende und Fülle-klärende Wirkung von Ni 1 *Yongquan* wird in einer Geschichte des berühmten Arztes *Hua Tuo* aus dem 2. Jahrhundert dargestellt; er behandelte General *Wei Tai-cu* (der posthum geweihte Kaiser der *Wei*-Dynastie) wegen „Kopf-Wind, verwirrtem Geist und visuell bedingtem Schwindel". Entsprechend der Punktauswahlstrategie, Punkte im unteren Bereich des Körpers für Erkrankungen im oberen Bereich des Körpers zu wählen, nadelte *Hua Tuo* Ni 1 *Yongquan* und „der General war sofort geheilt" [4].

In der klinischen Praxis wird Ni 1 *Yongquan* hauptsächlich zur Behandlung folgender Syndrome verwendet:

a) aufsteigendes Leber-*Yang*, Leber-Feuer oder Leber-Wind,
b) Disharmonie zwischen Herz und Nieren und
c) Erkrankungen des Rachens.

Die Nieren sind die Wurzel des *Yin* aller *zangfu*. Dies ist von besonderer Bedeutung für Leber, Herz und Lunge, die alle von der Nieren-Leitbahn erreicht werden.

Ein Sprichwort der chinesischen Medizin sagt: „Die Nieren und die Leber teilen den gemeinsamen Ursprung." Nieren-Wasser ist die Mutter von Leber-Holz, und das Nieren-*Yin* ist der Ursprung und die Quelle des Leber-*Yin*. Ist Niere-Wasser nicht mehr in der Lage, Leber-Holz zu nähren, steigt das heftige und unkontrollierte *Yang* der Leber zum Kopf und führt zu Symptomen wie Vertexkopfschmerzen, Schwindel, visuell bedingtem Schwindel, trübem Sehen, Hypertonie und Nasenbluten. Bildet übermäßiges Leber-*Yang* Wind, kann es zu einem Wind-Apoplex oder Epilepsie kommen. Ni 1 *Yongquan* kann einerseits die Nieren, als Wurzel dieser Symptome, regulieren und andererseits die Symptomatologie durch starkes Absenken der pathologischen Fülle behandeln. Die Nieren gehören zum Wasser und das Herz zum Feuer, und es heißt Nieren und Herz „unterstützen sich gegenseitig"; das Nieren-*Yin* nährt und befeuchtet das Herz-*Yin* und zügelt Herz-Feuer, und das Herz-*Yang* sinkt abwärts, um die Nieren zu wärmen.

Eine Harmonie zwischen den Nieren und dem Herzen ist eine der Grundvoraussetzungen für einen stabilen und friedvollen Geist. Besteht ein Nieren-*Yin*-Mangel, und kommt es zu einem übermäßigen Leere-Feuer des Herzens oder die Verbindung ist unterbrochen und Nieren und Herz kommunizieren nicht mehr, dann kommt es zu einer Agitiertheit des Geistes, die zu einer Vielfalt emotionaler Störungen führt; dabei kann es sich um relativ leichte Störungen (Agitiertheit, Schlaflosigkeit, schlechtes Gedächtnis, Neigung zu Ängstlichkeit) oder auch um schwere Störungen (Verrücktheit, Wut mit Verlangen Menschen zu töten) handeln. Bei Patienten mit Schlaflosigkeit wird die beidseitige Massage von Ni 1 *Yongquan* vor dem Schlafen empfohlen (und in China auch häufig angewandt) oder ebenso, die Füße in ein heißes Wasserbad zu stellen, um das übermäßige *Yang* herabzuziehen.

Die Fähigkeit des Punktes Ni 1 *Yongquan*, aufsteigende Leere-Hitze und aufsteigendes Leber-*Yang* zu dämpfen und den Geist zu beruhigen, macht ihn besonders zur Behandlung von Menopausensyndromen mit Hitzewallungen, Nachtschweiß, Schlaflosigkeit, Agitiertheit, Ängstlichkeit und Kopfschmerzen geeignet.

Die Nieren-Leitbahn steigt zum Rachen und zur Zungenwurzel auf. Steigt eine heftige Hitze durch eine Nierenschwäche entlang der Nieren-Leitbahn aufwärts, trocknet sie die Flüssigkeiten aus und führt zu einer Schwellung und Kongestion im Rachenbereich mit Rachenschmerzen und Unfähigkeit zu schlucken sowie zu einer trockenen Zunge. Aufgrund seiner Fähigkeit Hitze und Feuer im Rachenbereich zu lindern, kann Ni 1 *Yongquan* auch bei Schwellung und Schmerzen des Rachens anderer Ätiologie verwendet werden. Laut *Spiritual Pivot*[4] endet die Nieren-Leitbahn bei KG 23 *Lianquan*, einem wichtigen Punkt zur Behandlung von Störungen der Zunge und Ni 1 *Yongquan* ist ebenfalls bei einem Stimmverlust sowohl durch äußere pathogene Faktoren als auch durch Wind-Apoplex indiziert.

Ni 1 *Yongquan* wird zweitrangig auch für folgende Syndrome verwendet:

a) Lungen-Erkrankungen,
b) Rennendes-Ferkel-*Qi*
c) Bewusstseinsverlust und
d) Störungen der zwei unteren *Yin*.

Ein Sprichwort der chinesischen Medizin sagt: „Die Lunge ist der Baldachin, und die Nieren sind die Wurzel." Als höchstgelegenes *zang* erhält die Lunge über die Atmung das klare *Qi* des Himmels (*qing qi*) in derselben Weise wie das Dach des Waldes das Licht und die Luft erhält, die für das Leben notwendig sind. Durch die greifende und haltende Funktion der Nieren wird das *Qi* durch die Einatmung zur unteren Wurzel gezogen. Besteht eine Schwäche der Nieren, und sie sind nicht mehr in der Lage, das *Qi* zu greifen, treten Dyspnoe und Husten auf, beides Indikationen für diesen Punkt.

Ein Rennendes-Ferkel-*Qi* tritt hauptsächlich auf, wenn sich stagniertes Leber-*Qi* in Hitze transformiert oder wenn ein Nieren-*Yang*-Mangel zu einer Kälteansammlung im unteren *jiao* führt. In beiden Fällen kommt es zu einer heftigen Freisetzung von *Qi*, das entlang des Durchdringungsgefäßes nach oben drängt. Die Wirkung von Ni 1 *Yongquan* zur Harmonisierung der Nieren und der Leber und der Absenkung pathologisch aufsteigendem *Qi* spiegelt sich in seiner Anwendung zur Behandlung dieser Störung wider.

Ni 1 *Yongquan* ist der *jing*-Brunnenpunkt der Nieren-Leitbahn und wie viele der anderen *jing*-Brunnenpunkte hat er eine sehr starke Wirkung zur Öffnung der Poren und zur Wiederbelebung bei Kollaps, sowohl bei Wind-Apoplex oder Bewusstseinsverlust. Dieser Punkt wird in *Song of the Nine Needles for Returning the Yang* zur Behandlung eines

Yang-Kollaps mit Bewusstseinsverlust, Abneigung gegen Kälte, Kälte-entgegengesetztem Fluss der Extremitäten, purpur-farbene Lippen etc. zitiert.

Die Niere kontrolliert die zwei unteren *Yin*, den Anus und die Urethra. Ni 1 *Yongquan* kann zur Behandlung von Obstipation, besonders durch *Yin*-Mangel und dadurch entstehende Trockenheit sowie für eine erschwerte Miktion verwendet werden.

Ni 1 *Yongquan* ist ein wichtiger Punkt in der Praxis des *Qigong*. Eine Lenkung des Geistes auf Ni 1 *Yongquan* oder ein Ein- und Ausatmen durch diesen Punkt verwurzelt und senkt das *Qi* in das untere *dantian* (Zinnoberfeld) und hilft dem Körper, die *Yin*-Energien der Erde aufzunehmen. Gemeinsam mit der Anwendung in der Akupunktur empfiehlt sich diese Praxis besonders bei übermäßigem *Yang*, das aufwärts zu Herz, Lunge oder Kopf drängt.

Schließlich wurde Ni 1 *Yongquan* in vielen modernen Studien bezüglich der Anwendung von Arzneipflanzen-Pflastern an verschiedenen Akupunkturpunkten untersucht. Eine Vielzahl von Heilpflanzen werden gemahlen, zu einer Paste verarbeitet und bei Erkrankungen wie Mundulzerationen und Hypertonie auf diesen Punkt aufgebracht.

PUNKTKOMBINATIONEN

- Kopfschmerz und visuell bedingter Schwindel: Ni 1 *Yongquan*, Ma 2 *Sibai* und Bl 11 *Dazhu* (*Supplementing Life*).
- Visuell bedingter Schwindel: Ni 1 *Yongquan*, LG 24 *Shenting*, LG 23 *Shangxing*, Bl 45 *Yixi*, Lu 10 *Yuji* und Mi 2 *Dadu* (*Supplementing Life*).
- Die fünf Arten der Epilepsie: Ni 1 *Yongquan* und Pe 8 *Laogong (Song of Points)*.
- Wind-Epilepsie: Ni 1 *Yongquan* und LG 6 *Jizhong* (*Supplementing Life*).
- Wind-Epilepsie: Ni 1 *Yongquan*, LG 24 *Shenting* und LG 25 *Suliao (Great Compendium)*.
- Demenz: Ni 1 *Yongquan*, He 7 *Shenmen*, Lu 11 *Shaoshang* und Bl 15 *Xinshu (Great Compendium)*.
- Rachenschmerz mit Unfähigkeit zu essen: Ni 1 *Yongquan* und Ni 4 *Dazhong* (*Thousand Ducat Formulas*).
- Schmerzhaftes Stauungssyndrom des Halses mit Frösteln und Fieber: Ni 1 *Yongquan* und Ni 2 *Rangu* (*Thousand Ducat Formulas*).
- Stimmverlust: Ni 1 *Yongquan*, Di 4 *Hegu* und Gb 35 *Yangjiao* (*Systematic Classic*).
- Starker Durst durch Auszehrungs- und Dursterkrankung. Ni 1 *Yongquan* und Le 2 *Xingjian (One Hundred Symptoms)*.
- Infertilität: Ni 1 *Yongquan*, Bl 32 *Ciliao* und Mi 5 *Shangqiu* (*Supplementing Life*).
- Schmerzen der fünf Zehen mit Unfähigkeit auf den Boden zu treten: Ni 1 *Yongquan*, Ni 2 *Rangu* (*Supplementing Life*).
- Schädigung durch Kälte mit großer Hitze, die nicht zurückgeht: Man sediert Ni 1 *Yongquan*, Di 4 *Hegu*, Di 11 *Quchi*, Gb 39 *Xuanzhong*, Ma 36 *Zusanli* und LG 14 *Dazhui (Great Compendium)*.
- Wind-Ausschlag: Ni 1 *Yongquan* und Gb 30 *Huantiao* (*Supplementing Life*).
- Steifheit und Schmerzen der Lumbalregion: Ni 1 *Yongquan*, LG 2 *Yaoshu*, Bl 40 *Weizhong*, Bl 27 *Xiaochangshu* und Bl 28 *Pangguangshu (Great Compendium)*.
- Hitzewallungen in der Menopause: Ni 1 *Yongquan*, Le 3 *Taichong*, He 6 *Yinxi* und KG 4 *Guanyuan*.

NI 2 *RANGU*

然谷

Brennendes Tal

ying-Quellpunkt und Feuerpunkt der Nieren-Leitbahn

LOKALISATION

Auf der medialen Seite des Fußes, distal und inferior des Malleolus medialis in einer Vertiefung distal und inferior der Tuberositas navicularis.

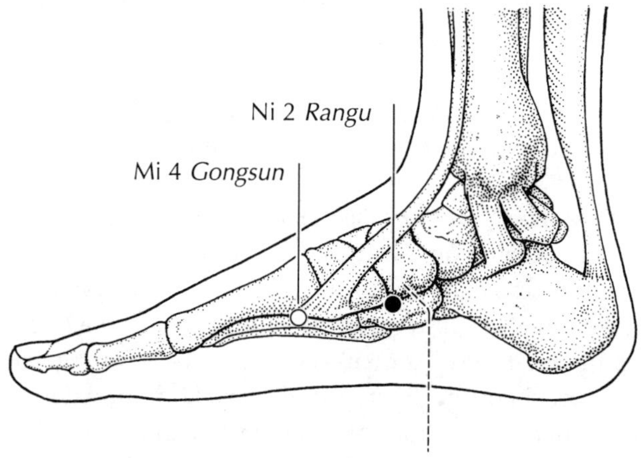

ANMERKUNG ZUR LOKALISATION

Die Tuberositas navicularis ist eine Erhebung die oberhalb des Mittelpunkts zwischen Fußballen und Ferse liegt.

NADELUNG

Senkrecht 0.5 - 1 *cun*

WIRKUNGEN

Klärt Leere-Hitze
Reguliert die Nieren
Reguliert den unteren *jiao*

INDIKATIONEN

- Schmerzhaftes Stauungssyndrom des Halses, zu wenig Speichel, um den Rachen zu befeuchten, Unfähigkeit zu sprechen, Spontanschweiße, Nachtschweiße, Asthma, Dyspnoe, verringertes *Qi*, Bluthusten, Erkrankung mit Auszehrung und übermäßigem Durst, Gelbsucht, Zungenprotrusion, ängstlich, als ob er festgenommen wird, Neigung zu Angst und Schrecken, stechende Herzschmerzen.
- Jucken der Genitalien, nächtliche Samenergüße, Samenergüße, Impotenz, Infertilität, Uterusprolaps, Regelstörungen, *shan*-Erkrankung, erschwerte Miktion, Kälte- oder Feuchtigkeit (*dong*) Diarrhö.
- Ein Fuß heiß, der andere Fuß kalt, Schmerzen der Unterschenkel, der längeres Stehen verhindert, Schmerzen und Schwellung des Fußrückens, ruhelose Füße.

KOMMENTAR

Ni 2 *Rangu* „Brennendes Tal" ist der *ying*-Quellpunkt und Feuerpunkt der Nieren-Leitbahn. Laut *Classic of Difficulties*[6] sind die *ying*-Quellpunkte bei „Hitze im Körper" indiziert, und bei den meisten *ying*-Quellpunkten liegt die Betonung auf einer Klärung von Fülle, Hitze und Feuer. Die Nieren sind jedoch einzigartig hinsichtlich der Tatsache, dass sie keine Füllemuster aufzeigen, da die Nieren das wahre *Yin* und wahre *Yang* speichern, die nie im Zustand einer wirklichen Fülle sein können.

Ni 2 *Rangu* ist deshalb der Hauptpunkt der Nieren-Leitbahn, um Hitze zu klären, die einen Ursprung in einem Nieren-*Yin*-Mangel hat.

Die Nieren sind die Wurzel des *Yin* und des *Yang* des Körpers. Das Nieren-*Yin* hat die Funktionen des Nährens und Befeuchtens und ebenso des Ausgleichens und Zügelns des *ming men*-Feuers. Ist das Nieren-*Yang* verringert, sind seine nährenden und befeuchtenden Funktionen beeinträchtigt und zusätzlich kann das *ming men*-Feuer unkontrolliert brennen. Die besondere Kraft von Ni 2 *Rangu*, wie sein Name uns anzeigt, besteht vor allem in einer Klärung dieser Hitze und weniger in einer Nährung des Nieren-*Yin*. Er ist bei folgenden Hitze Syndromen indiziert:

a) Hitze steigt entlang der Nieren-Leitbahn zum Rachen auf und führt zur Entwicklung eines schmerzhaften Stauungssyndrom des Rachens, trockenem Rachen mit mangelndem Speichel und Unfähigkeit zu sprechen,
b) die Hitze fließt nachts an die Oberfläche und führt zu Nachtschweißen,
c) Hitze beeinträchtigt die Lunge und führt zu Dyspnoe und Bluthusten. Hitze aufgrund eines *Yin*-Mangels kann sich ebenfalls in einer Erkrankung mit Auszehrung und übermäßigem Durst und heißen, ruhelosen Füßen manifestieren.

Ni 2 *Rangu* hat eine spezielle Wirkung auf den unteren *jiao*. *Yin*-Mangel und sich daraus entwickelnde Hitze kann zu Juckreiz der Genitalien führen. Nährt das Nieren-*Yin* das Konzeptions- und das Durchdringungsgefäß nicht mehr ausreichend, kann es zu Menstruationsstörungen und Infertilität kommen. Erregt eine Leere-Hitze das Tor der Essenz beim Mann, kann es zu Samenverlusten oder nächtlichen Samenverlusten mit oder ohne Träumen kommen. Sowohl bei Männern als auch bei Frauen kann ein übermäßiges sexuelles Verlangen auftreten. Besteht ein Nieren-*Qi*-Mangel, kann sich ein Uterus-Prolaps entwickeln. In *Complete Works of jing-yue* heißt es: „*Yin* und *Yang* haben denselben Ursprung ... Feuer kontrolliert das Wasser, Wasser ist die Quelle des Feuers ...." Nieren-*Yin* bzw. Nieren-*Yang*-Mangel existieren nie isoliert. Das zeigt sich in der Tatsache, dass Ni 2 *Rangu* ebenso eine deutliche Wirkung auf die Tonisierung des Nieren-*Yang* hat. Dies zeigt sich teilweise in den traditionellerweise angegebenen Indikationen, spiegelt sich jedoch am deutlichsten in der Vielzahl der klassischen Kombinationen (siehe unten) wider. In den Fällen von Spontanschweißen, kalten Füßen und Beinen, Kälte-Diarrhö, Ödemen und Impotenz kann man Ni 2 *Rangu* ebenfalls mit Moxa behandeln. Die Emotion, die mit der Niere in Verbindung gebracht wird, ist die Angst, und bei einer Nieren-Schwäche kann es zu einer Neigung zu Angst und Schreckhaftigkeit mit einem anhaltendem Alarmgefühl, als würde man „festgenommen werden", kommen. Ni 2 *Rangu* ist für diese verschiedenartigen Gefühle von Vorahnungen indiziert.

PUNKTKOMBINATIONEN

- Innerliche Halsschwellung: Ni 2 *Rangu* und Ni 3 *Taixi* (*Supplementing Life*).
- Schmerzhaftes Stauungssyndrom des Halses mit Frösteln und Fieber: Ni 2 *Rangu* und Ni 1 *Yongquan* (*Thousand Ducat Formulas*).
- Stimmverlust: Ni 2 *Rangu*, KG 22 *Tiantu*, He 4 *Lingdao*, Ni 10 *Yingu*, Ni 7 *Fuliu* und Ma 40 *Fenglong* (*Illustrated Supplement*).
- Steifheit der Zunge: Ni 2 *Rangu*, Ni 10 *Yingu*, Ni 15, LG 15 *Yamen*, Lu 11 *Shaoshang*, Lu 10 *Yuji*, Di 2 *Erjian*, Pe 9 *Zhongchong* (*Great Compendium*).
- Redet dummes Zeug: Ni 2 *Rangu* und Ni 7 *Fuliu* (*Supplementing Life*).
- Auszehrungs- und Dursterkrankung mit großem Verlangen zu trinken: Ni 2 *Rangu*, Bl 49 *Yishe* und 3E 1 *Guangchong* (*Supplementing Life*).
- Auszehrungs- und Dursterkrankung mit großem Verlangen zu trinken: Ni 2 *Rangu*, Bl 49 *Yishe*, KG 24 *Chengjiang* und 3E 1 *Guangchong* (*Thousand Ducat Formulas*).

- Erkrankung mit Auszehrung und übermäßigem Durst: Ni 2 *Rangu*, KG 24 *Chengjiang*, M-HN 20 *Jinjin*, M-HN 20 *Yuye*, LG 26 *Renzhong*, LG 23 *Shangxing*, Di 11 *Quchi*, Pe 8 *Laogong*, Le 3 *Taichong*, Le 2 *Xingjian*, Mi 5 *Shangqiu* und Mi 1 *Yinbai (Great Compendium)*.
- Fieberhafte Erkrankung mit Agitiertheit, kalten Füßen und profusen Schweißen: Zuerst nadelt man Ni 2 *Rangu*, dann Ni 3 *Taixi* (*Systematic Classic*).
- Stechende Herzschmerzen: Ni 2 *Rangu*, 3E 6 *Zhigou* und Ni 3 *Taixi* (*Thousand Ducat Formulas*).
- Ahnungen und Angst, als ob man festgenommen würde: Ni 2 *Rangu* und Gb 34 *Yanglingquan* (*Thousand Ducat Formulas*).
- Stein-Ödeme des oberen Abdomen: Man moxibustiert Ni 2 *Rangu*, Ma 30 *Qichong*, Ni 14 *Siman* und Le 13 *Zhangmen* (*Thousand Ducat Formulas*).
- Samenergüße und Penisretraktion: Ni 2 *Rangu* und Ni 12 *Dahe* (*Supplementing Life*).
- Impotenz: Ni 2 *Rangu*, LG 4 *Mingmen*, Bl 23 *Shenshu* und Ni 6 *Zhaohai* (*Illustrated Supplement*).
- Kälte- oder Feuchtigkeits-(*dong*) Diarrhö mit unverdauten Nahrungsbestandteilen: Ni 2 *Rangu*, Gb 25 *Jingmen* und Mi 9 *Yinlingquan* (*Thousand Ducat Formulas*).
- Kälte der unteren Extremitäten: Ni 2 *Rangu*, Bl 23 *Shenshu* und Bl 64 *Jinggu* (*Supplementing Life*).

NI 3 *TAIXI*

Großer Wildbach

太溪

shu-Bachpunkt, Yuan-Quellpunkt und Erdepunkt der Nieren-Leitbahn

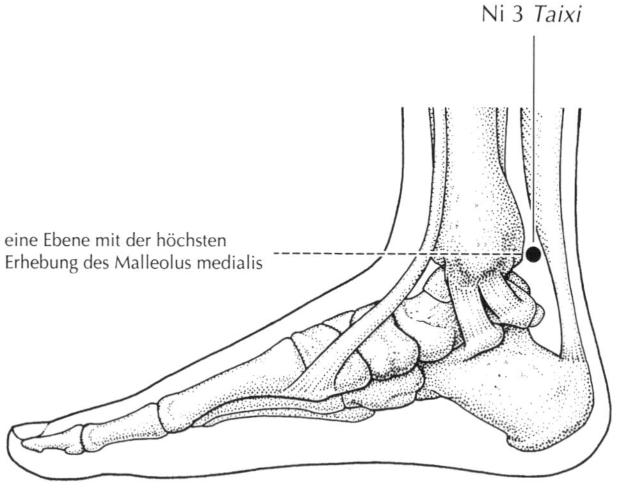

LOKALISATION

In der Vertiefung zwischen dem Malleolus medialis und der Achillessehne auf einer Ebene mit der höchsten Erhebung des Malleolus medialis.

ANMERKUNG ZUR LOKALISATION

Man lokalisiert den Punkt in der Mitte der Vertiefung, die zwischen der höchsten Erhebung des Malleolus medialis und der posterioren Begrenzung der Achillessehne liegt.

NADELUNG

Senkrecht 0.5 - 1 *cun* oder mit Bl 60 verbinden.

WIRKUNGEN

Nährt das Nieren-*Yin* und klärt Leere-Hitze
Tonisiert das Nieren-*Yang*
Verankert das *Qi* und unterstützt die Lunge
Kräftigt die Lendenwirbelsäule

INDIKATIONEN

- Taubheit, Tinnitus, Kopfschmerzen und Schwindel, Zahnschmerzen, Nasenbluten, wunder Hals, Hitzeempfindung im Mund, Schleim im Mund, der sich wie Leim anfühlt, Erkrankung mit Gewichtsabnahme und übermäßigem Durst, heiße Erkrankung mit übermäßigem Schwitzen, chronische Malaria, Auszehrung.
- Husten, Bluthusten, Husten mit Appetitlosigkeit, Keuchen, Dyspnoe, Asthma, Thoraxschmerz.
- Schlaflosigkeit, intensives Träumen, schlechtes Gedächtnis, Hitzeempfindungen in den Handflächen, stechende Herzschmerzen.
- Samenverluste, Impotenz, Ejaculatio praecox, sexuelles Belastungssyndrom, unregelmäßige Menstruation.
- Häufiges und reichliches Wasserlassen, Enuresis, Hitze im Hypogastrium mit gelben Urin, abdominelle Blähung, erschwerte Defäkation, Kälte-*shan*-Erkrankung, feuchte juckende Hautveränderung an der Innenseite des Oberschenkels.
- Lumbalschmerzen, Schmerzen des Abdomen und der lateralen Rippenregion, Schädigung durch Kälte mit Inversionssyndrom mit entgegengesetztem Fluss an Händen und Füßen, Kälte der unteren Extremitäten, Taubheit und Schmerzen der Beine, Schwellung und Schmerzen der Knöchel, Schwellung und Schmerzen der Ferse.

KOMMENTAR

Die Nieren nehmen unter den *zangfu* eine einzigartige Position ein, da sie die *Yin*-Essenz speichern und das *ming men*-Feuer bewahren und kontrollieren. Die Nieren sind somit die Wurzel des *Yin* und *Yang* des ganzen Körpers. Aufgrund dieser grundlegenden Rolle kann eine Nierenschwäche sowohl die Ursache als auch das Ergebnis von Disharmonien der anderen *zangfu* sein.

In Kapitel 6 von *Spiritual Pivot* wird die Anwendung der *shu*-Bachpunkte zur Behandlung von Erkrankungen der *zang* empfohlen, während es in Kapitel 1 heißt: „Sind die fünf *zang* erkrankt, wähle die zwölf *yuan*-Quellen [Punkte] aus."

Ni 3 *Taixi*, der *shu*-Bachpunkt und der *yuan*-Quellpunkt, ist deshalb der Hauptpunkt auf der Nieren-Leitbahn, um Disharmoniemuster des *zang* Niere zu behandeln; aufgrund der Einzigartigkeit der Nieren beinhalten diese Muster immer eine Leere, entweder eine Leere des Nieren-*Yin* oder des Nieren-*Yang*.

Ein Nieren-*Yin*-Mangel kann die Nieren allein betreffen oder durch eine mangelnde Nährung von Leber, Herz oder Lunge, die alle von der Nieren-Leitbahn erreicht werden, diese *zang* ebenso schädigen. Ein *Yin*-Mangel kann sich auf zwei Hauptwegen manifestieren: Mangelhafte Nährung und Befeuchtung oder Schwäche das Feuer einzudämmen. Die Kunst der Behandlung eines *Yin*-Mangels liegt in einer vorsichtigen Beurteilung der relativen Bedeutung dieser zwei Aspekte und in einer angemessenen Betonung der jeweiligen Nährung des *Yin* und der Kühlung des Feuers.

Ni 3 *Taixi* ist der bedeutendste Punkt zur Behandlung von *Yin*-Mangel der Areale des Körpers, die entweder von der Nieren-Leitbahn erreicht werden oder von den Nieren kontrolliert werden, spezifischerweise dem Hals, der Därme, des Gehirns, der Zähne und der Ohren. Die Nieren-Hauptleitbahn steigt zum Hals auf, und wenn eine durch Leere bedingte Hitze diese Region ausdörrt und trocknet, kann es zu einem chronischen leichten Halsschmerz kommen, der sich typischerweise bei Ermüdung am Ende des Tages und in der Nacht verschlechtert. Die Nieren kontrollieren die zwei unteren *Yin* (Anus und Urethra); wenn ein Flüssigkeitsmangel und eine Leere-Hitze die Därme austrocknen, kommt es zu erschwerter Defäkation; dies wurde von *Wu Jutong* in *Systematic Differentiation of Warm Diseases* in folgendem anschaulichen Bild beschrieben: „Besteht ein Flüssigkeitsmangel, gibt es nicht genügend Wasser, um das Boot zu bewegen."

In *Spiritual Pivot*[7] wird gesagt: „Das Gehirn ist das Meer des Markes." Die Nieren-Essenz produziert das Mark, um das Gehirn und das Rückenmark zu füllen. In Fällen, in denen das Meer des Markes schwach ist, kommt es zu Kopfschmerzen und Schwindel. In einem chinesischen medizinischen Sprichwort heißt es: „Die Zähne sind der Überschuss der Knochen." Nähren die Nieren die Zähne nicht und eine Leere-Hitze steigt in diesem Bereich auf, kommt es zu chronischen Zahnschmerzen und zur Lockerung der Zähne. *Spiritual Pivot*[8] sagt: „Das Nieren-*Qi* öffnet sich in die Ohren, sind die Nieren in Harmonie, können die Ohren die fünf Klänge hören." Deshalb kann eine Nieren-Schwäche zu Tinnitus und Taubheit führen. In all diesen Fällen ist Ni 3 *Taixi* der Hauptpunkt zur Tonisierung und Nährung der Nieren.

Die enge Beziehung zwischen Nieren-*Yin* und Leber-*Yin* sowie der Nieren-Essenz und dem Leber-Blut wird in dem Sprichwort „Die Nieren und die Leber teilen einen gemeinsamen Ursprung" betont und ebenso in der Aussage in *Comprehensive Medicine According to Master Zhang*: „[Wenn] Essenz nicht ausfließt, wird sie zur Leber zurückkehren und sich in klares Blut umwandeln." Ni 3 *Taixi* wird üblicherweise in Punktkombinationen zur Behandlung von Nieren-Leber-Disharmoniemustern verwendet (aufgrund mangelnder Nährung des Holzes durch das Wasser oder durch Schädigung der Nieren in Folge einer langanhaltenden Lebererkrankung) mit Symptomen wie Kopfschmerzen, Schwindel, Tinnitus, Taubheit.

Die Nieren gehören zum Wasser und das Herz zum Feuer, und beide gehören zum *shaoyin*. Das Herz beherbergt den Geist, und die Nieren den Willen. Sind die Nieren- und Herzfunktionen harmonisiert, unterstützen sich das Herz-Feuer und das Nieren-Wasser bzw. der Geist und der Wille gegenseitig.

Verlieren Herz und Nieren die Harmonie, ist das Herz-*Yang* nicht in der Lage, abzusteigen und die Nieren zu wärmen, das Nieren-*Yin* ist unfähig, das Herz-*Yin* zu nähren und das Herz-Feuer zu begrenzen. Dieser Kontaktverlust zwischen Wasser und Feuer führt zu einer Störung des Geistes und zu Schlaflosigkeit, übermäßigem Träumen und schlechtem Gedächtnis meist schwerer oder chronischer Art. Ni 3 *Taixi* ist ein wichtiger Punkt, die Nieren zu stützen und sie in die Lage zu versetzen, das Herz zu unterstützen.

Die Lunge ist „der Baldachin", und die Nieren sind die Wurzel. Die Lunge senkt das *Qi* und die Flüssigkeiten zur Niere ab, die Nieren verankern das *Qi* und verdampfen die Flüssigkeiten, um die Lungen im oberen Bereich zu befeuchten. Nieren-Lungen-Disharmoniemuster manifestieren sich üblicherweise auf zwei Hauptarten.

a) Nieren-*Yin*-Mangel, der die Lunge nicht befeuchtet und kühlt und zu Symptomen wie Keuchen, trockenem Husten, blutig belegtem Sputum führt, und
b) die Nieren sind nicht in der Lage, das *Qi* von der Lunge aufzunehmen und zu verankern; dies führt zu Symptomen wie Dyspnoe, Husten und Asthma.

Ni 3 *Taixi* ist bei beiden dieser Muster „Fülle oben und Leere unten" indiziert und wurde von *Sun Simiao* in *Supplement to the Thousand Ducat Formulas* spezifisch für Nieren-Husten empfohlen. Obwohl sie in Nieren-*Yin* und Nieren-*Yang* geteilt werden, stellen die Nieren natürlich ein *zang* dar. Obwohl in der täglichen Praxis üblicherweise entweder ein *Yin*- oder ein *Yang*-Mangel herrscht, ist es so, dass es bei einem Aspekt einer Nierenschwäche häufig auch der Fall ist, dass der andere Aspekt ebenso geschwächt wird. Dies wird in *Essential Questions*[9] ausgesprochen, in dem es heißt: „Eine Schädigung des *Yin* erreicht das *Yang*, eine Schädigung des *Yang* wird das *Yin* erreichen." Ebenso sagt *Essential Readings in Medicine*: „Ohne *Yang* kann das *Yin* nicht hervortreten; ohne *Yin* kann das *Yang* nicht umwandeln." Es ist ein lang bestehendes Prinzip der Nieren-Tonisierung, dass bei einem Nieren-*Yang*-Mangel ebenfalls das Nieren-*Yin* genährt und bei einem Nieren-*Yin*-Mangel ebenso das Nieren-*Yang* berücksichtigt werden sollte. So wird in *Essential Questions*[10] gesagt: „[Bei] *Yang*-Erkrankungen behandle das *Yin;* [bei] *Yin*-Erkrankungen behandle das *Yang*." *Zhang jingyue* wiederholt dies in seiner Aussage: „Ein Nähren des *Yin*, um dem *Yang* zu helfen, ist ein geschickter Weg, das *Yang* zu stärken". Aus diesem Grund unterstützen fast alle Akupunkturpunkte, die die Nieren tonisieren, sowohl das Nieren-*Yin* als auch das Nieren-*Yang*. Ni 3 *Taixi*, der Hauptpunkt der Nieren-Leitbahn zur Tonisierung der Nieren, ist hierfür exemplarisch.

Ist das Nieren-*Yang* nicht in der Lage, den Körper zu wärmen und die Flüssigkeiten umzuwandeln, kann es zu Kälte der unteren Extremitäten, Rückenschmerzen und Harnwegssymptomen wie häufiger und reichlicher Miktion und Inkontinenz kommen. Die enge Verbindung zwischen Nieren, der Libido und der Sexualfunktion wird durch die Anwendung von Ni 3 *Taixi* in der Behandlung von Impotenz, Samenverlusten und sexuellen Belastungssyndromen (Substanzverlusten und Erschöpfung durch übermäßige sexuelle Aktivität) unterstrichen.

In *Essential Questions*[11] heißt es: „Die Nieren kontrollieren den Winterschlaf und sind die Wurzel der versiegelten Speicher und das Haus der Essenz; ihre Ausstrahlung manifestiert sich in den Haaren und füllt die Knochen." Die Nieren-Hauptleitbahn, -Verbindungsleitbahn und die tendino-muskulären Leitbahnen verlaufen alle durch die Wirbelsäule aufwärts und jedes Nieren-Mangel-Syndrom kann zu einer mangelnden Nährung der Sehnen, Muskeln und Knochen, besonders in der Lumbalregion, der „Wohnung" der Nieren, führen.

Ni 3 *Taixi* wird seit langem zur Behandlung von Lumbalschmerzen durch Nieren-Schwäche verwendet und ist ebenfalls bei Fersenschmerzen, die durch eine Nierenschwäche, traumatische Schädigung oder ein schmerzhaftes Stauungssyndrom verursacht sind, indiziert. Bei der Behandlung von Fersenschmerzen sollte Ni 3 *Taixi* so genadelt werden, dass das Nadelgefühl stark in die Fersenregion ausstrahlt.

Das Durchdringungsgefäß und das Konzeptionsgefäß werden beide von den Nieren genährt und haben in den Nieren ihre Wurzel. In *Essential Questions* heißt es: „Die Gefäße des Uterus verbinden sich mit den Nieren."[12] Ni 3 *Taixi* kann dann verwendet werden, wenn eine Nieren-Schwäche zu einem Disharmoniemuster dieser außerordentlichen Gefäße führt und dies zu einer unregelmäßigen Menstruation; allerdings ist es interessant zu erwähnen, dass es sich hierbei um eine moderne Indikation handelt und dass in den wichtigen klassischen Texten keine gynäkologischen Indikationen oder Punktkombinationen auftauchen.

Schließlich wird Ni 3 *Taixi* in *Song of the Nine Needles for Returning the Yang* zur Behandlung von *Yang*-Kollaps mit Bewusstseinsverlust, Kälteabneigung, Kälte durch entgegengesetzt fließenden Fluss der Extremitäten, purpurfarbenen Lippen etc. zitiert.

PUNKTKOMBINATIONEN

- Trockener Hals und Hitze im Mund mit Speichel wie Schleim: Ni 3 *Taixi* und Dü 1 *Shaoze* (*Thousand Ducat Formulas*).
- Schwellung des Rachens: Ni 3 *Taixi* und Ni 2 *Rangu* (*Supplementing Life*).
- Schwellung des Halses: Ni 3 *Taixi* und 3E 3 *Zhongzhu* (*Supplementing Life*).
- Husten mit rebellierendem *Qi* und Agitiertheit: Ni 3 *Taixi*, KG 19 *Zigong* und KG 18 *Yutang* (*Thousand Ducat Formulas*).
- Lumbalschmerzen durch Nierenschwäche: Ni 3 *Taixi*, Bl 23 *Shenshu*, Bl 40 *Weizhong* und Bl 30 *Baihuanshu* (*Great Compendium*).
- Somnolenz: Ni 3 *Taixi*, Ni 4 *Dazhong*, Le 13 *Zhangmen*, Le 6 *Zhongdu* und Di 2 *Erjian* (*Supplementing Life*).
- Somnolenz: Ni 3 *Taixi*, Ni 6 *Zhaohai*, LG 20 *Baihui*, 3E 10 *Tianjing*, Di 2 *Erjian*, Di 3 *Sanjian*, Ma 45 *Lidui* und Bl 18 *Ganshu* (*Great Compendium*).
- Anhaltende Diarrhö und dysenterische Erkrankung: Ni 3 *Taixi* und KG 4 *Guanyuan* (*Thousand Ducat Formulas*).
- Erschwerte Defäkation: Ni 3 *Taixi* und Bl 57 *Chengshan* (*Supplementing Life*).
- Dunkler Urin: Ni 3 *Taixi*, Ni 10 *Yingu*, Bl 23 *Shenshu*, KG 6 *Qihai*, Bl 28 *Pangguangshu* und KG 4 *Guanyuan* (*Great Compendium*).
- Schmerzen des Penis: Ni 3 *Taixi*, Lu 10 *Yuji*, KG 3 *Zhongji* und Mi 6 *Sanyinjiao* (*Great Compendium*).
- Schmerzen des inneren und äußeren Knöchels: Ni 3 *Taixi* und Bl 60 *Kunlun* (*Song th Keep Up Your Sleeve*).
- Lähmung der unteren Extremität: Ni 3 *Taixi*, Mi 9 *Yinlingquan*, Gb 30 *Huantiao*, Gb 38 *Yangfu* und Bl 67 *Zhiyin* (*Great Compendium*).

- Stroh-Schuh-Wind: (Rötung, Schwellung und Schmerzen des Beines und des Fußes): Ni 3 *Taixi*, Bl 60 *Kunlun* und Bl 62 *Shenmai (Song of the Jade Dragon)*.

NI 4 *DAZHONG* 大鍾

Große Glocke

luo-Passagepunkt der Nieren-Leitbahn

LOKALISATION

Ungefähr 0.5 *cun* hinter der Mitte einer gezogenen Linie zwischen Ni 3 *Taixi* und Ni 5 *Shuiquan* am Vorderrand der Achillessehne.

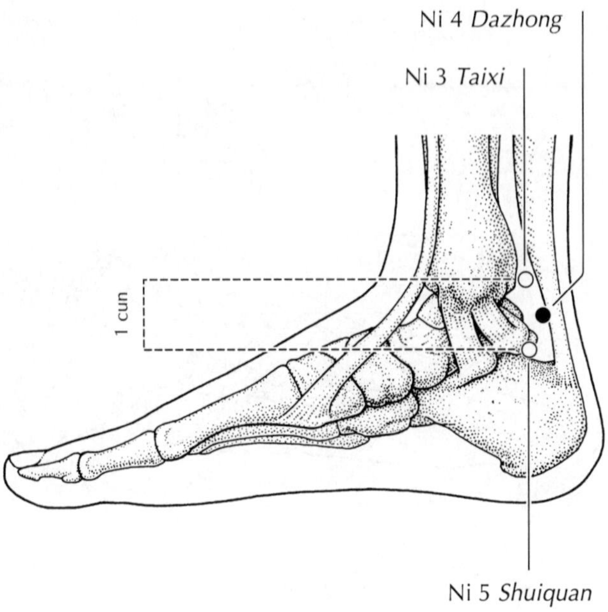

ANMERKUNG ZUR LOKALISATION

Man lokalisiert zuerst Ni 5 *Shuiquan*, 1 *cun* direkt unterhalb von Ni 3 *Taixi*, dann wird Ni 4 *Dazhong* auf der Hälfte dieser Strecke und 0.5 *cun* posterior zu diesen beiden Punkten lokalisiert.

NADELUNG

Schräg-senkrecht direkt 0.5 *cun* nach anterior.

WIRKUNGEN

Stärkt die Nieren
Ankert das *Qi* und unterstützt die Lunge
Kräftigt den Willen und beseitigt Angst

INDIKATIONEN

- Bluthusten, Atemnot durch verringertes *Qi*, Asthma, Keuchen, Rasselgeräusche im Rachen, Husten, Kurzatmigkeit, Spannung und Oppressionsgefühl im Thorax und Abdomen, Erbrechen.
- Hitze im Mund, trockene Zunge, schmerzhafter Hals mit erschwertem Schlucken.
- Palpitationen, Agitiertheit des Herzens mit Völlegefühl und Erbrechen, Agitiertheit, Demenz, geistige Retardierung, Somnolenz, Neigung zu Wut, Furcht, Angst und Unglücklichsein, Verlangen die Türe zu schließen und zu Hause zu bleiben.
- Verstopfung mit gespanntem Abdomen, erschwerte Miktion, Harntröpfeln und Harnverhalt, Malaria, viel Kälte und wenig Hitze, unregelmäßige Menstruation.
- Steifheit und Schmerzen der Lumbalregion, Schmerzen und Schwellung der Ferse.

KOMMENTAR

Ni 4 *Dazhong*, der *luo*-Passagepunkt der Nieren-Leitbahn, reguliert die Nierenfunktion auf zwei hauptsächliche Arten. In erster Linie kräftigt und reguliert er die Beziehung zwischen Nieren und Lunge und in zweiter Linie hat er eine starke Wirkung hinsichtlich der Stabilisierung der Emotionen. In *Complete Works of Jing-yue* heißt es: „Die Lunge ist der Meister des *Qi*, die Nieren sind die Wurzel des *Qi*. Die Lunge kontrolliert die Ausatmung des *Qi*, während die Nieren die Aufnahme des *Qi* kontrollieren. Nur wenn *Yin* und *Yang* gegenseitig kommunizieren, ist die Atmung in Harmonie." Bezüglich der Diskussion über Dyspnoe sagt *Case Historys from the Guide to Clinical Patterns* von *Ye Tian-shi*: „Wenn sie in der Lunge ist, ist es Fülle; wenn sie in den Nieren ist, ist es Leere." Auch wenn es sich hierbei um eine übermäßige Vereinfachung handelt, so betont diese letzte Aussage jedoch, dass man bei einer akuten Atemwegserkrankung vom Fülletyp bevorzugt die Lungen behandeln muss; bei einer chronischen Lungenerkrankung und einem Leere-Muster steht die Behandlung der Nieren im Vordergrund. Aufgrund seiner Wirkung zur Harmonisierung der Beziehung zwischen Lunge und Nieren ist Ni 4 *Dazhong* entweder dann geeignet, wenn das Nieren-*Qi* nicht in der Lage ist, das *Qi* der Lunge zu empfangen und zu verankern und sich dadurch Husten, Keuchen, Asthma oder Kurzatmigkeit etc. entwickeln, oder wenn das Nieren-*Yin* mangelt und damit unfähig ist, die Lunge, den Mund und den Hals zu kühlen, und es so zu Keuchen, Bluthusten, trockenem und schmerzhaften Rachen etc. kommt. Diese beiden Situationen lassen sich unter „Fülle oben und Leere unten" kategorisieren. Im Vergleich zu Ni 3 *Taixi* hat Ni 4 *Dazhong* eine relativ stärkere Wirkung auf die Fülle im oberen Bereich und weniger die Fähigkeit, die Nieren zu stärken.

Gemeinsam mit vielen *luo*-Passagepunkten hat Ni 4 *Dazhong* eine starke Wirkung auf die Emotionen. Laut *Spiritual Pivot* heißt es: „Ein *Qi*-Mangel in der Nieren-Leitbahn des Fuß-*shaoyin* kann zu einer Neigung zu Furchtsamkeit führen." Ist das Nieren-*Qi* nicht belebt, ist der Wille schwach, und die betroffene Person leidet leicht an Angst und mangelndem Selbstvertrauen. Dies kann so ausgeprägt sein, dass sich diese Person zurückzieht und die Sicherheit ihres eigenen Hauses nicht mehr verlassen will oder nicht dazu fähig ist. Besteht ein Mangel an angeborener Essenz oder ist die Essenz im Alter aufgebraucht, können eine Neigung zu Ängstlichkeit, schwache geistige Funktionen oder geistige Entwicklung und eine Abnahme der geistigen Fähigkeiten vorliegen. Neigung zu Furchtsamkeit kann nicht nur eine Folge einer Nieren-Schwäche sein, speziell der Nieren-Essenz-Schwäche, sondern ebenfalls einer Schwäche oder eines Mangels an *Qi* und Blut, die den Geist nicht genügend nähren und unterstützen, oder auch die Folge einer Leber- und Gallenblasenschwäche. Ni 4 *Dazhong*, ein Hauptpunkt zur Behandlung von Angst in Folge von Nierenschwäche, spielt ebenfalls eine wichtige Rolle in der Behandlung dieser anderen Muster, da eine enge Beziehung der Nieren zur Angst besteht. Ein extrem übermäßiges Schlafverlangen kann entweder die Folge einer Milzschwäche mit Ansammlung von Schleim und Feuchtigkeit oder die Folge eines Nieren-*Yang*- oder Nieren-Essenz-Mangels sein. Ni 4 *Dazhong* ist ein wichtiger Punkt für Somnolenz durch Nierenschwäche.

Die Nieren-Verbindungsleitbahn verläuft von Ni 4 *Dazhong* aufwärts zur Lendenwirbelsäule, betont damit die enge Verbindung der Nieren zu dieser Region, und dieser Punkt ist deshalb bei Steifheit und Schmerzen der Lumbalregion indiziert. Wie Ni 3 *Taixi* wird Ni 4 *Dazhong* bei Fersenschmerzen angewendet.

Schließlich werden in *Great Compendium of Acupuncture and Moxibustion* spezifische Indikationen für Fülle- und Leere-Syndrome der *luo*-Passagepunkte benannt. Im Fall von Ni 4 *Dazhong* handelt es sich um Harnretention (Fülle) und Lumbalschmerzen (Leere).

PUNKTKOMBINATIONEN

- Hitze im Mund: Ni 4 *Dazhong* und He 9 *Shaochong* (*Supplementing Life*).
- Furcht und Angst vor Menschen, mangelndes Geist-*Qi*: Ni 4 *Dazhong* und Pe 4 *Ximen* (*Thousand Ducat Formulas*).
- Wirres Reden und Somnolenz: Ni 4 *Dazhong* und He 5 *Tongli* (*One Hundred Symptoms*).
- Somnolenz: Ni 4 *Dazhong*, Ni 3 *Taixi*, Le 13 *Zhangmen*, Ni 6 *Zhaohai* und Di 2 *Erjian* (*Supplementing Life*).
- Agitiertheit des Herzens mit Völlegefühl und Erbrechen: Ni 4 *Dazhong* und Ni 3 *Taixi* (*Thousand Ducat Formulas*).
- Erschwerte Defäkation: Ni 4 *Dazhong* und Ni 18 *Shiguan* (*Supplementing Life*).
- Erschwerte Defäkation: Ni 4 *Dazhong*, Bl 33 *Zhongliao*, KG 4 *Guanyuan*, Bl 56 *Chengjin*, Le 3 *Taichong*, Bl 57 *Chengshan*, Ni 3 *Taixi* und KG 12 *Zhongwan* (*Supplementing Life*).

NI 5 *SHUIQUAN*

水泉

Wasserquelle

xi-Grenzpunkt der Nieren-Leitbahn

LOKALISATION

1 *cun* unterhalb von Ni 3 *Taixi* in einer Vertiefung vor und oberhalb der Tuberositas calcanea (die Stelle der Insertion der Achillessehne in das Fersenbein).

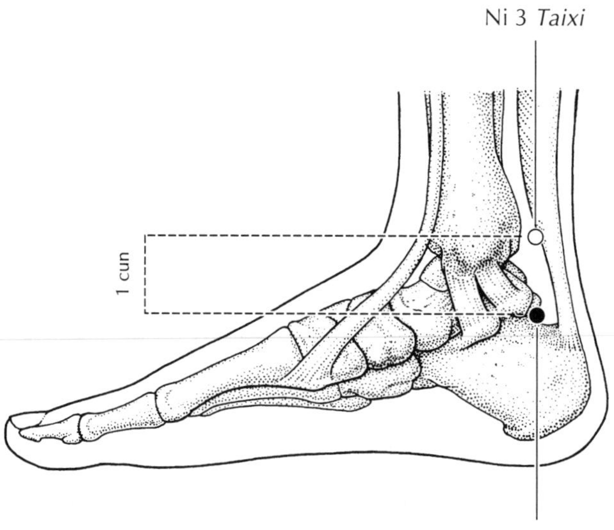

NADELUNG

Schräg-senkrecht vom Knochen weg 0.3 - 0.5 *cun*.

WIRKUNGEN

Reguliert das Durchdringungs- und das Konzeptionsgefäß und unterstützt die Menstruation

INDIKATIONEN

- Amenorrhö, unregelmäßige Menstruation, Dysmenorrhö, verzögerte Menstruation mit Beklemmung und Schmerzen unterhalb des Herzens bei Menstruationsbeginn, Uterusprolaps.
- Verschwommenes Sehen, Kurzsichtigkeit, abdominelle Schmerzen, erschwerte Miktion, Harntröpfeln.

KOMMENTAR

Ni 5 *Shuiquan* ist der *xi*-Grenzpunkt der Nieren-Leitbahn. An den *xi*-Grenzpunkten sammeln sich das *Qi* und das Blut, das entlang der Leitbahnen von den *jing*-Brunnenpunkten relativ oberflächlich fließt und an diesen Punkten tiefer sinkt. Die *xi*-Grenzpunkte sind allgemein zur Behandlung akuter Zustände und Schmerzen indiziert, während die *xi*-Grenzpunkte der *Yin*-Leitbahnen eine zusätzliche Fähigkeit zur Behandlung von Bluterkrankungen haben.

Es besteht eine sehr enge Beziehung zwischen den Nieren, dem Uterus, dem Blut und der Menstruation. *Essential Questions* sagt: „Das Gefäß des Uterus verbindet sich mit den Nieren"[13] und „im Alter von 14, reift das *tian gui*"[14], das Konzeptionsgefäß fließt, und das Durchdringungsgefäß füllt sich, die Menstruation kommt entsprechend ihren Zeiten, somit ist Befruchtung möglich."[15] Die normale Entwicklung des Uterus und des Konzeptions- und Penetrationsgefäßes hängt von der gesunden Funktion der Nieren und der Reifung der Nieren-Essenz ab. Gleichzeitig ist eine harmonische Menstruation von einer angemessen Blutbildung im Körper abhängig, besonders vom Leber-Blut, das zum Konzeptions- und Durchdringungsgefäß fließt, um die Menstruationsblutung zu bilden. Die enge Beziehung zwischen den Nieren und dem Leber-Blut wurde in *Comprehensive Medicine According to Master Zhang* betont, in dem geschrieben steht: „[Wenn] die Essenz nicht ausläuft, kehrt sie zur Leber zurück und wandelt sich in klares Blut um." Ebenso spielen die Nieren selbst eine wichtige Rolle in der Blutbildung, wie eindeutig in *Disease Mechanisms According to Master Sha* steht: „Die Quelle des Blutes sind die Nieren."

Besteht eine Nieren-Schwäche, so ist die Funktion des Konzeptions- und Durchdringungsgefäßes gestört und die Blutbildung beeinträchtigt. Damit ist Ni 5 *Shuiquan* der *xi*-Grenzpunkt der Nieren-Leitbahn dazu geeignet, Bluterkrankungen zu behandeln, das *Qi* und das Blut in den Nieren, dem Konzeptions- und Durchdringungsgefäß zu regulieren. Er ist für eine Vielzahl von Menstruationsstörungen wie Amenorrhö, unregelmäßiger Menstruation, Dysmenorrhö und verzögerte Menstruation (mit Oppressionsgefühl und Schmerzen unter dem Herzen bei Menstruationsbeginn) geeignet, unabhängig davon, ob es sich um ein Leere-Syndrom (des Blutes oder des *Qi*) oder ein Fülle-Syndrom (Blutstase) handelt.

PUNKTKOMBINATIONEN

- Amenorrhö mit starkem Beklemmungsgefühl und Schmerzen unter dem Herzen: Ni 5 *Shuiquan* und Ni 6 *Zhaohai* (*Thousand Ducat Formulas*).
- Unregelmäßige Menstruation: Ni 5 *Shuiquan* und Ma 25 *Tianshu* (*One Hundred Symptoms*).
- Uterusprolaps: Ni 5 *Shuiquan*, Ni 6 *Zhaohai*, Bl 62 *Shenmai* und Le 8 *Ququan* (*Supplementing Life*).

NI 6 ZHAOHAI

照海

Leuchtendes Meer

Öffnungspunkt des Yin-Fersengefäßes

LOKALISATION

1 *cun* unterhalb der höchsten Erhebung des Malleolus medialis, in der Vertiefung, die von den zwei Sehnenbündeln gebildet wird.

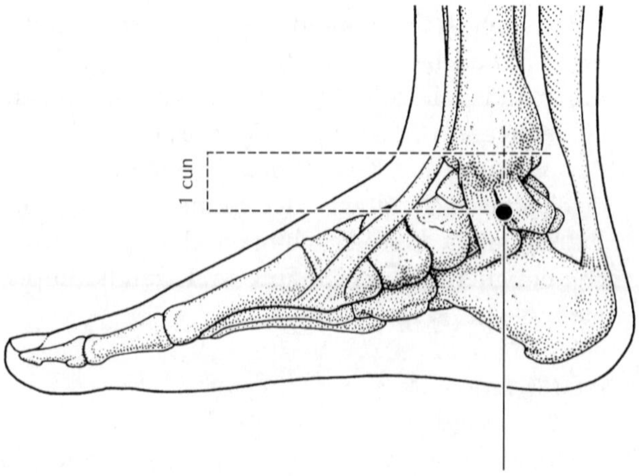

Ni 6 *Zhaohai*

ANMERKUNG ZUR LOKALISATION

Dieser Punkt liegt zwischen der anterior lokalisierten Sehne des Musculus tibialis und der posterior gelegenen Sehne des Musculus flexor digitorum longus. Die Sehnen können durch Beugung und Supination des Fußes betont werden.

NADELUNG

Schräg 0.3 - 0.5 *cun* nach oben.

WIRKUNGEN

Unterstützt den Hals
Nährt die Nieren und klärt Leere-Hitze
Reguliert das *Yin*-Fersengefäß
Beruhigt den Geist
Reguliert den unteren *jiao*

INDIKATIONEN

- Schwellung und Schmerzen des Halses, trockener Hals, Pflaumenkern-*Qi* (Globus hystericus).
- Rötung und Schmerzen der Augen vom inneren Kanthus ausgehend, Sehen durch Flecken und Sterne gestört, Kopf-Wind, Schwindel.
- Schlaflosigkeit, Somnolenz, nächtliche Epilepsie, Traurigkeit, Furcht, Alpträume, fünf Flächen agitiert und heiß.

- Häufige Miktion, Enuresis, Harntröpfeln bei Frauen, blutige, schmerzhafte Miktions-Dysfunktion, Ödeme, Obstipation.
- Unregelmäßige Menstruation, Amenorrhö, Dysmenorrhö, chronische Kälte des Uterus mit Infertilität, erschwerte Entbindung, anhaltender Lochienfluss, postpartaler Schwindel, postpartaler Schmerz im Nabelbereich, rote und weiße Leukorrhö, Uterusprolaps.
- Juckreiz der Genitalien, plötzliche unwillkürliche Erektion, Samenverluste, *shan*-Erkrankung, hypogastrischer Schmerz.
- Hitze oder Kälteempfindung im unteren Abdomen, plötzliche tumultartige Erkrankung, Spannung und Völlegefühl im Thorax und Abdomen, beklemmende Empfindung des Körpers.
- Anspannung und Kontraktion des inneren Anteils des Beines, Wundheit oder Schmerzen der vier Extremitäten, Kälte-Feuchtigkeit-Bein-*Qi*, Schwäche bei alten Menschen, Fuß- und Handkrämpfe, Hemiplegie.

KOMMENTAR

Ni 6 *Zhaohai* ist der Öffnungspunkt und laut einer Passage aus *Great Compendium of Acupuncture and Moxibustion* ebenso der *luo*-Passagepunkt des *Yin*-Fersengefäßes. Das *Yin*-Fersengefäß überquert den medialen Anteil des Beines, das Perineum und den Thorax und den Hals, während die Nieren-Hauptleitbahn das Abdomen kreuzt, sich mit dem Uterus verbindet, sich mit dem Herzen trifft und entlang dem Hals aufsteigt. Die Wirkung von Ni 6 *Zhaohai* kann am besten in Beziehung auf seine drei Hauptfunktionen verstanden werden:

a) Regulierung des *Yin*-Fersengefäßes und der Nieren-Leitbahn,
b) Nährung des *Yin* und Klären von Leere-Hitze aus dem Hals, dem Herzen, den Därmen, dem Uterus und den Genitalien und
c) Regulierung des unteren *jiao*.

In *Ode of the Obstructed River* wird die Anwendung von Ni 6 *Zhaohai* als eine der „acht therapeutischen Methoden" beschrieben. In dieser Beschreibung der Anwendung von acht Öffnungspunkten der außerordentlichen Gefäße zur Beeinflussung spezifischer Symptome und Areale des Körpers ist Ni 6 *Zhaohai* für Rachen-Wind indiziert (Schwellung und Schmerzen mit erschwertem Schlucken). Sowohl das *Yin*-Fersengefäß als auch die Nieren-Leitbahn verlaufen durch den Hals. Bei einer Austrocknung des Halses durch Hitze in Folge eines *Yin*-Mangels kann es zu Schwellung, Trockenheit, Rötung und Schmerzen kommen. Diese Art von Halsschmerzen ist durch seine chronische und schleppende Art sowie die Verschlimmerung am Abend und bei Müdigkeit charakterisiert. Ni 6 *Zhaohai* ist der distale Hauptpunkt zur Behandlung dieses Muster. Jedoch aufgrund seiner Affinität zur Halsregion (in Folge seiner Fähigkeit, die beiden Leitbahnen zu klären und zu regulieren) kann er ebenso bei jeder Art von Halsschmerzen gewählt werden, unabhängig davon, ob es sich um ein Leere- oder Fülle-Syndrom handelt. Er ist ebenfalls bei einem Pflaumenkern-*Qi* (Globus hystericus) geeignet; hierbei handelt es sich um die Empfindung einer Blockierung im Hals, die sich entsprechend der emotionalen Stimmungsschwankungen verschlimmert oder verbessert und die normalerweise mit einer Stagnation von *Qi* und Blut assoziiert ist.

Das *Yin*-Fersengefäß verbindet sich mit dem *Yang*-Fersengefäß an den Augen bei Bl 1 *Jingming*, und Ni 6 *Zhaohai* ist deshalb bei Augenerkrankungen mit Rötung und Schmerzen des inneren Kanthus sowie Sehstörungen mit Flecken und Sternen indiziert. In *Spiritual Pivot*[16] heißt es:

„Wenn die [*taiyang*-Blase-] Leitbahn in das Gehirn eindringt, ist sie in das *Yin*-Fersengefäß und das *Yang*-Fersengefäß geteilt, hier treffen sich *Yin* und *Yang*; *Yang* dringt in das *Yin* ein, und *Yin* bewegt sich nach außen zum *Yang*; sie treffen sich an der inneren Ecke des Auges. Ist das *Yang* in Fülle, starren die Augen nach oben; ist das *Yin* in Fülle, werden die Augen geschlossen bleiben." Diese Passage wurde dazu herangezogen, die Anwendung von Ni 6 *Zhaohai* sowohl für Schlaflosigkeit (übermäßige Öffnung der Augen) und Somnolenz (übermäßiges Schließen der Augen) zu erklären. Ni 6 *Zhaohai* ist klassischerweise ebenfalls für die nächtliche Epilepsie indiziert, und Bl 62 *Shenmai*, der Öffnungspunkt des *Yang*-Fersengefäßes, ist für Epilepsie während des Tages indiziert. Die Nieren-Hauptleitbahn dringt in das Herz ein, das den Geist beherbergt, während die Nieren den Willen beherbergen. Sind die Nieren- und Herzfunktionen in Harmonie, unterstützen sich Geist und Wille gegenseitig. Ebenso wie Ni 6 *Zhaohai* in der Lage ist, Epilepsie und Schlafstörungen zu behandeln, wird er zur Wiederherstellung der Kommunikation zwischen Herz und Nieren verwendet (besonders wenn Hitze, die einem Nieren-*Yin*-Mangel entspringt, den Geist stört) mit einer Vielzahl von geistigen und emotionalen Symptomen wie Traurigkeit, Furcht, Schlaflosigkeit und Alpträumen. Im unteren *jiao* reguliert Ni 6 *Zhaohai* die Funktionen des Uterus, der Genitalien und der zwei unteren *Yin* (Anus und Urethra). Seine Stärke besteht in einer Nährung des *Yin* und einer Klärung von Leere-Hitze. Er ist aber wie viele Punkte der Nieren-Leitbahn ebenfalls in der Lage, das *Yang* zu tonisieren und bei Kälte zu wärmen.

In *Essential Questions*[17] heißt es: „Das Gefäß des Uterus verbindet sich mit den Nieren". Die Nieren kontrollieren die sexuelle Entwicklung und sind der

Ursprung des Konzeptions- und Durchdringungsgefäßes. Eine normale Uterusfunktion hängt in erster Linie von einer harmonischen Nierenfunktion ab. Ni 6 *Zhaohai* ist für eine breite Anzahl von Menstruationsstörungen (unregelmäßige Menstruation, Amenorrhö, Dysmenorrhö), Fertilitätsstörungen (chronische Kälte des Uterus mit Infertilität) und bei Störungen während der Entbindung (erschwerte Entbindung, anhaltender Lochienfluss, postpartaler Schwindel und Schmerz) indiziert.

Bei der Behandlung von Störungen der Genitalien ist Ni 6 *Zhaohai* hauptsächlich bei Hitzemustern indiziert, die sich in Juckreiz der Genitalien, plötzliche unwillkürliche Erektion, Leukorrhö und Samenergüssen manifestieren. In der Behandlung von Harnwegserkrankungen ist Ni 6 *Zhaohai* für häufige oder tröpfelnde Miktion, Enuresis und Ödeme als Manifestationen eines Nieren-*Qi*- oder Nieren-*Yang*-Mangels indiziert.

Wang Tao aus der *Tang*-Dynastie erwähnt in *Secrets of a Frontier Official* in spezifischerweise die Anwendung dieses Punktes zur Behandlung von tröpfelnder Miktion bei Frauen. Eine weitere wichtige Indikation für Ni 6 *Zhaohai* ist die Obstipation. Aufgrund seiner Fähigkeit, die Nieren zu nähren und Leere-Hitze zu klären, ist er hauptsächlich bei Obstipation in Folge eines *Yin*-Mangels oder der Austrocknung der Körperflüssigkeiten durch langanhaltende Hitze in den Därmen geeignet. Sein häufiges Auftauchen in klassischen Punktkombinationen zeigt jedoch, dass er seit langem als wichtiger distaler Punkt für jede Art der Obstipation angesehen wurde.

Schließlich behandelt Ni 6 *Zhaohai* Störungen entlang des Verlaufs der Nieren-Leitbahn und des *Yin*-Fersengefäßes wie Anspannung und Kontraktion der inneren Anteile des Beines (eine traditionelle Indikation der Störung des *Yin*-Fersengefäßes) und Spannungs- und Völlegefühl im Abdomen.

PUNKTKOMBINATIONEN

- Für die meisten Arten eines akuten Halsschmerzes: man nadelt zuerst LG 20 *Baihui*, dann Le 3 *Taichong*, Ni 6 *Zhaohai* und Mi 6 *Sanyinjiao* (*Ode of the Xi-hong*).
- Schwellung des Halses mit Unfähigkeit zu schlucken: Ni 6 *Zhaohai*, Dü 2 *Qiangu* und Le 4 *Zhongfeng* (*Thousand Ducat Formulas*).
- Nächtliche Epilepsie: Moxa auf Ni 6 *Zhaohai* und Bl 62 *Shenmai* (*Glorious Anthology*).
- Somnolenz: Ni 6 *Zhaohai*, Ni 3 *Taixi*, LG 20 *Baihui*, 3E 10 *Tianjing*, Di 2 *Erjian*, Di 3 *Sanjian*, Ma 45 *Lidui* und Bl 18 *Ganshu* (*Great Compendium*).
- Uterusprolaps: Ni 6 *Zhaohai*, Bl 62 *Shenmai*, Ni 5 *Shuiquan* und Le 8 *Ququan* (*Supplementing Life*).
- Uterusprolaps: Ni 6 *Zhaohai*, He 8 *Shaofu*, Le 3 *Taichong*, Le 8 *Ququan* (*Great Compendium*).
- Uterusprolaps: Ni 6 *Zhaohai*, Le 8 *Ququan* und Le 1 *Dadun* (*Great Compendium*).
- Kälte-*shan*-Erkrankung: Ni 6 *Zhaohai* und Le 1 *Dadun* (*One Hundred Symptoms*).
- Unterbauchschmerzen durch die sieben Arten von *shan*-Erkrankungen: Ni 6 *Zhaohai*, Mi 6 *Sanyinjiao* und Le 8 *Ququan* (*Ode of Xi-hong*).
- Dunkler Urin und Verlegung der Wasserwege: Ni 6 *Zhaohai* und Gb 25 *Jingmen* (*Thousand Ducat Formulas*).
- Hitzeempfindung und Schmerzen im Hypogastrium: Ni 6 *Zhaohai*, Ni 3 *Taixi*, KG 4 *Guanyuan* und Bl 40 *Weizhong* (*Thousand Ducat Formulas*).
- Obstipation: Ni 6 *Zhaohai*, Mi 3 *Taibai* und Le 13 *Zhangmen* (*Great Compendium*).
- Obstipation: Ni 6 *Zhaohai* und 3E 6 *Zhigou* (*Ode of the Jade Dragon*).
- Obstipation: Ni 6 *Zhaohai*, Mi 3 *Taibai*, Le 13 *Zhangmen* und 3E 6 *Zhigou* (*Great Compendium*).
- Erkrankungen unterhalb des Knöchels: Ni 6 *Zhaohai* und Bl 62 *Shenmai* (*Great Compendium*).

NI 7 *FULIU*

Wiederkehr des Flusses

復溜

jing-Flusspunkt und Metallpunkt der Nieren-Leitbahn

LOKALISATION

Am medialen Aspekt des Unterschenkels, in einer Vertiefung 2 *cun* oberhalb von Ni 3 *Taixi* an der Vordergrenze der Achillessehne.

NADELUNG

Senkrecht 0.5 - 1 *cun*.

WIRKUNGEN

Unterstützt die Nieren
Reguliert die Wasserwege und behandelt Ödeme
Reguliert das Schwitzen
Trocknet Feuchtigkeit und klärt feuchte Hitze
Kräftigt die Lumbalregion

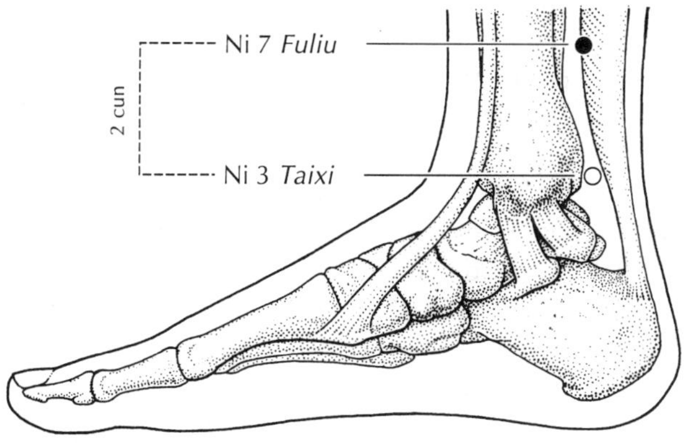

INDIKATIONEN

- Ödeme, die fünf Arten von Ödemen, Schwellung der vier Extremitäten mit trommelartiger Aufblähung, Schwellung der unteren Extremität, erschwerte Miktion, dunkler Urin, die zwölf Arten der schmerzhaften Miktionsdysfunktion, blutige schmerzhafte Miktionsdysfunktion.
- Spontanschweiße, Nachtschweiße, anhaltendes Schwitzen, Fieber mit Schweißlosigkeit.
- Diarrhö, Aufblähung des Abdomen mit Borborygmus, dysenterische Erkrankung, Eiter und Blut im Stuhl, Schweregefühl im Rektum nach Diarrhö, blutende Hämorrhoiden, Obstipation.
- Trockene Zunge und trockener Mund, trockene Zunge mit Magen-Hitze, aufgerollte Zunge mit Unfähigkeit zu sprechen, Schmerzen in den Nasenlöchern, Nasenbluten, Karies, fahle, gelbe Gesichtsfarbe, Neigung zu Wutanfällen mit unaufhörlichem Reden, Neigung zu Lachen.
- Samenergüße, Menorrhagie, Uterusblutung.
- Schmerzen der Lumbalregion, Lumbalschmerzen durch *Qi*-Stagnation, Atrophieerkrankung des Beines, kalte Beine, Syndrom der Pulslosigkeit, kalte und heiße Knochen.

KOMMENTAR

In *Classic of Difficulties*[18] heißt es: „In Fällen von Leere tonisiere die Mutter, in Fällen von Fülle sediere das Kind." Ni 7 *Fuliu*, der Metall- und damit der „Mutter"-Punkt der Nieren-Wasser-Leitbahn ist einer der wichtigsten Punkte, um

a) die Funktion der Niere, die Körpersäfte zu kontrollieren und die Miktion zu regulieren, zu stärken und
b) das Schwitzen zu kontrollieren.

Ödeme haben unterschiedliche und komplexe Ursachen. Sie können die Folge einer inneren oder äußeren Disharmonie sein. Sie können akut auftreten oder chronisch sein. Im Vordergrund stehen jedoch Disharmonien von Lunge, Milz und Nieren, den drei *zang*, die für die Bewegung der Körperflüssigkeiten verantwortlich sind. Akute Ödeme treten auf, wenn äußere pathogene Faktoren in der Körperoberfläche verweilen und anfangs das Abwehr-*Qi* und die Lungenfunktion der Regulierung der Wasserwege schädigen. Die Behandlungsmethode besteht in einer Regulierung des Lungen-*Qi* und in einer Förderung der Schweißbildung. Alternativ können akute Ödeme die Folge eines Eindringens äußerer pathogener Faktoren in die *taiyang*-Schicht (die äußerste Schicht der Sechs Schichten) mit Fortleitung in das *taiyang fu* sein; dadurch wird die *Qi*-Transformationsfunktion der Blase beeinträchtigt, und es kommt zu einer erschwerten Miktion. Ni 7 *Fuliu* wird bei diesen beiden Arten der akuten Ödeme aufgrund seiner zweifachen Wirkung der Förderung von Schwitzen sowie der Miktion angewendet. Chronische Ödeme entspringen meistens einem *Qi*- oder *Yang*-Mangel der Milz oder Nieren. Da das Nieren-*Yang* die Wurzel des Milz-*Yang* ist, kann Ni 7 *Fuliu*, der das Nieren-*Yang* tonisiert und die Miktion fördert, bei diesen beiden Arten von chronischen Ödemen angewendet werden. Zusammenfassend kann man sagen, dass Ni 7 *Fuliu* bei allen Arten von Ödemen verwendet werden kann; aufgrund seiner Wirkung auf die Nieren ist er im Besonderen bei chronischen Ödemen der unteren Körperanteile indiziert. Eine spezielle Fähigkeit von Ni 7 *Fuliu* liegt in seiner Fähigkeit, die Schweißbildung zu kontrollieren. Eine Erklärung dieser Wirkung liegt in der Beziehung zwischen den Nieren und dem Abwehr-*Qi*, dessen Hauptfunktionen im Wärmen und Schützen der Oberfläche und in der Kontrolle des Öffnens und Schließens der Poren liegt. In verschiedenen klassischen Texten besteht eine gewisse unterschiedliche Beurteilung bezüglich des Ursprungs des Abwehr-*Qi*, zum Beispiel heißt es: „Die Lunge kontrolliert das *Qi* und gehört zum Abwehr-*Qi*" (*Warp and Woof of Warm Febrile Diseases)*; „Das Abwehr-*Qi* ist das widerstehende *Qi* des Wassers und des Getreides des *yangming*. Es strömt vom oberen *jiao* aus" (*Collected Annotations on the Yellow Emperor's Canon of Internal Medicine)*; „Der Magen ist die Quelle des Abwehr-*Qi*" (*Wang Jui-feng`s Medical Records*) und „Das Abwehr-*Qi* strömt vom unteren *jiao* aus" (*Spiritual Pivot*[19]). Ein moderner chinesischer Text[20] erklärt die Problematik wie folgt: „Das Abwehr-*Qi* hat seinen Ursprung im unteren *jiao*. Es wird im mittleren *jiao* genährt und strömt aus dem oberen *jiao* ."

Das Abwehr-*Qi* wird als ein Teil des Ursprungs-*Qi* betrachtet, das wiederum seinen Ursprung im Vor-Himmels-*Qi* der Nieren (unterer *jiao*) hat. Es wird ständig durch die Nach-Himmels-Essenz des Wassers und des Getreides genährt, die durch die Wirkung von Magen und Milz auf die Nahrung (mittlerer *jiao*) produziert werden. Schließlich ist es die Lunge, die das Abwehr-*Qi* kontrolliert und auf die Oberfläche des gesamten Körpers (oberer *jiao*) verteilt. Es wird deswegen gesagt, dass die Wurzel des Abwehr-*Qi* im unteren *jiao* liegt, es von mittleren *jiao* genährt und vom oberen *jiao* verteilt wird. Dies wird durch die Beobachtung verdeutlicht, dass das Abwehr-*Qi* eines Menschen durch angeborene Schwäche, fehlerhafte Ernährung oder ein Leere-Syndrom des oberen *jiao* verursacht sein kann. Aufgrund seiner Wirkung auf die Nieren und damit auf die Quelle des Abwehr-*Qi* hat Ni 7 *Fuliu* zur Regulierung des Öffnens und des Schließens der Poren und zur Behandlung von Erkrankungen mit Schwitzen (siehe Punktkombinationen) einen weiten Anwendungsbereich. Er ist in der Lage, bei Fülle-Syndromen Schwitzen zu induzieren, stoppt Spontanschweiße infolge von *Qi*-Mangel und behandelt Nachtschweiße. Nachtschweiße sind meistens die Folge eines Feuers durch *Yin*-Mangel. Wiederum zeigt die Fähigkeit von Ni 7 *Fuliu*, Nachtschweiße durch *Yin*-Mangel zu behandeln, obwohl seine Hauptfunktion in einer Unterstützung der Nieren-*Yang*-Funktion zur Regulierung der Flüssigkeiten besteht, dass alle Punke der Nieren-Leitbahn sowohl Wirkung auf das Nieren-*Yin* als auch auf das Nieren-*Yang* haben. Im Fall von Ni 7 *Fuliu* zeigt sich seine Fähigkeit, das *Yin* zu nähren, darüber hinaus in seiner Anwendbarkeit zur Behandlung von Symptomen wie trockener Zunge und ausgetrocknetem Mund.

Es ist interessant anzumerken, dass Ni 7 *Fuliu* traditionellerweise bei verschiedenen Arten von Blutungen indiziert ist, wie Blut im Urin, Blut im Stuhl, blutende Hämorrhoiden, Nasenbluten, Uterusblutung und Menorrhagie. Dies kann die Fähigkeit von Ni 7 *Fuliu* widerspiegeln, ebenso wie beim Schwitzen auch das Blut in gewisser Weise zu adstringieren.

Die Nieren und die Blase sind innen-außen-gekoppelt. Eine der häufigsten Pathologien der Blase ist die Ansammlung von feuchter Hitze, die zu einer Vielzahl von Miktionssymptomen wie gehäufter Miktion, Harndrang, Schmerzen und konzentriertem Urin etc. führt. In der klinischen Anwendung zeigt sich bei wiederholtem Auftreten von feuchter Hitze in der Blase oft eine zugrunde liegende Nierenschwäche. Durch seine kombinierte Wirkung zur Regulierung der Nieren und zur Ausleitung von feuchter Hitze durch Bewegung und Anpassung der Flüssigkeitswege ist Ni 7 *Fuliu* speziell zur Behandlung dieser Situationen geeignet.

Die Wirkung von Ni 7 *Fuliu* bezüglich der Beseitigung von feuchter Hitze dehnt sich auch auf die Därme aus, und deshalb ist er auch bei Diarrhö, dysenterischen Erkrankungen, Eiter und Blut im Stuhl und blutenden Hämorrhoiden indiziert.

Ni 7 *Fuliu* wird üblicherweise zur Kräftigung der Lumbalregion bei Lumbalerkrankungen verwendet; dies im Speziellen bei Nieren-Schwäche, obwohl *Methods of Acupuncture and Moxibustion from the Golden Mirror of Medicine* ihn speziell für Lumbalschmerzen durch *Qi*-Stagnation empfiehlt.

Schließlich steigen sowohl die Nieren-Haupt- wie Nieren-Sonderleitbahnen zur Zungenwurzel auf, und in *Spiritual Pivot*[21] heißt es, dass die *jing*-Flusspunkte bei Veränderung, die sich in der Stimme des Patienten manifestieren, genadelt werden sollten. Ni 7 *Fuliu* ist der *jing*-Flusspunkt der Nieren-Leitbahn und bei trockener Zunge, ausgetrocknetem Mund, trockener Zunge mit Magen-Hitze, aufgerollter Zunge mit Unfähigkeit zu sprechen, Neigung zu Wut mit unaufhörlichem Reden und Neigung zu Lachen indiziert.

PUNKTKOMBINATIONEN

- Ödeme: Ni 7 *Fuliu* und KG 9 *Shuifen (Song of Points).*
- Ödeme mit *Qi*-Spannung und Völlegefühl: Ni 7 *Fuliu* und KG 8 *Shenque (Great Compendium).*
- Trommelartige Aufblähung: Ni 7 *Fuliu*, Mi 4 *Gongsun*, Le 4 *Zhongfeng*, Mi 3 *Taibai* und KG 9 *Shuifen* (*Bronze Man*).
- Spontanschweiße: Man nadelt Ni 7 *Fuliu* und LG 14 *Dazhui* und moxt Bl 43 *Gaohuangshu* (*Divine Moxibustion).*
- Geringes Schwitzen: Tonisierung von Di 4 *Hegu* und Sedierung von Ni 7 *Fuliu*. Übermäßiges Schwitzen: Man sediert zuerst Di 4 *Hegu* und tonisiert dann Ni 7 *Fuliu (Great Compendium).*
- Schweißlosigkeit: Ni 7 *Fuliu*, Pe 3 *Quze*, Lu 10 *Yuji*, Dü 1 *Shaoze*, LG 23 *Shangxing*, Le 8 *Ququan*, Bl 60 *Kunlun*, Gb 43 *Xiaxi*, Gb 44 *Zuqiaoyin (Great Compendium).*
- Kälteschädigung mit Schweißlosigkeit: Ni 7 *Fuliu* (sedieren), Ma 44 *Neiting* (sedieren), Di 4 *Hegu* (tonisieren), M-HN 30 *Bailao (Great Compendium).*
- Kälteschädigung mit Schwitzen: Ni 7 *Fuliu* (tonisieren), Ma 44 *Neiting* (sedieren), Di 4 *Hegu* (sedieren) und M-HN 30 *Bailao (Great Compendium).*
- Unsinniges Reden: Ni 7 *Fuliu* und Ni 2 *Rangu* (*Supplementing Life*).
- Blutige, schmerzhafte Miktionsdysfunktion: Moxa auf Ni 7 *Fuliu* und *Dantian* (im Bereich unterhalb des Nabels) (*Thousand Ducat Formulas).*
- Rote und weiße Leukorrhö: Ni 7 *Fuliu*, KG 2 *Qugu* (sieben Moxa-Kegel), Le 3 *Taichong*, KG 4 *Guanyuan*, Mi 6 *Sanyinjiao*, Ma 25 *Tianshu* (einhundert Moxa-Kegel) (*Compilation).*
- Schmerzen der lumbalen Wirbelsäule: Ni 7 *Fuliu* und Bl 40 *Weizhong (Great Compendium).*
- Kälte und Schmerzen des Knochenmarks: Ni 7 *Fuliu*, Bl 11 *Dazhu*, Gb 39 *Xuanzhong*, Bl 62 *Shenmai*, Ma 45 *Lidui* und Bl 23 *Shenshu* (*Compilation).*
- Kälteempfindung der Beine: Ni 7 *Fuliu*, Bl 62 *Shenmai* und Ma 45 *Lidui* (*Bronze Man*).
- Schmerzen der Mammae: Ni 7 *Fuliu* und Le 3 *Taichong* (*Systematic Classic*).

NI 8 *JIAOXIN*

Gegenseitiges Vertrauen

交信

xi-Grenzpunkt des Yin-Fersengefäßes

LOKALISATION

Am medialen Unterschenkel 2 *cun* oberhalb von Ni 3 *Taixi* und 0.5 *cun* vor Ni 7 *Fuliu*, hinter der medialen Tibiabegrenzung.

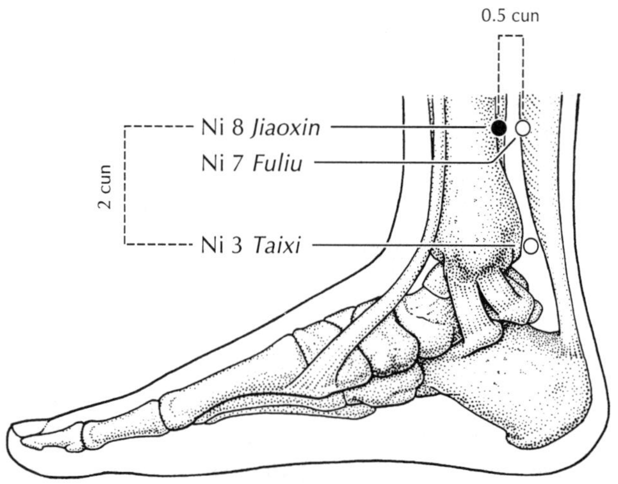

NADELUNG

Senkrecht 0.5 - 1 *cun*.

WIRKUNGEN

Reguliert das Konzeptions- und Durchdringungsgefäß und reguliert die Menstruation
Beendet Uterusblutungen
Klärt Hitze und leitet Feuchtigkeit aus dem unteren *jiao*

INDIKATIONEN

- Uterusblutung, unregelmäßige Menstruation, Dysmenorrhö, Amenorrhö, Uterusprolaps.
- Schwellung und Schmerzen der Hoden, Genitaljuckreiz, Schwitzen der Genitalien, *shan*-Erkrankung, Nachtschweiße.
- Diarrhö, dysenterische Erkrankung, erschwerte Miktion oder Defäkation, Harnretention, fünf Arten der schmerzhaften Miktionsdysfunktion, *Qi*-schmerzhafte Miktionsdysfunktion.
- Lumbalschmerzen, Schmerzen der inneren Anteile des Beines.

KOMMENTAR

Ni 8 *Jiaoxin* ist der *xi*-Grenzpunkt des *Yin*-Fersengefäßes, das bei Ni 6 *Zhaohai* entspringt. Die *xi*-Grenzpunkte der *Yin*-Leitbahnen haben eine spezielle Wirkung zur Behandlung von Bluterkrankungen; besonders lösen sie Blutstase, klären Hitze aus dem Blut und stillen Blutungen. Obwohl das *Yin*-Fersengefäß nicht in den Uterus eindringt, hat es wie alle außerordentlichen Gefäße eine enge Beziehung zu den Nieren.

In *Essential Questions*[22] heißt es: „Das Gefäß des Uterus verbindet sich mit den Nieren." Die Bedeutung der Nieren, das Uterusblut an seinem Platz zu halten, wurde von dem großen Arzt *Hua Tuo* aus der *Han*-Dynastie hervorgehoben; er sagt von den Nieren: „Bei Männern dienen sie dazu, die Essenz zu verschließen, bei Frauen, das Blut zu verhüllen."[23]. Ni 8 *Jiaoxin* ist bei einer Vielzahl von Menstruationsstörungen indiziert und in besonderer Weise bei Uterusblutungen.

Uterusblutungen haben viele unterschiedliche Ätiologien. Sind die Nieren durch eine übermäßige frühzeitige sexuelle Aktivität, eine übermäßige sexuelle Aktivität, viele Schwangerschaften etc. geschädigt, können entweder das Nieren-*Yin* oder das Nieren-*Yang* geschwächt sein. Dies führt zu einer Schwäche des Konzeptions- und Durchdringungsgefäßes. Ni 8 *Jiaoxin* ist vorzugsweise bei Leere-Syndromen mit Uterusblutungen indiziert, besonders in Fällen von Nieren-Schwäche; aber seine Rolle als *xi*-Grenzpunkt und seine zweite Wirkung, feuchte Hitze auszuleiten, machen ihn zur Behandlung von Uterusblutungen infolge Blutstase, unkontrollierter Bewegung von heißem Blut und feuchter Hitze geeignet.

Ni 8 *Jiaoxin* hat als zweite Funktion, feuchte Hitze aus dem unteren *jiao* auszuleiten. Im Genitalbereich kann er Störungen wie Juckreiz, Schwellung, Schwitzen und Schmerzen der Genitalien behandeln. Im Bereich der Harnwege kann er die Miktion fördern und bei der Behandlung von Harnretention, erschwerter Miktion und schmerzhafter Miktionsdysfunktion, im Besonderen von *Qi*-schmerzhafter Miktionsdysfunktion, Hitze klären. Für die Därme ist er zur Behandlung von Diarrhö, dysenterischen Erkrankungen und erschwerter Defäkation indiziert.

PUNKTKOMBINATIONEN

- Profuse und anhaltende Uterusblutung: Ni 8 *Jiaoxin*, Ni 10 *Yingu*, Le 3 *Taichong* und Mi 6 *Sanyinjiao* (*Supplementing Life*).
- Verringertes *Qi*-Uterusblutung: Ni 8 *Jiaoxin* und Bl 55 *Heyang (One Hundred Symptoms)*.
- Hüftschmerzen: Ni 8 *Jiaoxin*, Gb 30 *Huantiao*, Bl 65 *Shugu*, Mi 6 *Sanyinjiao* und Ni 10 *Yingu* (*Thousand Ducat Formulas*).

NI 9 *ZHUBIN* 築賓

Gästehaus

xi-Grenzpunkt des Yin-Verbindungsgefäßes

LOKALISATION

Auf dem medialen Anteil des Unterschenkels, 5 *cun* oberhalb von Ni 3 *Taixi*, auf einer Linie die zwischen Ni 3 *Taixi* und Ni 10 *Yingu* gezogen wird, ungefähr 1 *cun* hinter der medialen Tibiakante.

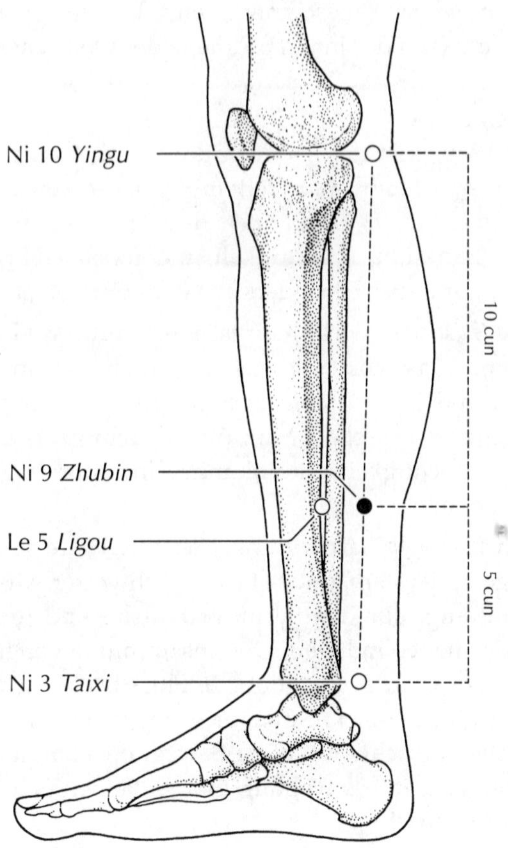

ANMERKUNG ZUR LOKALISATION

Man lokalisiert den Punkt auf dem Kreuzungspunkt des unteren Drittels mit den oberen zwei Dritteln der Strecke zwischen Ni 3 *Taixi* und Ni 10 *Yingu*. Man merke sich, dass dieser Punkt auf der gleichen Höhe wie Le 5 *Ligou* liegt.

NADELUNG

Senkrecht 1 - 1.5 *cun*.

WIRKUNGEN

Klärt Hitze und wandelt Schleim um
Reguliert *Qi* und lindert Schmerzen

INDIKATIONEN

- Verrücktheit, Manie, manisch depressive Erkrankung, Wahn, Rasen und Fluchen, Erbrechen von schaumigem (wässrigem) Speichel, Zungenbewegung, Struma.
- *shan*-Erkrankung, Nabel-*shan*-Erkrankung bei Kindern.
- Schmerzen der medialen Beinanteile, Kontraktion der Wadenmuskulatur, Schwäche der Beine.

KOMMENTAR

Ni 9 *Zhubin* ist der *xi*-Grenzpunkt des *Yin*-Verbindungsgefäßes, das die *Yin*-Leitbahnen von Hand und Fuß und das Konzeptionsgefäß verbindet. Das *Yin*-Verbindungsgefäß hat eine besondere Wirkung auf das Herz, und so heißt es in *Classic of Difficulties*[24] : „Wenn das *Yin*-Verbindungsgefäß erkrankt ist, kommt es zu Herzschmerzen." Die traditionellen Indikationen dieses Punktes schließen Herzschmerzen nicht mit ein, aber sie beziehen sich eindeutig auf ein Muster mit Schleim oder Schleim-Feuer, die das Herz blockieren und zu Verrücktheit, Manie, manisch-depressiver Erkrankung, Wahn, Raserei und Fluchen und Erbrechen von schaumigem (wässrigem) Speichel führen. Schleim und *Qi*, die im Halsbereich koagulieren, führen zur Entwicklung einer Struma durch Zungenbewegung (die Zunge wird wiederholt wie die Zunge einer Schlange aus dem Mund gestreckt). Dieser Zustand kann durch gestaute Hitze in Herz und Milz entstehen.

PUNKTKOMBINATIONEN

- Verrücktheit mit Erbrechen: Ni 9 *Zhubin*, Dü 5 *Yanggu*, LG 19 *Houding*, LG 18 *Qiangjian*, LG 17 *Naohu*, Bl 8 *Luoque* und Bl 9 *Yuzhen* (*Thousand Ducat Formulas*).
- Manische Erkrankung, Wahn, Raserei und Fluchen: Ni 9 *Zhubin* und KG 14 *Juque* (*Thousand Ducat Formulas*).
- Erbrechen von schaumigem (wässrigem) Speichel: Ni 9 *Zhubin* und He 3 *Shaohai* (*Supplementing Life*).
- Zungenbewegung: Ni 9 *Zhubin* und Ma 23 *Taiyi* (*Supplementing Life*).

NI 10 *YINGU* 陰谷

Yin-Tal

he-Meerpunkt und Wasserpunkt der Nieren-Leitbahn

LOKALISATION

Am medialen Ende der Poplitealfalte zwischen den Sehnen des Musculus semitendinosus und des Musculus semimembranosus. Man lokalisiert und nadelt diesen Punkt bei leicht gebeugtem Knie.

ANMERKUNG ZUR LOKALISATION

a) Um die Sehnen zu betonen bittet man den Patienten, die Adduktorenmuskulatur anzuspannen,

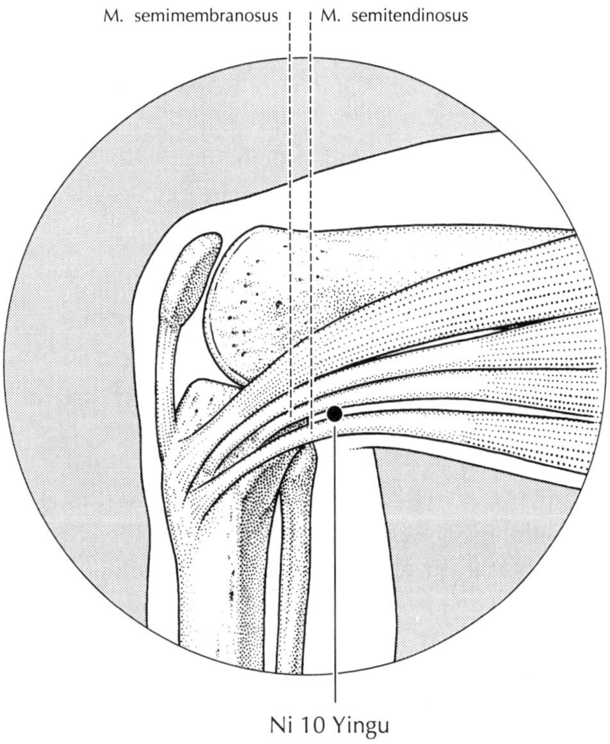

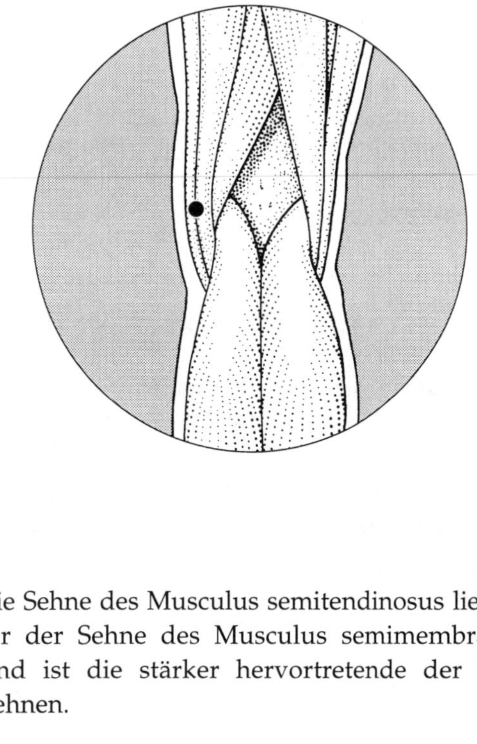

b) die Sehne des Musculus semitendinosus liegt hinter der Sehne des Musculus semimembranosus und ist die stärker hervortretende der beiden Sehnen.

NADELUNG

Senkrecht 1 - 1.5 *cun*.

WIRKUNGEN

Klärt feuchte Hitze aus dem unteren *jiao*
Unterstützt die Nieren
Aktiviert die Leitbahn und lindert Schmerzen

INDIKATIONEN

- Erschwerte Miktion, Harndrang mit ausstrahlenden Schmerzen in den Oberschenkel, Schmerzen beim Urinieren, dunkler Urin, Diarrhö.
- Impotenz, Genitalschmerzen, Juckreiz des Skrotums.
- *shan*-Erkrankung, hypogastrische Schmerzen, die in die Genitalien und die Oberschenkelinnenseite ausstrahlen, abdominelle Blähung, abdominelle Schmerzen, periumbilikaler Schmerz.
- Uterusblutung, Leukorrhö, erschwerte Empfängnis.
- Manische Störung, Manie-Depression, Hervorstrecken der Zunge mit unwillkürlichem Speichelverlust.
- Bohrender Knieschmerz mit Unbeweglichkeit, Schmerzen der inneren Anteile des Oberschenkels.

KOMMENTAR

Ni 10 *Yingu* ist der *he*-Meerpunkt und Wasserpunkt der Nieren-Leitbahn. Er teilt mit den *he*-Meerpunkten der anderen *Yin*-Leitbahnen der Beine die gemeinsame Funktion, Feuchtigkeit und feuchte Hitze zu klären, und dies besonders aus dem unteren *jiao*.

Le 8 *Ququan* wirkt hauptsächlich auf das Genitalsystem (das von der Leber-Leitbahn kontrolliert wird, und Mi 9 *Yinlingquan* ist aufgrund der engen Beziehung zwischen Milz und Feuchtigkeit in der Lage, Feuchtigkeitserkrankungen im unteren *jiao* zu behandeln.

Ni 10 *Yingu* klärt vorrangig feuchte Hitze aus dem Urogentialsystem und ist bei erschwerter Miktion, Harndrang, dunklem Urin, Leukorrhö und Juckreiz der Genitalien indiziert. Die Ansammlung von feuchter Hitze kann den sanftem *Qi*-Fluss beeinträchtigen und zu Schmerzen führen; dies kommt in dem traditionellen Sprichwort „ohne Bewegung kommt es zu Schmerzen, mit Bewegung gibt es keinen Schmerz" zum Ausdruck.

Ni 10 *Yingu* ist bei schmerzhafter Miktion, Harndrang mit ausstrahlendem Schmerz zu den Oberschenkeln, Genitalschmerzen, Periumbilikalschmerzen und hypogastrischen Schmerzen, die in die Oberschenkelinnenseiten und in die Genitalien ausstrahlen, indiziert.

Auch wenn eine Impotenz meistens auf eine Abnahme des *ming men*-Feuers zurückzuführen ist, kann sie ebenso die Folge einer Ansammlung von feuchter Hitze sein, die zu Schlaffheit führt. Eine Feuchte-Hitze-Impotenz kann ihren Ursprung in einer feuchten Hitze der Leber-Leitbahn oder in einer feuchten Hitze der Milz, die zu den Genitalien absinkt, haben oder die Folge von wiederholten Angriffen von äußerer feuchter Hitze auf die Harnblase sein.

Ni 10 *Yingu* ist hauptsächlich für solche Fülle-Muster der Feuchten-Hitze-Impotenz indiziert. Bei Frauen kann eine feuchte Hitze zu Uterusblutungen oder erschwerter Empfängnisfähigkeit führen; dies sind beides Indikationen für den Akupunkturpunkt Ni 10 *Yingu*.

Es besteht eine enge Beziehung zwischen feuchter Hitze im unteren *jiao* und einer Nierenschwäche. Führt ein Nieren-*Yin*-Mangel zur Entwicklung von Hitze, so kann sich dies mit Feuchtigkeit kombinieren, und es bildet sich feuchte Hitze; anhaltende Hitze wird zuerst das Nieren-*Yin* und dann das Nieren-*Yang* angreifen. Dieses kombinierte Muster einer Nierenschwäche mit feuchter Hitze wird häufig in der klinischen Praxis gesehen, besonders bei Patienten mit wiederholten Harnwegserkrankungen. Aufgrund seiner zweiten Wirkung, die Nieren zu unterstützen, ist Ni 10 *Yingu* indiziert, wenn diese beiden Muster kombiniert auftreten.

In welchem Maße Ni 10 *Yingu* in der Lage ist, das Nieren-*Yin* zu nähren, ist der Gegenstand häufiger Diskussionen. Obwohl dem Punkt von einigen modernen Autoritäten eine deutliche *Yin*-nährende Fähigkeit zugeschrieben wird, zeigt die Untersuchung seiner klassischen Indikationen, dass es sich hierbei nicht um eine weiter verbreitete historische Ansicht zu handeln scheint.

PUNKTKOMBINATIONEN

- Unwillkürliche Erektion mit erschwerter Miktion: Ni 10 *Yingu*, Le 1 *Dadun*, Le 14 *Qimen*, Bl 40 *Weizhong* und Bl 39 *Weiyang* (*Supplementing Life*).
- Dunkler Urin: Ni 10 *Yingu*, Ni 3 *Taixi*, Bl 23 *Shenshu*, KG 6 *Qihai*, Bl 28 *Pangguangshu* und KG 4 *Guanyuan (Great Compendium)*.
- Profuse und anhaltende Uterusblutung: Ni 10 *Yingu*, Ni 8 *Jiaoxin*, Ni 6 *Zhaohai* und Mi 6 *Sanyinjiao* und Le 3 *Taichong* (*Supplementing Life*).
- Plötzliche tumultartige Erkrankung: Ni 10 *Yingu* und Ma 36 *Zusanli (One Hundred Symptoms)*
- Zungensteifigkeit: Ni 10 *Yingu*, Ni 2 *Rangu*, LG 15 *Yamen*, Lu 11 *Shaoshang*, Lu 10 *Yuji* , Le 2 *Xingjian* und Pe 9 *Zhongchong (Great Compendium)*.
- Schwellung unter der Zunge mit erschwertem Sprechen, Vorstrecken der Zunge mit unwillkürlichem Speichelverlust: Ni 10 *Yingu*, Ni 2 *Rangu* und KG 23 *Lianquan* (*Thousand Ducat Formulas*).
- Stimmverlust: Ni 10 *Yingu*, Ni 2 *Rangu*, KG 22 *Tiantu*, He 4 *Lingdao*, Ni 7 *Fuliu* und Ma 40 *Fenglong* (*Illustrated Supplement*).
- Manie: Ni 10 *Yingu*, Ma 36 *Zusanli*, Pe 5 *Jianshi*, LG 20 *Baihui* und Ni 7 *Fuliu* (*Illustrated Supplement*).
- Hüftschmerzen: Ni 10 *Yingu*, Gb 30 *Huantiao*, Bl 65 *Shugu*, Ni 8 *Jiaoxin* und Mi 8 *Diji* (*Thousand Ducat Formulas*).

NI 11 *HENGGU*

横骨

Quer-Knochen (Symphyse)

Kreuzungspunkt der Nieren-Leitbahn mit dem Konzeptionsgefäß

LOKALISATION

Auf dem Unterbauch, 5 *cun* unterhalb des Nabels an der Obergrenze der Symphyse, 0.5 *cun* lateral der Mittellinie (KG 2 *Qugu*).

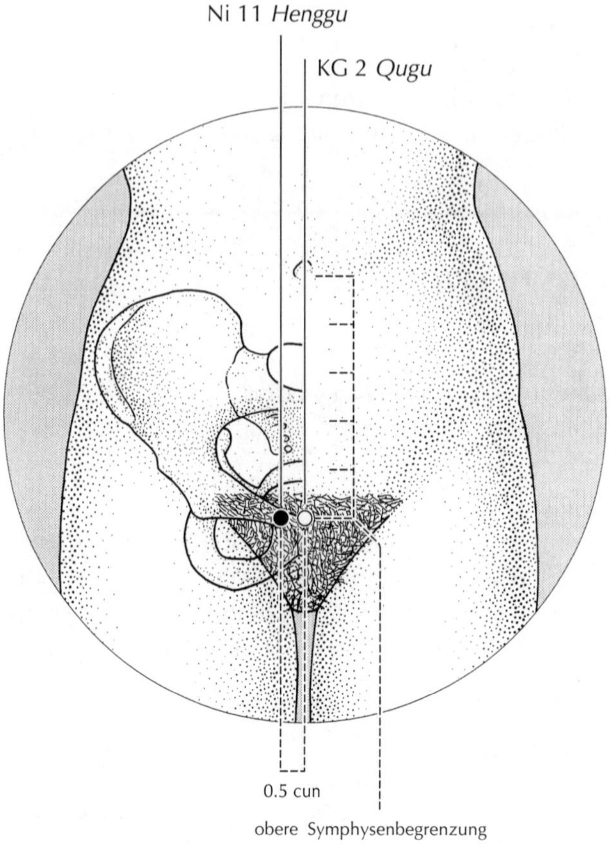

ANMERKUNG ZUR LOKALISATION

Great Compendium of Acupuncture and Moxibustion lokalisiert die Punkte Ni 11 *Henggu* bis Ni 17 *Shangqu* 1 *cun* lateral der Körpermittellinie.

NADELUNG

Senkrecht 0.5 - 1 *cun*.

CAVE: Ein tiefes Einstechen kann zu einer Penetration einer vollen Harnblase führen; deshalb sollte der Patient vor der Behandlung die Blase entleeren.

WIRKUNGEN

Unterstützt den unteren *jiao*

INDIKATIONEN

- Samenverluste, Impotenz, Schwächesyndrome und Erschöpfung der fünf *zang* mit Samenergüssen, Enuresis, Harnretention, die fünf Arten der schmerzhaften Miktionsdysfunktion, Schmerzen in den Genitalien, schmerzhafte Retraktion der Genitalien, *shan*-Erkrankung, hypogastrische Schmerzen, Rötung der Augen vom inneren Augenkanthus ausgehend.
- Uterusprolaps, Rektumsprolaps.

PUNKTKOMBINATIONEN

- *Qi*-Stagnation, Lumbalschmerzen mit Unfähigkeit zu stehen: Ni 11 *Henggu* und Mi 2 *Dadu* (*Ode of Xihong*).
- Die fünf Arten der schmerzhaften Miktionsdysfunktion durch chronische Ansammlung: Ni 11 *Henggu* und Ni 16 *Huangshu (One Hundred Symptoms)*.

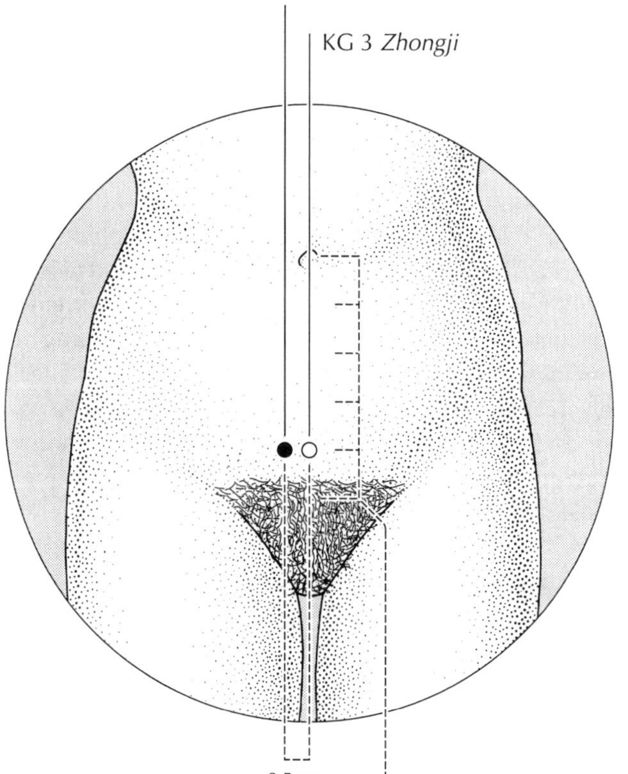

NI 12 *DAHE*

Großer Kranz

大赫

Kreuzungspunkt der Nieren-Leitbahn mit dem Durchdringungsgefäß

LOKALISATION

Auf dem Unterbauch, 4 *cun* unterhalb des Nabels, 1 *cun* oberhalb der oberen Begrenzung der Symphyse, 0.5 *cun* lateral der Mittellinie (KG 3 *Zhongji*). Siehe auch Anmerkung zur Lokalisation von Ni 11 *Henggu*.

NADELUNG

Senkrecht 0.5 *cun* - 1 *cun*.

CAVE: Ein tiefes Einstechen kann zu einer Penetration einer vollen Harnblase führen; deshalb sollte der Patient vor der Behandlung die Blase entleeren.

WIRKUNGEN

Tonisiert die Nieren und adstringiert die Essenz

INDIKATIONEN

- Genitalschmerzen, Schmerzen des Penis, Penisretraktion, Impotenz, Samenverluste, Leukorrhö bei Leere-Belastungs-Syndrom, rote Leukorrhö, Uterusprolaps, Augenrötung, die vom inneren Augenkanthus ausgeht.

KOMMENTAR

Die Wirkung von Ni 12 *Dahe* bezüglich des Adstringierens der Essenz findet sich in der Anwendung sowohl für die Samenverluste als auch für die Leukorrhö wider. Samenverlust (unwillkürlicher Samenverlust) kann verschiedene Ursachen haben. Die Ejakulationsfunktion ist ein Aspekt eines freien und sanften Flusses des Leber-*Qi*; die Nieren kontrollieren das „Tor der Essenz". Liegt eine pathologische Hitze vor (zum Beispiel Leber-Feuer, Herz-Feuer, Hitze durch einen Nieren-*Yin*-Mangel) wird dies zu einem unkontrolliertem Ausstoßen der Samenflüssigkeit führen. Andererseits wird eine Schwäche der adstringierenden Nierenfunktion zu einer Schwäche des Tors der Essenz führen mit einem Auslaufen der Samenflüssigkeit. Laut *Zhu Dan-xi* werden Samenverluste mit erotischen Träumen „ausschließlich von Hitze beherrscht"[25], während es traditionellerweise heißt, dass es bei einer Verursachung durch Kälte und Leere nicht zu diesen Träumen kommt. Unabhängig von der Ätiologie ist Ni 12 *Dahe* (wie eine Anzahl anderer Nieren-Leitbahnpunkte auf dem Unterbauch) ein wichtiger Punkt in der Behandlung von Samenverlusten.

Bezüglich der Leukorrhö ist anzumerken, dass sie, obwohl hauptsächlich die Folge von Feuchtigkeit, feuchter Hitze oder toxischer Hitze, auch die Folge eines Nieren-*Qi*-Mangels oder Nieren-*Yang*-Mangels sein kann. Diese Art der Leukorrhö zieht einen Verlust an Essenz nach sich und stellt das weibliche Äquivalent für den Verlust von Samenflüssigkeiten dar.

PUNKTKOMBINATIONEN
- Samenverlust und Penisretraktion: Ni 12 *Dahe* und Ni 2 *Rangu* (*Supplementing Life*).

NI 13 *QIXUE*

Qi-Grube

氣穴

Kreuzungspunkt der Nieren-Leitbahn mit dem Durchdringungsgefäß

LOKALISATION

Auf dem Unterbauch 3 *cun* unterhalb des Nabels, 2 *cun* oberhalb der oberen Begrenzung der Symphyse, 0.5 *cun* lateral der Mittellinie (KG 4 *Guanyuan*). Siehe auch Anmerkung zur Lokalisation von Ni 11 *Henggu*.

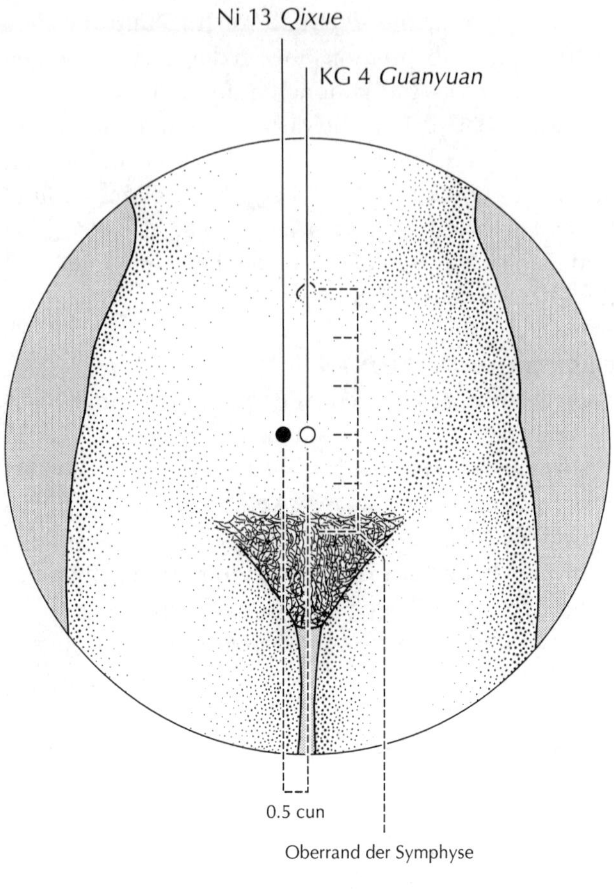

NADELUNG

Senkrecht 0.5 - 1 *cun*.

CAVE: Ein tiefes Einstechen kann zu einer Penetration einer vollen Harnblase führen; deshalb sollte der Patient vor der Behandlung die Blase entleeren.

WIRKUNGEN

Reguliert das Durchdringungs- und Konzeptionsgefäß

Reguliert den unteren *jiao*

INDIKATIONEN
- Amenorrhö, unregelmäßige Menstruation, uterine Blutung, Leukorrhö, Infertilität bei Frauen.
- Erschwerte Miktion, anhaltende Diarrhö, abdominelle Schmerzen, Rennendes-Ferkel-*Qi*, in der Lendenwirbelsäule intensiver aufwärts- und abwärts gerichteter Energiefluss, Lumbalschmerzen, Rötung der Augen, die vom inneren Kanthus ausgeht.

KOMMENTAR

Ni 13 *Qixue* (wie Ni 14 *Siman* und Ni 15 *Zhongzhu*) ist ein wichtiger Punkt zur Behandlung eines Rennenden-Ferkel-*Qi*. *Zhang Zhong-jing* beschreibt in *Essential from the Golden Cabinet*: „Rennende-Ferkel-Erkrankungen steigen vom Unterbauch auf; sie drängen mit solcher Intensität zum Hals, dass der Patient sich dem Tode nahe fühlt; sie greifen an und ziehen sich zurück. Sie entstehen durch Furcht und Schrecken." In *Classic of Difficulties*[26] wurde das Rennendes-Ferkel-*Qi* als eine der „fünf Akkumulationen" klassifiziert und den Nieren zugeordnet. Rennendes-Ferkel-*Qi* entsteht hauptsächlich, wenn sich gestautes Leber-*Qi* in Hitze umwandelt oder wenn ein Nieren-*Yang*-Mangel zu einer Ansammlung von Kälte im unteren *jiao* führt. In beiden Fällen wird das *Qi* zur Hälfte freigesetzt und drängt entlang des Durchdringungsgefäßes nach oben.

In der klinischen Praxis findet man das Rennendes-Ferkel-*Qi* in einer Anzahl unterschiedlicher Varianten, die alle einen überwiegend aufwärts drängenden Energiefluss entlang des Körpers, des Rückens oder der Extremitäten beinhalten. In *Classic of Difficulties*[27] heißt es: „Ist das Durchdringungsgefäß erkrankt, kommt es zu entgegengesetztem Fluss des *Qi*." Die Anwendung von Ni 13 *Qixue*, Ni 14 *Siman* und Ni 15 *Zhongzhu* in der Behandlung dieses sehr beeinträchtigenden Zustandes reflektiert sowohl ihre Lokalisation auf der Leitbahn als auch ihre Qualität als Punkte auf dem Durchdringungsgefäß; diese beiden Leitbahnen steigen durch das Abdomen aufwärts, um sich in der Brust zu verteilen, dringen in die Wirbelsäule ein und verlaufen durch den Rücken.

Viele klassische Quellen führen die alternativen Namen *Baomen* (Tor des Uterus) und *Zihu* (Tor des Kindes) für diesen Punkt auf. *Supplement to the Thousand Ducat Formulas* stellt jedoch klar dar, dass diese Namen mit dem Punkt Ma 28 *Shuidao* korrespondieren und damit die Punkte, die 2 *cun* beidseits von KG 4 *Guanyuan* liegen, bezeichnen.

PUNKTKOMBINATIONEN
- Unregelmäßige Menstruation und Infertilität: Ni 13 *Qixue*, Bl 23 *Shenshu*, KG 6 *Qihai*, Mi 6 *Sanyinjiao* und Mi 5 *Shangqiu*.

NI 14 *SIMAN*

四满

Vierfache Fülle

Kreuzungspunkt der Nieren-Leitbahn mit dem Durchdringungsgefäß

LOKALISATION

Auf dem Unterbauch 2 *cun* unterhalb des Nabels, 3 *cun* oberhalb der oberen Symphysenbegrenzung, 0.5 *cun* lateral der Mittellinie (KG 5 *Shimen*).

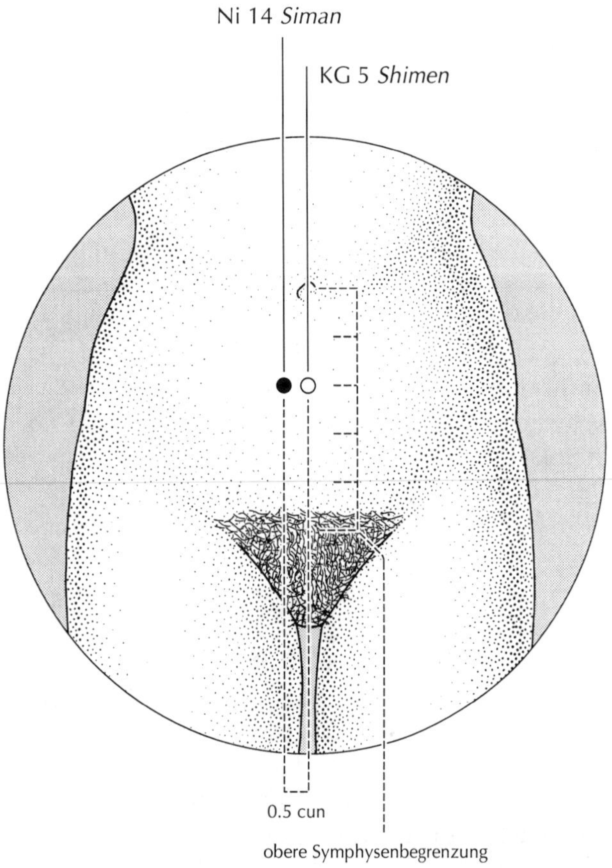

NADELUNG

Senkrecht 1 - 1.5 *cun*.

CAVE: Eine tiefe Nadelung kann zu einer Penetration der Peritonealhöhle führen.

WIRKUNGEN

Unterstützt den unteren *jiao* und lindert Schmerzen
Reguliert *Qi* und behebt Blutstase
Reguliert die Wasserwege und fördert die Miktion

INDIKATIONEN

- Unterbauchschmerzen, abdominelle Blähung, *shan*-Erkrankung, schneidende Schmerzen unter dem Nabel, Steinödeme des oberen Abdomen, Ödeme, Rennendes-Ferkel-*Qi*, Nierenschmerzen.
- Unregelmäßige Menstruation, Uterusblutung, malignes Blut mit akuten Schmerzen, akkumulierte Kälte im Uterus, Infertilität, Leukorrhö, Lochienretention, Samenverluste, weißer und trüber Urethralausfluss.
- Dysenterische Erkrankung, Diarrhö, Wasser im Dickdarm, Obstipation, Kälte-Frösteln, Schmerzen der beiden lateralen Rippenregionen, Rötung und Schmerzen des inneren Augenkanthus.

KOMMENTAR

Der Name dieses Punktes (*Siman*) wird als „Vierfache Fülle" übersetzt. Obwohl es unterschiedliche Interpretationen dieser Bedeutung gibt, sagt eine Meinung, dass sich dieser Name auf die vier Arten der Stagnation und Akkumulation beziehe: *Qi*, Wasser, Nahrung und Blut. Es gibt klare Indikationen, die jeden dieser Zustände widerspiegeln:
zum Beispiel für *Qi* die abdominelle Blähung, für Wasser abdominelle Ödeme und für Nahrung eine Diarrhö oder Obstipation; aber in der überwiegenden Zahl weisen die Indikationen auf eine Blutstase hin, mit zum Beispiel schneidenden Schmerzen unter dem Nabel, Lochienretention und malignem Blut mit akuten Schmerzen. Der Begriff „malignes Blut" bezieht sich auf Blut, das die Gefäße verlassen hat und das sich, losgelöst von der bewegenden Kraft des *Qi*, sammelt und stagniert.

PUNKTKOMBINATIONEN

- Steinödem des oberen Abdomen: Man moxt Ni 14 *Siman*, Ni 2 *Rangu*, Ma 30 *Qichong* und Le 13 *Zhangmen* (*Thousand Ducat Formulas*).
- Steinödeme des oberen Abdomen: Ni 14 *Siman* und Ni 2 *Rangu* (*Supplementing Life*).
- Malignes Blut im Uterus, innerer entgegengesetzter Fluss mit Völlegefühl und Schmerzen: Ni 14 *Siman* und Ni 18 *Shiguan* (*Supplementing Life*).

NI 15 *ZHONGZHU*

中注

Mittlerer Fluss

Kreuzungspunkt der Nieren-Leitbahn mit dem Durchdringungsgefäß

LOKALISATION

Auf dem Unterbauch, 1 *cun* unterhalb des Nabels, 4 *cun* oberhalb der oberen Symphysenbegrenzung, 0.5 *cun* lateral der Mittellinie (KG 7 *Yinjiao*). Siehe auch Anmerkung zur Lokalisation zu Ni 11 *Henggu*.

NADELUNG

Senkrecht 1 - 1.5 *cun*.

CAVE: Eine tiefe Nadelung kann zu einer Penetration der Peritonealhöhle führen.

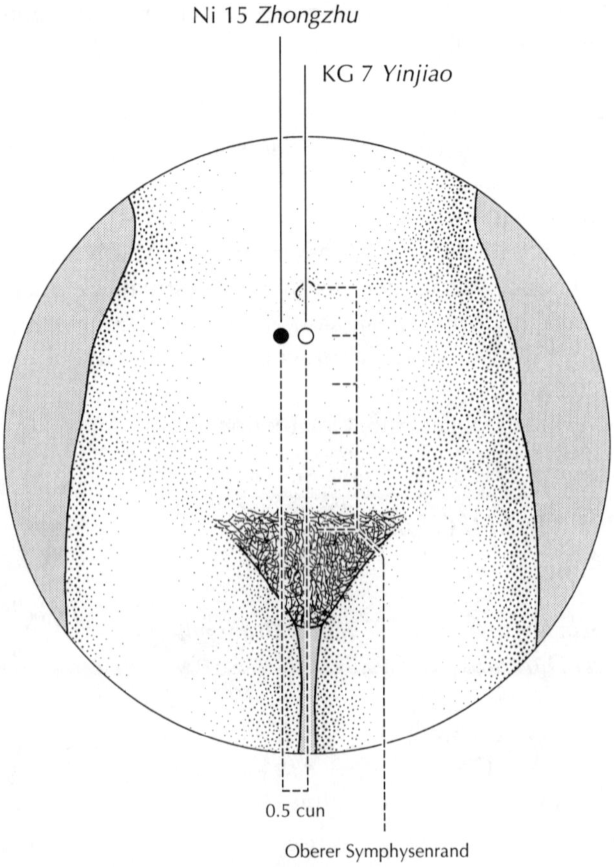

WIRKUNGEN
Reguliert die Därme
Reguliert den unteren *jiao*

INDIKATIONEN
- Obstipation, trockene Stühle, Diarrhö, dysenterische Erkrankungen, Hitzeempfindungen im unteren Abdomen, unregelmäßige Menstruation, Rötung und Schmerzen des inneren Augenkanthus.
- Schmerzen der Lendenwirbelsäule und des Abdomen, Empfindung eines auf- und abwärts steigenden Energieflusses in der lumbalen Wirbelsäule.

NI 16 *HUANGSHU* 肓俞

Zustimmungspunkt der Lebenszentren

Kreuzungspunkt der Nieren-Leitbahn mit dem Durchdringungsgefäß

LOKALISATION
Auf dem Abdomen, 0.5 *cun* lateral der Nabelmitte, siehe auch Anmerkung zur Lokalisation von Ni 11 *Henggu*.

NADELUNG
Senkrecht 1 - 1.5 *cun*.

CAVE: Eine tiefe Nadelung kann zu einer Penetration der Peritonealhöhle führen.

WIRKUNGEN
Reguliert das *Qi* und lindert Schmerz
Reguliert und wärmt die Därme

INDIKATIONEN
- Obstipation, trockene Stühle, Borborygmus, Diarrhö, Erbrechen, die fünf Typen der schmerzhaften Miktionsdysfunktion, Rötung und Schmerzen des Auges vom inneren Kanthus ausgehend.
- Schmerzen des Epigastriums und des Abdomen, Kälte im Epigastrium, Spannung und Schmerzen des Abdomen, schneidende Schmerzen des Abdomen, *shan*-Erkrankung durch Kälte.

KOMMENTAR
Ni 16 *Huangshu* liegt auf derselben Höhe wie KG 8 *Shenque*, Ma 25 *Tianshu* und Mi 15 *Daheng*; alle diese Punkte haben eine starke Wirkung auf die Därme. Verschiedene Klassiker empfehlen Ni 16 *Huangshu* für trockene Stühle, während *Systematic Classic of Acupuncture and Moxibustion* ihn spezifisch bei Ansammlung von Kälte im Dickdarm mit trockenen Stühlen und schneidenden abdominellen Schmerzen beschreibt. Es ist daran zu erinnern, dass Obstipation die Folge einer Kälteakkumulation sein kann, unabhängig davon, ob es sich um eine Leere-Kälte durch

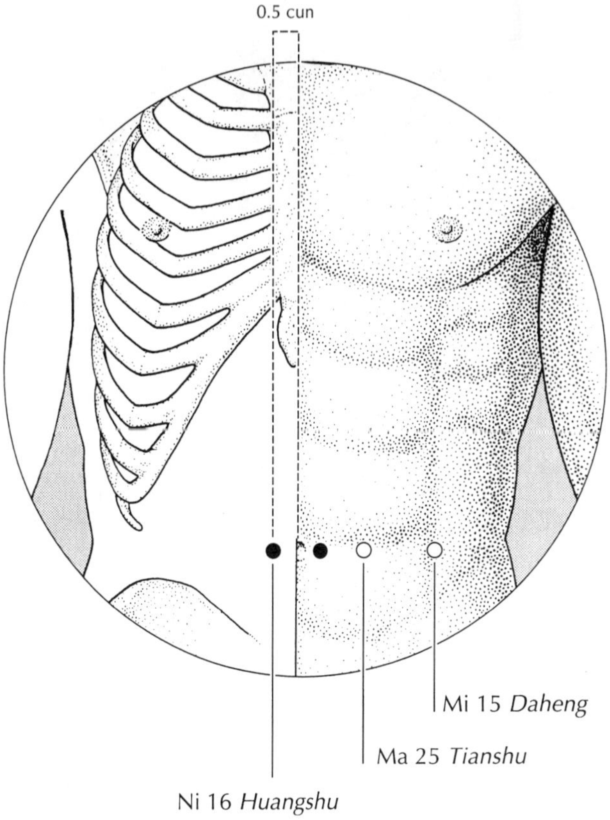

einen Nieren-*Yang*-Mangel handelt, die üblicherweise bei alten oder geschwächten Patienten zu sehen ist, oder um eine Fülle-Kälte, die meistens ihren Ursprung in diätetischen Fehlern hat. Im ersten Fall können die Stühle ... trocken sein, jedoch nicht durch die üblichen Ursachen (Hitze oder Mangel der Säfte, des Blutes oder des *Yin*), sondern die Folge eines Nieren-*Yang*-Mangels, der nicht mehr in der Lage ist, die Flüssigkeiten zu zirkulieren.

PUNKTKOMBINATIONEN
- Die fünf Arten der schmerzhaften Miktionsdysfunktion bei chronischer Akkumulation: Ni 16 *Huangshu* und Ni 11 *Henggu (One Hundred Symptoms).*

NI 17 *SHANGQU*

商曲

Hohe Krümmung

Kreuzungspunkt der Nieren-Leitbahn mit dem Durchdringungsgefäß

LOKALISATION
Auf dem Oberbauch, 2 *cun* oberhalb des Nabels, 0.5 *cun* lateral der Mittellinie
(KG 10 *Xiawan*). Siehe auch Anmerkung zur Lokalisation von Ni 11 *Henggu*.

NADELUNG
Senkrecht 1 - 1.5 *cun*.

CAVE: Eine tiefe Nadelung kann zu einer Penetration der Peritonealhöhle führen.

WIRKUNGEN
Löst Stauungen auf und lindert Schmerzen

INDIKATIONEN
- Abdominelle (*ji ju*) Massen mit periodisch auftretendem stechenden Schmerz, intestinale Schmerzen mit Appetitlosigkeit, Rötung und Schmerzen der Augen ausgehend vom inneren Augenkanthus.
- Erbrechen, Diarrhö, Obstipation.

NI 18 *SHIGUAN*

石關

Steingrenze

Kreuzungspunkt der Nieren-Leitbahn mit dem Durchdringungsgefäß

LOKALISATION
Auf dem Oberbauch, 3 *cun* oberhalb des Nabels, 0.5 *cun* lateral der Mittellinie
(KG 11 *Jianli*).

ANMERKUNG ZUR LOKALISATION
Great Compendium of Acupuncture and Moxibustion lokalisiert die Punkte
Ni 18 *Shiguan* bis Ni 21 *Youmen* 1.5 *cun* lateral der Mittellinie.

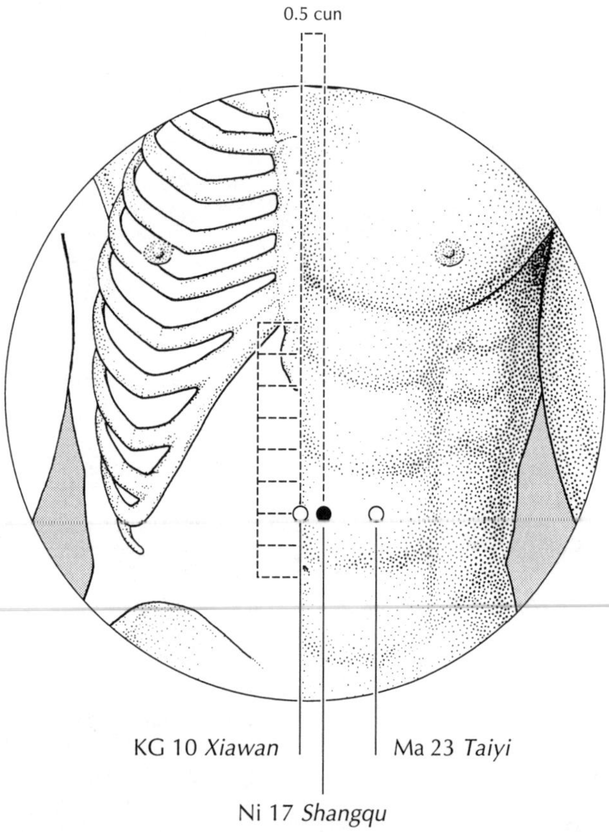

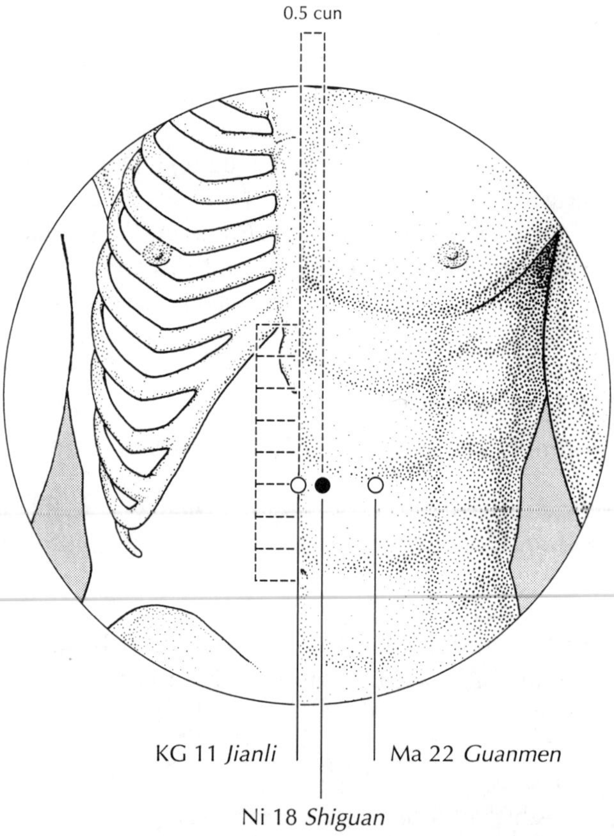

NADELUNG
Senkrecht 1 - 1.5 *cun*.
CAVE: Eine tiefe Nadelung kann zu einer Penetration der Peritonealhöhle führen.

WIRKUNGEN
Reguliert den unteren *jiao* und lindert Schmerzen
Reguliert *Qi* und beseitigt Blutstase
Harmonisiert den Magen

INDIKATIONEN
- Postpartale abdominelle Schmerzen, akute Schmerzen der lateralen Rippenregion nach Entbindung, malignes Blut im Uterus, Infertilität, unerträgliche abdominelle Schmerzen, unerträglicher, stechender, abdomineller Schmerz, Obstipation, dunkler Urin, Steifheit der Wirbelsäule, Rötung und Schmerzen des Auges vom inneren Augenkanthus ausgehend.
- Schluckauf, Erbrechen, Brechreiz, viel Speichel, Unfähigkeit den Mund zu öffnen.

KOMMENTAR
Ungewöhnlicherweise für einen Punkt der oberhalb des Nabels lokalisiert wird, ist Ni 18 *Shiguan* für eine Vielzahl von gynäkologischen Störungen, einschließlich Infertilität, und besonders für sehr starke Schmerzen des Abdomen oder der lateralen Rippenregion nach Entbindung indiziert. Die Indikation „malignes Blut im Uterus" bezieht sich auf Blut, das die Gefäße verlassen hat, sich sammelt und stagniert. Alle diese Indikationen spiegeln die Qualität von Ni 18 *Shiguan* als Kreuzungspunkt der Nieren-Leitbahn mit dem Durchdringungsgefäß wider; dieses entspringt dem Uterus (und ist als „See des Blutes" bekannt) und weist auf Muster mit Blutstase im Uterus, im gesamten Abdomen und in der lateralen Rippenregion hin.

PUNKTKOMBINATIONEN
- Erschwerte Defäkation mit abdominellen Schmerzen: Ni 18 *Shiguan* und Bl 18 *Ganshu* (*Supplementing Life*).
- Erschwerte Defäkation: Ni 18 *Shiguan* und Ni 4 *Dazhong* (*Supplementing Life*).
- Malignes Blut im Uterus, innerer entgegengesetzter Fluss mit Völle und Schmerzen: Ni 18 *Shiguan* und Ni 14 *Siman* (*Supplementing Life*).
- Infertilität: Ni 18 *Shiguan* und KG 7 *Yinjiao (One Hundred Symptoms).*

NI 19 *YINDU*

Hauptstadt des *Yin*

陰都

Kreuzungspunkt der Nieren-Leitbahn mit dem Durchdringungsgefäß

LOKALISATION
Auf dem Oberbauch, 4 *cun* oberhalb des Nabels, 0.5 *cun* lateral der Mittellinie (KG 12 *Zhongwan*).

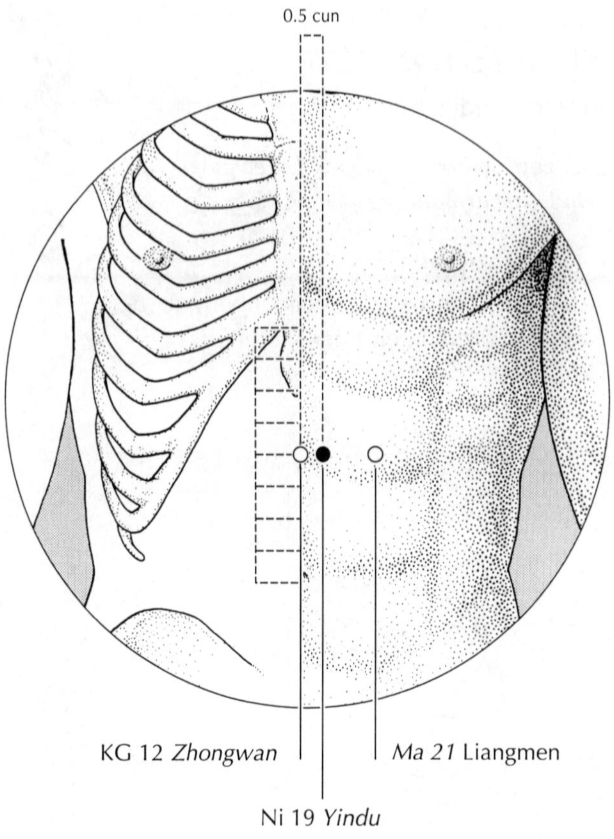

NADELUNG
Senkrecht 0.5 - 1 *cun*
CAVE: Eine tiefe Nadelung kann zu einer Penetration der Peritonealhöhle führen.

WIRKUNGEN
Reguliert das *Qi* und harmonisiert den Magen
Senkt rebellierendes *Qi* und lindert Husten und Keuchen

INDIKATIONEN
- Epigastrische Schmerzen, entgegengesetzter *Qi*-Fluss, Erbrechen, Übelkeit, Völlegefühl und Agitiertheit unter dem Herzen, Blähungen und Schmerzen des Abdomen, bohrende Schmerzen im Abdomen, Borborygmus, erschwerte Defäkation, Unfruchtbarkeit, malignes Blut im Uterus.

- Husten, Spannungsgefühl im Thorax, Schmerzen und Hitze der lateralen Rippenregion, Malaria, Augenschmerzen, Rötung und Schmerzen des Auges ausgehend vom inneren Augenkanthus.

PUNKTKOMBINATIONEN

- Malaria mit generalisiertem Fieber: Ni 19 *Yindu*, He 3 *Shaohai*, Di 1 *Shangyang*, Di 3 *Sanjian* und 3E 3 *Zhongzhu* (*Supplementing Life*).
- Agitiertheit und Völlegefühl unter dem Herz: Ni 19 *Yindu* und KG 14 *Juque* (*Supplementing Life*).

NI 20 *FUTONGGU*

腹通谷

Vereinigendes Tal

Kreuzungspunkt der Nieren-Leitbahn mit dem Durchdringungsgefäß

LOKALISATION

Auf dem Oberbauch, 5 *cun* oberhalb des Nabels, 0.5 *cun* lateral der Mittellinie (KG 13 *Shangwan*).

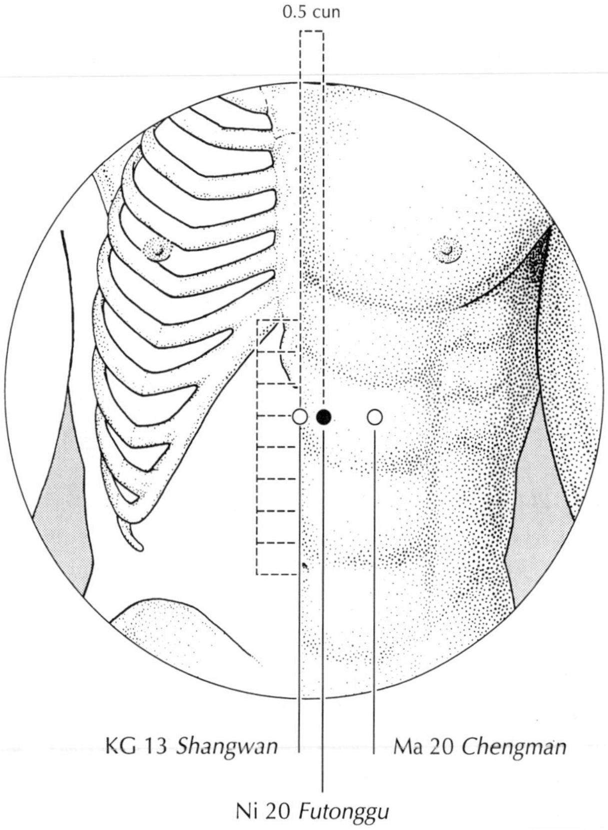

NADELUNG

Senkrecht 1 - 1.5 *cun*.

CAVE: Tiefe Nadelung kann zu einer Penetration der Peritonealhöhle führen.

WIRKUNGEN

Harmonisiert den mittleren *jiao*

Befreit den Thorax und wandelt Schleim um

INDIKATIONEN

- Erbrechen, unverdaute Nahrungsbestandteile (in den Stühlen), abdominelle Blähung, Diarrhö.
- Völlegefühl im Thorax, Schmerzen der lateralen Rippenregion, Herzschmerzen, Husten und Dyspnoe.
- Palpitationen, Desorientiertheit, Epilepsie, plötzlicher Stimmverlust, Schwellung unter der Zunge mit erschwertem Sprechen, Zungenprotrusion, Deviation des Mundes.
- Unfähigkeit, den Hals zu drehen, Malaria, Rötung der Augen ausgehend vom inneren Augenkanthus.

PUNKTKOMBINATIONEN

- Rhinitis mit klarem Nasenausfluss: Ni 20 *Futonggu*, Le 3 *Taichong*, Bl 12 *Fengmen*, LG 24 *Shenting*, Bl 2 *Zanzhu*, Di 20 *Yingxiang* und Bl 67 *Zhiyin* (*Thousand Ducat Formulas*).

NI 21 *YOUMEN*

幽門

Dunkles Tor

Kreuzungspunkt der Nieren-Leitbahn mit dem Durchdringungsgefäß

LOKALISATION

Auf dem Oberbauch 6 *cun* oberhalb des Nabels, 0.5 *cun* lateral der Körpermittellinie (KG 14 *Juque*).

NADELUNG

Senkrecht 0.5 - 1 *cun*.

CAVE: Eine tiefe Nadelung, besonders bei mageren Patienten, kann zu einer Punktion der Leber auf der rechten und der Peritonealhöhle auf der linken Seite führen.

WIRKUNGEN

Kräftigt die Milz

Harmonisiert Magen und senkt rebellierendes *Qi*

Verteilt das Leber-*Qi*

Unterstützt den Thorax und die Mammae und lindert Schmerzen

INDIKATIONEN

- Abdominelle Schmerzen, Unterbauchschmerzen, abdominelles Drängen, Erbrechen, Übelkeit, entgegengesetzter *Qi*-Fluss, Brechreiz, Erbrechen schaumigen (wässrigen) Speichels, wenig Speichel, Übelkeit und Erbrechen in der Schwangerschaft, Völlegefühl mit Abneigung zu essen,

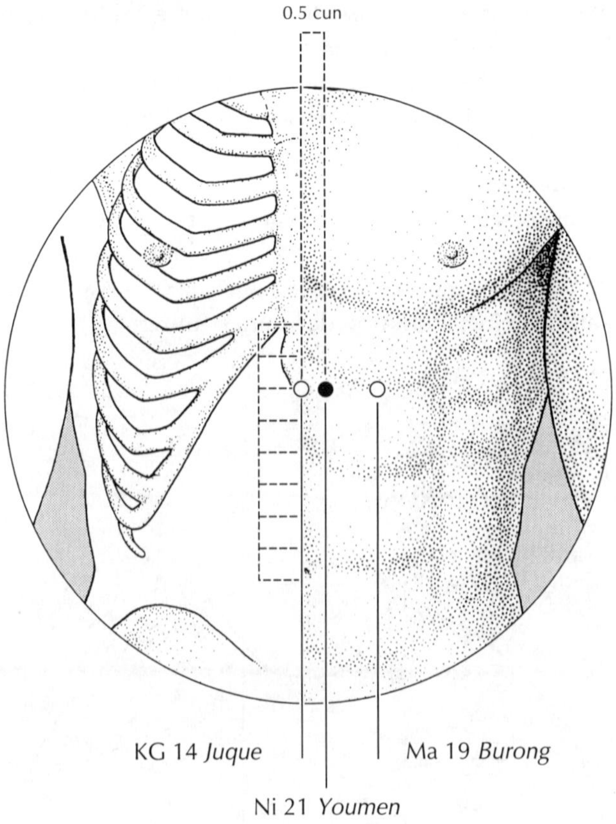

erschwerte Verdauung, fokales Spannungsgefühl unter dem Herzen, Völlegefühl und Agitiertheit unter dem Herzen, Diarrhö, Blut in den Stühlen, dysenterische Erkrankungen.

- Brustschmerzen, Spannungsgefühl der lateralen Rippenregion, Thoraxschmerzen und Schmerzen der lateralen Rippenregion, die in den Rücken ausstrahlen, Husten, Bluthusten.
- Die Brustmilch fließt nicht, Mamma-Abszess.
- Herzschmerzen bei Frauen, schlechtes Gedächtnis, Rötung der Augen, ausgehend vom inneren Augenkanthus.

KOMMENTAR

In *Classic of Difficulties*[28] heißt es: „Ist das Durchdringungsgefäß erkrankt, kommt es zu entgegengesetztem *Qi*-Fluss und abdominellem Drängen." Wie viele der Nieren-Leitbahnen-Punkte auf dem Abdomen ist Ni 21 *Youmen* (der Endpunkt des Durchdringungsgefäßes auf der Nieren-Leitbahn) bei einem entgegengesetztem *Qi*-Fluss mit Übelkeit, Erbrechen, Brechreiz und Husten indiziert. Der Terminus „abdominelles Drängen" bezieht sich auf die Empfindung von akuten, krampfartigen Schmerzen, die üblicherweise mit dysenterischen Erkrankungen auftreten.

Wie die Mehrzahl der Punkte des Durchdringungsgefäßes auf der Nieren-Leitbahn ist Ni 21 *Youmen* bei Rötung der Augen ausgehend vom inneren Augenkanthus angezeigt. Auch wenn es keine einfache Erklärung für dieses Symptom gibt, ist jedoch zu erwähnen, dass einige Beschreibungen des Durchdringungsgefäßes aussagen, dass es an den Lippen endet; in Illustrationen und andere Beschreibungen seines Verlaufes endet es üblicherweise am inneren Anteil der Augen.

PUNKTKOMBINATIONEN

- Agitiertheit des Herzens mit Erbrechen: Ni 21 *Youmen* und KG 18 *Yutang (One Hundred Symptoms).*
- Schlechtes Gedächtnis: Ni 21 *Youmen*, LG 11 *Shendao*, Lu 7 *Lieque* und Bl 43 *Gaohuangshu* (*Supplementing Life*).
- Appetitlosigkeit: Ni 21 *Youmen*, Mi 8 *Diji*, Mi 9 *Yinlingquan*, KG 9 *Shuifen* und Bl 27 *Xiaochangshu* (*Supplementing Life*).
- Erbrechen: Ni 21 *Youmen*, Mi 5 *Shangqiu* und Bl 66 *Zutonggu (Thousand Ducat Formulas).*

NI 22 *BULANG*

Wandelgang

步廊

LOKALISATION

Im fünften Interkostalraum 2 *cun* lateral der Körpermittellinie.

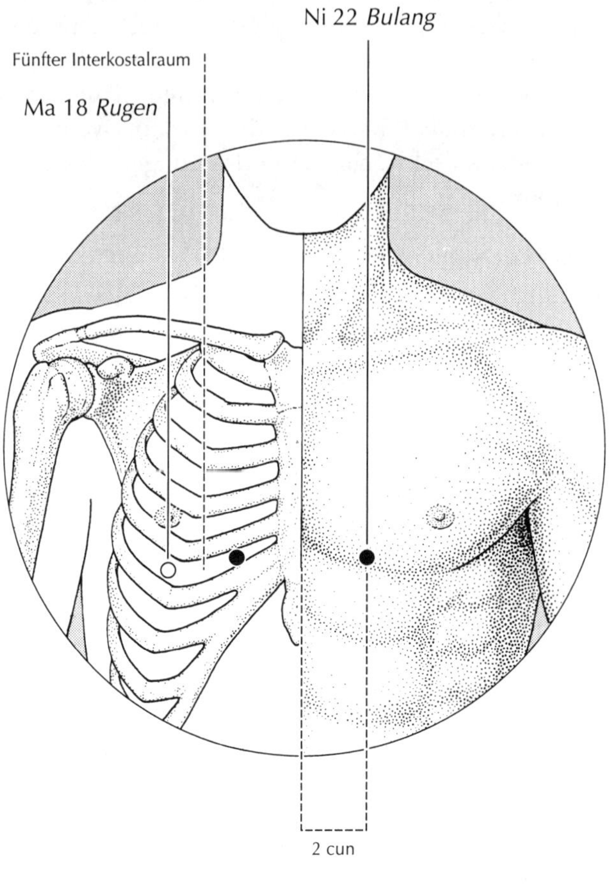

ANMERKUNG ZUR LOKALISATION

a) Zuerst lokalisiert man den zweiten Interkostalraum (siehe auch Ni 25 *Shencang*) dann findet sich der fünfte Interkostalraum drei Zwischenrippenräume unterhalb;
b) man merke sich, dass die Brustwarze bei den Männern im 4. Interkostalraum liegt;
c) die 2-*cun*-Linie liegt in der Mitte zwischen der Körpermittellinie und der Mamillarlinie.

NADELUNG

Transversal-schräg nach lateral entlang des Zwischenrippenraums 0.5 - 1 *cun*.

CAVE: Eine tiefe senkrechte oder schräge Nadelung kann zu einer Punktion der Lunge oder der Leber führen.

WIRKUNGEN

Befreit den Thorax
Senkt rebellierendes Lungen- und Magen-*Qi* ab

INDIKATIONEN

- Husten, Asthma, Dyspnoe, Keuchen, verringertes *Qi*, Völlegefühl und Schmerzen des Thorax und der Rippen, Mamma-Abszess, nasale Kongestion.
- Erbrechen, Abneigung zu essen.

KOMMENTAR

Die Punkte Ni 22 *Bulang*, Ni 23 *Shenfeng*, Ni 24 *Lingxu*, Ni 25 *Shencang*, Ni 26 *Yuzhong* und Ni 27 *Shufu* werden in *Essential Questions* als die zwölf *shu*-Punkte des Thorax aufgelistet. Sie teilen die gemeinsamen Wirkungen des Absenkens des rebellierenden *Qi* von Lunge und Magen und sind besonders für Keuchen, Dyspnoe und Husten durch „Fülle oben und Leere unten" indiziert. Dies tritt auf, wenn das Nieren-*Qi* zu schwach ist, um das Lungen-*Qi* aufzunehmen.

PUNKTKOMBINATIONEN

- Verringertes *Qi*: Ni 22 *Bulang*, He 8 *Shaofu*, Bl 28 *Pangguangshu*, He 9 *Shaochong*, Le 2 *Xingjian* und Ni 5 *Shuiquan* (*Supplementing Life*).

NI 23 *SHENFENG*

Geist-Siegel

神封

LOKALISATION

Im vierten Interkostalraum 2 *cun* lateral der Mittellinie.

ANMERKUNG ZUR LOKALISATION

a) Zuerst lokalisiert man den zweiten Interkostalraum (siehe auch Ni 25 *Shencang*), dann bestimmt man den vierten Interkostalraum, zwei Interkostalräume unterhalb;
b) man merke sich, dass die Brustwarze bei Männern im vierten Interkostalraum liegt;
c) die 2-*cun*-Linie liegt in der Mitte zwischen der Körpermittellinie und der Mamillarlinie.

NADELUNG

Transversal-schräg lateralwärts entlang des Interkostalraums 0.5 - 1 *cun*.

CAVE: Eine tiefe senkrechte oder schräge Nadelung kann zu einer Punktion der Lunge führen.

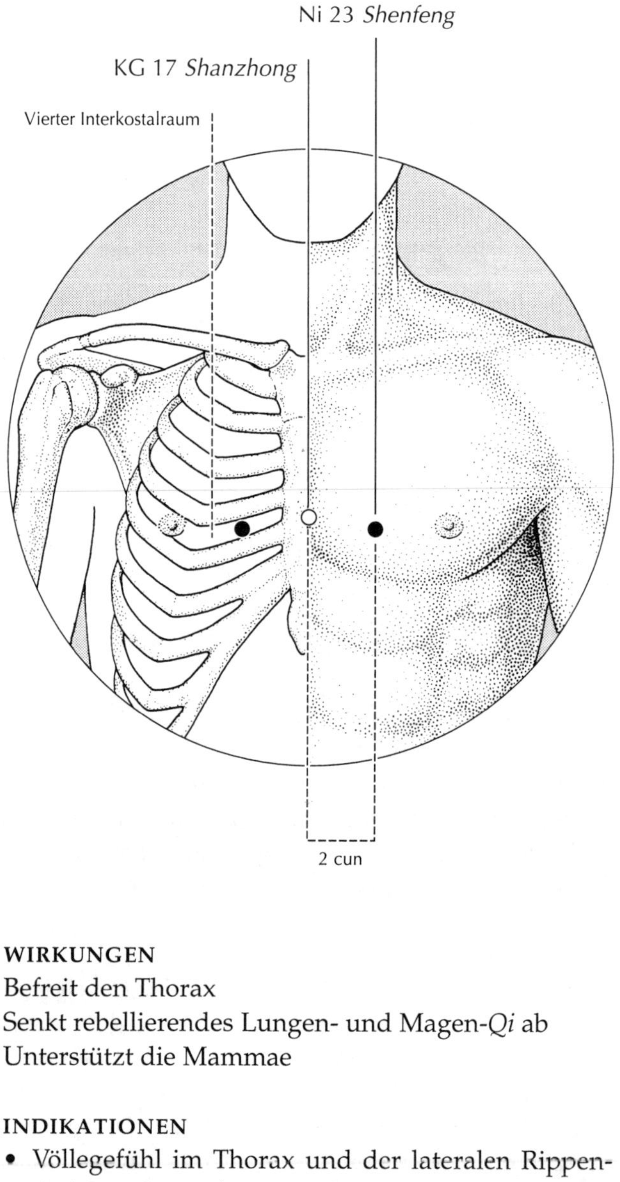

WIRKUNGEN

Befreit den Thorax
Senkt rebellierendes Lungen- und Magen-*Qi* ab
Unterstützt die Mammae

INDIKATIONEN

- Völlegefühl im Thorax und der lateralen Rippenregion mit erschwerter Atmung, Husten, Asthma, Keuchen, schmerzhaftes Stauungssyndrom, Mamma-Abszess.
- Erbrechen, kein Verlangen zu essen.

PUNKTKOMBINATIONEN

- Mamma-Abszess, Frösteln und Fieber mit Kurzatmigkeit, ruheloser Schlaf: Ni 23 *Shenfeng* und Ma 16 *Yingchuang* (*Supplementing Life*).

NI 24 *LINGXU*

靈墟

Geist-Leere

LOKALISATION

Im dritten Interkostalraum 2 *cun* lateral der Mittellinie.

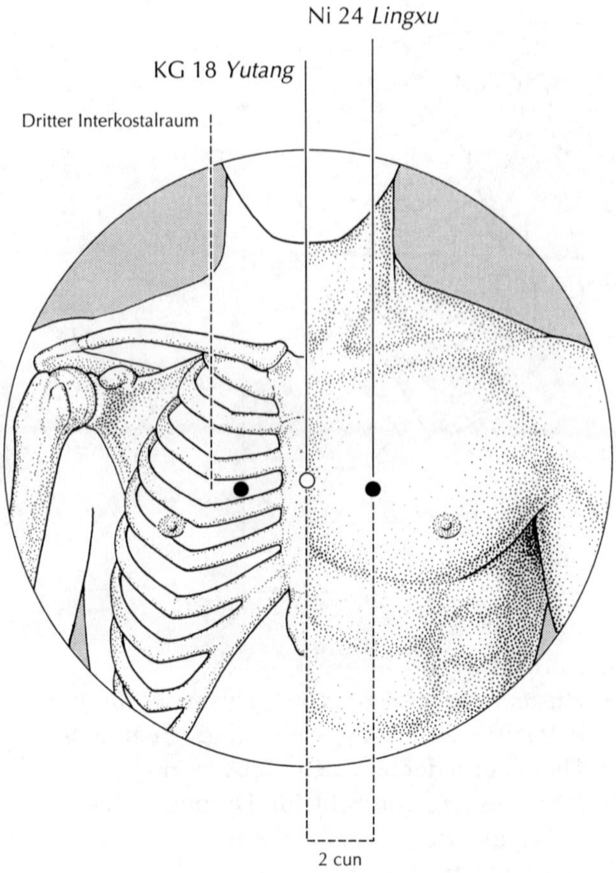

ANMERKUNG ZUR LOKALISATION

a) Zuerst lokalisiert man den zweiten Interkostalraum (siehe auch Ni 25 *Shencang*), dann findet man den dritten Interkostalraum, einen Interkostalraum darunter;

b) man merke sich, dass die Brustwarze der Männer im vierten Interkostalraum liegt;

c) die 2-*cun*-Linie liegt zwischen der Körpermittellinie und der Mamillarlinie.

NADELUNG

Transversal-schräg lateralwärts entlang des Interkostalraums 0.5 - 1 *cun*.

CAVE: Eine tiefe senkrechte oder schräge Nadelung kann zu einer Punktion der Lunge führen.

WIRKUNGEN

Befreit den Thorax

Senkt rebellierendes Lungen- und Magen-*Qi*

Unterstützt die Mammae

INDIKATIONEN

- Husten, Asthma, Keuchen, Spannungsgefühl und Schmerzen im Thorax und der lateralen Rippenregion, erschwerte Atmung, Erbrechen, Unfähigkeit zu essen oder zu trinken, kein Verlangen zu essen.
- Mamma-Abszess, Palpitationen, Agitiertheit und Völlegefühl.

PUNKTKOMBINATIONEN

- Erbrechen mit Völlegefühl im Brustkorb: Ni 24 *Lingxu*, Ni 27 *Shufu*, Ni 25 *Shencang* und KG 14 *Juque* (*Thousand Ducat Formulas*).

NI 25 *SHENCANG*

神藏

Geist-Speicher

LOKALISATION

Im zweiten Interkostalraum, 2 *cun* lateral der Mittellinie.

ANMERKUNG ZUR LOKALISATION

a) Zuerst lokalisiert man den Rippenknorpel der zweiten Rippe, der auf der Höhe mit dem Angulus sternalis liegt, dann lokalisiert man den zweiten Interkostalraum darunter;

b) man merke sich, dass die Brustwarze der Männer im vierten Interkostalraum liegt;

c) die 2-*cun*-Linie liegt in der Mitte zwischen der Mittellinie und der Mamillarlinie.

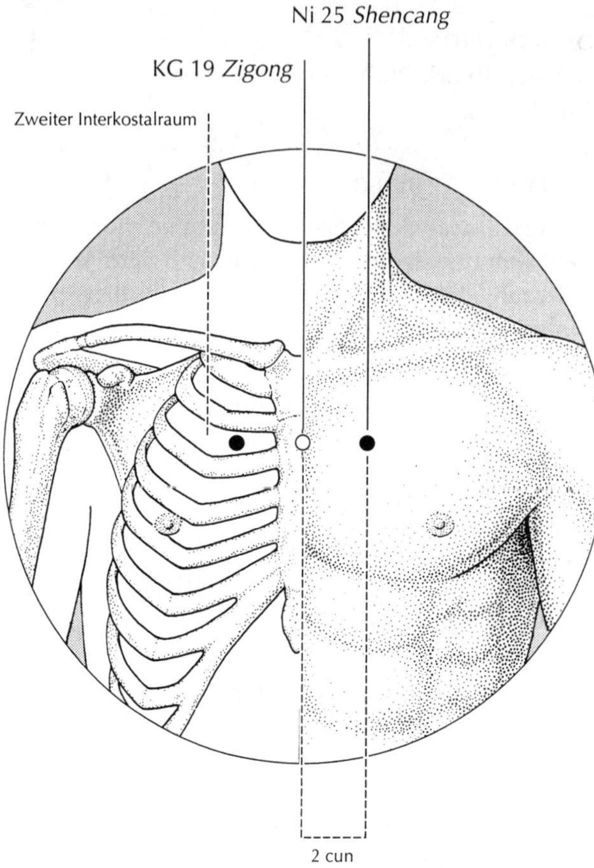

NADELUNG
Transversal-schräg, lateralwärts entlang des Interkostalraums, 0.5 - 1 *cun*.
CAVE: Eine tiefe senkrechte oder schräge Nadelung kann zu einer Punktion der Lunge führen.

WIRKUNGEN
Befreit den Thorax
Senkt rebellierendes Lungen- und Magen-*Qi* ab

INDIKATIONEN
- Husten, Asthma, Keuchen, Dyspnoe, Schmerzen und Beklemmung im Thorax, Völlegefühl und Spannung im Thorax und der lateralen Rippenregion.
- Erbrechen, Agitiertheit und Völlegefühl, Völlegefühl in Thorax ohne Verlangen zu essen.

PUNKTKOMBINATIONEN
- Völlegefühl im Thorax und Steifheit des Nackens: Ni 25 *Shencang* und KG 21 *Xuangji (One Hundred Symptoms)*.
- Erbrechen mit Völlegefühl im Thorax: Ni 25 *Shencang*, Ni 27 *Shufu*, Ni 24 *Lingxu* und KG 14 *Juque (Thousand Ducat Formulas)*.

NI 26 YUZHONG

彧中

Vollendete Mitte

LOKALISATION
Im ersten Interkostalraum, 2 *cun* lateral der Mittellinie.

ANMERKUNG ZUR LOKALISATION
a) Zuerst lokalisiert man den Rippenknorpel der zweiten Rippe, der auf der Höhe mit dem Angulus sternalis liegt, dann lokalisiert man den ersten Interkostalraum oberhalb davon;
b) man merke sich, dass die Brustwarze der Männer im vierten Interkostalraum liegt;
c) die 2-*cun*-Linie liegt in der Mitte zwischen der Mittellinie und der Mamillarlinie.

NADELUNG
Transversal-schräg, lateralwärts entlang des Interkostalraums 0.5 - 1 *cun*.
CAVE: Eine tiefe senkrechte oder schräge Nadelung kann zu einer Punktion der Lunge führen.

WIRKUNGEN
Befreit den Thorax und unterstützt die Brüste
Wandelt Schleim um und senkt rebellierendes Lungen- und Magen-*Qi*

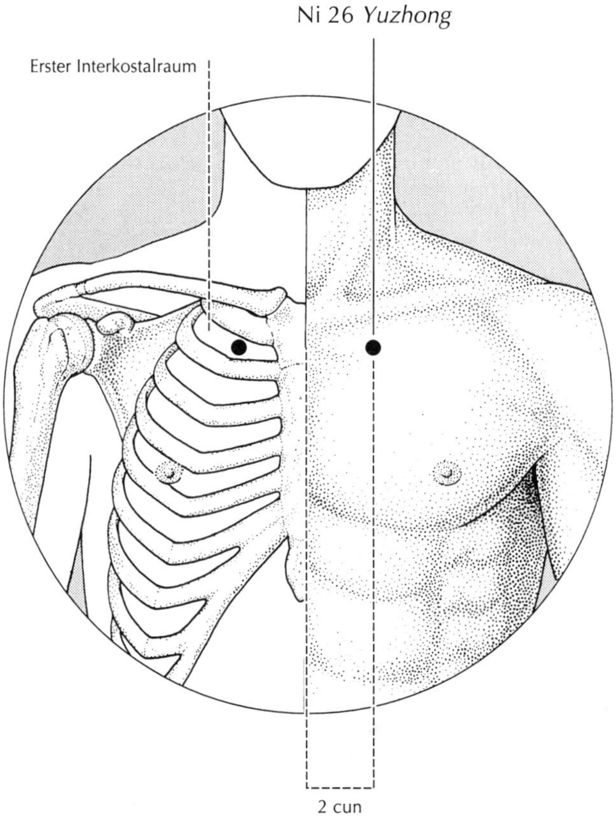

INDIKATIONEN
- Husten, Asthma, Keuchen, Dyspnoe, Bluthusten, Palpitationen, Völlegefühl und Spannung im Thorax und der lateralen Rippenregion.
- Ansammlung von Schleim, Dyspnoe, Husten mit Unfähigkeit zu essen, Erbrechen, unwillkürlicher Speichelverlust mit viel Speichel.
- Mamma-Abszess, Pityriasis versicolor.

PUNKTKOMBINATIONEN
- Unwillkürlicher Speichelverlust mit viel Speichel: Ni 26 *Yuzhong* und Lu 2 *Yunmen* (*Supplementing Life*).

NI 27 *SHUFU*

俞府

Herrenhaus des Transportpunktes

LOKALISATION
In der Vertiefung an der Untergrenze der Klavikula 2 *cun* lateral der Mittellinie.

ANMERKUNG ZUR LOKALISATION
Die 2-*cun*-Linie liegt in der Mitte zwischen der Körpermittellinie und der Mamillarlinie.

NADELUNG
Transversal-schräg, lateralwärts entlang der unteren Begrenzung der Klavikula.

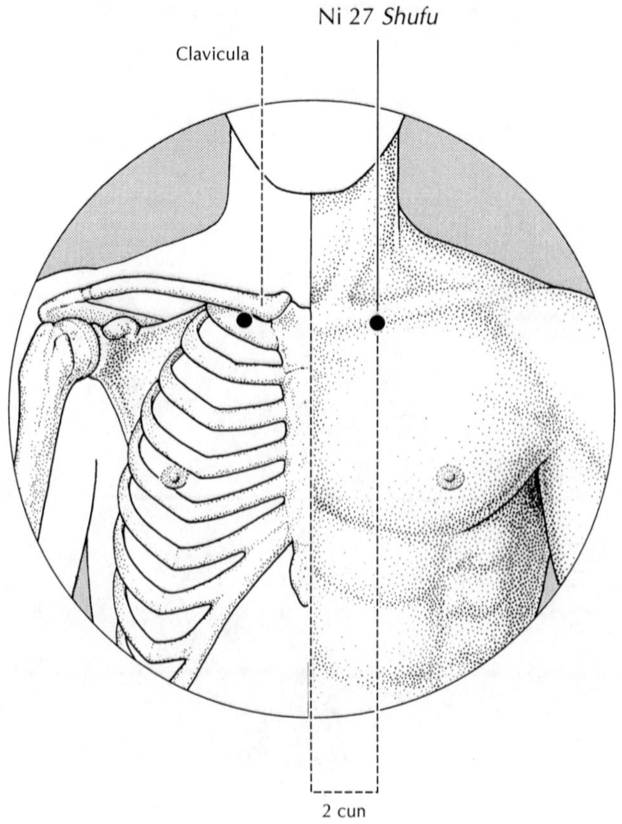

CAVE: Eine tiefe und schräge Nadelung kann zu einer Punktion der Lunge führen.

WIRKUNGEN

Befreit den Thorax
Wandelt Schleim um und lindert Husten und Keuchen
Harmonisiert den Magen und senkt rebellierendes *Qi* ab

INDIKATIONEN

- Husten, chronischer Husten mit Schleim, Erbrechen, Keuchen, Dyspnoe, Thoraxschmerzen, Oppressionsgefühl der Brust mit chronischer Atemnot.
- Abdominelle Blähung, Übelkeit, Erbrechen, Unfähigkeit zu essen und zu trinken.
- Unkontrollierte Bewegung von heißem Blut bei Frauen, Knochendampfen-Erkrankung.

PUNKTKOMBINATIONEN

- Erbrechen mit Völlegefühl im Thorax: Ni 27 *Shufu*, Ni 24 *Lingxu*, Ni 25 *Shencang* und KG 14 *Juque* (*Thousand Ducat Formulas*).
- Rebellierendes *Qi* mit Dyspnoe und Unfähigkeit Atem zu holen: Ni 17 *Shangqu*, Ni 25 *Shencang* und Lu 3 *Tianfu* (*Supplementing Life*).
- Husten und Keuchen mit Schleim: Ni 17 *Shangqu* und Ma 18 *Rugen* (*Ode of the Jade Dragon*).

Anmerkungen

1 *Essential Questions* Kapitel 47.
2 *Classic of Difficulties* 69th Difficulty.
3 *Ode to Elucidate Mysteries* sagt: „Himmel, Erde und Mensch sind drei Kräfte. LG 20 *Baihui* ... spiegelt den Himmel, KG 21 *Xuangji* ... spiegelt den Menschen und Ni 1 *Yongquan* ... spiegelt die Erde".
4 Diese Geschichte erscheint ebenso in *Great Compendium of Acupuncture and Moxibustion*, in dem anstatt Ni 1 *Yongquan* der Punkt Gb 19 *Naokong* gewählt wird.
5 *Spiritual Pivot* Kapitel 5.
6 *Classic of Difficulties* 68th Difficulty.
7 *Spiritual Pivot* Kapitel 33.
8 *Spiritual Pivot* Kapitel 17.
9 *Essential Questions* Kapitel 5.
10 *Essential Questions* Kapitel 5.
11 *Essential Questions* Kapitel 9.
12 *Essential Questions* Kapitel 47.
13 *Essential Questions* Kapitel 47.
14 *Tian Gui*:
a) Der grundlegende Wirkstoff, der für das Wachstum, die Entwicklung und die reproduktiven Funktionen sowie die Aufrechterhaltung des Menstruationszykluses und der Schwangerschaft verantwortlich ist. Dieser Wirkstoff wird gebildet aus der Essenz der Eltern und entwickelt sich langsam durch die ständige Ergänzung durch das Nach-Himmels-*Qi*;
b) in *Classic of Categories* wird *tian gui* als alternativer Begriff für das Ursprungs-*Qi* verwendet;
c) gelegentlich auch als alternative Bezeichnung für Menstruation.
15 *Essential Questions* Kapitel 1.
16 *Spiritual Pivot* Kapitel 21.
17 *Essential Questions* Kapitel 47.
18 *Classic of Difficulties* 68th Difficulty.
19 *Spiritual Pivot* Kapitel 18.
20 *Fundamentals of Practical Foundations of Chinese Medicine* von *Li De Xin*, Liaoning Science and Technology Publications, S. 127.
21 *Spiritual Pivot* Kapitel 44.
22 *Essential Questions* Kapitel 47.
23 *Master Hua's Classic of Central Viscera* (*Zhong Zang Jing*) wird dem Arzt *Hua Tuo* zugeschrieben, übersetzt von *Yang Shou-zhong*, Blue Poppy Press.
24 *Classic of Difficulties* 29th Difficulty.
25 *The Heart & Essence of Dan-xi's Methods of Treatment*, eine Übersetzung von *Zhu Dan-xi's Dan Xi Zhi Fa Xin Yao*, Blue Poppy Press, S. 245.
26 *Classic of Difficulties* 56th Difficulty.
27 *Classic of Difficulties* 29th Difficulty.
28 *Classic of Difficulties* 29 th Difficulty.

手厥陰心包經

DIE PERIKARD-LEITBAHN DES HAND-*JUEYIN*

DIE PERIKARD-LEITBAHN DES HAND-*JUEYIN*

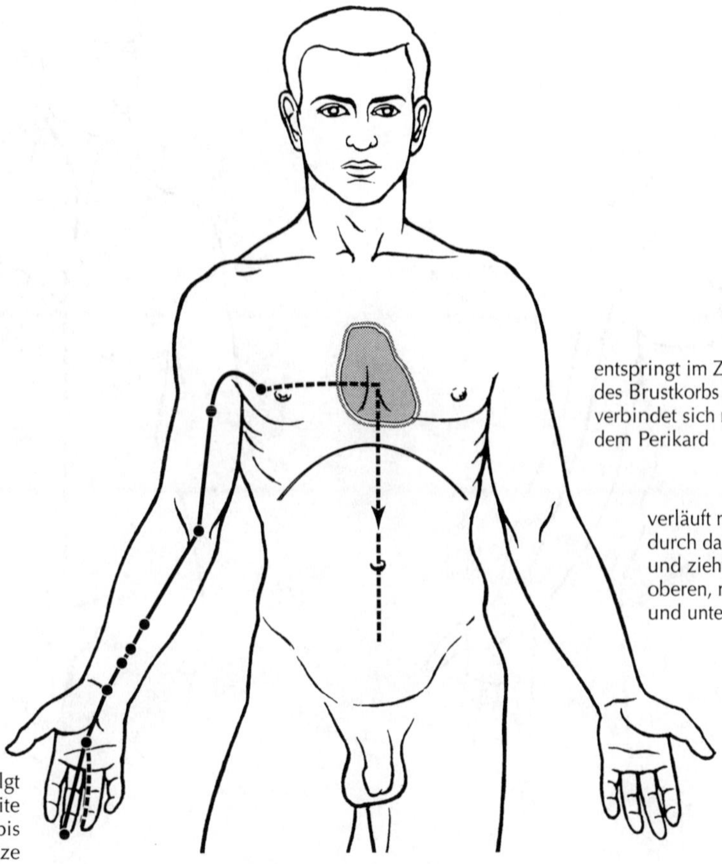

Die Perikard-Hauptleitbahn

DIE PERIKARD-HAUPTLEITBAHN

- entspringt im Zentrum des Brustkorbes, verbindet sich mit dem Perikard und verläuft durch das Zwerchfell nach unten ins Abdomen, wobei sie durch den oberen, mittleren und unteren *jiao* zieht.

Ein Ast

- verläuft innerhalb des Brustkorbes, um im Rippenbereich 3 *cun* unterhalb der anterioren Achselfalte an die Oberfläche zu kommen (in der Nähe von Pe 1 *Tianchi*),
- verläuft bogenförmig oberhalb der Axilla und folgt dem anteromedialen Anteil des Oberarms, zwischen der Lungen- und Herz-Leitbahn zur Ellenbeuge bei Pe 3 *Quze*,
- zieht am Unterarm zwischen den Sehnen des Musculus palmaris longus und Musculus flexor carpi radialis nach unten, um die Handfläche bei Pe 8 *Laogong* zu erreichen,
- verläuft von der Handfläche entlang des Mittelfingers, um an dessen Spitze bei Pe 9 *Zhongchong* zu enden.

Ein anderer Ast

- entspringt im Bereich der Handfläche bei Pe 8 *Laogong* und folgt dem radialen Anteil des Ringfingers bis zu seiner Spitze.

Die Perikard-Hauptleitbahn verbindet sich mit folgenden zangfu: Sanjiao.

Die Perikard-Hauptleitbahn trifft sich bei folgenden Punkten mit anderen Leitbahnen: Keine.

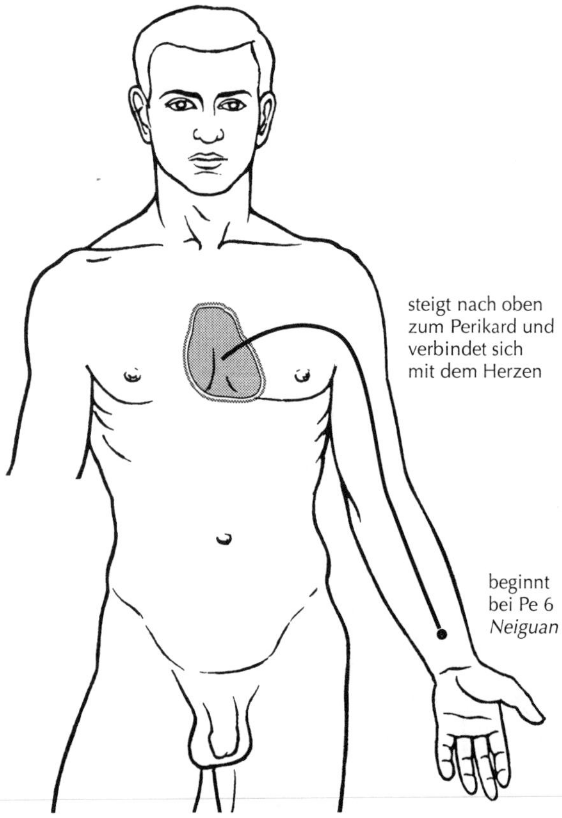

Die Perikard-Verbindungsleitbahn

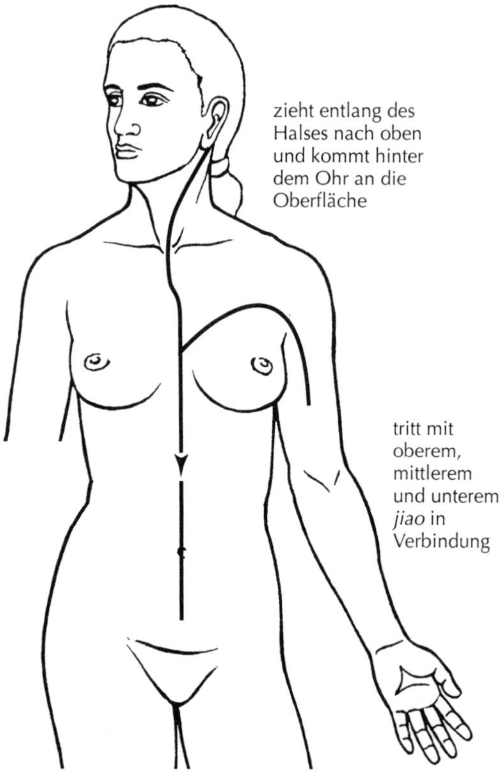

Die Perikard-Sonderleitbahn

Die Perikard-Verbindungsleitbahn

- beginnt bei Pe 6 *Neiguan* im anterioren Unterarmbereich,
- zieht zusammen mit der Perikard-Hauptleitbahn nach oben zum Perikard und verbindet sich mit dem Herz.

Die Perikard-Sonderleitbahn

- trennt sich am Arm von der Hauptleitbahn auf der Höhe eines Punktes unterhalb der Axilla und 3 *cun* unterhalb von Gb 22 *Yuanye,*
- dringt in den Brustkorb ein und tritt mit den drei *jiao* in Verbindung,
- ein Ast zieht entlang des Halses nach oben und kommt hinter dem Ohr an die Oberfläche, um mit der Dreifacher Erwärmer-Leitbahn zusammenzulaufen.

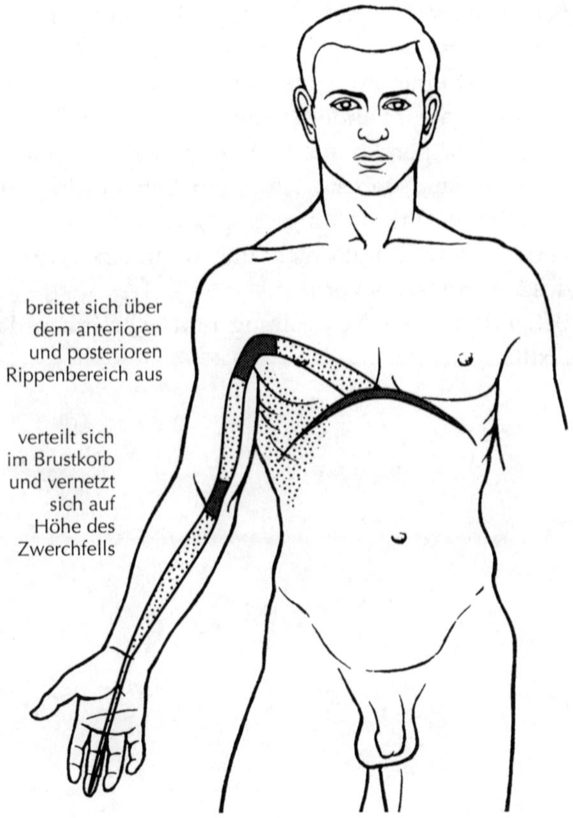

Die tendino-muskuläre Leitbahn des Perikard

DIE TENDINO-MUSKULÄRE LEITBAHN DES PERIKARD

- entspringt im Bereich der Spitze des Mittelfingers und läuft zusammen mit der tendino-muskulären Leitbahn der Lunge, um sich im medialen Bereich des Ellenbogens zu vernetzen,
- folgt der anteromedialen Seite des Oberarms bis unterhalb der Axilla, wo sie sich vernetzt, bevor sie nach unten zieht, um sich über den anterioren und posterioren Rippenbereich auszubreiten,
- ein Ast dringt unterhalb der Axilla in den Brustkorb ein, verteilt sich im Brustkorb und vernetzt sich auf Höhe des Zwerchfells.

Pathologische Symptome der tendino-muskulären Leitbahn des Perikard

Verstauchung und Verkrampfungsgefühl entlang des Leitbahnenverlaufes, Brustkorbschmerzen mit Atemnot und ein „Gefühl einer umgedrehten Tasse" unterhalb der unteren rechten Rippenpartie.

DISKUSSION

Die Perikard-Leitbahn des Hand-*jueyin* entspringt im Brustkorb und zieht durch das Zwerchfell nach unten zum mittleren und unteren *jiao*. Sie ist mit der Dreifacher Erwärmer-Leitbahn innen-außen-gekoppelt und mit der Leber-Leitbahn des Fuß-*jueyin* gemäß der Theorie der sechs Schichten. Die Perikard-Dreifacher Erwärmer-Verbindung wird durch folgende Tatsachen gestärkt:

- Ein Ast der Perikard-Leitbahn trennt sich bei Pe 8 *Laogong* in der Handfläche ab und verbindet sich mit 3E 1 *Guanchong* am Ringfinger.
- Die Perikard-Sonderleitbahn verbindet sich hinter dem Ohr mit der Dreifacher Erwärmer-Leitbahn.
- Hinsichtlich der Perikard-Verbindungsleitbahn besteht zumindest in *Spiritual Pivot* kein Hinweis auf eine Verbindung mit der Dreifacher Erwärmer-Leitbahn.

Zusätzlich ist Folgendes wichtig zu bemerken:

- Ausgehend von Pe 6 *Neiguan* verläuft die Verbindungsleitbahn zum Herzen, wodurch die Perikard-Herz-Verbindung gestärkt wird.
- Die Perikard-Hauptleitbahn entspringt im Brustkorb, seine Sonderleitbahn dringt in den Brustkorb ein, und seine tendino-muskuläre Leitbahn verteilt sich im Brustkorb.
- Die Hauptleitbahn zieht nach unten durch das Zwerchfell und die tendino-muskuläre Leitbahn vernetzt sich im Bereich des Zwerchfells.
- Sowohl die Haupt- als auch die Sonderleitbahn verbindet sich mit dem oberen, mittleren und unteren *jiao*.
- Die Hauptleitbahn verläuft bogenförmig oberhalb der Axilla und die tendino-muskuläre Leitbahn unterhalb der Axilla.
- Die tendino-muskuläre Leitbahn verteilt sich über den anterioren und posterioren Rippenbereich.

Das Perikard (*xin bao* / Herzhülle) wird in der chinesischen Medizin als eine Membran beschrieben, die das Herz umgibt. Seine Hauptfunktion liegt darin, das Herz (den Herrscher) gegenüber dem Angriff von äußerem pathogenen Faktoren zu beschützen. Im *Yellow Emperor's Inner Classic* wurde dem Perikard kein eigenständiger Status als eines der *zangfu* zugeschrieben. Dies hat sich seither in der chinesischen medizinischen Tradition bei der Diskussion über die „fünf *zang* und sechs *fu*" widergespiegelt. Obwohl es nicht als getrenntes *zang*, sondern eher als Anhängsel des Herzens angesehen wird, wurde die Perikard-Leitbahn ursprünglich paradoxerweise als die Hauptleitbahn zur Behandlung von Herzerkrankungen betrachtet. Daher fragt der gelbe Kaiser *Xi Bo* in *Spiritual Pivot*[1]: „Warum besitzt die Hand-*shaoyin*-Leitbahn als einzige keine *shu*-Punkte?" *Qi Bo* antwortet: „*Shaoyin* ist das Herzgefäß, das Herz ist der große Meister der fünf *zang* und sechs *fu* und der Wohnort des Essenz-Geistes. Es speichert so beständig, dass sich kein pathogener Faktor einnisten kann. Falls dies doch geschieht, wird das Herz geschädigt und der Geist wird weichen. Wenn der Geist weicht, kommt es zum Tod.

Aus diesem Grund greifen diejenigen Pathogene, die dazu bestimmt sind, das Herz anzugreifen, das Perikard an. Das Perikard ist die Leitbahn, die vom Herz kontrolliert wird. Daher besitzt das Herz keine *shu*-Punkte." In Kapitel 2 des *Spiritual Pivot* beschreibt *Qi Bo*, dass die Herz-Leitbahn (eher als die Perikard-Leitbahn) bei Pe 9 *Zhongchong* entspringt und zu Pe 8 *Laogong*, Pe 7 *Daling* usw. bis zu Pe 3 *Quze* zieht. *Spiritual Pivot* bespricht an einer anderen Stelle allerdings Punkte der Herz-Leitbahn, zum Beispiel He 7 *Shenmen* für Herzerkrankungen. Dies spiegelt einige der Widersprüche wider, die in einem Text enthalten sind, der von verschiedenen Autoren zu verschiedenen Zeiten geschrieben wurde. Zum Zeitpunkt des Erscheinens von *Systematic Classic of Acupuncture and Moxibustion*, geschrieben im dritten Jahrhundert, wurden die *shu*-Punkte der Herz-Leitbahn zum ersten Mal besprochen.

In der Theorie der Differenzierung von Mustern gemäß der Theorie der *zangfu* besitzt das Perikard keine eigenen Disharmoniemuster. Die einzige Besprechung von Perikarderkrankungen per se bezieht sich auf seine Funktion als Hülle oder Schutz des Herzens; eine Bewusstseinsstörung, die sich als geistige Verwirrung manifestiert oder sogar als Koma, das während des Verlaufs einer fieberhaften Erkrankung auftritt, wird eher dem Perikard als dem Herzen zugeschrieben.

Die Perikard-Leitbahnenverläufe ermöglichen es, ebenso wie der Status des Perikard als Beschützer des Herzens, die meisten der Wirkungen und Indikationen der Punkte der Perikard-Leitbahn zu erklären. Diese können wie folgt zusammengefasst werden:

- Behandlung von Erkrankungen des *zang* Herz wie Schmerzen, Palpitationen, unregelmäßiger Herzrhythmus etc.
- Behandlung von Erkrankungen des Geistes.
- Behandlung von Erkrankungen des Brustkorbs im Allgemeinen, einschließlich Disharmoniemuster der Lunge.
- Behandlung von Erkrankungen des oberen und mittleren *jiao* durch *Qi*-Stagnation der Leber-Leitbahn des Fuß-*jueyin*, mit dem die Perikard-Leitbahn gemäß der Theorie der Sechs Schichten verbunden ist.
- Behandlung von Erkrankungen des mittleren *jiao*, speziell des Magens.
- Behandlung von Erkrankungen der lateralen Rippenregion (die tendino-muskuläre Leitbahn des Perikard verteilt sich über die anteriore und posteriore Rippenregion).
- Behandlung von fieberhaften Erkrankungen: das Perikard gehört zum Element Feuer und trägt die Hauptlast eines Angriffs durch äußere pathogene Faktoren, die im anderen Falle möglicherweise das Herz schädigen könnten; die Punkte der Perikard-Leitbahn sind daher wichtig zur Behandlung von fieberhaften Erkrankungen, speziell auf der Ebene von Nähr- und Blutschicht und wenn eine Störung des Bewusstseins vorliegt.
- Behandlung von Schwellung und Schmerzen der Axilla.

PE 1 *TIANCHI*

天池

Himmlischer Weiher

Kreuzungspunkt der Perikard-, Gallenblasen-, Leber- und Dreifacher Erwärmer-Leitbahn
Himmel-Fenster-Punkt

LOKALISATION
1 *cun* lateral und leicht oberhalb der Brustwarze, im vierten Interkostalraum.

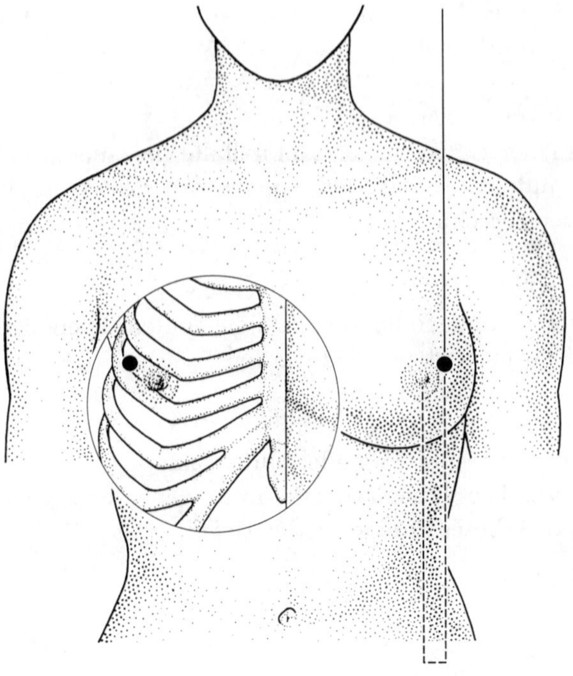

ANMERKUNG ZUR LOKALISATION
Die Höhe des vierten Interkostalraumes an diesem Punkt ist mehr oder weniger dieselbe wie die des vierten Interkostalraumes am Übergang zum Sternum.

NADELUNG
Transversal-schräg nach posterior entlang des Interkostalraumes 0.5 – 1 *cun*.
CAVE: Eine tiefe Nadelung beinhaltet das grundlegende Risiko einen Pneumothorax zu verursachen.

WIRKUNGEN
Befreit den Brustkorb, wandelt Schleim um und senkt Rebellion ab
Reguliert *Qi* und löst Knoten auf
Unterstützt die Brüste

INDIKATIONEN
- Husten mit großen Mengen von Sputum, rasselndes Geräusch in Brustkorb und Hals-Rachenraum, Völlegefühl im Brustkorb, Agitiertheit im Bereich des Brustkorbs und des Zwerchfells, Kurzatmigkeit, aufsteigendes *Qi*, Schmerzen der lateralen Rippenregion.
- Schwellung und Schmerzen der Axilla, Skrofula im Halsbereich, Mamma-Erkrankungen, Mamma-Abszess, ungenügende Laktation.
- Kopfschmerzen, verschwommenes Sehen, Malaria, Fieber ohne Schwitzen, Unfähigkeit die vier Extremitäten zu heben, Schmerzen des Armes.

KOMMENTAR
Pe 1 *Tianchi* ist einer der zehn Punkte, aufgelistet in Kapitel 2 des *Spiritual Pivot*, die als Himmel-Fenster-Punkte bekannt wurden. Mit Ausnahme von Pe 1 *Tianchi* und Lu 3 *Tianfu* sind alle im Halsbereich lokalisiert. Zusammen mit anderen Punkten aus dieser Gruppe ist Pe 1 *Tianchi* für verschiedene Manifestationen von Inversions-*Qi* (chaotisches und rebellierendes *Qi*) indiziert. In diesem Fall mit Auswirkungen auf die Lunge (aufsteigendes *Qi*, Husten etc.), den Kopf (Kopfschmerzen), die Sinnesorgane (verschwommenes Sehen) und die Halsregion (Skrofula). Bezüglich einer ausführlicheren Besprechung dieser Punktgruppe siehe Seite 56.

Pe 1 *Tianchi* ist fast ausschließlich bei Füllemustern indiziert. Aufgrund seiner Lokalisation wird er für Erkrankungen des Brustkorbs und der lateralen Rippenregion eingesetzt, speziell wenn diese durch stagnierendes *Qi* und Schleim charakterisiert sind. Wenn *Qi* und Schleim im Brustkorb stagnieren, kommt es zu Husten und reichlichem Auswurf, Druckgefühl im Brustkorb, Agitiertheit im Bereich des Brustkorbs und des Zwerchfells etc. Wenn *Qi* im Bereich der lateralen Rippenregion stagniert, entstehen Schmerzen.

Wenn *Qi* und Schleim in den Leitbahnen stagnieren (die Perikard-Hauptleitbahn überbrückt die Axilla, die tendino-muskuläre Leitbahn verläuft unterhalb der Axilla), kommt es zu Schwellung und Skrofula im Axillabereich. Obwohl er klassischerweise nicht für Mamma-Erkrankungen indiziert ist, schließen moderne Indikationen von Pe 1 *Tianchi* Brust-Abszesse und ungenügende Laktation ein. Beide Erkrankungen können ihre Ursache in einer *Qi*-Stagnation und dadurch entstehender stagnierender Hitze haben.

PUNKTKOMBINATIONEN
- Schwellung der Axilla: Pe 1 *Tianchi* und Bl 39 *Weiyang (One Hundred Symptoms).*

- Schwellung der Axilla: Pe 1 *Tianchi*, Bl 39 *Weiyang*, Bl 62 *Shenmai*, Gb 42 *Diwuhui*, Gb 38 *Yangfu* und Gb 41 *Zulinqi* (*Thousand Ducat Formulas*).
- Skrofula: Pe 1 *Tianchi*, He 3 *Shaohai*, Le 13 *Zhangmen*, Gb 41 *Zulinqi*, 3E 6 *Zhigou*, Gb 38 *Yangfu*, Gb 21 *Jianjing*, Di 10 *Shousanli* (*Great Compendium*).
- Husten durch rebellierendes *Qi*: Pe 1 *Tianchi*, Gb 22 *Yuanye*, KG 17 *Shanzhong*, Ma 41 *Jiexi* und Dü 15 *Jianzhongshu* (*Supplementing Life*).

PE 2 TIANQUAN

天泉

Himmelsquelle

LOKALISATION

Am anterioren Bereich des Arms, 2 *cun* unterhalb der vorderen Axillarfalte, zwischen den zwei Köpfen des Musculus biceps brachii.

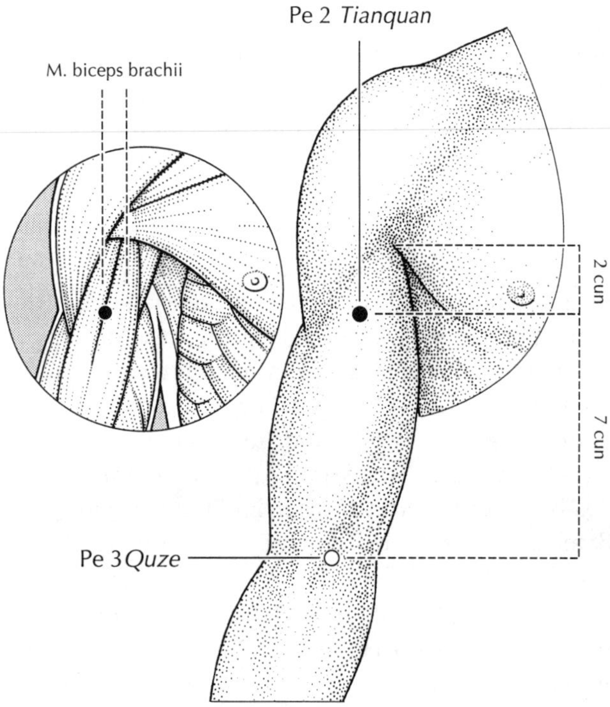

NADELUNG

Schräg nach distal oder proximal entlang des Leitbahnverlaufes 1 – 1.5 *cun*.

WIRKUNGEN

Befreit den Brustkorb, stärkt das Blut und erleichtert Schmerzen

INDIKATIONEN

- Herzschmerzen, Erkrankungen des Herzens, Schmerzen des Brustkorbs, des Rückens, der Schulter, des Schulterblattes und des Arms, Völlegefühl im Brustkorb und der lateralen Rippenregion, Palpitationen, Husten, Steinödeme.
- Abneigung gegen Wind und Kälte, verschwommenes Sehen, Schmerzen im Bereich des medialen Anteils des Oberarms.

PUNKTKOMBINATIONEN

- Herzschmerzen, die in Schulter und Arm ausstrahlen: Pe 2 *Tianquan*, Pe 4 *Ximen*, Pe 6 *Neiguan* und KG 17 *Shanzhong*.

PE 3 *QUZE*

曲澤

An einer Biegung gelegener Sumpf

he-Meerpunkt und Wasserpunkt der Perikard-Leitbahn

LOKALISATION

Auf der transversalen Kubitalfalte, in einer Mulde unmittelbar ulnar der Aponeurose des Musculus biceps brachii.

ANMERKUNG ZUR LOKALISATION

Dieser Punkt sollte mit leicht gebeugtem Ellenbogen lokalisiert und genadelt werden.

NADELUNG

Senkrecht 0.5 – 1 *cun* oder bluten lassen.

CAVE: Die Brachialarterie und -vene liegt genau medial dieses Punktes in der Tiefe.

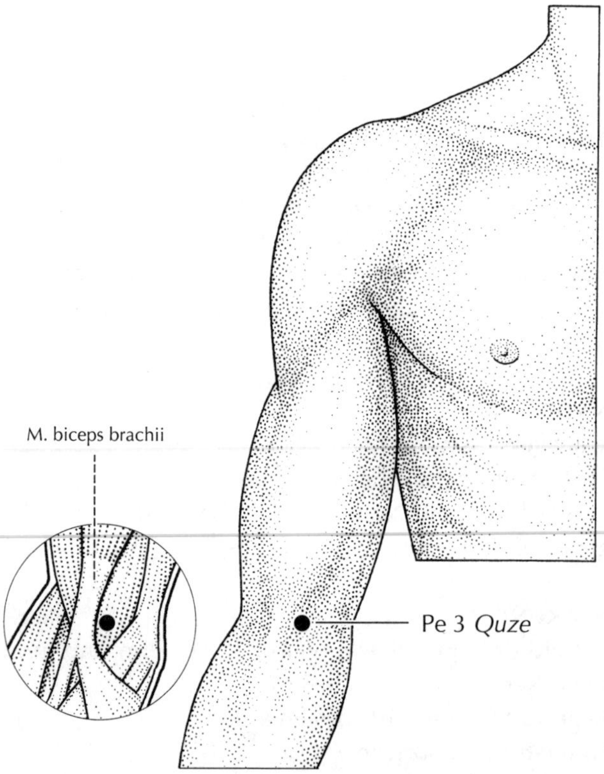

WIRKUNGEN

Klärt Hitze aus der *Qi*-, Nähr- und Blutschicht
Harmonisiert den Magen und die Eingeweide und stoppt Erbrechen
Aktiviert die Leitbahnen und erleichtert Schmerzen

INDIKATIONEN

- Fieberhafte Erkrankungen, Agitiertheit und Ruhelosigkeit, Agitiertheit mit Durst, trockener Mund, trockene Zunge mit Schmerzen der lateralen Rippenregion, Bluthusten, Bluterbrechen, Sommerhitzeschlag.
- Erbrechen, Diarrhö, Dysenterieerkrankung, plötzliche tumultartige Erkrankung.
- Herzschmerzen, Palpitationen, pochendes Gefühl unter dem Herzen, Neigung zu Erschrecken, gegenläufiges *Qi*, Atemnot und Husten, Wind-Hautausschlag.
- Tremor des Kopfes, Tremor von Hand und Arm, Schmerzen und Kontraktion des Ellenbogens und des Armes, Lähmung der oberen Extremität.

KOMMENTAR

Im dritten Jahrhundert n. Chr. wurde in *Treatise on Injury by Cold* von *Zhang Zhong-jing* die Fieberarten gemäß ihres Fortschreitens durch die sechs Schichten (*taiyang*, *yangming*, *shaoyang*, *taiyin*, *shaoyin* und *jueyin*) klassifiziert. Diese Frage, welcher pathogener Kältefaktor den Körper angreift und via Haut in ihn eindrang, beherrschte die chinesische Medizin bis in das frühe 17. Jahrhundert, als die „*wen bing*" oder „Wärme-Erkrankung"-Theorie entwickelt wurde (hauptsächlich von *Wu You-he*, *Ye Tian-shi* und *Wu Jutong*). Die Schule der Wärmeerkrankung legt ihren Schwerpunkt auf fieberhafte Erkrankungen bei Schädigung durch Hitze, die in den Körper durch Nase und Mund eindringt und klassifiziert die Fieberarten gemäß vier Ebenen der Eindringtiefe: die Abwehr-Schicht (*wei*), die *Qi*-Schicht (*Qi*), die Nähr-Schicht (*ying*) und die Blut-Schicht (*xue*). Die Abwehr- und *Qi*-Schichten entsprechen im Allgemeinen in dieser Reihenfolge den *taiyang*- und *yangming*-Schichten des *Treatise on Injury by Cold*. Wenn es dazu kommt, dass pathogene Hitze in tiefere Schichten des Körpers eindringt, befällt diese zunächst die Nähr-Schicht, wobei die Körperflüssigkeiten und das *Yin* verköcheln und das Perikard bzw. der Geist gestört werden. Im weiteren dringt die Hitze in die Blut-Schicht ein und führt zu starken Blutungen. Pe 3 *Quze*, der Wasserpunkt der Perikard-Feuer-Leitbahn klärt Hitze und kann bei Hitze auf der *Qi*-Ebene, die zu hohem Fieber, Agitiertheit, Durst etc. führt, oder bei Hitze, die die Nähr- und Blut-Schicht erreicht hat, was Agitiertheit und Ruhelosigkeit, trockenen Mund und Hämorrhagien aus Lunge und Magen zur Folge hat, genadelt oder geblutet werden.

Gemäß *Classic of Difficulties*[2] behandeln die *he*-Meerpunkte „gegenläufiges *Qi* und Diarrhö", während *Spiritual Pivot*[3] besagt: „Bei Erkrankungen des Magens und Erkrankungen, die auf unregelmäßiges Essen und Trinken zurückzuführen sind, wählt man den *he*-Meerpunkt." Diese Theorie wird von Pe 3 *Quze*, der die Wirkungen besitzt, den Magen und die Gedärme zu harmonisieren und Erbrechen bzw. Diarrhö zu stoppen, deutlich dargestellt, speziell wenn diese Erkrankungen akut und auf pathogene Hitze zurückzuführen sind. Es ist außerdem wertvoll anzumerken, dass der innere Verlauf der Perikard-Leitbahn durch das Zwerchfell nach unten ins untere Abdomen zieht, wobei sie sich mit dem oberen, mittleren und unteren *jiao* verbindet. Dies ermöglicht, die starke Wirkung dieses Punktes auf die genannten Erkrankungen zu erklären. Die duale Wirkung von Pe 3 *Quze* hinsichtlich der Harmonisierung des Magens und der Därme bzw. der Klärung von pathogener Hitze macht ihn besonders geeignet zur Behandlung von Erkrankungen durch Sommer-Hitze (Hitzeschlag oder Sonnenstich), charakterisiert durch Fieber, Schwitzen, Erbrechen und Diarrhö.

Gemäß *Spiritual Pivot*[4] „ist die *jueyin*-Leitbahn voll an Blut und begrenzt an *Qi* ... [es ist daher passend] *jueyin* bluten zu lassen und Blut auszuleiten ...". Diese Theorie erklärt die Wirkung des Blutenlassens von Pe 3 *Quze* zur Reduzierung von Hitze im Blut in Fällen von fieberhafter Hämorrhagie. Gemäß dieser Passage in *Spiritual Pivot* ist interessanterweise die *taiyang*-Leitbahn, eine der anderen zwei Leitbahnen, die „voll an Blut und limitiert an *Qi*" sind. Dies kann uns helfen, gewisse Ähnlichkeiten zwischen Pe 3 *Quze* (dem *he*-Meerpunkt der Perikard-*jueyin*-Leitbahn, lokalisiert in der Ellenbeuge) und Bl 40 *Weizhong* (dem *he*-Meerpunkt der Blasen-*taiyang*-Leitbahn, lokalisiert in der Kniekehle) zu erklären. Beide Punkte kann man bluten lassen, um Hitze aus der Blutebene auszuleiten. Sie werden zur Behandlung von Sommerhitze, Apoplex und plötzlicher tumultartiger Erkrankung mit Hitze der vier Extremitäten, unaufhörlichem Durst, Erbrechen und Diarrhö eingesetzt.

Schließlich wird Pe 3 *Quze* auch für Erkrankungen der Perikard-Leitbahn wie Schmerzen des Ellenbogens, des Armes und der Hand benutzt. Er ist bei Tremor des Kopfes indiziert und, wie sein nahe gelegener Nachbar He 3 *Shaohai*, für Tremor von Hand und Arm.

PUNKTKOMBINATIONEN

- Bluterbrechen: Pe 3 *Quze*, He 7 *Shenmen* und Lu 10 Yuji (Great Compendium).
- Blutspucken: Pe 3 *Quze*, Lu 6 *Kongzui* und Bl 13 *Feishu* (Supplementing Life).

ANMERKUNG ZUR LOKALISATION

a) Ist die Sehne des Musculus palmaris longus nicht vorhanden, lokalisiert man diesen Punkt ulnar der Sehne des Musculus flexor carpi radialis;

b) Man unterteilt den Abstand zwischen der Kubitalfalte und Pe 7 *Daling* in Viertel und lokalisiert diesen Punkt am Übergang der proximalen drei Viertel zum distalen Viertel.

NADELUNG

Senkrecht 0.5 –1 *cun* oder schräg Richtung proximal 1 – 1.5 *cun*.

WIRKUNGEN

Wandelt Schleim um
Dämpft und beruhigt den Geist
Senkt rebellierendes *Qi* ab und reguliert den Magen
Reguliert die Menstruation

INDIKATIONEN

- Plötzliche Herzschmerzen, Palpitationen, Druckgefühl im Brustkorb, Besorgnis, Neigung zu erschrecken, Epilepsie, Manie, Agitiertheit und Unruhe, schwaches Gedächtnis, Stimmverlust, stockende Sprache, plötzliche Manie, manischer Wahn, als ob man Geister sieht, plötzliche Schreckerkrankung bei Kindern, Geist-Übel.
- Pflaumenkern-*Qi* (Globus hystericus), Kropf, Skrofula im Nackenbereich, unwillkürlicher Speichelverlust nach Wind-Apoplex, Stauungssyndrom des *Qi* nach Wind-Apoplex, das zu gestörter Atmung führt.
- Schmerzen im Epigastrium, Erbrechen, Würgen, Nausea, Erbrechen und Blutspucken, Erbrechen von Schaum, plötzliche tumultartige Erkrankung, abdominelle Schmerzen, klonische Spasmen.
- Abneigung gegen Wind und Kälte, fieberhafte Erkrankung, Malaria, rotes Gesicht und gelbe Augen.
- Unregelmäßige Menstruation, Dysmenorrhö, Menstruationserkrankung, klumpiger menstrueller Fluss, Leukorrhö, Retention der Nachgeburt, schmerzhafte Miktionsdysfunktion, Schmerzen der Urethra.
- Schwellung der Axilla, Schmerzen des inneren Anteils des Ellenbogens und des Armes, Hitze der Handflächen, Schwäche des Handgelenks.

KOMMENTAR

Die Hauptwirkung von Pe 5 *Jianshi* liegt darin, Schleim im oberen Erwärmer und insbesondere im Herzen umzuwandeln. Zusammen mit Ma 40 *Fenglong* stellt er einen der zwölf Hauptakupunkturpunkte zur Behandlung von Schleimerkrankungen dar. Schleim, der das Herz blockiert, kann sich in einer der folgenden Weisen zeigen:

a) Ein Übermaß einer der sieben Emotionen führt zu einer *Qi*-Stagnation, die den gleichmäßigen Fluss der Körperflüssigkeiten behindert und durch Umwandlung in Feuer die stagnierten Körperflüssigkeiten weiter kondensiert und Schleim bildet;

b) eine Leber-*Qi*-Stagnation behindert die Funktion der Milz bezüglich der Umwandlung und des Transports von Flüssigkeiten; dies erzeugt Schleim, der bei stagnierendem *Qi* nach oben steigt, um das Herz zu stören;

c) hohes Fieber kondensiert die Körperflüssigkeiten zu Schleim; in diesem Fall wird laut Vorstellung der chinesischen Medizin die Erkrankung dem Perikard zugeschrieben;

d) Schrecken erzeugt Schleim, ein Konzept, das von *Gong Ju-zhong* in *Spot of Snow on a Red Hot Stove*[6] entwickelt wurde: „Schleim wird durch Schrecken gebildet. Der Geist verlässt seine Behausung, und wenn die Behausung leer ist, bilden die Flüssigkeiten Schleim." Wenn Schleim oder Schleim-Feuer die Herzöffnungen verschließen bzw. beunruhigen, wird der Geist in unterschiedlicher Ausprägung gestört. Es kann zu leichteren Symptomen wie Agitiertheit, Besorgnis, Neigung zu erschrecken, schwachem Gedächtnis, Ruhelosigkeit und Schreckhaftigkeit kommen oder schwer wiegenden Symptomen wie Manie, manischem Wahn, Epilepsie und was als „böser Geist" bekannt war, eine Erkrankung, die wahrscheinlich einer dämonischen Besessenheit zugeschrieben wurde. Pe 5 *Jianshi* behandelt auch Schleim-Manifestationen wie unwillkürlicher Speichelverlust nach Wind-Apoplex, Schaumerbrechen, Schwellung der Axilla, Kropf, Skrofula und Pflaumenkern-*Qi* (Globus hystericus), eine Form einer Stagnation und Obstruktion von *Qi* und Schleim, die durch ein Gefühl einer Blockade charakterisiert ist, das sich entsprechend der Veränderungen der Gemütslage verschlechtert oder bessert. Die Wichtigkeit von Pe 5 *Jianshi* bezüglich der Behandlung von Manieerkrankungen und Epilepsie wird durch die Tatsache widergespiegelt, dass *Sun Si-miao*'s *Supplement to the Thousand Ducat Formulas* vorschlägt, dass es dieser Punkt *Guilu* (einer der dreizehn Geister-Punkte) war, anstelle von Bl 62 *Shenmai*, von dem behauptet wurde, dass er *Guilu* in *Thousand Ducat Formulas* entspricht.

Die Perikard-Leitbahn und seine innen-außen-gekoppelte *sanjiao*-Leitbahn verbinden sich beide mit dem oberen, mittleren und unteren *jiao*. Die Wirkung von Pe 5 *Jianshi* beschränkt sich daher nicht nur auf den oberen *jiao*. Im mittleren *jiao* reguliert er wie Pe 6 *Neiguan* die Funktion des Magens und unterstützt seine absenkende Funktion. Er ist daher bei Magen-*Qi*-Stagnation, die zu Schmerzen führt, und rebellierendem Magen-*Qi*, das Erbrechen und Übelkeit zur Folge hat, indiziert.

Seine Fähigkeit, den Magen zu regulieren, wird als weniger wirkungsvoll angesehen als diejenige von Pe 6 *Neiguan*, kann aber angewandt werden, wenn Übelkeit und Erbrechen auf eine Retention von Schleim im mittleren *jiao* zurückzuführen sind. Pe 5 *Jianshi* ist auch bei plötzlicher tumultartiger Erkrankung, charakterisiert durch plötzliches Erbrechen und Durchfall, indiziert.

In *Essential Questions*[7] heißt es: „Der *bao mai* (Uterus-Leitbahn) gehört zum Herzen und ist mit dem Uterus verbunden." Pe 5 *Jianshi* ist einer der wenigen Punkte, sowohl der Herz- als auch der Perikard-Leitbahn, der eine Wirkung hinsichtlich gynäkologischer Erkrankungen besitzt. Er ist für unregelmäßige Menstruation, Dysmenorrhö, klumpigen menstruellen Blutfluss, Retention der Nachgeburt und Leukorrhö indiziert. Seine Wirkung auf den unteren *jiao* erstreckt sich aber auf die Behandlung einer schmerzhaften Dysfunktion des Wasserlassens und Schmerzen der Urethra.

Schließlich sind die *jing*-Flusspunkte gemäß *Spiritual Pivot*[8] bei „Änderungen in der Stimme des Patienten" indiziert, und Pe 5 *Jianshi* ist bei stockender Sprache und Stimmverlust angezeigt.

PUNKTKOMBINATIONEN

- Plötzliche Manie: Pe 5 *Jianshi*, Di 4 *Hegu*, Dü 3 *Houxi (Great Compendium)*.
- Manie: Pe 5 *Jianshi*, LG 20 *Baihui*, Ni 7 *Fuliu*, Ni 10 *Yingu* und Ma 36 *Zusanli (Illustrated Supplement)*.
- Epilepsie: Pe 5 *Jianshi* und LG 26 *Renzhong* (*Ode of Spiritual Brightness*).
- Übermäßige Schreckhaftigkeit: Pe 5 *Jianshi*, He 6 *Yinxi*, Di 2 *Erjian* und Ma 45 *Lidui* (*Supplementing Life*).
- Obstruktion des Halses: Pe 5 *Jianshi* und Di 3 *Sanjian (Great Compendium)*.
- Schwellung des Gesichts und des Abdomen: Pe 5 *Jianshi*, Lu 1 *Zhongfu* und Di 4 *Hegu* (*Thousand Ducat Formulas*).
- Rote und weiße Leukorrhö: Pe 5 *Jianshi*, Bl 30 *Baihuanshu*, Gb 26 *Daimai*, KG 4 *Guanyuan*; KG 6 *Qihai* und Mi 6 *Sanyinjiao (Great Compendium)*.
- Die fünf Arten von Malaria mit starkem Frösteln und sogar noch stärkerem Fieber: Pe 5 *Jianshi* und Bl 11 *Dashu (Song more Precious Than Jade)*.
- Kontraktion des Ellenbogens: Pe 5 *Jianshi*, Dü 8 *Xiaohai*, Lu 5 *Chize*, Di 15 *Jianyu*, Pe 7 *Daling*, Dü 3 *Houxi* und Lu 10 *Yuji (Great Compendium)*.

PE 6 *NEIGUAN*

內關

Inneres Tor

luo-Passagepunkt der Perikard-Leitbahn
Öffnungspunkt des Yin-Verbindungsgefäßes

LOKALISATION

Auf dem Beugebereich des Unterarms, 2 *cun* proximal von Pe 7 *Daling*, zwischen den Sehnen des Musculus palmaris longus und Musculus flexor carpi radialis.

ANMERKUNG ZUR LOKALISATION

Fehlt die Sehne des Musculus palmaris longus, lokalisiert man den Punkt ulnar der Sehne des Musculus flexor carpi radialis.

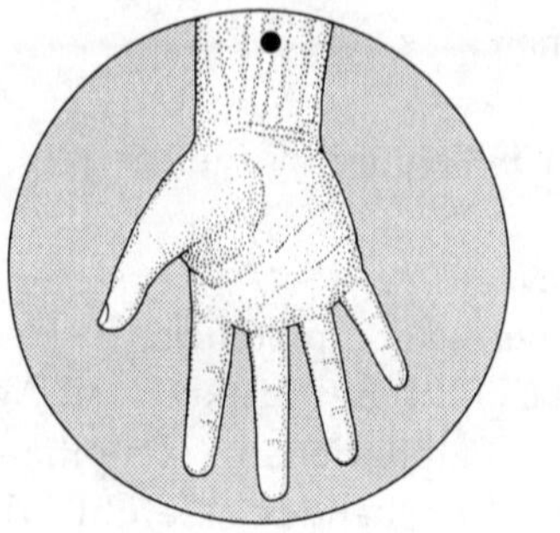

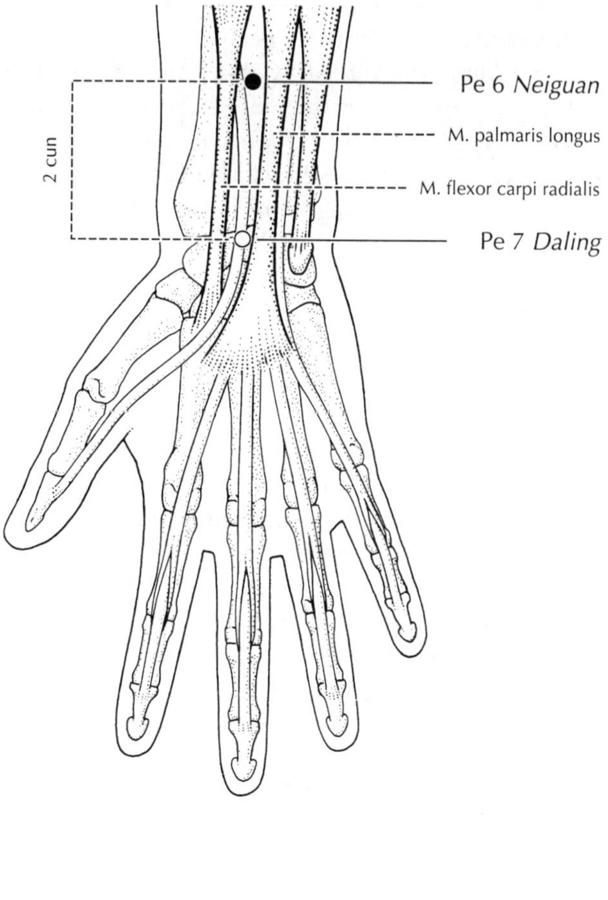

NADELUNG

a) Senkrecht 0.5 –1 *cun* oder es wird die Verbindung mit 3E 5 *Waiguan* hergestellt;
b) schräg Richtung proximal 1 – 1.5 *cun* bei Erkrankungen im Brustkorb;
c) schräg nach distal 1 – 1.5 *cun* bei Taubheit der Finger.

CAVE: Der Medialisnerv liegt direkt unter diesem Punkt, und die Nadelung erzeugt in der Regel ein deutliches, elektrisierendes Gefühl. Dies stellt eine annehmbare Manifestation des *deqi* (Ankommen des *Qi*) dar, aber sobald es ausgelöst wird, ist eine Fortsetzung der Manipulation nicht angebracht und kann zur Verletzung des Nervs führen.

WIRKUNGEN

Befreit den Brustkorb und reguliert das *Qi*
Reguliert das Herz und beruhigt den Geist
Harmonisiert den Magen und erleichtert Übelkeit und Erbrechen
Klärt Hitze
Öffnet das *Yin*-Verbindungsgefäß

INDIKATIONEN

- Herzschmerzen, plötzliche Herzschmerzen, dumpfes Gefühl im Brustkorb mit Agitiertheit des Herzens, Palpitationen, Palpitationen durch Schrecken, pochendes Gefühl des Herzens, Erkrankung der Herzfrequenz bzw. des Rhythmus, Schmerzen der lateralen Rippenregion und des Herzens bei Frauen, Schmerzen der lateralen Rippenregion, Husten, Asthma.
- Insomnie, die fünf Arten der Epilepsie, Manie, schwaches Gedächtnis, Besorgnis, Furcht und Schrecken, Traurigkeit, Gedächtnisverlust nach Wind-Apoplex, Unfähigkeit zu sprechen nach Wind-Apoplex, Wind-Apoplex, Hypertonus.
- Nausea, Erbrechen, Schluckauf, Leere und Kälte der Milz und des Magens mit anhaltendem Erbrechen, Milz- und Magen-*Qi*-Mangel mit Blähung und Völlegefühl, Disharmonie zwischen Milz und Magen, epigastrische Schmerzen, stechende epigastrische Schmerzen, geringfügige abdominelle Schmerzen, Nahrungs-(*ji*)Massen, Blut-(*jia*)Massen, lokalisierte Blähung, Borborygmus, Diarrhö, Blut im Stuhl, Rektumprolaps.
- Fieberhafte Erkrankung, Fieber ohne Schwitzen, Kopfschmerz, Steifheit und Schmerzen des Kopfes und des Halses, Gelbsucht, gelbe Augen, rote Augen, rotes Gesicht mit heißer Haut, Malaria, rissige und blutende Zunge, Schwindel, postpartaler Schwindel, unregelmäßige Menstruation.
- Schmerzhafte Miktionsdysfunktion.
- Schmerzen und Kontraktion des Ellenbogens und des Oberarmes, Schwellung der Axilla, Steifheit und Schmerzen des Kopfes und des Halses.

KOMMENTAR

Die Perikard-Leitbahn entspringt im Brustkorb, die Sonderleitbahn dringt in den Brustkorb ein, und ihre tendino-muskuläre Leitbahn verteilt sich im Brustkorb und über den anterioren und posterioren Rippenbereich und die Verbindungsleitbahn verbindet sich mit dem Herzen. Pe 6 *Neiguan*, ein Punkt der Perikard-Leitbahn, ist auch der Öffnungspunkt des *Yin*-Verbindungsgefäßes, das durch den Brustkorb nach oben zieht. Gemäß *Classic of Difficulties*[9] „entstehen Herzschmerzen, wenn das *Yin*-Verbindungsgefäß erkrankt ist". In *Ode of the Obstructed River* wird auf den Gebrauch von Pe 6 *Neiguan* als eine der „acht therapeutischen Methoden" Bezug genommen. In dieser Beschreibung einer Anwendung der acht Öffnungspunkte der außerordentlichen Gefäße zur Beeinflussung spezieller Symptome und Areale im Körper wird Pe 6 *Neiguan* für Erkrankungen des Brustkorbs empfohlen.

Investigation into Points along the Channels von dem *Ming*-Dynastie Autor *Yan Zhen-shi* sagt: „Pe 6 *Neiguan* behandelt alle Arten von Schmerzen der *zangfu*, des Brustkorbs und der lateralen Rippenregion." Desweiteren wurde Pe 6 *Neiguan* wegen seiner hervorragenden Wirkung auf Erkrankungen des Brustkorbs und der lateralen Rippenregion unter die „sechs Kommandopunkte" (eine Aufteilung, die von späteren Kommentatoren von *Gao Wu's* „vier Kommandopunkten" abgeleitet wurde) aufgenommen. Pe 6 *Neiguan* wurde daher lange Zeit als der mit Abstand wichtigste distale Punkt zur Behandlung von Schmerzen und dumpfem Druckgefühl im Brustkorb gesehen und ist einer der Hauptpunkte in der Akupunkturanalgesie bei Operationen im Brustkorbbereich. Sein Wirkungsbereich erstreckt sich nicht nur auf das Herz, sondern auch auf die Lunge.

Schmerzen und Druckgefühl des Herzens und des Brustkorbs können unterschiedliche Ursachen haben, einschließlich

a) Herz-*Qi*- und *Yang*-Mangel,
b) Kälteakkumulation,
c) Akkumulation von Schleim,
d) Blutstagnation,
e) Leber-*Qi*-Stagnation,
f) traumatische Verletzung.

Welches Muster auch immer vorliegt, Pe 6 *Neiguan* stellt einen wichtigen Anteil jeglicher Punktkombinationen dar. Zur Behandlung von Angina pectoris betonen gewisse Ärzte allerdings den Gebrauch von Pe 4 *Ximen* (dem *xi*-Grenzpunkt der Perikard-Leitbahn) während akuter Anfälle, jedoch Pe 6 *Neiguan* im beschwerdefreien Intervall. Pe 6 *Neiguan* ist auch wirksam in der Behandlung anderer Erkrankungen des Brustkorbs wie Asthma und Husten, ebenso wie

Schmerzen im Bereich der lateralen Rippenregion und des Hypochondriums. Die letzten zwei Symptome spiegeln nicht nur den Verlauf der tendinomuskulären Leitbahn des Perikard wider, sondern auch die Verbindung von Pe 6 *Neiguan* zu einer Leber-*Qi*-Stagnation. Dies wird durch die gekoppelte Verbindung von Perikard- und Leber-*jueyin*-Leitbahn erklärt. Pe 6 *Neiguan* ist daher besonders zur Behandlung einer Leber-*Qi*-Stagnation jeglicher Lokalisation im oberen und mittleren *jiao* wirksam.

Das Perikard ist „die Hülle" des Herzens, das den Geist beherbergt, und die Perikard-Verbindungsleitbahn verbindet Pe 6 *Neiguan* direkt mit dem Herzen. Die Wirkung von Pe 6 *Neiguan* bezüglich der Regulierung des *zang* Herz und der Beruhigung des Geistes unterstreicht seine zweifache Wirkung sowohl auf die physischen als auch auf die emotionalen Aspekte des Herzens. Er ist ein wichtiger Punkt zur Behandlung von Palpitationen, Herzpochen und Herzrhythmusstörungen und stellt auch einen der Hauptakupunkturpunkte zur Regulierung und Beruhigung des Geistes und zur Behandlung einer breiten Palette von emotionalen Erkrankungen dar, gleichgültig welches Muster zugrunde liegt. Er ist daher bei Insomnie, Epilepsie, Manie, schwachem Gedächtnis, Gedächtnisverlust nach Wind-Apoplex, Schrecken, Traurigkeit, Furcht und Besorgnis indiziert.

Investigation into Points along the Channels, das viele andere klassische Texte wieder aufgreift, stellt fest, dass Pe 6 *Neiguan* „für eine Disharmonie von Magen und Milz" indiziert ist. Die Perikard-Haupt- und Sonderleitbahnen ziehen beide durch das Zwerchfell nach unten, um sich mit dem mittleren und unteren *jiao* zu verbinden; diese Tatsache erklärt die starke Wirkung von Pe 6 *Neiguan* auf die Funktion des mittleren *jiao*.

Pe 6 *Neiguan* ist der beste Punkt zur Behandlung von Nausea und Erbrechen, gleichgültig welcher Ätiologie, einschließlich Schwangerschaftserbrechen und Nebenwirkungen von Chemotherapie und Strahlentherapie. Seine bemerkenswerte Wirkung in der Behandlung solcher Nebeneffekte hat ihn in den letzten Jahren, mehr als jeden anderen Akupunkturpunkt, zum Gegenstand vermehrter Forschung werden lassen. Pe 6 *Neiguan* ist überdies für Blähung, Völlegefühl und Schmerzen im Epigastrium und Abdomen indiziert und wird häufig mit Mi 4 *Gongsun*, dem Öffnungspunkt des Durchdringungsgefäßes, kombiniert.

Die Perikard-Leitbahn ist dem Element Feuer zugeordnet, und wie viele andere Punkte der Leitbahn ist Pe 6 *Neiguan* für eine Vielzahl von Hitzemanifestationen, einschließlich Fieber, Gelbsucht, rotes Gesicht mit heißer Haut, schmerzhafter Miktionsdysfunktion des Wasserlassens, rissiger und blutiger Zunge etc. indiziert.

Schließlich gibt *Great Compendium of Acupuncture and Moxibustion* spezielle Indikationen für Fülle- und Leerezustände der *luo*-Passagepunkte an. Im Falle von Pe 6 *Neiguan* handelt es sich um plötzliche Herzschmerzen (Fülle); Steifheit [und Schmerzen] des Kopfes [und Halses] (Mangel).

PUNKTKOMBINATIONEN

- Druckgefühl im Brustkorb: Pe 6 *Neiguan* und KG 11 *Jianli (One Hundred Symptoms).*
- Schmerzen des Herzens und des Brustkorbs: Pe 6 *Neiguan*, Pe 3 *Quze*, Pe 7 *Daling (Great Compendium).*
- Furcht und Schrecken mit Herzschmerzen: Pe 6 *Neiguan*, He 7 *Shenmen*, He 9 *Shaochong* und Gb 34 *Yanglingquan.*
- Epilepsie: Pe 6 *Neiguan*, Dü 3 *Houxi*, He 7 *Shenmen*, Bl 15 *Xinshu* und Mi 1 *Yinbai* (*Complete Collection).*
- Plötzliche tumultartige Erkrankung, Kopfschmerz, Brustschmerzen und Phasen von Dyspnoe: Pe 6 *Neiguan*, Ma 9 *Renying*, 3E 1 *Guanchong*, Mi 6 *Sanyinjiao* und Ma 36 *Zusanli* (*Compilation).*
- Erschwerte Nahrungsaufnahme: Pe 6 *Neiguan*, Lu 10 *Yuji* und Ma 36 *Zusanli (Great Compendium).*
- Zur schnellen Behandlung von abdominellen Erkrankungen: Pe 6 *Neiguan* und Ni 6 *Zhaohai* (*Ode of the Jade Dragon*).
- Abdominelle Schmerzen: Pe 6 *Neiguan* und Mi 4 *Gongsun* (*Ode of Qi Hong*).
- Abdominelle Schmerzen: Pe 6 *Neiguan*, Ma 36 *Zusanli* und KG 12 *Zhongwan (Great Compendium).*
- Rissige und blutende Zunge: Pe 6 *Neiguan*, Le 3 *Taichong* und KG 7 *Yinjiao* (*Miscellaneous Diseases).*
- Rote (blutige) Dysenterieerkrankung: Pe 6 *Neiguan*, Ma 25 *Tianshu*, Ma 45 *Lidui*, Mi 1 *Yinbai*, KG 6 *Qihai*, Ni 6 *Zhaohai (Great Compendium).*
- Unzureichende Laktation durch Leber-*Qi*-Stagnation: Pe 6 *Neiguan*, Ma 18 *Rugen*, KG 17 *Shanzhong*, Dü 1 *Shaoze* und Le 3 *Taichong.*

PE 7 *DALING*

大陵

Großer Flügel

shu-Bachpunkt, yuan-Quellpunkt und Erdepunkt der Perikard-Leitbahn
Sun Si-miao Geistpunkt

LOKALISATION

Im Bereich des Handgelenks, zwischen den Sehnen des Musculus palmaris longus und Musculus flexor carpi radialis, auf Höhe von He 7 *Shenmen.*

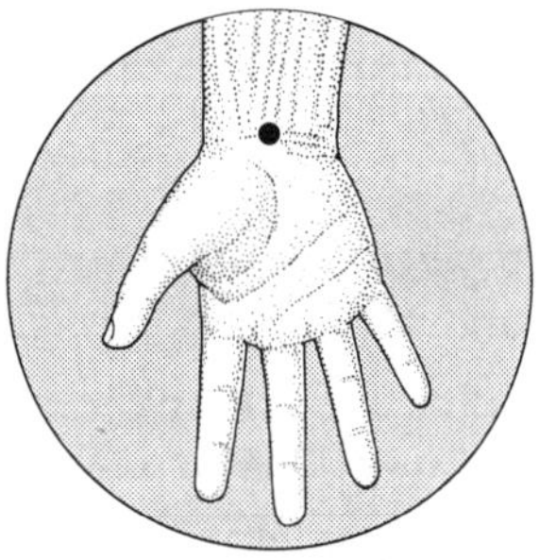

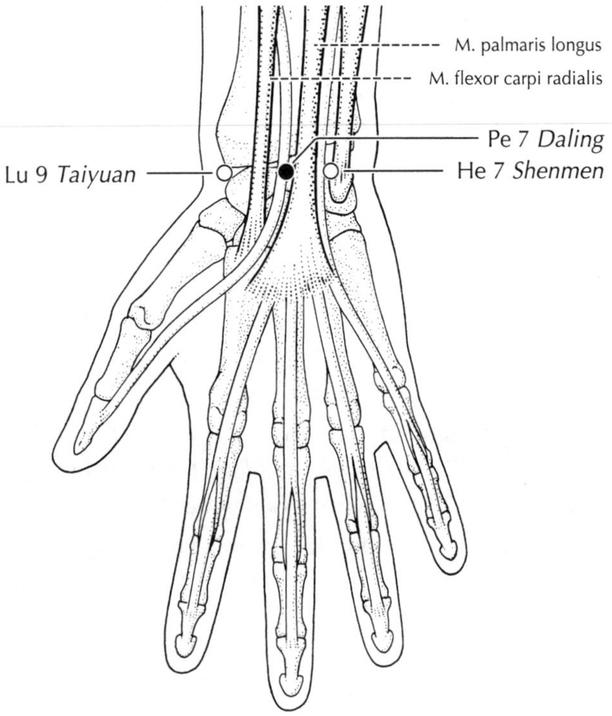

ANMERKUNG ZUR LOKALISATION

a) Die Lokalisation dieses Punktes wird allgemein im Bereich der Handgelenksfalte beschrieben, die variabel ist. Er ist verlässlicher auf Höhe von He 7 *Shenmen* lokalisierbar, der im Bereich der proximalen Begrenzung des Os pisiforme liegt;

b) Falls die Sehne des Musculus palmaris longus nicht vorhanden ist, lokalisiert man diesen Punkt ulnar der Sehne des Musculus flexor carpi radialis.

NADELUNG

a) Senkrecht 0.3 –0.5 *cun;*

b) Schräg nach distal entlang des Carpaltunnels bei Carpaltunnelsyndrom 0.5 – 1 *cun.*

CAVE: Der Nervus medianus liegt direkt unter diesem Punkt, und die Nadelung erzeugt in der Regel ein deutliches, elektrisierendes Gefühl. Dies stellt eine annehmbare Manifestation des *deqi* (Ankommen des *Qi*) dar, aber sobald es ausgelöst wird, ist eine Fortsetzung der Manipulation nicht angebracht und kann zur Verletzung des Nervs führen.

WIRKUNGEN

Klärt Hitze aus dem Herzen und beruhigt den Geist
Harmonisiert den Magen und die Eingeweide
Befreit den Brustkorb
Klärt die Nährschicht und kühlt das Blut

INDIKATIONEN

- Herzschmerzen, Palpitationen, pochendes Gefühl des Herzens, Insomnie, Epilepsie, Manie, manischer Wahn, Neigung zu Lachen (ohne aufzuhören), Agitiertheit, Weinen mit Kummer, Traurigkeit, Schrecken und Furcht.
- Völlegefühl im Brustkorb, Schmerzen des Brustkorbs und der lateralen Rippenregion, Kurzatmigkeit, häufiges Seufzen, Brustabszess, Brustschmerzen.
- Magenschmerzen, Erbrechen, Bluterbrechen, plötzliche tumultartige Erkrankung, intestinaler Abszess, fauliger Mundgeruch.
- Fieber mit Agitiertheit und ohne Schwitzen oder mit anhaltendem Schwitzen, Hitze im Körper wie Feuer, rote Augen, gelbe Augen, Gelbsucht, schmerzhaftes Stauungssyndrom des Halses, trockener Hals, Schmerzen im Bereich der Zungenwurzel, Handekzem, Wind-Ausschlag, Karbunkel und Furunkel, spaltender Kopfschmerz.
- Blut im Urin, erschwertes Wasserlassen.
- Schwellung der Axilla, Kontraktionen der Hand, Schmerzen und Kontraktionen des Ellenbogens, Handgelenksschmerzen, Hitze der Handflächen.

KOMMENTAR

Pe 7 *Daling* ist der *shu*-Bachpunkt, der *yuan*-Quellpunkt und der Erdepunkt der Perikard-Leitbahn. *Classic of Difficulties*[10] stellt fest: „In Fällen eines Leerezustandes tonisiere die Mutter, in Fällen eines Fülle-Zustandes sediere das Kind." Die Perikard-Leitbahn gehört zum Feuerelement. Als Erdepunkt (Kind) der Feuer- (Mutter) Leitbahn ist Pe 7 *Daling* in der Lage, Fülle-Hitze oder Feuer aus dem Perikard zu beseitigen.

Das Perikard ist bekannt als die „Hülle" des Herzens. Pe 7 *Daling* besitzt wie viele Punkte der Perikard-Leitbahn eine tief gehende Wirkung auf das

Herz und den Geist. Die Verbindung zwischen dem Perikard und dem Herzen wurde als so eng angesehen, dass *Spiritual Pivot* nur fünf *zang* auflistete (das Perikard wurde als eigenständiges *zang* vollkommen übergangen), während die Perikard-Leitbahn als Leitbahn beschrieben wurde, die zum Herzen gehört. Daher wurde zum Beispiel Pe 7 *Daling* anstelle von He 7 *Shenmen* als der *yuan*-Quellpunkt des Herzens aufgeführt. Pe 7 *Daling* ist bei einer Vielzahl von emotionalen Erkrankungen indiziert und wird immer dann besonders benützt, wenn Hitze nach oben steigt und den Geist stört, entweder durch:

a) Übermaß der sieben Emotionen, die sich in Feuer umwandeln;
b) *Qi*-Stagnation, die sowohl die Zirkulation der Körperflüssigkeiten beeinträchtigt als sich auch in Feuer umwandelt; dies führt zu Schleim-Feuer, das das Herz angreift;
c) fiebrige Hitze, die ins Perikard eindringt;
d) lodernde Hitze, die durch *Yin*-Mangel entsteht.

Wenn der Geist in dieser Weise gestört wird, kommt es zu Symptomen wie Palpitationen, Agitiertheit, Epilepsie, Manie, manischem Wahn, Ruhelosigkeit, Insomnie und Ängstlichkeit. Unter seinem alternativen Namen *Guixin* (Geist-Herz) wurde Pe 7 *Daling* von *Sun Si-miao* unter seine „dreizehn Geisterpunkte" zur Behandlung von manischen Erkrankungen und Epilepsie aufgenommen.

Die Verbindung zwischen übermäßigem Lachen und Herz-Feuer wurde bereits vor langer Zeit anerkannt; zum Beispiel stellte *Gong Tian-xian* in *Achieving Longevity by Guarding the Source* fest: „Anhaltendes Lachen ist auf loderndes Herz-Feuer zurückzuführen." Es wurde bereits zurzeit des *Yellow Emperor's Inner Classic* anerkannt, dass übermäßige Freude und tiefe Traurigkeit in gleicher Weise Manifestationen eines erkrankten Herz-Geistes darstellen. Deshalb sagt *Spiritual Pivot*[11]: „Das Herz beherrscht die Gefäße, die Gefäße sind die Herberge des Geistes; wenn sich das Herz-*Qi* im Leere-Zustand befindet, besteht Traurigkeit, im Falle eines Fülle-Zustandes kommt es zu anhaltendem Lachen", während *Essential Questions* feststellt: „Das Herz beherbergt den Geist ... wenn sich der Geist im Fülle-Zustand befindet, kommt es zu anhaltendem Lachen, wenn ein Leere-Zustand des Geistes vorliegt, kommt es zu Traurigkeit." Die Tatsache, dass Pe 7 *Daling* nicht nur für anhaltendes Lachen, sondern auch für Traurigkeit und Weinen mit Sorge indiziert ist, spiegelt seine Anwendung sowohl bei Fülle- als auch Leere-Erkrankung des Geistes wider.

Wenn Herz-Feuer in seine innen-außen-gekoppelte Dünndarm-Leitbahn und von der Dünndarm-Leitbahn (Hand-*taiyang*-Leitbahn) zur Blase (Fuß-*taiyang*-Leitbahn) und von dort zum *fu* Blase übergeht, kann es zu erschwertem und blutigem Wasserlassen kommen, beides Indikationen für diesen Punkt.

Das Perikard ist mit der Dreifacher Erwärmer-Leitbahn innen-außen-gekoppelt, während der innere Verlauf der Perikard-Haupt- und -Sonderleitbahn durch den mittleren und unteren *jiao* zieht. Pe 7 *Daling* wird daher, wie viele Punkte der Perikard-Leitbahn, zur Harmonisierung des Magens und der Eingeweide eingesetzt, besonders wenn Feuer nach oben rebellierendes Magen-*Qi* erzeugt, mit Symptomen wie fauligem Mundgeruch, epigastrische Schmerzen, Erbrechen, Bluterbrechen und plötzlicher tumultartiger Erkrankung.

Der Perikard-Leitbahn (Hand-*jueyin*-Leitbahn) und seiner gekoppelten Leber-Leitbahn (Fuß-*jueyin*-Leitbahn) wird nachgesagt, „dasselbe *Qi* zu teilen". Diese Tatsache besitzt eine besondere Bedeutung hinsichtlich der Wirkung von Pe 7 *Daling* Hitze aus dem Herz zu klären, den Geist zu beruhigen und den Magen bzw. die Eingeweide zu harmonisieren. Eine Leber-*Qi*-Stagnation kann sich entweder in Feuer umwandeln und nach oben steigen, um das Herz und den Geist zu stören, oder transversal in den Magen einzudringen, was zu nach oben rebellierendem Magen-*Qi* führt. Als Folge der Hauptwirkung von Pe 7 *Daling* auf den oberen *jiao*, seiner besonderen Beziehung zur Leber und dem Verlauf der tendino-muskulären Perikard-Leitbahn zum anterioren Rippenbereich wird Pe 7 *Daling* auch verwendet, um das *Qi* des Brustkorbs zu lösen und Symptome wie Völlegefühl im Brustkorb, Kurzatmigkeit, Schmerzen im Brustkorb und der lateralen Rippenregion, Seufzen und Brustschmerzen zu behandeln.

Zusammen mit einigen anderen Punkten der Leitbahn ist Pe 7 *Daling* indiziert, wenn eine fieberhafte Erkrankung in die Nähr- und besonders in die Blutschicht eindringt, das Perikard und den Geist aufwühlt und zu Symptomen wie Fieber mit Agitiertheit, rissiger Zunge, Insomnie und sogar Manie führt. Die Wirkung von Pe 7 *Daling* zur Kühlung der Blutschicht erklärt seinen Gebrauch in der Behandlung von Ekzemen, Wind-Ausschlägen und Karbunkeln bzw. Furunkeln. Schließlich ist Pe 7 *Daling* der Hauptpunkt, der zur Behandlung des Karpaltunnelsyndroms benutzt wird. In diesen Fällen wird schräg nach distal entlang des Karpaltunnels genadelt.

PUNKTKOMBINATIONEN

- Häufiges Lachen: Pe 7 *Daling*, LG 26 *Renzhong*, Lu 7 *Lieque* und Di 5 *Yangxi* (*Great Compendium*).
- Anhaltendes Lachen: Pe 7 *Daling* und Pe 8 *Laogong* (*Supplementing Life*).
- Weinen mit Kummer: Pe 7 *Daling*, Bl 15 *Xinshu*, He 7 *Shenmen* und Ma 41 *Jiexi* (*Supplementing Life*).

- Pochendes Gefühl unter dem Herzen und Neigung zu erschrecken: Pe 7 *Daling* und Pe 3 *Quze* *(Thousand Ducat Formulas).*
- Druckgefühl auf dem Herzen: Pe 7 *Daling*, Pe 8 *Laogong* (*Ode of the Jade Dragon*).
- Herzschmerzen: Pe 7 *Daling*, Pe 4 *Ximen* und Pe 3 *Quze (Thousand Ducat Formulas).*
- Unerträgliche Herzschmerzen: Pe 7 *Daling* und KG 13 *Shangwan (Thousand Ducat Formulas).*
- Schmerzen des Herzens und des Brustkorbs: Pe 7 *Daling*, Pe 6 *Neiguan* und Pe 3 *Quze (Great Compendium).*
- Brustkorbschmerzen: Pe 7 *Daling*, Lu 2 *Yunmen*, Lu 1 *Zhongfu*, Mi 1 *Yinbai*, Le 14 *Qimen*, Bl 13 *Feishu* und Bl 47 *Hunmen* (*Thousand Ducat Formulas).*
- Kurzatmigkeit: Pe 7 *Daling* und Lu 5 *Chize (Great Compendium).*
- Husten und Dyspnoe: Pe 7 *Daling* und Lu 11 *Shaoshang* (*Thousand Ducat Formulas).*
- Bluthusten: Pe 7 *Daling* und Pe 4 *Ximen* (*Systematic Classic*).
- Spaltender Kopfschmerz mit berstenden Augenschmerzen: Pe 7 *Daling* und Ma 8 *Touwei (Thousand Ducat Formulas).*
- Rote Augen: Pe 7 *Daling* und Gb 16 *Muchuang* (*Supplementing Life*).
- Erbrechen von klarem (wässrigem) Speichel: Pe 7 *Daling*, KG 17 *Shanzhong*, KG 12 *Zhongwan* und Pe 8 *Laogong (Great Compendium).*
- Erbrechen: Pe 7 *Daling*; Ma 19 *Burong* und KG 13 *Shangwan* (*Supplementing Life*).
- Abdominelle Schmerzen: Pe 7 *Daling* und 3E 5 *Waiguan (Song of the Jade Dragon).*
- Abdominelle Schmerzen und Obstipation: Pe 7 *Daling*, 3E 6 *Zhigou* und 3E 5 *Waiguan* (*Ode of the Jade Dragon*).
- Harnverhalt: Mi 6 *Sanyinjiao*, Mi 9 *Yinlingquan* und KG 6 *Qihai* gefolgt von Ni 10 *Yingu* und Pe 7 *Daling (Great Compendium).*
- Abdominelle Schmerzen und Obstipation: Pe 7 *Daling*, 3E 5 *Waiguan* und 3E 6 *Zhigou* (*Ode of the Jade Dragon*).

PE 8 *LAOGONG*

Palast der mühevollen Arbeit

勞宮

Ying-Quellpunkt und Feuerpunkt der Perikard-Leitbahn
Sun Si-miao Geistpunkt

LOKALISATION

Zwischen dem zweiten und dritten Metakarpalknochen, proximal des Metakarpophalangealgelenks, in einer Mulde radial des dritten Metakarpalknochens.

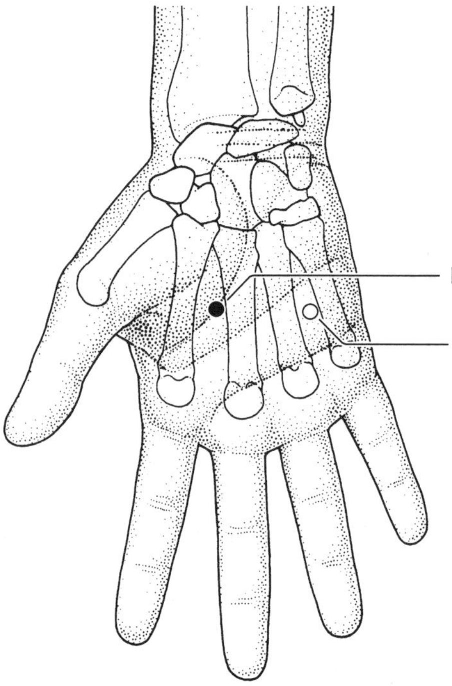

ANMERKUNG ZUR LOKALISATION

a) Dieser Punkt kann dort lokalisiert werden, wo sich die Mittelfingerspitze befindet, wenn eine Faust gemacht wird;
b) einige klassische Quellen lokalisieren diesen Punkt auf der Ulnarseite des dritten Metakarpalknochens, wo sich die Ringfingerspitze befindet, wenn man eine Faust macht.

NADELUNG

Senkrecht 0.5 *cun*

WIRKUNGEN

Klärt Hitze aus dem Perikard und stellt das Bewusstsein wieder her
Klärt Hitze aus dem Herz und beruhigt den Geist
Harmonisiert den Magen und klärt Hitze aus dem mittleren *jiao*
Klärt die Nährschicht und kühlt das Blut

INDIKATIONEN

- Fieber, Koma, Bewusstseinsverlust, fieberhafte Erkrankung, verbunden mit Schwitzen, das über Tage anhält, Wind Apoplex, Hypertonus.
- Epilepsie, Manie-Depression, Schrecken, Traurigkeit, Neigung zu Zorn, Besorgnis, ruhelose *zang*-Erkrankung, anhaltendes Lachen.
- Herzschmerz, Schmerzen im Brustkorb und der lateralen Rippenregion, Husten.
- Erosionen im Mund und auf der Zunge (bei Kindern), Geschwüre im Mund, fauliger Mundgeruch, erschwerte Nahrungsaufnahme, Erbrechen, hypogastrische (*ji ju*) Massen.

- Bluterbrechen, anhaltendes Nasenbluten, Blut im Stuhl, Hämorrhoiden, dunkler Urin, Gelbsucht, gelbe Augen, Halsschmerzen.
- Tremor der Hand, Ekzem und Tinea der Hand, Hautabschuppen an der Hand, Hitze in den Handflächen, Schwitzen der Handflächen, schmerzhaftes Stauungssyndrom der Hand.

KOMMENTAR

Pe 8 *Laogong* ist der *Ying*-Quellpunkt und Feuerpunkt der Perikard-Leitbahn. Gemäß *Classic of Difficulties*[13] sind die *Ying*-Quellpunkte für „Hitze im Körper" indiziert.

Pe 8 *Laogong* ist ein wirkungsvoller Punkt, um das Bewusstsein wiederherzustellen und den Geist zu beruhigen in Fällen, in denen Hitze während des Verlaufs einer fieberhaften Erkrankung in das Perikard „einbricht" und damit zur Störung der Emotionen und in schweren Fällen zu einem Koma führt.

Es gibt in *Spiritual Pivot* zwei Hauptbeurteilungen des Verhältnisses zwischen Herz und Perikard-Leitbahn. Zu diesem frühen Zeitpunkt wurde die Perikard-Leitbahn eindeutig als die Hauptleitbahn angesehen, die sich mit dem Herz verbindet und dasselbe behandelt; tatsächlich wurde gesagt, dass die Herz-Leitbahn keine eigenen *shu*-Punkte besitzt. Pe 8 *Laogong* wurde als *Ying*-Quellpunkt und Feuerpunkt der Herz-Leitbahn aufgeführt. Er wird daher nicht nur dazu benützt, fieberhafte Hitze aus dem Perikard, der „Hülle des Herzens", auszuleiten, sondern ist einer der Hauptpunkte, um Herz-Feuer zu klären, das durch eine innere Disharmonie entsteht. Herz-Feuer kann durch eine Reihe von unterschiedlichen Faktoren entstehen (siehe Pe 7 *Daling*), aber aufgrund der engen Verbindung zwischen Perikard und Leber-*jueyin*-Leitbahn ist Pe 8 *Laogong* besonders dann indiziert, wenn stagnierendes Leber-Feuer auf das Herz übergreift. Wenn Herz-Feuer den Geist angreift kommt es zu unterschiedlichen Manifestationen einer psychoemotionalen Disharmonie wie Manie-Depression, Neigung zu Zorn, anhaltendem Lachen und Epilepsie. Wie Pe 7 *Daling* ist Pe 8 *Laogong* auch in der Lage, den Geist zu unterstützen, und für Manifestationen eines Leere-Zustandes wie Schrecken, Traurigkeit und Besorgnis indiziert.

Wenn Herz-Feuer die Körperflüssigkeiten eindickt, kann es Schleim erzeugen; wenn dieser mit Wind auftritt, der von Leber-*Yang* aufgewühlt wird, kann der daraus entstehende Wind-Schleim zu Epilepsie oder Wind-Apoplex führen. Die Wichtigkeit von Pe 8 *Laogong* in der Behandlung der Epilepsie und auch der Manie-Depression wird durch seine Aufnahme (unter seinem alternativen Namen *Guicu* „Geist-Höhle") von *Sun Si-miao* unter dessen „dreizehn Geist-Punkte" zur Behandlung dieser Zustände widergespiegelt.

Das Herz blüht in der Zunge auf, und die Milz öffnet sich in den Mund. Mund und Zungengeschwüre werden in sechs Hauptmuster unterschieden:

a) Herz-Feuer,
b) schwelende Milz- und Magenhitze,
c) Nieren- und Herz-*Yin*-Mangel,
d) Milz-*Qi*-Mangel, kompliziert durch Hitze,
e) Blutmangel mit trockener Hitze und
f) Nieren-*Yang*-Mangel.

Pe 8 *Laogong* ist bei Ulzerationen oder Erosionen des Mundes und der Zunge bei jedem dieser Muster indiziert, speziell wenn Hitze eine Rolle spielt.

Die Perikard-Hauptleitbahn und -Sonderleitbahn ziehen durch das Zwerchfell zum mittleren und unteren *jiao*, und die Perikard-Leitbahn ist mit der Dreifacher Erwärmer-Leitbahn innen-außen gekoppelt. Wie viele Punkte der Perikard-Leitbahn besitzt Pe 8 *Laogong* daher eine starke Wirkung auf den mittleren *jiao* und ist in Fällen indiziert, in denen Feuer das Absteigen des Magen-*Qi* stört und daraufhin zu fauligem Mundgeruch, Erbrechen und erschwerter Nahrungsaufnahme führt.

Im Allgemeinen klärt Pe 8 *Laogong*, zusammen mit Pe 3 *Quze*, Pe 7 *Daling* und Pe 9 *Zhongchong*, Hitze aus der Nähr- und Blutschicht. Er kann daher eingesetzt werden, wenn fieberhafte Hitze im Bereich der Blutschicht zu stark blutenden Erkrankungen wie Bluterbrechen, Nasenbluten, Blut im Stuhl etc. führt. Aufgrund seiner Fähigkeit, Hitze aus dem Blut zu klären, als auch seiner Lokalisation eignet er sich für Hauterkrankungen, die die Handflächen betreffen, wie Ekzem, Tinea und Schuppen, ebenso wie für Hitze und übermäßiges Schwitzen der Handflächen. Er ist auch für ein schmerzhaftes Stauungssyndrom der Hand und Tremor der Hand indiziert.

In der *Qigong*-Praxis kann man sich Pe 8 *Laogong* als Spiegel von Ni 1 *Yongquan* an den Fußsohlen vorstellen. Es ist allgemein gebräuchlich durch beide Punkte „zu atmen"; das Fokussieren auf Pe 8 *Laogong* und das Bilden von *Qi* an diesem Punkt ist eine Grundvoraussetzung für die Übertragung von *Qi* in der Behandlung von Erkrankungen durch *Qigong*-Therapie.

Schließlich wird Pe 8 *Laogong* im *Song of the Nine Needles for Returning the Yang* zur Behandlung eines *Yang*-Kollaps erwähnt, charakterisiert durch Bewusstseinsverlust, Abneigung gegen Kälte, gegenläufiger Fluss mit Kälte der Extremitäten, purpurfarbene Lippen etc.

PUNKTKOMBINATIONEN

- Die fünf Arten der Epilepsie: Pe 8 *Laogong* und Ni 1 *Yongquan* (*Miscellaneous Diseases*).
- Anhaltendes Lachen: Pe 8 *Laogong*, Pe 7 *Daling* (*Supplementing Life*).

- Beklemmungsgefühl des Herzens: Pe 8 *Laogong* und Pe 7 *Daling* (*Ode of the Jade Dragon*).
- Anhaltendes Nasenbluten: Pe 8 *Laogong*, Di 19 *Kouheliao* und LG 27 *Duiduan* (*Supplementing Life*).
- Mundgeschwüre: Pe 8 *Laogong* und KG 24 *Chengjiang* (*Compilation*).
- Erosion, Hitze und Trockenheit des Mundes: Pe 8 *Laogong*, Dü 1 *Shaoze*, Di 3 *Sanjian* und Le 3 *Taichong* (*Thousand Ducat Formulas*).
- Halsschmerzen: Pe 8 *Laogong*, LG 16 *Fengfu* und Dü 16 *Yianchuang* (*Thousand Ducat Formulas*).
- Erschwerte Nahrungsaufnahme: Pe 8 *Laogong*, Bl 48 *Yanggang*, Le 14 *Qimen* und Lu 11 *Shaoshang* (*Thousand Ducat Formulas*).
- Erbrechen: Pe 8 *Laogong* und Lu 11 *Shaoshang* (*Thousand Ducat Formulas*).

PE 9 *ZHONGCHONG*

中冲

Zentraler Ansturm

jing-Brunnenpunkt und Holzpunkt der Perikard-Leitbahn

LOKALISATION

Im Zentrum der Mittelfingerkuppe. Alternativ wird dieser Punkt manchmal auf der Radialseite des Mittelfingers lokalisiert, auf einer Verbindungslinie entlang der radialen Begrenzung des Nagels und der Nagelbasis, ca. 0.1 *cun* von der Nagelecke entfernt.

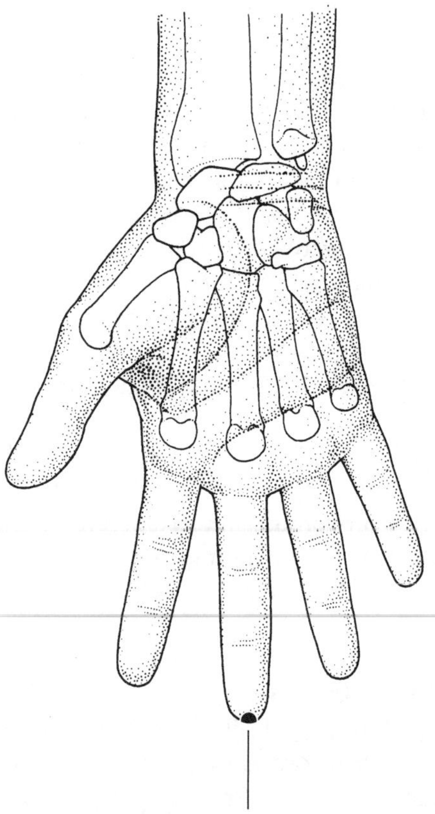

Pe 9 *Zhongchong*

NADELUNG

Senkrecht oder schräg Richtung proximal 0.1 – 0.2 *cun* oder bluten lassen.

WIRKUNGEN

Klärt Hitze aus dem Perikard und stellt das Bewusstsein wieder her

Klärt Hitze und unterstützt die Zunge

Klärt Sommerhitze

INDIKATIONEN

- Wind-Apoplex, Schädigung durch Sommerhitze, Bewusstseinsverlust, Fieber, Fieber mit Agitiertheit und Beklemmungsgefühl, Hitze im Körper wie Feuer, Kopfschmerzen, Hypertonus.
- Schmerzen im Bereich der Zungenwurzel, Steifheit der Zunge, Unfähigkeit zu Sprechen, nächtliches Schreien bei Kindern.
- Herzschmerzen, Agitiertheit des Herzens, Beklemmungsgefühl des Herzens ohne Schwitzen, Hitze der Handflächen, Tinnitus.
- Erbrechen und Diarrhö, epigastrische Schmerzen, plötzliche tumultartige Erkrankung, ernährungsbedingte Schädigung bei Kindern.

KOMMENTAR

Pe 9 *Zhongchong* ist der *jing*-Brunnenpunkt der Perikard-Leitbahn und besitzt zusammen mit vielen *jing*-Brunnenpunkten (dem terminalen und dynamischten Punkt der Leitbahn) eine starke Wirkung hinsichtlich der Wiederherstellung des Bewusstseins. Es gibt jedoch einige besondere Unterschiede die Pe 9 *Zhongchong* von den anderen *jing*-Brunnenpunkten unterscheiden lassen. Erstens ist er durch seine Lokalisation am Mittelfinger der distalste aller *jing*-Brunnenpunkte und der einzige, der im Zentrum und nicht im Bereich der Nagelecke lokalisiert ist. Zweitens ist Pe 9 *Zhongchong*, als Punkt der Perikard-Leitbahn, besonders zur Wiederherstellung des Bewusstseins geeignet, da ein Bewusstseinsverlust auftritt, wenn der Geist aus dem Herzen verjagt wird.

Zu einem Bewusstseinsverlust mit Steifheit der Zunge kann es während des Verlaufs einer fieberhaften Erkrankung kommen, wenn pathogene Hitze kompliziert durch Schleim in das Perikard eindringt. Die Affinität von Pe 9 *Zhongchong* zur Zunge, die sich in klassischen Indikationen wie Schmerzen der Zungenwurzel, Steifheit der Zunge und Unfähigkeit zu sprechen widerspiegelt, unterstreicht die enge Beziehung, die zwischen Perikard und dem Herzen angenommen wurde, da es das Herz ist, das in der Zunge aufblüht, und die Herz-(Verbindungs-)Leitbahn eher als die Perikard-Leitbahn zu der Zungenwurzel verläuft.

Wie viele Punkte der Perikard-Leitbahn behandelt Pe 9 *Zhongchong* auch Schädigungen durch Sommerhitze, teils charakterisiert durch Fieber, Agitiertheit, Erbrechen, Diarrhö und Kollaps.

Die Perikard-Haupt- und -Sonderleitbahn durchzieht alle drei *jiao*, und das Perikard ist mit der Dreifacher Erwärmer-Leitbahn innen-außen-gekoppelt. Wie viele Punkte der Perikard-Leitbahn besitzt Pe 9 *Zhongchong* daher eine starke Wirkung auf den mittleren *jiao* und ist bei Erbrechen und Diarrhö, epigastrischen Schmerzen und plötzlicher tumultartiger Erkrankung indiziert. In der Behandlung pädiatrischer Erkrankungen kann er bei nächtlichem Schreien von Kindern und ernährungsbedingter Schädigung bei Kindern eingesetzt werden. Unter anderen Mustern kann ersteres auf gestaute Hitze im Herzen und letzteres auf Hitze und eine Blockierung im mittleren *jiao* zurückgeführt werden.

PUNKTKOMBINATIONEN

- Bewusstseinsverlust durch Wind-Apoplex: Pe 9 *Zhongchong*, LG 26 *Renzhong* und Di 4 *Hegu*. Ist dies ineffektiv, nadelt man LG 15 *Yamen* und Le 1 *Dadun (Great Compendium)*.
- Schwellung und Schmerzen unter der Zunge: Pe 9 *Zhongchong* und KG 23 *Lianquan (One Hundred Symptoms)*.
- Steifheit der Zunge: Pe 9 *Zhongchong*, Lu 11 *Shaoshang*, Lu 10 *Yuji*, LG 15 *Yamen*, Di 2 *Erjian*, Ni 10 *Yingu* und Ni 2 *Rangu (Great Compendium)*.
- Herzschmerzen mit Völlegefühl, Agitiertheit und steifer Zunge: Pe 9 *Zhongchong* und He 6 *Yinxi (Supplementing Life)*.
- Herzschmerzen mit Kurzatmigkeit: Pe 9 *Zhongchong*, Le 14 *Qimen*, LG 1 *Changqiang*, KG 22 *Tiantu* und Lu 4 *Xiabai (Thousand Ducat Formulas)*.
- Hitze im Körper wie Feuer und spaltende Kopfschmerzen: Pe 9 *Zhongchong* und LG 4 *Mingmen (Supplementing Life)*.

Fußnoten

1 *Spiritual Pivot* Kapitel 71.
2 *Classic of Difficulties* 68th Difficulty.
3 *Spiritual Pivot* Kapitel 44.
4 *Spiritual Pivot* Kapitel 78.
5 *Spiritual Pivot* Kapitel 66.
6 *A Spot of Snow on a Red Hot Stove (Hong Lu Dian Xue)* von *Gong Ju-zhong* 1630.
7 *Essential Questions* Kapitel 33.
8 *Spiritual Pivot* Kapitel 44.
9 *Classic of Difficulties* 29th Difficulty.
10 *Classic of Difficulties* 69th Difficulty.
11 *Spiritual Pivot* Kapitel 8.
12 *Essential Questions* Kapitel 62.
13 *Classic of Difficulties* 68th Difficulty.

手少陽三焦經

DIE DREIFACHER ERWÄRMER-LEITBAHN DES HAND-*SHAOYANG*

DIE DREIFACHER ERWÄRMER-LEITBAHN DES HAND-*SHAOYANG*

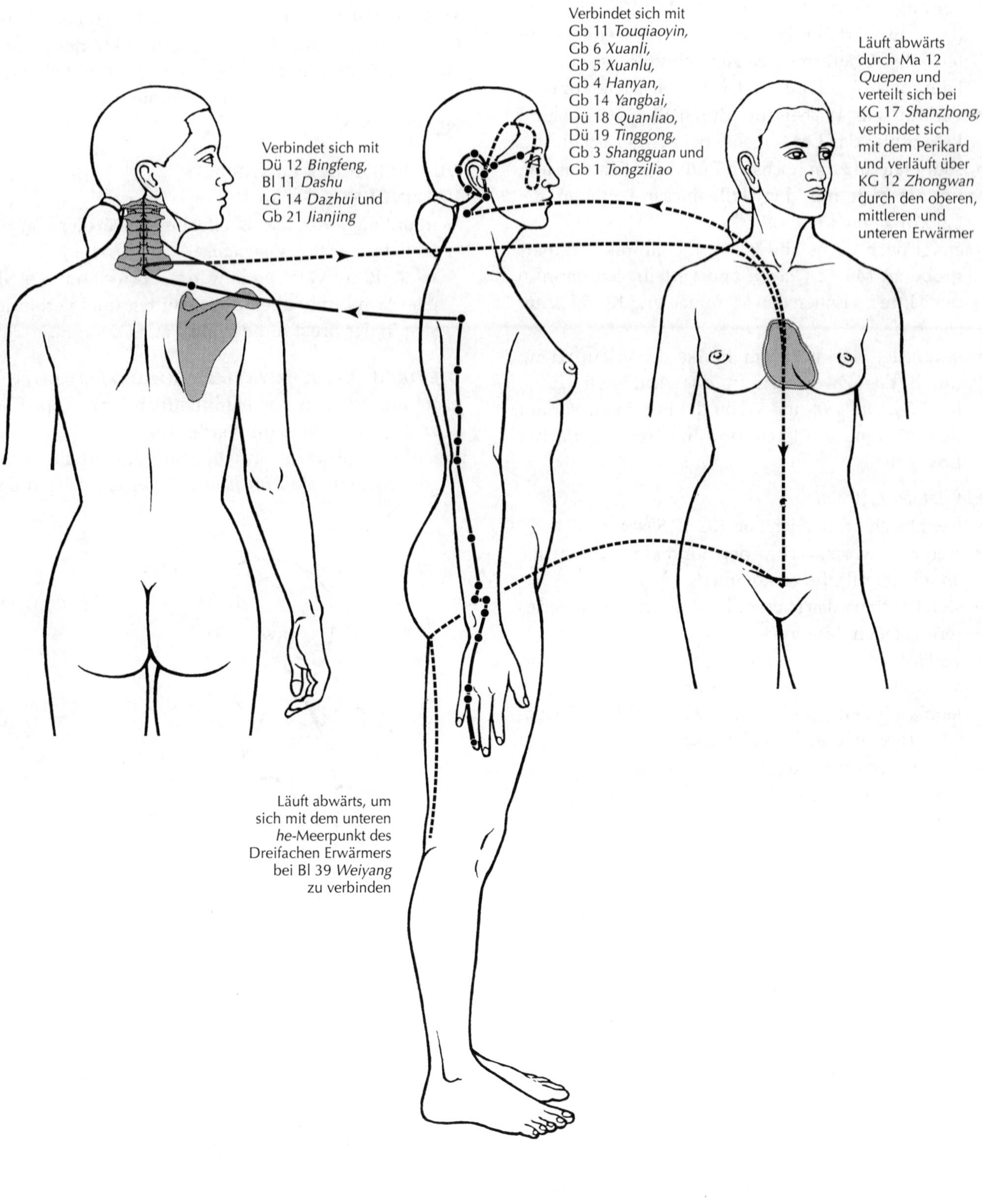

Die Dreifacher Erwärmer-Hauptleitbahn

DIE DREIFACHER ERWÄRMER-HAUPTLEITBAHN

- beginnt am ulnaren Anteil der Ringfingerspitze und verläuft zwischen dem vierten und fünften Metakarpalknochen über dem Handrücken,
- verläuft zwischen Radius und Ulna entlang des posterioren Anteils des Unterarms aufwärts, zwischen der Dickdarm- und Dünndarm-Leitbahn,
- verläuft über das Olekranon bei 3E 10 *Tianjing* und dann aufwärts entlang des postero-lateralen Anteils des Oberarms bis zur Schulter, wo sie die Dünndarm-Leitbahn bei Dü 12 *Bingfeng* kreuzt,
- verläuft zur Wirbelsäule durch Bl 11 *Dashu* und kreuzt hier das Lenkergefäß bei LG 14 *Dazhui,*
- steigt lateral zum höchsten Punkt der Schulter auf, wo sie sich mit der Gallenblasen-Leitbahn bei Gb 21 *Jianjing* kreuzt,
- steigt nach vorne abwärts in die Supraklavikulargrube zu Ma 12 *Quepen* und verteilt sich dann in der Mitte zwischen den Mammae und KG 17 *Shanzhong,*
- verbindet sich mit dem Perikard, verläuft dann durch das Zwerchfell in das Abdomen durch KG 12 *Zhongwan* und verbindet in seinem Verlauf den oberen, mittleren und unteren Dreifacher Erwärmer.

Ein Ast der Leitbahn

- trennt sich im Bereich von KG 17 *Shanzhong,*
- steigt aufwärts, um in der Supraklavikulargrube an die Oberfläche zu kommen,
- steigt entlang des Halses aufwärts zu den posterioren Anteilen des Ohres,
- verläuft im Bogen um das Ohr durch Gb 11 *Touqiaoyin* bis zu den Schläfen; dort kreuzt er die Gallenblasen-Leitbahn bei Gb 6 *Xuanli,* Gb 5 *Xuanlu,* Gb 4 *Hanyan* und Gb 14 *Yangbai,*
- verläuft bogenförmig über die Wange und kreuzt sich bei Dü 18 *Quanliao* mit der Dünndarm-Leitbahn,
- steigt zum inferioren Anteil des Auges auf.

Ein anderer Ast

- trennt sich hinter dem Ohr und dringt in das Ohr ein,
- kommt vor dem Ohr an die Oberfläche, um sich mit der Dünndarm- und Gallenblasen-Leitbahn bei Dü 19 *Tinggong* und Gb 3 *Shangguan* zu kreuzen,
- kreuzt den vorangegangenen Ast im Wangenbereich und endet am äußeren Augenkanthus bei 3E 23 *Sizhukong* und verbindet sich mit Gb 1 *Tongziliao.*

Laut *Spiritual Pivot*[1] verläuft ein Ast der Dreifacher Erwärmer-Hauptleitbahn abwärts zu Bl 39 *Weiyang.*

Die Dreifacher Erwärmer-Hauptleitbahn verbindet sich mit folgenden zangfu: sanjiao (oberer, mittlerer und unterer *jiao*), Perikard.

Die Dreifacher Erwärmer-Hauptleitbahn trifft sich mit anderen Leitbahnen an folgenden Punkten:
Dü 12 *Bingfeng,* Bl 11 *Dashu,* LG 14 *Dazhui,* Gb 21 *Jianjing,* Ma 12 *Quepen,* KG 17 *Shanzhong,* KG 12 *Zhongwan,* Bl 11 *Dashu,* Gb 11 *Touqiaoyin,* Gb 5 *Xuanlu,* Gb 4 *Hanyan,* Gb 14 *Yangbai,* Dü 18 *Quanliao,* Dü 9 *Jianzhen,* Gb 3 *Shangguan,* Gb 1 *Tongziliao.*

MERKE: Bl 1 *Jingming,* Pe 1 *Tianchi* LG 20 *Baihui* und Gb 20 *Fengchi* sind als Kreuzungspunkte der Dreifacher Erwärmer-Leitbahn bekannt; die Darstellungen dieser Leitbahn zeigen diese Verbindungen normalerweise nicht.

DIE DREIFACHER ERWÄRMER-VERBINDUNGSLEITBAHN

- trennt sich von der Dreifacher Erwärmer-Hauptleitbahn bei 3E 5 *Waiguan,*
- verläuft aufwärts entlang des posterioren Anteils des Arms und über die Schulter und verbindet sich in der Brust mit der Perikard-Leitbahn.

DIE DREIFACHER ERWÄRMER-SONDERLEITBAHN

- trennt sich von der Hauptleitbahn am Kopf und zweigt einen Ast zum Vertex ab,
- verläuft abwärts in die Supraklavikulargrube sowie durch die drei *jiao* und verteilt sich in der Brust.

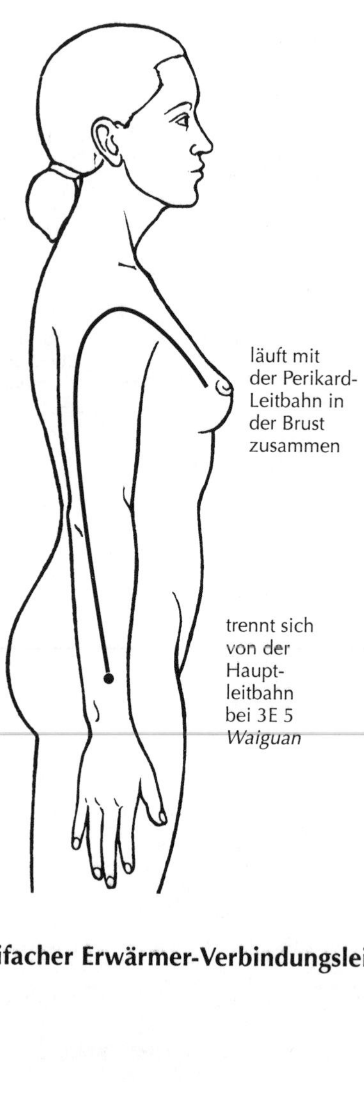

Die Dreifacher Erwärmer-Verbindungsleitbahn

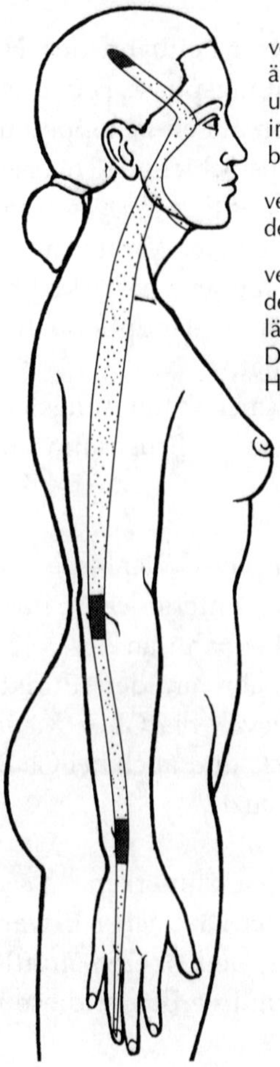

Die tendino-muskuläre Leitbahn des Dreifachen Erwärmers

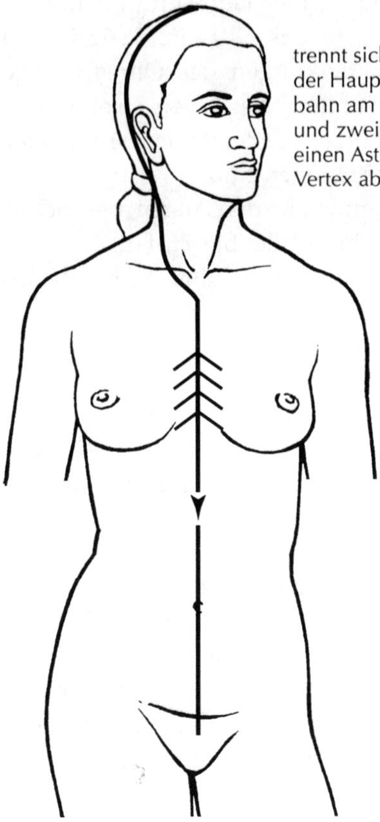

Die Dreifacher Erwärmer-Sonderleitbahn

DIE TENDINO-MUSKULÄRE LEITBAHN DES DREIFACHEN ERWÄRMERS

- beginnt an der ulnaren Seite des Ringfingers und vernetzt sich am Handgelenkrücken,
- folgt dem posterioren Anteil des Armes und vernetzt sich an der Ellenbogenspitze,
- verläuft entlang des lateralen Oberarms aufwärts und über die Schulter zum Hals, wo sie sich mit der tendino-muskulären Leitbahn des Dünndarms verbindet...

Ein Ast

- trennt sich im Kieferwinkel und dringt nach innen ein, um sich mit der Zungenwurzel zu verbinden.

Ein anderer Ast

- steigt vor dem Ohr aufwärts, um sich mit dem äußeren Augenkanthus zu verbinden,
- verläuft dann über die Schläfe aufwärts, um sich im Stirnwinkel zu vernetzen.

PATHOLOGISCHE SYMPTOME

Spannungs- und Krampfempfindung im Verlauf der Leitbahn, gewellte aufgerollte Zunge.

DISKUSSION

Die Dreifacher Erwärmer-Leitbahn des Hand-*shaoyang* gehört zur Wandlungsphase Feuer, ist mit der Perikard-Leitbahn innen-außen-gekoppelt und bildet entsprechend der Sechs-Schichten-Theorie mit der Gallenblasen-Leitbahn des Fuß-*shaoyang* ein Paar. Die Dreifacher Erwärmer-Perikard-Verbindung wird darüber hinaus durch die Tatsache bestärkt, dass

- die Dreifacher Erwärmer-Hauptleitbahn sich mit dem Perikard vereinigt,
- die Dreifacher Erwärmer Verbindungsleitbahn mit der Perikard-Leitbahn im Brustraum zusammenläuft.

Die Dreifacher Erwärmer-Gallenblasen-Beziehung wird durch die Tatsache unterstrichen, dass sich die Dreifacher Erwärmer-Leitbahn an der Kopfseite mit der Gallenblasen-Leitbahn an den Punkten Gb 1 *Tongziliao*, Gb 3 *Shangguan* bis Gb 6 *Xuanli*, Gb 11 *Touqiaoyin*, Gb 20 *Fengchi* und auch bei Gb 21 *Jianjing* an der Schulterhöhe kreuzt.

Zusätzlich ist es wichtig anzumerken:

- Der innere Verlauf der Dreifacher Erwärmer-Leitbahn verläuft durch den oberen, mittleren und unteren Erwärmer und verbindet diese miteinander.
- Der innere Verlauf der Dreifacher Erwärmer-Hauptleitbahn verläuft zwischen den Brüsten abwärts zu KG 17 *Shanzhong*.
- Die Dreifacher Erwärmer-Hauptleitbahn verläuft sowohl hinter wie vor dem Ohr aufwärts und dringt auch in das Ohr ein.
- Die Dreifacher Erwärmer-Hauptleitbahn verläuft aufwärts zum inferioren Anteil des Auges, und die Hauptleitbahn sowie die tendino-muskuläre Leitbahn verlaufen zum äußeren Augenkanthus.
- Die Dreifacher Erwärmer-Sonderleitbahn verteilt sich auf dem Vertex.
- Die tendino-muskuläre Leitbahn des Dreifacher Erwärmers verbindet sich mit der Zungenwurzel.
- Die Dreifacher Erwärmer-Hauptleitbahn steigt durch die Wange auf.

Diese Leitbahnenverbindungen sowie die Zugehörigkeit des Dreifachen Erwärmers zur Wandlungsphase Feuer bestimmen viele der Wirkungen und Indikationen der Dreifacher Erwärmer-Leitbahnenpunkte und können wie folgt zusammengefasst werden:

- Fieber senken. Die Dreifacher Erwärmer-Leitbahn gehört zum Feuer und viele ihrer Punkte sind bei fieberhaften Erkrankungen indiziert, besonders wenn diese durch äußere pathogene Faktoren ausgelöst sind. Bezüglich der Differenzierung von Fiebererkrankungen nach dem Vier-Schichten-Modell behandelt die Dreifacher Erwärmer-Leitbahn Fieber in der Abwehr- und *Qi*-Schicht, während die Perikard-Leitbahn hauptsächlich Fieber in der Nähr- und Blutschicht behandelt; allerdings sind die meisten distalen Punkte der Dreifacher Erwärmer-Leitbahn (wo Perikard- und Dreifacher Erwärmer-Leitbahn zusammenlaufen) in der Lage, beide Fieberformen zu behandeln. Hinsichtlich der Differenzierung von fieberhaften Erkrankungen entsprechend der Dreifacher Erwärmer-Theorie, behandeln die Punkte der Dreifacher Erwärmer-Leitbahn hauptsächlich Fieberzustände, die den oberen *jiao*-Lungenmuster betreffen, obwohl seine distalen Punkte ebenfalls Perikard-Muster des oberen *jiao* behandeln können. Bezüglich der Differenzierung entsprechend der Sechs-Schichten sagen *Spiritual Pivot*[2] und *Essential Questions*[3]: „*Taiyang* ist das Öffnen, *yangming* ist das Schließen und *shaoyang* ist das Scharnier." Der *sanjiao* gehört zum *shaoyang* (Scharnier zwischen außen und innen), und verschiedene Punkte der Leitbahn sind bei alternierendem Frieren und Fieber sowie Malaria indiziert; hierbei handelt es sich um charakteristische Indikationen von *shaoyang*-Mustern. Die hitzebeseitigende Wirkung der Punkte der Dreifacher Erwärmer-Leitbahn dehnt sich auf eine Beseitigung von Hitze in allen Regionen aus, die von der Leitbahn durchlaufen wird.
- Unterstützt die Ohren. Verschiedene Anteile der Dreifacher Erwärmer-Leitbahn umlaufen das Ohr oder dringen in das Ohr ein. Viele ihrer Punkte sind für Erkrankungen des Ohres indiziert wie Tinnitus, Taubheit, besonders wenn diese eine Folge von Hitze, aufsteigendem *Yang* oder anderen Fülle-Pathogenen sind.
- Hitzebeseitigung aus den Augen, besonders Wind-Hitze und Leber-Gallenblasen-Hitze.
- Beseitigung von Hitze aus Hals, Rachen und Zunge.
- Beruhigung des Herzens und des Geistes. Aufgrund der engen Beziehung zwischen Dreifacher Erwärmer- und Perikard-Leitbahn sind viele Punkte der Dreifacher Erwärmer-Leitbahn für Schmerzen im Brustraum und für Schmerzen des Herzens indiziert, ebenso für Agitiertheit, Ruhelosigkeit, Manie, Epilepsie und andere Manifestationen eines gestörten Geistes.
- Behandlung von Kopfschmerzen. Die *shaoyang*-Leitbahn verläuft über die Schläfen und die Seite des Kopfes, und die Punkte der Dreifacher Erwärmer-Leitbahn werden häufig in der Behandlung von Kopfschmerzen, die diese Bereiche betreffen, verwendet.
- Harmonisierung der drei *jiao*. Besonders 3E 5 *Waiguan* und 3E 6 *Zhigou* sind in der Lage, den mittleren und den unteren *jiao* bei der Behandlung von Erbrechen und Obstipation zu regulieren.

3E 1 *GUANCHONG*

關冲

Tor-Ansturm

jing-Brunnenpunkt und Metallpunkt der Dreifacher Erwärmer-Leitbahn

LOKALISATION

Am dorsalen Anteil des Ringfingers, auf der Verbindung von zwei Linien, die entlang der Ulnargrenze des Nagels und der Nagelbasis gezogen werden, ca. 0.1 *cun* von der Nagelecke entfernt.

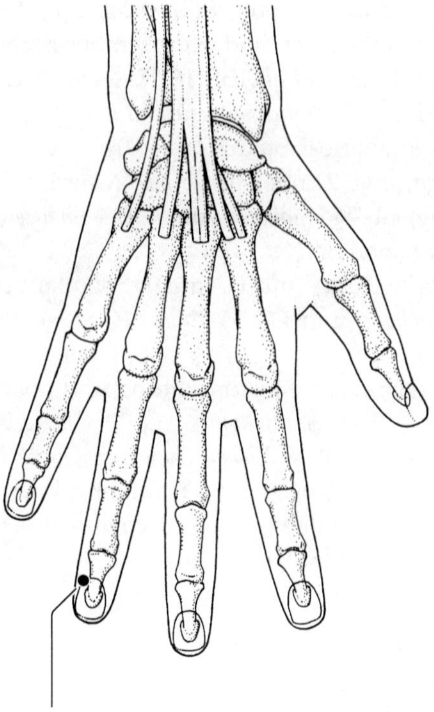

3E 1 *Guanchong*

NADELUNG

Senkrecht oder schräg nach proximal 0.1 – 0.2 *cun* oder bluten lassen.

WIRKUNGEN

Klärt Hitze im oberen *jiao*
Unterstützt die Ohren und die Zunge
Aktiviert die Leitbahn und lindert Schmerz

INDIKATIONEN

- Tinnitus, Taubheit, Ohrschmerzen, steife Zunge, aufgerollte Zunge, Schmerzen der Zungenwurzel, rissige Zunge, trockener Mund, trockene Lippen, bitterer Mundgeschmack, Kopfschmerzen, Wind-Schwindel und Kopfschmerz, Rötung der Augen, oberflächliches visuelles Stauungssyndrom, schmerzhaftes Stauungssyndrom des Rachens, Schmerzen in der Submandibularregion, dunkle Gesichtsfarbe.
- Fieberhafte Erkrankung, gestaute Hitze im *sanjiao*, gestaute Hitze im oberen *jiao*, Hitze im Körper wie Feuer, Fieber, Fieber ohne Schwitzen, Frieren und Fieber, Fieber mit Agitiertheit, Oppressionsgefühl des Herzens mit Schweißlosigkeit, Herzschmerzen.
- Plötzliche tumultartige Erkrankung, Erbrechen saurer Flüssigkeit, kein Verlangen zu essen.
- Ellenbogen- und Schulterschmerzen, Schmerzen der Schulter und des Rückens, Unfähigkeit sich zu drehen und nach hinten zu sehen.

KOMMENTAR

Als *jing*-Brunnenpunkt ist 3E 1 *Guanchong* der Endpunkt der Dreifacher Erwärmer-Leitbahn und gemeinsam mit den anderen *jing*-Brunnenpunkten hat er seine stärkste Wirkung auf das entgegengesetzte Ende der Leitbahn. Die Hauptwirkung von 3E 1 *Guanchong* besteht in der Beseitigung von Hitze, die den oberen *jiao* betrifft, und als *jing*-Brunnenpunkt wird er hauptsächlich für akute Symptome verwendet. Diese Wirkung spiegelt sich hauptsächlich auf folgende zwei Weisen:

a) Beseitigung von Hitze aus der Leitbahn, und
b) Behandlung von fieberhaften Erkrankungen äußeren Ursprungs.

Song of the Jade Dragon empfiehlt 3E 1 *Guanchong* für „gestaute *sanjiao*-Hitze im oberen *jiao*" und sagt, dass „ein Bluten dieses Punktes toxisches Blut beseitigt". Der obere Anteil der Dreifacher Erwärmer-Leitbahn hat ihren Ursprung in der Brust und steigt entlang des Halses zum Ohr, zur Schläfe und zum unteren Anteil des Auges sowie zum äußeren Kanthus auf. Wenn äußere Hitze (hauptsächlich Wind-Hitze) oder innere Hitze (hauptsächlich Leber-Hitze, die zur Fuß-*shaoyang*-Gallenblasen-Leitbahn und dann zur Hand-*shaoyang*-Dreifacher Erwärmer-Leitbahn übertragen wird) die Dreifacher Erwärmer-Leitbahn blockieren, kann es zu Tinnitus, Taubheit, Ohrschmerzen, Kopfschmerzen, Schwindel, Rötung der Augen, schmerzhaftem Stauungssyndrom des Rachens etc. kommen. Die tendino-muskuläre Leitbahn des Dreifachen Erwärmers steigt zur Zungenwurzel auf und 3E 1 *Guanchong* hat eine spezielle Beziehung zu diesem Bereich. Er ist indiziert bei steifer Zunge (üblicherweise, wenn Hitze die Körpersäfte schädigt) aufgerollte Zunge (üblicherweise als Folge von Fülle- oder Leere-Feuer des Herzens) und rissiger Zunge (üblicherweise als Folge von Hitze, die die Körperflüssigkeiten austrocknen) und ebenso für Schmerzen an der Zungenwurzel. Es gibt drei Hauptsysteme zur Differenzierung fieberhafter Erkrankungen im Lehrgebäude der chinesischen Medizin:

a) Differenzierung anhand des Sechs-Schichten-Modells,

b) Differenzierung anhand des Vier-Schichten-Modells und
c) Differenzierung anhand der *sanjiao*-Theorie (drei *jiao*).

Die Dreifacher Erwärmer-Theorie teilt den Körper in drei Bereiche, den oberen, mittleren und unteren *jiao*. Entsprechend dieser Methode der Differenzierung fieberhafter Erkrankungen (entwickelt von *Wu Jutong* in *Systematic Differentiation of Warm Diseases*) korrespondiert der obere *jiao* mit Lunge und Perikard. In *Warp and Woof of Warm Febrile Diseases* wird gesagt: „Wenn ein warmer pathogener Faktor den oberen Körperanteil angreift, dringt er zuerst in die Lunge ein; dann wird er in das Perikard übertreten." Wenn äußere pathogene Hitze die Lunge angreift, korrespondiert dies mit dem Stadium der *taiyang*-Schicht (Sechs-Schichten-Theorie) und der Abwehrschicht (Vier-Schichten-Theorie), und es handelt sich dabei um das äußerste und oberflächlichste Stadium von Fieber, das sich in Frieren und Fieber, Kopfschmerzen, Rachenschmerzen und Augenrötung äußert. Wenn äußere pathogene Hitze tiefer eindringt und das Perikard angreift, verdichtet die Hitze die Körperflüssigkeiten und bildet Schleim. Schleim-Hitze blockiert dann das Perikard, stört den Geist und ruft Symptome wie hohes Fieber mit Agitiertheit, Herzschmerzen, trockenen Mund mit bitterem Geschmack und eine steife oder aufgerollte Zunge hervor. Da 3E 1 *Guanchong* in der Lage ist, pathogene Hitze und Wind-Hitze aus dem oberen *jiao* insgesamt zu beseitigen und im Besonderen aus seiner innen-außen-gekoppelten Perikard-Leitbahn, ist er auch in der Lage, diese beiden Syndrome zu behandeln.

Es ist interessant anzumerken, dass im Allgemeinen die Punkte der Dreifacher Erwärmer-Leitbahn Fieber im Bereich der Abwehr-Schicht und *Qi*-Schicht und Lungenmuster behandeln, während Punkte der Perikard-Leitbahn die Nährschicht und die Blutschicht und Perikard-Muster (siehe Diskussion) behandeln. Da die Abwehrschicht, die *Qi*-Schicht und Lungenmuster relativ oberflächlich und *Yang* sind, spiegelt dies die innen-außen-Beziehung dieses *Yin-Yang*-Leitbahnenpaares wider. Als der *jing*-Brunnenpunkt der Dreifacher Erwärmer-Leitbahn, an dem das *Qi* des Perikard in den Dreifacher Erwärmer übergeht, ist 3E 1 *Guanchong* jedoch ideal geeignet, um Lungen- und Perikard-Syndrome zu behandeln.

3E 1 *Guanchong* ist bei zwei weiteren Indikationen angezeigt. Zuerst bei akuter Disharmonie des Magens und der Därme, die sich in einer plötzlichen tumultartigen Erkrankung mit Erbrechen saurer Flüssigkeit und Appetitsverlust äußert und in der sich der innere Verlauf der Dreifacher Erwärmer-Hauptleitbahn zum mittleren und unteren *jiao* widerspiegelt. Als Zweites erscheint dieser Punkt in einer Anzahl von klassischen Punktkombinationen zur Behandlung von Erkrankungen mit Auszehrung und übermäßigem Durst. Darin zeigt sich seine Fähigkeit, Hitze zu klären und Trockenheit von Mund und Lippen zu befeuchten.

PUNKTKOMBINATIONEN

- Taubheit: 3E 1 *Guanchong* und Gb 44 *Zuqiaoyin* (*Spiritual Pivot*).
- Tinnitus und Taubheit: 3E 1 *Guanchong*, Ma 7 *Xiaguan*, Di 5 *Yangxi*, 3E 2 *Yemen* und Dü 5 *Yanggu* (*Systematic Classic*).
- Ohrschmerzen, Taubheit und Tinnitus: 3E 1 *Guanchong*, 3E 2 *Yemen*, 3E 3 *Zhongzhu*, Dü 16 *Yianchuang* und Di 5 *Yangxi* (*Thousand Ducat Formulas*).
- Wind-Schwindel und Kopfschmerz: 3E 1 *Guanchong*, Bl 60 *Kunlun*, 3E 16 *Tianyou*, Bl 12 *Fengmen* und KG 4 *Guanyuan* (*Thousand Ducat Formulas*).
- Schmerzhaftes Stauungssyndrom des Rachens, aufgerollte Zunge, trockener Mund: 3E 1 *Guanchong*, Gb 44 *Zuqiaoyin* und Dü 1 *Shaoze* (*Thousand Ducat Formulas*).
- Schlaffe Zunge mit Unfähigkeit zu sprechen: 3E 1 *Guanchong* und LG 15 *Yamen* (*One Hundred Symptoms*).
- Erkrankungen mit Auszehrung und übermäßigem Durst: 3E 1 *Guanchong*, KG 24 *Chengjiang*, Ni 2 *Rangu* und Bl 49 *Yishe* (*Thousand Ducat Formulas*).
- Hitzeempfindung in der Schulter mit Unfähigkeit, den Kopf zu bewegen: 3E 1 *Guanchong*, Dü 9 *Jianzhen* und Di 15 *Jianyu* (*Thousand Ducat Formulas*).

3E 2 *YEMEN*

液門

Flüssigkeits-Tor

ying-Quellpunkt und Wasserpunkt der Dreifacher Erwärmer-Leitbahn

LOKALISATION

Zwischen dem Ringfinger und dem kleinen Finger 0.5 *cun* proximal der Zwischenfingerhaut.

ANMERKUNG ZUR LOKALISATION

Dieser Punkt wird üblicherweise bei leicht geschlossener Faust des Patienten lokalisiert und genadelt; der Punkt kann dann am proximalen Ende der sichtbaren Falte, die durch die Zwischenfingerhaut gebildet wird, lokalisiert werden.

NADELUNG

Senkrecht 0.3 – 0.5 *cun*.

WIRKUNGEN

Zerstreut Hitze des oberen *jiao* und unterstützt die Ohren
Beruhigt den Geist
Aktiviert die Leitbahn und lindert Schmerz

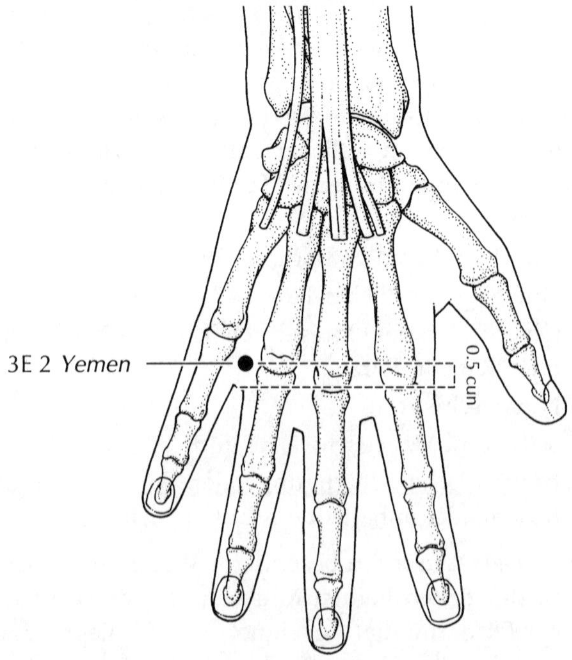

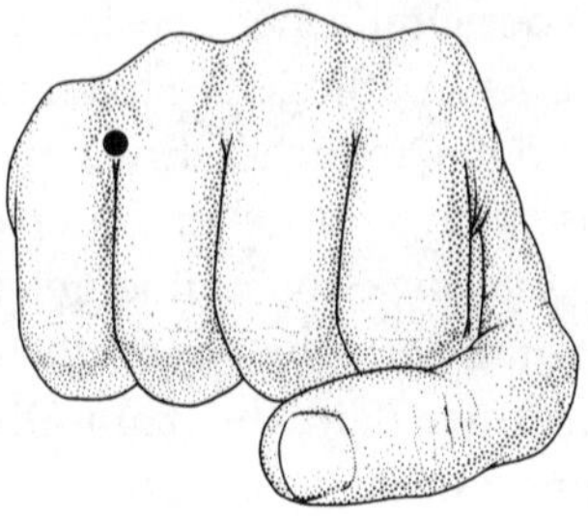

INDIKATIONEN

- Taubheit, plötzliche Taubheit, Tinnitus, Ohrschmerzen, Kopfschmerzen, rote Augen, rotes Gesicht mit Tränenfluss, trockene Augen, Schwellung und Schmerzen des Rachens, Zahnschmerzen, blutendes Zahnfleisch, Zahnfleischschmerzen.
- Schreck-Palpitationen, Wahn, Manie, Schreckhaftigkeit, Epilepsie, Kurzatmigkeit.
- Malaria, Fieber ohne Schwitzen.
- Armschmerzen, Unfähigkeit den Arm zu heben infolge von Schmerzen, Rötung und Schwellung des Handrückens, Kontraktion der fünf Finger, Handgelenkschwäche, Halsschmerzen.

KOMMENTAR

Gemäß *Classic of Difficulties*[4] sind die *ying*-Quellpunkte bei „Hitze im Körper" indiziert. Die Dreifacher Erwärmer-Hauptleitbahn hat einen aufsteigenden Verlauf:

a) Sowohl vor wie hinter dem Ohr, und sie dringt ebenfalls in das Ohr ein.
b) Zum inferioren Anteil des Auges und zum äußeren Kanthus und
c) durch die Wange.

3E 2 *Yemen*, der *ying*-Quellpunkt und der Wasserpunkt der Dreifacher Erwärmer-Leitbahn ist deshalb in der Lage, Hitze aus den oberen Anteilen der Leitbahnen in den Ohren (Taubheit, Tinnitus, Ohrschmerzen), den Augen (Rötung, Trockenheit, Tränenfluss), dem Zahnfleisch und den Zähnen (Schmerzen und Blutung) zu beseitigen.

Der Dreifacher Erwärmer ist mit dem Perikard, der „äußeren Umhüllung des Herzens" innen-außengekoppelt und 3E 2 *Yemen* ist in der Lage, Hitze aus Herz und Geist zu klären, die sich in Palpitationen, Schreck, Manie, Wahn, Epilepsie manifestiert.

Im Vergleich zu 3E 1 *Guanchong* ist er weniger in der Behandlung fieberhafter Erkrankungen sowie distalerer Leitbahnenstörungen, die Schulter und Ellenbogen betreffen, wirksam; er ist jedoch wirksamer zur Beruhigung des Geistes und zur Behandlung lokaler Leitbahnenstörungen, die das Handgelenk, die Hand und die Finger betreffen.

PUNKTKOMBINATIONEN

- Ohrschmerzen, Taubheit und Tinnitus: 3E 2 *Yemen*, Dü 16 *Yianchuang*, Di 5 *Yangxi*, 3E 1 *Guanchong* und 3E 3 *Zhongzhu* (*Thousand Ducat Formulas*).
- Tinnitus und Taubheit: 3E 2 *Yemen*, 3E 1 *Guanchong*, Di 5 *Yangxi*, Ma 7 *Xiaguan* und Dü 5 *Yanggu* (*Systematic Classic*).
- Plötzliche Taubheit: 3E 2 *Yemen* und 3E 8 *Sanyangluo* (*Supplementing Life*).
- Halsschmerzen: 3E 2 *Yemen* und Lu 10 *Yuji* (*One Hundred Symptoms*).
- Zahnschmerzen im Unterkieferbereich: 3E 2 *Yemen*, Dü 5 *Yanggu*, Di 1 *Shangyang*, Di 2 *Erjian* und 3E 9 *Sidu* (*Thousand Ducat Formulas*).
- Schreck-Palpitationen: 3E 2 *Yemen*, 3E 10 *Tianjing*, LG 20 *Baihui* und LG 11 *Shendao* (*Supplementing Life*).

3E 3 *ZHONGZHU*

中渚

Mittlere kleine Insel

shu-Bachpunkt und Holzpunkt der Dreifacher Erwärmer-Leitbahn

LOKALISATION

Auf dem Handrücken, in einer Vertiefung direkt proximal zwischen dem vierten und fünften Metakarpophalangealgelenk.

ANMERKUNG ZUR LOKALISATION

a) Man lokalisiert und nadelt den Punkt bei einer locker geschlossenen Faust des Patienten;

b) dieser Punkt kann auch an der Spitze eines gleichschenkeligen Dreiecks, das von diesem Punkt und der Erhebung der Metakarpophalangealgelenke des Ringfingers und des kleinen Fingers gebildet wird, lokalisiert werden.

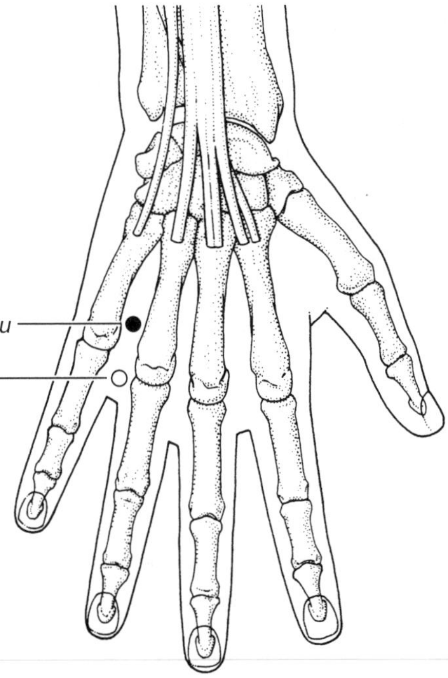

NADELUNG

Senkrecht oder schräg in proximale Richtung 0.5 – 1 *cun*.

WIRKUNGEN

Klärt Hitze und unterstützt die Ohren
Klärt den Kopf und die Augen, aktiviert die Leitbahn und lindert Schmerzen

INDIKATIONEN

- Tinnitus, Taubheit, Ohrschmerzen, einseitiger Kopfschmerz, Schläfenschmerzen, Schwindel, Rötung und Schmerzen der Augen, oberflächliches visuelles Stauungssyndrom, schmerzhaftes Stauungssyndrom des Halses.
- Juckreiz des Körpers und des Gesichts, rotes Gesicht, rotes Gesicht ohne Schweißbildung, fieberhafte Erkrankung, fieberhafte Erkrankung mit Kopfschmerzen, Frieren und Fieber, Abneigung gegen Wind und Kälte, chronische Malaria, Manie.
- Unfähigkeit die Finger zu beugen und zu strecken, Rötung, Schwellung und Schmerzen des Ellenbogens und des Oberarms, die sich zur Schulter ausdehnt, Taubheit der vier Extremitäten, Wirbelsäulenschmerzen auf Herzhöhe.

KOMMENTAR

Die Dreifacher Erwärmer-Leitbahn umläuft das Ohr, dringt in das Ohr ein, und 3E 3 *Zhongzhu* ist einer der wichtigsten distalen Punkte zur Behandlung von Ohrerkrankungen jeglicher Pathologie. Tinnitus und Taubheit können in sechs Hauptmuster differenziert werden:

a) Angriff äußeren pathogenen Windes,
b) Aufsteigendes Leber-Feuer oder Leber-*Yang*,
c) Obstruktion des Ohres durch Schleim-Feuchtigkeit oder Schleim-Hitze,
d) Nierenschwäche,
e) Milz- und Magenschwäche und
f) traumatische Schädigung oder Folge von plötzlichem oder anhaltendem lauten Lärm.

3E 3 *Zhongzhu* ist in besonderer Weise zur Behandlung der ersten beiden Muster (äußerer Wind und Leber-Disharmonie) geeignet. Dies liegt darin begründet, dass dieser Punkt, wie die meisten distalen Punkte der Dreifacher Erwärmer-Leitbahn, in der Lage ist, äußere pathogene Faktoren auszuleiten; als Holzpunkt der Dreifacher Erwärmer-Leitbahn kann er das Absenken von Leber-Feuer oder Leber-*Yang*, das in die *shaoyang*-Schicht übergeleitet ist, unterstützen. Aufgrund der sehr engen Beziehung der Dreifacher Erwärmer-Leitbahn zum Ohr dehnt sich die Anwendung von 3E 3 *Zhongzhu* auf die Behandlung jeglicher Muster von Tinnitus und Taubheit aus, besonders wenn sie vom Fülletyp sind. 3E 3 *Zhongzhu* ist als distaler Punkt ebenso in der Behandlung von Störungen wie Ohrschmerzen, Otitis media und Blockierung der Ohren als Folge von Kopf-Kälte wichtig. Bei einer Blockierung während oder als Folge von Flugzeugfliegen kann 3E 3 *Zhongzhu* massiert oder genadelt werden, während der Patient seine Nase zuhält und auf die Ohren Druck ausübt. Bei Hitze oder Feuer, unabhängig ob sie inneren oder äußeren Ursprungs sind, die die Dreifacher Erwärmer-Leitbahn im Oberkörper beeinträchtigen, kann es zu einseitigem Kopfschmerz, Schläfenschmerzen, Schwindel, Rötung, Schwellung, Schmerzen der Augen, schmerzhaftem Stauungssyndrom des Halses und einem roten Gesicht kommen. In all diesen Situationen wird 3E 3 *Zhongzhu* helfen, die Fülle-Hitze zu verringern und zu klären.

In *Spiritual Pivot* heißt es: „*Taiyang* ist das Öffnen, *yangming* ist das Schließen und *shaoyang* ist das Scharnier." In der Sechs-Schichten-Differenzierung von fieberhaften Erkrankungen, dargelegt in *Treatise on Injury by Cold*, ist die *shaoyang*-Schicht das Scharnier zwischen innen und außen, und es kommt zu *shaoyang*-Mustern, wenn pathogene Faktoren zwischen den anderen zwei Schichten eingeschlossen sind. Die charakteristischen Symptome dieser „halb-innen-, halb-außen"-Muster sind abgegrenzte Phasen von Fieber, die mit Frieren alternieren (versinnbildlicht in der Erkrankung Malaria). Die Dreifacher Erwärmer-*shaoyang*-Leitbahn gehört zur Wandlungsphase Feuer, und viele ihrer Punkte beseitigen wirksam Fieberzustände. 3E 3 *Zhongzhu* ist bei Frieren und Fieber, Fieber begleitet von Kopfschmerzen und im Besonderen bei chronischem Malaria-Fieber indiziert.

Laut *Classic of Difficulties*[5] sind die *shu*-Bachpunkte bei Schweregefühl des Körpers und Schmerzen der Gelenke indiziert. 3E 3 *Zhongzhu* ist ein wichtiger Punkt, um das Leitbahnen-*Qi* zu zirkulieren und zur Behandlung von Schulter- und Ellenbogenschmerzen, Schmerzen der Wirbelsäule (auf Herzhöhe), Taubheit der vier Extremitäten und Unfähigkeit die Finger zu beugen und zu strecken indiziert.

PUNKTKOMBINATIONEN

- Taubheit: 3E 3 *Zhongzhu*, 3E 5 *Waiguan*, 3E 22 *Erheliao*, Gb 2 *Tinghui*, Dü 19 *Tinggong*, Di 4 *Hegu*, Di 1 *Shangyang* und Pe 9 *Zhongchong* (*Precious Mirror*).
- Taubheit und Tinnitus: 3E 3 *Zhongzhu*, Dü 17 *Tianrong*, Dü 19 *Tinggong* und Gb 2 *Tinghui* (*Thousand Ducat Formulas*).
- Tinnitus: 3E 3 *Zhongzhu*, 3E 19 *Luxi*, Gb 2 *Tinghui*, 3E 21 *Ermen*, LG 20 *Baihui*, Bl 8 *Luoque*, Di 5 *Yangxi*, Dü 2 *Qiangu*, Dü 3 *Houxi*, Dü 4 *Wangu*, 3E 2 *Yemen*, Di 1 *Shangyang* und Bl 23 *Shenshu* (*Great Compendium*).
- Ohrschmerzen, Taubheit, Tinnitus: 3E 3 *Zhongzhu*, 3E 1 *Guanchong*, 3E 2 *Yemen*, Dü 16 *Yianchuang* und Di 5 *Yangxi* (*Thousand Ducat Formulas*).
- Visueller Schwindel: 3E 3 *Zhongzhu* und Gb 15 *Toulinqi* (*Supplementing Life*).
- Halsschmerzen: 3E 3 *Zhongzhu*, 3E 6 *Zhigou* und Ma 44 *Neiting* (*Thousand Ducat Formulas*).
- Schwellung des Rachens: 3E 3 *Zhongzhu* und Ni 3 *Taixi* (*Supplementing Life*).
- Chronische Malaria: 3E 3 *Zhongzhu*, Di 1 *Shangyang* und Gb 40 *Qiuxu* (*Great Compendium*).
- Malaria mit generalisiertem Fieber: 3E 3 *Zhongzhu*, Ni 19 *Yindu*, He 3 *Shaohai*, Di 1 *Shangyang* und Di 3 *Sanjian* (*Supplementing Life*).
- Unfähigkeit den Ellenbogen und die Finger zu beugen: 3E 3 *Zhongzhu*, Di 11 *Quchi*, Di 10 *Shousanli* und 3E 5 *Waiguan* (*Great Compendium*).
- Ellenbogenschmerzen, gelegentlich Kälte: 3E 3 *Zhongzhu*, Di 11 *Quchi*, 3E 1 *Guanchong*, Di 10 *Shousanli*, Dü 5 *Yanggu*, Lu 5 *Chize* (*Thousand Ducat Formulas*).
- Kontraktion der fünf Finger mit Unfähigkeit diese zu beugen und zu strecken: 3E 3 *Zhongzhu* und Dü 4 *Wangu* (*Thousand Ducat Formulas*).

3E 4 *YANGCHI*

Yang-Teich

陽池

yuan-Quellpunkt der Dreifacher Erwärmer-Leitbahn

LOKALISATION

Auf dem Handgelenksrücken, auf Höhe des Handgelenkes, in einer Vertiefung zwischen den Sehnen des Musculus extensor digitorum communis und des Musculus extensor digiti minimi.

ANMERKUNG ZUR LOKALISATION

Man folgt dem Zwischenraum zwischen dem vierten und fünften Metakarpalknochen von 3E 3 *Zhongzhu* aus nach proximal, bis zu einer Vertiefung auf der Höhe des Handgelenks. Diese Vertiefung kann durch Streckung des Handgelenks und der Finger deutlich dargestellt werden; der Punkt sollte jedoch bei entspannten Sehnen genadelt werden.

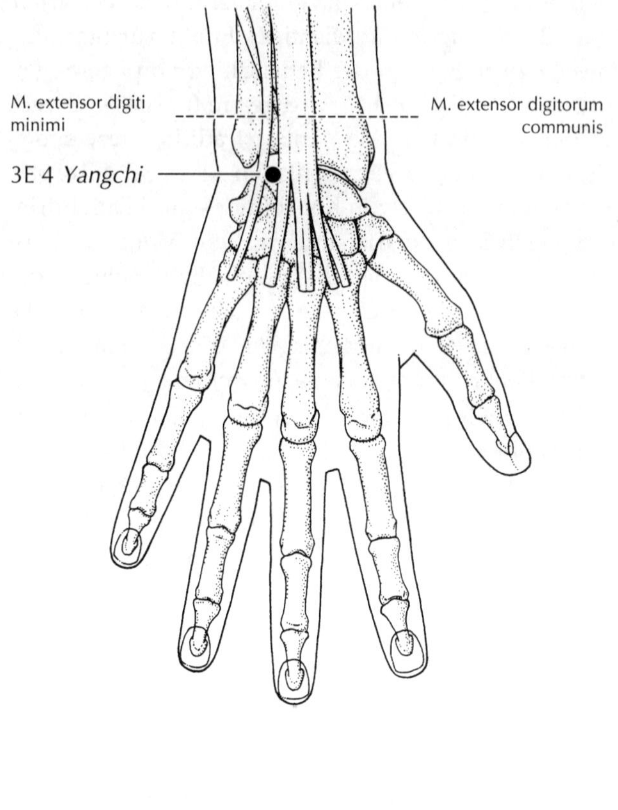

NADELUNG

a) Leicht schräg nach proximal 0.3 – 0.5 *cun*.
b) Transversal zur Radialseite des Handgelenks unter den Sehnen 0.5 –1 *cun*.

WIRKUNGEN

Entspannt die Sehnen und lindert Schmerzen
Klärt Hitze

INDIKATIONEN

- Schwellung und Schmerzen des Halses, Schmerzen der Schulter und des Armes, Schwäche und Schmerzen des Handgelenks, Rötung und Schwellung des Handgelenks.
- Taubheit und schmerzhaftes Stauungssyndrom des Halses.
- Erkrankungen mit Auszehrung und übermäßigem Durst, Malaria, fieberhafte Erkrankung mit Schweißlosigkeit.
- Trockener Mund mit Agitiertheit und Oppressionsgefühl, Herzschmerzen mit Völlegefühl im Thorax.

KOMMENTAR

In *Classic of Difficulties*[6] heißt es: „Der *sanjiao* ist der Abgesandte des Ursprungs-*Qi* … die Orte, an denen das Ursprungs-*Qi* residiert, sind als die *yuan*-Quellen [Punkte] bekannt." Diese Textstelle zeigt deshalb an, dass sich einerseits das Ursprungs-*Qi* auch an den *yuan*-Quellpunkten aufhält und andererseits, dass der Dreifache Erwärmer der Überträger des Ursprungs-*Qi* ist. Als *yuan*-Quellpunkt der Dreifacher Erwärmer-Leitbahn ist dies ein sehr guter Grund zu erwarten, dass 3E 4 *Yangchi* ein wichtiger Punkt zur Stärkung des Ursprungs-*Qi* in der Behandlung von Leere-Syndromen ist. 3E 4 *Yangchi* wird genau für diesen Zweck in der japanischen Akupunkturtradition verwendet. Es wurde ebenso vorgeschlagen, dass 3E 4 *Yangchi* durch Regulierung von Konzeptions- und Durchdringungsgefäß in der Behandlung von Menstruationsstörungen wirksam ist. Bei einer Untersuchung der klassischen chinesischen Aufzeichnungen über die Anwendung von 3E 4 *Yangchi* können jedoch folgende Beobachtungen gemacht werden:

a) Er erscheint in wenigen traditionellen Punktkombinationen,
b) es gibt sehr wenige Indikationen oder Punktkombinationen, die eine Wirksamkeit dieses Punktes zur Tonisierung von Leere-Syndromen widerspiegeln, und
c) für den Punkt gibt es keine gynäkologischen Indikationen.

Es ist interessant anzumerken, dass 3E 6 *Zhigou* eher als 3E 4 *Yangchi* bei einer „Blockade des Konzeptionsgefäßes bei Frauen" indiziert ist. In der klinischen Praxis wird 3E 4 *Yangchi* hauptsächlich bei lokalen Erkrankungen des Handgelenkes einschließlich Rötung, Schwellung, Schwäche und Schmerzen angewendet.

Schließlich ist es zum Erlernen der Namen der Punkte der *Yang*-Leitbahnen am Handgelenk sinnvoll, sich an ihre Ähnlichkeiten zu erinnern: Di 5 *Yangxi* (*Yang*-Schlucht), Dü 5 *Yanggu* (*Yang*-Tal) und 3E 4 *Yangchi* (*Yang*-Teich).

PUNKTKOMBINATIONEN

- Kontraktion des Armes, Anspannung der Sehnen beider Hände mit Unfähigkeit die Hände zu öffnen: 3E 4 *Yangchi*, Di 11 *Quchi*, Lu 5 *Chize*, Di 4 *Hegu* und 3E 3 *Zhongzhu* (*Great Compendium*).

3E 5 *WAIGUAN*

Äußeres Tor

外關

Luo-Passagepunkt der Dreifacher Erwärmer-Leitbahn
Öffnungspunkt des Yang-Verbindungsgefäßes

LOKALISATION

2 *cun* proximal von 3E 4 *Yangchi*, in einer Vertiefung zwischen dem Radius und der Ulna auf der Radialseite der Sehnen des Musculus extensor digitorum communis.

ANMERKUNG ZUR LOKALISATION

Der Punkt ist zwischen dem Radius und den Sehnen des Musculus extensor digitorum communis gelegen, nahe der Radiuskante.

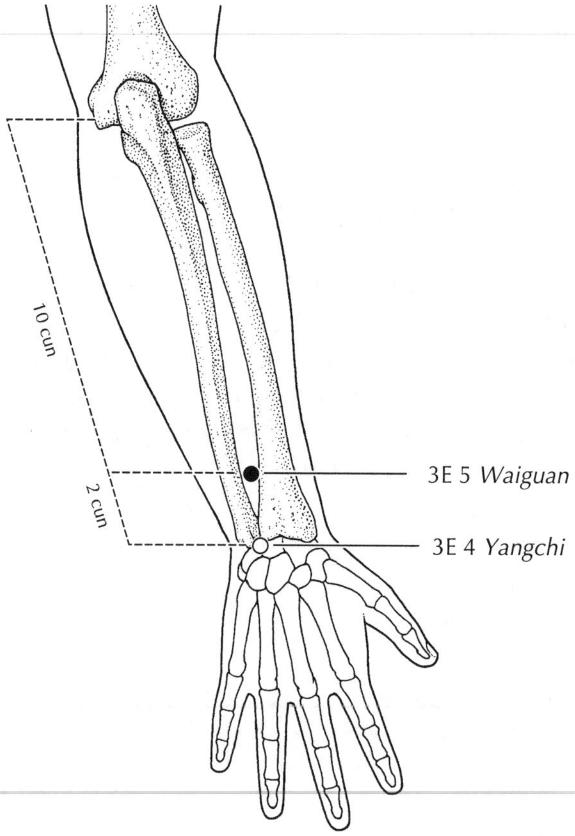

NADELUNG

a) Leicht schräg nach ulnar oder schräg nach proximal oder distal, also in Richtung Ellenbogen oder Handgelenk 0.5 – 1.5 *cun*.

b) Durchstechen zu Pe 6 *Neiguan*
CAVE: Bewegung des Armes und der Hand des Patienten nach der Nadelung dieses Punktes kann zu einem Verbiegen der Nadel führen.

WIRKUNGEN
Beseitigt Wind und befreit die Oberfläche
Unterstützt Kopf und Ohren
Öffnet das *Yang*-Verbindungsgefäß
Klärt Hitze
Aktiviert die Leitbahn und lindert Schmerzen

INDIKATIONEN
- Schädigung durch Kälte, Frieren und Fieber, Schwitzen mit Hitze der Oberfläche, fieberhafte Erkrankung.
- Kopfschmerzen, Donner-Kopf-Wind, Kopf-Wind, Nierenschwäche-Kopfschmerz, einseitiger Kopfschmerz, Vertexschmerzen, frontale Kopfschmerzen, Nackenschmerzen, Schwindel, Schleim-Inversion-Schwindel, Wind-Schwindel, Hypertonie.
- Taubheit, beeinträchtigtes Hören, Tinnitus, Ohrschmerzen, Juckreiz des Ohres, Rötung, Schmerzen und Schwellung der Ohrwurzel.
- Rötung, Schmerzen und Schwellung der Augen, Kälte und Schmerzen der Augen, oberflächliches visuelles Stauungssyndrom, Tränenfluss bei Einwirkung von Wind, Kälte-Tränenfluss.
- Schwellung und Schmerzen der Wange, Steifheit der Zunge mit erschwertem Sprechen, Zahnschmerzen, Mundulzerationen, eingerissene Lippen, Nasenbluten, Skrofula, Mumps.
- Verstopfung, abdominelle Schmerzen, Oppressions- und Engegefühl im Thorax, Schmerzen der lateralen Rippenregion, Bluterbrechen, Verknotung von Hitze in den fünf *zang* und den sechs *fu*.
- Schmerzen der Schulter und des Rückens, steifer Nacken, Schmerzen der Rippen und der lateralen Rippenregion, Taubheit und Schmerzen des Ellenbogens und des Armes, Ellenbogenkontraktion, Schlaffheit des Ellenbogens, Wundheit und Schweregefühl des Ellenbogens und des Handgelenks, Schwellung und Rötung des Armes, Lähmung und Taubheit des Armes, Hemiplegie, schwere Schmerzen der Finger mit Unfähigkeit Gegenstände zu ergreifen, Kältegefühl, Taubheit und Schmerzen der Hände und der Füße, Tremor der Hand, Rötung, Schwellung und Schmerzen des Fußgelenks, Schmerzen der Zehen, Schmerzen der hundert Gelenke.

KOMMENTAR
3E 5 *Waiguan*, der Öffnungspunkt des *Yang*-Verbindungsgefäßes, ist der wichtigste und am häufigsten verwendete distale Punkt der Dreifacher Erwärmer-Leitbahn und hat eine breite klinische Anwendung. Das *Yang*-Verbindungsgefäß, das keine eigenen Punkte besitzt, verbindet die sechs *Yang*-Leitbahnen und das Lenkergefäß. *Yang* korrespondiert mit der Körperoberfläche während *Yin* mit dem Körperinneren korrespondiert. Die *Yang*-Leitbahnen insgesamt stehen deshalb mehr mit den oberflächlichen Anteilen des Körpers in Verbindung.

In *Classic of Difficulties*[7] heißt es: „Ist das *Yang*-Verbindungsgefäß erkrankt, wird ausgeprägtes Frieren und Fieber vorhanden sein." *Song of Points for Miscellaneous Diseases* sagt: „Verwende 3E 5 *Waiguan* für alle Wind-, Kälte-, Sommerhitze- und Feuchtigkeits-Pathogene, Kopfschmerzen und Fieber." In *Ode of Obstructed River* wird die Anwendung von 3E 5 *Waiguan* als eine der „Acht therapeutischen Methoden" aufgeführt. In dieser Beschreibung der Anwendung der acht Öffnungspunkte der außerordentlichen Gefäße zur Beeinflussung spezifischer Symptome und Areale des Körpers wird 3E 5 *Waiguan* für eine Schädigung der Oberfläche durch Kälte empfohlen, begleitet von Kopfschmerzen. Diese klassischen Referenzen betonen zwei der Hauptanwendungen von 3E 5 *Waiguan*:
a) Äußere pathogene Faktoren beseitigen und
b) Kopfschmerzen behandeln.

Äußere pathogene Faktoren greifen die oberflächlichen Anteile des Körpers zuerst an, führen zu typischen Symptomen wie Frieren und Fieber. In diesem Krankheitsstadium besteht das Therapieprinzip in einer Befreiung der Oberfläche. In der gegenwärtigen klinischen Praxis betonen einige Autoritäten die besondere Wirkung von 3E 5 *Waiguan*, Wind-Hitze zu beseitigen, und von Di 4 *Hegu*, Wind-Kälte zu beseitigen, während andere einen entgegengesetzten Standpunkt vertreten. Dies führt unvermeidbar zu der Frage, wann man 3E 5 *Waiguan* und wann man Di 4 *Hegu* verwenden sollte. Auch wenn es keine glasklare Antwort gibt, ist es wert anzumerken, dass Di 4 *Hegu* klassischerweise für Frieren und Fieber mit fehlendem Schwitzen (Charakteristikum von Wind-Kälte) angewendet wird, während die einzige Referenz bezüglich Schwitzen und 3E 5 *Waiguan* in den klassischen Texten „Schwitzen mit Hitze an der Oberfläche" ist (Charakteristikum für Wind-Hitze). Di 4 *Hegu* gehört zur *yangming*-Schicht, die die zentralen Anteile des Gesichts kontrolliert, und ist besonders für pathogene Faktoren indiziert, die zu Niesen und nasalen Ausfluss führen; 3E 5 *Waiguan* gehört hingegen zur Dreifacher Erwärmer-Leitbahn, die die lateralen Anteile des Halses durchläuft, und er ist bei Schwellungen der Drüsen (einschließlich Skrofula und Mumps) indiziert.

Wenn Wind-Feuchtigkeit den Körper angreift, finden sich neben dem Frieren und dem Fieber typische Gelenksschmerzen. *Classic of the Jade Dragon* wird

3E 5 *Waiguan* für „Frieren und Fieber und Schmerzen der Hundert Gelenke" empfohlen. Aus Sicht der Vier-Schichten-Theorie über fieberhafte Erkrankungen behandelt 3E 5 *Waiguan* vorrangig in die Abwehrschicht und in die *Qi*-Schicht eingedrungene pathogene Faktoren. Aus Sicht der Theorie des Dreifachen Erwärmers zur Differenzierung von fieberhaften Erkrankungen wirkt dieser Punkt mehr auf das oberflächlichere obere *jiao* Lungenmuster als auf das Perikardmuster. Dies steht im Gegensatz zu den Punkten seiner gekoppelten Perikard-Leitbahn, die vorrangig pathogene Faktoren die in die Nährschicht und die Blutschicht (entsprechend der vier Schichten-Theorie) eingedrungen sind, sowie das Perikardmuster (entsprechend der Theorie des Dreifachen Erwärmers) behandeln.

Ebenso wie für Frieren und Fieber ist 3E 5 *Waiguan* auch für Wind-Kälte oder Wind-Hitze indiziert, die die Augen und die Ohren angreifen und zu Symptomen wie Rötung, Schmerzen und Schwellung, Tränenfluss, Taubheit und Tinnitus etc. führen. 3E 5 *Waiguan* ist klassischerweise für viele unterschiedliche Kopfschmerzarten einschließlich Temporal-, Vertex-, Frontal- und Okzipitalkopfschmerzen ebenso wie für Kopfschmerzen infolge von Nierenschwäche, Kopf-Wind, „Donner-Kopf-Wind" (schwere Kopfschmerzen mit donnerndem Geräusch im Kopf) indiziert. Die weitreichende Wirkung von 3E 5 *Waiguan* auf diese unterschiedlichen Kopfschmerzarten kann auf eine Anzahl unterschiedlicher Faktoren zurückgeführt werden:

a) Wie oben bereits dargestellt ist 3E 5 *Waiguan* ein wichtiger Punkt, um pathogene Faktoren auszuleiten, und kann in der Behandlung von Kopfschmerzen infolge Eindringens von Wind-Kälte, Wind-Hitze oder Wind-Feuchtigkeit angewendet werden;
b) Das *Yang*-Verbindungsgefäß verbindet alle *Yang*-Leitbahnen. Die Okzipitalregion wird durch das Lenkergefäß und die *taiyang*-Schicht beherrscht, die Temporalregion durch das *Yang*-Verbindungsgefäß und die *shaoyang*-Schicht und die Frontalregion durch die *yangming*-Schicht;
c) Die Dreifacher Erwärmer-Leitbahn verbindet sich spezifischerweise mit so wichtigen Punkten für Kopfschmerz wie Gb 13 *Benshen* bis zu Gb 20 *Fengchi*, Ma 8 *Touwei* und LG 16 *Fengfu*;
d) Die Dreifacher Erwärmer- und Gallenblasen-*shaoyang*-Leitbahn sind entsprechend der Sechs-Schichten-Theorie miteinander verbunden, und die Dreifacher Erwärmer-Leitbahn kreuzt die Gallenblasen-Leitbahn an den Punkten Gb 1 *Tongziliao*, Gb 3 *Shangguan*, Gb 4 *Hanyan*, Gb 6 *Xuanli* und Gb 21 *Jianjing*; außerdem sind Gallenblasen- und Leber-Leitbahnen innen-außen-gekoppelt.

3E 5 *Waiguan* ist ein besonders bedeutender Punkt zur Behandlung von Kopfschmerzen infolge von Leber-Disharmonien, besonders wenn diese zu einem einseitigen temporalen Kopfschmerz (*shaoyang*-Region) führen. Zu diesem Zweck wird 3E 5 *Waiguan* häufig mit Punkten der Gallenblasen-Leitbahn wie zum Beispiel Gb 41 *Zulinqi* (vornehmlich für Kopfschmerzen durch Leber-*Qi*-Stagnation einschließlich prämenstrueller Kopfschmerzen) und Gb 38 *Yangfu* und Gb 43 *Xiaxi* (vornehmlich bei Kopfschmerzen infolge von Leber-Feuer oder aufsteigendem Leber-*Yang*) kombiniert.

Das *Yang*-Verbindungsgefäß verläuft hinter dem Ohr, während die Dreifacher Erwärmer-Leitbahn sowohl das Ohr umläuft als auch in das Ohr eindringt. 3E 5 *Waiguan* ist deshalb ein bedeutender Punkt in der Behandlung verschiedener Ohrerkrankungen einschließlich Tinnitus, Taubheit, Ohrschmerzen und Juckreiz des Ohres. Gemeinsam mit 3E 3 *Zhongzhu* handelt es sich bei diesem Punkt um einen der distalen Hauptpunkte zur Behandlung von Störungen in diesem Bereich.

Die Dreifacher Erwärmer-Leitbahn gehört zur Wandlungsphase Feuer und ihr innerer Verlauf zieht durch alle drei *jiao*. Laut *Methods of Acupuncture and Moxibustion from the Golden Mirror of Medicine* löst 3E 5 *Waiguan* verknotete Hitze in den fünf *zang* und den sechs *fu*. Seine Wirkung, Hitze aus dem mittleren und unteren Erwärmer zu klären, spiegelt sich in seiner Fähigkeit wider, Obstipation, Bauchschmerzen, Schmerzen der lateralen Rippenregion und Erbrechen zu behandeln; er ist aber in besonderer Weise in der Behandlung von Hitzestörungen des Kopfes (Schwellung und Schmerzen der Wange, Nasenbluten, Zahnschmerzen, Mundulzerationen, rissige Lippen etc.) wie auch zur Klärung von Hitze und Feuertoxinen aus der Dreifacher Erwärmer-Leitbahn im Halsbereich (Skrofula und Mumps) wirksam. 3E 5 *Waiguan* ist ein bedeutender Punkt in der Behandlung einer breiten Anzahl von Leitbahnenstörungen, die die Schulter, den Arm, den Ellenbogen, das Handgelenk, die Hand und die Finger betreffen. In dieser Hinsicht wirkt er fast wie ein Punkt der Hand-*yangming*-Dickdarm-Leitbahn. Er wird häufig gemeinsam mit Di 15 *Jianyu*, Di 11 *Quchi* und Di 4 *Hegu* zur Behandlung von schmerzhaftem Stauungssyndrom, Atrophiestörungen und Hemiplegie der oberen Extremität kombiniert. Die Wirkung von 3E 5 *Waiguan* auf die Ellenbogenregion wird in *Great Compendium of Acupuncture and Moxibustion* betont; dieses Werk verweist auf spezifische Indikationen für Fülle- und Leerezustände der *luo*-Passagepunkte. Im Falle von 3E 5 *Waiguan* finden sich die Ellenbogenkontraktion (Fülle) und das Schlaffheitssyndrom des Ellenbogens (Leeresyndrom).

Schließlich ist 3E 5 *Waiguan* der *luo*-Passagepunkt der Dreifacher Erwärmer-Leitbahn. Von ihm steigt die Verbindungsleitbahn aufwärts, um sich mit der Perikard-Leitbahn im Thoraxbereich zu verbinden. Obwohl dies die Dreifacher Erwärmer-Perikard-Beziehung unterstreicht, gibt es mit Ausnahme von Oppressions- und Beengungsgefühl im Thorax keine spezifischen Hinweise für diese Verbindung. In der klinischen Praxis werden die Punkte Pe 6 *Neiguan* und 3E 5 *Waiguan* häufig im Sinne eines Durchstechens für Schmerzen in der Brust, die in den Rücken ausstrahlen, verbunden.

PUNKTKOMBINATIONEN

- Schmerzen des Kopfes und der Augen: 3E 5 *Waiguan* und Dü 3 *Houxi* (*Divine Moxibustion*).
- Geschädigtes Hören und Taubheit: 3E 5 *Waiguan* und 3E 7 *Huizong* (*Thousand Ducat Formulas*).
- Beeinträchtiges Hören und Taubheit: 3E 5 *Waiguan* und Gb 2 *Tinghui* (*Supplementing Life*).
- Taubheit: 3E 5 *Waiguan*, 3E 3 *Zhongzhu*, Di 1 *Shangyang*, 3E 22 *Erheliao*, Gb 2 *Tinghui*, Dü 19 *Tinggong*, Di 4 *Hegu* und Pe 9 *Zhongchong* (*Precious Mirror*).
- Taubheit und Tinnitus: 3E 5 *Waiguan* und Dü 16 *Yianchuang* (*Supplementing Life*).
- Abdominelle Schmerzen: 3E 5 *Waiguan* und Pe 7 *Daling* (*Song of the Jade Dragon*).
- Abdominelle Schmerzen und Obstipation: 3E 5 *Waiguan*, 3E 6 *Zhigou* und Pe 7 *Daling* (*Ode of the Jade Dragon*).
- Schmerzen der lateralen Rippenregion: 3E 5 *Waiguan*, 3E 6 *Zhigou* und Le 13 *Zhangmen* (*Great Compendium*).
- Unfähigkeit Ellenbogen und Finger zu beugen: 3E 5 *Waiguan*, 3E 3 *Zhongzhu*, Di 11 *Quchi* und Di 10 *Shousanli* (*Great Compendium*).
- Atrophieerkrankung und Taubheit des Armes: 3E 5 *Waiguan*, 3E 10 *Tianjing* und Di 11 *Quchi* (*Thousand Ducat Formulas*).
- Säbelknoten der Axilla: 3E 5 *Waiguan*, 3E 6 *Zhigou*, Gb 22 *Yuanye* und Gb 41 *Zulinqi* (*Illustrated Supplement*).

3E 6 *ZHIGOU*

支溝

Wassergraben-Abzweig

jing-Flusspunkt und Feuerpunkt der Dreifacher Erwärmer-Leitbahn

LOKALISATION

3 *cun* proximal von 3E 4 *Yangchi*, in einer Vertiefung zwischen Radius und Ulna, auf der radialen Seite des Musculus extensor digitorum communis.

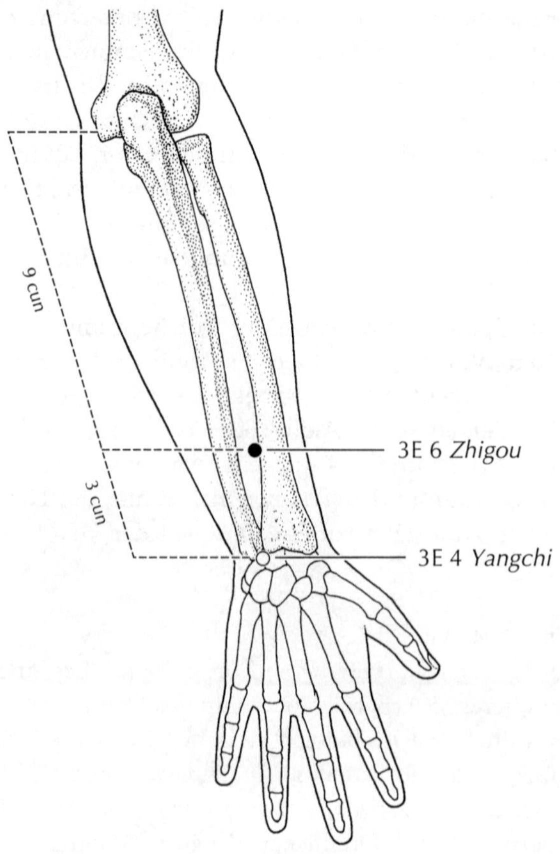

ANMERKUNG ZUR LOKALISATION

a) Man teile den Abstand zwischen 3E 4 *Yangchi* und dem Epicondylus lateralis des Ellenbogens in zwei Hälften und halbiere dann den Abstand zwischen diesem Mittelpunkt und 3E 4 *Yangchi*;
b) der Punkt ist zwischen Radius und Musculus extensor digitorum communis nahe der Radiuskante lokalisiert.

NADELUNG

a) Leicht schräg nach ulnar oder schräg in proximale oder distale Richtung zu Ellenbogen bzw. Handgelenk 0.5 – 1.5 *cun*;
b) durchstechen zu Pe 5 *Jianshi*.

CAVE: Bei einer Bewegung des Armes oder der Hand des Patienten nach der Nadelung kann es zu einem Verbiegen der Nadel kommen.

WIRKUNGEN

Reguliert *Qi* und klärt Hitze in den drei *jiao*
Unterstützt den Thorax und die laterale Rippenregion
Bewegt den Stuhlgang
Unterstützt die Stimme
Aktiviert die Leitbahn und lindert Schmerzen

INDIKATIONEN

- Tinnitus, Wind-Hitze-Tinnitus und Taubheit, plötzlicher Stimmverlust, Kiefersperre, fieberhafte

Erkrankung ohne Schwitzen, Schmerzen der Augen, Rötung, Schwellung und Schmerzen der Augen, Schwellung und Schmerzen des Halses, Skrofula.
- Schmerzen der lateralen Rippenregion, abdominelle Schmerzen, plötzliche Herzschmerzen, Herzschmerzen und Oppressionsgefühl im Thorax, Husten, Husten mit Rötung und Hitze des Gesichts.
- Obstipation, Erbrechen, plötzliche tumultartige Erkrankung, postpartaler Schwindel, Blockierung des Konzeptionsgefäßes bei Frauen.
- Schmerzen in der Axilla, Schmerzen der Schulter, des Armes und des Rückens, schmerzhaftes Stauungssyndrom des Ellenbogens, Tremor der Hand, Kälte-Wind-Handzittern, Taubheit der Hand, Hemiplegie.

KOMMENTAR

Die *Sanjiao*-Theorie teilt den Körper in drei Regionen, den oberen *jiao* (Bereich oberhalb des Diaphragmas), den mittleren *jiao* (Bereich zwischen Zwerchfell und Nabel) und den unteren *jiao* (Bereich unterhalb des Nabels). 3E 6 *Zhigou*, der *jing*-Flusspunkt und der Feuerpunkt der Dreifacher Erwärmer-Leitbahn ist der bedeutendste Punkt der Dreifacher Erwärmer-Leitbahn, um in diesen drei Bereichen das *Qi* zu bewegen und Hitze zu klären. Laut *Song of the Primary Points of the Fourteen Channels* ist 3E 6 *Zhigou* in der Lage, „Ministerfeuer aus den drei *jiao* zu leiten". Ministerfeuer, das primäre Feuer des Körpers, das seine Wurzel im *ming men* und in den Nieren hat, ist der Leber, der Gallenblase und dem Dreifachen Erwärmer „anvertraut". Das obige Zitat betont die klinische Bedeutung von 3E 6 *Zhigou* zur Klärung von Hitze im Körper und im Besonderen zur Beseitigung von stagnierender Hitze in Leber und Gallenblase.

Im oberen *jiao* klärt 3E 6 *Zhigou* Hitze aus der Dreifacher Erwärmer-Leitbahn und ist für fieberhafte Erkrankungen, Rötung, Schmerzen und Schwellung der Augen, Tinnitus und Taubheit, Kiefersperre, geschwollenen Hals, Skrofula etc. indiziert. Er kann ebenso *Qi*-Stagnation im Thorax beheben, die zu Beklemmungsgefühl im Thorax und Herzschmerzen führt. Wandelt sich eine *Qi*-Stagnation in Feuer um und verletzt die Lungen, kann es zu Husten mit rotem Gesicht kommen.

Im mittleren *jiao* handelt es sich um einen essentiellen Punkt zur Behandlung von Schmerzen der lateralen Rippenregion sowie für Blähungen durch *Qi*-Stagnation oder jede andere Ätiologie. In *Ode to Elucidate Mysteries* heißt es: „Für Schmerzen der Rippen und der lateralen Rippenregion nadele den fliegenden Tiger (*Feihu*, ein alternativer Name für 3E 6 *Zhigou*)." *Song of the Jade Dragon* sagt: „Wo Schmerzen der lateralen Rippenregion mit Stauung und Verknotung bestehen, wird die Anwendung von 3E 6 *Zhigou* außerordentlich wundervolle Ergebnisse zeigen." 3E 6 *Zhigou* ist auch bei Erbrechen und plötzlicher tumultartiger Erkrankung indiziert und kann auch in Situationen mit Spannungsgefühl und Aufblähung im Ober- und Unterbauch angewendet werden, die sich in den Thorax mit Herzschmerzen und Oppressionsgefühl in Thorax und Husten ausdehnen.

Im unteren *jiao* ist 3E 6 *Zhigou* ein Hauptpunkt zur Bewegung des *Qi* in den Därmen und zur Behandlung von Obstipation, unabhängig davon, ob diese durch *Qi*-Stagnation, Hitze oder andere Ursachen bedingt ist. Tatsächlich sind 3E 6 *Zhigou* und 3E 5 *Waiguan* die einzigen Punkte auf den drei Arm-*Yang*-Leitbahnen, die für Obstipation indiziert sind; und von diesen beiden wurde 3E 6 *Zhigou* immer als bedeutender angesehen. Laut *Great Compendium of Acupuncture and Moxibustion* ist 3E 6 *Zhigou* ebenfalls bei einer Blockierung des Konzeptionsgefäßes bei Frauen indiziert; dies ist ein weiterer Ausdruck seiner Fähigkeit, Stagnationen zu beseitigen.

Laut *Spiritual Pivot*[8] sollten die *jing*-Flusspunkte genadelt werden, wenn „Krankheiten sich in der Stimme des Patienten manifestieren", und 3E 6 *Zhigou* ist ein bedeutender Punkt (und auch in einer Anzahl von klassischen Punktkombinationen eingeschlossen) für plötzlichen Stimmverlust.

Schließlich ist 3E 6 *Zhigou* für verschiedene Leitbahnenstörungen, die die gesamte obere Extremität, die Axilla, die Schulter und den Rücken, einschließlich Tremorformen, Zittern und Taubheit der Hand, betreffen. In der gegenwärtigen Praxis wird er häufig mit Gb 39 *Xuanzhong* in der Behandlung wandernder schmerzhafter Stauungssyndrome kombiniert.

PUNKTKOMBINATIONEN

- Stechende Herzschmerzen: 3E 6 *Zhigou*, Ni 2 *Rangu* und Ni 3 *Taixi* (*Thousand Ducat Formulas*).
- Schmerzen im Thorax und der lateralen Rippenregion: 3E 6 *Zhigou* (man sediert 3E 6 *Zhigou* links bei rechtsseitigen Schmerzen und umgekehrt) und (blutet) Bl 40 *Weizhong* (*Classic of the Jade Dragon*).
- Schmerzen der lateralen Rippenregion durch Kälteschädigung: 3E 6 *Zhigou* und Gb 34 *Yanglingquan* (*Outline of Medicine*).
- Schmerzen der lateralen Rippenregion: 3E 6 *Zhigou*, Le 13 *Zhangmen* und 3E 5 *Waiguan* (*Great Compendium*).
- Schmerzen der lateralen Rippenregion: 3E 6 *Zhigou*, Mi 4 *Gongsun*, Gb 34 *Yanglingquan* und Le 13 *Zhangmen* (*Complete Collection*).
- Plötzlicher Stimmverlust: 3E 6 *Zhigou*, Dü 16 *Tianchuang*, Di 18 *Futu*, Gb 7 *Qubin* und He 4 *Lingdao* (*Thousand Ducat Formulas*).

- Plötzlicher Stimmverlust: 3E 6 *Zhigou*, Bl 66 *Zutonggu* und 3E 8 *Sanyangluo* (*Supplementing Life*).
- Erbrechen und plötzliche tumultartige Erkrankung: 3E 6 *Zhigou* und Ma 25 *Tianshu* (*Supplementing Life*).
- Plötzliche tumultartige Erkrankung: 3E 6 *Zhigou*, 3E 1 *Guanchong*, KG 14 *Juque*, Mi 4 *Gongsun* und Ma 41 *Jiexi* (*Systematic Classic*).
- Obstipation: 3E 6 *Zhigou* und Ni 6 *Zhaohai* (*Ode of the Jade Dragon*).
- Leere-Obstipation: Man tonisiert 3E 6 *Zhigou* und sediert Ma 36 *Zusanli* (*Song of Points*).
- Obstipation: 3E 6 *Zhigou*, Mi 3 *Taibai*, Ni 6 *Zhaohai* und Le 13 *Zhangmen* (*Great Compendium*).
- Abdominelle Schmerzen mit Obstipation: 3E 6 *Zhigou*, Pe 7 *Daling* und 3E 5 *Waiguan* (*Ode of the Jade Dragon*).
- Skrofula: 3E 6 *Zhigou*, He 3 *Shaohai*, Pe 1 *Tianchi*, Le 13 *Zhangmen*, Gb 41 *Zulinqi*, Gb 38 *Yangfu*, Gb 21 *Jianjing* und Di 10 *Shousanli* (*Great Compendium*).
- Postpartaler Schwindel: 3E 6 *Zhigou*, Ma 36 *Zusanli* und Mi 6 *Sanyinjiao* (*Great Compendium*).
- Wanderndes schmerzhaftes Stauungssyndrom: 3E 6 *Zhigou* und Gb 39 *Xuanzhong*.
- *Qi*-Stagnation in den drei *jiao*, die zu Spannungsgefühl, Oppression und Schmerzen im Thorax und Abdomen führt: 3E 6 *Zhigou*, KG 17 *Shanzhong*, KG 12 *Zhongwan*, KG 6 *Qihai* und Le 3 *Taichong*.
- Schmerzen der Schulter und des Rückens. 3E 6 *Zhigou*, Dü 3 *Houxi*, Dü 4 *Wangu*, Bl 12 *Fengmen*, Gb 21 *Jianjing*, 3E 3 *Zhongzhu* und Bl 40 *Weizhong* (*Great Compendium*).

3E 7 *HUIZONG*

會宗

Versammlung der Ahnen

xi-Grenzpunkt der Dreifacher Erwärmer-Leitbahn

LOKALISATION

3 *cun* proximal von 3E 4 *Yangchi* auf der gleichen Höhe und auf der ulnaren Seite von 3E 6 *Zhigou* in einer Vertiefung zwischen der Ulna und dem Musculus extensor digitorum communis.

ANMERKUNG ZUR LOKALISATION

a) Man teile den Abstand zwischen 3E 4 *Yangchi* und dem Epidondylus lateralis des Ellenbogen in zwei Hälften und halbiere dann den Abstand zwischen diesem Mittelpunkt und 3E 4 *Yangchi*;
b) der Punkt liegt ungefähr eine Fingerbreite zur Ulnarseite von 3E 6 *Zhigou*, nahe des Ulnarrandes.

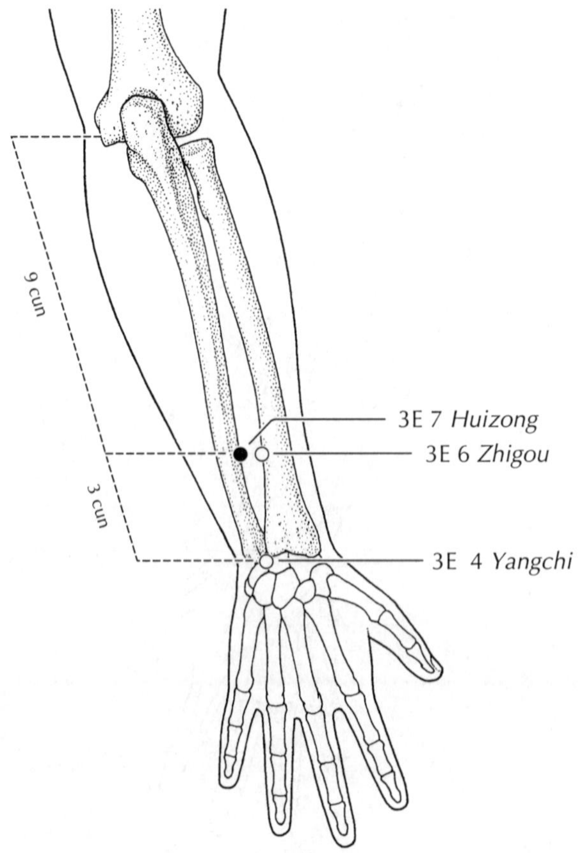

NADELUNG

Leicht schräg nach ulnar oder schräg proximal oder distal in Richtung Ellenbogen bzw. Handgelenk 0.5 – 1.5 *cun*.

WIRKUNGEN

Klärt die Dreifacher Erwärmer-Leitbahn
Unterstützt die Ohren

INDIKATIONEN

- Taubheit, Tinnitus, Epilepsie, Schmerzen der Haut und des Fleisches.

PUNKTKOMBINATIONEN

- Beeinträchtigte Hörfähigkeit und Taubheit: 3E 7 *Huizong* und 3E 5 *Waiguan* (*Thousand Ducat Formulas*).
- Taubheit: 3E 7 *Huizong*, 3E 17 *Yifeng* und Ma 7 *Xiaguan* (*Systematic Classic*).

3E 8 *SANYANGLUO*

三陽絡

Verbindung der drei *Yang*

LOKALISATION

4 *cun* proximal von 3E 4 *Yangchi* in einer Vertiefung zwischen dem Radius und der Ulna auf der Radialseite des Musculus extensor digitorum communis.

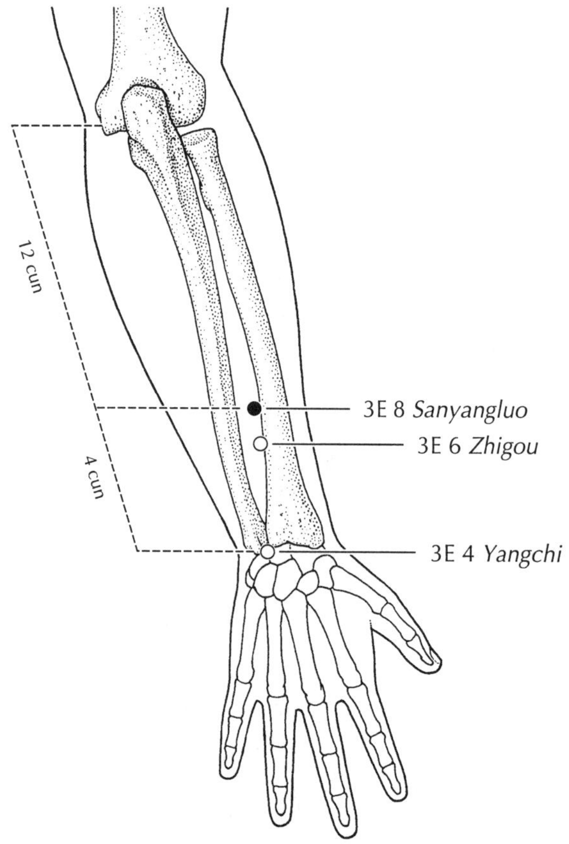

ANMERKUNG ZUR LOKALISATION

Man teilt den Abstand zwischen 3E 4 *Yangchi* und dem Epicondylus lateralis des Ellenbogens in drei gleiche Teile. 3E 8 *Sanyangluo* ist an der Grenze des distalen zum mittleren Drittel lokalisiert.

NADELUNG

Leicht schräg nach ulnar oder schräg nach proximal oder distal zu Ellenbogen bzw. Handgelenk 0.5 – 1.5 *cun*.

MERKE: Laut *Systematic Classic of Acupuncture and Moxibustion* und *Illustrated Classic of Acupuncture Points on the Bronze Man* ist dieser Punkt für die Nadelung kontraindiziert.

WIRKUNGEN

Klärt die Dreifacher Erwärmer-Leitbahn
Aktiviert die Leitbahn und lindert Schmerzen

INDIKATIONEN

- Plötzliche Taubheit, plötzlicher Stimmverlust, Zahnschmerzen, Somnolenz, Fieber, kein Verlangen die Extremitäten zu bewegen.
- Unfähigkeit den Arm zu bewegen, Schmerzen des Armes, Lumbalschmerzen nach Trauma.

KOMMENTAR

Der Name *Sanyangluo* (Verbindung der drei *Yang*) impliziert dass dieser Punkt ein Kreuzungspunkt der drei Arm-*Yang*-Leitbahnen ist und den Punkt Mi 6 *Sanyinjiao* am Bein diesbezüglich spiegelt. Bei einer Untersuchung seiner Indikationen scheint es jedoch wenig begründet zu sein, einen derart großen Namen zu rechtfertigen. 3E 8 *Sanyangluo* erscheint in verschiedenen klassischen Punktkombinationen für plötzliche Taubheit oder plötzlichem Stimmverlust.

PUNKTKOMBINATIONEN

- Plötzlicher Stimmverlust: 3E 8 *Sanyangluo* und LG 15 *Yamen* (*Supplementing Life*).
- Plötzlicher Stimmverlust: 3E 8 *Sanyangluo*, 3E 6 *Zhigou* und Bl 66 *Zutonggu* (*Supplementing Life*).
- Plötzliche Taubheit: 3E 8 *Sanyangluo* und 3E 2 *Yemen* (*Supplementing Life*).
- Somnolenz ohne Verlangen die vier Extremitäten zu bewegen: 3E 8 *Sanyangluo*, 3E 10 *Tianjing*, Le 10 *Zuwuli*, Ma 45 *Lidui* und Di 3 *Sanjian* (*Thousand Ducat Formulas*).
- Schmerzen im Thorax und der lateralen Rippenregion: 3E 8 *Sanyangluo*, Mi 21 *Dabao*, Pe 4 *Ximen*, Gb 38 *Yangfu* und Gb 41 *Zulinqi*.

3E 9 *SIDU*

Vier Flüsse

四瀆

LOKALISATION

In einer Vertiefung zwischen Radius und Ulna auf einer gezogenen Linie zwischen 3E 4 *Yangchi* und dem lateralen Epicondylus des Humerus, 7 *cun* proximal von 3E 4 *Yangchi*.

ANMERKUNG ZUR LOKALISATION

a) Man teilt den Abstand zwischen 3E 4 *Yangchi* und dem lateralen Epicondylus des Ellenbogens in zwei Hälften und lokalisiert dann 3E 9 *Sidu* 1 *cun* proximal von dieser Mitte.
b) Der Punkt ist in einer Vertiefung zwischen den Muskelsträngen des Musculus extensor digitorum communis und des Musculus extensor carpi ulnaris lokalisiert.

NADELUNG

Senkrecht oder schräg, proximalwärts oder nach distal zum Ellenbogen bzw. zum Handgelenk 1 – 2 *cun*.

WIRKUNGEN

Unterstützt Hals und Ohren

INDIKATIONEN

- Plötzlicher Stimmverlust, Stauungssyndrom des Halses, wunder Hals, plötzliche Taubheit, plötzlicher Tinnitus, Zahnschmerzen des Unterkiefers, Kurzatmigkeit, Schmerzen des Unterarms.

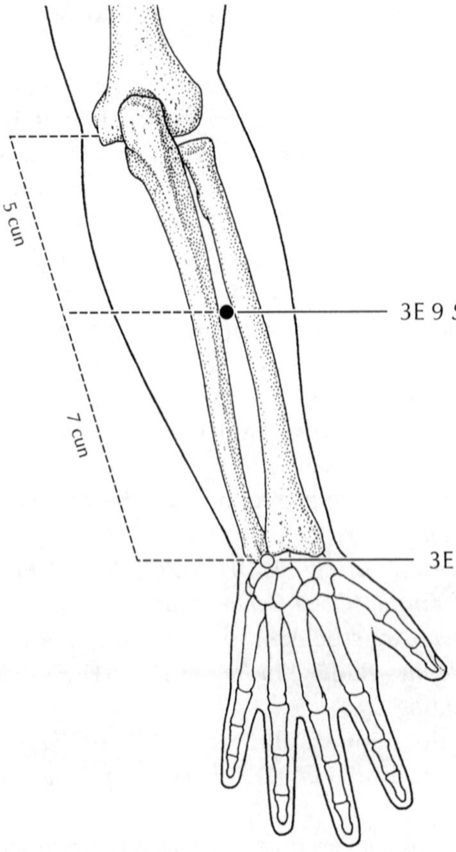

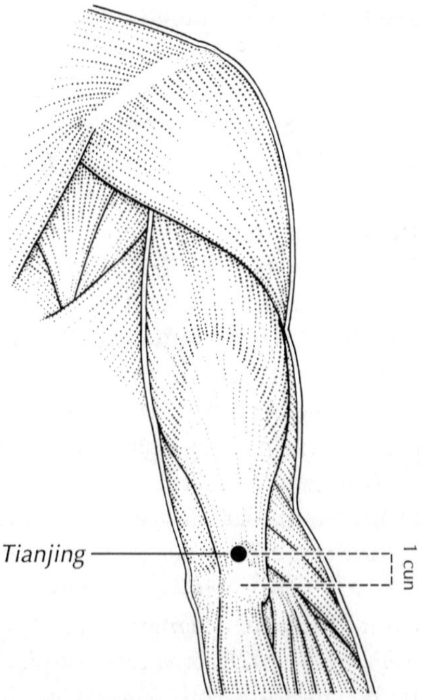

PUNKTKOMBINATIONEN

- Plötzliche Taubheit: 3E 9 *Sidu* und 3E 16 *Tianyou* (*Supplementing Life*).
- Zahnschmerzen des Unterkiefers: 3E 5 *Waiguan*, 3E 9 *Sidu*, 3E 2 *Yemen*, Di 1 *Shangyang* und Di 2 *Erjian* (*Thousand Ducat Formulas*).

3E 10 *TIANJING*

Himmlische Quelle

天井

he-Meerpunkt und Erdepunkt der Dreifacher Erwärmer-Leitbahn

LOKALISATION

Bei gebeugtem Ellenbogen ist dieser Punkt in der Vertiefung 1 *cun* proximal des Olekranons lokalisierbar.

NADELUNG

Senkrecht 0.5 – 1 *cun*.

WIRKUNGEN

Wandelt Schleim um und löst Knoten auf
Reguliert *Qi* und senkt rebellierendes *Qi* ab
Beruhigt den Geist
Beseitigt Hitze aus der Dreifacher Erwärmer-Leitbahn
Aktiviert die Leitbahn und lindert Schmerzen

INDIKATIONEN

- Skrofula, Schleimhusten, Husten und Erbrechen von Eiter und Blut, Husten mit Völlegefühl des Abdomen und Abneigung zu essen und zu trinken, schmerzhaftes Thoraxstauungssyndrom mit Herzschmerzen, Schmerzen der lateralen Rippenregion, Aufblähung und Schmerzen des Unterbauchs.
- Epilepsie, Verrücktheit, Traurigkeit, Schreckhaftigkeit, Schreck-Palpitationen, Somnolenz, Bein-*Qi*, das nach oben angreift, klonische Spasmen.
- Einseitiger Kopfschmerz, Zungenbewegung, Taubheit, Schwellung und Schmerzen der Wange, Schwellung und Schmerzen des Halses, schmerzhaftes Stauungssyndrom des Halses mit Schwitzen, Augenschmerzen, Malaria, alternierendes Frieren und Fieber, Urtikaria, Hämorrhoiden.
- Atrophieerkrankung und Taubheit des Armes, schmerzhaftes Stauungssyndrom des Armes, Wind-schmerzhaftes Stauungssyndrom mit Kontraktion der Sehnen und Schmerzen der Knochen, Schmerzen des Halses und des oberen Rückens, Schmerzen der Skapula, Taubheit der Schulter, Schmerzen der Schulter und des Armes, Schmerzen des Ellenbogens, die in die Schulter ausstrahlen, Schmerzen des Ellenbogens, Schmerzen der Lumbalregion durch traumatische Schädigung.

KOMMENTAR

In *Classic of Difficulties*[9] heißt es: „Der *sanjiao* ist der Weg des Wassers und des Getreides." Der Dreifache Erwärmer ist deshalb der Durchgangsweg für Nahrung und Flüssigkeiten durch den Körper. Wenn

Flüssigkeiten stagnieren und sich verdichten, entweder durch Leber-*Qi*-Stagnation mit kondensierender Wirkung von Hitze auf die Körperflüssigkeiten oder durch ein Leere-Syndrom eines der drei *zang*, die für die Flüssigkeitstransformation und den Flüssigkeitstransport zuständig sind (Lunge im oberen *jiao*, Milz im mittleren *jiao* und Nieren im unteren *jiao*), dann wird sich Schleim bilden. 3E 10 *Tianjing*, der *he*-Meerpunkt und Erdepunkt der Dreifacher Erwärmer-Leitbahn, hat eine bedeutende Wirkung auf die Umwandlung von Schleim und ist für eine Vielzahl von Schleimsyndromen einschließlich Skrofula, Husten mit schleimigem Auswurf und psychoemotionale Störungen indiziert.

Erkrankungen, bei der es zu Skrofulabildung kommt (Knoten, die an der Seite des Halses und in der Axilla auftreten), beinhalten immer Schleim, kombiniert mit entweder stagnierendem *Qi* oder Hitze. 3E 10 *Tianjing* ist traditionellerweise hierfür indiziert und zur Behandlung von Skrofula in verschiedenen klassischen Punktkombinationen aufgeführt.

Laut *Classic of Difficulties* [10] sind die *he*-Meerpunkte bei „entgegengesetzt fließendem *Qi*" indiziert. Die Dreifacher Erwärmer-Leitbahn tritt bei KG 17 *Shanzhong* in die Brust ein, und 3E 10 *Tianjing* ist als *he*-Meerpunkt der Dreifacher Erwärmer-Leitbahn in der Lage, rebellierendes *Qi* zu regulieren und Schleim zu transformieren; deshalb ist er zur Behandlung von Störungen wie Husten mit Schleim, schmerzhaftem Stauungssyndrom des Thorax mit Herzschmerzen sowie Husten und Erbrechen von Eiter und Blut indiziert. Als Folge seiner schleimumwandelnden Wirkung sowie der Koppelung der Dreifacher Erwärmer- und der Perikard-Leitbahnen ist 3E 10 *Tianjing* ebenso ein wichtiger Punkt zur Behandlung von Störungen des Herzens und des Geistes durch Schleim und Schleim-Hitze. Er ist bei Krankheitsbildern wie Epilepsie, Verrücktheit, Schreckhaftigkeit, Schreck-Palpitationen, Traurigkeit und Somnolenz indiziert. Wie viele Punkte der Dreifacher Erwärmer-Leitbahn ist auch 3E 10 *Tianjing* in der Lage, aus dem oberen Anteil der Leitbahn Hitze zu klären und dort das *Qi* zu tonisieren; deshalb ist er bei einseitigem Kopfschmerz, Taubheit, Schwellung und Schmerzen der Wange, Stauungssyndrom des Halses, schmerzhaftem Stauungssyndrom des Halses mit Schwitzen, Augenschmerzen etc. angezeigt.

Wie bei 3E 5 *Waiguan* und 3E 6 *Zhigou* dehnt sich die Wirkung von 3E 10 *Tianjing* durch alle drei *jiao* aus. Ebenso wie zur Behandlung von Kopf, Hals, Lungen und Herz im oberen *jiao*, ist er bei Schmerzen der lateralen Rippenregion im mittleren *jiao* sowie Hämorrhoiden, Blähungen und Schmerzen des Abdomen im unteren *jiao* indiziert. In der modernen klinischen Praxis liegt die Hauptanwendung von 3E 10 *Tianjing* in der Behandlung von Schmerzen, schmerzhaftem Stauungssyndrom und Atrophieerkrankungen, die den Ellenbogen, den Arm, die Schulter, den Hals und den oberen Rücken betreffen. Ebenfalls eindeutige Referenzen in den klassischen Texten hat er zur Behandlung von schmerzhaften Stauungssyndrom durch Wind, das den ganzen Körper betrifft. Diese Wirkung der Beseitigung schmerzhafter Obstruktion wird in geringem Maß durch die zwei folgenden Punkte auf dieser Leitbahn 3E 11 *Qinglengyuan* und 3E 12 *Xiaoluo* mit ihm geteilt.

PUNKTKOMBINATIONEN

- Skrofula: 3E 10 *Tianjing* und He 3 *Shaohai (Song More Precious than Jade)*.
- Skrofula: 3E 10 *Tianjing* und Dü 1 *Shaoze (Great Compendium)*.
- Herz-Desorientierung: 3E 10 *Tianjing*, KG 14 *Juque* und Bl 15 *Xinshu (Great Compendium)*.
- Traurigkeit, Ängstlichkeit und Desorientierung: 3E 10 *Tianjing*, Bl 15 *Xinshu* und LG 11 *Shendao (Supplementing Life)*.
- Schreck-Palpitationen: 3E 2 *Yemen*, 3E 10 *Tianjing*, LG 20 *Baihui* und LG 11 *Shendao* (*Supplementing Life*).
- Somnolenz ohne Verlangen die vier Extremitäten zu bewegen: 3E 10 *Tianjing*, 3E 8 *Sanyangluo*, Le 10 *Zuwuli*, Ma 45 *Lidui* und Di 3 *Sanjian (Thousand Ducat Formulas)*.
- Schmerzhaftes Stauungssyndrom des Thorax, Herzschmerzen und Völlegefühl im Bereich des Herzens und des Abdomen: 3E 10 *Tianjing* und KG 17 *Shanzhong (Supplementing Life)*.
- Schmerzhaftes Stauungssyndrom des Thorax und Herzschmerzen: 3E 10 *Tianjing* und Gb 41 *Zulinqi (Supplementing Life)*.
- Klonische Spasmen: 3E 10 *Tianjing* und Bl 59 *Fuyang* (*Supplementing Life*).
- Atrophieerkrankung und Taubheit des Armes: 3E 10 *Tianjing*, 3E 5 *Waiguan* und Di 11 *Quchi (Thousand Ducat Formulas)*.
- Wind-schmerzhaftes Stauungssyndrom: 3E 10 *Tianjing*, Lu 5 *Chize*, He 3 *Shaohai*, Bl 4 *Quchai* und Gb 38 *Yangfu (Great Compendium)*.

3E 11 *QINGLENGYUAN*

Klarer, kühler Abgrund

清冷渊

LOKALISATION

Bei gebeugtem Ellenbogen ist dieser Punkt 1 *cun* proximal von 3E 10 *Tianjing* zu lokalisieren.

NADELUNG

Senkrecht 0.5 – 1 *cun*.

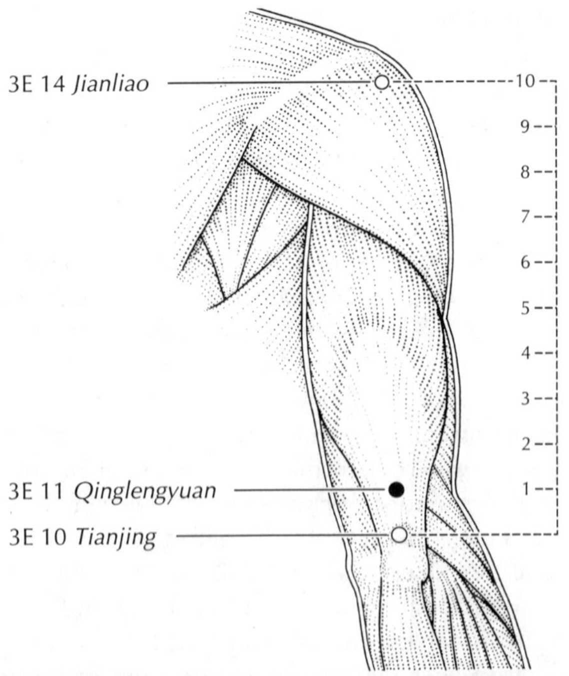

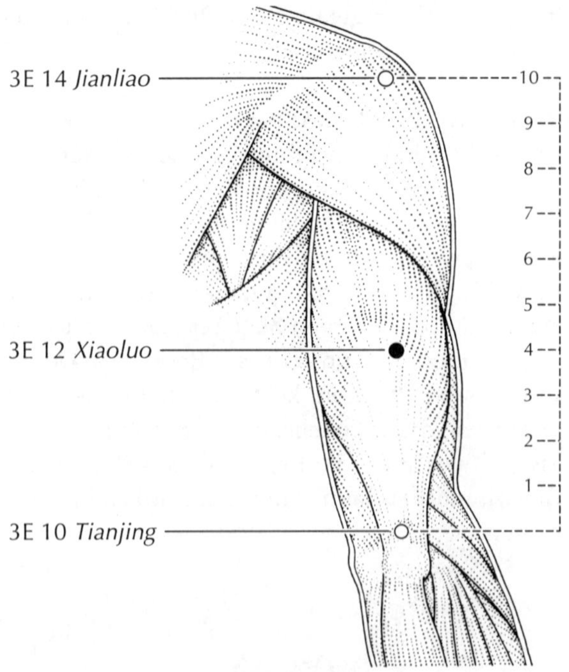

WIRKUNGEN

Aktiviert die Leitbahn und beseitigt Wind-Feuchtigkeit
Klärt feuchte Hitze

INDIKATIONEN

- Kopfschmerzen, Schweregefühl des Kopfes mit Schmerzen in der Submandibularregion, Augenschmerzen, gelbe Augen mit Schmerzen der lateralen Rippenregion, Gelbsucht.
- Erschwertes Anheben der Schulter und des Armes sowie erschwertes Anziehen der Kleider, schmerzhaftes Stauungssyndrom der Schulter und des Armes, fixiertes schmerzhaftes Stauungssyndrom.

PUNKTKOMBINATIONEN

- Unfähigkeit, die Schulter zu heben und Kleider anzuziehen: 3E 11 *Qinglengyuan* und Dü 5 *Yanggu* (*Thousand Ducat Formulas).*

3E 12 *XIAOLUO*

消濼

Ableiten des stagnierenden Wassers

LOKALISATION

Am Oberarm, auf einer zwischen 3E 10 *Tianjing* und 3E 14 *Jianliao* gezogenen Linie, 4 *cun* proximal von 3E 10 *Tianjing* und 6 *cun* distal von 3E 14 *Jianliao.*

ANMERKUNG ZUR LOKALISATION

a) Man teilt den Abstand zwischen 3E 10 *Tianjing* und 3E 14 *Jianliao* in zwei Hälften und lokalisiert diesen Punkt 1 *cun* distal des Mittelpunktes dieser Linie;

b) man lokalisiert ihn in einer Vertiefung zwischen den Trizepsmuskeln posterior des Humerusschaftes (zwischen den langen und seitlichen Muskelköpfen des Musculus trizeps).

NADELUNG

Senkrecht oder schräg 1 – 2 *cun.*

WIRKUNGEN

Aktiviert die Leitbahn und lindert Schmerz

INDIKATIONEN

- Steifheit und Schmerzen des Nackens und des Rückens mit Unfähigkeit den Kopf zu drehen, Schmerzen der Schulter und des Arms, Windschmerzhaftes Stauungssyndrom.
- Kopfschmerzen, Frieren und Fieber, Schwindel, Zahnschmerzen, Verrücktheit.

PUNKTKOMBINATIONEN

- Schmerzen des Nackens: 3E 12 *Xiaoluo* und Gb 11 *Touqiaoyin* (*Supplementing Life*).

3E 13 *NAOHUI*

臑會

Zusammentreffen auf der Schulter

Kreuzungspunkt der Dreifacher Erwärmer-Leitbahn und des Yang-Verbindungsgefäßes

LOKALISATION

Auf dem Oberarm, auf einer zwischen 3E 10 *Tianjing* und 3E 14 *Jianliao* gezogenen Linie, an der Stelle, an der diese auf die posteriore Grenze des Musculus deltoideus trifft, ungefähr zwei Drittel des Abstands zwischen diesen beiden Punkten.

ANMERKUNG ZUR LOKALISATION

a) Man lokalisiert den Punkt in einer Vertiefung in der Trizepsmuskulatur posterior des Humerusschafts (zwischen den langen und seitlichen Muskelköpfen des Musculus trizeps);
b) obwohl die meisten Quellen sowohl einen Abstand von 3 *cun* von 3E 4 *Yangchi* als auch eine Lokalisation am posterioren Ende des Deltoidmuskels beschreiben, korrespondieren gewöhnlicherweise diese Lokalisationen nicht. In der Praxis palpiert man die Region dieses Punktes, um die am meisten berührungsempfindliche Stelle zu finden.

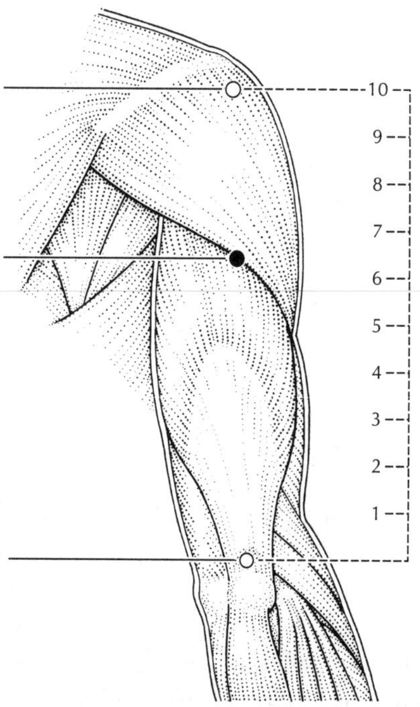

NADELUNG

Senkrecht oder schräg 1 – 2 *cun*.

WIRKUNGEN

Reguliert das *Qi* und wandelt Schleim um
Aktiviert die Leitbahn und lindert Schmerzen

INDIKATIONEN

- Struma, Skrofula, Frieren und Fieber, Augenerkrankungen, Epilepsie, Verrücktheit.
- Schwäche und Schmerzen der Schulter und des Arms, Schwellung der Schulter, die zu Schmerzen in der Skapula führt, Unfähigkeit den Arm zu heben.

KOMMENTAR

Wie mehrere seiner Nachbarpunkte (zum Beispiel Lu 3 *Tianfu*, Di 13 *Shouwuli*, Di 14 *Binao*, Di 15 *Jianyu*, 3E 10 *Tianjing* und 3E 13 *Naohui*) ist 3E 13 *Naohui* für Skrofula und Strumaerkrankungen indiziert. Diese beiden Erkrankungen, wenn auch unterschiedlicher Ätiologie, beinhalten immer Schleim, kombiniert mit entweder stagnierendem *Qi* oder mit Hitze. Die Fähigkeit von 3E 13 *Naohui*, diese Erkrankungen zu behandeln, leitet sich teilweise von den Verläufen der Dreifacher Erwärmer-Leitbahn und des *Yang*-Verbindungsgefäßes ab, die durch den Hals verlaufen, sowie teils von der engen Beziehung des *sanjiao* zur Transformation der Flüssigkeiten und zur *Qi*-Zirkulation. Schlussendlich besteht jedoch keine klare theoretische Erklärung, warum die Punkte des Oberarms, mehr als weiter distal gelegene Punkt, die spezifische Wirkung auf diese Störungen haben; dies ist hauptsächlich das Ergebnis empirischer Beobachtungen und der klinischen Praxis. Wie Di 14 *Binao* ist auch 3E 13 *Naohui* bei Augenerkrankungen indiziert.

Die üblicherweise vorherrschende klinische Anwendung von 3E 13 *Naohui* liegt in der Behandlung von Schmerzen des Oberarms oder von Schulterschmerzen, die in den Oberarm ausstrahlen.

PUNKTKOMBINATIONEN

- Struma: 3E 13 *Naohui* und Dü 16 *Yianchuang* (*Systematic Classic*).
- Struma, Tumoren des Halses und geschwollener Hals: 3E 13 *Naohui*, Lu 3 *Tianfu* und Ma 11 *Qishe* (*Thousand Ducat Formulas*).
- Schmerzhaftes Stauungssyndrom mit erschwertem Beugen und Strecken des Ellenbogens, Schmerzen und Schweregefühl des Armes mit akuten Schmerzen in der Axilla: 3E 13 *Naohui*, Lu 3 *Tianfu* und Ma 11 *Qishe* (*Thousand Ducat Formulas*).

3E 14 JIANLIAO

Schulterspalte

肩髎

LOKALISATION

Am Ursprung des Musculus deltoideus in einer Vertiefung, die posterior und inferior der lateralen Ausdehnung des Akromions liegt.

ANMERKUNG ZUR LOKALISATION

a) Man lokalisiert bei abduziertem Arm, um die Vertiefung zu betonen;
b) man merke sich, dass Di 15 *Jianyu* in einer Vertiefung anterior und inferior der lateralen Ausdehnung des Akromions liegt.

NADELUNG

a) Bei adduziertem Arm senkrecht in Richtung Zentrum der Axilla 1 – 1.5 *cun;*
b) transversal-schräg, distalwärts in Richtung Ellenbogen 1.5 – 2 *cun.*

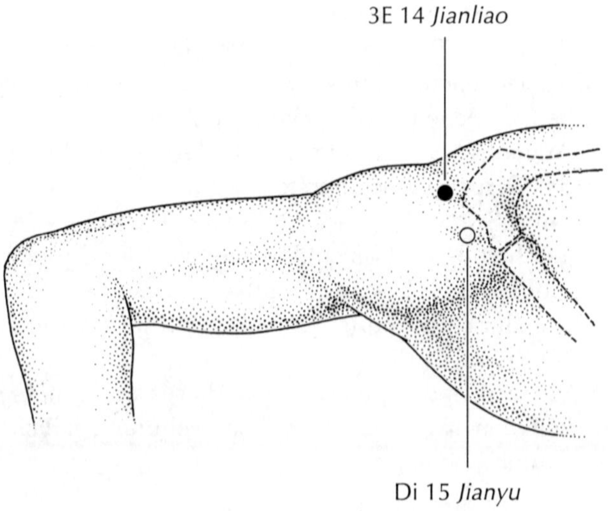

WIRKUNGEN

Zerstreut Wind-Feuchtigkeit
Lindert Schmerz und unterstützt das Schultergelenk

INDIKATIONEN

- Schulterschmerzen, Schweregefühl der Schulter mit Unfähigkeit den Arm zu heben, Taubheitsgefühl, Lähmung und Schmerzen des Armes.

KOMMENTAR

3E 14 *Jianliao* ist ein wichtiger Punkt zur Behandlung aller Erkrankungen des Schultergelenks, besonders seiner hinteren Anteile. Steifheit, Schmerzen, Unbeweglichkeit und Schwäche der Schulter oder eine „frozen shoulder" können folgende Gründe haben:

a) Schädigung durch äußeren pathogenen Wind, Kälte, Feuchtigkeit oder Hitze,
b) Stagnation von *Qi* und Blut durch traumatische Schädigung oder übermäßiger Belastung, oder
c) *Qi*- und Blutmangel durch übermäßige Belastung, hohes Alter oder anhaltende Stauung der Leitbahn.

Bei all diesen Fällen kann 3E 14 *Jianliao* angewendet werden. In der klinischen Praxis wird er gewöhnlich mit Di 15 *Jianyu* kombiniert.

PUNKTKOMBINATIONEN

- Schmerzen des Armes: 3E 14 *Jianliao*, Dü 11 *Tianzong* und Dü 5 *Yanggu* (*Supplementing Life*).
- Frozen Shoulder: Man nadelt zuerst Ma 38 *Tiaokou* und bittet den Patienten während der Manipulation mit der Nadel die Schulter zu rotieren; dann nadelt man 3E 14 *Jianliao*, Di 15 *Jianyu*, Di 14 *Binao*, Di 4 *Hegu* und 3E 5 *Waiguan*.

3E 15 *TIANLIAO*

天髎

Himmelsspalte

Kreuzungspunkt der Dreifacher Erwärmer- und Gallenblasen-Leitbahn sowie des Yang-Verbindungsgefäßes

LOKALISATION

In der Fossa suprascapularis, in der Vertiefung zwischen den Punkten Gb 21 *Jianjing* und Dü 13 *Quyuan* am medialen Ende der Fossa suprascapularis.

ANMERKUNG ZUR LOKALISATION

Dieser Punkt kann ebenfalls in der Mitte zwischen der lateralen Akromionspitze und LG 14 *Dazhui* lokalisiert werden und 1 *cun* posterior von Gb 21 *Jianjing* (dem höchsten Punkt des Musculus trapezius).

NADELUNG

Schräg in Richtung der klinischen Symptomatik 0.5 – 1 *cun.*

CAVE: Eine senkrechte Nadelung, besonders bei mageren Patienten, beinhaltet das grundlegende Risiko, einen Pneumothorax zu verursachen.

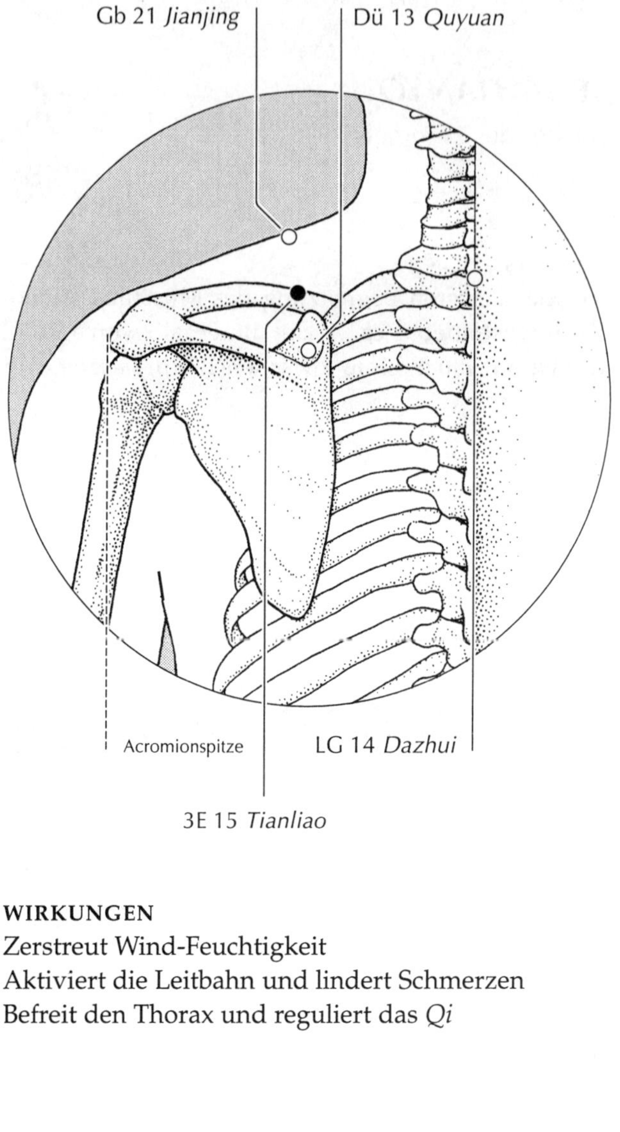

WIRKUNGEN

Zerstreut Wind-Feuchtigkeit
Aktiviert die Leitbahn und lindert Schmerzen
Befreit den Thorax und reguliert das *Qi*

INDIKATIONEN
- Schmerzen der Schulter und des Armes, Steifheit und Schmerzen des Halses, Spannungsgefühl im Nacken, Schmerzen in der Supraklavikulargrube.
- Agitiertheit und Beklemmungsgefühl im Thorax, Hitze und Völlegefühl im Thorax, Oppressionsgefühl des Herzens bei Schweißlosigkeit, Hitze im Körper ohne Schwitzen, Frieren und Fieber, fieberhafte Erkrankungen.

KOMMENTAR
3E 15 *Tianliao* und Gb 21 *Jianjing* sind benachbarte Punkte und haben eine ähnliche Wirkung in der Behandlung von Steifheit, Schmerzen und Spasmen in diesem Bereich zwischen Schultergelenk und Hals. Bei entsprechender Situation sollten sie beide palpiert und der berührungsempfindliche Punkt genadelt werden. Wie Gb 21 *Jianjing* dehnt sich die Wirkung von 3E 15 *Tianliao* abwärts in den Thoraxraum aus. Er ist deshalb bei Agitiertheit, Oppressionsgefühl, Hitze und Völlegefühl indiziert.

PUNKTKOMBINATIONEN
- Schmerzen und Schweregefühl der Schulter mit Unfähigkeit den Arm zu heben: 3E 15 *Tianliao* und Di 11 *Quchi* (*Supplementing Life*).

3E 16 *TIANYOU*

天牖

Fenster des Himmels

Punkt des Fensters des Himmels

LOKALISATION
Auf der hinteren Begrenzung des Musculus sternocleidomastoideus, ca. 1 *cun* unterhalb von Gb 12 *Wangu* auf einer Linie zwischen Bl 10 *Tianzhu* und Dü 17 *Tianrong*.

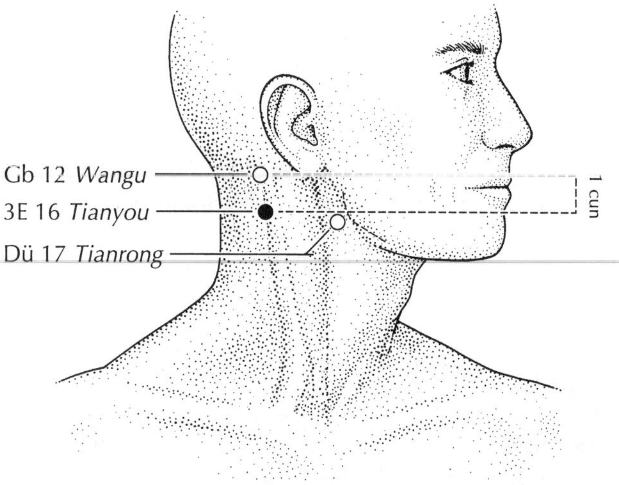

NADELUNG
Senkrecht 0.5 – 1 *cun*.

WIRKUNGEN
Unterstützt den Kopf und die Sinnesorgane
Reguliert und senkt das *Qi*

PUNKTKOMBINATIONEN
- Plötzliche Taubheit, eingeschränkte Hörfähigkeit, trübes Sehen, Schmerzen des Auges mit Unfähigkeit zu Sehen, Unfähigkeit die Augen zu öffnen, Augentränen, Rhinitis mit Nasenbluten, Verlust des Geruchssinnes, verstopfte Nase.
- Wind-Schwindel, Kopfschmerzen, Kopf-Wind, geschwollenes Gesicht, Schwellung der Submandibularregion, schmerzhaftes Stauungssyndrom des Halses, Skrofula, Schwellungen der Mammae, Malaria, wirre Träume.
- Steifheit und Schmerzen des Halses mit Unfähigkeit den Kopf zu drehen, Schwellung der Fossa supraclavicularis.

KOMMENTAR
3E 16 *Tianyou* ist einer der fünf Punkte auf die sich das Kapitel 21 in *Spiritual Pivot* als Punkte des „Fenster des Himmels" bezieht (siehe Seite 56 für eine weitergehende Diskussion). In dieser Textstelle heißt es: „Bei plötzlicher Taubheit mit *Qi*-Fülle, schwachem Sehen und Hören wählt man 3E 16 *Tianyou*."

3E 16 *Tianyou* (Fenster des Himmels) gab tatsächlich dieser Gruppe von Punkten ihren Namen. In seinem Kommentar über die Textstelle sagt *Zhou Zhicong*: „Die Punkte und die Öffnungen des Kopfes und des Gesichts sind wie große Fenster eines hohen Pavillons durch die sich das *Qi* bewegt. Besteht ein Inversions-*Qi* im unteren Bereich, dann findet keine Bewegung in den Leitbahnen im oberen Bereich statt und es besteht ein Mangel an Klarheit der Sehfähigkeit und der Hörfähigkeit ..."

Gemeinsam mit den anderen Punkten des Fensters des Himmels ist 3E 16 *Tianyou* in der Lage, das *Qi* zwischen Kopf und Körper zu regulieren und zu balancieren; er ist indiziert, wenn Inversions-*Qi* (chaotisches und rebellierendes *Qi*) zum Kopf drängt. Dies führt zu Symptomen wie Kopfschmerzen, Schwindel, plötzlich auftretender Taubheit, Schwellung des Gesichts und Störungen der Augen und der Nase. Gemeinsam mit anderen Himmel-Fenster-Punkten kann 3E 16 *Tianyou* ebenfalls Skrofula behandeln.

PUNKTKOMBINATIONEN
- Plötzliche Taubheit: 3E 16 *Tianyou* und 3E 9 *Sidu* (*Thousand Ducat Formulas*).
- Wind-Schwindel und Kopfschmerz: 3E 16 *Tianyou*, Bl 12 *Fengmen*, Bl 60 *Kunlun*, 3E 1 *Guanchong* und KG 4 *Guanyuan* (*Thousand Ducat Formulas*).

- Schwellung des Gesichts: Zuerst nadelt man Bl 45 *Yixi*, dann 3E 16 *Tianyou*, Gb 20 *Fengchi* (*Systematic Classic*).
- Nasaler Ausfluss mit Unfähigkeit gute von fauligen Gerüchen zu unterscheiden: 3E 16 *Tianyou* und LG 26 *Renzhong* (*Thousand Ducat Formulas).*
- Tränenfluss: 3E 16 *Tianyou* und Bl 15 *Xinshu* (*Thousand Ducat Formulas).*
- Schmerzen der Schulter und des Rückens: 3E 16 *Tianyou*, Ma 12 *Quepen*, LG 11 *Shendao*, Bl 11 *Dashu*, KG 22 *Tiantu*, Ma 28 *Shuidao* und Di 16 *Jugu* (*Thousand Ducat Formulas).*
- Steifheit des Halses und Unfähigkeit den Kopf zu drehen: 3E 16 *Tianyou*, Dü 3 *Houxi* (*Supplementing Life*).
- Ermüdeter Hals, Schwellung des Halses mit Unfähigkeit den Hals zu drehen, Schwellung der Wange, die zum Ohr ausstrahlt: 3E 16 *Tianyou*, Gb 12 *Wangu* und Dü 2 *Qiangu* (*Thousand Ducat Formulas).*

3E 17 *YIFENG*

Wind-Schild

翳風

Kreuzungspunkt der Dreifacher Erwärmer-Leitbahn und der Gallenblasen-Leitbahn

LOKALISATION

Hinter dem Ohrläppchen, zwischen dem Ramus mandibulae und dem Processus mastoideus, in der Vertiefung direkt oberhalb des palpierbaren Processus transversus des ersten Zervikalwirbels.

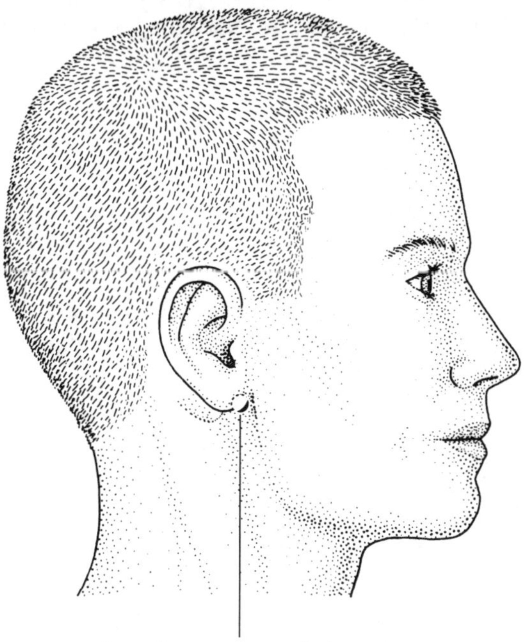

3E 17 *Yifeng* (hinter dem Ohrläppchen)

ANMERKUNG ZUR LOKALISATION

Man biegt das Ohrläppchen nach vorne, um den Punkt darstellen zu können.

NADELUNG

Senkrecht, in Richtung entgegengesetztes Ohr 0.5 – 1 *cun.*

MERKE: Wenn die Nadel zu weit anterior oder posterior ausgerichtet ist, kommt es zu Schmerzen, und dies kann noch für einige Zeit nach der Behandlung zu Missempfindungen beim Öffnen und Schließen des Mundes bewirken.

WIRKUNGEN

Unterstützt die Ohren
Eliminiert Wind
Klärt Hitze
Aktiviert die Leitbahn und lindert Schmerzen

PUNKTKOMBINATIONEN

- Taubheit, Tinnitus, Ausfluss aus dem Ohr, feuchtes Jucken im Ohr, Rötung, Schmerz und Schwellung des Ohr, Ohrschmerzen.
- Mund- und Augendeviation, Verlust des Sprechvermögens, Tetanie mit Unfähigkeit zu sprechen, Kiefergelenkssperre, Schmerzen und Schwellung der Wange, Zahnschmerzen des Unterkiefers, Schmerzen der Zähne und des Zahnfleisches, Mumps, Skrofula, oberflächliches visuelles Staungssyndrom mit unscharfem Sehen.
- Manische Erkrankung, klonische Spasmen.

KOMMENTAR

3E 17 *Yifeng* ist der Kreuzungspunkt der Dreifacher Erwärmer-Leitbahn und der Gallenblasen-Leitbahn. Beide Leitbahnen dringen in das Ohr ein, und somit handelt es sich um einen Hauptlokalpunkt zur Behandlung aller Ohrerkrankungen einschließlich Tinnitus, Taubheit, Ausfluss, Juckreiz, Rötung, Schwellung und Schmerzen.

Wie der Name dieses Punkts (Wind-Schild) anzeigt, hat 3E 17 *Yifeng* eine Wirkung zur Ausleitung äußeren pathogenen Windes und zur Behandlung von Manifestationen inneren Windes. Er wird häufig bei Fazialisparese durch Wind-Apoplex oder Bell'scher Lähmung, Trigeminusneuralgie, Spasmen und Kiefergelenkssperre angewendet.

Aufgrund seiner Hitze klärenden und die Leitbahn zirkulierenden Wirkung ist 3E 17 *Yifeng* ebenfalls bei lokalen Störungen wie Mumps, Skrofula, Schwellung der Wange und bei Zahnschmerzen angezeigt.

PUNKTKOMBINATIONEN

- Purulente Wunden des Ohres mit Ausfluss: 3E 17 *Yifeng*, Di 4 *Hegu* und 3E 21 *Ermen (Great Compendium)*.
- Taubheit: 3E 17 *Yifeng*, 3E 7 *Huizong* und Ma 7 *Xiaguan* (*Systematic Classic*).
- Taubheit durch *Qi*-Stauung: 3E 17 *Yifeng*, Dü 19 *Tinggong*, Gb 2 *Tinghui*; dann nadelt man Ma 36 *Zusanli* und Di 4 *Hegu (Great Compendium)*.
- Plötzlicher Verlust der Sprechfähigkeit: 3E 17 *Yifeng* und He 5 *Tongli* (*Supplementing Life*).
- Zahnschmerzen, Karies: 3E 17 *Yifeng*, Ma 7 *Xiaguan*, Ma 5 *Daying* und Dü 4 *Wangu* (*Supplementing Life*).
- Kiefergelenkssperre: 3E 17 *Yifeng* und Dü 16 *Yianchuang* (*Supplementing Life*).
- Fazialislähmung: 3E 17 *Yifeng*, Ma 4 *Dicang*, Ma 6 *Jiache*, Ma 7 *Xiaguan*, Ma 2 *Sibai* und Di 4 *Hegu*.

3E 18 *QIMAI*

Krampf-Puls

瘈脈

LOKALISATION

Hinter dem Ohr, in einer kleinen Vertiefung auf dem Mastoidknochen, nach einem Drittel des Abstandes einer bogenförmig gezogenen Linie von 3E 17 *Yifeng* zu 3E 20 *Jiaosun*, dem Ohrenrand folgend.

NADELUNG

Subkutan, entlang des Leitbahnenverlaufs, 0.3 - 0.5 *cun* oder stechen und bluten lassen.

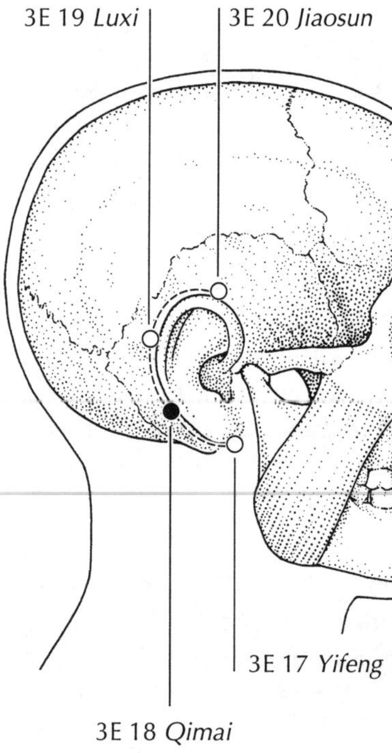

WIRKUNGEN

Unterstützt die Ohren

Dämpft Furcht und beruhigt Wind

INDIKATIONEN

- Tinnitus, Taubheit, Schmerzen hinter dem Ohr.
- Kopfschmerzen, Kopf-Wind, Erbrechen, Diarrhö, Samenverlust, Ausfluss aus dem Auge, unscharfes Sehen.
- Kindliche Schreck-Epilepsie, klonische Spasmen, Schrecken und Furcht.

PUNKTKOMBINATIONEN

- Kindliche epileptische Krämpfe, Erbrechen und Diarrhö, Schrecken und Furcht: 3E 18 *Qimai* und LG 1 *Changqiang* (*Systematic Classic*).
- Kopf-Wind und Schmerzen hinter dem Ohr: 3E 18 *Qimai* und Gb 12 *Wangu* (*Supplementing Life*).
- Wind-Kopfschmerz: 3E 18 *Qimai*, Bl 2 *Zanzhu*, Bl 6 *Chengguang*, Bl 23 *Shenshu*, 3E 23 *Sizhukong* und 3E 22 *Erheliao* (*Thousand Ducat Formulas*).

3E 19 *LUXI*

Schädel-Ausruhen

顱息

LOKALISATION

Hinter dem Ohr, in einer kleinen Vertiefung nach zwei Dritteln des Verlaufs einer bogenförmigen Linie von 3E 17 *Yifeng* zu 3E 20 *Jiaosun*, die dem Ohrrand folgt.

NADELUNG

Subkutan, entlang des Leitbahnenverlaufs, 0.3 - 0.5 *cun* oder blutig nadeln.

MERKE: Laut verschiedener klassischer Texte ist dieser Punkt für die blutige Nadelung kontraindiziert.

WIRKUNGEN

Unterstützt die Ohren und klärt Hitze

Besänftigt Schrecken und lindert Krämpfe

INDIKATIONEN

- Taubheit, Tinnitus, Ohrschmerzen, eitriger Ausfluss aus dem Ohr, Juckreiz im Gesicht, Rötung und Schwellung der Stirnecken (im Bereich von Ma 8 *Touwei*).
- Kopfschmerz, schwerer Kopf, einseitiger Kopfschmerz, Hitze im Körper mit Kopfschmerz und Unfähigkeit zu schlafen, Schwindel, kindliche Epilepsie, Tetanie, Schrecken und Angst, kindliches Erbrechen von schaumigem (wässrigem) Speichel, Erbrechen und Speichelfluss, Schmerzen im Thorax und der lateralen Rippenregion, Dyspnoe, Samenverlust.

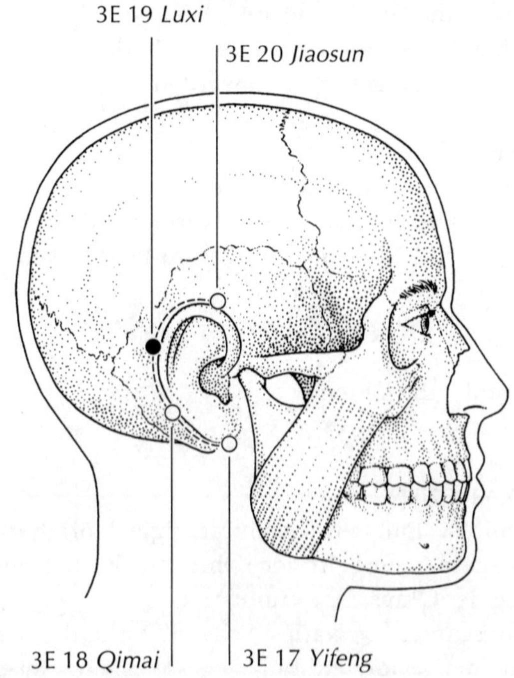

KOMMENTAR
Obwohl dieser Punkt klinisch kaum angewandt wird, heißt es in *Ode to the One Hundred Symptoms* eindeutig: „Tetanie kann nicht erfolgreich ohne 3E 19 *Luxi* behandelt werden." Tetanie ist eine Erkrankung mit Steifheit und Rigidität des Halses und des Rückens, Kiefersperre, Zucken in den Extremitäten, Opisthotonus etc.

PUNKTKOMBINATIONEN
- Schmerzen der lateralen Rippenregion mit Unfähigkeit den Körper zu drehen: 3E 19 *Luxi* und Gb 13 *Benshen (Thousand Ducat Formulas).*
- Einseitiger Kopfschmerz: 3E 19 *Luxi,* Gb 20 *Fengchi,* M-HN 9 *Taiyang,* 3E 5 *Waiguan* und Gb 21 *Jianjing.*

3E 20 *JIAOSUN*

Kleine Ecke

角孫

Kreuzungspunkt der Dreifacher Erwärmer-, Dünndarm- und Gallenblasen-Leitbahnen

LOKALISATION
An der Kopfseite, auf der Höhe der Ohrspitze, wenn das Ohr nach vorne gefaltet wird.

ANMERKUNG ZUR LOKALISATION
Man faltet das Ohr, sodass der hintere Teil der oberen Helix direkt den vorderen Anteil der oberen Helix bedeckt. Man darf nicht das gesamte Ohr nach vorne falten.

NADELUNG
Transversal 0.5 – 1.5 *cun.*
MERKE: Dieser Punkt kann gemeinsam mit allen Punkten innerhalb der Haarlinie nach anterior, posterior, inferior oder superior genadelt werden. Die Nadelungsrichtung hängt von der Symptomatologie ab; mit anderen Worten nadelt man in die Richtung der bestehenden Kopfschmerzen oder der Ausstrahlung anderer Schmerzen oder man verbindet ihn mit anderen Kopfpunkten. Die Nadel sollte in die subkutanen Schichten nahe des Schädelknochens und damit nicht zu oberflächlich eingestochen werden.

WIRKUNGEN
Unterstützt die Ohren
Unterstützt die Zähne, das Zahnfleisch und die Lippen
Klärt Hitze

INDIKATIONEN
- Tinnitus, Taubheit, eitriger Ausfluss aus dem Ohr, Rötung und Schwellung der hinteren Ohranteile, Rötung und Schwellung der Ohrmuschel.
- Zahnschmerzen, Karies, Schwellung und Schmerzen des Zahnfleisches mit Unfähigkeit zu Kauen, Steifheit der Lippen, trockene Lippen, oberflächliches visuelles Stauungssyndrom, Steifheit des Nackens mit Unfähigkeit den Kopf zu drehen.

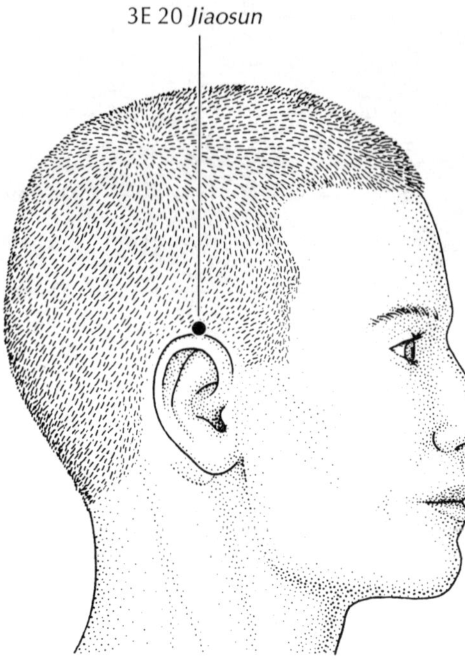

KOMMENTAR
Obwohl er klinisch wenig angewendet wird, ist es interessant anzumerken, dass 3E 20 *Jiaosun* traditionellerweise bei Schwellung und Schmerzen des Zahnfleisches, trockenen Lippen, Unfähigkeit zu

Kauen, Zahnschmerzen und Karies indiziert war und in entsprechenden Punktkombinationen auftaucht; in dieser Weise kann er als nützlicher benachbarter Punkt für derartige Störungen angesehen werden. Bezüglich einer Steifheit der Lippen ist anzumerken, dass von den wenigen Punkten, die traditionellerweise für diese Störungen angegeben werden, die Mehrzahl (zum Beispiel 3E 20 *Jiaosun*, 3E 21 *Ermen*, Gb 3 *Shangguan*, Gb 17 *Zhengying*) im Bereich des Ohres liegen.

PUNKTKOMBINATIONEN

- Schmerzen des Zahnfleisches: 3E 20 *Jiaosun* und Dü 8 *Xiaohai (Great Compendium).*
- Unfähigkeit zu kauen: 3E 20 *Jiaosun* und Ma 6 *Jiache (Thousand Ducat Formulas).*

3E 21 *ERMEN*

耳門

Tor des Ohres

LOKALISATION

In einer Vertiefung vor dem oberhalb des Tragus gelegenen Einschnittes und leicht oberhalb des Processus condylaris der Mandibula.

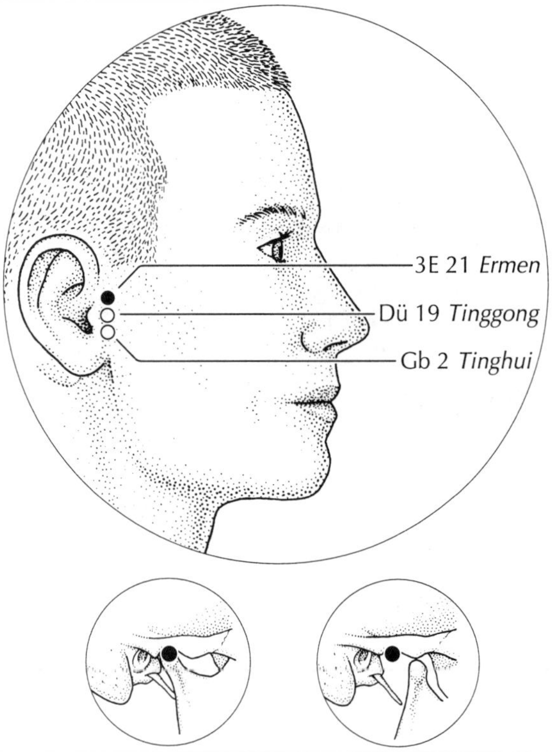

geschlossener Mund geöffneter Mund

ANMERKUNG ZUR LOKALISATION

Um diesen Punkt zu lokalisieren, bittet man den Patienten den Mund zu öffnen, sodass der Processus condylaris der Mandibula nach vorne rutscht und dadurch eine Vertiefung bildet. Dieser Punkt wird bei offenem Mund genadelt; nach der Nadelung kann der Mund geschlossen werden.

NADELUNG

Schräg nach unten leicht posteriorwärts 0.5 – 1 *cun*.
MERKE: Viele klassische Texte verbieten die Anwendung einer Moxibustion an diesem Punkt, wenn ein eitriger Ohrausfluss besteht.

WIRKUNGEN

Unterstützt die Ohren
Klärt Hitze

INDIKATIONEN

- Tinnitus, Taubheit, beeinträchtigte Hörfähigkeit, Ohrschmerzen, eitriger Ohrenausfluss, Schwellung des Ohres, Ohrwunden.
- Zahnschmerzen, Karies, Schwellung und Schmerzen der Submandibularregion, steife Lippen, Kopfschmerzen, Kiefersperre, Halsschmerzen.

KOMMENTAR

3E 21 *Ermen* ist der am höchsten gelegene der drei Punkte vor dem Ohr; die anderen beiden Punkte sind Dü 19 *Tinggong* und Gb 2 *Tinghui*. Diese drei Punkte werden zur Behandlung einer Vielzahl von Ohrerkrankungen einschließlich Tinnitus, Taubheit, Schmerzen, Juckreiz und Ausfluss verwendet. Aufgrund ihrer Nähe sowie der ähnlichen Indikationen ist es schwierig, zwischen ihnen klinisch zu unterscheiden. Wenn es notwendig ist, das Ohr zu behandeln, sollten diese drei Punkte alternierend verwendet werden. Wie 3E 20 *Jiaosun*, so ist auch 3E 21 *Ermen* bei Zahnschmerzen, Karies und steifen Lippen indiziert.

Schließlich ist anzumerken, dass im Rahmen der Zusammenstellung der Punkte der Dreifacher Erwärmer-Leitbahn in *Great Compendium of Acupuncture and Moxibustion* 3E 21 *Ermen* der letzte Punkt der Leitbahn ist.

PUNKTKOMBINATIONEN

- Purulente Ohrwunden mit Ausfluss: 3E 21 *Ermen*, 3E 17 *Yifeng* und Di 4 *Hegu (Great Compendium).*
- Beeinträchtigte Hörfähigkeit und Taubheit: 3E 21 *Ermen*, Gb 20 *Fengchi*, Gb 43 *Xiaxi*, Gb 2 *Tinghui* und Dü 19 *Tinggong (Great Compendium).*
- Tinnitus mit Lumbalschmerzen: Zuerst nadelt man Ma 9 *Renying*, dann 3E 21 *Ermen* und Ma 36 *Zusanli* (*Secrets of the Celesial Star*).
- Tinnitus: 3E 21 *Ermen*, Dü 19 *Tinggong*, Gb 2 *Tinghui*, LG 20 *Baihui*, Bl 8 *Luoque*, Di 5 *Yangxi*, Dü 2 *Qiangu*, Dü 3 *Houxi*, Dü 4 *Wangu*, 3E 3 *Zhongzhu*, 3E 2 *Yemen*, Di 1 *Shangyang* und Bl 23 *Shenshu* *(Great Compendium).*

- Steifheit der Lippen und Schmerzen durch Karies im Oberkiefer: 3E 21 *Ermen*, LG 27 *Duiduan*, Gb 16 *Muchuang* und Gb 17 *Zhengying* (*Thousand Ducat Formulas*).
- Zahnschmerzen: 3E 21 *Ermen* und 3E 23 *Sizhukong* (*One Hundred Symptoms*).

3E 22 *ERHELIAO*

和髎

Ohr-Harmonie-Knochenspalt

Kreuzungspunkt der Dreifacher Erwärmer-, Gallenblasen- und Dünndarm-Leitbahnen

LOKALISATION

Ungefähr 0.5 *cun* vor der oberen Grenze der Ohrwurzel, in einer leichten Vertiefung auf der hinteren Schläfenhaargrenze.

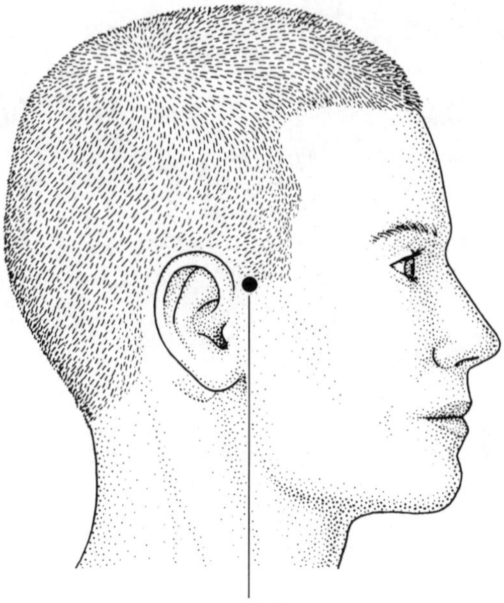

3E 22 *Erheliao*

ANMERKUNG ZUR LOKALISATION

Dieser Punkt liegt gerade hinter der Taststelle der Temporalarterie.

NADELUNG

Transversal 0.3 – 0.5 *cun*.

WIRKUNGEN

Beseitigt Wind und lindert Schmerzen

INDIKATIONEN

- Tinnitus, Schmerzen und Schweregefühl des Kopfes, Kopfschmerzen, Kopf-Wind, Schwellung und Schmerzen der Nasenspitze, nasaler Ausfluss, Munddeviation, Kiefersperre, Schwellung der Submandibularregion und des Halses, klonischer Spasmus.

PUNKTKOMBINATIONEN

- Taubheit: 3E 22 *Erheliao*, 3E 3 *Zhongzhu*, 3E 5 *Waiguan*, Gb 2 *Tinghui*, Dü 19 *Tinggong*, Di 4 *Hegu*, Di 1 *Shangyang* und Pe 9 *Zhongchong* (*Precious Mirror*).
- Wind-Kopfschmerz: 3E 22 *Erheliao*, 3E 23 *Sizhukong*, 3E 18 *Qimai*, Bl 2 *Zanzhu*, Bl 6 *Chengguang* und Bl 23 *Shenshu* (*Thousand Ducat Formulas*).

3E 23 SIZHUKONG

絲竹空

Seiden-Bambus-Loch

LOKALISATION

In einer Vertiefung am oberen Orbitarand, am lateralen Ende der Augenbraue.

3E 23 *Sizhukong*

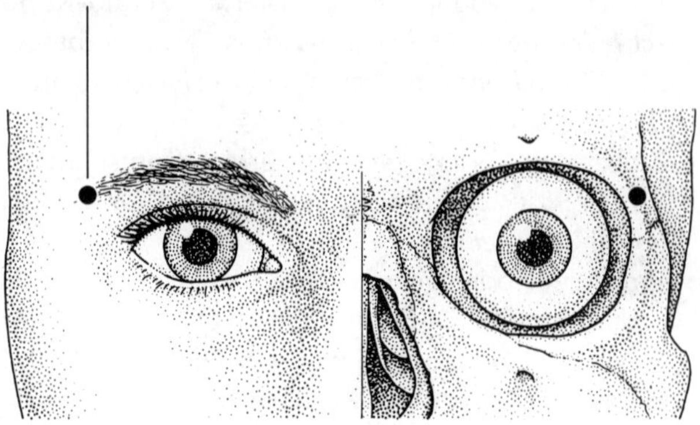

NADELUNG

Schräg nach medial entlang der Augenbraue oder nach posterior 0.5 – 1 *cun*.

MERKE: Laut verschiedener klassischer Texte ist dieser Punkt für die Anwendung von Moxibustion kontraindiziert.

WIRKUNGEN

Eliminiert Wind und lindert Schmerzen
Unterstützt die Augen

INDIKATIONEN

- Kopfschmerzen, einseitiger Kopfschmerz, Kopf-Wind, Abneigung gegen Wind und Kälte, Schwindel, visueller Schwindel, Tetanie, Epilepsie mit Schaum vor dem Mund, periodische Manie mit Schaum vor dem Mund, kindlicher Nabel-Wind, Zahnschmerzen.

- Aufwärtsstarren der Augen, Deviation des Gesichts und des Auges, verschwommenes Sehen, Schmerzen und Rötung der Augen, Zucken der Augenlider, der Augenbrauen, eingewachsenes Augenlid.

KOMMENTAR

3E 23 *Sizhukong* ist ein wichtiger Lokalpunkt zur Behandlung von Kopfschmerzen und Störungen der Augen, des Augenlids und der Augenbraue. Laut *Investigation into Points along the Channels* ist 3E 23 *Sizhukong* bei „allen Erkrankungen des Kopfes, des Gesichts, der Augenbrauen und der Augen mit Schwellung, Rötung, Juckreiz oder Taubheit" indiziert.

3E 23 *Sizhukong* ist auch in der Lage, inneren Wind zu beruhigen und Krämpfe zu beheben. Er ist bei Schwindel, Epilepsie, Manie, Schaum vor dem Mund und kindlichem Nabel-Wind indiziert. Kindlicher Nabel-Wind bedeutet eine Nabelentzündung bei einem Neugeborenen, die zu Krämpfen, Opisthotonus und Kiefersperre führt.

PUNKTKOMBINATIONEN

- Einseitiger oder generalisierter Wind-Kopfschmerz, der schwer zu heilen ist: Man verbindet 3E 23 *Sizhukong* subkutan mit Gb 8 *Shuaigu (Song of the Jade Dragon)*.
- Einseitiger oder generalisierter Kopfschmerz: 3E 23 *Sizhukong*, Gb 20 *Fengchi* und Di 4 *Hegu (Great Compendium)*.
- Einseitiger oder generalisierter Kopf-Wind: 3E 23 *Sizhukong*, LG 20 *Baihui*, LG 21 *Qianding*, LG 24 *Shenting*, LG 23 *Shangxing*, Gb 20 *Fengchi*, Di 4 *Hegu*, Bl 2 *Zanzhu* und Ma 8 *Touwei (Great Compendium)*.
- Wind-Kopfschmerz: 3E 23 *Sizhukong*, 3E 22 *Erheliao*, 3E 18 *Qimai*, Bl 2 *Zanzhu*, Bl 6 *Chengguang* und Bl 23 *Shenshu* (*Thousand Ducat Formulas*).
- Wind-Epilepsie mit Aufwärtsstarren der Augen: 3E 23 *Sizhukong*, Bl 60 *Kunlun* und LG 20 *Baihui (Great Compendium)*.
- Zahnschmerzen: 3E 23 *Sizhukong* und 3E 21 *Ermen (One Hundred Symptoms)*.

Fußnoten

1 *Spiritual Pivot* Kapitel 4.
2 *Spiritual Pivot* Kapitel 5.
3 *Essential Questions* Kapitel 6.
4 *Classic of Difficulties* 68th Difficulty.
5 *Classic of Difficulties* 68th Difficulty.
6 *Classic of Difficulties* 66th Difficulty.
7 *Classic of Difficulties* 29th Difficulty.
8 *Spiritual Pivot* Kapitel 4.
9 *Classic of Difficulties* 31th Difficulty.
10 *Classic of Difficulties* 68th Difficulty.

足少陽膽經

DIE GALLENBLASEN-LEITBAHN DES FUSS-*SHAOYANG*

DIE GALLENBLASEN-LEITBAHN DES FUSS-*SHAOYANG*

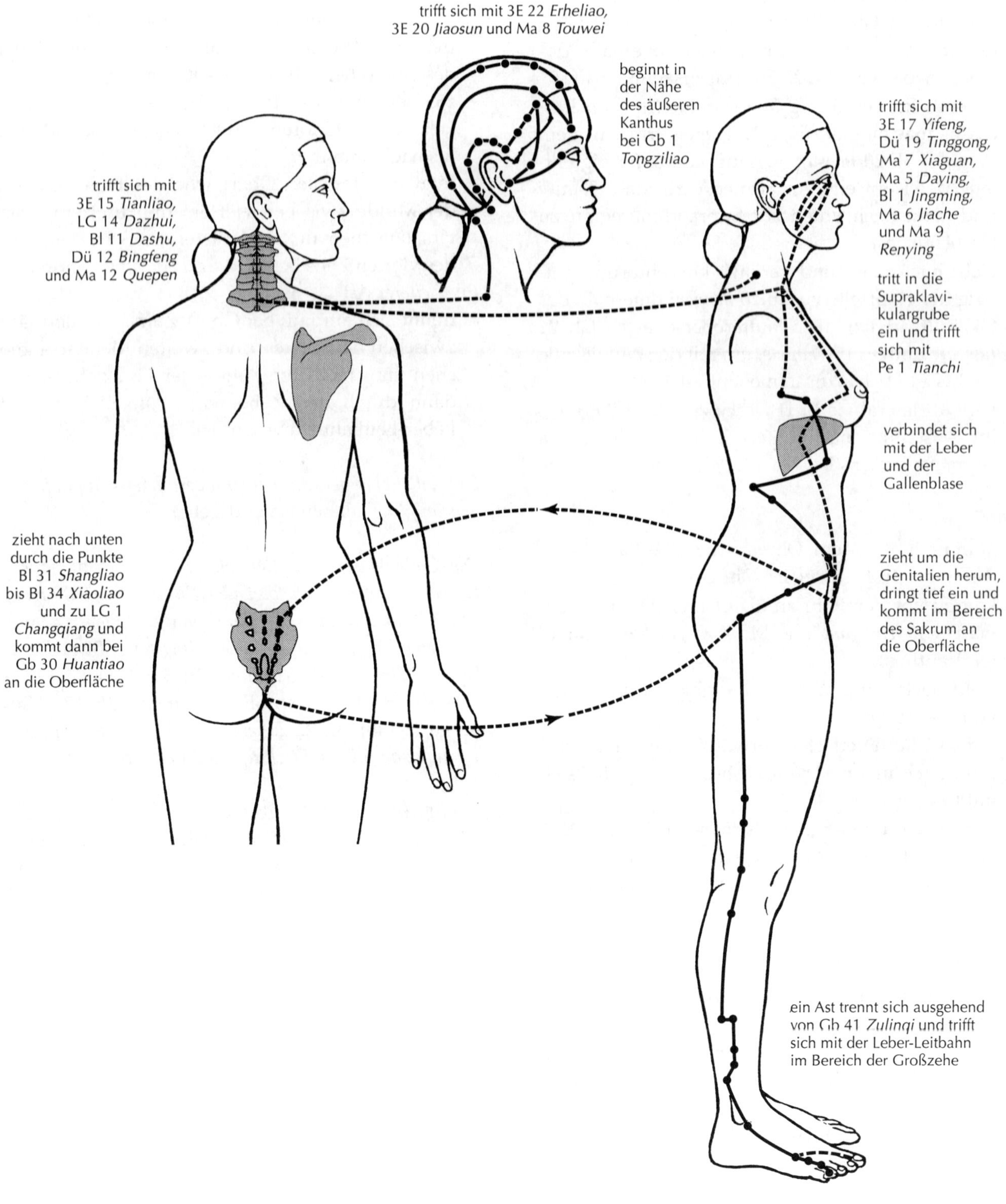

Die Gallenblasen-Hauptleitbahn

DIE GALLENBLASEN-HAUPTLEITBAHN

- beginnt in der Nähe des äußeren Kanthus des Auges bei Gb 1 *Tongziliao*,
- kreuzt zum anterioren Anteil des Ohrs zu Gb 2 *Tinghui*, zieht dann nach oben zum Oberrand des Arcus zygomaticus zu Gb 3 *Shangguan*,
- zieht nach oben zur Stirnecke zu Gb 4 *Hanyan* und verläuft via Gb 5 *Xuanlu*, Gb 6 *Xuanli* und Gb 7 *Qubin* nach unten zum Bereich oberhalb des Ohres, wo sie mit 3E 22 *Erheliao* zusammentrifft,
- verläuft kurvenförmig hinter dem Ohr zum Processus mastoideus zu Gb 12 *Wangu*, trifft auf dem Weg auf 3E 20 *Jiaosun*, verläuft kurvenförmig entlang der Kopfseite zur Stirnecke zu Ma 8 *Touwei* und zieht nach unten zur Supraorbitalregion zu Gb 14 *Yangbai*,
- zieht nach oben und verläuft kurvenförmig entlang der Kopfseite zu Gb 20 *Fengchi* unterhalb des Okziput, kreuzt die Schulteroberseite via Gb 21 *Jianjing* und 3E 15 *Tianliao*, um mit der Wirbelsäule bei LG 14 *Dazhui* zusammenzutreffen,
- verläuft lateral via Bl 11 *Dashu* zu Dü 12 *Bingfeng*, im Anschluss nach anterior, um in die Fossa supraclavicularis bei Ma 12 *Quepen* einzudringen.

Ein Ast

- kommt hinter dem Ohr an die Oberfläche und dringt bei 3E 17 *Yifeng* ins Ohr ein,
- kommt vor dem Ohr an die Oberfläche und zieht via Dü 19 *Tinggong* und Ma 7 *Xiaguan* zum äußeren Kanthus,
- zieht nach unten zum Kieferwinkel in der Nähe von Ma 5 *Daying*,
- kreuzt die Dreifacher Erwärmer-Leitbahn und zieht nach unten zur Infraorbitalregion, trifft sich mit Bl 1 *Jingming*,
- zieht nach unten zum Hals, nahe vorbei an Ma 6 *Jiache* und kreuzt Ma 9 *Renying*, um sich in der Fossa supraclavicularis wieder mit der Hauptleitbahn zu verbinden,
- zieht nach unten in den Brustkorb, wo er sich mit der Perikard-Leitbahn bei Pe 1 *Tianchi* trifft,
- durchläuft das Zwerchfell, verbindet sich mit Leber und Gallenblase,
- setzt sich entlang der Innenseite der Rippen fort, um im Bereich der Inguinalregion an die Oberfläche zu kommen,
- umläuft die Genitalien, zieht oberflächlich entlang der Grenze der Schambehaarung, dringt dann tief ein, um im Bereich der Sakralregion wieder an die Oberfläche zu kommen, wo er die Blasen-Leitbahn bei *Baliao* (die vier Punkte der Sakralforamina) und das Lenkergefäß bei LG 1 *Changqiang* trifft,
- kommt im Bereich von Gb 30 *Huantiao* an die Oberfläche.

Ein weiterer Ast

- steigt ausgehend von der Fossa supraclavicularis entlang der Seite des Brustkorbs durch Gb 22 *Yuanye*, Gb 23 *Zhejin* und Gb 24 *Riyue* nach oben zum anterioren Anteil der Axilla,
- kreuzt die Leber-Leitbahn bei Le 13 *Zhangmen*,
- zieht nach unten zum Hüftgelenk, um sich mit dem vorausgehenden Ast bei Gb 30 *Huantiao* zu treffen und setzt sich entlang dem lateralen Anteil des Oberschenkels und des Knies fort,
- zieht entlang des lateralen Anteils des Unterschenkels zum anterioren Bereich des lateralen Malleolus nach unten,
- folgt der dorsalen Oberfläche des Fußes entlang der Mulde zwischen viertem und fünftem Metatarsalknochen, um an der lateralen Seite der Spitze des vierten Zehs bei Gb 44 *Zuqiaoyin* zu enden.

Ein weiterer Ast

- trennt sich am Fuß bei Gb 41 *Zulinqi* ab und läuft zwischen dem ersten und zweiten Metatarsalknochen zum medialen Anteil der Großzehenspitze, dann durch den Zehennagel, um sich mit der Leber-Leitbahn zu verbinden.

Die Gallenblasen-Hauptleitbahn verbindet sich mit folgenden zangfu: Gallenblase und Leber.

Die Gallenblasen-Hauptleitbahn trifft sich mit anderen Leitbahnen im Bereich folgender Punkte: Ma 7 *Xiaguan*, Ma 8 *Touwei*, Ma 9 *Renying*, Ma 12 *Quepen*, Dü 12 *Bingfeng*, Dü 19 *Tinggong*, Bl 1 *Jingming*, Bl 11 *Dashu*, Bl 31 *Shangliao*, Bl 32 *Ciliao*, Bl 33 *Zhongliao*, Bl 34 *Xiaoliao*, Pe 1 *Tianchi*, 3E 15 *Tianliao*, 3E 17 *Yifeng*, 3E 20 *Jiaosun*, 3E 22 *Erheliao*, Le 13 *Zhangmen*, LG 1 *Changqiang*, LG 14 *Dazhui*, LG 20 *Baihui*.

ANMERKUNG: LG 20 *Baihui* ist als Kreuzungspunkt der Gallenblasen-Leitbahn mit dem Lenkergefäß klassifiziert, wird jedoch üblicherweise nicht in den Darstellungen der Gallenblasen-Hauptleitbahn in dieser Weise gezeigt.

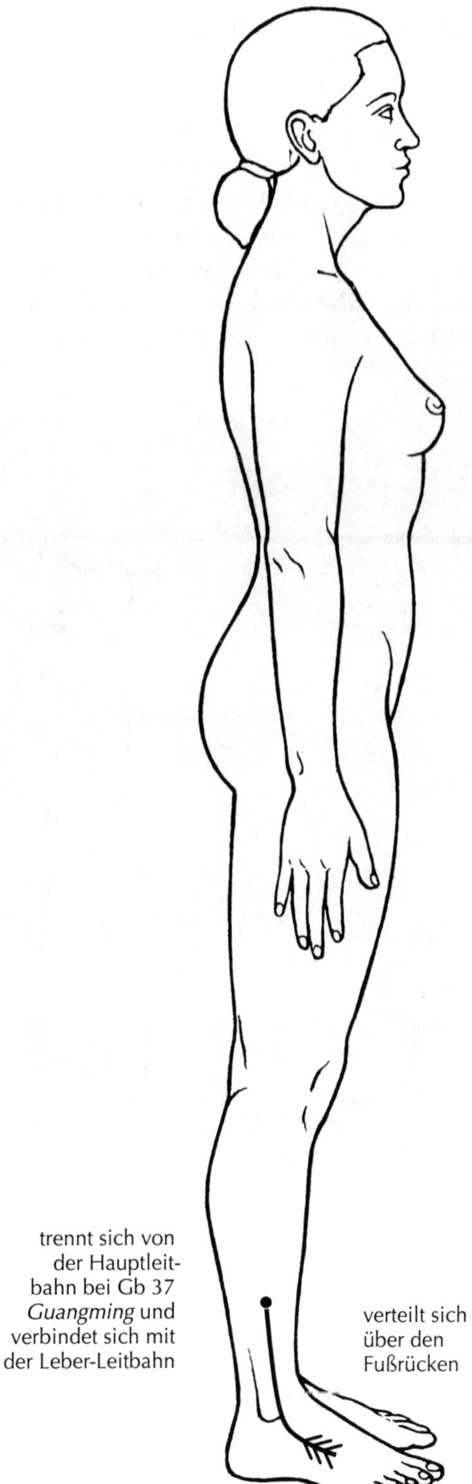

Die Gallenblasen-Verbindungsleitbahn

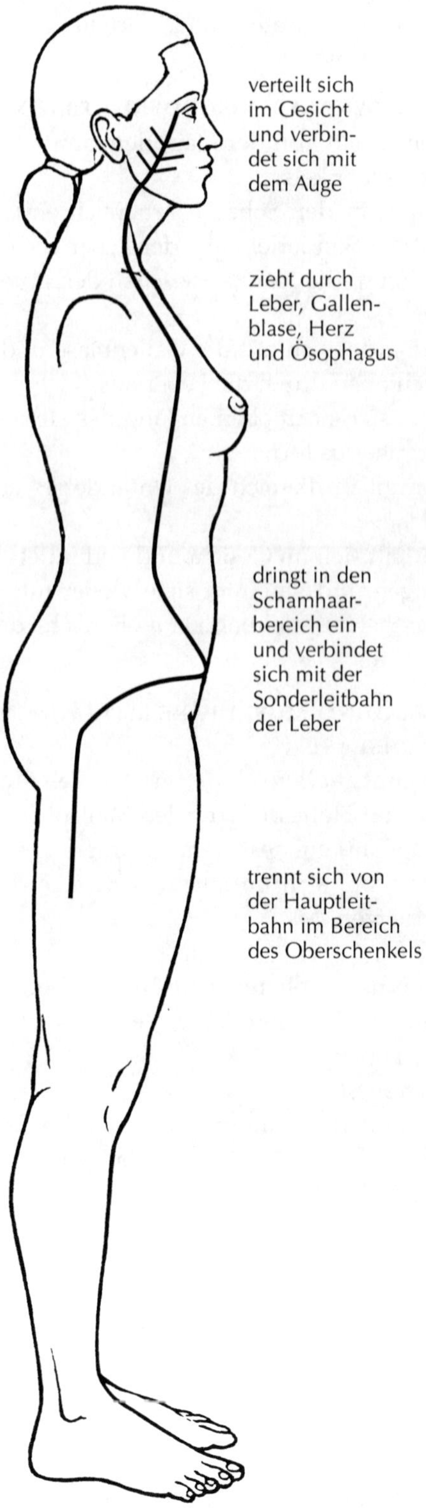

Die Gallenblasen-Sonderleitbahn

DIE GALLENBLASEN-VERBINDUNGSLEITBAHN

- trennt sich von der Hauptleitbahn bei Gb 37 *Guangming* ab,
- verbindet sich mit der Leber-Leitbahn,
- zieht nach unten und verteilt sich über dem Fußrücken.

DIE GALLENBLASEN-SONDERLEITBAHN

- trennt sich von der Hauptleitbahn im Bereich des Oberschenkels,
- dringt in den Schamhaarbereich ein, wo sie sich mit der Sonderleitbahn der Leber verbindet,
- dringt in die Flanke zwischen den unteren Rippen ein,
- verbindet sich mit der Gallenblase und dehnt sich nach oben durch die Leber aus,
- setzt sich nach oben entlang des Herzens und des Ösophagus fort,
- kommt im Bereich des Unterkiefers an die Oberfläche,
- verteilt sich im Gesicht und verbindet sich mit den Augen und vereinigt sich wieder mit der Gallenblasen-Hauptleitbahn im Bereich des äußeren Kanthus.

DIE TENDINO-MUSKULÄRE LEITBAHN DER GALLENBLASE

- beginnt im Bereich der vierten Zehe und vernetzt sich auf Höhe des lateralen Malleolus,
- steigt entlang des lateralen Anteils des Beines nach oben, um sich im lateralen Bereich des Knies zu vernetzen.

Ein Ast

- beginnt im oberen Bereich der Fibula und zieht entlang des lateralen Anteils des Oberschenkels nach oben.

Ein Nebenast

- verläuft nach anterior, um sich im Bereich oberhalb von Ma 32 *Futu* zu vernetzen.

Ein weiterer Nebenast

- verläuft nach posterior und vernetzt sich im Bereich des Sakrum.

Ein vertikaler Ast

- zieht entlang der Rippen nach oben und verläuft anterior der Axilla, um sich zuerst mit der Brust zu verbinden und sich dann bei Ma 12 *Quepen* zu vernetzen.

Ein weiterer Ast

- steigt von der Axilla nach oben und zieht durch Ma 12 *Quepen*,
- steigt anterior der Blasen-Leitbahn nach oben, zieht dabei hinter dem Ohr zur Schläfe, setzt sich fort zum Scheitel, wo er sich mit seiner kontralateralen tendino-muskulären Leitbahn trifft.

Ein Ast

- zieht von der Schläfe entlang der Wange nach unten und vernetzt sich seitlich der Nase.

Ein Nebenast

- vernetzt sich im Bereich des äußeren Kanthus.

Pathologische Symptome der tendino-muskulären Leitbahn der Gallenblase:

Spannung und Verkrampfen der vierten Zehe, die zu Krämpfen des lateralen Bereichs des Knies führen, Unfähigkeit das Knie zu strecken und zu beugen, Spasmen der Poplitealregion, im vorderen Bereich zu Spasmen des oberen Oberschenkels führend, am Rücken Spasmen des Sakrum, die in die lateralen Rippenregion und das Gebiet unterhalb ausstrahlen; Spasmen der Fossa supraclavicularis, der seitlichen Halsregion und des Halses. Wenn jemand nach rechts blickt, öffnet sich das rechte Auge nicht und umgekehrt.

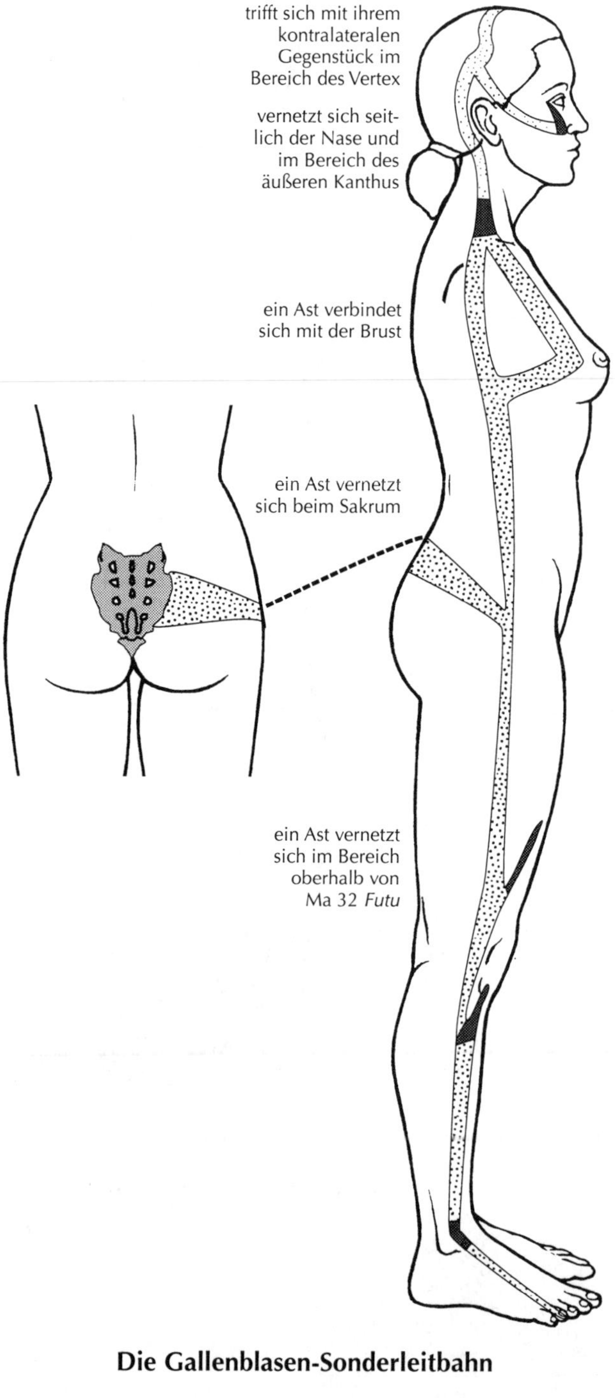

Die Gallenblasen-Sonderleitbahn

DISKUSSION

Die Gallenblasen-Leitbahn des Fuß-*shaoyang* ist mit der Leber-Leitbahn innen-außen-gekoppelt und mit der Dreifacher Erwärmer-Leitbahn des Hand-*shaoyang* gemäß der Sechs-Schichten-Theorie gepaart. Die Gallenblasen-Leber-Verbindung wird überdies durch die Tatsache gestärkt, dass:

- die Gallenblasen-Haupt- und Sonderleitbahnen sich mit der Leber verbinden,
- die Gallenblasen-Verbindungsleitbahn sich mit der Leber-Leitbahn verbindet,
- die Gallenblasen-Sonderleitbahn sich mit der Leber-Sonderleitbahn verbindet.

Zusätzlich ist es wichtig zu erwähnen, dass:

- die Gallenblasen-Hauptleitbahn im Bereich des äußeren Kanthus beginnt und zur Infraorbitalregion zieht, während die Gallenblasen-Sonderleitbahn sich mit dem Auge verbindet.
- die Gallenblasen-Hauptleitbahn sowohl kreuz und quer über die Seite des Kopfes verläuft als sich auch mit den Punkten 3E 22 *Erheliao*, 3E 20 *Jiaosun* und Ma 8 *Touwei* in diesem Bereich trifft.
- die Gallenblasen-Hauptleitbahn sowohl hinter dem Ohr verläuft als auch in das Ohr eindringt.
- die Gallenblasen-Hauptleitbahn durch die Kiefer- und Halsregion zieht.
- die Gallenblasen-Hauptleitbahn durch den Brustkorb nach unten zieht und sich mit der Perikard-Leitbahn bei Pe 1 *Tianchi* verbindet.
- die Gallenblasen-Hauptleitbahn und die Sonderleitbahn anterior der Axilla verlaufen.
- die tendino-muskuläre Leitbahn der Gallenblase sich mit der Brust verbindet.
- die Gallenblasen-Sonderleitbahn sich mit dem Herz verbindet.
- die Gallenblasen-Hauptleitbahn durch die Inguinalregion zieht und die Genitalien umläuft.
- die Gallenblasen-Haupt- und -Sonderleitbahn zum Sakrum ziehen, und die Hauptleitbahn sich mit LG 1 *Changqiang* verbindet.

Die Gallenblase wird dem Element Holz zugeordnet, und seine zwei Hauptfunktionen liegen darin, die Gallenflüssigkeit zu speichern und abzugeben und den Mut, die Entscheidungsfähigkeit und das Beurteilungsvermögen zu kontrollieren. Sowohl aufgrund dieser Funktionen als auch der oben besprochenen Leitbahnenverläufe können viele der Wirkungen und Indikationen der Punkte der Gallenblasen-Leitbahn erklärt werden.

Diese können wie folgt zusammengefasst werden:

- Behandlung von Augenerkrankungen, speziell derjenigen durch äußere Wind-Hitze oder Hitze in Leber- und Gallenblasen-Leitbahn.
- Behandlung von Erkrankungen des Ohres, speziell derjenigen durch äußere Wind-Hitze oder Hitze in Leber- und Gallenblasen-Leitbahn.
- Behandlung von Kopfschmerzen, speziell einseitige Kopfschmerzen, die die *shaoyang*-Leitbahn im Bereich der Schläfe und der Seite des Kopfes betreffen.
- Behandlung von Erkrankungen der Leber. Die Leber kontrolliert den gleichmäßigen Fluss des *Qi*. Wenn diese Leberfunktion des freien Fließens gestört ist, kommt es zur *Qi*-Stagnation. Zur selben Zeit sind die Leber und die Gallenblase mit dem Ministerfeuer betraut und ihr stagnierendes *Qi* verwandelt sich leicht in Feuer. Wenn das Leber-Feuer *Yin* verbraucht, kann es zu dem Muster eines aufsteigenden Leber-*Yang* führen, denn sowohl Leber-Feuer als auch Leber-*Yang* können inneren Wind entstehen lassen. Leber-*Qi*-Stagnation, Leber-Feuer, Leber-*Yang* und Leber-Wind können sich alle entlang des Verlaufs der Gallenblasen-Leitbahn im Bereich des Kopfes, der Ohren, der Augen, des Brustkorbs, der Brust und der lateralen Rippenregion manifestieren.
- Behandlung von Schleimerkrankungen, Skrofula und Knoten. Der glatte Fluss der Körperflüssigkeiten ist zum Teil vom freien Fluss des Leber-*Qi* abhängig, während Leber-Feuer die Körperflüssigkeiten zu Schleim eindicken kann. Punkte auf der Gallenblasen-Leitbahn sind bei stagnierendem *Qi* und Schleim (und den daraus entstehenden) Schwellungen und Knotenbildungen, von Hals, Fossa supraclavicularis, Axilla und Brust indiziert. Dies sind alles Bereiche, die von mehreren Verläufen der Gallenblasen-Hauptleitbahn oder sekundären Leitbahnen gekreuzt werden.
- Klären von feuchter Hitze aus dem *fu* Gallenblase, die sich als Gelbsucht, Schmerz der lateralen Rippenregion, Nausea und Erbrechen, Fieber etc. manifestiert.
- Klären von pathogenen Faktoren aus der *shaoyang*-Schicht, die zu einem Wechsel zwischen Frösteln und Fieber, bitterem Geschmack im Mund, Schmerzen im Hypochondrium, Trockenheit des Mundes und des Halses und Nausea und Erbrechen führen.
- Behandlung von Erkrankungen des Geistes und der ätherischen Seele (*hun*):
  a) Die Gallenblase kontrolliert das Urteilsvermögen, die Entscheidungsfreudigkeit und den Mut,
  b) seine Sonderleitbahn dringt in das Herz ein, und
  c) die Gallenblase (Holz) ist die „Mutter" des Herzens (Feuer). Punkte der Gallenblasen-Leitbahn sind daher in der Lage, Erkrankungen des Geistes und der ätherischen Seele (*hun*) zu

behandeln, die in der Regel entweder auf Gallenblasen- oder Leber-Feuer oder Gallenblasen-*Qi*-Mangel zurückzuführen sind.
- Das Gürtelgefäß zieht lediglich durch drei Akupunkturpunkte, nämlich Gb 26 *Daimai,* Gb 27 *Wushu* und Gb 28 *Weidao,* während sein Öffnungspunkt Gb 41 *Zulinqi* ist. Dieses außerordentliche Gefäß wird daher hauptsächlich durch die Wahl dieser Gallenblasenpunkte beeinflusst.
- Die *hui*-Einflussreichen Punkte der Sehnen (Gb 34 *Yanglingquan*) und des Marks (Gb 39 *Xuanzhong*) gehören zur Gallenblasen-Leitbahn, die über den gesamten lateralen Bereich des Beins verläuft. Viele Punkte des unteren Anteils dieser Leitbahn sind daher wichtig zur Behandlung von Erkrankungen wie Atrophiesyndromen und schmerzhaften Stauungssyndromen.

GB 1 *TONGZILIAO*

瞳子髎

Pupillenspalte

Kreuzungspunkt von Dünndarm-, Gallenblase- und Dreifacher Erwärmer-Leitbahn

LOKALISATION

In der Mulde auf der lateralen Seite der Orbitagrenze, ca 0.5 *cun* lateral des äußeren Kanthus.

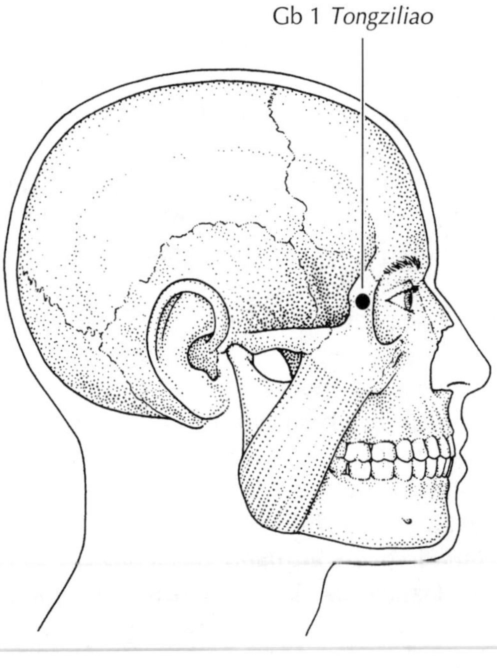

NADELUNG

Transversal nach posterior 0.2 – 0.3 *cun*, oder noch weiter um eine Verbindung mit M-HN 9 *Taiyang* herzustellen.

MERKE: Gemäß einiger moderner Texte ist dieser Punkt für Moxibustion kontraindiziert.

WIRKUNGEN

Unterstützt die Augen, eliminiert Wind und klärt Hitze.

INDIKATIONEN

- Augenschmerzen, Rötung, Schwellung und Schmerzen der Augen, Tränen, Tränen nach Windexposition, Jucken der Augen, Rötung und Jucken des inneren oder äußeren Kanthus, Kurzsichtigkeit, oberflächliches visuelles Stauungssyndrom, unscharfes Sehen, Nachtblindheit.
- Deviation von Mund und Auge, schmerzhaftes Stauungssyndrom des Halses, Kopfschmerzen, Schmerzen des supraorbitalen Wulstes.

KOMMENTAR

Die Gallenblasen-Leitbahn, Gallenblasen-Sonderleitbahn und Leber-Leitbahn verbinden sich mit dem Auge, und das *zang* Leber (innen-außen verbunden mit der Gallenblase) öffnet sich in die Augen. Gb 1 *Tongziliao,* der erste Punkt der Leitbahn und genau lateral des Auges lokalisiert, wird eingesetzt, um alle Arten von Augenerkrankungen zu behandeln, speziell wenn diese auf Wind-Hitze in der Leber-Leitbahn zurückzuführen sind. Während Augenerkrankungen durch äußere Wind-Hitze oder inneres Leberfeuer entstehen können, treten diese zwei Muster in der klinischen Praxis im Allgemeinen gemischt auf; eine Person, die an innerem Leberfeuer oder Leber-*Yang* leidet, ist anfällig gegenüber äußerem Wind oder Wind-Hitze. Diese im Allgemeinen vorliegende klinische Situation wird häufig einer Wind-Hitze in der Leber-Leitbahn zugeschrieben.

Gb 1 *Tongziliao* ist traditionellerweise bei Schmerzen, Schwellung, Rötung und Jucken der Augen sowie Tränen und Erkrankungen der Sehkraft und in der jetzigen Zeit für Erkrankungen wie Glaukom, Photophobie, Katarrhakt, Hornhauttrübung, Lichtundurchlässigkeit der Hornhaut, Keratitis, Retinablutung und Atrophie des Nervus opticus indiziert. Er wird auch allgemein für temporale Kopfschmerzen und supraorbitale Schmerzen benützt, speziell wenn diese auf die oben genannten Ätiologien zurückzuführen sind, ebenso wie für Deviationen des Mundes und des Auges durch äußeren oder inneren Wind. Interessanterweise wird Gb 1 *Tongziliao* zusammen mit Dü 1 *Shaoze* in eine klassische Punktkombination für Brustschmerzen bei Frauen aufgenommen. Dies spiegelt den Verlauf der tendino-muskuläre Leitbahn der Gallenblase zur Brust wider.

PUNKTKOMBINATIONEN

- Inneres Stauungssyndrom des Auges: Gb 1 *Tongziliao,* Di 4 *Hegu,* Gb 41 *Zulinqi* und Bl 1 *Jingming (Great Compendium).*

- Oberflächliches visuelles Stauungssyndrom: Gb 1 *Tongziliao* und Gb 40 *Qiuxu* (*Supplementing Life*).
- Schwellung der Brüste bei Frauen: Gb 1 *Tongziliao* und Dü 1 *Shaoze* (*Illustrated Supplement*).

GB 2 *TINGHUI*

Kreuzungspunkt des Hörens

聽會

LOKALISATION

In der Mulde zwischen der Incisura intertragica posterior und dem Processus condylaris der Mandibula anterior. Man lokalisiert diesen Punkt mit weit geöffnetem Mund.

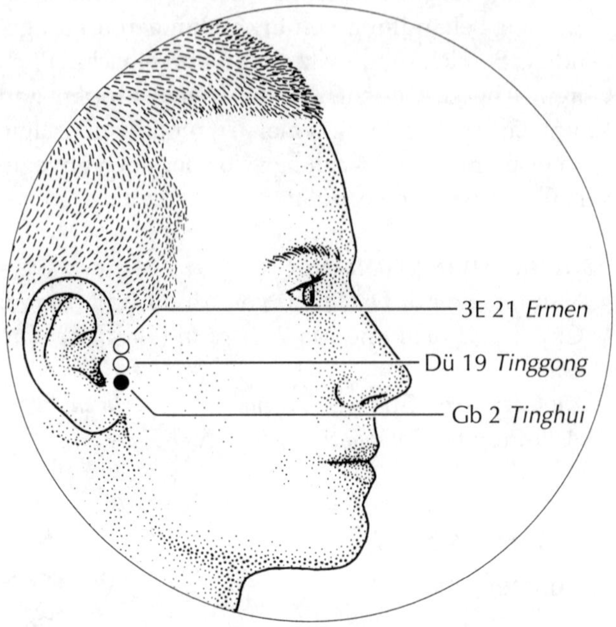

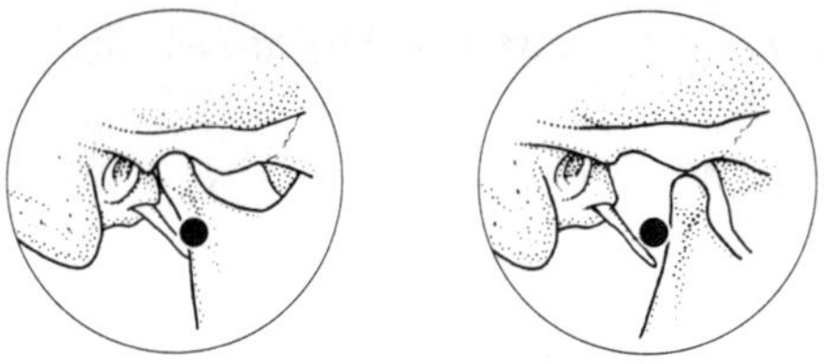

ANMERKUNG ZUR LOKALISATION

Um den Punkt zu lokalisieren bittet man den Patienten den Mund zu öffnen, sodass der Processus condylaris der Mandibula nach vorne rutscht und damit die Mulde erkennen lässt.

NADELUNG

Etwas nach posterior 0.5 – 1 *cun*. Dieser Punkt sollte mit weit geöffnetem Mund genadelt werden. Der Patient kann nach dem Einstich den Mund wieder schließen.

WIRKUNGEN

Unterstützt die Ohren, beseitigt Wind und klärt Hitze
Aktiviert die Leitbahn und erleichtert Schmerzen

INDIKATIONEN

- Tinnitus, Taubheit, Rötung, Schwellung, Schmerzen und eitriger Ausfluss aus dem Ohr, Jucken des Ohrs, Mumps, Zahnschmerzen, Wind-Apoplex, Deviation von Mund und Augen, Schmerzen des Kiefergelenks, Dislokation des Kiefers, erschwertes Kauen, Desorientiertheit.

KOMMENTAR

Es gibt drei Punkte anterior des Ohrtragus: Gb 2 *Tinghui* inferior, 3E 21 *Ermen* superior und Dü 19 *Tinggong* im Zentrum. Alle werden häufig zur Behandlung einer großen Anzahl von Ohrerkrankungen eingesetzt, einschließlich Tinnitus, Taubheit, Schmerzen, Jucken und Ausfluss. Aufgrund der Nähe dieser Punkte und deren ähnlichen Indikationen ist es schwierig, zwischen ihnen klinisch zu unterscheiden, obwohl jeder Praktizierende ggf. seine individuelle Präferenz setzt. Falls es notwendig sein sollte, regelmäßig Punkte um das Ohr herum zu stechen, sollten diese drei Punkte abgewechselt werden.
Zusätzlich zu seiner Fähigkeit, Ohrerkrankungen zu behandeln, ist Gb 2 *Tinghui* in der Lage, Wind zu beseitigen und die Leitbahn im umgebenden Bereich zu aktivieren; er ist bei Deviation des Mundes und der Augen, Mumps, Zahnschmerzen, erschwertem Kauen und anderen Kiefererkrankungen indiziert.

PUNKTKOMBINATIONEN

- Schwellung, Schmerzen und Rötung des Ohres: Gb 2 *Tinghui*, Di 4 *Hegu* und Ma 6 *Jiache* (*Great Compendium*).
- Taubheit durch *Qi*-Obstruktion: Gb 2 *Tinghui*, Dü 19 *Tinggong* und 3E 17 *Yifeng*; dann nadelt man Ma 36 *Zusanli* und Di 4 *Hegu* (*Great Compendium*).
- Taubheit und Tinnitus: Gb 2 *Tinghui*, Dü 17 *Tianrong*, Dü 19 *Tinggong* und 3E 3 *Zhongzhu* (*Thousand Ducat Formulas*).
- Taubheit: Gb 2 *Tinghui*, 3E 3 *Zhongzhu*, 3E 5 *Waiguan*, 3E 22 *Erheliao*, Di 1 *Shangyang*, Dü 19 *Tinggong*, Di 4 *Hegu* und Pe 9 *Zhongchong* (*Precious Mirror*).
- Beeinträchtigtes Hören und Taubheit: Gb 2 *Tinghui*, 3E 21 *Ermen*, Gb 20 *Fengchi*, Gb 43 *Xiaxi* und Dü 19 *Tinggong* (*Great Compendium*).
- Beeinträchtigtes Hören und Taubheit: Gb 2 *Tinghui* und 3E 5 *Waiguan* (*Supplementing Life*).
- Bilaterale Taubheit durch Kälte-Schädigung: Gb 2 *Tinghui* und Bl 63 *Jinmen* (*Ode of Xi-hong*).
- Tinnitus: Gb 2 *Tinghui*, Dü 19 *Tinggong*, 3E 21 *Ermen*, LG 20 *Baihui*, Bl 8 *Luoque*, Di 5 *Yangxi*, Dü 2

Qiangu, Dü 3 *Houxi*, Dü 4 *Wangu*, 3E 3 *Zhongzhu*, 3E 2 *Yemen*, Di 1 *Shangyang*, Bl 23 *Shenshu (Great Compendium)*.
- Zahnschmerzen mit Abneigung gegen Kälte: Gb 2 *Tinghui*, Ma 5 *Daying*, Dü 18 *Quanliao* und Di 11 *Quchi (Thousand Ducat Formulas)*.
- Deviation von Mund und Auge: Gb 2 *Tinghui*, Ma 6 *Jiache*, Ma 4 *Dicang*, LG 26 *Renzhong*, KG 24 *Chengjiang* und Di 4 *Hegu (Illustrated Supplement)*.

GB 3 *SHANGGUAN*

上關

Obere Grenze

Kreuzungspunkt der Gallenblasen-, Dreifacher Erwärmer- und Magen-Leitbahn

LOKALISATION

Anterior des Ohres, in einer Mulde oberhalb der Obergrenze des Arcus zygomaticus, direkt oberhalb von Ma 7 *Xiaguan*.

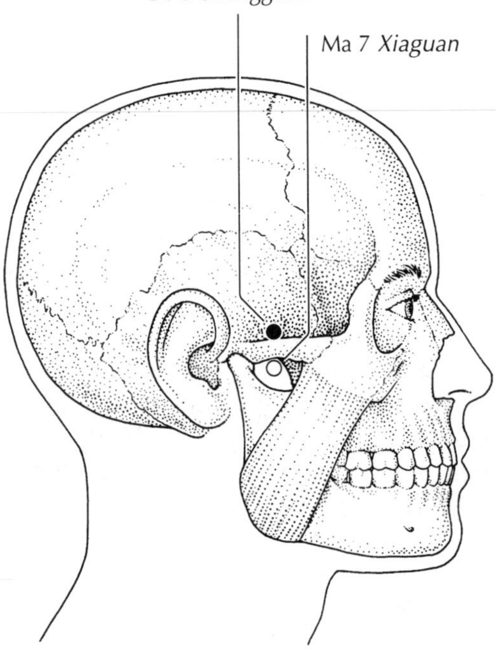

ANMERKUNG ZUR LOKALISATION

Zunächst lokalisiert man Ma 7 *Xiaguan* an der unteren Begrenzung des Arcus zygomaticus, in einer Mulde anterior des Processus condylaris der Mandibula. Dann fährt man mit dem tastenden Finger nach superior über den Arcus zygomaticus in eine Mulde.

NADELUNG

Senkrecht 0.3 – 0.5 *cun*.

CAVE: Traditionellerweise wird betont, dass an diesem Punkt eine tiefe Nadelung vermieden werden sollte.

WIRKUNGEN

Eliminiert Wind und unterstützt die Ohren
Aktiviert die Leitbahn und erleichtert Schmerzen

INDIKATIONEN

- Taubheit, Tinnitus, eitriger Ausfluss aus dem Ohr, unscharfes Sehen, Gesichtsschmerzen, Zahnschmerzen im Oberkieferbereich, Steifheit der Lippen.
- Kopfschmerzen, Abneigung gegen Wind und Kälte, Frösteln und Fieber, Hemiplegie, Deviation von Mund und Auge, Kiefersperre, Tetanie, die zu Knochenschmerzen führt, klonische Spasmen.

KOMMENTAR

Obwohl er nicht so wichtig ist wie sein benachbarter Punkt Ma 7 *Xiaguan*, kann Gb 3 *Shangguan* als lokaler Punkt zur Behandlung von Erkrankungen im umgebenden Bereich eingesetzt werden, einschließlich Ohren, Augen, Gesicht, Zähne, Kiefer, Lippen und Kopf. Zur Behandlung einer Trigeminusneuralgie wird er manchmal 0.5 *cun* anterior der oben angegebenen Lokalisation genadelt.

PUNKTKOMBINATIONEN

- Hemiplegie mit Deviation von Mund und Augen: Gb 3 *Shangguan* und Ma 7 *Xiaguan* (*Supplementing Life*).
- Kiefersperre: Gb 3 *Shangguan*, Ma 6 *Jiache* und *Ashi*-Punkte (*Compilation*).

GB 4 *HANYAN*

頷厭

Ermüdeter Oberkiefer

Kreuzungspunkt der Gallenblasen-, Dreifacher Erwärmer- und Magen-Leitbahn

LOKALISATION

In der Temporalregion, innerhalb der Haaransatzlinie, nach einem Viertel des Abstandes zwischen Ma 8 *Touwei* und Gb 7 *Qubin*.

NADELUNG

Transversal 0.5 – 1.5 *cun*.

MERKE: Dieser Punkt, wie alle Punkte innerhalb der Haaransatzlinie, kann in jegliche Richtung genadelt werden. Die Richtung hängt von der Symptomatologie ab. Mit anderen Worten richtet man die Nadel entweder in die Richtung, in die die Kopfschmerzen oder andere Schmerzen ausstrahlen, oder man verbindet ihn durch durchstechende Nadelung mit anderen Kopfpunkten. Die Nadel sollte tief in die Subkutanschicht eingestochen werden, eher in das lockere netzförmige Gewebe, das an den Schädelknochen angrenzt, als zu oberflächlich.

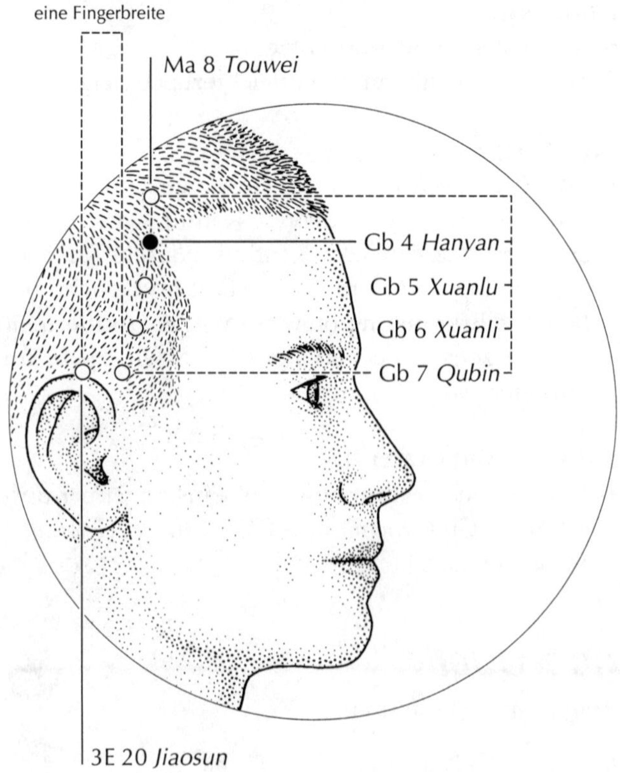

WIRKUNGEN

Eliminiert Wind und klärt Hitze
Aktiviert die Leitbahn und erleichtert Schmerzen

INDIKATIONEN

- Einseitige Kopfschmerzen, Kopf-Wind (mit Schmerzen im Bereich von M-HN 9 *Taiyang* bilateral), Kopfschmerzen mit Hitze im Körper, visueller Schwindel, Schmerz und Rötung des äußeren Kanthus.
- Tinnitus, Ohrschmerzen.
- Klonische Spasmen, Kiefersperre, Epilepsie, Deviation von Mund und Auge, Zahnschmerzen, Niesen.
- Halsschmerzen, Handgelenkschmerzen, Unfähigkeit das Handgelenk zu beugen, Gelenkwind mit Schwitzen.

KOMMENTAR

Yan Zheng-shi aus der Ming-Dynastie empfiehlt Gb 4 *Hanyan* in *Investigation into Points along the Channels* speziell für Kopf-Wind mit Schmerzen im Bereich der *taiyang*-Punkte beidseits. Klinisch sollte Gb 4 *Hanyan* immer in Fällen einseitiger Kopfschmerzen palpiert und bei Schmerzhaftigkeit genadelt werden. Ungewöhnlicherweise für einen Punkt am Kopf ist Gb 4 *Hanyan* im *Great Compendium of Acupuncture and Moxibustion* auch bei Schmerzen und Steifheit des Handgelenks ebenso wie bei „Gelenk-Wind" (d. h. schmerzhaftes Stauungssyndrom) verbunden mit Schwitzen indiziert.

PUNKTKOMBINATIONEN

- Einseitiger Kopfschmerz: Gb 4 *Hanyan* und Gb 5 *Xuanlu (One Hundred Symptoms).*
- Wind-Schwindel und einseitiger Kopfschmerz: Gb 4 *Hanyan*, LG 21 *Qianding* und LG 19 *Houding (Thousand Ducat Formulas).*
- Wind-Schwindel: Gb 4 *Hanyan*, LG 19 *Houding* und Bl 9 *Yuzhen* (*Supplementing Life*).
- Halsschmerzen, Gelenkschmerzen und Schwitzen: Gb 4 *Hanyan*, Bl 58 *Feiyang* und Ni 1 *Yongquan (Thousand Ducat Formulas).*

GB 5 *XUANLU*

Hängender Schädel

懸顱

Kreuzungspunkt der Gallenblasen-, Magen-, Dreifacher Erwärmer- und Dickdarm-Leitbahn

LOKALISATION

Im Temporalbereich, innerhalb der Haaransatzlinie, halbe Entfernung zwischen Ma 8 *Touwei* und Gb 7 *Qubin*.

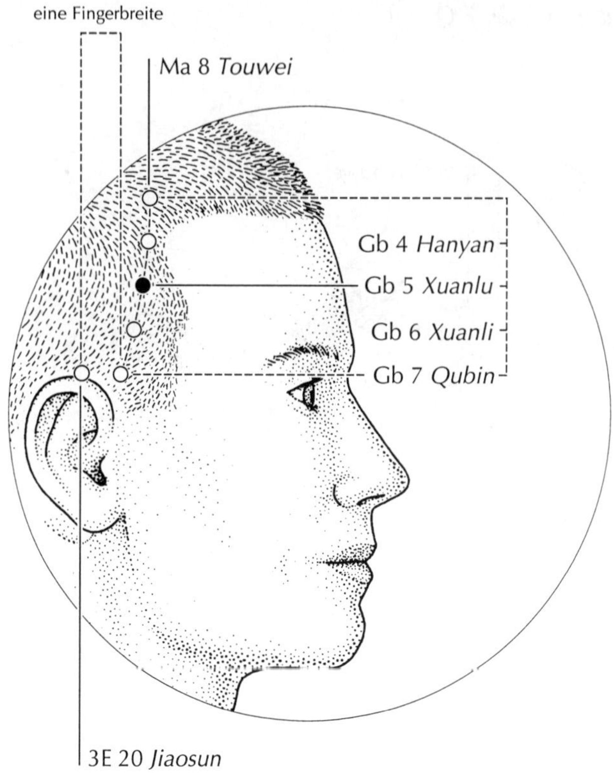

NADELUNG

Transversal 0.5 – 1.5 *cun*. Siehe Hinweis Gb 4 *Hanyan*.

WIRKUNGEN

Beseitigt Wind und klärt Hitze
Aktiviert die Leitbahn und erleichtert Schmerzen

INDIKATIONEN

- Einseitige Kopfschmerzen, die sich zum äußeren Kanthus erstrecken, Schmerzen des äußeren Kanthus, Kopfschmerzen.
- Zahnschmerzen, Schmerzen, Schwellung und Rötung der Haut im Gesicht, Nasenbluten, ständiger dickflüssiger Ausfluss aus der Nase, Rhinitis, fieberhafte Erkrankung mit Agitiertheit und Spannungsgefühl ohne Schwitzen.

PUNKTKOMBINATIONEN

- Einseitiger Kopfschmerz: Gb 5 *Xuanlu* und Gb 4 *Hanyan (One Hundred Symptoms).*

GB 6 *XUANLI* 懸釐

Abweichung vom hängenden Schädel

Kreuzungspunkt der Gallenblasen-, Magen-, Dreifacher Erwärmer- und Dickdarm-Leitbahn

LOKALISATION

Im Temporalbereich, innerhalb des Haaransatzes, nach drei Viertel der Entfernung zwischen Ma 8 *Touwei* und Gb 7 *Qubin.*

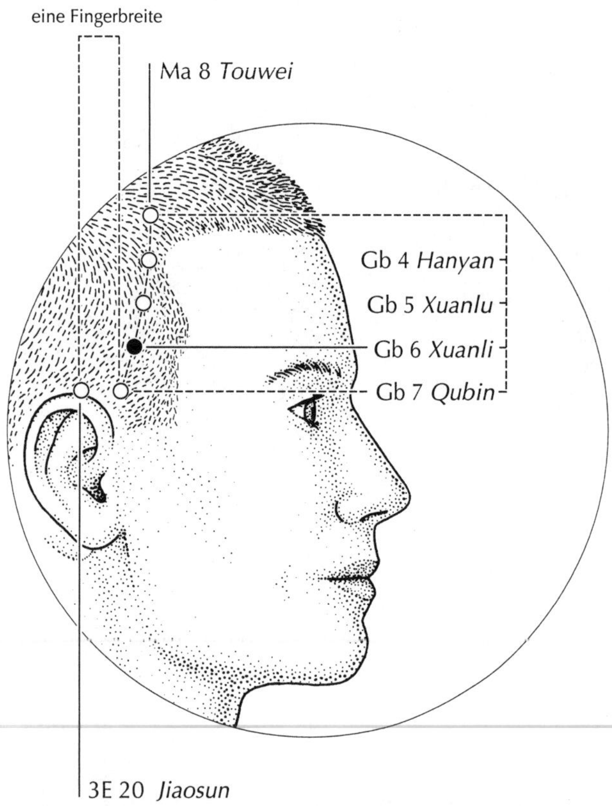

NADELUNG

Transversal 0.5 – 1.5 *cun.* Siehe Hinweis Gb 4 Hanyan.

WIRKUNGEN

Beseitigt Wind und klärt Hitze
Aktiviert die Leitbahn und erleichtert Schmerzen

INDIKATIONEN

- Einseitige Kopfschmerzen, einseitige Kopfschmerzen, die sich zum äußeren Kanthus erstrecken, Schmerzen des äußeren Kanthus, Niesen, Tinnitus, Schwellung und Rötung der Haut im Gesicht, fieberhafte Erkrankung ohne Schwitzen, Agitiertheit des Herzens ohne Verlangen zu essen, Hitze im mittleren *jiao.*

PUNKTKOMBINATIONEN

- Fieberhafte Erkrankung mit einseitigem Kopfschmerz: Gb 6 *Xuanli* und KG 15 *Jiuwei (Thousand Ducat Formulas).*

GB 7 *QUBIN* 曲鬢

Bogen am Schläfenhaar

Kreuzungspunkt der Gallenblasen- und Blasen-Leitbahn

LOKALISATION

Im Temporalbereich, innerhalb des Haaransatzes, auf Höhe und eine Fingerbreite anterior von 3E 20 *Jiaosun.*

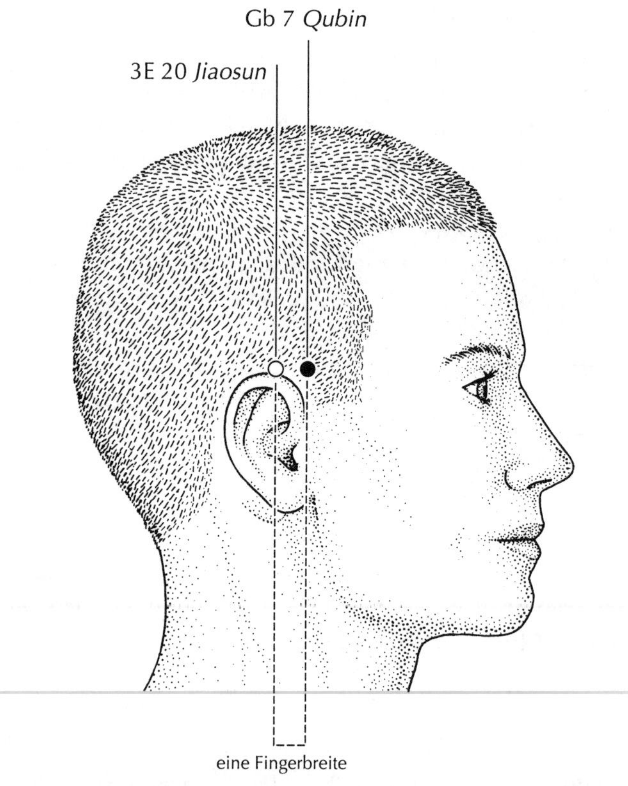

ANMERKUNG ZUR LOKALISATION

3E 20 *Jiaosun* wird direkt auf Höhe des Ohrapex lokalisiert, wenn das Ohr nach vorne gefaltet wird. Man faltet das Ohr in der Weise, dass der posteriore Anteil der oberen Helix direkt den anterioren Anteil der oberen Helix bedeckt. Man achtet darauf den Ohreingang nicht nach vorne zu drücken.

NADELUNG
Transversal 0.5 – 1.5 *cun*. Siehe Hinweis Gb 4 *Hanyan*.

WIRKUNGEN
Beseitigt Wind und unterstützt Mund und Kiefer

INDIKATIONEN
- Kopfschmerz, Schwellung der Wange und der submandibulären Region, Kiefersperre, Stimmverlust, Deviation von Mund und Auge.
- Erbrechen, steifer Hals mit Unfähigkeit den Kopf zu drehen.

PUNKTKOMBINATIONEN
- Karies: Gb 7 *Qubin* und Ma 42 *Chongyang* (*Thousand Ducat Formulas*).
- Plötzlicher Stimmverlust: Gb 7 *Qubin*, Dü 16 *Yianchuang*, 3E 6 *Zhigou*, Di 18 *Futu* und He 4 *Lingdao* (*Thousand Ducat Formulas*).

GB 8 *SHUAIGU*

率谷

Führendes Tal

Kreuzungspunkt der Gallenblasen- und Blasen-Leitbahn

LOKALISATION
Im Temporalbereich, in einer leichten Mulde, 1 *cun* direkt oberhalb des Ohrapex.

ANMERKUNG ZUR LOKALISATION
Man faltet das Ohr nach vorne, um den Apex darzustellen. Man faltet das Ohr in der Weise, dass der posteriore Anteil der oberen Helix direkt den anterioren Anteil der oberen Helix bedeckt. Man achtet darauf, den Ohreingang nicht nach vorne zu drücken.

NADELUNG
Transversal 0.5 – 1.5 *cun*. Dieser Punkt kann mittels einer durchstechenden Nadelung mit *taiyang* verbunden werden. Siehe Hinweis Gb 4 *Hanyan*.

WIRKUNGEN
Eliminiert Wind, unterstützt den Kopf und erleichtert Schmerzen
Harmonisiert das Zwerchfell und den Magen und vermindert Erbrechen
Behandelt Alkoholintoxikationen

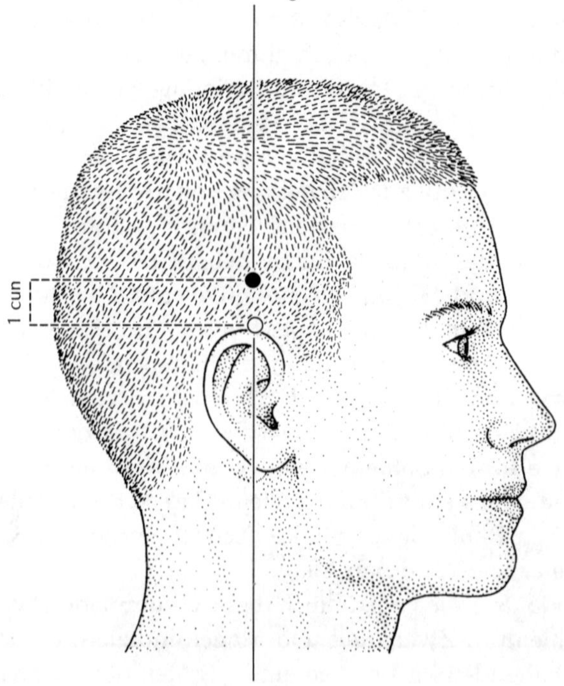

INDIKATIONEN
- Einseitiger Kopfschmerz, Schweregefühl des Kopfes, Kopf-Wind, Schmerzen im Bereich der Stirnecke (das Areal von Ma 8 *Touwei*), Deviation von Mund und Auge, akuter und chronischer Schreck-Wind bei Kindern, Schwindel, Augenerkrankungen.
- Anhaltendes Erbrechen, kalter Magen, Zwerchfellschmerzen bei Schleim-*Qi*, Unfähigkeit zu essen, Agitiertheit und Völlegefühl nach dem Essen und Trinken, Schädigung durch Alkohol mit Erbrechen, Schleim-Schwindel, Ödeme.

KOMMENTAR
Gb 8 *Shuaigu* ist ein wichtiger Punkt zur Behandlung von parietalen und temporalen Kopfschmerzen und Schweregefühl, besonders wenn diese einseitig auftreten. Er ist in solchen Fällen häufig druckempfindlich. Die Gallenblasen-Hauptleitbahn und die tendino-muskuläre Leitbahn der Gallenblase verlaufen über den seitlichen Anteil des Kopfes. Die Gallenblasen-Leitbahn ist mit der Leber-Leitbahn innen-außen-gekoppelt. Gb 8 *Shuaigu* ist besonders in Fällen indiziert, in denen äußerer Wind den Kopf angreift oder Leber-Feuer, Leber-*Yang* oder Leber-Wind entlang der Gallenblasen-Leitbahn nach oben aufsteigen, um den Kopf zu beeinträchtigen, was schwere einseitige Kopfschmerzen zur Folge hat.

Gemäß *Illustrated Classic of Acupuncture Points on the Bronze Man* ist Gb 8 *Shuaigu* besonders für „Kälte und Schleim in Zwerchfell und Magen, Schädigung durch Alkohol, Wind, der zu schwerem und hartnäckigem Schmerz im Bereich beider Ecken des Kopfes führt, Unfähigkeit zu essen und zu trinken, Agitiertheit und Völlegefühl mit anhaltendem Erbrechen" indiziert. Diese Beschreibung ist ein klarer Hinweis auf Migräne. Da Gb 8 *Shuaigu* das Zwerchfell und den Magen harmonisiert, ist er der Hauptpunkt am Kopf zur Behandlung von Kopfschmerzen, die von Erbrechen begleitet sind, das durch einen Angriff des Magens durch Leber-*Qi* oder Gallenblasen- und Magen-Schleim-Hitze entsteht. Alkohol kann einen Migränekopfschmerz und Erbrechen durch Verschlimmerung einer bestehenden Leber-Hitze und Störung der Harmonie zwischen Leber und Magen auslösen, ebenso dadurch, dass er Nässe-Hitze in der Gallenblase oder im Magen entstehen lässt oder verschlimmert. Viele Klassiker empfehlen diesen Punkt daher für Kopfschmerzen und Erbrechen ausgelöst durch Alkohol.

Gb 8 *Shuaigu* ist auch bei Akkumulation von Schleim in Zwerchfell und Magen indiziert, der zu anhaltendem Erbrechen und „Schleim-*Qi*-Zwerchfellschmerzen" führt.

In der klinischen Praxis wird das Muster von Schleim oder Schleim-Hitze im Magen im Allgemeinen in Verbindung mit einer Gallenblasen-Stagnation und Hitze gesehen.

Gb 8 *Shuaigu* ist besonders dann indiziert, wenn diese Symptome mit einseitigem Kopfschmerz verbunden sind.

PUNKTKOMBINATIONEN

- Einseitiger oder generalisierter Wind-Kopfschmerz, der schwer zu heilen ist: Man verbindet 3E 23 *Sizhukong* subkutan mit Gb 8 *Shuaigu (Song of the Jade Dragon)*.
- Kalter Schleim in Zwerchfell und Magen: Gb 8 *Shuaigu* und Bl 17 *Geshu* (*Supplementing Life*).

GB 9 *TIANCHONG* 天冲

Durchdringung des Himmels

Kreuzungspunkt der Gallenblasen- und Blasen-Leitbahn

LOKALISATION

Oberhalb des Ohres, in einer Mulde 0.5 *cun* posterior von Gb 8 *Shuaigu*.

NADELUNG

Transversal 0.5 – 1.5 *cun*. Siehe Hinweis zu Gb 4 *Hanyan*.

WIRKUNGEN

Klärt Hitze in der Gallenblasen-Leitbahn
Beruhigt den Geist und besänftigt Schrecken

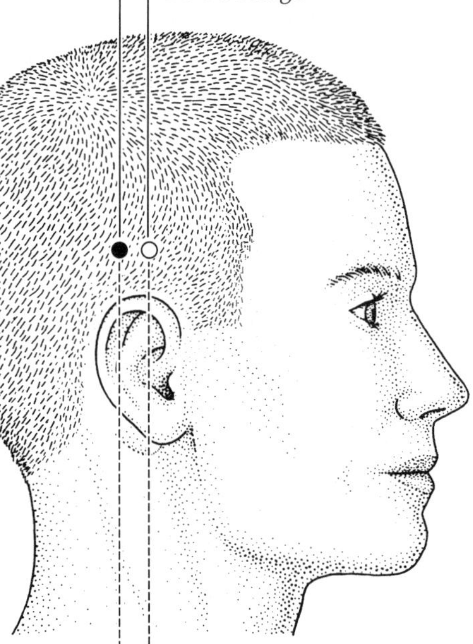

INDIKATIONEN

- Kopfschmerzen, Tinnitus, Feuchtigkeit und Jucken hinter dem Ohr, Zahnschmerzen, Schwellung und Schmerzen des Zahnfleisches, Struma.
- Neigung zu Furcht und Schrecken, Schreck-Palpitationen, Epilepsie, Tetanie, Wahn.

KOMMENTAR

Kapitel 21 des *Spiritual Pivot* listet fünf Punkte auf, die unter dem Namen Punkte des Himmel-Fensters bekannt sind (Ma 9 *Renying*, Di 18 *Futu*, 3E 16 *Tianyou*, Bl 10 *Tianzhu* und Lu 3 *Tianfu*). Kapitel 2 desselben Textes nennt eine unbenannte Liste von zehn Punkten, die die fünf Himmel-Fenster-Punkte einschließen und fügt die Punkte KG 22 *Tiantu*, Dü 16 *Yianchuang*, Dü 17 *Tianrong*, LG 16 *Fengfu* und Pe 1 *Tianchi* hinzu. Dieser Textteil bespricht zunächst KG 22 *Tiantu* und dann die sechs *Yang*-Leitbahnenpunkte als eine Abfolge von vertikalen Linien, die sich ausgehend vom Konzeptionsgefäß ausbreiten und bei LG 16 *Fengfu* auf dem Lenkergefäß enden, mit Lu 3 *Tianfu* und Pe 1 *Tianchi* als zusätzlichen Punkten. Spätere Kommentatoren (besonders *Ma Shi*, der große Arzt der Ming-Dynastie und Experte des *Yellow Emperor's Inner Classic)* weisen darauf hin, dass diese Passage Dü 17 *Tianrong* als einen Punkt der *shaoyang*-Leitbahn beschreibt, obwohl es sich in Wirklichkeit um einen Punkt der Hand-*taiyang*-Leitbahn handelt. Sie schlugen daher vor, dass Dü 17 *Tianrong* in Wirklichkeit Gb 9 *Tianchong* sein sollte. In diesem Falle wären alle sechs *Yang*-Leitbahnen repräsentiert.

Diese zehn Punkte besitzen bestimmte gemeinsame Eigenschaften. So sind sie besonders bei Disharmonien zwischen Kopf und Körper, Erkrankungen des Kopfes und der Sinnesorgane, Struma und Skrofula, rebellierendem Lungen- oder Magen-*Qi* und emotionalen Erkrankungen indiziert.

Viele Klassiker sehen Gb 9 *Tianchong* für eine Reihe von mentalen und psychologischen Erkrankungen, charakterisiert durch Neigung zu Furcht und Schrecken, Schreck-Palpitationen, Epilepsie, Wahnsinn etc. als indiziert. Gemäß modernen Akupunkturuntersuchungen in psychiatrischen Krankenhäusern zeigen sich viele Kopfpunkte als wirkungsvoll zur Behandlung der darunter liegenden Anteile des Gehirns. Dies kann dazu beitragen, diese traditionellen Indikationen zu erklären.

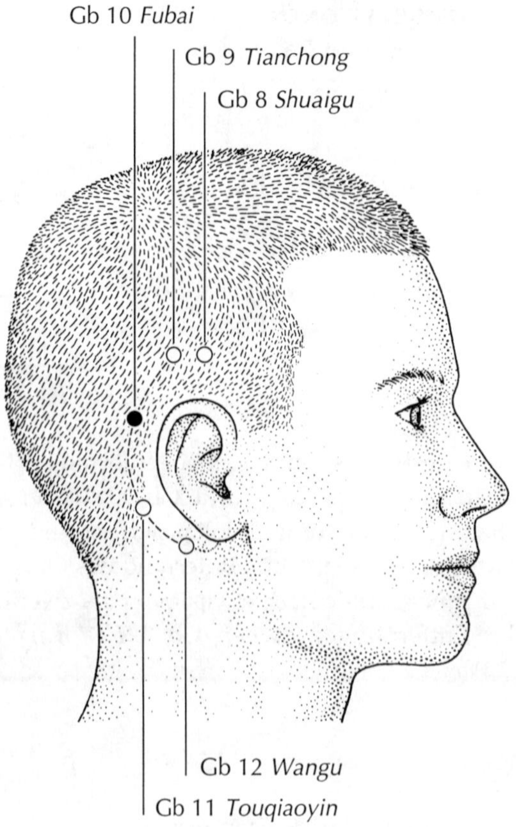

PUNKTKOMBINATIONEN

- Gekrümmter Rücken mit sorgenvollem Weinen: Gb 9 *Tianchong* und Mi 15 *Daheng (One Hundred Symptoms)*.
- Kopfschmerzen: Gb 9 *Tianchong*, Gb 20 *Fengchi* und Gb 16 *Muchuang* (*Systematic Classic*).

GB 10 *FUBAI*

浮白

Flutende Helle

Kreuzungspunkt der Gallenblasen- und Blasen-Leitbahn

LOKALISATION

Posterior des Ohres, auf einer bogenförmigen Linie zwischen Gb 9 *Tianchong* und Gb 12 *Wangu*, die innerhalb des Haaransatzes lokalisiert ist und mehr oder weniger parallel zum Hinterrand des Ohres verläuft. In einer Mulde nach einem Drittel der Entfernung zwischen Gb 9 *Tianchong* und Gb 12 *Wangu*.

NADELUNG

Transversal 0.5 – 1.5 *cun*. Siehe Hinweis zu Gb 4 *Hanyan*.

WIRKUNGEN

Klärt Hitze und unterstützt die Halsregion
Aktiviert die Leitbahn und erleichtert Schmerzen

INDIKATIONEN

- Kopfschmerzen, Schweregefühl des Kopfes, Frösteln und Fieber, Zahnschmerzen, Taubheit, Tinnitus.
- Steifheit und Schmerzen des Halses, Struma, Schwellung und Schmerzen des Halses, schmerzhaftes Stauungssyndrom des Halses.
- Völlegefühl des Brustkorbs mit Dyspnoe, Brustschmerzen, Husten mit Auswurf von Schleim und Schaum.
- Schmerzen der Schulter und des Arms, Unfähigkeit den Arm zu heben, Schwäche der Beine mit Unfähigkeit zu gehen.

KOMMENTAR

Die Punkte Gb 10 *Fubai*, Gb 11 *Touqiaoyin* und in gewissem Maße Gb 9 *Tianchong* besitzen bestimmte vergleichbare Indikationen, die denen der Punkte des Himmel-Fensters (siehe Seite 56) nicht unähnlich sind. Alle sind für Struma indiziert, und Gb 10 *Fubai* zusätzlich bei Steifheit, Schwellung und Schmerzen des Halses. Sowohl Gb 10 *Fubai* (Kopfschmerz, Zahnschmerz, Taubheit und Tinnitus) als auch Gb 11 *Touqiaoyin* (Kopfschmerz und Augen-, Ohr-, Zungen- und Munderkrankungen) sind für Erkrankungen des Kopfes und der Sinnesorgane und für rebellierendes Lungen-*Qi*, charakterisiert durch Husten, indiziert. Beide behandeln auch Erkrankungen des unteren Körperanteils. Gb 10 *Fubai* bei Schwäche der Beine mit Unfähigkeit zu gehen, und Gb 11 *Touqiaoyin* bei Kontraktionen der Sehnen und der vier Extremitäten, Knochentuberkulose und Agitiertheit und Hitze der Hände und Füße. Diese letztere Anwendung spiegelt das Prinzip wider, das in *Yellow Emperor's Inner Classic* wie folgt ausgedrückt wird: „Wenn sich die Erkrankung unten befindet, wähle [Punkte] von oben."

PUNKTKOMBINATIONEN

- Zahnschmerz und Karies: Gb 10 *Fubai* und Gb 12 *Wangu* (*Systematic Classic*).

GB 11 *TOUQIAOYIN* 頭竅陰

Yin-Öffnung des Kopfes

Kreuzungspunkt der Gallenblasen-, Blasen-, Dünndarm- und Dreifacher Erwärmer-Leitbahn

LOKALISATION

Posterior des Ohres, auf einer bogenförmigen Linie zwischen Gb 9 *Tianchong* und Gb 12 *Wangu*, die innerhalb des Haaransatzes lokalisiert ist und mehr oder weniger parallel zum Hinterrand des Ohrs verläuft. In einer Mulde nach etwas mehr als zwei Drittel der Entfernung zwischen Gb 9 *Tianchong* und Gb 12 *Wangu*.

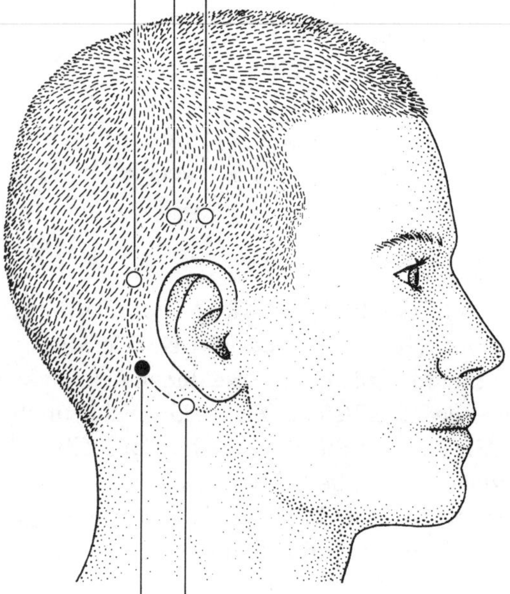

NADELUNG

Transversal 0.5 – 1.5 *cun*. Siehe Hinweis zu Gb 4 *Hanyan*.

WIRKUNGEN

Klärt den Kopf und unterstützt die Sinnesorgane
Aktiviert die Leitbahn und erleichtert Schmerzen

INDIKATIONEN

- Kopfschmerzen, Schwindel, Augenschmerzen, Ohrenschmerzen, Tinnitus, Taubheit, steife Zunge, Blutung im Bereich der Zungenwurzel, erbrochener bitterer Geschmack im Mund.
- Steifheit und Schmerzen des Halses, Struma, schmerzhaftes Stauungssyndrom des Halses.
- Schmerzen der lateralen Rippenregion, Husten, fehlendes Schwitzen, Kontraktion der Sehnen der vier Extremitäten, Belastungssyndrom der Knochen, Agitiertheit und Hitze der Hände und Füße.

KOMMENTAR

Der Name Gb 11 *Touqiaoyin* (*Yin*-Öffnung des Kopfes) soll sich auf seine Fähigkeit beziehen, Erkrankungen der Sinnesorgane, die im Zusammenhang mit den fünf *zang* stehen, zu behandeln, nämlich die Augen (Leber), Ohren (Nieren), Zunge (Herz), Mund (Milz) und Nase (Lunge). Tatsächlich tauchen mit Ausnahme der Nase für alle der genannten Sinnesorgane klassische Indikationen auf. In dieser Beziehung spiegelt Gb 11 *Touqiaoyin* am Oberkörper den Punkt Gb 44 *Zuqiaoyin* (*Yin*-Öffnung des Fußes) im unteren Körperbereich. Bezüglich einer weitergehenden Erklärung von Gb 11 *Touqiaoyin* siehe Gb 10 *Fubai*.

PUNKTKOMBINATIONEN

- Blutung im Bereich der Zungenwurzel: Gb 11 *Touqiaoyin*, Di 18 *Futu* und Ni 4 *Dazhong* (*Thousand Ducat Formulas*).
- Stechender Schmerz im Kopf mit Unfähigkeit sich zu bewegen: Gb 11 *Touqiaoyin* und LG 18 *Qiangjian* (*Supplementing Life*).
- Schmerzen im Nackenbereich: Gb 11 *Touqiaoyin* und 3E 12 *Xiaoluo* (*Supplementing Life*).

GB 12 *WANGU* 完骨

Ganzer Knochen

Kreuzungspunkt der Gallenblasen- und Blasen-Leitbahn

LOKALISATION

In einer Mulde genau posterior und inferior des Processus mastoideus.

ANMERKUNG ZUR LOKALISATION

Man legt einen Finger auf die Erhebung des Processus mastoideus und führt diesen dann nach posterior in die besagte Mulde.

NADELUNG

Schräg nach inferior 0.5 – 1 *cun*.

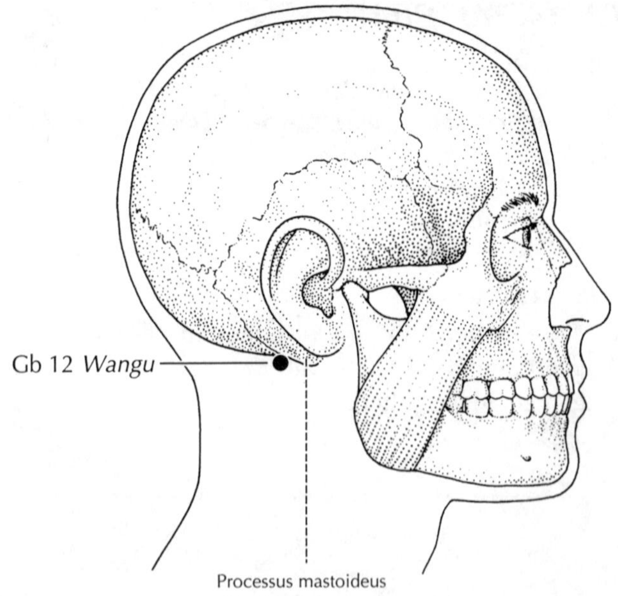

WIRKUNGEN

Eliminiert Wind, unterstützt den Kopf und erleichtert Schmerzen
Beruhigt den Geist

INDIKATIONEN

- Kopfschmerzen, Kopf-Wind mit Schmerzen hinter dem Ohr, Wackeln des Kopfes, Steifheit und Schmerzen des Halses mit Unfähigkeit den Kopf zu drehen.
- Zahnschmerzen, Schwellung der Wange mit Ausstrahlung ins Ohr, Ohrenschmerzen, schmerzhaftes Stauungssyndrom des Halses.
- Hemiplegie, Deviation von Mund und Auge, zusammengebissene Zähne, Schrumpfung und Kontraktion der Muskulatur um den Mund herum, Schwäche und Schlaffheit der Beine, Atrophieerkrankung der Arme und der Beine, Malaria, Schwitzen ohne Abneigung gegen Kälte.
- Epilepsie, Manie, Agiertheit des Herzens, Insomnie, dunkler Urin.

KOMMENTAR

Gb 12 Wangu ist in der Lage, die Kopfregion zu unterstützen, und sowohl äußeren als auch inneren Wind zu beseitigen. Er ist indiziert für:

a) Kopfschmerzen und Kopf-Wind, besonders wenn Schmerzen hinter dem Ohr vorliegen,
b) Steifheit und Schmerzen des Halses und
c) Hitze, Schmerzen und Schwellung, die Zähne, Wange, Ohren und Hals betreffen.

Wie viele Punkte im Halsbereich ist Gb 12 *Wangu* auch in der Lage, eine Disharmonie zwischen Kopf und Körper zu regulieren. Wenn innerer Wind aufwühlt und nach oben zum Kopf drängt, kann es zu Hemiplegie, Deviation des Mundes und der Augen, wackelndem Kopf und zusammengebissenen Zähnen kommen. Zur selben Zeit, zu der pathogener Wind nach oben zum Kopf drängt, kann im unteren Bereich ein Mangelzustand vorliegen, der sich als Atrophieerkrankung und Schwäche bzw. Schlaffheit der vier Extremitäten ausdrückt. Diese letztere Anwendung spiegelt das Prinzip wider, das im *Yellow Emperor's Inner Classic*[2] wie folgt ausgedrückt wird: „Wenn die Krankheit im unteren Bereich lokalisiert ist, wähle [Punkte] von oben."

Eine weitere wichtige Wirkung von Gb 12 *Wangu* liegt darin, den Geist zu regulieren und zu beruhigen, und er ist daher bei Erkrankungen wie Manie, Agitiertheit des Herzens und Schlaflosigkeit indiziert. Dies spiegelt sich in seiner Nähe zu dem Extrapunkt M-HN 34 *Anmian* „Friedlicher Schlaf" wider, der genau posterior und etwas superior von Gb 12 *Wangu*, der häufig für Insomnie eingesetzt wird, lokalisiert ist.

PUNKTKOMBINATIONEN

- Kopf-Wind und Schmerzen hinter dem Ohr: Gb 12 *Wangu* und 3E 18 *Qimai* (*Supplementing Life*).
- Schmerzen des Nackens: Gb 12 *Wangu* und Bl 9 *Yuzhen* (*Supplementing Life*).
- Geschwächter Hals, Schwellung des Halses mit Unfähigkeit den Kopf zu drehen, Schwellung der Wange mit Ausstrahlung ins Ohr: Gb 12 *Wangu*, 3E 16 *Tianyou* und Dü 2 *Qiangu* (*Thousand Ducat Formulas*).
- Zahnschmerzen und Karies: Gb 12 *Wangu* und Gb 10 *Fubai* (*Systematic Classic*).
- Deviation von Mund und Gesicht: Gb 12 *Wangu* und Lu 7 *Lieque* (*Supplementing Life*).
- Dunkler Urin: Gb 12 *Wangu*, Bl 27 *Xiaochangshu*, Bl 30 *Baihuanshu* und Bl 48 *Yanggang* (*Thousand Ducat Formulas*).

GB 13 *BENSHEN*

本神

Wurzel des Geistes

Kreuzungspunkt der Gallenblasen-Leitbahn mit dem Yang-Verbindungsgefäß

LOKALISATION

Im Bereich der Stirn, 0.5 *cun* innerhalb des vorderen Haaransatzes, nach zwei Drittel der Entfernung zwischen LG 24 *Shenting* und Ma 8 *Touwei*.

ANMERKUNG ZUR LOKALISATION

Einige Quellen lokalisieren diesen Punkt direkt oberhalb des äußeren Augenkanthus.

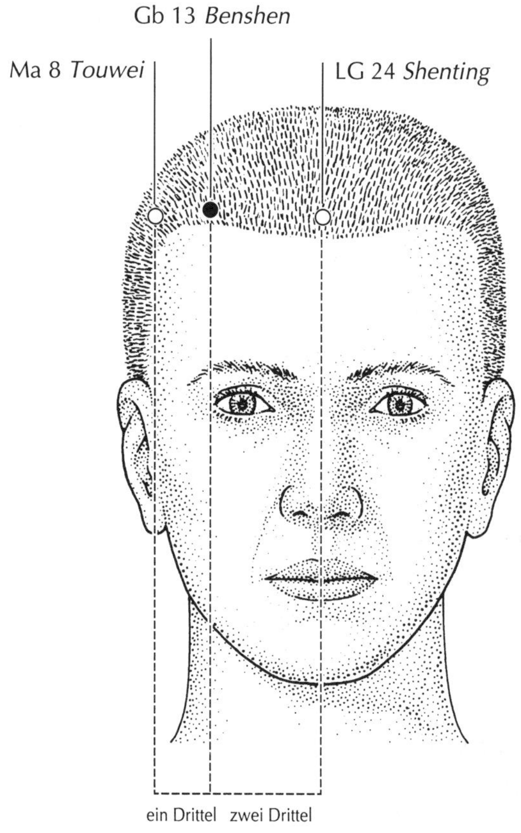

NADELUNG

Transversal 0.5 – 1.5 *cun*. Siehe Hinweis zu Gb 4 *Hanyan*.

WIRKUNGEN

Eliminiert Wind, beseitigt Schleim und behandelt Epilepsie

INDIKATIONEN

- Kopfschmerzen, visueller Schwindel, Steifheit und Schmerzen des Halses, Schmerzen des Brustkorbs und der lateralen Rippenregion mit Unfähigkeit den Körper zu drehen, Epilepsie, Schreck-Epilepsie bei Kindern, Erbrechen von schaumigem Speichel, Wind-Apoplex, Hemiplegie, Deviation von Mund und Augen.

PUNKTKOMBINATIONEN

- Wahnsinn: Gb 13 *Benshen* und LG 12 *Shenzhu (One Hundred Symptoms).*
- Schreck-Epilepsie bei Kindern: Gb 13 *Benshen*, LG 21 *Qianding*, LG 22 *Xinhui* und Bl 10 *Tianzhu (Thousand Ducat Formulas).*
- Erbrechen von Schaum: Gb 13 *Benshen*, He 3 *Shaohai* und LG 27 *Duiduan* (*Supplementing Life*).
- Epilepsie mit Erbrechen von Schaum: Gb 13 *Benshen* und LG 27 *Duiduan* (*Supplementing Life*).
- Schmerzen der lateralen Rippenregion mit Unfähigkeit den Körper zu drehen: Gb 13 *Benshen* und 3E 19 *Luxi* (*Thousand Ducat Formulas*).

GB 14 *YANGBAI*

陽白

Yang-Weiß

Kreuzungspunkt der Gallenblasen-Leitbahn mit dem Yang-Verbindungsgefäß und der Dreifacher Erwärmer-, Magen- und Dickdarm-Leitbahn

LOKALISATION

Im Bereich der Stirn, 1 *cun* oberhalb der Mitte der Augenbraue, direkt oberhalb der Pupille, wenn die Augen geradeaus blicken.

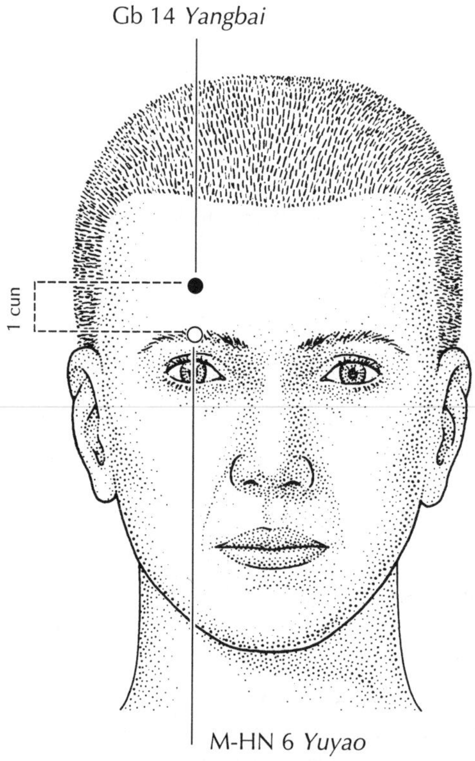

ANMERKUNG ZUR LOKALISATION

Der Abstand zwischen der Glabella und dem anterioren Haaransatz in der Mittellinie beträgt 3 *cun*.

NADELUNG

Mit den Fingern der einen Hand hebt man die Haut über dem Punkt ab und mit der anderen Hand nadelt man transversal Richtung inferior 0.5 – 0.8 *cun*, oder stellt eine Verbindung mit M-HN 6 *Yuyao* [der Mittelpunkt der Augenbraue] her.

WIRKUNGEN

Eliminiert Wind, unterstützt den Kopf und erleichtert Schmerzen
Unterstützt die Augen

INDIKATIONEN

- Stirnkopfschmerzen, Schmerzen des supraorbitalen Wulstes, Kopf-Wind, Wind-Kälte-Kopfschmerz, Schwindel, Schmerzen des Gesichtes.
- Augenschmerzen, Tränen bei Windexposition, Nachtblindheit, Kurzsichtigkeit.
- Deviation von Mund und Auge, nach oben starrende Augen, hängendes Augenlid, Zucken der Augenlider, Jucken der Augenlider, Schmerzen und Jucken der Pupillen.
- Unfähigkeit sich aufzuwärmen, obwohl man viel Kleidung trägt, Zittern und Abneigung gegen Kälte am Rücken.

KOMMENTAR

In der Theorie besitzt der Stirnbereich die engste Verbindung mit der *yangming*-Schicht. In der klinischen Praxis können Schmerzen im Stirnbereich entweder auf eine Beteiligung der *yangming*-Schicht zurückgeführt werden, wobei sie in diesem Fall häufig mit Schmerzen der Infraorbitalregion verbunden sind (wird oft bei Sinusitis beobachtet), oder auf eine Beteiligung der *shaoyang*-Schicht, wobei die Beschwerden in diesem Fall häufig mit Schmerzen des Temporal- oder Parietalbereichs und der Augen verbunden sind (wird oft bei migräneartigen Kopfschmerzen beobachtet). Gb 14 *Yangbai* ist ein Kreuzungspunkt der Gallenblasen-*shaoyang*-Leitbahn mit der Magen- und Dickdarm-*yangming*-Leitbahn und daher der wichtigste lokale Punkt zur Behandlung von Stirnkopfschmerzen, sowohl durch innere Disharmonie als auch durch Eindringen von äußeren pathogenen Faktoren. Einige klassische Quellen, zum Beispiel *Great Compendium of Acupuncture and Moxibustion*, betonen auch, dass Gb 14 *Yangbai* Wind-Kälte aus dem Körper als Ganzes vertreiben kann, und empfehlen ihn bei Unfähigkeit sich aufzuwärmen, auch wenn man viel Kleidung trägt, sowie bei Zittern und Abneigung gegen Kälte am Rücken.

Gb 14 *Yangbai* ist auch ein wichtiger lokaler Punkt zur Behandlung verschiedenster Erkrankungen der Augen und der Augenlider mit einer großen Breite von Ätiologien, speziell äußerer oder innerer Wind, der sich als Tränen, Deviation des Auges, Herabhängen, Zucken oder Jucken der Augenlider, Schmerzen und Jucken der Pupillen und Nachtblindheit manifestiert.

PUNKTKOMBINATIONEN

- Kopf-Wind mit spaltendem Gefühl, Schmerzen zwischen den Augenbrauen und den Augen: Gb 14 *Yangbai*, Ma 41 *Jiexi* und Di 4 *Hegu* (*Classic of Difficulties*).

GB 15 *TOULINQI*

頭臨泣

Fließende Tränen des Kopfes

Kreuzungspunkt der Gallenblasen- und Blasen-Leitbahn mit dem Yang-Verbindungsgefäß

LOKALISATION

Im Bereich der Stirn, direkt über Gb 14 *Yangbai*, 0.5 *cun* innerhalb des Haaransatzes, in der Mitte zwischen LG 24 *Shenting* und Ma 8 *Touwei*.

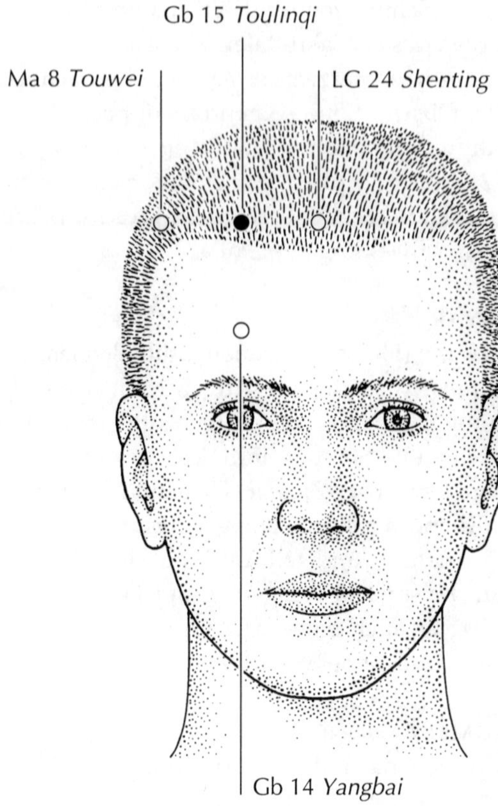

ANMERKUNG ZUR LOKALISATION

Die Entfernung zwischen dem anterioren und posterioren Haaransatz im Bereich der Mittellinie beträgt 12 *cun*. Falls der anteriore Haaransatz undeutlich sein sollte, wird die Entfernung als 15 *cun* zwischen der Glabella [Punkt M HN 3 *Yintang*] und dem hinteren Haaransatz gemessen; die Lokalisation des vorderen Haaransatzes wurde demnach als ein Fünftel dieser Entfernung definiert. Falls der hintere Haaransatz unklar sein sollte, kann er 1 *cun* inferior von LG 16 *Fengfu*, der direkt unterhalb der Protuberantia occipitalis externa liegt, gemessen werden. Man beachte, dass der vordere Haaransatz ausgehend von der Mittellinie üblicherweise etwas nach posterior verläuft. Dies sollte in Betracht gezogen werden, wenn man Gallenblasenpunkte auf dem Schädel lokalisiert (Gb 15 *Toulinqi* – Gb 19 *Naokong*).

NADELUNG

Transversal 0.5 – 1.5 *cun*. Siehe Hinweis zu Gb 4 *Hanyan*.

WIRKUNGEN

Eliminiert Wind, unterstützt den Kopf und erleichtert Schmerzen
Unterstützt die Nase und die Augen

INDIKATIONEN

- Verstopfte Nase, verstopfte Nase mit Abneigung gegen Kälte.
- Kopfschmerzen, Kopf-Wind, visueller Schwindel, okzipitale Schmerzen und Stirnkopfschmerzen, Schmerzen des supraorbitalen Wulst.
- Rötung und Schmerzen der Augen, oberflächliche visuelle Obstruktion, Augentränen nach Wind-Exposition, Schmerzen des äußeren Kanthus.
- Wind-Apoplex, Epilepsie, Bewusstseinsverlust, Malaria, Schmerzen im Bereich der Fossa supraclavicularis, Schwellung der Axilla.

KOMMENTAR

Wie sein Name (Fließende Tränen) schließen lässt, ist Gb 15 *Toulinqi* für tränende Augen ebenso wie für Rötung und Schmerzen der Augen und eine oberflächliche visuelle Stauung indiziert. In dieser Hinsicht spiegelt er Gb 41 *Zulinqi* (Fließende Tränen des Fußes) in Richtung des distalen Endes der Leitbahn wider. Wie mehrere andere Punkte auf dem Schädeldach (zum Beispiel Bl 7 *Tongtian* und LG 23 *Shangxing*) besitzt er auch eine ausgesprochene Wirkung auf die Nase und ist bei verstopfter Nase indiziert.

PUNKTKOMBINATIONEN

- Augentränen nach Wind-Exposition: Gb 15 *Toulinqi*, Ma 8 *Touwei*, Bl 1 *Jingming* und Gb 20 *Fengchi* *(Great Compendium)*.
- Augentränen: Gb 15 *Toulinqi* und Ma 8 *Touwei (One Hundred Symptoms)*.
- Visueller Schwindel: Gb 15 *Toulinqi* und 3E 3 *Zhongzhu* (*Supplementing Life*).
- Oberflächliche visuelle Stauung: Gb 15 *Toulinqi* und Bl 18 *Ganshu (Great Compendium)*.
- Rote Augen und Blutung im Bereich von Di 20 *Yingxiang* (d. h. Nasenbluten): Gb 15 *Toulinqi*, Le 3 *Taichong* und Di 4 *Hegu (Song of Points)*.
- Verstopfte Nase: Gb 15 *Toulinqi* und Bl 7 *Tongtian* (*Supplementing Life*).

GB 16 *MUCHUANG*

目窗

Augenfenster

Kreuzungspunkt der Gallenblasen-Leitbahn mit dem Yang-Verbindungsgefäß

LOKALISATION

Oberhalb der Stirn, auf einer bogenförmigen Linie zwischen Gb 15 *Toulinqi* und Gb 20 *Fengchi*, die der Kontur des Schädels folgt, 1.5 *cun* posterior von Gb 15 *Toulinqi*.

ANMERKUNG ZUR LOKALISATION

a) Siehe Hinweis zur Lokalisation für Gb 15 *Toulinqi*;
b) Zunächst lokalisiert man Gb 15 *Toulinqi* 0.5 *cun* posterior des Haaransatzes, dann Gb 18 *Chengling* direkt lateral von LG 20 *Baihui* auf der Linie der Gallenblasen-Leitbahn. Gb 16 *Muchuang* ist dann nach einem Drittel der Entfernung zwischen Gb 15 *Toulinqi* und Gb 18 *Chengling* lokalisiert.

NADELUNG

Transversal 0.5 – 1.5 *cun*. Siehe Hinweis zu Gb 4 *Hanyan*.

WIRKUNGEN

Unterstützt die Augen
Eliminiert Wind und erleichtert Schmerzen

INDIKATIONEN

- Visueller Schwindel, oberflächliches visuelles Stauungssyndrom, Rötung, Schwellung und Schmerzen der Augen, Kurzsichtigkeit, alle Arten von Augenerkrankungen.
- Kopfschmerzen, Schwellungen des Kopfs und des Gesichts, Zahnschmerzen im Oberkieferbereich, Schwellungen des Zahnfleisches, verstopfte Nase, Epilepsie.
- Abneigung gegen Kälte, Frösteln und Fieber ohne Schwitzen.

KOMMENTAR

Gemäß *Investigation into Points along the Channels* vom Autor *Yan Zhen-shi* aus der Ming-Dynastie ist Gb 16 *Muchuang* (Augenfenster) für alle Arten von Augenerkrankungen indiziert. In der modernen klinischen Praxis wird dieser Punkt allerdings selten benutzt.

PUNKTKOMBINATIONEN

- Rote Augen: Gb 16 *Muchuang* und Pe 7 *Daling* (*Supplementing Life*).
- Kopfschmerzen: Gb 16 *Muchuang*, Gb 9 *Tianchong* und Gb 20 *Fengchi* (*Systematic Classic*).
- Steifheit der Lippen und Schmerzen bei Karies im Oberkieferbereich: Gb 16 *Muchuang*, Gb 17 *Zhengying*, LG 27 *Duiduan* und 3E 21 *Ermen* (*Thousand Ducat Formulas*).

GB 17 ZHENGYING

正營

Geordnetes Lager

Kreuzungspunkt der Gallenblasen-Leitbahn mit dem Yang-Verbindungsgefäß

LOKALISATION

Im parietalen Bereich, auf einer bogenförmigen Linie zwischen Gb 15 *Toulinqi* und Gb 20 *Fengchi*, die der Kontur des Schädels folgt, 1.5 *cun* posterior von Gb 16 *Muchuang*.

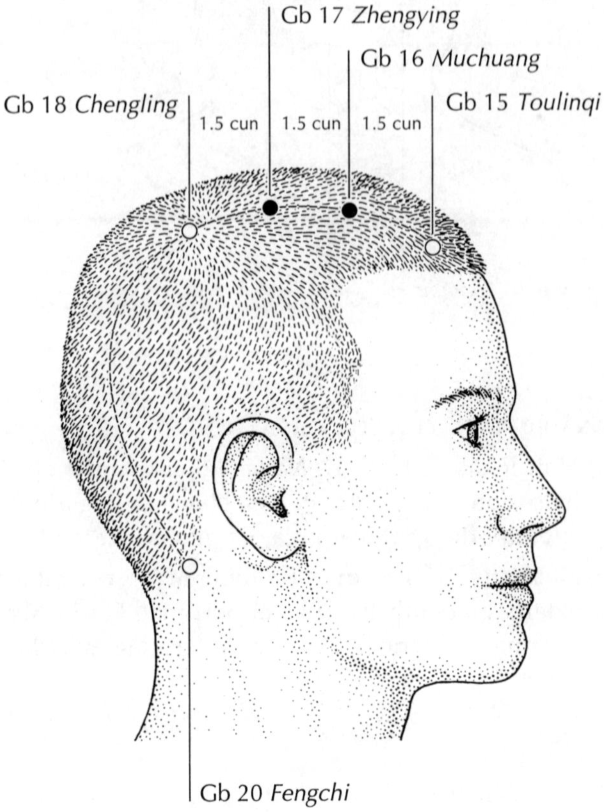

ANMERKUNG ZUR LOKALISATION

a) Siehe Hinweis zur Lokalisation für Gb 15 *Toulinqi*;
b) Zunächst lokalisiert man Gb 15 *Toulinqi* 0.5 *cun* posterior des Haaransatzes, dann Gb 18 *Chengling* direkt lateral von LG 20 *Baihui* auf der Linie der Gallenblasen-Leitbahn. Gb 17 *Zhengying* ist nach zwei Drittel der Entfernung zwischen Gb 15 *Toulinqi* und Gb 18 *Chengling* lokalisiert.

NADELUNG

Transversal 0.5 – 1.5 *cun*. Siehe Hinweis zu Gb 4 *Hanyan*.

WIRKUNGEN

Unterstützt den Kopf und erleichtert Schmerzen
Beruhigt den Magen

INDIKATIONEN

- Kopfschmerzen, einseitige Kopfschmerzen, Zahnschmerzen im Oberkieferbereich.
- Visueller Schwindel, Schwindel durch Schleim-Flüssigkeit, anhaltendes Erbrechen, Nausea, steifer Hals, Steifheit der Lippen, Abneigung gegen Wind und Kälte, Abneigung gegen das Geräusch sprechender Menschen.

PUNKTKOMBINATIONEN

- Zahnschmerzen im Oberkieferbereich: Gb 17 *Zhengying* und Dü 5 *Yanggu* (*Thousand Ducat Formulas*).
- Schmerzen bei Karies: Gb 17 *Zhengying*, Di 3 *Sanjian* und Ma 5 *Daying* (*Supplementing Life*).
- Steifheit der Lippen und Schmerzen bei Karies im Oberkieferbereich: Gb 17 *Zhengying*, LG 27 *Duiduan*, Gb 16 *Muchuang* und 3E 21 *Ermen* (*Thousand Ducat Formulas*).

GB 18 *CHENGLING*

承靈

Empfänger des Geistes

Kreuzungspunkt der Gallenblasen-Leitbahn mit dem Yang-Verbindungsgefäß

LOKALISATION

Im Parietalbereich, auf einer bogenförmigen Linie zwischen Gb 15 *Toulinqi* und Gb 20 *Fengchi*, die der Kontur des Schädels folgt, 1.5 *cun* posterior von Gb 17 *Zhengying*.

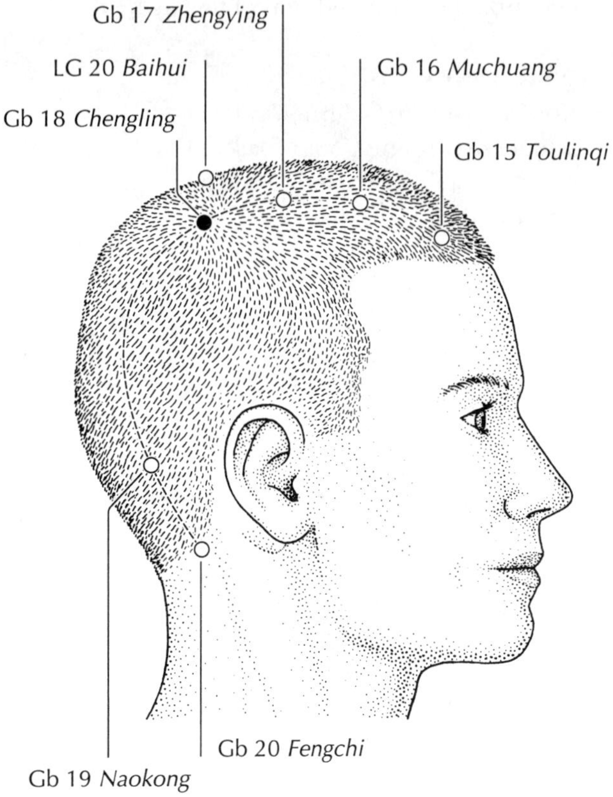

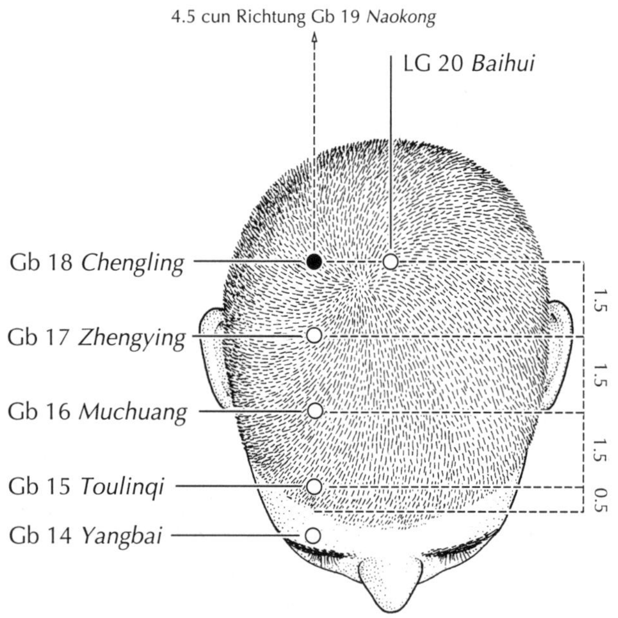

ANMERKUNG ZUR LOKALISATION

Man lokalisiert direkt lateral von LG 20 *Baihui* auf der Verlaufslinie der Gallenblasen-Leitbahn (2.25 *cun* lateral der Mittellinie).

NADELUNG

Transversal 0.5 – 1.5 *cun*. Siehe Hinweis zu Gb 4 *Hanyan*.

WIRKUNGEN

Unterstützt den Kopf und erleichtert Schmerzen
Unterstützt die Nase und senkt Lungen-*Qi* ab

INDIKATIONEN

- Kopfschmerzen, Gehirn-Wind, Schwindel, Augenschmerzen, Rhinitis und Nasenbluten, verstopfte Nase, Dyspnoe, Husten, Abneigung gegen Wind und Kälte.

PUNKTKOMBINATIONEN

- Nasenbluten mit erstickender Atmung: Gb 18 *Chengling*, Gb 20 *Fengchi*, Bl 12 *Fengmen*, Bl 45 *Yixi* und Dü 3 *Houxi* (*Thousand Ducat Formulas*).

GB 19 *NAOKONG*

Öffnung des Gehirns

腦空

Kreuzungspunkt der Gallenblasen-Leitbahn mit dem Yang-Verbindungsgefäß

LOKALISATION

Im Okzipitalbereich direkt oberhalb von Gb 20 *Fengchi*, auf Höhe von LG 17 *Naohu*.

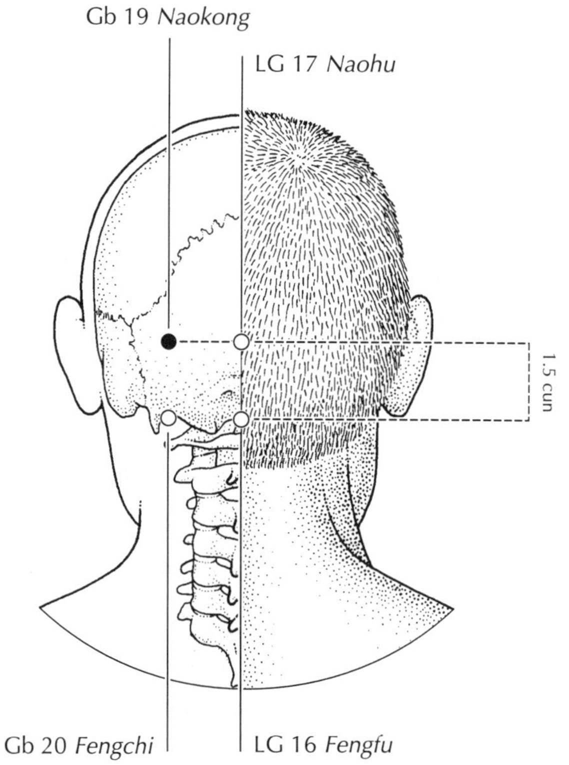

ANMERKUNG ZUR LOKALISATION

a) Man lokalisiert LG 17 *Naohu* 1.5 *cun* direkt oberhalb von LG 16 *Fengfu*, in einer Mulde direkt superior der Protuberantia occipitalis externa;

b) alternativ (falls die Protuberantia occipitalis externa undeutlich ist) lokalisiert man Gb 19 *Naokong* nach einem Viertel der Entfernung zwischen Gb 20 *Fengchi* und Gb 18 *Chengling*.

NADELUNG

Transversal 0.5 – 1.5 *cun*. Siehe Hinweis zu Gb 4 *Hanyan*.

WIRKUNGEN

Unterstützt den Kopf und erleichtert Schmerzen
Beruhigt Wind und klärt die Sinnesorgane

INDIKATIONEN

- Kopfschmerzen, Kopf-Wind, Gehirn-Wind, einseitige Kopfschmerzen und Schweregefühl des Kopfes, Steifheit und Schmerzen des Halses mit Unfähigkeit den Kopf zu drehen, Wind-Schwindel.
- Rötung, Schwellung und Schmerzen der Augen, Taubheit und Tinnitus, Schmerzen der Nase, verstopfte Nase, Nasenbluten.
- Schreck-Palpitationen, manisch-depressive Erkrankung, Belastungserkrankungen mit Auszehrung, Hitze im Körper.

KOMMENTAR

Great Compendium of Acupuncture and Moxibustion hält fest, wie *Hua Tuo*, der bekannte Arzt des zweiten Jahrhunderts, General *Wei Tai-cu* (der posthum konsekrierte Kaiser der *Wei*-Dynastie) für „Kopf-Wind, verwirrten Verstand und visuellen Schwindel" behandelte.

Nach der Nadelung von Gb 19 *Naokong* war der General geheilt. Die Geschichte erscheint allerdings auch in einer früheren Quelle, in der der Punkt Ni 1 *Yongquan* genadelt wurde.

PUNKTKOMBINATIONEN

- Schmerzen und Schweregefühl des Kopfes: Gb 19 *Naokong*, LG 17 *Naohu*, Bl 7 *Tongtian* (*Thousand Ducat Formulas*).
- Kopf-Wind: Gb 19 *Naokong*, LG 20 *Baihui* und Bl 10 *Tianzhu* (*Supplementing Life*).

GB 20 *FENGCHI*

風池

Wind-Teich

Kreuzungspunkt der Gallenblasen- und Dreifacher Erwärmer-Leitbahn mit dem Yang-Fersen- und Yang-Verbindungsgefäß

LOKALISATION

Unterhalb des Okziput, ca. in der Mitte zwischen LG 16 *Fengfu* und Gb 12 *Wangu*, in einer Mulde zwischen den Ansätzen des Musculus sternocleidomastoideus und Musculus trapezius.

ANMERKUNG ZUR LOKALISATION

a) Man lokalisiert nahe an der Basis des Schädelknochens;
b) dieser Punkt wird normalerweise als der druckschmerzhafteste Punkt in der Mulde lokalisiert.

NADELUNG

a) Leicht schräg nach inferior, in Richtung des Leitbahnenverlaufs, 1 – 1.5 *cun*;
b) in Richtung Nasenspitze, des kontralateralen Augapfels oder M-HN 3 *Yintang* 0.5 – 1 *cun*.
CAVE: Eine tiefere Nadelung kann das Rückenmark schädigen;
c) durchgehende Nadelung, um eine Verbindung mit dem kontralateralen Punkt Gb 20 *Fengchi* herzustellen, 2 – 3 *cun*.

WIRKUNGEN

Eliminiert Wind
Unterstützt den Kopf und die Augen
Klärt die Sinnesorgane
Aktiviert die Leitbahn und erleichtert Schmerzen

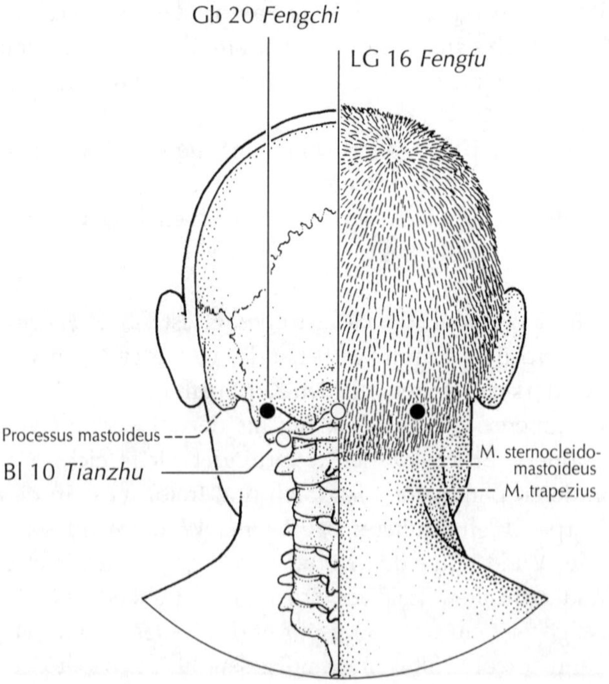

INDIKATIONEN

- Kopfschmerzen, Kopf-Wind, einseitiger oder generalisierter Kopfschmerz, Schwindel, visueller Schwindel, Hypertonus, Hemiplegie, Deviation von Mund und Auge, Struma, Kiefersperre.
- Insomnie, Gedächtnisverlust, Epilepsie, Stimmverlust nach Wind-Apoplex.
- Schädigung durch Kälte, Schädigung durch Kälte ohne Schwitzen, Frösteln und Fieber, warme fieberhafte Erkrankung ohne Schwitzen, Malaria, schmerzhaftes Stauungssyndrom des Halses, Schwellung des Gesichts, Urtikaria.
- Rötung und Schmerzen der Augen, Rötung und Schmerzen des inneren Kanthus, verschwommenes Sehen, Augentränen (speziell nach Wind-Exposition), Nachtblindheit, unscharfes Sehen.
- Nasenbluten, Rhinitis, verstopfte Nase und Ausfluss.
- Taubheit, Tinnitus, verstopfte Ohren.
- Steifheit und Schmerzen des Halses mit Unfähigkeit den Kopf zu drehen, Schmerzen der Schulter und des oberen Rückens, Schmerzen der lumbalen Wirbelsäule, die zu Schlaffheit und Schwäche der Sehnen im Halsbereich führt.

KOMMENTAR

Gb 20 *Fengchi*, der im Nackenbereich lokalisiert ist, nimmt eine Schlüsselstellung zwischen Kopf und Körper ein und ist einer der wichtigsten Akupunkturpunkte zur Behandlung aller Erkrankungen des Kopfes, des Gehirns und der Sinnesorgane, speziell der Augen.

Wind, ein pathogener *Yang*-Faktor, dessen Natur es ist, den obersten (und daher am meisten *Yang*) Anteil des Körpers zu stören, kann in zwei Weisen vorliegen:

a) äußerer pathogener Wind, der die oberflächlichsten Anteile des Körpers angreift, und
b) innerer Wind, dessen Ursprung in einer Disharmonie der Leber liegt.

Wie sein Name (Wind-Teich) besagt, ist Gb 20 *Fengchi* ein wichtiger Punkt zur Behandlung beider Arten von Winderkrankungen, die den Kopf betreffen.

Äußerer Wind ist bekannt als der „Speerkopf von hundert Erkrankungen", verbindet sich leicht mit anderen pathogenen Faktoren und treibt diese in den Körper. Wenn äußerer pathogener Wind, Wind-Kälte oder Wind-Hitze den Körper schädigen, sind die charakteristischen Zeichen Frösteln und Fieber. Gb 20 *Fengchi* ist ein Kreuzungspunkt der Gallenblasen-Leitbahn sowohl mit dem *Yang*-Fersen- als auch mit dem *Yang*-Verbindungsgefäß. Das *Yang*-Fersengefäß ist bei Abneigung gegen Wind indiziert, während das *Yang*-Verbindungsgefäß alle *Yang*-Leitbahnen des Körpers, einschließlich des Lenkergefäßes, miteinander verbindet. *Yang* entspricht dem Äußeren, während *Yin* dem Inneren entspricht. Die *Yang*-Leitbahnen als ganzes beziehen sich daher mehr auf die äußeren Anteile des Körpers. Gemäß *Classic of Difficulties*[3] „kommt es zu schwerem Frösteln und Fieber, wenn das *Yang*-Verbindungsgefäß erkrankt ist". Gb 20 *Fengchi* ist besonders dann indiziert, wenn eine Schädigung durch Wind mit Kopfschmerzen und anderen Symptomen im Kopfbereich wie Augentränen, roten und wunden Augen, verstopfter Nase und Ausfluss, Halsschmerzen, Schwellung des Gesichts etc. verbunden ist. Gb 20 *Fengchi* ist ebenso wichtig, um pathologisch aufsteigenden inneren Wind zu beschwichtigen, das *Yang* zu beruhigen und Hitze aus dem Kopf zu klären. Er ist daher für Symptome wie Kopfschmerzen, Kopf-Wind, Schwindel, Deviation von Mund und Augen, Hemiplegie und Kiefersperre ebenso wie für Hypertonus indiziert.

Gemäß einem Sprichwort der chinesischen Medizin „ist der Kopf die Residenz des *Yang*". Das *Yang*-Verbindungsgefäß verknüpft alle *Yang*-Leitbahnen und verbindet sich mit dem Lenkergefäß (das in das Gehirn eindringt) bei LG 15 *Yamen* und LG 16 *Fengfu*. Gb 20 *Fengchi* ist der wichtigste Akupunkturpunkt zur Behandlung von Kopfschmerzen jeglicher Ätiologie, gleichgültig welche Leitbahnen betroffen sind. Eine spezifischere Empfehlung findet sich im *Ode of the Jade Dragon*, das den Gebrauch von Gb 20 *Fengchi* bei „Kopf-Wind mit Schleim" und Di 4 *Hegu* für „Kopf-Wind ohne Schleim" vorschlägt. In derselben Weise, in der er jegliche Art von Kopfschmerzen behandelt, kann Gb 20 *Fengchi* für Schwindel bei jeglichen Disharmoniemustern eingesetzt werden.

Gb 20 *Fengchi* besitzt eine starke Wirkung auf Augen und Nase und in einem geringen Ausmaß auf die Ohren. Er ist für rote und schmerzhafte Augen, Sehstörungen, Augentränen, Nasenbluten, Rhinitis, verstopfte Nase und Ausfluss, Tinnitus und Taubheit entweder durch innere Disharmonie oder äußeren Wind indiziert. Aufgrund seiner Verbindung mit dem *Yang*-Verbindungsgefäß und damit dem Lenkergefäß sowie aufgrund seiner Wirkung, inneren Wind zu besänftigen, ist er auch wirksam, um das Hirn „zu wecken", und kann für Symptome wie Folgeerscheinungen eines Wind-Apoplexes, Stimmverlust nach Wind-Apoplex, Epilepsie und Gedächtnisverlust eingesetzt werden.

Gb 20 *Fengchi* besitzt eine ausgeprägte Wirkung hinsichtlich der Aktivierung der Leitbahn und Erleichterung von Schmerzen und ist ein wichtiger Punkt zur Behandlung von Erkrankungen des Halses, der Schultern und des oberen Rückens. Es ist interessant anzumerken, dass Gb 20 *Fengchi* auch für lumbale Schmerzen und „eine krumme Wirbelsäule, die zu Schlaffheit und Schwäche in den Sehnen des Halses führt", indiziert ist.

Die weite Spannbreite der Erkrankungen des Kopfes und des Halses, die mit Gb 20 *Fengchi* behandelt werden können, spiegelt sich in der Vielzahl von Nadelungsrichtungen wider, die an diesem Punkt angewandt werden können. Zur Behandlung von Erkrankungen des Halses wird Gb 20 *Fengchi* normalerweise entweder senkrecht oder in Richtung des zweiten Punktes Gb 20 *Fengchi* genadelt; zur Behandlung von Nasenerkrankungen wird die Nadel auf die Nasenspitze gerichtet; zur Behandlung von Augenerkrankungen wird in Richtung des kontralateralen Auges und zur Behandlung von mentalen Erkrankungen in Richtung M-HN 3 *Yintang* genadelt.

PUNKTKOMBINATIONEN

- „Bei *taiyang*-Erkrankungen verschreibt man zunächst *Gui Zhi Tang* (Ram. Cinnamomi-Dekokt). Falls dies Agitiertheit verursacht, nadelt man Gb 20 *Fengchi* und LG 16 *Fengfu* und verschreibt dann *Gui Zhi Tang*. Die Genesung wird daraufhin folgen." (*Treatise on Injury by Cold*).
- Die hundert Erkrankungen durch Kälteschädigung: Gb 20 *Fengchi* und LG 16 *Fengfu* (*Ode of the Xi-hong*).
- Kopfschmerzen: Gb 20 *Fengchi*, Gb 16 *Muchuang* und Gb 9 *Tianchong* (*Systematic Classic*).
- Einseitiger oder generalisierter Kopfschmerz: Gb 20 *Fengchi*, Di 4 *Hegu* und 3E 23 *Sizhukong* (*Great Compendium*).
- Einseitiger oder generalisierter Kopfschmerz: Gb 20 *Fengchi*, LG 20 *Baihui*, LG 21 *Qianding*, LG 24 *Shenting*, LG 23 *Shangxing*, 3E 23 *Sizhukong*, Di 4 *Hegu*, Bl 2 *Zanzhu* und Ma 8 *Touwei* (*Great Compendium*).

- Kopf-Wind und Schwindel: Gb 20 *Fengchi*, Di 4 *Hegu*, Ma 40 *Fenglong* und Ma 41 *Jiexi (Great Compendium)*.
- Schwindel: Gb 20 *Fengchi*, LG 23 *Shangxing* und Bl 10 *Tianzhu (Glorious Anthology)*.
- Augentränen nach Windexposition: Gb 20 *Fengchi*, Ma 8 *Touwei*, Bl 1 *Jingming* und Gb 15 *Toulinqi (Great Compendium)*.
- Augentränen bei Kälte: Gb 20 *Fengchi*, Gb 41 *Zulinqi*, Bl 1 *Jingming* und Dü 4 *Wangu (Great Compendium)*.
- Augenschmerzen mit Unfähigkeit zu sehen: Gb 20 *Fengchi*, LG 17 *Naohu*, Bl 9 *Yuzhen*, LG 16 *Fengfu* und LG 23 *Shangxing (Thousand Ducat Formulas)*.
- Nasenbluten mit erstickender Atmung: Gb 20 *Fengchi*, Gb 18 *Chengling*, Bl 12 *Fengmen*, Bl 45 *Yixi* und Dü 3 *Houxi (Thousand Ducat Formulas)*.
- Beeinträchtigtes Hören und Taubheit: Gb 20 *Fengchi*, Gb 43 *Xiaxi*, Gb 2 *Tinghui*, 3E 21 *Ermen* und Dü 19 *Tinggong (Great Compendium)*.
- Schwellung des Gesichts: zunächst nadelt man Bl 45 *Yixi*, dann 3E 16 *Tianyou* und Gb 20 *Fengchi (Systematic Classic)*.
- Rötung und Schwellung des Gesichts: Gb 20 *Fengchi*, LG 23 *Shangxing*, LG 22 *Xinhui*, LG 21 *Qianding* und LG 17 *Naohu (Thousand Ducat Formulas)*.
- Krümmung der lumbalen Wirbelsäule: Man tonisiert Gb 20 *Fengchi* und sediert Gb 39 *Xuanzhong (Ode of the Jade Dragon)*.

GB 21 *JIANJING*

Schulter-Brunnen

肩井

Kreuzungspunkt der Gallenblasen-, Dreifacher Erwärmer- und Magen-Leitbahn mit dem Yang-Verbindungsgefäß

LOKALISATION

In der Mitte zwischen LG 16 *Fengfu* und der Spitze des Akcromion, auf dem Scheitelpunkt des Musculus trapezius.

ANMERKUNG ZUR LOKALISATION

a) Der Scheitelpunkt entspricht dem höchsten Punkt des Musculus trapezius auf der sagittalen (anterior-posterioren) Ebene;
b) dieser Punkt wird normalerweise an der druckschmerzhaftesten Stelle lokalisiert.

NADELUNG

Schräg nach posterior 0.5 – 1 *cun*.

CAVE:

a) Eine senkrechte Stichrichtung beinhaltet besonders bei mageren Patienten das grundlegende Risiko, einen Pneumothorax zu verursachen;
b) kontraindiziert in der Schwangerschaft.

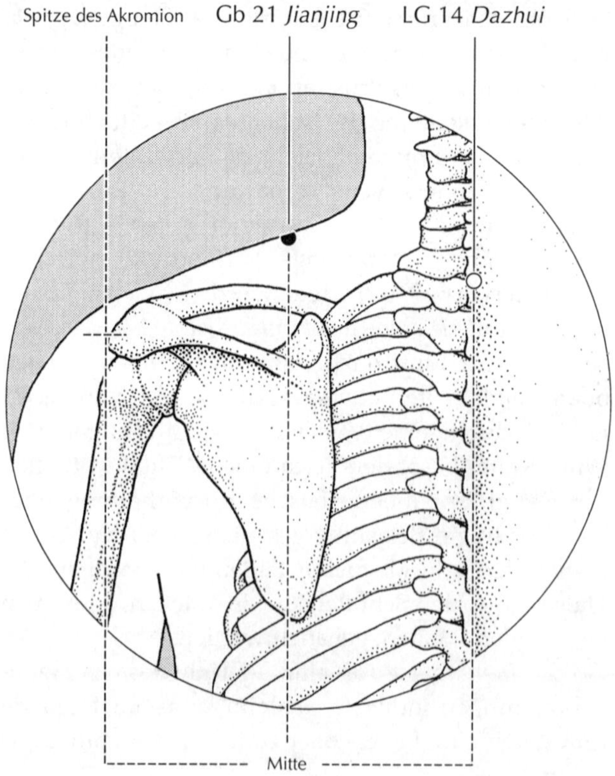

WIRKUNGEN

Reguliert das *Qi*
Aktiviert die Leitbahn und erleichtert Schmerzen
Transformiert und verringert Schleim und beseitigt Knoten
Unterstützt die Brüste und beschleunigt die Geburt

INDIKATIONEN

- Steifheit und Schmerzen des Halses, Schmerzen der Schulter und des Rückens, Unfähigkeit die Hand und den Arm zu heben, Hemiplegie.
- Stimmverlust nach Wind-Apoplex, Wind-Apoplex, Wind-Belastung, die fünf Belastungen und die sieben Schädigungen, Knochendampfen-Erkrankung, Schmerzen bei Nierenschwäche.
- Husten und Dyspnoe, rebellierendes *Qi*, Manie-Depression, Rötung des Gesichts.
- Skrofula, Struma, aufsteigendes Bein-*Qi*, das das Herz angreift, Schmerzen der Milz.
- Erschwerte oder verlängerte Wehen, Inversion-entgegengesetzter Fluss in Armen und Beinen nach einer Fehlgeburt, Retention der Plazenta, Uterusblutung.
- Schmerzen der Mammae, Mamma-Abszess, Muttermilch fließt nicht, Furunkel und Karbunkel.

KOMMENTAR

Der Bereich von Gb 21 *Jianjing*, auf dem höchsten Punkt des Musculus trapezius, neigt besonders zu Symptomen wie Kontraktion, Verhärtung und Schmerzen aufgrund einer Reihe von Ätiologien. Die

Gallenblase ist mit der Leber innen-außen-gekoppelt. Eine Leber-*Qi*-Stagnation oder aufsteigendes Leber-*Yang* durch Ärger, Frustration, Groll etc. ziehen im Allgemeinen entlang der Gallenblasen-Leitbahn nach oben und akkumulieren leicht im und unterhalb des Halses, besonders wenn Verhärtung und Restriktion in der relativ schmalen Halsregion deren Aufwärtsfluss verhindern. Die enge Verbindung zwischen dem Oberkörper und Ärger wurde in vielen Texten betont, zum Beispiel in *Essential Questions*, das feststellt: „Ärger führt dazu, dass das *Qi* plötzlich nach oben steigt." Alternativ kann der Bereich von Gb 21 *Jianjing* durch eine Verstauchung, Eindringen von Wind-Kälte (besonders nach einem Schlaf in trockener Kälte), anhaltende falsche Körperhaltung oder berufsbedingte Belastung geschädigt werden. Gb 21 *Jianjing* kann in all diesen Fällen eine Steifheit des Halses und der Schulter, die in Rücken oder Arm ausstrahlen können, genadelt werden.

Gb 21 *Jianjing* ist für eine Vielzahl von Schleim-Erkrankungen indiziert. Schleim kann auf folgende drei Arten eine Leber- oder Gallenblasen-Pathologie beinhalten:

a) Leber-*Qi*-Stagnation führt zur Stagnation der Flüssigkeiten, die sich zu Schleim verdichten, zusammengefasst in der Aussage in *Treatise on Disorders of Blood* „wenn das *Qi* fließt, fließt auch das Wasser",
b) Leber-Wind steigt nach oben und bringt Schleim mit (dies stellt eine der pathologischen Hauptmerkmale des Wind-Apoplex dar), und
c) Leber- oder Gallenblasen-Feuer verdampft und verdichtet Flüssigkeiten zu Schleim.

Aufgrund seiner Wirkungen hinsichtlich der Regulierung des *Qi*, der Verringerung und Transformation von Schleim und der Auflösung von Knoten wird Gb 21 *Jianjing* zur Behandlung von Schleim-Erkrankungen wie Hemiplegie, Stimmverlust nach Wind-Apoplex, Wind-Apoplex, Skrofula und Struma eingesetzt.

Gb 21 *Jianjing* besitzt auch eine starke *Qi*-absenkende Wirkung und ist bei einer Reihe von Erkrankungen mit rebellierendem *Qi* wie Husten und Dyspnoe, rebellierendem *Qi* und Bein-*Qi*, das nach oben steigt und das Herz angreift, indiziert. Bein-*Qi* ist eine Erkrankung, die durch Taubheit, Schmerzen, Schwäche, Spasmen, Schwellung, Rötung und Hitzesensation der Füße und Beine charakterisiert ist. In schweren Fällen greift der pathogene Faktor tiefer an und beeinträchtigt dabei das Abdomen und das Herz.

Erschwerte Wehen können auf eine Stagnation oder einen Mangelzustand an *Qi* und Blut zurückgeführt werden. In beiden Fällen wurde Gb 21 *Jianjing* aufgrund seiner starken absenkenden Wirkung seit langem benützt, um die Geburt zu beschleunigen und den Ausstoß der Plazenta zu fördern. Er ist daher in der Schwangerschaft kontraindiziert.

Gb 21 *Jianjing* ist laut *Classic of Supplementing Life with Acupuncture and Moxibustion* auch besonders „bei Inversion-gegenläufigem Fluss mit Kälte der Arme und der Beine im Anschluss an eine Fehlgeburt" indiziert.

Ein ähnlicher postpartaler Zustand bei Frauen wurde vom bekannten *Qing*-Dynastie Gynäkologen *Fu Qing-zhu* beschrieben. Er sagt: „Im Verlauf der Geburt überanstrengen sich manche Frauen durch Belastung und Ermüdung, was zu einer Schädigung der Milz führt. Als Folge kommt es zu einer Inversion mit gegenläufigen Fluss mit Frösteln der Extremitäten. Das *Qi* steigt nach oben, um den Brustkorb zu füllen, der Puls verschwindet und seine Form geht verloren[5]." Die dargestellte Fähigkeit von Gb 21 *Jianjing*, einen Leere-Zustand nach einer Fehlgeburt zu tonisieren spiegelt sich überraschenderweise in seinen Indikationen für eine Reihe von Leere-Mustern, einschließlich Wind-Belastung, den fünf Belastungen und sieben Schädigungen, Lumbalschmerzen bei Nierenschwäche und Knochendampfenerkrankung wider.

Die Wirkung von Gb 21 *Jianjing* hinsichtlich der Absenkung des *Qi* ist so stark, dass *Gao Wu*, in *Ode of Xi-hong* aussagt: „Wenn du Gb 21 *Jianjing* nadelst, musst du auch Ma 36 *Zusanli* nadeln. Falls dies nicht getan wird, wird das *Qi* nicht reguliert werden." Mit anderen Worten wird die tonisierende, *Qi*-anhebende Wirkung von Ma 36 *Zusanli* helfen, jeglichem übermäßigen Absenken des *Qi* aufgrund der Nadelung von Gb 21 *Jianjing* entgegenzuwirken.

Gb 21 *Jianjing* ist auch für Erkrankungen der Mamma indiziert. Die Gallenblasen-Hauptleitbahn dringt in den Brustkorb ein, und die tendino-muskuläre Leitbahn der Gallenblase verbindet sich mit der Brust, während Gb 21 *Jianjing* einen Kreuzungspunkt der Gallenblasen-Leitbahn mit der Magen-Leitbahn darstellt, die durch die Brustwarze nach unten zieht. Übermäßige Sorge, Ärger, Frustration, Groll und Depression können zu einer Stagnation und Knotung des Leber-*Qi* führen oder akkumulierte Hitze in der Magen-Leitbahn kann sich in den Mammae sammeln, was zu Schmerzen der Mamma, Mamma-Abszess und fehlendem Milchfluss führen kann. Gb 21 *Jianjing* kann in all diesen Situationen eingesetzt werden.

PUNKTKOMBINATIONEN

- Unfähigkeit den Hals zu drehen: Gb 21 *Jianjing* und Bl 42 *Pohu* (*Supplementing Life*).
- Schmerzen der Schulter und des Rückens: Gb 21 *Jianjing*, Bl 12 *Fengmen*, 3E 3 *Zhongzhu*, 3E 6 *Zhigou*, Dü 3 *Houxi*, Dü 4 *Wangu* und Bl 40 *Weizhong (Great Compendium)*.

- Schmerzen des Unterarms: Gb 21 *Jianjing* und Di 11 *Quchi* (*Ode to Elucidate Mysteries*).
- Schmerzen und Kälte der Arme: Gb 21 *Jianjing*, Di 11 *Quchi* und Di 8 *Xialian (Great Compendium)*.
- Skrofula: Gb 21 *Jianjing*, He 3 *Shaohai*, Pe 1 *Tianchi*, Le 13 *Zhangmen*, Gb 41 *Zulinqi*, 3E 6 *Zhigou*, Gb 38 *Yangfu* und Di 10 *Shousanli (Great Compendium)*.
- Retention der Plazenta: Gb 21 *Jianjing* und KG 3 *Zhongji (Great Compendium)*.
- Retention der Plazenta: Gb 21 *Jianjing*, KG 3 *Zhongji* und Mi 6 *Sanyinjiao* (*Meeting the Source*).
- Schmerzen und Wundheit des Bein-*Qi*: zunächst nadelt man Gb 21 *Jianjing*, dann Ma 36 *Zusanli* und Gb 34 *Yanglingquan* (*Celestial Star*).
- Rektumprolaps: Gb 21 *Jianjing*, LG 20 *Baihui*, LG 1 *Changqiang*, Bl 25 *Dachangshu*, Di 4 *Hegu* und Ma 30 *Qichong (Compilation)*.

GB 22 *YUANYE*

渊腋

Tor zur Achselhöhle

LOKALISATION

Auf der mittleren Axillarlinie, im fünften Interkostalraum, ca. 3 *cun* inferior des Apex der Axilla, auf Höhe der Brustwarze.

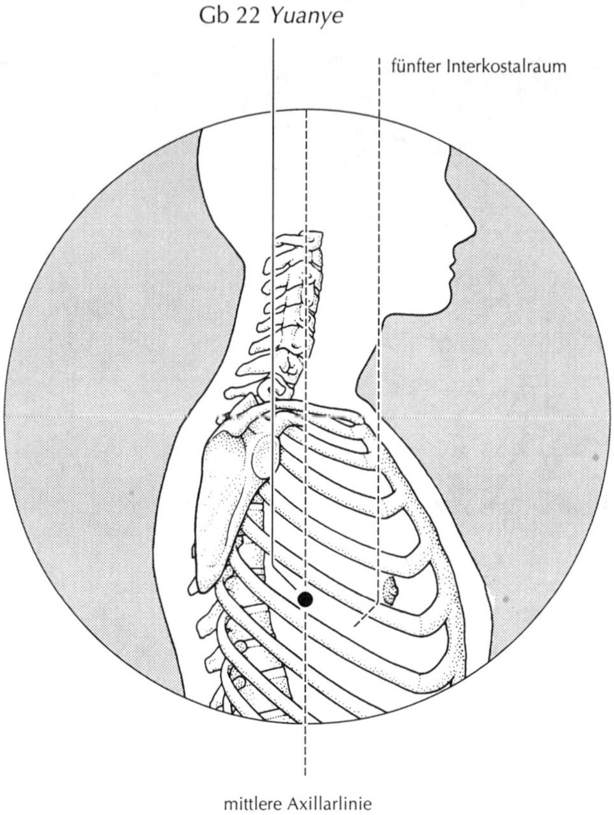

ANMERKUNG ZUR LOKALISATION

a) Die mittlere Axillarlinie wird ausgehend vom Apex der Axilla (He 1 *Jiquan*) vertikal nach unten gezogen;
b) zunächst lokalisiert man den Knorpel der zweiten Rippe, der sich auf Höhe des Sternumwinkels befindet, lokalisiert den zweiten Interkostalraum darunter und dann den fünften Interkostalraum drei Räume darunter; bei Männern liegt die Brustwarze auf Höhe des vierten Interkostalraums;
c) einige Quellen lokalisieren diesen Punkt im vierten Interkostalraum.

NADELUNG

Transversal-schräg entlang des Interkostalraumes 0.5 – 1 *cun*.

CAVE: Eine tiefe oder senkrechte Nadelung kann einen Pneumothorax verursachen.

MERKE: Gemäß mehrerer klassischer Texte ist dieser Punkt für Moxibustion kontraindiziert.

WIRKUNGEN

Reguliert *Qi* und befreit den Brustkorb
Unterstützt die Axilla

INDIKATIONEN

- Husten und Völlegefühl des Brustkorbs, Frösteln und Fieber, Schmerzen der lateralen Rippenregion, Schwellung der Axilla, Skrofula der Axilla, Säbel-Beulen.
- Schmerzen der Schulter und des Arms, Unfähigkeit den Arm zu heben.

PUNKTKOMBINATIONEN

- Säbel-Beulen der Axilla: Gb 22 *Yuanye*, 3E 6 *Zhigou*, 3E 5 *Waiguan* und Gb 41 *Zulinqi* (*Illustrated Supplement*).

GB 23 *ZHEJIN*

輒筋

Flanken-Muskel

Kreuzungspunkt der Gallenblasen- und Blasen-Leitbahn

LOKALISATION

Unterhalb der Axilla im fünften Interkostalraum, 1 *cun* anterior von Gb 22 *Yuanye*, ungefähr auf Höhe der Brustwarze.

ANMERKUNG ZUR LOKALISATION

s. Gb 22 *Yuanye*.

NADELUNG

Transversal-schräg entlang des Interkostalraumes 0.5 – 1 *cun*.

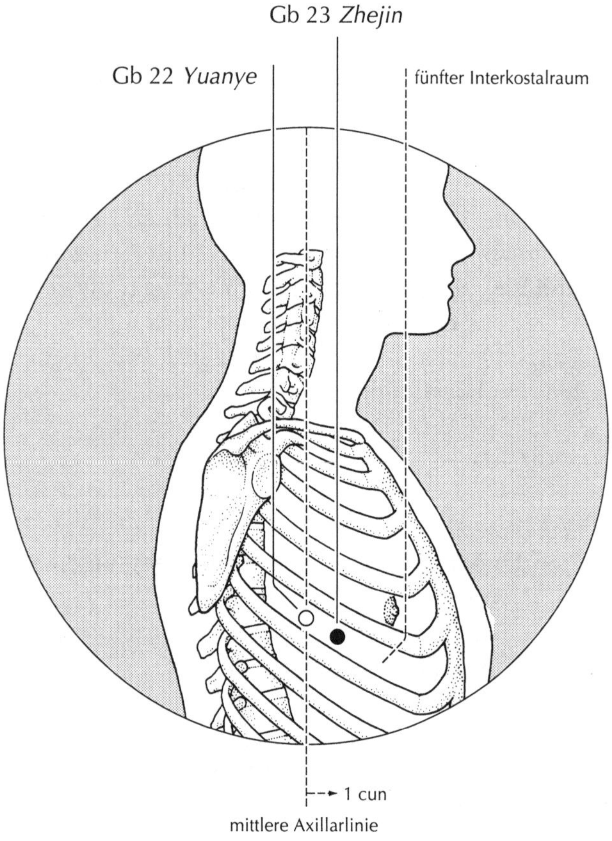

CAVE: Eine tiefe oder senkrechte Nadelung kann einen Pneumothorax verursachen.

WIRKUNGEN

Befreit den Brustkorb und senkt Rebellion ab
Reguliert das *Qi* und die drei *jiao*

INDIKATIONEN

- Plötzliches Völlegefühl im Brustkorb, Schmerzen der lateralen Rippenregion, Dyspnoe, Asthma, Skrofula, Schmerzen der Schulter und des Arms.
- Seufzen und Neigung zu Traurigkeit, Insomnie, Hitze im unteren Abdomen.
- Erbrechen, saures Aufstoßen, viel Speichel, Verlust des Gebrauchs der vier Extremitäten.

KOMMENTAR

Gemäß *Great Compendium of Acupuncture and Moxibustion* stellt dieser Punkt eher als Gb 24 *Riyue* den vorderen *mu*-Punkt der Gallenblase dar. Ein alternativer Name für Gb 23 *Zhejin*, der in diesem Klassiker gegeben wurde, war *Danmu*, d. h. Gallenblasen-*mu*.

Tatsächlich sind die klassischen Indikationen für Gb 23 *Zhejin* und Gb 24 *Riyue* sehr ähnlich mit einer deutlichen Betonung auf Erkrankungen des Brustkorbs im Fall von Gb 23 *Zhejin*, was seine höhere Lokalisation widerspiegelt.

Übermäßiger Ärger, Frustration und Groll, besonders wenn diese nicht spontan ausgedrückt werden, beeinträchtigen die frei fließende Funktion der Leber. Das *Qi* stagniert entlang des Verlaufs der Gallenblasen-Leitbahn im Bereich der lateralen Rippenregion und beengt den Brustkorb, was seine gleichmäßige Expansion und Kontraktion beeinträchtigt. Wird die Atmung beeinträchtigt, führt dies zu Völlegefühl und Schmerzen, Seufzen und Traurigkeit.

Gb 23 *Zhejin* ist ein wichtiger lokaler Punkt, der bei einer Behandlung dieser Zustände angewandt wird. Falls sich eine *Qi*-Stagnation in Feuer umwandelt, kann es den oberen *jiao* (Herz) beeinträchtigen, was zu Schlafstörungen führt, den mittleren *jiao* mit folgendem Erbrechen und saurem Aufstoßen oder den unteren *jiao* wodurch Hitze im unteren Abdomen entsteht.

GB 24 *RIYUE*

日月

Sonne und Mond

Kreuzungspunkt der Gallenblasen- und Milz-Leitbahn
mu-Alarmpunkt der Gallenblasen-Leitbahn

LOKALISATION

Im anterioren Brustkorbbereich, im siebten Interkostalraum, direkt unterhalb der Brustwarze, 4 *cun* lateral der Mittellinie.

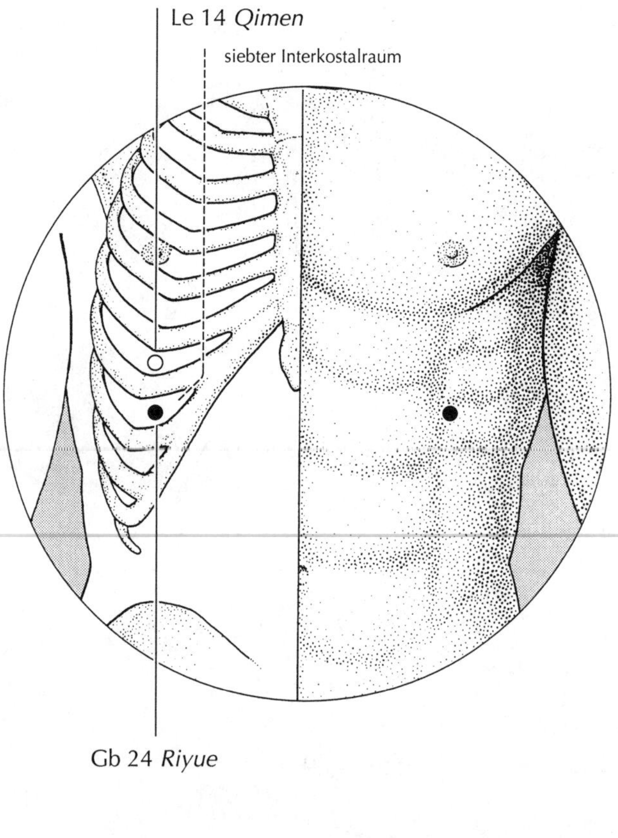

ANMERKUNG ZUR LOKALISATION

Zunächst lokalisiert man den Knorpel der zweiten Rippe, die auf Höhe des Sternumwinkels liegt, man lokalisiert den zweiten Interkostalraum genau darunter und dann den siebten Interkostalraum, fünf Interkostalräume darunter. Bei Männern liegt die Brustwarze im vierten Interkostalraum.

NADELUNG

Transversal-schräg entlang des Interkostalraums 0.5 – 1 *cun*.

CAVE: Eine tiefe oder senkrechte Nadelung kann einen Pneumothorax verursachen.

WIRKUNGEN

Unterstützt die Gallenblase und verteilt das Leber-*Qi*
Senkt rebellierendes *Qi* und harmonisiert den mittleren *jiao*
Beseitigt feuchte Hitze

INDIKATIONEN

- Blähung, Völlegefühl und Schmerzen der lateralen Rippenregion, Schmerzen der Rippen, epigastrische Schmerzen, abdominelle Blähung, Gelbsucht.
- Erbrechen, viel Speichel, saures Aufstoßen, Schluckauf.
- Seufzen mit Neigung zu Traurigkeit, Hitze des unteren Abdomen, Hitze im Hypogastrium, Verlust des Gebrauchs der vier Extremitäten.

KOMMENTAR

Gemäß *Essential Questions*[6] „ist die Gallenblase der aufrechte Beamte, von dem das Urteil ausgeht". Wenn die Schriftzeichen der Sonne und des Mondes (der Name dieses Punktes) kombiniert werden, bilden sie ein neues Schriftzeichen *„ming"*, das so viel bedeutet wie „klar", „intelligent" oder „zu verstehen". *„ming"* beschreibt die Qualität des Urteilsvermögens, das von einer gesunden Gallenblase ausgeht. Gb 24 *Riyue* wurde traditionellerweise die Fähigkeit zugeschrieben, Leere-Muster der Gallenblase zu beseitigen, und war bereits zu Zeiten von *Essential Questions* (mit Bl 19 *Danshu*) zur Behandlung einer Gallenblasen-Schwäche indiziert, die zur Unentschlossenheit führt, und an anderer Stelle für Seufzen mit Neigung zu Traurigkeit.

Gb 24 *Riyue* wurde zur Zeit des *Yellow Emperor's Inner Classic* als der *mu*-Alarmpunkt der Gallenblasen-Leitbahn eingeführt. Obwohl viele Jahrhunderte später das *Great Compendium of Acupuncture and Moxibustion* Gb 23 *Zhejin* als den vorderen *mu*-Punkt der Gallenblase bezeichnete, ist es Gb 24 *Riyue*, der diesen Status bis zum heutigen Tage behalten hat. Der Begriff *„mu"* bedeutet anzuhäufen oder zu sammeln. Die vorderen *mu*-Punkte sind diejenigen, an denen sich das *Qi* der *zangfu* sammelt und sich an der anterioren Oberfläche des Körpers konzentriert. Gb 24 *Riyue* ist ein wichtiger Punkt, um Erkrankungen des *fu* Gallenblase zu behandeln, die auf folgende drei Ätiologien zurückzuführen sind:

a) eine emotionale Disharmonie hat eine Stagnation des Leber-*Qi* zur Folge, die die *Qi*-Zirkulation an seiner innen-außen-gekoppelten Gallenblasen-Leitbahn stört und zu Blähungen, Völlegefühl und Schmerzen der lateralen Rippenregion, Seufzen, und einem Gefühl der Hitze im unteren Abdomen führt;
b) eine Disharmonie der Magen- und Milztransport- und Transformationsfunktion führt zu einer Ansammlung von Nässe, die sich in Nässe-Hitze umwandelt und in Leber und Gallenblase gärt; die Gallenflüssigkeit fließt nicht und dringt in die Muskeln und die Haut ein, was eine Gelbsucht zur Folge hat;
c) das Gallenblasen-*Qi* dringt in den Magen ein und stört dessen absenkende Funktion mit Erbrechen, saurem Aufstoßen, Schluckauf und epigastrischen Schmerzen in Folge.

Alle diese drei Muster können bei Erkrankungen wie Cholezystitis, Cholelithiasis und Hepatitis angetroffen werden.

PUNKTKOMBINATIONEN

- „Wenn eine Person unentschlossen ist, liegt eine Gallenblasenschwäche vor. Das *Qi* wird nach oben fließen und einen bitteren Mundgeschmack erzeugen. Um dies zu behandeln, benützt man die *mu*- und *shu*-Punkte der Gallenblase" [Gb 24 *Riyue* und Bl 19 *Danshu*] (*Essential Questions*).
- Seufzen mit Neigung zu Traurigkeit: Gb 24 *Riyue* und Mi 5 *Shangqiu* (*Supplementing Life*).
- Verlust des Gebrauchs der vier Extremitäten: Gb 24 *Riyue*, He 1 *Jiquan* und Bl 20 *Pishu* (*Supplementing Life*).
- Cholezystitis: Gb 24 *Riyue*, Ma 19 *Burong*, M-LE 23 *Dannangxue*, 3E 6 *Zhigou* und Gb 40 *Qiuxu*.

GB 25 *JINGMEN*

Hauptstadt-Tor

京门

mu-Alarmpunkt der Nieren

LOKALISATION

Unterhalb des lateralen Anteils des Brustkorbs, anterior und inferior des freien Endes der zwölften Rippe.

ANMERKUNG ZUR LOKALISATION

Um das freie Ende der zwölften Rippe zu lokalisieren, platziert man zunächst die gesamte Hand im Bereich des oberen Abdomen und palpiert mit

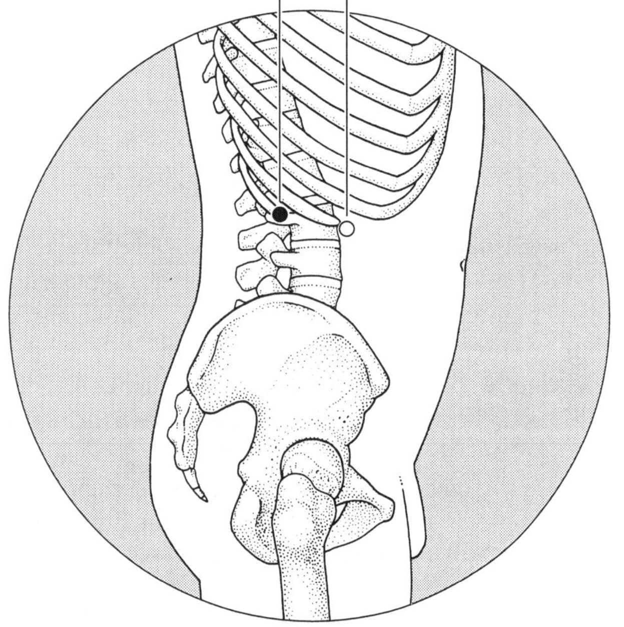

sanftem Fingerdruck entlang des Rippenbogens bis zum Ende der elften Rippe, das gerade oberhalb der Höhe des Nabels lokalisiert ist. Dann palpiert man weiter entlang der unteren Grenze des Brustkorbs bis zum freien Ende der zwölften Rippe, das im Bereich der lateralen Lumbalregion lokalisiert ist.

NADELUNG

Senkrecht 0.5 – 1 *cun*.

CAVE: Bei mageren Patienten kann eine tiefe Nadelung zum Eindringen in die Peritonealhöhle führen.

WIRKUNGEN

Tonisiert die Nieren und reguliert den Wasserfluss
Stärkt die Milz und reguliert die Eingeweide
Stärkt die Lumbalregion

INDIKATIONEN

- Borborygmus, Kälte oder Feuchtigkeits-(*dong*) Diarrhö, abdominelle Blähung, Erbrechen, Schmerzen des unteren Abdomen, schmerzhafte *shan*-Erkrankung.
- Erschwertes Wasserlassen, dunkler Urin, Schwellung des Gesichts, Störung im Fluss der Wasseröffnungen, Verlangen zu trinken.
- Frösteln und Fieber, verärgert mit Unfähigkeit Luft zu bekommen.
- Schwäche der Wirbelsäule, Lumbalschmerzen mit Unfähigkeit lang zu stehen, Schmerzen der lateralen Rippenregion und des Rückens, Schmerzen des inneren Anteils des Schulterblatts, Schmerzen der Hüfte.

KOMMENTAR

Gb 25 *Jingmen* ist der *mu*-Alarmpunkt der Nieren. Der Begriff *mu* bedeutet anhäufen und sammeln und die *mu*-Alarmpunkte sind diejenigen, an denen sich das *Qi* der *zangfu* sammelt und sich im Bereich der anterioren Oberfläche des Körpers konzentriert. Die Hauptwirkung von Gb 25 *Jingmen* liegt darin, die wechselseitige Beziehung zwischen Nieren und Milz zu unterstützen. Gemäß *Complete Works of jing-yue* ist „*ming men* das Meer der Essenz [und] Blut, die Milz ist das Meer von Wasser und Getreide, zusammen stellen sie die Wurzel der fünf *zang* und sechs *fu* dar". Die Nieren sind die Quelle des Vor-Himmel-*Qi* und beherrschen die Flüssigkeiten, während die Milz die Quelle des Nach-Himmel-*Qi* darstellt und den Transport und die Transformation von Nahrung und Wasser kontrolliert. Das Nieren-*Yang* ist die Wurzel des ganzen *Yang* des Körpers und sein Feuer ist die Quelle für die Energie der Transport- und Transformationsfunktion der Milz. Zur selben Zeit ist es die Milz, die die Essenz aus der Nahrung gewinnt, um die Nierenessenz zu ergänzen. Wenn diese wechselseitige Unterstützung zwischen Nieren und Milz zusammenbricht, kommt es sowohl zur Störung der Verdauungsfunktion der Milz als auch der Funktion der Nieren, die Flüssigkeiten zu kontrollieren. Gb 25 *Jingmen* ist für Fälle von Kälte und Feuchtigkeits-(*dong*) Diarrhö, Borborygmus und abdominelle Blähung durch einen Milz-*Yang*-Mangel indiziert, der entweder aus einen Nieren-*Yang*-Mangel entsteht oder der durch sein langes Bestehen das Nieren-*Yang* geschädigt hat. Er wird auch benutzt, um das Nieren-*Yang* zu stärken, um den Wasserfluss bei Erkrankungen des Urogenitalsystems zu erleichtern. Er ist bei erschwertem Wasserlassen, konzentriertem Urin, Schwellungen des Gesichts und „Störungen im Fluss der Wasserwege" indiziert.

Die Nieren beherrschen die Lumbalregion und die Knochen. Die andere Hauptanwendung von Gb 25 *Jingmen* liegt in der Behandlung von Erkrankungen der Lumbalregion und der Wirbelsäule, besonders wenn diese auf eine Nierenschwäche zurückzuführen sind. Er ist daher bei Schwäche der Wirbelsäule und bei Lumbalschmerzen mit Unfähigkeit lange zu stehen indiziert. Aufgrund seiner Lokalisation auf der Gallenblasen-Leitbahn ist er auch für kombinierte Schmerzen des Rückens und der lateralen Rippenregion, zum Beispiel bei Nieren-Koliken, ebenso bei Hüftschmerzen indiziert.

PUNKTKOMBINATIONEN

- Kälte oder Feuchtigkeits-(*dong*)Diarrhö mit unverdauten Nahrungsbestandteilen: Gb 25 *Jingmen*, Ni 2 *Rangu* und Mi 9 *Yinlingquan* (*Thousand Ducat Formulas*).

- Kälte oder Feuchtigkeits-*(dong)*Diarrhö mit Schmerzen des Körpers: Gb 25 *Jingmen* und Bl 60 *Kunlun* (*Thousand Ducat Formulas*).
- Dunkler Urin und Obstruktion der Wasserwege: Gb 25 *Jingmen* und Ni 6 *Zhaohai* (*Thousand Ducat Formulas*).
- Schwellung des unteren Abdomen: Gb 25 *Jingmen*, Le 5 *Ligou* und Le 4 *Zhongfeng* (*Supplementing Life*).
- Lumbalschmerzen mit Unfähigkeit lange zu stehen oder sich zu bewegen: Gb 25 *Jingmen* und Le 2 *Xingjian* (*Systematic Classic*).
- Lumbalschmerzen mit Spannung der Wirbelsäule: Gb 25 *Jingmen* und Bl 52 *Zhishi* (*Thousand Ducat Formulas*).

GB 26 *DAIMAI*

帶脈

Gürtelgefäß

Kreuzungspunkt der Gallenblasen-Leitbahn mit dem Gürtelgefäß

LOKALISATION

Direkt unterhalb von Le 13 *Zhangmen* (anterior und inferior des freien Endes der elften Rippe), auf Höhe des Bauchnabels.

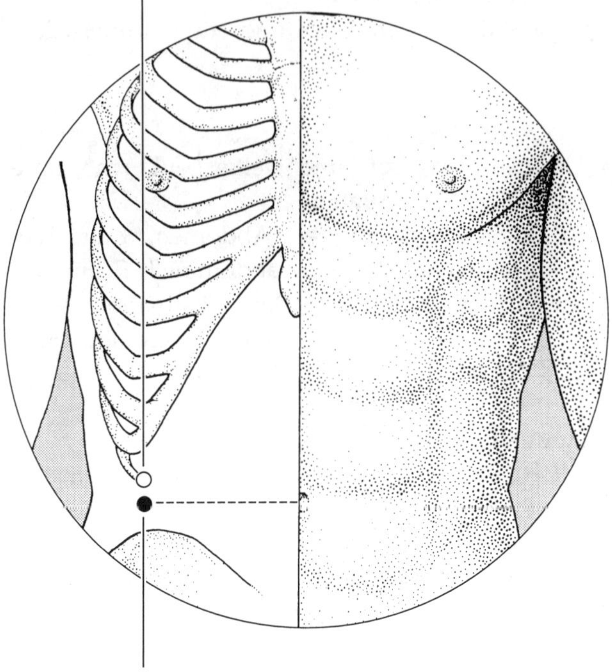

ANMERKUNG ZUR LOKALISATION

a) Um das freie Ende der zwölften Rippe zu lokalisieren, platziert man zunächst die gesamte Hand im Bereich des oberen Abdomen und palpiert mit sanftem Fingerdruck entlang des Rippenbogens bis zum Ende der elften Rippe, das gerade oberhalb der Höhe des Nabels lokalisiert ist;

b) das freie Ende der elften Rippe liegt normalerweise in der Nähe der mittleren Axillarlinie, die ausgehend vom Apex zur Axilla (He 1 *Jiquan*) vertikal nach unten gezogen wird.

NADELUNG

Senkrecht 0.5 – 1 *cun*.

CAVE: Bei mageren Patienten kann eine tiefe Nadelung zum Eindringen in die Peritonealhöhle führen.

WIRKUNGEN

Reguliert das Gürtelgefäß und leitet Feuchtigkeit aus
Reguliert die Menstruation und stoppt Leukorrhö
Aktiviert die Leitbahn und erleichtert Schmerzen

INDIKATIONEN

- Rote und weiße Leukorrhö, Menstruationserkrankungen, unregelmäßige Menstruation, Amenorrhö, Unfruchtbarkeit, Uterusprolaps, Kälte und Schmerzen des Hypogastrium bei Frauen, Schmerzen im unteren Abdomen bei Frauen.
- Unerträgliche Schmerzen der lateralen Rippenregion, die in den Rücken ausstrahlen, Schmerzen der lateralen Rippenregion, Lumbalschmerzen, *shan*-Erkrankungen, Tenesmus, klonische Spasmen.

KOMMENTAR

Das Gürtelgefäß, das die Taille wie ein Gürtel umzieht, ist die einzige Nebenleitbahn, die horizontal verläuft. Sie zieht durch die Punkte Gb 26 *Daimai*, Gb 27 *Wushu* und Gb 28 *Weidao* und verbindet das Durchdringungs-, Konzeptions- und Lenkergefäß und die Nieren-, Leber- und Milz-Leitbahn. Das Gürtelgefäß spielt eine wichtige Rolle in der Kontrolle von Leukorrhö und kann durch trübe Nässe, die nach unten sinkt, Nieren-*Yin* oder *Yang*-Mangel, Eindringen von äußerer Feuchtigkeit, die sich in Hitze umwandelt, oder Absinken von feuchter Hitze aus Leber und Gallenblasen-Leitbahn beeinträchtigt werden; alle diese Faktoren können zu Leukorrhö führen. Tatsächlich wurde der Begriff *„dai xia“* (Leukorrhö) aus den Begriffen *„dai“* (bedeutet Gürtel oder Gurt) und *„xia“* (bedeutet nach unten) zusammengesetzt. Als wichtigster Punkt, um das *Qi* des Gürtelgefäßes zu regulieren, ist Gb 26 *Daimai* in der Behandlung von Leukorrhö, die durch irgendeine der oben genannten Muster entsteht, unersetzlich.

Gemäß *Spiritual Pivot*[7] „hat sowohl das Durchdringungs- als auch das Konzeptionsgefäß den Ursprung im Uterus“, während *Confucians' Duties to Their Parents*, der Klassiker aus dem 13. Jahrhundert von *Zhang Cong-zheng*, feststellt: „Das Durchdringungs-, Konzeptions- und Lenkergefäß besitzen denselben Ausgangspunkt, aber unterschiedliche Zirkulation, dieselbe Quelle, aber unterschiedliche Äste, jeder von ihnen verbindet sich mit dem Gürtelgefäß." Das Konzeptionsgefäß, Durchdringungsgefäß und Lenkergefäß entspringen bei Frauen daher alle im Uterus und werden vom Gürtelgefäß verschlossen. Gb 26 *Daimai* ist nicht nur ein wichtiger Punkt, um das Gürtelgefäß selbst zu aktivieren, sondern besitzt auch einen wichtigen Einfluss auf das Konzeptionsgefäß und Durchdringungsgefäß. Er ist in der Lage, Erkrankungen des Uterus und der Menstruation wie Unfruchtbarkeit, unregelmäßige Menstruation und Amenorrhö und Absenken des *Qi*, das zum Uterusprolaps führt, zu behandeln. Ebenso wie zum Regulieren des *Qi* des Gürtelgefäßes ist Gb 26 *Daimai* als ein lokaler Punkt wirksam, um eine *Qi*-Stagnation, die aus einer Leber-Disharmonie entsteht, aufzulösen. Erkrankungen des Gürtelgefäßes und eine *Qi*-Stagnation im unteren *jiao* können zu Schmerzen, Blähung und Härtegefühl des unteren Abdomen bei Frauen, Schmerzen der lateralen Rippenregion, *shan*-Erkrankung und Lumbalschmerzen führen.

PUNKTKOMBINATIONEN

- Rote und weiße Leukorrhö: Gb 26 *Daimai*, KG 4 *Guanyuan*, KG 6 *Qihai*, Mi 6 *Sanyinjiao*, Bl 30 *Baihuanshu* und Pe 5 *Jianshi (Great Compendium)*.
- Amenorrhö: Gb 26 *Daimai* und Mi 10 *Xuehai* (*Supplementing Life*).
- Unregelmäßige Menstruation: Gb 26 *Daimai*, KG 6 *Qihai*, KG 3 *Zhongji*, Bl 23 *Shenshu* und Mi 6 *Sanyinjiao (Great Compendium)*.
- Schmerz und Härte des Hypogastriums: Gb 26 *Daimai* und Gb 43 *Xiaxi* (*Supplementing Life*).

GB 27 *WUSHU*

Fünf Angelpunkte

五樞

Kreuzungspunkt der Gallenblasen-Leitbahn mit dem Gürtelgefäß

LOKALISATION

In einer Mulde genau anterior der Spina iliaca anterior superior, ungefähr auf Höhe von KG 4 *Guanyuan* (3 *cun* unterhalb des Nabels).

ANMERKUNG ZUR LOKALISATION

Um die Spina iliaca anterior superior zu lokalisieren, platziert man die Hand auf den lateralen Anteil des unteren Abdomen unterhalb des Nabels. Die Spina kann dann leicht als betonte knöcherne Erhebung palpiert werden. Alternativ folgt man dem Rand des Beckenkamms und tastet die Spina an dessen anterioren Vorsprung.

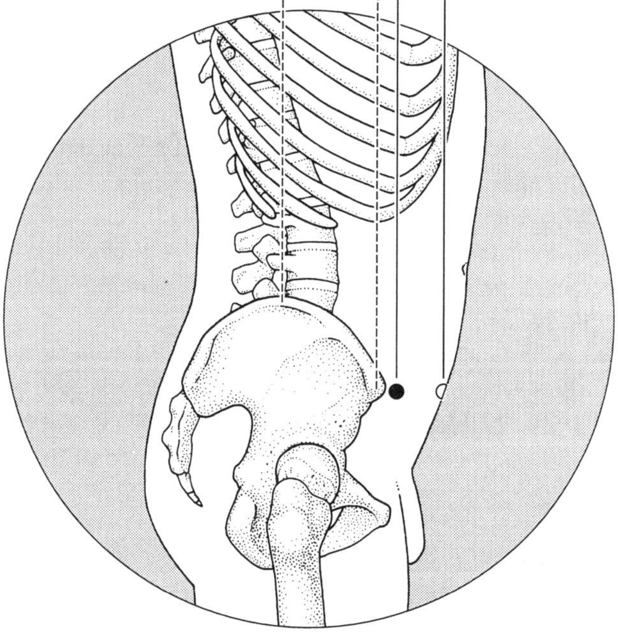

NADELUNG

Senkrecht 1 – 1.5 *cun*.

WIRKUNGEN

Reguliert das Gürtelgefäß

Reguliert den unteren *jiao* und transformiert Stagnation

INDIKATIONEN

- Uterusprolaps, rote und weiße Leukorrhö, unregelmäßige Menstruation.
- Schmerzen des unteren Abdomen, Kälte-*shan*-Erkrankung bei Männern, abdominelle Schmerzen durch Retraktion der Hoden, Obstipation, Tenesmus, Schmerzen des Rückens, der Lumbalregion und des Ileums, klonische Spasmen.

KOMMENTAR

Wie Gb 26 *Daimai* reguliert Gb 27 *Wushu* (ein Vereinigungspunkt des Gürtelgefäßes) das Gürtelgefäß, behandelt Menstruationserkrankungen, Leukorrhö und verteilt das Leber-*Qi* im unteren Abdomen (Schmerzen im unteren Abdomen und Obstipation).

Vergleicht man allerdings die zwei Punkte, ist es interessant festzustellen, dass die traditionellen *Qi*-bewegenden und schmerzerleichternden Indikationen dieses Punktes mehr zu Erkrankungen bei Männern tendieren wie Kälte-*shan*-Erkrankung bei Männern und abdominelle Schmerzen durch Retraktion der Hoden, während sich die Indikationen von Gb 26

Daimai eher auf Erkrankungen bei Frauen richten, wie Schmerzen im Hypogastrium und Schmerzen im unteren Abdomen. Dies wird in folgender Aussage von *Zhu Dan-xi* widergespiegelt: „Ernstes *shan Qi* sind akute Schmerzen in den Hoden, die ins untere Abdomen ausstrahlen. Schmerzen können in den Hoden lokalisiert sein oder in der Umgebung des Punktes „Fünf Angelpunkte" (Gb 27 *Wushu*). In jedem der Fälle ist die Fuß-*jueyin*-Leitbahn betroffen.[8]"

PUNKTKOMBINATIONEN

- Retraktion der Hoden: Gb 27 *Wushu* und Ma 29 *Guilai* (*Supplementing Life*).

GB 28 WEIDAO

维道

Verbindungsweg

Kreuzungspunkt der Gallenblasen-Leitbahn mit dem Gürtelgefäß

LOKALISATION

0.5 *cun* anterior und inferior von Gb 27 *Wushu*.

ANMERKUNG ZUR LOKALISATION

Siehe Gb 27 *Wushu*

NADELUNG

Senkrecht 1 – 1.5 *cun*.

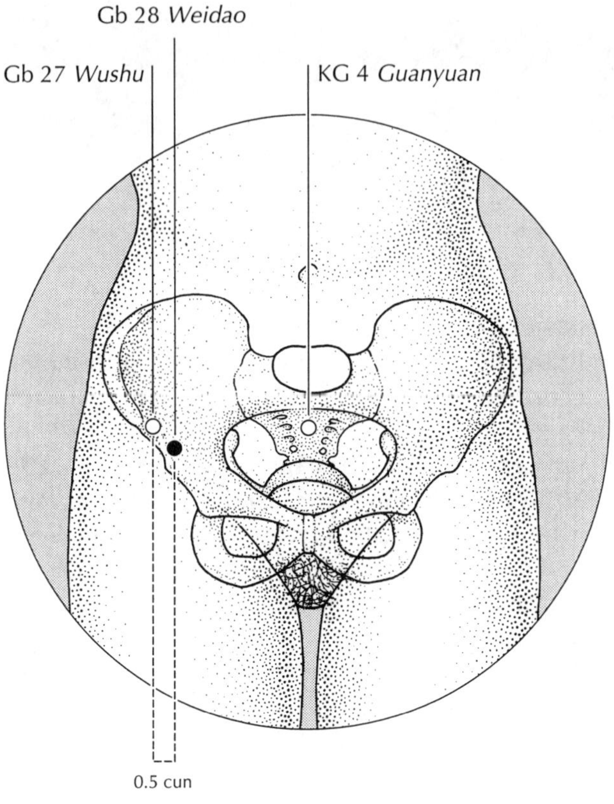

WIRKUNGEN

Reguliert das Gürtelgefäß

Reguliert den unteren *jiao* und transformiert Stagnation

INDIKATIONEN

- Uterusprolaps, unregelmäßige Menstruation, Leukorrhö.
- Schmerzen im Rücken und Ileumbereich, Schmerzen im unteren Abdomen, *shan*-Erkrankung.
- Kein Verlangen zu essen, Erbrechen.

GB 29 JULIAO

居髎

Hockende Knochenspalte

Kreuzungspunkt der Gallenblasen-Leitbahn mit dem Yang-Fersengefäß

LOKALISATION

Im lateralen Bereich des Hüftgelenks, in der Mitte einer Linie zwischen der Spina iliaca anterior superior und dem Vorsprung des Trochanter major.

ANMERKUNG ZUR LOKALISATION

a) Um die Spina iliaca anterior superior zu lokalisieren, siehe Gb 27 *Wushu*;

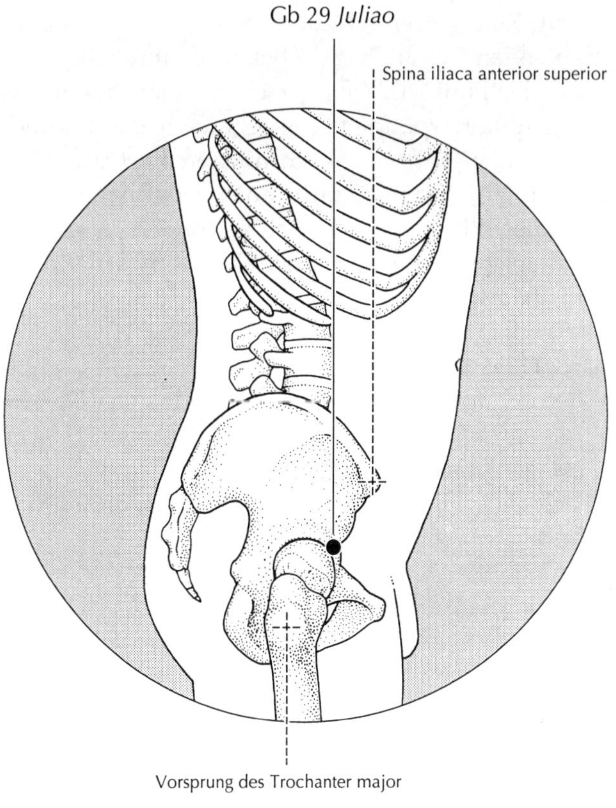

b) um den Vorsprung des Trochanter major exakt zu lokalisieren, legt man die Hand auf Höhe des Perineums auf den lateralen Anteil des Hüftgelenks und rotiert mit der anderen Hand den Fuß um die Bewegung des Knochenvorsprungs des Trochanter major zu spüren.
c) Alternativ beugt man das Hüftgelenk und lokalisiert Gb 39 *Xuanzhong* am lateralen Ende der sich bildenden Falte.

NADELUNG
Senkrecht 1 – 2 *cun*, oder schräg Richtung inferior 2 – 3 *cun*.

WIRKUNGEN
Aktiviert die Leitbahn und erleichtert Schmerzen
Unterstützt das Hüftgelenk

INDIKATIONEN
- Schmerzen des Rückens und des Beins, Lumbalschmerzen, die in das untere Abdomen ausstrahlen, Hüftschmerzen, die in die Leistengegend ausstrahlen, Schwäche und Lähmung des Beins, Ischialgie, *shan*-Erkrankungen, Schmerzen im vorderen Schulterbereich mit Ausstrahlung in den Brustkorb, Unfähigkeit den Arm zu heben.
- Ödeme, Erbrechen, Diarrhö.

KOMMENTAR
Gb 29 *Juliao* wird in der klinischen Praxis in der Regel für Hüfterkrankungen angewandt und ist besonders dann indiziert, wenn der Schmerz von der Hüfte in die Leistenregion und das untere Abdomen ausstrahlt. Eine korrekte Nadelung wird zu einem ausstrahlenden Gefühl in diese Bereiche führen.

Bei der Punktauswahl der Überkreuz-Nadelungsmethode korrespondiert das Schultergelenk im oberen mit dem Hüftgelenk im unteren Körperbereich und Gb 29 *Juliao* wird nicht nur für Hüftschmerzen mit Ausstrahlung in die Leiste, sondern auch für Schulterschmerzen mit Ausstrahlung in den Brustkorb angewandt.

PUNKTKOMBINATIONEN
- Beinschmerzen bei Wind-Feuchtigkeit: Gb 29 *Juliao*, Gb 30 *Huantiao* und Bl 40 *Weizhong (Song of the Jade Dragon)*.
- Ischialgie: Gb 29 *Juliao*, Gb 30 *Huantiao*, Bl 32 *Ciliao* und Bl 40 *Weizhong*.

GB 30 *HUANTIAO*

環跳

Springender Kreis

Kreuzungspunkt der Gallenblasen- und der Blasen-Leitbahn
Ma Dan-yang Himmel-Stern-Punkt

LOKALISATION
Im posterolateralen Bereich des Hüftgelenks, nach einem Drittel der Entfernung zwischen dem Vorsprung des Trochanter major und dem Hiatus sacrococcygealis (LG 2 *Yaoshu*).

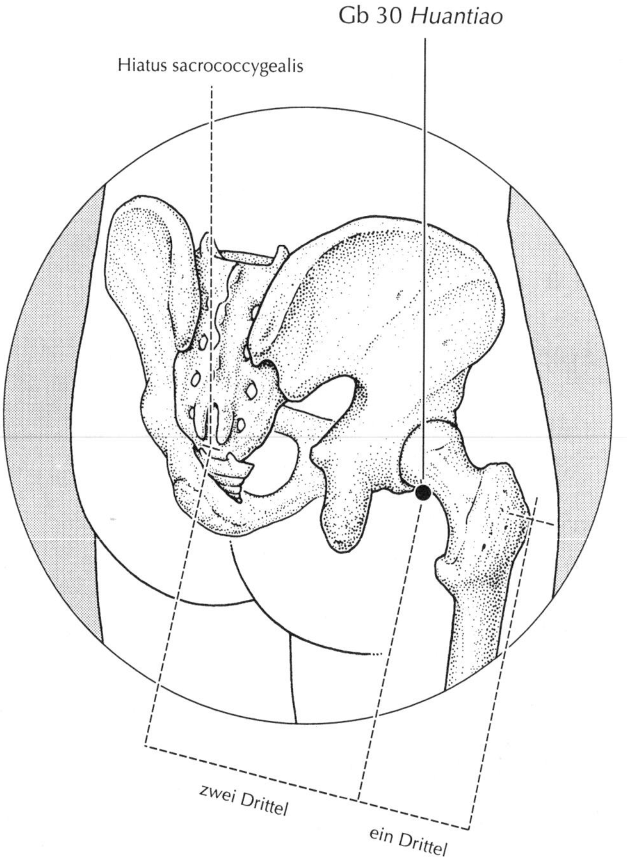

ANMERKUNG ZUR LOKALISATION
a) Dieser Punkt kann am einfachsten lokalisiert (und genadelt) werden, wenn der Patient auf der Seite liegt;
b) um den Vorsprung des Trochanter major exakt zu lokalisieren, legt man die Hand auf Höhe des Perineums auf den lateralen Anteil des Hüftgelenks und rotiert mit der anderen Hand den Fuß um die Bewegung des Knochenvorsprungs des Trochanter major zu spüren.
c) der Hiatus sacrococcygealis ist zwischen den Cornua sacralia und dem Os coccygis in einer Mulde inferior des vierten Processus spinosus des Sakrum lokalisiert, falls dieser tastbar ist. Man

muss allerdings darauf achten, dass sich der Hiatus sacrococcygealis manchmal bis zur Höhe des dritten Sakralforamens erstrecken kann.

NADELUNG

Senkrecht, Richtung Genitalien, 2 – 3.5 *cun*.

CAVE: Es kann ein ausstrahlendes oder elektrisierendes Gefühl in den Fußzehen erfolgen. Da diese Manifestation des *deqi* (ankommendes *Qi*) besonders in Fällen einer Ischialgie indiziert ist, kann es leichter ausgelöst werden, indem man Gb 30 *Huantiao* 1 *cun* unterhalb seiner normalen Position lokalisiert.

WIRKUNGEN

Aktiviert die Leitbahn und erleichtert ein schmerzhaftes Stauungssyndrom
Unterstützt das Hüftgelenk und das Bein
Beseitigt Wind-Feuchtigkeit

INDIKATIONEN

- Schmerzen im Gesäßbereich, Schmerz oder Verstauchung der Hüfte oder des Beins, Ischialgie, Atrophieerkrankung, schmerzhaftes Stauungssyndrom der unteren Extremität, Hemiplegie, schmerzhaftes Stauungssyndrom bei Kälte-Wind-Feuchtigkeit, Taubheitsgefühl des Beins, Unfähigkeit das Knie zu strecken und zu beugen, Kontraktion und Schmerzen des Oberschenkels und des Knies, Schmerzen der Lumbalregion und der lateralen Rippenregion, Schmerzen der Lumbalregion und des Beins, Bein-*Qi*.
- Urtikaria, Ekzem.

KOMMENTAR

Gb 30 *Huantiao* wurde von *Ma Dan-yang*, dem großen Arzt der *Ming*-Dynastie, unter die „elf Himmel-Fenster-Punkte"[9] aufgenommen, eine Liste der wichtigsten Akupunkturpunkte, und wurde von ihm für „... schmerzhaftes Stauungssyndrom bei Wind-Kälte und Feuchtigkeit, Schmerzen, die von der Hüfte in die Wade ausstrahlen, Seufzen mit Schmerzen, wenn man sich umdreht empfohlen". Gb 30 *Huantiao* besitzt eine unvergleichliche Bedeutung in der Behandlung von Erkrankungen des Hüftgelenks und des Gesäßes, sei es durch traumatische Verletzungen, ein schmerzhaftes Stauungssyndrom, *Qi*-Stagnation oder *Qi*-Mangel.

Gb 30 *Huantiao* ist im Scharnierbereich Hüfte, dem Tor zur unteren Extremität, lokalisiert, und wie sein Name „Springender Kreis" besagt, ist er in der Lage, die Bewegung der gesamten unteren Extremität zu beeinflussen. Er ist ein wichtiger Punkt, um die *Qi*- und Blutzirkulation in der Behandlung aller Arten von schmerzhaften Stauungssyndromen, Atrophieerkrankungen, Taubheit, Steifheit, Schmerzen und Kontraktion des Beines zu fördern. In der Behandlung der Ischialgie wird er von vielen Praktizierenden als der wichtigste Punkt angesehen, der bei jeglicher Natur und Ausbreitung von Schmerzen angewandt werden kann. Die Bedeutung in der Behandlung eines schmerzhaften Stauungssyndroms der unteren Extremitäten wurde im *Secrets of the Heavenly Star* betont, indem gefragt wurde: „Schmerzhaftes Stauungssyndrom bei Kälte-Wind-Feuchtigkeit, wo nadelt man? Zunächst wählt man Gb 30 *Huantiao*, dann Gb 34 *Yanglingquan*." Seine Fähigkeit, die Zirkulation im Bein anzuregen, macht ihn auch zu einem wichtigen Punkt in der Behandlung einer Hemiplegie mit ähnlichen Wirkungen wie die Punkte der *yangming*-Magen-Leitbahn.

Die Blasen-Leitbahn verbindet sich mit der Gallenblasen-Leitbahn im Bereich dieses Punktes. Gb 30 *Huantiao* kann daher auch in der Behandlung der Lumbalregion (durch die die Blasen-Leitbahn verläuft), sowohl, wenn sich die Schmerzen bis zur Hüfte und zum Gesäß erstrecken, als auch nach oben entlang der Gallenblasen-Leitbahn in die laterale Rippenregion ausstrahlen.

Schließlich wird Gb 30 *Huantiao* im *Song of the Nine Needles for Returning the Yang* zur Behandlung eines *Yang*-Kollaps, charakterisiert durch Bewusstseinsverlust, Abneigung gegen Kälte, entgegengesetzter Fluss mit Kälte der Extremitäten, lila Lippen etc. erwähnt.

PUNKTKOMBINATIONEN

- Einseitiger Wind (Hemiplegie): Gb 30 *Huantiao*, Gb 34 *Yanglingquan* und Di 11 *Quchi* (*Supplementing Life*).
- Schmerzhaftes Stauungssyndrom bei Kälte-Wind-Feuchtigkeit: Zunächst nadelt man Gb 30 *Huantiao*, dann Gb 34 *Yanglingquan* (*Secrets of the Heavenly Star*).
- Hüftschmerzen: Gb 30 *Huantiao*, Bl 65 *Shugu*, Ni 8 *Jiaoxin*, Mi 6 *Sanyinjiao* und Ni 10 *Yingu* (*Thousand Ducat Formulas*).
- Hüftschmerzen: Gb 30 *Huantiao*, Gb 34 *Yanglingquan* und Gb 40 *Qiuxu* (*Great Compendium*).
- Schmerzen der Lumbalregion und des Knies: Gb 30 *Huantiao*, Gb 34 *Yanglingquan*, Dü 6 *Yanglao*, Bl 60 *Kunlun* und Bl 62 *Shenmai* (*Illustrated Supplement*).
- Lumbalschmerzen: Gb 30 *Huantiao* und Bl 40 *Weizhong*; wenn der Schmerz in den Rücken ausstrahlt ergänzt man Bl 60 *Kunlun* (*Song of Points*).
- Lumbalschmerzen, die nach unten ins Bein ausstrahlen: Gb 30 *Huantiao*, Le 2 *Xingjian* und Gb 31 *Fengshi* (*Song of Points*).
- Schmerzen des Beins und der Lumbalregion: Gb 30 *Huantiao*, Gb 31 *Fengshi*, Bl 40 *Weizhong*, Bl 60 *Kunlun*, Ma 33 *Yinshi*, Bl 57 *Chengshan* und Bl 62 *Shenmai* (*Great Compendium*).

- Wind-Feuchtigkeit Beinschmerzen: Gb 30 *Huantiao*, Gb 29 *Juliao* und Bl 40 *Weizhong* (*Song of the Jade Dragon*).
- Wind-Kälte schmerzhaftes Stauungssyndrom, das schwer zu heilen ist: Gb 30 *Huantiao* und LG 2 *Yaoshu* (*Ode of Xi-hong*).
- Schmerzen im Bein, die in die laterale Rippenregion und Axilla ausstrahlen: Gb 30 *Huantiao* und Gb 34 *Yanglingquan (Song of Points).*
- Atrophieerkrankung: Man nadelt Gb 30 *Huantiao* und Gb 32 *Zhongdu*, Moxa auf Ma 36 *Zusanli* und Bl 13 *Feishu* (*Glorious Anthology*).
- Taubheit des Unterschenkels: Gb 30 *Huantiao*, Gb 33 *Xiyangguan* und Bl 56 *Chengjin* (*Thousand Ducat Formulas).*
- Lähmung der unteren Extremität: Gb 30 *Huantiao*, Mi 9 *Yinlingquan*, Gb 38 *Yangfu*, Ni 3 *Taixi* und Bl 67 *Zhiyin (Great Compendium).*
- Schmerzen des Brustkorbs und der lateralen Rippenregion, die die Lokalisation wechseln: Gb 30 *Huantiao* und Bl 67 *Zhiyin* (*Thousand Ducat Formulas).*
- Erkrankungen des Knies und der Region oberhalb des Knies: Moxa auf Gb 30 *Huantiao* und Ma 33 *Yinshi (Great Compendium).*
- Wind-Ausschlag: Gb 30 *Huantiao* und Ni 1 *Yongquan* (*Supplementing Life*).
- Schmerzen, die von der Hüfte entlang der Magen-Leitbahn ausstrahlen: Gb 30 *Huantiao*, Ma 31 *Biguan*, Ma 36 *Zusanli* und Ma 41 *Jiexi*.
- Schmerzen, die von der Hüfte entlang der Gallenblasen-Leitbahn ausstrahlen: Gb 30 *Huantiao*, Gb 31 *Fengshi*, Gb 34 *Yanglingquan* und Gb 39 *Xuanzhong*.
- Schmerzen, die von der Hüfte entlang der Blasen-Leitbahn ausstrahlen: Gb 30 *Huantiao*, Bl 37 *Yinmen*, Bl 40 *Weizhong* und Bl 60 *Kunlun*.
- Schmerzen, die von der Hüfte entlang der Blasen- und Gallenblasen-Leitbahn ausstrahlen: Gb 30 *Huantiao* und Bl 58 *Feiyang*.
- Schmerzen, die in die Leistenregion ausstrahlen: Gb 30 *Huantiao*, Gb 29 *Juliao* und Le 9 *Yinbao*.

GB 31 *FENGSHI*

Wind-Markt

風市

LOKALISATION

Im lateralen Bereich des Oberschenkels, direkt unterhalb des Trochanter major, 7 *cun* superior der Kniegelenksfalte.

ANMERKUNG ZUR LOKALISATION

a) Um den Vorsprung des Trochanter major zu tasten, legt man die Hand auf den lateralen Anteil des Hüftgelenks, auf Höhe des Perineums;

b) die Entfernung zwischen dem Trochanter major und der Kniegelenksfalte beträgt 19 *cun*; daher wird Gb 31 *Fengshi* im Bereich eines druckschmerzhaften Punktes ca. 1 *cun* proximal des Übergangs der oberen zwei Drittel zum unteren Drittel dieser Linie lokalisiert;

c) die Lokalisation dieses Punktes wird traditionellerweise dort angegeben, wo die Spitze des Mittelfingers liegt, wenn sich eine Person aufrecht mit den Armen an der Seite angelegt hinstellt, obwohl die doch deutlichen Unterschiede in den Körperproportionen dies unzuverlässig erscheinen lassen.

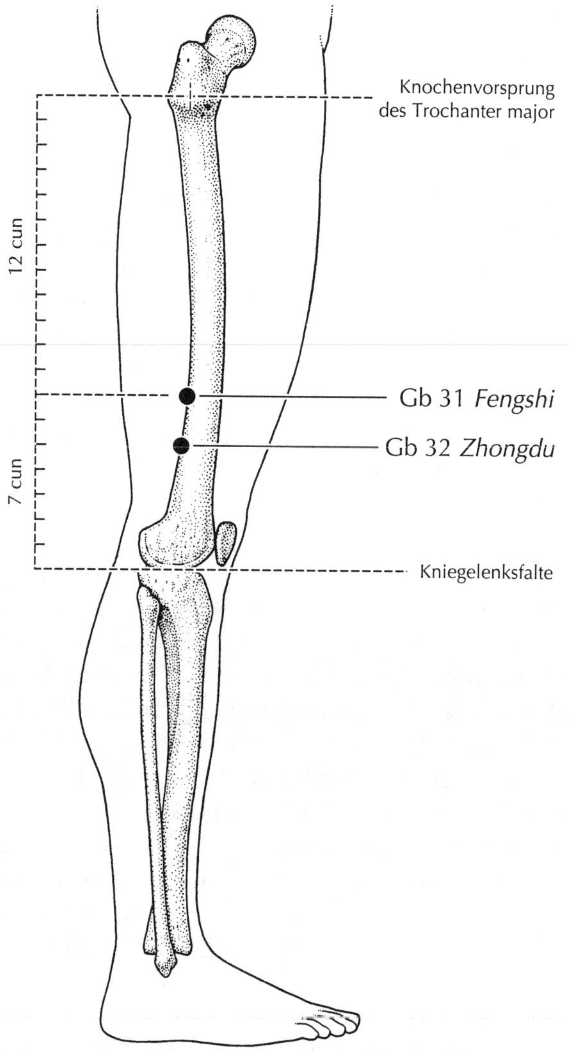

NADELUNG

a) Senkrecht oder leicht schräg posteriore Richtung 1 – 2 *cun*;

b) schräg nach proximal oder distal 1.5 – 2.5 *cun*.

WIRKUNGEN
Beseitigt Wind
Erleichtert Juckreiz
Aktiviert die Leitbahn und erleichtert Schmerzen

INDIKATIONEN
- Hemiplegie, Atrophieerkrankung und schmerzhaftes Stauungssyndrom der unteren Extremität, Kälte-schmerzhaftes Stauungssyndrom, Ischialgie, Bein-*Qi*, Taubheit des Beines, Schwäche der Beine, Schweregefühl der Beine mit erschwertem Sitzen, Kontraktion und Schmerzen der Knie.
- Juckreiz des gesamten Körpers, Urtikaria.

KOMMENTAR
Wie sein Name „Wind-Markt" beinhaltet, stellt Gb 31 *Fengshi* einen wichtigen Punkt zur Behandlung von Wind-Erkrankungen mit drei Hauptanwendungsbereichen dar. Erstens ist er bei pathogener Wind-Feuchtigkeit, die die untere Extremität angreift und zu einem schmerzhaften Stauungssyndrom führt, indiziert, besonders wenn Wind den hauptsächlichen pathogenen Faktor darstellt und der Schmerz in seiner Eigenschaft wandernd ist. *Complete Works of jingyue* stellt fest: „Gb 31 *Fengshi* ist der unentbehrliche Punkt zur Behandlung eines Wind-schmerzhaften Stauungssyndrom." Zweitens wird Gb 31 *Fengshi* bei pathogenem Wind empfohlen, der zu Hauterkrankungen führt, die durch plötzlichen Beginn und Juckreiz charakterisiert sind, zum Beispiel Urtikaria. Drittens ist Gb 31 *Fengshi* bei Hemiplegie nach Wind-Apoplex indiziert.

PUNKTKOMBINATIONEN:
- Wind-Apoplex: zunächst nadelt man den gesunden Arm und das gesunde Bein und dann den kranken Arm und das kranke Bein, man benützt Gb 31 *Fengshi*, Gb 40 *Qiuxu* und Gb 34 *Yanglingquan* (*Great Compendium*).
- Schwäche der Beine: Moxa auf Gb 31 *Fengshi*, Le 3 *Taichong*, und Ma 45 *Lidui* (*Outline of Medicine*).
- Kraftmangel in den Beinen: Gb 31 *Fengshi* und Ma 33 *Yinshi* (*Ode of the Jade Dragon*).
- Lumbalschmerzen, die entlang des Beins nach unten ausstrahlen: Gb 31 *Fengshi*, Gb 30 *Huantiao* und Le 2 *Xingjian* (*Miscellaneous Deseases*).
- Lumbalschmerzen mit erschwerter Bewegung: Gb 31 *Fengshi*, Bl 40 *Weizhong* und Le 2 *Xingjian* (*Glorious Anthology*).
- Schmerzen der Beine und der Lumbalregion: Gb 31 *Fengshi*, Gb 30 *Huantiao*, Bl 40 *Weizhong*, Bl 60 *Kunlun*, Ma 33 *Yinshi*, Bl 57 *Chengshan* und Bl 62 *Shenmai* (*Great Compendium*).
- Schmerzhaftes Stauungssyndrom der Wade: Gb 31 *Fengshi* und Bl 60 *Kunlun* (*Compilation*).

GB 32 *ZHONGDU*

中瀆

Mittlerer Wassergraben

LOKALISATION
Im Lateralbereich des Oberschenkels, 2 *cun* inferior von Gb 31 *Fengshi*.

ANMERKUNG ZUR LOKALISATION
a) Zunächst lokalisiert man Gb 31 *Fengshi* (siehe oben) und dann Gb 32 *Zhongdu* 2 *cun* inferior davon;
b) der Abstand zwischen dem Vorsprung des Trochanter major und der Kniegelenksfalte beträgt 19 *cun*, sodass Gb 32 *Zhongdu* im Bereich eines druckschmerzhaften Punktes etwas proximal des Übergangs der oberen drei Viertel zum unteren Viertel dieser Linie lokalisiert ist.

NADELUNG
a) Senkrecht oder leicht schräg posteriore Richtung 1 – 2 *cun*;
b) schräg nach proximal oder distal 1.5 – 2.5 *cun*.

WIRKUNGEN
Vertreibt Wind, Feuchtigkeit und Kälte
Aktiviert die Leitbahn und erleichtert Schmerzen

INDIKATIONEN
- Hemiplegie, Atrophieerkrankung und schmerzhaftes Stauungssyndrom der unteren Extremität, schmerzhaftes Stauungssyndrom der Sehnen mit Taubheit, Taubheit, Hemiplegie, Ischialgie, Schmerzen des Rückens und der Hüfte, Kälte-*Qi*, das in Muskeln und in Sehnen verbleibt.
- Urtikaria.

KOMMENTAR
Sowohl *Systematic Classic of Acupuncture and Moxibustion* als auch *Great Compendium of Acupuncture and Moxibustion* empfehlen Gb 32 *Zhongdu* für pathogenes Kälte-*Qi*, das in den Muskeln und Sehnen lokalisiert ist. Diese Indikation spiegelt die zwei Hauptarten des Verständnisses und der Klassifizierung eines schmerzhaften Stauungssyndroms wider, das im *Yellow Emperor's Inner Classic* diskutiert wird. Die Erste entspricht der Art des pathogenen Faktors, der vorherrscht, zum Beispiel Kälte, Wind oder Feuchtigkeit. Die Zweite entspricht der Tiefe des Eindringens des pathogenen Faktors. In dieser Art der Differenzierung stellt die Haut die oberflächlichste Schicht des Eindringens dar, gefolgt von den Muskeln, Gefäßen, Sehnen und Knochen. Jede dieser Ebenen entspricht einem der *zang* (Lunge, Milz, Herz, Leber und Niere in der genannten Reihenfolge) und nicht beseitigte pathogene Faktoren in einer der Schichten können das korrespondierende *zang* schädigen.

PUNKTKOMBINATIONEN

- Atrophieerkrankung: Man nadelt Gb 32 *Zhongdu* und Gb 30 *Huantiao*, Moxibustion auf Ma 36 *Zusanli* und Bl 13 *Feishu* (*Glorious Anthology*).

GB 33 *XIYANGGUAN*

Yang-Tor des Knies

膝陽關

LOKALISATION

Auf der lateralen Seite des Knies, in einer Mulde oberhalb des lateralen Femurepikondylus, zwischen dem Femur und den Sehnen des Musculus biceps femoris.

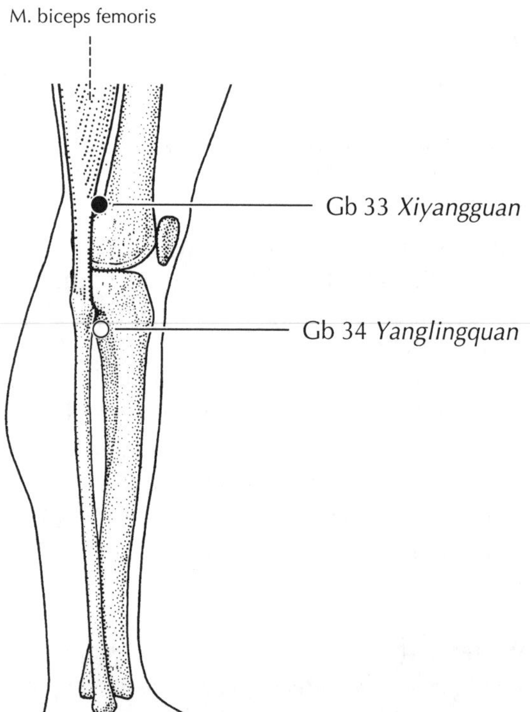

ANMERKUNG ZUR LOKALISATION

Beginnend oberhalb des Kniegelenks fährt man mit dem Finger nach unten entlang des lateralen Anteils des Oberschenkels in einer Mulde zwischen dem Femur und der Sehne des Musculus biceps femoris, bis der Finger eine Mulde genau proximal des lateralen Femurepikondylus erreicht.

NADELUNG

Senkrecht 1 – 2 *cun*.

MERKE: Gemäß einiger klassischer Texte ist dieser Punkt für Moxibustion kontraindiziert.

WIRKUNGEN

Entspannt die Sehnen und unterstützt die Gelenke
Beseitigt Wind-Feuchtigkeit

INDIKATIONEN

- Rötung, Schwellung und Schmerzen des lateralen Anteils des Kniegelenks, Unfähigkeit das Knie zu beugen und zu strecken, schmerzhaftes Wind-Stauungssyndrom mit Taubheit, schmerzhaftes Stauungssyndrom und Taubheit des Unterschenkels, Bein-*Qi*.

KOMMENTAR

Ein alternativer Name für Gb 33 *Xiyangguan* ist *Hanfu* (Wohnhaus der Kälte). Dieser Name spiegelt die Beobachtung wider, dass pathogene Kälte dazu neigt, sich im lateralen Kniebereich zu konzentrieren und dass sie durch den Gebrauch dieses Punktes behandelt werden kann. In der klinischen Praxis stellt Gb 33 *Xiyangguan* einen wertvollen lokalen Punkt für Schmerzen der lateralen Knieseite dar, die sich entlang des Oberschenkels nach oben erstrecken.

PUNKTKOMBINATIONEN

- Taubheit des Unterschenkels: Gb 33 *Xiyangguan*, Gb 30 *Huantiao* und Bl 56 *Chengjin* (*Thousand Ducat Formulas*).
- Kontraktion der Sehnen und erschwertes Beugen und Strecken des Knies mit Unfähigkeit zu gehen: Gb 33 *Xiyangguan*, Ma 34 *Liangqiu* und Le 8 *Ququan* (*Thousand Ducat Formulas*).

GB 34 *YANGLINGQUAN*

Quelle am *Yang*-Hügel

陽陵泉

he-Meerpunkt und Erdepunkt der Gallenblasen-Leitbahn
hui-Einflussreicher Punkt der Sehnen
Ma Dan-yang Himmel-Stern-Punkt

LOKALISATION

Unterhalb des lateralen Anteils des Knies, in einer druckschmerzhaften Mulde, ungefähr 1 *cun* anterior und inferior des Fibulaköpfchens.

ANMERKUNG ZUR LOKALISATION

Um eine Verwechslung des Fibulaköpfchens mit der Tibiakondyle zu vermeiden, fährt man mit den Fingern entlang des lateralen Anteils des Unterschenkels nach oben bis das Bindegewebe der Muskulatur dem knöchernen Vorsprung des Fibulaköpfchens weicht.

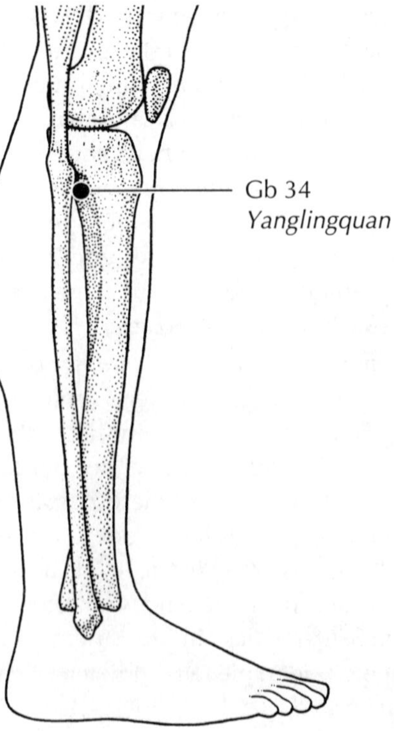

NADELUNG

Senkrecht oder leicht schräg nach posterior gerichtet 1 – 1.5 *cun*. Dieser Punkt wird manchmal zu Mi 9 *Yinlingquan* durchgenadelt. In diesem Falle sollte er etwas mehr distal lokalisiert werden.

WIRKUNGEN

Unterstützt die Sehnen und die Gelenke
Aktiviert die Leitbahn und erleichtert Schmerzen
Verteilt das Leber-*Qi* und unterstützt die laterale Rippenregion
Klärt feuchte Hitze in Leber und Gallenblase
Harmonisiert *shaoyang*

INDIKATIONEN

- Erkrankungen der Sehnen, Kontraktion der Sehnen, Kontraktion und Schmerzen der Wadenmuskulatur bei einer plötzlichen tumultartigen Erkrankung, Kontraktion der Sehnen des Fußes, Steifheit und Härte der Muskulatur und der Gelenke, Taubheit, Hemiplegie, Steifheit des Halses und der Schultern, Schmerzen des Ellenbogens, Atrophieerkrankung und schmerzhaftes Stauungssyndrom der unteren Extremität, Schwellung, Schmerzen und Rötung der Knie, Kälteschmerzhaftes Stauungssyndrom der Hüfte und des Knies, Ischialgie, Taubheit und Schmerzen der Oberschenkel und des Knies, Kälte und Blässe der Füße, Bein-*Qi*.
- Erkrankung der Gallenblase, Völlegefühl und Schmerzen der lateralen Rippenregion, häufiges Seufzen, Furcht vor Menschen mit einem Gefühl, als ob er bald verhaftet würde, Obstipation, Enuresis, Epilepsie, bitterer Geschmack im Mund, trockener Hals, Erbrechen, Gelbsucht, Frösteln und Fieber, Malaria, Schwellung des Gesichts und des Kopfes, Hypertonus.

KOMMENTAR

Gemäß *Essential Questions*[10] „sind die Knie die Herberge der Sehnen; wenn die Knie nicht in der Lage sind, sich zu beugen und zu strecken, und man nur mit einem Buckel und der Hilfe eines Stocks gehen kann, dann sind die Sehnen erschöpft".

Gb 34 *Yanglingquan*, der genau inferior des Kniegelenks lokalisiert ist, stellt den *hui*-Einflussreichen Punkt der Sehnen dar und wurde lange als der Hauptpunkt angesehen, um diese Gewebe im gesamten Körper zu beeinflussen. Zum Beispiel stellt *Great Compendium of Acupuncture and Moxibustion* fest: „Für Erkrankungen der Sehnen wählt man Gb 34 *Yanglingquan*." Die Gallenblase ist mit der Leber innen-außengekoppelt, die wiederum die Sehnen beherrscht und nährt. Gb 34 *Yanglingquan*, der *he*-Meerpunkt der Gallenblasen-Leitbahn, ist ein wichtiger Punkt bei Kontraktion der Sehnen und Steifheit bzw. Härte der Muskulatur und der Gelenke und besonders für Erkrankungen des Beins sowie Knieschmerzen, Hüftschmerzen, Ischialgie, Hemiplegie, Atrophieerkrankungen und ein schmerzhaftes Stauungssyndrom. Die Bedeutung von Gb 34 *Yanglingquan* für Erkrankungen des gesamten Unterschenkels wird überdies durch seine Aufnahme unter *Ma Dan-yang*'s „Elf-Himmel-Sternpunkte"[9], dessen Auflistung der wichtigsten Akupunkturpunkte, unterstrichen. Gemäß diesem großen Arzt der *Jin*-Dynastie war Gb 34 *Yanglingquan* für Schwellungen und Taubheit des Knies, Kälte-schmerzhaftes Stauungssyndrom, Hemiplegie und Unfähigkeit, das Bein zu heben, indiziert. Die Wirkung von Gb 34 *Yanglingquan* beschränkt sich jedoch nicht auf den Unterschenkel, sondern er kann in der Behandlung einer Steifheit des Halses und der Schulter und Schmerzen der Sehnen im Ellenbogen, zum Beispiel beim Tennisarm, eingesetzt werden. Zusammenfassend kann Gb 34 *Yanglingquan* für Schmerzen, Krämpfe, Kontraktion, Steifheit und Verstauchung der Sehnen und Muskeln im ganzen Körper benützt werden.

Es stellt eine Charakteristik der Leitbahnen dar, besonders der *Yang*-Leitbahnen, dass Punkte, die an den Extremitäten lokalisiert sind, dazu neigen, am stärksten das gegenüberliegende Ende der Leitbahn (d. h. den Kopfbereich) zu beeinflussen, während Punkte, die Richtung Ellenbogen oder Knie lokalisiert sind, dazu neigen, den stärksten Einfluss auf den mittleren Bereich des Körpers auszuüben. Gb 34 *Yanglingquan* demonstriert deutlich dieses Prinzip und ist ein wichtiger Punkt zur Behandlung von

Erkrankungen der lateralen Rippenregion, entweder durch *Qi*-Stagnation, Blutstase, Akkumulation von feuchter Hitze oder Blut oder *Yin*-Mangel. Dies wird in den eindeutigen Aussagen in *Song of Points for Miscellaneous Diseases* widergespiegelt, der Folgendes besagt: „Für Schmerzen der lateralen Rippenregion benötigt man nur Gb 34 *Yanglingquan*"; und in *Ode of Essentials of Understanding* wird festgestellt: „Wenn Schmerzen der lateralen Rippenregion und der Rippen vorliegen, wird die Nadelung von Gb 34 *Yanglingquan* sofort den Schmerz erleichtern." Die besondere Affinität von Gb 34 *Yanglingquan* zur lateralen Rippenregion spiegelt sowohl den Verlauf der Gallenblasen-Leitbahn, die diesen Bereich durchzieht, wider als auch seine Wirkungen der Verteilung des Leber-*Qi* und der Klärung von feuchter Hitze aus Leber und Gallenblase. Er behandelt damit zwei der Hauptmuster von Druckgefühl und Schmerzen in diesem Bereich.

Gb 34 *Yanglingquan* ist der *he*-Meerpunkt der Gallenblasen-Leitbahn. Gemäß *Spiritual Pivot*[11] „behandeln die *he*-Meerpunkte die inneren *fu*". Die hauptsächliche Disharmonie der Gallenblase liegt in einer Akkumulation von feuchter Hitze, die durch Folgendes entstehen kann:

a) Störung der Transport- und Transformationsfunktion der Milz, die zur Akkumulation von Feuchtigkeit oder feuchter Hitze führt, die die Funktionen der Leber und der Gallenblase blockieren,
b) übermäßiger Genuss von schweren fettigen Speisen und Alkohol,
c) Angriff durch äußere pathogene feuchte Hitze oder
d) Leber-*Qi*-Stagnation, die sowohl die Bewegung der Flüssigkeiten blockiert, als sich auch in Hitze umwandelt mit Bildung von feuchter Hitze.

Gleichgültig welche Ätiologie zugrunde liegt, Gb 34 *Yanglingquan* kann dazu benutzt werden, feuchte Hitze aus der Gallenblase zu beseitigen, die sich mit Symptomen wie bitteren Mundgeschmack, Nausea und Erbrechen, Gelbsucht, Cholezystitis etc. manifestiert. Eine weitere Widerspiegelung des Einflusses von Gb 34 *Yanglingquan* auf die Organe *fu* ist seine Anwendung in der Behandlung von Obstipation, besonders wenn diese auf *Qi*-Stagnation oder Hitze zurückzuführen ist.

Sowohl nach *Spiritual Pivot*[12] als auch *Essential Questions*[13] „ist *taiyang* das Öffnen, *yangming* das Schließen, und *shaoyang* das Scharnier". In der Differenzierung von Fieberarten, die in *Treatise on Injury by Cold* erklärt wird, ist die *shaoyang*-Schicht das Scharnier zwischen innen und außen, und es kommt zu *shaoyang*-Mustern, wenn der pathogene Faktor zwischen diesen zwei Schichten gefangen ist. Die charakteristischen Symptome dieses „halb-innen, halb-außen"-Musters sind bestimmte Phasen von Fieber wechselnd mit Frösteln, bitterem Mundgeschmack, Schmerzen der lateralen Rippenregion, Mund- und Halstrockenheit sowie Nausea und Erbrechen. Gb 34 *Yanglingquan*, der *he*-Meerpunkt der Fuß-*shaoyang*-Leitbahn, ist einer der Hauptpunkte zur Behandlung dieser Muster und ist daher für jegliche Erkrankung, die sich auf diese Weise darstellt, einschließlich Malaria, indiziert.

Achieving Longevity by Guarding the Source, der Klassiker des 17. Jahrhunderts von *Gong Ting-xin* besagt Folgendes: „Empfindlichkeit gegenüber Schrecken ... Ängstlichkeit, bei der der Patient fürchtet verhaftet zu werden, all diese Zustände haben ihre Ursache in einem Herz- oder Gallenblasen-*Qi*-Mangel." Gb 34 *Yanglingquan* ist bei „Furcht vor Menschen, als ob man bald verhaftet würde" und häufigem Seufzen, das ein Muster eines Gallenblasen-*Qi*-Mangels widerspiegelt, indiziert. Schließlich besagt *Spiritual Pivot*[14] Folgendes: „Bei Erkrankungen des Magens und Erkrankungen, die durch unregelmäßiges Essen und Trinken entstehen, wählt man *he*-Meerpunkte." Gb 34 *Yanglingquan* ist in Fällen indiziert, in denen eine *Qi*-Stagnation Schleim und Hitze erzeugt, die den Magen blockiert und seine absenkende Funktion stört. Dieses kombinierte Muster einer Gallenblasen- und Magen-Disharmonie manifestiert sich mit Symptomen wie bitterer Mundgeschmack, Nausea und Erbrechen.

PUNKTKOMBINATIONEN

- Einseitiger Wind (Hemiplegie): Gb 34 *Yanglingquan*, Gb 30 *Huantiao* und Di 11 *Quchi* (*Supplementing Life*).
- Hemiplegie: Gb 34 *Yanglingquan* und Di 11 *Quchi* (*One Hundred Symptoms*).
- Erkrankungen des Knies und unterhalb des Knies: Moxa auf Gb 34 *Yanglingquan*, Ma 35 *Dubi*, Le 7 *Xiguan* und Ma 36 *Zusanli* (*Supplementing Life*).
- Taubheit des Knies: Gb 34 *Yanglingquan*, Ma 35 *Dubi* und Ma 31 *Biguan* (*Supplementing Life*).
- Schwellung des Knies, die schwer zu ertragen ist: Gb 34 *Yanglingquan* und Mi 9 *Yinlingquan* (*Ode of the Jade Dragon*).
- Schmerzen des lateralen Anteil des Knies: Gb 34 *Yanglingquan* und Gb 43 *Xiaxi* (*Thousand Ducat Formulas*).
- Schmerzhaftes Stauungssyndrom des Knochens und Taubheitsgefühl des Hüftgelenks und des Knies: Gb 34 *Yanglingquan*, Gb 35 *Yangjiao* und Gb 38 *Yangfu* (*Thousand Ducat Formulas*).
- Schwäche der Beine: Gb 34 *Yanglingquan*, Ma 42 *Chongyang*, Le 3 *Taichong* und Gb 40 *Qiuxu* (*Great Compendium*).

- Schmerzen und Wundheitsgefühl durch Bein-*Qi*: zunächst nadelt man Gb 21 *Jianjing*, dann nadelt man Ma 36 *Zusanli* und Gb 34 *Yanglingquan* (*Celestial Star*).
- Schmerzen der Lumbalregion und des Knies: Gb 34 *Yanglingquan*, Gb 30 *Huantiao*, Bl 60 *Kunlun*, Bl 62 *Shenmai* und Dü 6 *Yanglao* (*Illustrated Supplement*).
- Kälte-Wind-Feuchtigkeit-schmerzhaftes Stauungssyndrom: zunächst nadelt man Gb 30 *Huantiao*, dann Gb 34 *Yanglingquan* (*Secrets of the Heavenly Star*).
- Hüftschmerzen: Gb 34 *Yanglingquan*, Gb 30 *Huantiao* und Gb 40 *Qiuxu* (*Great Compendium*).
- Schmerzen des Beines, die in die laterale Rippenregion und Axilla ausstrahlen: Gb 34 *Yanglingquan* und Gb 30 *Huantiao* (*Song of Points*).
- Schmerzen der lateralen Rippenregion: Gb 34 *Yanglingquan*, Mi 4 *Gongsun*, 3E 6 *Zhigou* und Le 13 *Zhangmen* (*Complete Collection*).
- Schmerzen der lateralen Rippenregion durch Kälteschädigung: Gb 34 *Yanglingquan* und 3E 6 *Zhigou* (*Outline of Medicine*).
- Völlegefühl des Abdomen und der lateralen Rippenregion: Gb 34 *Yanglingquan*, Gb 41 *Zulinqi* und Di 9 *Shanglian* (*Great Compendium*).
- Schwellung des Gesichts und des Kopfes: Gb 34 *Yanglingquan* und Mi 4 *Gongsun* (*Supplementing Life*).
- Hitzeobstipation, *Qi*-Obstipation: zunächst nadelt man LG 1 *Changqiang*, dann Le 1 *Dadun* und Gb 34 *Yanglingquan* (*Song of Points*).
- Furcht und Schrecken mit Herzschmerzen: Gb 34 *Yanglingquan*, He 7 *Shenmen*, He 9 *Shaochong* und Pe 6 *Neiguan* (*Compilation*).
- Besorgnis und Furcht, als ob man bald verhaftet würde: Gb 34 *Yanglingquan* und Ni 2 *Rangu* (*Thousand Ducat Formulas*).

GB 35 *YANGJIAO*

Yang-Kreuzung

陽交

xi-Grenzpunkt des Yang-Verbindungsgefäßes

LOKALISATION

Im lateralen Bereich des Unterschenkels, 7 *cun* superior von der höchsten Stelle des lateralen Malleolus, in einer Mulde an der posterioren Begrenzung der Fibula.

ANMERKUNG ZUR LOKALISATION

a) Der Abstand zwischen dem höchsten Punkt des lateralen Malleolus und der Kniekehlenfalte beträgt 16 *cun*; man lokalisiert Gb 35 *Yangjiao* 1 *cun* distal des Mittelpunktes dieser Linie;

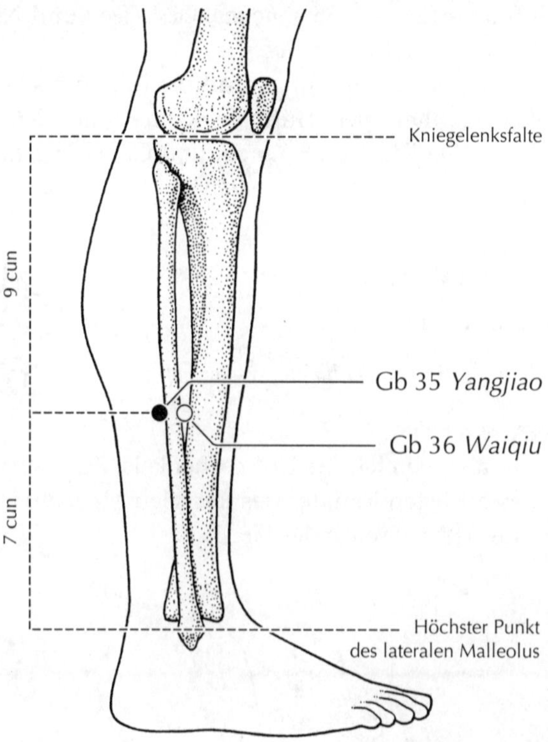

b) oberhalb des Bereichs von Gb 39 *Xuanzhong* kann die Fibula nicht einfach getastet werden, da sie vom Musculus peroneus brevis bedeckt ist; daher tastet man die posteriore Begrenzung der Fibula oberhalb des Malleolus, wo sie leicht tastbar ist, und zieht eine Linie zum Fibulaköpfchen.

NADELUNG

Senkrecht 1 – 1.5 *cun*.

WIRKUNGEN

Aktiviert die Leitbahn und erleichtert Schmerzen

Reguliert das Gallenblasen-*Qi* und beruhigt den Geist

INDIKATIONEN

- Schwellung und Schmerzen des Knies, Atrophieerkrankung und schmerzhaftes Stauungssyndrom der unteren Extremität, Kälte-schmerzhaftes Stauungssyndrom, Kontraktion der Sehnen bei einer plötzlichen tumultartigen Erkrankung.
- Manie durch Schrecken, Völlegefühl, Druckgefühl und Schmerzen des Brustkorbs und der lateralen Rippenregion, Schwellung des Gesichts und der Augen, schmerzhaftes Stauungssyndrom des Halses.

PUNKTKOMBINATIONEN

- Völlegefühl des Brustkorbs: Gb 35 *Yangjiao* und Gb 41 *Zulinqi*.
- Schreckpalpitationen und Herzpochen: Gb 35 *Yangjiao* und Ma 41 *Jiexi* (*One Hundred Symptoms*).

- Stimmverlust: Gb 35 *Yangjiao*, Di 4 *Hegu* und Ni 1 *Yongquan* (*Systematic Classic*).
- Schmerzhaftes Stauungssyndrom des Knochens und Taubheit des Hüftgelenks und des Knies: Gb 35 *Yangjiao*, Gb 38 *Yangfu* und Gb 34 *Yanglingquan* (*Thousand Ducat Formulas*).

GB 36 *WAIQIU*

外丘

Äußerer Hügel

xi-Grenzpunkt der Gallenblasen-Leitbahn

LOKALISATION

Im lateralen Bereich des Unterschenkels, 7 *cun* superior des höchsten Punktes des lateralen Malleolus, an der anterioren Grenze der Fibula.

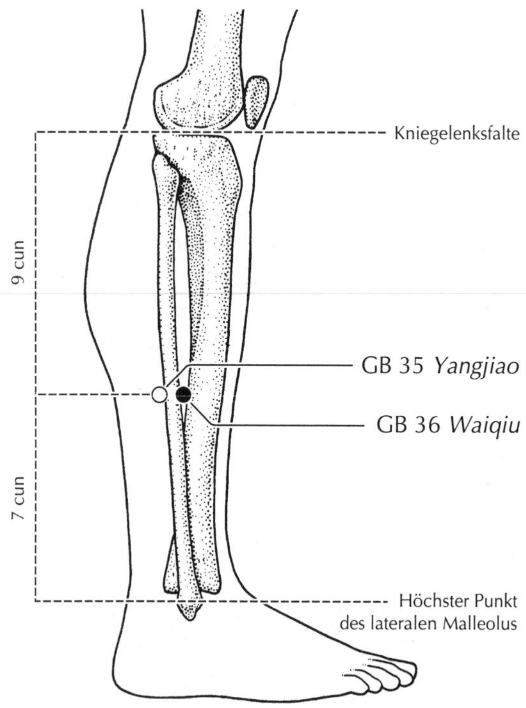

ANMERKUNG ZUR LOKALISATION

a) Die Entfernung zwischen dem höchsten Punkt des lateralen Malleolus und der Kniegelenksfalte beträgt 16 *cun*; man lokalisiert Gb 36 *Waiqiu* 1 *cun* distal des Mittelpunkts dieser Linie;
b) oberhalb des Bereichs von Gb 39 *Xuanzhong* kann die Fibula nicht leicht getastet werden, da sie vom Musculus peroneus brevis bedeckt ist; deshalb tastet man die anteriore Begrenzung der Fibula oberhalb des Sprunggelenks, wo sie leicht tastbar ist, und zieht eine Linie zum Fibulaköpfchen.

NADELUNG

Senkrecht 1 – 1.5 *cun*.

WIRKUNGEN

Aktiviert die Leitbahn und erleichtert Schmerzen
Klärt Hitze und entgiftet Giftstoffe

INDIKATIONEN

- Druckgefühl im Brustkorb und der lateralen Rippenregion, Hühnerbrust bei Kindern, Kopfschmerzen, Manie, abdominelle Schmerzen, Tollwut.
- Atrophieerkrankung und schmerzhaftes Stauungssyndrom der unteren Extremität, Schmerzen der Haut, Kälte-Feuchtigkeit-Bein-*Qi*, Kältegefühl und Steifheit und Schmerzen des Nackens und des Halses, Abneigung gegen Wind-Kälte.

KOMMENTAR

Gb 36 *Waiqiu* ist der *xi*-Grenzpunkt der Gallenblasen-Leitbahn. Die *xi*-Grenzpunkte sind diejenigen, an denen das *Qi* und Blut, das relativ oberflächlich entlang der Leitbahn ausgehend von den *jing*-Brunnenpunkten fließt, sich sammelt und weiter in die Tiefe eindringt. Die *xi*-Grenzpunkte sind im Allgemeinen zur Behandlung von akuten Zuständen und Schmerzen indiziert und Gb 36 *Waiqiu* ist für Schmerzen der Haut angezeigt. Daher besagt *Systematic Classic of Acupuncture and Moxibustion*: „Bei schmerzhafter Haut mit Atrophieerkrankung und schmerzhaftem Stauungssyndrom wählt man immer Gb 36 *Waiqiu*." Ungewöhnlicherweise ist dieser Punkt auch für Tollwut indiziert. *Illustrated Classic of Acupuncture Points on the Bronze Man* besagt: „Bei Tollwut mit Frösteln und Fieber moxt man schnell dreimal Gb 36 *Waiqiu*, und dann moxt man den gebissenen Bereich."

PUNKTKOMBINATIONEN

- Schmerzen des Halses mit Abneigung gegen Wind-Kälte: Gb 36 *Waiqiu* und LG 19 *Houding* (*Supplementing Life*).

GB 37 *GUANGMING*

光明

Helles Licht

luo-Passagepunkt der Gallenblasen-Leitbahn

LOKALISATION

Auf dem lateralen Bereich des Unterschenkels, 5 *cun* superior der höchsten Stelle des lateralen Malleolus an der anterioren Begrenzung der Fibula.

ANMERKUNG ZUR LOKALISATION

a) Die Entfernung zwischen dem höchsten Punkt des lateralen Malleolus und der Kniegelenksfalte beträgt 16 *cun*; man lokalisiert Gb 37 *Guangming* genau distal des Übergangs der oberen zwei Drittel zum unteren Drittel dieser Linie;

b) oberhalb des Bereichs von Gb 39 *Xuanzhong* kann die Fibula nicht leicht getastet werden, da sie vom Musculus peroneus brevis bedeckt ist; deshalb tastet man die anteriore Begrenzung der Fibula oberhalb des Sprunggelenks, wo sie leicht tastbar ist, und zieht eine Linie zum Fibulaköpfchen.

NADELUNG

Senkrecht 1 – 1.5 *cun*.

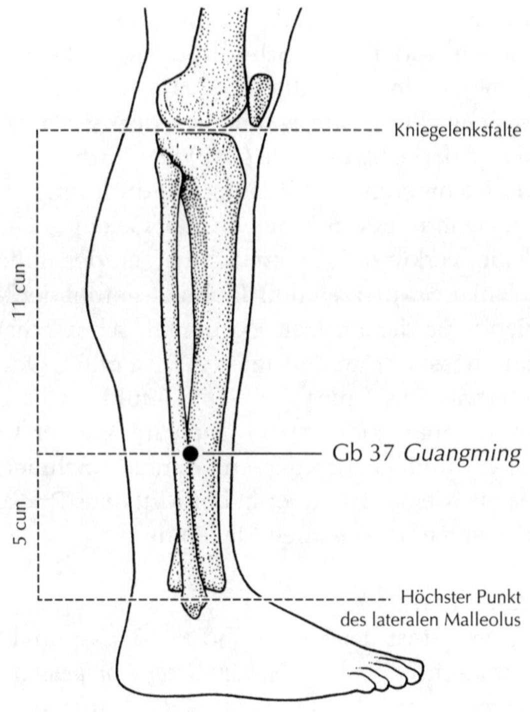

WIRKUNGEN

Unterstützt die Augen

Beseitigt Wind-Feuchtigkeit, aktiviert die Leitbahn und erleichtert Schmerzen

INDIKATIONEN

- Augenschmerzen, Nachtblindheit, Juckreiz der Augen, Weitsichtigkeit, Kurzsichtigkeit.
- Einseitiger Kopfschmerz, Zähneknirschen, Druckgefühl und Schmerzen der Brust, fieberhafte Erkrankung ohne Schwitzen, plötzliche Manie.
- Knieschmerzen, Schmerzen der Unterschenkel mit Unfähigkeit lange zu stehen, Atrophieerkrankung der Beine mit Schwierigkeiten beim Stehen nach dem Sitzen, Atrophieerkrankung und schmerzhaftes Stauungssyndrom der unteren Extremität, Taubheitsgefühl, Taubheitsgefühl des Körpers, Hitze und Schmerzen des Unterschenkels.

KOMMENTAR

Guide to the Classic of Acupuncture stellt fest: „Die *luo*-Passagepunkte sind zwischen zwei Leitbahnen lokalisiert… wenn sie genadelt werden, können Symptome der innen-außen-gekoppelten Leitbahnen behandelt werden."[15] Die Leber „öffnet sich" in die Augen, und Leber, Gallenblase und Gallenblasen-Sonderleitbahn verbinden sich mit den Augen. Viele Augenerkrankungen entstehen aus einer Leber-Pathologie, und wie sein Name „Helles Licht" nahe legt, stellt Gb 37 *Guangming*, der *luo*-Passagepunkt der Gallenblasen-Leitbahn, den distalen Hauptpunkt der Leitbahn zur Behandlung einer größeren Auswahl von Augenerkrankungen, einschließlich Schmerzen, Rötung, Juckreiz, Weit- und Kurzsichtigkeit, Nachtblindheit dar.

Seine sekundäre Funktion, die Leitbahn zu aktivieren und Schmerzen zu erleichtern, ist auf zwei Arten wichtig. Erstens ist er dadurch, dass er Wind-Feuchtigkeit beseitigt und die Zirkulation des *Qi* in der unteren Extremität reguliert, in der Behandlung einer breiten Auswahl von Erkrankungen des Unterschenkels wirksam, einschließlich Knieschmerzen, Schmerzen der Unterschenkel mit Unfähigkeit lange zu stehen, Atrophieerkrankung und schmerzhaftem Stauungssyndrom des Unterschenkels mit Taubheitsgefühl und Hitze und Schmerzen des Unterschenkels. Zweitens zieht die Gallenblasen-Hauptleitbahn durch den Brustkorb, während sich seine tendinomuskuläre Leitbahn mit der Brust verbindet. Gb 37 *Guangming* ist deshalb für Druckgefühl und Schmerzen der Brust durch Leber-*Qi*-Stagnation indiziert.

Schließlich gibt *Great Compendium of Acupuncture and Moxibustion* besondere Indikationen für die *luo*-Passagepunkte bei Fülle- und Leere-Zuständen. Im Fall von Gb 37 *Guangming* handelt es sich um Hitzegefühl des Unterschenkels, Knieschmerzen, Taubheitsgefühl des Körpers und Neigung, mit den Zähnen zu knirschen (Füllezustand); Atrophieerkrankung der Beine mit Schwierigkeiten beim Stehen nach dem Sitzen (Leerezustand).

PUNKTKOMBINATIONEN

- Schmerzen und Juckreiz der Augen: Man sediert Gb 37 *Guangming* und Gb 42 *Diwuhui* (*Ode to Elucidate Mysteries*).
- Falls Bl 1 *Jingming* bei der Behandlung von Augenerkrankungen unwirksam sein sollte, kombiniert man ihn mit Di 4 *Hegu* und Gb 37 *Guangming* (*Ode of Xi-hong*).
- Zähneknirschen: Gb 37 *Guangming* und Gb 41 *Zulinqi* (*Thousand Ducat Formulas*).
- Kopfschmerzen, geschwollene Wangen, erschwerte Defäkation, schmerzhafte Miktionsdysfunktion, Anfälligkeit gegenüber Zorn mit einer blau-grünen (*qing*) Farbe, schmerzhafte *shan*-Erkrankung und Schmerzen der lateralen Rippenregion, des Hypogastriums und des Uterus: Gb 37 *Guangming* und Le 3 *Taichong* (*Golden Mirror*).

- Kurzsichtigkeit: Gb 37 *Guangming*, Le 3 *Taichong*, Ma 1 *Chengqi*, Bl 1 *Jingming*, Gb 20 *Fengchi* und Di 4 *Hegu*.

GB 38 *YANGFU*

陽輔

Yang-Unterstützung

jing-Flusspunkt und Feuerpunkt der Gallenblasen-Leitbahn

LOKALISATION

Im lateralen Bereich des Unterschenkels, 4 *cun* superior der höchsten Erhebung des lateralen Malleolus, an der anterioren Begrenzung der Fibula.

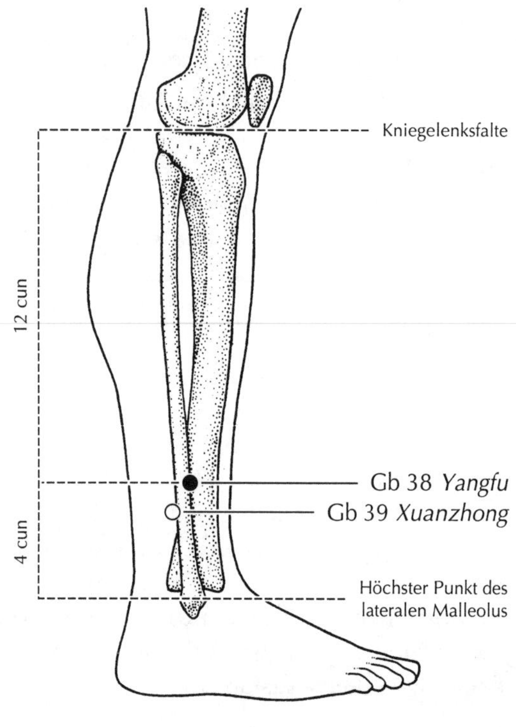

ANMERKUNG ZUR LOKALISATION

a) Die Entfernung zwischen dem höchsten Punkt des lateralen Malleolus und der Kniegelenksfalte beträgt 16 *cun*; man lokalisiert Gb 38 *Yangfu* im Bereich des Übergangs der oberen drei Viertel zum unteren Viertel dieser Linie.

b) Oberhalb des Bereichs von Gb 39 *Xuanzhong* kann die Fibula nicht leicht getastet werden, da sie vom Musculus peroneus brevis bedeckt ist; deshalb tastet man die anteriore Begrenzung der Fibula oberhalb des Sprunggelenks, wo sie leicht tastbar ist, und zieht eine Linie zum Fibulaköpfchen.

NADELUNG

Senkrecht 0.7 – 1 *cun*.

WIRKUNGEN

Klärt Hitze in der Gallenblasen-Leitbahn
Harmonisiert *shaoyang*
Unterstützt die Sehnen und die Knochen
Aktiviert die Leitbahn und erleichtert Schmerzen

INDIKATIONEN

- Einseitige Kopfschmerzen, Schmerzen des äußeren Kanthus, schmerzhaftes Stauungssyndrom des Halses.
- Bitterer Geschmack im Mund, Seufzen, Schmerzen des Brustkorbes und der lateralen Rippenregion, Frösteln und Fieber, Schwitzen mit Kältezittern, Schmerzen in der Mitte der Fossa supraclavicularis, Schwellung und Schmerzen der Axilla, Skrofula, Malaria, blau-grüne (*qing*) Hautfarbe.
- Wind-schmerzhaftes Stauungssyndrom mit Taubheit, wandernde Schmerzen der Gelenke, Hemiplegie, verkürzte Sehnen, Schmerzen der hundert Gelenke, Schmerzen und Taubheitsgefühl der lateralen Seite der unteren Extremität, schmerzhaftes Stauungssyndrom der unteren Extremität, Ödeme unterhalb des Knies, Bein-*Qi*, Gefühl im Bereich der Lumbalregion, als ob man im Wasser säße, starke lumbale Schmerzen, lumbale Schmerzen wie ein kleiner Hammer in der Mitte des Rückens, Schmerzen des lateralen Malleolus.

KOMMENTAR

Gb 38 *Yangfu* ist der Feuer- und *jing*-Flusspunkt der Gallenblasen-Leitbahn. Gemäß *Great Compendium of Acupuncture and Moxibustion* „sediert man Gb 38 *Yangfu*, wenn sich die Gallenblase im Füllezustand befindet". Die Hauptwirkungen von Gb 38 *Yangfu* liegen darin, Stagnation und Hitze aus dem gesamten Verlauf der Gallenblasen-Leitbahn zu beseitigen, *shaoyang*-Hitze zu klären und die Sehnen und Knochen des gesamten Körpers zu unterstützen.

Für den Kopfbereich ist Gb 38 *Yangfu* ein wichtiger Punkt für einseitige Kopfschmerzen, besonders aufgrund einer Leber-*Qi*-Stagnation oder aufsteigendem Leber-Feuer oder Leber-*Yang*, die sich entlang der Gallenblasen-Leitbahn übertragen. Im oberen Bereich des Brustkorbs verläuft die Gallenblasen-Leitbahn anterior der Axilla. Wenn *Qi* und Schleim stagnieren (und in einigen Fällen sich in Hitze umwandeln), üblicherweise durch emotionale Gründe, kann es zu Schwellung und Schmerzen der Axilla und zu Skrofula kommen. Im Bereich des Brustkorbs und der lateralen Rippenregion ist Gb 38 *Yangfu* dann indiziert, wenn eine *Qi*-Stagnation vorliegt, die zu Schmerzen verbunden mit Seufzen führt. Im unteren Bereich des Körpers findet Gb 38 *Yangfu* seine Indikation für Schmerzen, die sich entlang der Gallenblasen-Leitbahn und der lateralen Seite des Unterschenkels und des lateralen Malleolus erstrecken. Falls der

Schmerz in einem dieser Bereiche stark ist, kann eine blau-grüne Farbe im Bereich der Gesichtshaut gesehen werden. Diese Farbe, die häufig um den Mund, die Augen, Nase oder Schläfen beobachtet wird, wurde traditionellerweise mit Lebererkrankungen, schweren Schmerzen oder Kälte im Körper in Verbindung gebracht.

Sowohl nach *Spiritual Pivot*[16] als auch *Essential Questions*[17] ist: „*taiyang* das Öffnen, *yangming* der Verschluss und *shaoyang* das Scharnier". *shaoyang* ist das Scharnier zwischen innen und außen, und Gb 38 *Yangfu* ist für klassische Symptome indiziert, die man findet, wenn ein pathogener Faktor sich in diesem „halb-innen, halb-außen" Bereich aufhält. Diese Symptome beinhalten bestimmte Phasen eines Wechsels zwischen Frösteln und Fieber, bitterem Mundgeschmack, Schmerzen des Brustkorbs und der lateralen Rippenregion und Seufzen. Malaria, für die dieser Punkt indiziert ist, stellt ein klassisches Beispiel eines *shaoyang*-Musters dar. *Spiritual Pivot*[18] besagt: „Wenn die Krankheit im *Yin* innerhalb des *Yang* (Sehnen und Knochen) lokalisiert ist, nadelt man die *jing*-Flusspunkte der *Yin*-Leitbahnen." Obwohl diese Passage nur die *Yin*-Leitbahnen hervorhebt, ist es aufgrund der Betrachtung der Indikation von Gb 38 *Yangfu* (dem *jing*-Flusspunkt der *Yang*-Gallenblasen-Leitbahn) eindeutig, dass dieser trotzdem ein wichtiger Punkt für ein wanderndes schmerzhaftes Stauungssyndrom, Kontraktion und Schmerzen der Sehnen und Schmerzen der hundert Gelenke (d. h. aller Gelenke des Körpers) ist. Die Gallenblasen-Hauptleitbahn zieht von Le 13 *Zhangmen* nach unten zur Sakralregion und Gb 30 *Huantiao* ist für Gefühle im Lumbalbereich, als ob man im Wasser säße, schwere lumbale Schmerzen und lumbale Schmerzen wie ein kleiner Hammer in der Mitte des Rückens indiziert.

PUNKTKOMBINATIONEN

- Schwellung der Axilla: Gb 38 *Yangfu*, Gb 41 *Zulinqi*, Gb 42 *Diwuhui*, Bl 39 *Weiyang*, Bl 62 *Shenmai* und Pe 1 *Tianchi* (*Thousand Ducat Formulas*).
- Schwellung der Axilla: Gb 38 *Yangfu*, Gb 40 *Qiuxu* und Gb 41 *Zulinqi* (*Great Compendium*).
- Schwellung und säbelförmige Geschwüre in der Axilla: Gb 38 *Yangfu*, Gb 43 *Xiaxi* und Le 3 *Taichong* (*Thousand Ducat Formulas*).
- Skrofula: Gb 38 *Yangfu*, He 3 *Shaohai*, Pe 1 *Tianchi*, Le 13 *Zhangmen*, Gb 41 *Zulinqi*, 3E 6 *Zhigou*, Gb 21 *Jianjing* und Di 10 *Shousanli* (*Great Compendium*).
- Wind-schmerzhaftes Stauungssyndrom: Gb 38 *Yangfu* und Lu 5 *Chize* (*Great Compendium*).
- Wind-schmerzhaftes Stauungssyndrom: Gb 38 *Yangfu*, 3E 10 *Tianjing*, Lu 5 *Chize*, He 3 *Shaohai* und Bl 40 *Weizhong* (*Great Compendium*).
- Schmerzhaftes Stauungssyndrom des Knochens und Taubheit des Hüftgelenks und des Knies: Gb 38 *Yangfu*, Gb 35 *Yangjiao* und Gb 34 *Yanglingquan* (*Thousand Ducat Formulas*).
- Lähmung der unteren Extremität: Gb 38 *Yangfu*, Gb 30 *Huantiao*, Mi 9 *Yinlingquan*, Ni 3 *Taixi* und Bl 67 *Zhiyin* (*Great Compendium*).

GB 39 *XUANZHONG* 懸鍾

Hängende Glocke

hui-Einflussreicher Punkt des Marks

LOKALISATION

Oberhalb des Sprunggelenks, 3 *cun* superior der höchsten Stelle des lateralen Malleolus, zwischen der posterioren Begrenzung der Fibula und den Sehnen des Musculus peronaeus longus und brevis.

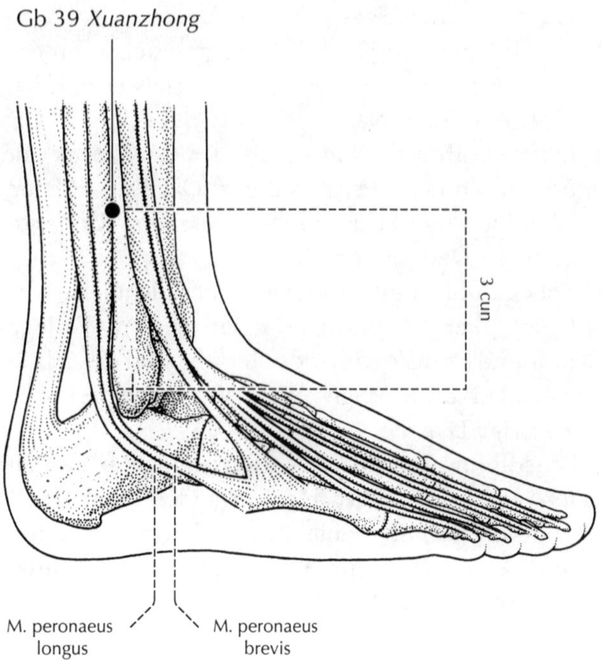

ANMERKUNG ZUR LOKALISATION

Man lokalisiert eine Handbreite proximal der höchsten Stelle des lateralen Malleolus.

NADELUNG

Senkrecht 1 – 1.5 *cun*. Der Praktizierende sollte den Zeigefinger einer Hand dazu benützen, die Peronäalsehnen von der Fibula zu trennen, um die Rinne darzustellen. Man nadelt in diese Rinne zunächst leicht Richtung posterior, etwa 0.5 *cun*, und dann senkrecht, um zu vermeiden, dass man die Fibula trifft. Eine Bewegung des Sprunggelenks des Patienten nach der Nadelung kann dazu führen, dass sich die Nadel verbiegt. Aus diesem Grund sollte dieser

Punkt zuletzt genadelt werden und der Patient die Anweisung erhalten, das Bein nach der Nadelung nicht mehr zu bewegen.

WIRKUNGEN

Unterstützt die Sehnen und die Knochen
Unterstützt den Hals
Beseitigt Wind-Feuchtigkeit
Klärt Hitze in der Gallenblase
Aktiviert die Leitbahn und erleichtert Schmerzen

INDIKATIONEN

- Steifheit und Schmerzen des Halses, Atrophieerkrankung, chronisches schmerzhaftes Stauungssyndrom, Wind-Belastung mit Schweregefühl des Körpers, Schädigung durch pathogene Kälte, die zu einem Belastungssyndrom führt, Leere-Belastungssyndrom, verkürzte Sehnen und Schmerzen der Knochen, Hüftgelenksschmerzen, Taubheit und Schmerzen des Knies und des Unterschenkels, Ischialgie, Bein-*Qi*, Verstauchung des Sprunggelenks, Schwäche des Fußes.
- Hemiplegie, Kopfschmerz, Schwindel, schmerzhaftes Stauungssyndrom des Halses, Nasenbluten, Trockenheit der Nase.
- Druckgefühl und Völlegefühl des Brustkorbs und des Abdomen, gegenläufiges *Qi* und Husten, Wundheit und Schmerzen der lateralen Rippenregion, Schwellung der Axilla.
- Völlegefühl des Abdomen bei Kindern mit Unfähigkeit zu essen oder zu trinken, Völlegefühl und Druckgefühl des Herzens und des Abdomen, Hitze im Magen, kein Verlangen zu essen, wässrige Diarrhö.
- Schädigung durch Kälte, die zu Hitze mit anhaltendem Fieber führt, Hämorrhoiden, Agitiertheit und Völlegefühl, Manie, Ängstlichkeit, Entrüstung und Ärger, die fünf Arten einer schmerzhaften Miktionsdysfunktion.

KOMMENTAR

Gb 39 *Xuanzhong* ist der *hui*-Einflussreiche Punkt des „Marks", das sowohl die Quelle des „See des Marks" (das Gehirn) als auch des Knochenmarks ist. Es gibt wenige Hinweise in klassischen Texten hinsichtlich der Fähigkeit von Gb 39 *Xuanzhong*, den See des Marks zu nähren, in anderen Worten, Erkrankungen des Kopfs und des Gehirns zu behandeln, und sogar Kopfschmerzen und Schwindel sind eher moderne als traditionelle Indikationen.

Gb 39 *Xuanzhong* besitzt allerdings eine starke Wirkung zur Unterstützung des Knochenmarks, der Sehnen und Knochen und ist für eine große Auswahl von Erkrankungen indiziert, die durch Schwäche, Schlaffheit, Kontraktion und Schmerzen der Extremitäten charakterisiert sind. Die letztere Wirkungsweise wird durch seine Fähigkeit, Wind-Feuchtigkeit zu beseitigen, ergänzt. Gemäß *Essential Questions*[19] „erreicht der pathogene Faktor bei einem schmerzhaften Stauungssyndrom des Knochens die Nieren; beim schmerzhaften Stauungssyndrom der Sehnen erreicht er die Leber". Bei einem chronischen Stauungssyndrom wird daher eine langanhaltende Retention von Wind-Feuchtigkeit, die die Sehnen und Knochen schädigt, die Leber und Nieren und damit das Mark erschöpfen. Eine langanhaltende Schwäche der Leber und der Nieren sowie eine Essenzschwäche, die zu einer Mangelernährung der Sehnen führen, können auch eine Atrophieerkrankung zur Folge haben. Aufgrund seiner Wirkung der Nährung des Marks und der Unterstützung der Sehnen und Knochen ist Gb 39 *Xuanzhong* daher sowohl für ein chronisches schmerzhaftes Stauungssyndrom als auch bei einer Atrophieerkrankung indiziert. Daher bestehen Hinweise bezüglich des Gebrauchs von Gb 39 *Xuanzhong* bei einem Wind-Belastungssyndrom mit Schweregefühl des Körpers und bei Schädigung durch pathogene Kälte, die zu einem Belastungssyndrom und einem Leere-Belastungssyndrom führt. Der Begriff „Belastungssyndrom" bezeichnet hier einen extremen Leere-Zustand, der durch eine chronische Retention pathogener Faktoren entsteht. Gemäß *Ode to Elucidate Mysteries* nadelte der große *Han*-Dynastie Arzt *Hua Tuo* Gb 39 *Xuanzhong* und Gb 30 *Huantiao* für Lahmheit der Beine und „sofort war der Patient in der Lage zu gehen".

Die Gallenblasen-Hauptleitbahn und die tendinomuskuläre Leitbahn ziehen durch unterschiedliche Anteile des Halses. Aufgrund seiner Wirkung zur Unterstützung der Sehnen und der Knochen und Aktivierung der Leitbahn und Erleichterung von Schmerzen, stellt Gb 39 *Xuanzhong* den distalen Hauptpunkt auf der Gallenblasen-Leitbahn für Erkrankungen des Halses, sowohl akuter als auch chronischer Genese, dar.

Gb 39 *Xuanzhong* besitzt desweiteren eine Wirkung zur Förderung des gleichmäßigen Flusses des Leber- und Gallenblasen-*Qi* und zur Ausleitung von Feuer aus der Gallenblase, das hauptsächlich durch die Transformation von stagnierendem *Qi* entsteht. Er ist indiziert für Druckgefühl im Brustkorb und im Abdomen, Völle- und Spannungsgefühl des Herzens und des Abdomen, Wundheit und Schmerzen der lateralen Rippenregion, Ängstlichkeit, Empörung, Wahn und Manie. Feuer der Gallenblase kann sich leicht in den Magen fortsetzen und zu Magen-Hitze führen oder die absenkende Funktion des Magens blockieren, mit Inappetenz als Folge. Die tendinomuskuläre Leitbahn der Gallenblase vernetzt sich seitlich der Nase, und die Hauptleitbahn verbindet sich mit dem Lenkergefäß bei LG 1 *Changqiang*.

Aufgrund der Beseitigung von Feuer in der Gallenblase ist Gb 39 *Xuanzhong* auch für Trockenheit der Nase, Nasenbluten und Hämorrhoiden indiziert.

PUNKTKOMBINATIONEN

- Kälte und Schmerzen des Knochenmarks: Gb 39 *Xuanzhong*, Bl 11 *Dashu*, Ni 7 *Fuliu*, Bl 62 *Shenmai*, Ma 45 *Lidui* und Bl 23 *Shenshu* (*Compilation*).
- Krümmung der Lendenwirbelsäule: Man tonisiert Gb 20 *Fengchi* und sediert Gb 39 *Xuanzhong* (*Song of the Jade Dragon*).
- Wind-Apoplex mit einseitiger Atrophie und persistierenden Schmerzen: Gb 39 *Xuanzhong*, Di 15 *Jianyu*, Ni 3 *Taixi*, Di 11 *Quchi*, Ma 36 *Zusanli* und Bl 60 *Kunlun* (*Great Compendium*).
- Schwäche der Beine mit Schwierigkeiten beim Gehen: Zunächst nadelt man Gb 39 *Xuanzhong*, dann Ma 38 *Tiaokou* und Ma 42 *Chongyang* (*Secrets of the Heavenly Star*).
- Bein-*Qi*: Gb 39 *Xuanzhong*, Ma 36 *Zusanli* und Mi 6 *Sanyinjiao* (*Ode of the Jade Dragon*).
- Schmerzen des Sprunggelenks und der Ferse: Gb 39 *Xuanzhong*, Bl 60 *Kunlun* und Gb 40 *Qiuxu* (*Song more Precious than Jade*).
- Völle- und Druckgefühl des Herzens und des Abdomen: Gb 39 *Xuanzhong* und Ma 44 *Neiting* (*Great Compendium*).
- Heißer Magen ohne Verlangen zu essen: Gb 39 *Xuanzhong* und Di 8 *Xialian* (*Supplementing Life*).
- Steifer Hals: Gb 39 *Xuanzhong*, Bl 10 *Tianzhu* und Dü 3 *Houxi*.

GB 40 *QIUXU*

丘墟

Hügelruinen

yuan-Quellpunkt der Gallenblasen-Leitbahn

LOKALISATION

Im Bereich des Sprunggelenks, in einer Mulde anterior und inferior des lateralen Malleolus.

ANMERKUNG ZUR LOKALISATION

Man lokalisiert im Bereich des Kreuzungspunktes der Linien der anterioren und der inferioren Begrenzung des lateralen Malleolus.

NADELUNG

Senkrecht 1 – 1.5 *cun*, Richtung Ni 6 *Zhaohai*.

WIRKUNGEN

Verteilt das Leber-*Qi* und klärt Hitze und feuchte Hitze aus der Gallenblase

Aktiviert die Leitbahn, erleichtert Schmerzen und unterstützt die Gelenke

Reguliert *shaoyang*

INDIKATIONEN

- Blähungsgefühl und Schmerzen des Brustkorbs und der lateralen Rippenregion mit Unfähigkeit Atem zu holen, Seufzen, Schwellung der Axilla, plötzliche *shan*-Erkrankung, Härte des unteren Abdomen, Herpes zoster.
- Einseitiger Kopfschmerz, Rötung, Schwellung und schmerzende Augen, oberflächliche visuelle Obstruktion, schwaches Augenlicht, schmerzhaftes Stauungssyndrom des Halses.
- Erbrechen, saure Regurgitation, chronische Malaria mit Kältezittern.
- Halsschmerzen, Frösteln und Fieber mit Schwellung des Halses, Wind-Apoplex, Lähmung, Schmerzen der Lendenwirbelsäule, Schmerzen des Hüftgelenks, Atrophieerkrankung und schmerzhaftes Stauungssyndrom der unteren Extremität, Krämpfe und Schmerzen der Beine, Ischialgie, Schmerzen des Unterschenkels, Fußheberparese, Schwäche des Sprunggelenks, Schwellung des lateralen Sprunggelenks, Schmerzen des Handgelenks.

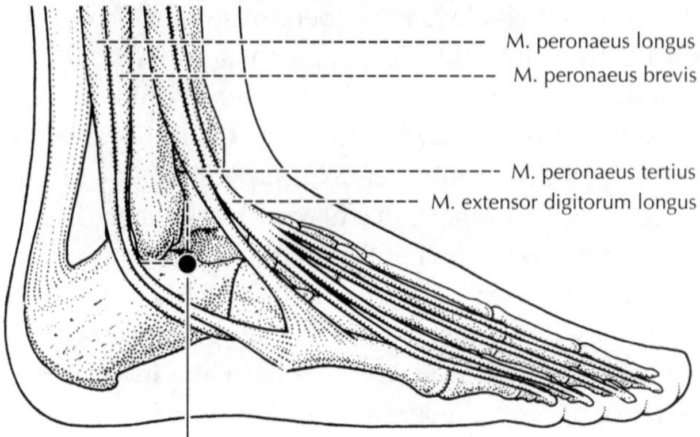

KOMMENTAR

Chen Shi-dou stellt fest: „Nur wenn die Leber *ming men* erhält, ist sie in der Lage, Strategien zu planen, nur wenn die Gallenblase *ming men* erhält, können Menschen Entscheidungen treffen." Die Leber und Gallenblase sind mit dem Ministerfeuer betraut, das der Energie des Frühlings, Wachstums, der Eindringlichkeit und Entschlossenheit entspricht. Im Rahmen einer Disharmonie neigt dieses unentbehrliche Feuer dazu, nach oben zu flackern, hauptsächlich wenn die Leber und die Gallenblase ihre frei fließende Funktion verlieren, *Qi* stagniert und sich in Feuer umwandelt. Das Feuer wird in die ganze Gallenblasen-Leitbahn gezogen und steigt besonders nach oben zum Kopf. Gb 40 *Qiuxu*, der *yuan*-Quellpunkt der Gallenblasen-Leitbahn ist dann indiziert, wenn Hitze und stagnierendes *Qi* an unterschiedlichen Stellen der Gallenblasen-Leitbahn vorliegen und zu Blähungsgefühl, Schmerzen, Rötung oder Schwellung des Kopfes, der Augen, des Halses, des Hals-Rachenraumes, der Axilla und des Abdomen und zu Blähungsgefühl und Schmerzen des Brustkorbs, der lateralen Rippenregion mit Seufzen und Unfähigkeit Atem zu holen und zu *shan*-Erkrankungen führen.

Gb 40 *Qiuxu* ist auch dann indiziert, wenn sich Hitze und Feuchtigkeit verbinden und zu Symptomen wie feuchter Hitze führen, die das *fu* Gallenblase oder die Leitbahn beeinträchtigen, wie Cholezystitis und Herpes zoster. Falls Leber- und Gallenblase-Hitze oder feuchte Hitze transversal in den Magen eindringen und dessen absenkende Funktion stören, kommt es zu Erbrechen und saurem Aufstoßen.

Gb 40 *Qiuxu* ist in der Lage, Erkrankungen der gesamten unteren Extremität zu behandeln und wird häufig in Kombination mit Punkten wie Gb 29 *Juliao*, Gb 30 *Huantiao* und Gb 34 *Yanglingquan* in der „Ketten- und Schloss"-Punktverbindungsmethode eingesetzt. Er ist besonders für Hüftschmerzen, Ischialgie, Krämpfe und Schmerzen der Beine, Atrophieerkrankung, schmerzhaftes Stauungssyndrom (besonders des Sprunggelenks), Fußheberparese und Schwäche und Schwellung des Sprunggelenks indiziert. In der Überkreuz-Nadelungsmethode der Punktauswahl entspricht das Handgelenk im Oberkörper dem Sprunggelenk im unteren Körperbereich, und Gb 40 *Qiuxu* wird in einer Anzahl von klassischen Texten für kontralateralen Handgelenksschmerz empfohlen.

Sowohl nach *Spiritual Pivot*[20] und *Essential Questions*[21] „ist *taiyang* die Öffnung, *yangming* der Verschluss, und *shaoyang* das Scharnier". In der Differenzierung von Fieberarten, die in *Treatise on Injury by Cold* von *Zhang Zhong-jing* dargestellt wird, stellen *shaoyang*-Syndrome das „halb-außen/halb-innen"-Stadium dar. Der pathogene Faktor sitzt zwischen der *taiyang*- und *yangming*-Schicht. In diesem Sinne stellt *shaoyang* den Angelpunkt bzw. das Scharnier zwischen außen und innen dar. Gb 40 *Qiuxu* wurde seit langem für chronische Malaria benutzt, einem klassischen Beispiel einer Erkrankung, bei der der pathogene Faktor in den Körper eindringt und in der halb-außen/halb-innen-Schicht verbleibt. Der Wechsel zwischen Fieber und Frösteln spiegelt den Kampf zwischen dem Abwehr-*Qi* und dem pathogenen *Qi* wider. Wenn das Abwehr-*Qi* überwiegt und in der Lage ist, mit dem pathogenen Faktor zu kämpfen, entsteht Fieber, wenn das pathogene *Qi* vorherrscht, entsteht Frösteln.

Gb 40 *Qiuxu*, der *yuan*-Quellpunkt der Fuß-*shaoyang*-Leitbahn wird ausgewählt, um die *shaoyang*-Leitbahn zu regulieren und den pathogenen Faktor auszuleiten, besonders wenn Frösteln vorherrscht.

PUNKTKOMBINATIONEN

- Oberflächliche visuelle Obstruktion: Gb 40 *Qiuxu* und Gb 1 *Tongziliao* (*Supplementing Life*).
- Schmerzen der lateralen Rippenregion: Gb 40 *Qiuxu* und Gb 32 *Zhongdu (Great Compendium)*.
- Völlegefühl im Brustkorb und der lateralen Rippenregion mit Ausstrahlung ins Abdomen: Gb 40 *Qiuxu*, Gb 43 *Xiaxi*, Ma 39 *Xiajuxu* und Bl 23 *Shenshu (Great Compendium)*.
- Stechender Schmerz im Brustkorb: Gb 40 *Qiuxu* und Ma 40 *Fenglong* (*Thousand Ducat Formulas)*.
- Spannung des Brustkorbs und des Rückens mit einem Schwellungsgefühl des Brustkorbs: Gb 40 *Qiuxu* und Lu 8 *Jingqu* (*Thousand Ducat Formulas)*.
- Schwellung der Axilla, Frösteln und Fieber, Schwellung des Halses: Gb 40 *Qiuxu* und Bl 62 *Shenmai* (*Thousand Ducat Formulas)*.
- Schwellung der Axilla: Gb 40 *Qiuxu*, Gb 38 *Yangfu* und Gb 41 *Zulinqi (Great Compendium)*.
- Manischer Wahn: Gb 40 *Qiuxu* und Ma 39 *Xiajuxu (Thousand Ducat Formulas)*.
- Krämpfe der Sehnen: Gb 40 *Qiuxu* und Bl 63 *Jinmen (One Hundred Symptoms)*.
- Hüftschmerzen: Gb 40 *Qiuxu*, Gb 30 *Huantiao* und Gb 34 *Yanglingquan (Great Compendium)*.
- Schwäche der Beine: Gb 40 *Qiuxu*, Gb 34 *Yanglingquan*, Ma 42 *Chongyang* und Le 3 *Taichong (Great Compendium)*.
- Schmerzen des Sprunggelenks und der Ferse: Gb 40 *Qiuxu*, Gb 39 *Xuanzhong* und Bl 60 *Kunlun (Song More Precious Than Jade)*.
- Chronische Malaria: Gb 40 *Qiuxu*, 3E 3 *Zhongzhu* und Di 1 *Shangyang (Great Compendium)*.

GB 41 *ZULINQI*

Fließende Tränen des Fußes

足臨泣

shu-Bachpunkt und Holzpunkt der Gallenblasen-Leitbahn
Öffnungspunkt des Gürtelgefäßes

LOKALISATION

In einer Mulde distal der Verbindung des vierten und fünften Metatarsalknochens, lateral der Sehne des Musculus extensor digitorum longus (auf dem kleinen Zeh).

ANMERKUNG ZUR LOKALISATION

Man bittet den Patienten, seinen kleinen Zeh zu abduzieren, um den Ast des Musculus extensor digitorum longus deutlicher darzustellen und fährt mit dem Finger ausgehend von Gb 43 *Xiaxi* Richtung Sprunggelenk entlang des Zwischenraums zwischen dem vierten und fünften Metatarsalknochens bis man diesen Ast kreuzt und in eine deutliche Mulde genau hinter der Sehne gelangt.

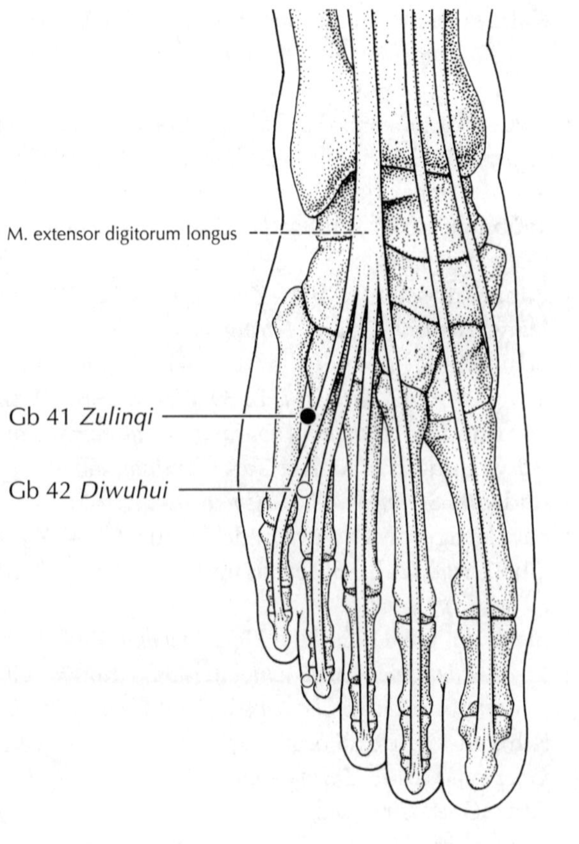

NADELUNG

Senkrecht 0.5 – 1 *cun*. Ein ungenauer Einstichwinkel wird es unmöglich machen, die Nadel zwischen dem Schaft des vierten und fünften Metatarsalknochens durchzuführen.

WIRKUNGEN

Verteilt das Leber-*Qi*
Unterstützt den Brustkorb, die laterale Rippenregion und die Brüste
Klärt den Kopf und unterstützt die Augen
Transformiert Schleim und beseitigt Knoten

INDIKATIONEN

- Schmerzen der lateralen Rippenregion, Völlegefühl des Brustkorbs mit Unfähigkeit, Atem zu holen, rebellierendes *Qi* mit Dyspnoe, schmerzhaftes Stauungssyndrom des Brustkorbs, Schmerzen in der Fossa supraclavicularis, entgegengesetzter Fluss-Inversion der vier Extremitäten, Skrofula, Schwellung der Axilla, Enuresis, Malaria.
- Kopfschmerzen, einseitige Kopfschmerzen, Kopf-Wind, Schwindel, visueller Schwindel, Schmerzen des Hinterhaupts, Schmerzen des Vertex, Schmerzen des äußeren Kanthus, Rötung, Schwellung und Schmerzen der Augen, Augentränen, trockene Augen, Taubheit und Tinnitus, Neigung an der Zunge und der Wange zu kauen, Schwellung der submandibulären Region und der Wange, Schwellung von 3E 16 *Tianyou*, Zahnschmerzen.
- Spannungsgefühl und Schmerzen der Brust, Brust-Abszess, Menstruationserkrankung, gehemmte Menstruation.
- Schmerzen des Hüftgelenks, Schmerzen des Unterschenkels, fixiertes schmerzhaftes Stauungssyndrom, wandernde Schmerzen, Schwellung und Schmerzen der Füße, Schmerzen und Kontraktion der Zehen, Schwellung und Schmerzen des Fußrückens, alle Fußerkrankungen.

KOMMENTAR

Gb 41 *Zulinqi* ist ein unentbehrlicher Punkt, um das Leber-*Qi* zu verteilen, besonders wenn sich eine *Qi*-Stagnation entlang des Verlaufs der Gallenblasen-Leitbahn manifestiert. Diese Wirkung untermauert alle Indikationen des Punktes. Obwohl der Hauptgrund einer Leber-*Qi*-Stagnation emotional ist, kann sie sich sowohl mit physischen Symptomen als auch in emotionalen Veränderungen manifestieren. Gb 41 *Zulinqi* behandelt hauptsächlich die physischen Symptome der Leber-*Qi*-Stagnation, nämlich Blähungsgefühl, Druck und Schmerzen entlang der Gallenblasen-Leitbahn im Bereich von Brustkorb, Kopf, Augen, Brust, lateraler Rippenregion und Axilla. Der gleichmäßige Fluss des Leber-*Qi* unterstützt das Heben und Senken des *Qi* aller *zangfu*. Wenn das Leber-*Qi* im Brustkorbbereich stagniert, kann es daher das Absenken des Lungen-*Qi* und eine gleichmäßige Respiration behindern. Ebenso wie zu einem Völlegefühl im Brustkorb und einem schmerzhaftem Stauungssyndrom des Brustkorbs und Dyspnoe kann es zur Unfähigkeit Atem zu holen kommen. Dieses Symptom, das vom Patienten wie eine Art Atemlosigkeit beschrieben wird, ist mehr eine ungewohnte Wahrnehmung der Atmung verbunden mit einem Gefühl, das die Lunge nicht adäquat gefüllt werden kann.

Wenn sich eine Leber-*Qi*-Stagnation in Leber-Feuer umwandelt oder wenn das Leber-Feuer als Folge das *Yin* verbraucht und zu aufsteigendem Leber-*Yang* führt, kann das Feuer oder das *Yang* entlang der Gallenblasen-Leitbahn (Okziput, Temporalregion und Ohren) oder der Leber-Leitbahn (Vertex) nach oben steigen und Schmerzen, Schwindel, Tinnitus oder sogar Taubheit verursachen. Obwohl Gb 41 *Zulinqi* in der modernen klinischen Praxis häufig für einseitige Kopfschmerzen, besonders zusammen mit 3E 5 *Waiguan* und für Kopfschmerzen in Verbindung mit dem Menstruationszyklus, angewandt wird, ist es interessant anzumerken, dass alle wichtigen klassischen Hinweise okzipitale Schmerzen und Schmerzen im Vertexbereich betreffen.

In *Ode of the Obstructed River* wird auf den Gebrauch von Gb 41 *Zulinqi* als eine „der acht therapeutischen Methoden" Bezug genommen. In dieser Beschreibung der Anwendung der acht Öffnungspunkte der außerordentlichen Gefäße zur Behandlung besonderer Symptome und Bereiche des Körpers, ist Gb 41 *Zulinqi* für Erkrankungen der Augen indiziert. Die Leber „öffnet sich" in die Augen, und die Leber-, Gallenblasen-Leitbahn und die Gallenblasen-Sonderleitbahn verbinden sich mit dem Auge. Wenn Leber-Feuer oder Leber-*Yang* nach oben steigen und die Augen stören oder äußere Wind-Hitze in die Leber-Leitbahn eindringt, kann es zu Augentränen oder trockenen Augen, Rötung, Schwellung und Schmerzen der Augen, besonders im Bereich des äußeren Kanthus, oder visuellem Schwindel kommen.

Gb 41 *Zulinqi* ist, wie sein Name (Fließende Tränen) nahe legt, ein wichtiger Punkt, um die Flüssigkeit im Auge zu regulieren und diese Zustände zu behandeln. Gb 41 *Zulinqi* ist der Öffnungspunkt des Gürtelgefäßes, der um die Taille herumzieht und das Durchdringungs- und Konzeptionsgefäß und die Nieren-, Leber- und Milz-Leitbahnen verbindet, alles Leitbahnen, die den Menstruationszyklus beeinflussen. Desweiteren zieht die Gallenblasen-Hauptleitbahn nach unten durch die Brustkorbregion. Die tendino-muskuläre Leitbahn der Gallenblasen-Leitbahn verbindet sich mit der Brust, und die Brustwarzen werden der *jueyin*-Leber-Leitbahn zugeschrieben. Gb 41 *Zulinqi* wird daher besonders in Situationen angewandt, in denen eine Leber-*Qi*-Stagnation die Regelmäßigkeit des Menstruationszyklus beeinträchtigt und besonders bei Symptomen einer *Qi*-Stagnation, wie Spannungsgefühl und Schmerzen der Brust und Kopfschmerzen, die vor der Menstruation auftreten. Gb 41 *Zulinqi* ist auch für einen Mamma-Abszess indiziert und wird in modernen Verschreibungen mit Gb 37 *Guangming* kombiniert, um die Laktation zu stoppen. Nach der Nadelung wird an diesen Punkten für 10 Minuten Moxibustion angewendet.

Eine Leber-*Qi*-Stagnation kann die gleichmäßige Zirkulation der Flüssigkeiten stören und zu deren Kondensation zu Schleim führen oder sie kann sich in Feuer umwandeln, das die Körperflüssigkeiten verköchelt und kondensiert und damit zur Bildung von Schleim beiträgt. Gb 41 *Zulinqi* ist dann indiziert, wenn sich Schleim und stagnierendes *Qi* verbinden und Schwellungen und Knoten im Hals, in den Brüsten und in der Axilla bilden.

Schließlich wird Gb 41 *Zulinqi* für Schwellungen und Schmerzen der Füße (speziell des Fußrückens) und Schmerz und Kontraktion der Zehen angewandt. Gemäß *Investigation into Points along the Channels* ist Gb 41 *Zulinqi* für „alle Erkrankungen der Füße" brauchbar.

PUNKTKOMBINATIONEN

- Innere Obstruktion des Auges: Gb 41 *Zulinqi*, Bl 1 *Jingming*, Gb 1 *Tongziliao* und Di 4 *Hegu (Great Compendium).*
- Kälte-Augentränen: Gb 41 *Zulinqi*, Bl 1 *Jingming*, Gb 20 *Fengchi* und Dü 4 *Wangu (Great Compendium).*
- Augentränen: Gb 41 *Zulinqi*, LG 20 *Baihui*, 3E 2 *Yemen*, Dü 3 *Houxi*, Dü 2 *Qiangu* und Bl 18 *Ganshu (Great Compendium).*
- Taubheit: Gb 41 *Zulinqi*, Bl 63 *Jinmen* und Di 4 *Hegu* (*Song of Points*).
- Zähneknirschen: Gb 41 *Zulinqi* und Gb 37 *Guangming* (*Thousand Ducat Formulas).*
- Schwellung der Axilla: Gb 41 *Zulinqi*, Gb 38 *Yangfu*, Gb 42 *Diwuhui*, Bl 39 *Weiyang*, Bl 62 *Shenmai* und Pe 1 *Tianchi* (*Thousand Ducat Formulas).*
- Schwellung der Axilla: Gb 41 *Zulinqi*, Gb 40 *Qiuxu* und Gb 38 *Yangfu (Great Compendium).*
- Säbelartige Geschwüre in der Axilla: Gb 41 *Zulinqi*, Gb 22 *Yuanye*, 3E 6 *Zhigou* und 3E 5 *Waiguan (Illustrated Supplement).*
- Skrofula: Gb 41 *Zulinqi*, He 3 *Shaohai*, Pe 1 *Tianchi*, Le 13 *Zhangmen*, 3E 6 *Zhigou*, Gb 38 *Yangfu*, Gb 21 *Jianjing* und Di 10 *Shousanli (Great Compendium).*
- Schwellung der Fossa supraclavicularis [Ma 12 *Quepen*]: Gb 41 *Zulinqi*, Di 1 *Shangyang* und Ni 3 *Taixi (Great Compendium).*
- Herzschmerzen: Gb 41 *Zulinqi*, Bl 14 *Jueyinshu* und He 7 *Shenmen* (*Supplementing Life*).
- Schmerzhaftes Stauungssyndrom des Brustkorbs und Herzschmerzen: Gb 41 *Zulinqi* und 3E 10 *Tianjing* (*Supplementing Life*).
- Völlegefühl des Brustkorbs: Gb 41 *Zulinqi* und Gb 35 *Yangjiao* (*Supplementing Life*).
- Völlegefühl des Abdomen und der lateralen Rippenregion: Gb 41 *Zulinqi*, Gb 34 *Yanglingquan* und Di 9 *Shanglian (Great Compendium).*
- Schwellung der Mammae bei Frauen: Gb 41 *Zulinqi* und Dü 1 *Shaoze* (*Divine Moxibustion).*
- Mamma-Abszess: Gb 41 *Zulinqi*, Ma 39 *Xiajuxu*, Ma 36 *Zusanli*, Gb 43 *Xiaxi*, Lu 10 *Yuji*, Bl 40 *Weizhong* und Dü 1 *Shaoze (Great Compendium).*
- Gehemmte Menstruation: Gb 41 *Zulinqi*, Mi 6 *Sanyinjiao* und KG 3 *Zhongji (Great Compendium).*
- Schmerzen des Hüftgelenks mit erschwertem Gehen und Schmerzen der Haut im lateralen Bereich des Beins: Gb 41 *Zulinqi* und Mi 6 *Sanyinjiao* (*Thousand Ducat Formulas).*
- Um die Laktation zu stoppen: Gb 41 *Zulinqi* und Gb 37 *Guangming*.

GB 42 *DIWUHUI*

地五會

Versammlungsort der Erde

LOKALISATION

Zwischen dem vierten und fünften Metatarsalknochen, in einer Mulde proximal der Metatarsalköpfchen, medial der Sehne des Musculus extensor digitorum longus (Ast zum kleinen Zeh).

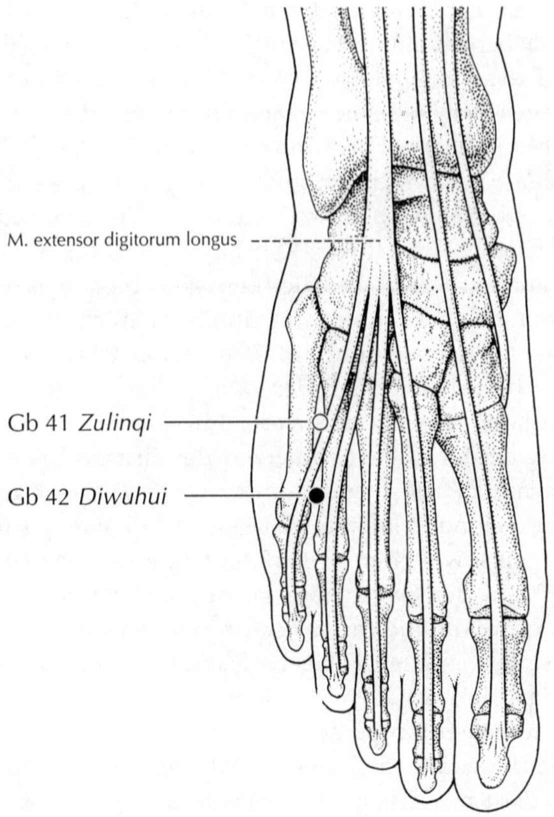

ANMERKUNG ZUR LOKALISATION

Man bittet den Patienten, seinen kleinen Zeh zu abduzieren, um den Ast des Musculus extensor digitorum longus deutlicher darzustellen, und fährt mit dem Finger ausgehend von Gb 43 *Xiaxi* Richtung Sprunggelenk entlang des Zwischenraums zwischen dem vierten und fünften Metatarsalknochen, bis man die deutliche Mulde genau vor der Sehne spürt.

NADELUNG

Senkrecht 0.5 – 0.8 *cun*. Ein falscher Einstichwinkel wird es unmöglich machen, die Nadel zwischen den Schäften des vierten und fünften Metatarsalknochens hindurchzuführen.

MERKE: *Systematic Classic of Acupuncture and Moxibustion, Great Compendium of Acupuncture and Moxibustion* und *Illustrated Classic of Acupuncture Points on the Bronze Man* sagen alle, dass dieser Punkt nicht moxibustiert werden sollte, ansonsten wird Auszehrung und Tod innerhalb von 3 Jahren die Folge sein. Moderne Quellen stimmen allerdings darin überein, dass es keine Kontraindikationen für die Moxibustion gibt.

WIRKUNGEN

Verteilt das Leber-*Qi*
Klärt Hitze aus der Gallenblase

INDIKATIONEN

- Kopfschmerzen, Rötung, Jucken und Schmerzen der Augen, Tinnitus, Taubheit.
- Völlegefühl des Brustkorbs, Schmerzen der lateralen Rippenregion, Schwellung und Schmerzen der Axilla, Spannungsgefühl und Schmerzen der Brüste, Mamma-Abszess, Blutspucken durch innere Verletzung.
- Schwellung, Rötung und Schmerzen des Fußrückens, Lumbalschmerzen.

PUNKTKOMBINATIONEN

- Schmerzen und Jucken der Augen: Man sediert Gb 42 *Diwuhui* und Gb 37 *Guangming* (*Ode to Elucidate Mysteries*).
- Schwellung der Axilla: Gb 42 *Diwuhui*, Gb 38 *Yangfu*, Bl 62 *Shenmai*, Bl 39 *Weiyang*, Pe 1 *Tianchi* und Gb 41 *Zulinqi* (*Thousand Ducat Formulas*).
- Mamma-Abszess: Gb 42 *Diwuhui* und Ma 34 *Liangqiu* (*Supplementing Life*).

GB 43 *XIAXI*

俠溪

Hineingezwängter Strom

ying-Quellpunkt und Wasserpunkt der Gallenblasen-Leitbahn

LOKALISATION

Zwischen dem vierten Zeh und der Kleinzehe, 0.5 *cun* proximal des Rands der Schwimmhaut.

NADELUNG

a) Senkrecht 0.3 – 0.5 *cun*;
b) Schräg Richtung proximal 0.5 – 1 *cun*.

WIRKUNGEN

Klärt Hitze und unterstützt den Kopf, Ohren und Augen
Klärt feuchte Hitze aus der Leitbahn und vermindert Schwellung

INDIKATIONEN

- Kopfschmerzen, Schwindel, visueller Schwindel, Hypertonus, Rötung und Schmerzen des äußeren Kanthus, Jucken der Augen, Taubheit, Tinnitus, Schmerzen der Ohren, Schmerzen und Schwellung der Wange und der Submandibularregion.

- Völlegefühl und Schmerzen des Brustkorbs und der lateralen Rippenregion, Schmerzen des Brustkorbs mit Unfähigkeit sich zur Seite zu drehen, Mamma-Abszess, sezernierender Mamma-Abszess, Amenorrhö, Härte und Schmerzen im Hypogastrium, Schwellung der vier Extremitäten, Schmerzen des gesamten Körpers, fieberhafte Erkrankung ohne Schwitzen, ausgiebiges Schwitzen, Malaria, Manie.
- Wandernde Schmerzen, Schmerzen des Knies und des Oberschenkels, Schwellung und Schmerzen des lateralen Anteils des Knies, Rötung, Schwellung und Schmerzen des Fußrückens, Hitze in den Fußsohlen, feuchte Erosionen und Risse zwischen den Zehen, Kontraktion der fünf Zehen.

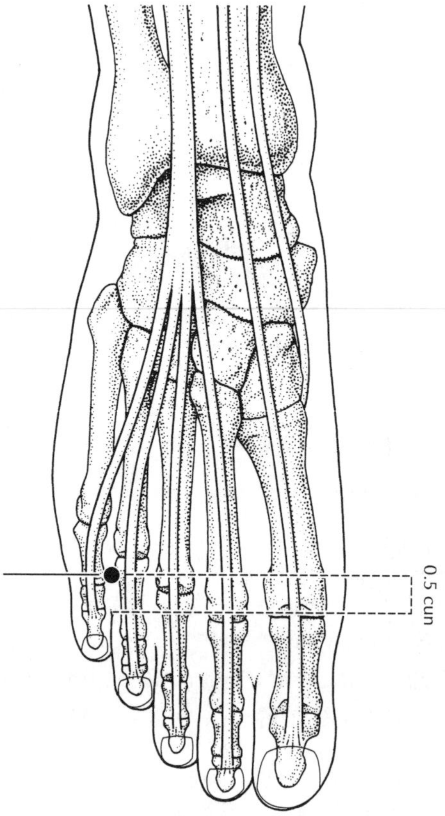

KOMMENTAR

Gemäß *Classic of Difficulties*[22] sind die *ying*-Quellpunkte für „Hitze im Körper" indiziert. Die Gallenblasen-Leitbahn zieht über den seitlichen Bereich des Kopfes, dringt ins Ohr ein und verbindet sich mit dem Auge. Gb 43 *Xiaxi*, der *ying*-Quellpunkt der Gallenblasen-Leitbahn, ist bei Hitze in Leber und Gallenblase indiziert, die entlang der Leitbahn zum Kopf aufsteigt und zu Symptomen wie Kopfschmerzen, Schwindel, Taubheit, Tinnitus, Ohrenschmerzen, Rötung und Schmerzen des äußeren Kanthus und Jucken der Augen führt. Es ist allerdings interessant anzumerken, dass, obwohl er in der modernen klinischen Praxis häufig für einseitigen Kopfschmerz eingesetzt wird, Kopfschmerz nicht als Indikation für diesen Punkt in irgendeinem der wichtigen klassischen Texte erwähnt wird. In Punktkombinationen für Kopf-Wind taucht Gb 43 *Xiaxi* allerdings auf.

Sowohl das *fu* Gallenblase als auch die Gallenblasen-Leitbahn neigen dazu, an feuchter Hitze zu leiden. Es ist ein allgemeines Prinzip der Leitbahnen, am deutlichsten an den *Yang*-Leitbahnen am Bein dargestellt, dass die Punkte, die nahe am Knie lokalisiert sind (besonders die *he*-Meerpunkte), die inneren *fu* behandeln und die mehr distalen Punkte (speziell die *ying*-Quell und *jing*-Flusspunkte) Erkrankungen der Leitbahn behandeln. Während er daher nicht für feuchte Hitze anwendbar ist, die das *fu* Gallenblase beeinträchtigt, stellt Gb 43 *Xiaxi*, passend zu seiner distalen Lokalisation, einen wichtigen Punkt für feuchte Hitze (in der Regel in Verbindung mit *Qi*-Stagnation) dar, die die Leitbahn blockiert und damit zu Schwellungen in unterschiedlichen Bereichen des Körpers führt. Im Bereich des Oberkörpers ist er für Schwellungen der Wange oder der submandibulären Region indiziert. Im Brustkorbbereich ist er in der Lage, Schmerzen des Brustkorbs und der lateralen Rippenregion, Mamma-Abszesse und sezernierende Mamma-Abszesse zu behandeln (dies spiegelt sowohl den Verlauf der tendino-muskulären Leitbahn der Gallenblase zu den Brüsten als auch die enge Verbindung zwischen der mit der Gallenblase gekoppelten Leber-Leitbahn und den Brüsten wider).

Im unteren Körperbereich kann er für Feuchtigkeit und Hitze, die nach unten sinkt und zu Schwellungen der Knie, Zehen oder des Fußrückens und feuchten Erosionen und Rissen zwischen den Zehen führt, eingesetzt werden.

PUNKTKOMBINATIONEN

- Kopf-Wind: Gb 43 *Xiaxi*, LG 23 *Shangxing*, LG 21 *Qianding*, LG 20 *Baihui*, Dü 5 *Yanggu*, Di 4 *Hegu*, 3E 1 *Guanchong* und Bl 60 *Kunlun (Great Compendium)*.
- Eingeschränktes Hören und Taubheit: Gb 43 *Xiaxi*, 3E 21 *Ermen*, Gb 20 *Fengchi*, Gb 2 *Tinghui* und Dü 19 *Tinggong (Great Compendium)*.
- Schmerzen der submandibulären Region, die zu Tinnitus und erschwertem Hören führt: Gb 43 *Xiaxi*, Dü 4 *Wangu*, Dü 5 *Yanggu*, Dü 9 *Jianzhen* und Gb 44 *Zuqiaoyin (Thousand Ducat Formulas)*.
- Schwellung der submandibulären Region mit Kiefersperre: Gb 43 *Xiaxi* und Dü 5 *Yanggu (One Hundred Symptoms)*.
- Schwellung und säbelartige Geschwüre der Axilla: Gb 43 *Xiaxi*, Gb 38 *Yangfu* und Le 3 *Taichong (Thousand Ducat Formulas)*.

- Abszess, Ulzeration und Schwellung der Mammae: Gb 43 *Xiaxi* und Mi 18 *Tianxi* (*Thousand Ducat Formulas*).
- Schmerzen und Verhärtung des Hypogastriums: Gb 43 *Xiaxi* und Gb 26 *Daimai* (*Supplementing Life*).
- Schmerzen des lateralen Anteils des Knies: Gb 43 *Xiaxi* und Gb 34 *Yanglingquan* (*Thousand Ducat Formulas*).
- Die fünf Arten der Hämorrhoiden: Gb 43 *Xiaxi*, Bl 40 *Weizhong*, Bl 57 *Chengshan*, Bl 58 *Feiyang*, Gb 38 *Yangfu*, Ni 7 *Fuliu*, Le 3 *Taichong*, KG 6 *Qihai*, KG 1 *Huiyin* und LG 1 *Changqiang* (*Great Compendium*).

GB 44 *ZUQIAOYIN*

足竅陰

Yin-Öffnung des Fußes

jing-Brunnenpunkt und Metallpunkt der Gallenblasen-Leitbahn

LOKALISATION

Auf dem dorsalen Bereich der vierten Zehe, auf der Verbindung der Linie zwischen der lateralen Begrenzung des Nagels und der Nagelbasis, ca. 0.1 *cun* von der Nagelecke entfernt.

NADELUNG

Senkrecht oder schräg, Richtung proximal, 0.1 - 0.2 *cun* oder bluten lassen.

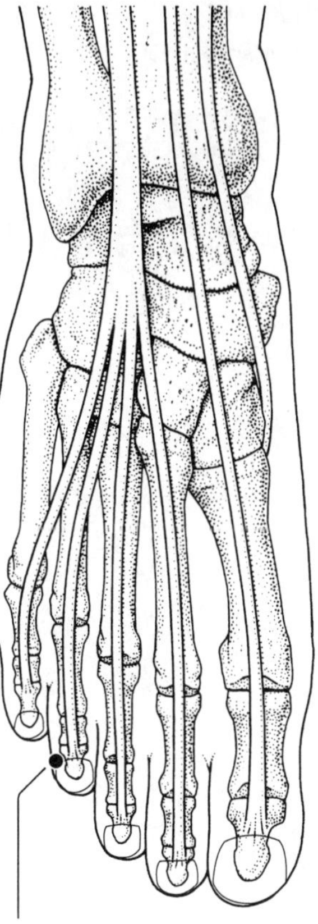

Gb 44 *Zuqiaoyin*

WIRKUNGEN

Klärt Hitze und unterstützt den Kopf
Unterstützt den Brustkorb und die laterale Rippenregion
Beruhigt den Geist

INDIKATIONEN

- Kopfschmerz, Kopfschmerzen mit Agitation, stechende Kopfschmerzen, Schwindel, plötzliche Taubheit, Tinnitus, Rötung, Schwellung und Schmerzen der Augen, Schmerzen des äußeren Kanthus, schmerzhaftes Stauungssyndrom des Halses, Steifheit der Zunge oder gerollte Zunge mit trockenem Mund, Steifheit der Zunge mit Unfähigkeit zu sprechen.
- Schmerzen der lateralen Rippenregion, Schmerzen der lateralen Rippenregion mit Husten und Unfähigkeit Atem zu holen, Alpträume, Insomnie, Somnolenz, Agitiertheit und Hitze der Hände und der Füße, unregelmäßige Menstruation, fieberhafte Erkrankung, fehlendes Schwitzen.
- Verkürzte Sehnen, Verkürzung der Sehnen der vier Extremitäten, Unfähigkeit den Ellenbogen zu heben.

KOMMENTAR

Der Name von Gb 44 *Zuqiaoyin* (*Yin*-Öffnung des Fußes) soll sich auf seine Fähigkeit beziehen, Erkrankungen der Sinnesorgane in Verbindung mit den fünf *zang* zu behandeln, nämlich der Augen (Leber), der Ohren (Nieren), der Zunge (Herz), des Mundes (Milz) und der Nase (Lunge). Tatsächlich tauchen für alle diese Bereiche mit Ausnahme der Nase klassische Indikationen auf. In dieser Hinsicht spiegelt Gb 44 *Zuqiaoyin* im unteren Körperbereich den Punkt Gb 11 *Touqiaoyin* (*Yin*-Öffnung des Kopfes) im Oberkörperbereich wider.

Gb 44 *Zuqiaoyin* ist der *jing*-Brunnenpunkt und daher der distalste Punkt der Gallenblasen-Leitbahn. *Spiritual Pivot*[23] besagt: „Für Erkrankungen des Kopfes wählt man Punkte an den Füßen." Gb 44 *Zuqiaoyin* wurde lange von einer Zahl klassischer Quellen für Erkrankungen angeführt, die dadurch entstehen, dass Feuer in der Gallenblase nach oben steigt und den Kopf stört oder äußere Wind-Hitze den Kopf angreift und damit zu Symptomen wie Kopfschmerzen, Kopfschmerzen mit Agitiertheit, plötzlicher Taubheit, Tinnitus, Schwindel, geschwollenen, roten und schmerzhaften Augen und schmerzhaftem Stauungssyndrom des Halses führt. Als letzter und damit dynamischster Punkt der Leitbahn ist Gb 44 *Zuqiaoyin* besonders dann indiziert, wenn diese Zustände schwer und akut sind.

Classic of Difficulties[24] stellt fest, dass die *jing*-Brunnenpunkte ein „Völlegefühl unter dem Herzen" behandeln. Während sich der Bereich „unter dem

Herzen" konkret auf die Spitze des Epigastriums bezieht, behandelt Gb 44 *Zuqiaoyin*, wie viele der *jing*-Brunnenpunkte, Stagnation und Völlegefühl in der gesamten Brustkorbregion. Wenn es zu einer Leber-*Qi*-Stagnation im Brustkorb und der lateralen Rippenregion kommt, können Druckgefühl und Schmerzen entstehen. Gb 44 *Zuqiaoyin* ist der Metallpunkt der Gallenblasen-Leitbahn und sein Gebrauch wurde in Klassikern wie *Systematic Classic of Acupuncture and Moxibustion* und *Great Compendium of Acupuncture and Moxibustion* bei Schmerzen der lateralen Rippenregion mit Husten und Unfähigkeit Atem zu holen hervorgehoben. Zu diesen Symptomen kommt es, wenn Leber-*Qi* oder Leber-Feuer in die Lunge eindringen (Holz beleidigt Metall).

Die Gallenblasen-Sonderleitbahn verbindet sich mit dem Herzen, und Holz ist die „Mutter" des Feuers. Feuer in der Gallenblase kann sich daher leicht auf das Herz übertragen und den Geist stören (Erkrankungen der Mutter beeinflussen das Kind). Zusammen mit vielen anderen *jing*-Brunnenpunkten zeigt sich Gb 44 *Zuqiaoyin* wirksam, um den Geist zu beruhigen und Erkrankungen des Schlafs wie Insomnie und Alpträume zu behandeln. Bei der Besprechung von Gb 44 *Zuqiaoyin* besagt *Investigation into Points along the Channels*: „Bei Somnolenz wegen Hitze in der Gallenblase sediere ihn, bei Insomnie durch Kälte in der Gallenblase tonisiere ihn."

Schließlich scheint Gb 44 *Zuqiaoyin*, im Gegensatz zur Mehrzahl der *jing*-Brunnenpunkte der zwölf Leitbahnen, in den Hauptklassikern nicht zur Wiederherstellung des Bewusstseins indiziert zu sein.

PUNKTKOMBINATIONEN

- Stechende Kopfschmerzen mit Unfähigkeit sich zu bewegen: Gb 44 *Zuqiaoyin* und LG 18 *Qiangjian* (*Thousand Ducat Formulas*).
- Taubheit: Gb 44 *Zuqiaoyin* und 3E 1 *Guanchong* (*Spiritual Pivot*).
- Schmerzhaftes Stauungssyndrom des Halses, gerollte Zunge und trockener Mund: Gb 44 *Zuqiaoyin*, 3E 1 *Guanchong* und Dü 1 *Shaoze* (*Thousand Ducat Formulas*).
- Fehlendes Schwitzen: Gb 44 *Zuqiaoyin*, Ni 7 *Fuliu*, Pe 3 *Quze*, Lu 10 *Yuji*, Dü 1 *Shaoze*, LG 23 *Shangxing*, Le 8 *Ququan*, Bl 60 *Kunlun* und Gb 43 *Xiaxi* (*Great Compendium*).
- Kontraktion und Unfähigkeit den Arm und Ellenbogen zu strecken: Gb 44 *Zuqiaoyin* und Di 10 *Shousanli* (*Supplementing Life*).

Fußnoten

1 *Spiritual Pivot* Kapitel 9 und *Essential Questions* Kapitel 70.
2 *Spiritual Pivot* Kapitel 9 und *Essential Questions* Kapitel 70.
3 *Classic of Difficulties* 29th Difficulty.
4 *Essential Questions* Kapitel 39.
5 *Fu Qing-zhu's Gynaecology*, Blue Poppy Press, Seite 164.
6 *Essential Questions* Kapitel 8.
7 *Spiritual Pivot* Kapitel 65.
8 *Extra Treatise Based on Investigation & Inquiry*, eine Übersetzung von *Zhu-Dan-xi's Ge Zhi Yu Lun* von *Yang Shou-Zhong & Duan Wu-jin*, Blue Poppy Press, 1994.
9 *Ma Dan-yang* war der Urheber von *Song of the Eleven Heavenly Star Points*. Das Werk erschien erstmals im 12. Jahrhundert n. Chr. *Classic of the Jade Dragon* in Druck. *Xu Feng* nahm diesen Text in seine Arbeit *Complete Collection of Acupuncture and Moxibustion* auf und ergänzte einen zwölften Punkt, Le 3 *Taichong*.
10 *Essential Questions* Kapitel 17.
11 *Spiritual Pivot* Kapitel 4.
12 *Spiritual Pivot* Kapitel 5.
13 *Essential Questions* Kapitel 6.
14 *Spiritual Pivot* Kapitel 44.
15 Zitiert in *Chinese Acupuncture and Moxibustion*, Foreign Languages Press, Peking.
16 *Spiritual Pivot* Kapitel 5.
17 *Essential Questions* Kapitel 6.
18 *Spiritual Pivot* Kapitel 6.
19 *Essential Questions* Kapitel 43.
20 *Spiritual Pivot* Kapitel 5.
21 *Essential Questions* Kapitel 6.
22 *Classic of Difficulties* 68th Difficulty.
23 *Spiritual Pivot* Kapitel 9.
24 *Classic of Difficulties* 68th Difficulty.

足厥陰肝經

DIE LEBER-LEITBAHN DES FUSS-*JUEYIN*

DIE LEBER-LEITBAHN DES FUSS-*JUEYIN*

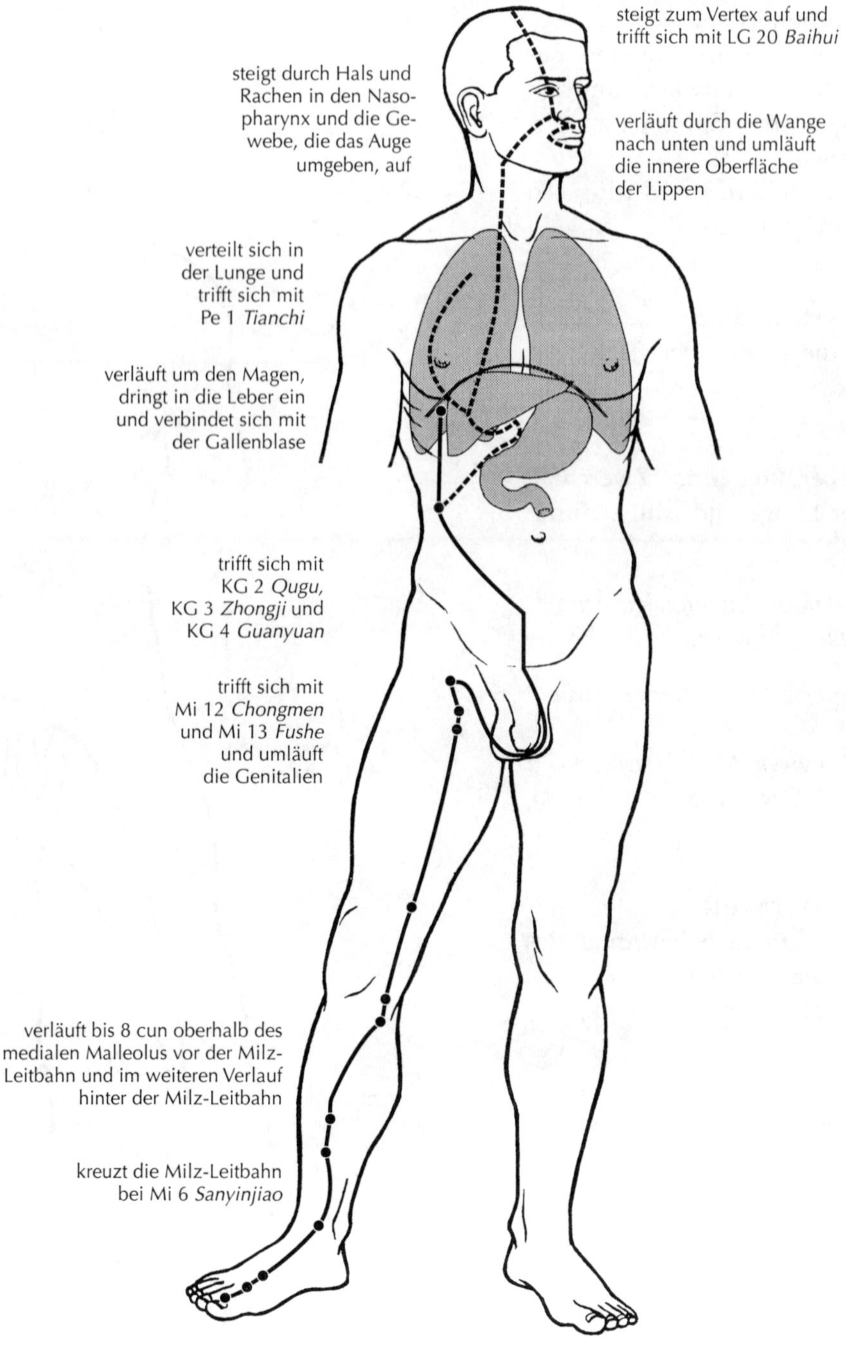

DIE LEBER-HAUPTLEITBAHN

- entspringt am lateralen Anteil des Großzehenrückens bei Le 1 *Dadun*, verläuft über den Fuß zu Le 4 *Zhongfeng*, 1 *cun* vor dem medialen Malleolus,
- verläuft entlang des medialen Aspektes des Unterschenkels nach oben, kreuzt die Milz-Leitbahn bei Mi 6 *Sanyinjiao* und verläuft bis zu einem Bereich 8 *cun* oberhalb des Malleolus medialis vor der Milz-Leitbahn, kreuzt sie dann, verläuft hinter der Milz-Leitbahn aufwärts zum Knie und zum medialen Anteil des Oberschenkels,
- verläuft über Mi 12 *Chongmen* und Mi 13 *Fushe* zum Schambereich, umläuft die Genitalien, steigt dann aufwärts, um in den Unterbauch einzudringen; dort kreuzt sie das Konzeptionsgefäß bei KG 2 *Qugu*, KG 3 *Zhongji* und KG 4 *Guanyuan*,

- verläuft weiter aufwärts, umläuft den Magen, bevor sie in die Leber eindringt und sich mit der Gallenblase verbindet,
- kreuzt das Zwerchfell und verteilt sich in der Rippenregion und im Hypochondrium,
- läuft entlang des Halses und des hinteren Rachenanteils zum Nasopharynx aufwärts, um sich mit den das Auge umgebenden Geweben zu verbinden (das „Augensystem"),
- verläuft über die Stirn zum Vertex und trifft sich bei LG 20 *Baihui* mit dem Lenkergefäß.

Ein Ast
- verläuft vom Augensystem durch die Wange abwärts und umläuft die innere Oberfläche der Lippen.

Ein anderer Ast
- trennt sich von der Leber, kreuzt das Zwerchfell und verteilt sich in der Lunge und trifft sich mit Pe 1 *Tianchi*.

Die Leber-Hauptleitbahn verbindet sich mit folgenden zangfu: Leber, Gallenblase, Lunge, Magen.

Die Leber-Hauptleitbahn trifft sich mit anderen Leitbahnen an folgenden Punkten:
Mi 6 *Sanyinjiao*, Mi 12 *Chongmen*, Mi 13 *Fushe*, KG 2 *Qugu*, KG 3 *Zhongji*, KG 4 *Guanyuan*, Pe 1 *Tianchi*, LG 20 *Baihui*.

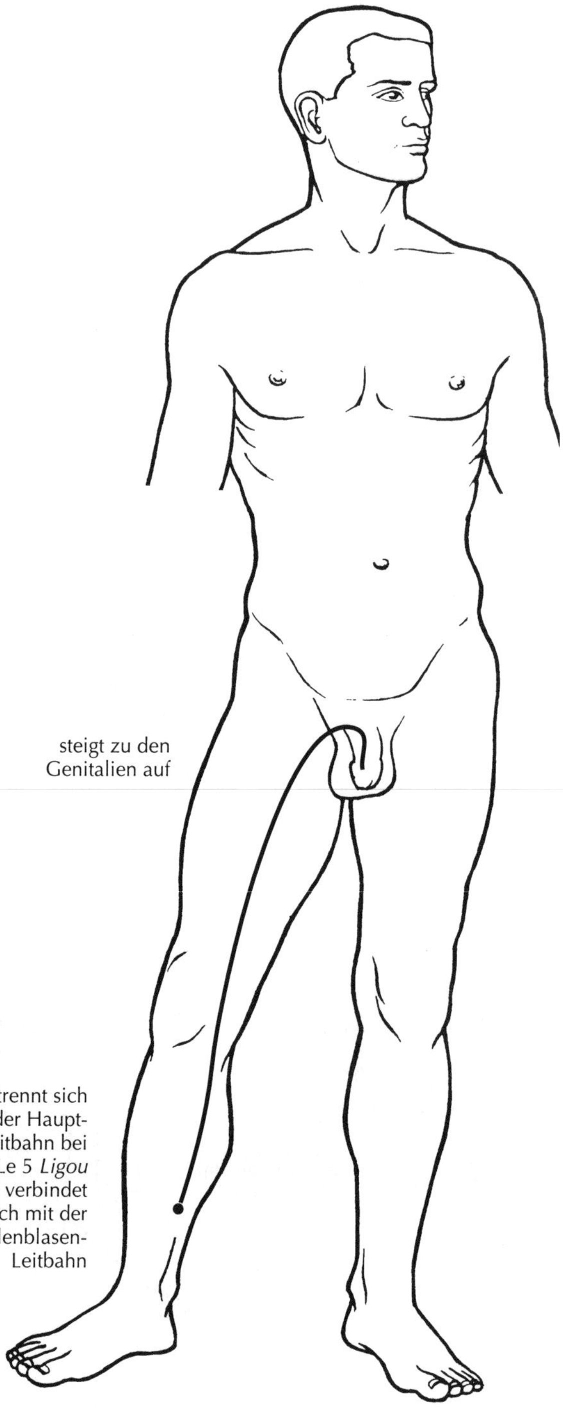

Die Leber-Verbindungsleitbahn

DIE LEBER-VERBINDUNGSLEITBAHN

- trennt sich bei Le 5 *Ligou* am medialen Anteil des Unterschenkels von der Hauptleitbahn,
- verbindet sich mit der Gallenblasen-Leitbahn,
- steigt zu den Genitalien auf.

DIE LEBER-SONDERLEITBAHN

- trennt sich von der Hauptleitbahn am Fußrücken,
- steigt zur Darmregion auf, wo sie sich mit der Gallenblasen-Hauptleitbahn verbindet.

DIE TENDINO-MUSKULÄRE LEITBAHN DER LEBER

- entspringt am Großzehenrücken und verläuft aufwärts, um sich am vorderen Anteil des Malleolus medialis zu vernetzen,
- verläuft entlang des medialen Anteils der Tibia, um sich am Epicondylus medialis zu vernetzen,
- verläuft entlang der medialen Oberschenkelanteile aufwärts zu den Genitalien, wo sie sich mit anderen tendino-muskulären Leitbahnen verbindet.

PATHOLOGISCHE SYMPTOME DER TENDINO-MUSKULÄREN LEITBAHN DER LEBER

Großzehenverstauchung, Schmerzen vor dem Malleolus medialis, Schmerzen der medialen Knieanteile, Spasmen und Schmerzen des medialen Oberschen-

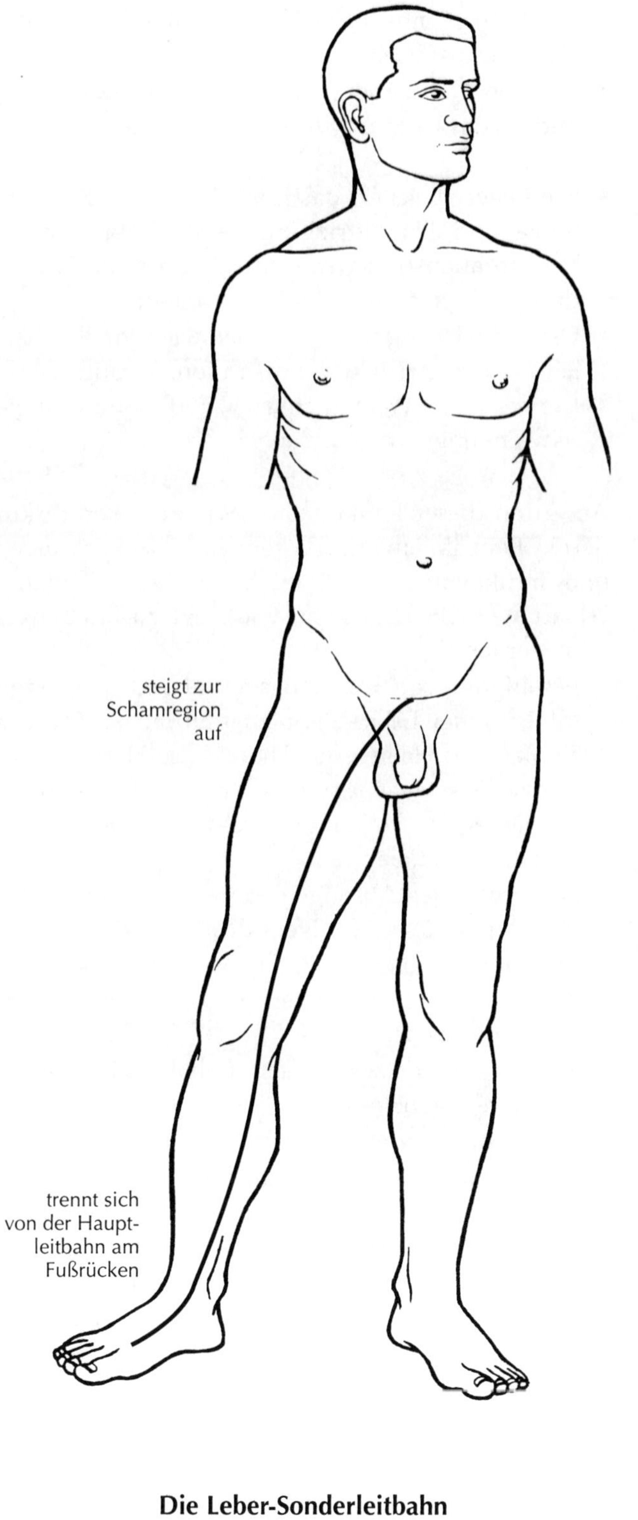

Die Leber-Sonderleitbahn

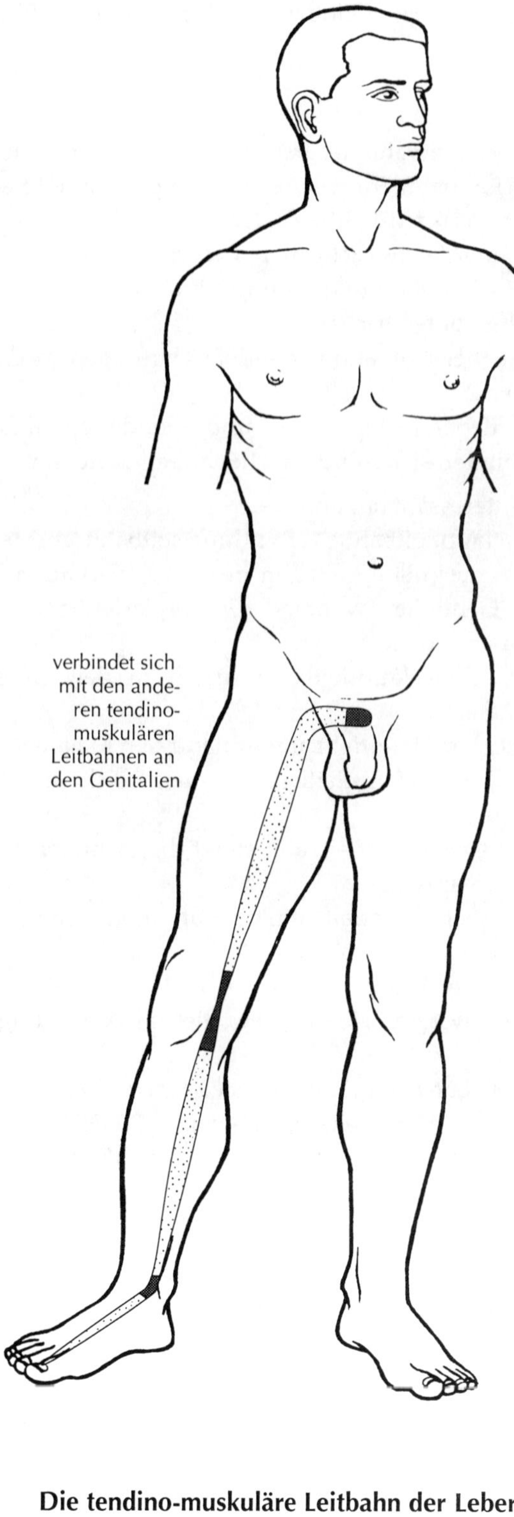

Die tendino-muskuläre Leitbahn der Leber

kelanteils, Dysfunktionen der Genitalien (bei einer inneren Schädigung liegt eine Unfähigkeit zur Erektion vor, bei einer Schädigung durch Kälte kommt es zu einer Retraktion der Genitalien, bei einer Schädigung durch Hitze findet sich eine anhaltende Erektion).

DISKUSSION

Die Leber-Leitbahn des Fuß-*jueyin* ist mit der Gallenblasen-Leitbahn innen-außen-gekoppelt und bildet mit der Perikard-Leitbahn der Hand-*jueyin* entsprechend der Sechs Schichten-Theorie ein Paar. Die Leber-Gallenblasen-Beziehung wird durch folgende Tatsachen unterstrichen:

- Die Leber-Leitbahn verbindet sich mit dem *fu* Gallenblase.
- Die Leber-Verbindungs- und -Sonderleitbahnen verbinden sich mit der Gallenblasen-Leitbahn.

Es ist interessant anzumerken:

- Die Hauptleitbahn, Verbindungsleitbahn und tendino-muskuläre Leitbahn der Leber verlaufen zu den Genitalien während die Sonderleitbahn zur Schamregion aufsteigt.
- Die Leber-Hauptleitbahn dringt in den Unterbauch ein.
- Die Leber-Hauptleitbahn umläuft den Magen.
- Die Leber-Hauptleitbahn verteilt sich in der Lunge.
- Die Leber-Hauptleitbahn steigt direkt hinter dem Rachen aufwärts.
- Die Leber-Hauptleitbahn verläuft durch den Nasopharynx.
- Die Leber-Hauptleitbahn verbindet sich mit dem Augensystem (die Gewebe, die das Auge umgeben).
- Die Leber-Hauptleitbahn steigt zum Vertex auf und kreuzt das Lenkergefäß bei LG 20 *Baihui*, dem höchsten Punkt, der von jeder *Yin*-Leitbahn erreicht wird.

Die Leber hat fünf Hauptfunktionen:

- Speicherung des Blutes.
- Verteilung (Aufrechterhaltung des freien Flusses) des *Qi*.
- Kontrolle der Sehnen.
- Öffnung in die Augen.
- Manifestierung in den Nägeln.

Ergänzend:

- Das *zang* Leber gehört zur Wandlungsphase Holz und korrespondiert mit Wind.
- Die Leber kontrolliert das Aufsteigen und im Falle einer Disharmonie kann ihr *Qi* übermäßig aufsteigen.
- Der Leber ist das *ming men* Feuer anvertraut, das im Falle einer Disharmonie als pathologische Hitze nach oben aufflammt.
- Der freie Leber-*Qi*-Fluss unterstützt die *Qi*-Bewegung der *zangfu*, im Besonderen das Absenken des Lungen- und Magen-*Qi* und den Aufwärtsfluss des Milz-*Qi*.
- Die freifließende Funktion der Leber unterstützt die *Qi*-Transformationsfunktion der Blase.
- Die Leber beherbergt die ätherische Seele (*hun*) und als das Holz *zang* ist sie die „Mutter" des Herzens.
- Die Leber speichert das Blut, das in das Konzeptions- und Durchdringungsgefäß fließt und zu Menstruationsblut wird. Ihr *Qi* ist verantwortlich für den sanften Fluss der Menstruation.
- Die Leber ist eng mit Emotionen wie Wut, Reizbarkeit, Launenhaftigkeit, Frustration, Verstimmung, Depression, Weinerlichkeit und Stimmungsschwankungen verbunden.

Aufgrund dieser Funktionen sowie der oben diskutierten Leitbahnenverläufe können viele Wirkungen und Indikationen der Punkte der Leber-Leitbahn erklärt werden. Dies kann wie folgt zusammengefasst werden:

- Beseitigung von Spannungsgefühl und Schmerzen infolge einer Leber-*Qi*-Stagnation im Bereich des Kopfes, des Halses, des Thorax, des Herzens, der Lunge, des Magens, des Abdomen, der lateralen Rippenregion, des unteren Abdomen, der Därme und der Genitalien.
- Förderung des Absteigens des Magen- und Lungen-*Qi* und des Aufsteigens des Milz-*Qi*.
- Beruhigung inneren Windes und von aufsteigendem *Yang* mit Kopfschmerzen, Schwindel, Epilepsie, Spasmen etc.
- Kühlung von Leber-Feuer, unabhängig welche Körperregion betreffend.
- Unterstützung der Augen.
- Behandlung von Erkrankungen mit Schmerzen und Schwellung der äußeren Genitalien (besonders bei Männern) sowie Samenverluste, Ejakulationsstörungen, Priapismus und Impotenz.
- Regulierung der Menstruation und des Menstruationszyklus.
- Behandlung von *shan*-Erkrankungen (eine breite Kategorie, die Hernien, Genitalschwellung und Schmerzen, schwere Schmerzen des Unterbauchs umfasst).
- Behandlung von Miktionsstörungen wie Harnretention, schmerzhafte Miktionsdysfunktion, Inkontinenz, häufige Miktion etc.
- Behandlung von Lumbalschmerzen.
- Behandlung psychoemotionaler Störungen infolge eines Leber-Blutmangels, einer Leber-*Qi*-Stagnation oder eines Leber-Feuers, die zu einer Störung der ätherischen Seele und des Geistes führen.

LE 1 *DADUN*

大敦

Großes Dickes

jing-Brunnenpunkt und Holzpunkt der Leber-Leitbahn

LOKALISATION

Auf der Dorsalseite der großen Zehe, auf der Verbindung der Linien, die entlang der lateralen Nagelgrenze und der Nagelbasis gezogen werden, ca. 0.1 *cun* von der Nagelecke entfernt.

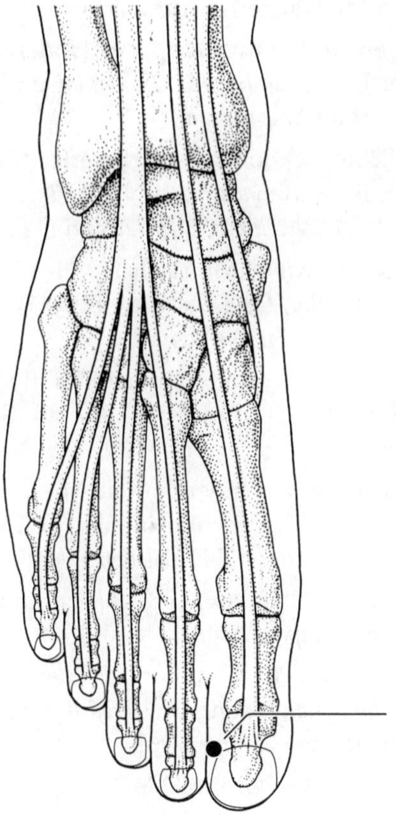

ANMERKUNG ZUR LOKALISATION

Einige Quellen (einschließlich *Spiritual Pivot*) lokalisieren diesen Punkt auf der Dorsalseite der große Zehe, in der Mitte zwischen der lateralen Nagelecke (d. h. oben angegebene Lokalisation) und dem Interphalangealgelenk, 0.4 *cun* proximal der Nagelecke.

NADELUNG

Senkrecht oder schräg proximalwärts 0.1 – 0.2 *cun* oder bluten lassen.

WIRKUNGEN

Reguliert das *Qi* im unteren *jiao*

Behandelt *shan*-Erkrankungen und lindert Schmerzen

Unterstützt die Genitalien und harmonisiert die Miktion

Reguliert das Leber-*Qi* und stoppt Menstruationsblutungen

Stellt das Bewusstsein wieder her und beruhigt den Geist

INDIKATIONEN

- *shan*-Erkrankungen, plötzliche *shan*-Erkrankungen, die sieben Arten der *shan*-Erkrankungen, hypogastrische Schmerzen, Schmerzen des Nabels, abdominelle Blähung und Schwellung, Obstipation, Hitze des Unterbauchs.
- Schwellung und Schmerzen der Genitalien, Schmerzen der Glans penis, Retraktion der Genitalien, Schwellung der Hoden.
- Schmerzhafter Harnverhalt, Blut im Urin, schmerzhafte Miktionsdysfunktion, die fünf Typen der schmerzhaften Miktionsdysfunktion, Enuresis, häufige Miktion.
- Unregelmäßige Menstruation, anhaltende Uterusblutung, Menorrhagie, Metrorrhagie, Uterusprolaps.
- Epilepsie, Bewusstseinsverlust durch Wind-Apoplex, Bewusstseinsverlust, akuter und chronischer kindlicher Schreck-Wind, übermäßiger Schrecken und wenig Kraft, große Angst, als ob er Geister sieht, Manie-Depression, Sorgen und Bedrücktheit, bitterer Mundgeschmack, Seufzen, Somnolenz, plötzlicher Herzschmerz, Tetanie, anhaltendes Nasenbluten, übermäßiges Schwitzen.

KOMMENTAR

In *Song of the Jade Dragon* heißt es: „Für die sieben Arten der *shan*-Erkrankung wähle Le 1 *Dadun*." In *Essential Questions*[1] heißt es: „Wenn der pathogene Faktor im Fuß-*jueyin luo* verbleibt, führt dies zu der Entwicklung eines plötzlichen Schmerzes im Sinne einer *shan*-Erkrankung; nadele oberhalb des Nagels der Großzehe." *Shan*-Erkrankungen sind eine breit gefächerte Kategorie, die Hernien-, Genitalschwellung und -schmerzen und schwere Schmerzen des Unterbauchs mit einschließen. Die häufigsten Muster dieser Erkrankungen beinhalten *Qi*-Stagnation, Kälte-Akkumulation in der Leber-Leitbahn, feuchte Hitze, traumatische Schädigung und Leere. Le 1 *Dadun* ist der *jing*-Brunnenpunkt der Leber-Leitbahn, die die Genitalien umläuft und in den Unterbauch eindringt. Er ist ein wichtiger Punkt, um das *Qi* in diesen Bereichen zu regulieren und der bedeutendste distale Punkt zur Behandlung jedes Musters von *shan*-Erkrankung; als *jing*-Brunnenpunkt ist er besonders bei schwerwiegenden Zuständen mit akuten und plötzlichen Schmerzen geeignet. Sowohl in *Yellow Emperor's Inner Classic* als auch in späteren Texten wie *Great Compendium of Acupuncture and Moxibustion* wird eine Überkreuz-Nadelung an Le 1 *Dadun* empfohlen; dabei wird eine Nadelung von Le 1 *Dadun* links für rechtsseitige *shan*-Erkrankungen und umgekehrt empfohlen.

Durch seine *Qi*-regulierende Wirkung auf den unteren *jiao* ist Le 1 *Dadun* auch für eine Vielzahl von Störungen der Miktion und der Menstruation indiziert. Bezüglich der Miktion ist anzumerken, dass alle distalen Punkte der Leber-Leitbahn in den klassischen Texten für eine Vielzahl von Miktionsstörungen hervorgehoben werden. Dies kann in gewissem Rahmen dadurch erklärt werden, dass die Funktion des freien Fließens der Leber die *Qi*-transformierende Funktion der Blase unterstützt und deshalb eine Leber-*Qi*-Stagnation, eine feuchte Hitze in der Leber oder ein Leber-Feuer jeweils den sanften Fluss des Urins beeinträchtigen können und damit zu erschwerter, dann schmerzhafter Miktion, schmerzhafter Miktionsdysfunktion (besonders *Qi*-schmerzhafte Miktionsdysfunktion) etc. führen können. In der modernen klinischen Praxis werden die Punkte der Leber-Leitbahn häufig zur Behandlung dieser Füllemuster gewählt; es wird jedoch durch Indikationen wie häufiges Wasserlassen, Enuresis und Harninkontinenz deutlich, dass die Leber-Leitbahnen auch in der Behandlung von Leere-Mustern als wirksam angesehen wurden. Dies spiegelt die Fähigkeit der Punkte der Leber-Leitbahn wider, jede Störung im Urogenitalbereich zu regulieren.

Bezüglich der als Indikation angegebenen Menstruationsstörungen ist zu sagen, dass die Leber das Blut speichert. Im Falle, dass sich eine Leber-*Qi*-Stagnation in Hitze umwandelt und in das Blut eindringt, führt dies zu Agitiertheit und energetischer Turbulenz, die sich in einer unregelmäßigen Menstruation, einer anhaltenden Uterusblutung, einer Menorrhagie oder Metrorrhagie äußern kann. Die wichtige Wirkung von Le 1 *Dadun* zur Behebung übermäßiger Blutungen dehnt sich ebenfalls auf Urin im Blut und laut *Sun Si-miao* auf Nasenbluten aus, das häufig eine Folge aufwärts drängender Hitze der Leber ist. Es ist nützlich, die Anwendung von Le 1 *Dadun* mit seinem benachbarten Punkt Mi 1 *Yinbai* zu vergleichen. Während Mi 1 *Yinbai* eine breite Anwendung bei Hämorrhagien durch Milz-*Qi*-Mangel oder Bluthitze hat, wird Le 1 *Dadun* hauptsächlich bei Hämorrhagien infolge von Bluthitze angewandt. Die Ausrichtung von Le 1 *Dadun* auf *shan*-Erkrankungen, Erkrankungen der Genitalien, Erkrankungen der Harnorgane und Uterusblutungen spiegelt seine enge Beziehung zum unteren *jiao* wider. Diesbezüglich ist dieser Punkt gewisserweise eine Ausnahme unter den *jing*-Brunnenpunkten, die meistens Erkrankungen des Kopfes und des Brustraums behandeln.

Schließlich ist Le 1 *Dadun*, in Übereinstimmung mit der Mehrzahl der *jing*-Brunnenpunkte der zwölf Leitbahnen, in Fällen von Kollaps und Epilepsie zur Wiederherstellung des Bewusstseins indiziert, zur Beruhigung des Geistes bei Furcht und Schrecken, bei manisch-depressiven Erkrankungen, Sorgen, Bedrücktheit und Seufzen.

PUNKTKOMBINATIONEN

- Kälte-*shan*-Erkrankung: Le 1 *Dadun* und Ni 6 *Zhaohai (One Hundred Symptoms)*.
- Die sieben Arten der *shan*-Erkrankung: Le 1 *Dadun* und Le 3 *Taichong (Song of Points)*.
- Abdominelles Völlegefühl, das in den Rücken ausstrahlt, einseitige Schwellung und Herabhängen des Hodens: Le 1 *Dadun* (7 Moxakegel) und KG 4 *Guanyuan* (3 Moxakegel) *(Great Compendium)*.
- Herabhängen und Schwellung des Hodens ohne Schmerzen: Le 1 *Dadun*, Ma 29 *Guilai* und Mi 6 *Sanyinjiao (Great Compendium)*.
- Unwillkürliche Erektion mit erschwerter Miktion: Le 1 *Dadun*, Bl 39 *Weiyang* und Ni 10 *Yingu*, Le 14 *Qimen* und Bl 40 *Weizhong* (*Supplementing Life*).
- Enuresis: Le 1 *Dadun*, Mi 11 *Jimen*, He 5 *Tongli*, Bl 28 *Pangguangshu*, Le 3 *Taichong*, Bl 40 *Weizhong* und He 7 *Shenmen* (*Supplementing Life*).
- Die fünf Arten der schmerzhaften Miktionsdysfunktion: Le 1 *Dadun* und Mi 10 *Xuehai (Song of Points)*.
- Die fünf Arten der schmerzhaften Miktionsdysfunktion mit Unfähigkeit zu urinieren: Le 1 *Dadun* und KG 6 *Qihai (Thousand Ducat Formulas)*.
- Uterusprolaps: Le 1 *Dadun*, Le 8 *Ququan* und Ni 6 *Zhaohai (Great Compendium)*.
- Heiße Obstipation, *Qi*-Obstipation: zuerst nadelt man LG 1 *Changqiang*, dann Le 1 *Dadun* und Gb 34 *Yanglingquan (Song of Points)*.
- Somnolenz: Le 1 *Dadun* und Ma 45 *Lidui* (*Supplementing Life*).
- Bewusstseinsverlust: Le 1 *Dadun* und Mi 1 *Yinbai* (*Systematic Classic*).

LE 2 *XINGJIAN*

行間

Vorübergehendes Dazwischentreten

Ying-Quellpunkt und Feuerpunkt der Leber-Leitbahn

LOKALISATION

Auf dem Fußrücken, zwischen der ersten und zweiten Zehe, 0.5 *cun* proximal der Schwimmhaut.

NADELUNG

0.5 - 1 *cun* schräg in Richtung Ferse, oder senkrecht 0.5 – 0.8 *cun*.

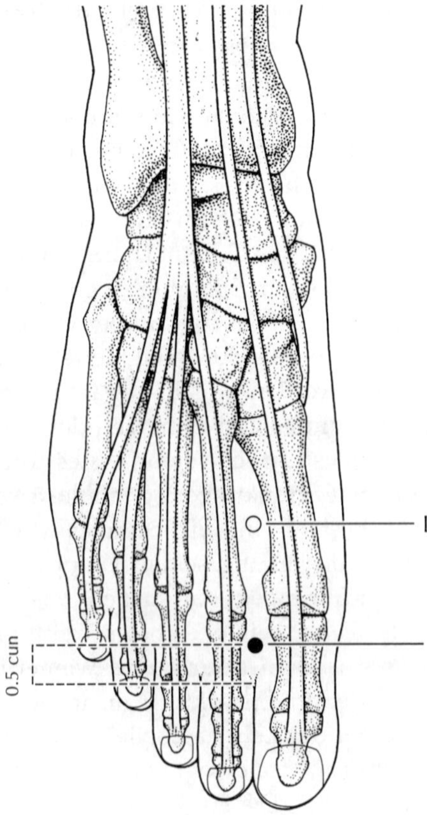

WIRKUNGEN

Klärt Leber-Feuer
Verteilt Leber-*Qi*
Beruhigt Leber-Wind
Klärt Hitze und stoppt Blutungen
Unterstützt den unteren *jiao*

INDIKATIONEN

- Kopfschmerzen, Schwindel, Rötung und Schmerzen der Augen, Tränenfluss, Augenerkrankung.
- Nasenbluten, Durst, brennende Hitze im Gesicht, dunkle grüne Gesichtsfarbe, todesgleiche grüne Farbe.
- Schmerzhaftes Stauungssyndrom des Halses, trockener Hals, Agitiertheit und Durst, Umklammerungsgefühl im Hals, bitterer Mundgeschmack, Hitze im Körper.
- Neigung zu Ärger, Traurigkeit, Schreckhaftigkeit, schließt die Augen und möchte nichts sehen, extremer Schrecken und wenig Kraft, Neigung zu Angst, als ob er Geister sieht, Wahnsinn, Schlaflosigkeit, Palpitationen, Epilepsie, Bewusstseinsverlust, chronischer und akuter kindlicher Schreck-Wind.
- Kontrahierte Sehnen, Wind-Apoplex, Völlegefühl der vier Extremitäten, Abweichung des Mundes, Tetanie, Hypertonie.
- Schmerzen und Juckreiz der Genitalien, Schmerzen des Penis, plötzliche unwillkürliche Erektion, die sieben Arten von *shan*-Erkrankungen, Kälte-*shan*-Erkrankung, schmerzhafte Miktionsdysfunktion, Enuresis, Harnretention, erschwerte Miktion, weiße Trübheit, rote und weiße Leukorrhö, Kälte- oder Feuchtigkeits-(*dong*)Diarrhö, Obstipation, abdominelle Aufblähung.
- Anhaltende Uterusblutung, Menorrhagie, unterdrückte Menstruation, frühe Menstruation, Völlegefühl im Unterbauch, abdominelle *(jia)* Massen bei Frauen, erschwerte Laktation.
- Bluthusten, Erbrechen, Schmerzen des Herzens und der Leber, Spannungsgefühl und Schmerzen im Thorax und der lateralen Rippenregion, Brust- und Rückenschmerzen, Schmerzen unter dem Herzen, häufiges Seufzen, Unfähigkeit den ganzen Tag über tiefer einzuatmen, erschwerte Einatmung, Kurzatmigkeit.
- Kälte-entgegengesetzter Fluss in den vier Extremitäten, Erkrankung mit Auszehrung und übermäßigem Durstgefühl, Malaria, Lotusblumenzunge bei Kindern.
- Lumbalschmerzen mit erschwertem Beugen und Strecken des Rückens, Schwellung des Knies, Schmerzen der inneren Beinanteile, Hitze im Schienbein, Bein-*Qi* mit Rötung und Schwellung, Schmerzen und Schwellung des Ristes.

KOMMENTAR

Die Leber, der das Ministerfeuer anvertraut ist, ist als das „unbezähmbare *zang*" bekannt und steht zu den Energien des Frühjahrs, des Wachstums und Stärke in Beziehung. Obwohl die Leberfunktion des freien Fließens das Absenken und das Aufsteigen des *Qi* aller *zangfu* unterstützt, ist ihre eigene *Qi*-Richtung aufwärts; aufgrund dieser Tatsache gibt es das Sprichwort „die Leber kontrolliert das Aufsteigen". Da ihre Aktivität von Natur aus ungezügelt und stark ist, kommt es leicht zu einer Überhitzung der Leber und das normale Aufsteigen des Leber-*Qi* flammt schnell im Sinne einer Fülle aufwärts. In *Great Compendium of Acupuncture and Moxibustion* heißt es: „Ist die Leber in Fülle, reduziere Le 2 *Xingjian*." Laut *Classic of Difficulties*[2] sind die *ying*-Quellpunkte für „Hitze im Körper" indiziert.

Le 2 *Xingjian*, der *ying*-Quellpunkt und der Feuerpunkt der Leber-Leitbahn ist deshalb der Hauptpunkt auf der Leitbahn und tatsächlich am ganzen Körper indiziert, um Leber-Feuer zu klären und Leber-*Yang* zu senken. Er hat drei Hauptwirkungsbereiche: den Kopf, die Emotionen und den unteren *jiao*.

Die Leber-Hauptleitbahn steigt entlang des Halses und des hinteren Rachenanteils zum Nasopharynx und dann zu den das Auge umgebenden Geweben auf, dann steigt er weiter aufwärts über die Stirn verlaufend und verbindet sich mit LG 20 *Baihui* am Vertex.

Le 2 *Xingjian* wird folglich klinisch häufig verwendet, um Kopfschmerzen, Schwindel, brennende Gesichtsschmerzen, Nasenbluten, schmerzhaftes Stauungssyndrom des Halses und trockenen Hals, rote und schmerzhafte Augen, Tränenfluss und Augenerkrankungen verwendet, die durch zum Kopf aufsteigendes Leber-Feuer verursacht sind. Es ist allerdings interessant anzumerken, dass Kopfschmerzen, Schwindel und Nasenbluten moderne Indikationen sind und in keinem der wichtigen klassischen Akupunkturtexte auftauchen. Aus extremen Leber-Feuer und Leber-*Yang* kann sich ein ungezügelter innerer Wind entwickeln, und Le 2 *Xingjian* kann die Folgen einer solchen Entwicklung wie Epilepsie, Bewusstseinsverlust, kindlicher Schreck-Wind, kontrahierte Sehnen, Wind-Apoplex und Munddeviation behandeln.

In *Spiritual Pivot*[3] heißt es: „Die Leber speichert Blut und das Blut ist die Residenz der ätherischen Seele *[hun]*; besteht ein Leber-*Qi*-Mangel, so findet sich Angst, besteht eine Fülle, so findet sich Ärger", während *Essential Questions*[4] sagt: „Ärger schädigt leicht die Leber." Freie und unblockierte Ausdehnung des Leber-*Qi* steht in einer engen Beziehung zum harmonischen Wechselspiel der sieben Emotionen. Eine Beeinträchtigung jeder dieser Emotionen kann zu einer Leber-*Qi*-Stagnation führen und sich nach einer Zeit in Hitze umwandeln. Gleichzeitig wird eine Leber-*Qi*-Stagnation und weitaus mehr auch das aufflammende Leber-Feuer dazu führen, dass eine Person dazu neigt, Gefühle von Reizbarkeit und Wut zu empfinden. Im Stadium der *Qi*-Stagnation kann die Annahme und Ausdrücken der angemessenen Emotion dazu beitragen das *Qi* zu befreien und die Stagnation zu lösen. Deshalb sagt *Fei Boxiong*: „Der Freude, Wut, Trauer, Angst, Kummer, Furcht und Schrecken kennt jeder Mensch. Freude, der Wut und der Trauer entsprechend der Situation Ausdruck zu geben bedeutet, Emotionen in günstiger Weise ihren Ausdruck zu geben."[5]

Kommt es jedoch zu flammenden Leber-Feuer ist es wie mit einem Feuer mit unbegrenzter Zufuhr an Öl; Ärger und Wut freien Lauf zu lassen, wird nicht nur das Feuer nicht beseitigen, sondern wird es anhaltend schüren und stärken. Gleichzeitig wird die Wut selbst den Körper schädigen; es ist notwendig, dass die übermäßige Emotion gedämpft werden muss und nicht spontan ausgedrückt werden soll. Dies empfiehlt *Cao Tong* aus der *Qing*-Dynastie in *Common Sayings on Gerontology*: „Wenn man mit etwas Wuterregendem konfrontiert ist, sollte man ruhig betrachten, was wichtiger ist, Wut oder Gesundheit. Dieser Vergleich wird einen befähigen, langsam seinen Ärger zu beheben."[6] *Li Yi-ru* aus der *Qing*-Dynastie sagt jedoch: „Von den sieben Emotionen ist die Wut am schwersten zu kontrollieren."

Die Akupunkturbehandlung versucht das Feuer zu unterdrücken und aufzulösen und Le 2 *Xingjian* ist der Hauptpunkt, um aufflammendes Leber-Feuer zu unterdrücken, das Symptome wie Wutanfälle mit rotem Gesicht und Krampfempfindung im Hals zeigt. In *Spiritual Pivot*[7] heißt es: „Bei Wut rebelliert das *Qi* nach oben und staut sich im Thorax." Greifen Leber-Feuer und stagniertes *Qi* den Thorax und die Lungen an, führt dies zu Spannungsgefühl und Schmerzen, Kurzatmigkeit, Seufzen und erschwerter Einatmung. Wenn Leber-Feuer und stagniertes *Qi* auf das Herz übertragen werden, was häufig in der Praxis zu sehen ist, kommt es zu Schmerzen der Leber und des Herzens, ebenso zu schweren Geistesstörungen mit manischen Erkrankungen, Schlaflosigkeit, Palpitationen etc. Besteht ein tief liegendes Muster unterdrückter Wut, das häufig seinen Ursprung in frühen Kindheitserfahrungen hat, haben das stagnierte *Qi* und das Feuer kein geeignetes Ventil und die betroffene Person kann traurig und weinerlich werden. Wut, offen oder versteckt, ist nicht die einzige Emotion, die mit der Leber assoziiert ist; wie in der Aussage in *Spiritual Pivot* betont wird, „gibt es bei Leber-*Qi*-Mangel Furcht". Die Funktionskreise Leber und Gallenblase werden in der chinesischen Kultur mit Entschlussfreudigkeit und Mut assoziiert. Besteht eine Leber-Schwäche insbesondere ein Leber-Blut-Mangel oder eine Person ist nicht in der Lage, ihre Wut anzunehmen, und schließt so ihre Kraft und ihren Mut ein, kann dies zu Furcht und Schrecken und einem Gefühl von mangelnder Stärke führen und ebenso zu einer Tendenz, die Augen zu schließen und „keinen Wunsch zu sehen führen".

Die Leber speichert das Blut und die Leber-Leitbahn läuft mit dem Konzeptionsgefäß im Unterbauch bei KG 2 *Qugu*, KG 3 *Zhongji* und KG 4 *Guanyuan* zusammen. Leber-Feuer kann leicht in das Uterusblut übertragen werden und zu einem heftigen und unkontrollierten Fluss führen, der sich in einer anhaltenden Uterusblutung, Menorrhagie oder einer vorzeitigen Menstruation äußert. Wenn Hitze das Blut verdichtet und zu Stagnation führt oder längerfristig eine Leber-*Qi*-Stagnation besteht, können sich uterine *(jia)* Massen bilden, und es kann zu einer unterdrückten Menstruationsblutung kommen. Störungen des Blutes durch Leber-Feuer können auch zu Bluthusten und Nasenbluten führen.

Die Leber-Leitbahn umläuft die Genitalien und dringt in den Unterbauch ein. Die Leber unterstützt den freien Fluss des *Qi* im ganzen Körper. Besteht eine *Qi*-Stagnation oder eine in Folge auftretendes Feuer oder eine feuchte Hitze im unteren Erwärmer, besonders in der Genitalregion und der Blase, kann es zu einer Vielzahl von Symptomen wie Juckreiz, Schmerzen der Genitalien, plötzlicher unwillkürliche Erektion, schmerzhafter Miktionsdysfunktion, Urinretention, erschwerter und trüber Miktion, Leukorrhö und *shan*-Erkrankung kommen. Wenn eine *Qi*-Stagnation die Gedärme zusammenzieht, kommt es zur Obstipation. In allen diesen Fällen kann man Le 2 *Xingjian* verwenden.

Ein spezieller Zustand, für den Le 2 *Xingjian* indiziert ist, ist das Symptom entgegengesetzten Kälte-Flusses in Händen und Füßen. Dabei sind nur die Hände und Füße kalt und der Körper warm. Dieser kann bei Mustern auftreten, die als „wahre Hitze, falsche Kälte" bekannt sind; dabei verhindert eine im Inneren blockierte Hitze die *Yang-Qi*-Zirkulation in den Extremitäten. Trotz der offensichtlichen Kälte zeigen die anderen Symptome ebenso wie der Puls und die Zunge Hinweise auf Hitze und Stauung. In der klinischen Praxis tritt dieses Symptom eher bei Patienten mit Leber-*Qi*-Stagnation als bei Hitze auf; in diesem Fall behindert die *Qi*-Stagnation die freie *Qi*-Zirkulation in den Extremitäten.

In *Spiritual Pivot*[8] heißt es: „Die Leber regiert die Sehnen"; und Le 2 *Xingjian* wird in vielen klassischen Quellen für Schmerzen der Lumbalregion aufgeführt. Lumbalschmerzen, obwohl sie häufiger einer Nierenschwäche oder einem schmerzhaftem Stauungssyndrom zugeschrieben werden, werden ebenfalls durch eine Leber-*Qi*-Stagnation oder einen Leber-Blutmangel mit einer Kontraktion und mangelnder Flexibilität der Sehnen verursacht.

Die Häufigkeit, mit der jedoch Le 2 *Xingjian* in den klassischen Punktkombinationen für Lumbalschmerzen auftritt, weist eher auf eine empirische Anwendung als auf eine theoretische hin.

Schließlich ist Le 2 *Xingjian* bei Schwellungen des Knies, Schmerzen der inneren Anteile des Beins, Hitze in den Schienbeinen und Schmerzen und Schwellung des Fußristes angezeigt. In *Song of Points for Miscellaneous Diseases* heißt es: „Bei Bein- und Knieschmerzen nadele unbedingt Le 2 *Xingjian.*"

PUNKTKOMBINATIONEN

- Tränenfluss: Le 2 *Xingjian* und LG 24 *Shenting (Supplementing Life).*
- Leber-*Qi*-Nachtblindheit: Le 2 *Xingjian* und Bl 1 *Jingming (One Hundred Symptoms).*
- Trockener Hals mit Verlangen zu trinken: Le 2 *Xingjian* und Le 3 *Taichong* (*Thousand Ducat Formulas*).
- Schmerzen der Leber und des Herzens: Le 2 *Xingjian* und Le 3 *Taichong* (*Thousand Ducat Formulas*).
- Herzschmerzen mit grüner todesähnlicher Gesichtsfarbe, den ganzen Tag unfähig tief einzuatmen, Schmerzen der Leber und des Herzens: Le 2 *Xingjian* und Le 3 *Taichong* (*Systematic Classic*).
- Herzschmerzen: Le 2 *Xingjian* und He 6 *Yinxi* (*Supplementing Life*).
- Schreck-Epilepsie, verrücktes Gehen und Geistesstörung: Le 2 *Xingjian*, LG 8 *Jinsuo*, KG 2 *Qugu* und Ni 10 *Yingu (Thousand Ducat Formulas).*
- Harnverhalt und Penisschmerzen: Le 2 *Xingjian* und Le 8 *Ququan* (*Supplementing Life*).
- Auszehrungserkrankung und Erkrankung mit sehr ausgeprägtem Durst: Le 2 *Xingjian* und Ni 1 *Yongquan (One Hundred Symptoms).*
- Lumbalschmerzen mit Unfähigkeit länger zu stehen oder sich zu bewegen: Le 2 *Xingjian* und Gb 25 *Jingmen* (*Systematic Classic*).
- Lumbalschmerzen, die in das Bein ausstrahlen: Le 2 *Xingjian*, Gb 30 *Huantiao* und Gb 31 *Fengshi (Song of Points).*
- Lumbalschmerzen, mit Unfähigkeit sich zu beugen und zu strecken: Le 2 *Xingjian*, Bl 39 *Weiyang*, Bl 37 *Yinmen*, Mi 3 *Taibai* und Mi 9 *Yinlingquan (Thousand Ducat Formulas).*
- Lumbalschmerzen mit eingeschränkter Beweglichkeit: Le 2 *Xingjian*, Gb 31 *Fengshi* und Bl 40 *Weizhong* (*Glorious Anthology*).
- Unfähigkeit der Beine den Körper zu halten: Le 2 *Xingjian* und Bl 10 *Tianzhu* (*Thousand Ducat Formulas).*

LE 3 *TAICHONG*

太冲

Großes Branden

shu-Bachpunkt, yuan-Quellpunkt und Erdepunkt der Leber-Leitbahn
Ma Dan-yang Himmel-Stern-Punkt

LOKALISATION

Auf dem Fußrücken, in der Vertiefung distal des Kreuzungspunkt des ersten und zweiten Metatarsalknochens.

ANMERKUNG ZUR LOKALISATION

Man fährt mit dem Finger von Le 2 *Xingjian* in den Zwischenraum zwischen dem ersten und zweiten Metatarsalknochen in Richtung Knöchel, bis man in eine betonte Vertiefung vor der Verbindung der Basis des ersten und zweiten Metatarsalknochens gelangt.

NADELUNG

In Richtung Ni 1 *Yongquan* 0.5 – 1.5 *cun.*

WIRKUNGEN

Verteilt das Leber-*Qi*
Unterdrückt Leber-*Yang* und beseitigt Wind
Nährt das Leber-Blut und Leber-*Yin*
Klärt den Kopf und die Augen
Reguliert die Menstruation
Reguliert den unteren Erwärmer

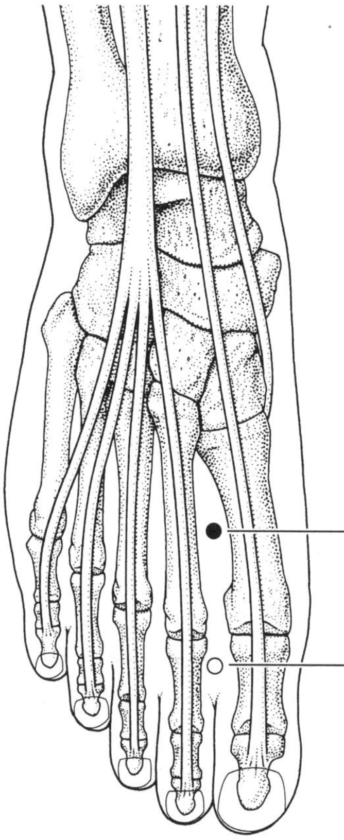

INDIKATIONEN

- Kopfschmerzen, Schwindel, Taubheitsgefühl des Kopfes, Opisthotonus, Kontraktionen der Sehnen, der Hände und Füße, Epilepsie, kindlicher Schreck-Wind, Munddeviation, Tetanie, Hypertonie.
- Spannung und Schmerzen der lateralen Rippenregion, den ganzen Tag unfähig tiefer einzuatmen, Seufzen, Schwellung der Axilla, Schmerzen der Leber und des Herzens, Herzschmerzen mit saitenförmigem Puls, Spannungsgefühl des Herzens, Brustschmerzen, epigastrische und abdominelle Schmerzen, periumbilikale Schmerzen, Schmerzen und Völlegefühl im Hypogastrium, *shan*-Erkrankung, plötzliche *shan*-Erkrankung bei Kindern, geschwollene Hoden, zurückgezogene Hoden, einseitiges Herabhängen des Hodens, Schmerzen der Genitalien.
- Schlaflosigkeit, leicht ängstlich.
- Unscharfes Sehen, Nebelsehen, Rötung, Schwellung und Schmerzen der Augen.
- Aufgerissene Lippen, Schwellung der Lippen, Spannungsgefühl im Hals, Rachenschmerzen, trockener Hals mit Verlangen zu trinken, innere Hitze mit Durst, niedriges Fieber, todesähnliche grüne Gesichtsfarbe.
- Amenorrhö, unregelmäßige Menstruation, anhaltende Uterusblutung, Uterusprolaps, anhaltendes und massives Schwitzen nach Entbindung, ungenügende Laktation.
- Enuresis, erschwerte Miktion, Harnverhalt, schmerzhafte Miktionsdysfunktion, die fünf Typen der schmerzhaften Miktionsdysfunktion, Leere-Belastungssyndrom mit Ödemen.
- Gelbsucht, Erbrechen, Bluterbrechen, Übelkeit, Obstipation, erschwerte Defäkation, Borborygmus, Diarrhö mit unverdauten Nahrungsbestandteilen, Diarrhö mit dünnen Stühlen, blutige Diarrhö und dysenterische Erkrankungen, Blut im Stuhlgang.
- Abmagerung, Essenzmangel (Samen) bei Männern, Samenverluste, Mangel an *Qi*.
- Lumbalschmerzen, die in den Unterbauch ausstrahlen, Lumbalschmerzen, Schmerzen der inneren und äußeren Knieanteile, Schmerzen des Unterschenkels, Schlaffheit und Schwäche der Beine, Unfähigkeit zu gehen, Kälteempfindung in den Knien und Füßen, kalte Füße, Schmerzen des inneren Malleolus, Ellenbogenschwellung und Kontraktion der fünf Finger.

KOMMENTAR

Le 3 *Taichong* ist der *shu*-Bachpunkt und der *yuan*-Quellpunkt der Leber-Leitbahn. *Spiritual Pivot* empfiehlt in Kapitel 6 die Anwendung der *shu*-Bachpunkte bei Erkrankungen der *zang*. In Kapitel 1 heißt es: „Wenn die fünf *zang* erkrankt sind, wähle [von den] zwölf *yuan*-Quellen [Punkte]." Le 3 *Taichong* ist erwiesenermaßen der wichtigste Punkt der Leber-Leitbahn mit einer ausgesprochenen Wirkungsbreite und kann mit gleicher Wirksamkeit sowohl für Fülle- und Leere-Muster des *zang* Leber und seiner Leitbahn angewendet werden. Der Arzt *Xu Feng* aus der *Ming*-Dynastie betrachtete den Punkt Le 3 *Taichong* für so wichtig, dass er ihn den „Elf-Himmel-Stern-Punkten" von *Ma Dan-yang* hinzufügte, als er diese in seinem Werk *Complete Collection of Acupuncture and Moxibustion* aufführte. Seit dieser Zeit sind diese Punkte als *Ma Dan-yang*'s „Zwölf Himmel-Stern-Punkte" bekannt.

Meister *Zhu Dan-xi* aus dem 14. Jahrhundert sagt: „Die Leber kontrolliert das Ausbreiten und das Ableiten", und „wenn *Qi* und Blut harmonisch fließen, können die zehntausend Erkrankungen nicht auftreten. Wenn es zu Stauung kommt, können alle Erkrankungen entstehen". Die Leberfunktion des Ausbreitens bedeutet, auch wenn die Leber nicht für die *Qi*-Produktion für verantwortlich gehalten wird, dass sie es jedoch ermöglicht, dass der *Qi*-Fluss im Körper frei, leicht, offen, entspannt und ungestaut verläuft. Diese Funktion kann auf drei hauptsächliche Arten beeinträchtigt werden.

Erstens und am häufigsten kann dies geschehen, wenn der spontane Ausdruck jeglicher Emotion, besonders von Wut, blockiert ist. Zweitens ist die Verteilungsfunktion der Leber ein Ausdruck ihres

Yang-Qi, und ein Sprichwort der chinesischen Medizin betont: „Der Körper der Leber ist das *Yin*, während ihre Funktion das *Yang* ist.“ Mit anderen Worten kann man sagen, dass das Leber-*Yang* vom Leber-*Yin* abhängig ist. Eine Leber-*Qi*-Stagnation kann deshalb die Folge eines *Yin*- oder Blutmangels mit mangelnder Befeuchtung und Nährung und damit mangelnder Weichheit der Leber sein. Als Drittes kann die Fähigkeit der Leber, das *Qi* zu verteilen, durch das Vorhandensein pathogener feuchter Hitze blockiert werden. Ein volles Verständnis von Leber-Disharmonien betont auch einen weiteren Punkt, nämlich dass eine Leber-*Qi*-Stagnation die Grundlage der Entwicklung eines jeden anderen Leber-Syndroms sein kann, zum Beispiel durch Umwandlung in Leber-Feuer, darauf folgend einen Verbrauch von *Yin* und dann aufsteigendem Leber-*Yang* oder durch Umwandlung von sowohl Leber-Feuer oder Leber-*Yang* in Wind. Aus diesem Grund sagt man, dass in der Praxis jedes Disharmoniemuster der Leber durch *Qi*-Stagnation begleitet wird.

Wenn das Leber-*Qi* stagniert, kommt es zu Empfindung von Druck, Spannungsgefühlen und Schmerzen, vor allem in den Bereichen, die die Leber-Leitbahn durchlaufen, sowie ihrer innen-außen-gekoppelten Gallenblasen-Leitbahn. *Qi*-Stagnation neigt dazu, herumzuwandern und zu fluktuieren, besonders entsprechend der emotionalen Veränderungen. Sie wird durch Ausdrücken der Emotionen und körperliche Tätigkeit gelindert, da auf diese Weise der *Qi*-Fluss befreit wird. Der Name von Le 3 *Taichong* „Großes Branden“ bezieht sich auf die Funktion des Punktes als großer Durchgangsweg des *Qi*-Flusses in der Leitbahn. Er ist ein Hauptpunkt zur Förderung des Bein-Leber-*Qi*-Flusses und in der Lage, Leber-*Qi*-Stagnation, die zu Spannungsgefühlen und Schmerzen in den verschiedensten Körperteilen führen kann, zu beheben (Kopf, Augen, Hals, Thorax, Herz, Mammae, Epigastrium, Abdomen, laterale Rippenregion, Uterus oder Genitalien).

In *Spiritual Pivot*[10] heißt es: „Die Leber speichert das Blut, das Blut ist die Residenz der ätherischen Seele (*hun*); ist das Leber-*Qi* schwach, entsteht Angst.“ Obwohl dieser Punkt in der modernen klinischen Praxis häufig für emotionale und psychologische Symptome als Folge einer *Qi*-Stagnation wie zum Beispiel Depression, Frustration, angestaute Emotionen, Reizbarkeit, prämenstruelle Spannung, Stimmungsschwankungen, Weinerlichkeit etc. verwendet wird, ist es sehr auffällig, dass mit Ausnahme der Indikation Ängstlichkeit, psychoemotionale Indikationen in den Hauptklassikern fast vollständig fehlen.

Le 3 *Taichong* ist ein wichtiger Punkt, um Leber-*Yang* zu unterdrücken und Leber-Wind zu beruhigen. Leber ist das *zang* der Wandlungsphase Holz und des Windes, und ihr ist das Ministerfeuer anvertraut. Ihr *Qi* ist heftig, stark und aktiv und chinesische medizinische Sprichwörter sagen: „Die Leber regiert das Aufwärtssteigen“, und „die Leber dominiert die physische Bewegung“. Es ist deshalb für die heiße, aggressive, aufsteigende und bewegende Natur der Leber üblich, ihre normalen Grenzen zu überschreiten und sich als aufwärts drängendes Leber-*Yang* zu zeigen oder sich weiter zu aufwärts drängendem Leber-Wind zu entwickeln. Alternativ kann Wind auch durch einen Blutmangel und die dadurch entstehende Leere in den Blutgefäßen auftreten. Typische Symptome für Wind, die den Punkt Le 3 *Taichong* indizieren, sind Kopfschmerzen, Schwindel, Taubheit des Kopfes, kindlicher Schreck-Wind, Tetanie, Epilepsie, Opisthotonus und Munddeviation.

Le 3 *Taichong* ist ebenso wichtig zur Behandlung von Leere-Mustern der Leber. Er fördert die Bildung von Leber-Blut und Leber-*Yin* und nährt die Areale des Körpers, die von der Leber kontrolliert werden, namentlich die Augen, die Sehnen und der Uterus. Leber-*Yin*-Mangel ist die Wurzel eines überaktiven Leber-*Yang*, während Leber-Blut- oder -*Yin*-Mangel häufig die Wurzel für Leber-Wind sind. Le 3 *Taichong* ist in der Lage, Fülle aufzulösen und Leere zu nähren und damit sowohl die Wurzel als auch die Manifestation dieser Krankheitsmuster zu behandeln.

Spiritual Pivot[11] sagt: „Das Leber-*Qi* öffnet sich in die Augen, ist die Leber in Harmonie, sind die Augen in der Lage, die fünf Farben zu unterscheiden.“ *Essential Questions*[12] sagt: „Wenn die Leber Blut erhält, ermöglicht dies das Sehen.“ Le 3 *Taichong* ist bei einer mangelnden Nährung der Augen durch das Leber-Blut oder Leber-*Yin* mit verschwommenem oder geschwächtem Sehen indiziert, aber ebenso für Fülle-Disharmoniemustern wie Leber-Feuer, Leber-*Yang* oder Wind-Hitze in der Leber-Leitbahn mit roten geschwollenen und schmerzhaften Augen oder, wenn Leber-Wind zu pathologischen Augen- oder Augenlidbewegungen führt.

Die Leber-Leitbahn verbindet sich mit dem Gehirn bei LG 20 *Baihui*, dem höchsten Punkt des Körpers, und ist die einzige *Yin*-Leitbahn, die direkt zum obersten Anteil des Kopfes aufsteigt. Le 3 *Taichong* wird deshalb verwendet, um viele Erkrankungen im Kopfbereich zu behandeln, im besonderen Kopfschmerzen und Schwindel infolge von sowohl Fülle- wie Leere-Mustern der Leber. Er ist spezifisch für Vertexkopfschmerzen indiziert, allerdings ist es wert anzumerken, dass weder Kopfschmerzen noch Schwindel in den Indikationen für diesen Punkt in irgendeinem klassischen Hauptwerk gefunden werden können.

Die Leber steht in einer engen Beziehung zum Menstruationszyklus. Die Leber speichert Blut, und ihre Leitbahn dringt in das untere Abdomen ein und verbindet sich mit dem Konzeptionsgefäß bei KG 2

Qugu, KG 3 *Zhongji* und KG 4 *Guanyuan*; allerdings ist die freie Beweglichkeit des Leber-*Qi*, die den sanften Blutfluss ermöglicht, wichtiger für die Menstruation. Die Leber ist so bedeutend für die Menstruation, dass *Ye Tian-shi* sagt: „Die Leber ist das Vor-Himmels-*Qi* der Frauen." Leber-*Qi*-Stagnation, Leber-Feuer oder ein Leber-Blutmangel können zu Störungen wie Amenorrhö, unregelmäßiger Menstruation und anhaltender Uterusblutung führen. Le 3 *Taichong* ist ein wichtiger Punkt zur Behandlung aller dieser Erkrankungen.

Die Leber-Leitbahn verläuft durch die Genitalien und den Unterbauch und steht in einer engen Beziehung zu den Urogenitalorganen. Die normale Ausscheidung des Urins hängt hauptsächlich von den Nieren und der Blase ab, wird jedoch auch von der Verteilungsfunktion der Leber unterstützt. Le 3 *Taichong* ist bei Harnretention, schmerzhafter Miktionsdysfunktion oder erschwerter Miktion bei *Qi*-Stagnation indiziert, aber ebenso bei *shan*-Erkrankungen, Schmerzen der Genitalien und Schwellung oder Retraktion der Hoden. Aufgrund seiner allgemeinen Beziehung zu diesem Areal ist Le 3 *Taichong* ebenso für Leere-Harnwegsmuster wie Enuresis, Harninkontinenz und Ödeme durch Leere-Belastungssyndrom angezeigt. Tatsächlich gibt es andere Indikationen für die Fähigkeit von Le 3 *Taichong*, eine Leere in dieser Region zu tonisieren, zum Beispiel einen Essenz-Mangel (Samen) beim Mann und Samenergüße.

Im Darmbereich führt ein ungenügend freier *Qi*-Fluss zu einer Verhärtung der Stühle, und Le 3 *Taichong* kann bei Obstipation oder erschwerter Defäkation durch *Qi*-Stagnation oder durch stagnierende Hitze verwendet werden. Treten eine Leber-*Qi*-Stagnation und eine Milz-Schwäche gemeinsam auf, kann sich das üblicherweise gesehene klinische Muster von abdominellen Schmerzen und Diarrhö mit dünnen Stühlen, alternierend mit erschwerter Defäkation oder Obstipation zeigen. Le 3 *Taichong* ist ein Hauptpunkt zur Behandlung dieser Muster und kann zum Beispiel mit Le 13 *Zhangmen*, dem *mu*-Alarmpunkt der Milz kombiniert werden. Im mittleren Erwärmer ist Le 3 *Taichong* bei Erbrechen infolge einer Leber-Magen-Disharmonie und Gelbsucht infolge von feuchter Hitze in Leber und Gallenblase indiziert.

Le 3 *Taichong* und Di 4 *Hegu*, jeweils beidseits, sind als die „vier Pforten" bekannt. Diese Kombination erschien erstmalig in *Ode to Elucidate Mysteries*, in der gesagt wird: „Für Kälte und Hitze mit schmerzhafter Obstruktion öffne die vier Pforten." Im weiteren setzt dieser Text voraus, dass die *yuan*-Quellpunkte der sechs *Yang*-Leitbahnen an den vier Pforten an die Oberfläche kommen. Da es ein Grundprinzip der Behandlung schmerzhafter Stauungssyndrome ist, Punkte der *Yang*-Leitbahnen zu wählen, hilft dies zu erklären, warum diese beiden Punkte in der Behandlung von schmerzhaften Stauungssyndromen als wirksam angesehen werden. Folglich wurde die Anwendung dieser Punkte zur Behandlung verschiedenster Erkrankungen mit Schmerzen und Spasmen ausgedehnt. Es handelt sich um eine elegante Punktkombination. Di 4 *Hegu*, an der oberen Extremität, liegt in dem breiten Tal zwischen dem ersten und zweiten Metakarpalknochens, während Le 3 *Taichong*, auf der unteren Extremität, in der weiten Mulde zwischen erstem und zweitem Metatarsalknochen liegt. Di 4 *Hegu* ist der *yuan*-Quellpunkt und gehört zur *yangming*-Schicht, die „voll an *Qi* und Blut ist", während Le 3 *Taichong*, der *shu*-Bachpunkt und *yuan*-Quellpunkt der Leber-Leitbahn, die Funktion der *Qi*-Verteilung hat. Gemeinsam sind sie in der Lage, den *Qi*- und Blutfluss stark zu aktivieren und den freien und weichen Fluss im ganzen Körper sicherzustellen. Schließlich ist Le 3 *Taichong* für eine Vielzahl an Leitbahnenstörungen wie Lumbalschmerzen, Schmerzen und Schwäche der Knie und der Beine, Kälte der Knie und Füße und Kontraktion der fünf Finger indiziert.

PUNKTKOMBINATIONEN

- Rote Augen und Blutung aus Di 20 *Yingxiang* (d. h. Nasenbluten): Le 3 *Taichong*, Gb 15 *Toulinqi* und Di 4 *Hegu (Song of Points)*.
- Verstopfung der Nase, Nasenbluten, belegte Nase und Ausfluss: Le 3 *Taichong* und Di 4 *Hegu (Song of Points)*.
- Lippenschwellung: Le 3 *Taichong* und Ma 16 *Yingchuang* (*Supplementing Life*).
- Eingerissene und blutende Zunge: Le 3 *Taichong*, Pe 6 *Neiguan* und KG 7 *Yinjiao* (*Miscellaneous Diseases*).
- Erosion, Hitze und Trockenheit des Mundes: Le 3 *Taichong*, Pe 8 *Laogong*, Dü 1 *Shaoze* und Di 3 *Sanjian* (*Thousand Ducat Formulas)*.
- Für die meisten Arten akuter Halsschmerzen: zuerst nadelt man LG 20 *Baihui*, dann Le 3 *Taichong*, Ni 6 *Zhaohai* und Mi 6 *Sanyinjiao* (*Ode of Xi-hong*).
- Trockener Hals mit Verlangen zu trinken: Le 3 *Taichong* und Le 2 *Xingjian* (*Thousand Ducat Formulas)*.
- Schmerzen der Leber und des Herzens: Le 3 *Taichong* und Le 2 *Xingjian* (*Thousand Ducat Formulas)*.
- Schmerzen des Herzens mit todesgleicher Grünfärbung des Gesichts, den ganzen Tag unfähig tiefer einzuatmen, Schmerzen der Leber und des Herzens: Le 3 *Taichong* und Le 2 *Xingjian* (*Systematic Classic*).
- Mamma-Schmerzen: Le 3 *Taichong* und Ni 7 *Fuliu* (*Systematic Classic*).

- Schwellung und säbelartige Knoten der Axilla: Le 3 *Taichong*, Gb 43 *Xiaxi* und Gb 38 *Yangfu* (*Thousand Ducat Formulas*).
- Abdominelle Spannung, die zu Rückenschmerzen führt: Le 3 *Taichong* und Mi 3 *Taibai* (*Great Compendium*).
- Schmerzen der Genitalien: Le 3 *Taichong*, Bl 23 *Shenshu*, Bl 52 *Zhishi* und Bl 64 *Jinggu* (*Supplementing Life*).
- Die sieben Arten der *shan*-Erkrankungen: Le 3 *Taichong* und Le 1 *Dadun* (*Song of Points*).
- Profuse und anhaltende Uterusblutung: Le 3 *Taichong*, Ni 8 *Jiaoxin*, Ni 10 *Yingu* und Mi 6 *Sanyinjiao* (*Supplementing Life*).
- Profuse und anhaltende Uterusblutung: Le 3 *Taichong* und Mi 6 *Sanyinjiao* (*Great Compendium*).
- Uterusprolaps: Le 3 *Taichong*, He 8 *Shaofu*, Ni 6 *Zhaohai*, Le 8 *Ququan* (*Great Compendium*).
- Erschwerte Entbindung: Man sediert Le 3 *Taichong* und Mi 6 *Sanyinjiao* und tonisiert Di 4 *Hegu* (*Great Compendium*).
- Rote und weiße Leukorrhö: KG 2 *Qugu* (sieben Moxakegel), Le 3 *Taichong*, KG 4 *Guanyuan*, Ni 7 *Fuliu*, Mi 6 *Sanyinjiao* und Ma 25 *Tianshu* (einhundert Moxakegel) (*Compilation*).
- Erschwerte Defäkation: Le 3 *Taichong*, Bl 33 *Zhongliao*, KG 5 *Shimen*, Bl 57 *Chengshan*, KG 12 *Zhongwan*, Ni 3 *Taixi*, Ni 4 *Dazhong* und Bl 56 *Chengjin* (*Supplementing Life*).
- Diarrhö mit dünnen Stühlen, dysenterische Erkrankung mit Blut in den Stühlen: Le 3 *Taichong* und Le 8 *Ququan* (*Thousand Ducat Formulas*).
- Diarrhö mit dünnen Stühlen: Le 3 *Taichong*, KG 8 *Shenque* und Mi 6 *Sanyinjiao* (*Great Compendium*).
- Die fünf Arten der Hämorrhoiden: Le 3 *Taichong*, Bl 40 *Weizhong*, Bl 57 *Chengshan*, Bl 58 *Feiyang*, Gb 38 *Yangfu*, Ni 7 *Fuliu*, Gb 43 *Xiaxi*, KG 6 *Qihai*, KG 1 *Huiyin* und LG 1 *Changqiang* (*Great Compendium*).
- Blut im Stuhl: Le 3 *Taichong*, Bl 57 *Chengshan*, Ni 7 *Fuliu* und Mi 3 *Taibai* (*Great Compendium*).
- Ödeme durch Leere-Belastungssyndrom: man moxibustiert Le 3 *Taichong* hundert Mal, und moxibustiert außerdem Bl 23 *Shenshu* (*Thousand Ducat Formulas*).
- Enuresis: Le 3 *Taichong*, Mi 11 *Jimen*, He 5 *Tongli*, Le 1 *Dadun*, Bl 28 *Pangguangshu*, Bl 40 *Weizhong* und He 7 *Shenmen* (*Supplementing Life*).
- Erkrankung mit Auszehrung und übermäßigem Durst: Le 3 *Taichong*, Le 2 *Xingjian*, KG 24 *Chengjiang*, M-HN 20 *Jinjin*, M-HN 20 *Yuye*, LG 26 *Renzhong*, KG 23 *Lianquan*, Di 11 *Quchi*, Pe 8 *Laogong*, Mi 5 *Shangqiu*, Ni 2 *Rangu* und Mi 1 *Yinbai* (*Great Compendium*).
- „Bei Kälte und Hitze mit schmerzhafter Obstruktion öffne die vier Pforten" [Le 3 *Taichong* und Di 4 *Hegu*] (*Ode to Elucidate Mysteries*).
- Unerträgliche Schmerzen des Arms, die in Schulter und das Rückgrat ausstrahlen: Le 3 *Taichong* und Di 4 *Hegu* (*Ode of Xi-hong*).
- Schlaffheit der Beine: Le 3 *Taichong*, Gb 34 *Yanglingquan*, Ma 42 *Chongyang* und Gb 40 *Qiuxu* (*Great Compendium*).
- Schwäche der Beine: Moxa auf Le 3 *Taichong*, Ma 45 *Lidui* und Gb 31 *Fengshi* (*Outline of Medicine*).
- Unfähigkeit zu gehen: Le 3 *Taichong*, Ma 36 *Zusanli* und Le 4 *Zhongfeng* (*Ode of the Jade Dragon*).
- Erschwertes Gehen: Le 3 *Taichong* und Le 4 *Zhongfeng* (*Song more Precious Than Jade*).

LE 4 *ZHONGFENG* 中封

Mittleres Siegel

jing-Flusspunkt und Metallpunkt der Leber-Leitbahn

LOKALISATION

Am Knöchel, vor der Erhebung des Malleolus medialis, in einer deutlichen Vertiefung genau medial der Sehne des Musculus tibialis anterior (wenn das Fußgelenk dorsal flexiert ist).

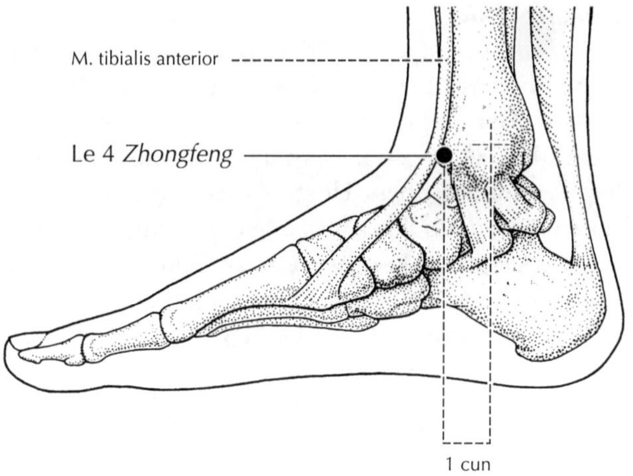

ANMERKUNG ZUR LOKALISATION

a) Es ist wichtig, das Fußgelenk zu beugen (dorsal flexieren), bevor man diesen Punkt lokalisiert (dies geschieht durch Anheben der Zehen in Richtung Schienbein);
b) dieser Punkt wird ebenfalls auf der Mitte zwischen Mi 5 *Shangqiu* und Ma 41 *Jiexi* beschrieben;
c) der Abstand dieses Punktes von der Erhebung des Malleolus medialis wird in den klassischen Quellen unterschiedlich, entweder mit 1 *cun* oder 1.5 *cun*, angegeben.

NADELUNG

Senkrecht 0.3 – 0.5 *cun* oder schräg medialwärts zu Mi 5 *Shangqiu* oder lateralwärts zu Ma 41 *Jiexi*.

WIRKUNGEN

Verteilt das Leber-*Qi* und reguliert den unteren *jiao*
Klärt gestaute Hitze in der Leber-Leitbahn

INDIKATIONEN

- Schmerzen und Retraktion der Genitalien, hypogastrische Schmerzen, *shan*-Erkrankung, Kälte-*shan*-Erkrankung, Samenergüße, Samenergüße durch Leere-Belastungssyndrom, Samenergüße mit Träumen, erschwerte Miktion, die fünf Arten der schmerzhaften Miktionsdysfunktion, Harnretention.
- Schmerzen und Schwellung des Unterbauchs, abdominelle Missempfindung nach dem Essen, periumbilikale Schmerzen, erschwerte Defäkation, kein Verlangen zu essen.
- Grünliche Gesichtsfarbe, Seufzen, Gelbsucht, gelber Körper mit niedrigem Fieber, niedriges Fieber, Malaria, Struma, trockener Hals.
- Lumbalschmerzen, kontrahierte Sehnen, Taubheit des Körpers, verringertes *Qi*, Schweregefühl des Körpers, Schmerzen der medialen Knieanteile, Kälte-Inversion der Füße, Schmerzen und Schwellung des medialen Malleolus.

KOMMENTAR

Le 4 *Zhongfeng* ist der *jing*-Flusspunkt der Leber-Leitbahn. Wie bei Le 1 *Dadun*, besteht seine Hauptwirkung in der Regulierung des *Qi* im unteren *jiao*-Anteil der Leber-Leitbahn und spezifisch im Bereich der Genitalien, des Urogenitalsystems und der Region unterhalb des Nabels. In der Genitalregion ist Le 4 *Zhongfeng* bei hypogastrischen Schmerzen, Schmerzen und Retraktion der Genitalien und *shan*-Erkrankung durch Leber-*Qi*-Stagnation, traumatische Schädigung oder Eindringen von Kälte in die Leber-Leitbahn indiziert. Er ist ebenso bei den verschiedensten Arten der Samenverluste indiziert. Die Leber ist für das Ministerfeuer verantwortlich und die Leber-Leitbahn dominiert die Genitalien. Sexuelles Verlangen ist deshalb ein Ausdruck des Feuers sowohl der Nieren als auch der Leber. Die Ejakulationsfunktion beim Mann wird vom freien Leber *Qi* Fluss beherrscht, wie dieser in gleicher Weise auch die Regelmäßigkeit des Menstruationszykluses bei Frauen kontrolliert. Hitze durch Leber-Feuer, feuchte Hitze in der Leber-Leitbahn oder Leber- und Nieren-*Yin*-Mangel können das „Tor der Essenz" angreifen und stören und zu Samenverlusten führen.

Le 4 *Zhongfeng* ist hauptsächlich für Samenverluste durch Hitze indiziert, jedoch aufgrund seiner regulierenden Wirkung auf die Genitalregion kann er auch bei allen anderen Mustern verwendet werden. So wird er in *Classic of Supplementing Life* für Samenergüße mit Träumen (Hinweis auf Hitze und von *Sun Si-miao* in *Thousand Ducat Formulas* für Samenergüße infolge von Leere-Belastungssyndrom empfohlen.

Die normale Ausscheidung von Urin hängt hauptsächlich von den Nieren und der Blase ab und wird jedoch auch von der Verteilungsfunktion der Leber unterstützt. Ebenso wie die weiter distal gelegenen Punkte der Leitbahn, ist Le 4 *Zhongfeng* bei Störungen wie erschwerter Miktion, schmerzhafter Miktionsdysfunktion und Harnretention indiziert, besonders wenn diese durch *Qi*-Stagnation, stagnierende Hitze oder feuchte Hitze in der Leber-Leitbahn charakterisiert sind.

Leber-*Qi*-Stagnation kann viele unterschiedliche Körperregionen betreffen. Le 4 *Zhongfeng* konzentriert sich hauptsächlich auf die *Qi*-Stagnation im Bereich des Unterbauchs und ist bei Schmerzen und Schwellungen (besonders im Umbilikalbereich), Missempfindung nach dem Essen und erschwerter Defäkation angezeigt. Seine Fähigkeit, Leber-*Qi*-Stagnation zu behandeln, ist nicht nur auf das Abdomen beschränkt, sondern wurde bereits seit langem für *Qi*-Stagnation im Thoraxbereich mit übermäßigem Seufzen verwendet. In *Systematic Classic of Acupuncture and Moxibustion* heißt es zum Beispiel, dass Le 4 *Zhongfeng* für „Seufzen als ob [der Patient] sterben muss" indiziert ist. Le 4 *Zhongfeng* ist außerdem klassischerweise bei Gelbsucht und Malaria angezeigt, besonders wenn diese von niedrigem Fieber, einem klaren Ausdruck des Vorhandenseins von feuchter Hitze, begleitet sind.

Schließlich ist Le 4 *Zhongfeng* gegen Inversion-entgegengesetztem Fluss in den Beinen indiziert, einem Begriff der identisch mit Kälte-entgegengesetztem Fluss (siehe Le 2 *Xingjian*) ist. Diese Art der Kälte zeigt sich, wenn im Inneren Hitze eingeschnürt ist oder wenn eine *Qi*-Stagnation den sanften Fluss des warmen *Qi* zu den Extremitäten verhindert.

PUNKTKOMBINATIONEN

- Periumbilikale Schmerzen: Le 4 *Zhongfeng*, KG 9 *Shuifen* und KG 8 *Shenque* (*Supplementing Life*).
- Schmerzen der Umbilikalregion: Le 4 *Zhongfeng*, Le 8 *Ququan* und KG 9 *Shuifen* (*Great Compendium*).
- Trommelartige Aufblähung: Le 4 *Zhongfeng*, Ni 7 *Fuliu*, Mi 4 *Gongsun*, Mi 3 *Taibai* und KG 9 *Shuifen* (*Bronze Man*).
- Schwellung des Halses mit Unfähigkeit zu schlucken: Le 4 *Zhongfeng*, Dü 2 *Qiangu* und Ni 6 *Zhaohai* (*Thousand Ducat Formulas*).
- Ösophaguskonstriktion: Le 4 *Zhongfeng* und Bl 44 *Shentang* (*Supplementing Life*).

- Gelbsucht mit periodischem niedrigen Fieber: Le 4 *Zhongfeng* und Le 10 *Zuwuli* (*Thousand Ducat Formulas*).
- Erschwertes Gehen: Moxa auf Le 4 *Zhongfeng* und Ma 36 *Zusanli* (*Golden Mirror*).
- Erschwertes Gehen: Le 4 *Zhongfeng* und Le 3 *Taichong* (*Song More Precious Than Jade*).
- Unfähigkeit zu Gehen: Le 4 *Zhongfeng*, Le 3 *Taichong* und Ma 36 *Zusanli* (*Ode of the Jade Dragon*).

LE 5 *LIGOU* 蠡沟

Kanal des Holzwurms

luo-Passagepunkt der Leber-Leitbahn

LOKALISATION

5 *cun* oberhalb der höchsten Erhebung des Malleolus medialis, direkt posterior der medialen Tibiakante in einer Vertiefung zwischen der medialen Tibiakante und dem Musculus gastrocnemius.

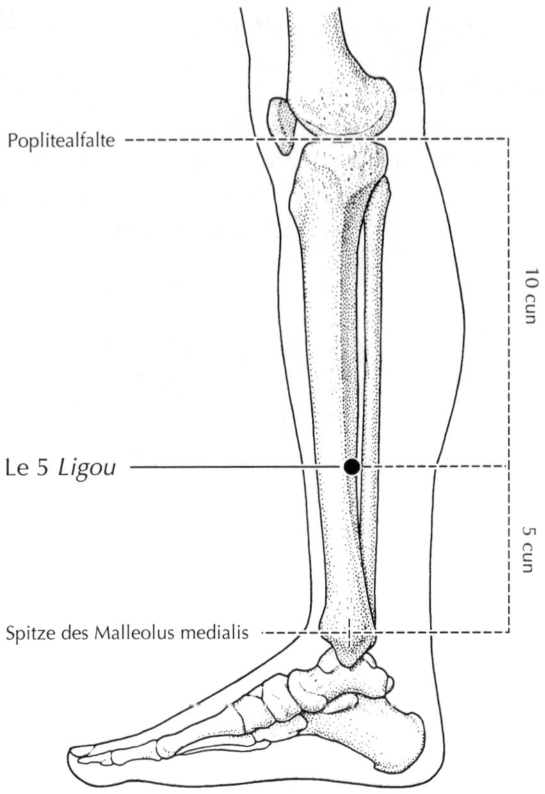

ANMERKUNG ZUR LOKALISATION

Man teilt den Abstand zwischen der höchsten Erhebung des Malleolus medialis und der Poplitealfalte in drei Drittel; Le 5 *Ligou* liegt auf der Verbindung zwischen dem distalem Drittel und dem mittleren Drittel.

NADELUNG

a) Senkrecht 0.5 – 1 *cun*;
b) Schräg proximalwärts in Richtung Abdomen 1 – 2 *cun*.

WIRKUNGEN

Verteilt die Leber, reguliert *Qi* und unterstützt die Genitalien
Klärt Feuchtigkeit und Hitze aus dem unteren *jiao*
Reguliert die Menstruation
Behandelt Pflaumen-Kern-*Qi*

INDIKATIONEN

- Juckreiz, Schwellung und Schmerzen der Genitalien, plötzlicher Juckreiz der Genitalien, plötzliche Schwellung und Schmerzen der Hoden, anhaltende Erektion, *shan*-Erkrankung, Kälte-*shan*-Erkrankung, Aufblähung und Völlegefühl des unteren Abdomen, *Qi*-Akkumulation unterhalb des Nabels wie ein Stein.
- Erschwerte Miktion, Harnretention.
- Dysmenorrhö, unregelmäßige Menstruation, rote und weiße Leukorrhö, Uterusprolaps.
- Pflaumenstein-*Qi* (Globus hystericus), Depression, häufiges Aufstoßen, Schreck-Palpitationen, Furcht und Schrecken, Sorgen und bedrücktes Gefühl.
- Unbeweglichkeit des Rückens mit Unfähigkeit sich zu drehen, Lumbalschmerzen, Kälte und Schmerzen der Beine und der Unterschenkel.

KOMMENTAR

In *Spiritual Pivot*[13] heißt es: „Die Leber kontrolliert die Sehnen"; und in *Essential Questions*[14]: „Die Genitalien sind der Sammelplatz der Sehnen." Die Leber-Hauptleitbahn umläuft die Genitalien, und die tendino-muskuläre Leitbahn der Leber sowie die Verbindungsleitbahn der Leber von Le 5 *Ligou* steigen zu den Genitalien auf.

Le 5 *Ligou*, der *luo*-Passagepunkt der Leber-Leitbahn, ist der Hauptpunkt zur Behandlung von Erkrankungen dieses Areals und bei Juckreiz, Schwellung und Schmerzen der Genitalien und plötzlichen Schmerzen und Schwellungen der Hoden infolge von Leber-*Qi*-Stagnation oder feuchter Hitze in der Leber-Leitbahn indiziert.

Le 5 *Ligou* ist ebenso bei einer anhaltenden Erektion (Priapismus) indiziert. Die Leber gehört zur Wandlungsphase Holz und zum Frühling. Dies manifestiert sich in der Energie des Wachstums, des Verteilens und Aufsteigens, und die Leber ist für das Ministerfeuer (*ming men*) verantwortlich, das seine Quelle in den Nieren hat. Eine normale Erektion hängt sowohl vom Blühen der Nieren als auch der Harmonie der Leber ab. Eine anhaltende Erektion kann in der Frühlingszeit der Jugend auftreten, wenn die Nieren-Essenz übermäßig wird und die Leber überschießt. In diesem Fall kann dies beunruhigend sein, ist jedoch nicht als pathologisch zu betrachten. Als zweite Möglichkeit besteht das pathologische Aufflammen von Leber-Feuer, das den Penis agitiert. In diesem Fall handelt es sich um einen pathologischen und beeinträchtigenden Zustand. Le 5 *Ligou* ist einer der wenigen Punkte, die speziell für diese Erkrankung empfohlen werden.

Die Fähigkeit von Le 5 *Ligou*, Leber-*Qi*-Stagnation und feuchte Hitze zu klären, dehnt sich auf den ganzen unteren Erwärmer aus und ist bei roter und weißer Leukorrhö, *shan*-Erkrankungen, Aufblähung des Unterbauches, *Qi*-Akkumulation unterhalb des Nabels mit einem Gefühl wie einem Stein, einem Uterusprolaps, erschwerter Miktion und Harnretention indiziert. Gemeinsam mit den meisten *luo*-Passagepunkten, besonders der *Yin*-Leitbahnen, ist Le 5 *Ligou* in der Lage, eine Vielzahl psychoemotionaler Störungen zu behandeln. Die Leber-Leitbahn steigt zum Hals auf, und laut einer Anzahl von Klassikern, einschließlich *Great Compendium of Acupuncture and Moxibustion* ist Le 5 *Ligou* für „... Sorgen und Bedrücktheit, dumpfem Gefühl im Hals, als ob ein Polyp [ihn verlegt]" indiziert. Dies bezieht sich in der chinesischen Medizin üblicherweise auf ein Pflaumenkern-*Qi* (Globus hystericus), der Empfindung einer physischen Störung, die abhängig von der Stimmung der Person unterschiedlich stark auftritt. Pflaumenkern-*Qi* ist am häufigsten durch eine Leber-*Qi*-Stagnation und eine Schleim-Akkumulation verursacht. Le 5 *Ligou* ist darüber hinaus bei Depression, Schreck-Palpitationen sowie Furcht und Schrecken indiziert. Die letzteren Indikationen sind in Übereinstimmung mit der Aussage in *Spiritual Pivot*[15]: „Ist das Leber-*Qi* schwach, entsteht Angst."

Die Leber speichert das Blut, und der sanfte Fluss des Blutes ist abhängig vom freien Fluss des Leber-*Qi*. Die Leber hat deshalb eine enge Beziehung zum Menstruationszyklus und Le 5 *Ligou* ist in der Lage, Menstruationsstörungen wie Dysmenorrhö und unregelmäßige Menstruation durch *Qi*-Stagnation und Blutstase zu behandeln. Aufgrund seiner Fähigkeit, Depression zu behandeln, ist er besonders dann indiziert, wenn diese gemeinsam mit Menstruationsstörungen auftritt.

Die Leber hat sowohl die Funktion das *Qi* zu verteilen als auch die Sehnen zu nähren. Es ist interessant anzumerken, dass gemeinsam mit verschiedenen anderen Punkten der Leber-Leitbahn Le 5 *Ligou* für Bewegungseinschränkung und Schmerzen der Lumbalregion indiziert ist; dies spiegelt die klinische Bedeutung von Leberpathologien (siehe Le 2 *Xingjian*) für einige Erkrankungen in diesem Bereich wider.

Schließlich gibt *Great Compendium of Acupuncture and Moxibustion* spezifische Indikationen für Fülle- und Leerezustände der *luo*-Passagepunkte an. Im Fall von Le 5 *Ligou* ist es die anhaltende Erektion (Fülle) und ein plötzlicher Juckreiz der Genitalien (Leere).

PUNKTKOMBINATIONEN

- Erschwerte Miktion und Samenverlust: Le 5 *Ligou*, Mi 7 *Lougu*, KG 3 *Zhongji*, Bl 36 *Chengfu* und Bl 67 *Zhiyin* (*Supplementing Life*).
- Unregelmäßige Menstruation: Le 5 *Ligou* und Le 9 *Yinbao* (*Supplementing Life*).
- *Qi* [Stagnation] im Hals, als ob ein Polyp [ihn verlegt]: Le 5 *Ligou* und He 8 *Shaofu* (*Thousand Ducat Formulas*).
- Schreck-Palpitationen mit verringertem *Qi*: Le 5 *Ligou*, He 7 *Shenmen* und KG 14 *Juque* (*Supplementing Life*).
- Schwellung des Unterbauches: Le 5 *Ligou*, Gb 25 *Jingmen* und Le 4 *Zhongfeng* (*Supplementing Life*).

LE 6 *ZHONGDU*

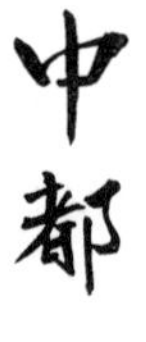

Mittlere Hauptstadt

xi-Grenzpunkt der Leber-Leitbahn

LOKALISATION

7 *cun* oberhalb der Spitze des Malleolus medialis, direkt posterior der medialen Begrenzung der Tibia, in einer Vertiefung zwischen der medialen Tibiagrenze und dem Musculus gastrocnemius.

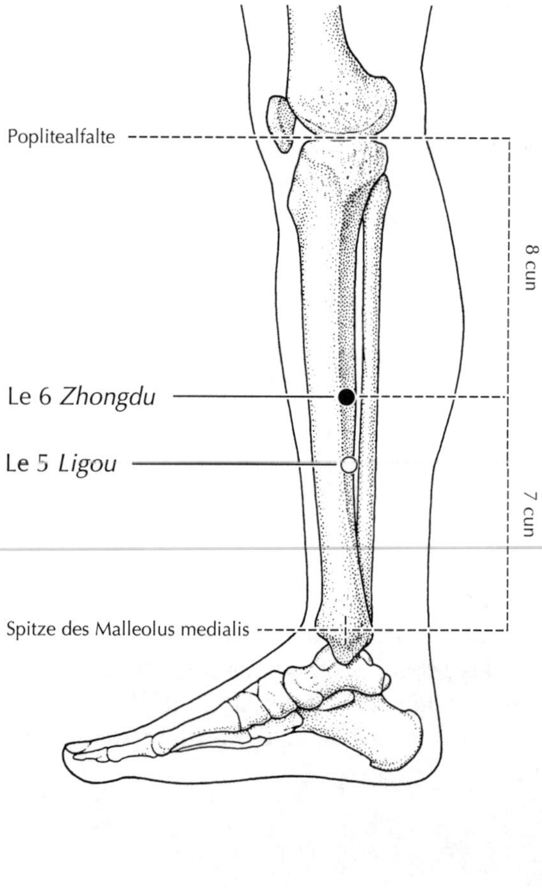

ANMERKUNG ZUR LOKALISATION

Man teilt den Abstand zwischen der Spitze des Malleolus medialis und der Poplitealfalte in zwei Hälften und lokalisiert Le 6 *Zhongdu* 0.5 *cun* distal dieses Mittelpunktes.

NADELUNG

a) Senkrecht 0.5 – 1 *cun*.
b) Schräg proximalwärts in Richtung Abdomen 1 – 2 *cun*.

WIRKUNGEN

Verteilt das Leber-*Qi* und reguliert den unteren *jiao*
Reguliert das Blut
Leitet Feuchtigkeit aus

INDIKATIONEN

- *shan*-Erkrankung, Unterbauchschmerzen, hypogastrische Schmerzen, Diarrhö, anhaltender Lochienfluss, Uterusblutung.
- Schmerzhaftes Feuchtigkeits-Stauungssyndrom mit Unfähigkeit zu Gehen, Schlaffheit und Abmagerung der Beine, Taubheit des Körpers, Taubheit der Hände und Füße, Kälteempfindung der Unterschenkel mit Unfähigkeit länger zu stehen, heiße Empfindung der Fußsohlen.

KOMMENTAR

Le 6 *Zhongdu* ist der *xi*-Grenzpunkt der Leber-Leitbahn. An den *xi*-Grenzpunkten sammelt sich das *Qi* und das Blut, das von den *jing*-Brunnenpunkten aus relativ oberflächlich fließt, und tritt in die Tiefe. Die *xi*-Grenzpunkte werden allgemein zur Behandlung akuter Erkrankungen und Schmerzen verwendet. Die *xi*-Grenzpunkte der *Yin*-Leitbahnen haben eine zusätzliche Wirkung zur Behandlung von Erkrankungen des Blutes. Trotz der Stellung von Le 6 *Zhongdu* als *xi*-Grenzpunkt hat er jedoch außer der Behandlung eines anhaltenden Lochienflusses und Uterusblutung nur relativ wenig Indikationen dieser Art.

Classic of Difficulties empfiehlt Le 6 *Zhongdu* für Taubheit des Körpers und Taubheit der Hände und Füße und *Investigation into Points along the Channels* für Schlaffheit und Abmagerung der Beine und *Thousand Ducat Formulas* für Hitze in den Sohlen. Diese Indikationen zusammengenommen spiegeln das Bild einer Atrophieerkrankung durch feuchte Hitze wider. In der modernen klinischen Praxis wird Le 6 *Zhongdu* jedoch selten verwendet, und das seltene Auftauchen in den klassischen Punktkombinationen lässt vermuten, dass dies bereits immer der Fall war.

PUNKTKOMBINATIONEN

- Ödeme der vier Extremitäten: Le 6 *Zhongdu*, Di 4 *Hegu*, Di 11 *Quchi*, 3E 3 *Zhongzhu*, 3E 2 *Yemen*, Le 2 *Xingjian*, Ma 44 *Neiting*, Mi 6 *Sanyinjiao* und Mi 9 *Yinlingquan (Great Compendium)*.
- Kälte-Feuchtigkeit-*shan*-Erkrankung: Le 6 *Zhongdu*, Ma 27 *Daju* und Mi 8 *Diji* (*Systematic Classic*).

LE 7 *XIGUAN*

Knie-Tor

膝關

LOKALISATION

Hinter und unterhalb des medialen Tibiakondylus, 1 *cun* posterior von Mi 9 *Yinlingquan*.

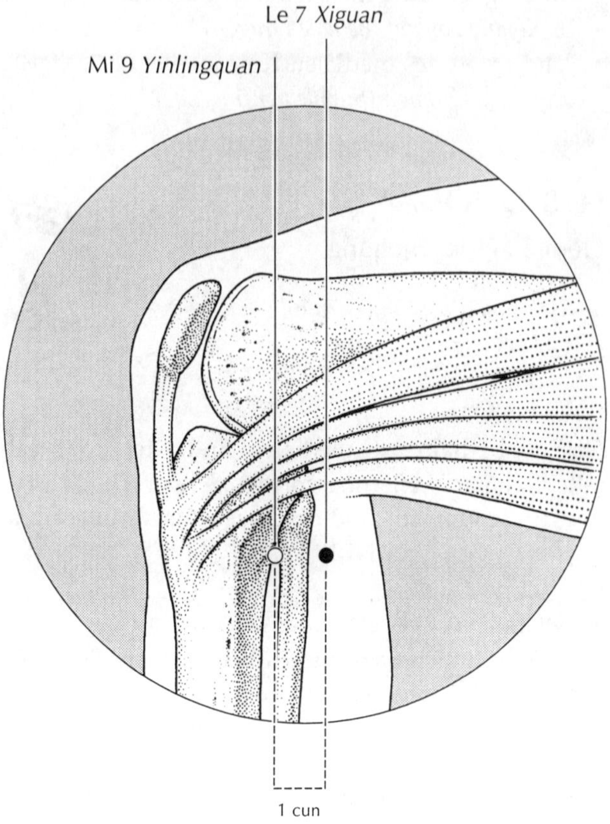

ANMERKUNG ZUR LOKALISATION

Man lokalisiert Mi 9 *Yinlingquan* in einer Vertiefung in dem Winkel, der von dem medialen Tibiakondylus und der hinteren Tibiabegrenzung gebildet wird, und lokalisiert Le 7 *Xiguan* 1 *cun* posterior davon.

NADELUNG

Senkrecht 1 – 2 *cun*.

WIRKUNGEN

Verteilt Wind-Feuchtigkeit
Unterstützt die Knie und entspannt die Sehnen

INDIKATIONEN

- Schwellung und Schmerzen der Knie, Schmerzen der inneren Knieanteile, die in die Patella ausstrahlen, Kranich's-Knie-Wind, Wind-schmerzhaftes Stauungssyndrom, weißer Tiger- Gelenk-Wind-Schmerz, erschwertes Beugen und Strecken des Knies, Kälte-Feuchtigkeit, die nach unten sinkt.
- Abdominelle Schmerzen, Schmerzen des Halses.

PUNKTKOMBINATIONEN

- Erkrankungen des Knies und unterhalb des Knies: Moxa auf Le 7 *Xiguan*, Ma 35 *Dubi*, Ma 36 *Zusanli* und Gb 34 *Yanglingquan* (*Supplementing Life*).
- Rötung, Schwellung und Schmerzen der Knie: Le 7 *Xiguan*, Bl 40 *Weizhong*, Ma 36 *Zusanli* und Ma 33 *Yinshi (Great Compendium)*.
- Rötung, Schwellung und Schmerzen der Knie mit Unfähigkeit zu gehen: Le 3 *Taichong* und MN-LE 16 *Xiyan (Song of the Jade Dragon)*.
- Schmerzen des medialen Knieanteils: Le 7 *Xiguan* und Le 8 *Ququan* (*Supplementing Life*).

LE 8 *QUQUAN*

曲泉

Quelle an der Biegung

he-Meerpunkt und Wasserpunkt der Leber-Leitbahn

LOKALISATION

Direkt oberhalb des medialen Ende der Poplitealfalte, in einer Vertiefung vor den Sehnen des Musculus semitendinosus und des Musculus semimembranosus, ca. 1 *cun* vor Ni 10 *Yingu*.

ANMERKUNG ZUR LOKALISATION

a) Es ist hilfreich das Knie zu beugen, um die Poplitealfalte zu lokalisieren und die Sehnen des M. semitendinosus und des M. semimembranosus zu bestimmen. Der Punkt kann folglicherweise auch mit einem Kissen unter dem Bein in Halb-Beugestellung genadelt werden;
b) die Sehne des M. semitendinosus, die hinter den Sehnen des M. semimembranosus liegt, ist von den beiden Sehnen diejenige, die stärker hervortritt.

NADELUNG

Senkrecht oder leicht nach posterior 1 – 1.5 *cun*.

WIRKUNGEN

Klärt feuchte Hitze aus dem unteren Erwärmer
Unterstützt die Genitalien
Kräftigt das Blut und unterstützt den Uterus
Nährt das Blut und das *Yin*

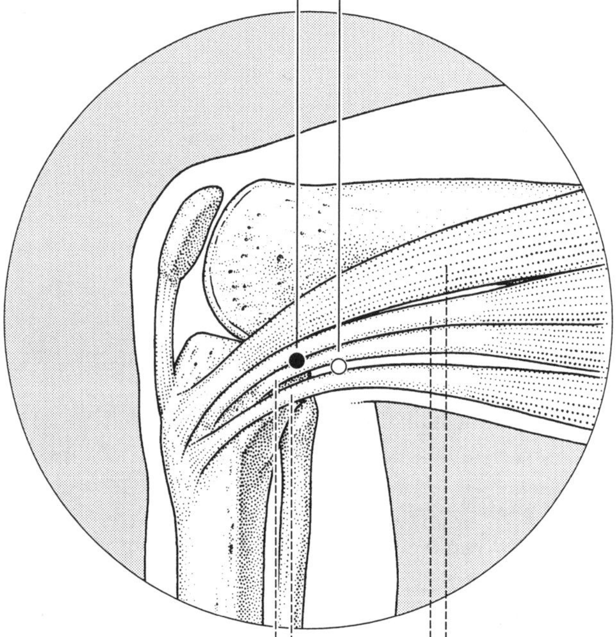

INDIKATIONEN

- Schwellung und Juckreiz der Genitalien, Schmerzen der Genitalien, Schmerzen des Penis, Impotenz, Samenerguss, Samenergüße in Verbindung mit sexuellem Belastungssyndrom.
- Erschwerte Miktion, Harnretention, Enuresis.
- Diarrhö mit unverdauten Nahrungsbestandteilen, Diarrhö mit Blut und Eiter, keine Lust zu essen.
- Uterusprolaps, abdominelle Massen bei Frauen infolge Blutstase, Massen (*zheng jia*) im Hypogastrium, Infertilität durch Blutstase, Amenorrhö, Schwellung des Hypogastriums, *shan*-Erkrankung, Schmerzen des Abdomen und im Bereich der lateralen Rippenregion, Umbilikalschmerzen.
- Manische Erkrankung, Kopfschmerzen, visueller Schwindel, Nasenbluten, Rötung, Hitze, Schwellung und Schmerzen der Augen, Dyspnoe.
- Knieschmerzen, Schwellung und Schmerzen der Patella, Kälte und Schmerzen des Knies und des Unterschenkels, Schmerzen des inneren Oberschenkels, extreme Körperschmerzen.

KOMMENTAR

Le 8 *Ququan* ist der *he*-Meerpunkt und der Wasserpunkt der Leber-Leitbahn. Die *he*-Meerpunkte der drei *Yin*-Leitbahnen des Beines, alle Wasserpunkte, teilen die gemeinsame Fähigkeit, Feuchtigkeit und feuchte Hitze aus dem unteren *jiao* auszuleiten. Ni 10

Yingu klärt hauptsächlich feuchte Hitze aus dem Urogenitalbereich (der von den Nieren kontrolliert wird), während Mi 9 *Yinlingquan* aufgrund der engen Beziehung zwischen der Milz und Feuchtigkeit in der Lage ist, alle Feuchtigkeitserkrankungen des unteren *jiao* zu behandeln. Aufgrund der engen Beziehung zwischen der Leber-Leitbahn und den Genitalien leitet Le 8 *Ququan* primär feuchte Hitze in der Leber aus, die in diese Region absinkt. Feuchte Hitze in der Leber, kann folgende Ursachen haben:

a) Kombiniert stagnierte Leber-Hitze und Feuchtigkeit in der Milz,
b) Eindringen von äußerer feuchter Hitze oder
c) übermäßige Aufnahme von fetter Nahrung und Alkohol.

Wenn feuchte Hitze in die Leber-Leitbahn eindringt, kann dies zu Juckreiz, Schwellung und Schmerzen im Genitalbereich führen. Wenn feuchte Hitze das „Tor der Essenz" angreift, können Samenergüße auftreten.

Die Leber kontrolliert die Sehnen, und in *Essential Questions*[16] heißt es: „Die Genitalien sind der Sammelplatz der Sehnen." Wenn feuchte Hitze in die Genitalregion sinkt, kann dies zu Impotenz durch Schlaffheit führen, in derselben Weise wie feuchte Hitze auch eine Atrophieerkrankung erzeugen kann. Le 8 *Ququan* ist hauptsächlich für diese Arten von Füllesyndromen mit Samenergüssen und Impotenz indiziert, aber hinsichtlich seiner zweiten Wirkung, die Leber zu nähren (siehe weiter unten), kann er auch in Fällen von Leeresyndromen verwendet werden. Dies zeigt der Hinweis in *Great Compendium of Acupuncture and Moxibustion*, dass Le 8 *Ququan* bei Samenergüssen in Zusammenhang mit einem sexuellen Belastungssyndrom verwendet werden kann.

Die feuchte Hitze ausleitende Funktion von Le 8 *Ququan* bezieht sich auf die Blase (erschwerte Miktion oder Harnretention) und die Därme (Diarrhö mit unverdauten Nahrungsbestandteilen oder Diarrhö mit Blut und Eiter). Die Leber speichert das Blut, das in das Konzeptionsgefäß und das Durchdringungsgefäß fließt und dann im Uterus zur Menstruationsblutung wird. Ihr *Qi* ist für den sanften Fluss der Menstruation verantwortlich. Wenn das Leber-*Qi* stagniert, kann es deshalb zu einer Stagnation des Menstruationsblutes kommen. Le 8 *Ququan* wird in verschiedenen klassischen Quellen für Blutstase im Uterus mit Infertilität, abdominellen Massen und Amenorrhö verwendet. Hier findet sich die Kombination von feuchter Hitze und Blutstase häufig bei gynäkologischen Erkrankungen, da stagniertes Blut in der Lage ist, Hitze zu erzeugen, und andererseits das Vorhandensein von feuchter Hitze zu einer Stauung des Blutes führen kann. Die Wirkung von Le 8 *Ququan* auf diese beiden pathogenen Faktoren empfiehlt ihn speziell für diese Kombination. Ein Uterusprolaps ist hauptsächlich die Folge eines *Qi*-Mangels oder einer feuchten Hitze und Le 8 *Ququan* ist besonders für letztere Symptomatik indiziert.

Als Wasserpunkt der Leber-Leitbahn verbindet Le 8 *Ququan* die Leber mit ihrer „Mutter", den Nieren. Deshalb hat er eine zweite Funktion, „Wasser zu erzeugen, um das Holz zu unterdrücken" und das Leber-*Yin* und das Blut zu nähren. Dies kann verwendet werden, um in Fällen von Kopfschmerzen und visuellem Schwindel das Leber-*Yang* zu unterdrücken und bei Menstruationsstörungen das *Yin* und das Blut zu nähren. Es sollte erwähnt werden, dass die Bedeutung von Le 8 *Ququan* hinsichtlich seiner Fähigkeit, die Leber zu nähren, unter den verschiedenen Praktikern erheblich unterschiedlich eingeschätzt wird. Eine Untersuchung der traditionellen Indikationen und Punktkombinationen zeigt, dass er historisch gesehen hauptsächlich bei Füllemustern verwendet wurde. Schließlich wird Le 8 *Ququan* auch bei lokalen Erkrankungen verwendet. Er ist bei Schwellung, Schmerzen und Kälte des Kniegelenks und des umgebenden Gebiets indiziert.

PUNKTKOMBINATIONEN

- Juckreiz der Genitalien: Le 8 *Ququan* und KG 7 *Yinjiao* (*Supplementing Life*).
- Harnretention und Schmerzen des Penis: Le 8 *Ququan* und Le 2 *Xingjian* (*Supplementing Life*).
- Samenerguss: Le 8 *Ququan*, Bl 67 *Zhiyin* und KG 3 *Zhongji* (*Supplementing Life*).
- Samenerguss mit Träumen: Le 8 *Ququan* [einhundert Moxakegel], Le 4 *Zhongfeng*, Le 3 *Taichong*, Bl 67 *Zhiyin*, Bl 17 *Geshu*, Bl 20 *Pishu*, Mi 6 *Sanyinjiao*, Bl 23 *Shenshu*, KG 4 *Guanyuan* und Bl 22 *Sanjiaoshu* (*Great Compendium*).
- Uterusprolaps: Le 8 *Ququan*, Ni 5 *Shuiquan*, Ni 6 *Zhaohai* und Bl 62 *Shenmai* (*Supplementing Life*).
- Uterusprolaps: Le 8 *Ququan*, Ni 6 *Zhaohai* und Le 1 *Dadun* (*Great Compendium*).
- Uterusprolaps: Le 8 *Ququan*, Le 3 *Taichong*, Ni 6 *Zhaohai* und He 8 *Shaofu* (*Great Compendium*).
- Unterbauchschmerzen durch die sieben Arten der *shan*-Erkrankungen: Le 8 *Ququan*, Ni 6 *Zhaohai* und Mi 6 *Sanyinjiao* (*Ode of Xi-hong*).
- Schmerzen der Umbilikalregion: Le 8 *Ququan*, Le 4 *Zhongfeng* und KG 9 *Shuifen* (*Great Compendium*).
- Diarrhö mit dünnen Stühlen, Dysenterieerkrankung mit Blut in den Stühlen: Le 8 *Ququan* und Le 3 *Taichong* (*Thousand Ducat Formulas*).
- Kopfschmerzen und Schwindel: Le 8 *Ququan*, Bl 60 *Kunlun*, Bl 58 *Feiyang*, Dü 2 *Qiangu*, Dü 1 *Shaoze* und He 5 *Tongli* (*Thousand Ducat Formulas*).

- Alle Winderkrankungen, schmerzhafte Stauungssyndrome, Atrophie- und Inversions-Syndrome: Le 8 *Ququan* und Bl 11 *Dashu* (*Song to Keep Up Your Sleeve*).
- Schmerzen der medialen Knieanteile: Le 8 *Ququan* und Le 7 *Xiguan* (*Supplementing Life*).
- Kontraktion der Sehnen und erschwerte Beugung und Streckung des Knies mit Unfähigkeit zu gehen: Le 8 *Ququan*, Ma 34 *Liangqiu* und Gb 33 *Xiyangguan* (*Thousand Ducat Formulas*).

LE 9 *YINBAO*

Yin-Hülle

陰包

LOKALISATION

Direkt oberhalb des medialen Epikondylus des Femur, 4 *cun* oberhalb von Le 8 *Ququan*, in der Spalte zwischen dem Musculus vastus medialis und dem M. sartorius.

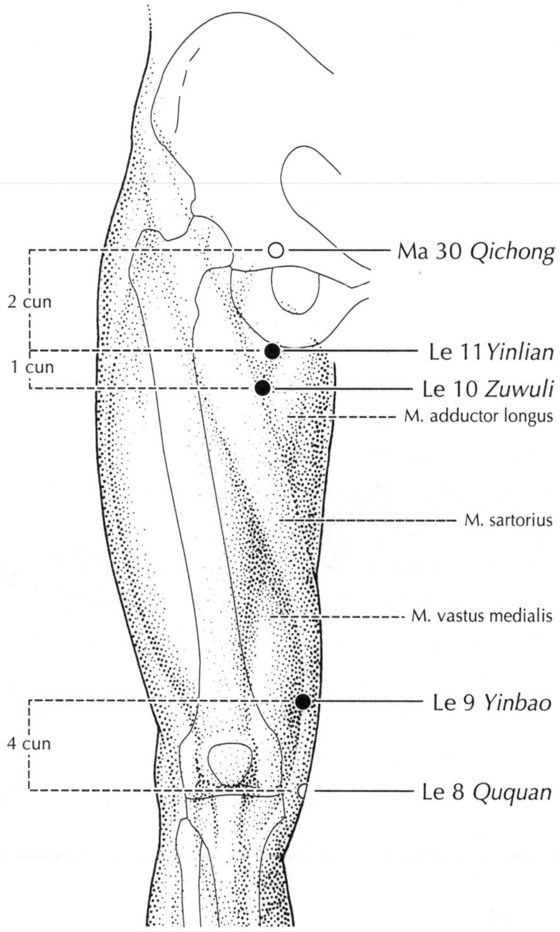

ANMERKUNG ZUR LOKALISATION

Man lokalisiert eine Patellahöhe (2 *cun*) oberhalb der oberen Patellagrenze, in einer weichen Vertiefung zwischen dem M. vastus medialis und dem M. sartorius, direkt oberhalb von Le 8 *Ququan*.

NADELUNG

Senkrecht oder schräg 1 – 2 *cun*.

WIRKUNGEN

Reguliert die Menstruation und den unteren *jiao*

INDIKATIONEN

- Unregelmäßige Menstruation, Menstruationsstörungen, erschwerte Miktion, Harnretention, Enuresis.
- Lumbosakrale Schmerzen, die sich in den Unterbauch ausdehnen.

PUNKTKOMBINATIONEN

- Unregelmäßige Menstruation: Le 9 *Yinbao* und Le 5 *Ligou* (*Supplementing Life*).

LE 10 *ZUWULI*

Bein-Fünf Meilen

足五里

LOKALISATION

3 *cun* unterhalb von Ma 30 *Qichong*, an der vorderen Begrenzung des M. adductor longus.

ANMERKUNG ZUR LOKALISATION

a) Ma 30 *Qichong* ist am Unterbauch lokalisiert, 2 *cun* lateral der Mittellinie, auf einer Höhe mit der oberen Symphysenbegrenzung (KG 2 *Qugu*);
b) man misst 3 *cun*, eine Handbreite unterhalb von Ma 30 *Qichong*;
c) die Sehne des Ursprungs des M. adductor longus entspringt vom Os pubis und stellt sich als die betonteste Sehne im Leistenbereich dar.

NADELUNG

Senkrecht oder schräg 0.5 – 1.5 *cun*.

WIRKUNGEN

Klärt feuchte Hitze und unterstützt den unteren *jiao*

INDIKATIONEN

- Erschwerte Miktion, Harnretention, Enuresis, Juckreiz der Genitalien, Schwellung und Schmerzen der Hoden, Völle des Abdomen, Völlegefühl im Unterbauch.
- Wind-Belastungssyndrom mit Somnolenz, erschwerte Atmung, Husten.

PUNKTKOMBINATIONEN

- Somnolenz, ohne Verlangen, die vier Extremitäten zu bewegen: Le 10 *Zuwuli*, 3E 8 *Sanyangluo*, 3E 10 *Tianjing*, Ma 45 *Lidui* und Di 3 *Sanjian* (*Thousand Ducat Formulas*).
- Gelbsucht mit periodischem niedrigen Fieber: Le 10 *Zuwuli* und Le 4 *Zhongfeng* (*Thousand Ducat Formulas*).

LE 11 *YINLIAN*

Yin-Ecke

陰廉

LOKALISATION

2 *cun* unterhalb von Ma 30 *Qichong*, auf der Vordergrenze des M. adductor longus.

ANMERKUNG ZUR LOKALISATION

a) Ma 30 *Qichong* ist am Unterbauch lokalisiert, 2 *cun* lateral der Mittellinie, auf einer Höhe mit der oberen Symphysenbegrenzung (KG 2 *Qugu*);

b) die Sehne des Ursprungs des M. adductor longus entspringt vom Os pubis und stellt sich im Leistenbereich als die hervortretendste Sehne dar.

NADELUNG

Senkrecht oder schräg 0.5 – 1 *cun*.

WIRKUNGEN

Unterstützt den Uterus

INDIKATIONEN

- Infertilität, unregelmäßige Menstruation, Schmerzen an der Innenseite des Oberschenkels und des Knies.

KOMMENTAR

Viele klassische Texte empfehlen die Moxibustion an diesem Punkt zur Behandlung von Infertilität.

LE 12 *JIMAI*

Erregter Puls

急脈

LOKALISATION

1 *cun* unterhalb und 2.5 *cun* lateral von KG 2 *Qugu*, in der Leistenfalte medial der Vena femoralis.

ANMERKUNG ZUR LOKALISATION

Man lokalisiert die Pulsation der Femoralarterie in der Leiste, ungefähr in der Mitte zwischen der Symphyse und der Spina iliaca anterior superior. Die Vena femoralis verläuft entlang der Medialseite der Arteria femoralis und hat ungefähr einen Durchmesser von einer Fingerbreite. Le 12 *Jimai* ist gerade medial der Vene in der Leistenfalte lokalisiert.

NADELUNG

Medial, leicht schräg 0.5 – 0.8 *cun*.

CAVE: Man sollte beachten, nicht die A. femoralis zu punktieren. *Essential Questions* empfiehlt diesen Punkt eher zu moxibustieren als zu nadeln. Moderne Texte hingegen sagen, dass aufgrund der Nähe dieses Punktes sowohl zu den Femoralgefäßen als auch der Schambehaarung eine Moxibustion kontraindiziert ist und dieser Punkt besser mit Nadelung behandelt werden sollte.

WIRKUNGEN

Eliminiert Kälte aus der Leber-Leitbahn und unterstützt den unteren *jiao*

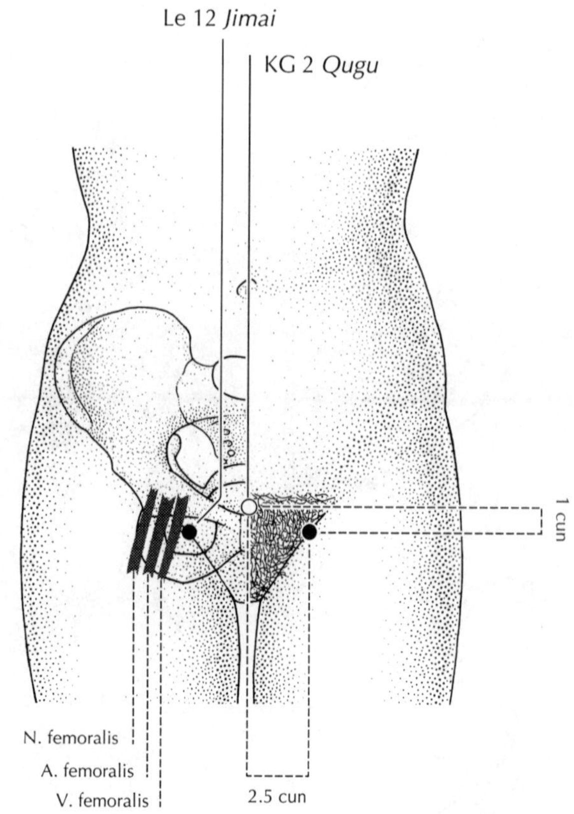

INDIKATIONEN

- Schmerzen der Genitalien, Schmerzen des Penis, Schwellung des Hodens, Uterusprolaps.
- Schmerzen des Hypogastriums, *shan*-Erkrankung, Schmerzen des inneren Oberschenkels.

KOMMENTAR

Le 12 *Jimai* wurde erstmals in *Essential Questions* erwähnt. Er wurde allerdings weder in *Systematic Classic of Acupuncture and Moxibustion* noch in *Great Compendium of Acupuncture and Moxibustion* diskutiert, die sich auf die „dreizehn Punkte der Leber-Leitbahn" beziehen.

LE 13 *ZHANGMEN*

Abschnitts-Tor

章门

mu-Alarmpunkt der Milz
hui-Einflussreicher Punkt der zang
Kreuzungspunkt der Leber- und Gallenblasen-Leitbahn

LOKALISATION

Direkt anterior und inferior zum freien Ende der elften Rippe.

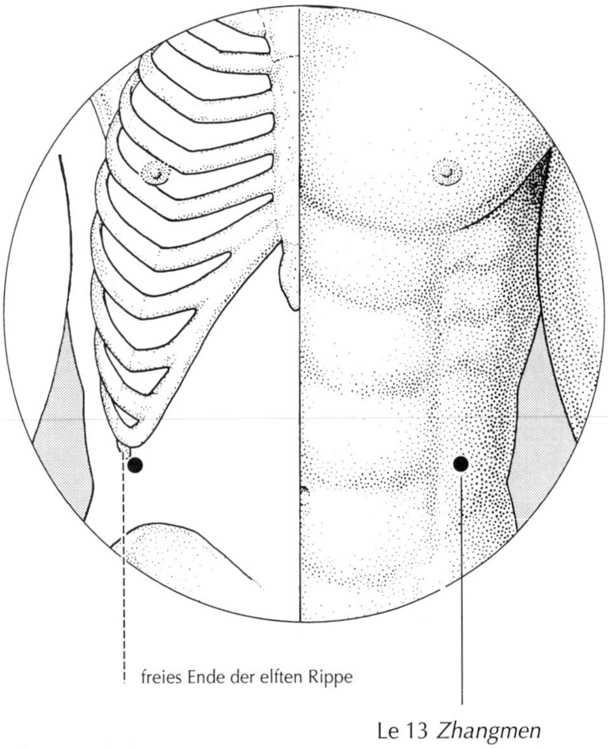

ANMERKUNG ZUR LOKALISATION

a) Um das freie Ende der elften Rippe zu lokalisieren, legt man zuerst die ganze Hand auf den Oberbauch und palpiert mit leichtem Fingerdruck entlang des Rippenbogens abwärts, bis man das Ende der elften Rippen leicht oberhalb des Nabellinie lokalisiert;
b) dieser Punkt liegt üblicherweise nahe oder auf der mittleren Axillarlinie, die senkrecht abwärts von der Axillarmitte (He 1 *Jiquan*) gezogen wird.

NADELUNG

Transversal oder schräg, medial oder lateral (entlang der Rippenlinie) 0.5 – 1 *cun*.

CAVE: Eine tiefe senkrechte Nadelung kann zur Verletzung einer vergrößerten Leber oder Milz führen.

WIRKUNGEN

Harmonisiert die Leber und die Milz
Reguliert den mittleren und unteren *jiao*
Kräftigt die Milz
Verteilt die Leber und reguliert das *Qi*

INDIKATIONEN

- Schädigung von Magen und Milz durch übermäßige Nahrungsaufnahme, fokales Spannungsgefühl, Spannungsgefühl und Schmerzen des Abdomen, trommelförmige Aufblähung, abdominelle (*ji ju*) Massen, Ösophaguskonstriktion, Erbrechen, Schmerzen des Herzens mit Erbrechen, kein Verlangen zu essen, unverdaute Nahrungsbestandteile (im Stuhl), Borborygmus, Diarrhö, Obstipation, Abmagerung und Gelbsucht, Pollakisurie mit trübem weißen Ausfluss.
- Völlegefühl im Thorax und der lateralen Rippenregion, Schmerzen der Rippen, plötzlich erschwertes Atmen, Unfähigkeit tiefer einzuatmen, Dyspnoe, Husten, Stein-Ödeme.
- Müdigkeit der vier Extremitäten, Rennendes-Ferkel-*Qi* mit Aufblähung des Abdomen, verringertes *Qi* mit Inversion-entgegengesetzter Fluss.
- Agitiertheit und Hitze mit trockenem Mund, Neigung zu Blut, Furchtsamkeit, verrücktes Gehen, Epilepsie.
- Kälte und Schmerzen der Lendenwirbelsäule, Steifheit der Wirbelsäule, Lumbalschmerz mit Unfähigkeit, sich zu drehen und in der Hüfte zu beugen, Unfähigkeit, den Arm und die Schulter zu heben.

KOMMENTAR

Le 13 *Zhangmen*, in der Mitte zwischen mittlerem und oberem *jiao* gelegen, ist sowohl ein Punkt der Leber-Leitbahn als auch der *mu*-Alarmpunkt der Milz. Der Begriff „*mu*" bedeutet sammeln oder zusammenführen. Die *mu*-Alarmpunkte sind die Orte, an denen sich das *Qi* der *zangfu* sammelt und sich an der vorderen Oberfläche des Körpers konzentriert.

Le 13 *Zhangmen* ist deshalb ein wichtiger Punkt, um sowohl die Beziehung zwischen Leber und Milz als auch zwischen mittlerem und unterem Erwärmer zu harmonisieren. Damit wird seine Wirkung bei Erkrankungen im Bereich des Abdomen und der Därme betont. In *Standards of Patterns and Treatments* heißt es: „Die Essenz der fünf *zang* wird von der Milz transportiert." Beim Ursprung des nachgeburtlichen *Qi* spielen Milz und Magen eine wichtige Rolle unter den *zangfu*, da sie die Essenzen der Nahrung und der Getränke im Körper transformieren und verteilen. Aus diesem Grund kann man sagen, dass die Milz die *zang* und den Magen kontrolliert. Die enge Beziehung von Le 13 *Zhangmen* zur Milz spiegelt sich deshalb auch in seinem Status als *hui*-Einflussreicher

Punkt der *zang* wider; in gleicher Weise ist KG 12 *Zhongwan*, der *mu*-Alarmpunkt des Magens, ebenso der *hui*-Einflussreiche Punkt der *fu*.

Das *zang* Leber neigt zu Füllemustern und die Milz zu Leeremustern. Leber-Milz-Disharmoniemuster können ihren Ursprung auf der einen Seite in der Leber haben, wenn die *Qi*-Stagnation aggressiv in die Milz eindringt und die Transport- und Transformationsfunktion der Milz blockiert und unterdrückt. Andererseits kann auch die Milz die Ursache sein, wenn sie bei einem Milz-*Qi*-Mangel nicht in der Lage ist, der Beeinträchtigung durch das übermäßige Leber-*Qi* zu widerstehen. Dieser Vorgang spiegelt sich in dem Sprichwort „Wut ist hart, und die *zangfu* sind weich. Was hart ist, verletzt leicht, was weich ist" wider sowie in der Beobachtung *Zhang jing-yue's* „wenn Ärger während oder nach dem Essen auftritt, schädigt er Magen und Milz"[17]. Der Ursprung einer Leber-Milz-Disharmonie kann deshalb in einem Füllezustand der Leber oder in einem Leerezustand der Milz oder in deren Kombination bestehen. Ein gewisses Charakteristikum dieser Disharmonie ist eine Schwankung der Schwere der Symptomatik im Zusammenhang mit der emotionalen Situation sowie der Tendenz, dass zu unterschiedlichen Zeiten die Leber-*Qi*-Stagnation oder die Milz-Schwäche vorherrschen. Le 13 *Zhangmen*, der sowohl in der Lage ist, das Leber-*Qi* zu regulieren als auch die Milz zu tonisieren, ist der Hauptpunkt des Abdomen, um alle Arten von Leber-Milz-Disharmonien zu behandeln, die zu Symptomen wie Neigung zu Ärger, Aufblähung und Schmerzen des Abdomen, Borborygmus, Diarrhö und Appetitverlust führen. Diarrhö aufgrund einer Leber-Milz-Disharmonie wird durch zwei Hauptcharakteristika bestimmt. Das erste Charakteristikum ist, dass der Diarrhö oft Aufblähung und Schmerzen vorangehen, die nach Absetzen der Stühle gebessert sind; das Zweite ist, dass die Diarrhö häufig mit Obstipation wechselt, für die dieser Punkt ebenfalls geeignet ist. Dieses Muster findet sich häufig im Rahmen des Syndroms Colon irritabile sowie bei prämenstruellen Darmstörungen.

Le 13 *Zhangmen* kann auch bei Milz-Disharmoniemustern ohne Leberbeteiligung oder Leber-Disharmoniemustern ohne Milzbeteiligung verwendet werden. Durch seine Milz-kräftigende Wirkung ist er bei Ermüdung der Extremitäten, Verletzung von Magen und Milz durch übermäßige Nahrungsaufnahme und Diarrhö mit unverdauten Nahrungsbestandteilen indiziert. Durch die Lösung der Leber-*Qi*-Stagnation ist er in der Lage, Ösophaguskonstriktionen, Völlegefühl im Thorax, fokales Spannungsgefühl, Schmerzen der lateralen Rippenregion und Obstipation zu behandeln.

Führt eine Leber-*Qi*-Stagnation zu einer Blutstase, können sich abdominelle Massen und (aus schulmedizinischer Sicht) eine Vergrößerung der Leber und/oder der Milz entwickeln. Wandelt sich eine Leber-*Qi*-Stagnation in Feuer, kommt es zu Agitiertheit und Hitze mit trockenem Mund, verrücktem Gehen und Neigung zu Wutausbrüchen. Besteht eine Leber-Schwäche, entwickelt sich Furchtsamkeit. Dringt das Leber-*Qi* in Magen oder Lunge ein und beeinträchtigt deren absenkende Funktion, kommt es zu Erbrechen, Husten oder Dyspnoe. Aufgrund seiner kombinierten Wirkung auf Leber und Milz ist Le 13 *Zhangmen* in der Lage, Feuchtigkeit oder feuchte Hitze aus dem mittleren und unteren *jiao* auszuleiten, die zu Symptomen wie Gelbsucht und Pollakisurie mit trübem weißen Ausfluss führen.

Die Leber-Leitbahn ist mit der Gallenblasen-Leitbahn, die die Körperseiten kontrolliert und das Drehen und Beugen ermöglicht, innen-außen-gekoppelt. Le 13 *Zhangmen*, als Kreuzungspunkt der Leber- und Gallenblasen-Leitbahnen, ist in Nähe der Taille und der Lumbalregion lokalisiert und bei einer Steifheit der Wirbelsäule, Lumbalschmerzen und Unfähigkeit, sich in der Taille zu drehen, und zu beugen, indiziert. *Great Compendium of Acupuncture and Moxibustion* empfiehlt Le 13 *Zhangmen* bei Kälte und Schmerzen der Lendenwirbelsäule, hingegen ist *Sun Si-miao* in *Thousand Ducat Formulas* spezifischer und empfiehlt ihn bei Kälte und schmerzhafter Lendenwirbelsäule bei Männern.

Schließlich ist Le 13 *Zhangmen* bei rennendem Ferkel-*Qi*, bedingt durch eine schwere *Qi*-Stagnation, indiziert. In *Essentials from the Golden Cabinet* heißt es: „Rennendes-Ferkel-*Qi*-Erkrankungen haben ihren Ursprung im Unterbauch; es drängt mit einer solchen Heftigkeit zum Hals, dass der Patient das Gefühl hat, dem Tode nahe zu sein. Es greift an und zieht sich dann wieder zurück. Es entwickelt sich durch Furcht und Schrecken." Ein Rennendes-Ferkel-*Qi* entwickelt sich hauptsächlich durch ein stagniertes Leber-*Qi*, das sich in Hitze umwandelt oder durch einen Nieren-*Yang*-Mangel, der zu einer Kälteakkumulation im unteren *jiao* führt. In beiden Fällen kommt es zu einer heftigen Freisetzung des *Qi*, das entlang des Durchdringungsgefäßes nach oben drängt. In der klinischen Praxis findet sich das rennende Ferkel-*Qi* in einer Anzahl von unterschiedlichen Mustern, die alle ein in der Regel nach oben drängendes Gefühl entlang des Rumpfes, des Rückens oder der Extremitäten aufweisen.

Es ist üblicherweise mit Gefühlen intensiver Angst verbunden.

PUNKTKOMBINATIONEN

- Eindringen von Kälte- oder Feuchtigkeit(*dong*)-Diarrhö, die unverdaute Nahrungsbestandteile beinhaltet: Le 13 *Zhangmen* und Bl 23 *Shenshu* (*Thousand Ducat Formulas*).

- Borborygmus, abdominelle Aufblähung, wässrige Diarrhö: Le 13 *Zhangmen*, Bl 22 *Sanjiaoshu*, Bl 27 *Xiaochangshu*, Bl 34 *Xiaoliao* und Bl 49 *Yishe* (*Thousand Ducat Formulas*).
- Erbrechen: Le 13 *Zhangmen*, KG 12 *Zhongwan* und Bl 17 *Geshu* (*Thousand Ducat Formulas*).
- Obstipation: Le 13 *Zhangmen*, Mi 3 *Taibai* und Ni 6 *Zhaohai* (*Great Compendium*).
- Obstipation: Le 13 *Zhangmen*, Mi 3 *Taibai*, Ni 6 *Zhaohai* und 3E 6 *Zhigou* (*Great Compendium*).
- Schmerzen der lateralen Rippenregion: Le 13 *Zhangmen* und Bl 19 *Danshu* (*Thousand Ducat Formulas*).
- Schmerzen der lateralen Rippenregion: Le 13 *Zhangmen*, Mi 4 *Gongsun*, 3E 6 *Zhigou* und Gb 34 *Yanglingquan* (*Complete Collection*).
- Schmerzen der lateralen Rippenregion: Le 13 *Zhangmen*, 3E 6 *Zhigou* und 3E 5 *Waiguan* (*Great Compendium*).
- Steinödeme des Oberbauchs: Le 13 *Zhangmen*, Ma 30 *Qichong* und Ni 2 *Rangu* und Ni 14 *Siman* (*Thousand Ducat Formulas*).
- Rennendes-Ferkel-*Qi*: Le 13 *Zhangmen*, KG 5 *Shimen* und Mi 6 *Sanyinjiao* (*Thousand Ducat Formulas*).
- Schlaflosigkeit: Le 13 *Zhangmen* und Ma 30 *Qichong* (*Supplementing Life*).
- Steifheit der Lendenwirbelsäule mit Unfähigkeit sich zu drehen: Le 13 *Zhangmen* und Bl 32 *Ciliao* (*Supplementing Life*).

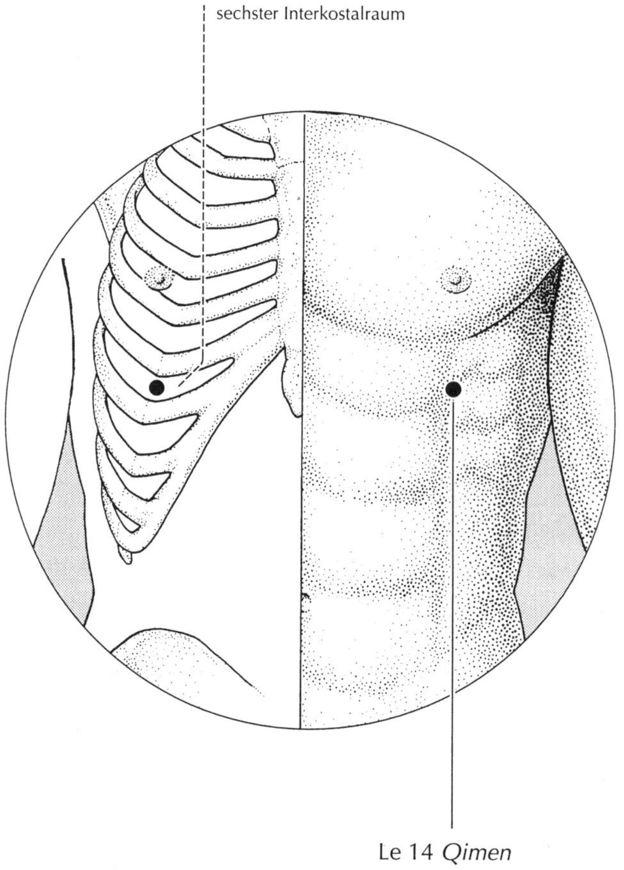

LE 14 *QIMEN*

Tor des Zyklus

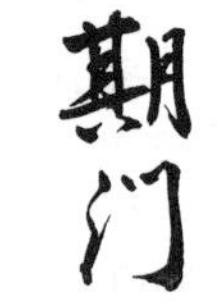

mu-Alarmpunkt der Leber
Kreuzungspunkt der Leber- und Milzleitbahnen mit dem Yin-Verbindungsgefäß

LOKALISATION

Auf der Mamillarlinie, im sechsten Interkostalraum, 4 *cun* lateral der Mittellinie.

ANMERKUNG ZUR LOKALISATION

a) Man lokalisiert erst den Knorpel der zweiten Rippe, der auf einer Höhe mit dem Angulus sternalis liegt, dann lokalisiert man den zweiten Interkostalraum darunter und zählt abwärts bis zum sechsten Interkostalraum;

b) es ist anzumerken, dass es auch einen anderen Punkt gibt, der als „unterer *Qimen*" bekannt ist; dieser ist auf der Mamillarlinie, 4 *cun* lateral der Mittellinie, auf der unteren Grenze der zehnten Rippe lokalisiert.

NADELUNG

Schräg, medial oder lateral 0.5 – 1 *cun*.

CAVE: Eine tiefe senkrechte oder schräge Nadelung beinhaltet das grundlegende Risiko, einen Pneumothorax zu verursachen.

WIRKUNGEN

Verteilt die Leber und reguliert das *Qi*
Kräftigt Blut und löst Massen auf
Harmonisiert Leber und Magen

INDIKATIONEN

- Schmerzen, Spannung und Völlegefühl im Thorax, (*ji ju*) Massen in der lateralen Rippenregion, Schmerzen der lateralen Rippenregion, häufiges Seufzen, schneidende Schmerzen des Herzens, Spannungsgefühl und Schmerzen der Mammae, Agitiertheit und Hitze im Thorax, Husten, Dyspnoe, vergrößertes und hartes Abdomen mit erschwerter Atmung.
- Epigastrische Aufblähung und Schmerzen, saure Regurgitation, Erbrechen und Schluckauf, flüssiges Erbrechen nach dem Essen, plötzliche tumultartige Erkrankung, Verlangen trotz erschwerter Verdauung zu essen, abdominelle Aufblähung und wässrige Diarrhö, Verhärtung des Epigastriums, Hypogastriums und Abdomen.

- Verletzung durch Kälte, die zu Hitze führt und in die Blutkammer eindringt, manischer Wahn, alternierendes Frieren und Fieber, Uterusblutung, postpartale Erkrankung, rotes Gesicht, Tetanie, trockener Mund.
- Malaria, Ikterus, Gallensteine, Erkrankungen mit Abmagerung und übermäßigem Durst, Rennendes-Ferkel-*Qi*, Steifheit und Schmerzen des Kopfes und des Nackens, visueller Schwindel.

KOMMENTAR

Le 14 *Qimen* ist der letzte Punkt der Leber-Leitbahn und tatsächlich der letzte Punkt des großen *Qi*-Kreislaufes, der bei Lu 1 *Zhongfu* beginnt und durch alle zwölf Leitbahnen läuft und damit den kompletten Zyklus an diesem Punkt beendet. Dies spiegelt sein Name „Tor des Zyklus" wider. Le 14 *Qimen* ist der *mu*-Alarmpunkt der Leber. Der Begriff „*mu*" bedeutet sammeln oder zusammenführen, und die *mu*-Alarmpunkte sind die Stellen, an denen sich das *Qi* der *zangfu* sammelt und sich an der Körperoberfläche konzentriert. Im Bereich dieses Punktes verteilt sich die Leber-Leitbahn durch die laterale Rippenregion, das Zwerchfell und den Thorax. Sein Hauptwirkungsbereich besteht deshalb in der Regulierung des freien *Qi*-Flusses in diesen Arealen, im Gegensatz zu Le 13 *Zhangmen*, dessen Wirkungsbereich mehr auf den mittleren und unteren *jiao* konzentriert ist; Le 14 *Qimen* wirkt hauptsächlich auf den mittleren und oberen *jiao*.

In *Spiritual Pivot*[18] heißt es: „Bei Ärger rebelliert das *Qi* nach oben und staut sich im Thorax." Ist das Leber-*Qi* im Thorax und der lateralen Rippenregion blockiert, kommt es zu Schmerzen, Spannungs- und Völlegefühl; dringt das Leber-*Qi* in die Lunge ein und blockiert deren absenkende Funktion, führt dies zu Husten, Seufzen und Dyspnoe. Die tendino-muskuläre Leitbahn der Leber verbindet sich mit den Mammae und die gesamte Region der Mammae wird sehr stark von der Leber beeinflusst. Kommt es zu einer Leber-*Qi*-Stagnation im Bereich der Mammae, treten Schmerzen, Spannungsgefühle oder auch Massen auf. Diese Beschwerden können mit dem Menstruationszyklus kombiniert sein und sind meist in den Tagen kurz vor der Menstruation betont. Le 14 *Qimen* ist ein wichtiger Nachbarpunkt zur Behandlung dieser häufigen Störungen.

Die enge Beziehung zwischen *Qi* und Blut drückt sich in folgendem Sprichwort aus: „*Qi* ist der Herrscher des Blutes ..., wenn das *Qi* sich bewegt, bewegt sich das Blut." Eine schwere oder langanhaltende *Qi*-Stagnation kann deshalb zu einer Blutstase führen, die sich in Verhärtungen oder Massen mit schneidenden Schmerzen in Thorax, der lateralen Rippenregion, in Abdomen oder Hypogastrium äußert. Le 14 *Qimen* ist aufgrund seiner Fähigkeit sowohl das *Qi* als auch das Blut zu zirkulieren bei allen diesen Störungen indiziert.

Er ist besonders bei schneidenden oder stechenden Schmerzen des Herzens angezeigt. Dies spiegelt seinen Status als Kreuzungspunkt der Leber-Leitbahn mit dem *Yin*-Verbindungsgefäß wider. in *Classic of Difficulties*[19] heißt es: „Wenn das *Yin*-Verbindungsgefäß erkrankt ist, wird es zu Herzschmerzen kommen."

Zhang jing-yue schreibt: „Wenn Ärger während oder nach dem Essen auftritt, schädigt er Magen und Milz."[19] Diese grundlegende Beobachtung betont die große Bedeutung, die einem friedvollen und harmonischen Zustand während der Mahlzeiten zugeschrieben wird. Finden sich dabei allerdings Unruhe, Konflikte, Frustration, Vorwürfe und offener Ärger, kann dies zu ausgeprägten Störungen des Verdauungssystems führen. Wenn das Leber-*Qi* auf diese Weise transversal in den Magen eindringt und die absenkende Funktion beeinträchtigt, kommt es zu einer Leber-*Qi*-Stagnation oder einem Aufwärtsrebellieren mit epigastrischer Aufblähung und Schmerzen, saurer Regurgitation, Erbrechen und Schluckauf. Le 14 *Qimen* ist der Hauptlokalpunkt zur Behandlung von Leber-Magen-Disharmoniemustern. Wenn das Leber-*Qi* transversal in die Milz eindringt und die Transport- und Transformationsfunktion der Milz schädigt, kommt es zu abdomineller Aufblähung und Diarrhö. Allerdings wird Le 14 *Qimen* klinisch für diese Situation seltener angewendet als Le 13 *Zhangmen*.

Eine spezifische Indikation für Le 14 *Qimen* ist „eine Schädigung durch Kälte, die zu Hitze führt und in die Blutkammer eintritt". Diese Aussage bezieht sich auf einen Angriff oder das Eindringen einer Kälte während der Menstruation oder nach der Entbindung. Die Kälte wandelt sich in Hitze um und führt zu alternierendem Fieber und Frieren, Verhärtung und Völlegefühl im Unterbauch, im Thorax und in der lateralen Rippenregion und nächtlicher gestörter Sprache bei klarem Bewusstsein untertags. Dieses Muster wurde erstmalig in *Treatise on Injury by Cold* von *Zhang Zhong-jing* beschrieben, der die Anwendung von *Xiao Chai Hu Tang* (Kleines Bupleurum Dekokt) und die Nadelung von Le 14 *Qimen* empfahl, vor allem im Fall von manischem Wahn. Der Autor *Xu Xue-shi* aus der *Tang*-Dynastie, ein Kenner der Werke von *Zhang Zhong-jing*, sagt in seiner Diskussion über *Treatise on Injury by Cold*: „Bezüglich der Hitze, die bei Frauen in die Blutkammer eindringt, wenn *Xiao Chai Hu Tang* zu langsam ist, nadele Le 14 *Qimen*." Le 14 *Qimen* ist bei Uterusblutungen indiziert.

Schließlich ist Le 14 *Qimen*, wie auch Le 13 *Zhangmen*, ein wichtiger Punkt zur Behandlung von Rennendes-Ferkel-*Qi* (siehe ausführliche Diskussion unter Le 13 *Zhangmen*).

PUNKTKOMBINATIONEN

- Schmerzen des Herzens mit Kurzatmigkeit: Le 14 *Qimen*, LG 1 *Changqiang*, KG 22 *Tiantu*, Lu 4 *Xiabai* und Pe 9 *Zhongchong* (*Thousand Ducat Formulas*).
- Stechende Schmerzen des Herzens: Le 14 *Qimen* und Ma 19 *Burong* (*Thousand Ducat Formulas*).
- Thoraxschmerzen: Le 14 *Qimen*, Bl 13 *Feishu*, Lu 2 *Yunmen*, Lu 1 *Zhongfu*, Mi 1 *Yinbai*, Bl 47 *Hunmen* und Pe 7 *Daling* (*Thousand Ducat Formulas*).
- Hitze im Thorax: Le 4 *Zhongfeng* und Ma 12 *Quepen* (*Thousand Ducat Formulas*).
- Thoraxschmerzen durch schädigende Kälte: Le 14 *Qimen* und Pe 7 *Daling* (*Great Compendium*).
- Dyspnoe mit Unfähigkeit zu gehen: Le 14 *Qimen*, KG 12 *Zhongwan* und Di 9 *Shanglian* (*Great Compendium*).
- *Qi*-Rebellion mit Husten, Völlegefühl im Thorax, Kurzatmigkeit mit Schmerzen, die in den Rücken ausstrahlen: 50 Moxakegel sowohl auf Le 14 *Qimen* als auch KG 14 *Juque* (*Thousand Ducat Formulas*).
- Spannung in der lateralen Rippenregion: Le 14 *Qimen*, KG 4 *Guanyuan* und Lu 11 *Shaoshang* (*Thousand Ducat Formulas*).
- Erschwerte Verdauung: Le 14 *Qimen*, Bl 48 *Yanggang*, Lu 11 *Shaoshang*, Pe 8 *Laogong* (*Thousand Ducat Formulas*).
- Postpartales Aufstoßen: Le 14 *Qimen* und Ma 43 *Xiangu* (*Supplementing Life*).
- Rennendes-Ferkel-*Qi* bei Frauen: Le 14 *Qimen*, KG 4 *Guanyuan*, KG 3 *Zhongji*, Mi 6 *Sanyinjiao*, KG 5 *Shimen*, Mi 10 *Xuehai* (*Supplementing Life*).
- Steifheit des Nackens durch schädigende Kälte: Le 14 *Qimen* und Di 7 *Wenliu* (*One Hundred Symptoms*).
- Unwillkürliche Erektion mit erschwerter Miktion: Le 1 *Dadun*, Le 14 *Qimen*, Ni 10 *Yingu*, Bl 40 *Weizhong* und Bl 39 *Weiyang* (*Supplementing Life*).

Fußnoten

1 *Essential Questions* Kapitel 68.

2 *Classic of Difficulties* 68th Difficulty.

3 *Spiritual Pivot* Kapitel 8.

4 *Essential Questions* Kapitel 5.

5 *Fei Bo Xiong* in *Surplus Parts of Pure Medicine* zitiert in *Health Preservation and Rehabilitation*, Publishing House of Shanghai College of Traditional Chinese Medicine, S. 72.

6 *Common Sayings on Gerontology* von *Cao Tong* zitiert in *Health Preservation and Rehabilitation*, Publishing House of Shanghai College of Traditional Chinese Medicine, S. 66.

7 *Spiritual Pivot* Kapitel 46.

8 *Spiritual Pivot* Kapitel 78.

9 *Ma Dan-yang* war der Autor von *Song of the Eleven Heavenly Star Points*. Dieser Text erschien erstmalig gedruckt im zwölften Jahrhundert n. Chr. in *Classic of the Jade Dragon*. *Xu Feng* bezieht diesen Text ist sein Werk *Complete Collection of Acupuncture and Moxibustion* ein, fügte als zwölften Punkt Le 3 *Taichong* hinzu und gab folgende Indikationen an: Schreck-Epilepsie-Wind, Spannungsgefühl im Hals und Herzen, beide Füße unfähig zu gehen, die sieben *shan*, einseitiges Herabhängen und Schwellung des Hodens, nebliges Sehen und Lumbalschmerzen.

10 *Spiritual Pivot* Kapitel 8.

11 *Spiritual Pivot* Kapitel 17.

12 *Essential Questions* Kapitel 10.

13 *Spiritual Pivot* Kapitel 78.

14 *Essential Questions* Kapitel 45.

15 *Spiritual Pivot* Kapitel 8.

16 *Essential Questions* Kapitel 45.

17 *Zhang jing-yue* 1986, *Complete Book of Jin-yue* (*Jing Yue Quan Shu*), Shanghai Scientific Publishing House, Shanghai S. 415. Erstmalig veröffentlicht im Jahre 1624. Zitiert in *Die Praxis der Chinesischen Medizin*, Giovanni Maciocia, Verlag für Ganzheitliche Medizin Dr. E. Wühr GmbH.

18 *Spiritual Pivot* Kapitel 46.

19 *Classic of Difficulties* 29th Difficulty.

任脈經穴

DAS KONZEPTIONSGEFÄSS

DER HAUPTVERLAUF DES KONZEPTIONSGEFÄSSES

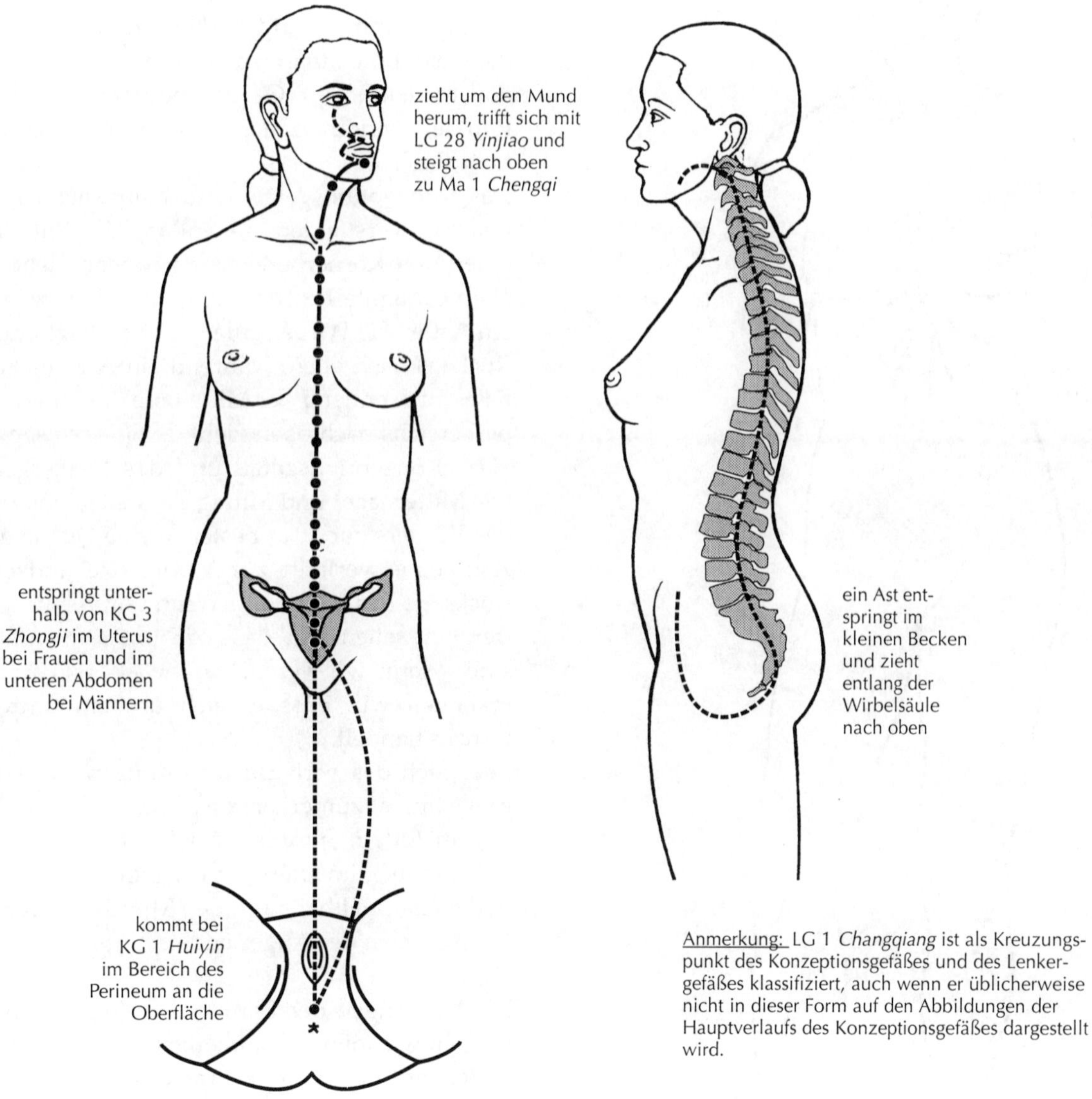

Der Hauptverlauf des Konzeptionsgefäßes

DER HAUPTVERLAUF DES KONZEPTIONSGEFÄSS

- entspringt (unterhalb von KG 3 *Zhongji*) im Uterus bei Frauen und im unteren Abdomen bei Männern und kommt bei KG 1 *Huiyin* im Bereich des Perineums an die Oberfläche,
- steigt entlang der Mittellinie des Abdomen, Brustkorbs, des Halses und des Kiefers nach oben und endet bei KG 24 *Chengjiang*,
- der innere Anteil der Leitbahn zieht um den Mund herum, verbindet sich mit dem Lenkergefäß bei LG 2 *Yinjiao* und endet unterhalb des Auges bei Ma 1 *Chengqi*.

Ein Ast

- entspringt im kleinen Becken, dringt in die Wirbelsäule ein und steigt entlang des Rückens nach oben.

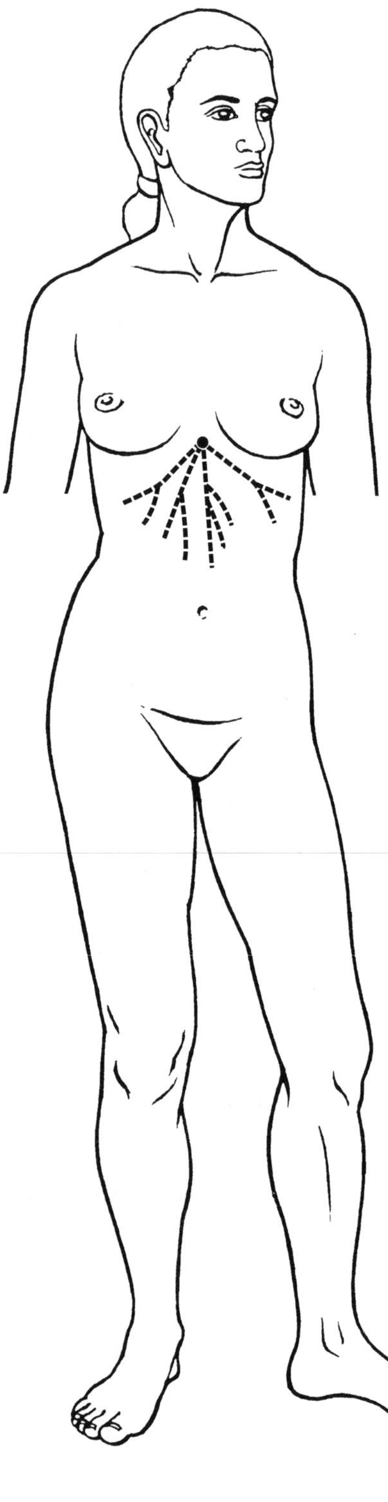

Die Verbindungsleitbahn des Konzeptionsgefäßes

DIE VERBINDUNGSLEITBAHN DES KONZEPTIONSGEFÄSSES

- zieht von KG 15 *Jiuwei* nach unten und verteilt sich über das Abdomen.

DISKUSSION

Das Konzeptionsgefäß ist eines der acht außerordentlichen Gefäße. Es ist allerdings zusammen mit dem Lenkergefäß unter diesen acht Gefäßen eine Ausnahme, da es eigene Akupunkturpunkte besitzt. Aus diesem Grund werden das Konzeptionsgefäß und das Lenkergefäß oft zu den zwölf Hauptleitbahnen hinzugenommen (und sind zusammen mit diesen als die vierzehn Leitbahnen bekannt). Die anderen sechs außerordentlichen Gefäße besitzen keine eigenen Punkte, sondern ziehen durch Punkte der vierzehn Leitbahnen.

Das Konzeptionsgefäß wird hauptsächlich als eine Leitbahn verstanden, die entlang der Mittellinie des anterioren Körperbereichs nach oben zieht. Wie die oben genannte Beschreibung allerdings zeigt, dringt ein Ast in die Wirbelsäule ein und steigt entlang des Rückens nach oben, während ein Ast des Lenkergefäßes auch entlang der Mittellinie des anterioren Körperbereichs nach oben zieht. *Li Shi-zhen* sagte daher: „Das Konzeptionsgefäß und das Lenkergefäß sind wie Mitternacht und Mittag, sie stellen polare Achsen des Körpers dar ... es bestehen eine Quelle und zwei Äste; einer verläuft zur Vorderseite und einer zur Rückseite des Körpers... Wenn wir versuchen sie zu trennen, sehen wir, dass *Yin* und *Yang* untrennbar sind. Wenn wir versuchen sie als Eines zu sehen, erkennen wir, dass es sich um ein untrennbares Ganzes handelt."[1]

Bezüglich des Verlaufes des Konzeptionsgefäßes ist es wichtig anzumerken, dass

- gemäß dem *Spiritual Pivot*[2] das Konzeptionsgefäß bei Frauen im Uterus entspringt,
- die Hauptleitbahn um den Mund herum zieht und im Bereich des Auges endet.

Die Wirkungen der Punkte des Konzeptionsgefäßes können wie folgt zusammengefasst werden:

- Behandlung von Erkrankungen ihrer lokalen Bereiche. Alle Punkte des Konzeptionsgefäßes unterhalb des Nabels behandeln Erkrankungen des Wasserlassens und der Defäkation, Genitalerkrankungen, Stagnationen im unteren Abdomen und Uterus- bzw. Menstruationserkrankungen. KG 8 *Shenque* und KG 9 *Shuifen* behandeln Erkrankungen der Eingeweide und des Abdomen. Von KG 10 *Xiawan* bis zu KG 21 *Xuangji* behandeln alle Punkte auf dem Konzeptionsgefäß Stagnation und Rebellion von Magen-*Qi*, sogar dann, wenn sie weit kranial auf dem Brustkorb lokalisiert sind. Von KG 13 *Shangwan* nach oben behandeln die meisten Punkte Erkrankungen des Herzens und von KG 14 *Juque* nach oben Erkrankungen der Lunge und des Brustkorbs.
- Aufgrund ihrer Lokalisation auf der weichen, nachgiebigen und *Yin*-Vorderseite des Körpers er-

möglichen die Punkte auf dem Konzeptionsgefäß einen direkten Zugang zu den *zangfu*. Sechs der vorderen *mu*-Punkte sind daher auf dieser Leitbahn lokalisiert (KG 3 *Zhongji*: die Blase; KG 4 *Guanyuan*: der Dünndarm; KG 5 *Shimen*: der Dreifache Erwärmer; KG 12 *Zhongwan*: der Magen; KG 14 *Juque*: das Herz; KG 17 *Shanzhong*: das Perikard). In den meisten Fällen sind dies grundlegend wichtige Punkte, um das entsprechende *zangfu* zu regulieren.

- Im Bereich des unteren Abdomen ist das *dantian* (Zinnoberfeld) lokalisiert. Die Herberge der tiefsten Energien des Körpers. KG 4 *Guanyuan* und KG 6 *Qihai* sind daher unter den wichtigsten tonisierenden und nährenden Punkten des Körpers zu nennen. Zusammen mit KG 8 *Shenque* sind sie auch in der Lage, das *Yang* zu retten und in Fällen eines *Yang*-Kollaps das Bewusstsein wiederherzustellen.
- Es ist wichtig anzumerken, dass obwohl das Konzeptionsgefäß entlang der Mittellinie des Abdomen und des Thorax nach oben läuft, die meisten Punkte des Konzeptionsgefäßes in diesem Bereich eine stark absenkende Wirkung besonders bezüglich der Lungen- und Magenfunktionen haben. Deshalb sind alle Punkte von KG 9 *Shuifen* bis KG 21 *Xuanji* für rebellierendes Magen-*Qi*, das sich in Übelkeit, Erbrechen und erschwerter Nahrungsaufnahme etc. äußert, indiziert. Alle Punkte von KG 15 *Juiwei* bis KG 22 *Tiantu* sind für rebellierendes Lungen-*Qi* mit Husten, Dyspnoe und Völlegefühl im Thorax etc. indiziert.

KG 1 *HUIYIN*

會陰

Kreuzungspunkt des *Yin*

Kreuzungspunkt des Konzeptions-, Durchdringungs- und Lenkergefäßes
Sun Si-miao Geistpunkt

LOKALISATION
Im Bereich des Perineum, in der Mitte zwischen dem Anus und dem Skrotum bei Männern bzw. dem Anus und der Commisura labiorum posterior bei Frauen.

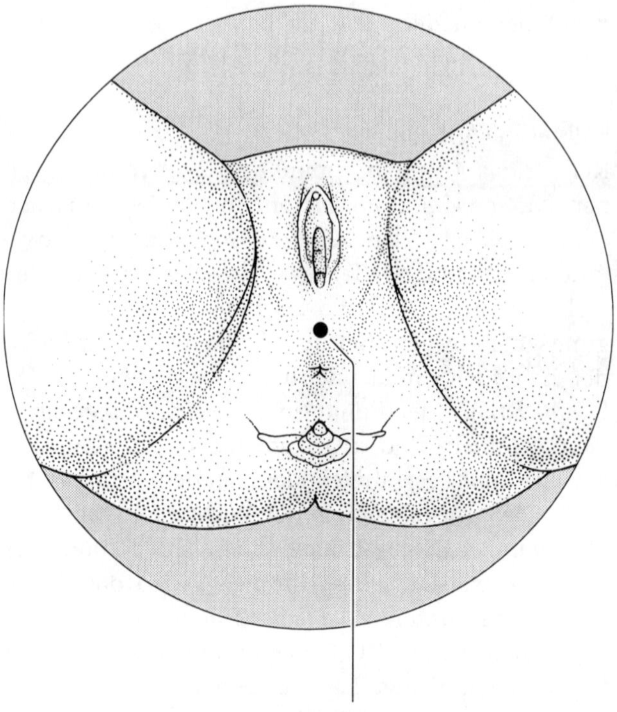

KG 1 *Huiyin*

ANMERKUNG ZUR LOKALISATION
Bei Männern kann es notwendig werden, das Skrotum nach oben zu heben.

NADELUNG
Senkrecht 0.5 – 1 *cun*.
MERKE: Gemäß *Great Compendium of Acupuncture and Moxibustion* ist dieser Punkt für eine Nadelung kontraindiziert.
CAVE: Kontraindiziert in der Schwangerschaft.

WIRKUNGEN
Reguliert das anteriore und posteriore *Yin*
Leitet feuchte Hitze aus
Beruhigt den Geist
Unterstützt die Wiederbelebung und stellt bei Ertrinkungsgefahr das Bewusstsein wieder her

INDIKATIONEN

- Erschwerte Miktion und Defäkation, Enuresis, Samenerguss, Impotenz, Genitalerkrankung, Schmerzen der Genitalien, Schmerzen der Peniseichel, Kältegefühl der Peniseichel, Schwellung der Hoden, Schwellung und Schmerzen der Vagina, Rektumprolaps, Hämorrhoiden, Schmerzen des Anus und der Urethra, Hitzegefühl in der Urethra, Jucken und Schmerzen des Perineum, *shan*-Erkrankung.
- Amenorrhö, unregelmäßige Menstruation, Uterusprolaps.
- Koma, Ersticken durch Wasser (Ertrinken), Manie-Depression.
- Schmerzen der Haut im Bereich des Abdomen, Jucken der Haut im Bereich des Abdomen.

KOMMENTAR

KG 1 *Huiyin* (Kreuzungspunkt des *Yin*) verdankt seinen Namen der Lokalisation im Bereich zwischen dem Anus und den äußeren Genitalien (die zwei unteren *Yin*) und der Tatsache, dass das Perineum die Stelle ist, an der sich Konzeptions- und Durchdringungsgefäß treffen (mit dem Lenkergefäß). Er befindet sich auch direkt unterhalb und gegenüber von LG 20 *Baihui* (der Punkt, in dem sich das gesamte *Yang* sammelt) und daher am tiefen, dunklen, versteckten und beschützten Platz, an dem sich das *Yin* trifft. Dies spiegelt sich in der Wichtigkeit von KG 1 *Huiyin* in der *Qigong*-Übung wider. In der Übung des „kleinen Kreislaufs des Himmels" wird das *Qi* im Bereich des unteren *dantian* (Zinnoberfeld) fokussiert, zunächst auf KG 1 *Huiyin* und dann auf LG 1 *Chengqiang* gerichtet, bevor es entlang des Lenkergefäßes nach oben zu LG 20 *Baihui* und dann wieder nach unten entlang des Konzeptionsgefäßes geleitet wird, um zum unteren *dantian* zurückzukehren.

Historisch gab es einige Diskussionen, ob KG 1 *Huiyin* eher als KG 15 *Jiuwei* den *luo*-Passagepunkt des Konzeptionsgefäßes darstellt. *Spiritual Pivot*[3] bezieht sich auf den *luo*-Passagepunkt des Konzeptionsgefäßes als *Weiyi* (Steißfläche), ein alternativer Name für KG 15 *Jiuwei*, und nennt Symptome einer Fülle (Schmerzen der Haut im Bereich des Abdomen) und einer Leere (Jucken der Haut im Bereich des Abdomen). Spätere Klassiker, einschließlich *Systematic Classic of Acupuncture and Moxibustion* und *Great Compendium of Acupuncture and Moxibustion*, beziehen sich auf den *luo*-Passagepunkt des Konzeptionsgefäßes als *Pingyi* (Ebene Fläche), ein alternativer Name für KG 1 *Huiyin* und schreiben die genannten Fülle- und Mangelzustände diesem Punkt zu. KG 1 *Huiyin* würde als *luo*-Passagepunkt des Konzeptionsgefäßes eine klare Symmetrie mit LG 1 *Chengqiang*, dem *luo*-Passagepunkt des Lenkergefäßes, widerspiegeln.

KG 1 *Huiyin* besitzt eine ausgeprägte Wirkung auf die Urogenital- und Analregionen, besonders bei Erkrankungen durch feuchte Hitze, und ist für Genitalschmerzen und Schwellungen ebenso wie für hartnäckige Harnwegserkrankungen indiziert. Möglicherweise wird er aufgrund seiner Lokalisation klinisch weniger benutzt.

KG 1 *Huiyin* stellt unter seinem alternativen Namen *Guicang* (Geist-Laden) einen der „Dreizehn Geistpunkte" von *Sun Si-miao* dar, die zur Behandlung von Epilepsie und Manie-Erkrankungen eingesetzt werden.

Supplement to the Thousand Ducat Formulas spezifiziert die Aussage, dass bei Männern *Yinxiafeng* (Extra) und bei Frauen *Yumentou* (Extra), lokalisiert im Bereich der Commissura labialis posterior, genadelt werden sollte. Beide Punkte entsprechen mehr oder weniger KG 1 *Huiyin*.

Schließlich ist KG 1 *Huiyin* zur Wiederherstellung des Bewusstseins nach einem Ertrinkungstrauma indiziert (zum Beispiel in *Great Compendium of Acupuncture and Moxibustion*). Ihm wird nachgesagt, die Fähigkeit zu besitzen, Wasser aus den Lungen auszutreiben.

PUNKTKOMBINATIONEN

- Plötzliche Schwellung, Rötung und Schmerzen der Vagina: KG 1 *Huiyin*, KG 3 *Zhongji* und Mi 6 *Sanyinjiao (Great Compendium)*.
- Die fünf Arten der Hämorrhoiden: KG 1 *Huiyin*, Bl 40 *Weizhong*, Bl 57 *Chengshan*, Bl 58 *Feiyang*, Gb 38 *Yangfu*, Ni 7 *Fuliu*, Le 3 *Taichong*, Gb 43 *Xiaxi*, KG 6 *Qihai* und LG 1 *Changqiang (Great Compendium)*.

KG 2 *QUGU*

曲骨

Gebogener Knochen

Kreuzungspunkt des Konzeptionsgefäßes mit der Leber-Leitbahn

LOKALISATION

Auf der Mittellinie des unteren Abdomen, im Bereich der oberen Begrenzung der Symphyse, 5 *cun* unterhalb des Nabels.

NADELUNG

Senkrecht 0.5 –1 *cun*.

CAVE: Eine tiefe Nadelung führt zur Penetration einer vollen Blase, die daher vor der Behandlung geleert werden sollte.

WIRKUNGEN

Unterstützt die Miktion
Reguliert den unteren *jiao*
Wärmt und stärkt die Nieren

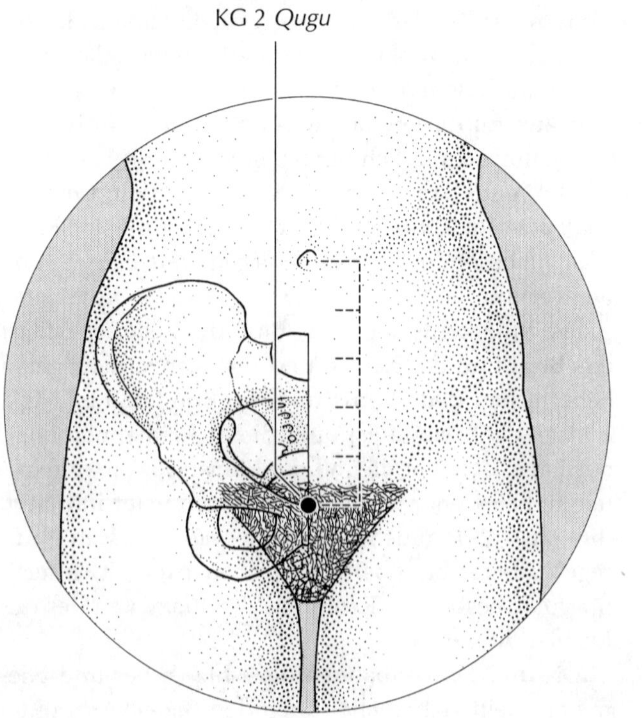

INDIKATIONEN

- Tröpfelnder und zögerlicher Urinfluss, erschwertes Wasserlassen, Urinretention durch Druck des Fötus, Enuresis, die fünf Arten der schmerzhaften Miktionsdysfunktion.
- Völlegefühl, Druckgefühl und Schmerzen im unteren Abdomen, akute Schmerzen im unteren Abdomen, schmerzhafte *shan*-Erkrankung.
- Impotenz, Samenerguss, Feuchtigkeit und Jucken des Skrotums, Kontraktion des Penis, Trockenheit und Schmerzen der Genitalien, rote und weiße Leukorrhö, unregelmäßige Menstruation, Dysmenorrhö.
- Leeresyndrom und Erschöpfung der fünf *zang*, Leeresyndrom und Müdigkeit mit extremer Kälte.

KOMMENTAR

KG 2 *Qugu* wirkt hauptsächlich auf die Urogenitalregion und ist in der Lage, Erkrankungen der Harnwege, des unteren Abdomen sowie Störungen der Sexualität, der Genitalien und des gynäkologischen Bereiches zu behandeln. Seine Bedeutung in der Behandlung dieser Erkrankungen wird jedoch durch benachbarte Punkte wie Ma 30 *Qichong* und KG 3 *Zhongji* überschattet.

PUNKTKOMBINATIONEN

- Unfähigkeit Wasser zu lassen: KG 2 *Qugu*, KG 5 *Shimen*, KG 4 *Guanyuan*, KG 3 *Zhongji* und Mi 6 *Sanyinjiao* (*Supplementing Life*).
- Rote und weiße Leukorrhö: KG 2 *Qugu* [7 Moxakegel], Le 3 *Taichong*, KG 4 *Guanyuan*, Ni 7 *Fuliu*, Mi 6 *Sanyinjiao*, Ma 25 *Tianshu* [100 Moxakegel] (*Compilation*).
- Schreck-Epilepsie, verrücktes Gehen und Wahnsinn: KG 2 *Qugu*, Le 2 *Xingjian*, LG 8 *Jinsuo* und Ni 10 *Yingu* (*Thousand Ducat Formulas*).

KG 3 *ZHONGJI*

Zentrum der Extreme

中極

Vorderer mu-Punkt der Blase
Kreuzungspunkt des Konzeptionsgefäßes mit der Milz-, Leber- und Nieren-Leitbahn

LOKALISATION

Auf der Mittellinie des unteren Abdomen, 4 *cun* inferior des Nabels und 1 *cun* oberhalb der Symphyse.

NADELUNG

Senkrecht 0.5 – 1 *cun*.

CAVE: Eine tiefe Nadelung führt zur Penetration einer vollen Blase, die daher vor der Behandlung geleert werden sollte.

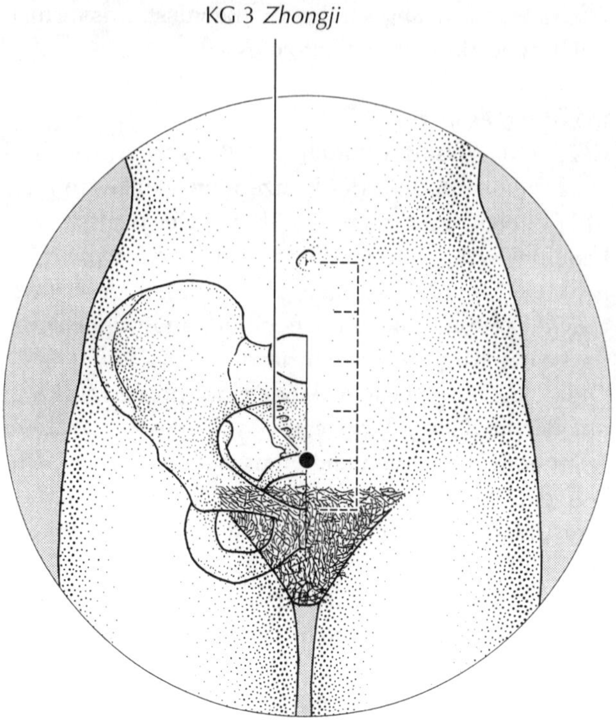

WIRKUNGEN

Unterstützt die Blase, reguliert die *Qi*-Transformation und leitet feuchte Hitze aus
Leitet Feuchtigkeit aus und behandelt Leukorrhö
Unterstützt den Uterus und reguliert die Menstruation
Löst Stagnation auf und unterstützt den unteren *jiao*
Stärkt die Nieren

INDIKATIONEN

- Starke Schmerzen des unteren Abdomen mit Urinretention (in der Schwangerschaft), häufiges Wasserlassen, dunkler Urin, Schmerzen in der Urethra, die fünf Arten der schmerzhaften Miktionsdysfunktion, Ödeme.
- Jucken der Genitalregion mit Hitzegefühl, Schmerzen der Genitalien, rote und weiße Leukorrhö, Samenerguss, Samenerguss mit Träumen.
- Schmerzen und Schwellung des Kind-Tores (Zervix), Infertilität, unregelmäßige Menstruation, Amenorrhö, Menorrhagie, Uterusprolaps, abdominelle (*zheng jia*) Massen, Retention der Plazenta, Retention der Lochien, anhaltender Lochienfluss.
- Massen unter dem Nabel, starker bohrender Schmerz unter dem Nabel, die sieben Arten der *shan*-Erkrankung, Kältegefühl im Bereich des unteren Abdomen, Hitzegefühl des Abdomen, plötzliche starke Schmerzen im Bereich des unteren Abdomen und Rückens, Akkumulation von Kälte-*Qi*, das nach oben steigt, um ins Herz einzudringen, rennendes Ferkel-*Qi*, das nach oben zum Herz steigt und eine Unfähigkeit zu atmen zur Folge hat.
- Lumbalschmerzen, Leere des *Yang-Qi*, unterer Ursprung (*yuan*) in Leere, Bewusstseinsverlust, Hunger mit Unfähigkeit zu essen.

KOMMENTAR

KG 3 *Zhongji* ist der vordere *mu*-Punkt der Blase und ein Kreuzungspunkt des Konzeptionsgefäßes mit der Milz-, Leber- und Nieren-Leitbahn. Der Begriff „*mu*" bedeutet Anhäufen oder Sammeln, und die vorderen *mu*-Punkte sind diejenigen, an denen sich das *Qi* der *zangfu* sammelt und im Bereich der anterioren Oberfläche des Körpers konzentriert.

KG 3 *Zhongji* besitzt daher eine direkte Wirkung auf das *fu* Blase. Harnwegserkrankungen, die durch Retention, Schmerzen und Häufigkeit bzw. Dringlichkeit des Wasserlassens charakterisiert sind, können ihre Ursache in einem Fülle- oder Leeresyndrom haben. Füllezustände schließen eine Akkumulation von Feuchtigkeit oder feuchte Hitze und eine *Qi*-Stagnation ein und können durch das Bestehen von Steinen oder einer Blutung kompliziert werden. Leeremuster beinhalten zunächst einen *Qi*- und *Yang*-Mangel.

Aufgrund seiner Fähigkeit, die *Qi* transformierende Funktion der Blase zu regulieren, Feuchtigkeit und Hitze auszuleiten und die Nieren zu stärken, stellt KG 3 *Zhongji* einen Hauptpunkt zur Behandlung einer Reihe von Harnwegserkrankungen einschließlich jeder der genannten Disharmonien dar. In der klinischen Praxis wird KG 3 *Zhongji* allerdings bei Füllemustern bevorzugt, während KG 4 *Guanyuan* bei Leeremustern vorgezogen wird. Aufgrund seiner Fähigkeit, ein reibungsloses Wasserlassen zu fördern, ist KG 3 *Zhongji* auch für Ödeme indiziert. Die Fähigkeit von KG 3 *Zhongji*, Feuchtigkeit und Hitze auszuleiten, dehnt sich auf die Genitalregion aus, für die er einen wichtigen Punkt für Jucken, Schwellung und Schmerzen ebenso wie für Leukorrhö und Samenerguss darstellt. *Great Compendium of Acupuncture and Moxibustion* empfiehlt KG 3 *Zhongji* besonders für Schmerzen und Schwellung der Zervix.

Die Milz kontrolliert das Blut, die Leber speichert das Blut, und die Nieren und das Konzeptionsgefäß beherrschen den Uterus und die Empfängnis. KG 3 *Zhongji* als Kreuzungspunkt dieser Leitbahnen ist in der Lage, den Uterus und die Menstruation zu regulieren. Er ist hauptsächlich für Füllemuster indiziert, die zu abdominellen (*zheng jia*) Massen, unregelmäßiger oder fehlender Menstruation, Infertilität und besonders Retention der Plazenta oder der Lochien führen.

Die drei *Yin*-Leitbahnen der Milz, Leber und Nieren am Bein ziehen alle durch den Bereich des unteren Abdomen und beherrschen ihn. Als Kreuzungspunkt des Konzeptionsgefäßes mit diesen drei Leitbahnen besitzt KG 3 *Zhongji* daher eine starke Wirkung auf das untere Abdomen als Ganzes, hauptsächlich bei Füllemustern, die eine Stagnation, Akkumulation von Kälte oder Hitze einschließen. Er ist bei Massen, *shan*-Erkrankungen sowie starken bohrenden Schmerzen und sowohl Hitze als auch Kältegefühlen im Bereich des Abdomen indiziert.

KG 3 *Zhongji* wird auch für einen Zustand eingesetzt, der als Rennendes-Ferkel-*Qi* bekannt ist, besonders wenn dieser auf einen Nieren-*Yang*-Mangel mit Eindringen von Kälte zurückzuführen ist. *Essentials From the Golden Cabinet* sagt: „Die Rennende-Ferkel-Erkrankung entspringt aus dem unteren Abdomen; sie stürmt mit solch einer Geschwindigkeit zum Hals, dass sich der Patient dem Tode nahe fühlt. Sie greift an und zieht sich dann wieder zurück, sie wird durch Furcht und Schrecken erzeugt."

Schließlich ist KG 3 *Zhongji* für einen *Yang-Qi*-Mangel und einen Leerezustand des unteren Ursprungs (*yuan*) indiziert. Jedoch sind die tonisierenden Fähigkeiten von KG 4 *Guanyuan* so stark, dass dieser letztere Punkt in der klinischen Praxis fast unabänderlich zu diesem Zweck eingesetzt wird. Wie KG 4 *Guanyuan* ist KG 3 *Zhongji* auch für Lumbalschmerzen indiziert. Dies spiegelt das Prinzip wider, Punkte im Bereich der Vorderfläche des Körpers zu wählen, um den Rücken zu behandeln.

PUNKTKOMBINATIONEN

- Unfähigkeit Wasser zu lassen: KG 3 *Zhongji*, KG 2 *Qugu*, KG 5 *Shimen*, KG 4 *Guanyuan* und Mi 6 *Sanyinjiao* (*Supplementing Life*).

- Erschwertes Wasserlassen und Samenerguss: KG 3 *Zhongji*, Le 5 *Ligou*, Mi 7 *Lougu*, Bl 36 *Chengfu* und Bl 67 *Zhiyin* (*Supplementing Life*).
- Samenerguss: KG 3 *Zhongji*, Bl 67 *Zhiyin* und Le 8 *Ququan* (*Supplementing Life*).
- Penisschmerzen: KG 3 *Zhongji*, Ni 3 *Taixi*, Lu 10 *Yuji* und Mi 6 *Sanyinjiao (Great Compendium)*.
- Plötzliche Schwellung, Rötung und Schmerzen der Vagina: KG 3 *Zhongji*, KG 1 *Huiyin* und Mi 6 *Sanyinjiao (Great Compendium)*.
- Infertilität: KG 3 *Zhongji* und M-CA 18 *Zigong (Great Compendium)*.
- Uterusblutung: KG 3 *Zhongji* und M-CA 18 *Zigong (Great Compendium)*.
- Anhaltende Uterusblutung: KG 3 *Zhongji*, KG 5 *Shimen*, M-CA 18 *Zigong* und Bl 23 *Shenshu (Great Compendium)*.
- Unregelmäßige Menstruation: KG 3 *Zhongji*, Mi 6 *Sanyinjiao*, Gb 26 *Daimai*, KG 6 *Qihai* und Bl 23 *Shenshu (Great Compendium)*.
- Gehemmte Menstruation: KG 3 *Zhongji*, Mi 6 *Sanyinjiao* und Gb 41 *Zulinqi (Great Compendium)*.
- Infertilität: KG 3 *Zhongji* und Mi 5 *Shangqiu (Great Compendium)*.
- Retention der Plazenta: man sediert KG 3 *Zhongji* und Mi 6 *Sanyinjiao (Great Compendium)*.
- Retention der Plazenta: KG 3 *Zhongji* und Gb 21 *Jianjing (Great Compendium)*.
- Retention der Plazenta: KG 3 *Zhongji*, Gb 21 *Jianjing* und Mi 6 *Sanyinjiao* (*Meeting the Source*).
- Anhaltende Diarrhö: KG 3 *Zhongji*, Ma 25 *Tianshu* und KG 12 *Zhongwan (Great Compendium)*.

KG 4 *GUANYUAN*

關元

Tor des Ursprungs-*Qi*

Vorderer mu-Punkt des Dünndarms
Kreuzungspunkt des Konzeptionsgefäßes mit der Milz-, Leber- und Nieren-Leitbahn

LOKALISATION

Auf der Mittellinie des unteren Abdomen, 3 *cun* inferior des Nabels und 2 *cun* superior der Symphyse

NADELUNG

Senkrecht 0.5 – 1 *cun* oder schräg Richtung inferior 1 – 1.5 *cun*.

CAVE: Eine tiefe Nadelung führt zur Penetration einer vollen Blase, die daher vor der Behandlung geleert werden sollte.

WIRKUNGEN

Stärkt das Ursprungs-*Qi* und unterstützt die Essenz
Tonisiert und nährt die Nieren
Wärmt und stärkt die Milz
Unterstützt den Uterus und die Empfängnis
Reguliert den unteren *jiao* und unterstützt die Blase
Reguliert das Dünndarm-*Qi*
Behebt einen Kollaps

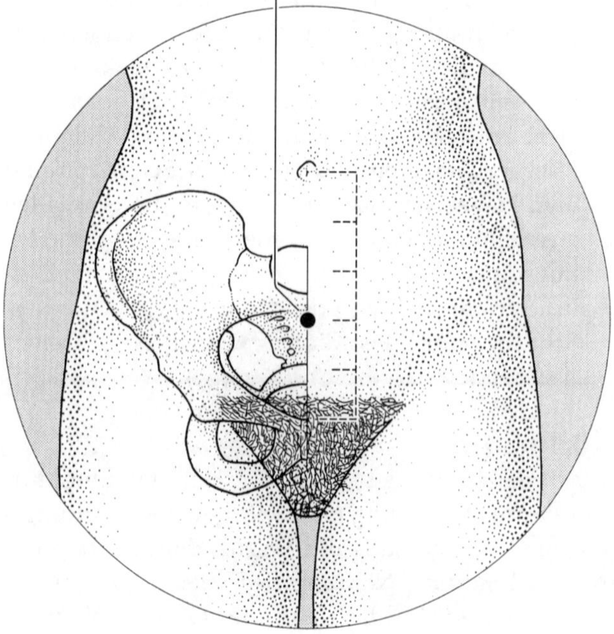

INDIKATIONEN

- Nierenschwäche, Nieren-Belastungssyndrom, Schwäche der Lumbalregion und der Beine, Schmerzen der Lumbalregion und der Knochen und der Gelenke des Beins im mittleren Alter und bei älteren Menschen Abneigung gegen Kälte am Rücken, verschrumpelte Ohren, stufenweise Verdunkelung des Gesichts, Furcht, Schrecken, Furcht, die zu einem Leerezustand mit Auszehrung führt, tief gehende Knochengeschwüre durch Furcht, häufiges Wasserlassen, Enuresis, Samenerguss, weiße Trübheit, Impotenz.
- Infertilität, Infertilität mit Kältegefühl in der Vagina, Amenorrhö, Blutung während der Schwangerschaft, persistierender Lochienfluss, postpartale abdominelle Schmerzen, rote und weiße Leukorrhö.
- Belastungssyndrom-Hitze, Leerezustand mit Auszehrung und Husten, undulierendes Fieber mit Bluthusten, Dyspnoe mit Unfähigkeit sich hinzulegen, Dyspnoe bei Nierenschwäche, Insomnie, Schwindel, Wind-Schwindel, Kopfschmerz, Erkrankung mit Auszehrung und übermäßigem Durst, Lethargie und Kräftemangel, Abmagerung der vier Extremitäten trotz reichlichem Essen, Müdigkeit der vier Extremitäten, Milz-*Qi*-Schwäche, unverdaute Nahrungsbestandteile (im

Stuhl), Diarrhö, Dysenterieerkrankung, Stuhl und Inkontinenz bei Älteren, Aufstoßen, Erbrechen von Schleim.

- Urinretention durch Druck des Fötus, Urinretention, dunkler Urin, Stein-schmerzhafte Miktionsdysfunktion, die fünf Arten der schmerzhaften Miktionsdysfunktionen, Blut im Urin, brennende Schmerzen beim Wasserlassen, Ödeme, die zu Schmerzen im Bereich der lateralen Rippenregion führen, Kälte-*Qi*, das ins untere Abdomen eindringt und zu Schmerzen führt, Kälteakkumulation mit Leere, Rennendes-Ferkel-*Qi*, das zum Herz aufsteigt, Völlegefühl im unteren Abdomen, Rückenschmerzen und bohrender Schmerz unter dem Nabel, der nach und nach in die Genitalien ausstrahlt, plötzliche schmerzhafte *shan*-Erkrankung, ausgeprägte Hitze im Hypogastrium, plötzliche tumultartige Erkrankung, Wind-Apoplex, Schweregefühl des Körpers wie ein Berg, Tremor der Hände.

KOMMENTAR

KG 4 *Guanyuan* ist einer der Hauptakupunkturpunkte zur Förderung und Nährung des Ursprungs-*Qi*, zur Unterstützung der Essenz, der Stärkung des Nieren-*Yang* und Nährung des Nieren-*Yin*. Ebenso wie *Guanyuan* (Tor des Ursprungs-*Qi*) spiegeln mehrere der zahlreichen unterschiedlichen Namen, die diesem Punkt gegeben wurden, seine stark tonisierenden Fähigkeit wider, zum Beispiel *Mingmen* (Tor des Lebens), *Huangzhiyuan* (Ursprung des *Huang*), *Xuehai* (See des Blutes), *Qihai* (See des *Qi*), *Dahai* (Großes Meer) und natürlich *Dantian* (Zinnoberfeld). Gemäß der klassischen chinesischen Denkweise ist das untere *Dantian*, das im Bereich des unteren Abdomen lokalisiert ist und sich von KG 7 *Yinjiao* bis KG 4 *Guanyuan* erstreckt, die Herberge der tiefsten Energien des Körpers und die Quelle aller Bewegung. *Classic of Difficulties*[4] sagt: „Das dynamische *Qi*, das sich zwischen den Nieren bewegt, ist [die Basis] des menschlichen Lebens, die Quelle der fünf *zang* und sechs *fu*, die Wurzel der zwölf Leitbahnen, die Tür der Atmung und der Ursprung des *sanjiao*." *Discourse into the Origin and Development of Medicine*[5] sagt: „Das Ursprungs-*Qi* wird an die fünf *zang* verteilt und bildet die Essenz der fünf *zang*. Wo ist der Ursprungs-Punkt des Ursprungs-*Qi*? Die Daoisten glauben, es handle sich um *dantian*."

Aufgrund seiner Lokalisation im Zentrum des unteren *dantian* (Zinnoberfeld) und seiner engen Verbindung mit dem Ursprungs-*Qi* und daher der Essenz stellt KG 4 *Guanyuan* einen unentbehrlichen Punkt zur Tonisierung und Nährung der Nieren dar. Diese Wirkung wird ausreichend erklärt über die lange Liste von klassischen Indikationen, die sich wie eine Lehrbuchbeschreibung einer Nieren-Schwäche lesen. Die Nieren beherrschen die Knochen und die Lumbalregion, und KG 4 *Guanyuan* ist für Schwäche, Schmerzen und Kältegefühle der Lumbalregion und der Beine, besonders bei Patienten im mittleren und höherem Alter indiziert. In schweren Fällen kann eine Nieren-Schwäche zu verschrumpelten Ohren, dunklerer Gesichtsfarbe und einem Nieren-Belastungssyndrom führen. Gemäß *Essential Questions*[6] „entleert Furcht die Essenz". Furcht ist eng mit den Nieren verbunden, und länger anhaltende Furcht kann die Nieren und die Essenz schädigen und schwächen, während eine Nierenschwäche eine Person für eine tiefsitzende Furcht anfällig machen kann. Die starke Wirkung, die Furcht auf den Körper haben kann, wird in klassischen Quellen widergespiegelt, die sogar tief gehende Knochengeschwüre und Auszehrung bei einem Leeresyndrom dieser Ätiologie zuschreiben. Wenn sich die Nieren in einem Leerezustand befinden und nicht in der Lage sind, die Blase zu dominieren, kann es zu häufigem Wasserlassen oder Enuresis kommen. In all diesen Fällen besitzt KG 4 *Guanyuan* eine grundlegende Bedeutung. KG 4 *Guanyuan* wird auch für einen Zustand, der als Rennendes-Ferkel-*Qi* bekannt ist, eingesetzt, besonders wenn dieser auf einen Nieren-*Yang*-Mangel mit Eindringen von Kälte zurückzuführen ist. *Essentials From the Golden Cabinet* sagt: „Die Rennende-Ferkel-Erkrankung entspringt aus dem unteren Abdomen; sie stürmt mit solch einer Heftigkeit zum Hals, dass sich der Patient dem Tode nahe fühlt. Sie greift an und zieht sich dann wieder zurück, sie wird durch Furcht und Schrecken erzeugt." Dieses Muster kann nicht nur durch Furcht erzeugt werden, sondern umgekehrt wenn das *Qi* in dieser Art und Weise nach oben rauscht, kann dies seinerseits unkontrollierbare Angst und Panik auslösen.

Die Milz kontrolliert das Blut, die Leber speichert das Blut, und die Nieren und das Konzeptionsgefäß beherrschen den Uterus und die Empfängnis. KG 4 *Guanyuan*, auch bekannt als *Sanjiejiao* (Dreifache Kreuzung), ist ein Kreuzungspunkt des Konzeptionsgefäßes mit diesen drei Leitbahnen und ein wichtiger Punkt zur Regulierung des Uterus und Unterstützung der Fruchtbarkeit. Wenn eine Nierenschwäche zu einer Leere und Kälte dessen führt, was wir als „Palast des Kindes" (d. h. der Uterus) bei Frauen kennen, kann es zu Infertilität, Amenorrhö und Kälte-Leukorrhö kommen. Die Bedeutung dieses Punktes zur Unterstützung der Konzeption spiegelt sich in weiteren alternativen Namen wider, zum Beispiel *Zihu* (Kindertür) und *Zigong* (Kinderpalast). Falls eine Schwäche des Nieren-Feuers zu Kälte und Schwäche des „Tor der Essenz" bei Männern führt, kann es zu Samenerguss und Impotenz kommen.

True Lineage of Medicine[7] sagt: „Wenn der Nieren-Ursprung (*yuan*) reichlich vorhanden ist, besteht ein langes Leben, wenn der Nieren-Ursprung (*yuan*) gering ist, ist das Leben kurz." Aus diesem Grund empfehlen Ärzte für traditionelle Gesundheitsvorsorge die regelmäßige Anwendung von Moxibustion auf KG 4 *Guanyuan* im höheren Alter. Die starke tonisierende und nährende Wirkung von KG 4 *Guanyuan* beschränkt sich nicht nur auf die Nieren. Da die Nieren sowohl die Wurzel des *Yin* als auch des *Yang* im Körper darstellen und „das Ursprungs-*Qi* auf die fünf *zang* verteilt wird und die Essenz der fünf *zang* bildet", kann KG 4 *Guanyuan* zur Behandlung jeglichen tief liegenden Schwächezustands der *zangfu* eingesetzt werden, gleichgültig ob es sich um einen *Qi*-, Blut-, *Yin*- oder *Yang*-Mangel handelt. Somit kann KG 4 *Guanyuan* zum Beispiel bei einem Nieren- und Lungen-*Yin*–Mangel zur Behandlung einer Belastungssyndrom-Hitze, einer Leere-konsumierenden Erkrankung mit Husten, undulierendem Fieber mit Bluthusten, Dyspnoe bei Nierenschwäche, Dyspnoe mit Unfähigkeit sich hinzulegen und einer Auszehrungserkrankung mit übermäßigem Durst eingesetzt werden. Wenn das Nieren-Feuer nicht in der Lage ist, ausreichend Hitze für die Transport- und Transformationsfunktion der Milz bereitzustellen, kann es zu chronischer Diarrhö, Stuhlinkontinenz bei Älteren, Lethargie, Schwäche der vier Extremitäten und zu unverdauten Nahrungsbestandteilen (im Stuhl) kommen.

Die Wirkung von KG 4 *Guanyuan* beschränkt sich allerdings nicht darauf, Leerezustände zu tonisieren. Wenn äußere Kälte das untere Abdomen angreift und im Besonderen die Leber-Leitbahn, speziell wenn ein darunter liegender *Yang*-Mangel vorliegt, können starke bohrende Schmerzen im unteren Abdomen mit Ausstrahlung in die Genitalien und eine plötzliche schmerzhafte *shan*-Erkrankung entstehen. Diese Symptome werden in der Regel einer Dünndarm-Disharmonie (Dünndarm-*Qi*-Schmerzen) zugeschrieben. Dies ist die Hauptbedeutung des Status von KG 4 *Guanyuan* als vorderer *mu*-Punkt des Dünndarms.

Wenn feuchte Hitze die Blase verknotet, kann es zu unterschiedlichen Arten von Harnwegserkrankungen kommen, charakterisiert durch häufige, drängende, schmerzende und dunkle oder blutige Miktion, ebenso wie ein ausgeprägtes Hitzegefühl im Hypogastrium. KG 4 *Guanyuan* kann eingesetzt werden, um diese übermäßigen pathogenen Faktoren auszuleiten. *Zhu Dan-xi* stellt fest: „Wenn sich die Nieren in Leere befinden, bildet die Blase Hitze", während *General Treatise on the Aetiology and Symptomatology of Diseases*[8] sagt: „Im Falle einer schmerzhaften Miktionsdysfunktion liegen eine Nierenschwäche und Blasen-Hitze vor." KG 4 *Guanyuan* ist insbesonders dann indiziert, wenn, wie in der Regel der Fall, eine Kombination eines Leere- und Füllezustandes mit darunter liegender Nierenschwäche vorliegt.

KG 4 *Guanyuan* ist auch ein wichtiger Punkt in der Behandlung von postpartalen Erkrankungen wie Schmerzen und anhaltenden Lochienfluss, die auch häufig ihre Ursache in einer Kombination eines Leere- und Füllezustandes haben.

Schließlich wird KG 4 *Guanyuan*, aufgrund seiner starken Fähigkeit, das *Yang* wiederherzustellen, zur Behandlung eines *Yang*-Kollaps eingesetzt, der durch Frösteln, Atemlosigkeit, langsamen Puls, profuses Schwitzen und Bewusstseinsverlust charakterisiert ist. In solchen Fällen wird KG 4 *Guanyuan* zusammen mit KG 6 *Qihai* und KG 8 *Shenque* mit langer indirekter Moxibustion behandelt.

PUNKTKOMBINATIONEN

- Wind-Schwindel und Kopfschmerzen: KG 4 *Guanyuan*, Bl 12 *Fengmen*, Bl 60 *Kunlun*, 3E 16 *Tianyou* und 3E 1 *Guanchong* (*Thousand Ducat Formulas*).
- Hitze im Körper mit Kopfschmerzen, die kommen und gehen: KG 4 *Guanyuan* und LG 11 *Shendao* (*Thousand Ducat Formulas*).
- Druckgefühl im lateralen Rippenbereich: KG 4 *Guanyuan*, Le 14 *Qimen* und Lu 11 *Shaoshang* (*Thousand Ducat Formulas*).
- Hitzegefühl und Schmerzen im Hypogastrium: KG 4 *Guanyuan*, Bl 40 *Weizhong*, Ni 6 *Zhaohai* und Ni 3 *Taixi* (*Thousand Ducat Formulas*).
- Abdominelles Völlegefühl, das in den Rücken ausstrahlt, einseitige Schwellung und Herabhängen des Hodens: KG 4 *Guanyuan* [drei Moxakegel] und Le 1 *Dadun* [sieben Moxakegel] (*Great Compendium*).
- Rennendes-Ferkel-*Qi* bei Frauen: KG 4 *Guanyuan*, KG 3 *Zhongji*, Mi 6 *Sanyinjiao*, KG 5 *Shimen*, Mi 10 *Xuehai* und Le 14 *Qimen* (*Supplementing Life*).
- Roter und zögerlicher Urinfluss: KG 4 *Guanyuan*, Bl 54 *Zhibian*, KG 6 *Qihai* und Bl 48 *Yanggang* (*Supplementing Life*).
- Unfähigkeit Wasser zu lassen: KG 4 *Guanyuan*, KG 5 *Shimen*, KG 3 *Zhongji*, KG 2 *Qugu* und Mi 6 *Sanyinjiao* (*Supplementing Life*).
- Dunkler Urin: KG 4 *Guanyuan*, KG 6 *Qihai*, Ni 3 *Taixi*, Ni 10 *Yingu*, Bl 23 *Shenshu* und Bl 28 *Pangguangshu* (*Great Compendium*).
- Stuhlinkontinenz: KG 4 *Guanyuan* und Bl 25 *Dachangshu*.
- Erschwerte Defäkation: KG 4 *Guanyuan*, Ni 4 *Dazhong*, Bl 33 *Zhongliao*, Bl 56 *Chengjin*, Le 3 *Taichong*, Bl 57 *Chengshan*, Ni 3 *Taixi* und KG 12 *Zhongwan* (*Supplementing Life*).
- Anhaltende Diarrhö und Dysenterieerkrankung: KG 4 *Guanyuan* und Ni 3 *Taixi* (*Thousand Ducat Formulas*).

KG 5 *SHIMEN*

石門

Steintor

Vorderer mu-Alarmpunkt des Dreifachen Erwärmers

LOKALISATION

Auf der Mittellinie des unteren Abdomen, 2 *cun* inferior des Nabels und 3 *cun* superior der Symphyse.

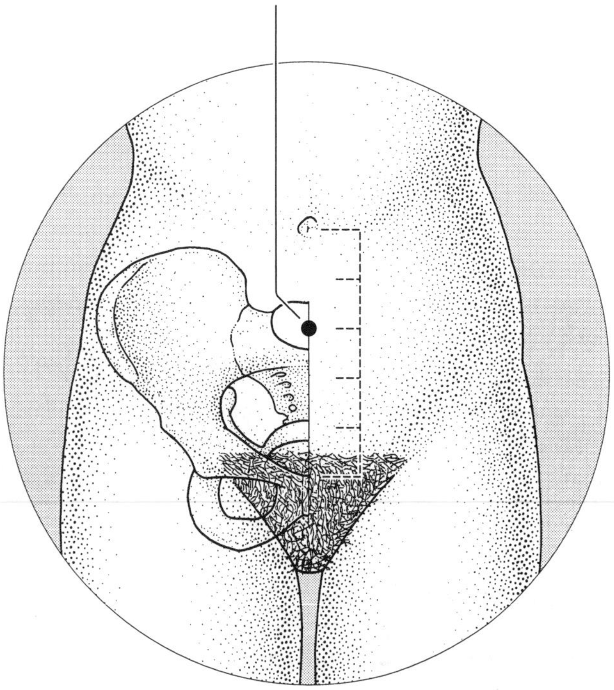

NADELUNG

Senkrecht 0.8 – 1.5 *cun*.

MERKE: Gemäß mehreren klassischen Texten ist dieser Punkt während der Schwangerschaft für Nadelung und Moxibustion kontraindiziert.

CAVE: Eine tiefe Nadelung kann zur Penetration der Bauchhöhle führen.

WIRKUNGEN

Bewegt und unterstützt die Wasserwege
Reguliert das *Qi* und lindert Schmerzen
Reguliert den Uterus

INDIKATIONEN

- Erschwertes Wasserlassen, erschwertes Wasserlassen durch Kälteschädigung, Urinretention, schmerzhafte Miktionsdysfunktion, schmerzhafte Miktionsdysfunktion, dunkler Urin, Ödeme, Diarrhö, unverdaute Nahrungsbestandteile (im Stuhl), Dysenterieerkrankungen, Bluterbrechen mit Unfähigkeit zu essen.
- Bohrender Schmerz im unteren Abdomen, *shan*-Erkrankung mit ausgeprägten periumbilikalen Schmerzen, Druckgefühl im unteren Abdomen, Retraktion der Hoden, Jucken im Genitalbereich, Schwellung des Penis, die zu Schmerzen im unteren Abdomen und der Lumbalregion führen, Rennendes-Ferkel-*Qi*, das das Herz angreift.
- Persistierender Lochienfluss, abdominelle Massen, Uterusblutung, Härte des unteren Abdomen wie ein Stein, Mammaerkrankungen, Leukorrhö.
- Leerebelastungssyndrom, Unterer Ursprung (*yuan*) Leere und Kälte.

KOMMENTAR

KG 5 *Shimen* ist der vordere *mu*-Alarmpunkt des Dreifachen Erwärmers. Der Begriff „*mu*" bedeutet Anhäufen oder Sammeln, und die vorderen *mu*-Alarmpunkte sind diejenigen, an denen sich das *Qi* der *zangfu* sammelt und im Bereich der anterioren Oberfläche des Körpers konzentriert. *Essential Questions* sagt: „Der *sanjiao* ist der Beamte, der für die Ausleitung verantwortlich ist und die Wasserwege kontrolliert."[9] *Classic of Difficulties* sagt: „Der Dreifache Erwärmer ist der Weg von Wasser und Getreide."[10] *Classic of Categories* stellt fest: „Wenn der untere *jiao* nicht behandelt wird, kommt es zur Wassererkrankung in den Eingeweiden und der Blase." KG 5 *Shimen* ist bei Flüssigkeitsstagnation, charakterisiert durch erschwertes Wasserlassen oder Urinretention, schmerzhafter Miktions-Dysfunktion und Ödemen, ebenso wie bei Diarrhö, unverdauten Nahrungsbestandteilen im Stuhl und Dysenterieerkrankung indiziert.

KG 5 *Shimen* ist auch in der Lage, eine *Qi*-Stagnation zu regulieren und Schmerzen im unteren Abdomen und der Genitalregion zu erleichtern. Er ist in der Behandlung von Zuständen wie bohrendem Schmerz im unteren Abdomen, *shan*-Erkrankung mit schweren periumbilikalen Schmerzen, abdominellem Druckgefühl und Retraktion, Schwellung und Schmerzen der Genitalien zwingend indiziert.

In der chinesischen Umgangssprache wird eine unfruchtbare Frau als „Stein-Frau" bezeichnet, während der Name *Shimen* „Steintor" oder „Steintür" bedeutet. Ein alternativer Name für diesen Punkt ist *Jueyun* (Infertilität). Diese Namen beziehen sich auf die einzigartige Qualität dieses Punktes, eine Infertilität zu verursachen, die ihm klassischerweise zugeschrieben wird. Texte wie *Great Compendium of Acupuncture and Moxibustion, Systematic Classic of Acupuncture and Moxibustion, Illustrated Classic of Acupuncture Points on the Bronze Man* und *Illustrated Supplement to the Classic of Categories* warnen alle davor, dass die Nadelung dieses Punktes eine Frau für immer unfruchtbar machen kann. Moderne Akupunkturtexte erwähnen diese Warnung allerdings nicht. Die Wirkung von KG 5 *Shimen* hinsichtlich der Regulierung der Uterusfunktion und der Menstruation wird überdies durch seine Indikationen für persistierenden Lochienfluss, abdominelle Massen, Uterusblutung und Leukorrhö veranschaulicht.

Schließlich ist es für KG 5 *Shimen*, obwohl er für ein Leere-Belastungssyndrom und eine Unterer Ursprung (*yuan*) Leere und Kälte indiziert ist, im Vergleich mit seinen benachbarten Punkten KG 4 *Guanyuan* und KG 6 *Qihai* erwähnenswert, dass Indikationen für Leeresyndrome fehlen und er besonders für Füllemuster indiziert ist.

PUNKTKOMBINATIONEN

- Unfähigkeit Wasser zu lassen: KG 5 *Shimen*, KG 4 *Guanyuan*, Mi 6 *Sanyinjiao*, KG 3 *Zhongji* und KG 2 *Qugu* (*Supplementing Life*).
- Verhärtung und Schmerzen im Bereich des unteren Abdomen, die in die Genitalien ausstrahlen mit Unfähigkeit Wasser zu lassen: KG 5 *Shimen*, Bl 39 *Weiyang* und KG 7 *Yinjiao* (*Supplementing Life*).
- Hypogastrische Schmerzen, die in die Genitalien ausstrahlen: KG 5 *Shimen* und Mi 5 *Shangqiu* (*Thousand Ducat Formulas*).
- Spastische Schmerzen im Hypogastrium: KG 5 *Shimen* und KG 9 *Shuifen* (*Thousand Ducat Formulas*).
- Hypogastrische *shan*-Erkrankung: KG 5 *Shimen*, Ma 25 *Tianshu*, KG 8 *Shenque* und KG 6 *Qihai* (*Thousand Ducat Formulas*).
- Umbilikale *shan*-Erkrankung: KG 5 *Shimen*, KG 8 *Shenque* und Ma 25 *Tianshu* (*Supplementing Life*).
- Frauen, die zu viele Kinder hatten: KG 5 *Shimen* und Mi 6 *Sanyinjiao* (*Great Compendium*).
- Profuse Uterusblutung: KG 5 *Shimen* und KG 7 *Yinjiao* (*Supplementing Life*).
- Anhaltende Uterusblutung: KG 5 *Shimen*, KG 3 *Zhongji*, M-CA 18 *Zigong* und Bl 23 *Shenshu* (*Great Compendium*).
- Rennendes-Ferkel-*Qi*: KG 5 *Shimen*, Le 13 *Zhangmen* und Mi 6 *Sanyinjiao* (*Thousand Ducat Formulas*).
- Rennendes-Ferkel-*Qi* bei Frauen: KG 5 *Shimen*, KG 3 *Zhongji*, KG 4 *Guanyuan*, Le 14 *Qimen*, Mi 6 *Sanyinjiao* und Mi 10 *Xuehai* (*Supplementing Life*).

KG 6 *QIHAI*

Meer des *Qi*

氣海

LOKALISATION

Auf der Mittellinie des unteren Abdomen, 1.5 *cun* inferior des Nabels und 3.5 *cun* superior der Symphyse.

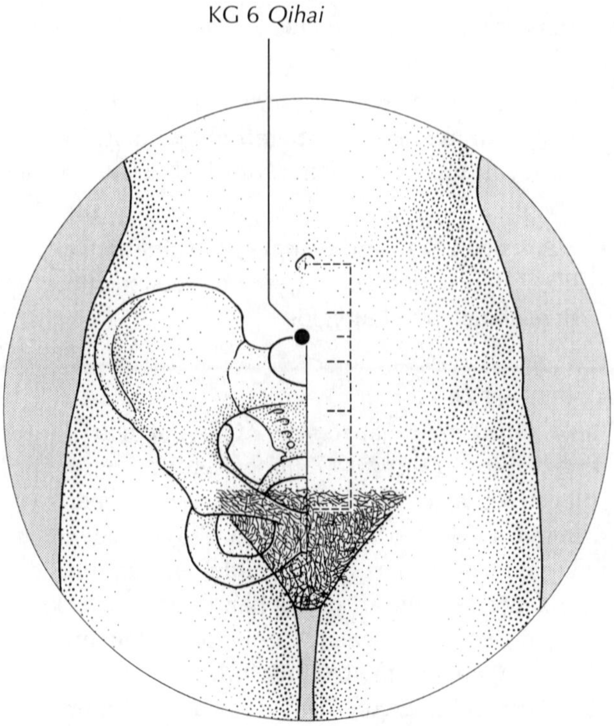

NADELUNG

Senkrecht 0.8 – 1.5 *cun*.

CAVE: Eine tiefe Nadelung kann zur Penetration der Bauchhöhle führen.

WIRKUNGEN

Nährt das Ursprungs-*Qi*
Tonisiert das *Qi*
Tonisiert die Nieren und stärkt das *Yang*
Befreit von einem *Yang*-Kollaps
Reguliert das *Qi* und harmonisiert das Blut

INDIKATIONEN

- *zang*-Schwäche mit *Qi*-Erschöpfung, Ursprungs-*Qi*-Schwäche, plötzlicher *Yang*-Kollaps, langsamer und kleiner Puls, *Yin*-Mangel mit plötzlichem *Yang*–Kollaps, Bewusstseinsverlust nach Wind-Apoplex, alle Arten chronischer *Qi*-Erkrankung, die nicht auf die Behandlung ansprechen, Auszehrung der Muskeln und des Körpers, Schlaffheit und Schwäche der Muskeln, fehlender Fontanellenschluss bei Babys, nach oben gerichteter *Qi*-Angriff der fünf *zang*.

- Impotenz, Samenerguss, Uterusprolaps, Rektumprolaps, Leere und Kälte im Bereich des unteren Abdomen, Inversion - gegenläufiger Fluss der vier Extremitäten, Kälteerkrankung mit dunklem Gesicht, Diarrhö, Dysenterieerkrankung, weißer und trüber Urin, dunkler Urin, zögerlicher Harnfluss, Enuresis bei Kindern.
- Uterusblutung, anhaltender Lochienfluss, postpartale Blutung, unregelmäßige Menstruation, Dysmenorrhö, rote und weiße Leukorrhö, Infertilität.
- Die sieben Arten der *shan*-Erkrankung, bohrender Schmerz des Nabels, abdominelle (*zheng jia)* Massen, abdominelles Druckgefühl, Schmerzen und Kältegefühl unter dem Nabel, Retraktion der Hoden.
- Nach oben starrende Augen, Obstipation, plötzliche Herzschmerzen, Dyspnoe, Verstauchung im Bereich der Lumbalregion.

KOMMENTAR

KG 6 *Qihai* ist genauso wie KG 4 *Guanyuan* unter dem Namen *„Dantian"* (Zinnoberfeld) bekannt. Dies spiegelt seine Lokalisation im Bereich des Lebenszentrums des Körpers wider, in dem die tiefliegendsten Energien gespeichert bzw. gebildet werden und das eine zentrale Rolle in der Behandlung von Erkrankungen, in chinesischen Kampfsportarten und bei *Qigong*-Übungen spielt. (Hinsichtlich einer ausführlichen Besprechung von *Dantian* siehe den Kommentar zu KG 4 *Guanyuan*.)

Der Name *Qihai* (Meer des *Qi*) betont den Hauptunterschied zwischen KG 6 *Qihai* und KG 4 *Guanyuan*. Während beide eine starke Wirkung zur Tonisierung der Nieren besitzen, liegt die Stärke von KG 6 *Qihai* darin, *Qi* und *Yang* zu bilden. Er teilt nicht die *Yin*- und blutnährenden Qualitäten von KG 4 *Guanyuan*.

Gemäß *Great Compendium of Acupuncture and Moxibustion* ist KG 6 *Qihai* für einen Mangelzustand des Ursprungs-*Qi* und für einen *Qi*-Mangel aller fünf *zang* indiziert. Tatsächlich wird das Ursprungs-*Qi* als die Basis der Entstehung und Aktivität aller *zangfu* angesehen. Dieses Konzept wird in *Classic of Difficulties*[11] folgendermaßen erklärt: „Das dynamische *Qi*, das sich zwischen den Nieren bewegt, ist [die Basis] des menschlichen Lebens, die Quelle der fünf *zang* und sechs *fu*, die Wurzel der zwölf Leitbahnen, die Tür der Atmung und der Ursprung des *sanjiao*", und *Discourse Into the Origins and Development of Medicine*[12] besagt: „Das Ursprungs-*Qi* wird an die fünf *zang* verteilt und bildet die Essenz der fünf *zang*." Das Ursprungs-*Qi* wird aus der Verbindung des Vorhimmels- mit dem Nachhimmels-*Qi* gebildet. Im Vergleich mit Ma 36 *Zusanli*, der die Quelle des Nachhimmels-*Qi* im Magen und Milz tonisiert, aktiviert und mobilisiert KG 6 *Qihai* das Vorhimmels-*Qi*, das in den Nieren gespeichert wird. Er ist daher für den größtmöglichen Bereich von Erkrankungen, einschließlich *Qi*-Mangel und Erschöpfung indiziert. Durch die Förderung des Vorhimmels-*Qi* ist KG 6 *Qihai* in der Lage, das Nachhimmels-*Qi* des Magens und der Milz zu nähren. Er ist deshalb für Auszehrung und Schwäche der Muskulatur und Diarrhö indiziert. Durch das Wärmen und Stärken des Nieren-*Yang* kann KG 6 *Qihai* Impotenz, Samenerguss, Kälteerkrankung und dunkles Gesicht behandeln. Durch Förderung des zentralen *Qi* ist KG 6 *Qihai* in der Lage, Rektum- und Uterusprolapse zu therapieren. Seine *Qi*- und *Yang*-wiederherstellenden Eigenschaften sind so stark, dass er ein entscheidender Punkt zur Wiederherstellung des *Yang* im Falle eines Kollaps mit langsamem und kleinem Puls ist. Zu diesem Zweck wird eine starke Moxibustionsbehandlung entweder mit einer Moxazigarre oder mit großen Moxakegeln und darunter liegendem geschnittenen frischen Ingwer oder Aconitkuchen angewandt.

Zhu Dan-xi aus der *Jin-Yuan*-Dynastie beschreibt einen Fall von *„Yin*-Erschöpfung gefolgt von plötzlichem Verlöschen des *Yang*" mit strömendem Schweiß, schwacher Atmung, Urininkontinenz und einem sehr unregelmäßigen und arrhythmischen Puls. Er wandte Moxibustion auf KG 6 *Qihai* an „mit Moxakegeln so groß wie der kleine Finger. Als achtzehn Kegel abgebrannt waren, konnte er seine rechte Hand bewegen. Weitere drei Kegel und seine Lippen begannen sich leicht zu bewegen".

Er beschreibt auch einen Fall von heftiger Diarrhö, die zu Bewusstseinsverlust und extrem schwacher Atmung führte, als ob er sich am Rande des Todes befunden hätte. Es wurde ohne Verzögerung Moxibustion auf KG 6 *Qihai* angewandt[13]. Die Fähigkeit von KG 6 *Qihai* zur Behandlung von tief liegenden Leerezuständen wird überdies durch seine Bezeichnung in *Spiritual Pivot*[14] als der *shu*-Punkt des *„huang"* widergespiegelt. Das *huang*, das sich auf den Bereich genau oberhalb des Zwerchfells bezieht und auch im Namen von Bl 43 *Gaohuangshu* auftaucht, beinhaltet eine der tiefliegendsten und lebenswichtigsten Regionen im Körper. Es ist wichtig zu betonen, dass KG 6 *Qihai* durch seine enge Verbindung zum *Qi* genauso wichtig zur Behandlung von Erkrankungen ist, die durch *Qi*-Stagnation mit Auswirkung auf den unteren *jiao* entstehen. Er ist für Druckgefühl und Schmerzen des Abdomen, Obstipation, *Qi*-Stagnation durch pathogene Kälte, die zur Retraktion der Hoden führt und Kälteschmerzen des Abdomen indiziert. Da „das *Qi* der Meister des Blutes ist", ist KG 6 *Qihai* auch für abdominelle Massen, entweder durch *Qi*-Stagnation oder Blutstase, indiziert.

In seiner dualen Wirkung der Tonisierung und Regulierung des *Qi* ist KG 6 *Qihai* in der Lage, eine Vielzahl von gynäkologischen Erkrankungen zu behandeln. Uterusblutung, persistierender Lochienfluss und postpartale Blutung können auf die Unfähigkeit des *Qi*, das Blut zu halten, zurückgeführt werden. Zusammen mit unregelmäßiger Menstruation und Dysmenorrhö kann auch eine Blutstase beteiligt sein, entweder als Folge einer Blutung oder einer *Qi*-Stagnation.

PUNKTKOMBINATIONEN

- Erschöpfte, schnelle Dyspnoe: KG 6 *Qihai* und KG 21 *Xuangji* (*Ode of the Jade Dragon*).
- Impotenz: KG 6 *Qihai*, LG 4 *Mingmen*, Bl 23 *Shenshu* und Ni 2 *Rangu* (*Illustrated Supplement*).
- Weiße Trübheit und chronischer Samenerguss: KG 6 *Qihai* und Mi 6 *Sanyinjiao* (*One Hundred Symptoms*).
- Palpitationen und Insomnie: KG 6 *Qihai*, Mi 6 *Sanyinjiao* und Ma 27 *Daju* (*Supplementing Life*).
- Unregelmäßige Menstruation: KG 6 *Qihai*, KG 3 *Zhongji*, Gb 26 *Daimai*, Bl 23 *Shenshu* und Mi 6 *Sanyinjiao* (*Great Compendium*).
- Postpartaler Blutklumpenschmerz: KG 6 *Qihai* und Mi 6 *Sanyinjiao* (*Great Compendium*).
- Dysmenorrhö: KG 6 *Qihai* und Bl 27 *Xiaochangshu* (*Supplementing Life*).
- Rote und weiße Leukorrhö: KG 6 *Qihai*, KG 4 *Guanyuan*, Pe 5 *Jianshi*, Bl 30 *Baihuanshu*, Gb 26 *Daimai* und Mi 6 *Sanyinjiao* (*Great Compendium*).
- Rote (blutige) Dysenterieerkrankung: KG 6 *Qihai*, Pe 6 *Neiguan*, Ma 25 *Tianshu*, Ma 44 *Neiting*, Mi 1 *Yinbai* und Ni 6 *Zhaohai* (*Great Compendium*).
- Blut im Stuhl: KG 6 *Qihai*, KG 12 *Zhongwan* und Ma 36 *Zusanli* (*Glorious Anthology*).
- Roter und zögerlicher Urinfluss: KG 6 *Qihai*, KG 4 *Guanyuan*, Bl 54 *Zhibian* und Bl 48 *Yanggang* (*Supplementing Life*).
- Dunkler Urin: KG 6 *Qihai*, KG 4 *Guanyuan*, Ni 3 *Taixi*, Ni 10 *Yingu*, Bl 23 *Shenshu* und Bl 28 *Pangguangshu* (*Great Compendium*).
- Blockiertes Wasserlassen: KG 6 *Qihai*, Mi 6 *Sanyinjiao* und Mi 9 *Yinlingquan*, gefolgt von Ni 10 *Yingu* und Pe 7 *Daling* (*Great Compendium*).
- Die fünf Arten einer schmerzhaften Miktionsdysfunktion, mit Unfähigkeit Wasser zu lassen: KG 6 *Qihai* und Le 1 *Dadun* (*Thousand Ducat Formulas*).
- Die fünf Arten der schmerzhaften Miktionsdysfunktion: KG 6 *Qihai* und Mi 10 *Xuehai* (*Great Compendium*).
- Periumbilikale Schmerzen: KG 6 *Qihai*, KG 9 *Shuifen* und KG 8 *Shenque* (*Great Compendium*).

KG 7 *YINJIAO*

Kreuzung des *Yin*

陰交

Kreuzungspunkt des Konzeptions- und Durchdringungsgefäßes und der Nieren-Leitbahn

LOKALISATION

Auf der Mittellinie des unteren Abdomen, 1 *cun* inferior des Nabels und 4 *cun* superior der Symphyse.

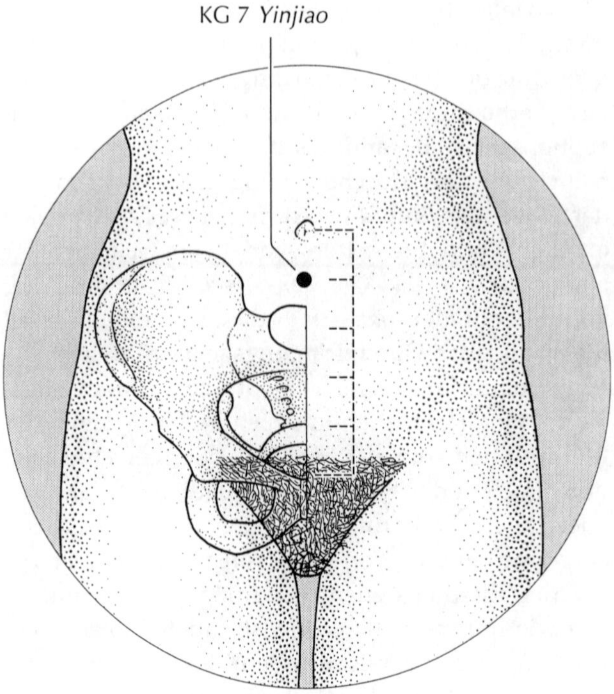

NADELUNG

Senkrecht 0.8 – 1.5 *cun*.

CAVE: Eine tiefe Nadelung kann zur Penetration der Bauchhöhle führen.

WIRKUNGEN

Reguliert die Menstruation

Unterstützt das untere Abdomen und die Genitalregion

INDIKATIONEN

- Uterusblutung, unregelmäßige Menstruation, Amenorrhö, Infertilität, Leukorrhö, persistierender Lochienfluss, Mamma-Erkrankung.
- Verhärtung und Schmerzen des Abdomen mit Ausstrahlung in die Genitalien, Retention der Hoden, schmerzhafte *shan*-Erkrankung, Kälte-*shan*-Erkrankung, Schwitzen der Genitalien, feuchtes Jucken der Genitalien, Schmerzen des Hypogastriums, Hitzegefühl unterhalb des Nabels, Schmerzen und Kälte periumbilikal.

- Retention von Urin und Faeces, Unfähigkeit Wasser zu lassen, dunkler Urin, Ödeme, plötzliche tumultartige Erkrankung, Borborygmus.
- Schmerzen der Lendenwirbelsäule, Kontraktion der Lendenwirbelsäule und der Knie, fehlender Fontanellenschluss.
- Nasenbluten, Rennendes-Ferkel-*Qi*, Bluterbrechen, Schmerzen des Brustkorbs und der lateralen Rippenregion.

KOMMENTAR

KG 7 *Yinjiao* (Kreuzung des *Yin*) ist ein Kreuzungspunkt des Konzeptions- und des Durchdringungsgefäßes mit der Nieren-Leitbahn, von denen alle eine enge Verbindung mit dem Uterus besitzen. Das Konzeptionsgefäß, bekannt als das „Meer der *Yin*-Leitbahn", und das Durchdringungsgefäß, bekannt als das „Meer des Blutes", entspringen bei Frauen beide im Uterus und ihre Reifung hängt vom Gedeihen der Nieren ab. *Essential Questions*[15] stellt fest: „Im Alter von 14 reift der *tian gui*[16], das Konzeptionsgefäß fließt, und das Durchdringungsgefäß füllt sich, die Menstruationen kommen entsprechend ihrer Zeiten, sodass eine Konzeption möglich ist." Störungen der Menstruation können vom Fülle- oder Leeretyp sein, durch Kälte oder Hitze, äußere pathogene Faktoren oder innere Disharmonie entstehen. Aufgrund der engen Verbindung von KG 7 *Yinjiao* mit dem Uterus kann er allerdings zur Behandlung von Erkrankungen wie unregelmäßiger Menstruation, Amenorrhö, Uterusblutung, persistierendem Lochienfluss oder Infertilität jeglicher Ätiologie eingesetzt werden.

Das Konzeptionsgefäß kommt im Bereich des Perineum an die Oberfläche und steigt durch die Genitalregion nach oben, während das Durchdringungsgefäß bei Ma 30 *Qichong* an die Oberfläche kommt und entlang des unteren Abdomen nach oben steigt. Beide Leitbahnen besitzen daher eine starke Wirkung auf das untere Abdomen und die Genitalien, und KG 7 *Yinjiao* ist für Erkrankungen wie Schmerzen, Retraktion, Jucken und Schwitzen der Genitalien, *shan*-Erkrankung und abdominelle und umbilikale Schmerzen indiziert.

Schließlich ist KG 7 *Yinjiao*, wie mehrere Punkte, die das Durchdringungsgefäß beeinflussen, für Rennendes-Ferkel-*Qi* indiziert (siehe Ma 30 *Qichong*).

PUNKTKOMBINATIONEN

- Profuse Uterusblutung: KG 7 *Yinjiao* und KG 5 *Shimen* (*Supplementing Life*).
- Infertilität: KG 7 *Yinjiao* und KG 5 *Shimen* (*One Hundred Symptoms*).
- Jucken der Genitalien: KG 7 *Yinjiao* und Le 8 *Ququan* (*Supplementing Life*).
- Verhärtung und Schmerzen des unteren Abdomen, die in die Genitalien ausstrahlen, Unfähigkeit Wasser zu lassen: KG 7 *Yinjiao*, KG 5 *Shimen* und Bl 39 *Weiyang* (*Supplementing Life*).
- Rissige und blutende Zunge: KG 7 *Yinjiao*, Pe 6 *Neiguan* und Le 3 *Taichong* (*Miscellaneous Diseases*).

KG 8 *SHENQUE*

Palast des Geistes

神闕

LOKALISATION

Im Zentrum des Nabels.

NADELUNG

Eine Nadelung im Bereich dieses Punktes, der normalerweise mit Moxibustion und Massage behandelt wird, ist kontraindiziert. Die Moxibustion kann indirekt (Moxazigarre) sein oder vermittelt durch Substanzen wie Salz, geschnittenen Ingwer, zerdrückten Knoblauch oder Aconitkuchen.

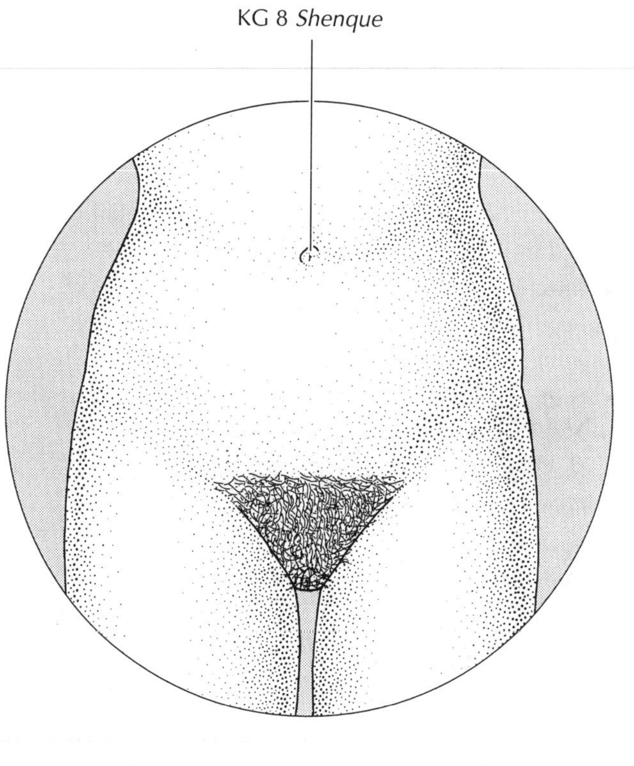

WIRKUNGEN

Wärmt das *Yang* und beseitigt Kollaps
Wärmt und harmonisiert die Eingeweide

INDIKATIONEN

- Bewusstseinsverlust nach Wind-Apoplex, *Yang-Qi*-Kollaps, Bewusstseinsverlust.

- Leere-Kälte des Abdomen, anhaltende Diarrhö, Borborygmus, Diarrhö bei älteren oder schwachen Menschen, Diarrhö bei Kindern nach dem Stillen, Rektumprolaps, plötzliche tumultartige Erkrankung, periumbilikale Schmerzen, Ödeme und Trommelbauch.
- Abdominelles Druckgefühl und Urinretention bei Frauen postpartal, Infertilität durch Kälte im Blut, *Qi*-schmerzhafte Miktionsdysfunktion, Wind-Epilepsie, Opisthotonus.

KOMMENTAR

KG 8 *Shenque* ist im Zentrum des Nabels lokalisiert. *Shen* wird als Geist übersetzt, während sich *Que* wörtlich auf einen Wachturm oberhalb der Tore bezieht, die eine Stadt beschützen. Dieser Punkt ist auch als *Qishe* (Wohnung des *Qi*) oder *Qihe* (Kreuzungspunkt des *Qi*) bekannt. Diese unterschiedlichen Namen spiegeln die Wichtigkeit des Nabels wider, als:

a) den Ein- und Austrittspunkt des Geistes,
b) die Quelle der fötalen Ernährung und
c) im späteren Leben als wichtiger Punkt, um das *Qi* oder *Yang* zu bewahren.

KG 8 *Shenque* ist einer von nur zwei Punkten (zusammen mit Ma 17 *Ruzhong*), die hinsichtlich einer Nadelung in der gegenwärtigen klinischen Praxis als verboten angesehen werden. Er wird ausnahmslos durch starke Moxibustion oder Massage behandelt. Wenn Moxibustion angewendet wird, erfolgt dies entweder indirekt mit einer Moxazigarre oder mit großen Moxakegeln, die auf einem Häufchen Salz, geschnittenem Ingwer, Aconitkuchen etc. platziert werden.

KG 8 *Shenque* besitzt zwei Hauptwirkungen. Erstens ist er ein wichtiger Punkt, um in Fällen eines Kollaps durch extreme Kälte oder plötzliche und extreme Erschöpfung des *Yang* das *Yang* zu wärmen und wiederherzustellen, zum Beispiel bei einem Wind-Apoplex vom Leeretyp oder Schock. Zweitens ist er in der Lage, ein „Leere-Kälte-Abdomen" zu wärmen, und ist für anhaltende Diarrhö, Diarrhö bei gestillten Kindern, Diarrhö bei älteren und geschwächten Menschen, Borborygmus, umbilikalen Schmerzen und Prolaps des Rektums durch Milz-*Yang*-Mangel indiziert.

PUNKTKOMBINATIONEN

- Borborygmus und Diarrhö: KG 8 *Shenque*, KG 9 *Shuifen* und Di 3 *Sanjian (Great Compendium).*
- Diarrhö mit dünnen Stühlen: KG 8 *Shenque*, Le 3 *Taichong* und Mi 6 *Sanyinjiao (Great Compendium).*
- Rektumprolaps: KG 8 *Shenque*, LG 20 *Baihui* und Bl 28 *Pangguangshu (Compilation).*
- Umbilikale *shan*-Erkrankung: KG 8 *Shenque*, Ma 25 *Tianshu*, KG 5 *Shimen (Supplementing Life).*
- Periumbilikale Schmerzen: KG 8 *Shenque*, KG 9 *Shuifen* und Le 4 *Zhongfeng (Supplementing Life).*
- Periumbilikale Schmerzen: KG 8 *Shenque*, KG 9 *Shuifen* und KG 6 *Qihai (Great Compendium).*
- Hypogastrische *shan*-Erkrankung: KG 8 *Shenque*, KG 5 *Shimen*, Ma 25 *Tianshu* und KG 6 *Qihai (Thousand Ducat Formulas).*
- Ödeme mit *Qi*-Druckgefühl und Völlegefühl: KG 8 *Shenque* und Ni 7 *Fuliu (Great Compendium).*

KG 9 *SHUIFEN*

Wassertrennung

水分

LOKALISATION

Auf der Mittellinie des Abdomen, 1 *cun* oberhalb des Nabels und 7 *cun* unterhalb des sternokostalen Winkels.

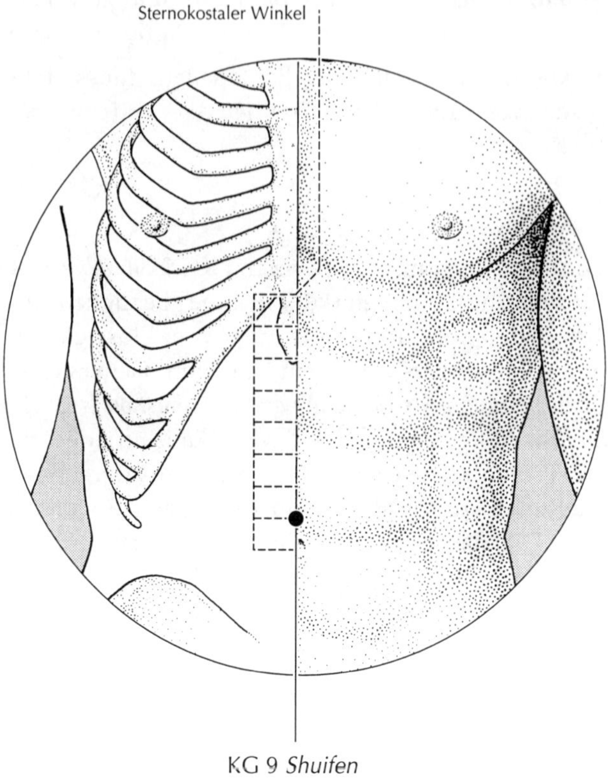

ANMERKUNG ZUR LOKALISATION

Zur Lokalisation des sternokostalen Winkels siehe Seite 77.

NADELUNG

Senkrecht 0.8 – 1.5 *cun*.

MERKE: Gemäß *Illustrated Classic of Acupuncture Points on the Bronze Man* und *Illustrated Supplement to the Classic of Categories* ist dieser Punkt in Fällen einer

„Wassererkrankung" für Nadelung kontraindiziert. Es sollte eher eine umfangreiche Moxibustion angewandt werden. Moxibustion ist in der Schwangerschaft kontraindiziert.

CAVE: Bei mageren Patienten kann eine tiefe Nadelung zur Penetration der Bauchhöhle führen.

WIRKUNGEN

Reguliert die Wasserwege und behandelt Ödeme
Harmonisiert die Eingeweide und beseitigt Akkumulation

INDIKATIONEN

- Wassererkrankungen, Ödeme.
- Schwäche und Druckgefühl der Eingeweide und des Magens, Borborygmus, kein Verlangen zu essen, saure Regurgitation, Erbrechen nach dem Essen, plötzliche tumultartige Erkrankung mit Krämpfen, geschwollenes Abdomen und Verhärtung wie eine Trommel, periumbilikale Schmerzen, die nach oben zum Brustkorb und zum Herzen drängen und zu erschwerter Atmung führen.
- Nasenbluten, fehlender Fontanellenschluss, Tetanus, verkürzte Sehnen, Steifheit der Lendenwirbelsäule.

KOMMENTAR

Wie sein Name impliziert, besitzt KG 9 *Shuifen* (Wassertrennung) eine starke Wirkung bezüglich der Transformation und Verteilung von Flüssigkeiten und ist besonders für Ödeme indiziert. Gemäß *Great Compendium of Acupuncture and Moxibustion* ist KG 9 *Shuifen* über dem Dünndarm lokalisiert, der die Funktion besitzt „das Klare vom Trüben zu trennen", Flüssigkeiten zur Blase und den festen Bodensatz zum Dickdarm zur Ausscheidung zu senden. Die Dünndarmfunktion wird von der Milz und den Nieren beherrscht, und KG 9 *Shuifen* ist insbesondere für *Yin*-Ödeme durch Milz oder Nierenschwäche indiziert, speziell für Ödeme im Abdominalbereich. Viele frühere Texte spezifizieren, dass dieser Punkt in der Behandlung von Ödemen eher mit Moxibustion als mit Nadelung behandelt werden sollte.

Eine Störung der Funktion der Eingeweide kann zu einer schwerwiegenden Stagnation führen und durch die Blockierung des Absteigens eine Rebellion des Magen-*Qi* verursachen.

KG 9 *Shuifen* ist für Druckgefühl und Schmerzen des Abdomen, trommelartige Schwellung und Verhärtung des Abdomen, periumbilikale Schmerzen, die zum Brustkorb und Herzen drängen und eine erschwerte Atmung verursachen, Appetitverlust, saure Regurgitation und Erbrechen indiziert.

Die Wirkung von KG 9 *Shuifen* hinsichtlich dieser Art der Akkumulation von Wasser, *Qi* und Nahrung spiegelt seine Fähigkeit wider, die Intestinalregion zu harmonisieren und eine gleichmäßige Zirkulation zu fördern, eher als die Milz oder die Nieren direkt zu tonisieren.

PUNKTKOMBINATIONEN

- Ödeme: KG 9 *Shuifen* und Ni 7 *Fuliu (Song of Points).*
- Periumbilikale Ödeme: KG 9 *Shuifen* und Mi 9 *Yinlingquan (One Hundred Symptoms).*
- Ödeme des Abdomen mit trommelartiger Aufblähung: KG 9 *Shuifen* und KG 11 *Jianli* [Sedierung] (*Secrets of the Celestial Star*).
- Spastische Schmerzen im Bereich des Hypogastriums: KG 9 *Shuifen* und KG 5 *Shimen (Thousand Ducat Formulas).*
- Periumbilikale Schmerzen: KG 9 *Shuifen*, KG 8 *Shenque* und KG 6 *Qihai (Great Compendium).*
- Periumbilikale Schmerzen: KG 9 *Shuifen*, KG 8 *Shenque* und Le 4 *Zhongfeng* (*Supplementing Life*).
- Schmerzen der Umbilikalregion: KG 9 *Shuifen*, Le 4 *Zhongfeng* und Le 8 *Ququan (Great Compendium).*
- Kein Verlangen zu essen: KG 9 *Shuifen*, Mi 8 *Diji*, Mi 9 *Yinlingquan*, Ni 21 *Youmen* und Bl 27 *Xiaochangshu* (*Supplementing Life*).

KG 10 *XIAWAN*

下脘

Unteres Epigastrium

Kreuzungspunkt des Konzeptionsgefäßes mit der Milz-Leitbahn

LOKALISATION

Auf der Mittellinie des Abdomen, 2 *cun* oberhalb des Nabels und 6 *cun* unterhalb des sternokostalen Winkels.

ANMERKUNG ZUR LOKALISATION

Zur Lokalisation des sternokostalen Winkels siehe Seite 77.

NADELUNG

Senkrecht 0. 8 – 1.5 *cun*.

CAVE: Bei mageren Patienten kann eine tiefe Nadelung zur Penetration der Bauchhöhle führen. Gemäß *Illustrated Supplement to the Classic of Categories* ist Moxibustion in der Schwangerschaft kontraindiziert.

WIRKUNGEN

Harmonisiert den Magen und reguliert das *Qi*
Beseitigt Nahrungsstagnation

INDIKATIONEN

- Abdominelles Völlegefühl, abdominelle Verhärtung, epigastrische Schmerzen, Nausea und Erbrechen nach dem Essen, fokales Druckgefühl, unverdaute Nahrungsbestandteile (im Stuhl), kein Verlangen zu essen, Kälte-*Qi* der sechs *fu*.
- Fadenförmiger schwacher Puls, Auszehrung, dunkler Urin.

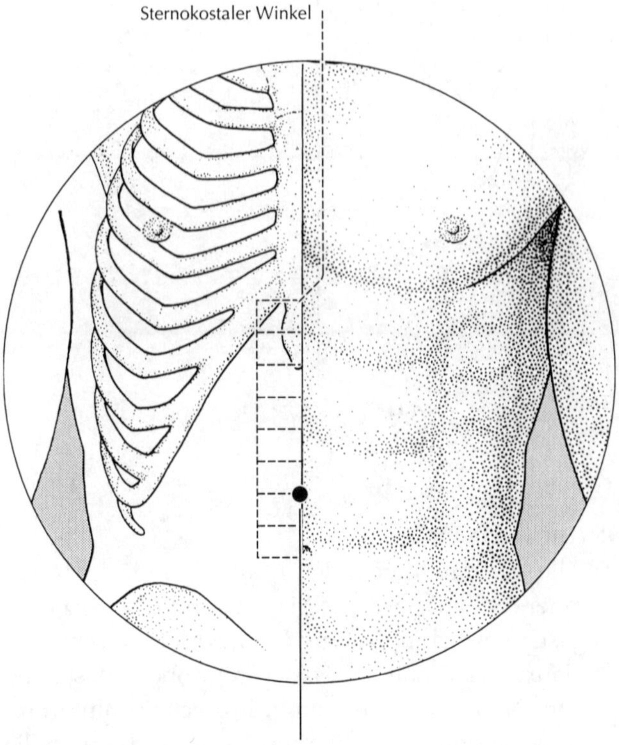

KG 10 *Xiawan*

KOMMENTAR

KG 10 *Xiawan* (Unteres Epigastrium) ist auch bekannt als *Xiaguan* (Unterer Kontrolleur). Bei diesem Punkt geht man traditionellerweise davon aus, dass er den unteren Anteil des Magens beeinflusst, während man annahm, dass KG 13 *Shangwan* (Oberes Epigastrium) auf den oberen Anteil wirkt. Zwischen diesen zwei Punkten liegt KG 12 *Zhongwan* (Mitte des Epigastriums). *Spiritual Pivot*[17] stellt fest: „Wenn eine erschwerte Nahrungsaufnahme und eine Obstruktion im Bereich des Diaphragmas vorliegt, weist dies darauf hin, dass der pathogene Faktor im Magen lokalisiert ist. Wenn sich die Erkrankung im oberen Epigastrium befindet, nadelt man KG 13 *Shangwan*, um die Rebellion zu besänftigen und abzusenken. Wenn die Erkrankung im Bereich des unteren Epigastriums vorliegt, nadelt man KG 10 *Xiawan*, um sie zu zerstreuen und zu bewegen." *Song More Precious Than Jade* sagt: „Wenn der Magen kalt ist, ist KG 10 *Xiawan* ausgezeichnet" während *Systematic Classic of Acupuncture and Moxibustion* feststellt: „KG 10 *Xiawan* ist der Hauptpunkt, den man benützt, wenn Nahrung und Getränke nicht verdaut und nach der Aufnahme wieder regurgitiert werden." Der Punkt wird hauptsächlich in Fällen von Nahrungsstagnation mit Symptomen wie abdominellem Völlegefühl, epigastrischen Schmerzen, Nausea und Erbrechen nach dem Essen, Mangel an Appetit und unverdauten Nahrungsbestandteilen im Stuhl, angewandt.

PUNKTKOMBINATIONEN

- Unverdaute Nahrungsbestandteile (im Stuhl), Erbrechen unmittelbar nach der Nahrungsaufnahme: zunächst nadelt man KG 10 *Xiawan* und sediert dann Ma 36 *Zusanli* (*Thousand Ducat Formulas*).
- Unverdaute Nahrungsbestandteile (im Stuhl): KG 10 *Xiawan*, Ma 36 *Zusanli*, Ma 21 *Liangmen*, Mi 6 *Sanyinjiao*, Bl 25 *Dachangshu*, Bl 22 *Sanjiaoshu* und LG 5 *Xuanshu* (*Supplementing Life*).
- Borborygmus: KG 10 *Xiawan* und Ma 43 *Xiangu* (*One Hundred Symptoms*).
- Verhärtung des Abdomen: KG 10 *Xiawan* und KG 12 *Zhongwan* (*Ode of Spiritual Brightness*).

KG 11 *JIANLI*

Niedergelassene Ortschaft

建里

LOKALISATION

Auf der Mittellinie des Abdomen, 3 *cun* oberhalb des Nabels und 5 *cun* unterhalb des sternokostalen Winkels.

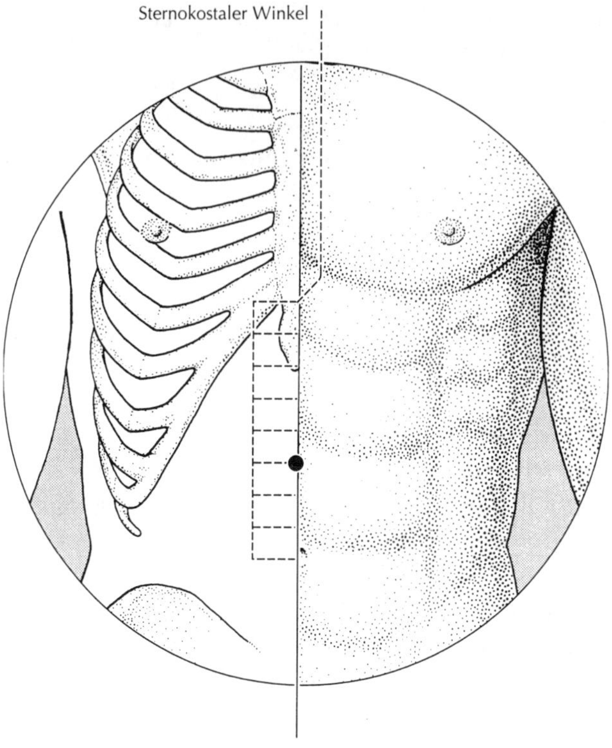

KG 11 *Jianli*

ANMERKUNG ZUR LOKALISATION

Zur Lokalisation des sternokostalen Winkels siehe Seite 77.

NADELUNG

Senkrecht 0.8 – 1.5 *cun*.

CAVE: Bei mageren Patienten kann eine tiefe Nadelung zur Penetration der Bauchhöhle führen.

WIRKUNGEN

Harmonisiert den mittleren *jiao* und reguliert das *Qi*

INDIKATIONEN

- Abdominelle Blähung, Schmerzen der Eingeweide, Erbrechen, kein Verlangen zu essen, plötzliche tumultartige Erkrankung, Herzschmerzen, Ödeme des Körpers.

PUNKTKOMBINATIONEN

- Druckgefühl im Brustkorbbereich: KG 11 *Jianli* und Pe 6 *Neiguan (One Hundred Symptoms)*.
- Ödeme des Abdomen mit trommelartiger Aufblähung: KG 11 *Jianli* (sedieren) und KG 9 *Shuifen* (*Secrets of the Celestial Star*).

KG 12 *ZHONGWAN*

中脘

Mitte des Epigastriums

Vorderer mu-Alarmpunkt des Magens
hui-Kreuzungspunkt der fu
Kreuzungspunkt des Konzeptionsgefäßes mit der Dünndarm-, Dreifacher Erwärmer- und Magen-Leitbahn

LOKALISATION

Auf der Mittellinie des Abdomen, 4 *cun* oberhalb des Nabels und in der Mitte zwischen dem Nabel und dem sternokostalen Winkel.

ANMERKUNG ZUR LOKALISATION

Zur Lokalisation des sternokostalen Winkels siehe Seite 77.

NADELUNG

Senkrecht 0.8 – 1.5 *cun*.

CAVE: Bei mageren Patienten kann eine tiefe Nadelung zur Penetration der Bauchhöhle führen.

WIRKUNGEN

Harmonisiert den mittleren *jiao* und senkt Rebellion ab
Tonisiert den Magen und stärkt die Milz
Reguliert das *Qi* und erleichtert Schmerzen

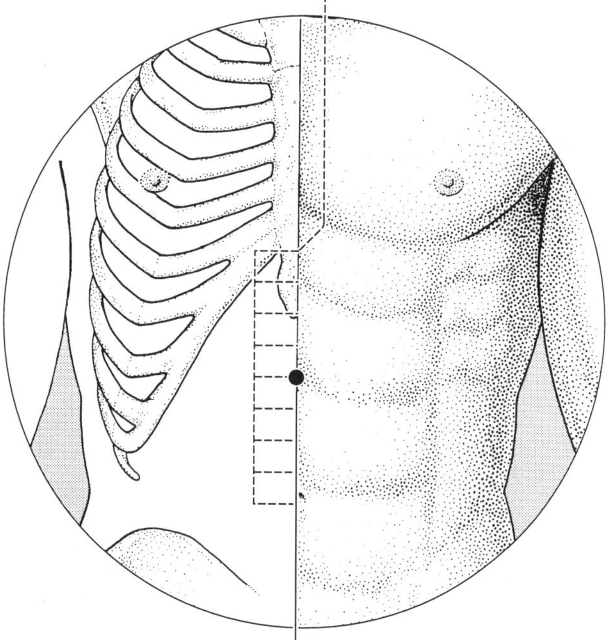

INDIKATIONEN

- Alle Erkrankungen des Magens und der Milz, innere Schädigung des Magens und der Milz, epigastrische Schmerzen und Völlegefühl, erschwerte Nahrungsaufnahme, isst wenig, aber ist schnell voll, Nausea, Magenreflux, Erbrechen, Bluterbrechen, abdominelle Blähung, starke abdominelle Schmerzen, plötzliches abdominelles Völlegefühl, fokale Blähung mit Völlegefühl, Schmerzen der Milz, Verhärtung und Schmerzen der lateralen Rippenregion.
- Schädigung durch Sorge, Ängstlichkeit und übermäßigem Nachdenken, Schädigung durch die sieben Emotionen, die zu epigastrischen Schmerzen führen.
- Diarrhö, unverdaute Nahrungsbestandteile (im Stuhl), rote und weiße Dysenterieerkrankung, erschwerte Defäkation, Hitze im Dünndarm, dunkler Urin, plötzliche tumultartige Erkrankung.
- Leerebelastungssyndrom, fahle Gesichtsfarbe, postpartaler Blutschwindel, Herzschmerzen, chronischer und akuter Schrecken-Wind bei Kindern, Bewusstseinsverlust, Manie-Depression, Epilepsie, Zungenbewegung.
- Kalter Körper, verbrannter, fauliger Geruch in der Nase, Rennendes-Ferkel-*Qi*, Malaria, Dyspnoe.

KOMMENTAR

KG 12 *Zhongwan* (Mitte des Epigastriums), auch bekannt als *Zhongguan* (Mittlerer Kontrolleur) ist der vordere *mu*-Alarmpunkt des Magens und der *hui*-

Einflussreiche Punkt der *fu*. Der Begriff „*mu*" bedeutet Anhäufen oder Sammeln, und die vorderen *mu*-Punkte sind diejenigen, an denen sich das *Qi* der *zangfu* an der anterioren Oberfläche des Körpers sammelt. Hinsichtlich des Magens und der Milz, als Ursprung des Nach-Himmels-*Qi*, geht man davon aus, dass sie eine zentrale Rolle unter den *zangfu* spielen, indem sie die Essenz der Nahrung und der Getränke umwandeln und im Körper verteilen. Aus diesem Grund sagt man, dass der Magen die Organe *fu* und die Milz die Organe *zang* beherrscht. Die enge Verbindung von KG 12 *Zhongwan* zum Magen wird überdies durch seinen Status als *hui*-Einflussreicher Punkt der *fu* widergespiegelt; in derselben Weise wie Le 13 *Zhangmen*, der vordere *mu*-Punkt der Milz, auch den *hui*-Einflussreichen Punkt der *zang* darstellt.

KG 12 *Zhongwan* ist der Hauptpunkt auf dem Abdomen, um die Funktion des Magens zu regulieren. *Investigation into Points along the Channels* stellt einfach fest, dass KG 12 *Zhongwan* „alle Erkrankungen des Magens und der Milz" behandeln kann. Im Vergleich mit benachbarten Punkten wie Ma 21 *Liangmen*, KG 13 *Shangwan* und KG 10 *Xiawan*, die hauptsächlich bei Füllemustern indiziert sind, ist KG 12 *Zhongwan* in gleicher Weise bei Erkrankungen anwendbar, die entweder durch einen Fülle- oder Leerezustand charakterisiert sind.

Der Magen ist das „Meer des Wassers und des Getreides" und seine Hauptfunktionen liegen darin, die Nahrung und Getränke aufzunehmen, sie „zu reifen und zu fermentieren" und dann diese entstehenden Produkte nach unten zu leiten. Erkrankungen des Magens können ihren Ursprung in einem Leere- oder Füllezustand haben, durch Kälte oder Hitze, äußere pathogene Faktoren oder innere Disharmonie entstehen. Gleichgültig, welche Ätiologie zugrunde liegt, wird sich eine Disharmonie des Magens immer in einer Störung einer oder mehrerer dieser Funktionen manifestieren. Falls der Magen nicht mehr in der Lage ist, die Nahrung und Getränke aufzunehmen, kommt es zur Unfähigkeit zu essen und zu einer erschwerten Nahrungsaufnahme; wenn der Magen nicht mehr „fermentieren und reifen" und absenken kann, kommt es zu Völlegefühl, Blähungen und Schmerzen; falls das Magen-*Qi* nach oben rebelliert, entsteht Nausea, Erbrechen, Magenreflux und Schluckauf.

Traditionelle Chinesische Methoden zur Gesundheitsvorsorge haben längst die Wichtigkeit der emotionalen Harmonie hinsichtlich eines reibungslosen Funktionierens des Magens erkannt. Die anhaltende Vergeudung von *Qi* durch Sorge, Ängstlichkeit und Grübeln kann den Magen und die Milz entleeren und die Funktion des Magens beeinträchtigen. Ein Füllezustand einer der sieben Emotionen kann eine *Qi*-Stagnation zur Folge haben, die den Magen schädigt und zu epigastrischen Schmerzen führt. Die schädlichsten aller Emotionen sind Ärger, Frustration oder Groll, besonders wenn sie während des Essens empfunden werden. Zu diesem Zeitpunkt ist das *Qi* auf den Magen fokussiert, was ihn hinsichtlich einer *Qi*-Stagnation besonders anfällig macht. In all diesen Fällen stellt KG 12 *Zhongwan* einen Hauptpunkt dar. In der Praxis können epigastrische Schmerzen oder Blähung, die auf eine Leber-*Qi*-Stagnation zurückzuführen sind, von Schmerzen oder Blähung der lateralen Rippenregion begleitet sein. KG 12 *Zhongwan* ist nicht nur für dieses Symptom indiziert, sondern das durch die Nadelung ausgelöste Gefühl überträgt sich ausgehend von KG 12 *Zhongwan* in der Regel auch in diesen Bereich.

Der Magen und die Milz sind eng miteinander verbunden. *Treatise on the Spleen and Stomach* von *Li Dong-yuan* stellt fest: „Wenn eine Magenschwäche dazu führt, dass *taiyin* nicht mehr aufnehmen kann [was natürlicherweise seine Aufgabe ist] wird der *mu*-Alarmpunkt des Fuß-*yangming* (KG 12 *Zhongwan*) es durchführen." Dies hebt die wichtige sekundäre Wirkung von KG 12 *Zhongwan*, nämlich die Stärkung der Milz in Fällen eines Leerezustandes hervor. Er ist für Diarrhö, unverdaute Nahrungsbestandteile (im Stuhl), Leere-Belastungssyndrom, postpartalen Schwindel und fahle Gesichtsfarbe indiziert.

Schließlich wird KG 12 *Zhongwan* im *Song of the Nine Needles for Returning the Yang* zur Behandlung eines *Yang*-Kollaps zitiert, der durch Bewusstseinsverlust, Abneigung gegen Kälte, Kälte-gegenläufigen Fluss der Extremitäten, purpurfarbene Lippen etc. charakterisiert ist.

PUNKTKOMBINATIONEN

- Erbrechen: KG 12 *Zhongwan*, Bl 17 *Geshu* und Le 13 *Zhangmen* (*Thousand Ducat Formulas*).
- Erbrechen von klarem (wässrigem) Schleim: KG 12 *Zhongwan*, KG 17 *Shanzhong*, Pe 7 *Daling*, Pe 8 *Laogong* (*Great Compendium*).
- Nahrungsstagnation im mittleren Abdomen, stechender Schmerz, der nicht vergeht: KG 12 *Zhongwan*, Mi 4 *Gongsun*, Ma 41 *Jiexi*, Ma 36 *Zusanli* (*Complete Collection*).
- Abdominelle Schmerzen: KG 12 *Zhongwan*, Pe 6 *Neiguan* und Ma 36 *Zusanli* (*Great Compendium*).
- Verhärtung des Abdomen: KG 12 *Zhongwan* und KG 10 *Xiawan* (*Ode of Spiritual Brightness*).
- Verhärtung und Schmerzen der lateralen Rippenregion: KG 12 *Zhongwan* und Ma 20 *Chengman* (*Thousand Ducat Formulas*).
- Abdominelle Massen im Epigastrium durch *Qi*-Stagnation und Blutstase, die hart und groß wie eine Platte sind, mit Blähung im Epigastrium und unverdauten Nahrungsbestandteilen (im Stuhl): KG 12 *Zhongwan* und Bl 22 *Sanjiaoshu* (*Thousand Ducat Formulas*).

- Unverdaute Nahrungsbestandteile (im Stuhl): KG 12 *Zhongwan* und Mi 6 *Sanyinjiao* (*Supplementing Life*).
- Anhaltende Diarrhö: KG 12 *Zhongwan*, Ma 25 *Tianshu* und KG 3 *Zhongji* (*Great Compendium*).
- Blut im Stuhl: KG 12 *Zhongwan*, Ma 36 *Zusanli* und KG 6 *Qihai* (*Glorious Anthology*).
- Erschwerte Defäkation: KG 12 *Zhongwan*, Ni 4 *Dazhong*, Bl 33 *Zhongliao*, KG 4 *Guanyuan*, Bl 56 *Chengjin*, Le 3 *Taichong*, Bl 57 *Chengshan* und Ni 3 *Taixi* (*Supplementing Life*).
- Alle Schleim-Erkrankungen, Kopf-Wind, Dyspnoe und Husten, alle Arten von *tanyin* (Schleim-Flüssigkeit): KG 12 *Zhongwan* und Ma 40 *Fenglong* (*Outline of Medicine*).
- Dyspnoe mit Unfähigkeit zu gehen: KG 12 *Zhongwan*, Le 14 *Qimen* und Di 4 *Hegu* (*Great Compendium*).
- Gelbsucht mit Schwäche der vier Extremitäten: KG 12 *Zhongwan* und Ma 36 *Zusanli* (*Classic of the Jade Dragon*).
- Gelbsucht bei Milz-Schwäche: KG 12 *Zhongwan* und Dü 4 *Wangu* (*Ode of the Jade Dragon*).

KG 13 *SHANGWAN*

上脘

Oberes Epigastrium

Kreuzungspunkt des Konzeptionsgefäßes mit der Magen- und Dünndarm-Leitbahn

LOKALISATION
Auf der Mittellinie des Abdomen, 5 *cun* oberhalb des Nabels und 3 *cun* unterhalb des sternokostalen Winkels.

ANMERKUNG ZUR LOKALISATION
Zur Lokalisation des sternokostalen Winkels siehe Seite 77.

NADELUNG
Senkrecht 0. 8 – 1.5 *cun*.
CAVE: Bei mageren Patienten kann eine tiefe Nadelung zur Penetration der Bauchhöhle führen.

WIRKUNGEN
Harmonisiert den Magen und reguliert das Qi
Senkt Rebellion ab und erleichtert Erbrechen
Reguliert das Herz

INDIKATIONEN
- Nausea, Erbrechen, Leere-Belastungssyndrom, Bluterbrechen, erschwerte Nahrungsaufnahme, Magenreflux, plötzliche tumultartige Erkrankung, abdominelle Schmerzen, abdominelle Blähung und Völlegefühl, abdominelle (*ji ju*) Massen, Milz-Schmerzen, unverdaute Nahrungsbestandteile (im Stuhl), Borborygmus.
- Plötzliche Herzschmerzen, Gefühl von Hitze und Agitiertheit im Herzen, Schreck-Palpitationen.
- Hitze im Körper ohne Schwitzen, fieberhafte Erkrankung, Gelbsucht.
- Wind-Epilepsie, viel Schleim, Rennendes-Ferkel-*Qi*, visueller Schwindel.

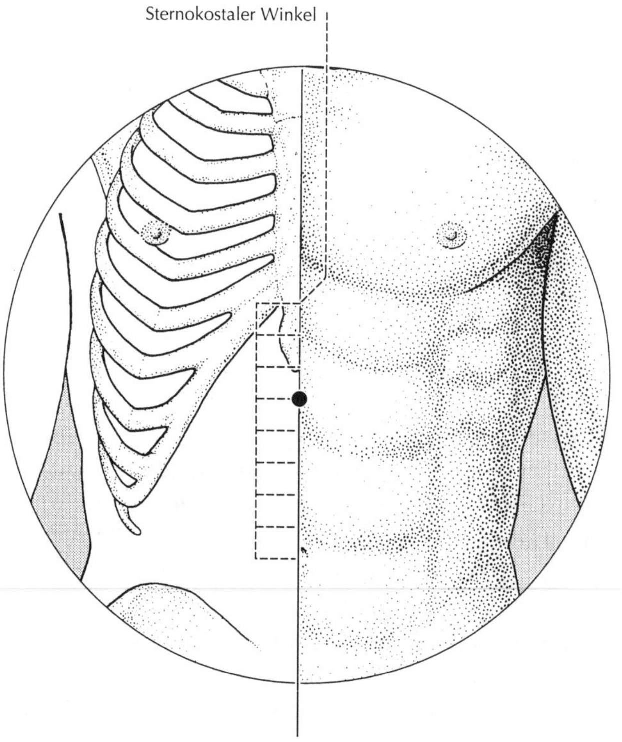

KG 13 *Shangwan*

KOMMENTAR
KG 13 *Shangwan* (Oberes Epigastrium) ist auch als *Shangguan* (Oberer Kontrolleur) bekannt. Bei diesem Punkt geht man traditionellerweise davon aus, dass er den oberen Anteil des Magens beeinflusst, während man annahm, dass KG 10 *Xiawan* (Unteres Epigastrium) auf den unteren Anteil wirkt. Zwischen diesen zwei Punkten liegt KG 12 *Zhongwan* (Mitte des Epigastriums). *Spiritual Pivot*[17] stellt fest: „Wenn eine erschwerte Nahrungsaufnahme und eine Obstruktion im Bereich des Diaphragmas vorliegt, weist dies darauf hin, dass der pathogene Faktor im Magen lokalisiert ist. Wenn sich die Erkrankung im oberen Epigastrium befindet, nadelt man KG 13 *Shangwan*, um die Rebellion zu besänftigen und abzusenken. Wenn die Erkrankung im Bereich des unteren Epigastriums vorliegt, nadelt man KG 10 *Xiawan*, um sie zu zerstreuen und zu bewegen." KG 13 *Shangwan* ist für rebellierendes Magen-*Qi* indiziert, das sich mit Nausea, Erbrechen, Bluterbrechen und Magenreflux manifestiert, und für Stagnation im

Epigastrium und Abdomen mit Schmerzen, Blähung, Völlegefühl und Massen.

Das Konzeptionsgefäß zieht in der Mitte des Brustkorbs nach oben, während KG 13 *Shangwan* den Kreuzungspunkt des Konzeptionsgefäßes mit der Magen- und Dünndarm-Leitbahn darstellt. Beide genannten Leitbahnen verbinden sich über ihren primären und sekundären Verlauf mit dem Herzen. KG 13 *Shangwan* ist für Hitze, Agitiertheit und Schmerzen des Herzens sowie Palpitationen indiziert (und in klassische Kombinationen aufgenommen). In der klinischen Praxis wird allerdings KG 14 *Juque*, der nächste Punkt entlang der Leitbahn und der vordere *mu*-Alarmpunkt des Herzens, häufiger für solche Herzerkrankungen eingesetzt.

PUNKTKOMBINATIONEN

- Bluterbrechen und spontane äußere Blutung: KG 13 *Shangwan*, Bl 20 *Pishu*, Bl 18 *Ganshu* und Mi 1 *Yinbai (Great Compendium)*.
- Bluterbrechen: KG 13 *Shangwan*, Ma 19 *Burong* und Pe 7 *Daling* (*Thousand Ducat Formulas)*.
- Erbrechen: KG 13 *Shangwan*, Ma 19 *Burong* und Pe 7 *Daling* (*Supplementing Life*).
- Die neun Arten des Herzschmerzes: KG 13 *Shangwan* und KG 12 *Zhongwan* (*Ode of the Jade Dragon*).
- Unerträgliche Herzschmerzen: KG 13 *Shangwan* und Pe 7 *Daling* (*Thousand Ducat Formulas)*.
- Blähung und Völlegefühl im Bereich des Herzens und Abdomen: KG 13 *Shangwan* und KG 14 *Juque* (*Supplementing Life*).
- Manisches Herumhetzen: KG 13 *Shangwan* und He 7 *Shenmen (One Hundred Symptoms)*.

KG 14 *JUQUE* 巨闕

Großer Palast

Vorderer mu-Alarmpunkt des Herzens

LOKALISATION

Auf der Mittellinie des Abdomen, 6 *cun* oberhalb des Nabels und 2 *cun* unterhalb des sternokostalen Winkels.

ANMERKUNG ZUR LOKALISATION

a) Bei manchem Patienten kann sich der Processus xiphoideus bis zu diesem Punkt erstrecken;

b) zur Lokalisation des sternokostalen Winkels siehe Seite 77.

NADELUNG

Senkrecht 0.5 – 1 *cun* oder schräg Richtung inferior 1 – 1.5 *cun*.

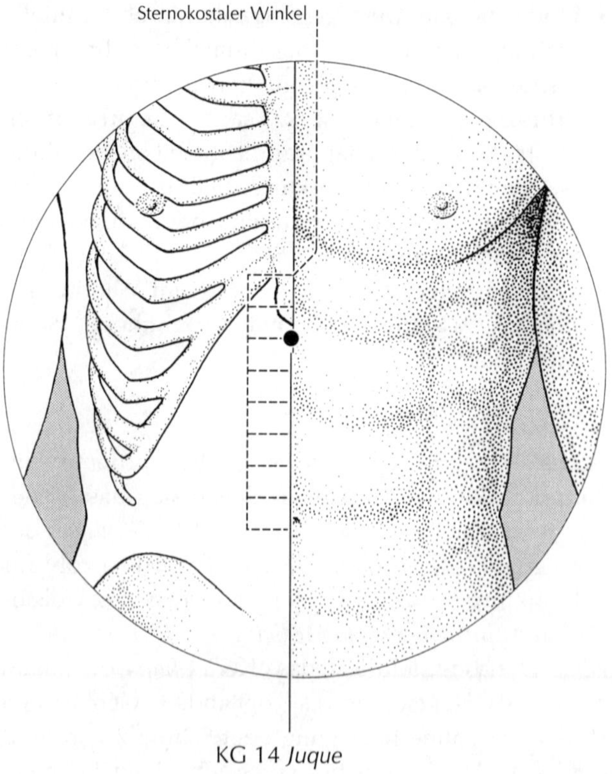

CAVE:

a) Eine tiefe Nadelung, speziell bei mageren Patienten, kann zu einer Verletzung des linken Leberlappens oder des Herzens führen, falls eines der beiden Organe vergrößert ist.

b) Eine schräge, nach superior gerichtete Nadelung ist auf alle Fälle kontraindiziert.

WIRKUNGEN

Reguliert das Herz und erleichtert Schmerzen
Senkt das Lungen-*Qi* ab und befreit den Brustkorb
Transformiert Schleim und beruhigt den Geist
Harmonisiert den Magen und senkt Rebellion ab

INDIKATIONEN

- Herzschmerzen, plötzliche Herzschmerzen, Herzschmerzen durch Kälte, Schädigung durch Kälte, die zu Agitiertheit des Herzens führt, Schmerzen des Brustkorbs, die in den Rücken ausstrahlen, Brustkorbschmerzen, die in die laterale Rippenregion ausstrahlen, Akkumulation von Schleim im Brustkorb, rebellierendes *Qi*, Husten, Völlegefühl im Brustkorb mit Kurzatmigkeit, Blutspucken.
- Manie-Erkrankung, Manie-Depression, Abneigung gegen Feuer, Neigung zum Fluchen und Beschimpfen anderer Personen, Lärmen und Toben, Ärger, Desorientiertheit, Bewusstseinsverlust, Epilepsie mit Erbrechen von Schaum, Schreck-Palpitationen, schwaches Gedächtnis, Agitiertheit und Hitze.

- Plötzliche tumultartige Erkrankung, abdominelle Blähung, plötzliche abdominelle Schmerzen, fokale Blähung, Ösophaguskonstriktion, Nausea, Erbrechen, Magenreflux, saure Regurgitation, Obstruktion des Diaphragmas, Gelbsucht, akute Gelbsucht, *shan*-Erkrankung, Blähung und Völlegefühl im Bereich des unteren Abdomen, Schmerzen durch Spulwürmer.
- Wechselseitiges Überwiegen der fünf Wandlungsphasen, *Qi*-Mangel, fieberhafte Erkrankung, klonische Spasmen.

KOMMENTAR

Gemäß *Essential Questions* sind die vorderen *mu*-Alarmpunkte die Punkte, an denen sich das *Qi* der *zangfu* sammelt und konzentriert. KG 14 *Juque*, der vordere *mu*-Alarmpunkt der Herzens, ist sowohl für Erkrankungen des *zang* Herz als auch des Geistes indiziert. *Introduction to Medicine* von *Li Ting* aus der *Ming*-Dynastie stellt fest, dass KG 14 *Juque* die „neun Arten des Herzschmerzes" behandelt. Gemäß den Prinzipien „ohne Bewegung liegt Schmerz vor" und „wo eine Mangelernährung besteht, liegt Schmerz vor" beinhalten Herzschmerzen immer entweder *Qi*- und Blutstagnation oder *Qi*-, Blut-, *Yin*- oder *Yang*-Mangel. In der klinischen Praxis sind solche Fülle- und Leeremuster häufig kombiniert und sogar, wenn die Manifestation ein Füllezustand ist (zum Beispiel Blutstase oder Obstruktion des Blutes durch Schleim), kann als Wurzel ein Leerezustand bestehen. Als vorderer *mu*-Alarmpunkt des Herzens ist KG 14 *Juque* der lokale Hauptpunkt für diese Erkrankungen, gleichgültig welche Ätiologie oder welches Muster zugrunde liegt, gemäß den klassischen Quellen besonders dann, wenn Kälte das Herz angreift. Er ist auch für Schmerzen im Brustkorb indiziert, besonders wenn diese in den Rücken ausstrahlen, ein Symptom, das als schmerzhaftes Stauungssyndrom des Brustkorbs bekannt ist. Diese Erkrankung, charakterisiert durch Schleim und Blutstase und gestörte Zirkulation des *Yang-Qi*, kann auch die Funktion der Lunge stören und zu Husten und Kurzatmigkeit führen.

Jegliches Disharmoniemuster des Herzens kann eine Störung des Geistes zur Folge haben; das schwerwiegendste Syndrom tritt auf, wenn Schleim die Herzöffnungen verlegt. Im Kontext der traditionellen Indikationen für KG 14 *Juque* kann es zu schwachem Gedächtnis, Desorientiertheit, Bewusstseinsverlust oder Epilepsie mit Erbrechen von Schaum kommen. Wenn allein Schleim vorherrscht oder sich der Schleim mit Hitze verbindet, kommt es zu unterschiedlichen Manifestationen einer Manie-Erkrankung, wie Lärmen und Toben, großem Ärger und Wut, einer Neigung zu fluchen und andere zu beschimpfen etc. Alternativ kann Ängstlichkeit, Palpitationen und ein nervöses, agitiertes Gefühl in der Magengrube (unterhalb des Herzens) vorliegen, falls
a) das Herzblut sich in einem Leerezustand befindet,
b) eine Blutstase, die eine angemessene Ernährung des Herzens mit frischem Blut behindert, oder
c) entweder ein Herz-*Yin*-Mangel oder die Transformation einer Blutstase Hitze entstehen lässt, die den Geist angreift.

KG 14 *Juque* ist der lokale Hauptpunkt zur Behandlung dieser Erkrankung. Der Hauptverlauf des Konzeptionsgefäßes zieht ausgehend vom Perineum nach oben zum Mundbereich. Trotz der nach oben gerichteten Bewegung dieser Leitbahn besitzen die Punkte des Konzeptionsgefäßes im Bereich des Brustkorbs und Abdomen eine starke Wirkung zur Absenkung des *Qi*, speziell von Lunge und Magen. Diese nach unten gerichtete Bewegung wird in der *Qigong*-Übung „Kleiner himmlischer Kreislauf" widergespiegelt, die das *Qi* durch das Lenkergefäß nach oben bringt und durch das Konzeptionsgefäß wieder nach unten. Aufgrund seiner Lokalisation im Bereich zwischen Lunge und Magen, besitzt KG 14 *Juque* eine starke Wirkung zur Bändigung von rebellierendem *Qi* in diesen zwei *zangfu*. Bezüglich der Lunge ist KG 14 *Juque* für rebellierendes *Qi*, das sich als Husten und Völlegefühl im Brustkorb mit Kurzatmigkeit manifestiert, indiziert.

Hinsichtlich des Magens ist KG 14 *Juque* in der Lage, rebellierendes *Qi* zu regulieren, das sich als Nausea, Magenreflux, Erbrechen und saure Regurgitation manifestiert, sowie *Qi*-Stagnation, die zu abdomineller Blähung, Ösophaguskonstriktion, fokaler Blähung und Obstruktion des Diaphragmas führt.

Schließlich empfiehlt *Great Compendium of Acupuncture and Moxibustion* KG 14 *Juque* für wechselseitige übermäßige Kontrolle der fünf Wandlungsphasen. Diese extrem breit gefasste Indikation wird üblicherweise als Ausdruck der Bedeutung des Herzens interpretiert, das den uneingeschränkten Herrscher über alle *zangfu* darstellt und dessen vorderer *mu*-Alarmpunkt KG 14 *Juque* ist.

PUNKTKOMBINATIONEN

- Agitiertheit des Herzens: KG 14 *Juque* und Bl 15 *Xinshu* (*Supplementing Life*).
- Agitiertheit und Völlegefühl des Herzens: KG 14 *Juque* und Ni 19 *Yindu* (*Supplementing Life*).
- Blähung und Völlegefühl des Herzens und des Abdomen: KG 14 *Juque* und KG 13 *Shangwan* (*Supplementing Life*).
- Schreck-Palpitationen mit verringertem *Qi*: KG 14 *Juque*, He 7 *Shenmen* und Le 5 *Ligou* (*Supplementing Life*).
- Herz-Desorientiertheit: KG 14 *Juque*, 3E 10 *Tianjing* und Bl 15 *Xinshu* (*Great Compendium*).

- Manie-Erkrankung, Toben, Wut und Fluchen: KG 14 *Juque* und Ni 9 *Zhubin (Thousand Ducat Formulas)*.
- *Qi*-Rebellion mit Husten, Völlegefühl im Brustkorb und Kurzatmigkeit mit Schmerzen, die in den Rücken ausstrahlen: 50 Moxakegel jeweils auf KG 14 *Juque* und Le 14 *Qimen* (*Thousand Ducat Formulas*).
- Husten: KG 14 *Juque*, KG 17 *Shanzhong* und Ma 12 *Quepen* (*Thousand Ducat Formulas*).
- Erbrechen mit Völlegefühl im Brustkorb: KG 14 *Juque*, Ni 27 *Shufu*, Ni 25 *Shencang* und Ni 24 *Lingxu* (*Thousand Ducat Formulas*).
- Plötzliche tumultartige Erkrankung: KG 14 *Juque*, 3E 1 *Guanchong*, 3E 6 *Zhigou*, Mi 4 *Gongsun* und Ma 41 *Jiexi* (*Systematic Classic*).
- Schwer zu ertragende Schmerzen des Zwerchfells durch Akkumulation von Flüssigkeiten: KG 14 *Juque* und KG 17 *Shanzhong (One Hundred Symptoms)*.

KG 15 *JIUWEI*

鸠尾

Taubenschwanz

luo-Passagepunkt des Konzeptionsgefäßes

LOKALISATION

Auf der Mittellinie des Abdomen, 7 *cun* oberhalb des Nabels und 1 *cun* unterhalb des sternokostalen Winkels.

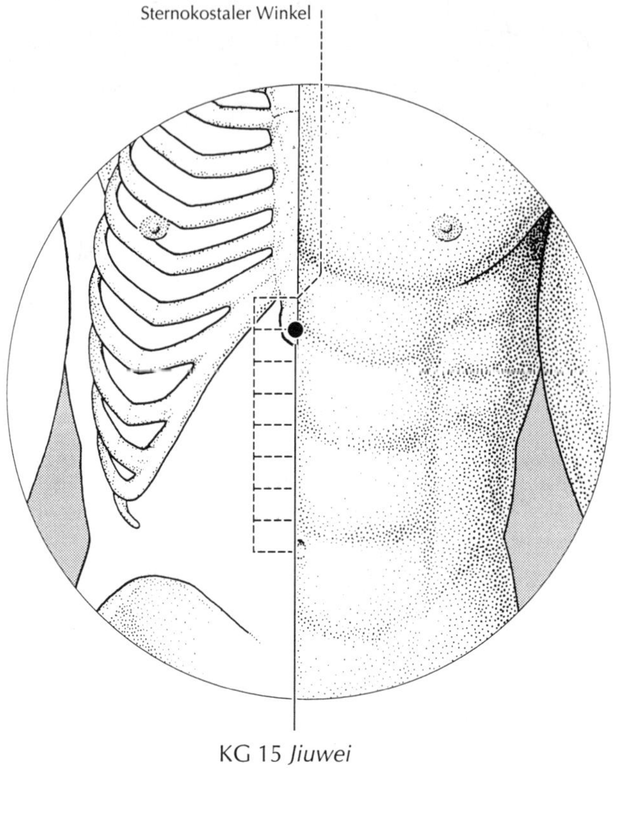

ANMERKUNG ZUR LOKALISATION

a) Viele Quellen lokalisieren diesen Punkt unterhalb des Processus xiphoideus. In der Praxis variiert der Processus xiphoideus allerdings erheblich in der Länge und dieser Punkt kann auf dem Processus xiphoideus selbst liegen;
b) zur Lokalisation des sternokostalen Winkels siehe Seite 77.

NADELUNG

Schräg nach inferior 0.5 – 1 *cun*.

MERKE: Gemäß einiger klassischer Texte ist dieser Punkt für Moxibustion kontraindiziert.

CAVE:

a) Eine tiefe Nadelung kann speziell bei mageren Patienten zur Verletzung des linken Leberlappens oder Herzens führen, falls eines der beiden Organe vergrößert ist;
b) eine schräge, nach superior gerichtete Nadelung Richtung Herzen ist in allen Fällen kontraindiziert.

WIRKUNGEN

Reguliert das Herz und beruhigt den Geist
Senkt das Lungen-*Qi* und befreit den Brustkorb

INDIKATIONEN

- Die fünf Arten der Epilepsie, Manie, verrücktes Gehen, verrücktes Singen, Abneigung gegen das Geräusch von sprechenden Menschen, Schreck-Palpitationen.
- Druckgefühl im Herzbereich, Schmerzen im Brustkorbbereich, übermäßiges Seufzen, Schmerzen, die vom Herzen in den Rücken ausstrahlen.
- Schmerzen der Haut des Abdomen, Jucken der Haut des Abdomen.
- Keuchen, Dyspnoe, Völlegefühl im Brustkorb, Husten, Bluthusten, *Qi*-Mangel, rasselndes Geräusch im Hals, schmerzhaftes Stauungssyndrom des Rachenraums, Schwellung des Rachenraums.
- Erschwerte Nahrungsaufnahme, Magenreflux, Rektumprolaps, fieberhafte Erkrankung, einseitiger Kopfschmerz, der sich zum äußeren Kanthus erstreckt, übermäßige sexuelle Aktivität, die zu Erschöpfung im hohen Alter führt.

KOMMENTAR

KG 15 *Jiuwei* ist der *luo*-Passagepunkt des Konzeptionsgefäßes, von dem sich das *Qi* der Leitbahn nach unten über das Abdomen ausbreitet. Der Name von KG 15 *Jiuwei* (Taubenschwanz) spiegelt die Form des Processus xiphoideus wider, vergleichbar einem Schwanz einer Taube, wobei die Rippen die Flügel bilden. Tatsache ist, dass es historisch einige Diskussionen gab, ob eher KG 1 *Huiyin* als KG 15 *Jiuwei* den *luo*-Passagepunkt des Konzeptionsgefäßes darstellt. *Spiritual Pivot*[19] verweist auf den *luo*-Passagepunkt des Konzeptionsgefäßes als *Weiyi* (Schwanz-Schutzschild) ein alternativer Name für KG 15 *Jiuwei* und führt Symptome einer Fülle (Schmerzen der Haut des Abdomen) und einer Leere (Jucken der Haut des Abdomen) auf. Spätere Klassiker, einschließlich sowohl *Systematic Classic of Acupuncture and Moxibustion* und *Great Compendium of Acupuncture and Moxibustion* verweisen auf den *luo*-Passagepunkt des Konzeptionsgefäßes als *Pingyi* (flaches Schutzschild) ein alternativer Name für KG 1 *Huiyin,* und schreiben die genannten Symptome einer Fülle bzw. Leere diesem Punkt zu. KG 1 *Huiyin* würde eher als KG 15 *Jiuwei* als *luo*-Passagepunkt des Konzeptionsgefäßes eine entsprechende Symmetrie mit LG 1 *Changqiang*, dem *luo*-Passagepunkt des Lenkergefäßes, widerspiegeln.

Wie KG 14 *Juque*, der vordere *mu*-Punkt des Herzens, besitzt KG 15 *Jiuwei* eine starke Wirkung zur Beruhigung des Geistes in Fällen von Schleim, der das Herz verfinstert (Epilepsie, Manie-Erkrankung, verrücktes Singen und Gehen und Abneigung gegen das Geräusch von sprechenden Menschen), ebenso wie die Regulierung einer *Qi*- und Blutstagnation im Herzbereich, die zu Druckgefühl und Schmerzen führt. Genauso wie KG 14 *Juque* ist KG 15 *Jiuwei* in der Lage, in Fällen von Stöhnen, Husten, Dyspnoe etc. das Lungen-*Qi* zu regulieren und abzusenken.

In *Spiritual Pivot*[20] wird KG 15 *Jiuwei* als der *Yang*-Punkt des *„gao"* aufgeführt. Dieser Begriff, der dem *gao* in Bl 43 *Gaohuangshu* entspricht, bezieht sich auf den Bereich unter dem Herzen, während *„huang"* sich auf den Bereich oberhalb des Zwerchfells bezieht. Es wird gesagt, dass eine Krankheit, die in *gaohuang* eindringt, schwierig zu heilen ist. *Tradition of the Spring and Autumn Annals*[21] von Meister *Zuojiu*, einer der frühesten gedruckten Verweise auf die Akupunktur, beschreibt, wie der Prinz von *Jin* den bekannten Doktor *Yi Huan* kommen ließ, als er schwer krank war. Nachdem er den Patienten untersucht hatte, erklärte Doktor *Huan*, dass sich die Erkrankung in der *gaohuang*-Region (zwischen dem Herzen und dem Diaphragma) eingenistet hatte und daher „kann sie nicht ausgeleitet werden, sie kann nicht erreicht werden [durch Nadelung], Kräuter werden nicht zu ihr vordringen, es gibt nichts, das getan werden kann". Trotz dieser Feststellung in *Spiritual Pivot*, die impliziert, dass der *gao* bei KG 15 *Jiuwei* entspringt, wird normalerweise nicht davon ausgegangen, dass dieser Punkt tiefe und chronische Leere-Erkrankungen behandelt. Die einzigen relevanten Indikationen sind *„Qi*-Mangel" und „übermäßige sexuelle Aktivität, die zu Erschöpfung in jungen Jahren führen".

PUNKTKOMBINATIONEN

- Die fünf Arten der Epilepsie: KG 15 *Jiuwei*, Dü 3 *Houxi* und He 7 *Shenmen (Song More Precious Than Jade)*.
- Bluthusten und Blutspucken: KG 15 *Jiuwei*, Bl 18 *Ganshu*, Ma 12 *Quepen*, Bl 15 *Xinshu*, KG 14 *Juque (Supplementing Life)*.
- Rektumprolaps bei Kindern: Moxa auf KG 15 *Jiuwei* und LG 20 *Baihui (Ode of Xi-hong)*.
- Rektumprolaps: KG 15 *Jiuwei* und LG 20 *Baihui (One Hundred Symptoms)*.
- Dysenterieerkrankung: KG 15 *Jiuwei* und LG 20 *Baihui (Ode of Spiritual Brightness)*.
- Fieberhafte Erkrankung mit einseitigen Kopfschmerzen: KG 15 *Jiuwei* und Gb 6 *Xuanli (Thousand Ducat Formulas)*.

KG 16 *ZHONGTING*

中庭

Mittlerer Hof

LOKALISATION

Auf der Mittellinie des Sternum, im Bereich des sternokostalen Winkels.

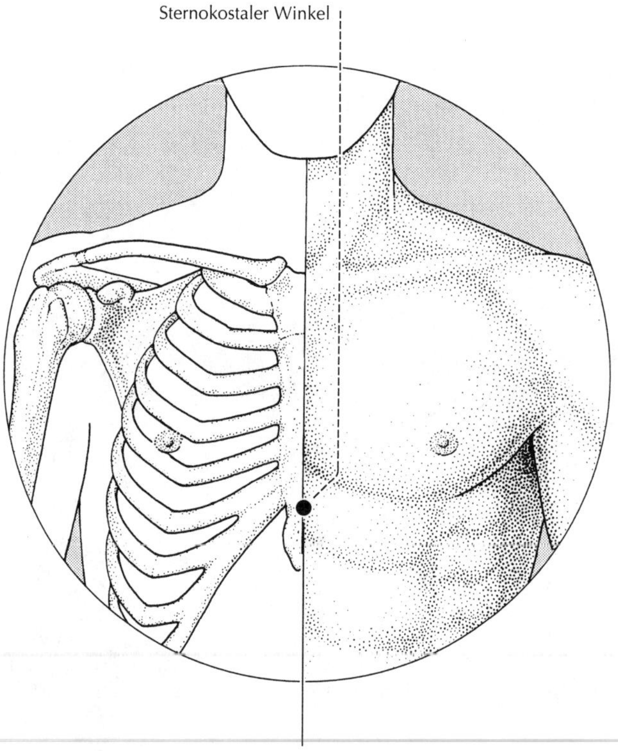

KG 16 *Zhongting*

ANMERKUNG ZUR LOKALISATION

a) Zur Lokalisation des sternokostalen Winkels siehe Seite 77.

b) Dieser Punkt befindet sich auf Höhe des im Bereich der Mamillarlinie liegenden Teiles des fünften Interkostalraums.

NADELUNG

Transversal, nach superior und inferior, entlang der Mittellinie 0.5 *cun*.

WIRKUNGEN

Befreit den Thorax
Reguliert den Magen und senkt Rebellion ab

INDIKATIONEN

- Völlegefühl des Brustkorbs und der lateralen Rippenregion, Ösophaguskonstriktion, erschwerte Nahrungsaufnahme, Erbrechen nach dem Essen, Erbrechen der Muttermilch bei Kindern, Kälte und Schmerzen des Nabels.

PUNKTKOMBINATIONEN

- Erbrechen: KG 16 *Zhongting*, Ni 27 *Shufu* und Bl 49 *Yishe* (*Supplementing Life*).
- Ösophaguskonstriktion mit erschwerter Nahrungsaufnahme und Erbrechen: KG 16 *Zhongting* und Lu 1 *Zhongfu* (*Thousand Ducat Formulas*).
- Erschwerte Nahrungsaufnahme: KG 16 *Zhongting*, KG 19 *Zigong* und Bl 19 *Danshu* (*Thousand Ducat Formulas*).

KG 17 *SHANZHONG*

膻中

Mitte des Brustkorbs

Vorderer mu-Alarmpunkt des Perikard
hui-Einflussreicher Punkt des Qi
Punkt des Meers des Qi
Kreuzungspunkt des Konzeptionsgefäßes mit der Milz-, Nieren-, Dünndarm- und Dreifacher Erwärmer-Leitbahn

LOKALISATION

Auf der Mittellinie des Sternum, in einer Mulde auf Höhe der Verbindung des vierten Interkostalraumes mit dem Sternum.

ANMERKUNG ZUR LOKALISATION

a) Zunächst lokalisiert man den Rippenknorpel der zweiten Rippe, die sich auf Höhe des Sternalwinkels befindet, dann lokalisiert man den zweiten Interkostalraum darunter und zählt nach unten bis zum vierten Interkostalraum;
b) dieser Punkt kann bei Männern direkt zwischen den Brustwarzen lokalisiert werden.

NADELUNG

a) Transversal, nach superior oder inferior entlang der Leitbahn 0.5 – 1 *cun*;
b) transversal nach lateral, in Richtung der Mammae 1 – 1.5 *cun*, bei Mamma-Erkrankungen.

MERKE: Gemäß einigen klassischen Texten ist dieser Punkt für Nadelung kontraindiziert.

WIRKUNGEN

Reguliert *Qi* und befreit den Brustkorb
Senkt eine Rebellion der Lunge und des Magens
Unterstützt das Sammel-*Qi*
Unterstützt die Mammae und fördert die Laktation

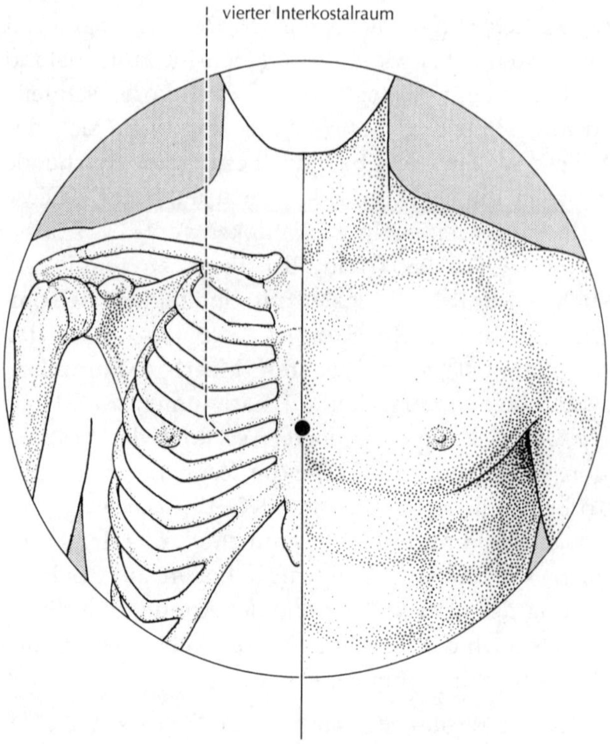

KG 17 *Shanzhong*

INDIKATIONEN

- Kurzatmigkeit mit rebellierendem *Qi*, Unfähigkeit zu sprechen, Dyspnoe, Stöhnen, rasselndes Geräusch im Hals, Husten, Asthma, Völlegefühl und Druckgefühl im Bereich des Brustkorbs und des Zwerchfells, Obstruktion des Brustkorbs, Schmerzen des Brustkorbs und des Herzens, Bluthusten, schmerzhaftes Stauungssyndrom des Brustkorbs, Lungenabszess mit eitrigem Husten.
- Erschwerte Nahrungsaufnahme, saure Regurgitation, Ösophaguskonstriktion, Erbrechen von schaumigem (wässrigem) Speichel.
- Unzureichende Laktation, Mamma-Abszess, Spannungsgefühl und Schmerzen der Mamma.
- Struma, schmerzhaftes Wind-Stauungssyndrom, Bewusstseinsverlust.

KOMMENTAR

KG 17 *Shanzhong* ist auch bekannt als *Shangqihai* (Oberes Meer des *Qi*) und *Danzhong* (ein weiterer Name für Perikard). Diese alternativen Namen spiegeln den Status von KG 17 *Shanzhong* als sowohl Meisterpunkt des *Qi* als auch vorderer *mu*-Punkt des Perikard wider. Der Begriff *„mu"* bedeutet Anhäufen und Sammeln und die vorderen *mu*-Punkte sind diejenigen, an denen das *Qi* der *zangfu* sich sammelt und im Bereich der anterioren Oberfläche des Körpers konzentriert.

Gemäß *Spiritual Pivot*[22] ist KG 17 *Shanzhong* das „Meer des *Qi*" (verbindet sich mit LG 14 *Dazhui*, LG 15 *Yamen* und Ma 9 *Renying*). Diese Passage stellt fest: „Wenn das Meer des *Qi* sich im Füllezustand befindet, liegt Völlegefühl im Brustkorb, schnelle Atmung und rote Gesichtsfarbe vor. Wenn sich das Meer des *Qi* in Leere befindet, besteht unzureichende Energie, die nicht zum sprechen ausreicht." Diese Indikationen spiegeln die Fähigkeit von KG 17 *Shanzhong* wider, das *Qi* im Brustkorb zu regulieren, ebenso wie Kurzatmigkeit mit Unfähigkeit zu sprechen, zu behandeln. *Spiritual Pivot*[23] sagt, dass sich das Sammel-*Qi* im „oberen Meer" akkumuliert, wobei sein unterer Verlauf nach unten zu Ma 30 *Qichong* fließt und sein oberer Verlauf in den Respirationstrakt eindringt. Da er im Zentrum des Brustkorbs lokalisiert ist, besitzt KG 17 *Shanzhong* eine starke Wirkung auf das Sammel-*Qi*, das der Reihe nach sowohl die Lungenfunktionen der Beherrschung des *Qi* und Kontrolle der Atmung und Sprache als auch die Herzfunktion der Beherrschung des Blutes und der Blutgefäße bewacht.

Gemäß *Illustrated Supplement to The Classic of Categories*[24] kann KG 17 *Shanzhong* „alle Arten von aufsteigendem *Qi* und Atemot" behandeln. Wenn die Lunge nicht in der Lage ist, das *Qi* abzusenken und die Atmung zu kontrollieren, entweder durch Angriff von äußeren pathogenen Faktoren oder aufgrund einer inneren Disharmonie, kommt es zu unterschiedlichen Manifestationen einer Akkumulation oder Rebellion des *Qi* wie Husten, Dyspnoe, Keuchen, Asthma und Völle- und Druckgefühl im Brustkorb. KG 17 *Shanzhong* ist ein wichtiger lokaler Punkt, um eine derartige *Qi*-Akkumulation im Brustkorb aufzulösen und rebellierendes Lungen-*Qi* abzusenken. Wenn sich das Sammel-*Qi* in einem Leerezustand befindet, dann gilt selbiges sowohl für das Lungen- als auch das Herz-*Qi*. In der Lunge kommt es zu Kurzatmigkeit, und falls das Herz-*Qi* nicht in der Lage ist, das Blut und die Blutgefäße im Brustkorb zu bewegen, kommt es zu einem schmerzhaften Stauungssyndrom im Brustkorb sowie Schmerzen des Herzens und des Brustkorbs mit Völlegefühl und Druckgefühl. KG 17 *Shanzhong* ist einer der Hauptpunkte zur Regulierung des Sammel-*Qi*.

Die Wirkung von KG 17 *Shanzhong* zur Absenkung von rebellierendem *Qi*, erstreckt sich auch auf den mittleren *jiao*. Er ist in der Lage, in Fällen von erschwerter Nahrungsaufnahme, saurer Regurgitation, Ösophaguskonstriktion und Erbrechen die Magenharmonie wiederherzustellen.

Da er in der Mitte zwischen den Mammae lokalisiert ist, stellt KG 17 *Shanzhong* einen wichtigen Punkt in der Behandlung einer unzureichenden Laktation dar. Gemäß *Observations of Women* von *Zhang jing-yue* „verwandeln sich *Qi* und Blut im Konzeptions- und Durchdringungsgefäß bei Frauen in menstruelles Blut, wenn es absteigt, und in Milch, wenn es aufsteigt; verspätete und unzureichende Milchproduktion nach der Geburt ist auf einen *Qi*- und Blutmangel zurückzuführen", während das Buch *Literati's Care of Parents* feststellt: „Schluchzen, Weinen, Gram, Ärger und Depression führen zur Obstruktion der Milchgänge." Diese zwei Zitate veranschaulichen die zwei Hauptmuster, die einer unzureichenden Laktation zugrunde liegen, nämlich

a) *Qi*-Mangel und

b) Blut- und *Qi*-Stagnation.

In jedem Fall kann KG 17 *Shanzhong* in Kombination mit anderen passenden Punkten eingesetzt werden und wird häufig in klassischen Kombinationen mit Dü 1 *Shaoze* gefunden. In ähnlicher Weise wird KG 17 *Shanzhong* klinisch häufig zur Behandlung von Spannungsgefühl und Schmerzen der Mammae sowie Mamma-Abszessen angewandt. Wenn eine dieser Mamma-Erkrankungen unilateral auftritt, soll die Nadel bei KG 17 *Shanzhong* zur betroffenen Seite gerichtet werden, um ein *Qi*-Gefühl in der Mamma zu induzieren.

Falls die Erkrankung beidseits vorliegt, soll die Nadel zunächst zur einen und dann zur anderen Seite gerichtet werden.

PUNKTKOMBINATIONEN

- Dyspnoe und Husten: KG 17 *Shanzhong* und KG 22 *Tiantu* (*Ode of the Jade Dragon*).
- Husten: KG 17 *Shanzhong*, Ma 12 *Quepen* und KG 14 *Juque* (*Thousand Ducat Formulas*).
- Husten bei rebellierendem *Qi*: KG 17 *Shanzhong*, Pe 1 *Tianchi*, KG 22 *Tiantu*, Ma 41 *Jiexi* und Dü 15 *Jianzhongshu* (*Supplementing Life*).
- Asthma, Unfähigkeit nachts zu schlafen und agitierter Geist: KG 17 *Shanzhong* und KG 22 *Tiantu* (*Song of the Jade Dragon*).
- Kurzatmigkeit und erschwertes Atemholen, mit Unfähigkeit zu sprechen: KG 17 *Shanzhong* und KG 20 *Huagai* (*Thousand Ducat Formulas*).

- Abdominelles Völlegefühl, Kurzatmigkeit mit rasselndem Geräusch: Moxa auf KG 17 *Shanzhong*, Lu 1 *Zhongfu* und KG 8 *Shenque* (*Thousand Ducat Formulas*).
- Schmerzhaftes Stauungssyndrom des Brustkorbs, Herzschmerzen und Druckgefühl im Bereich des Herzens und des Abdomen: KG 17 *Shanzhong* und 3E 10 *Tianjing* (*Supplementing Life*).
- Schwer zu ertragende Schmerzen des Zwerchfells durch Akkumulation von Flüssigkeiten: KG 17 *Shanzhong* und KG 14 *Juque* (*One Hundred Symptoms*).
- Erbrechen von Schleim und wässrigem Speichel, Schwindel, der nicht vergeht: KG 17 *Shanzhong*, Di 5 *Yangxi*, Mi 4 *Gongsun* und Ma 40 *Fenglong* (*Complete Collection*).
- Erbrechen von klarem (wässrigem) Speichel: KG 17 *Shanzhong*, KG 12 *Zhongwan*, Pe 7 *Daling* und Pe 8 *Laogong* (*Great Compendium*).
- Fehlende Laktation: Moxa auf KG 17 *Shanzhong* und Tonisierung von Dü 1 *Shaoze* (*Great Compendium*).
- Fehlende Laktation: KG 17 *Shanzhong*, Dü 1 *Shaoze* und Di 4 *Hegu* (*Great Compendium*).

KG 18 *YUTANG*

Jadepalast

玉堂

LOKALISATION

Auf der Mittellinie des Sternum, auf Höhe der Verbindung des dritten Interkostalraums mit dem Sternum.

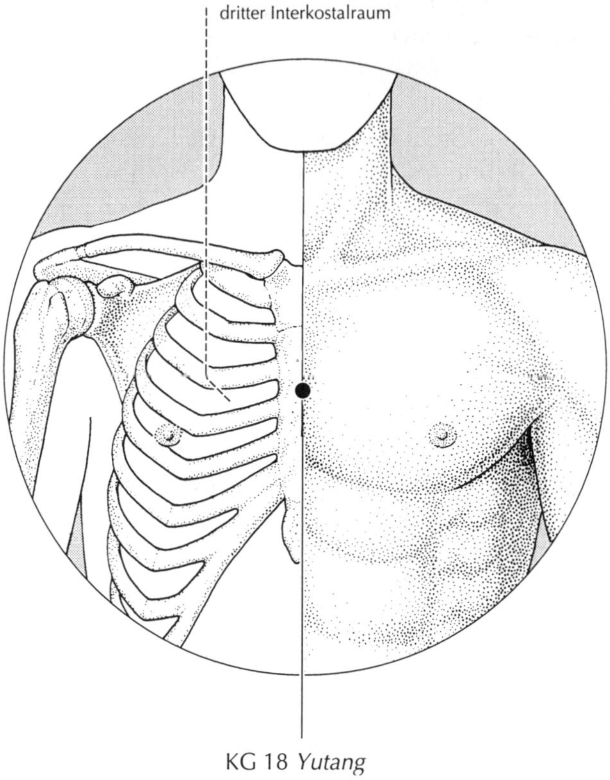

ANMERKUNG ZUR LOKALISATION

Zunächst lokalisiert man den Rippenknorpel der zweiten Rippe, die sich auf Höhe des Sternalwinkels befindet, dann lokalisiert man den zweiten Interkostalraum darunter und zählt nach unten zum dritten Interkostalraum.

NADELUNG

Transversal, nach superior oder inferior entlang der Leitbahn 0.5 – 1 *cun*.

WIRKUNGEN

Befreit den Brustkorb
Reguliert und senkt das *Qi*

INDIKATIONEN

- Schmerzen des Brustkorbs und des Sternum, Agitiertheit mit Husten, aufsteigendes *Qi*, Völlegefühl im Brustkorb mit erschwerter Atmung, Stöhnen und Dyspnoe, Kälte-Schleim.
- Erbrechen, erschwerte Nahrungsaufnahme.
- Schmerzhaftes Stauungssyndrom des Halses, Schwellung des Rachenraums, Schwellung und Schmerzen der Mammae, Schmerzen der lateralen Rippenregion.

PUNKTKOMBINATIONEN

- Husten mit rebellierendem *Qi* und Agitiertheit: KG 18 *Yutang*, KG 19 *Zigong* und Ni 3 *Taixi* (*Thousand Ducat Formulas*).
- Agitiertheit des Herzens und Erbrechen: KG 18 *Yutang* und Ni 21 *Youmen* (*One Hundred Symptoms*).
- Knochenschmerzen: KG 18 *Yutang*, KG 19 *Zigong* und Bl 17 *Geshu* (*Supplementing Life*).

KG 19 *ZIGONG*

Purpurfarbener Palast

紫宫

LOKALISATION

Auf der Mittellinie des Sternum, auf Höhe der Verbindung des zweiten Interkostalraums mit dem Sternum.

ANMERKUNG ZUR LOKALISATION

Man lokalisiert den Rippenknorpel der zweiten Rippe, die sich auf Höhe des Sternumwinkels befindet, dann lokalisiert man den zweiten Interkostalraum darunter.

NADELUNG

Transversal, nach superior oder inferior entlang der Leitbahn 0.5 – 1 *cun*.

WIRKUNGEN

Befreit den Brustkorb
Reguliert und senkt das *Qi*

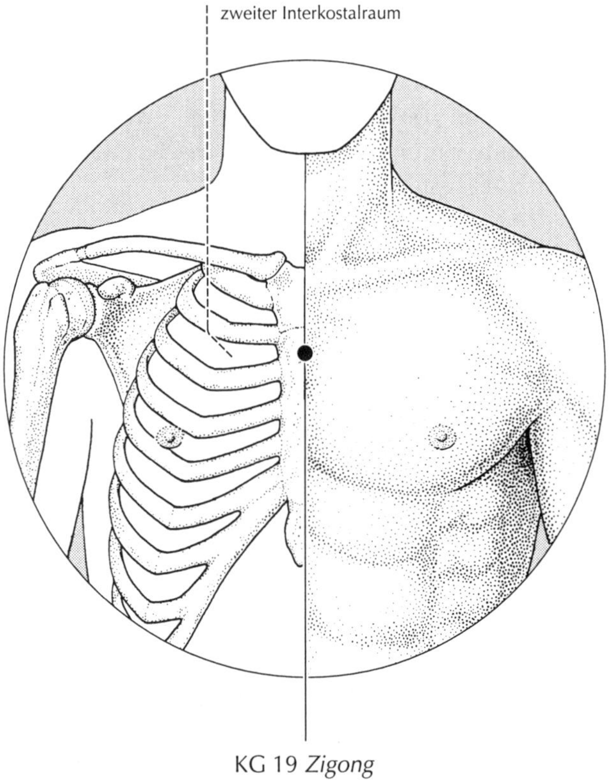

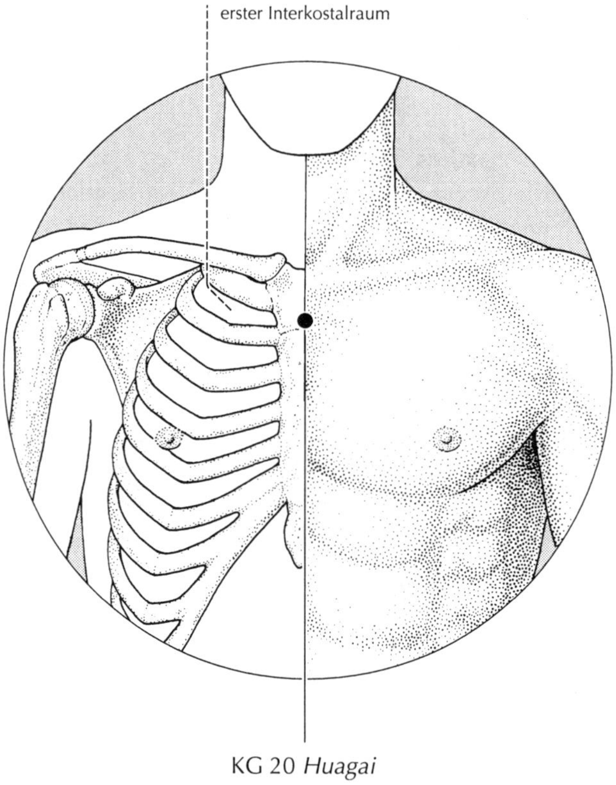

INDIKATIONEN

- Schmerzen des Brustkorbs, Schmerzen des Sternum, Husten, Bluthusten, Speichel wie weißer Leim.
- Erbrechen mit aufsteigendem *Qi*, erschwerte Nahrungsaufnahme, Agitiertheit, schmerzhaftes Stauungssyndrom, Knochenschmerzen.

PUNKTKOMBINATIONEN

- Husten mit rebellierendem *Qi* und Agitiertheit: KG 19 *Zigong*, KG 18 *Yutang* und Ni 3 *Taixi* (*Thousand Ducat Formulas*).
- Erschwerte Nahrungsaufnahme: KG 19 *Zigong*, KG 16 *Zhongting* und Bl 19 *Danshu* (*Thousand Ducat Formulas*).
- Knochenschmerzen: KG 19 *Zigong*, KG 18 *Yutang* und Bl 17 *Geshu* (*Supplementing Life*).

KG 20 *HUAGAI*

Geschmückter Baldachin

華蓋

LOKALISATION

Auf der Mittellinie des Sternum, auf Höhe der Verbindung des ersten Interkostalraums mit dem Sternum.

ANMERKUNG ZUR LOKALISATION

Zunächst lokalisiert man den Rippenknorpel der zweiten Rippe, die sich auf Höhe des Sternumwinkels befindet, dann lokalisiert man den ersten Interkostalraum darüber.

NADELUNG

Transversal, nach superior oder inferior entlang der Leitbahn 0.5 – 1 *cun*.

WIRKUNGEN

Befreit den Brustkorb
Reguliert und senkt das *Qi*

INDIKATIONEN

- Dyspnoe, Stöhnen, Asthma, Husten, rebellierendes *Qi*, Dyspnoe mit Unfähigkeit zu sprechen, Schmerzen und Völlegefühl des Brustkorbs und der lateralen Rippenregion.
- Erschwerte Nahrungsaufnahme.

PUNKTKOMBINATIONEN

- Kurzatmigkeit und Schwierigkeit Atem zu holen mit Unfähigkeit zu sprechen: KG 20 *Huagai* und KG 17 *Shanzhong* (*Thousand Ducat Formulas*).
- Chronische Schmerzen der lateralen Rippenregion: KG 20 *Huagai* und Ma 13 *Qihu* (*One Hundred Symptoms*).

KG 21 *XUANGJI*

璇璣

Jadeperle

LOKALISATION

Auf der Mittellinie des Manubrium sterni, in der Mitte zwischen KG 20 *Huagai* und KG 22 *Tiantu*.

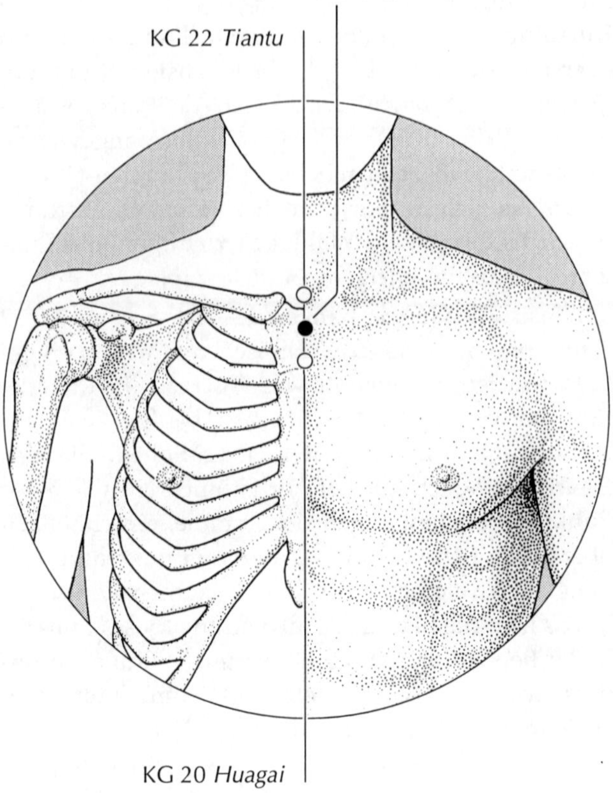

NADELUNG

Transversal, nach inferior 0.5 – 1 *cun*.

WIRKUNGEN

Senkt Magen-*Qi* und beseitigt Nahrungsakkumulation

Befreit den Brustkorb und senkt Lungen-*Qi*

Unterstützt den Hals

INDIKATIONEN

- Akkumulation im Magen, erschwerte Nahrungsaufnahme.
- Schmerzen und Völlegefühl des Brustkorbs und der lateralen Rippenregion, Husten, rebellierendes *Qi*, Stöhnen, Dyspnoe mit Unfähigkeit zu sprechen.
- Rasselndes Geräusch im Hals, schmerzhaftes Stauungssyndrom des Halses.

KOMMENTAR

Die Kombination von KG 21 *Xuangji* und Ma 36 *Zusanli* wurde seit langem als die wichtigste zur Behandlung einer Nahrungsstagnation im Magen angesehen. Während KG 21 *Xuangji* mit vielen Punkten des Konzeptionsgefäßes die Fähigkeit, den Magen zu regulieren, teilt, ist es interessant, folgende Bemerkung in *Ode to Elucidate Mysteries* zu erwähnen: „Himmel, Erde und Mensch sind die drei Kräfte. LG 20 *Baihui* ... ahmt den Himmel nach, KG 21 *Xuangji* ... den Menschen und Ni 1 *Yongquan* ... die Erde." Wenn diese dreifache Unterteilung auf den Körper angewandt wird, entspricht der Himmel dem oberen *jiao*, der Himmels-*Qi* aufnimmt, die Erde dem unterem *jiao* und besonders den Nieren, während „der Mensch" zwischen Himmel und Erde lokalisiert ist, was den mittleren *jiao* und damit dem Magen entspricht.

Die starke absenkende Wirkung dieses Punktes erstreckt sich auch auf die Lunge und ist für rebellierendes Lungen-*Qi* indiziert, das zu Husten, Stöhnen und Dyspnoe führt.

PUNKTKOMBINATIONEN

- Innere Schädigung durch Nahrungsakkumulation im Magen: KG 21 *Xuangji* und Ma 36 *Zusanli* (*Miscellaneous Diseases*).
- Akkumulation im Magen: KG 21 *Xuangji* und Ma 36 *Zusanli* (*Ode of Xi-hong*).
- Nahrungsobstruktion im Magen: KG 21 *Xuangji* und Ma 36 *Zusanli* (*Heavenly Star Points*).
- Quälende, schnelle Dyspnoe: KG 21 *Xuangji* und KG 6 *Qihai* (*Ode of the Jade Dragon*).
- Völlegefühl des Brustkorbs mit Steifheit des Halses: KG 21 *Xuangji* und Ni 25 *Shencang (One Hundred Symptoms)*.

KG 22 *TIANTU*

天突

Himmels-Vorsprung

Kreuzungspunkt des Konzeptions- und Yin-Verbindungsgefäßes
Punkt des Fensters des Himmels

LOKALISATION

Auf der Mittellinie, im Zentrum der Fossa suprasternalis, 0.5 *cun* oberhalb des Sternumoberrandes

NADELUNG

a) Senkrecht 0.3 *cun*;
b) mit extendiertem Hals (man beseitigt das Kopfkissen) nadelt man zunächst senkrecht 0.2 – 0.3 *cun* und richtet dann die Nadel nach inferior entlang der posterioren Begrenzung des Manubrium sterni 0.5 – 1 *cun*.

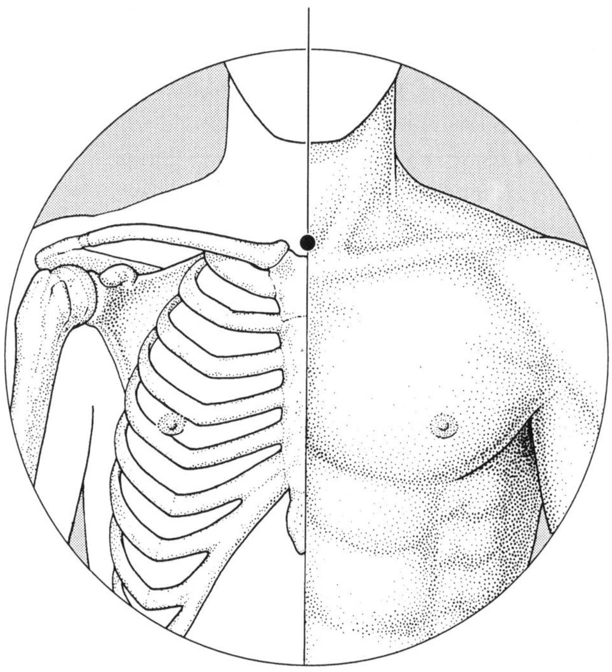

CAVE: Diese zweite Methode sollte nicht von Praktizierenden ohne klinische Erfahrung, bzw. nur unter Supervision angewandt werden.

WIRKUNGEN

Senkt rebellierendes *Qi* und erleichtert Husten und Stöhnen

Unterstützt den Hals und die Stimme

INDIKATIONEN

- Obstruktion des Brustkorbs, Völlegefühl im Brustkorb, Obstruktion des *Qi* mit Herzschmerzen, Schmerzen des Herzens und des Rückens, rebellierendes *Qi* mit Husten, Asthma, plötzliche Dyspnoe, Unfähigkeit zu atmen, Lungenabszess mit eitrigem, blutigen Husten.
- Rasselndes Geräusch im Hals, Akkumulation von Schleim im Hals, Pflaumenkern-*Qi*, Ulzerationen im Hals-Rachenraum, die das Essen unmöglich machen, Schwellung im Hals-Rachenraum, Kältegefühl im Hals, trockener Hals, viel Speichel, schmerzhaftes Stauungssyndrom des Halses, plötzlicher Verlust der Stimme, Unfähigkeit zu sprechen, Schwellung des Halses, Kropf.
- Ösophaguskonstriktion, Erbrechen, Gelbsucht.
- Purpur-grüne Venen unter der Zunge, Nasenbluten, Hitzegefühl der Gesichtshaut, rotes Gesicht, Schwellung des Rückens und das Halses und der Schulter, Frösteln und Fieber, Hitzegefühl der Haut des Abdomen, Urtikaria, Taubheitsgefühl des Körpergewebes.

KOMMENTAR

Gemeinsam mit vielen Punkten des Konzeptionsgefäßes besitzt KG 22 *Tiantu* eine starke Wirkung zur Absenkung des *Qi*. Da er zwischen den Lungen unterhalb des Halses lokalisiert ist, liegt seine Hauptanwendung in der Behandlung einer Vielzahl von Erkrankungen, die diese zwei Bereiche betreffen.

KG 22 *Tiantu* wurde lange Zeit als wichtiger Punkt zur Behandlung von Lungenerkrankungen angesehen. Zum Beispiel empfiehlt ihn *Essential Questions*[25] für rebellierendes *Qi*, Unfähigkeit zu atmen und Kurzatmigkeit. Wie die anderen Punkte, die im obersten Anteil des Brustkorbs lokalisiert sind (zum Beispiel Lu 1 *Zhongfu*), wird KG 22 *Tiantu* hauptsächlich zur Behandlung von Füllemustern angewandt, die durch nach oben rebellierendes Lungen-*Qi* charakterisiert sind, einschließlich Husten, Asthma, plötzliche Dyspnoe, Unfähigkeit zu atmen und Lungen-Abszess mit eitrigem, blutigen Husten.

Hinsichtlich Erkrankungen des Halses kann KG 22 *Tiantu* praktisch bei jeder klinischen Situation eingesetzt werden, beginnend von Trockenheit, Kältegefühl, Schwellung und Schmerzen, bis hin zu Pflaumenkern-*Qi* und schweren Ulzerationen, die das Essen unmöglich machen. Er ist auch ein wichtiger Punkt für Erkrankungen der Stimme, einschließlich überschnappende Stimme, Stimmverlust und Unfähigkeit zu sprechen. In der modernen klinischen Praxis liegt die häufigste Anwendung dieses Punktes in der Behandlung von Stöhnen und Asthma, besonders wenn diese mit einer Akkumulation von Schleim im Hals verbunden sind.

KG 22 *Tiantu* ist der Kreuzungspunkt des Konzeptionsgefäßes mit dem *Yin*-Verbindungsgefäß. Das *Yin*-Verbindungsgefäß steigt durch die Brustkorbregion nach oben und *Classic of Difficulties*[26] stellt fest: „Wenn das *Yin*-Verbindungsgefäß erkrankt ist, kommt es zu Herzschmerz." KG 22 *Tiantu* ist besonders für eine Obstruktion des *Qi* mit Herzschmerzen und Schmerzen des Herzens und des Rückens indiziert.

Schließlich ist KG 22 *Tiantu* einer der zehn Punkte, aufgelistet in Kapitel 2 des *Spiritual Pivot*, die unter dem Namen Himmel-Fenster-Punkte bekannt wurden (bezüglich einer ausführlichen Diskussion siehe Seite 56). Er veranschaulicht viele der charakteristischen Wirkungen dieser Punkte zur Behandlung von Struma, rebellierendem *Qi* der Lunge und des Magens und plötzlich beginnenden Erkrankungen (plötzlicher Stimmverlust).

PUNKTKOMBINATIONEN

- Husten durch rebellierendes *Qi*: KG 22 *Tiantu*, KG 17 *Shanzhong*, Pe 1 *Tianchi*, Ma 41 *Jiexi* und Dü 15 *Jianzhongshu* (*Supplementing Life*).

- Asthma, Unfähigkeit nachts zu schlafen und agitierter Geist: KG 22 *Tiantu* und KG 17 *Shanzhong (Song of the Jade Dragon)*.
- Dyspnoe und Husten: KG 17 *Shanzhong* und KG 22 *Tiantu* (*Ode of the Jade Dragon*).
- Husten, der die Stimme erreicht (heisere Stimme): KG 22 *Tiantu* und Bl 13 *Feishu (One Hundred Symptoms)*.
- Stimmverlust: KG 22 *Tiantu*, He 4 *Lingdao*, Ni 10 *Yingu*, Ni 7 *Fuliu*, Ma 40 *Fenglong* und Ni 2 *Rangu* (*Illustrated Supplement*).
- Plötzlicher Stimmverlust mit Kiefersperre: KG 22 *Tiantu*, He 4 *Lingdao* und Dü 16 *Yianchuang* (*Supplementing Life*).
- Geschwollener, schmerzhafter Hals-Rachenraum: KG 22 *Tiantu*, Lu 11 *Shaoshang* und Di 4 *Hegu (Great Compendium)*.
- Herzschmerzen mit Kurzatmigkeit: KG 22 *Tiantu*, Le 14 *Qimen*, LG 1 *Changqiang*, Lu 4 *Xiabai* und Pe 9 *Zhongchong* (*Thousand Ducat Formulas*).
- Hitzegefühl der Gesichtshaut: KG 22 *Tiantu* und Dü 16 *Yianchuang* (*Supplementing Life*).

KG 23 *LIANQUAN*

廉泉

Winkelquelle

Kreuzungspunkt des Konzeptionsgefäßes mit dem Yin-Verbindungsgefäß

LOKALISATION

Auf der anterioren Mittellinie des Halses, in einer Mulde oberhalb des Os hyoideum.

ANMERKUNG ZUR LOKALISATION

a) Man fährt mit dem Finger vorsichtig entlang der Unterseite des Kinns zum Hals, bis man eine tiefe Mulde genau vor dem Os hyoideum erreicht;

b) das Os hyoideum kann leicht als die am meisten superior tastbare knöcherne Struktur im Bereich der Mittellinie des Halses lokalisiert werden und verläuft transversal oberhalb der Prominentia laryngea; dieser Punkt wird an seiner superioren Begrenzung lokalisiert.

NADELUNG

Schräg in Richtung LG 20 *Baihui* 0.5 – 1.2 *cun*.

MERKE: Gemäß einiger moderner Texte ist dieser Punkt für Moxibustion kontraindiziert.

WIRKUNGEN

Unterstützt die Zunge

Senkt das *Qi* und erleichtert Husten

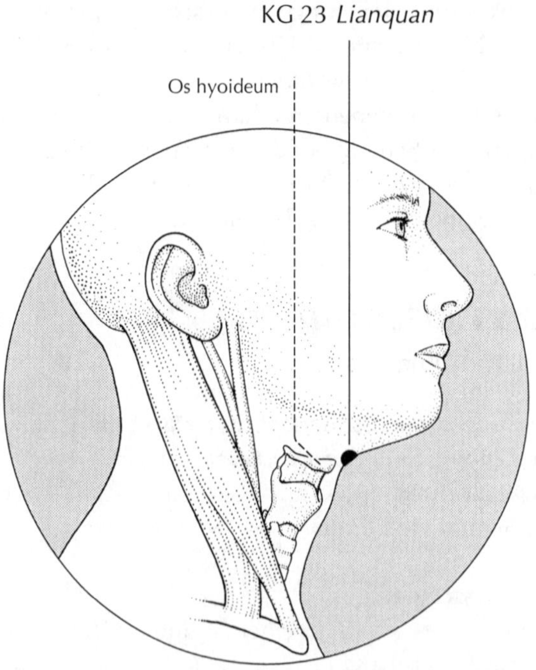

INDIKATIONEN

- Schwellung unter der Zunge mit erschwertem Sprechen, plötzlicher Stimmverlust, Stimmverlust nach Wind-Apoplex, Kontraktion der Zungenwurzel mit erschwertem Essen, Protrusion der Zunge, viel Speichel, Trockenheit des Mundes, Durst, Geschwüre im Mund, Kiefersperre.
- Husten, rebellierendes *Qi*, Dyspnoe, Brustkorbschmerzen, Erbrechen von Schaum.

KOMMENTAR

KG 23 *Lianquan*, der Kreuzungspunkt des Konzeptionsgefäßes mit dem *Yin*-Verbindungsgefäß und im Bereich der Zungenwurzel lokalisiert, wird klinisch häufig zur Behandlung von Stimmverlust und Steifheit der Zunge nach Wind-Apoplex angewandt.

KG 23 *Lianquan* kann auch zur Regulierung der Flüssigkeitsproduktion im Mund benützt werden, entweder im Fall von übermäßigem Speichel oder bei Trockenheit des Mundes und Durst. Aus diesem Grund wird die Nadel abwechselnd zu den Extrapunkten M-HN 20 *Jinjin* und M-HN 20 *Yuye*, die unterhalb der Zunge lokalisiert sind, gerichtet.

PUNKTKOMBINATIONEN

- Schwellung unter der Zunge mit erschwertem Sprechen, Protrusion der Zunge mit übermäßigem Speichelfluss: KG 23 *Lianquan*, Ni 2 *Rangu* und Ni 10 *Yingu* (*Thousand Ducat Formulas*).
- Schwellung und Schmerzen unterhalb der Zunge: KG 23 *Lianquan* und Pe 9 *Zhongchong (One Hundred Symptoms)*.

- Schwellung der Zunge mit erschwertem Sprechen: KG 23 *Lianquan*, M-HN 20 *Jinjin* und M-HN 20 *Yuye* (*Great Compendium*).
- Husten mit rebellierendem *Qi*, Dyspnoe, Erbrechen von Schaum und Kiefersperre: KG 23 *Lianquan*, Di 18 *Futu*, Dü 17 *Tianrong*, Bl 42 *Pohu*, Ma 11 *Qishe* und Bl 45 *Yixi* (*Thousand Ducat Formulas*).

KG 24 *CHENGJIANG*

承漿

Speichelaufnahme

Kreuzungspunkt des Konzeptionsgefäßes mit dem Lenkergefäß und der Dickdarm- und Magen-Leitbahn
Sun Si-miao Geist-Punkt

LOKALISATION
Oberhalb des Kinns, in einer Mulde im Zentrum der mentolabialen Falte

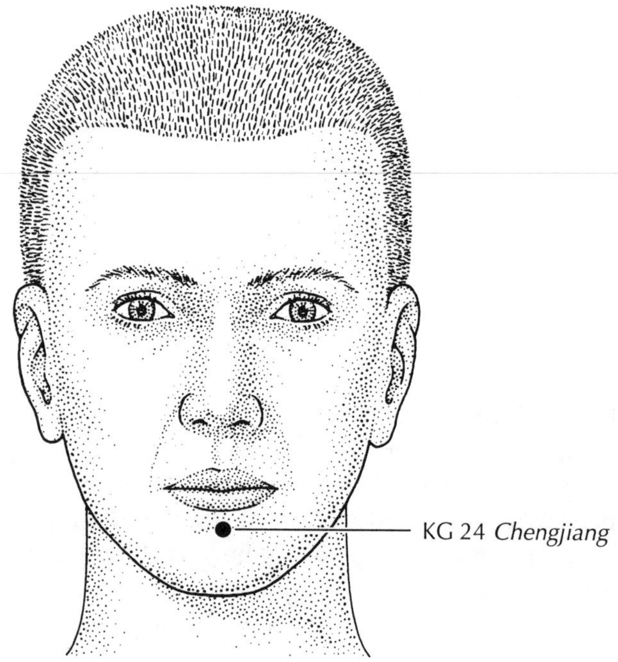

ANMERKUNG ZUR LOKALISATION
Die mentolabiale Falte verläuft horizontal, ca. in der Mitte zwischen dem Kinn und den Unterlippen.

NADELUNG
a) Transversal-schräg, nach superior 0.2 – 0.3 *cun*;
b) Transversal entlang der Unterlippe, um eine Verbindung mit Ma 4 *Dicang* herzustellen.

WIRKUNGEN
Beseitigt Wind und unterstützt das Gesicht
Reguliert das Konzeptionsgefäß

INDIKATIONEN
- Hemiplegie, Deviation von Mund und Augen, Kiefersperre, Wind-Epilepsie, Steifheit des Kopfes und des Nackens, Tetanie, Manie, Depression.
- Schmerzen und Taubheitsgefühl des Gesichts, Schwellung des Gesichts, Schmerzen der Zähne und des Zahnfleisches, plötzlicher Stimmverlust, pupurfarbene Lippen, übermäßige Produktion von wässrigem Speichel, trockener Mund, Erkrankung mit Auszehrung und übermäßigem Durst, Nasenbluten.
- Dunkler Urin, Schwitzen, *shan*-Erkrankung bei Männern, abdominelle (*zheng jia*) Massen bei Frauen.

KOMMENTAR
KG 24 *Chengjiang* ist der Kreuzungspunkt des Konzeptionsgefäßes mit der Hand- und Fuß-*yangming*-Leitbahn (Dickdarm und Magen). Die *yangming*-Leitbahn beherrscht die Gesichtsregion, während KG 24 *Chengjiang* genau unterhalb des Mundes lokalisiert ist. Seine hauptsächliche klinische Anwendung liegt daher in der Behandlung von Gesichtserkrankungen, speziell Schmerz und Taubheitsgefühl des Gesichtes und Deviation des Mundes und Auges (d. h. Fazialisparese). Eine Fazialisparese kann entweder auf äußeren Wind zurückgeführt werden, der angreift und die Leitbahnen des Gesichts blockiert, oder auf inneren Wind, der nach oben steigt und zur Mangelernährung der Leitbahn führt. Diese zwei Muster entsprechen mehr oder weniger genau der peripheren und zentralen Fazialisparese in der modernen Medizin. In der Behandlung dieser Erkrankungen wird KG 24 *Chengjiang* in der Regel anhand einer durchgehenden Nadelung mit Punkten wie Ma 4 *Dicang* oder Ma 6 *Jiache* verbunden. Die Fähigkeit von KG 24 *Chengjiang*, speziell in Bereichen des Gesichts und des Kiefers, Wind zu beseitigen, erstreckt sich auch auf die Behandlung einer Hemiplegie, Kiefersperre und Epilepsie.

Wie sein Name „Speichelaufnahme" impliziert, ist KG 24 *Chengjiang* in der Lage, die Produktion der Flüssigkeiten im Mund zu beeinflussen. Er ist für exzessive Produktion von wässrigem Speichel, trockenem Mund und Auszehrung- und Dursterkrankung mit großem Verlangen zu trinken indiziert.

KG 24 *Chengjiang* ist der Kreuzungspunkt des Konzeptions- mit dem Lenkergefäß und liegt direkt auf der gegenüberliegenden Seite des Nackens, der vom Lenkergefäß durchquert wird. Eine Reihe von Klassikern, zum Beispiel *Ode of the Essentials of Understanding*, empfehlen ihn für Steifheit und Schmerzen des Nackens.

Als terminaler Punkt des Konzeptionsgefäßes ist KG 24 *Chengjiang* für Erkrankungen des unteren

Anteils der Leitbahn wie dunklen Urin, *shan*-Erkrankung bei Männern und abdominellen Massen bei Frauen indiziert. Schließlich wurde KG 24 *Chengjiang* unter seinem alternativen Namen *Guishi* (Geist-Markt) von *Sun Si-miao* unter seine „dreizehn Geist-Punkte" zur Behandlung von Epilepsie und Manie-Depression aufgenommen.

PUNKTKOMBINATIONEN

- Deviation von Mund und Auge: KG 24 *Chengjiang*, Di 4 *Hegu*, Ma 6 *Jiache*, Ma 4 *Dicang*, LG 26 *Renzhong* und Gb 2 *Tinghui* (*Illustrated Supplement*).
- Kiefersperre nach Wind-Apoplex: Man sediert KG 24 *Chengjiang*, Di 4 *Hegu*, Ma 6 *Jiache*, LG 26 *Renzhong* und LG 20 *Baihui* (*Great Compendium*).
- Stimmverlust: KG 24 *Chengjiang* und LG 16 *Fengfu* (*Supplementing Life*).
- Anhaltendes Nasenbluten: LG 24 *Shenting* und Bl 40 *Weizhong* (*Systematic Classic*).
- Auszehrungs- und Dursterkrankung mit großem Verlangen zu trinken: KG 24 *Chengjiang*, Bl 49 *Yishe*, Ni 2 *Rangu* und 3E 1 *Guanchong* (*Thousand Ducat Formulas*).
- Auszehrungs- und Dursterkrankung: KG 24 *Chengjiang*, M-HN 20 *Jinjin*, M-HN 20 *Yuye*, LG 26 *Renzhong*, KG 23 *Lianquan*, Di 11 *Quchi*, Pe 8 *Laogong*, Le 3 *Taichong*, Le 2 *Xingjian*, Mi 5 *Shangqiu*, Ni 2 *Rangu* und Mi 1 *Yinbai* (*Great Compendium*).
- Geschwüre im Mund: KG 24 *Chengjiang* und Pe 8 *Laogong* (*Compilation*).
- Steifheit und Schmerzen des Kopfes und des Nackens mit erschwerter Rotation: KG 24 *Chengjiang* und LG 16 *Fengfu* (*Song of the Jade Dragon*).

Fußnoten

1 Übersetzt von Giovanni Maciocia.
2 *Spiritual Pivot* Kapitel 65.
3 *Essential Questions* Kapitel 10.
4 *Classic of Difficulties* 8th Difficulty.
5 *Discourse into the Origin and Development of Medicine* von *Xu Da-cun*, 1704.
6 *Essential Questions* Kapitel 39.
7 *True Lineage of Medicine* von *Yu tian-min*, *Ming*-Dynastie.
8 *General Treatise on the Aetiology and Symptomatology of Diseases* von *Chao Yuang-fang*.
9 *Essential Questions* Kapitel 8.
10 *Classic of Difficulties* 31st Difficulty.
11 *Classic of Difficulties* 8th Difficulty.
12 *Discourse into the Origin and Development of Medicine* von *Xu Da-cun*, 1704
13 *The Heart & Essence of Dan-xi's Methods of Treatment*, eine Übersetzung von *Zhu Dan-xi's Dan Xi Zhi Fa Xin Yao*, Blue Poppy Press, S. 9 und S. 102.
14 *Spiritual Pivot* Kapitel 1.
15 *Essential Questions* Kapitel 1.
16 *Tian Gui*: siehe Glossar.
17 *Spiritual Pivot* Kapitel 19.
18 Ibid.
19 *Spiritual Pivot* Kapitel 10.
20 *Spiritual Pivot* Kapitel 1.
21 Zitiert in *Celestial Lancet* von *Lu Gwei-Djen* & Joseph Needham, S. 78, Cambridge University Press.
22 *Spiritual Pivot* Kapitel 33.
23 *Spiritual Pivot* Kapitel 75.
24 *Illustrated Supplement to The Supplement of Categories* von *Zhang Jie-bin*.
25 *Essential Questions* Kapitel 58.
26 *Classic of Difficulties* 29th Difficulty.

督脈經穴

DAS LENKERGEFÄSS

DAS LENKERGEFÄSS

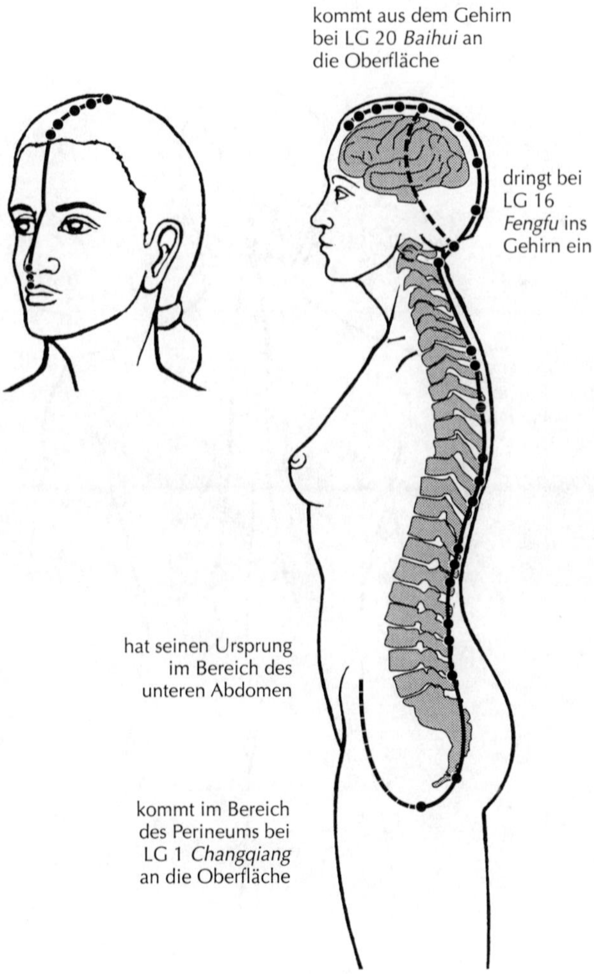

Der Hauptverlauf des Lenkergefäßes

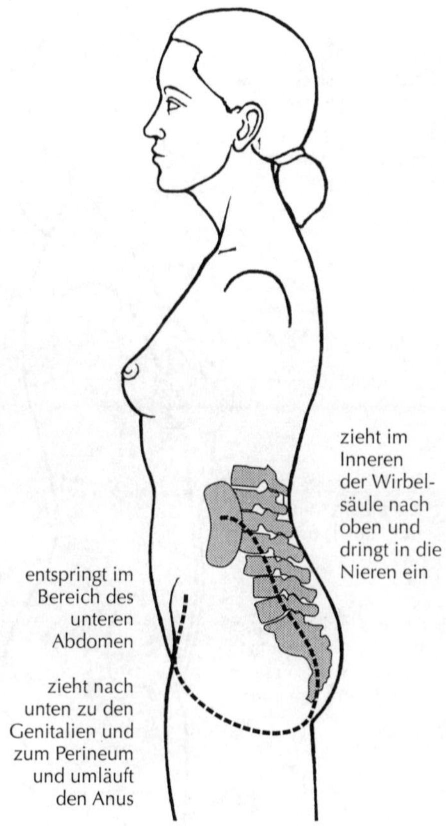

Der erste Ast des Lenkergefäßes

DER HAUPTVERLAUF DES LENKERGEFÄSSES

- entspringt im unteren Abdomen,
- kommt im Bereich des Perineums bei LG 1 *Changqiang* an die Oberfläche,
- verläuft posterior entlang der Mittellinie des Sakrum und posterior des Inneren der Wirbelsäule zu LG 16 *Fengfu* im Bereich des Nackens,
- dringt in das Gehirn ein,
- steigt nach oben zum Vertex zu LG 20 *Baihui,*
- zieht entlang der Mittellinie des Kopfes nach unten zur Nasenwurzel und zum Philtrum zu LG 26 *Renzhong,*
- endet im Bereich des Übergangs zwischen Oberlippe und Zahnfleisch.

Der erste Ast des Lenkergefäßes

- entspringt im unteren Abdomen,
- zieht nach unten zu den Genitalien und zum Perineum,
- umläuft den Anus,
- zieht im Inneren der Wirbelsäule nach oben,
- dringt in die Nieren ein.

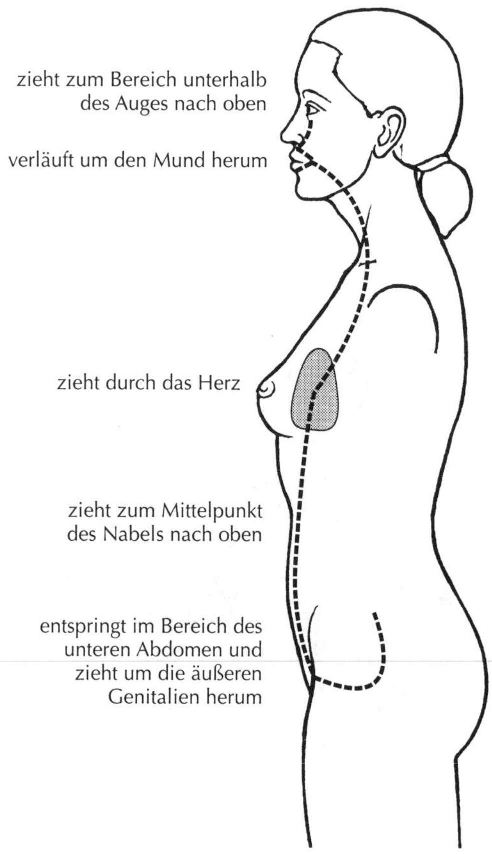

Der zweite Ast des Lenkergefäßes

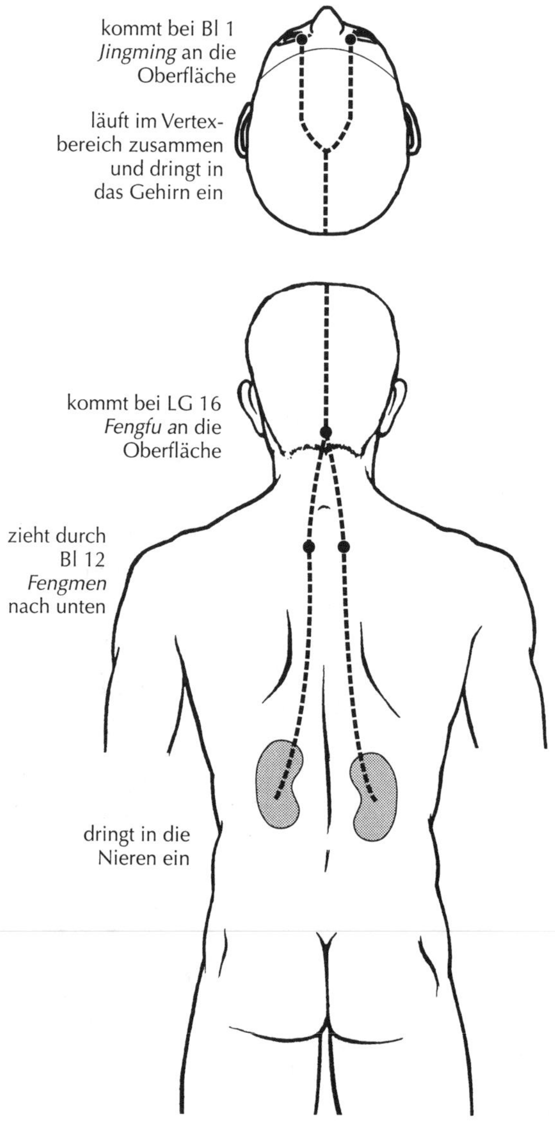

Der dritte Ast des Lenkergefäßes

Der zweite Ast des Lenkergefäßes

- entspringt im unteren Abdomen,
- zieht um die äußeren Genitalien herum,
- verläuft nach oben zum Mittelpunkt des Nabels,
- zieht durch das Herz,
- verläuft nach oben zum Hals
- zieht um den Mund herum,
- steigt zum Bereich unterhalb der Mitte der Augen nach oben.

Der dritte Ast des Lenkergefäßes

- kommt bei Bl 1 *Jingming* an die Oberfläche,
- folgt bilateral der Blasen-Leitbahn entlang der Stirn,
- die beidseitigen Äste laufen im Bereich des Vertex zusammen und dringen in das Gehirn ein,
- die einzelne Leitbahn kommt bei LG 16 *Fengfu* an die Oberfläche,
- teilt sich dann wieder auf, zieht durch Bl 12 *Fengmen* entlang beider Seiten nach unten zu den Nieren.

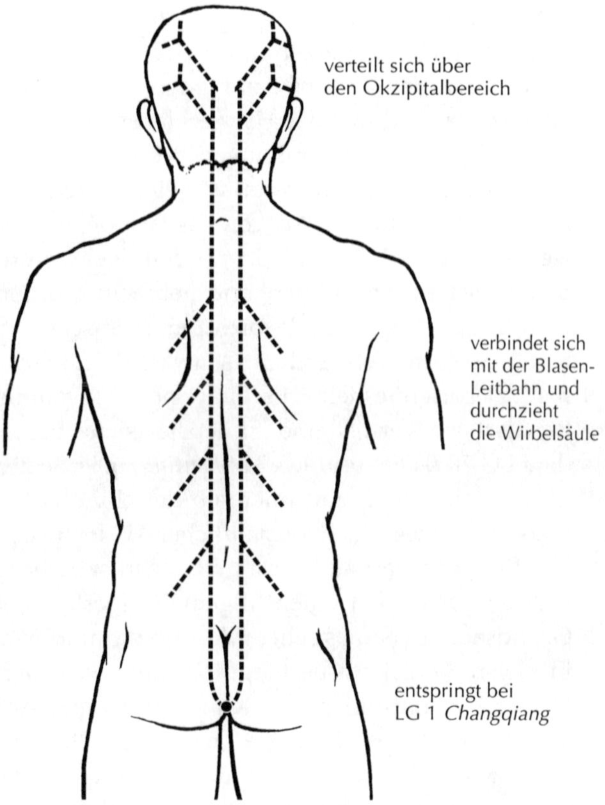

Die Verbindungsleitbahn des Lenkergefäßes

DIE VERBINDUNGSLEITBAHN DES LENKERGEFÄSSES

- entspringt bei LG 1 *Changqiang*, zieht beidseits entlang der Wirbelsäule zum Nacken und verteilt sich über den Okzipitalbereich,
- im Bereich der Skapula verbindet sie sich mit der Blasen-Leitbahn und durchzieht die Wirbelsäule.

DISKUSSION

Das Lenkergefäß ist eines der acht außerordentlichen Gefäße, allerdings zusammen mit dem Konzeptionsgefäß außergewöhnlich unter diesen acht, da es eigene Akupunkturpunkte besitzt. Aus diesem Grunde werden das Lenkergefäß und das Konzeptionsgefäß häufig mit den zwölf Hauptleitbahnen zusammengefasst (und sind zusammen als die vierzehn Leitbahnen bekannt). Die anderen sechs außerordentlichen Gefäße besitzen keine eigenen Punkte und ziehen stattdessen durch Punkte der vierzehn Leitbahnen.

Das Lenkergefäß wird im Allgemeinen als eine Leitbahn angesehen, die durch die Wirbelsäule nach oben zum Gehirn zieht. Wie die oben aufgeführte Beschreibung zeigt, verläuft sein dritter Verlaufsweg entlang der Vorderfläche des Körpers nach oben, während ein Ast des Konzeptionsgefäßes im Bereich der Beckenhöhle entspringt, in die Wirbelsäule eindringt und entlang des Rückens nach oben zieht. *Li Shi-zhen* sagte daher: „Das Konzeptionsgefäß und das Lenkergefäß sind wie Mitternacht und Mittag, sie stellen polare Achsen des Körpers dar ... es gibt eine Quelle und zwei Äste, einer verläuft im vorderen und einer im hinteren Bereich des Körpers ... wenn wir versuchen diese zwei voneinander zu trennen, sehen wir, dass *Yin* und *Yang* untrennbar sind. Wenn wir versuchen sie als Einzelteile zu sehen, stellen wir fest, dass es sich um ein untrennbares Ganzes handelt." [1]

Bezugnehmend auf den Verlauf des Lenkergefäßes ist Folgendes wichtig anzumerken:

- Die Hauptleitbahn verläuft sowohl innerhalb als auch entlang der Wirbelsäule nach oben.
- Die Hauptleitbahn dringt bei LG 16 *Fengfu* und im Bereich des Vertex (LG 20 *Baihui*) ins Gehirn ein.
- Die Hauptleitbahn dringt in die Nieren ein.
- Die Hauptleitbahn zieht durch das Herz.
- Die Hauptleitbahn zieht um den Anus herum.
- Die Hauptleitbahn umläuft die äußeren Genitalien.
- Die Verbindungsleitbahn verteilt sich über den Okzipitalbereich.

Als Folge der unterschiedlichen Verläufe des Lenkergefäßes und seiner Verbindung mit Nieren, Herz und Gehirn können wir die Wirkungen der Punkte des Lenkergefäßes wie folgt zusammenfassen:

- Behandlungen von Erkrankungen des Anus, Rektum und der Eingeweide. Das Lenkergefäß zieht um die Analregion herum, und die unteren Punkte der Leitbahn (LG 1 *Changqiang* bis LG 5 *Xuanshu*) ebenso wie LG 26 *Renzhong* oben behandeln Erkrankungen wie Hämorrhoiden, Rektumprolaps und intestinale Störungen.

- Behandlungen von Erkrankungen der Genitalien, des Urogenitalsystems und des Uterus. Der anteriore Verlauf des Lenkergefäßes zieht um die Genitalien herum. Die Punkte LG 1 *Changqiang* bis LG 4 *Mingmen* behandeln Erkrankungen wie schmerzhafte Miktionsdysfunktion, Urinretention oder erschwertes Wasserlassen, Samenerguss, Leukorrhö und Menstruationsstörungen.
- Behandlung von Erkrankungen der Wirbelsäule. Das Lenkergefäß zieht durch die Wirbelsäule nach oben und seine Punkte behandeln Störungen der Wirbelsäule, besonders auf der entsprechenden Höhenlokalisation.
- Behandlung von fieberhaften Erkrankungen und Verringerung von Hitze im Körper. Das Lenkergefäß ist das „Meer der *Yang*-Leitbahnen" und seine Punkte sind wirksam zur Verringerung von *Yang*-Hitze, die sich als Hitze im Körper, Fieber und speziell Malaria manifestiert.
- Behandlung von Erkrankungen der *zangfu*. Wenn das Lenkergefäß entlang der Wirbelsäule nach oben zieht, sind seine Punkte in der Lage, Erkrankungen der *zangfu* ungefähr entsprechend ihrer Höhenlokalisation zu behandeln. Diese Übereinstimmungen spiegeln nicht genau die Rücken-*shu*-Punkte wider. Zum Beispiel behandelt LG 8 *Jinsuo* (der auf Höhe von Bl 18 *Ganshu*, dem Rücken-*shu*-Punkt der Leber liegt) eine Disharmonie der Leber. Die Punkte LG 11 *Shendao* (auf Höhe von Bl 15 *Xinshu*, dem Rücken-*shu*-Punkt des Herzens) und LG 12 *Shenzhu* (auf Höhe von Bl 13 *Feishu*, dem Rücken-*shu*-Punkt der Lunge) behandeln entsprechend Erkrankungen des Herzens und der Lunge. LG 9 *Zhiyang*, der unterhalb des siebten Brustwirbels auf Höhe von Bl 17 *Geshu* liegt, therapiert allerdings Erkrankungen des Magens und der Milz. Es existiert auch ein System der Übereinstimmung, das in *Essential Questions*[2] erwähnt und in späteren Texten wieder aufgegeben wird. Darin wird gesagt, dass LG 9 *Zhiyang* Hitze in der Niere, LG 10 *Lingtai* Hitze in der Milz, LG 11 *Shendao* Hitze in der Leber etc. behandeln.
- Behandlung von Erkrankungen durch äußeren und inneren Wind. Wind ist ein *Yang* pathogener Faktor, und das Lenkergefäß stellt das „Meer der *Yang*-Leitbahnen" dar. Viele seiner Punkte sind von entscheidender Bedeutung in der Behandlung von äußerem Wind (zum Beispiel LG 14 *Dazhui* und LG 16 *Fengfu*), während die meisten Punkte von LG 8 *Jinsuo* aufwärts eine starke Wirkung zur Beruhigung von innerem Wind besitzen, der zu Erkrankungen wie nach oben starrenden Augen, Opisthotonus, Kiefersperre, Schwindel, Kopf-Wind, Wind-Apoplex, Spasmen und speziell Epilepsie führt.
- Behandlung von Erkrankungen der Sinnesorgane. Von LG 15 *Yamen* aufwärts behandeln die Punkte des Lenkergefäßes Erkrankungen der Zunge, der Augen, des Gesichts und speziell der Nase, durch die der zentrale Anteil der Leitbahn nach oben steigt.
- Behandlung von Erkrankungen des *zang* Herz, hauptsächlich Schmerzen und Palpitationen. Dies kann durch den Verlauf des vorderen Anteils des Lenkergefäßes durch das Herz erklärt werden.
- Behandlung von Erkrankungen des Gehirns und des Geistes. Es ist auffallend, wie viele Punkte des Lenkergefäßes für die Art von Disharmonien indiziert sind, die üblicherweise mit dem Herzen und dem Geist in Zusammenhang gebracht werden, zum Beispiel manische Depression, manische Verhaltensweisen, Agitiertheit, schwaches Gedächtnis, Desorientierheit, Palpitationen, Insomnie, Bewusstseinsverlust und Epilepsie (siehe besonders LG 20 *Baihui* und LG 24 *Shenting*). Diesbezüglich besteht in der Tat innerhalb der chinesischen Medizintheorie ein offensichtlicher Widerspruch. Das Konzept, dass der Geist im Herzen beherbergt ist, stellt natürlich einen allgemein anerkannten Grundsatz der chinesischen Medizin dar und wird in vielen Klassikern bestätigt. *Spiritual Pivot* sagt: „Das Herz kontrolliert die Gefäße; die Gefäße sind die Herberge des Geistes"[3], „wenn das Blut und das *Qi* sich bereits in Harmonie befinden, das Nähr-*Qi* und das Abwehr-*Qi* schon miteinander kommunizieren, die fünf *zang* bereits gebildet sind, wird der Geist im Herzen wohnen"[4], „das Herz ist der große Herr der fünf *zang* und sechs *fu* und die Residenz des Essenz-Geistes"[5], während *Essential Questions* sagt: „Das Herz speichert den Geist."[6] Zur selben Zeit existieren viele klassische Hinweise auf die Vorstellung, das sich der Geist in Kopf und Gehirn konzentriert. So sagt zum Beispiel *Essential Questions*: „Der Kopf ist die Herberge der Intelligenz."[7] *Ten Works on Practice Toward Attainment of Truth* bemerkt: „Das Gehirn ist der Stammvater der Form des Körpers und der Kreuzungspunkt der hundert Geister."[8] *Daoist Internal Mirror* stellt fest: „Das Gehirn ist das Urportal des Körpers, die Hauptstadt, in der sich die zehntausend Geister treffen."[9] *Sun Si-miao* sagt in *Thousand Ducat Formulas*: „Der Kopf ist der höchste Führer, der Ort, an dem sich der Geist des Menschen konzentriert." *Li Shi-zhen* stellt fest: „Das Gehirn ist der Wohnort des ursprünglichen Geistes", und *Essentials of Materia Medica* sagt: „Alle Erinnerungen einer Person liegen im Gehirn."[10]

Drei Hauptfaktoren können helfen, diese theoretische Schwierigkeit aufzuklären:

a) Unterschiedliche Traditionen innerhalb der chinesischen Medizin,
b) der Einfluss der modernen Medizin und
c) die Wechselbeziehung von Herz, Blut, Essenz, Gehirn und Geist.

Unterschiedliche Traditionen innerhalb der Chinesischen Medizin

Sowohl vor als auch nach dem Erscheinen des *Yellow Emperor's Inner Classic* waren innerhalb des breiten Felds der chinesischen Medizin, der spirituellen Praxis und der Gesundheitsvorsorge unterschiedliche Traditionen offensichtlich. In der Zeit vor dem *Inner Classic* wird das Gehirn im Rahmen einer mehr strukturellen Auffassung des menschlichen Körpers als Hauptorgan für die geistige Aktivität dargestellt[11]. Nach dem *Inner Classic* als das Studium der Medizin sich aufteilte und sich unabhängiger von seinen daoistischen Wurzeln entwickelte, entstand eine mehr funktionale Betrachtungsweise des Körpers, basierend auf der Vorherrschaft der fünf *zang* und sechs *fu* und deren Übereinstimmungen (besonders Übereinstimmungen der fünf Wandlungsphasen). Das Gehirn wurde zum Status eines extra *fu* „degradiert", und das Herz wurde zum Herrscher des Körpers und zur Residenz des Geistes. Diese Meinungsverschiedenheit spiegelt sich in *Essential Questions* wider, in dem gesagt wird: „Ich verstehe, dass es einige Daoisten gibt, die eine vollkommen unterschiedliche Auffassung der Natur, der *zang* und *fu* besitzen. Einige sagen, das Gehirn und das Mark seien *zang* … wohingegen andere sie als *fu* betrachten. Wenn Ihnen eine andere Sichtweise als ihre eigene unterbreitet wird, insistieren sie darauf, dass nur ihre eigene Interpretation richtig sei."[12] Spätere esoterische, daoistische Texte haben einen starken Einfluss auf gewisse große Ärzte der *Tang-*, *Yuan-* und *Ming-*Dynastie wie *Sun Si-miao, Zhang jing-yue* und *Li Shizhen*. Ihr Verständnis der Rolle des Gehirns und der Hauptakupunktur-Leitbahn, die es beeinflusst, nämlich des Lenkergefäßes, fanden wieder Eingang in die Sammlung der chinesischen Medizintheorie. Zur selben Zeit ging keiner dieser Ärzte davon aus, dass die Theorie des Herzens und des Geistes im wesentlichen Widerspruch zu Gehirn-Geist-Theorie steht.

Der Einfluss der modernen Medizin

Während der *Qing*-Dynastie und der Republikanischen Ära begann das Wissen der westlichen Anatomie nach China einzufließen. Einer der Autoren, dem man nachsagt, durch diese Entwicklungen beeinflusst worden zu sein, war *Wang Qing-ren*, der im Kapitel „Über das Gehirn" (in *Correcting the Errors of Medicine* 1830) feststellte: „Intelligenz und Erinnerung sind auf das Gehirn angewiesen."[14] *Wang*'s Buch wurde zusammen mit *A New Treatise on Anatomy*, einer Übersetzung grundlegender westlicher Medizintexte durch den englischen Medizinmissionar Benjamin Hobson und seinem Assistenten *Chen Xiu-tang*, veröffentlicht und verbreitet.

Die Wechselbeziehung von Herz, Nieren, Essenz, Gehirn und Geist

Spiritual Pivot[15] stellt fest: „Das Gehirn ist das Meer des Marks", und es stellte einen grundlegenden Lehrsatz der chinesischen Medizin dar, dass die Nieren das Mark produzieren, um das Gehirn aufzufüllen. Die Verbindung der Nieren mit dem Mark ist eng mit der Nierenfunktion der Speicherung der Essenz, die das Gehirn und das Rückenmark nährt, verknüpft. Alle Aspekte des menschlichen Organismus sind auf das Zusammenkommen der Essenz der Eltern zurückzuführen. *Spiritual Pivot*[16] sagt: „Die Essenz ist die Quelle des Lebens, wenn sich die zwei Essenzen vereinigen [wörtlich: miteinander ringen] wird der Geist gebildet." *Classic of Categories* sagt: „Die zwei Essenzen, eine *Yin* und eine *Yang*, vereinigen sich … um Leben zu bilden; die Essenz der Mutter und des Vaters vereinigen sich, um den Geist zu bilden."[17] In anderen Worten ist die pränatale Essenz, die auf die Eltern zurückzuführen ist, eng mit den Nieren und dem Gehirn verbunden. Sie ist der Ursprung der Existenz des menschlichen Lebens und die ursprüngliche Quelle des Geistes. Dies ist die Bedeutung der Feststellungen von *Li Shi-zhen*: „Das Gehirn ist die Residenz des ursprünglichen Geistes", und gefunden in *A Record of Nourishing Xing an Extending Ming*: „Geist, das ist Essenz. Wenn wir die Essenz bewahren können, dann wird der Geist hell sein; wenn der Geist hell ist, kommt es zu einem langen Leben."[18] Zur selben Zeit haben verschiedene Autoren das Verhältnis zwischen Gehirn und Herzen betont, das eine Widerspiegelung der wesentlichen Verbindung zwischen den Nieren und dem Herzen und damit von Wasser und Feuer darstellt. *Differentiation and Treatment of Disease* stellt fest: „Der Geist des Menschen wohnt im Herzen und die Essenz des Herzens ist vollständig auf die Nieren angewiesen. Daher ist das Gehirn das Lagerhaus des ursprünglichen Geistes, das Meer des Essenz-Markes, und dort kommt die Erinnerung her."[19] Der daoistische Klassiker *Collected Wisdom by Master Magic Sword* stellt fest: „Das *Qi* des Herzens ist mit dem oberhalb liegenden *Niwan* Palast verbunden."[20]

Niwan („Klebriges Kügelchen" oder „Schlammball Palast") ist in der daoistischen Tradition der zentrale Palast von neun Palästen des Gehirns, in dem sich die verschiedenen Geister treffen. Er wird als die Lokalisation der materiellen Basis des Geistes angesehen. *Niwan* wird in mehreren daoistischen Klassikern besprochen, zum Beispiel: „Der Ursprung des Essenz-Geistes im Gehirn wird auch *Niwan* genannt", und „der gesamte Geist, der sich im Gesicht ausdrückt, hat seinen Ursprung im *Niwan*"[21], und „am höchsten Punkt des menschlichen Körpers liegt *Tiangu Niwan*, dort wird der Geist aufbewahrt ... *Tiangu*, das ist der ursprüngliche Palast, die Residenz des ursprünglichen Geistes, in der mentale und spirituelle Klarheit existiert; dies ist der wichtigste Aspekt des Geistes"[22].

Das Lenkergefäß zieht in seinem anterioren Verlauf durch das Herz und in seinem posterioren Verlauf dringt es in das Gehirn ein. Diese Verbindung zwischen dem Gehirn und dem Herzen wurde von *Cheng Xing-gan* besprochen, der sagt: „Wenn das Mark gefüllt ist, ist das Denken klar. Zu viel Denken führt zu Herz-Feuer, das das Gehirn verbrennt ... das Mark ist in der Essenz verwurzelt und verbindet sich nach unten mit dem Lenkergefäß; wenn das *ming men* wärmt und nährt, ist das Mark gefüllt."[23]

Schließlich ist das Lenkergefäß die Leitbahn, die zwischen dem Gehirn und dem Herzen vermittelt. Klinisch können viele seiner Punkte zur Behandlung einer Vielzahl von psychoemotionalen Erkrankungen benützt werden, in ein und derselben Weise, in der die Punkte der zwölf Hauptleitbahnen angewendet werden können, besonders diejenigen des Herzens und des Perikard. Wenn wir hinsichtlich des Gebrauchs der Punkte auf dem Lenkergefäß versuchen genauer zu sein, können wir empfehlen, dass

a) ihre Indikationen meistens Füllemuster einer Disharmonie des Geistes widerspiegeln wie Manie-Depression und
b) sie speziell dann indiziert sind, wenn psychoemotionale Erkrankungen mit Völlegefühl und Unbehagen des Kopfes, Schwindel, Bewusstseinsstörung und Epilepsie verbunden sind.

LG 1 *CHANGQIANG*

Lange Stärke

長強

luo-Passagepunkt des Lenkergefäßes
Kreuzungspunkt des Lenkergefäßes mit dem Konzeptionsgefäß und der Gallenblasen- und Nieren-Leitbahn

LOKALISATION

Auf der Mittellinie in der Mitte zwischen der Spitze des Steißbeins und dem Anus.

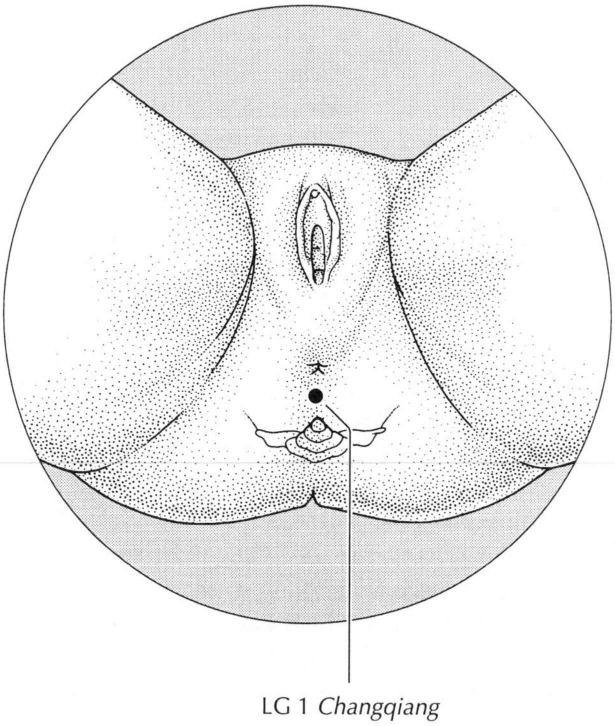

ANMERKUNG ZUR LOKALISATION

Dieser Punkt kann in folgenden Positionen des Patienten lokalisiert und genadelt werden:

a) auf dem Bauch liegend,
b) auf der Seite liegend, mit angezogenen Beinen oder
c) zunächst auf den Fersen sitzend, sich dann nach vorne lehnend und das Gewicht des Oberkörpers auf den Ellenbogen ruhend mit dem Kopf auf den Händen.

NADELUNG

Senkrecht 0.5 – 1 *cun*.

WIRKUNGEN

Behandelt Hämorrhoiden
Unterstützt die unteren zwei *Yin*
Aktiviert die Leitbahn und erleichtert Schmerzen
Beruhigt den Geist

INDIKATIONEN

- Hämorrhoiden, die fünf Arten der Hämorrhoiden, erschwerte Defäkation, Kälte und Nässe (*dong*) Diarrhö, Blut im Stuhl, Rektumprolaps.
- Die fünf Arten einer schmerzhaften Miktionsdysfunktion, erschwertes Wasserlassen, Urinretention, dunkler Urin, sexuelle Belastung, Samenerguss durch Furcht oder Schrecken.
- Schmerzen der Lumbalregion, Schweregefühl im Bereich des Sakrum, Schweregefühl des Kopfes, Wackeln des Kopfes, Steifheit der Wirbelsäule, Schmerzen des Herzens, Manie, Schreck-Epilepsie, nach oben starrende Augen, verrücktes Gehen, Tetanie, klonische Spasmen, Bluterbrechen.

KOMMENTAR

LG 1 *Changqiang* ist der erste Punkt und der *luo*-Passagepunkt des Lenkergefäßes. Alle seine Indikationen spiegeln die Verläufe und die Funktionen des Hauptverlaufs des Lenkergefäßes und des *luo*-Verbindungsverlaufs wider. Das Lenkergefäß zieht um den Anus herum. LG 1 *Changqiang* ist deshalb ein wichtiger Lokalpunkt zur Behandlung von Hämorrhoiden, Rektumprolaps und Störungen der Defäktion. Das Lenkergefäß dringt in die Nieren ein und sein anteriorer Ast zieht um die Genitalien herum. LG 1 *Changqiang* ist daher auch für unterschiedliche Erkrankungen des Wasserlassens wie schmerzhafte Miktionsdysfunktion, erschwertes Wasserlassen und Urinretention indiziert, ebenso wie für ein sexuelles Belastungssyndrom und das ungewöhnliche Symptom eines durch Furcht und Schrecken ausgelösten Samenergusses; hierbei handelt es sich um die Emotionen, bei denen man klassischerweise davon ausgeht, dass sie Nieren und Herz schädigen.

Das Lenkergefäß steigt entlang der gesamten Länge der Wirbelsäule nach oben und dringt in das Gehirn ein, während sich seine Verbindungsleitbahn im Okzipitalbereich ausbreitet. Ebenso wie für lumbale und sakrale Schmerzen und Steifheit der Wirbelsäule ist LG 1 *Changqiang* für ein Schweregefühl des Kopfes indiziert. *Spiritual Pivot*[24] gibt spezielle Indikationen für Erkrankungen der Lenkergefäß-Verbindungsleitbahnen an. Im Fall von Fülle liegt eine Steifheit der Wirbelsäule vor, bei Leere ein Schweregefühl bzw. Wackeln des Kopfes.

Obwohl das Herz meistens als Residenz des Geistes angesehen wird, war die chinesische Medizin seit seinen frühen Anfängen in der Lage, die konkurrierende Vorstellung, dass der Kopf und das Gehirn auch den Geist beeinflussen (siehe vorausgegangene, einleitende Besprechung), aufrecht zu erhalten. Daher stellt *Essential Questions*[25] fest: „Der Kopf ist die Residenz der Intelligenz" und *Sun Si-miao* sagt in *Thousand Ducat Formulas*: „Der Kopf ist der höchste Führer, der Ort an dem sich der Geist des Menschen konzentriert." Da das Lenkergefäß in das Gehirn eindringt und sein anteriorer Verlauf durch das Herz nach oben zieht, ist LG 1 *Changqiang* für Manifestationen eines gestörten Geistes wie Manie, verrücktes Gehen und Schreck-Epilepsie ebenso wie für Herzschmerzen indiziert.

Gemäß der *Qigong*-Theorie existieren drei wichtige Tore oder Zugänge (*sanguan*) in der Praxis der *Qi*-Zirkulation durch das Lenkergefäß. Diese Tore, durch die es schwieriger ist, dass *Qi* zirkulieren zu lassen, sind das kokzygeale Tor (*Weiluguan*) im Bereich von LG 1 *Changqiang*, das lumbale Tor (*Jiajiguan*) im Bereich von LG 4 *Mingmen* und das okzipitale Tor (*Yuzhenwan*) im Bereich von Bl 9 *Yuzhen*.

LG 1 *Changqiang* wurde eine große Anzahl von unterschiedlichen Namen gegeben. Der bekannteste, *Changqiang* (Lange Stärke), soll sich entweder auf das Lenkergefäß (auf dem er der erste Punkt ist), das lang und stark ist, oder auf die Fähigkeit des Punktes beziehen, den Penis lang und stark zu machen. Alternative Namen sind *Longhuxue* (Drachen- und Tigerpunkt), *Chaotiandian* (himmelwärts schauender Gipfel) und *Shangtianti* (Leiter zum Himmel).

PUNKTKOMBINATIONEN

- Die fünf Arten von Hämorrhoiden: LG 1 *Changqiang*, Bl 40 *Weizhong*, Bl 57 *Chengshan*, Bl 58 *Feiyang*, Gb 38 *Yangfu*, Ni 7 *Fuliu*, Le 3 *Taichong*, Gb 43 *Xiaxi*, KG 6 *Qihai* und KG 1 *Huiyin* (*Great Compendium*).
- Die neun Arten von Hämorrhoiden (mit Blutung): LG 1 *Changqiang* und Bl 57 *Chengshan* (*Song of the Jade Dragon*).
- Chronische Hämorrhoiden: LG 1 *Changqiang*, M-UE 29 *Erbai* und Bl 57 *Chengshan* (*Great Compendium*).
- Rektumsprolaps und Hämorrhoiden: LG 1 *Changqiang*, M-UE 29 *Erbai*, LG 20 *Baihui* und Bl 52 *Zhishi* (*Great Compendium*).
- Rektumprolaps: LG 1 *Changqiang*, Bl 25 *Dachangshu*, LG 20 *Baihui*, Gb 21 *Jianjing*, Di 4 *Hegu* und Ma 30 *Qichong* (*Compilation*).
- Rektumprolaps bei Kindern: LG 1 *Changqiang*, LG 20 *Baihui* und Bl 25 *Dachangshu* (*Great Compendium*).
- Erschwertes Wasserlassen und erschwerte Defäkation, Tröpfeln und Urinretention: LG 1 *Changqiang* und Bl 27 *Xiaochangshu* (*Thousand Ducat Formulas*).
- Hitze-Obstipation, *Qi*-Obstipation: Zunächst nadelt man LG 1 *Changqiang*, dann Le 1 *Dadun* und Gb 34 *Yanglingquan* (*Song of Points*).
- Intestinaler Wind (Blut im Stuhl): LG 1 *Changqiang* und Bl 57 *Chengshan* (*One Hundred Symptoms*).
- Schreck-Epilepsie bei Kindern: LG 1 *Changqiang* und LG 12 *Shenzhu* (*Supplementing Life*).

- Epileptische Konvulsionen bei Kindern, Erbrechen und Diarrhö, Schrecken und Furcht: LG 1 *Changqiang* und 3E 18 *Qimai* (*Systematic Classic*).
- Herzschmerzen mit Kurzatmigkeit: LG 1 *Changqiang*, Le 14 *Qimen*, KG 22 *Tiantu*, Lu 4 *Xiabai* und Pe 9 *Zhongchong* (*Thousand Ducat Formulas*).

LG 2 *YAOSHU*

腰俞

Zustimmungspunkt der Lumbalregion

LOKALISATION

Auf der Mittellinie im Hiatus sacrococcygealis.

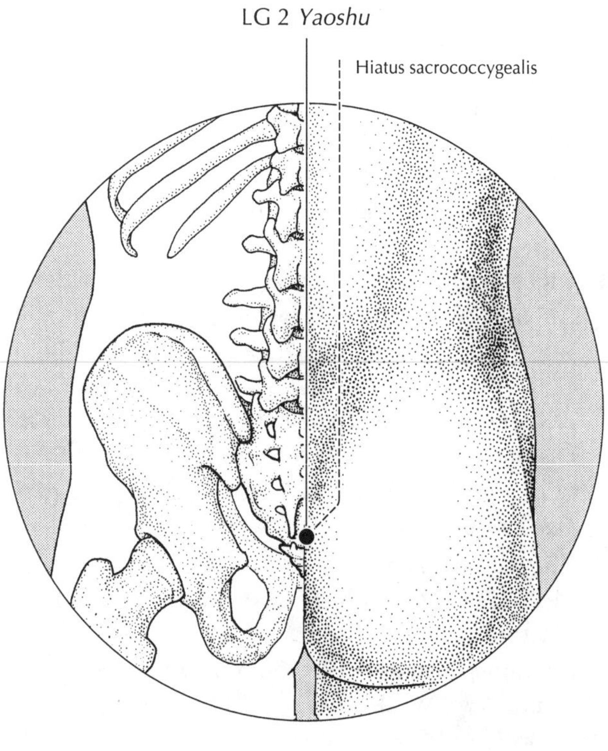

ANMERKUNG ZUR LOKALISATION

Der Hiatus sacrococcygealis ist zwischen den Cornua des Sakrum und des Steißbeins, in einer Mulde inferior des fünften Processus spinosus des Kreuzbeins lokalisiert, falls dieser tastbar ist. Hinzuweisen ist allerdings, dass sich der Hiatus sacrococcygealis manchmal bis auf Höhe des dritten Sakralforamen erstrecken kann.

NADELUNG

Schräg nach superior 0.5 – 1 *cun*.

WIRKUNGEN

Unterstützt die Lumbalregion und die Beine
Vertreibt Wind-Feuchtigkeit

INDIKATIONEN

- Schmerzen des Sakrum, Schmerzen der Lumbalregion und der Hüften mit Unfähigkeit sich zu beugen und zu strecken, Lumbalschmerzen, die in den Fuß ausstrahlen, Kälte-schmerzhaftes Stauungssyndrom mit Taubheit des Beins.
- Unregelmäßige Menstruation, rote und weiße Leukorrhö, dunkler Urin, Hämorrhoiden.
- Warme Malaria ohne Schwitzen, Epilepsie, Schädigung durch Kälte mit anhaltender Hitze der vier Extremitäten.

KOMMENTAR

Der hauptsächliche klinische Gebrauch von LG 2 *Yaoshu* liegt darin, Schmerzen des Sakrum und der Lumbalregion zu behandeln, speziell wenn diese in die Hüften und nach unten in die Beine ausstrahlen. Gemäß *Essential Questions*[26] ist LG 2 *Yaoshu* einer der „acht Punkte zur Ausleitung von Hitze aus den Extremitäten" (obwohl tatsächlich nur sieben aufgeführt werden) nämlich Lu 2 *Yunmen*, Di 15 *Jianyu*, Bl 40 *Weizhong* und LG 2 *Yaoshu*. Er ist für „Schädigung durch Kälte mit anhaltender Hitze der vier Extremitäten" indiziert.

PUNKTKOMBINATIONEN

- Steifheit und Schmerzen der Lumbalregion: LG 2 *Yaoshu*, Bl 40 *Weizhong*, Ni 1 *Yongquan*, Bl 27 *Xiaochangshu* und Bl 28 *Pangguangshu (Great Compendium)*.
- Steifheit der Lumbalregion und des Rückens mit Unfähigkeit sich zur Seite zu beugen: LG 2 *Yaoshu* und Bl 13 *Feishu (Great Compendium)*.
- Kälte-Wind-schmerzhaftes Stauungssyndrom, das schwer zu heilen ist: LG 2 *Yaoshu* und Gb 30 *Huantiao* (*Ode of Xi-hong*).
- Taubheit der Beine: LG 2 *Yaoshu* und LG 16 *Fengfu* (*Thousand Ducat Formulas*).
- Malaria: LG 2 *Yaoshu* und LG 14 *Dazhui* (*Supplementing Life*).

LG 3 *YAOYANGGUAN*

腰陽關

Lumbales *Yang*-Tor

LOKALISATION

Auf der Mittellinie des unteren Rückens, in einer Mulde unterhalb des Processus spinosus des vierten Lendenwirbels.

ANMERKUNG ZUR LOKALISATION

Dieser Punkt wird einen Zwischenwirbelraum unterhalb der Linie lokalisiert, die die höchsten Punkte der zwei Beckenschaufeln verbindet.
(Diese Linie liegt auf Höhe der unteren Begrenzung von L 3.)

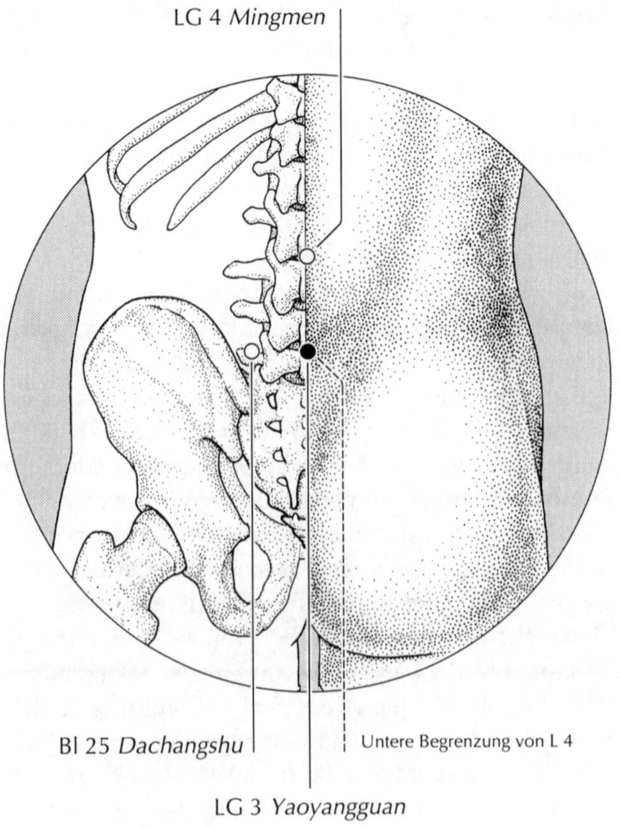

NADELUNG

Senkrecht 0.5 – 1 *cun*.

CAVE: Der Spinalkanal liegt zwischen 1.25 und 1.75 *cun* unterhalb der Hautoberfläche, variierend abhängig vom Körperbau.

WIRKUNGEN

Vertreibt Wind-Feuchtigkeit
Unterstützt die Lumbalregion und die Beine
Reguliert den unteren *jiao*

INDIKATIONEN

- Unfähigkeit das Knie zu beugen und zu strecken, Schmerzen des äußeren Kniebereichs, Wind-schmerzhaftes Stauungssyndrom mit Taubheit, Kontraktion der Sehnen, Unfähigkeit zu gehen, Schmerzen des Schritts und der Lumbalregion durch Belastungsschädigung.
- Samenerguss, Impotenz, weiße Trübheit, Menstruationserkrankung, Leukorrhö.

KOMMENTAR

Der hauptsächliche klinische Gebrauch von LG 3 *Yaoyangguan* liegt in der Behandlung von kombinierten Erkrankungen der Lumbalregion und der Beine. Er ist einer der Hauptpunkte auf dem Rücken selbst, der Erkrankungen der unteren Extremität behandelt.

LG 4 *MINGMEN*

Tor der Vitalität

命门

LOKALISATION

Auf der Mittellinie des unteren Rückens, in einer Mulde unterhalb des Processus spinosus des zweiten Lendenwirbels.

ANMERKUNG ZUR LOKALISATION

Dieser Punkt wird einen Zwischenwirbelraum oberhalb der Linie lokalisiert, die die höchsten Punkte der zwei Beckenschaufeln verbindet.
(Diese Linie liegt auf Höhe der unteren Begrenzung von L 3)

NADELUNG

Senkrecht 0.5 – 1 *cun*.

CAVE: Der Spinalkanal liegt zwischen 1.25 und 1.75 *cun* unterhalb der Hautoberfläche, variierend abhängig vom Körperbau.

MERKE: Gemäß einer Zahl von klassischen Texten ist dieser Punkt für Moxibustion bei Personen unter 20 Jahren kontraindiziert.

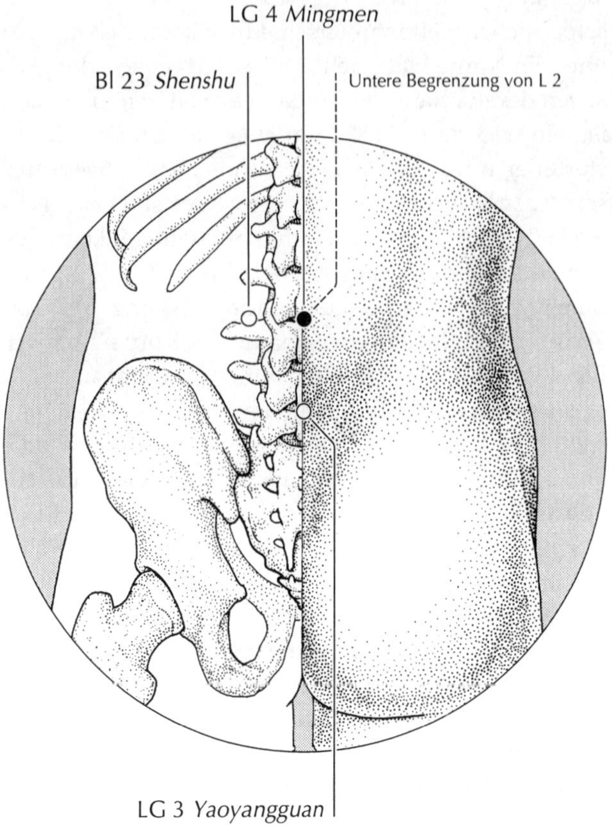

WIRKUNGEN

Klärt Hitze
Reguliert das Lenkergefäß
Tonisiert die Niere
Unterstützt die lumbale Wirbelsäule

INDIKATIONEN

- Hitze im Körper wie Feuer, fehlendes Schwitzen, Knochendampfen-Erkrankung, Hitze der fünf *zang*, Malaria mit Wechsel zwischen Frösteln und Fieber.
- Wackeln des Kopfes mit offenem Mund, Tinnitus, Schwindel, Opisthotonus, spaltende Kopfschmerzen, Epilepsie bei Kindern, Furcht und Schrecken.
- Samenerguss, weiße Trübheit, rote und weiße Leukorrhö, *shan*-Erkrankung.
- Rektumprolaps, Hämorrhoiden, Blut im Stuhl, Steifheit der lumbalen Wirbelsäule, Schmerzen der lumbalen Wirbelsäule, die ins Abdomen ausstrahlen, Lumbalschmerzen bei Nierenschwäche, alle Arten von lumbalen Schmerzen durch einen Mangelzustand, Steifheit der Wirbelsäule mit Unfähigkeit den Rücken zu beugen und zu strecken, Kälte-schmerzhaftes Stauungssyndrom der Hände und Füße.

KOMMENTAR

Classic of Difficulties[27] sagt: „Auf der linken Seite befindet sich die Niere, auf der rechten *ming men*", während *Zhang jing-yue* feststellt: „*Ming men* befindet sich zwischen den Nieren." Die exakte Lokalisation von *ming men* (Tor des Lebens) wurde zu unterschiedlichen Zeiten unterschiedlich beschrieben, aber wie sein Name klarmacht, ist LG 4 *Mingmen*, der zwischen den Rücken-*shu*-Punkten der Nieren lokalisiert ist, ein wichtiger Punkt, um *ming men* und das Ministerfeuer, mit dem es eng verbunden ist, zu beeinflussen. Ebenso wie die Beeinflussung des *ming men* Feuers ist LG 4 *Mingmen* ein Punkt auf dem Lenkergefäß, der als „Meer der *Yang*-Leitbahnen" bekannt ist und daher eine starke regulierende Wirkung auf das *Yang-Qi* und die äußeren Anteile des Körpers besitzt. Diese zwei Überlegungen helfen, die Tatsache zu erklären, dass die Indikationen, die für LG 4 *Mingmen* in klassischen Texten gegeben werden, die Behandlung von Hitzeerkrankungen betonen, gleichgültig ob innen oder außen, Fülle oder Leere. LG 4 *Mingmen* ist in der Lage, Hitze auszuleiten, die sich als „Hitze im Körper wie Feuer", Knochendampfen-Erkrankung und Malaria manifestiert. Gemäß *Classic of Difficulties* ist das Ministerfeuer die „Wurzel der fünf *zang*". LG 4 *Mingmen* ist besonders für Hitze der fünf *zang* indiziert und teilt diese spezielle Indikation mit Bl 15 *Xinshu*, dem Rücken-*shu*-Punkt des Herzens, der das Herrscherfeuer kontrolliert.

Ein alternativer Name für diesen Punkt ist *Jinggong* (Palast der Essenz). Das Lenkergefäß steigt durch das Rückenmark nach oben und dringt in das Gehirn (Meer des Marks) ein, ebenso wie es in die Nieren eindringt. LG 4 *Mingmen* ist für Manifestationen eines Nieren-Essenzmangels wie Wackeln des Kopfes, Tinnitus und Schwindel indiziert. Dies spiegelt die Fähigkeit von LG 4 *Mingmen* wider, sowohl die Nieren zu stärken als auch das Lenkergefäß zu öffnen und das Aufsteigen der Essenz zu unterstützen. *Classic of Difficulties*[28] besagt: „Wenn das Lenkergefäß erkrankt ist, kann es zu Symptomen wie Opisthotonus und Ohnmacht kommen". LG 4 *Mingmen* ist in der Lage, Wind im Lenkergefäß zu beruhigen, widergespiegelt in Indikationen wie Opisthotonus, spaltenden Kopfschmerzen und Epilepsie.

Das Lenkergefäß beherrscht die Wirbelsäule, die Hauptstütze des Körpers, und LG 4 *Mingmen* besitzt seine stärkste Wirkung im Bereich der Lumbalregion, wie es seine Lokalisation widerspiegelt. Er kann für Starrheit und Steifheit der Lendenwirbelsäule benützt werden und ist in klassischen Quellen besonders für Lumbalschmerzen durch jegliche Art von Leere-Syndromen, speziell der Nieren indiziert. *Classic of Difficulties*[29] besagt: „Das *ming men* ist die Residenz der Essenz… und speichert Samen bei Männern und verbindet sich mit dem Uterus bei Frauen." Der anteriore Verlauf des Lenkergefäßes umläuft die Genitalien, und LG 4 *Mingmen* ist für Erkrankungen wie Samenerguss, weiße Trübheit und Leukorrhö indiziert. Das Lenkergefäß läuft um den Anus herum, und wie viele der unteren Punkte der Leitbahn ist LG 4 *Mingmen* für Rektumprolaps, Hämorrhoiden und Blut im Stuhl indiziert. Trotz der allgemeinen Auffassung, dass es sich bei LG 4 *Mingmen* um den Hauptpunkt zur Tonisierung und Wärmung des *ming men* Feuers handelt, ist es bemerkenswert, dass keine klaren klassischen Indikationen für einen Nieren-*Yang*-Mangel bestehen (verglichen zum Beispiel mit Bl 23 *Shenshu*, KG 4 *Guanyuan* und KG 6 *Qihai*).

Interessanterweise betonen allerdings die klassischen Punktkombinationen für diesen Punkt viel stärker seine *Yang*-tonisierenden Eigenschaften (siehe unten).

Schließlich existieren gemäß der *Qigong*-Theorie drei wichtige Tore (*sanguan*) in der Praxis der *Qi*-Zirkulation durch das Lenkergefäß. Diese Tore, durch die die Zirkulation des *Qi* schwieriger ist, sind das kokzygeale Tor (*Weiluguan*) im Bereich von LG 1 *Changqiang*, das lumbale Tor (*Jiajiguan*) im Bereich von LG 4 *Mingmen* und das okzipitale Tor (*Yuzhenwan*) im Bereich von Bl 9 *Yuzhen*.

PUNKTKOMBINATIONEN

- Hitze im Körper wie Feuer und spaltende Kopfschmerzen: LG 4 *Mingmen* und Pe 9 *Zhongchong* (*Supplementing Life*).
- Lumbalschmerzen bei älteren Menschen: LG 4 *Mingmen* und Bl 23 *Shenshu* (*Compilation*).
- Urin- und Stuhlinkontinenz bei älteren Menschen: Moxibustion auf LG 4 *Mingmen* und Bl 23 *Shenshu* (*Ode of the Jade Dragon*).
- Impotenz: LG 4 *Mingmen*, Bl 23 *Shenshu*, KG 6 *Qihai* und Ni 2 *Rangu* (*Illustrated Supplement*).

LG 5 *XUANSHU*

懸樞

Hängender Angelpunkt

LOKALISATION

Auf der Mittellinie des unteren Rückens, in einer Mulde unterhalb des Processus spinosus des ersten Lendenwirbels.

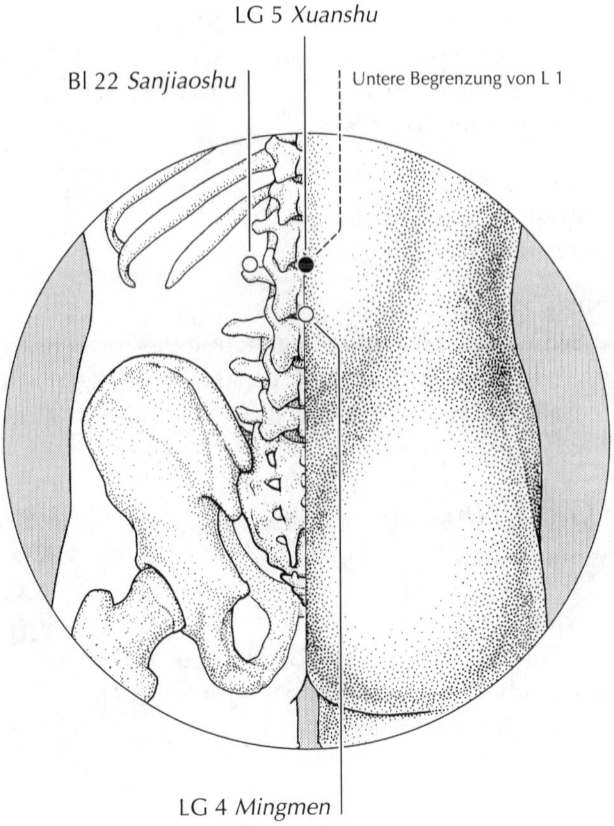

ANMERKUNG ZUR LOKALISATION

Dieser Punkt wird zwei Zwischenwirbelräume oberhalb der Linie lokalisiert, die die höchsten Punkte der zwei Beckenschaufeln verbindet.
(Diese Linie liegt auf Höhe der unteren Begrenzung von L 3)

NADELUNG

Senkrecht 0.5 – 1 *cun*.
CAVE: Der Spinalkanal liegt zwischen 1.25 und 1.75 cun unterhalb der Hautoberfläche, variierend abhängig vom Körperbau.

WIRKUNGEN

Unterstützt die Lendenwirbelsäule
Unterstützt den unteren *jiao*

INDIKATIONEN

- Steifheit der Lendenwirbelsäule mit Unfähigkeit sich zu beugen und zu strecken.
- Unverdaute Nahrungsbestandteile (im Stuhl), Diarrhö, Rennendes Ferkel-*Qi*, *shan*-Erkrankung, Retraktion der Hoden.

PUNKTKOMBINATIONEN

- Unverdaute Nahrungsbestandteile (im Stuhl): LG 5 *Xuanshu*, Ma 36 *Zusanli*, Bl 25 *Dachangshu*, Mi 6 *Sanyinjiao*, KG 10 *Xiawan*, Bl 22 *Sanjiaoshu* und Ma 21 *Liangmen* (*Supplementing Life*).

LG 6 *JIZHONG*

脊中

Zentrum der Wirbelsäule

LOKALISATION

Auf der Mittellinie des Rückens, in einer Mulde unterhalb des Processus spinosus des elften Brustwirbels.

ANMERKUNG ZUR LOKALISATION

Dieser Punkt wird vier Zwischenwirbelräume oberhalb der Linie lokalisiert, die die höchsten Punkte der zwei Beckenschaufeln verbindet.
(Diese Linie liegt auf Höhe der unteren Begrenzung von L 3)

NADELUNG

Senkrecht-schräg nach superior 0.5 – 1 *cun*.

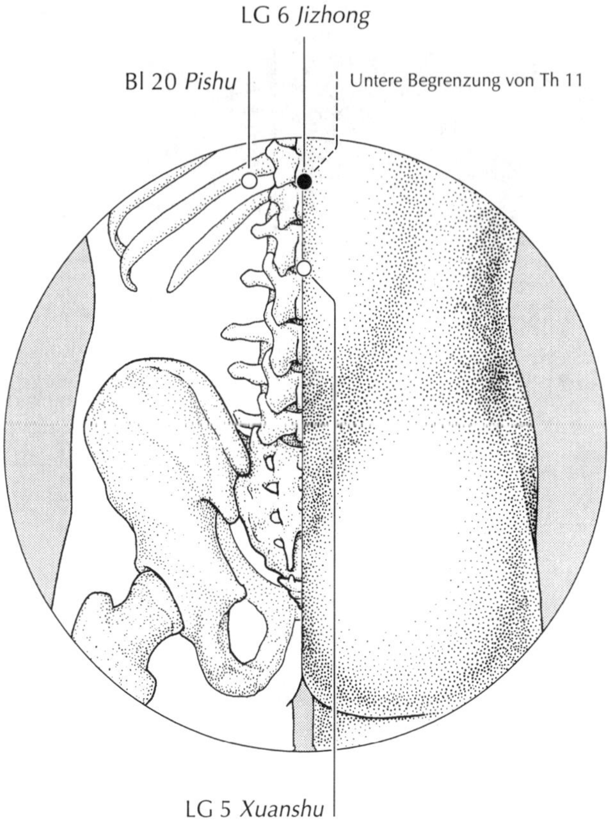

CAVE: Der Spinalkanal liegt zwischen 1.25 und 1.75 *cun* unterhalb der Hautoberfläche, variierend abhängig vom Körperbau.
MERKE: Gemäß einer Zahl von klassischen Texten ist dieser Punkt für Moxibustion kontraindiziert.

WIRKUNGEN
Stärkt die Milz und beseitigt Nässe
Unterstützt die Wirbelsäule

INDIKATIONEN
- Abdominelles Völlegefühl ohne Verlangen zu essen, abdominelle (*ji ju*) Massen, Gelbsucht, Diarrhö, Diarrhö mit Unfähigkeit zu essen, Blut im Stuhl, die fünf Arten der Hämorrhoiden, Rektumprolaps bei Kindern.
- Steifheit der Lendenwirbelsäule, Wind-Epilepsie, warme fieberhafte Erkrankung.

PUNKTKOMBINATIONEN
- Wind-Epilepsie: LG 6 *Jizhong* und Ni 1 *Yongquan* (*Supplementing Life*).

LG 7 *ZHONGSHU* 中樞
Mittlerer Angelpunkt

LOKALISATION
Auf der Mittellinie des Rückens, in einer Mulde unterhalb des Processus spinosus des zehnten Brustwirbels.

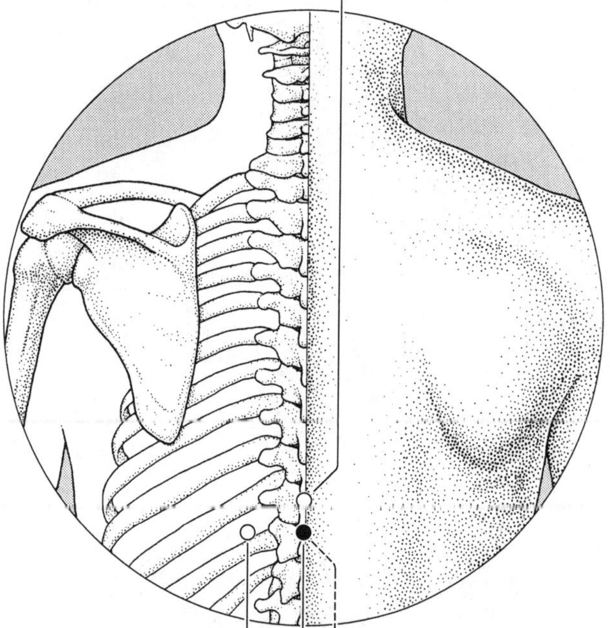

ANMERKUNG ZUR LOKALISATION
Dieser Punkt wird fünf Zwischenwirbelräume oberhalb der Verbindungslinie der höchsten Punkte der zwei Beckenschaufeln (auf Höhe der unteren Begrenzung von L 3) lokalisiert.
MERKE: Gemäß *Illustrated Supplement to the Classic of Categories* ist dieser Punkt für Moxibustion kontraindiziert.

NADELUNG
Senkrecht-schräg nach superior 0.5 – 1 *cun*.
CAVE: Der Spinalkanal liegt zwischen 1.25 und 1.75 *cun* unterhalb der Hautoberfläche, variierend abhängig vom Körperbau.

WIRKUNGEN
Unterstützt die Wirbelsäule
Unterstützt den mittleren jiao

INDIKATIONEN
- Schmerzen der Lumbalregion und des Rückens.
- Abdominelles Völlegefühl, kein Verlangen zu essen, Gelbsucht, Amenorrhö.

LG 8 *JINSUO* 筋縮
Sehnenkrampf

LOKALISATION
Auf der Mittellinie des Rückens, in einer Mulde unterhalb des Processus spinosus des neunten Brustwirbels.

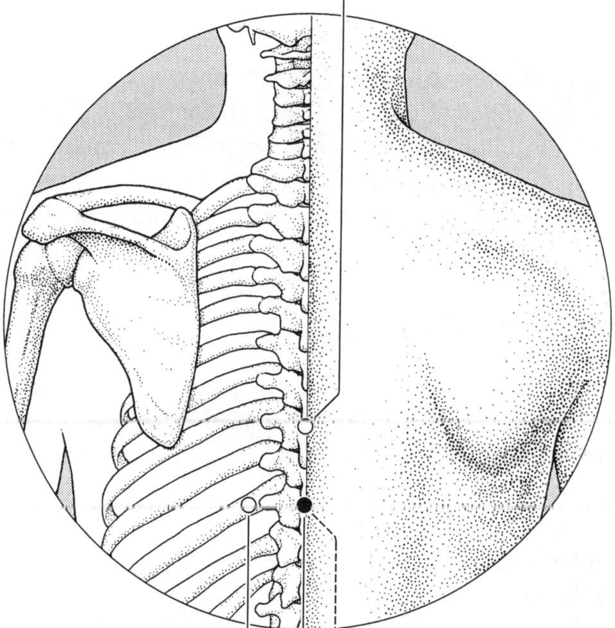

ANMERKUNG ZUR LOKALISATION

Dieser Punkt wird sechs Zwischenwirbelräume oberhalb der Verbindungslinie der höchsten Punkte der zwei Beckenschaufeln (auf Höhe der unteren Begrenzung von L 3) lokalisiert.

NADELUNG

Schräg nach superior 0.5 – 1 *cun*.

CAVE: Der Spinalkanal liegt zwischen 1.25 und 1.75 *cun* unterhalb der Hautoberfläche, variierend abhängig vom Körperbau.

WIRKUNGEN

Besänftigt die Leber, beruhigt Wind und erleichtert Spasmen

Beruhigt den Geist

INDIKATIONEN

- Nach oben starrende Augen, klonische Spasmen, Epilepsie, Schreck-Epilepsie bei Kindern, Steifheit und Kontraktion der Wirbelsäule, Herzschmerzen.
- Manie, verrücktes Gehen, anhaltendes Reden, Gelbsucht, Ärger, der die Leber schädigt.

KOMMENTAR

Der Name dieses Punktes (Sehnenverkrampfung) und seine Lokalisation auf Höhe von Bl 18 *Ganshu*, dem Rücken-*shu*-Punkt der Leber erklärt seine Funktion.

Erstens ist er für eine große Zahl von Erkrankungen indiziert, die durch nach oben steigenden Leber-Wind entstehen und durch unnormale Bewegung, Steifheit, Kontraktion und Spasmen der Sehnen (nach oben starrende Augen, klonische Spasmen, Epilepsie etc.) charakterisiert sind.

Zweitens kann LG 8 *Jinsuo*, gemäß *Investigation into Points along the Channels*, für „Ärger, der die Leber schädigt" ausgewählt werden. Seine klassischen Indikationen enthalten auch Manie, verrücktes Gehen und anhaltendes Reden, Zeichen einer Leber-*Qi*-Stagnation, die sich in Feuer umwandelt und das Herz und den Geist stört.

PUNKTKOMBINATIONEN

- Schreck-Epilepsie, verrücktes Gehen und Verrücktheit: LG 8 *Jinsuo*, KG 2 *Qugu*, Ni 10 *Yingu* und Le 2 *Xingjian* (*Thousand Ducat Formulas*).
- Steifheit der Wirbelsäule: LG 8 *Jinsuo* und Ma 28 *Shuidao* (*One Hundred Symptoms*).

LG 9 *ZHIYANG*

至陽

Erreichen des *Yang*

LOKALISATION

Auf der Mittellinie des Rückens, in einer Mulde unterhalb des Processus spinosus des siebten Brustwirbels.

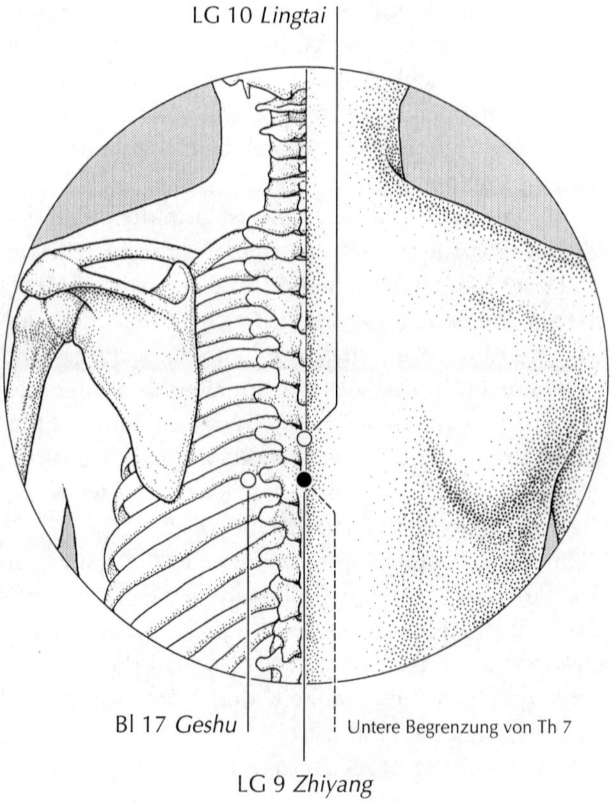

ANMERKUNG ZUR LOKALISATION

Dieser Punkt wird sieben Zwischenwirbelräume unterhalb von C 7 lokalisiert. Zur Lokalisation von C 7 siehe Seite 77.

NADELUNG

Schräg nach superior 0.5 – 1 *cun*.

CAVE: Der Spinalkanal liegt zwischen 1.25 und 1.75 *cun* unterhalb der Hautoberfläche, variierend abhängig vom Körperbau.

WIRKUNGEN

Stärkt die Milz, beseitigt Nässe und reguliert den mittleren *jiao*

Behandelt Gelbsucht

Befreit den Brustkorb

INDIKATIONEN

- Kälte im Magen, Unfähigkeit zu essen, Auszehrung, Borborygmus, Schweregefühl und Schmerzen der vier Extremitäten, Schwäche der vier Extremitäten mit Unbehagen des ganzen Körpers

durch äußere Hitze oder pathogene Kälte, erschwertes Sprechen bei *Qi*-Mangel.
- Die fünf Arten von Gelbsucht, Völlegefühl des Brustkorbs und der lateralen Rippenregion, Husten, Dyspnoe, Hitze in den Nieren, Schmerzen der Lendenwirbelsäule, Steifheit der Wirbelsäule.

KOMMENTAR

LG 9 *Zhiyang* ist auf Höhe von Bl 17 *Geshu* (Zwerchfell-*shu*) lokalisiert. Das Zwerchfell trennt den mittleren vom oberen *jiao* und LG 9 *Zhiyang* wirkt auf beide Bereiche. Tatsächlich ist ein alternativer Name für diesen Punkt *Feidi* (Boden der Lunge), was wiederum seine Lokalisation im Übergangsbereich der zwei *jiao* widerspiegelt.

Im Bereich des mittleren *jiao* ist er in der Lage, den Magen und die Milz zu tonisieren und zu wärmen (Kälte im Magen, Unfähigkeit zu essen, Auszehrung) ebenso wie Feuchtigkeit oder feuchte Hitze auszuleiten, speziell wenn diese äußeren Ursprungs sind (Schweregefühl der vier Extremitäten und allgemeines Unbehagen des Körpers). In der modernen klinischen Praxis wird dieser Punkt in der Behandlung von Gelbsucht betont und war klassischerweise für die fünf Arten von Gelbsucht indiziert.

Im Bereich des oberen *jiao* ist er in der Lage, den Brustkorb zu befreien (Völlegefühl des Brustkorbs und der lateralen Rippenregion, Husten und Dyspnoe), und ist zusammen mit vielen Punkten des Lenkergefäßes für Steifheit der Wirbelsäule und Lumbalschmerzen indiziert.

Schließlich ist LG 9 *Zhiyang* laut *Essential Questions*[30] auch für Hitze in den Nieren angezeigt. Diese Indikation verlor jedoch offensichtlich seine Befürworter und wurde in folgenden Texten nicht mehr erwähnt.

PUNKTKOMBINATIONEN
- Gelbsucht: LG 9 *Zhiyang*, Mi 9 *Yinlingquan*, Ma 36 *Zusanli*, Gb 24 *Riyue*, Bl 19 *Danshu*, Bl 48 *Yanggang*.

LG 10 *LINGTAI*

Turm des Geistes

靈台

LOKALISATION

Auf der Mittellinie des Rückens, in einer Mulde unterhalb des Processus spinosus des sechsten Brustwirbels.

ANMERKUNG ZUR LOKALISATION

Dieser Punkt wird sechs Zwischenwirbelräume unterhalb von C 7 lokalisiert. Zur Lokalisation von C 7 siehe Seite 77.

NADELUNG

Schräg nach superior 0.5 – 1 *cun*.

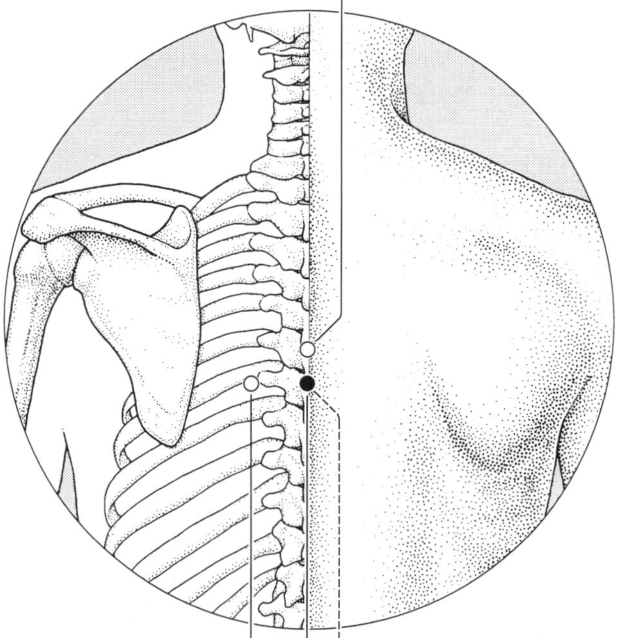

MERKE: Gemäß einiger klassischer Texte ist dieser Punkt für eine Nadelung kontraindiziert.

CAVE: Der Spinalkanal liegt zwischen 1.25 und 1.75 *cun* unterhalb der Hautoberfläche, variierend abhängig vom Körperbau.

WIRKUNGEN

Erleichtert Husten und Keuchen
Klärt Hitze und entgiftet

INDIKATIONEN
- Dyspnoe, Asthma, chronischer Husten, Wind-Kälte chronischer Husten, Hitze in der Milz, konsumierende Erkrankung bei Belastungssyndrom mit Knochendampfen, Karbunkel und Furunkel, nelkenförmige, eitrige Hautläsionen, Rückenschmerzen, Steifheit des Halses.

KOMMENTAR

Der Name *Lingtai* (Turm des Geistes) ist ein traditioneller Ausdruck für das Herz und ist entstanden, um die zugrunde liegende Wirkung zu bezeichnen. Er geht vom Turm des Geistes aus, der von Kaiser *Wen Wang* als Aussichtspunkt gebaut wurde, um alles, das unter ihm liegt, zu überblicken.

Trotz seines Namens und der Tatsache, dass LG 10 *Lingtai* einen Wirbel unterhalb von Bl 15 *Xinshu*, dem Rücken-*shu*-Punkt des Herzens, lokalisiert ist, gibt es keine Indikationen oder Kombinationen, die diese

Verbindung in irgendeinem großen Klassiker widerspiegeln.

LG 10 *Lingtai* ist ein empirischer Punkt in der Behandlung von Furunkeln und Roter-Faden-Furunkeln (Lymphangitis) ebenso wie für nelkenförmige Hautläsionen (kleine, harte, tiefreichende nelkenförmige, eitrige Läsionen) und wird zu diesem Zweck in der modernen klinischen Praxis angewandt. Er ist laut *Essential Questions*[31] auch für Hitze in der Milz indiziert. Diese Indikation verlor offensichtlich seine Bedeutung und wurde in späteren Texten nicht mehr erwähnt.

PUNKTKOMBINATIONEN

- Furunkel: LG 10 *Lingtai*, LG 12 *Shenzhu*, Pe 4 *Ximen*, Di 4 *Hegu* und Bl 40 *Weizhong*.

LG 11 *SHENDAO*

Pfad des Geistes

神道

LOKALISATION

Auf der Mittellinie des oberen Rückens, in einer Mulde unterhalb des Processus spinosus des fünften Brustwirbels.

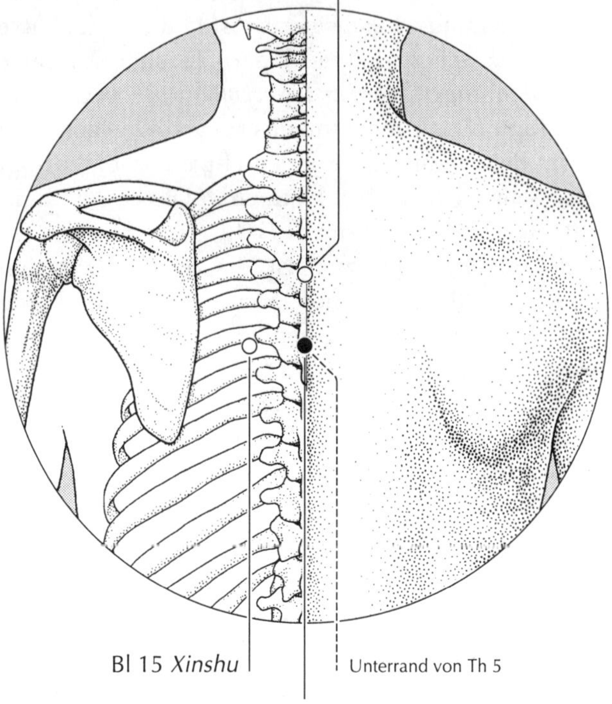

ANMERKUNG ZUR LOKALISATION

Dieser Punkt wird fünf Zwischenwirbelräume unterhalb von C 7 lokalisiert.

Zur Lokalisation von C 7 siehe Seite 77,

NADELUNG

Schräg nach superior 0.5 – 1 *cun*.

MERKE: Gemäß einiger klassischer Texte ist dieser Punkt für Nadelung kontraindiziert.

CAVE: Der Spinalkanal liegt zwischen 1.25 und 1.75 *cun* unterhalb der Hautoberfläche, variierend abhängig vom Körperbau.

WIRKUNGEN

Tonisiert das Herz und die Lunge und beruhigt den Geist

Klärt Hitze und beruhigt Wind

INDIKATIONEN

- Traurigkeit und Ängstlichkeit, schwaches Gedächtnis, Schreck-Palpitationen, Desorientiertheit, Ängstlichkeit mit Kurzatmigkeit, *Qi*-Mangel, konsumierende Erkrankung bei Belastungssyndrom.
- Wind-Epilepsie bei Kindern, klonische Spasmen, Schreck-Wind bei Kindern, Kiefersperre.
- Fieber durch Kälteangriff mit Kopfschmerzen, die kommen und gehen, Hitze im Körper, Husten und heiße Dyspnoe, Malaria, Schwindel, Hitze in der Leber.
- Schmerzen und Kältegefühl im Bereich des oberen Rückens.

KOMMENTAR

LG 11 *Shendao* (Pfad des Geistes) ist im Bereich des oberen Rückens in der Lungenregion auf Höhe von Bl 15 *Xinshu*, dem Rücken-*shu*-Punkt des Herzens, lokalisiert. Die Lunge beherrscht das *Qi* und das Herz beherbergt den Geist; zusammen werden sie vom Sammel-*Qi* aktiviert.

LG 11 *Shendao* ist für eine Leere des Sammel-*Qi* und eine Minderernährung des Herzens und des Geistes indiziert, was zu *Qi*-Mangel, Ängstlichkeit mit Kurzatmigkeit, Palpitationen, Desorientiertheit, schwachem Gedächtnis und Traurigkeit und Ängstlichkeit führt.

Zusammen mit vielen Punkten dieser Leitbahn ist LG 11 *Shendao* in der Lage, innerlich entstandenen Wind zu behandeln, der entlang des Lenkergefäßes nach oben steigt und zu Erkrankungen wie Epilepsie, klonische Spasmen, Schreck-Wind bei Kindern und Kiefersperre führt.

Schließlich ist LG 11 *Shendao* für eine Vielzahl von Hitzesymptomen einschließlich Fieber, Hitze im Körper, Hitzedyspnoe und gemäß *Essential Questions*[32] Hitze in der Leber indiziert. Diese letzte Indikation verlor offensichtlich seine Bedeutung und wurde in späteren Texten nicht mehr erwähnt.

PUNKTKOMBINATIONEN

- Schwaches Gedächtnis: LG 11 *Shendao*, Ni 21 *Youmen*, Lu 7 *Lieque* und Bl 43 *Gaohuangshu* (*Supplementing Life*).
- Traurigkeit, Ängstlichkeit und Desorientiertheit: LG 11 *Shendao*, Bl 15 *Xinshu* und 3E 10 *Tianjing* (*Supplementing Life*).
- Schreck-Palpitationen: LG 11 *Shendao*, 3E 2 *Yemen*, 3E 10 *Tianjing* und LG 20 *Baihui* (*Supplementing Life*).
- Häufige Angriffe durch Wind-Epilepsie: LG 11 *Shendao* und Bl 15 *Xinshu* (*One Hundred Symptoms*).
- Hitze im Körper mit Kopfschmerzen, die kommen und gehen: LG 11 *Shendao* und KG 4 *Guanyuan* (*Thousand Ducat Formulas*).

LG 12 *SHENZHU*

Säule des Körpers

身柱

LOKALISATION

Auf der Mittellinie des oberen Rückens, in einer Mulde unterhalb des Processus spinosus des dritten Brustwirbels.

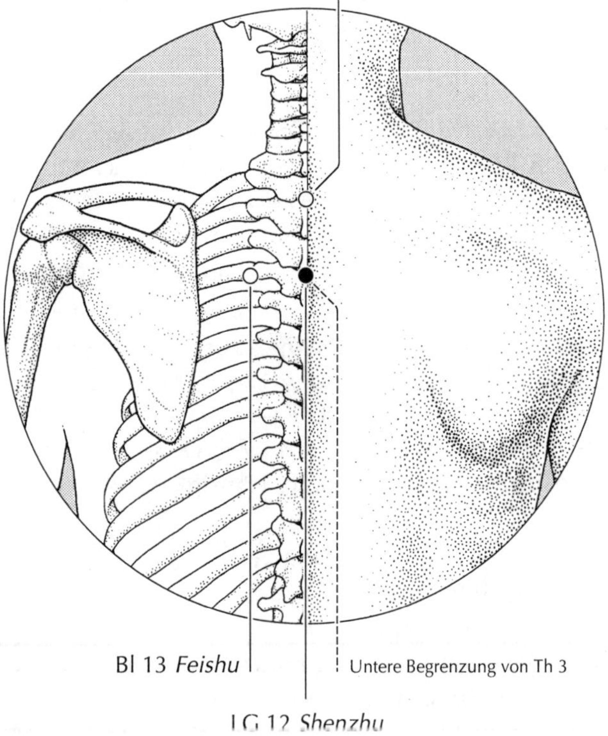

ANMERKUNG ZUR LOKALISATION

Dieser Punkt wird drei Zwischenwirbelräume unterhalb von C 7 lokalisiert. Zur Lokalisation von C 7 siehe Seite 77.

NADELUNG

Senkrecht-schräg nach superior 0.5 –1 *cun*.

CAVE: Der Spinalkanal liegt zwischen 1.25 und 1.75 *cun* unterhalb der Hautoberfläche, variierend abhängig vom Körperbau.

WIRKUNGEN

Klärt Hitze aus Lunge und Herzen
Beruhigt den Geist
Beruhigt Wind

INDIKATIONEN

- Hitze im Brustkorb, Dyspnoe, plötzliches Husten mit Lumbalschmerzen, Hitze im Körper, trockener Mund, Agitiertheit mit Durst, Kopfschmerzen und Schwitzen.
- Verrücktes Gehen, delirantes Toben, Geister-Sehen, Wut mit Verlangen Menschen zu töten.
- Schreck-Epilepsie bei Kindern, klonische Spasmen, Opisthotonus, nelkenförmige Hautläsionen.

KOMMENTAR

Zur Zeit von *Essential Questions*[33] wurde über LG 12 *Shenzhu* gesagt, dass er Hitze aus dem Brustkorb klärt. Dies wurde durch viele Indikationen verstärkt, die in späteren klassischen Texten gefunden wurden. LG 12 *Shenzhu*, der unterhalb des dritten Brustwirbels auf Höhe von Bl 13 *Feishu*, dem Rücken-*shu*-Punkt der Lunge, lokalisiert ist, ist in der Lage, Hitze aus der Lunge zu klären, die zu Husten, Dyspnoe und Fieber führt. *Warp and Woof of Warm Febrile Diseases* besagt: „Die Lunge und das Herz sind gegenseitig verbunden; wenn eine Lungen-Hitze vorliegt, dringt diese sehr leicht in das Herz ein." Dieser Abschnitt hilft zu erklären, warum LG 12 *Shenzhu* auch für Hitze im Herzen indiziert ist, die zur Manifestation eines Fülle-Musters, einer Störung des Geistes wie verrücktem Gehen, Lärmen und Toben, „Geister-Sehen" und Wut mit Verlangen zu töten führt. Diese Fähigkeit, Hitze aus der Lunge auszuleiten und den Geist im Fall von Fülle-Mustern zu beruhigen, steht im Kontrast zu der Wirkung des vorausgegangenen Punktes LG 11 *Shendao*, der hauptsächlich für Leerezustände des Herzens und der Lunge angewandt wird.

Wie viele andere Punkte dieser Leitbahn ist LG 12 *Shenzhu* in der Lage, Wind im Lenkergefäß zu beruhigen. Er ist für Epilepsie und klonische Spasmen indiziert.

PUNKTKOMBINATIONEN

- Verrücktheit: LG 12 *Shenzhu* und Gb 13 *Benshen* (*One Hundred Symptoms*).
- Schreck-Epilepsie bei Kindern: LG 12 *Shenzhu* und LG 1 *Changqiang* (*Supplementing Life*).

- Opisthotonus, klonische Spasmen, Epilepsie und Kopfschmerzen: LG 12 *Shenzhu*, Bl 5 *Wuchu*, Bl 40 *Weizhong*, Bl 39 *Weiyang* und Bl 60 *Kunlun* (*Thousand Ducat Formulas*).

LG 13 *TAODAO*

陶道

Weg des Glücks

Kreuzungspunkt des Lenkergefäßes mit der Blasen-Leitbahn

LOKALISATION

Auf der Mittellinie des oberen Rückens, in einer Mulde unterhalb des Processus spinosus des ersten Brustwirbels.

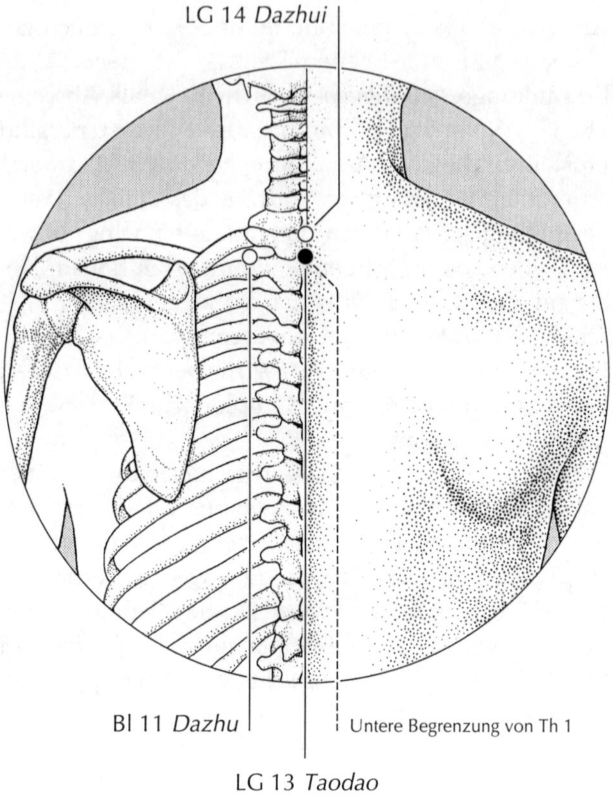

ANMERKUNG ZUR LOKALISATION

Dieser Punkt wird einen Zwischenwirbelraum unterhalb C 7 lokalisiert.
Zur Lokalisation von C 7 siehe Seite 77.

NADELUNG

Senkrecht-schräg nach superior 0.5 – 1 *cun*.
CAVE: Der Spinalkanal liegt zwischen 1.25 und 1.75 *cun* unterhalb der Hautoberfläche, variierend abhängig vom Körperbau.

WIRKUNGEN

Klärt Hitze und behandelt Malaria
Reguliert das Lenkergefäß

INDIKATIONEN

- Malaria, chronische Malaria, Frösteln und Fieber, fehlendes Schwitzen, Knochendampfen-Erkrankung.
- Steifheit der Wirbelsäule, Schweregefühl des Kopfes, visueller Schwindel, klonische Spasmen, Agitiertheit und Völlegefühl, Unglücklichsein und Desorientiertheit.

KOMMENTAR

Das Lenkergefäß ist das „Meer der *Yang*-Leitbahnen" und viele seiner Punkte sind wirksam, um *Yang*-Hitze im Körper zu reduzieren, einschließlich fieberhafte Erkrankungen und besonders Malaria. Sowohl in der traditionellen als auch der modernen klinischen Praxis war LG 13 *Taodao* ein wichtiger Punkt zur Behandlung von akuter oder chronischer Malaria. Dies ist hauptsächlich auf seine Fähigkeit zurückzuführen, Hitze aus dem Lenkergefäß zu klären. Diese Wirkung spiegelt sich auch in den Indikationen für Frösteln und Fieber und Knochendampfen-Erkrankung wider.

Wie viele Punkte des Lenkergefäßes ist LG 13 *Taodao* auch in der Lage, die Leitbahn zu regulieren und Wind auszuleiten. Er ist für Steifheit der Wirbelsäule, Schweregefühl des Kopfes und klonische Spasmen indiziert. Schließlich, wie sein Name „Weg des Glücks" empfiehlt, ist LG 13 *Taodao* für Unglücklichsein und Desorientiertheit angezeigt.

PUNKTKOMBINATIONEN

- Saisonales Fieber: LG 13 *Taodao* und Bl 13 *Feishu* (*Glorious Anthology*).
- Kopfschmerzen: LG 13 *Taodao* , Dü 3 *Houxi*, Bl 10 *Tianzhu*, Bl 11 *Dashu* und Lu 6 *Kongzui* (*Thousand Ducat Formulas*).
- Visueller Schwindel, verschwommenes Sehen mit berstenden Augenschmerzen: LG 13 *Taodao*, Bl 10 *Tianzhu* und Bl 60 *Kunlun* (*Supplementing Life*).

LG 14 *DAZHUI*

大椎

Großer Wirbel

Kreuzungspunkt des Lenkergefäßes mit den sechs Yang-Leitbahnen der Hand und des Fußes
Punkt des Meeres des Qi

LOKALISATION

Auf der Mittellinie der Basis des Halses, in einer Mulde unterhalb des Processus spinosus des siebten Halswirbels.

ANMERKUNG ZUR LOKALISATION

Zur Lokalisation von C 7 siehe Seite 77.

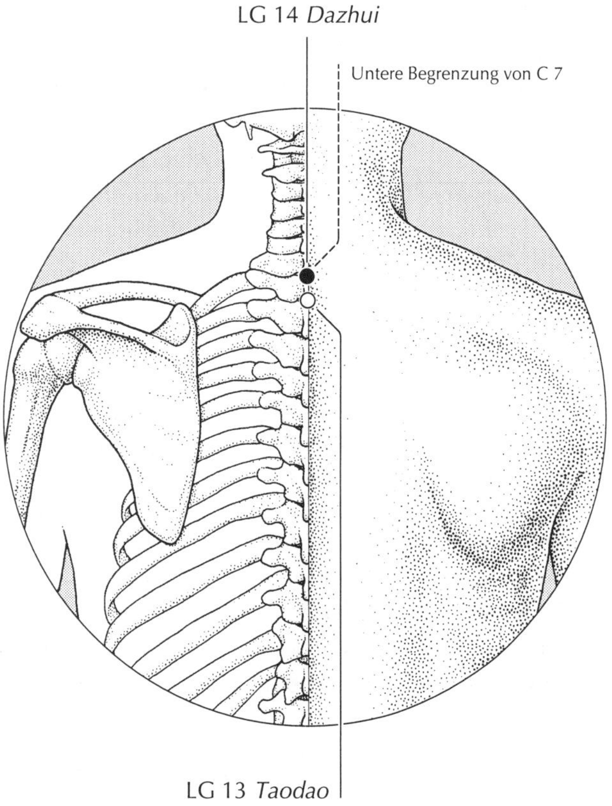

NADELUNG

Senkrecht-schräg nach superior 0.5 – 1 *cun*.

CAVE: Der Spinalkanal liegt zwischen 1.25 und 1.75 *cun* unterhalb der Hautoberfläche, variierend abhängig vom Körperbau.

WIRKUNGEN

Beseitigt Wind und stärkt die Oberfläche
Klärt Hitze
Behandelt Malaria
Tonisiert Mangelzustände
Beruhigt Wind

INDIKATIONEN

- Schädigung durch Kälte, die zu hohem Fieber mit Agitiertheit und Erbrechen führt, Abneigung gegen Wind mit Zittern, Frösteln und Fieber, warme Malaria, chronische Malaria, schmerzhaftes Stauungssyndrom des Halses, Völlegefühl des Brustkorbs und der lateralen Rippenregion mit Dyspnoe.
- Leere-Schwitzen, nächtliches Schwitzen, Knochendampfen-Erkrankung, Hitze in den Knochen, Mangel an Kraft, Kurzatmigkeit mit Unfähigkeit zu sprechen, die fünf Belastungen und sieben Schädigungen, Wind-Belastungssyndrom, Schmerzen der hundert Gelenke.
- Epilepsie, chronischer und akuter Schreck-Wind bei Kindern, Hypertonus, Insomnie, Bluterbrechen, Nasenbluten, das nicht stoppt.
- Steifheit der Wirbelsäule, Steifheit des Nackens und des Halses mit Unfähigkeit den Kopf zu drehen.

KOMMENTAR

Das Lenkergefäß ist als „Meer der *Yang*-Leitbahnen" bekannt. LG 14 *Dazhui* ist der Kreuzungspunkt des Lenkergefäßes mit den sechs *Yang*-Leitbahnen der Hand und des Fußes. Als Folge davon besitzt LG 14 *Dazhui* eine starke Wirkung zur

a) Beseitigung pathogener Faktoren aus dem äußeren *Yang*-Anteil des Körpers und Stärkung desselben,
b) Beseitigung von *Yang*-Hitze und
c) Tonisierung von *Qi* und *Yang*.

Wenn äußere pathogene Faktoren den Körper angreifen, bleiben sie meistens zunächst in den äußeren Anteilen stecken, bekannt in der Sechs-Schichten-Theorie und Vier-Ebenen-Theorie der fieberhaften Erkrankungen als *taiyang*-Schicht bzw. als Abwehr-Ebene. Typische Symptome dieses Musters sind Frösteln und Fieber, Abneigung gegen Wind, Zittern, schmerzhaftes Stauungssyndrom des Halses. Wenn der pathogene Faktor in das Innere eindringt (*yangming*-Ebene oder *Qi*-Ebene) kommt es zu hohem Fieber mit Agitiertheit. Falls der pathogene Faktor zwischen der äußeren und inneren Ebene (*shaoyang*-Ebene) verbleibt, kommt es zum Wechsel zwischen Frösteln und Fieber. Eine exemplarische Erkrankung dafür ist die Malaria.

LG 14 *Dazhui* ist einzigartig hinsichtlich seiner Fähigkeit, pathogene Faktoren aus all diesen drei Schichten auszuleiten. *Zhang Zhong-jing* empfiehlt in *Treatise on Injury by Cold*, in dem wenige Akupunkturpunkte besprochen werden, die Nadelung von LG 14 *Dazhui* in Kombination mit Bl 13 *Feishu* und Bl 18 *Ganshu* zur Behandlung von überlappenden *taiyang*- und *shaoyang*-Mustern.

Der Autor *Zhang jing-yue* aus der *Ming*-Dynastie stellt fest: „Malaria ist eine exogene Erkrankung... nur im Zustand einer schwachen Gesundheit oder Überanstrengung oder Stress ist man anfällig, vom pathogenen Faktor Malaria angegriffen zu werden." Aufgrund seiner Fähigkeit, pathogene Faktoren aus der *shaoyang*-Ebene auszuleiten und *Qi* und *Yang* zu tonisieren, eignet sich LG 14 *Dazhui* idealerweise zur Behandlung sowohl der Wurzel als auch der Manifestation von Malaria.

LG 14 *Dazhui* ist einer der Hauptakupunkturpunkte zur Behandlung von Störungen des Schwitzens. Leere-Schwitzen entsteht entweder durch pathogenen Wind, der die Oberfläche angreift und zur Disharmonie des Nähr-*Qi* und des Abwehr-*Qi* führt, oder, wenn sich das Abwehr-*Qi* in einem Mangelzustand befindet und nicht in der Lage ist, die Poren zu stärken und zu kontrollieren. Aufgrund seiner Fähigkeit, sowohl das *Qi* zu tonisieren, als auch die Oberfläche zu regulieren, ist LG 14 *Dazhui* in der Lage, beide genannten Arten eines Leere-Schwitzens zu behandeln. Nächtliches Schwitzen und Knochendampfen-Erkrankung werden meistens bei *Yin*-Leeremustern mit Hitze gesehen. Die Wirkung von LG 14 *Dazhui* liegt in diesem Fall sowohl darin, die Poren zu kontrollieren und Hitze auszuleiten, als auch den Leere-Zustand zu tonisieren.

Bailao (Hundert Belastungen) ist ein alternativer Name für diesen Punkt, der sich in *Glorious Anthology of Acupuncture and Moxibustion* und anderen Klassikern findet. Dieser Name illustriert klar die Fähigkeit von LG 14 *Dazhui*, Leerezustände und Erschöpfung des gesamten Körpers, die sich als Mangel an Kraft manifestieren, zu behandeln, wie die fünf Belastungen und die sieben Schädigungen. Eine weitere Indikation, die die Fähigkeit von LG 14 *Dazhui* hinsichtlich der Tonisierung und Stärkung des Körpers widerspiegelt, ist Kurzatmigkeit mit Unfähigkeit zu sprechen. Dies wird in *Spiritual Pivot*[34] erklärt, das LG 14 *Dazhui* (zusammen mit Ma 9 *Renying*, KG 17 *Shanzhong* und LG 15 *Yamen*) als einen Punkt des „Meer des *Qi*" klassifiziert. Dieser Passus stellt fest: „Wenn sich das Meer des *Qi* in einem Leerezustand befindet, ist zum Sprechen zu wenig Energie vorhanden."

Treatment Strategies for Assorted Syndromes[35] stellt fest: „Ein schmerzhaftes Stauungssyndrom... ist auf einen Leerezustand des Nähr- und Abwehr-*Qi* zurückzuführen, auf die Tatsache, dass zwischen der Haut und den Muskeln ein Zwischenraum offen ist, der es Wind, Kälte und Feuchtigkeit ermöglicht, sich auf einen Leerezustand aufzusetzen." Ein zugrundeliegender Mangelzustand kann eine Person auf diese Weise nicht nur für ein schmerzhaftes Stauungssyndrom anfällig machen, sondern wenn pathogene Wind-Feuchtigkeit in die Knochen und Gelenke eindringt, kann dies mit der Zeit zu Erschöpfung führen.

LG 14 *Dazhui*, der in der Lage ist, Wind zu beseitigen, die Poren zu regulieren und das *Qi* zu tonisieren, ist besonders für Schmerzen der hundert Gelenke (d. h. alle Gelenke) und für Wind-Belastungssyndrome (chronisches schmerzhaftes Stauungssyndrom, das zu Erschöpfung von *Qi* und Blut führt) indiziert.

Wie viele Punkte des Lenkergefäßes ist LG 14 *Dazhui* in der Lage, inneren Wind zu besänftigen (Epilepsie und akuten Schreck-Wind im Kindesalter) und die gesamte Wirbelsäule zu unterstützen, speziell im Bereich des Halses. In der klinischen Praxis wird LG 14 *Dazhui* häufig in Richtung einer der beiden Schultern genadelt, wenn der Nackenschmerz nach lateral ausstrahlt.

Nach dem Aufsteigen zum Vertex zieht das Lenkergefäß entlang der Mittellinie der Nase nach unten. LG 14 *Dazhui* ist für anhaltendes Nasenbluten indiziert. Diese Indikation zeigt sich in der Praxis der Volksmedizin, bei der man einen Schlüssel oder ein anderes Stück kalten Metalls oder einen kalten Schwamm im hinteren Nackenbereich platzieren soll, um das Nasenbluten zu stoppen.

PUNKTKOMBINATIONEN

- Malaria mit viel Hitze und wenig Kälte: LG 14 *Dazhui*, Dü 3 *Houxi*, Pe 5 *Jianshi* und Di 11 *Quchi* *(Great Compendium)*.
- Malaria mit viel Kälte und wenig Hitze: LG 14 *Dazhui*, Dü 3 *Houxi* und Di 11 *Quchi (Great Compendium)*.
- Malaria: LG 14 *Dazhui* und LG 2 *Yaoshu* (*Supplementing Life*).
- Schädigung durch Kälte mit großer Hitze, die nicht weniger wird: Man sediert LG 14 *Dazhui*, Di 11 *Quchi*, Gb 39 *Xuanzhong*, Ma 36 *Zusanli*, Ni 1 *Yongquan* und Di 4 *Hegu (Great Compendium)*.
- Milz-Kälte-Malaria: LG 14 *Dazhui*, Pe 5 *Jianshi* und Ma 18 *Rugen (Great Compendium)*.
- Spontanes Schwitzen: LG 14 *Dazhui*, Ni 7 *Fuliu* und Moxibustion auf Bl 43 *Gaohuangshu* (*Divine Moxibustion*).
- Nasenbluten: Moxibustion auf LG 14 *Dazhui* und LG 15 *Yamen* (*Secrets of the Master of Cinnabar Creek*).

LG 15 *YAMEN*

Tor der Stummheit

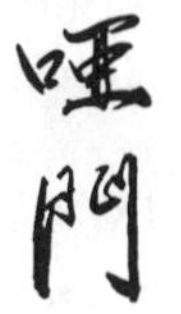

Kreuzungspunkt des Lenkergefäßes und des Yang-Verbindungsgefäßes
Punkt des Meer des Qi

LOKALISATION

Auf der Mittellinie des Nackens, in einer Mulde 0.5 *cun* inferior von LG 16 *Fengfu*, unterhalb des Processus spinosus des ersten Halswirbels (nicht tastbar).

ANMERKUNG ZUR LOKALISATION

Der posteriore Haaransatz wird 1 *cun* inferior von LG 16 *Fengfu* bemessen. Man lokalisiert LG 15 *Yamen* am Mittelpunkt, d. h. 0.5 *cun* oberhalb des posterioren Haaransatzes.

NADELUNG

Senkrecht leicht nach inferior 0.5 – 1 *cun*.

MERKE: Gemäß einiger klassischer Texte ist dieser Punkt für Moxibustion kontraindiziert.

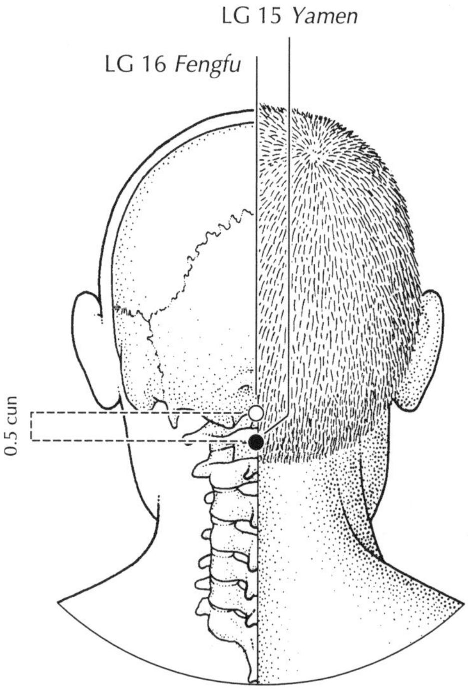

CAVE: Der Spinalkanal liegt zwischen 1.25 und 1.75 *cun* unterhalb der Hautoberfläche, variierend abhängig vom Körperbau. Ein tiefes, senkrechtes Einstechen ist daher streng kontraindiziert, ebenso wie schräg nach superior, Richtung Gehirn.

WIRKUNGEN

Unterstützt die Zunge und behandelt Taubheit
Eliminiert Wind
Unterstützt den Hals und die Wirbelsäule

INDIKATIONEN

- Steifheit der Zunge mit Unfähigkeit zu sprechen, Stimmverlust, Lotusblumenzunge, Schlaffheit der Zunge.
- Schweregefühl des Kopfes, Kopf-Wind, Bewusstseinsverlust durch Wind-Apoplex, Epilepsie, klonische Spasmen, Manie-Depression, Bewusstseinsverlust, alle Arten von *Yang*-Hitze und *Qi*-Fülle.
- Fehlendes Schwitzen, Frösteln und Fieber, Nasenbluten, das nicht endet.
- Steifheit des Halses, Steifheit der Wirbelsäule, Verstauchung der Wirbelsäule.

KOMMENTAR

LG 15 *Yamen*, am Halsrücken, genau oberhalb des Haaransatzes liegt direkt gegenüber der Zungenwurzel: Gemäß *Great Compendium of Acupuncture and Moxibustion* vernetzt sich eine Leitbahn von LG 15 *Yamen* (Tor der Stummheit) im Bereich der Zungenwurzel. *Spiritual Pivot*[36] zählt LG 15 *Yamen* als einen Punkt des „Meer des *Qi*" auf und stellt fest: „Wenn das Meer des *Qi* sich im Leerezustand befindet, ist nicht genügend Energie für die Sprache vorhanden." Schon so früh wie in *Systematic Classic of Acupuncture and Moxibustion* und wiederholt in späteren Texten wurde gesagt, dass eine Moxibustion an diesem Punkt die Stummheit einer Person verursache, während die Nadelung desselben Stummheit heilen könne.

Diese klassischen Hinweise bereiteten die Grundlage für die Behauptungen, die während der turbulenten Jahre der Kulturrevolution gemacht wurden, dass eine tiefe Nadelung von LG 15 *Yamen* fast wunderbare Wirkung in der Behandlung von taubstummen Kindern haben könnte. Es wurden Fotos von ganzen Klassenräumen mit vorher taubstummen Kindern veröffentlicht, die sangen „der Osten ist rot". Wie viele der extremen Behauptungen während dieser Zeit wurde dies später angezweifelt und in der Tat bestätigte sich, dass viele Patienten eine Verletzung des Rückenmarks durch übermäßig tiefe Nadelung erlitten. Ungeachtet dieses Vorbehalts stellt LG 15 *Yamen* einen der wenigen Akupunkturpunkte dar, der klassischerweise für Stimmverlust und Stummheit indiziert ist, ebenso wie für Steifheit und Schlaffheit der Zunge und den Zustand, der als Lotusblumenzunge (Aufblähung und Vergrößerung der Blutgefäße unter der Zunge) bekannt ist, alles Zustände, die normales Sprechen verhindern können. *Great Compendium of Acupuncture and Moxibustion* empfiehlt den Gebrauch von LG 15 *Yamen* für „alle Arten von *Yang*-Hitze und *Qi*-Überfluss", während *Secrets of A Border Official* sagt, dass er „alles *Yang-Qi* und Hitze ausleitet". In diesem Zusammenhang ist es interessant festzustellen, dass viele der Zungenerkrankungen, auf die Bezug genommen wird, durch Fülle-Hitze und *Yang*-Überfluss entstehen.

Die zweite Hauptwirkung von LG 15 *Yamen* liegt darin, entweder äußeren oder inneren Wind zu beseitigen, der zu Symptomen wie Kopf-Wind, steifem Hals, Bewusstseinsverlust, Epilepsie, klonische Spasmen und Frösteln und Fieber ohne Schwitzen führt. Überdies machen ihn seine Lokalisation im Bereich des Halses und der Verlauf des Lenkergefäßes durch die Wirbelsäule zur Behandlung eines steifen Halses bzw. einer steifen Wirbelsäule jeglicher Ätiologie brauchbar. Wie LG 14 *Dazhui* ist LG 15 *Yamen* auch für anhaltendes Nasenbluten indiziert.

Schließlich wird LG 15 *Yamen* in *Song of the Nine Needles for Returning the Yang* zur Behandlung eines *Yang*-Kollaps aufgeführt, charakterisiert durch Bewusstseinsverlust, Abneigung gegen Kälte, Kältegegenläufiger Fluss der Extremitäten, purpurfarbene Lippen etc.

PUNKTKOMBINATIONEN

- Stimmverlust: LG 15 *Yamen* und Lu 6 *Kongzui* (*Supplementing Life*).
- Plötzlicher Stimmverlust: LG 15 *Yamen* und 3E 8 *Sanyangluo* (*Supplementing Life*).
- Schlaffheit der Zunge mit Unfähigkeit zu sprechen: LG 15 *Yamen* und 3E 1 *Guanchong (One Hundred Symptoms)*.
- Wind-Apoplex, Schlaffheit der Zunge und plötzlicher Stimmverlust: LG 15 *Yamen* und LG 16 *Fengfu* (*Golden Mirror*).
- Steifheit der Zunge: LG 15 *Yamen*, Lu 11 *Shaoshang*, Lu 10 *Yuji*, Di 2 *Erjian*, Pe 9 *Zhongchong*, Ni 10 *Yingu* und Ni 2 *Rangu (Great Compendium)*.
- Schweregefühl des Kopfes: LG 15 *Yamen*, Bl 7 *Tongtian* und Bl 59 *Fuyang* (*Supplementing Life*).
- Nasenbluten: Moxibustion auf LG 15 *Yamen* und LG 14 *Dazhui* (*Secrets of the Master of Cinnabar Creek*).

LG 16 *FENGFU*

Windpalast

風府

Kreuzungspunkt des Lenkergefäßes mit dem Yang-Verbindungsgefäß
Punkt des Meeres des Marks
Punkt des Fenster des Himmels
Sun Si-miao Geistpunkt

LOKALISATION

Auf der Mittellinie des Nackens, in einer Mulde genau unterhalb der Protuberantia occipitalis externa.

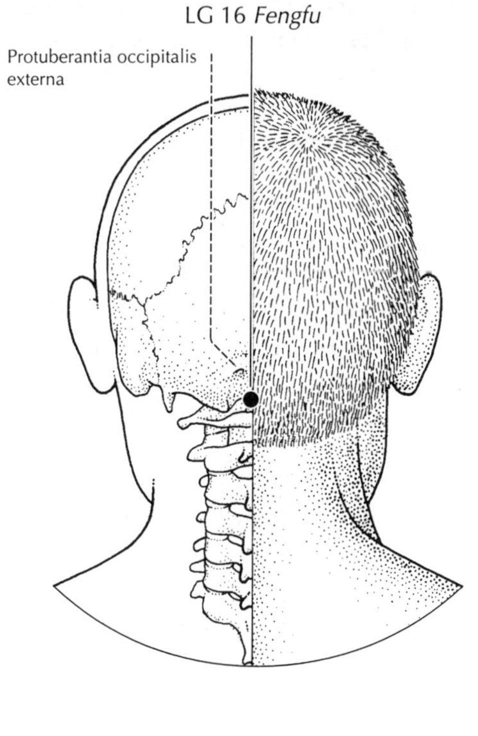

ANMERKUNG ZUR LOKALISATION

a) Die Protuberantia occipitalis externa wird als knöcherner Vorsprung im Bereich der Basis des Schädels auf der Mittellinie gefunden, der individuellerweise bei manchen Menschen schwer zu tasten ist;
b) dieser Punkt liegt ungefähr 1 *cun* oberhalb des posterioren Haaransatzes.

NADELUNG

Senkrecht leicht nach inferior 0.5 – 1 *cun*.

MERKE: Gemäß einiger klassischer Texte ist dieser Punkt für Moxibustion kontraindiziert.

CAVE: Der Spinalkanal liegt zwischen 1.25 und 1.75 *cun* unterhalb der Hautoberfläche, variierend abhängig vom Körperbau. Ein tiefes, senkrechtes Einstechen ist daher streng kontraindiziert, ebenso wie schräg nach superior in Richtung Gehirn.

WIRKUNGEN

Eliminiert Wind
Nährt das Meer des Marks und unterstützt den Kopf und den Nacken
Beruhigt den Geist

INDIKATIONEN

- Schweregefühl des Körpers mit Abneigung gegen Kälte, Kälte-Zittern mit Schwitzen, Schwellung und Schmerzen des Halses, Wind-schmerzhaftes Stauungssyndrom, alle Arten von Wind-Erkrankungen, Schädigung durch Wind.
- Kopfschmerzen, Kopf-Wind, die hundert Erkrankungen des Kopfes, visueller Schwindel, Schwindel, verschwommenes Sehen, Nasenbluten, nach oben starrende Augen, plötzlicher Stimmverlust, plötzliche Unfähigkeit zu sprechen nach Wind-Apoplex, schlaffe Zunge mit Unfähigkeit zu sprechen, Wind-Apoplex, Taubheit der Beine, Hemiplegie, Hypertonus.
- Manie, anhaltendes Sprechen, verrücktes Gehen und Verlangen Selbstmord zu begehen, Traurigkeit und Furcht, Schreck-Palpitationen, erschwerte Atmung, Hitze im Brustkorb, anhaltendes Erbrechen, Gelbsucht.
- Schmerzen des Halses mit Unfähigkeit den Kopf zu drehen, steifer Hals.

KOMMENTAR

In *Essential Questions*[37] sagt der gelbe Kaiser: „Ich habe gehört, dass Wind der Beginn von hundert Erkrankungen ist; was ist die Methode, um ihn durch Akupunktur zu behandeln?" Sein Berater *Qi Bo* antwortet: „Wind dringt von außen ein und führt zu Zittern, Schwitzen, Kopfschmerzen, Schweregefühl des Körpers und Abneigung gegen Kälte. Behandle ihn durch Nadelung von LG 16 *Fengfu*." Wind, der äußeren oder inneren Ursprungs sein kann, ist ein pathogener *Yang*-Faktor, der daher dazu neigt, die äußeren und oberen (*Yang*-)Anteile des Körpers zu betreffen. Äußerer Wind schädigt hauptsächlich den Kopf und die Oberflächenanteile des Körpers, während innerer Wind nach oben braust und den oberen Anteil des Körpers beeinträchtigt. Das Lenkergefäß ist bekannt als das „Meer der *Yang*-Leitbahnen" und während sich viele seiner Punkte zur Beseitigung sowohl von äußerem als auch innerem Wind wirksam zeigen, ist LG 16 *Fengfu* (Palast des Windes) hauptsächlich zu diesem Zweck geeignet. Seine Wichtigkeit in der Behandlung beider Arten von Wind-Erkrankungen wird in *Investigations into Points Along the Channels* von dem Autor *Yan Zheng-shi* der *Ming*-Dynastie betont, der sagt, dass LG 16 *Fengfu* für „alle Arten von Wind-Erkrankungen" indiziert ist.

Wenn pathogener Wind in die äußeren Anteile des Körpers eindringt und die Fähigkeit des Abwehr-*Qi*, die Haut zu wärmen, beeinträchtigt, kommt es zu Abneigung gegen Kälte und Zittern. Wenn sich das Abwehr-*Qi* in Leere befindet und pathogener Wind angreift, kann sich das Muster ergeben, das als Disharmonie des Nähr-*Qi* und des Abwehr-*Qi* bekannt ist, mit den Symptomen Frösteln und Zittern, verbunden mit Schwitzen. Die Anwendung von LG 16 *Fengfu* in der Behandlung dieses speziellen Musters einer *taiyang*-Wind-Erkrankung wird in *Treatise on Injury by Cold* betont, in dem gesagt wird: „Bei *taiyang*-Erkrankungen verschreibt man zunächst *gui zhi tang* (Zimtzweigdekokt). Falls dies zur Agitiertheit führt, nadelt man Gb 20 *Fengchi* und LG 16 *Fengfu* und verschreibt dann (nochmal) *gui zhi tang*. Die Genesung wird folgen." Falls pathogener Wind in die Leitbahnen und die Kollateralen eindringt und die Gelenke penetriert, kann es zu wandernden Schmerzen kommen, bekannt als „schmerzhaftes Wind-Stauungssyndrom". Bei all diesen Fällen ist LG 16 *Fengfu* indiziert.

LG 16 *Fengfu* ist von gleicher Bedeutung hinsichtlich der Behandlung von innerem Wind, der durch eine Disharmonie der *zangfu*, besonders der Leber, entsteht und nach oben zum Hals, Kopf und Gehirn aufbraust. Er ist daher für Kopfschmerzen, Kopf-Wind, Schwindel, verschwommenes Sehen, nach oben starrende Augen und Wind-Apoplex indiziert.

LG 16 *Fengfu* ist nicht nur in der Lage, in solchen Fällen pathogenen Wind aus dem Kopf nach unten zu leiten, sondern stellt auch einen wichtigen Punkt dar, um das Hirn zu nähren. Gemäß *Spiritual Pivot*[38] ist LG 16 *Fengfu* ein Punkt des Meeres des Marks, „sein Punkt darüber ist die oberste Stelle des Kopfes; darunter liegt *Fengfu*" und „wenn sich das Meer des Marks in einem Füllezustand befindet, besteht ein Leichtigkeitsgefühl des Körpers und viel Kraft, und das Selbst einer Person überschreitet den normalen Bereich; wenn sich das Meer des Marks in Leere befindet, kommt es zu einem drehenden Gefühl des Gehirns, Schwindel, Tinnitus, Schmerzen der unteren Extremitäten, Beeinträchtigung des Sehens, Indolenz und Verlangen zu schlafen." Die weitergehende Wirkung von LG 16 *Fengfu* auf den Kopfbereich wird überdies sowohl durch die Feststellung von *Sun Simiao* in *Thousand Ducat Formulas* betont, dass LG 16 *Fengfu* „die hundert Erkrankungen des Kopfes" behandelt, als auch durch den alternativen Namen *Xingxing* (Klarköpfigkeit), der diesem Punkt im Klassiker *Song to Keep Up Your Sleeve* gegeben wurde. Aufgrund der Lokalisation von LG 16 *Fengfu* im Bereich des Halses, dem Angelpunkt des Kopfes, ebenso wie wegen seiner Fähigkeit, Wind zu beseitigen und das Meer des Marks zu nähren, stellt LG 16 *Fengfu* einen wichtigen Punkt zur Behandlung von Kopfschmerzen, Kopf-Wind und Halserkrankungen dar. Der traditionelle Ausdruck Kopf-Wind hat zwei Hauptbedeutungen. Zunächst wird er gebraucht, um sich auf schwere, lang anhaltende und wiederkehrende Kopfschmerzen (zum Beispiel Migräne) zu beziehen, die sich im Gegensatz zu vereinzelt auftretenden Kopfschmerzen als therapieresistent erweisen. Zweitens beschreibt er einen Zustand, der durch einen Angriff von äußerem Wind entsteht, der in die Leitbahn des Kopfes eindringt und zu Kopfschmerzen, Schwindel und Deviation von Mund und Auge führt. Obwohl er primär für okzipitale (*taiyang* Region) Kopfschmerzen indiziert ist, wie wir es von seiner Lokalisation erwarten würden, stellt LG 16 *Fengfu* einen Kreuzungspunkt des Lenkergefäßes mit dem *Yang*-Verbindungsgefäß dar. Dieses außerordentliche Gefäß verbindet sich auch mit allen *Yang*-Leitbahnen und speziell mit so wichtigen Punkten für Kopfschmerzen wie Gb 13 *Benshen* bis zu Gb 20 *Fengchi* auf der lateralen Seite des Kopfes und Ma 8 *Touwei* im Stirnbereich.

LG 16 *Fengfu* kann deshalb bei *shaoyang* (temporal) oder *yangming* (frontal) Kopfschmerzen genadelt werden, wenn der primäre pathogene Faktor Wind ist. Bezüglich des Halses wird die Fähigkeit von LG 16 *Fengfu* diesen Bereich zu unterstützen in *Great Compendium of Acupuncture and Moxibustion* betont, das darüber berichtet, wie der große Arzt *Hua Tuo* im zweiten Jahrhundert den Kaiser *Wu* der Drei Königreich-Ära wegen eines steifen Halses behandelte. Es wird berichtet, dass sobald *Hua Tuo* LG 16 *Fengfu* nadelte, der Kaiser geheilt war.

Es entspricht der *Yin* und *Yang*-Theorie, dass, wenn sich ein Füllezustand im oberen Bereich des Körpers akkumuliert, häufig ein entsprechender Leerezustand unterhalb besteht. Dies ist aus der folgenden Feststellung in dem Klassiker *Song to Keep Up Your Sleeve* entstanden: „Wenn die Beine und Füße erkrankt sind, wähle LG 16 *Fengfu*." Die Fähigkeit von LG 16 *Fengfu*, Taubheit der Beine zu behandeln, spiegelt das Prinzip wider, das im *Yellow Emperor's Inner Classic*[39] festgestellt wird: „Wenn sich die Erkrankung unten befindet, wähle [Punkte] von oben."

Obwohl das Herz meistens als die Residenz des Geistes zitiert wurde, war die chinesische Medizin seit seinen frühen Anfängen (speziell in der daoistischen Tradition) in der Lage, den konkurrierenden Glauben aufrecht zu erhalten, dass der Kopf und das Gehirn auch den Geist beeinflussen. Deshalb besagte *Essential Questions*[40]: „Der Kopf ist die Residenz der Intelligenz." *Sun Si-miao* äußerte in *Thousand Ducat Formulas*: „Der Kopf ist der höchste Führer, der Ort an dem sich der Geist des Menschen konzentriert." Und *Li Shi-zhen* stellte fest: „Das Gehirn ist die Residenz des Ursprungs-Geist." Das Lenkergefäß dringt bei LG 16 *Fengfu* in das Gehirn ein, von dem gesagt wird, dass er die untere Begrenzung desselben darstellt, während ein anderer Ast des Gefäßes durch das Herz zieht. LG 16 *Fengfu* ist daher für eine Vielzahl mentaler Erkrankungen wie Manie, anhaltendes Reden mit Unfähigkeit zu ruhen, verrücktes Gehen und Verlangen Selbstmord zu begehen indiziert, ebenso wie für Traurigkeit und Furcht mit Schreck-Palpitation. Unter seinem alternativen Namen *Guizhen* (Geist-Kissen) wurde er von *Sun Si-miao* unter seine „Dreizehn-Geister-Punkte" zur Behandlung von Manie-Erkrankungen und Epilepsie aufgenommen.

Schließlich ist LG 16 *Fengfu* einer der zehn Punkte, die in Kapitel 2 von *Spiritual Pivot* aufgeführt werden und als Himmel-Fenster-Punkte bekannt wurden (bezüglich einer ausführlicheren Besprechung siehe Seite 56). Mit anderen Punkten dieser Gruppe teilt er die Fähigkeit:

a) Kopfschmerzen und Schwindel zu behandeln,
b) rebellierendes *Qi* (Erbrechen) abzusenken,
c) Halserkrankungen zu behandeln,
d) die Sinnesorgane (Augen, Nase und Zunge) zu unterstützen und
e) plötzlich beginnende Erkrankungen (plötzliche Unfähigkeit zu sprechen nach Wind-Apoplex, plötzlicher Stimmverlust) zu behandeln.

PUNKTKOMBINATIONEN

- „Bei einer *taiyang*-Erkrankung verschreibe zunächst *Gui Zhi Tang* (Zimtzweigdekokt). Falls dies Agitiertheit hervorruft, nadele Gb 20 *Fengchi* und LG 16 *Fengfu* und verschreibe dann erneut *Gui Zhi Tang*. Die Genesung wird folgen." (*Treatise on Injury by Cold*)
- Die hundert Erkrankungen durch Kälte-Schädigung: LG 16 *Fengfu* und Gb 20 *Fengchi* (*Ode of Xi-hong*).
- Halsschmerzen: LG 16 *Fengfu*, Dü 16 *Yianchuang* und Pe 8 *Laogong* (*Thousand Ducat Formulas*).
- Stimmverlust: LG 16 *Fengfu* und KG 24 *Chengjiang* (*Supplementing Life*).
- Wind-Apoplex, Schlaffheit der Zunge und plötzlicher Stimmverlust: LG 16 *Fengfu* und LG 15 *Yamen* (*Golden Mirror*).
- Schmerzen der Augen mit Unfähigkeit zu sehen: LG 16 *Fengfu*, Gb 20 *Fengchi*, LG 17 *Naohu*, Bl 9 *Yuzhen* und LG 23 *Shangxing* (*Thousand Ducat Formulas*).
- Rhinitis mit Nasenbluten: LG 16 *Fengfu*, Di 2 *Erjian* und Di 20 *Yingxiang* (*Great Compendium*).
- Steifheit und Schmerzen des Halses mit Unfähigkeit den Kopf zu drehen: LG 16 *Fengfu* und LG 28 *Yinjiao* (*Supplementing Life*).
- Steifheit und Schmerzen des Kopfes und des Nackens mit erschwerter Rotation: LG 16 *Fengfu* und KG 24 *Chengjiang* (*Song of the Jade Dragon*).
- Manie, anhaltendes Reden ohne Unterbrechung: LG 16 *Fengfu*, Bl 60 *Kunlun* und Bl 65 *Shugu* (*Thousand Ducat Formulas*).
- Verrücktes Gehen mit Verlangen Selbstmord zu begehen: LG 16 *Fengfu* und Bl 13 *Feishu* (*Thousand Ducat Formulas*).
- Verrücktes Gehen: LG 16 *Fengfu* und Dü 5 *Yanggu* (*Great Compendium*).
- Taubheit der Beine: LG 16 *Fengfu* und LG 2 *Yaoshu* (*Thousand Ducat Formulas*).

LG 17 *NAOHU*

腦戶

Türe des Gehirns

Kreuzungspunkt des Lenkergefäßes mit der Blasen-Leitbahn

LOKALISATION

Auf der Rückseite des Kopfes im Bereich der Mittellinie, 1.5 *cun* direkt oberhalb von LG 16 *Fengfu*, in einer Mulde direkt superior der Protuberantia occipitalis externa.

ANMERKUNG ZUR LOKALISATION

Dieser Punkt kann auf der Verbindung des unteren Viertels und der oberen drei Viertel der Verbindungslinie zwischen LG 16 *Fengfu* und LG 20 *Baihui* lokalisiert werden.

NADELUNG

Transversal nach superior oder inferior 0.5 bis 1 *cun*.
ANMERKUNG: Gemäß einiger klassischer Texte ist dieser Punkt sowohl für Nadelung als auch für Moxibustion kontraindiziert.

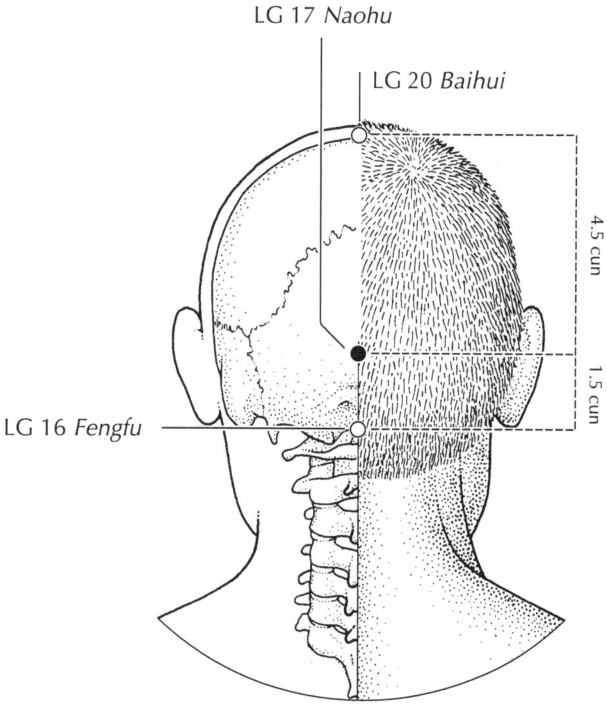

WIRKUNGEN
Eliminiert Wind und erleichtert Schmerzen
Unterstützt die Augen
Beruhigt den Geist

INDIKATIONEN
- Schweregefühl des Kopfes, Kopf-Wind, Abneigung gegen Wind im Kopfbereich, Wind-Schwindel, Schwellung und Schmerzen des Kopfes, Schmerzen des Gesichts, rotes Gesicht, Steifheit und Schmerzen des Halses.
- Verschwommenes Sehen, Kurzsichtigkeit, Augenschmerzen, übermäßiges Augentränen, gelbe Augen, Gelbsucht.
- Manie, Epilepsie, klonische Spasmen, Kiefersperre, Stimmverlust, Blutung im Bereich der Zungenwurzel, Struma, Frösteln und Fieber, Schwitzen, Schmerzen der Knochen.

PUNKTKOMBINATIONEN
- Schmerzen und Schweregefühl des Kopfes: LG 17 *Naohu*, Bl 7 *Tongtian* und Gb 19 *Naokong* (*Thousand Ducat Formulas*).
- Gelbe Augen: LG 17 *Naohu*, Bl 19 *Danshu*, Bl 49 *Yishe* und Bl 48 *Yanggang* (*Supplementing Life*).
- Schmerzende Augen mit Unfähigkeit zu sehen: LG 17 *Naohu*, Gb 20 *Fengchi*, Bl 9 *Yuzhen*, LG 16 *Fengfu* und LG 23 *Shangxing* (*Thousand Ducat Formulas*).
- Verrücktheit mit Erbrechen: LG 17 *Naohu*, Bl 8 *Luoque*, Ni 9 *Zhubin*, Dü 5 *Yanggu*, LG 19 *Houding*, LG 18 *Qiangjian* und Bl 9 *Yuzhen* (*Thousand Ducat Formulas*).

LG 18 *QIANGJIAN*
Zwischenraum der Kraft

強間

LOKALISATION
Auf der Rückseite des Kopfes, im Bereich der Mittellinie 1.5 *cun* direkt superior von LG 17 *Naohu*, in der Mitte zwischen LG 16 *Fengfu* und LG 20 *Baihui*

ANMERKUNG ZUR LOKALISATION
Dieser Punkt kann auf dem Mittelpunkt der Verbindungslinie zwischen LG 16 *Fengfu* und LG 20 *Baihui* lokalisiert werden.

NADELUNG
Transversal 0.5 – 1 *cun*.

WIRKUNGEN
Beruhigt Wind und erleichtert Schmerzen
Beruhigt den Geist

INDIKATIONEN
- Kopfschmerzen, Schwindel mit Agitiertheit, Nausea und Erbrechen von schaumigem (wässrigem) Schleim, Steifheit des Halses mit Unfähigkeit den Kopf zu drehen, Epilepsie, Wackeln des Kopfes, verrücktes Gehen, Insomnie, Manie-Depression, klonische Spasmen.

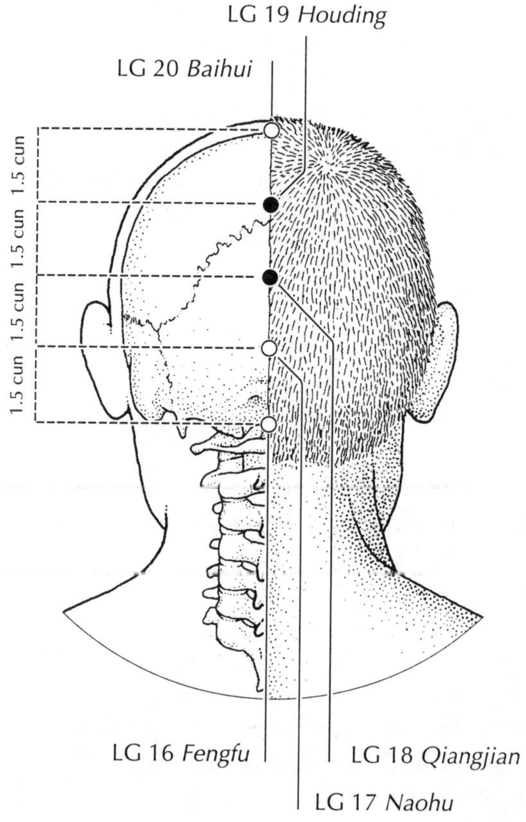

KOMMENTAR

Wie es oft der Fall ist, wurde einem Punkt wie LG 18 *Qiangjian*, der in der modernen klinischen Praxis für nicht so wichtig gehalten wird, in klassischen Texten eindeutig eine größere Bedeutung zugeschrieben, was durch eine Vielzahl traditioneller Punktkombinationen bezeugt wird. Mit vielen Punkten im Kopfbereich, speziell seinen Nachbarpunkten auf dem Lenkergefäß (LG 17 *Naohu* und LG 18 *Qiangjian*), teilt er die Fähigkeit, inneren Wind und den Geist zu beruhigen. Er wurde primär allerdings für unerträglichen, stechenden Schmerz im Kopf angewandt.

PUNKTKOMBINATIONEN

- Kopfschmerzen, die schwer zu ertragen sind: LG 18 *Qiangjian* und Ma 40 *Fenglong (One Hundred Symptoms)*.
- Stechende Kopfschmerzen mit Unfähigkeit sich zu bewegen: LG 18 *Qiangjian* und Gb 11 *Touqiaoyin* (*Supplementing Life*).
- Stechender Schmerz des Kopfes mit Unfähigkeit sich zu bewegen: LG 18 *Qiangjian* und Gb 44 *Zuqiaoyin* (*Thousand Ducat Formulas*).
- Deviation des Mundes mit Unfähigkeit zu sprechen: LG 18 *Qiangjian*, Ma 1 *Chengqi*, Ma 2 *Sibai*, Ma 3 *Juliao*, Di 19 *Kouheliao*, Gb 3 *Shangguan*, Ma 5 *Daying*, Dü 18 *Quanliao*, Gb 20 *Fengchi*, Di 20 *Yingxiang*, LG 26 *Renzhong* (*Supplementing Life*).
- Agitiertheit des Herzens: LG 18 *Qiangjian*, LG 20 *Baihui* und Bl 6 *Chengguang* (*Supplementing Life*).
- Epileptische Krämpfe, verrücktes Gehen, Unfähigkeit zu schlafen, Agitiertheit des Herzens: LG 18 *Qiangjian*, Bl 2 *Zanzhu*, Dü 8 *Xiaohai* und Dü 3 *Houxi* (*Thousand Ducat Formulas*).

LG 19 *HOUDING*

後頂

Hinterer Scheitel

LOKALISATION

Auf der Rückseite des Kopfes im Bereich der Mittellinie 1.5 *cun* direkt superior von LG 18 *Qiangjian* und 1.5 *cun* posterior von LG 20 *Baihui*.

ANMERKUNG ZUR LOKALISATION

Dieser Punkt kann auf der Verbindung der unteren drei Viertel zum oberen Viertel der Verbindungslinie zwischen LG 16 *Fengfu* und LG 20 *Baihui* lokalisiert werden.

NADELUNG

Transversal 0.5 – 1 *cun*.

WIRKUNGEN

Eliminiert Wind und erleichtert Schmerzen
Beruhigt den Geist

INDIKATIONEN

- Steifheit und Schmerzen des Kopfes und des Halses, einseitige Kopfschmerzen, Schmerzen im Vertexbereich, Wind-Schwindel, Abneigung gegen Wind und Kälte, schmerzhaftes Stauungssyndrom mit Schwitzen.
- Verrücktes Gehen, Insomnie, epileptische Krämpfe.

PUNKTKOMBINATIONEN

- Wind-Schwindel: LG 19 *Houding*, Bl 9 *Yuzhen* und Gb 4 *Hanyan* (*Supplementing Life*).
- Wind-Schwindel und einseitige Kopfschmerzen: LG 19 *Houding*, Gb 4 *Hanyan* und LG 21 *Qianding* (*Thousand Ducat Formulas*).
- Halsschmerzen mit Abneigung gegen Wind-Kälte: LG 19 *Houding*, Gb 36 *Waiqiu* (*Supplementing Life*).
- Schmerzen des Kopfes und des Nackens: LG 19 *Houding*, LG 20 *Baihui* und Di 4 *Hegu (Great Compendium)*.
- Schmerzen des Kopfes und der Augen: LG 19 *Houding*, He 5 *Tongli* und LG 20 *Baihui* (*Supplementing Life*).

LG 20 *BAIHUI*

百會

Hundertfaches Zusammentreffen

Kreuzungspunkt des Lenkergefäßes mit der Blasen-, Gallenblasen-, Dreifacher Erwärmer- und Leber-Leitbahn
Punkt des Meeres des Marks

LOKALISATION

Auf dem Vertex im Bereich der Mittellinie, in einer Mulde 5 *cun* posterior des anterioren Haaransatzes und 7 *cun* superior des posterioren Haaransatzes. Dieser Punkt kann auch 8 *cun* posterior der Glabella und 6 *cun* superior der Protuberantia occipitalis externa bemessen werden.

ANMERKUNG ZUR LOKALISATION

a) Man platziert die Handballen beider Hände auf den anterioren und posterioren Haaransatz und richtet die Mittelfinger aufeinander; LG 20 *Baihui* ist 1 *cun* vor dem Kreuzungspunkt der Mittelfinger lokalisiert;
b) falls der vordere Haaransatz uneindeutig sein sollte, legt man die Handballen auf die Glabella und die Protuberantia occipitalis externa und richtet die Mittelfinger aufeinander; LG 20 *Baihui* ist dann 1 *cun* posterior des Punktes lokalisiert, an dem sich die Mittelfinger treffen;
c) man zieht eine Linie zwischen den langen Achsen des Ohres (vom Mittelpunkt des Läppchens zum Mittelpunkt der Spitze) in seiner leicht posterioren Richtung zum Vertex, wo LG 20 *Baihui* gefunden werden kann.

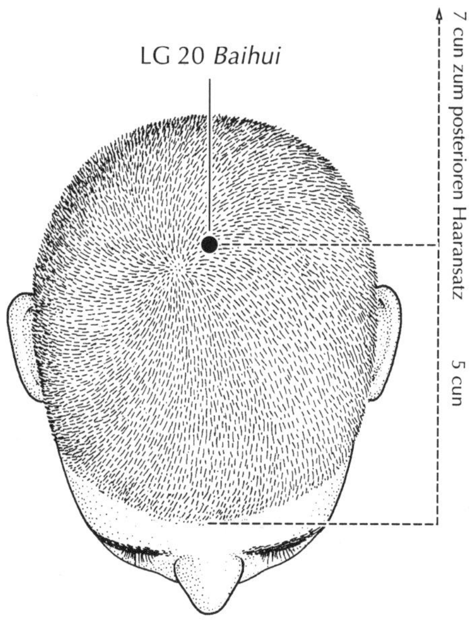

NADELUNG
Transversal 0.5 – 1 *cun*.

WIRKUNGEN
Beruhigt Wind und zähmt das *Yang*
Bringt das *Yang* nach oben und wirkt Prolaps entgegen
Unterstützt den Kopf und die Sinnesorgane
Nährt das Meer des Marks
Unterstützt das Gehirn und beruhigt den Geist

INDIKATIONEN
- Kopf-Wind, einseitige Kopfschmerzen, Vertexschmerzen, Schweregefühl im Kopf, Schwindel, Wind-Schwindel, visueller Schwindel, Tinnitus, hervorstehende Augen, Blindheit, Hypertonus, Hypotonus.
- Wind-Apoplex, Hemiplegie, Opisthotonus, Tetanie, Bewusstseinsverlust, Erbrechen von Schaum, Wind-Epilepsie, Kiefersperre, Rektumprolaps, Uterusprolaps.
- Agitiertheit und Bedrücktheit, Hitzegefühl und Druckgefühl im Bereich des Herzens, Schreck-Palpitationen, schwaches Gedächtnis, Mangel an mentaler Vitalität, Desorientiertheit, viel Weinen, Traurigkeit und Weinen mit Wunsch zu sterben, Manie.
- Obstruktion der Nase, Ausfluss aus der Nase, Nasenbluten, Unfähigkeit Nahrungsmittel und Getränke zu schmecken.
- Rötung des Gesichts nach Konsum von Alkohol, Hitze im Körper, Malaria.

KOMMENTAR
Der Name LG 20 *Baihui* (Hundertfaches Zusammentreffen) spiegelt die Lokalisation dieses Punktes im Bereich der Krone des Kopfes, die den Kreuzungspunkt allen *Yang-Qi's* des Körpers darstellt, und gemäß *Classic of Supplementing Life with Acupuncture and Moxibustion* seine Fähigkeit wider, die „einhundert Erkrankungen" zu behandeln.

Wie vielen Akupunkturpunkten wurde LG 20 *Baihui* in klassischen Texten auch eine Vielzahl von alternativen Namen gegeben, die die unterschiedlichen Aspekte seines Charakters verdeutlichen. Der Name *Sanyangwuhui* (Drei *Yang* Fünf Zusammentreffen) betont, dass es sich bei LG 20 *Baihui* um den Kreuzungspunkt des Lenkergefäßes mit den drei *Yang*-Leitbahnen Blase, Gallenblase und Dreifacher Erwärmer ebenso wie mit der Leber-Leitbahn, handelt. Ein weiterer Name *Niwangong* (Schlammball-Palast) wird in der *Qigong*-Theorie benützt. *Niwan* (Schlammball) bezieht sich auf den materiellen Aspekt des Geistes, der im Gehirn lokalisiert ist (siehe auch LG 24 *Shenting*). Demnach wird LG 20 *Baihui* manchmal als die Lokalisation des oberen *dantian* (Zinnoberfeld) angesehen. Weitere Namen enthalten *Tianshan* (Berg des Himmels), der seine Lokalisation am höchsten Punkt des Körpers ausdrückt und *Guimen* (Geist-Tor), was seinen Einfluss auf psycho-emotionale Erkrankungen zeigt.

LG 20 *Baihui* ist im Apexbereich des Kopfes lokalisiert, dem höchsten Punkt und daher dem Punkt im Körper mit dem meisten *Yang*. Er besitzt daher eine tief liegende Wirkung zur Regulierung des *Yang*, sowohl zum Absenken von übermäßigem *Yang* als auch zum Heben von ungenügendem *Yang*. Innerer Wind ist ein *Yang*-pathogener Faktor, der durch starke nach oben gerichtete Bewegung charakterisiert ist, und meistens dann entsteht, wenn die verteilende und nach oben steigende Bewegung der Leber über die normalen Grenzen hinausgeht. LG 20 *Baihui*, der Kreuzungspunkt des Lenkergefäßes mit der Leber-Leitbahn, ist in der Lage, Manifestationen von innerem Wind und aufsteigendem *Yang* wie Wind-Apoplex, Schwindel, Tinnitus, Kopfschmerzen, Kopf-Wind, Vertexschmerzen, Opisthotonus, Kiefersperre und Bewusstseinsverlust abzusenken. Eine Zahl von unterschiedlichen Klassikern stellt fest, dass man LG 20 *Baihui* bei solchen Füllemustern bluten lassen soll. Die ausgeprägte Fähigkeit dieses Punktes Fülle aus dem Kopf abzusenken, sollte nicht seine Bedeutung hinsichtlich der Nährung des Gehirns in den Schatten stellen. Gemäß *Spiritual Pivot*[41] stellt LG 20 *Baihui* einen Punkt des Meeres des Marks dar: „Sein Punkt oberhalb ist die obere Stelle des Kopfes; unterhalb handelt es sich um *Fengfu*" und „wenn sich das Meer des Marks im Füllezustand befindet, besteht ein Leichtigkeitsgefühl des Körpers und viel Kraft und das Selbst einer Person übersteigt das normale Maß; wenn das Meer des Marks sich in Leere befindet, besteht ein drehendes Gefühl des Gehirns,

Tinnitus, Schmerzen der unteren Beine, Schwindel, Beeinträchtigung des Sehvermögens, Indolenz und Verlangen zu schlafen".

Ebenso wie bei der Behandlung von Erkrankungen des oberen Anteils des Körpers ist LG 20 *Baihui* in der Lage, nach unten sinkendes *Yang* des unteren Endes des Lenkergefäßes, das zum Rektumprolaps führt, anzuheben. Diese *Yang*-hebende Wirkung wurde in der modernen klinischen Praxis auf die Behandlung eines Uterus- und Vaginalprolaps ausgedehnt. Zu diesem Zweck wird LG 20 *Baihui* häufig moxibustiert. *Zhu Dan-xi* empfiehlt die Anwendung von drei Moxakegeln auf LG 20 *Baihui* bei chronischen Erkrankungen mit *Qi*-Mangel und anhaltender Diarrhö.[42] All diese Indikationen spiegeln das Prinzip wider, das im *Yellow Emperor's Inner Classic*[43] wie folgt festgestellt wird: „Wenn sich die Erkrankung unten befindet, wähle [Punkte] von oben." Diese *Yang*-hebende Wirkung wird auch in der *Qigong*-Praxis betont. Es wird die Aufmerksamkeit auf das obere *dantian* [entweder LG 20 *Baihui* oder M-HN 3 *Yintang*] in Fällen von absenkendem *Qi*, Abneigung gegen Wind und Kälte im Kopf, Hypotonie etc. fokussiert. Allerdings besteht eine Kontraindikation in Fällen von übermäßigem *Yang*, Feuer oder Wind. *Ode to Elucidate Mysteries* stellt fest: „Himmel, Erde und Mensch sind drei Kräfte. LG 20 *Baihui* ... ahmt den Himmel nach, KG 21 *Xuangji* ... den Menschen und Ni 1 *Yongquan* ... die Erde." Durch die Öffnung von LG 20 *Baihui* können wir die Energie des Himmels besser absorbieren und durch Fokussierung auf Ni 1 *Yongquan* uns besser mit der Energie der Erde verwurzeln. Es wird allerdings ausdrücklich betont, dass das *Yang* eine natürliche Tendenz besitzt, nach oben zum Kopf zu steigen. Die meisten Menschen sollten zunächst in der Lage sein, das *Qi* zum unteren *dantian*, im unteren Abdomen oder zu Ni 1 *Yongquan* abzusenken und das *Qi* durch den kleinen Himmelskreislauf (das Lenker- und Konzeptionsgefäß) zirkulieren zu lassen, bevor sie übermäßig auf das obere *dantian* fokussieren.

Eine der bemerkenswertesten Gruppen von Indikationen, die man in klassischen Texten hinsichtlich LG 20 *Baihui* findet, sind Erkrankungen des Geistes und des Herzens, zum Beispiel Hitze und Druckgefühl des Herzens, Schreck-Palpitationen, schwaches Gedächtnis, Desorientiertheit, Traurigkeit und Weinen mit dem Wunsch zu sterben etc. Wie schon ausführlich in der einleitenden Besprechung des Lenkergefäßes (weiter oben) dargelegt wurde, verdeutlicht dies eine Überlappung unterschiedlicher Theorien in der chinesischen Medizin bezüglich der Beherbergung des Geistes, wobei einige Schulen das Herz und andere das Gehirn hervorheben. *Essential Questions* stellt zum Beispiel fest: „Das Herz speichert den Geist"[44] und „der Kopf ist die Residenz der Intelligenz"[45]. Wie oben bereits festgestellt, besitzen das Lenkergefäß und besonders LG 20 *Baihui* eine spezielle enge Verbindung mit dem Gehirn. Zur selben Zeit zieht der anteriore Verlauf des Lenkergefäßes durch das Herz nach oben. Das Lenkergefäß kann daher als eine Leitbahn angesehen werden, die diese zwei Theorien integriert, und LG 20 *Baihui* kann speziell dann gewählt werden, wenn psychoemotionale Störungen sich mit Indikationen einer Disharmonie sowohl des Herzens (Palpitationen, Druckgefühl etc.) als auch des Kopfes und des Gehirns (Schweregefühl des Kopfes, Epilepsie, Schwindel etc.) manifestieren.

Ausgehend von LG 20 *Baihui* beginnt das Lenkergefäß entlang der Mittellinie der Vorderseite des Kopfes nach unten und dabei über die Nase zu ziehen. Dieser Punkt ist daher für eine Vielzahl von Nasenerkrankungen, einschließlich Ausfluss, Obstruktion und Blutung indiziert. Schließlich wird LG 20 *Baihui* gemäß *Spiritual Pivot*[46] als ein Punkt einer Gruppe von 25 Punkten zur Behandlung von Kopfschmerzen aufgeführt, die durch Inversions-*Qi* (gestörter und gegensätzlicher *Qi*-Fluss) verursacht werden: LG 18 *Qiangjian*, LG 19 *Houding*, LG 20 *Baihui*, LG 21 *Qianding*, LG 22 *Xinhui*, Bl 5 *Wuchu*, Bl 6 *Chengguang*, Bl 7 *Tongtian*, Bl 8 *Luoque*, Bl 9 *Yuzhen*, Gb 15 *Toulinqi*, Gb 16 *Muchuang*, Gb 17 *Zhengying*, Gb 18 *Chengling* und Gb 19 *Naokong*.

PUNKTKOMBINATIONEN

- Somnolenz: LG 20 *Baihui* und LG 22 *Xinhui* (*Supplementing Life*).
- Somnolenz: LG 20 *Baihui*, 3E 10 *Tianjing*, Di 2 *Erjian*, Di 3 *Sanjian*, Ni 3 *Taixi*, Ni 6 *Zhaohai*, Ma 45 *Lidui* und Bl 18 *Ganshu (Great Compendium)*.
- Schreck-Palpitationen: LG 20 *Baihui*, LG 11 *Shendao*, 3E 10 *Tianjing* und 3E 2 *Yemen* (*Supplementing Life*).
- Agitiertheit des Herzens. LG 20 *Baihui*, LG 18 *Qiangjian* und Bl 6 *Chengguang* (*Supplementing Life*).
- Manie: LG 20 *Baihui*, Pe 5 *Jianshi*, Ni 7 *Fuliu*, Ni 10 *Yingu* und Ma 36 *Zusanli (Illustrated Supplement)*.
- Tendenz zu übermäßigem Weinen: LG 20 *Baihui* und LG 26 *Renzhong (Great Compendium)*.
- Wind-Epilepsie mit nach oben starrenden Augen: LG 20 *Baihui*, Bl 60 *Kunlun* und 3E 23 *Sizhukong (Great Compendium)*.
- Kopf-Wind: LG 20 *Baihui*, Gb 19 *Naokong* und Bl 10 *Tianzhu* (*Supplementing Life*).
- Kopf-Wind: LG 20 *Baihui*, Gb 43 *Xiaxi*, LG 23 *Shangxing*, LG 21 *Qianding*, Dü 5 *Yanggu*, Di 4 *Hegu*, 3E 1 *Guanchong*, Bl 60 *Kunlun (Great Compendium)*.

- Einseitiger oder generalisierter Kopf-Wind: LG 20 *Baihui*, LG 21 *Qianding*, LG 24 *Shenting*, LG 23 *Shangxing*, 3E 23 *Sizhukong*, Gb 20 *Fengchi*, Di 4 *Hegu*, Bl 2 *Zanzhu* und Ma 8 *Touwei (Great Compendium)*.
- Schmerzen des Kopfes und der Augen: LG 20 *Baihui*, He 5 *Tongli* und LG 19 *Houding* (*Supplementing Life*).
- Schmerzen des Kopfes und des Nackens: LG 20 *Baihui*, LG 19 *Houding* und Di 4 *Hegu (Great Compendium)*.
- Kiefersperre nach Wind-Apoplex: LG 20 *Baihui*, LG 26 *Renzhong*, Ma 6 *Jiache*, KG 24 *Chengjiang*, Di 4 *Hegu (Great Compendium)*.
- Für die meisten Arten von akuten Halsschmerzen: Zunächst nadelt man LG 20 *Baihui*, dann Le 3 *Taichong*, Ni 6 *Zhaohai* und Mi 6 *Sanyinjiao* (*Ode of Xi-hong*).
- Tinnitus: LG 20 *Baihui*, Dü 19 *Tinggong*, Gb 2 *Tinghui*, 3E 21 *Ermen*, Bl 8 *Luoque*, Di 5 *Yangxi*, Dü 2 *Qiangu*, Dü 3 *Houxi*, Dü 4 *Wangu*, 3E 3 *Zhongzhu*. 3E 2 *Yemen*, Di 1 *Shangyang* und Bl 23 *Shenshu* *(Great Compendium)*.
- Obstruktion der Nase mit Unfähigkeit Duft von Gestank zu unterscheiden: LG 20 *Baihui*, LG 23 *Shangxing*, LG 22 *Xinhui* und Bl 6 *Chengguang* (*Supplementing Life*).
- Verstopfte Nase: LG 20 *Baihui*, Bl 9 *Yuzhen*, Gb 15 *Toulinqi*, LG 23 *Shangxing* und *Danyang* (Extra)[47] *(Supplementing Life)*.
- Dysenterieerkrankung: LG 20 *Baihui* und KG 15 *Jiuwei* (*Ode of Spiritual Brightness*).
- Rektumprolaps bei Kindern: LG 20 *Baihui*, LG 1 *Changqiang* und Bl 25 *Dachangshu (Great Compendium)*.
- Rektumprolaps bei Kindern: Zunächst Moxibustion auf LG 20 *Baihui*, dann KG 15 *Jiuwei* (*Ode of Xi-hong*).
- Rektumprolaps: LG 20 *Baihui*, Bl 25 *Dachangshu*, LG 1 *Changqiang*, Gb 21 *Jianjing*, Di 4 *Hegu* und Ma 30 *Qichong (Compilation)*.
- Rektumprolaps: LG 20 *Baihui*, KG 8 *Shenque* und Bl 28 *Pangguangshu (Compilation)*.
- Rektumprolaps und Hämorrhoiden: LG 20 *Baihui*, M-UE 29 *Erbai*, Bl 52 *Zhishi* und LG 1 *Changqiang* *(Great Compendium)*.

LG 21 *QIANDING*

Vorderer Scheitel

前頂

LOKALISATION

Auf der Oberseite des Kopfes, im Bereich der Mittellinie, 1.5 *cun* direkt anterior von LG 20 *Baihui* und 3.5 *cun* posterior des vorderen Haaransatzes.

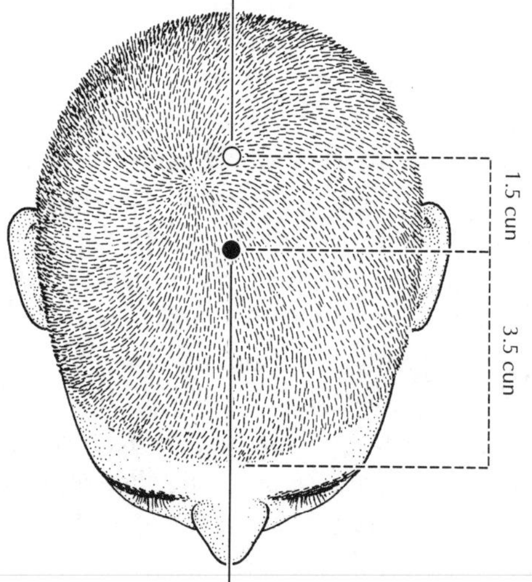

ANMERKUNG ZUR LOKALISATION

a) Man unterteilt den Abstand zwischen LG 20 *Baihui* und dem vorderen Haaransatz in Drittel. LG 21 *Qianding* liegt etwas hinter der Verbindung des ersten und mittleren Drittels;
b) falls der vordere Haaransatz ungenau ist, lokalisiert man 3 *cun* superior der Glabella und 5 *cun* anterior von LG 20 *Baihui*.

NADELUNG

Transversal 0.5 – 1 *cun*.

CAVE: Dieser Punkt sollte nicht bei Kindern genadelt werden, bei denen die Fontanelle noch nicht geschlossen ist.

WIRKUNGEN

Beseitigt Wind und behandelt Krämpfe
Unterstützt den Kopf

INDIKATIONEN

- Kopf-Wind, visueller Schwindel, Wind-Epilepsie, Schreck-Epilepsie bei Kindern, akuter und chronischer Schreck-Wind bei Kindern, klonische Spasmen.

- Schmerzen und Schwellung des Vertex, Schwellung und Rötung des Gesichts, Ödeme, Abneigung gegen Wind-Kälte, leichter klarer Ausfluss aus der Nase.

PUNKTKOMBINATIONEN
- Schreck-Epilepsie bei Kindern: LG 21 *Qianding*, LG 22 *Xinhui*, Gb 13 *Benshen* und Bl 10 *Tianzhu* (*Supplementing Life*).
- Wind-Schwindel und einseitiger Kopfschmerz: LG 21 *Qianding*, LG 19 *Houding*, Gb 4 *Hanyan* (*Thousand Ducat Formulas*).
- Einseitiger oder generalisierter Kopf-Wind: LG 21 *Qianding*, LG 20 *Baihui*, LG 24 *Shenting*, LG 23 *Shangxing*, 3E 23 *Sizhukong*, Gb 20 *Fengchi*, Di 4 *Hegu*, Bl 2 *Zanzhu* und Ma 8 *Touwei* (*Great Compendium*).
- Unfähigkeit zu sprechen nach Wind-Apoplex: LG 21 *Qianding*, LG 24 *Shenting* (*Song of the Jade Dragon*).
- Plötzliche Schwellung des Gesichts: LG 21 *Qianding*, LG 22 *Xinhui*, LG 23 *Shangxing*, Ma 43 *Xiangu* und Mi 4 *Gongsun* (*Supplementing Life*).
- Rötung und Schwellung des Gesichts: LG 21 *Qianding*, LG 22 *Xinhui*, LG 23 *Shangxing*, LG 17 *Naohu* und Gb 20 *Fengchi* (*Thousand Ducat Formulas*).
- Schwellung des Gesichts bei einem Mangelzustand: LG 21 *Qianding* und LG 26 *Renzhong* (*One Hundred Symptoms*).

LG 22 *XINHUI*

Zusammentreffen an der vorderen Fontanelle

顖會

LOKALISATION
Auf der Oberfläche des Kopfes, im Bereich der Mittellinie, 2 *cun* posterior des vorderen Haaransatzes.

ANMERKUNG ZUR LOKALISATION
a) Man unterteilt den Abstand zwischen LG 20 *Baihui* und dem vorderen Haaransatz in zwei Hälften und lokalisiert LG 22 *Xinhui* 0.5 *cun* anterior dieses Mittelpunktes;
b) man lokalisiert 1 *cun* posterior von LG 23 *Shangxing*;
c) falls der vordere Haaransatz undeutlich ist, lokalisiert man 3 *cun* superior der Glabella und 5 *cun* anterior von LG 20 *Baihui*.

NADELUNG
Transversal 0.5 – 1 *cun*.
CAVE: Dieser Punkt sollte nicht bei Kindern genadelt werden, bei denen die Fontanelle noch nicht geschlossen ist.

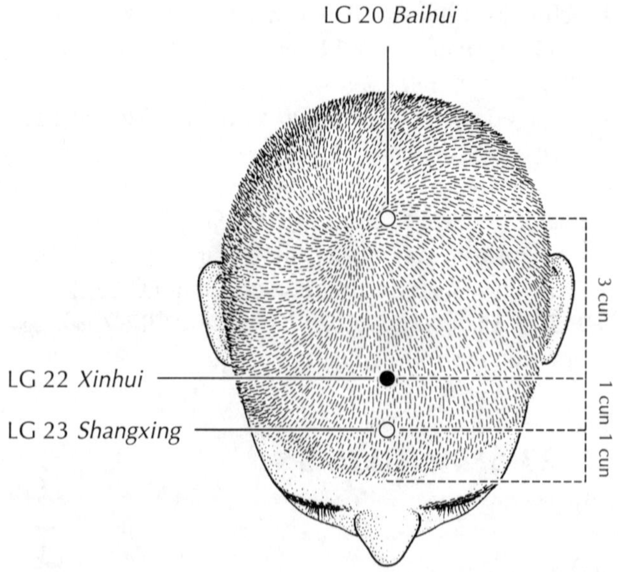

WIRKUNGEN
Unterstützt die Nase
Beseitigt Wind und unterstützt den Kopf

INDIKATIONEN
- Nasenbluten, verstopfte Nase, Unfähigkeit zwischen Duft und Gestank zu unterscheiden, übermäßiger Ausfluss aus der Nase bei Kindern, Nasenschmerzen, Nasenpolypen.
- Kopf-Wind, chronische Kopfschmerzen, Leerezustand und Kälte des Gehirns, berstender Kopfschmerz nach übermäßigem Alkoholgenuss, Schwindel, visueller Schwindel, chronischer und akuter Schreck-Wind bei Kindern.
- Bläulich-grüne (*qing*) Hautfarbe, rotes und geschwollenes Gesicht, Schwellung der Kopfhaut, Schuppen.
- Somnolenz, Schreck-Palpitationen.

KOMMENTAR
Wie es häufig der Fall ist, wird einem Punkt wie LG 22 *Xinhui*, der in der modernen klinischen Praxis als unbedeutend angesehen wird, in klassischen Texten eindeutig eine größere Bedeutung zugeschrieben, bezeugt durch viele traditionelle Indikationen und Punktkombinationen. Wie bei vielen Punkten im Kopfbereich teilt er die Fähigkeit inneren Wind zu beruhigen und behandelt eine Vielzahl von Kopferkrankungen. Seine Anwendung bei Nasenerkrankungen wird allerdings von LG 23 *Shangxing* hinsichtlich Kopf-Wind, und von LG 20 *Baihui* hinsichtlich Kopfschmerzen und Schwindel überschattet.

PUNKTKOMBINATIONEN
- Somnolenz: LG 22 *Xinhui* und LG 20 *Baihui* (*Supplementing Life*).

- Schreck-Epilepsie bei Kindern: LG 22 *Xinhui*, LG 21 *Qianding*, Gb 13 *Benshen* und Bl 10 *Tianzhu* (*Supplementing Life*).
- Kopf-Wind: LG 22 *Xinhui* und Bl 9 *Yuzhen (One Hundred Symptoms)*.
- Kopf-Wind und Schwindel: LG 22 *Xinhui*, LG 24 *Shenting* und LG 23 *Shangxing* (*Supplementing Life*).
- Obstruktion der Nase mit Unfähigkeit zwischen Duft und Gestank zu unterscheiden: LG 22 *Xinhui*, LG 23 *Shangxing*, LG 20 *Baihui* und Bl 6 *Chengguang* (*Supplementing Life*)

LG 23 *SHANGXING*

上星

Oberer Stern

LOKALISATION

Auf der Oberfläche des Kopfes im Bereich der Mittellinie 1 *cun* posterior des vorderen Haaransatzes und 0.5 *cun* posterior von LG 24 *Shenting*.

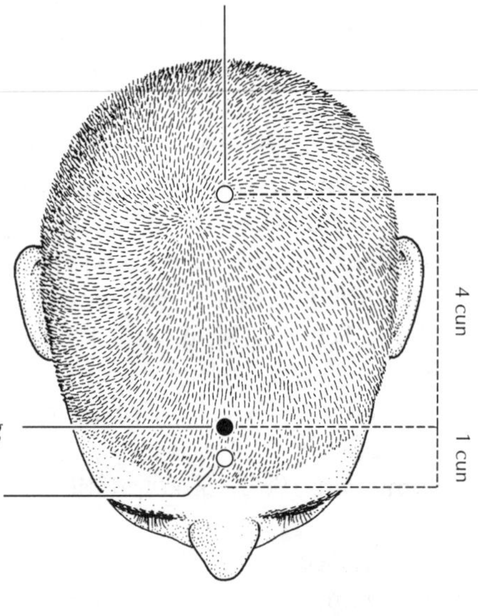

ANMERKUNG ZUR LOKALISATION

Falls der vordere Haaransatz undeutlich ist, lokalisiert man ihn 3 *cun* superior der Glabella und 5 *cun* anterior von LG 20 *Baihui*.

NADELUNG

Transversal 0.5 – 1 *cun*.

WIRKUNGEN

Unterstützt die Nase und die Augen
Beseitigt Wind und unterstützt den Kopf und das Gesicht und beseitigt Schwellung
Beruhigt den Geist

INDIKATIONEN

- Nasale Obstruktion und Ausfluss, nasale Obstruktion verbunden mit Kopfschmerzen, Unfähigkeit zwischen Duft und Gestank zu unterscheiden, Nasenpolypen, klarer Ausfluss aus der Nase, Rhinitis, anhaltende Blutung aus der Nase und dem Mund.
- Visueller Schwindel, Schmerzen der Augen, Kurzsichtigkeit, Rötung und Schwellung des Gesichts, Schwellung des Gesichts bei einem Leeresyndrom, Schwellung der Kopfhaut, Kopf-Wind, Malaria, fieberhafte Erkrankung ohne Schwitzen, Manie-Depression.

KOMMENTAR

Nachdem es über dem Vertex des Kopfes verläuft, zieht das Lenkergefäß durch die Nase. LG 23 *Shangxing*, der direkt oberhalb der Nase lokalisiert ist, befindet sich in einer Kontrollposition, um ein breites Spektrum von Nasenerkrankungen zu regulieren, und ist ein wichtiger klinischer Punkt zur Behandlung von nasaler Obstruktion und Ausfluss, Schmerzen bei Sinusitis, Rhinitis, Unfähigkeit zu riechen, Nasenbluten und Nasenpolypen.

Ein alternativer Name für diesen Punkt ist *Mingtang* (Halle der Helligkeit). Dies spiegelt die Tatsache wider, dass LG 23 *Shangxing* in frühesten Zeiten als wertvoll in der Behandlung von Augenerkrankungen, einschließlich Kurzsichtigkeit, Augenschmerzen, visueller Beeinträchtigung und visuellem Schwindel angesehen wurde. Dies könnte sowohl durch die Nähe des Punktes zum Augenbereich erklärt werden, als auch durch die Tatsache, dass der anteriore Verlauf des Lenkergefäßes nach unten zwischen die Augen zieht. Interessanterweise warnen einige klassische Texte davor, dass, falls dieser Punkt mit übermäßiger Moxibustion behandelt wird, das *Yang* angehoben wird und dies zu einer Einschränkung des klaren Sehvermögens führt. Eine Zahl von weiteren alternativen Namen für diesen Punkt verdeutlichen seinen Status als einen der „Dreizehn Geisterpunkte", die in *Supplementing to the Thousand Ducat Formulas* von *Sun Simiao* zur Behandlung von Manieerkrankungen und Epilepsie aufgeführt werden. Diese beinhalten *Guitang* (Geisthalle), *Guigong* (Geistpalast) und *Shentang* (Halle des Geistes). Schließlich ist LG 23 *Shangxing* für verschiedene Arten von Schwellung im oberen Bereich, einschließlich Rötung und Schwellung des Gesichts, Schwellung des Gesichts bei einem Leeresyndrom und Schwellung Kopfhaut indiziert.

PUNKTKOMBINATIONEN

- Obstruktion der Nase mit Unfähigkeit zwischen Duft und Gestank zu unterscheiden: LG 23 *Shangxing*, LG 20 *Baihui*, LG 22 *Xinhui* und Bl 6 *Chengguang* (*Supplementing Life*).

- Verstopfte Nase mit Unfähigkeit zwischen Duft und Gestank zu unterscheiden: LG 23 *Shangxing*, Di 20 *Yingxiang*, Bl 5 *Wuchu* und Di 19 *Kouheliao (Great Compendium)*.
- Verstopfte Nase: LG 23 *Shangxing*, Bl 9 *Yuzhen*, LG 20 *Baihui*, Gb 15 *Toulinqi* und *Danyang* (Extra)[47] (*Supplementing Life*).
- Nasale Obstruktion und Ausfluss: LG 23 *Shangxing* und Bl 7 *Tongtian* (*Primary Points of the Fourteen Channels*).
- Nasenbluten: LG 23 *Shangxing* und Di 19 *Kouheliao (Song of Points)*.
- Augenschmerzen: LG 23 *Shangxing*, Di 5 *Yangxi*, Di 2 *Erjian*, Pe 7 *Daling*, Di 3 *Sanjian* und Dü 2 *Qiangu (Great Compendium)*.
- Schmerzen des Augapfels: LG 23 *Shangxing* und Ma 44 *Neiting (Great Compendium)*.
- Schmerzen der Augen mit Unfähigkeit zu sehen: LG 23 *Shangxing*, Gb 20 *Fengchi*, LG 17 *Naohu*, Bl 9 *Yuzhen* und LG 16 *Fengfu* (*Thousand Ducat Formulas*).
- Visueller Schwindel: LG 23 *Shangxing*, LG 24 *Shenting*, Ni 1 *Yongquan*, Bl 45 *Yixi*, Lu 10 *Yuji* und Mi 2 *Dadu* (*Supplementing Life*).
- Schwindel: LG 23 *Shangxing*, Gb 20 *Fengchi* und Bl 10 *Tianzhu* (*Glorious Anthology*).
- Kopf-Wind und Schwindel: LG 23 *Shangxing*, LG 24 *Shenting* und LG 22 *Xinhui* (*Supplementing Life*).
- Kopf-Wind: LG 23 *Shangxing*, LG 20 *Baihui*, Gb 43 *Xiaxi*, LG 21 *Qianding*, Dü 5 *Yanggu*, Di 4 *Hegu*, 3E 1 *Guanchong* und Bl 60 *Kunlun (Great Compendium)*.
- Plötzliche Schwellung des Gesichts: LG 23 *Shangxing*, LG 22 *Xinhui*, LG 21 *Qianding*, Ma 43 *Xiangu* und Mi 4 *Gongsun* (*Supplementing Life*).
- Rötung und Schwellung des Gesichts: LG 23 *Shangxing*, LG 22 *Xinhui*, LG 21 *Qianding*, LG 17 *Naohu* und Gb 20 *Fengchi* (*Thousand Ducat Formulas*).

LG 24 *SHENTING*

Hof des Geistes

神庭

Kreuzungspunkt des Lenkergefäßes mit der Blasen- und Magen-Leitbahn

LOKALISATION

Auf der Oberfläche des Kopfes im Bereich der Mittellinie 0.5 *cun* posterior des vorderen Haaransatzes und 0.5 *cun* anterior von LG 23 *Shangxing*.

ANMERKUNG ZUR LOKALISATION

Falls der vordere Haaransatz undeutlich ist, lokalisiert man diesen 3 *cun* superior der Glabella bzw. 5 *cun* anterior von LG 20 *Baihui*.

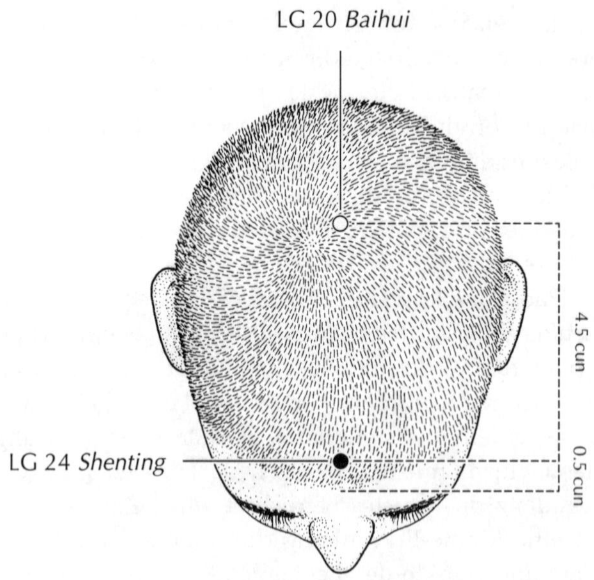

NADELUNG

Transversal 0.5 – 1 *cun*.

ANMERKUNG: Gemäß einiger klassischer Texte ist dieser Punkt für eine Nadelung kontraindiziert.

WIRKUNGEN

Unterstützt das Gehirn und beruhigt den Geist
Eliminiert Wind und unterstützt den Kopf
Unterstützt die Nase und die Augen

INDIKATIONEN

- Manie-Depression, steigt auf hohe Plätze und singt, entkleidet sich und läuft umher, ahmt die Sprache anderer Menschen nach, Schreck-Palpitationen, Insomnie, Bewusstseinsverlust, Zungenbewegung.
- Nach oben starrende Augen, Opisthotonus, Wind-Epilepsie, Wind-Schwindel verbunden mit Erbrechen, Erbrechen mit Agitiertheit und Völlegefühl, Schwindel, Kopf-Wind, Kopfschmerzen mit Frösteln und Fieber, Kältegefühl des Kopfes.
- Klarer und anhaltender Ausfluss der Nase, verstopfte Nase und Ausfluss, Nasenbluten, Augentränen, Mangel an klarem Sehvermögen, Dyspnoe.

KOMMENTAR

LG 24 *Shenting* (Hof des Geistes) ist auch als *Tianting* (Hof des Himmels) bekannt. Wie viele Punkte des Lenkergefäßes besitzt er eine starke Wirkung zur Beruhigung des Geistes bzw. zur Behandlung von Epilepsie und Manie-Erkrankung. Er ist in dramatischer und anschaulicher Weise zur Behandlung von Erkrankten indiziert, die sich entkleiden, auf hohe Plätze steigen, singen und die Stimme anderer Menschen nachahmen. Die Wirkungen der Punkte des

Lenkergefäßes auf den Geist kann auf drei Arten erklärt werden. Erstens besitzt das Lenkergefäß unter allen Leitbahnen die engste Verbindung zum Gehirn. Wie in der einleitenden Besprechung des Lenkergefäßes erklärt wurde, wurden der Kopf und das Gehirn innerhalb der Traditionen vor dem Inneren Klassiker und späteren Daoisten als Meer des Geistes angesehen.

Traditionellerweise wurde Wind, der durch das Lenkergefäß in das Gehirn eindringt, als ein Grund für mentale Erkrankungen verstanden. Zum Zweiten dringt der vordere Verlauf des Lenkergefäßes in das Herz ein und stellt damit eine starke Verbindung des Gehirns mit dem Herzen dar, das eher als die Residenz des Geistes betrachtet wird. Zum Dritten ist eine Manie-Erkrankung durch Hitze charakterisiert und Punkte des Lenkergefäßes, des „Meer der *Yang*-Leitbahn", sind wichtig, um pathogene Hitze aus dem ganzen Körper auszuleiten. Was speziell LG 24 *Shenting* angeht, soll er direkten Zugang zu *Niwan* (Schlammball), auch bekannt als *Huangting* (Der gelbe Hof) besitzen. *Niwan* stellt in der daoistischen Tradition den zentralen der neun Paläste des Gehirns dar und wird als die Lokalisation der materiellen Basis des Geistes angesehen. *Classic on the Central Void in the Inner Sphere* sagte: „Der Ursprung des Essenz-Geistes im Gehirn wird auch *Niwan* genannt" und „der gesamte Geist, der sich im Gesicht ausdrückt, hat seinen Ursprung im *Niwan*"[48], während der daoistische Klassiker *Collected Wisdom by Master Magic Sword* feststellt: „Das Herz-*Qi* ist mit dem darüber liegendem *Niwan*-Palast verbunden."[49]

Die zweite Hauptwirkung von LG 24 *Shenting* liegt darin, pathologisch nach oben steigenden inneren Wind zu beruhigen (nach oben starrende Augen, Schwindel und Epilepsie) und äußeren pathogenen Wind (Kopf-Wind, Kopfschmerzen mit Frösteln und Fieber und Kältegefühl des Kopfes) zu vertreiben. Da LG 24 *Shenting* ein Kreuzungspunkt des Lenkergefäßes mit der Magen-Leitbahn ist, ist er besonders für Wind-Schwindel verbunden mit Erbrechen und Erbrechen mit Agitiertheit und Völlegefühl indiziert. Schließlich ist LG 24 *Shenting*, wie LG 23 *Shangxing*, für eine Vielzahl von Erkrankungen der Nase und des Auges, einschließlich klarem und anhaltendem Ausfluss der Nase, verstopfter Nase und Ausfluss, Nasenbluten, Augentränen und Mangel an klarem Sehvermögen indiziert. Es ist allerdings interessant festzustellen, dass eine Zahl von Klassikern, einschließlich *Systematic Classic of Acupuncture and Moxibustion* und *Illustrated Classic of Acupuncture Points on the Bronze Man*, warnen, dass dieser Punkt für Nadelung kontraindiziert sei, da es zu gegenteiligen Wirkungen wie Schädigung des Sehvermögens oder Manie führen kann.

PUNKTKOMBINATIONEN

- Verrücktheit mit Erbrechen von Schaum: LG 24 *Shenting*, LG 27 *Duiduan* und KG 24 *Chengjiang* (*Systematic Classic*).
- Wind-Epilepsie: LG 24 *Shenting*, LG 25 *Suliao* und Ni 1 *Yongquan (Great Compendium)*.
- Unfähigkeit zu sprechen nach Wind-Apoplex: LG 24 *Shenting*, LG 21 *Qianding (Song of the Jade Dragon)*.
- Einseitiger oder generalisierter Kopf-Wind: LG 24 *Shenting*, LG 20 *Baihui*, LG 21 *Qianding*, LG 23 *Shangxing*, 3E 23 *Sizhukong*, Gb 20 *Fengchi*, Di 4 *Hegu*, Bl 2 *Zanzhu* und Ma 8 *Touwei (Great Compendium)*.
- Kopf-Wind und Schwindel: LG 24 *Shenting*, LG 23 *Shangxing* und LG 22 *Xinhui* (*Supplementing Life*).
- Visueller Schwindel: LG 24 *Shenting*, LG 23 *Shangxing*, Ni 1 *Yongquan*, Bl 45 *Yixi*, Lu 10 *Yuji* und Mi 2 *Dadu* (*Supplementing Life*).
- Rhinitis mit klarem Ausfluss aus der Nase: LG 24 *Shenting*, Bl 12 *Fengmen*, Di 4 *Hegu*, Bl 2 *Zanzhu*, Di 20 *Yingxiang*, Bl 67 *Zhiyin* und Ni 20 *Futonggu* (*Thousand Ducat Formulas*).
- Augentränen: LG 24 *Shenting* und Le 2 *Xingjian* (*Supplementing Life*).

LG 25 *SULIAO*

Einfacher Knochenspalt

素髎

LOKALISATION

Auf der Mittellinie im Bereich der Nasenspitze.

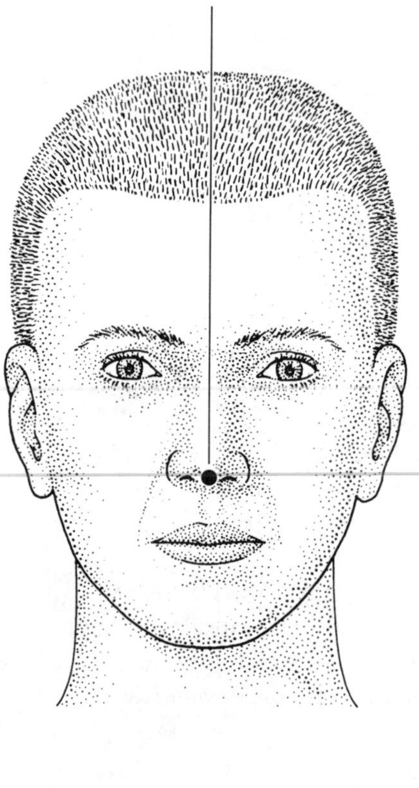

NADELUNG
a) Senkrecht 0.2 – 0.3 *cun;*
b) transversal nach superior 0.5 –1 *cun;*
c) Stechen, um bluten zu lassen.
ANMERKUNG: Gemäß einiger klassischer Texte ist dieser Punkt für Moxibustion kontraindiziert.

WIRKUNGEN
Unterstützt die Nase

INDIKATIONEN
- Reichlicher Ausfluss aus der Nase, Rhinitis, Unfähigkeit zwischen Duft und Gestank zu unterscheiden, Obstruktion der Nase, wunde Nase, Nasenbluten, Trinkernase, Nasenpolypen, Dyspnoe, Hypertonie.

KOMMENTAR
In letzter Zeit wurde herausgefunden, dass dieser Punkt eine Wirkung zur Verringerung einer Alkoholintoxikation besitzt, indem der Abbauweg von der Leber zur Lunge wieder harmonisiert wird und dadurch die Alkoholmenge in der ausgeatmeten Luft vergrößert wird. Andere neuere Untersuchungen haben gezeigt, dass dieser Punkt zur Wiederherstellung des Bewusstseins wirksamer ist als LG 26 *Renzhong*.

PUNKTKOMBINATIONEN
- Wind-Epilepsie: LG 25 *Suliao,* LG 24 *Shenting* und Ni 1 *Yongquan (Great Compendium).*

LG 26 *RENZHONG*

人中

Mitte des Menschen

Kreuzungspunkt des Lenkergefäßes mit der Dickdarm- und Magen-Leitbahn
Sun Si-miao Geistpunkt

LOKALISATION
Oberhalb der Oberlippe, auf der Mittellinie im Bereich der Verbindung zwischen dem oberen Drittel und den unteren zwei Dritteln des Philtrum.

ANMERKUNG ZUR LOKALISATION
Das Philtrum ist die deutliche Einkerbung auf der Mittellinie zwischen der Nasenwurzel und dem Rand der Oberlippe.

NADELUNG
Schräg nach superior 0.3 – 0.5 *cun.*

WIRKUNGEN
Stellt das Bewusstsein wieder her und beruhigt den Geist
Unterstützt Gesicht und Nase und beseitigt Wind
Unterstützt die Wirbelsäule und behandelt Lumbago

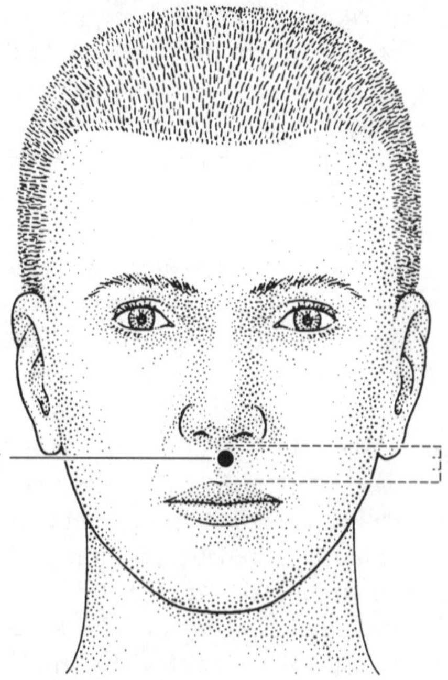

INDIKATIONEN
- Plötzlicher Bewusstseinsverlust, Koma, akuter und chronischer Schreck-Wind bei Kindern, Bewusstseinsverlust nach Wind-Apoplex, Kiefersperre, Deviation des Gesichts und des Mundes, Kopfschmerzen mit Frösteln und Fieber, Hypertonus.
- Manie-Depression, Epilepsie, inadäquates Lachen, unerwartetes Lachen und Weinen, anhaltendes Nasenbluten, klarer Ausfluss aus der Nase, anhaltender Ausfluss aus der Nase mit erschwerter Atmung, Unfähigkeit zwischen Duft und Gestank zu unterscheiden, Erkrankung mit Auszehrung und übermäßigem Durst, Wassertrinken ohne Limit, Ödeme des Körpers, Schwellung des Gesichts mit zitternden Lippen, Gelbsucht.
- Steifheit und Schmerzen der Wirbelsäule, Verstauchung und Schmerzen der Lendenwirbelsäule.

KOMMENTAR
Der Name dieses Punktes (Mitte des Menschen) spiegelt die Lokalisation dieses Punktes in der Nähe der Verbindung des Lenkergefäßes und des Konzeptionsgefäßes zwischen der Nase und dem Mund wider. Das Lenkergefäß, das alle *Yang*-Leitbahnen beherrscht, und die Nase, die das himmlische *Qi* aufnimmt, entsprechen beide dem Himmel (*Yang*). Das Konzeptionsgefäß, das alle *Yin*-Leitbahnen beherrscht, und der Mund, der die Erde der Nahrung aufnimmt, entsprechen beide der Erde (*Yin*). Gemäß der chinesischen Kosmologie befindet sich der „Mensch" zwischen Himmel und Erde, und LG 26 *Renzhong* soll die Verbindung zwischen beiden herstellen. Wenn die harmonierende Interaktion zwi-

schen *Yin* und *Yang* verloren geht und sie sich zu teilen beginnen, kommt es zu einem Bewusstseinsverlust (der Tod stellt die ultimative Manifestation dieser Trennung dar). LG 26 *Renzhong* (zusammen mit Pe 6 *Neiguan*) war einer der zwei Punkte, die von späteren Kommentatoren zu den „Vier Kommandopunkten" von *Gao Wu* hinzugefügt wurden, um die „Sechs Kommandopunkte" entstehen zu lassen. In dieser Gruppe der wichtigsten Akupunkturpunkte erhielt LG 26 *Renzhong* seine Indikation der Wiederbelebung und er stellt den wichtigsten Einzelakupunkturpunkt zur Wiederherstellung des Bewusstseins bzw. der *Yin-Yang*-Harmonie dar. Bei jeglicher Art von Ohnmacht oder Bewusstseinsverlust, einschließlich Nadelkollaps, kann LG 26 *Renzhong* genadelt oder stark gedrückt (schräg nach oben Richtung Nasenwurzel) werden. *Ode of the Golden Needle* empfielt die Nadelung von LG 26 *Renzhong* und Ma 36 *Zusanli* speziell für Schwindel nach einer Nadelung (Nadelkollaps).

Die starke Wirkung von LG 26 *Renzhong* hinsichtlich der Wiederherstellung des Bewusstseins wird durch seinen ebenso starken Effekt zur Beruhigung des Geistes gezeigt. Das Lenkergefäß dringt in das Gehirn ein und verbindet sich (via seinem anterioren Verlauf) mit dem Herzen. LG 26 *Renzhong* ist ein wichtiger Punkt zur Behandlung von schweren psychoemotionalen Erkrankungen, und ist in klassischen Texten für unerwartetes und unadäquates Lachen und Weinen indiziert. Die Bedeutung von LG 26 *Renzhong* in der Behandlung von Manie-Erkrankungen und Epilepsie wird dadurch verdeutlicht, dass er unter seinem alternativen Namen *Guigong* (Geist-Palast) unter die „Dreizehn Geistpunkte" von *Sun Si-miao* zur Behandlung von Manie-Erkrankungen und Epilepsie aufgenommen wurde. *Ode of Xi-hong* besagt Folgendes: „Die Fähigkeit von LG 26 *Renzhong* Manie-Erkrankungen zu behandeln ist überragend; die dreizehn Geistpunkte dürfen nicht übersehen werden".

LG 26 *Renzhong* ist der Kreuzungspunkt des Lenkergefäßes mit den Hand- und Fuß-*yangming*- (Dickdarm und Magen)-Leitbahnen, die das Gesicht und die Nase beherrschen. Er ist daher für eine Reihe von Erkrankungen der Nase, einschließlich Obstruktion, Ausfluss, Blutung und Geruchsverlust indiziert, ebenso wie für Schwellung des Gesichts und Wind-Erkrankung wie Deviation des Gesichtes und des Mundes und Kiefersperre.

Yellow Emperor's Inner Classic[50] sagt: „Wenn sich die Erkrankung unten befindet, wähle [Punkte] von oben." LG 26 *Renzhong*, der nahe dem Ende des Lenkergefäßes lokalisiert ist, ist daher ein wichtiger klinischer Punkt in der Behandlung von Verstauchung der Lendenwirbelsäule, die vom unteren Anteil des Lenkergefäßes überquert wird und sich nahe seinem Ursprung befindet. Er wird in der Regel ausgewählt, wenn der Schmerz akut ist, und sich im Bereich der Mittellinie befindet und wird genadelt, während der Patient steht und die Taille rotiert bzw. beugt.

PUNKTKOMBINATIONEN

- Bewusstseinsverlust nach Wind-Apoplex: LG 26 *Renzhong*, Pe 9 *Zhongchong* und Di 4 *Hegu*; falls dies keine Wirkung zeigt nadelt man LG 15 *Yamen* und Le 1 *Dadun (Great Compendium)*.
- Bewusstseinsverlust durch Hitzeschlag: LG 26 *Renzhong*, Di 4 *Hegu*, Ma 44 *Neiting*, LG 20 *Baihui*, KG 3 *Zhongji* und KG 6 *Qihai (Great Compendium)*.
- Tendenz zu übermäßigem Weinen: LG 26 *Renzhong* und LG 20 *Baihui* (*Great Compendium*).
- Häufiges Lachen: LG 26 *Renzhong*, Lu 7 *Lieque*, Di 5 *Yangxi* und Pe 7 *Daling (Great Compendium)*.
- Verrücktheit: LG 26 *Renzhong* und LG 28 *Yinjiao* (*Systematic Classic*).
- Epilepsie: LG 26 *Renzhong* und Pe 5 *Jianshi* (*Ode of the Spiritual Brightness*).
- Ausfluss aus der Nase mit Unfähigkeit zwischen Duft und Gestank zu unterscheiden: LG 26 *Renzhong* und 3E 16 *Tianyou* (*Thousand Ducat Formulas*).
- Schwellung des Gesichts bei einem Leeresyndrom: LG 26 *Renzhong* und LG 21 *Qianding (One Hundred Symptoms)*.
- Deviation von Mund und Auge: LG 26 *Renzhong*, Ma 6 *Jiache*, Ma 4 *Dicang*, KG 24 *Chengjiang*, Gb 2 *Tinghui* und Di 4 *Hegu (Illustrated Supplement)*.
- Kiefersperre nach Wind-Apoplex: LG 26 *Renzhong*, Ma 6 *Jiache*, LG 20 *Baihui*, KG 24 *Chengjiang*, Di 4 *Hegu (Great Compendium)*.
- Schmerzen der Lumbalregion und des Beins: LG 26 *Renzhong* und Bl 40 *Weizhong (Great Compendium)*.
- Schmerzen der Lumbalregion und der lateralen Rippenregion nach Verstauchung: LG 26 *Renzhong*, Lu 5 *Chize* und Bl 40 *Weizhong* ... danach nadelt man Bl 60 *Kunlun*, Bl 65 *Shugu*, 3E 6 *Zhigou* und Gb 34 *Yanglingquan (Great Compendium)*.

LG 27 *DUIDUAN*

Oberlippenrand

兌端

LOKALISATION

Auf der Mittellinie, im Bereich des Übergangs zwischen der Begrenzung der Oberlippe und des Philtrum.

ANMERKUNG ZUR LOKALISATION

Das Philtrum ist die deutliche Einkerbung auf der Mittellinie zwischen der Nasenwurzel und dem Rand der Oberlippe.

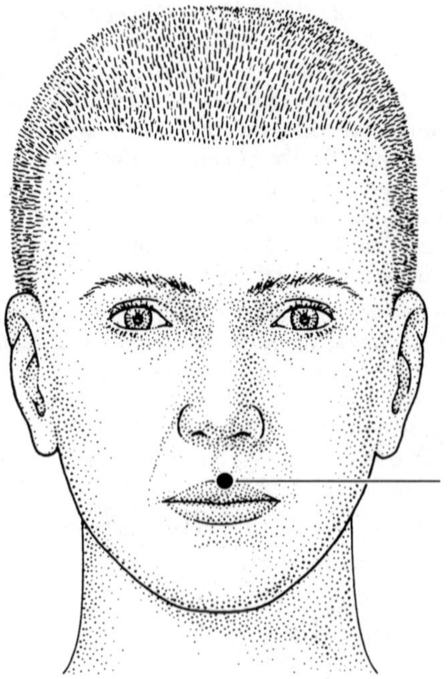

NADELUNG

Schräg nach superior 0.2 – 0.3 *cun*.

WIRKUNGEN

Klärt Hitze, erzeugt Flüssigkeit und unterstützt den Mund
Beruhigt den Geist

INDIKATIONEN

- Ulzeration im Mund, fauliger Atem, Zahnfleischschmerzen, trockene Zunge, Erkrankung mit Auszehrung und Durst mit übermäßigem Trinken, Schwellung und Steifheit der Lippen, anhaltendes Nasenbluten, verstopfte Nase.
- Manie-Depression, Epilepsie, Kiefersperre.
- Dunkler Urin, Erbrechen von Schaum.

PUNKTKOMBINATIONEN

- Steifheit der Lippen und Schmerzen bei Karies im Oberkieferbereich: LG 27 *Duiduan*, Gb 16 *Muchuang*, Gb 17 *Zhengying*, 3E 21 *Ermen* (*Thousand Ducat Formulas*).
- Erbrechen von Schaum: LG 27 *Duiduan*, He 3 *Shaohai* und Gb 13 *Benshen* (*Supplementing Life*).
- Anhaltendes Nasenbluten: LG 27 *Duiduan*, Di 19 *Kouheliao* und Pe 8 *Laogong* (*Supplementing Life*).

LG 28 *YINJIAO*

齦交

Zahnfleischübergang

Kreuzungspunkt des Lenkergefäßes mit dem Konzeptionsgefäß und der Magen-Leitbahn

LOKALISATION

Im Mund, im Bereich des oberen Frenulum, am Übergang von Oberlippe zu Zahnfleisch.

LOKALISATION

Das superiore Frenulum ist ein bindegewebiges Band im Bereich der Mittellinie, das die Oberlippe mit dem Zahnfleisch verbindet.

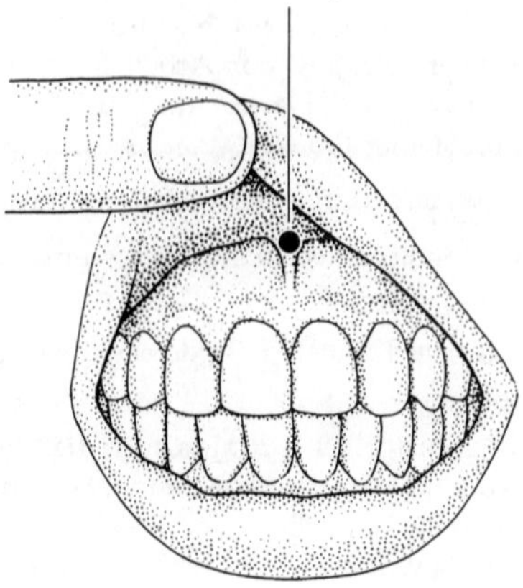

NADELUNG

a) Schräg nach superior 0.2 – 0.3 *cun*;
b) Bluten lassen.

WIRKUNGEN

Klärt Hitze und unterstützt das Zahnfleisch
Unterstützt die Nase und die Augen

INDIKATIONEN

- Rötung, Schwellung und Schmerzen des Zahnfleisches, Zahnfleischerosionen, Zahnfleischbluten.
- Nasenpolypen, wunde Nase, verstopfte Nase, Schmerzen im Bereich der Stirn und Glabella.
- Übermäßiges Augentränen, Rötung, Jucken und Schmerzen des inneren Kanthus, Schmerzen der Augen und Mangel an klarem Sehvermögen, oberflächliches visuelles Stauungssyndrom.
- Rotes Gesicht mit Agitiertheit, Gelbsucht, Steifheit des Halses mit Unfähigkeit den Kopf zu drehen.

PUNKTKOMBINATIONEN

- Steifheit und Schmerzen des Halses mit Unfähigkeit den Kopf zu drehen: LG 28 *Yinjiao* und LG 16 *Fengfu* (*Supplementing Life*).
- Verrücktheit: LG 28 *Yinjiao* und LG 26 *Renzhong* (*Systematic Classic*).

Fußnoten

1 Übersetzt von Giovanni Maciocia.

2 *Essential Questions* Kapitel 32.

3 *Spiritual Pivot* Kapitel 8.

4 *Spiritual Pivot* Kapitel 54.

5 *Spiritual Pivot* Kapitel 71.

6 *Essential Questions* Kapitel 62.

7 *Essential Questions* Kapitel 17.

8 *Ten Works on Practice Toward the Attainment of Truth* (*Xiuzhen Shishu*), ein *Qigong*-Kompendium in 64 Bänden aus der *Qing*-Dynastie, Herausgeber und exaktes Datum der Publikation unbekannt. Dieser Text verbindet wichtige daoistische Werke zur *Qigong*-Praxis von *Sui-*, *Tang-* und *Song*-Dynastien, einschließlich dem *Classic on the Central Void in the Inner Sphere* (*Huangting Neijing Jing*). Textstelle übersetzt von Heiner Frühauf.

9 *Daoist Internal Mirror* (*Neijing*). Nicht der *Yellow Emperor's Inner Classic* sondern Teil der Arbeit *Che Shang Be Bian*, geschrieben von *Liu Sijing* um das Jahr 1647. Textstelle übersetzt von Heiner Frühauf.

10 *Essentials of Materia Medica* von *Wang Ang*, 1694.

11 Z. B. *Guanzi*, Meditationstext aus dem vierten Jahrhundert nach Christus.

12 *Essential Questions* Kapitel 11. Textstelle übersetzt von Heiner Frühauf.

13 Einige Medizinhistoriker vertraten auch die Meinung, dass der frühe Kontakt mit Jesuiten-Missionaren eine Rolle hinsichtlich des Wiederauflebens der Theorie des Gehirns als Zentrum des Bewusstseins gespielt haben könnte. *Wang Qing-ren* zitiert in dem Kapitel „On the Brain" (in *Correcting the Errors of Medicine* 1830) drei Personen, die hinsichtlich des Gehirns früher die selbe Meinung wie er selbst vertreten hatten: *Li Shi-zhen*, *Jin Sheng* und *Wang Ang*. *Jin Sheng* war ein Freund von Jesuiten-Missionaren am *Ming*-Hof im 16. Jhd. und war zum römisch-katholischen Glauben konvertiert, während *Wang Ang* ein nahe stehender Kollege war. Siehe Andrews, B.J., *Wang Qingren and the History of Chinese Anatomy*, Journal of Chinese Medicine, Nr. 36, Mai 1991.

14 B.J. Andrews in *Wang Qingren and the History of Chinese Anatomy*, Journal of Chinese Medicine, Nr. 36, Mai 1991, glaubt allerdings, dass *Wang Qingren*'s Kontakt mit der westlichen Medizin nicht bewiesen ist und dass seine Widerlegung der klassischen chinesischen anatomischen Theorien stark von der radikalen Bewegung der „Evidenzwissenschaft" beeinflusst wurde, die zu dieser Zeit unter chinesischen Gelehrten verbreitet war.

15 *Spiritual Pivot* Kapitel 33.

16 *Spiritual Pivot* Kapitel 8.

17 *Classic of Categories* (*Lei Jing*) von *Zhang Jie-bin*, People`s Health Publishing House, Beijing, 1982, Seite 49. Erstmals im Jahre 1624 publiziert, Textstelle übersetzt von Giovanni Maciocia.

18 *A Record of Nourishing Xing and Extending Ming* (*Yang Xing Yan Ming Lu*), geschrieben von *Tao Hongjing*, 456-536. Dies war eine Zusammenstellung von unterschiedlichen Theorien über die Nährung des Lebens, die zu dieser Zeit in Mode war. Textstelle übersetzt von Heiner Frühauf.

19 *Differentiation and Treatment of Disease* (*Lei Zheng Zhi Zai*) geschrieben von *Lin Peiqin* im Jahre 1839. Textstelle übersetzt von Heiner Frühauf.

20 *Collected Wisdom by Master Magic Sword* (*Ling Jian Zi*), wird dem daoistischen Meister *Xu Sun* aus der *Jin*-Dynastie zugeschrieben. Ein Kapitel dieses Buches beschreibt, wie Master *Xu* einen bösartigen Dämon tötet, der sich im Körper einer Schlange versteckt, indem er der Schlange mit einem magischen (*ling*) Schwert (*jian*) den Kopf abschlägt. Die eigentlichen Autoren des Buches waren Mitglieder der *Zhengming*-Schule des Daoismus, die das Buch während der *Song*-Dynastie am Ende des 10. Jahrhunderts schrieben. Textstelle übersetzt von Heiner Frühauf.

21 Beide aus dem *Classic on the Central Void in the Inner Sphere* (*Huangting Neijing Jing*). Das *Huangting jing* ist in das *Neijing jing* und das *Weijing jing* unterteilt. Beide Bücher wurden von dem daoistischen Gelehrten und Meister *Wei Furen* aus der *Jin*-Dynastie (4. Jhd. oder früher) überliefert. Seine Ursprünge gehen allerdings zurück auf *Lao Zi*. Textstelle übersetzt von Heiner Frühauf.

22 *Zheng Li Lun*. Textstelle übersetzt von Heiner Frühauf.

23 Übersetzt von Giovanni Maciocia.

24 *Spiritual Pivot* Kapitel 10.

25 *Essential Questions* Kapitel 27.

26 *Essential Questions* Kapitel 61.

27 *Classic of Difficulties* 38th Difficulty.

28 *Classic of Difficulties* 29th Difficulty.

29 *Classic of Difficulties* 36th Difficulty.

30 *Essential Questions* Kapitel 32.

31 Ibid.

32 Ibid.

33 Ibid.

34 *Spiritual Pivot* Kapitel 33.

35 *Treatment Strategies for Assorted Syndromes* (*Lei Zheng Zhi Cai*), von *Li Pei-qin*, 1839, zitiert in *The Practise of Chinese Medicine* von Giovanni Maciocia, Churchill Livingstone, 1994, Seite 561.

36 *Spiritual Pivot* Kapitel 33.

37 *Essential Questions* Kapitel 60.

38 *Spiritual Pivot* Kapitel 33.

39 *Spiritual Pivot* Kapitel 9 und *Essential Questions* Kapitel 70.

40 *Essential Questions* Kapitel 17.

41 *Spiritual Pivot* Kapitel 33.

42 *The Heart & Essence of Dan-xi's Methods of Treatment*, eine Übersetzung von *Zhu Dan-xi's Dan Xi Zhi Fa Xin Yao*, Blue Poppy Press, Seite 99.

43 *Spiritual Pivot* Kapitel 9 und *Essential Questions* Kapitel 70.

44 *Essential Questions* Kapitel 62.

45 *Essential Questions* Kapitel 17.

46 *Spiritual Pivot* Kapitel 24.

47 0.5 *cun* posterior von Gb 15 *Toulinqi*.

48 Beide aus *Classic on the Central Void in the Inner Sphere*. Textstellen übersetzt von Heiner Frühauf.

49 Collected Wisdom by Master Magic Sword. Textstelle übersetzt von Heiner Frühauf.

50 *Spiritual Pivot* Kapitel 9 und *Essential Questions* Kapitel 70.

奇穴

EXTRAPUNKTE

EXTRAPUNKTE AN KOPF UND HALS

M-HN 1 *SISHENCONG* 四神聰

Vier wachsame Geister

LOKALISATION

Vier Punkte auf dem Schädelvertex um LG 20 *Baihui* gelegen, jeweils 1 *cun* anterior, posterior und lateral dieses Punktes.

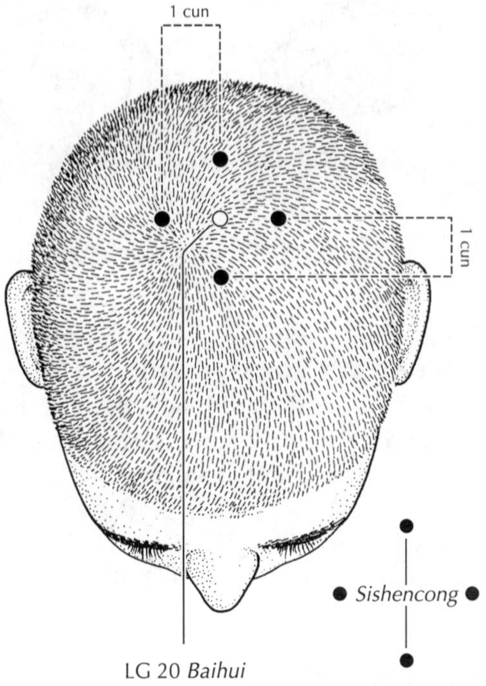

ANMERKUNG ZUR LOKALISATION

Der Abstand von LG 20 *Baihui* zur vorderen Haarlinie beträgt 5 *cun*. Ist die vordere Haarlinie nicht eindeutig zu bestimmen, so beträgt der Abstand zwischen LG 20 *Baihui* und der Glabella 8 *cun*.

NADELUNG

Transversal 0.5 – 1.5 *cun*.

WIRKUNGEN

Beruhigt den Geist
Besänftigt Wind
Unterstützt Augen und Ohren

INDIKATIONEN

- Wind-Apoplex, Epilepsie, Manie-Depression, Schlaflosigkeit, schlechtes Gedächtnis.
- Einseitiger und generalisierter Kopfschmerz, Schwindel, Taubheit, Erkrankungen der Augen.

KOMMENTAR

Die vier Punkte *Sishencong* wurden erstmalig in *Sagelike Prescriptions from Taiping Era* (10. Jh. n. Chr.) besprochen. Wie der Name (Vier wachsame Geister) impliziert, sind diese vier Punkte in der Lage, inneren Wind zu beruhigen, der aufsteigt und Kopf und Gehirn beeinträchtigt (Wind-Apoplex, Epilepsie, Schwindel etc.), sowie den Geist zu beruhigen (Manie-Depression, Schlaflosigkeit etc.). In der klinischen Praxis werden diese Punkte entweder als Gruppe verwendet und gemeinsam genadelt oder von LG 20 *Baihui* ausgehend verbindend genadelt.

M-HN 3 *YINTANG* 印堂

Siegelhalle

LOKALISATION

In der Glabella, auf dem Mittelpunkt zwischen den medialen Ausläufern der Augenbrauen.

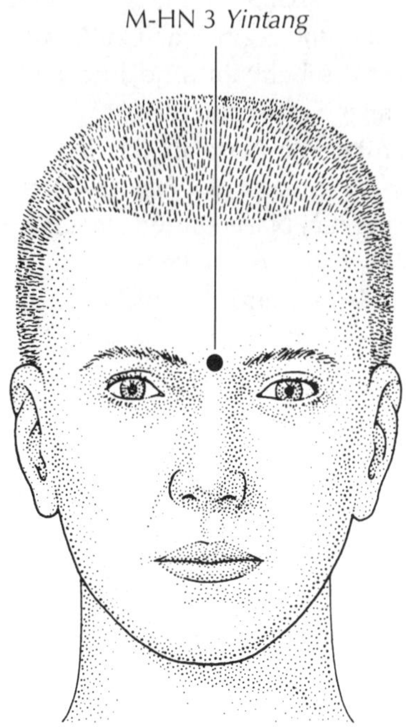

NADELUNG

Mit den Fingern der einen Hand presst man die Haut über diesen Punkt zusammen und mit der anderen Hand nadelt man ihn transversal nach inferior oder lateral 0.3 – 0.5 *cun*.

WIRKUNGEN

Beruhigt Wind und besänftigt den *shen*
Unterstützt die Nase
Aktiviert die Leitbahn und lindert Schmerzen

INDIKATIONEN

- Chronischer und akuter kindlicher Schreck-Wind, Schreck-Spasmen, frontale Kopfschmerzen, Schwindel, Schwindel nach Entbindung, Schlaflosigkeit, Agitiertheit und Ruhelosigkeit.
- Verstopfung der Nase und Nasenausfluss, Rhinitis, Nasenbluten, Augenprobleme, Hypertonie, Gesichtsschmerzen.

KOMMENTAR

Der Extrapunkt M-HN 3 *Yintang* wurde erstmalig in *Essential Questions* besprochen. Es ist jedoch seltsam, dass ein so wichtiger und häufig verwendeter Punkt nicht als ein Punkt des Lenkergefäßes, auf dessen Verlauf er liegt, klassifiziert wurde. Mit seiner Lage zwischen den Augenbrauen, in dem Bereich, dem viele traditionelle Kulturen das „dritte Auge" zuordnen, wurde M-HN 3 *Yintang* von verschiedenen *Qigong*-Autoritäten als Lokalisation des oberen *dantian* angesehen.

M-HN 3 *Yintang* wird üblicherweise bei vier klinischen Situationen angewendet:

a) Er ist ein starker und wirksamer Punkt, um den Geist bei der Behandlung von Schlaflosigkeit, Ängstlichkeit und Agitiertheit zu beruhigen;
b) er aktiviert die Leitbahn und lindert bei Behandlung frontaler Kopfschmerzen;
c) er unterstützt die Nase in der Behandlung von Nasenverstopfung und Nasenausfluss, Rhinitis, Sinusschmerzen, Nasenbluten etc. und
d) er beruhigt Wind in der Behandlung von chronischem und akutem, kindlichen Schreck-Wind (kindliche Spasmen).

PUNKTKOMBINATIONEN

- Kopf-Wind nach Intoxikation: M-HN 3 *Yintang*, Bl 2 *Zanzhu* und Ma 36 *Zusanli (Great Compendium).*
- Schlaflosigkeit: M-HN 3 *Yintang*, He 7 *Shenmen* und Mi 6 *Sanyinjiao.*
- Hypertonie: M-HN 3 *Yintang*, Di 11 *Quchi* und Ma 36 *Zusanli.*
- Kopfschmerzen: M-HN 3 *Yintang*, Gb 20 *Fengchi*, M-HN 9 *Taiyang* und Di 4 *Hegu*
- Rhinitis: M-HN 3 *Yintang*, Di 20 *Yingxiang* und LG 4 *Mingmen.*

M-HN 6 *YUYAO*

魚腰

Fischrückgrat

LOKALISATION

In der Mitte der Augenbraue, in einer Vertiefung direkt oberhalb der Pupille bei gerade nach vorne sehenden Augen.

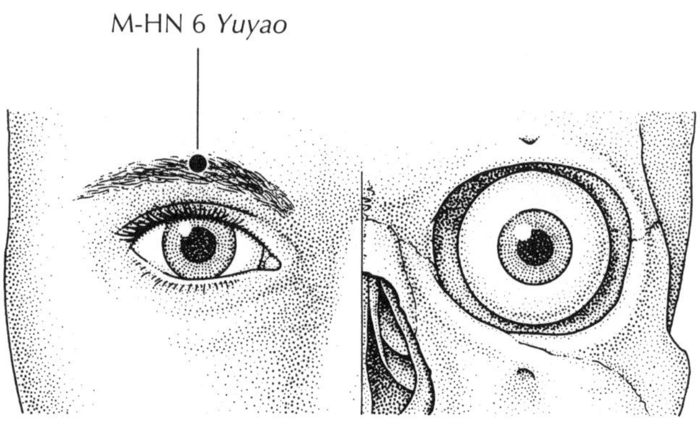

ANMERKUNG ZUR LOKALISATION

M-HN 6 *Yuyao* wird traditionellerweise lateral von der supraorbitalen Erhebung, aus der der Nervus supraorbitalis entspringt, lokalisiert.

NADELUNG

Transversal nach medial oder lateral 0.5 – 1 *cun.*

WIRKUNGEN

Unterstützt die Augen
Entspannt die Sehnen und lindert Schmerzen.

INDIKATIONEN

- Rötung, Schwellung und Schmerzen der Augen, oberflächliches visuelles Stauungssyndrom, Zucken der Augenlider, Herabfallen der Augenlider, frontale Kopfschmerzen.

KOMMENTAR

Dieser Punkt erscheint erstmals in *Classic of the Jade Dragon*. In der klinischen Praxis wird er meistens in der Behandlung von supraorbitalen Schmerzen und Erkrankung der Augen und Augenlider verwendet. Er wird durch eine verbindende Nadelung entweder von Gb 14 *Yangbai* oder von Bl 2 *Zanzhu* stimuliert.

M-HN 8 *QIUHOU* 球後

Hinter dem Ball

LOKALISATION

Entlang der unteren Begrenzung der Orbita, auf dem Übergang vom lateralen Viertel zu den drei medialen Vierteln der infraorbitalen Begrenzung.

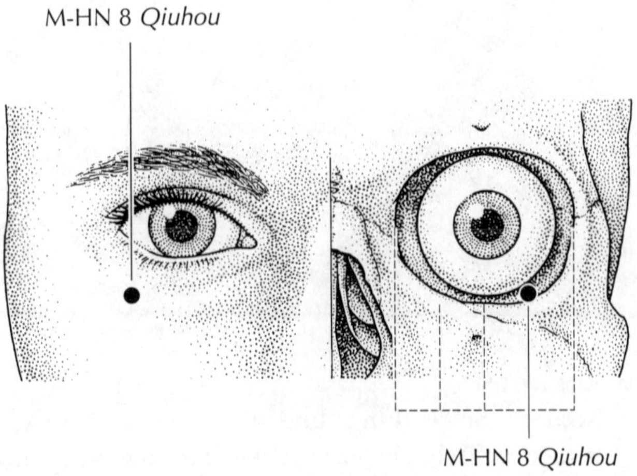

NADELUNG

Man fordert den Patienten auf, die Augen zu schließen und nach oben zu sehen. Man verwendet den Finger, um den Augapfel nach oben zu drängen, und sticht dann die Nadel ein, zuerst leicht nach unten, dann senkrecht zwischen dem Augapfel und der unteren Orbitagrenze 0.5 – 1 *cun*.

CAVE:

a) Die Nadel sollte langsam ohne Heben, Stoßen oder Rotieren eingestochen werden;
b) sofort nach dem Herausziehen der Nadel drückt man für ungefähr eine Minute mit einem Wattebausch fest auf den Punkt, um eine Hämatombildung zu vermeiden;
c) diese Nadelmethode sollte nicht von Personen angewendet werden, die keine entsprechende klinische Supervision hatten.

WIRKUNGEN

Unterstützt die Augen

INDIKATIONEN

- Alle Augenerkrankungen.

KOMMENTAR

M-HN 8 *Qiuhou* ist eine moderne Ergänzung der Extrapunkte und wird zur Behandlung einer großen Vielfalt von Augenerkrankungen einschließlich Kurzsichtigkeit, Entzündung oder Atrophie des Sehnerven, Glaukom, Retinitis pigmentosa und konvergierendem Strabismus verwendet.

M-HN 9 *TAIYANG* 太陽

Sonne (Großes *Yang*)

LOKALISATION

Auf der Schläfe in einer leichten Vertiefung ca. 1 *cun* posterior des Mittelpunkt zwischen lateralem Augenende und dem äußeren Augenkanthus.

NADELUNG

a) Senkrecht 0.5 – 0.8 *cun;*
b) transversal nach posterior zu Gb 8 *Shuaigu* 1 – 1.5 *cun;*
c) schräg nach anterior 0.3 – 0.5 *cun;*
d) bluten lassen.

WIRKUNGEN

Eliminiert Wind und klärt Hitze
Verringert Schwellung und stoppt Schmerzen
Aktiviert die Leitbahn und lindert Schmerzen

INDIKATIONEN

- Einseitige Kopfschmerzen, Schwindel, Zahnschmerzen, Trigeminusneuralgie.
- Erkrankungen der Augen, unscharfes Sehen, Rötung und Schwellung der Augen, Schmerzen der Augen, Mund- und Augendeviation.

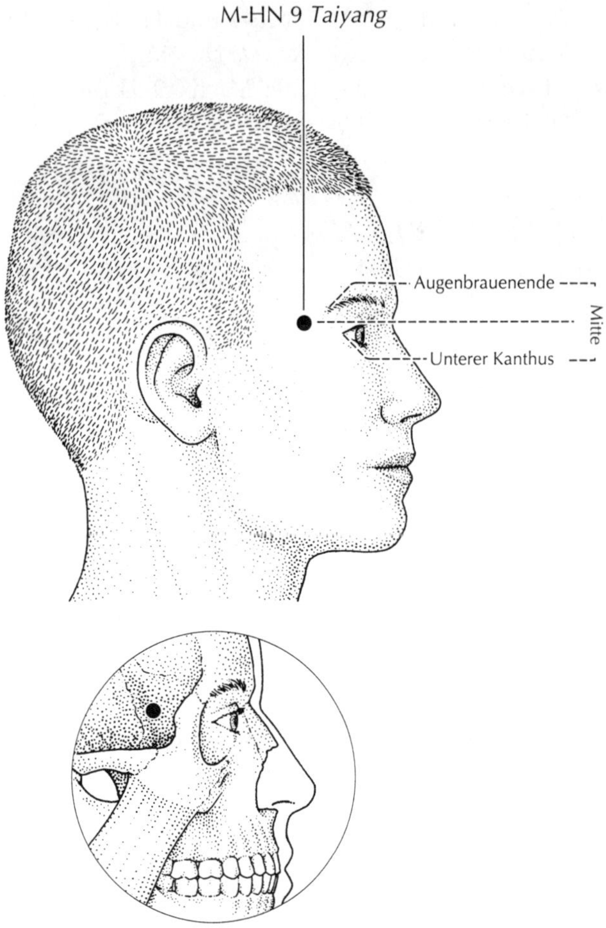

KOMMENTAR
M-HN 9 *Taiyang* ist einer der wichtigsten und am häufigsten verwendeten Extrapunkte. Er wurde erstmals in *Sagelike Prescriptions from the Taiping Era* (10. Jh. n. Chr.) besprochen, wenn man aber seine Bedeutung in der Tradition der Kampfkünste berücksichtigt (als bedeutsame Stelle, auf die ein Schlag zum Tode führen kann) war er sicherlich bereits wesentlich früher als zu diesem Zeitpunkt bekannt. M-HN 9 *Taiyang* wird üblicherweise in zwei klinischen Situationen genadelt oder bluten gelassen:

a) bei der Behandlung einseitiger Kopfschmerzen und von Schwindel, in diesem Fall wird er häufig mit Gb 8 *Shuaigu* verbunden;
b) in der Behandlung von Erkrankungen der Augen wie Rötung, Schwellung und Schmerzen.

Ode of the Jade Dragon empfiehlt das beidseitige Bluten von M-HN 9 *Taiyang* bei unscharfem Sehen und überraschenderweise seine Nadelung in der Kombination mit Dü 1 *Shaoze* bei Schwellung der Mammae.

PUNKTKOMBINATIONEN
- Störungen der Augen: M-HN 9 *Taiyang*, Bl 1 *Jingming* und M-HN 7 *Yuwei* (*Ode of the Jade Dragon*).
- Rötung, Schwellung und unerträgliche Schmerzen beider Augen mit Photophobie: Man nadelt Bl 1 *Jingming* und M-HN 7 *Yuwei* und lässt M-HN 9 *Taiyang* bluten (*Song of the Jade Dragon*).
- Schwellung der Mammae: M-HN 9 *Taiyang* und Dü 1 *Shaoze* (*Ode of the Jade Dragon*).

M-HN 10 *ERJIAN*
Ohrspitze

耳尖

LOKALISATION
Wird das Ohr nach vorne gefaltet,
liegt dieser Punkt auf der Ohrspitze.

ANMERKUNG ZUR LOKALISATION
Man faltet das Ohr so, dass der hintere Teil der oberen Helix direkt den vorderen Anteil der oberen Helix bedeckt. Es ist zu beachten, dass nicht das ganze Ohr nach vorne gedrückt werden soll.

NADELUNG
a) Senkrecht 0.1 *cun* oder bluten lassen;
b) Moxibustion mit 3 – 5 Kegeln.

WIRKUNGEN
Klärt Hitze und verteilt Schwellung
Unterstützt die Augen und den Hals

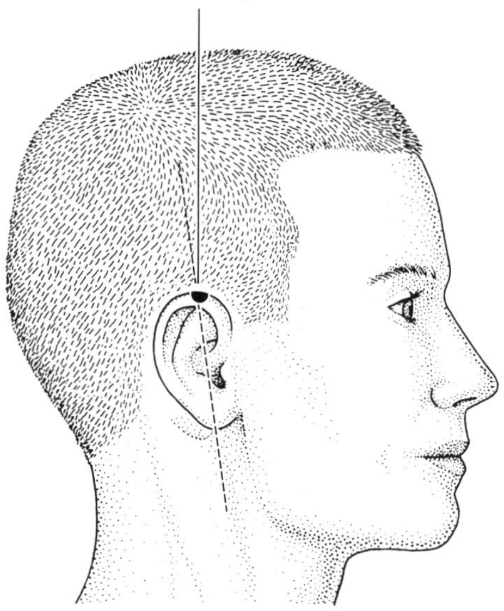

WIRKUNGEN
- Rötung, Schwellung und Schmerzen der Augen, oberflächliches visuelles Stauungssyndrom, Schmerzen und Schwellung des Halses, Mumps, einseitige Kopfschmerzen, Heuschnupfen.

KOMMENTAR
Dieser Punkt wurde erstmalig in *Great Compendium of Acupuncture and Moxibustion* besprochen. Dort wurde die Anwendung von fünf Moxakegeln zur Behandlung des oberflächlichen visuellen Stauungssyndroms empfohlen.

M-HN 14 *BITONG*
Eindringen in die Nase

鼻通

LOKALISATION
Auf dem höchsten Punkt der Nasolabialfalte.

ANMERKUNG ZUR LOKALISATION
Man fährt mit dem Finger entlang der Nasolabialfalte nach oben, bis man in eine Vertiefung direkt vor dem Nasenknochen kommt.

NADELUNG
Transversal in Richtung Nasenrücken 0.3 – 0.5 *cun*.

WIRKUNGEN
Unterstützt die Nase

INDIKATIONEN
- Rhinitis, allergische Rhinitis, verstopfte Nase und nasaler Ausfluss, Nasenbluten, Nasenpolypen.

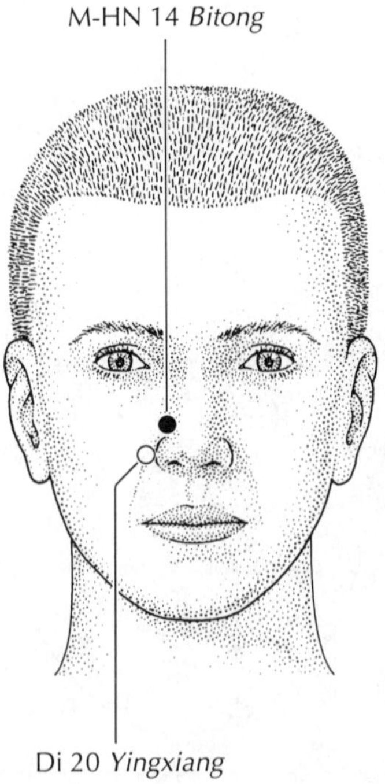

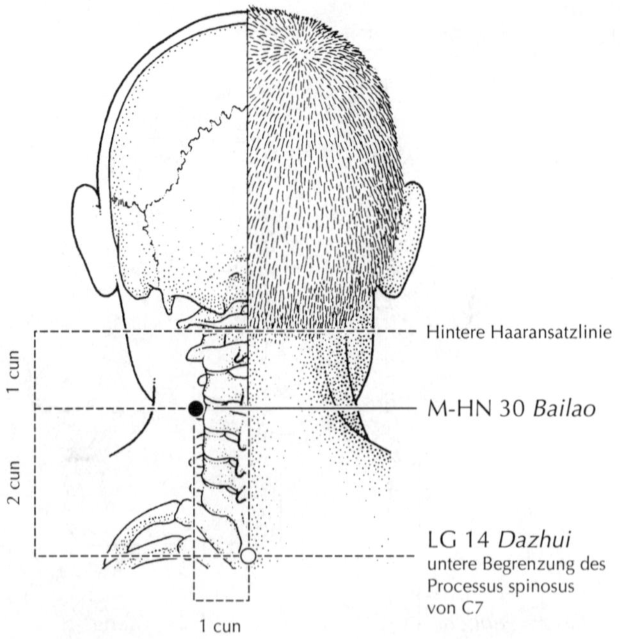

KOMMENTAR

M-HN 14 *Bitong* ist eine moderne Ergänzung der Extrapunkte und wird üblicherweise zur Behandlung von Nasenerkrankungen verwendet; dabei wird man diesen Punkt häufig von Di 20 *Yingxiang* aus verbindend nadeln.

PUNKTKOMBINATIONEN

- Chronische Rhinitis: M-HN 14 *Bitong*, Di 4 *Hegu*, LG 23 *Shangxing* und Bl 7 *Tongtian*.

M-HN 30 *BAILAO*

百勞

Hundert Belastungssyndrome

LOKALISATION

Im Nacken, 2 *cun* oberhalb von LG 14 *Dazhui*, 1 *cun* lateral von der Mittellinie.

ANMERKUNG ZUR LOKALISATION

Der Abstand von der Untergrenze des Processus spinosus von C 7 zur hinteren Haaransatzlinie beträgt 3 *cun*.

NADELUNG

Senkrecht 0.5 – 0.8 *cun*.

WIRKUNGEN

Wandelt Schleim um und löst Knoten auf
Stoppt Husten und lindert Dyspnoe

INDIKATIONEN

- Skrofula, Husten, Dyspnoe, konsumierende Lungenerkrankung, Nachtschweiße, Spontanschweiße, Knochendampfen-Erkrankung mit undulierendem Fieber, Steifheit und Schmerzen des Halses.

KOMMENTAR

Dieser Punkt wurde erstmalig in *Compilation of Acupuncture and Moxibustion* besprochen. Anzumerken ist, dass der Name *Bailao* (Hundert Belastungssyndrome) ebenso ein alternativer Name für LG 14 *Dazhui* ist.

PUNKTKOMBINATIONEN

- Skrofula: M-HN 30 *Bailao* und Moxa auf M-UE 46 *Zhoujian*, 100 Mal (*Compilation*).

N-HN 54 *ANMIAN*

安眠

Friedlicher Schlaf

LOKALISATION

Hinter dem Ohr, zwischen Gb 20 *Fengchi* und 3E 17 *Yifeng*.

ANMERKUNG ZUR LOKALISATION

Dieser Punkt wird in der Nähe von Gb 12 *Wangu* jedoch etwas dahinter und leicht über ihm lokalisiert.

NADELUNG

Senkrecht 0.5 – 1 *cun*.

WIRKUNGEN

Beruhigt den Geist und besänftigt die Leber

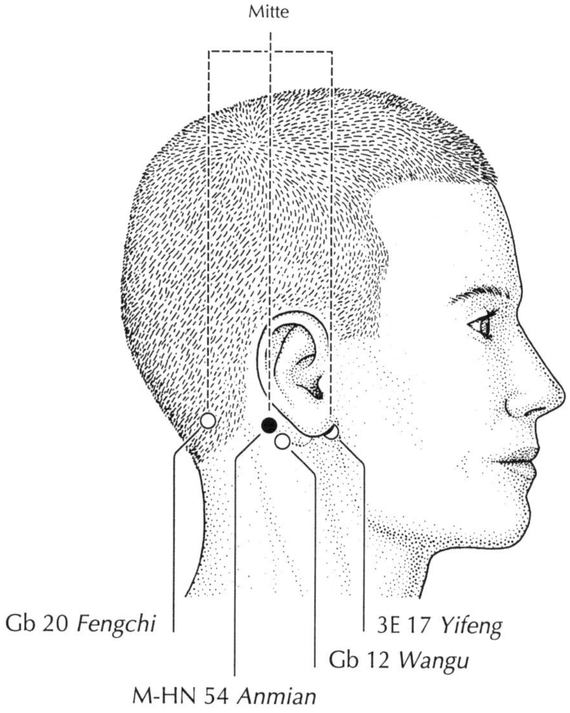

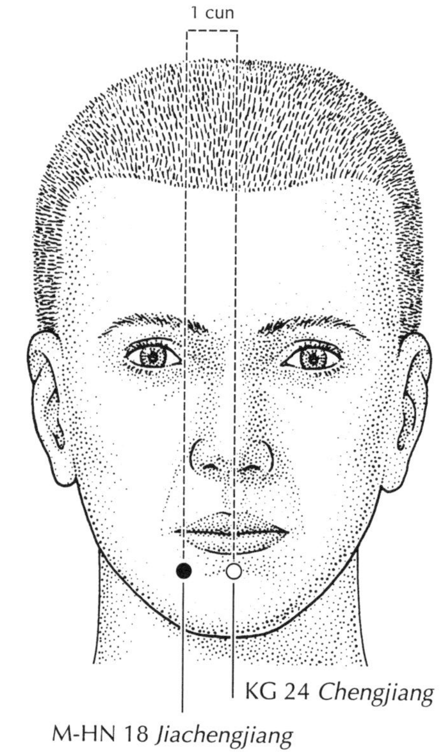

INDIKATIONEN

- Schlaflosigkeit, Agitiertheit und Ruhelosigkeit, Palpitationen, Epilepsie, Schwindel, Kopfschmerzen, Tinnitus, Hypertonie.

KOMMENTAR

M-HN 34 *Anmian* ist eine moderne Ergänzung der Extrapunkte und wird häufig in der Behandlung von Schlaflosigkeit angewendet. Er ist in der Nähe von Gb 12 *Wangu* lokalisiert, der ebenfalls bei Schlaflosigkeit sowie Manie und Agitiertheit des Herzens indiziert ist.

PUNKTKOMBINATIONEN

- Schlaflosigkeit: M-HN 34 *Anmian*, Pe 6 *Neiguan* und Mi 6 *Sanyinjiao*.

M-HN 18 *JIACHENGJIANG*

Benachbart zur Flüssigkeitsaufnahme

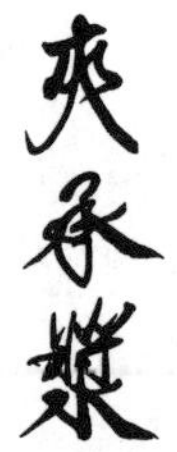

LOKALISATION

1 *cun* lateral von KG 14 *Juque*, über dem Foramen mentale.

NADELUNG

a) Senkrecht-schräg nach medial oder inferior in das Foramen mentale 0.3 – 0.5 *cun*;
b) transversal 0.5 – 1.5 *cun*.

WIRKUNGEN

Eliminiert Wind, aktiviert die Leitbahn und lindert Schmerzen

INDIKATIONEN

- Mund- und Augendeviation, Gesichtsschmerzen, Zahnschmerzen, Zahnfleischschwellung, Gelbsucht.

KOMMENTAR

Der Punkt M-HN 18 *Jiachengjiang* wird erstmalig in *Thousand Ducat Formulas* erwähnt. Klinisch wird er am häufigsten bei Fazialisparese und Trigeminusneuralgien angewendet.

M-HN 20 *JINJIN YUYE*

Goldene Flüssigkeit und Jadesaft

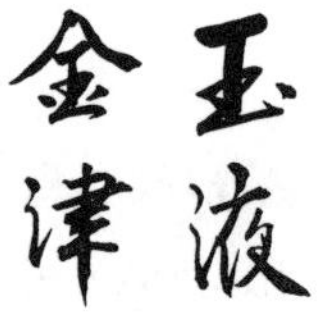

LOKALISATION

Dieses Punktpaar ist seitlich der Venen des Zungenfrenulums gelegen, *Jinjin* auf der linken, *Yuye* auf der rechten Seite.

ANMERKUNG ZUR LOKALISATION

Die Zunge sollte zurückgerollt werden, um diese Punkte zu lokalisieren und zu behandeln. Falls erforderlich sollte der Behandler die Zunge mittels eines Wattetupfers oder eines hölzernen Spatels nach hinten rollen.

NADELUNG

Bluten lassen.

WIRKUNGEN

Klärt Hitze und reduziert Schwellung
Erzeugt Flüssigkeiten

INDIKATIONEN
- Lotusblumenzunge, Schmerzen und Schwellung der Zunge, Mundulzera, schmerzhaftes Stauungssyndrom des Halses, Stimmverlust, Stimmverlust nach Wind-Apoplex.
- Erkrankung mit Gewichtsverlust und übermäßigem Durst, Erbrechen, Übelkeit und Erbrechen bei Schwangerschaft, Diarrhö.

KOMMENTAR
Diese Punkte wurden erstmalig in *Essential Questions* erwähnt. Mehrere Jahrhunderte später schrieb *Sun Si-miao* in *Thousand Ducat Formulas*: „Das plötzliche Schwellen der Zunge, wie eine aufgeblasene Schweineblase, verlegt die Atmung und kann bei nicht sofortiger Behandlung zum Tode des Patienten führen. Man sticht die zwei großen Gefäße auf jeder Seite des Frenulums an." Auch wenn diese Punkte aufgrund ihrer Lokalisation unter der Zunge in der klinischen Praxis nicht häufig angewendet werden, so können sie doch in schweren und therapieresistenten Fällen von Zungenerkrankungen einschließlich Zungensteifheit und erschwertem Sprechen nach Wind-Apoplex angewendet werden. Andere Indikationen für diese Punkte werden wie folgt angegeben: Ausgetrockneter Mund, eine Erkrankung mit Gewichtsverlust und übermäßigem Durst, schwere und nicht zu stillende Übelkeit und Erbrechen in der Schwangerschaft.

PUNKTKOMBINATIONEN
- Schwellung der Zunge mit erschwertem Sprechen: M-HN 20 *Jinjin*, M-HN 20 *Yuye* und KG 23 *Lianquan (Great Compendium).*

EXTRAPUNKTE AUF RÜCKEN UND TAILLE

M-BW 1 *DINGCHUAN*

Beenden von Asthma

定喘

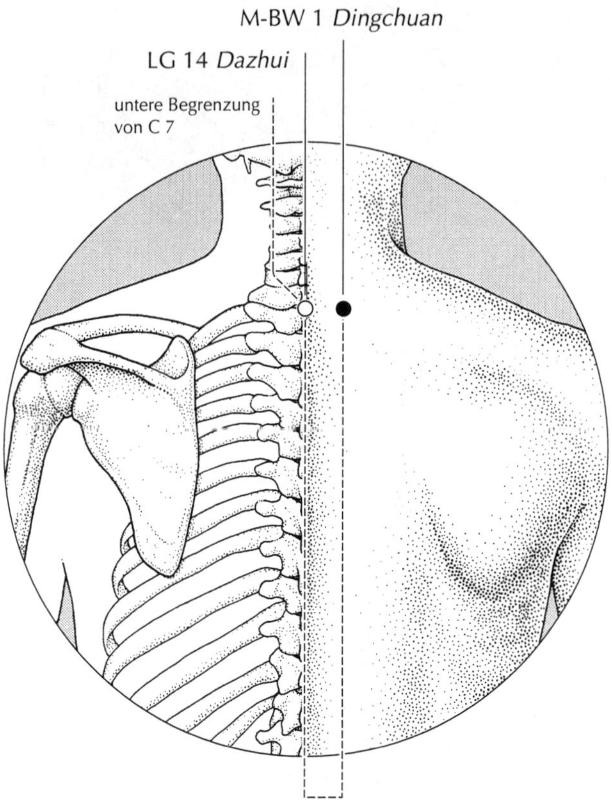

LOKALISATION
0.5 – 1 *cun* lateral zu der Vertiefung unterhalb des Processus spinosus des siebten Zervikalwirbels (LG 14 *Dazhui*).

NADELUNG
Senkrecht-schräg zur Wirbelsäule 0.5 – 1 *cun.*

WIRKUNGEN
Beruhigt Dyspnoe und Keuchen
Stoppt Husten

INDIKATIONEN
- Asthma, Keuchen, Husten, Urtikaria, Schmerzen des oberen Rückens.

KOMMENTAR
M-BW 1 *Dingchuan* ist eine moderne Ergänzung der Extrapunkte und einer der Hauptpunkte zur Behandlung von akuten Keuchen, akuter Dyspnoe und Asthma.

PUNKTKOMBINATIONEN
- Akutes Asthma: M-BW 1 *Dingchuan*, KG 22 *Tiantu* und Lu 6 *Kongzui.*

M-BW 12 *WEIGUANXIASHU* 胃管下俞

Magen-Kontrolle-
Unterer Zustimmungspunkt

LOKALISATION
1.5 *cun* lateral der unteren Begrenzung des Processus spinosus des achten Thorakalwirbels (Th 8).

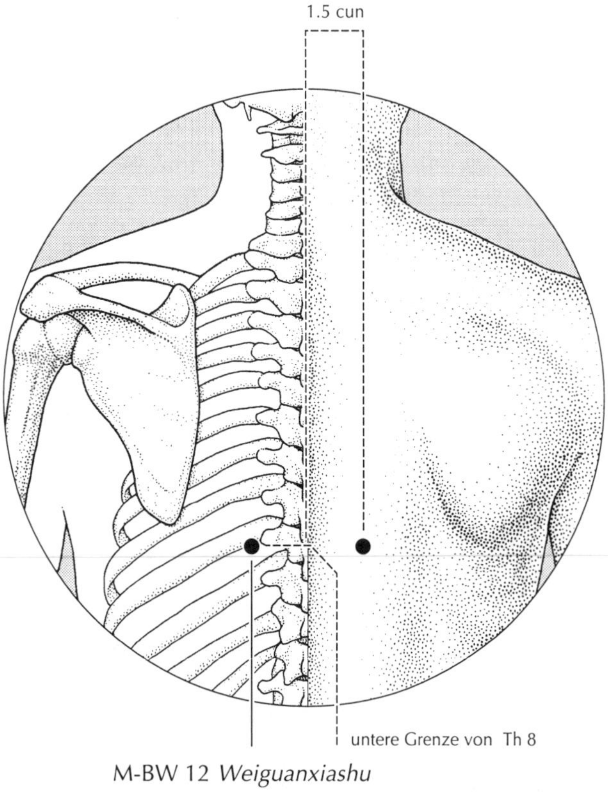

ANMERKUNG ZUR LOKALISATION
Man lokalisiert auf dem sichtbar höchsten Punkt der Paraspinalmuskulatur.

NADELUNG
Senkrecht zur Wirbelsäule 0.5 – 1 *cun* oder schräg-senkrecht 1 – 1.5 *cun*.
CAVE: Eine senkrechte Nadelung oder eine schräge Nadelung von der Wirbelsäule weg beinhaltet das grundlegende Risiko, einen Pneumothorax zu verursachen.

WIRKUNGEN
Klärt Hitze und erzeugt Flüssigkeiten

INDIKATIONEN
- Erkrankungen mit Gewichtsverlust und übermäßigem Durst, trockener Hals, Schmerzen im Thorax und der lateralen Rippenregion, epigastrische Schmerzen, Erbrechen.

KOMMENTAR
Dieser Punkt ist in der heutigen Zeit als *Yishu* (Pankreaszustimmungspunkt) bekannt und wurde erstmalig in *Thousand Ducat Formulas* von *Sun Si-miao* erwähnt. Er wurde für Erkrankungen mit Auszehrung und übermäßigem Durst (d. h. Diabetes mellitus) und den begleitenden Symptomen wie Trockenheit des Halses empfohlen.

PUNKTKOMBINATIONEN
- Erkrankung mit Auszehrung und übermäßigem Durst und trockenem Hals: *Weiguanxiashusanxue* (d. h. M-BW 12 *Weiguanxiashu* mit dem Punkt der unterhalb des Processus spinosus des achten Thorakalwirbels gefunden werden kann) 100 Moxakegel (*Thousand Ducat Formulas).*

M-BW 24 *YAOYAN* 腰眼

Lumbalaugen

LOKALISATION
In der Vertiefung, ca. 3.5 *cun* lateral der unteren Begrenzung des vierten Lumbalwirbels (L 4).

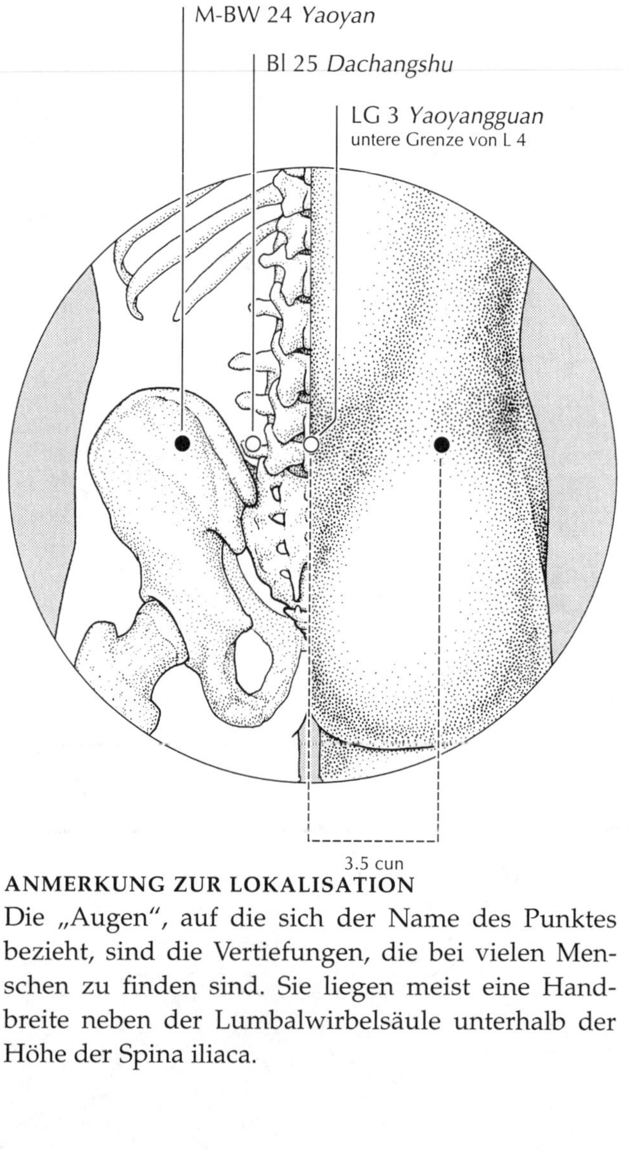

ANMERKUNG ZUR LOKALISATION
Die „Augen", auf die sich der Name des Punktes bezieht, sind die Vertiefungen, die bei vielen Menschen zu finden sind. Sie liegen meist eine Handbreite neben der Lumbalwirbelsäule unterhalb der Höhe der Spina iliaca.

NADELUNG

Senkrecht 1 – 1.5 *cun.*

WIRKUNGEN

Kräftigt die Nieren und unterstützt die Lumbalregion

INDIKATIONEN

- Lumbalschmerzen durch Nierenschwäche, Lumbalschmerzen, konsumierende Erkrankungen.

KOMMENTAR

Dieser Punkt wurde erstmalig in *Song to Keep Up Your Sleeve* erwähnt. Er wird üblicherweise als Lokalpunkt bei akuten oder chronischen Lumbalschmerzen jeglicher Ätiologie ausgewählt.

PUNKTKOMBINATIONEN

- Lumbalschmerzen: sieben Moxakegel auf M-BW 24 *Yaoyan (Song to Keep Up Your Sleeve).*

M-BW 25 *SHIQIZHUIXIA* 十七椎穴

Unter dem siebzehnten Wirbel

LOKALISATION

Auf der Mittellinie des unteren Rückens, in einer Vertiefung unterhalb des Processus spinosus des fünften Lumbalwirbels.

ANMERKUNG ZUR LOKALISATION

Man fährt mit dem Finger auf der Mittellinie des Sakrum nach oben, bis man unterhalb der Lumbalwirbelsäule in eine deutliche Vertiefung fällt.

NADELUNG

Senkrecht 0.5 – 1 *cun.*

CAVE: Der Spinalkanal liegt zwischen 1.25 und 1.75 *cun* tief unter der Hautoberfläche, entsprechend des jeweiligen Körperbaus.

WIRKUNGEN

Tonisiert die Nieren und fördert die Miktion

Aktiviert die Leitbahn und lindert Schmerzen

INDIKATIONEN

- Schmerzen der Lumbalregion und der Beine, erschwerte Miktion, Fötus, der auf die Blase drückt.

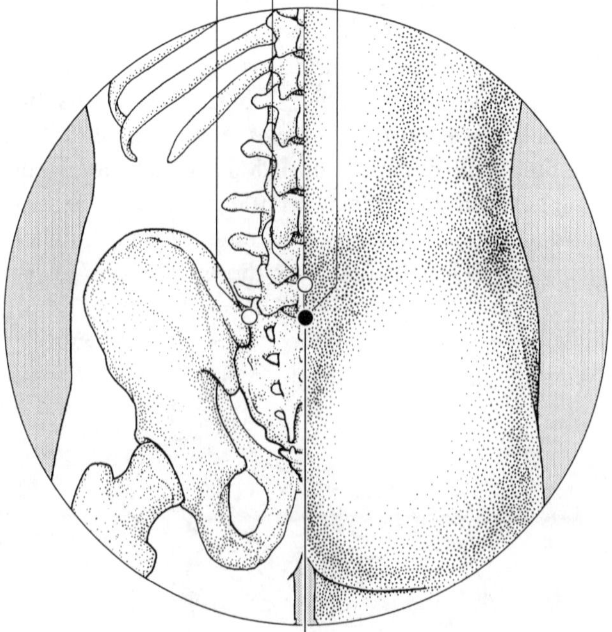

KOMMENTAR

M-BW 25 *Shiqizhuixia* wurde erstmalig in *Supplementing to the Thousand Ducat Formulas* erwähnt. Er ist einer der am häufigst verwendeten Punkte für chronische Rückenschmerzen und sehr oft ein Punkt von lokaler Schmerzhaftigkeit. Er kann sowohl bei Leere- als auch bei Fülle-Mustern verwendet werden und ist damit in der häufig auftretenden klinischen Situation, in der Fülle und Leere kombiniert auftreten, indiziert.

PUNKTKOMBINATIONEN

- Chronische Lumbalschmerzen: M-BW 25 *Shiqizhuixia,* Bl 26 *Guanyuanshu,* Bl 53 *Baohuang* und Bl 40 *Weizhong.*

M-BW 35 *HUATUOJIAJI* 華佗夾脊

Hua Tuo's Paravertebrale Punkte

LOKALISATION

0.5 – 1 *cun* lateral der Processus spinosi der zwölf Thorakal- und der fünf Lumbalwirbel.

ANMERKUNG ZUR LOKALISATION

In der klinischen Praxis werden die Punkte 0.5 – 1 *cun* lateral zu den Vertiefungen unterhalb der Processus spinosi der sieben Halswirbel und werden als ergänzende *Huatuojiaji* Punkte verwendet.

NADELUNG

Senkrecht-schräg in Richtung Wirbelsäule 0.5 – 1 *cun*.
ANMERKUNG: Die Absicht der Nadelung dieser Punkte liegt in einer Stimulierung der entsprechenden spinalen Nerven. Die Oberflächenlokalisation dieses Punktes wird 0.5 – 1 *cun* lateral der Mittellinie entsprechend der Tiefe und dem Winkel der Nadelung gewählt. Bei manchen Patienten wird eine senkrechte und bei anderen eher eine schräge Einstichrichtung leichter Zugang zu diesen Punkten geben.

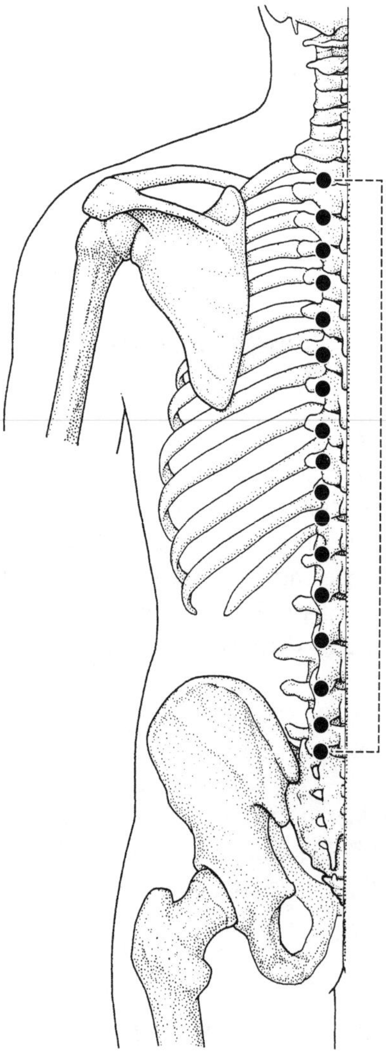

WIRKUNGEN

Reguliert und harmoniert die fünf *zang* und die sechs *fu*

INDIKATIONEN

- Die Punkte vom ersten bis zum vierten Thorakalwirbel behandeln Erkrankungen der Lunge und der oberen Extremitäten.
- Die Punkte vom vierten bis zum siebten Thorakalwirbel behandeln das Herz.
- Die Punkte vom siebten bis zum zehnten Thorakalwirbel behandeln Leber und Gallenblase.
- Die Punkte vom zehnten bis zum zwölften Thorakalwirbel behandeln Erkrankungen von Milz und Magen.
- Die Punkte vom ersten bis zweiten Lumbalwirbel behandeln Erkrankungen der Nieren.
- Die Punkte vom dritten zum fünften Lumbalwirbel behandeln Störungen der Blase, des Dickdarms und des Dünndarms sowie des Uterus und der unteren Extremitäten.
- Die Punkte vom ersten bis zum siebten Zervikalwirbel behandeln lokale Nackenerkrankungen.
- Alle *Huatuojiaji* (M-BW 35) Punkte behandeln Herpes zoster auf Höhe der betroffenen segmentalen Nerven.
- Alle *Huatuojiaji* (M-BW 35) Punkte behandeln Schmerzen und Steifheit des lokalen Areals.

KOMMENTAR

Die M-BW 35 *Huatuojiaj* Punkte wurden erstmalig in *Song to Keep Up Your Sleeve* erwähnt. Ihre Entdeckung wird dem großen Arzt *Hua Tuo* aus der *Han*-Dynastie zugesagt. Man sagt, dass er diese Punkte den Rücken-*shu*-Punkten vorzog.

EXTRAPUNKTE AUF BRUST UND ABDOMEN

M-CA 23 *SANJIAOJIU*

三角灸

Dreieck-Moxibustion

LOKALISATION

Auf dem Unterbauch. Man bildet ein gleichseitiges Dreieck, dessen Spitze der Nabel (KG 4 *Guanyuan*) bildet, und die Seiten entsprechen der Breite eines Lächelns des Patienten. Die Punkte sind an den drei Enden des Dreieckes gelegen.

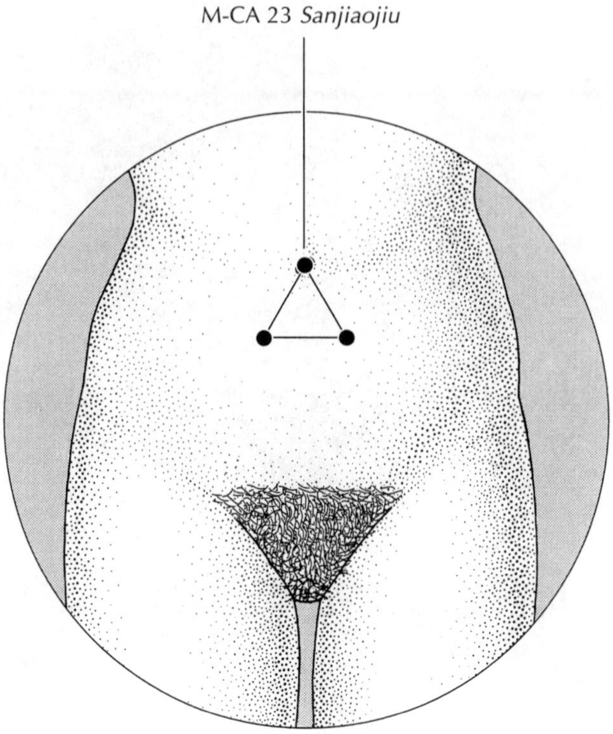

ANMERKUNG ZUR LOKALISATION

Es ist sinnvoll, dem Patienten die Lage der Punkte zu erklären. Dies wird stets zu einem Lächeln führen, an dem man sich orientieren kann.

NADELUNG

Diese Punkte werden nur mit Moxibustion behandelt, entweder indirekt auf geschnittenem Ingwer, am besten Knoblauch, Aconitkuchen etc., oder die Kegel werden direkt auf die Haut gesetzt.

WIRKUNGEN

Reguliert das *Qi* und lindert Schmerzen
Stoppt Diarrhö

INDIKATIONEN

- Chronische Diarrhö, abdominelle Schmerzen, Schmerzen um den Nabel, *shan*-Erkrankung, rennendes Ferkel-*Qi*, das vom Nabel aufsteigt.

KOMMENTAR

M-CA 23 *Sanjiaojiu* ist ebenfalls bekannt als *Qipang* (Neben dem Nabel) und wurde erstmalig in *Great Compendium of Acupuncture and Moxibustion* beschrieben. Dieses Werk bezieht sich auf diesen Punkt zur Behandlung von *shan*-Erkrankungen mit der Empfehlung, dass der untere linke Punkt mit Moxibustion behandelt werden sollte, wenn die Störung auf der rechten Seite ist und umgekehrt. Alle drei Punkte können bei chronischer Diarrhö behandelt werden.

M-CA 18 *ZIGONG*

子宫

Palast des Kindes (Uterus)

LOKALISATION

Auf dem Unterbauch, 3 *cun* lateral der Mittellinie, auf einer Höhe mit KG 3 *Zhongji*.

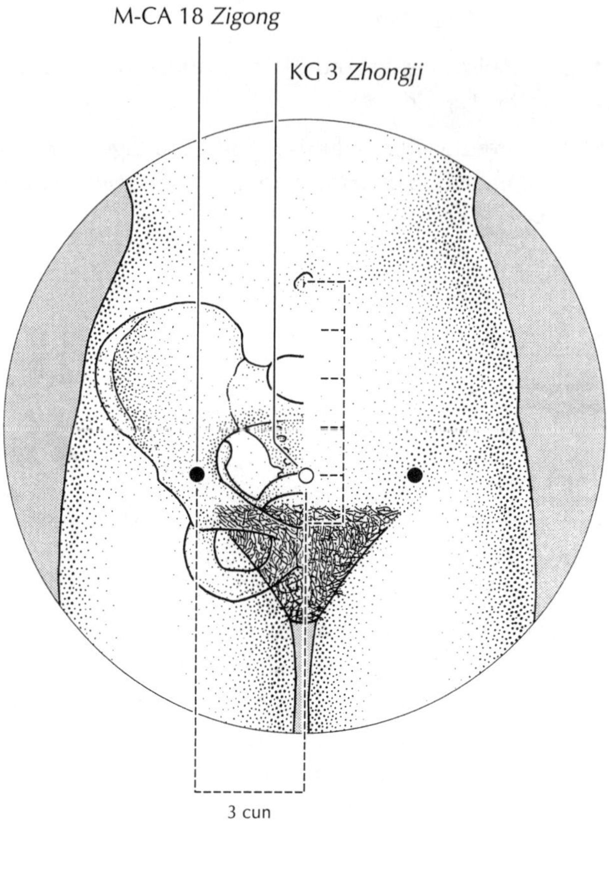

ANMERKUNG ZUR LOKALISATION

KG 3 *Zhongji* liegt auf der Mittellinie des Unterbauchs, 4 *cun* unterhalb des Nabels und 1 *cun* oberhalb der Symphyse. M-CA 18 *Zigong* ist eine Handbreite lateral dieses Punktes lokalisiert.

NADELUNG

a) Senkrecht 0.8 – 1.2 *cun;*

b) bei Uterusprolaps richtet man die Nadel von M-CA 18 *Zigong* in Richtung KG 2 *Qugu* durch die Muskelschicht. Dann rotiert man die Nadel, bis diese die Muskelfasern aufdreht, dann zieht man stark nach oben und außen und befestigt die Nadel in dieser angehobenen Position für 20 – 30 Minuten an der Haut.

WIRKUNGEN

Belebt und reguliert das *Qi*

Reguliert die Menstruation und lindert Schmerzen

INDIKATIONEN

- Uterusprolaps, Infertilität, unregelmäßige Menstruation, Uterusblutung.

KOMMENTAR

M-CA 18 *Zigong* wurde erstmalig in *Great Compendium of Acupuncture and Moxibustion* erwähnt.

PUNKTKOMBINATIONEN

- Infertilität: M-CA 18 *Zigong* und KG 3 *Zhongji (Great Compendium).*
- Uterusblutung: Zigong [Extra] und KG 3 *Zhongji (Great Compendium).*
- Anhaltende Uterusblutung: M-CA 18 *Zigong,* KG 3 *Zhongji,* KG 5 *Shimen* und Bl 23 *Shenshu (Great Compendium).*

M-CA 4 *TITUO*

Heben und Unterstützen

提托

LOKALISATION

Auf dem Unterbauch, 4 *cun* lateral der Mittellinie, auf der Höhe von KG 4 *Guanyuan.*

ANMERKUNG ZUR LOKALISATION

KG 4 *Guanyuan* liegt auf der Mittellinie des Unterbauches, 3 *cun* unterhalb des Nabels und 2 *cun* oberhalb der Symphyse. Man lokalisiert M-CA 4 *Tituo* 4 *cun* lateral von diesem Punkt, medial der Spina iliaca anterior superior.

NADELUNG

a) Senkrecht 0.8 – 1.2 *cun;*

b) bei Uterusprolaps kann folgende Nadelmethode angewendet werden: Man richtet die Nadel von M-CA 4 *Tituo* in Richtung KG 2 *Qugu* durch die Muskelschicht. Dann dreht man die Nadel, bis sie die Muskelfasern aufdreht, zieht sie dann stark aufwärts und nach außen und befestigt sie in dieser angezogenen Position für 20 – 30 Minuten an der Haut.

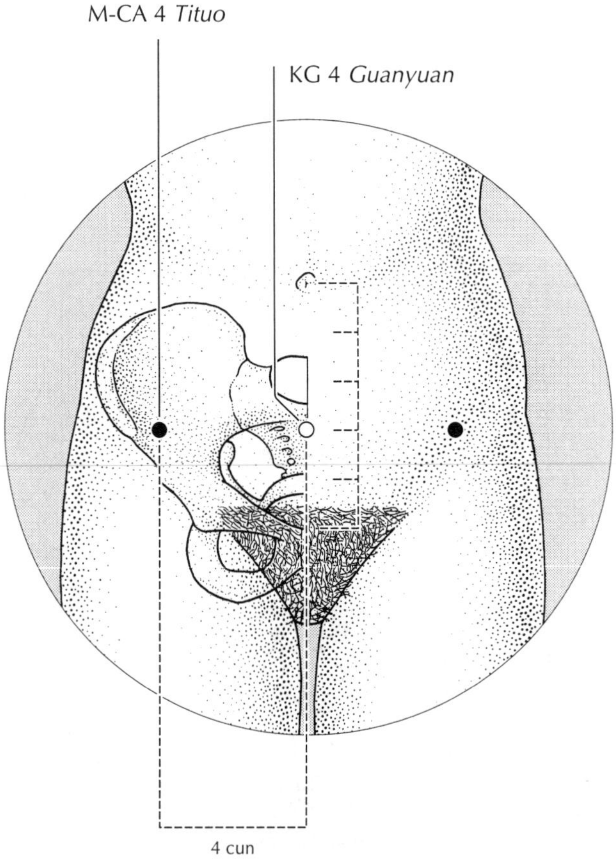

WIRKUNGEN

Hebt und reguliert das *Qi*

INDIKATIONEN

- Uterusprolaps, Dysmenorrhö, abdominelle Spannung und Schmerzen.

KOMMENTAR

M-CA 4 *Tituo* ist eine moderne Ergänzung der Extrapunkte und ist einer der Hauptpunkte zur Behandlung von Uterusprolaps.

PUNKTKOMBINATIONEN

- Uterusprolaps: M-CA 4 *Tituo,* LG 4 *Mingmen,* Ma 36 *Zusanli* und Mi 6 *Sanyinjiao.*

EXTRAPUNKTE DER OBEREN EXTREMITÄT

M-UE 1 *SHIXUAN*

十宣

Zehn Erklärungen

LOKALISATION
Auf den zehn Fingerspitzen, ungefähr 0.1 *cun* vom Fingernagel entfernt.

NADELUNG
Bluten lassen, danach kann eine Moxibustion erfolgen.

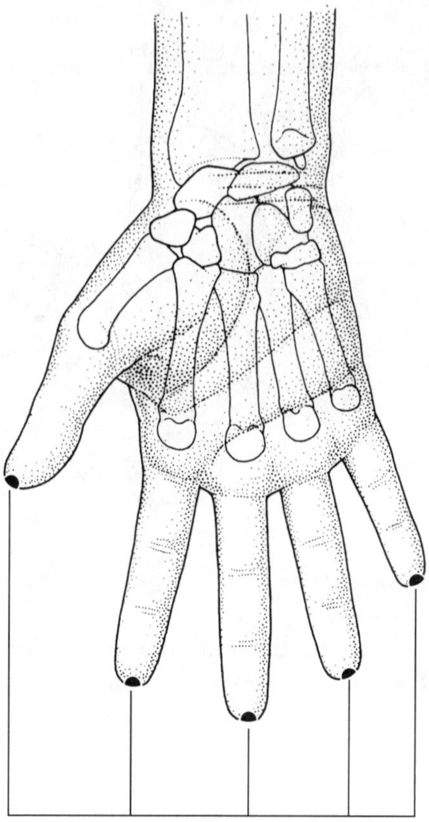
M-UE 1 *Shixuan*

WIRKUNGEN
Öffnet die Sinnesorgane und belebt das Bewusstsein, leitet Hitze aus und beruhigt Wind

INDIKATIONEN
- Bewusstseinsverlust, Wind-Apoplex, Sommer-Hitzschlag, fieberhafte Erkrankung, Schwellung und Schmerzen des Halses, Halsmotte, akuter kindlicher Schreck-Wind, klonische Spasmen, Epilepsie, Manie, Erbrechen, Diarrhö, Taubheit und Schmerzen der Finger.

KOMMENTAR
Die Punkte M-UE 19 *Shixuan* wurden erstmalig in *Thousand Ducat Formulas* von dem großen Arzt *Sun Si-miao* aus dem siebten Jahrhundert besprochen. Sie sind fast ausschließlich für akute Zustände wie Bewusstseinsverlust (einschl. akute Phase des Wind-Apoplex), Epilepsie, Hitzschlag, Sonnenstich etc. in Verwendung. Man lässt sie üblicherweise bluten und in gelegentlichen Fällen kann man eine Moxibustion anschließen.

M-UE 9 *SIFENG*

四缝

Vier Risse

LOKALISATION
Auf der Palmarfläche der Hand, an den Mittelpunkten der Transversalfalte der proximalen Interphalagealgelenke der Zeige-, Mittel- und Ringfinger sowie der kleinen Finger.

ANMERKUNG ZUR LOKALISATION
Bei den meisten Personen kann man im Bereich der proximalen Interphalangealgelenke zwei Falten finden. In diesen Falten ist M-UE 9 *Sifeng* bei der Beugung dieser Gelenke auf der betonteren der beiden Falten gelegen.

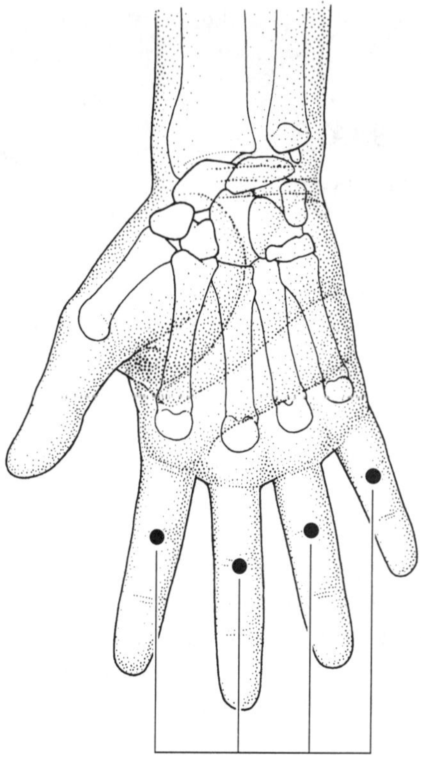
M-UE 9 *Sifeng*

NADELUNG
Bluten lassen oder Stechen und Pressen bis eine gelb-weiße Flüssigkeit erscheint.

WIRKUNGEN
Kräftigt die Milz und verteilt Akkumulation

INDIKATIONEN
- Kindliche, nahrungsbedingte Schädigung, kindliche Akkumulationserkrankung, kindliche Diarrhö, Keuchhusten.

KOMMENTAR
M-UE 9 *Sifeng* ist ein wichtiger und häufig verwendeter Gruppenpunkt zur Behandlung einer großen Anzahl von kindlichen Verdauungsstörungen. Er ist für die zwei wichtigen Muster indiziert, die als kindliche ernährungsbedingte Schädigung (*shao er gan*) und als kindliche Akkumulationserkrankung (*shao er ji shi*) bezeichnet werden. Die erste Diagnose bezieht sich auf eine kindliche Minderernährung durch verschiedene Ursachen. Die Symptome umfassen Abmagerung, blasse Gesichtsfarbe, beeinträchtigte Verdauung, trockene Haare, Auszehrung und vergrößertes Abdomen. Die kindliche Akkumulationserkrankung entspricht mehr oder weniger dem Muster der Nahrungsstagnation bei Erwachsenen und wird als ein Hauptfaktor von so unterschiedlichen Erkrankungen wie Obstipation, abdominellen Schmerzen, Darmparasiten, Erbrechen, Diarrhö, Husten und Asthma betrachtet. Die Nadelungsmethode, die für diese Punkte verwendet wird, ist sehr spezifisch. Punkte werden angestochen. Dann wird gepresst, um einige Tropfen klare, gelbe Flüssigkeit hervorzubringen.

M-UE 22 *BAXIE*

八邪

Acht pathogene Faktoren

LOKALISATION
Wenn die Hand zur Faust geschlossen wird, liegen sechs dieser Punkte in Vertiefungen zwischen den Metakarpalknöcheln, proximal der Schwimmhaut. Die verbleibenden zwei Punkte liegen in gleichem Abstand zwischen Daumen und den Metakarpalen der Zeigefinger, proximal der Schwimmhäute.

ANMERKUNG ZUR LOKALISATION
Um die Lokalisation der ersten sechs Punkte, wie oben beschrieben, zu unterstützen, zieht man bei geballter Faust ein gleichseitiges Dreieck zwischen den Erhebungen der Metakarpalköpfchen und dem proximalen Ende der sichtbaren Falte, die von den Schwimmhäuten gebildet wird. Die Punkte liegen im Zentrum dieser Dreiecke.

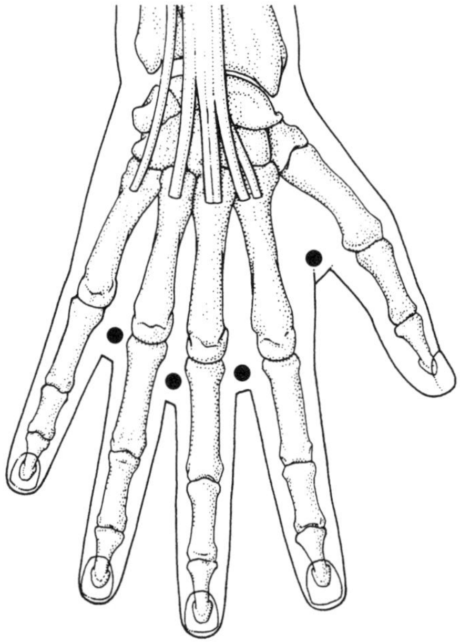

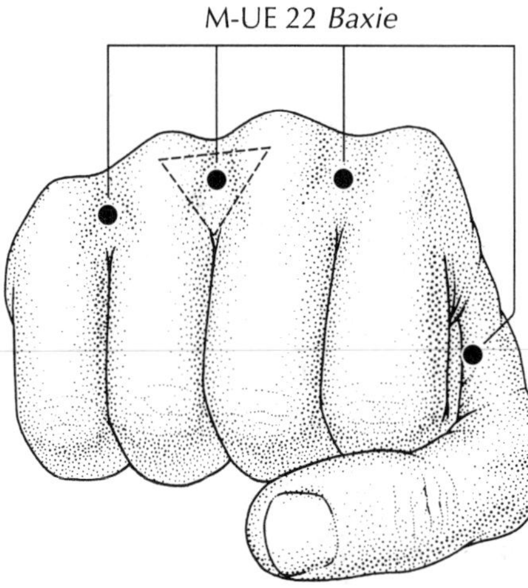

NADELUNG
Senkrecht entlang der Linie zwischen den Schäften der Metakarpalknochen 0.5 – 1 *cun*.

WIRKUNGEN
Klärt Hitze und zerstreut Schwellung

INDIKATIONEN
- Taubheit, Steifheit, Rötung, Schwellung, Spasmen und Schmerzen der Finger und Hände, schmerzhaftes Stauungssyndrom der Finger.
- Kopfschmerzen, Zahnschmerzen, Schmerzen und Schwellung des Halses, Rötung und Schwellung der Augen, fieberhafte Erkrankung.

KOMMENTAR
Diese Punkte wurden erstmalig weit zurückliegend in *Essential Questions* besprochen. In diesem Werk wird empfohlen, diese Punkte zur Behandlung von Malaria bluten zu lassen. Der Name *Baxie* (Acht pathogene Faktoren) erschien jedoch nicht vor *Great*

Compendium of Acupuncture and Moxibustion. In der modernen klinischen Praxis werden die Punkte fast immer bei der Behandlung von Schmerzen, Schwellung, Steifheit, Taubheit oder Spasmen der Finger und der umgebenden Areale verwendet. Bei Erkrankung der Ring-, Mittel- und Zeigefinger werden im Allgemeinen die Punkte auf jeder Seite des Fingers genadelt. Bei einer Erkrankung des kleinen Fingers wird der Punkt zwischen dem kleinen Finger und dem Ringfinger in Kombination mit Punkten wie Dü 2 *Qiangu* und Dü 3 *Houxi* genadelt. Für Erkrankungen des Daumens wird der Punkt zwischen dem Daumen und dem Zeigefinger gemeinsam mit Punkten wie Lu 7 *Lieque* und Lu 10 *Yuji* genadelt.

M-UE 19 *YAOTONGXUE* 腰痛穴

Lumbaler Schmerzpunkt

LOKALISATION

Auf dem Handrücken, zwei Punkte, die zwischen dem zweiten und dritten und vierten und fünften Metakarpalknochen liegen. Sie liegen direkt in den Vertiefungen, die distal der Basis der Metakarpalen liegen.

ANMERKUNG ZUR LOKALISATION

Man fährt mit dem Finger proximal entlang des Handrückens zum Handgelenk, in der Rinne zwischen den Metakarpalknochen bis man eine leichte Vertiefung gerade proximal der Verbindung der Metakarpalknochen erreicht.

NADELUNG

Senkrecht 0.5 –1 *cun.*

WIRKUNGEN

Kräftigt *Qi* und Blut in der Lumbalregion

INDIKATIONEN

- Akute lumbale Verrenkung.

KOMMENTAR

N-UE 19 *Yaotongxue* ist ein häufig verwendeter Punkt bei akuter Verrenkung der Lumbalregion. Er wird üblicherweise gewählt, wenn der Schmerz einseitig der Mittellinie liegt. Die Punkte der betroffenen Seite werden manipuliert, während der Patient aufgefordert wird, sich zu drehen, zu winden und zu beugen. Merken Sie sich, dass diese Extrapunkte ebenso als *Yaotongdian* (Lumbale Schmerzstelle) bekannt sind.

M-UE 24 *LUOZHEN* 落枕

Steifer Nacken

LOKALISATION

Auf dem Handrücken in der Vertiefung proximal des zweiten und dritten Metakarpophalangealgelenkes.

ANMERKUNG ZUR LOKALISATION

a) M-UE 24 *Luozhen* wird üblicherweise bei locker gehaltener Faust lokalisiert und genadelt;
b) dieser Punkt kann auf der Spitze eines gleichseitigen Dreiecks, das von diesem Punkt und der Erhebung der Metakarpophalangealgelenke des Zeige- und Mittelfingers gebildet wird, lokalisiert werden;
c) der Punkt wird ebenfalls auf dem Handrücken gegenüber von Pe 8 *Laogong* liegend definiert.

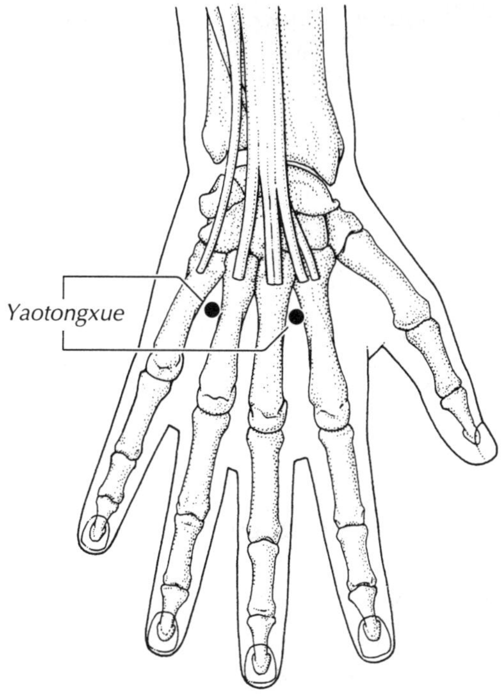

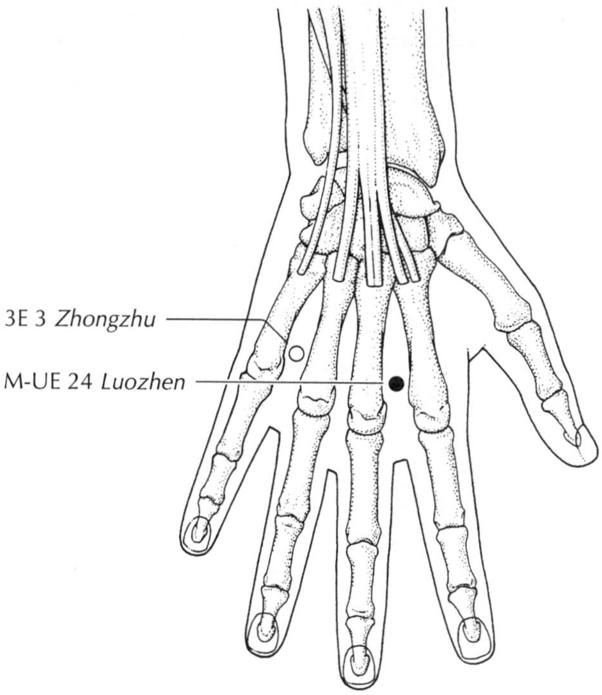

NADELUNG

Senkrecht oder schräg nach proximal 0.5–1 *cun*.

WIRKUNGEN

Kräftigt das *Qi* und das Blut in der Halsregion

INDIKATIONEN

- Steifheit und Schmerzen des Halses, Unfähigkeit den Kopf zu drehen, Kopfschmerzen, Schmerzen von Schulter und Arm.
- Schmerzen im Epigastrium, Diarrhö, akuter und chronischer kindlicher Schreck-Wind.

KOMMENTAR

M-UE 24 *Luozhen* wird häufig bei akuten Schmerzen und Steifheit des Halses gewählt. Der Punkt der betroffenen Seite wird manipuliert, während der Patient aufgefordert wird, den Hals zu beugen, zu strecken und zu rotieren.

M-UE 29 *ERBAI* 二白

Zwei Weiße

LOKALISATION

Auf der Beugeseite des Unterarms, 4 *cun* proximal von Pe 7 *Daling* beidseits der Sehne des M. flexor carpi radialis.

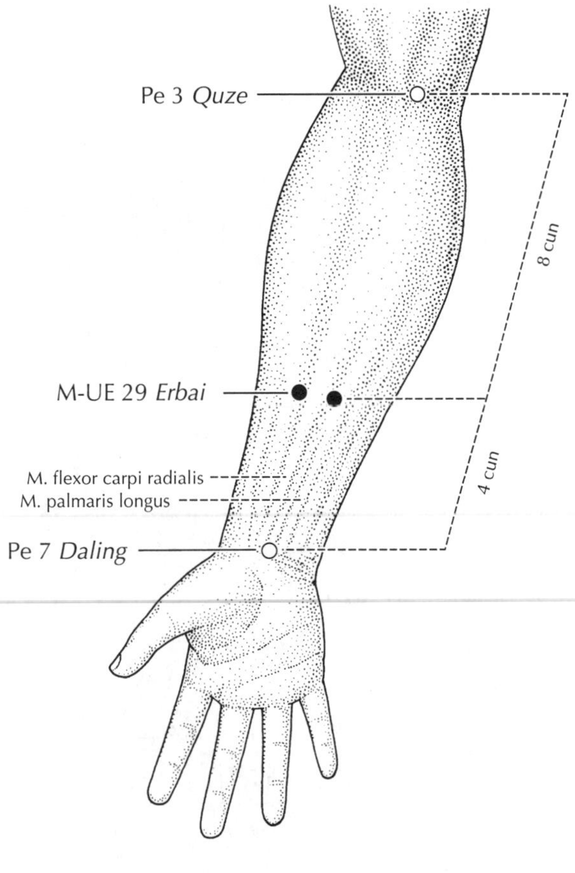

ANMERKUNG ZUR LOKALISATION

a) Es handelt sich um zwei Punkte; einer liegt auf der Ulnarseite der Sehne des M. flexor carpi radialis und zwischen dieser Sehne und der Sehne des M. palmaris longus, falls dieser vorhanden ist. Der andere liegt auf der radialen Seite der Sehne des M. flexor carpi radialis;

b) man teilt den Abstand zwischen der Ellenbeugenfalte und Pe 7 *Daling* in Drittel und lokalisiert diesen Punkt auf der Linie zwischen dem mittleren und dem distalen Drittel.

NADELUNG

Senkrecht 0.5–1 *cun* oder schräg nach proximal 1–1.5 *cun*.

WIRKUNGEN

Behandelt Rektumprolaps und Hämorrhoiden

INDIKATIONEN

- Hämorrhoiden, Rektumprolaps, Juckreiz des Anus, Blut im Stuhl, Tenesmen.

KOMMENTAR

Diese Punkte erscheinen erstmals in *Classic of the Jade Dragon* und wurden seit langem zur Behandlung von Hämorrhoiden und Rektumprolaps angewendet.

PUNKTKOMBINATIONEN

- Chronische Hämorrhoiden: M-UE 29 *Erbai*, Bl 57 *Chengshan* und LG 1 *Changqiang (Great Compendium)*.
- Rektumprolaps und Hämorrhoiden: M-UE 29 *Erbai*, LG 20 *Baihui*, Bl 52 *Zhishi* und LG 1 *Changqiang (Great Compendium)*

M-UE 46 *ZHOUJIAN* 肘尖

Ellenbogenspitze

LOKALISATION

Auf der Spitze des Processus olecrani der Ulna.

NADELUNG

Dieser Punkt wird nur moxibustiert.

WIRKUNGEN

Wandelt Schleim um und verteilt Schwellungen

INDIKATIONEN

- Skrofula, Karbunkel und Furunkel, tiefe Ulzerationen, Intestinalabszess.

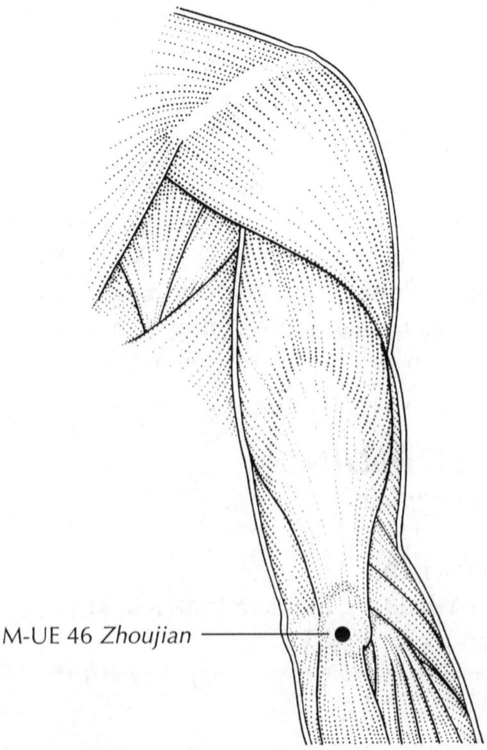

KOMMENTAR

Dieser Punkt wurde erstmals in *Thousand Ducat Formulas* in Zusammenhang mit der Behandlung von Intestinalabszessen diskutiert. Er wird seit langem bei Skrofulose verwendet, einem Begriff der üblicherweise Knoten an den Halsseiten beschreibt, aber ebenfalls Knoten der Axilla und der Inguinalregion. Der Text *Introduction to Medicine* empfiehlt, bei linksseitigen Skrofula Moxibustion auf dem rechten M-UE 46 *Zhoujian* anzuwenden und umgekehrt.

M-UE 48 *JIANQIAN*

Vordere Schulter

肩前

LOKALISATION

Auf der Vorderseite des Schultergelenks, in der Mitte zwischen vorderer Axillarfalte und Di 15 *Jianyu*.

ANMERKUNG ZUR LOKALISATION

Dieser Punkt ist bei Palpation üblicherweise druckempfindlich.

NADELUNG

a) Senkrecht 0.1–1.5 *cun;*
b) schräg oder schräg-transversal nach distal in Richtung Ellenbogen 2–3 *cun.*

WIRKUNGEN

Aktiviert *Qi* und Blut und unterstützt das Schultergelenk

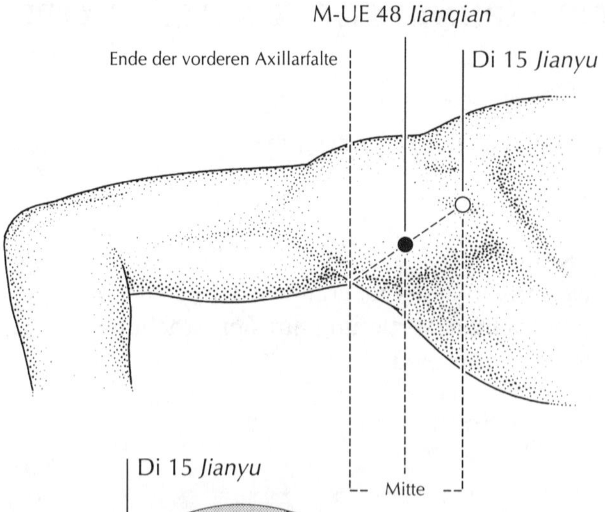

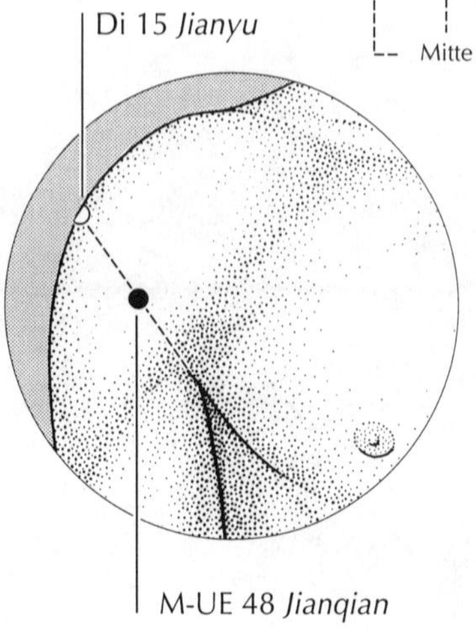

INDIKATIONEN

- Steifheit und Schmerzen des vorderen Anteiles des Schultergelenks, Taubheit, Lähmung und Unbeweglichkeit des Schultergelenks.

KOMMENTAR

M-UE 48 *Jianqian* ist auch als *Jianneiling* (Innerer Hügel der Schulter) bekannt, wird häufig palpiert und bei Schmerzhaftigkeit für Schmerzen im vorderen Anteil des Schultergelenks gestochen. In der klinischen Praxis wird er häufig mit anderen wichtigen Punkten zur Behandlung der Schulter wie Di 15 *Jianyu*, Di 16 *Jugu*, 3E 14 *Jianliao* und Dü 10 *Naoshu* kombiniert.

EXTRAPUNKTE DER UNTEREN EXTREMITÄT

M-LE 34 *BAICHONGWO*

百蟲窩

Hundert Insekten

LOKALISATION

3 *cun* proximal der Obergrenze der Patella in einer leichten Vertiefung auf der Erhebung des M. vastus medialis.

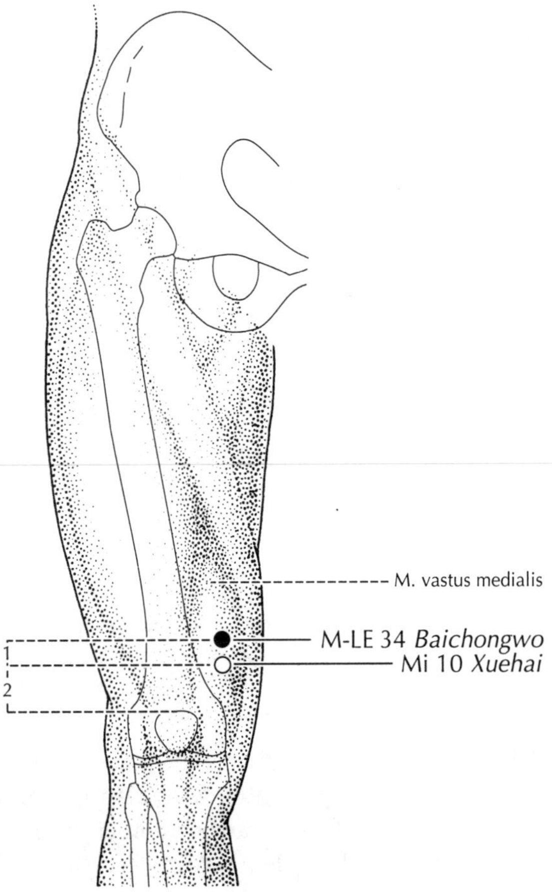

ANMERKUNG ZUR LOKALISATION

Dieser Punkt liegt 1 *cun* proximal von Mi 10 *Xuehai*.

NADELUNG

Senkrecht oder schräg 1 – 1.5 *cun*.

WIRKUNGEN

Klärt Hitze aus dem Blut
Eliminiert Wind und leitet Feuchtigkeit aus

INDIKATIONEN

- Schmerzen im unteren Bereich, Wind-Hautausschlag, Juckreiz der Haut.

KOMMENTAR

Dieser Punkt wurde erstmalig in *Great Compendium of Acupuncture and Moxibustion* besprochen. M-LE 34 *Baichongwo* liegt in der Nähe von Mi 10 *Xuehai,* ein wichtiger Punkt zur Behandlung von Hauterkrankungen. Man schreibt ihm eine spezielle Wirkung zur Linderung von schwerem Juckreiz zu.

M-LE 27 *HEDING*

鶴頂

Kranich's Gipfel

LOKALISATION

In einer Vertiefung auf dem Mittelpunkt des Oberrandes der Patella.

NADELUNG

Senkrecht 0. 5 – 1 *cun.*

WIRKUNGEN

Aktiviert *Qi* und Blut und unterstützt das Kniegelenk.

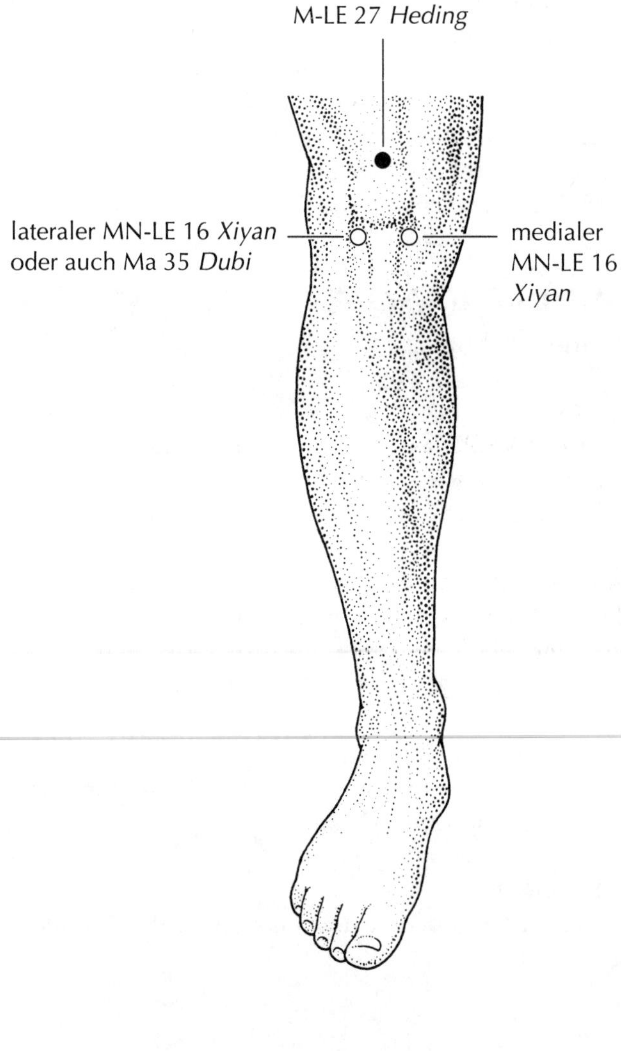

INDIKATIONEN

- Kranich's Knie-Wind, Schwellung und Schmerzen des Knies, Bein-*Qi*, Schwäche des Knies und des Beines.

KOMMENTAR

M-LE 27 *Heding* ist ein wertvoller Nebenpunkt zur Behandlung von Erkrankungen des Kniegelenks und wird häufig kombiniert mit Punkten wie MN-LE 16 *Xiyan*, Mi 10 *Xuehai*, Ma 34 *Liangqiu*, Gb 34 *Yanglingquan* und Mi 9 *Yinlingquan* gewählt.

MN-LE 16 *XIYAN*

Knieaugen

膝眼

LOKALISATION

Auf dem Knie in den Vertiefungen, die bei Beugung des Beines medial und lateral des Ligamentum patellae entstehen.

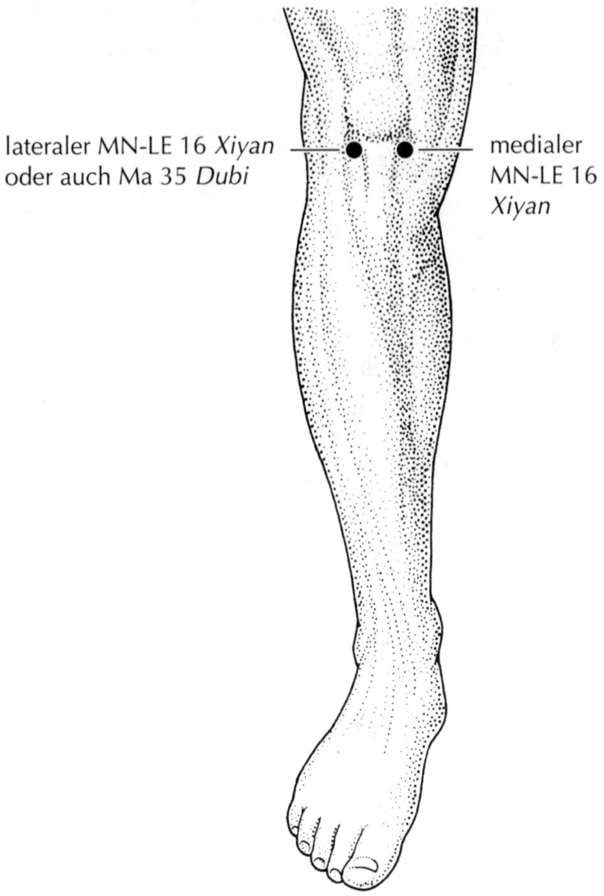

ANMERKUNG ZUR LOKALISATION

Der laterale MN-LE 16 *Xiyan* ist identisch mit Ma 35 *Dubi*.

NADELUNG

Bei Beugung des Beines mit Unterstützung durch ein Rollkissen:

a) Senkrecht in Richtung Bl 40 *Weizhong* 1 – 2 *cun*;
b) schräg nach medial und superior 1 – 2 *cun* hinter der Patella;
c) verbindende Nadelung zwischen lateralen und medialen MN-LE 16 *Xiyan*, hinter dem Ligamentum patellae.

WIRKUNGEN

Verteilt Wind-Feuchtigkeit, reduziert Schwellungen und lindert Schmerzen

INDIKATIONEN

- Schwellung und Schmerzen des Kniegelenks, erschwerte Beugung und Streckung des Knies, Schwäche des Kniegelenks, Taubheit des Knies, Taubheit der unteren Extremitäten, Atrophieerkrankung der unteren Extremität, Bein-*Qi*.

KOMMENTAR

Die MN-LE 16 *Xiyan* Punkte wurden erstmalig in einem Text des 8. Jahrhunderts in *Necessities of a Frontier Official* besprochen. Der laterale MN-LE 16 *Xiyan* entspricht Ma 35 *Dubi*, während der mediale MN-LE 16 *Xiyan* nicht auf einer Leitbahn liegt. Gemeinsam verwendet handelt es sich um wichtige Punkte zur Behandlung aller Knieerkrankungen, unabhängig davon, ob es sich um Leere oder Fülle, Hitze oder Kälte handelt. Sie stellen die Basis jeder Akupunkturkombination zur Behandlung der Erkrankungen des Kniegelenks und der umliegenden Gewebe.

PUNKTKOMBINATIONEN

- Rötung, Schwellung und Schmerzen der Knie mit Unfähigkeit zu Gehen: MN-LE 16 *Xiyan* und Le 7 *Xiguan (Song of the Jade Dragon)*.

M-LE 13 *LANWEIXUE*

Appendixpunkt

闌尾穴

LOKALISATION

Ungefähr 2 *cun* distal von Ma 36 *Zusanli* am rechten Bein.

ANMERKUNG ZUR LOKALISATION

Die genaue Lokalisation dieses Punktes wird durch die Palpation bestimmt, indem das Punctum maximum der Druckempfindlichkeit gefunden wird.

NADELUNG

Senkrecht 1 – 1.5 *cun*.

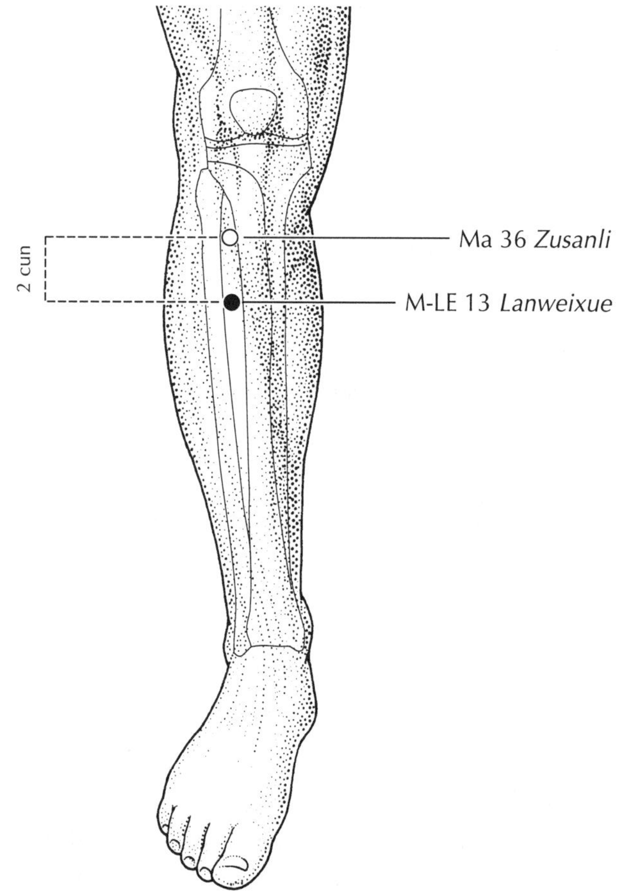

WIRKUNGEN

Aktiviert *Qi* und Blut und klärt Hitze und Feuer-Toxine aus dem Dickdarm

INDIKATIONEN

- Akute und chronische Appendizitis, Lähmung der unteren Extremität, Fußheberlähmung, Verdauungsstörung.

KOMMENTAR

Der Punkt M-LE 13 *Lanweixue* ist berühmt bezüglich seiner Anwendung zur Behandlung von sowohl akuter als auch chronischer Appendizitis. In den meisten Fällen entwickelt er eine Druckschmerzhaftigkeit, wenn der Appendix entzündet ist und kann tatsächlich zur Diagnose dieser Erkrankung eine begleitende Rolle spielen. M-LE 13 *Lanweixue* ist einer der wenigen Akupunkturpunkte, die nur auf einer Seite des Körpers existieren.

PUNKTKOMBINATIONEN

- Akute Appendizitis: M-LE 13 *Lanweixue*, Ma 37 *Shangjuxu*, Ma 25 *Tianshu* und Di 11 *Quchi*.

M-LE 23 *DANNANGXUE*

膽囊穴

Gallenblasenpunkt

LOKALISATION

1–2 *cun* distal von Gb 34 *Yanglingquan* auf dem rechten Bein.

ANMERKUNG ZUR LOKALISATION

a) Die genaue Lokalisation dieses Punktes wird durch eine vorsichtige Palpation bestimmt, indem man das Punctum maximum der Berührungsempfindlichkeit sucht.
b) Gb 34 *Yanglingquan* ist unter dem lateralen Knieanteil lokalisiert, in einer leichten Vertiefung ungefähr 1 *cun* vor und unterhalb des Fibulaköpfchens.

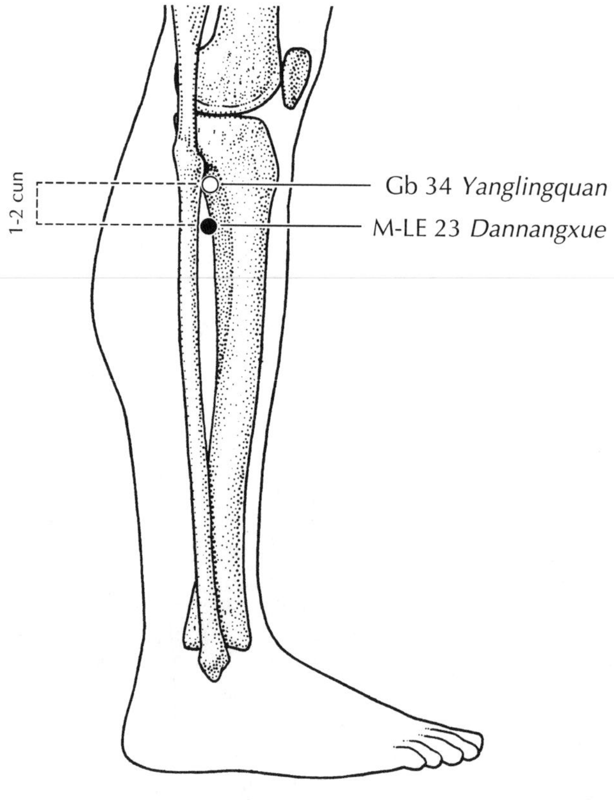

NADELUNG

Senkrecht 1 - 1.5 *cun*.

WIRKUNGEN

Klärt Hitze und leitet Feuchtigkeit aus.

INDIKATIONEN

- Akute und chronische Cholezystitis, akute und chronische Cholelithiasis, Erkrankungen des Gallenganges, biliäre Askariasis, Spannung und Schmerzen der lateralen Rippenregion, Lähmung und Taubheit der unteren Extremität.

KOMMENTAR

Der Punkt M-LE 23 *Dannangxue* ist berühmt für seine Anwendung zur Behandlung von akuter wie chronischer Cholezystitis und Cholelithiasis. In der Mehrzahl der Fälle wird er bei einer Gallenblasenentzündung berührungsempfindlich und spielt tatsächlich bei der Diagnose dieser Erkrankungen eine begleitende Rolle. M-LE 23 *Dannangxue* ist einer der wenigen Akupunkturpunkte, der nur auf einer Seite des Körpers existiert.

PUNKTKOMBINATIONEN

- Akute Schmerzen bei Cholelithiasis: M-LE 23 *Dannangxue*, Gb 34 *Yanglingquan* (links), Le 14 *Qimen* (rechts), Ma 19 *Burong* (rechts), KG 12 *Zhongwan*, Di 4 *Hegu*, Le 3 *Taichong*.

M-LE 8 *BAFENG*

八風

Acht Winde

LOKALISATION

Auf dem Fußrücken, zwischen den Zehen, 0.5 *cun* proximal der Schwimmhaut.

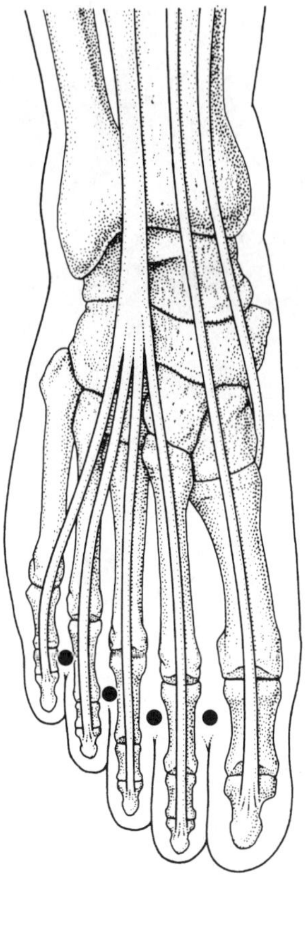

ANMERKUNG ZUR LOKALISATION

Diese acht Punkte beinhalten Le 2 *Xingjian*, Ma 44 *Neiting* und Gb 43 *Xiaxi*.

NADELUNG

Schräg nach proximal 0.5 – 1 *cun*.

WIRKUNGEN

Klärt Hitze und löst Schwellungen auf

INDIKATIONEN

- Bein-*Qi*, Rötung und Schwellung und Schmerzen des Fußrückens, Malaria, Kopfschmerzen, unregelmäßige Menstruation.

KOMMENTAR

Die Punkte, die der Name M-LE 8 *Bafeng* bezeichnet, wurden erstmalig in *Essential Questions*[1] erwähnt, jedoch bis zum Klassiker der *Ming*-Dynastie *The Great Compendium of Acupuncture and Moxibustion* nicht mit der Bezeichnung *Bafeng* (Acht Winde) benannt. Der Klassiker *Thousand Ducat Formulas* von *Sun Si-miao* nannte sie *Bachong* (Acht Stürme). Diese Bezeichnung spiegelt das dynamische *Qi*-Gefühl, das durch die Nadelung dieser distalen Fußpunkte ausgelöst wird, wider. Obwohl in *Essential Questions* für Malaria und in *Compilation of Acupuncture and Moxibustion* für unregelmäßige Menstruation aufgeführt, wird diese Gruppe von Punkten hauptsächlich bei Erkrankungen der Zehen in gleicher Weise wie die M-UE 22 *Baxie* Punkte für Erkrankungen der Finger angewendet. Es ist jedoch anzumerken, dass drei der M-LE 8 *Bafeng* Punkte mit Leitbahnpunkten korrespondieren (Gb 43 *Xiaxi*, Ma 44 *Neiting* und Le 2 *Xingjian*).

Fußnote

1 *Essential Questions* Kapitel 36.

HAUPTPUNKTE IN DER AUGENREGION

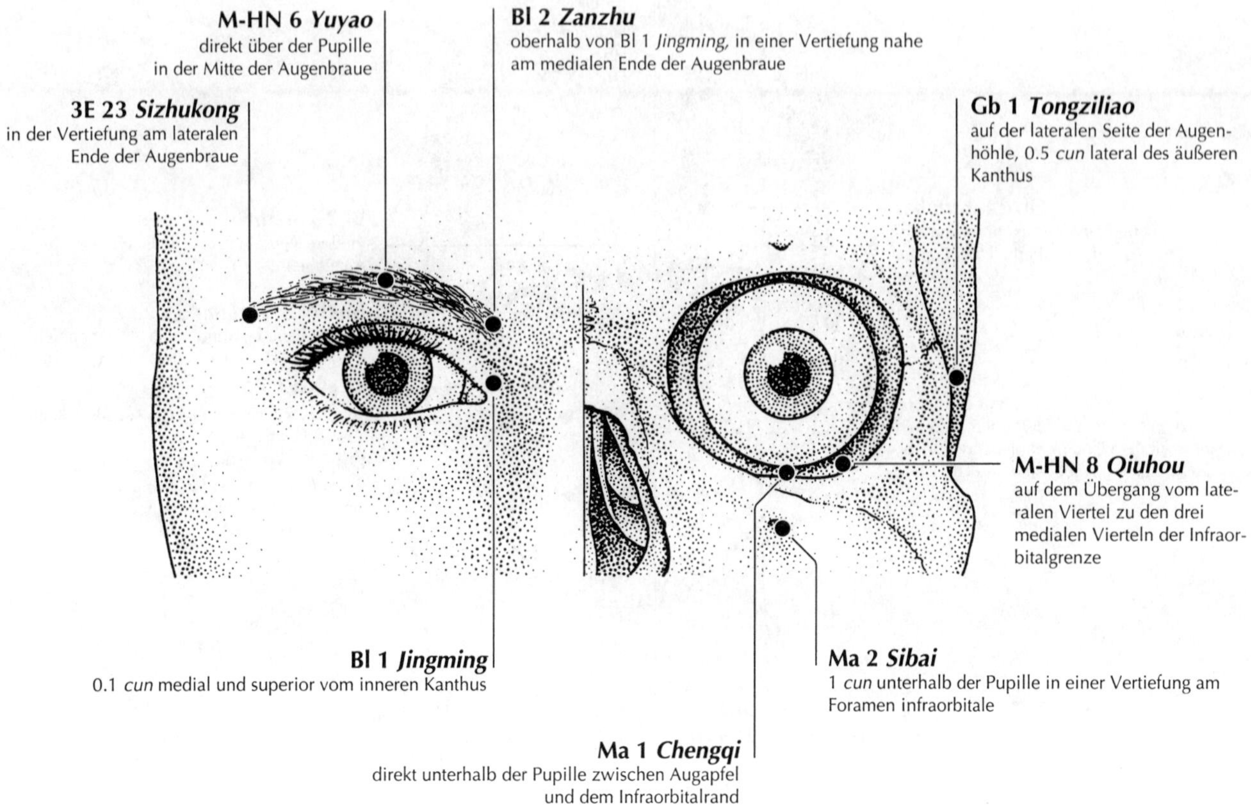

HAUPTPUNKTE DES GESICHTS

GB 15 *Toulinqi*
direkt oberhalb von Gb 14 *Yangbai,* 0.5 *cun* innerhalb der vorderen Haaransatzlinie, in der Mitte zwischen LG 24 *Shenting* und Ma 8 *Touwei*

Bl 4 *Quchai*
0.5 *cun* innerhalb der vorderen Haaransatzlinie, 1.5 *cun* lateral von LG 24 *Shenting* und ein Drittel Abstand zwischen LG 24 *Shenting* und Ma 8 *Touwei*

BL 3 *Meichong*
direkt oberhalb von Bl 2 *Zanzhu,* 0.5 *cun* innerhalb der vorderen Haaransatzlinie, auf Höhe von LG 24 *Shenting*

Ma 8 *Touwei*
4.5 *cun* lateral von LG 24 *Shenting* und 0.5 *cun* innerhalb der vorderen Haaransatzlinie

LG 24 *Shenting*
in der Mittellinie, 0.5 *cun* hinter der vorderen Haaransatzlinie

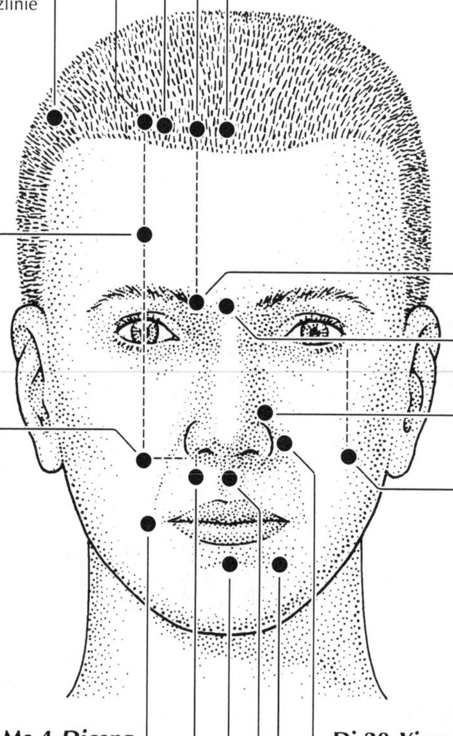

Gb 14 *Yangbai*
1 *cun* oberhalb der Augenbrauenmitte, direkt überhalb der Pupille

Bl 2 *Zanzhu*
in einer Vertiefung am medialen Ende der Augenbraue

M-HN 3 *Yintang*
in der Glabella, Mittelpunkt zwischen den medialen Enden der Augenbrauen

Ma 3 *Juliao*
direkt unterhalb der Pupille, auf einer Höhe mit dem Unterrand der Nasenflügel, auf der lateralen Seite der Nasolabialfalte

M-HN14 *Bitong*
auf dem höchsten Punkt der Nasolabialfalte

Dü 18 *Quanliao*
direkt unterhalb des äußeren Kanthus, in einer Vertiefung am Unterrand des Os zygomaticum

Ma 4 *Dicang*
0.5 *cun* lateral vom Mundwinkel

Di 20 *Yingxiang*
in der Nasolabialfalte, auf einer Höhe mit dem Mittelpunkt der lateralen Begrenzung des Nasenflügels

Di 19 *Kouheliao*
unterhalb der lateralen Nasenflügelbegrenzung, 0.5 *cun* lateral von LG 26 *Renzhong*

KG 24 *Chengjiang*
in der Vertiefung des Zentrums der Mentolabialfalte

M-HN 18 *Jiachengjiang*
1 *cun* lateral von KG 24 *Chengjiang,* über dem Foramen mentale

LG 26 *Renzhong*
oberhalb der Oberlippe auf der Mittellinie, auf dem Übergang vom oberen Drittel zu den unteren zwei Dritteln des Philtrums

HAUPTPUNKTE AUF DER KOPFSEITE

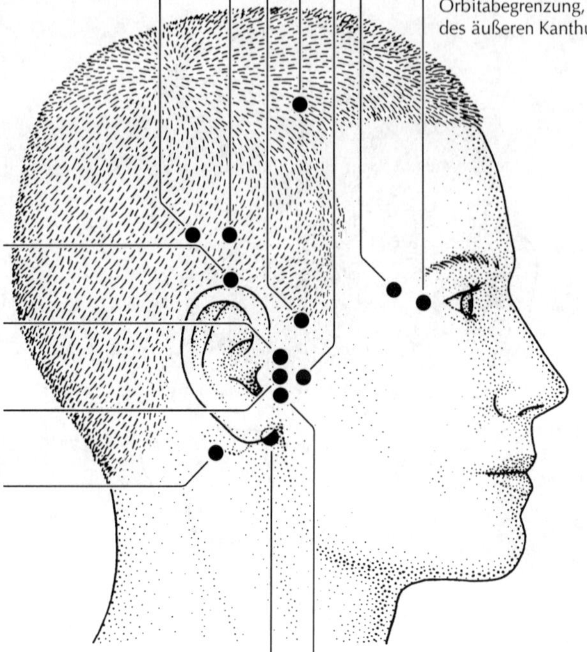

HAUPTPUNKTE DES SCHÄDELDACHS

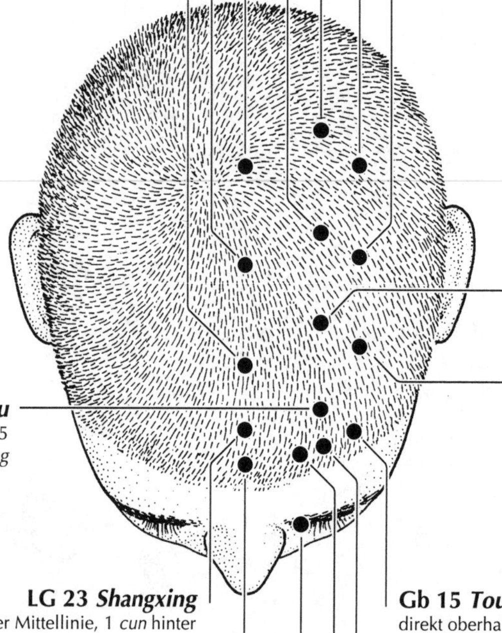

HAUPTPUNKTE DES HINTERKOPFES

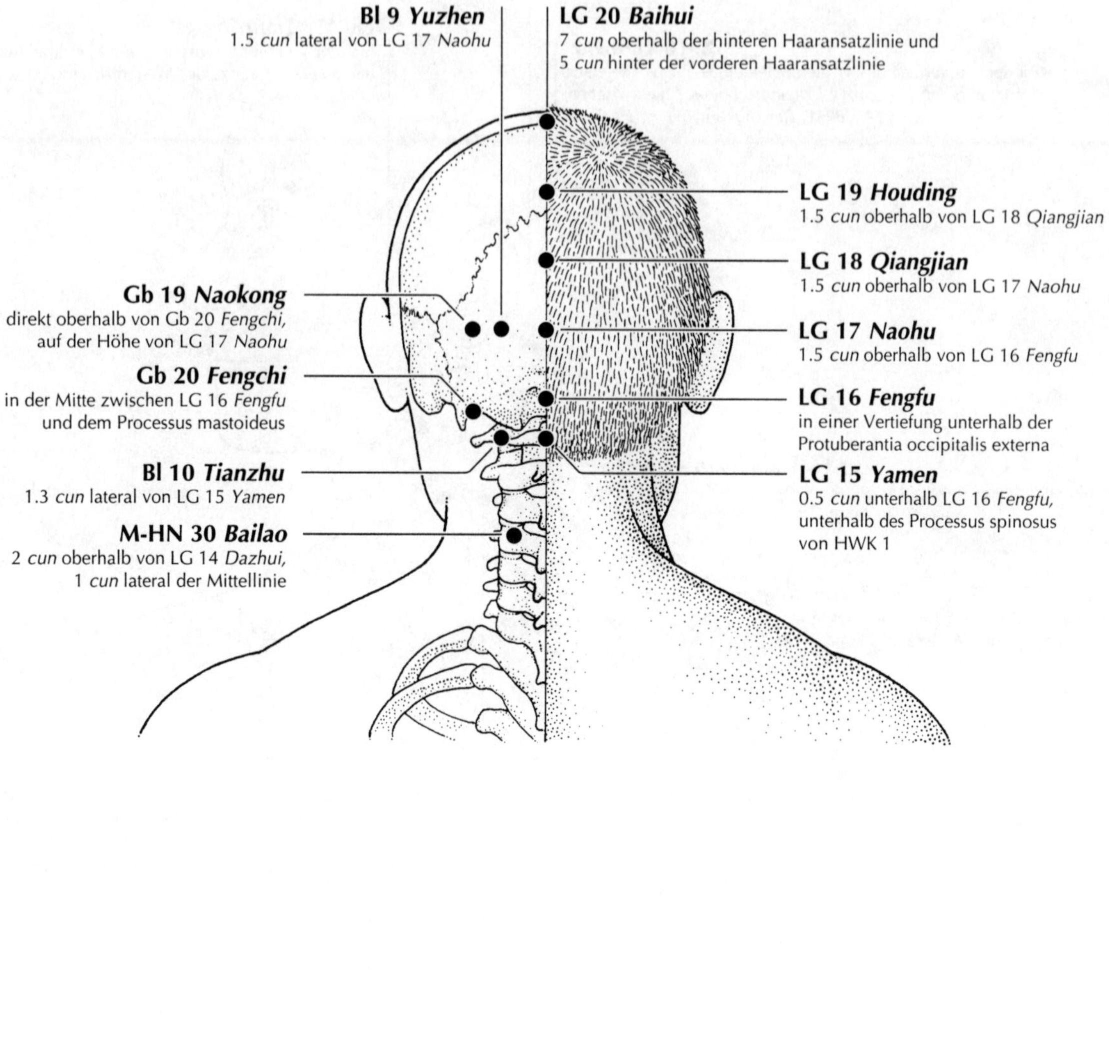

HAUPTPUNKTE DER HALSREGION

Gb 12 *Wangu*
hinter und unterhalb des Processus mastoideus

3E 16 *Tianyou*
auf dem Hinterrand des M. sternocleidomastoideus, ungefähr 1 *cun* unterhalb von Gb 12 *Wangu*, auf einer Linie zwischen Bl 10 *Tianzhu* und Dü 17 *Tianrong*

Dü 17 *Tianrong*
in einer Vertiefung zwischen dem Mandibulawinkel und der vorderen Grenze des M. sternocleidomastoideus

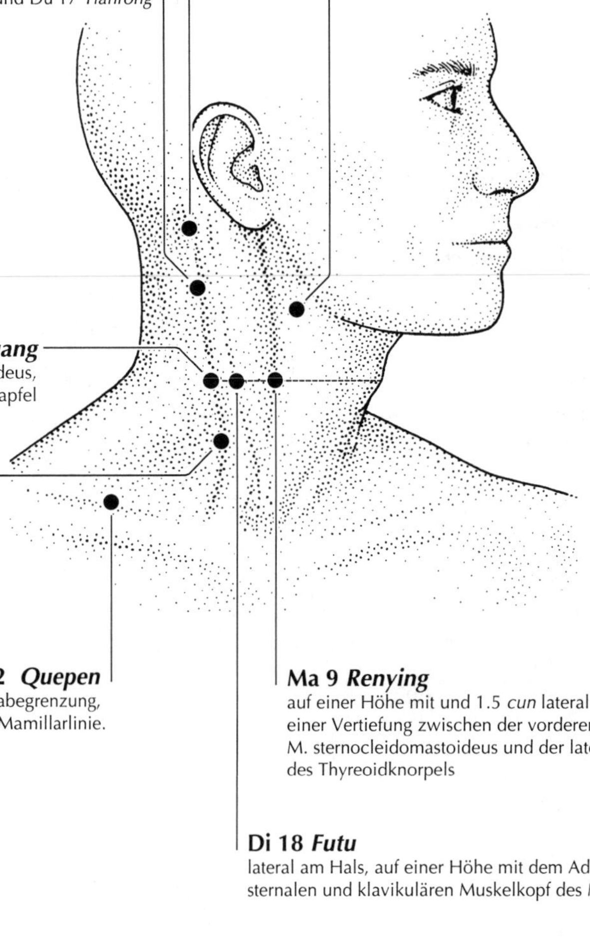

Dü 16 *Yianchuang*
auf der hinteren Begrenzung des M. sternocleidomastoideus, auf einer Höhe mit dem Adamsapfel

Di 17 *Tianding*
1 *cun* unterhalb von Di 18 *Futu*, auf der hinteren Begrenzung des M. sternocleidomastoideus

Ma 12 *Quepen*
im Supraklavikularbereich, hinter der oberen Klavikulabegrenzung, in deren Mitte 4 *cun* lateral der Mittellinie, auf der Mamillarlinie.

Ma 9 *Renying*
auf einer Höhe mit und 1.5 *cun* lateral des Adamsapfels, in einer Vertiefung zwischen der vorderen Begrenzung des M. sternocleidomastoideus und der lateralen Begrenzung des Thyreoidknorpels

Di 18 *Futu*
lateral am Hals, auf einer Höhe mit dem Adamsapfel, zwischen dem sternalen und klavikulären Muskelkopf des M. sternocleidomastoideus.

HAUPTPUNKTE DER SCHULTERREGION UND DES LATERALEN OBERARMS

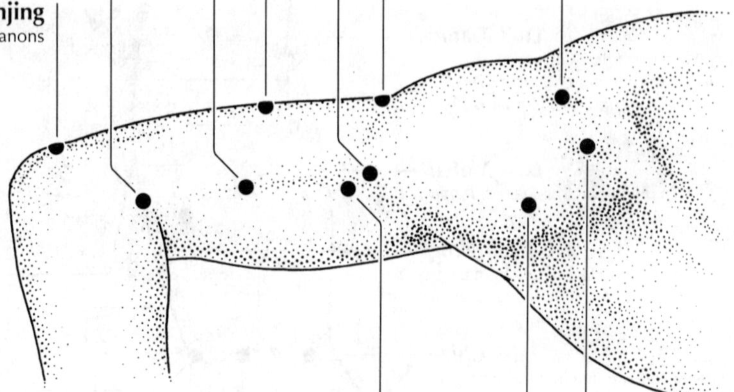

HAUPTPUNKTE DES OBERARMS

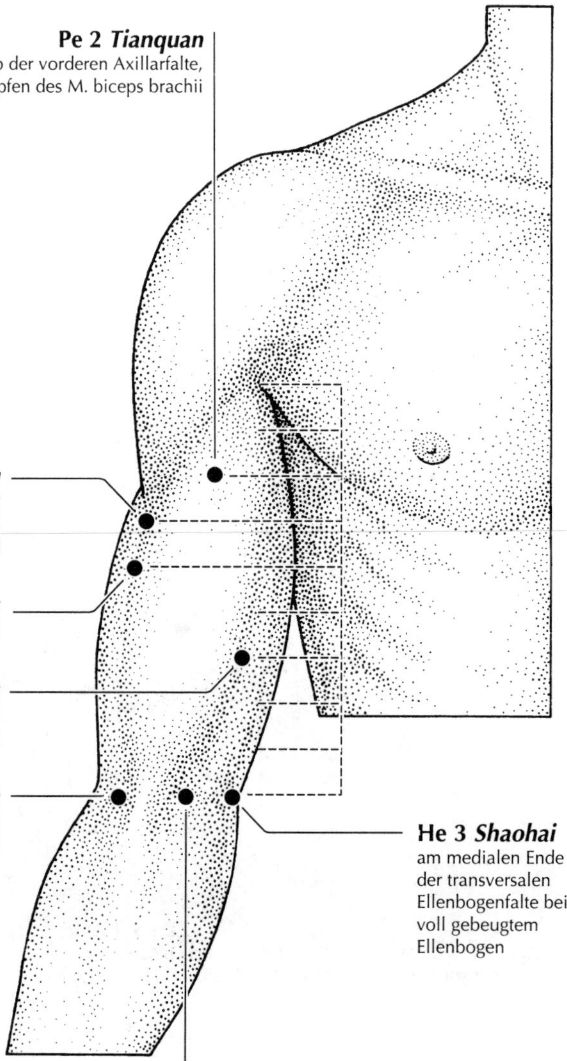

HAUPTPUNKTE DES LATERALEN UNTERARMS

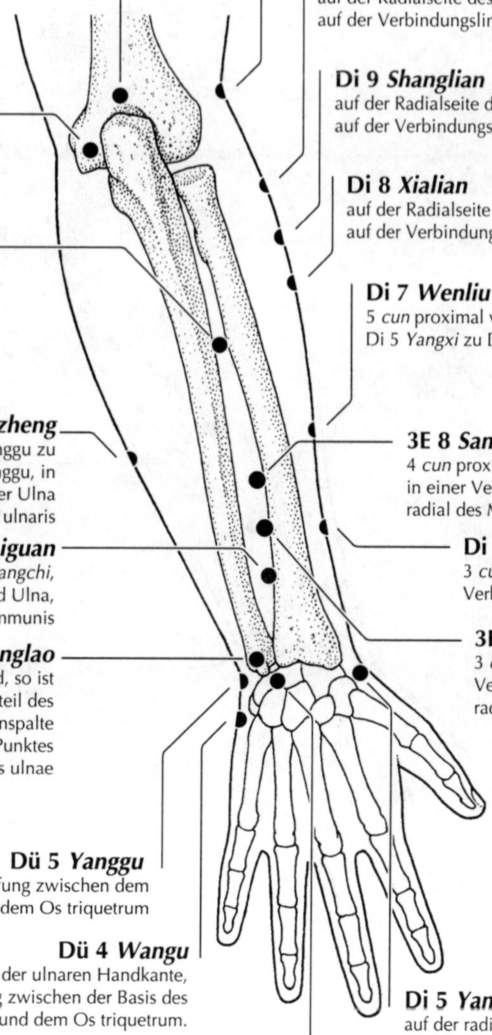

HAUPTPUNKTE DES MEDIALEN UNTERARMS

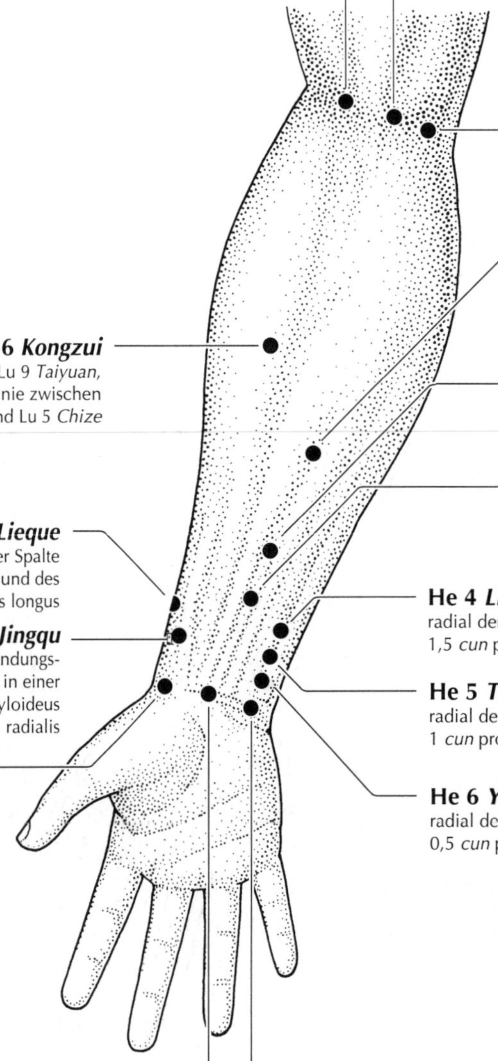

HAUPTPUNKTE DES HANDRÜCKENS

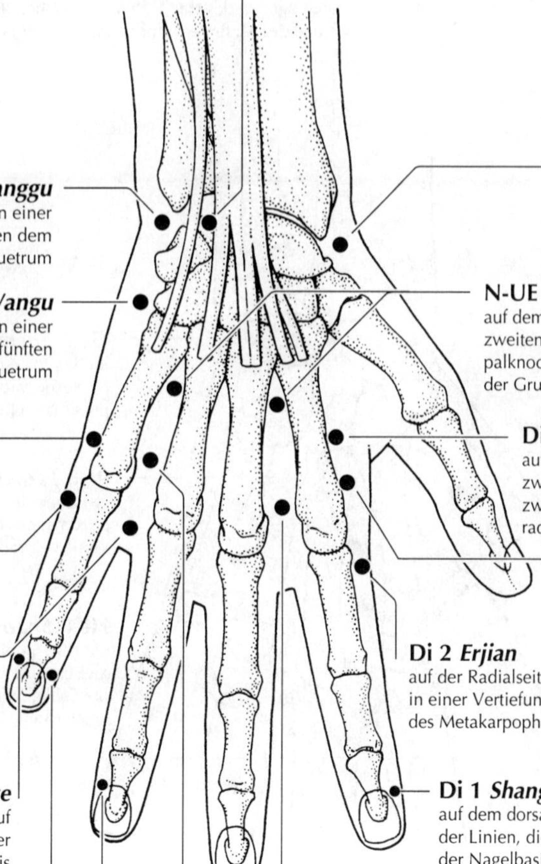

HAUPTPUNKTE DER HANDINNENFLÄCHE

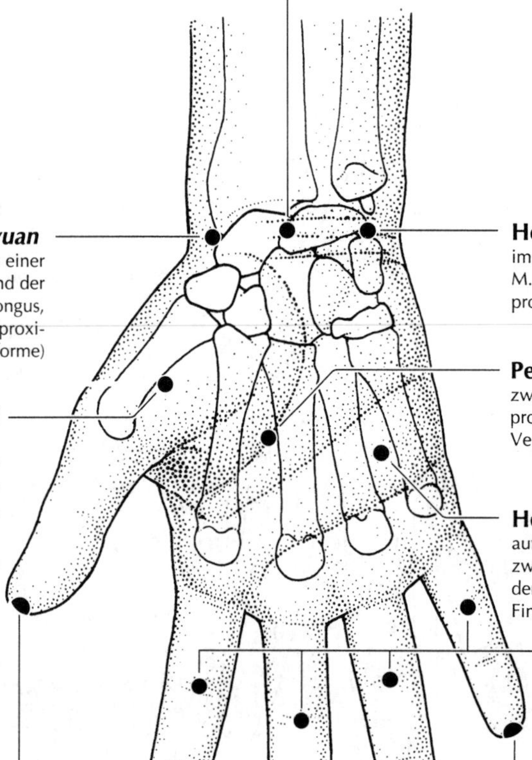

Pe 7 *Daling*
im Bereich des Handgelenks, zwischen den Sehnen des M. palmaris longus und des M. flexor carpi radialis, auf Höhe von He 7 *Shenmen*

Lu 9 *Taiyuan*
im Bereich des Handgelenks, in einer Mulde zwischen der A. radialis und der Sehne des M. abduktor pollicis longus, auf Höhe von He 7 Shenmen (proximale Begrenzung des Os pisiforme)

He 7 *Shenmen*
im Bereich des Handgelenks, radial der Sehne des M. flexor carpi ulnaris, in einer Vertiefung neben der proximalen Begrenzung des Os pisiforme

Pe 8 *Laogong*
zwischen dem zweiten und dritten Os metacarpale, proximal des Metakarpophalangealgelenks, in einer Vertiefung radial des dritten Os metacarpale

Lu 10 *Yuji*
auf der Erhöhung des Thenar, in einer Vertiefung zwischen der Mitte des ersten Os metacarpale und den Thenarmuskeln

He 8 *Shaofu*
auf der Handinnenfläche, in einer Vertiefung zwischen dem vierten und fünften Os metacarpale, an der Stelle, an der sich die Fingerspitze des kleinen Fingers beim Faustschluss befindet

M-UE 9 *Sifeng*
auf der Handinnenfläche, in der Mitte der querverlaufenden Gelenksfalten der proximalen Interphalangealgelenke der Zeige-, Mittel-, Ringfinger und kleinen Finger

M-UE 1 *Shixuan*
auf den Fingerspitzen der zehn Fingern, ca. 0,1 *cun* vor den Fingernägeln

HAUPTPUNKTE DES THORAX

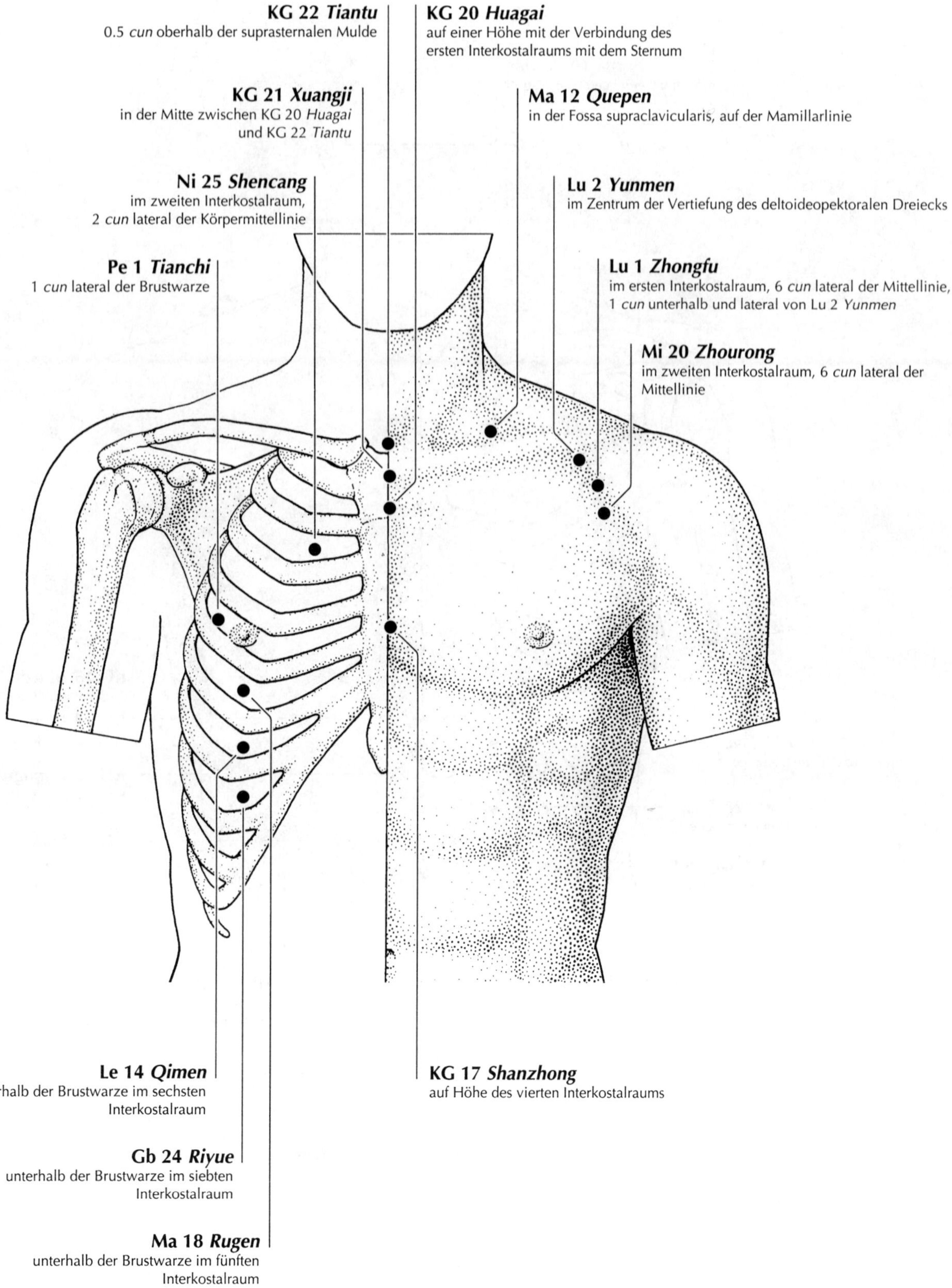

HAUPTPUNKTE DES OBEREN ABDOMEN

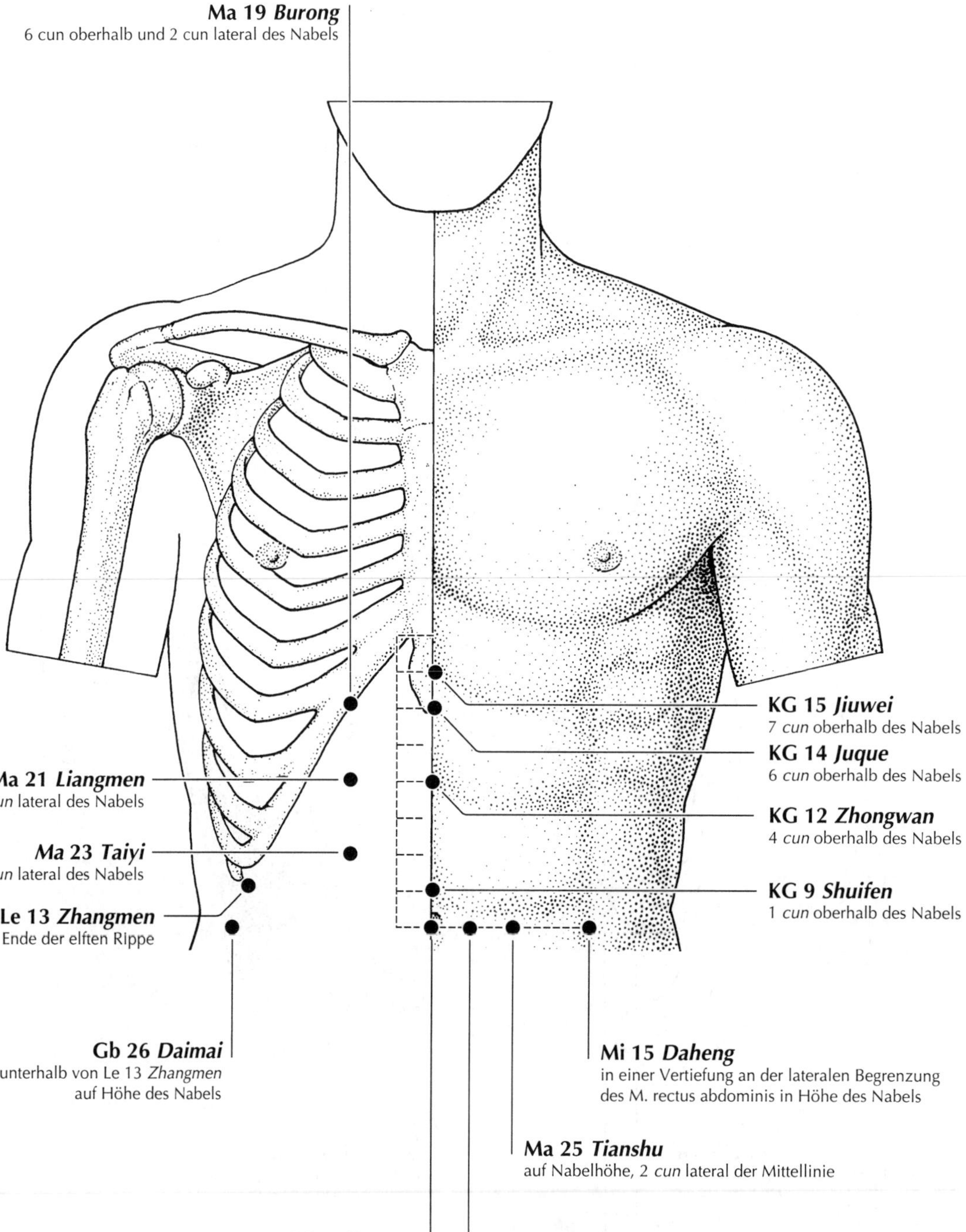

HAUPTPUNKTE DES UNTEREN ABDOMEN

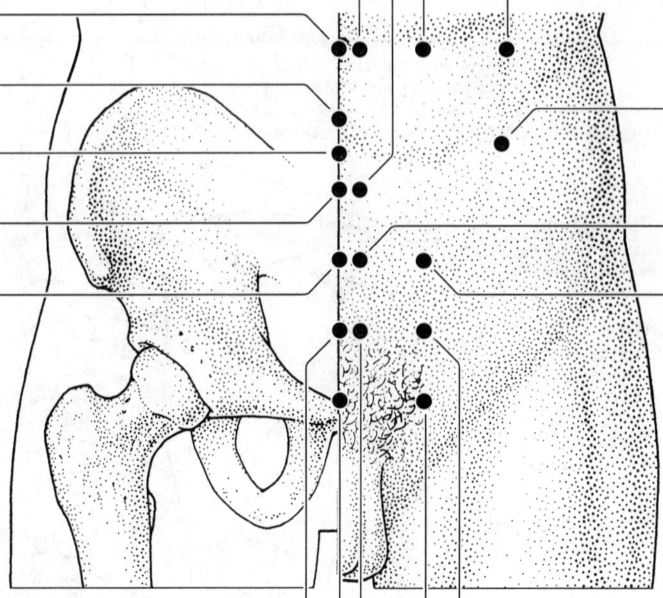

HAUPTPUNKTE DES OBEREN RÜCKENS

Dü 15 *Jianzhongshu*
2 *cun* lateral der unteren Begrenzung des Processus spinosus von C 7 (LG 14 *Dazhui)*

Dü 14 *Jianwaishu*
3 *cun* lateral der unteren Begrenzung des Processus spinosus von Th 1 (LG 13 *Taodao)*

LG 13 *Taodao*
in einer Mulde inferior des Processus spinosus des ersten Brustwirbels (C 1)

Gb 21 *Jianjing*
in der Mitte zwischen LG 14 *Dazhui* und der Spitze des Acromions, auf dem höchsten Punkt des M. trapezius

LG 14 *Dazhui*
in einer Mulde inferior des Processus spinosus des siebten Halswirbels (C 7)

3E 15 *Tianliao*
in der Fossa supraclavicularis, in einer Mulde in der Mitte zwischen Gb 21 *Jianjing* und Dü 13 *Quyuan* (am medialen Ende der Fossa supraclavicularis)

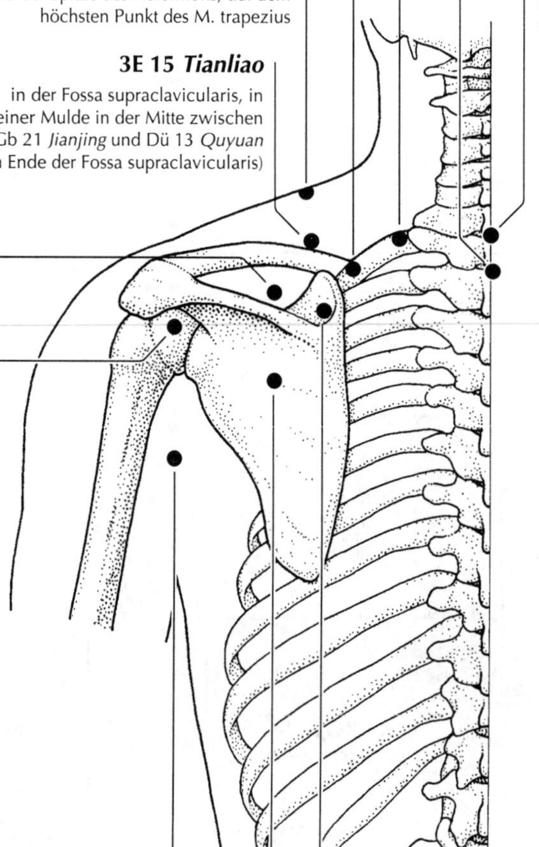

Dü 12 *Bingfeng*
im Zentrum der Fossa supraclavicularis, direkt oberhalb von Dü 11 *Tianzong*, in einer Mulde, die sich bildet, wenn der Arm gehoben wird

Dü 10 *Naoshu*
auf dem posterioren Anteil der Schulter, in einer Mulde inferior der Spina scapulae, direkt superior der posterioren Axillafalte, wenn der Arm in adduzierter Stellung hängt

Dü 9 *Jianzhen*
auf dem posterioren Anteil der Schulter, 1 *cun* superior der posterioren Achselfalte, wenn der Arm in adduzierter Stellung hängt

Dü 11 *Tianzong*
auf der Skapula, in einer druckschmerzhaften Vertiefung ein Drittel der Entfernung vom Mittelpunkt der unteren Begrenzung der Spina scapulae in Richtung inferiorem Winkel der Skapula

Dü 13 *Quyuan*
in einer druckschmerzhaften Mulde superior des medialen Endes der Spina scapulae, in der Mitte zwischen Dü 10 *Naoshu* und dem Processus spinosus von Th 2

HAUPTPUNKTE DES UNTEREN RÜCKENS

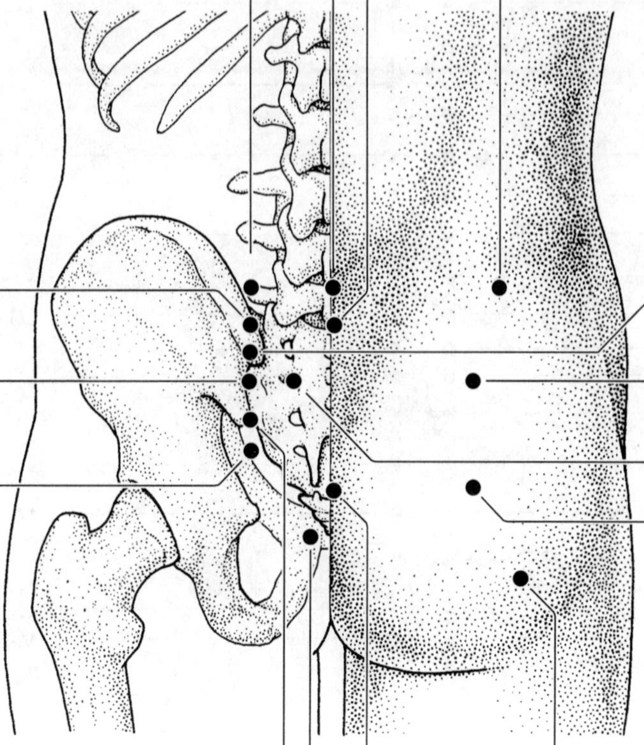

PUNKTE DES RÜCKENS (LENKERGEFÄSS UND BLASEN-LEITBAHN)

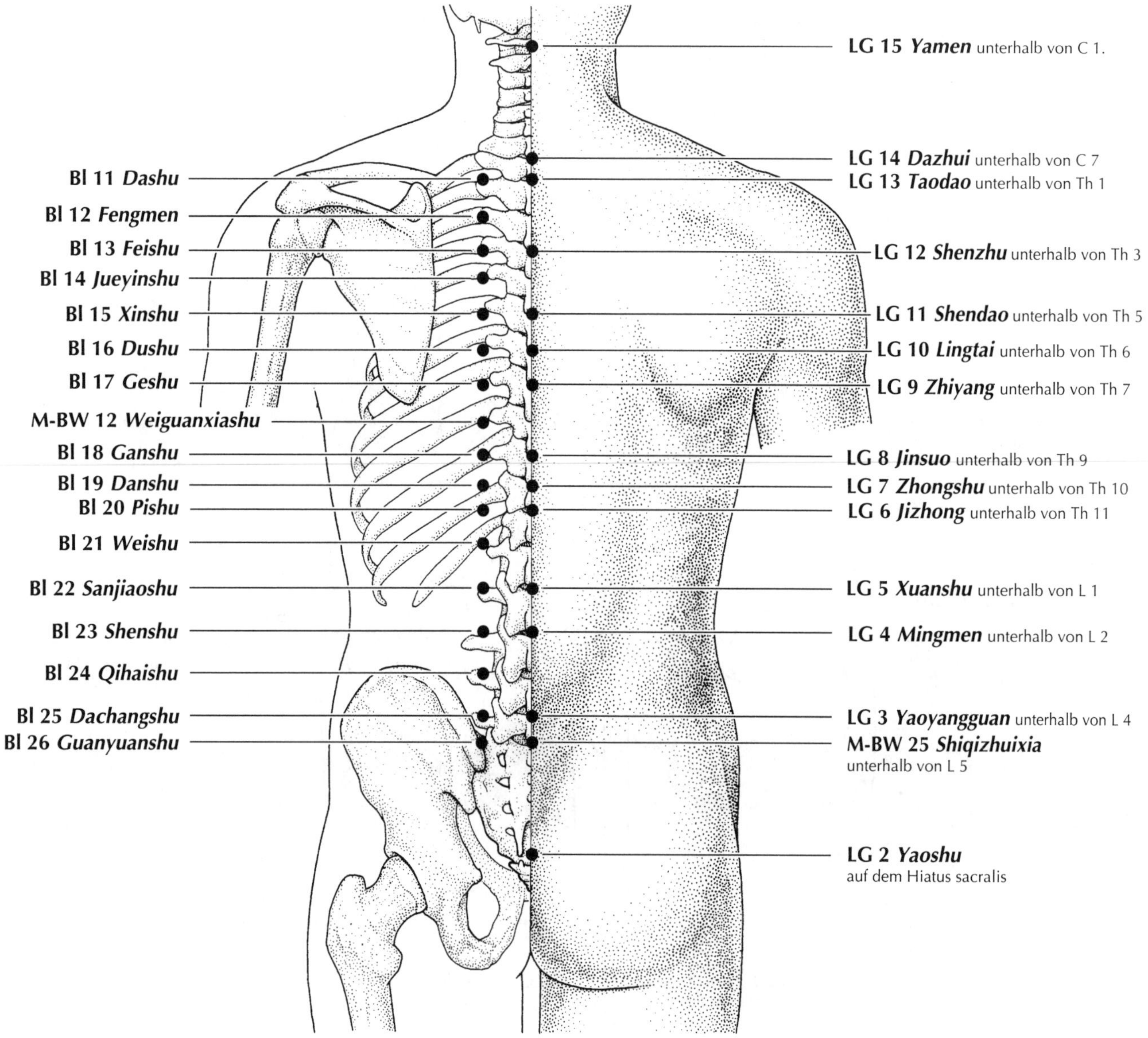

HAUPTPUNKTE DES ANTERIOREN OBERSCHENKELS

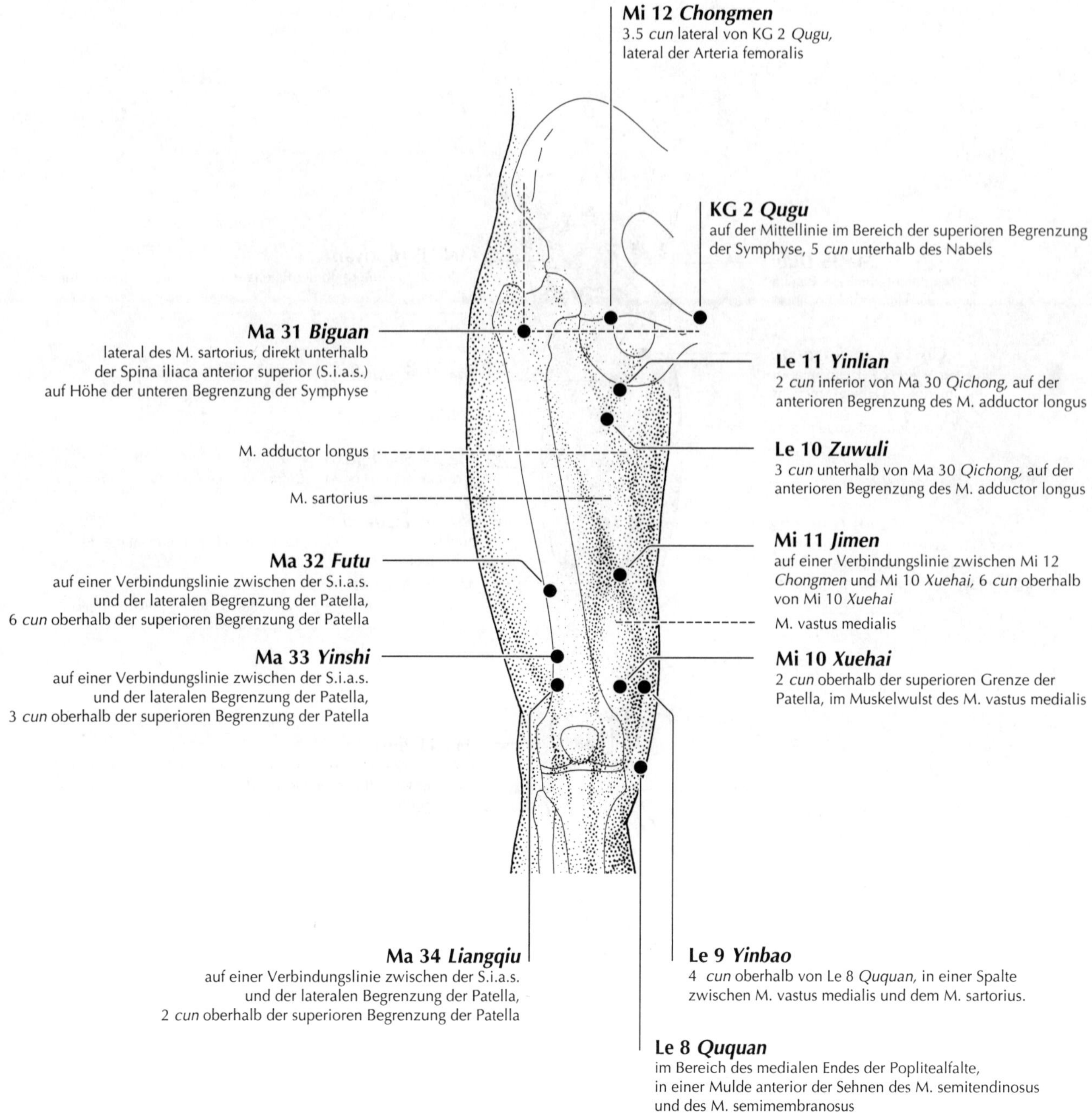

HAUPTPUNKTE DES ANTERIOREN UNTERSCHENKELS

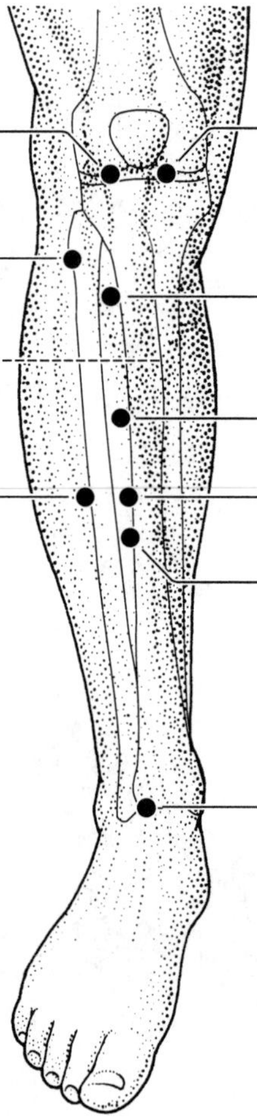

HAUPTPUNKTE DES LATERALEN UNTERSCHENKELS

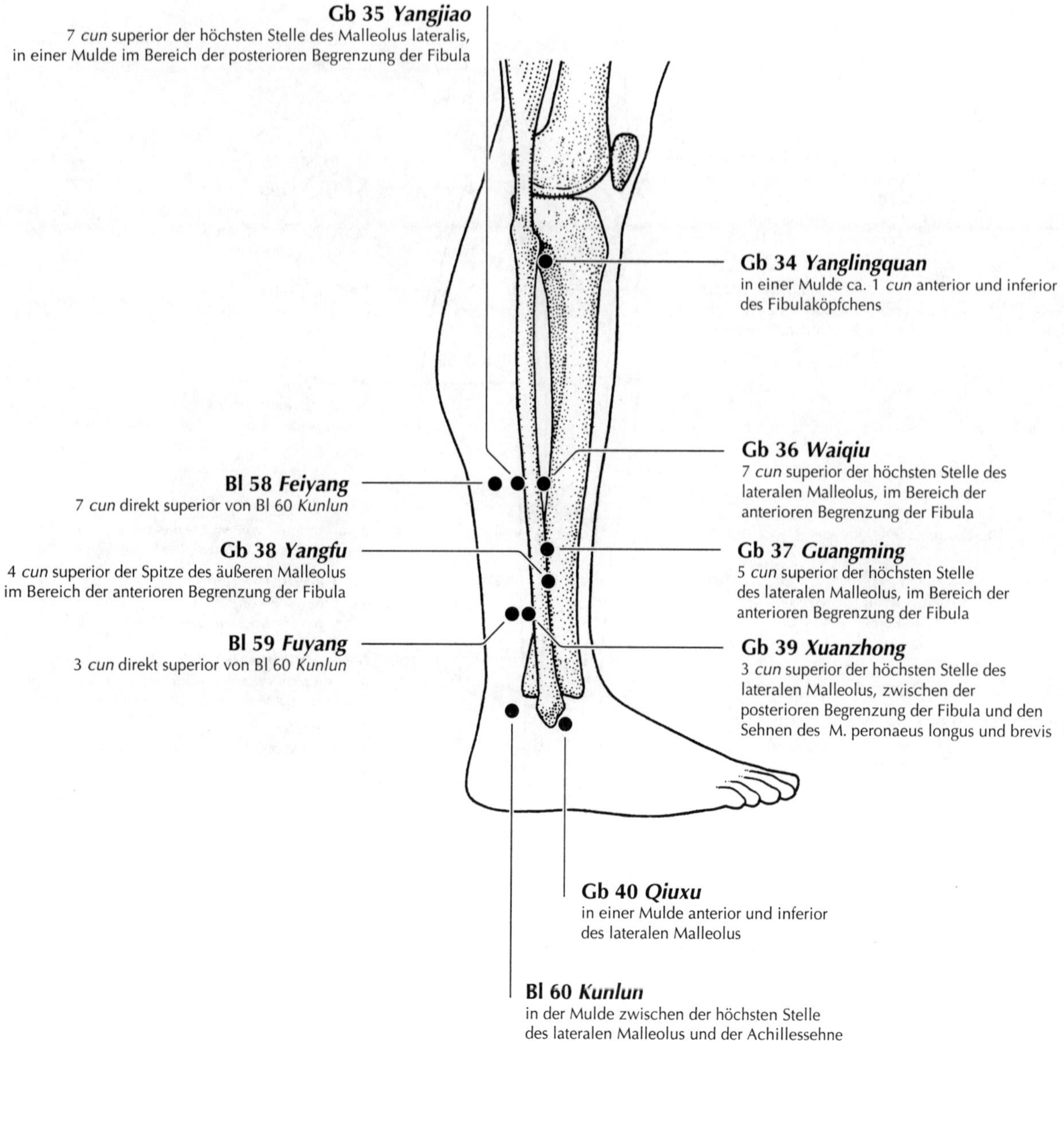

HAUPTPUNKTE DES MEDIALEN UNTERSCHENKELS

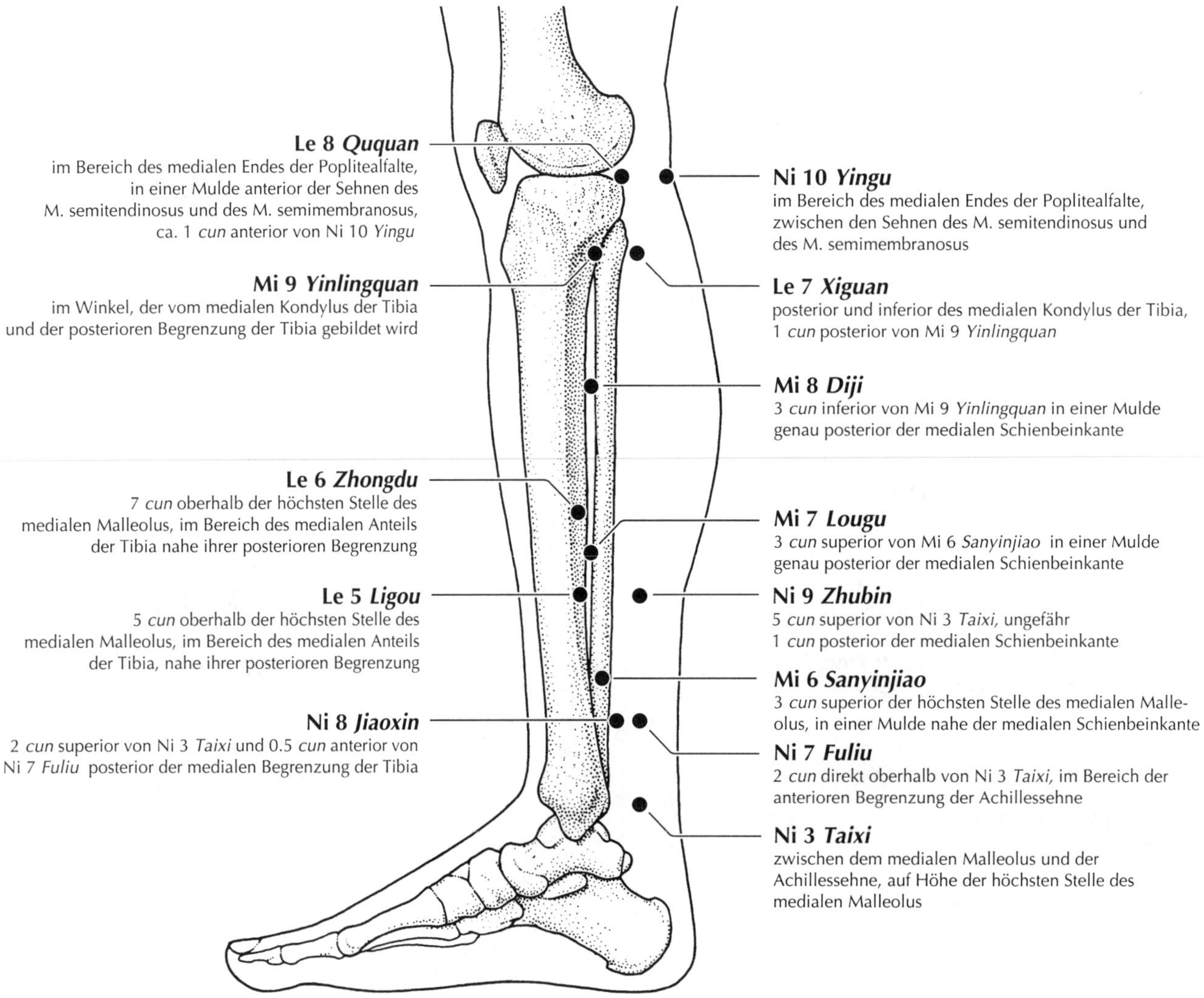

HAUPTPUNKTE DES LATERALEN FUSSES

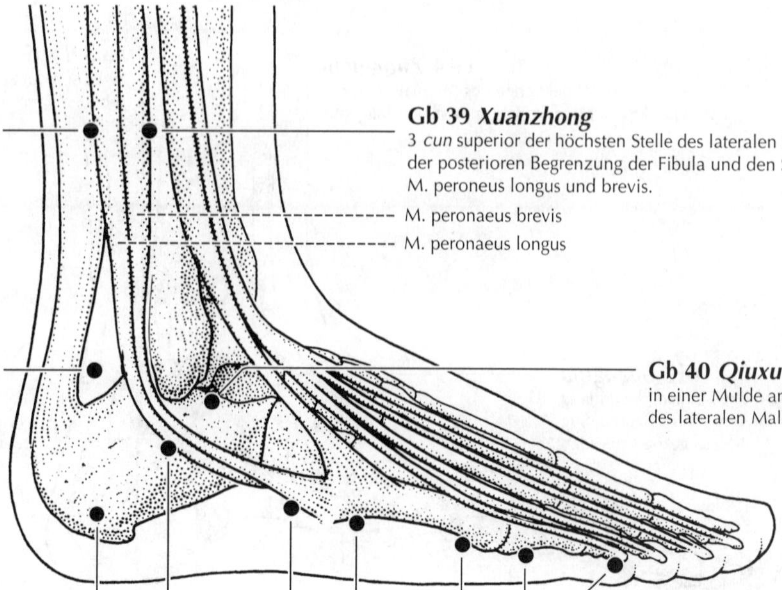

HAUPTPUNKTE DES MEDIALEN FUSSES

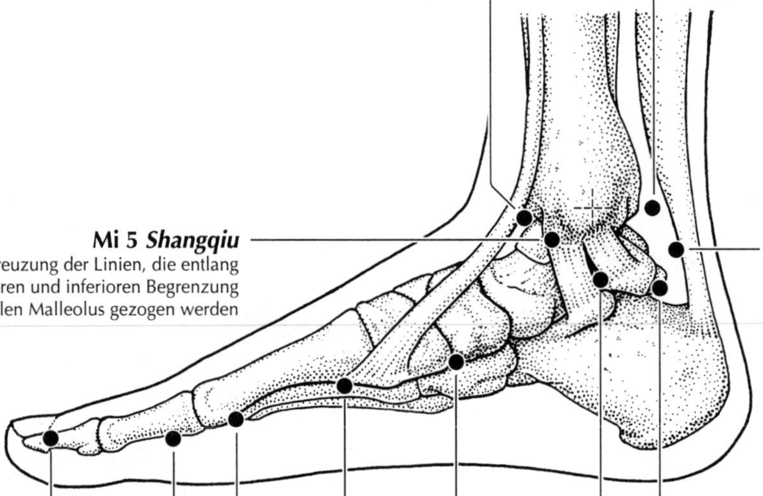

HAUPTPUNKTE DES FUSSRÜCKENS

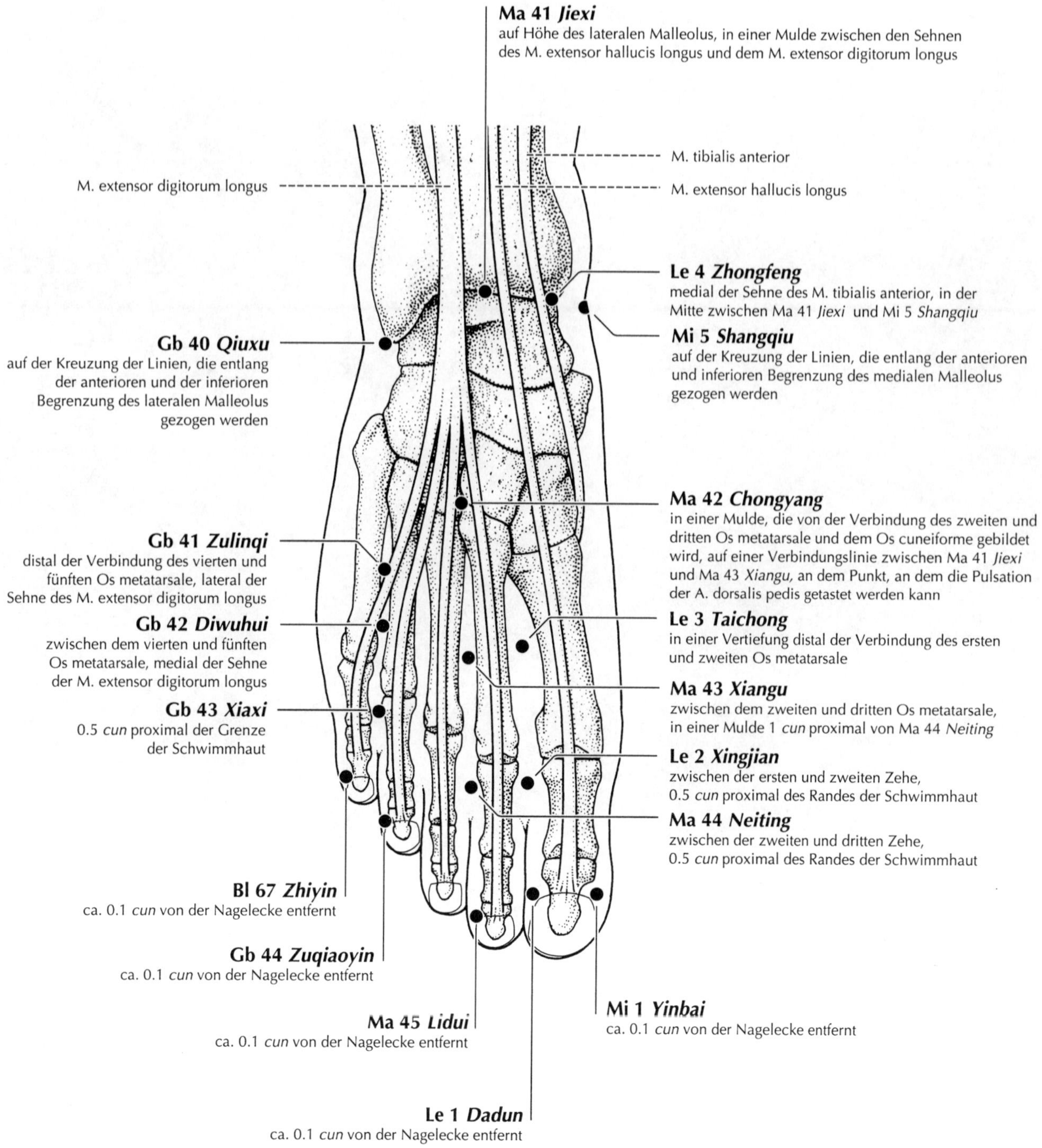

KÖRPERBEREICHE UND DIE SIE VERSORGENDEN LEITBAHNEN

Anus
- Die Blasen-Sonderleitbahn.
- Das Lenkergefäß.

Auge
- Die Magen-Hauptleitbahn steigt zum Kanthus medialis auf und verläuft lateral entlang der Infraorbitalfalte abwärts.
- Die Magen-Sonderleitbahn verbindet sich mit den Augen.
- Die tendino-muskuläre Leitbahn des Magens verbindet sich mit der tendino-muskulären Leitbahn der Blase, um um das Auge ein muskuläres Netz zu bilden (die tendino-muskuläre Leitbahn der Blase bildet das „obere Netz" des Auges und die tendino-muskuläre Leitbahn des Magens bildes das „untere Netz" des Auges.
- Die Herz-Hauptleitbahn verbindet sich mit den das Auge umgebenden Geweben.
- Die Verbindungsleitbahn der Herz-Leitbahn geht zum Auge.
- Die Herz-Sonderleitbahn verbindet sich mit der Dünndarm-Leitbahn am inneren Kanthus.
- Die Dünndarm-Hauptleitbahn verläuft zum inneren und äußeren Kanthus.
- Die tendino-muskuläre Leitbahn des Dünndarms verbindet sich am äußeren Kanthus.
- Die Blasen-Hauptleitbahn entspringt am inneren Kanthus.
- Die tendino-muskuläre Leitbahn der Blase umläuft das Auge.
- Die Dreifacher Erwärmer-Hauptleitbahn steigt zu den unteren Anteilen des Auges auf.
- Die Dreifacher Erwärmer-Hauptleitbahn endet am äußeren Kanthus des Auges bei 3E 23 *Sizhukong*.
- Die tendino-muskuläre Leitbahn des Dreifachen Erwärmers verläuft zum äußeren Kanthus.
- Die Gallenblasen-Hauptleitbahn entspringt am äußeren Kanthus des Auges, ein Ast endet hinter dem äußeren Kanthus und ein Ast steigt zur Infraorbitalregion auf.
- Die Gallenblasen-Sonderleitbahn verbindet sich mit dem Auge.
- Die tendino-muskuläre Leitbahn der Gallenblase vernetzt sich am äußeren Kanthus.
- Die Leber-Hauptleitbahn verbindet sich mit den das Auge umgebenden Geweben.
- Das Lenkergefäß steigt bis unterhalb der Mitte des Auges auf und kommt bei Bl 1 *Jingming* an die Oberfläche.
- Das Konzeptionsgefäß endet unterhalb des Auges bei Ma 1 *Chengqi*.
- Das Yang-Fersengefäß verläuft zum inneren Kanthus und verbindet sich mit dem *Yin*-Fersen-Gefäß und der Blasenleitbahn bei Bl 1 *Jingming*.
- Das *Yin*-Fersen-Gefäß trifft das *Yang*-Fersen-Gefäß und die Blasen-Leitbahn am inneren Kanthus bei Bl 1 *Jingming*.

Axilla
- Die Lungen-Sonderleitbahn.
- Die tendino-muskuläre Leitbahn der Lunge tritt unterhalb der Axilla in die Brust ein.
- Die Herz-Hauptleitbahn tritt in der Axilla an die Oberfläche.
- Die tendino-muskuläre Leitbahn des Herzens vernetzt sich in der Axilla.
- Die Herz-Sonderleitbahn.
- Die Dünndarm-Sonderleitbahn.
- Die tendino-muskuläre Leitbahn des Dünndarms vernetzt sich in der Axilla.
- Die tendino-muskuläre Leitbahn der Blase kreuzt unter der Axilla.
- Die Perikard-Hauptleitbahn zieht sich über die Axilla.
- Die tendino-muskuläre Leitbahn des Perikards vernetzt sich unter der Axilla.
- Die Gallenblasen-Hauptleitbahn steigt zu den vorderen Anteilen der Axilla ab.
- Die tendino-muskuläre Leitbahn der Gallenblase verläuft vor der Axilla.
- Das *Yang*-Fersengefäß verläuft durch die hintere Axillafalte.

Blase
- Die Blasen-Hauptleitbahn.
- Die Blasen-Sonderleitbahn.
- Die Nieren-Hauptleitbahn.

Brust
- Die Dickdarm-Sonderleitbahn.
- Die Magen-Hauptleitbahn verläuft entlang der Mammillarlinie abwärts.
- Die tendino-muskuläre Leitbahn des Herzens kreuzt medial über die Brustregion.
- Die Hauptleitbahn des Dreifachen Erwärmers verteilt sich in der Mitte zwischen den Mammae und KG 17 *Shangzhong*.
- Die tendino-muskuläre Leitbahn der Gallenblase.

Brustraum
- Die Lungen-Sonderleitbahn verläuft vor der Herzleitbahn in die Brust.
- Die tendino-muskuläre Leitbahn der Lunge tritt unterhalb der Axilla in den Thorax ein, kommt in der Supraklavikulargrube an die Oberfläche, verläuft von dort wieder in den Thorax hinab.
- Die große Verbindungsleitbahn der Milz-Leitbahn breitet sich im Thorax und in der seitlichen Brustregion aus.
- Die tendino-muskuläre Leitbahn der Milz dehnt sich in den Thorax aus und im Brustraum führt ein Ast zur Wirbelsäule.
- Die Herz-Sonderleitbahn tritt in den Brustraum ein und verbindet sich mit dem Herzen.
- Die tendino-muskuläre Leitbahn des Herzens verläuft zum Zentrum des Brustraums.
- Die Perikard-Hauptleitbahn entspringt im Zentrum des Brustraums.
- Die Verbindungsleitbahn der Dreifacher-Erwärmer-Leitbahn trifft sich mit der Perikard-Leitbahn in der Brust.

Verteilen sich im Brustraum
- Die Nieren-Hauptleitbahn.
- Die tendino-muskuläre Leitbahn des Perikards.
- Die Sonderleitbahn der Dreifacher Erwärmer-Leitbahn.
- Das Durchdringungsgefäß.

Steigen in die Brust auf
- Die tendino-muskuläre Leitbahn des Magens.
- Die tendino-muskuläre Leitbahn der Blase.
- Das Konzeptionsgefäß.
- Das *Yin*-Fersengefäß.

Steigen in die Brust ab
- Die Dickdarm-Sonderleitbahn.
- Die Gallenblasen-Hauptleitbahn.

Därme
- Die Verbindungsleitbahn der Milz verbindet sich mit den Därmen.

Dickdarm
- Die Lungen-Hauptleitbahn.
- Die Lungen-Sonderleitbahn.
- Die Dickdarm-Hauptleitbahn.
- Die Dickdarm-Sonderleitbahn.

Dünndarm
- Die Herz-Hauptleitbahn.
- Die Dünndarm-Hauptleitbahn.
- Die Dünndarm-Trennungsleitbahn.

Ellenbogen
- Die Hauptleitbahn der Lunge verläuft zur Fossa cubitalis.
- Die tendino-muskuläre Leitbahn der Lunge vernetzt sich im Zentrum des Ellenbogens.
- Die Dickdarm-Hauptleitbahn verläuft zu den äußeren Ellenbogenanteilen bei Di 11 *Quchi.*
- Die tendino-muskuläre Leitbahn des Dickdarms vernetzt sich an den äußeren Anteilen des Ellenbogens.
- Die Herz-Hauptleitbahn verläuft zum Ellenbogen.
- Die tendino-muskuläre Leitbahn des Herzens vernetzt sich am medialen Anteil des Ellenbogens.
- Die Dünndarm-Hauptleitbahn verläuft zu den medialen Anteilen des Ellenbogens.
- Die tendino-muskuläre Leitbahn des Dünndarms vernetzt sich am medialen Kondylus des Humerus.
- Die Perikard-Hauptleitbahn verläuft zur Fossa cubitalis des Ellenbogens.
- Die tendino-muskuläre Leitbahn vernetzt sich an der medialen Seite des Ellenbogens.
- Die Dreifacher Erwärmer-Hauptleitbahn.
- Die Verbindungsleitbahn der Dreifacher-Erwärmer-Leitbahn.
- Die tendino-muskuläre Leitbahn des Dreifacher Erwärmers vernetzt sich an der Spitze des Ellenbogens.

Ferse
- Die tendino-muskuläre Leitbahn der Blase vernetzt sich an der Ferse.
- Die Verbindungsleitbahn der Niere umläuft die Ferse.
- Die Nieren-Hauptleitbahn tritt an der Ferse ein.
- Die Nieren-Sonderleitbahn verengt sich an der Ferse.
- Die tendino-muskuläre Leitbahn der Niere verengt sich an der Ferse.
- Ein Ast des Durchdringungsgefäßes verläuft zur Ferse.
- Das *Yang*-Fersen-Gefäß entspringt der Ferse bei Bl 62 *Shenmai.*
- Das *Yang*-Verbindungsgefäß entspringt nahe der Ferse bei Bl 63 *Jinmen.*

Finger
- Der Hauptast der Lungen-Leitbahn verläuft zum Zeigefinger
- Die Hauptleitbahn des Dickdarms entspringt am Zeigefinger.
- Die tendino-muskuläre Leitbahn des Dickdarms entspringt am Zeigefinger.
- Die Herz-Hauptleitbahn entspringt am kleinen Finger.
- Die tendino-muskuläre Leitbahn des Herzens entspringt am kleinen Finger.
- Die Dünndarm-Hauptleitbahn entspringt am kleinen Finger.
- Die tendino-muskuläre Leitbahn des Dünndarms entspringt am Rücken des kleinen Fingers.
- Die Perikard-Hauptleitbahn verläuft über die Handfläche und den Mittelfinger, um an der Spitze des Mittelfingers bei Pe 9 *Zhongchong* zu enden.
- Ein Ast der Perikard-Hauptleitbahn tritt an der Handfläche bei Pe 8 *Laogong* hervor und folgt den radialen Anteilen des Ringfingers bis zu dessen Spitze bei 3E 1 *Guanchong.*
- Die tendino-muskuläre Leitbahn des Perikards entspringt an der Spitze des Mittelfingers.
- Die Dreifacher Erwärmer-Hauptleitbahn entspringt ulnar der Spitze des Ringfingers.

Fossa supraclavicularis
- Die Lungen-Sonderleitbahn.
- Die tendino-muskuläre Leitbahn der Lunge.
- Die Dickdarm-Hauptleitbahn.
- Die Dickdarm-Sonderleitbahn.
- Die Magen-Hauptleitbahn.
- Die tendino-muskuläre Leitbahn des Magens.
- Die Dünndarm-Hauptleitbahn.
- Die tendino-muskuläre Leitbahn der Blase.
- Die Dreifacher Erwärmer Hauptleitbahn.
- Die Dreifacher Erwärmer Sonderleitbahn.
- Die Gallenblasen-Hauptleitbahn.
- Die tendino-muskuläre Leitbahn der Gallenblase.
- Das *Yin*-Fersengefäß.

Fuß
- Die Magen-Hauptleitbahn teilt sich am Fußrücken bei Ma 42 *Chongyang* und verläuft zu Mi 1 *Yinbai.*
- Die tendino-muskuläre Leitbahn des Magens vernetzt sich am Fußrücken.
- Die Milz-Hauptleitbahn verläuft entlang der medialen Anteile des Fußes.
- Die tendino-muskuläre Leitbahn der Milz steigt den Fuß entlang auf.
- Die Nieren-Hauptleitbahn überkreuzt die Fußsohle zu Ni 1 *Yongquan.*
- Die Gallenblasen-Verbindungsleitbahn steigt ab und verteilt sich über den Fußrücken.
- Die Gallenblasen-Hauptleitbahn folgt dem Fußrücken.
- Die Leber-Hauptleitbahn verläuft entlang des Fußes.
- Die Leber-Sonderleitbahn trennt sich von der Hauptleitbahn am Fußrücken.
- Das Durchdringungsgefäß endet an der Fußsohle.

Gallenblase
- Die Gallenblasen-Hauptleitbahn.
- Die Gallenblasen-Sonderleitbahn.
- Die Leber-Hauptleitbahn.

Gehirn
- Die Blasen-Hauptleitbahn.
- Das Lenkergefäß.
- Das *Yin*-Fersen-Gefäß.
- Das *Yang*-Fersen-Gefäß.

Genitalien
- Die tendino-muskuläre Leitbahn des Magens vernetzt sich in der Beckenregion oberhalb der Genitalien.
- Die tendino-muskuläre Leitbahn der Milz läuft im Bereich der äußeren Genitalien zusammen.
- Die tendino-muskuläre Leitbahn der Nieren vernetzt sich im Genitalbereich.
- Die Gallenblasen-Hauptleitbahn umläuft die Genitalien und verläuft oberflächlich entlang des Schamhaaransatzes.
- Die Leber-Hauptleitbahn umläuft die Genitalien.
- Die tendino-muskuläre Leitbahn der Leber verbindet sich mit anderen tendino-muskulären Leitbahnen im Bereich der Genitalien.
- Das Verbindungsgefäß der Leber steigt zu den Genitalien auf.
- Das Lenkergefäß verläuft um die äußeren Genitalien.
- Das *Yin*-Fersen-Gefäß steigt zu den äußeren Genitalien auf.

Gesicht
- Die Herz-Hauptleitbahn.
- Die Herz-Sonderleitbahn kommt im Gesicht zur Oberfläche.
- Die Gallenblasen-Sonderleitbahn verteilt sich im Gesichtsbereich.

Glutealbereich
- Die Blasen-Hauptleitbahn überkreuzt den Glutealbereich und trifft sich mit Gb 30 *Huantiao.*
- Die tendino-muskuläre Leitbahn der Blase vernetzt sich im Glutealbereich.
- Die Gallenblasen-Hauptleitbahn tritt im Glutealbereich bei Gb 30 *Huantiao* hervor.

Hals
- Die Dickdarm-Hauptleitbahn.
- Die tendino-muskuläre Leitbahn des Dickdarms.
- Die Magen-Verbindungsleitbahn.
- Die Dünndarm-Hauptleitbahn.
- Die tendino-muskuläre Leitbahn des Magens.
- Die tendino-muskuläre Leitbahn des Dünndarms.
- Die Blasen-Hauptleitbahn teilt sich im Nacken in zwei Äste auf.
- Die Blasen-Sonderleitbahn.
- Die tendino-muskuläre Leitbahn der Blase.
- Die Nieren-Sonderleitbahn.
- Die tendino-muskuläre Leitbahn der Niere.
- Die Dreifacher Erwärmer Hauptleitbahn.
- Die tendino-muskuläre Leitbahn des Dreifachen Erwärmers verbindet sich mit der tendino-muskulären Leitbahn des Dünndarms am Hals.
- Die Gallenblasen-Hauptleitbahn.
- Die Leber-Hauptleitbahn.
- Das Verbindungsgefäß des Lenkergefäßes steigt bilateral neben der Wirbelsäule zum Nacken auf.
- Das Lenkergefäß steigt im Inneren neben der Wirbelsäule zum Punkt LG 16 *Fengfu* am Nacken auf.
- Das *Yang*-Fersengefäß.
- Das *Yang*-Verbindungsgefäß.

Hals
- Die Lungen-Hauptleitbahn.
- Die Lungen-Sonderleitbahn.
- Die Dickdarm-Sonderleitbahn.
- Die Magen-Hauptleitbahn.
- Die Magen-Verbindungsleitbahn.
- Die Milz-Sonderleitbahn.
- Die Herz-Sonderleitbahn.
- Die Nieren-Hauptleitbahn.
- Die Perikard-Sonderleitbahn.
- Die Leber-Hauptleitbahn zieht entlang des posterioren Anteils des Halses nach oben.
- Das Lenkergefäß.
- Das Konzeptionsgefäß.
- Das Durchdringungsgefäß.
- Das *Yin*-Fersengefäß.
- Das *Yin*-Verbindungsgefäß trifft auf das Konzeptionsgefäß im Bereich der Punkte KG 22 *Tiantu* und KG 23 *Lianquan.*

Handfläche
- Die Lungen-Verbindungsleitbahn folgt der Lungen-Leitbahn zur Handfläche und verbreitet sich über die Oberfläche des Thenar.
- Die tendino-muskuläre Leitbahn der Lunge vernetzt sich auf der Oberfläche des Thenar.
- Die Herz-Hauptleitbahn zieht durch die Handflächen.
- Die Perikard-Hauptleitbahn zieht durch die Handflächen.
- Ein Ast der Perikard-Hauptleitbahn kommt in der Handfläche im Bereich des Punktes Pe 8 *Laogong* an die Oberfläche.

Herz
- Die Magen-Sonderleitbahn.
- Die Milz-Hauptleitbahn.
- Die Herz-Hauptleitbahn entspringt im Herzen und tritt aus dem System der Blutgefäße, die das Herz umgeben, hervor.
- Die Verbindungsleitbahn des Herzens.
- Die Herz-Sonderleitbahn.
- Die Dünndarm-Hauptleitbahn.
- Die Dünndarm-Sonderleitbahn.
- Die Blasen-Sonderleitbahn verteilt sich im Herzbereich.
- Die Nieren-Hauptleitbahn.
- Die Verbindungsleitbahn des Perikards.
- Die Gallenblasen-Sonderleitbahn.
- Ein Ast des Lenkergefäßes.

Hüfte
- Die tendino-muskuläre Leitbahn des Magens steigt auf, um sich am Hüftgelenk zu vernetzen.
- Die tendino-muskuläre Leitbahn der Milz vernetzt sich im vorderen Bereich der Hüfte.
- Die Gallenblasen-Hauptleitbahn dringt tief in die Hüfte bei Gb 30 *Huantiao* ein.
- Die Gallenblasen-Sonderleitbahn verläuft über das Hüftgelenk.
- Das *Yang*-Fersen-Gefäß steigt zur Hüfte zu Gb 29 *Juliao* auf.
- Das *Yang*-Verbindungsgefäß verläuft durch die Hüftregion.

Kiefer
- Die Verbindungsleitbahn des Dickdarms.
- Die Magen-Hauptleitbahn.
- Die tendino-muskuläre Leitbahn des Magens.
- Die tendino-muskuläre Leitbahn des Dünndarms.
- Die tendino-muskuläre Leitbahn des Dreifachen Erwärmers.
- Die Gallenblasen-Hauptleitbahn.

- Die Gallenblasen-Sonderleitbahn.
- Das Konzeptionsgefäß.
- Das *Yang*-Verbindungsgefäß.

Knie

Lateraler Anteil
- Die tendino-muskuläre Leitbahn des Magens.
- Die tendino-muskuläre Leitbahn der Blase.
- Die Gallenblasen-Hauptleitbahn.
- Die tendino-muskuläre Leitbahn der Gallenblase.

Medialer Anteil
- Die Milz-Hauptleitbahn.
- Die tendino-muskuläre Leitbahn der Milz.
- Die tendino-muskuläre Leitbahn der Niere.
- Die Leber-Hauptleitbahn.
- Die tendino-muskuläre Leitbahn der Leber.

Anteriorer Anteil
- Die Magen-Hauptleitbahn.

Posteriorer Anteil (Kniekehle)
- Die Blasen-Hauptleitbahn.
- Die Blasen-Sonderleitbahn, die von der Hauptleitbahn in der Kniekehle abzweigt.
- Ein Ast der tendino-muskulären Leitbahn der Blase zieht nach oben zum lateralen Anteil der Kniekehle.
- Die Nieren-Hauptleitbahn läuft durch den medialen Anteil der Kniekehle.
- Die Nieren-Sonderleitbahn zweigt von der Nieren-Hauptleitbahn in der Kniekehle ab.
- Ein Ast des Durchdringungsgefäßes.

Leber
- Die Nieren-Hauptleitbahn.
- Die Gallenblasen-Hauptleitbahn.
- Die Gallenblasen-Sonderleitbahn.
- Die Leber-Hauptleitbahn.

Lippen
- Die Dickdarm-Hauptleitbahn zieht um die Oberlippe herum.
- Die Magen-Hauptleitbahn kreist um die Lippe.
- Die Leber-Hauptleitbahn umkreist die innere Oberfläche der Lippen.
- Das Lenkergefäß zieht nach unten zum Philtrum und endet an der Verbindungsstelle von Oberlippe und Zahnfleisch.
- Das Durchdringungsgefäß zieht um die Lippen herum.

Lunge
- Die Lungen-Hauptleitbahn.
- Die Lungen-Sonderleitbahn.
- Die Dickdarm-Hauptleitbahn.
- Die Dickdarm-Sonderleitbahn.
- Die Herz-Hauptleitbahn.
- Die Nieren-Hauptleitbahn.
- Die Leber-Hauptleitbahn.

Magen / Mittlerer Erwärmer
- Die Lungen-Hauptleitbahn hat ihren Ursprung im Bereich des Mittleren Erwärmers (Magen) und zieht hinter der Herzöffnung des Magens nach oben.
- Die Magen-Hauptleitbahn dringt in den Magen ein.
- Ein Ast der Magen-Hauptleitbahn hat ihren Ursprung im Bereich der Pylorusöffnung des Magens.
- Die Magen-Sonderleitbahn.
- Die Milz-Hauptleitbahn.
- Die Milz-Verbindungsleitbahn.
- Die Dünndarm-Hauptleitbahn.
- Die Perikard-Hauptleitbahn zieht durch den mittleren Erwärmer nach unten.
- Die Dreifacher Erwärmer Hauptleitbahn zieht durch den Mittleren Erwärmer nach unten.
- Die Dreifacher Erwärmer Sonderleitbahn zieht durch den Mittleren Erwärmer nach unten.
- Die Leber-Hauptleitbahn zieht rund um den Magen herum.

Mastoid
- Die tendino-muskuläre Leitbahn des Dünndarms.
- Die tendino-muskuläre Leitbahn der Blase.
- Die Gallenblase-Hauptleitbahn.

Milz
- Die Magen-Hauptleitbahn.
- Die Magen-Sonderleitbahn.
- Die Milz-Hauptleitbahn.

Mund
- Die Magen-Sonderleitbahn tritt im Mund aus.
- Die tendino-muskuläre Leitbahn des Magens steigt zum Mund auf.

Zieht um den Mund
- Das Lenkergefäß.
- Das Konzeptionsgefäß.

Kreuzt den Mundwinkel
- Die Dickdarm-Hauptleitbahn.
- Die Magen-Hauptleitbahn.
- Das *Yin*-Fersengefäß.
- Das *Yang*-Fersengefäß.

Nabel
- Die tendino-muskuläre Leitbahn der Milz.
- Die tendino-muskuläre Leitbahn des Herzens.
- Das Lenkergefäß.
- Das Konzeptionsgefäß.

Nase
- Die Magen-Hauptleitbahn beginnt neben der Nase am Punkt Di 20 *Yingxiang* und steigt zur Nasenwurzel auf.
- Die tendino-muskuläre Leitbahn des Magens vernetzt sich unter der Nase.
- Die tendino-muskuläre Leitbahn der Blase vernetzt sich im Bereich des Nasenrückens.
- Die Leber-Hauptleitbahn zieht nach oben zum Nasopharynx.
- Das Lenkergefäß zieht entlang der Mittellinie des Kopfes nach unten zum Nasenrücken.

Lateraler Anteil der Nase
- Die Dickdarm-Hauptleitbahn.
- Die tendino-muskuläre Leitbahn des Dickdarms.
- Die Magen-Sonderleitbahn.
- Die Dünndarm-Hauptleitbahn.
- Die tendino-muskuläre Leitbahn der Blase.
- Die tendino-muskuläre Leitbahn der Gallenblase.
- Das *Yang*-Fersengefäß.
- Das *Yin*-Fersengefäß.

Nieren
- Die Blasen-Hauptleitbahn.
- Die Blasen-Sonderleitbahn.

- Die Nieren-Hauptleitbahn.
- Die Nieren-Sonderleitbahn.
- Das Lenkergefäß.

Ohr
- Die Verbindungsleitbahn der Dickdarm-Leitbahn dringt in das Ohr ein, um sich mit dem *„zong mai"* (Stelle, an der sich die Leitbahnen des Dickdarms, des Magens, des Dünndarms, der Gallenblase, und des Dreifachen Erwärmers treffen) zu verbinden.
- Die Magen-Hauptleitbahn steigt vor dem Ohr auf.
- Die tendino-muskuläre Leitbahn des Magens vernetzt sich vor dem Ohr.
- Die Dünndarm-Hauptleitbahn dringt bei Dü 19 *Tinggong* in das Ohr ein.
- Die tendino-muskuläre Leitbahn des Dünndarms teilt sich hinter dem Ohr auf, dringt in das Ohr ein, kommt oberhalb des Ohrs an die Oberfläche und verläuft vor dem Ohr.
- Die tendino-muskuläre Leitbahn der Blase vernetzt sich hinter dem Ohr.
- Die Perikard-Sonderleitbahn kommt hinter dem Ohr an die Oberfläche.
- Die Dreifacher Erwärmer-Leitbahn steigt zum hinteren Anteil des Ohres auf und verläuft um das Ohr, und ein Ast trennt sich hinter dem Ohr und dringt in das Ohr ein und kommt vor dem Ohr an die Oberfläche.
- Die tendino-muskuläre Leitbahn des Dreifachen Erwärmers steigt vor dem Ohr auf.
- Die Gallenblasen-Hauptleitbahn verläuft hinter dem Ohr, kommt hinter dem Ohr zur Oberfläche und dringt bei 3E 17 *Yifeng* in das Ohr ein, um vor dem Ohr wieder an die Oberfläche zur kommen (kreuzt sich mit der Dünndarm-Leitbahn bei Dü 19 *Tinggong* und mit der Magen-Leitbahn bei Ma 7 *Xiaguan*).
- Die tendino-muskuläre Leitbahn der Gallenblase.
- Das *Yang*-Verbindungsgefäß.

Okziput
- Die tendino-muskuläre Leitbahn der Blase vernetzt sich okzipital.
- Die tendino-muskuläre Leitbahn der Niere vernetzt sich okzipital.
- Die Gallenblasen-Hauptleitbahn.
- Das Verbindungsgefäß des Lenkergefäßes breitet sich im Bereich des Okziput aus.

Ösophagus
- Die Magen-Sonderleitbahn.
- Die Milz-Hauptleitbahn.
- Die Herz-Hauptleitbahn.
- Die Dünndarm-Hauptleitbahn.
- Die Gallenblasen-Sonderleitbahn.

Parietaler Bereich
- Die Gallenblasen-Hauptleitbahn.
- Das *Yang*-Fersengefäß.

Perikard
- Die Nieren-Verbindungsleitbahn zieht nach oben zu (einem Punkt unter) dem Perikard.
- Die Perikard-Hauptleitbahn.
- Die Perikard-Verbindungsleitbahn.
- Die Dreifacher Erwärmer-Hauptleitbahn.
- Die Dreifacher Erwärmer-Verbindungsleitbahn.

Perineum
- Das Lenkergefäß.
- Das Konzeptionsgefäß.
- Das Durchdringungsgefäß.

Rippen
- Die Lungen-Hauptleitbahn tritt am Punkt Lu 1 *Zhongfu* aus.
- Die tendino-muskuläre Leitbahn der Lunge läuft im Bereich der freien Rippen zusammen.
- Die tendino-muskuläre Leitbahn des Magens zieht durch den unteren Rippenbereich.
- Die Milz-Hauptleitbahn zieht durch den lateralen Rippenbereich.
- Die tendino-muskuläre Leitbahn der Milz vernetzt sich im Bereich der Rippen.
- Die Perikard-Hauptleitbahn tritt im Bereich der Rippenregion drei *cun* unterhalb der vorderen Axillarlinie aus.
- Die tendino-muskuläre Leitbahn des Perikards breitet sich über den anterioren und posterioren Anteil der Rippen aus.
- Die Gallenblasen-Hauptleitbahn zieht entlang der Innenseite der Rippen nach unten.
- Die Gallenblasen-Sonderleitbahn kreuzt zwischen den unteren Rippen.
- Die tendino-muskuläre Leitbahn der Gallenblase zieht über die Rippen nach oben.
- Die Leber-Hauptleitbahn breitet sich in der Rippenregion und im Hypochondrium aus.
- Das Gürtelgefäß hat seinen Ursprung im Bereich des Punktes Le 13 *Zhangmen.*
- Das *Yang*-Fersengefäß zieht durch die postero-laterale Rippenregion.
- Das *Yin*-Fersengefäß zieht entlang der Rippen nach oben zum Punkt Le 14 *Qimen.*

Sakrum
- Die Blasen-Hauptleitbahn.
- Die Nieren-Hauptleitbahn.
- Die Gallenblasen-Hauptleitbahn.
- Die tendino-muskuläre Leitbahn der Gallenblase.
- Das Lenkergefäß.

Schläfe
- Die tendino-muskuläre Leitbahn des Dickdarms kreuzt die Schläfe Richtung Stirnecke.
- Die Magen-Hauptleitbahn steigt innerhalb der Haargrenze der Temporalregion zum Punkt Ma 8 *Touwei* auf.
- Die Blasen-Hauptleitbahn zieht nach unten zu den Schläfen, wo sie auf die Gallenblasen-Leitbahn im Bereich der Punkte Gb 7 *Qubin* bis Gb 5 *Xuanlu* trifft.
- Die Dreifacher Erwärmer Hauptleitbahn zieht zu den Schläfen, wo sie auf die Gallenblasen-Leitbahn im Bereich der Punkte Gb 6 *Xuanli* und Gb 4 *Hanyan* trifft.
- Die tendino-muskuläre Leitbahn des Dreifachen Erwärmers.
- Die tendino-muskuläre Leitbahn der Gallenblase zieht von der Schläfe nach unten.

Schulter
- Die Lungen-Hauptleitbahn kommt im Bereich des Punktes Lu 1 *Zhongfu* an die Oberfläche.
- Die tendino-muskuläre Leitbahn der Lunge zieht lateral der Schulter nach anterior zum Punkt Di 15 *Jianyu.*

- Die tendino-muskuläre Leitbahn des Dickdarms.
- Die Dünndarm-Hauptleitbahn zieht hinauf zum posterioren Anteil des Schultergelenks.
- Die Dünndarm-Sonderleitbahn.
- Die Dreifacher Erwärmer Hauptleitbahn zieht hinauf zur Schulter zum Punkt 3E 14 *Jianliao.*
- Die Dreifacher Erwärmer Verbindungsleitbahn.
- Die tendino-muskuläre Leitbahn des Dreifachen Erwärmers.
- Die Gallenblasen-Hauptleitbahn.
- Das *Yang*-Verbindungsgefäß.
- Das *Yang*-Fersengefäß zieht zick-zack-förmig über die Oberfläche der Schulter.

Kreuzungspunkt am Punkt Di 15 Jianyu
- Die Dickdarm-Hauptleitbahn.
- Die Dünndarm-Sonderleitbahn.
- Die Dünndarm-Verbindungsleitbahn.
- Die tendino-muskuläre Leitbahn der Blase.

Stirn
- Die tendino-muskuläre Leitbahn des Dickdarms kreuzt die Schläfe zum Rand der Stirn.
- Die Blasen-Hauptleitbahn steigt entlang der Stirn auf.
- Die tendino-muskuläre Leitbahn des Dünndarms.
- Die tendino-muskuläre Leitbahn des Dreifachen Erwärmers vernetzt sich am Rand der Stirn.
- Die Gallenblasen-Hauptleitbahn steigt zum Stirnrand auf.
- Die Leber-Hauptleitbahn steigt über die Stirn zum Vertex auf, wo sie sich mit dem Lenkergefäß LG 20 *Baihui* trifft.
- Ein Ast des Lenkergefäßes folgt der Blasen-Leitbahn beidseits über die Stirn.
- Das *Yang*-Fersen-Gefäß steigt zur Stirn auf.
- Das *Yang*-Verbindungsgefäß steigt zur Stirn zu Gb 13 *Benshen* auf.

Uterus
- Das Konzeptionsgefäß.
- Das Durchdringungsgefäß.

Vertex
- Die Blasen-Hauptleitbahn.
- Die Dreifacher Erwärmer Sonderleitbahn.
- Die tendino-muskuläre Leitbahn der Blase.
- Die Leber-Hauptleitbahn.
- Das Lenkergefäß.

Wange
- Dickdarm-Hauptleitbahn.
- Die Dickdarm-Verbindungsleitbahn.
- Die tendino-muskuläre Leitbahn des Dickdarms.
- Die Magen-Hauptleitbahn.
- Die Herz-Hauptleitbahn.
- Die Dünndarm Hauptleitbahn.
- Die tendino-muskuläre Leitbahn der Blase verengt sich am Jochbein.
- Die Dreifacher Erwärmer-Hauptleitbahn.
- Die Gallenblasen-Sonderleitbahn.
- Die tendino-muskuläre Leitbahn der Gallenblase.
- Die Leber-Hauptleitbahn.
- Das *Yang*-Fersengefäß

Wirbelsäule
- Die sechs *Yang*-Leitbahnen treffen sich mit dem Lenkergefäß am Punkt LG 14 *Dazhui.*
- Die Dickdarm-Sonderleitbahn.
- Die tendino-muskuläre Leitbahn des Dickdarms liegt der oberen Brustwirbelsäule an.
- Die tendino-muskuläre Leitbahn des Magens.
- Die tendino-muskuläre Leitbahn der Milz.
- Die Blasen-Hauptleitbahn zieht entlang der Wirbelsäule nach unten.
- Die Blasen-Sonderleitbahn zieht entlang der Wirbelsäule nach oben.
- Die tendino-muskuläre Leitbahn der Blase zieht lateral entlang der Wirbelsäule nach oben zum Nacken.
- Die Nieren-Hauptleitbahn zieht durch die Wirbelsäule.
- Die Nieren-Verbindungsleitbahn breitet sich in die Lendenwirbel aus.
- Die tendino-muskuläre Leitbahn der Niere zieht innen zu den Wirbeln und steigt im inneren Anteil der Wirbelsäule nach oben zum Nacken.
- Die Gallenblasen-Hauptleitbahn.
- Die Dreifacher Erwärmer Hauptleitbahn.
- Das Lenkergefäß zieht im inneren Bereich der Wirbelsäule nach oben.
- Ein Ast des Lenkergefäßes zieht im Bereich beider Seiten der Wirbelsäulen nach unten zu den Nieren.
- Das Verbindungsgefäß des Lenkergefäßes steigt bilateral neben der Wirbelsäule nach oben, und zieht schließlich auf Höhe der Scapulae durch die Wirbelsäule.
- Das Konzeptionsgefäß dringt in die Wirbelsäule ein und steigt entlang des Rückens nach oben.
- Ein Ast des Durchdringungsgefäßes steigt in der Wirbelsäule nach oben.

Zähne und Zahnfleisch
- Die Dickdarm-Hauptleitbahn tritt in das Zahnfleisch der unteren Zähne ein.
- Die Dickdarm-Verbindungsleitbahn steht in Verbindung mit den Zähnen.
- Die Magen-Hauptleitbahn zieht nach unten, um im Bereich des Oberkiefers in das Zahnfleisch einzutreten.
- Die tendino-muskuläre Leitbahn des Dünndarms zieht quer über die Zähne nach oben.
- Das Lenkergefäß endet am Übergang von Oberlippe und Zahnfleisch.

Zahnfleisch (siehe Zähne und Zahnfleisch)

Zehen
- Ein Ast der tendino-muskulären Leitbahn des Magens hat seinen Ursprung im Bereich der mittleren drei Zehen.

Große Zehe
- Ein Ast der Magen-Hauptleitbahn.
- Die Milz-Hauptleitbahn.
- Die tendino-muskuläre Leitbahn der Milz.
- Ein Ast der Gallenblasen-Hauptleitbahn.
- Die Leber-Hauptleitbahn.
- Die tendino-muskuläre Leitbahn der Leber.
- Ein Ast des Durchdringungsgefäßes.

Zweite Zehe
- Die Magen-Hauptleitbahn.

Mittlere Zehe
- Ein Ast der Magen-Hauptleitbahn.

Vierte Zehe
- Die Gallenblasen-Hauptleitbahn.
- Die tendino-muskuläre Leitbahn der Gallenblase hat ihren Ursprung im Bereich der vierten Zehe.

Kleine Zehe
- Die Blasen-Hauptleitbahn.
- Die tendino-muskuläre Leitbahn der Blase.
- Die Nieren-Hauptleitbahn.
- Die tendino-muskuläre Leitbahn der Niere.

Zunge
- Die Milz-Hauptleitbahn verteilt sich im Bereich der Unterseite der Zunge.
- Die Milz-Sonderleitbahn durchdringt die Zunge.

Zungenwurzel
- Die Herz-Verbindungsleitbahn.
- Die tendino-muskuläre Leitbahn der Blase.
- Die Nieren-Hauptleitbahn.
- Die Nieren-Sonderleitbahn.
- Die tendino-muskuläre Leitbahn des Dreifachen Erwärmers.

Zwerchfell
- Die tendino-muskuläre Leitbahn der Lunge verläuft über das Zwerchfell.
- Die tendino-muskuläre Leitbahn des Perikards vernetzt sich am Zwerchfell.

Alle folgenden Leitbahnen durchlaufen das Zwerchfell
- Die Lungen-Hauptleitbahn.
- Die Dickdarm-Hauptleitbahn.
- Die Magen-Hauptleitbahn.
- Die Milz-Hauptleitbahn.
- Die Herz-Hauptleitbahn.
- Die tendino-muskuläre Leitbahn des Herzens.
- Die Dünndarm-Hauptleitbahn.
- Die Nieren-Hauptleitbahn.
- Die Perikard-Hauptleitbahn.
- Die Dreifacher Erwärmer-Hauptleitbahn.
- Die Gallenblasen-Hauptleitbahn.
- Die Leber-Hauptleitbahn.

CHINESISCHE DYNASTIEN

<table>
<tr><td colspan="3">Xia-Dynastie</td><td>21. – 16. Jhd. v. Chr.</td><td rowspan="3">Nördliche und Südliche Dynastien</td><td>Nördliche Qi</td><td>550 – 577 n. Chr.</td></tr>
<tr><td colspan="3">Shang Dynastie</td><td>16. – 11. Jhd. v. Chr.</td><td>Westliche Wei</td><td>535 – 556 n. Ch.</td></tr>
<tr><td rowspan="4">Zhou-Dynastie</td><td colspan="2">Westliche Zhou-Dynastie</td><td>11. Jhd. v. Chr. – 771 v. Chr.</td><td>Nördliche Zhou</td><td>557 – 581 n. Chr.</td></tr>
<tr><td colspan="2">Östliche Zhou-Dynastie</td><td>770 – 256 v. Chr.</td><td colspan="2">Sui-Dynastie</td><td>581 – 618 n. Chr.</td></tr>
<tr><td colspan="2">Frühjahr- und Herbstperiode</td><td>770 – 476 v. Chr.</td><td colspan="2">Tang-Dynastie</td><td>618 – 907 n. Chr.</td></tr>
<tr><td colspan="2">Sich bekriegende Staaten</td><td>475 – 221 v. Chr.</td><td rowspan="5">Fünf Dynastien</td><td>Späte Liang</td><td>907 – 923 n. Chr.</td></tr>
<tr><td colspan="3">Qin-Dynastie</td><td>221 – 207 v. Chr.</td><td>Späte Tang</td><td>923 – 936 n. Chr.</td></tr>
<tr><td rowspan="2">Han-Dynastie</td><td colspan="2">Westliche Han</td><td>206 v. Chr. – 24 n. Chr.</td><td>Späte Jin</td><td>936 – 946 n. Chr.</td></tr>
<tr><td colspan="2">Östliche Han</td><td>25 – 220 n. Chr.</td><td>Späte Han</td><td>947 – 950 n. Chr.</td></tr>
<tr><td rowspan="3">Drei Königreiche</td><td colspan="2">Wei</td><td>220 – 265 n. Chr.</td><td>Späte Zhou</td><td>951 – 960 n. Chr.</td></tr>
<tr><td colspan="2">Shu Han</td><td>221 – 263 n. Chr.</td><td rowspan="2">Song Dynastie</td><td>Nördliche Song-Dynastie</td><td>960 – 1127 n. Chr.</td></tr>
<tr><td colspan="2">Wu</td><td>222 – 280 n. Chr.</td><td>Südliche Song-Dynastie</td><td>1127 – 1279 n. Chr.</td></tr>
<tr><td colspan="3">Westliche Jin-Dynastie</td><td>265 – 316 n. Chr.</td><td colspan="2">Liao-Dynastie</td><td>916 – 1125 n. Chr.</td></tr>
<tr><td colspan="3">Östliche Jin-Dynastie</td><td>317 – 420 n. Chr.</td><td colspan="2">Jin-Dynastie</td><td>1115 – 1234 n. Chr.</td></tr>
<tr><td rowspan="6">Nördliche und Südliche Dynastien</td><td rowspan="4">Südliche Dynastie</td><td>Song</td><td>420 – 479 n. Chr.</td><td colspan="2">Yuan-Dynastie</td><td>1271 – 1368 n. Chr.</td></tr>
<tr><td>Qi</td><td>479 – 502 n. Chr.</td><td colspan="2">Ming-Dynastie</td><td>1368 – 1644 n. Chr.</td></tr>
<tr><td>Liang</td><td>502 – 557 n. Chr.</td><td colspan="2">Qing-Dynastie</td><td>1644 – 1911 n. Chr.</td></tr>
<tr><td>Chen</td><td>557 – 589 n. Chr.</td><td colspan="2">Chinesische Republik</td><td>1912 – 1949 n. Chr.</td></tr>
<tr><td rowspan="2">Nördliche Dynastie</td><td>Nördliche Wei</td><td>386 – 534 n. Chr.</td><td colspan="2" rowspan="2">Volksrepublik China</td><td rowspan="2">1949 n. Chr.</td></tr>
<tr><td>Östliche Wei</td><td>534 – 550 n. Chr.</td></tr>
</table>

BIBLIOGRAPHIE

ABKÜRZUNGEN

Die in Klammern stehenden Abkürzungen wurden bei der Aufführung der Punktkombinationen für folgende klassische Texte verwendet:

- Classic of Supplementing Life with Acupuncture and Moxibustion (*Supplementing Life*).
- Compilation of Acupuncture and Moxibustion (*Compilation).*
- Complete Collection of Acupuncture and Moxibustion (*Complete Collection*).
- Illustrated Classic of Acupuncture Points on the Bronze Man (*Bronze Man*).
- Illustrated Supplement to the Classic of Categories (*Illustrated Supplement).*
- Methods of Acupuncture and Moxibustion from the Golden Mirror of Medicine (*Golden Mirror*).
- One of One Hundred Symptoms *(One Hundred Symptoms).*
- Precious Mirror of Oriental Medicine (*Precious Mirror*).
- Principles of Divine Moxibustion (*Divine Moxibustion*).
- Song of Ma Dan-yang´s Twelve Heavenly Star Points (*Heavenly Star Points*).
- Song of Points for Miscellaneous Diseases (*Miscellaneous Diseases*).
- Song of the Primary Points of the Fourteen Channels *(Song of Points).*
- The Classic of Categories (*Classic of Categories*).
- The Glorious Anthology of Acupuncture and Moxibustion (*Glorious Anthology*).
- The Great Compendium of Acupuncture and Moxibustion (*Great Compendium*).
- The Secrets of the Celestial Star (*Celestial Star*).
- The Systematic Classic of Acupuncture and Moxibustion (*Systematic Classic*).
- Thousand Ducat Formulas (*Thousand Ducats*).
- Yellow Emperors Inner Classic, Essential Questions (*Essential Questions*).
- Yellow Emperors Inner Classic, Spiritual Pivot (*Spiritual Pivot*).

QUELLENTEXTE

- *Achieving Longevity by Guarding the Source*
(Shòu shì bǎo yuán)
Gong Ting Xian, 17. Jhd.

- *Book of Bian Que´s Secrets*
(Biǎn què xīn shū)
Dou Cai, Song, 1146.

- *Case Histories from the Guide to Clinical Patterns*
(Lín zhèng zhǐ nán yī àn)
Ye Gui, Qing, 1766.

- *Classic of the Jade Dragon (Bian Que´s Spiritual Guide to Acupuncture and Moxibustion, Jade Dragon Classic)*
(Yù lóng jīng / Biǎn què shēn yīng zhēn jiǔ yù lóng jīng)
Wang Guo Rui, Yuan, 1329.

- *Compilation of Acupuncture and Moxibustion*
(Zhēn jiǔ jí chéng)
Liao Run Hong, Qing, 1874.

- *Comprehensive Medicine According to Master Zhang*
(Zhāng dī yī tōng)
Zhang Lu Zhuan, Qing, 1695

- *Confucians´ Duties to Their Parents*
(Rú mén shì qīn)
Zhang Cong Zheng, Jin-Tartar, 1228.

- *Correcting Errors in Medicine*
(Yī lín gǎi cuò)
Wang Qing Ren, Qing, 1830.

- *Discourse into the Origin and Development of Medicine*
(Yī xué yuán liú lūn)
Xu Da Cun, Qing, 1704.

- *Disease Mechanisms According to Master Sha*
(Bìng jī shā zhuàn)
Anonym.

- *Essential Questions*
(Sù wèn)
Siehe auch *Yellow Emperor´s Inner Classic.*

- *Essential Readings from the Medical Tradition*
(Yī zōng bì dú)
Li Zhong Zi, Ming, 1637.

- *Essentials from the Golden Cabinet*
(Jīn guì yào luè)
Zhang Zhong Jing, Eastern Han.

- *General Treatise on the Aetiology and Symptomatology of Disease*
(Zhū bìng yuán hòu lùn)
Chao Yuan Fang, Sui, 610.

- *Guide to the Classic of Acupuncture*
(Zhēn jīng zhǐ nán)
Dou Han Qing, Jin-Yuan, 1241.

- *Helpful Questions in Medical Cases*
(Wèn zhāi yī àn)
Anonym.

- *Illustrated Classic of Acupuncture Points on the Bronze Man*
(Tóng rén zhēn jiǔ shū xué tú jīng)
Wang Wei Yi, Song, 1026.

- *Illustrated Supplement to the Classic of Categories*
(Lèi jīng tú yì)
Zhang Jie Bin, Ming, 1624.

- *Introduction to Medicine*
(Yī xué rù mén)
Li Yan, Ming, 1575.

- *Investigation into Points along the Channels*
(Xún jīng kǎo xué biān)
wahrscheinlich von Yan Zhen Shi, Ming, ca. 1575.

- *Laws for Physicians*
(Yī mén fǎ lǜ)
Yu Chang, Qing, 1658.

- *Medical Revelations*
(Yī xué xīn wù)
Cheng Guo Peng, Qing, 1732.

- *Meeting the Source of Acupuncture and Moxibustion*
  (Zhēn jiǔ féng yuán)
  Li Xue Chuan, Qing.
- *Method of Moxibustion at Gaohuangshu*
  (Gāo huāng shū jiǔ fǎ)
  Zhuang Zhuo, Song, 1128.
- *Methods of Acupuncture and Moxibustion from the Golden Mirror of Medicine*
  (Yī zōng jīn jiàn cì jiǔ xīn fǎ)
  Wu Qian, Qing, 1742.
- *Ode of One Hundred Symptoms*
  (Bǎi zhèng fù)
  Gao Wu, Ming, 1529.
- *Ode of Spiritual Brightness*
  (Líng guāng fù)
  Erstmals aufgezeichnet in *The Complete Collection of Acupuncture and Moxibustion*, Xu Feng, Ming, ca. 1439.
- *Ode of the Essentials of Understanding*
  (Tōng xuán zhī yào fù)
  Erstmals erschienen in *The Great Compendium of Acupuncture and Moxibustion*, Yang Ji Zhou, Ming, 1601.
- *Ode of the Golden Needle*
  (Jīn zhēn fù)
  Erstmals aufgezeichnet in *The Complete Collection of Acupuncture and Moxibustion*, Xu Feng, Ming, ca. 1439.
- *Ode of the Jade Dragon*
  (Yù lóng fù)
  Erstmals aufgezeichnet in *The Glorious Anthology of Acupuncture and Moxibustion*, Gao Wu, Ming, 1529.
- *Ode of the Obstructed River*
  (Lán jiāng fù)
  Erstmals erschienen in *The Glorious Anthology of Acupuncture and Moxibustion*, Gao Wu, Ming, 1529.
- *Ode of Xi Hong*
  (Xí hóng fù)
  Erstmals aufgezeichnet in *The Complete Collection of Acupuncture and Moxibustion*, Xu Feng, Ming, ca. 1439.
- *Ode to the Elucidate Mysteries*
  (Biāo yōu fù)
  Erstmals aufgezeichnet in *The Guide to Acupuncture and Moxibustion*, Song, 241.
- *Outline of Medicine*
  (Yī xué gāng mù)
  Luo Ying, Ming, 1565.
- *Precious Mirror of Oriental Medicine*
  (Dōng yī bǎo jiàn)
  Xu Sun (Koreaner), 1611.
- *Principles of Divine Moxibustion*
  (Shén jiǔ jīng lùn)
  Wu Yang Cheng, Qing.
- *Sagelike Prescriptions from the Taiping Era*
  (Tài píng shèng huì fāng)
  Wang Huai Yin, Song, 987.
- *Secrets of a Frontier Official*
  (Wài tái mì yào)
  Wang Tao, Tang, 752.
- *Secrets of the Master of Cinnabar Creek*
  (Dān xī xīn fǎ)
  Zhu Zhen Xiang, Yuan, 1347.
- *Song More Precious Than Jade*
  (Shèng yù gē)
  Erstmals aufgezeichnet in *The Great Compendium of Acupuncture and Moxibustion*, Yang Ji Zhou, Ming, 1601.
- *Song of Ma Dan-Yang's Twelve Heavenly Star Points*
  (Mǎ dān yáng tiān xīng shí èr xué gē)
  Erstmals aufgezeichnet in *Bian Que's Spiritual Guide to Acupuncture and Moxibustion, Jade Dragon Classic*, Wang Guo Rui, Yuan, 1329.
- *Song of Points for Miscellaneous Diseases*
  (Zá bìng xué fǎ gē)
  Erstmals aufgezeichnet in *The Glorious Anthology of Acupuncture and Moxibustion*, Gao Wu, Ming, 1529.
- *Song of the Jade Dragon*
  (Yù lóng gē)
  Erstmals aufgezeichnet in *Bian Que's Spiritual Guide to Acupuncture and Moxibustion, Jade Dragon Classic*, Wang Guo Rui, Yuan, 1329.
- *Song of the Nine Needles for Returning the Yang*
  (Húi yáng jiǔ zhēn xué)
  Erstmals aufgezeichnet in *The Glorious Anthology of Acupuncture and Moxibustion*, Gao Wu, Ming, 1529.
- *Song of the Primary Points of the Fourteen Channels*
  (Shí sì jīng yào xué zhǔ zhì gē).
- *Song to Keep Up Your Sleeve*
  (Zhǒu hòu gē)
  Erstmals aufgezeichnet in *The Glorious Anthology of Acupuncture and Moxibustion*, Gao Wu, Ming, 1529.
- *Spiritual Pivot*
  (Líng shū)
  Siehe auch *Yellow Emperor's Inner Classic.*
- *Standards of Patterns and Treatments*
  (Zhèng zhì zhǔn shéng)
  Wang Ken Tang, Ming, 1602.
- *Supplement to the Thousand Ducat Formulas*
  (Qiān jīn yí fāng)
  Sun Si Miao, Tang, ca. 682.
- *Systematic Differentiation of Warm Diseases*
  (Wēn bìng tiáo biàn)
  Wu Ju Tong, 1798.
- *The Classic of Categories*
  (Lèi jīng)
  Zhang Jie Bin, Ming, 1624.

- *The Classic of Difficulties*
  (Nán jīng)
  Anonym, Han.
- *The Classic of Supplementing Life with Acupuncture and Moxibustion*
  (Zhēn jiǔ zī shēng jīng)
  Wang Zhi Zhong, Song, 1220.
- *The Classic of the Pulse*
  (Mài jīng)
  Wang Shu He, Jin., ca. 300.
- *The Complete Collection of Acupuncture and Moxibustion*
  (Zhēn jiǔ dà quán)
  Xu Feng, Ming, ca. 1439.
- *The Complete Works of Jing Yue*
  (Jǐng yuè quán shū)
  Zhang Jie Bing (Jing Yue), Ming, 1624.
- *The Glorious Anthology of Acupuncture and Moxibustion*
  (Zhēn jiǔ jù yīng)
  Gao Wu, Ming, 1529.
- *The Great Compendium of Acupuncture and Moxibustion*
  (Zhēn jiǔ dà chéng)
  Yang Ji Zhou, Ming, 1601.
- *The Secrets of the Heavenly Star*
  (Tiān xīng mì jué)
- *The Systematic Classic of Acupuncture and Moxibustion*
  (Zhēn jiǔ jiá yǐ jīng)
  Huang Fu Mi, Jin, 282.
- *Thousand Ducat Formulas*
  (Qiān jīn yào fāng)
  Sun Si Miao, Tang, 625.
- *Treatise on Disorders of Blood*
  (Xué zhèng lūn)
  Tang Rong Chuan, Qing, 1884.
- *Treatise on Epidemic Warm Febrile Disease*
  (Wēn yì lùn)
  Wu You Ke, 1642.
- *Treatise on Injury by Cold*
  (Shāng hán lùn)
  Zhang Zhong Jing, Eastern Han.
- *Treatise on the Spleen and Stomach*
  (Pí wèi lùn)
  Li Ao, Song, 1249.
- *True Lineage of Medicine*
  (Yı xué zhèng chuán)
  Yu Tuan, Ming, 1515.
- *Warp and Woof of Warm Febrile Disease*
  (Wēn rè jīng wěi)
  Wang Meng Ying, Qing, 1852.
- *Yellow Emperor´s Inner Classic*
  (Huáng dì neì jīng)
  (Bestehend aus *Spiritual Pivot* und *Essential Questions*).

TEXTE DER ÜBERSETZER

- *A Complete Contemporary Handbook on the Practical Use of Chinese Herbs in External Medicine*
  (Dāng dài zhōng yào wài zhì lín chuáng dà quán)
  Jia Yi Jiang, et al
  China Traditional Chinese Medical Press, 1991.
- *A Concise Dictionary of Classical Chinese*
  (Jiǎn míng gǔ hàn yù cí diǎn)
  Shi Dong
  Yunnan People`s Press, 1985.
- *Acupuncture and Moxibustion*
  (Zhēn juǔ xué)
  He Shu Huai
  Traditional Chinese Medical Classics Press, 1986.
- *Acupuncture and Moxibustion*
  (Zhēn jiǔ xué)
  Nanjing College of Traditional Chinese Medicine
  People`s Medical Press, 1985.
- *Acupuncture Points*
  (Zhēn jiǔ yū xué xué)
  Yang Jia San, et al
  Shanghai Science and Technology Press, 1989.
- *Collected Explanations on Points*
  (Jīng xué shì yì huì jiě)
  Zhang Cheng Xing
  Shanghai Translation Publishing Company, 1984.
- *Comentary on the Systematic Classic of Acupuncture and Moxibustion*
  (Zhēn jiǔ jiā yǐ jīng jiào shì)
  Shandong College of Traditional Chinese Medicine
  People´s Medical Press, 1979.
- *Common Terms of Traditional Chinese Medicine in English*
  (Han yīng cháng yòng zhōng yī yào cí huì)
  Xie Zhu Fan, et al
  Beijing Medical College, 1980.
- *Concise Dictionary of Traditional Chinese Medicine*
  (Jiǎn míng, zhōng yī cí diǎn)
  College of Traditional Chinese Medical Research, et al
  Joint Publishing Co. Hong Kong, 1979.
- *Dictionary of Acupuncture and Moxibustion*
  (Zhēn juǔ xué cí diǎn)
  Wang Xue Tai, et al
  Shanghai Science and Technology Press, 1987.
- *Differentiation and Diagnosis of Symptoms in Traditional Chinese Medicine*
  (Zhōng yī zhèng zhuàng jiàn bié zhěn duàn xué)
  Zhao Jin Duo, et al
  People`s Medical Press, 1985.
- *Essentials Compilations from the Treatise on the Spleen and Stomach*
  (pí weì lùn zǔan yaò)
  Shanxi College of Traditional Chinese Medicine
  Shanxi Science and Technology Press, 1983.
- *Encyclopaedia of Traditional Chinese Medicine*
  (Zhōng yī dà cí diǎn)
  Li Yong Chun, et al
  People`s Medical Press, 1986.

- *Great Fundamentals of the Yellow Emperor´s Inner Classic*
  (Huáng dì nèi jīng tài sù)
  Yang Shang Shan
  Peoples Medical Press, 1965.
- *History of Chinese Acupuncture and Moxibustion*
  (Zhōng guó zhēn jiǔ shi)
  Dun Shi Yu
  Tianjin Science and Technology Press, 1989.
- *Point Combinations of Chinese Acupuncture and Moxibustion*
  (Zhōng guó zhēn jiǔ chǔ fāng xué)
  Xiao Shao Qing
  Ningxia People´s Press, 1986.
- *Practise of External Traditional Chinese Medicine*
  (Shí yóng zhōng yī wài kē xué)
  Gu Bai Hua, et al
  Shanghai Science and Technology Press, 1985.
- *Practise of Internal Traditional Chinese Medicine*
  (Shí yòng zhōng yī nèi kē xué)
  Huang Wen Dong, et al
  Shanghai Science and Technology Press, 1985.
- *Practical Foundations of Traditional Chinese Medicine*
  (Shí yòng zhōng yī jì nèi kē xúe)
  Li De Xin
  Liaoning Science and Technology Press, 1985.
- *Questions and Anwers in Traditional Chinese Medicine*
  (Zhōng yī xué wèn dá shàng hé xià cè)
  Yang Yi Ye
  People`s Medical Press, 1985.
- *Quintessential Compilation on Chinese Acupuncture and Moxibustion*
  (Zhōng guó zhēn jiǔ huì cuì)
  Wang Xue Tai, et al
  Hunan Science and Technology Press, 1988.
- *Skin Disease in Traditional Chinese Medicine*
  (Zhōng yī pí fū bìng xué)
  Zhu Ren Kang
  People´s Medical Press, 1979.
- *Terminology of Traditional Chinese Medicine*
  (Cháng yòng zhōng yī míng cí shù yù)
  Sung J. Liao, et al
  Hunan Science and Technology Press, 1983.
- *The Great Compendium of Acupuncture and Moxibustion Elucidated*
  (Zhēn jiǔ dà chéng jiaò shì)
  Heilongjiang College of Research on Native Medicinal Plants, et al
  People`s Medical Press, 1984.
- *The Yellow Emperor´s Inner Classic, Spiritual Pivot, corrected and annotated version*
  (Huáng dì neì jing líng shū jiaò zhù yǔ dì)
  Dun Ai Chun
  Tianjin Science and Technology Press, 1989.
- *Treatment with Traditional Chinese Moxibustion*
  (Zhōng guó jiǔ liáo xué)
  Zhang Feng Run, et al
  People´s Medical Press, 1989.
- *Wu´s Annotations to the Essential Questions of the Inner Classic*
  (Neì jīng sù wèn wú zhù)
  Wu Kun, Ming-Dynastie
  Shandong Science and Technology Press, 1984.

ENGLISCHE TEXTE

- *A Colour Atlas of Surface Anatomy*
  Backhouse, Kenneth., Hutchings, Ralph
  Wolfe Medical Publications Ltd, 1991.
- *Acupuncture A Comprehensive Text*
  O´Connor, John and Bensky, Dan (übers.)
  Shanghai College of Traditional Medicine, Eastland Press, 1981.
- *Acupuncture Cases from China*
  A Digest of Difficult and Complicated Case Histories
  Dengbu, Zhang
  Churchill Livingstone, 1994.
- *Acupuncture in the Treatment of Children*
  Scott, Julian
  Eastland Press, 1991; dt. Ausgabe im Verlag für Ganzheitliche Medizin Dr. Erich Wühr GmbH.
- *An Outline of Chinese Acupuncture*
  Academy of Traditional Chinese Medicine
  Foreign Languages Press, Beijing, 1975.
- *Anatomical Atlas of Acupuncture Points*
  Co-Operative Group of Shandong Medical College and Shandong College of Traditional Chinese Medicine
  Shandong Science and Technology Press, Jinan, China 1982.
- *Anatomy of the Human Body*
  Lockhart, L.D, Hamilton, G.F, Fyfe, F.W.
  Faber and Faber Limited, 1959.
- *Anatomy, Regional and Applied*
  Last, R.J.
  Churchill Livingstone, 1978.
- *Celestial Lancets*
  A History and Rationale of Acupuncture and Moxa
  Gwei-Djen, Lu and Needham, Joseph
  Cambridge University Press, 1980.
- *Chinese Acupuncture and Moxibustion*
  Mao-liang, Qiu
  Churchill Livingstone, 1993.
- *Chinese Acupuncture and Moxibustion*
  Xinnong, Cheng (ed.)
  Foreign Languages Press, Beijing, 1987.
- *Churchill´s Illustrated Medical Dictionary*
  Churchill Livingstone, 1989.
- *Essentials of Chinese Acupuncture*
  Beijing College of Traditional Chinese Medicine et. al.
  Foreign Languages Press, Beijing, 1980; dt. Ausgabe im Verlag für Ganzheitliche Medizin Dr. Erich Wühr GmbH, 1988.
- *Extra Treatises Based on Investigation and Enquiry*
  A Translation of Zhu Dan-xi´s Ge Zhi Yu Lun
  Shou-zhong, Yang and Wu-jin, Duan
  Blue Poppy Press, 1994.

- *Fluid Physiology and Pathology in Traditional Chinese Medicine*
  Clavey, Steven
  Churchill Livingstone, 1995; dt. Ausgabe im Verlag für Ganzheitliche Medizin Dr. Erich Wühr GmbH, 2001.
- *Fundamentals of Chinese Acupuncture*
  Ellis, Andrew., Wiseman, Nigel., Boss, Ken
- *Glossary of Chinese Medical Terms & Acupuncture Points*
  Wiseman, Nigel., Boss, Ken
  Paradigm Publications.
- *Grant's Atlas of Anatomy*
  Boileau Grant., J.C.
  The Williams & Wilkins Co., 1972.
- *Grasping the Wind*
  An Exploration into the Meaning of Chinese Acupuncture Point Names
  Ellis, Andrew., Wiseman, Nigel., Boss, Ken
  Paradigm Publications, 1989.
- *Health Preservation and Rehabilitation*
  Enqin, Zhang (ed.)
  Publishing House of Shanghai College of Traditional Chinese Medicine, 1988.
- *Illustrated Dictionary of Chinese Acupuncture*
  Zhang Rui-fu; Wu Xiu-fen (zusammengestellt)
  Sheep's Publications (HK) Ltd. & People's Medical Publishing House, China.
- *Li Dong-yuan's Treatise on the Spleen and Stomach*
  A Translation of the Pi Wei Lun
  Shou-zong, Yang and Jian-yong, Li
  Blue Poppy Press, 1993; dt. Ausgabe im Verlag für Ganzheitliche Medizin Dr. Erich Wühr GmbH, 2001.
- *Master Hua's Classic of the Central Viscera*
  A Translation of Hua Tuo's Zhong Zang Jing
  Shou-zong, *yangming*
  Blue Poppy Press, 1993.
- *Surface Anatomy*
  The Anatomical Basis of Clinical Examination
  Lumley, John S.
  Churchill Livingstone, 1990.
- *The English-Chinese Endyclopaedia of Practical Traditional Chinese Medicine*
  Medical Qigong
  Xiangcai, Su (ed.)
  Higher Education Press, Beijing, 1989.
- *The Foundations of Chinese Medicine*
  A Comprehensive Text for Acupuncturists and Herbalists
  Maciocia, Giovanni
  Churchill Livingstone, 1989; dt. Ausgabe im Verlag für Ganzheitliche Medizin Dr. Erich Wühr GmbH, 1994.
- *The Heart and Essence of Dan-xi's Methods of Treatment*
  A Translation of Zhu Dan-xi's Dan Xi Zhi Fa Xin Yao
  Shou-zong, *yangming*
  Blue Poppy Press, 1993.
- *The Location of Acupoints*
  State Standard of the People's Republic of China
  State Administration of Traditional Chinese Medicine
  Foreign Languages Press, Beijing, 1990.
- *The Practice of Chinese Medicine*
  The Treatment of Diseases with Acupuncture and Chinese Herbs
  Maciocia, Giovanni
  Churchill Livingstone, 1994; dt. Ausgabe im Verlag für Ganzheitliche Medizin Dr. Erich Wühr GmbH, 1997.

TERMINOLOGIE-GLOSSAR

Dieses Glossar wurde aus zwei Gründen erstellt:
a) um einige der komplizierteren, in diesem Buch verwendeten Begriffe zu erklären und
b) um die Leser auf die chinesischen Originalbegriffe zu verweisen.

Abdominelles Drängen (lí jí). Abdominelle Krämpfe und Schmerzen und Stuhldrang, die am häufigsten bei Dysenterien zu beobachten sind. Dieser Begriff wird üblicherweise in der Kombination „Abdominelles Drängen und Tenesmus" (lí jí hòu zhòng) verwendet.

Abdominelle Massen (s. Massen)

Abwehr-*Qi* (wèi qì). Eine Form des *Yang-Qi*, das außerhalb der Leitbahnen in den oberflächlichen, äußeren Anteilen des Körpers zirkuliert. Seine Hauptfunktion besteht in einer Abwehr äußerer pathogener Faktoren, der Wärmung des Körpers und der Kontrolle des Öffnen und Schließens der Poren.

Agitiertheit und Ruhelosigkeit (fán zào). Werden die Begriffe Agitiertheit und Ruhelosigkeit gemeinsam verwendet, beschreiben sie einen unruhigen, nervösen und ängstlichen Geisteszustand. Agitiertheit wird üblicherweise von einem beklemmenden Wärme- oder Hitzegefühl in der Brust begleitet, während Ruhelosigkeit eine Nervosität und ruhelose Bewegungen der Extremitäten bezeichnet. Die Bedeutung ist, dass Agitiertheit üblicherweise ihren Ursprung in innerer Hitze hat, während Ruhelosigkeit eine Folge äußeren Eindringens von Hitze ist.

Ätherische Seele (hún)

Atrophieerkrankung (wěi zhèng). Eine Erkrankung, die hauptsächlich durch eine Schlaffheit und Schwäche der Extremitäten charakterisiert ist. In schweren Erkrankungsfällen und mit voranschreitender Erkrankungsdauer kommt es zu einem zunehmenden Kontrollverlust der Extremtitätenbeweglichkeit, einer voranschreitenden Abnahme des Muskeltonus mit Schwäche und Atrophie.

Aufrechtes *Qi* (zhèng qì)

a) Bezeichnet das gesamte *Qi* einer Person, das seinen Ursprung im Vor-Himmels-*Qi* und Nach-Himmels-*Qi* hat (ebenso bekannt als wahres *Qi*, zhēn qì).
b) Als Gegensatz zum pathogenen *Qi* bezeichnet es die allgemeine Körperabwehrkraft gegenüber Erkrankungen.

Bein-*Qi* (jiāo qì). Eine Erkrankung, die durch Taubheit, Schmerz und Schwäche der Beine und der Füße gekennzeichnet ist. Alternativ können Krämpfe und Schwellungen, Röte und Hitze von Beinen und Füßen vorliegen. In schweren Fällen kann der pathogene Faktor tiefer eindringen, Abdomen und Herz betreffen, wobei es dann zu einem abdominellen Unwohlsein, Erbrechen, Appetitlosigkeit, Palpitationen, Oppressionsgefühl der Brust, Dyspnoe, mangelnder Orientierung und gestörter Sprache kommt. Bein-*Qi* ist hauptsächlich die Folge eines äußeren Angriffs von pathogener Nässe oder Wind-Toxin oder auch die Folge übermäßiger Aufnahme von schweren, fetten Speisen, die zur Bildung von Feuchtigkeit und Hitze führen, die langsam abwärts zu den Beinen fließen.

Belastungs-Fieber (láo rè). Eine Form des Fiebers, verbunden mit einer Leere durch Belastung. Es ist häufig verbunden mit der Erkrankung des Knochendampfens, Unruhe, Fünf-Flächen-Hitze und Trockenheit des Mundes etc. Es ist primär auf einen *Yin*-Mangel mit vollem Feuer zurückzuführen, obwohl andere Möglichkeiten auch *Yang*-, Blut- oder *Qi*-Mangel einschließen.

Belastungs-Leere (xū láo). Ein allgemeiner Begriff zur Beschreibung unterschiedlicher Erkrankungen mit einer Schädigung oder Erschöpfung von *Qi* und Blut und der *zangfu*. Ätiologisch können ein Mangel an Vor- und Nachhimmels-*Qi*, ein langer Krankheitsverlauf, eine fehlerhafte Ernährung, eine übermäßige sexuelle Aktivität, eine fehlerhafte Behandlung etc. bestehen. Symptome und Zeichen werden entsprechend der Schwere und der Lokalisation des Mangels variieren.

Bösartiges Blut (è xuè).

Demenz (dāi bìng; dāi; chī dāi; bái chī). Eine Erkrankung durch Schleim-Nässe, mit Verlegung der Öffnung des Herzens. Sie wird primär durch eine Stagnation des Leber-*Qi*, durch Depression mit Angriff des Leber-*Qi* auf Milz und Magen verursacht, oder ist die Folge einer Schädigung von Milz und Magen durch fehlerhafte Diät oder falschen Lebensstil. Die klinische Symptomatik ist vielseitig und beinhaltet eine persistierende Unfähigkeit oder Lustlosigkeit zu sprechen, zu essen und zu trinken, Abneigung sich in der Öffentlichkeit zu zeigen, Vernachlässigung der Reinlichkeit, inadäquates Weinen und Lachen, stundenlanges Verharren in derselben Position, Neigung zu absonderlichem und krankhaftem Verhalten etc.

Desorientiertheit (huǎng hū). Dieser Begriff wird zur Beschreibung eines zerstreuten Geisteszustandes verwendet; der Patient ist unruhig, verwirrt, beängstigt und unfähig, grundlegende Aufgaben zu erledigen. Dieser Zustand ist meistens die Folge langanhaltender, emotionaler Belastung, äußerer pathogener Faktoren, die das Innere schädigen, oder übermäßigen Schwitzens, das das Herz-*Qi* verletzt und den Geist stört.

Diarrhö als Folge einer Schädigung durch Nahrung (shí xiè)

Diarrhö mit dünnen Stühlen (táng xiè)

Diarrhö mit unverdauten Nahrungsbestandteilen (sūn xiè; shŭi gŭ lì). Durchfälle mit unverdauten Nahrungsbestandteilen in den Stühlen. Am häufigsten die Folge eines Milz-Yang-Mangels, jedoch kann auch das äußere Eindringen von Wind, Nässe, Kälte oder Hitze die Ursache sein.

Die acht therapeutischen Methoden (bā fă). Der therapeutische Gebrauch der Einschaltpunkte der acht außerordentlichen Leitbahnen.

Donner-Kopfwind (léi fóu fēng). Eine Art des Kopfschmerzes, der primär auf einen äußeren Angriff von Wind zurückzuführen ist, oder Schleim-Feuer, das im Inneren Wind erzeugt. Der Kopfschmerz ist in der Regel sehr stark und von einem donnernden Geräusch im Kopf begleitet. Er kann mit Schwellung und Hitze des Gesichtes und des Kopfes verbunden sein.

Drei-Leichen-Inbesitznahme-Erkrankung (sān shī zŏu zhù)

Dysenterieerkrankung (lí jì; xià lí; lí). Dieser Begriff wird benutzt, um eine Vielzahl von Erkrankungen von der akuten Dysenterie bis über chronischen Erkrankungen wie Colitis ulcerosa und Morbus Crohn zu beschreiben. Die Hauptsymptomatik besteht in einer mehrmals am Tag auftretenden Diarrhö mit geringen Mengen abgesetzten Stuhls, begleitet von abdominellen Schmerzen und Tenesmen. Eiter, Schleim oder Blut sind häufig mit den Stühlen vermischt. Wenn Eiter oder Schleim im Vordergrund stehen, ist dies als weiße Dysenterie (bái lí) bekannt. Steht die Blutung im Vordergrund wird die Erkrankung eine rote Dysenterie (chì lí) genannt. Dieser Zustand wird üblicherweise in einen Fülletyp und in einen Leeretyp, der durch eine Fülle kompliziert ist, differenziert. Primär wird er durch Feuchtigkeit, Hitze, hitzeepidemische Toxine oder Nahrungsstagnation verursacht. Chronische Erscheinungsbilder sind meistens eine Folge eines Milz- und Nieren-*Yang*-Mangels sowie von Kälte und sind üblicherweise auch durch Hitze kompliziert.

Eingeschränkte Miktion (lóng bì; lóng; bì lóng). Verminderter Urinfluss, mit erschwerter Miktion. In leichteren Fällen (lóng) fließt der Harn nur tröpfchenweise. In schwereren Fällen (bì) kommt es zum kompletten Harnverhalt.

Entgegengesetzt fließendes *Qi* (nì qì). *Qi*, das entgegengesetzt seiner normalen Flussrichtung fließt. Dieser Begriff wird gelegentlich gleichbedeutend mit dem rebellierenden *Qi* (shàng qì) der Lunge oder des Magens verwendet, oder ebenso als allgemeiner Begriff bei pathologischer *Qi*-Bewegung zum Beispiel in Extremtitäten mit Symptomen der Kälte, da das wärmende *Qi* die Extremitäten nicht erreicht (s. Inversion durch entgegengesetzten Fluss).

Erkrankung mit Auszehrung und Durst (xiāo kě). Eine Erkrankung die durch übermäßigen Durst, Hunger und Wasserlassen als auch durch zunehmenden Gewichtsverlust und Auszehrung charakterisiert wird. Im Allgemeinen entspricht sie dem Diabetes mellitus.

Erschwerte Miktion (xiăo biàn bú lì). Erschwertes Absetzen geringer Urinmengen.

Erschwerte Nahrungsaufnahme (shí bú xià; yĭn shí bú xià; bú xià shí)

Erysipel (Zinnober-Toxin) (dān dú). Eine Hauterkrankung, die weitgehend mit dem Krankheitsbild des Erysipels und Zellgewebsentzündung in der modernen Medizin korrespondiert. Anfangs besteht eine klar begrenzte, frisch-rote, brennend-heiße Läsion, die sich schnell ausdehnt. Sie ist von Frieren und Fieber, Kopfschmerz und Durst begleitet. In schweren Fällen dringen Feuertoxine in das Innere ein und führen zu hohem Fieber, Agitiertheit und Ruhelosigkeit, Delirium, unkoordinierter Sprache, Übelkeit und Erbrechen. Dieser Zustand betrifft hauptsächlich Kopf und Gesicht oder die unteren Extremitäten. Ist der obere Körperteil betroffen, ist es meistens eine Folge von Wind-Hitze, die sich in Feuer umwandelt. Sind die unteren Körperteile betroffen, handelt es sich meistens um eine feuchte Hitze, die sich in Feuer umwandelt.

Essenz (jīng). Die vitale materielle Basis des menschlichen Körpers, die die grundlegenden Funktionen des Lebens aufrechterhält. Es umfasst die Essenz der Nieren (Vor-Himmel-Essenz) und die Essenz des Wassers und des Getreides (Nach-Himmel-Essenz).

Fließender Durchfall (huá xiè). Chronischer Durchfall, der einen nach unten gerichteten *Qi*-Kollaps zur Folge hat. Dies führt zu unaufhörlichem Durchfall (sowohl nachts, als auch untertags), vermindertem Appetit, Inversion durch entgegengesetztem Fluss der vier Extremitäten oder Ödeme der Extremitäten, allgemeines Kältegefühl, Kurzatmigkeit, Auszehrung und Leere-Fieber. Es wird in der Regel in heiße und kalte Syndrome differenziert.

Fokales Spannungsgefühl (pĭ qì). Ein fokales Spannungsgefühl ist eine der fünf Akkumulationen, die im Bezug zur Milz steht. Sie zeichnet sich durch die Empfindung eines lokalisierten Knotens, wie zum Beispiel einer umgedrehten Tasse im Bereich des Epigastriums oder in der Brustregion mit einer Empfindung von Druck und Völle aus. Es handelt sich um die Folge einer Stagnation der *Qi*-Zirkulation, die wiederum meist die Auswirkung eines Milz-*Qi*-Mangels ist. Mit fortschreitender Entwicklung kommt es zu einer Abnahme der Muskelmasse, Schwäche in den Extremitäten und evtl. zu Gelbsucht.

Fünf Akkumulationen (wŭ jī). Eine Gruppe von Erkrankungen, die sich hauptsächlich in der Bildung von Massen (subjektiv oder objektiv) in Brust und Abdomen auszeichnen. Sie werden entsprechend der Art der Entwicklung, des Krankheitsmechanismus, der Lokalisation und ihrer Natur in fünf Gruppen eingeteilt: Herzakkumulation, Leberakkumulation, Lungenakkumulation, Milzakkumulation und Nierenakkumulation.

Fünf Belastungen (wŭ láo). Entsprechend *Spiritual Pivot* (Kapitel 18) bestehen folgende fünf Belastungen:

a) Übermäßiger Gebrauch der Augen, der das Blut schädigt;
b) Übermäßiges Liegen, das das *Qi* schädigt;
c) Übermäßiges Sitzen, das das Fleisch schädigt;
d) Übermäßiges Stehen, das die Knochen schädigt;
e) Übermäßiges Gehen, das die Sehnen schädigt.

In späteren Texten wurde das Konzept der fünf Belastungen verwendet, um die Belastung jedes der fünf *Zang*-Organe zu beschreiben:

a) Herzbelastung, die prinzipiell eine Schädigung des Herzblutes beinhaltet;
b) Milzbelastung infolge übermäßigen Essens oder übermäßiger Sorge und Nachdenklichkeit, die das Milz-*Qi* schädigt;
c) Lungenbelastung, die einen Lungen-*Qi* oder -*Yin*-Mangel umfasst;
d) Nierenbelastung, als Schädigung des Nieren-*Qi* infolge übermäßiger sexueller Aktivität;
e) Leberbelastung mit Schädigung des Leber-*Qi* durch mentale Erregung mit Symptomen wie unklares Sehen, Schmerzen der Brust und des Hypochondriums, schlaffe Muskeln und Sehnen und Bewegungseinschränkung.

Fünf Flächen, agitiert und heiß (wŭ xīn fā rè). Ein Hitzegefühl der Handflächen und Fußsohlen, gewöhnlicherweise begleitet von Hitze und Unruhe im Brustraum. Dieses Symtom ist hauptsächlich die Folge eines *Yin*-Mangels mit aufflammendem Feuer, obwohl es ebenfalls in Fällen von Blutmangel, stagnierter Hitze oder als Folge fieberhaften Erkrankungen gesehen wird.

Fünf-Uhr Diarrhö (wŭ gēng xiè)

Gedanke (yì)

Gehirnwind (năo fēng). Eine Form des Kopfwindes, der durch eine Kälteempfindlichkeit des Nackens, des Rückens und eine Kälteempfindung im Kopf und Gehirn, begleitet von schweren, kaum erträglichen Schmerzen, charakterisiert ist.

Geist (shén)

Halsmotte (rŭ è, hóu è). Einseitige oder beidseitige Rötung, Schwellung und Schmerzen der Tonsillen, üblicherweise verbunden mit fauligem Mundgeruch, Verstopfung, Frösteln und Fieber und einem dicken, klebrigen Zungenbelag. Gelbweißlicher Eiter ist auf der Oberfläche der Tonsillen gut zu sehen. Halsmotte ist primär die Folge von

a) stagnierender Hitze in Magen und Lunge,
b) Feuer-Toxin,
c) *Qi*- und Blutstagnation,
d) altem Schleim und Leberfeuer, die sich verbinden und Blutstase (malignes Blut) erzeugen oder
e) Erschöpfung des Leber- und Nieren-*Yin* mit aufflammendem Feuer.

Heiße Inversion (rè jué). Eine Form von Inversionsmuster. Der Begriff hat zwei Bedeutungen:

a) Ein Inversionsmuster, das die Folge einer übermäßigen Hitze, die das *Yin* schädigt, ist;
b) ein Inversionsmuster, als Folge starker Hitze, die zu einer *Yang*-Stagnation im Inneren führt, wodurch das *Yang* nicht mehr in der Lage ist, die Oberfläche zu erreichen.

Herz-Agitiertheit (xīn fán). Ein nervöser und ängstlicher Geisteszustand, der üblicherweise von einem warmen oder heißen Beklemmungsgefühl in der Brust begleitet ist.

Herzklopfen (zhēng chōng). Eine Form schwerer Palpitationen. Die Pulsation und das Klopfen ist in der Regel sehr stark und kann oft in einem großen Bereich vom Brustkorb bis zum Nabel gefühlt werden. Es wird als ein ernsterer und fortgeschrittener Zustand als die anderen Formen von Palpitationen (Palpitationen und Schreck-Palpitationen) angesehen, aus denen es sich oft entwickelt.

Inversion durch entgegengesetzten Fluss (jué nì).

a) Inversionskälte der vier Extremitäten (ausgeprägte Kälte entweder eines Teils der Extremtität oder der gesamten Extremität);
b) schwere Schmerzen im Bereich der Brust und des Abdomen mit plötzlicher Eiseskälte der Beine und Füße, Agitiertheit und Unfähigkeit zu essen;
c) eine Form des chronischen Kopfschmerzes.

Inversion durch entgegengesetzten Fluss im Bereich der vier Extremitäten (sì jué nì). Ein weitgefasster Begriff, der benutzt wird, um Kälte der Hände und Füße zu beschreiben, die die Folge einer Störung des *Qi*-Flusses ist. Sie kann die Folge einer Leere (zum Beispiel *Yang*-Mangel, bei dem die Kälteempfindung sich an den Extremitäten bis zu den Ellenbogen oder Knien ausdehnt) oder von Fülle sein (Hitze oder *Qi*-Stagnation, wobei nur die Endglieder der Extremitäten betroffen sind).

Kälte oder Nässe *(dong)* Diarrhö (dòng xiè). Es gibt zwei Bedeutungen dieses Begriffes:

a) Kältediarrhö, die bald nach dem Essen auftritt, mit unverdauten Nahrungsbestandteilen in den Stühlen;
b) Diarrhö durch Eindringen von Feuchtigkeit in die Milz, mit in Folge auftretenden häufigen wässrigen Diarrhöen oder häufigem Abgang von weichen Stühlen, begleitet von einem dicken, klebrigen Zungenbelag und einem sanften Puls (rú) etc.

Kälte-Inversion (hán jué). Eine Form von Inversionsmuster, das aus einem *Yang*-Mangel und aus einer *Yin*-Fülle entspringt.

Ketten- und Schlosspunkt-Assoziationsmethode (liàn sŭo pèi xué fă)

Kindliche Akkumulationserkrankung (xiăo ér jī shí)

Kindliche Epilepsie durch Schrecken (xiăo ér jīng xián)

a) Eine Form der Epilepsie bei Kindern, die durch plötzlichen Schrecken ausgelöst wird;
b) akuter kindlicher Wind durch Schrecken.

Kindliche Ernährungsschäden (xiăo ér gān jì). Fehlernährung in Folge einer Vielzahl von Erkrankungen. Das klinische Bild beinhaltet eine blasse Gesichtsfarbe, Abmagerung, schlechte Verdauung, trockene Haare, vergrößertes Abdomen, Abdomen mit betonter Venenzeichnung, Erschöpfung, Lustlosigkeit etc.

Kindlicher Nabelwind (xiăo ér qì fēng; qí fēng; fēng chù; qì rì fēng; qì rì kōu jìn). Krämpfe, Opisthotonus und Kieferstarre als Folge einer Infektion des Nabels des neugeborenen Kindes.

Kindlicher Schreck-Wind (xiăo ér jīng fēng). Eine Erkrankung von Kleinkindern und Kindern mit chronischen Spasmen der Extremitäten und Bewußtlosigkeit. Diese Form wird prinzipiell in einen akuten und chronischen Schreck-Wind unterteilt. Der akute kindliche Schreck-Wind wird wesentlich häufiger beobachtet und entwickelt sich häufig während des Verlaufes einer akuten Krankheit wie Dysenterie, Meningitis etc. Üblicherweise beobachtet man einen schnellen Erkrankungsbeginn mit sehr hohem Fieber, große Ruhelosigkeit, eine Rötung des Gesichtes und der Lippen, eine verschärfte Atmung, eine Kieferstarre, eine mit den chronischen Krämpfen zunehmende Steifheit und Schmerzen im Bereich des Nackens und Rückens, einen Opisthotonus und letztendlich eine Bewusstlosigkeit. Der chronische kindliche Schreck-Wind ist ein Begriff, der für Erkrankungen verwendet wird, die langsame und schwache, rezidivierende Anfälle von chronischen Spasmen aufweisen. Er wird oft von einer leicht erhöhten Körpertemperatur, allgemeiner Lethargie und von Gesichtsblässe begleitet.

Klonische Spasmen (chì zòng chè zòng). Eine Erkrankung mit kurzen Muskelkrämpfen, gefolgt von einer sofortigen muskulären Entspannung. Sie werden bei einer Reihe von Erkrankungszuständen beobachtet.

a) Fieberhafte Erkrankung infolge der Schädigung durch äußere pathogene Faktoren, bei der starke Hitze das *Yin* schädigt und zu einem aufsteigenden Wind und Feuer und Akkumulation von Schleim-Feuer führt;
b) Epilepsie und Tetanus bei Wind-Schleim und Schleim-Feuer;
c) Sommerhitze, die das *Qi* und die Körpersäfte schädigt.

Knochendampfen-Erkrankung (gŭ zhēng). Ein fieberhaftes Gefühl, das vom Patienten empfunden wird, als ob es von tief innen im Knochen und Knochenmark ausgehen würde. Es ist meistens auf einen *Yin*-Mangel mit voller Hitze zurückzuführen und mit undulierendem Fieber, nächtlichem Schwitzen, Agitiertheit und Unruhe, Schlaflosigkeit, Hitzegefühl der Handflächen, Atemnot und dunklem Urin verbunden.

Kopf-Wind (tóu fēng). Dieser Begriff hat zwei Hauptbedeutungen:

a) Schwere langanhaltende rezidivierende Kopfschmerzen (zum Beispiel Migräne), die schwer therapierbar sind, im Gegensatz zu einer einzelnen Kopfschmerzattacke. Man geht davon aus, dass diese Kopfschmerzen meist durch das Eindringen von äußerer Wind-Kälte oder Wind-Hitze, die im Kopf verbleiben, verursacht sind oder es sich um eine Stagnation von Schleim und/oder Blut mit Leitbahnenobstruktion handelt;
b) Ein Erkrankungszustand als Folge eines Angriffs von äußerem Wind, der in die Leitbahnen des Kopfes eindringt und Kopfschmerzen, Schwindel und eine Verziehung des Mundes und des Auges hervorruft.

Körperseele (pò)

Kranich Kniewind (hè xī fēng). Ebenso unter verschiedenen Namen wie „Wandernder Kniewind", „Kranichs Gelenk" und „Augen des Kniewindes" bekannt. Die Erkrankung zeigt sich in einer Schwellung und Vergrößerung eines oder beider Knie mit nachfolgender Atrophie der Bereiche oberhalb und unterhalb des Knies; dadurch entsteht eine Ähnlichkeit zu den Beinen eines Kranichs.

Lotusblumen-Zunge (zhòng shé; zǐ shé; zhòng shé fēng; lían hūa shé). Ein Erkrankungszustand, der durch Aufblähung und Hervortreten von dunkelroten oder purpurfarbenen Blutgefäßen unter der Zunge gekennzeichnet ist. Kleine Wucherungen können Bilder wie kleine Zungen hervorrufen, daher kommt es alternativ auch zur Verwendung des Begriffs Babyzunge. Diese können gemeinsam zur Bildung größerer Wucherungen führen, die Lotusblumen ähneln. Die Symptomatik kann undulierendes Fieber, Kopfschmerzen mit Nackensteifheit, Probleme beim Schlucken von Nahrung, Unfähigkeit zu Sprechen und seltsames Verhalten umfassen. Im Laufe der Zeit kann sich eine Erosion entwickeln. Dieser Zustand wird üblicherweise einer feuchten Hitze in Herz und Milz zugeordnet, vermischt mit einem Angriff äußeren Windes.

Lungenatrophie (fèi wěi). Ein chronisches Leere-Muster (Mangel), bei dem man davon ausgeht, dass die Lungen austrocknen und schrumpfen, vergleichbar mit dem Schrumpfen der Extremitäten bei einem Atrophiesyndrom. Die klinischen Symptome und Zeichen beinhalten anhaltenden Husten und Dyspnoe mit Auswurf dicken, klebrigen und schaumigen Sputums, Abmagerung, Lustlosigkeit, trockenen Mund, Hals und Lippen, undulierendes Fieber, spröde, trockene Haut und Körperhaare, und einen beschleunigten und leeren Puls. Die meisten Fälle sind die Folge eines *Yin*-Mangels mit aufflammendem Feuer.

Lungenschwindsucht (fèi láo). Chronisches Erkrankungsbild, gekennzeichnet von fortschreitender Abmagerung, Husten mit blutigem Sputum, niedrigem, undulierendem Fieber, Nachtschweiß, Lethargie etc. Diese Symptomatik entspricht einer Lungentuberkulose.

Mangel an Geist-*Qi* (shé qì bù zú)

Manie – Depression (diān kuáng). Ein breitgefasster Begriff für Wahnsinn und Geistesgestörtheit vom Spektrum der depressiven Verhaltensweise (dian) bis hin zu manischen Episoden (kuang) reichend. Die depressive Verhaltensweise beinhaltet Depression, Melancholie, Abneigung zu sprechen oder unzusammenhängendes Reden, Selbstgespräche und langsame Bewegungen. Manische Verhaltensweise beinhaltet wilde, rasende Bewegung und Sprache, Halluzinationen, Gefühle grenzenloser Kraft, gewaltsames Verhalten, Schlaflosigkeit etc. Die meisten Fälle sind auf Akkumulation von Schleim oder Schleim-Hitze im Herzen, die den Geist verwirrt, zurückzuführen.

Manisches Geistreden (kuáng guǐ yǔ).

Massen (zhēng jiǎ jī jù). Ein Sammelbegriff für abdominelle Massen. Massen entwickeln sich als Folge emotionaler Stagnation, Depression und Frustration oder einer inneren Schädigung durch Nahrung. In der Folge führt das zu Schädigung der Leber und der Milz und schließlich zu einem Mangel des aufrechten *Qi*. Die Begriffe *zhēng* und *jī* weisen auf harte, unbewegliche Massen mit fixiertem Schmerz hin, der in der Regel mit einer Erkrankung der *zang* und des Blutes verbunden ist. Die Begriffe *jiǎ* und *jù* beziehen sich auf Massen unbestimmter Form, die dazu neigen sich relativ schnell zu bilden und aufzulösen und dabei zu nicht lokalisierten Schmerzen führen. Sie sind in der Regel mit Erkrankungen der *fu* und des *Qi* verbunden. In klassischen Texten werden diese Begriffe allerdings meist in Verbindung mit zum Beispiel *zheng jia* und *ji ju* gefunden, die die gängigsten klinischen Muster einer kombinierten *Qi*-Stagnation und Blutstase widerspiegeln. *Zhēng jiǎ* Massen treten meistens im unteren Erwärmer auf und sind eng mit gynäkologischen Erkrankungen verbunden, wohingegen *jī jù* Massen eher im mittleren Erwärmer entstehen und eng mit Verdauungserkrankungen verbunden sind.

Melancholisches Weinen und Geistreden (bēi kū gǔi yǔ).

Nähr-*Qi* (yíng qì). Eine Form des *Yin-Qi*, das in den Gefäßen des Körpers zirkuliert. Seine primären Funktionen beinhalten die Ernährung des Körpers und die Bildung des Blutes.

Nahrungs-*Qi* (gǔ qì)

Nelkenartige Hautläsion (dīng chuāng). Eine kleine harte tiefe nelkenförmige, eitrige Läsion. Sie ist hauptsächlich die Folge einer fehlerhaften Ernährung oder äußeren Windes und Feuertoxins, die in die oberflächlichen Teile des Körpers eindringen. Dieser Zustand entwickelt sich sehr schnell bei starken lokalisierten Schmerzen, Rötung und Schwellung und ist oft von Fieber begleitet.

Oberflächliche Seh-Obstruktion (mù yì; yì zhàng; mù zh/ōng yì zhāng). Ein dünnes membranöses Gewächs auf dem Augapfel, das die Sehfähigkeit beeinträchtigt.

Stauungssyndrom des Inneren Auges (nèi zhàng)

Pathogenes *Qi* (xíe qì)

a) Krankheitsverursachende Faktoren, die ihren Ursprung außerhalb des Körpers haben, nämlich Wind, Kälte, Nässe, Trockenheit, Feuer, Sommerhitze und epidemisches Pestilenz *Qi*.
b) Ein allgemeiner Begriff für alle krankheitsverursachenden Faktoren.

Pflaumenkern-*Qi* (méi hé qì). Ein subjektives Gefühl eines Kloßes im Hals. Versuche ihn abzuhusten oder ihn zu schlucken sind vergeblich. Es wird häufig durch emotionale Verstimmung verschlimmert, und nimmt durch Entspannung und emotionales Wohlbefinden ab. Es ist oft mit einem bedrückenden Gefühl auf der Brust, häufigem Seufzen, Übelkeit und Depression verbunden. Es entspricht dem Begriff des Globus hystericus in der Schulmedizin.

Plötzliche aufruhrartige tumultartige Erkrankung (huò luàn). Eine Erkrankung, die durch plötzlichen Beginn von gleichzeitig auftretendem schweren Durchfall und Erbrechen charakterisiert ist, verbunden mit abdominellem Unbehagen und Schmerz. Es steht meist mit unreiner Nahrung, Schädigung durch Kälte, Sommerhitze und Nässe oder epidemischem *Qi* in Verbindung.

Plötzliche Schreck-Erkrankung bei Kindern (xiǎo ér kè wǔ). Eine Erkrankung bei Kindern, die auf Schwäche oder Unreife des Geist-*Qi* zurückzuführen ist. Durch einen ungewohnten Reiz (zum Beispiel durch Sehen eines Fremden oder plötzliches Hören eines unerwarteten oder ungewohnten Geräusches) erschrickt das Kind plötzlich sehr stark und beginnt zu weinen. Wind-Schleim, erzeugt durch den Schock, führt zu einer ausgeprägten Störung von Milz und Magen, die Erbrechen, Durchfall, abdominellen Schmerz und schließlich klonische Spasmen zur Folge hat.

Protrusion der Zunge (shé zòng; shēn shé). Die Zunge wird aus dem Mund gestreckt und dem Patienten fällt es schwer oder ist es unmöglich sie zurückzuziehen. Es ist oft verbunden mit einem verbrannten, heißen Gefühl der Zunge und mentaler Störung. Dieser Zustand wird primär einer Schleim-Hitze zugeschrieben, die das Herz angreift.

Purpur-weiße Windflecken (Pityriasis versicolor) (zǐ baí diàn fēng).

Rebellierendes Inversions-*Qi* (jué qì). Gestörter und entgegengesetzter Fluss des *Qi*.

Rhinitis (bí qiú). Klarer Ausfluss aus der Nase, oft verbunden mit verstopfter Nase, Jucken der Nase und Nießen. Ursache hierfür ist meist ein Lungen-*Qi*-Mangel, gefolgt von Schwäche des Abwehr-*Qi* die Oberfläche zu stärken. Dies führt zum Eindringen von äußerem Wind.

Ruhelose *zang*-Erkrankung (zàng zào). Eine episodisch auftretende geistige Erkrankung zumeist bei Frauen, charakterisiert durch verschiedenste Symptome wie Agitiertheit, Ruhelosigkeit, Druck auf der Brust, Schlafstörung, Reizbarkeit, unbesonnenes und ungestümes Verhalten, abnorme Sprache, häufiges Gähnen und Strecken, Desorientiertheit, Sorge, Kummer, Weinen, Stöhnen und sogar Krämpfe ohne kompletten Bewusstseinsverlust. Es wird in der Regel als Folge von Frustrationen angesehen, die den glatten Fluss des Leber-*Qi* beeinträchtigen, oder Sorge, die das Herz-*Yin* und -Blut schädigt.
Historisch war dieser Zustand ganz speziell einem Blutmangel des Uterus zugeordnet, parallel dem ursprünglichen, westlichen Konzept der Hysterie, wie der Zustand *zang zao* auch gelegentlich übersetzt wird.

Säbel-Beulen (mǎ dāo). Skrofulöse Tumoren mit säbelartigem Aussehen.

Sammel-*Qi* (zōng qì). Gebildet aus der Kombination von Essenzen der Nahrung und Getränke und des *Qi* der Luft. Durch die Nährung von Lunge und Herz hat es zwei Hauptwirkungen:

a) Kontrolle der Atmung und der Stimme, und
b) Zirkulation des Blutes.

Schlaffe Zunge (shé huǎn). Das plötzliche Auftreten einer Schlaffheit und Kraftlosigkeit der Zunge begleitet von einer polternden, trägen Sprache mit Unfähigkeit, verständlich zu sprechen. Dies ist überwiegend eine Folge von Wind-Schleim, der die Leitbahnen verlegt.

Schmerzhafte Miktionsdysfunktion (lín zhèng). Ein allgemeiner Begriff in Bezug auf Schwierigkeiten, Drang und Häufigkeit des Wasserlassens. Das Wasserlassen ist verbunden mit einem mittelgradigen Schmerz in der Harnröhre und in manchen Fällen im Hypogastrium. Nach dem Wasserlassen folgt oft ein Nachtröpfeln des Urins. Die schmerzhafte Miktionsdysfunktion wird in der Regel in fünf Typen, je nach Erscheinungsbild, eingeteilt.

a) *Qi*-schmerzhafte Miktionsdysfunktion;
b) Blut-schmerzhafte Miktionsdysfunktion;
c) Stein (oder Grieß)-schmerzhafte Miktionsdysfunktion;
d) trübe schmerzhafte Miktionsdysfunktion, und
e) Belastungs-schmerzhafte Miktionsdysfunktion.

Bemerkt werden muss, dass eine heiße, schmerzhafte Miktionsdysfunktion nicht in diese Klassifikation einbezogen wurde, hauptsächlich deswegen, da in der Praxis davon ausgegangen wird, dass diese Störung in den meisten Fällen einer schmerzhaften Miktionsdysfunktion vorhanden ist.

Schmerzhaftes Stauungssyndrom des Halses (hóu bì). Ein genereller Begriff für Schwellung, Fülle und Schmerz des Halses. Der Begriff deutet an, dass die Erkrankung relativ mild ist und sich nicht in kritischer Art und Weise entwickeln wird. Begleitende Symptome können ein mildes Gefühl einer Obstruktion, Heiserkeit, Frösteln und Fieber etc. einschließen. Ein schmerzhaftes Stauungssyndrom des Halses kann die Folge einer Schädigung durch äußere pathogene Faktoren (meistens Wind-Hitze) oder innere Disharmonie (meistens *Yin*-Mangel) sein.

Schmerzhaftes Stauungssyndrom (bì). Eine Erkrankung, charakterisiert durch Obstruktion der Zirkulation des *Qi* (primär zurückzuführen auf Eindringen von Wind, Kälte und Nässe), die zu Schmerz führt. Der Schmerz zeigt sich meist in den Muskeln, Sehnen, Gelenken und Knochen, obwohl auch jeder andere Teil des Körpers betroffen sein kann, einschließlich der inneren Organe. Im Sinne der modernen Medizin entspricht dieser Begriff rheumatischen und arthritischen Erkrankungen.

Schmerzhaftes Stauungssyndrom des Herzens (xīn bì). Eine Form des schmerzhaften Stauungssyndrom (bi), das das *zang* betrifft. Folgende Ursachen können auslösend sein:

a) Äußere pathogene Faktoren, die über einen langen Zeitraum im Körper verbleiben und evtl. das Herz angreifen; oder
b) übermäßiges Nachdenken, das das Herz-*Qi* und -Blut verletzt und schwächt und zu einer Prädisposition für wiederholte Schädigung durch äußere pathogene Faktoren führt, die dann evtl. leicht in das Herz eindringen. Eine Folge ist die Obstruktion des Herz-*Qi* und der Leitbahnen im Brustraum.

Die Symptomatik umfasst ein Beklemmungsgefühl in der Brust, Palpitationen, Herzschmerzen, plötzliche Atemnot, eine Neigung sich leicht zu ängstigen, trockenen Hals, Aufstoßen, sowie einen tiefen und fadenförmigen Puls.

Schmerzhaftes Stauungssyndrom der Brust (xiōng bì). Druck, Schwere und Schmerzen im Brustkorb (und den Brüsten) als übliche Folge einer geschwächten Zirkulation des Yang-*Qi* in der Brust, Obstruktion durch Schleim oder Blutstase.

Schreck-Palpitationen (jīng jì). Palpitationen, die entweder durch Schrecken ausgelöst werden oder die mit Schrecken und Angst als Begleitsymptom auftreten.

Sechs Extreme (lìu jí). Ein Sammelbegriff für sechs Arten von extremen Mangelerkrankungen, laut *Thousand Ducat Formulas* sind die sechs Extreme:
a) *Qi*-Extrem;
b) Gefäß-Extrem;
c) Sehnen-Extrem;
d) Fleisch-Extrem;
e) Knochen-Extrem;
f) Essenz-Extrem.

Sechs Kommandopunkte (lìu zǒng xué) siehe Vier Kommandopunkte

Sexuelles Belastungssyndrom (fáng láo; nǔ láo; fáng shì shāng). Erschöpfung verursacht durch Schädigung der Nieren infolge übermäßiger sexueller Aktivität.

***shan*-Erkrankung** (shàn). Es gibt drei allgemeine Definitionen für diesen Ausdruck:
a) Die Protrusion eines Organs oder Gewebes durch eine abdominelle Öffnung;
b) starker Schmerz des Abdomen verbunden mit Verstopfung und Harnverhalt oder Schwierigkeiten beim Wasserlassen;
c) ein allgemeiner Ausdruck, der eine Erkrankung der äußeren Genitalien, der Hoden und des Hodensacks beschreibt.

Sieben Schädigungen (qī shāng)
1. Die sieben krankheitsverursachenden Faktoren:
a) Schädigung der Milz durch übermäßiges Essen;
b) Schädigung der Leber durch übermäßigen Ärger;
c) Schädigung der Nieren sowohl durch übermäßige Arbeit und Heben als auch durch Sitzen auf feuchtem Untergrund über längere Zeit;
d) Schädigung der Lunge durch Kälte oder Retention von kalter Flüssigkeit;
e) Schädigung des Herzens, sowohl durch längere Beklemmung und Sorge als auch durch übermäßiges Nachdenken;
f) Schädigung des Körpers durch Wind, Regen, Kälte und Sommerhitze und
g) Schädigung der Emotionen durch große Angst und Furcht.
2. Ein Sammelbegriff für die sieben Manifestationen der Erschöpfung der Nieren bei Männern:
a) kalte Genitalien;
b) Impotenz;
c) Abdominelles Drängen;
d) Samenerguss;
e) Mangel an Essenz (Samen) mit Feuchtigkeit der Genitalien;
f) dünner Samen;
g) häufiges Wasserlassen, Urintröpfeln oder unterbrochenes Wasserlassen.

Skrofulose (lüo lì). Dieser Begriff wird hauptsächlich benützt, um Knoten im Bereich des seitlichen Halses zu beschreiben, beinhaltet aber auch Axilla- und Inguinalknoten. Kleine Knoten werden als lüo, große als lì bezeichnet. Sie entstehen als Folge von:
a) Mangel an Lungen- und Nieren-*Yin*;
b) langfristiger Leber-*Qi*-Stagnation und
c) Leere-Feuer, das die Körpersäfte verdichtet, wodurch Schleim entsteht. In den ersten Stadien der Erkrankung zeigen sich bohnenförmige Knoten, die weder heiß noch schmerzhaft sind. Während die Erkrankung fortschreitet, vergrößern sich die Knoten oft, bilden ein längliches Muster und werden hart und unbeweglich. Wenn die Knoten aufbrechen, entleert sich in der Regel eine klare, dünne Flüssigkeit. Manchmal entleert sich auch eine dickere, bohnenbreiartige Flüssigkeit. In chronischen Fällen bildet sich eine offene Höhle mit anhaltender Exsudation.

Steifheit der Zunge (shé qiáng). Steifheit der Zunge und Verlust der Fähigkeit feine Bewegungen der Zunge zu kontrollieren. Dieses Symptom ist häufig mit Sprachschwierigkeiten oder vollkommener Unfähigkeit zusammenhängende Wörter zu bilden, verbunden. Es kommt hierzu meistens als Folge eines Wind-Apoplexes.

Steinödem (shí shüi). Eine Form des Ödems, das meistens auf *Yin*-Kälte der Leber und Nieren zurückzuführen ist, mit Stagnation und Akkumulation von Flüssigkeiten im unteren Erwärmer. Die Symptome beinhalten Schwellung des Hypogastriums, das sich wie ein harter Stein anfühlt, Blähung und Schmerz unterhalb der lateralen Rippengegend, Fülle des Abdomen und ein tiefer Puls.

Stimmverlust (shī yīn, shī yīn bù yǔ; yīn bìng; yīn yǎ; wú yīn).

Tetanie (jìng). Eine Erkrankung, charakterisiert durch Steifheit und Starrheit des Nackens und Rückens, Kiefersperre, Zucken der Extremitäten, Opisthotonus etc. Sie kann in der Regel in Fülle- und Leere-Typen differenziert werden. Der Fülle-Typ ist meist auf Wind, Feuchtigkeit, Kälte, Schleim und Feuerpathogene zurückzuführen, die zu einer Stagnation und Obstruktion der Leitbahnen und Kollateralen führen. Der Leere-Typ ist meist durch übermäßiges Schwitzen, Blutverlust, Mangel von *Qi* und Blut oder Mangel von Flüssigkeiten verursacht, die eine Mangelernährung der Sehnen und einen Leere-Wind hervorrufen.

Tian gui (tiān gǔi)
a) Essentielle Substanz verantwortlich für die Förderung des Wachstums, der Entwicklung und sowohl der Fortpflanzung als auch der Erhaltung des menstruellen Zyklus und der Schwangerschaft. Sie entsteht aus der Verbindung der Essenz der Eltern und entwickelt sich langsam durch konstante Ergänzung durch das Nach-Himmels-*Qi*.
b) In *Classic of Categories* wird *tian gui* als alternativer Begriff für das Ursprungs-*Qi* gebraucht.
c) Gelegentlich wird es als alternative Bezeichnung für Menstruation benützt.

Trommelartige Aufblähung (gū zhàng, gǔ; gǔ zhàng). Eine Erkrankung mit trommelartiger Schwellung und Aufblähung des Abdomen mit betontem und hervorstehenden Netzwerk deutlich sichtbarer Venen. Falls Ödeme der Extremitäten vorhanden sind, sind sie in der Regel nur leicht, während üblicherweise die Gelbsucht stärker ausgeprägt ist. Primäre ätiologische Faktoren liegen in langanhaltender emotionaler Belastung, die zu einer Stagnation führt, in fehlerhafter Ernährung, in übermäßigem Alkoholkonsum und in chronischen, durch Parasiten verursachten Erkrankungen. Die durch obige Faktoren verursachte Folgeschädigung von Milz und Leber wird zu einer Stagnation von *Qi*, einer Blutstase und einer Akkumulation von Feuchtigkeit mit herabgesetzter Zirkulation der Säfte führen.

Undulierendes Fieber (cháo rè). Ein fieberhaftes Gefühl (subjektiv oder objektiv), das in regelmäßigen Intervallen, oft am Nachmittag und Abend auftritt. Obwohl es in der Praxis zumeist bei Leere-Syndromen gesehen wird, kann es auch als Folge eines Füllezustandes entstehen.

Ursprungs-*Qi* (yuán qì). Bedeutet das Ursprungs-*Yin* und Ursprungs-*Yang* des Körpers. Es entspringt den Nieren und wird aus der Vor-Himmels-Essenz gebildet, obwohl es auch von der Ernährung durch die Nach-Himmels-Essenz abhängt, die von Magen und Milz produziert wird. Das Ursprungs-*Qi* wird im Zinnober-Feld (Dāntián) gespeichert und fließt über den *sanjiao,* zu allen Teilen des Körpers, sammelt sich an den *yuan*-Quellpunkten, wirkt als Quelle aller Transformation und Bewegung im Körper und fördert die Aktivität der *zangfu.*

Uterine Massen (siehe Massen).

Ösophaguskonstriktion (yē gé; gé; yē sāi; yē zhōng; gé yān). Dieser Zustand ist durch ein Blockierungsgefühl im Hals beim Schlucken und/oder einer Blockade weiter unten auf Höhe des Zwerchfells charakterisiert. In fortgeschrittenen Fällen bleibt Nahrung, die aufgenommen wird, zwischen Halswirbelsäule und Zwerchfell stecken oder wird bald nach Aufnahme wieder erbrochen. Ein Zusammenziehen der Speiseröhre kann Folge einer emotionalen Belastung, die zu einer *Qi*-Stagnation führt, von übermäßigem Zorn oder von übermäßigem Konsum von Alkohol oder reichhaltigen, süßen Speisen, die Schleim erzeugen, sein. Es wird in der Regel differenziert in:

a) Stagnation von *Qi* und Schleim;
b) verklumpte Hitze mit Erschöpfung der Säfte;
c) Blutstase;
d) Verbrauch von *Qi* und *Yang.*

Verlust der Sprache, Unfähigkeit zu Sprechen (yán yǔ bù néng)

Verringertes *Qi* (shǎo qì). Ein weiter Begriff, der zur Beschreibung einer schwachen und leisen Stimme, Kurzatmigkeit und allgemeiner Lustlosigkeit verwendet wird. Obwohl theoretisch ein *Qi*-Mangel eines jeden *zang* zu diesem Beschwerdebild führen kann, wird dieser Begriff primär mit einem Lungen-*Qi*-Mangel in Verbindung gebracht.

Verrücktes Gehen (kuáng zǒu)

Verstopfung und Ausfluss der Nase (bí yuān)

Vier Kommandopunkte (sì zǒng xué). Eine Gruppe von Punkten, aus der Prä-*Ming*-Dynastie, die erstmals schriftlich in *The Glorious Anthology of Acupuncture and Moxibustion von* Autor *Gao Wo* aus der *Ming*-Dynastie erscheint. Die vier Kommandopunkte sind: *Zusanli* Ma 36 für Erkrankungen des Abdomen; *Weizhong* Bl 40 für Erkrankungen der Lumbalregion und des Rückens; *Lieque* Lu 7 für Erkrankungen des Kopfes und des Nackens und *Hegu* Di 4 für Erkrankungen des Gesichtes und des Mundes. Die sechs Kommandopunkte wurden von späteren Kommentatoren aus den vier Kommandopunkten *Gao Wu's* abgeleitet; diese fügten *Neiguan* Pe 6 für Erkrankungen der Brust und der seitlichen Rückenregion sowie *Renzhong* LG 26 für Notfallsituationen hinzu.

Visueller Schwindel (mù xuàn). Eine Art von Schwindel, der initial mit trübem Sehen beginnt, bevor sich ein Schwindel entwickelt. Dieser steht im Gegensatz zum Begriff des Vertex-Schwindels (diān xuàn), der gebraucht wird um Schwindel zu beschreiben, auf den trübes Sehen folgt.

Wasser schnürt den Brustkorb ein (shǔi jié xiōng). Akkumulation von Flüssigkeit in Brust- und Rippenbereich, die zu Schmerz unter dem Herz mit Fülle und Verhärtung bei Palpation führt.

Wässriger Durchfall (zhù xiè; shǔi xiè; xiè zhù; zhù xiè). Durchfall, der in seiner Konsistenz wässrig ist. Er wird in der Regel in Nässe-, Kälte- und Hitze-Typen differenziert.

Weiße Trübheit (bái zhuó)

a) Trüber, weißer Urin;
b) weißer Urethralausfluss; obwohl Schmerz beim Wasserlassen und zögerlicher Urinfluss vorliegt, ist der Urin selbst nicht trübe.

Wille (zhì)

Wind-Ausschlag (fēng zhěn). Eine Hauterkrankung, die meist im Winter und Frühjahr bei Kindern im Alter zwischen ein und fünf Jahren auftritt. Er ist auf Eindringen von äußerer Wind-Hitze zurückzuführen, die sich in den oberflächlichen Anteilen der Lunge (Haut) staut. Die Läsionen bestehen primär aus rosa oder hellroten, punktförmigen Papeln. Der Zustand löst sich innerhalb von 1–3 Tagen auf.

Wind-Belastungssyndrom (fēng láo). Eine Erkrankung, bei der äußere Wind-Kälte in die Leitbahnen und Kollateralen eindringt und verbleibt, wodurch ein schmerzhaftes Stauungssyndrom entsteht. Unbehandelt oder in schweren Fällen wird der pathogene Faktor tiefer eindringen, bis er die *fu* und schließlich die *zang* erreicht. Die dann auftretende Schädigung des *Qi* und Blutes führt schließlich zum Belastungssyndrom.

Wind-Belastungssyndrom mit Schmerz in der Lumbalregion (fēng láo yāo tòng). Schmerz in der Lumbalregion, der auf einen Angriff und Schädigung durch äußere pathogene Faktoren zurückzuführen ist, die im Rücken verbleiben und mit der Zeit zu einem Leere-Syndrom führen.

Wind-Schwindel (fēng xuàn; fēng tóu xuàn)

a) Eine Art des Schwindels, der auf einen zugrundeliegenden Mangel zurückzuführen ist, der wiederum für Schädigung durch Wind prädisponiert, der dann in das Gehirn eindringt und Schwindel, trübes Sehen und Erbrechen erzeugt. In schweren Fällen kann es zu anhaltendem Schwindel, Schmerz des Körpers und sogar Kollapszuständen kommen.
b) In *Thousand Ducat Formulars* wird der Begriff Wind-Schwindel benützt, um Epilepsie zu beschreiben.

Zungenbewegung (nòng shé; tù shé; shū shé). Eine Erkrankung bei der die Zunge häufig aus dem Mund gestreckt, dann sofort wieder eingezogen und nach oben und unten, links und rechts, wie die Zunge einer Schlange bewegt wird. Es tritt meistens bei Akkumulation von Hitze in Milz und Herz auf, wird aber auch in Milz- und Nieren-Leere-Hitze differenziert. Es zeigt sich häufig bei fieberhaften Erkrankungen und Epilepsie, oft verbunden mit einer roten, geschwollenen Zunge, Ulcerationen der Zunge und Durst mit Verlangem nach kalten Getränken.

Zungenbiss (niè shé)

Zwischenräume (còu lǐ).

CHINESISCHER PUNKTNAMEN-INDEX

Die *kursiv* geschriebenen Namen sind Alternativnamen

DEUTSCHER PUNKTNAMEN-INDEX

Die *kursiv* geschriebenen Namen sind Alternativnamen

INDIKATIONEN / INDEX

Index der Indikationen einzelner Akupunkturpunkte. Siehe ebenso allgemeiner Index.

ALLGEMEINER INDEX

Dieser Index bezieht sich auf die Besprechung der aufgelisteten Begriffe, sowohl in Kommentaren zu den Akupunkturpunkten also auch auf die in der Einführung vorgenommenen Beschreibungen der einzelnen Leitbahnen.

INDEX DER AKUPUNKTURPUNKT-NUMMERIERUNG

Dieser Index führt die Akupunkturpunkt-Nummerierung und die entsprechende Seitenzahl im Buch auf.